Hans Förstl

Martin Hautzinger

Gerhard Roth

(Hrsg.)

Neurobiologie psychischer Störungen

Hans Förstl
Martin Hautzinger
Gerhard Roth
(Hrsg.)

Neurobiologie psychischer Störungen

Mit 250 vorwiegend farbigen Abbildungen

Springer

Prof. Dr. med. Hans Förstl
Klinik und Poliklinik für Psychiatrie und Psychotherapie
Klinikum rechts der Isar der Technischen Universität München
Ismaninger Straße 22
81675 München

Prof. Dr. Dipl.-Psych. Martin Hautzinger
Abteilung für Klinische Psychologie und Entwicklungspsychologie
Universität Tübingen
Christophstraße 2
72072 Tübingen

Prof. Dr. phil. Dr. rer. nat. Gerhard Roth
Institut für Hirnforschung
Universität Bremen
Postfach 33 04 40
28334 Bremen

ISBN-10 3-540-25694-6 Springer Medizin Verlag Heidelberg
ISBN-13 978-3-540-25694-6 Springer Medizin Verlag Heidelberg

Bibliografische Information der Deutschen Bibliothek
Die Deutsche Bibliothek verzeichnet diese Publikation in der Deutschen Nationalbibliografie; detaillierte bibliografische Daten sind im Internet über http://dnb.ddb.de abrufbar.

Springer Medizin Verlag.

springer.de

Printed in Germany

Planung: Renate Scheddin
Projektmanagement: Renate Schulz
Lektorat: Karin Dembowsky, München
Design: deblik Berlin
SPIN 10815724
Satz: medio Technologies AG, Berlin
Gedruckt auf säurefreiem Papier 2126 – 5 4 3 2 1 0

Zum Geleit

Die pathologischen Thatsachen zeigen uns so gut wie die physiologischen, dass nur das Gehirn der Sitz normaler und krankhafter geistiger Thätigkeiten sein kann, dass die Integrität der psychischen Processe an die Integrität dieses Organs geknüpft ist, auch wie beide mit einander wieder von dem Verhalten anderer Organe in Krankheiten abhängig sind. Die constanten und wesentlichen Symptome der Gehirnkrankheiten, mögen sie aus inneren Ursachen oder aus äusseren Verletzungen entstanden sein, bestehen ja ausser den Anomalien der Empfindung und Bewegung, bei jeder schweren Erkrankung eben aus geistigen Störungen (Exaltation oder Trägheit des Vorstellens, Verlust des Bewusstseins, Delirien etc.) und die selteneren Wahrnehmungen, wo bei schweren Desorganisationen des Gehirns und bei Verlust an Gehirnsubstanz gar keine Störungen der Geistesthätigkeit sich zeigen, vermögen jene Ergebnisse der alltäglichen Beobachtung nicht zu schwächen. ...

Indem man durch die Thatsachen genöthigt, das Vorstellen und Wollen in das Gehirn verlegt, soll über das Verhältniss dieser psychischen Acte zum Gehirn, über das Verhältniss der Seele zur Materie überhaupt noch nichts präjudicirt werden. Vom empirischen Standpunkte aus ist zwar vor Allem die Thatsache der Einheit von Leib und Seele festzuhalten und muss es dem Apriorismus überlassen bleiben, die Seele ohne Beziehung auf den Leib, eine leiblose Seele zu untersuchen und sich mit abstracten Betrachtungen über ihre Immaterialität und Einheit im Gegensatz zur Vielheit der Materie zu begnügen. Aber die Hypothesen, die man schon ersonnen hat, um jene unerklärliche Einheit für die Reflexion fassbarer zu machen, von jenen feinen Fluidis an, die zwischen Leib und Seele vermitteln sollen, jenen Materien, „dünn genug, um gelegentlich für Geist passiren zu können", bis zu dem System prästabilisierter Harmonie, vermöge dessen Leib und Seele niemals auf einander, sondern immer nur mit einander wirken sollen, – diese Hypothesen sind für die empirische Betrachtung gleich unwiderleglich und gleich unannehmbar. Wie ein materieller, physicalischer Vorgang in den Nervenfasern oder Ganglienzellen zu einer Vorstellung, zu einem Acte des Bewusstseins werden kann, ist vollkommen unbegreiflich, ja wir haben keine Ahnung, wie auch nur eine Frage nach dem Vorhandensein und der Art von vermittelnden Vorgängen zwischen beiden zu stellen wäre. Alles ist hier noch möglich. Bei dieser Sachlage ist die einfachste Hypothese die beste und sicher bietet die materialistische weniger Schwierigkeiten, Unklarheiten und Widersprüche (namentlich auch in Bezug auf die erste Entstehung des Seelenlebens), als irgend eine andere. Es ist also wissenschaftlich gerechtfertigt, mit gänzlichem Absehen von jenen möglichen, aber vollkommen unbekannten vermittelnden Vorgängen, die Seelenthätigkeiten in derjenigen Einheit mit dem Leibe und namentlich mit dem Gehirne aufzufassen, welche zwischen Function und Organ besteht, das Vorstellen und Streben in gleicher Weise als die Thätigkeit, die specifische Energie des Gehirns zu betrachten, wie man die Leitung in den Nerven, die Reflexaction im Rückenmarke etc. als die Functionen dieser Theile betrachtet und die Seele zunächst und vor Allem für die Summe aller Gehirnzustände zu erklären.

Wirkliche Auskunft über das Geschehen in der Seele vermag weder der Materialismus zu geben, der die Seelenvorgänge aus der körperlichen, noch der Spiritualismus, der den Leib aus der Seele erklären will. Wüssten wir auch Alles, was im Gehirn bei seiner Thätigkeit vorgeht, könnten wir alle chemischen, electrischen etc. Prozesse bis in ihr letztes Detail durchschauen – was nützte es? Alle Schwingungen und Vibrationen, alles Electrische und Mechanische ist doch immer noch kein Seelenzustand, kein Vorstellen. Wie es zu diesem werden kann – dies Räthsel wird wohl ungelöst bleiben bis ans Ende der Zeiten, und ich glaube, wenn heute ein Engel vom Himmel käme und uns Alles erklärte, unser Verstand wäre gar nicht fähig, es nur zu begreifen!

Was soll man nun zu dem platten und seichten Materialismus sagen, der die allgemeinsten und werthvollsten Thatsachen des menschlichen Bewusstseins über Bord werfen möchte, weil sie sich nicht im Gehirn mit Händen greifen lassen? In dem die empirische Auffassung die Phänomene des Empfindens, Vorstellens und Wollens dem Gehirne als seine Thätigkeiten zuschreibt, lässt sie nicht nur den thatsächlichen Inhalt des menschlichen Seelenlebens in seinem ganzen Reichthum unberührt, und hält namentlich die die Thatsache der freien Selbstbestimmung nachdrücklich fest, sie lässt natürlich auch die metaphysischen Fragen offen, was es etwa sei, was als Seelensubstanz in diese Relationen des Empfindens, Vorstellens und Wollens eingehe, die Form der psychischen Existenz annehme etc. Sie muss ruhig die Zeit erwarten, wo die Fragen über den Zusammenhang des Inhalts des menschlichen Seelenlebens mit seiner Form statt zu metaphysischen – zu physiologischen Problemen werden.

W. G.

Es ist die Absicht eine naturwissenschaftliche Psychologie zu liefern, d.h. psychische Zusammenhänge darzustellen als quantitativ bestimmte Zustände aufzeigbarer materieller Teile, und sie dabei anschaulich und widerspruchsfrei zu machen.

S. F.

Vorwort

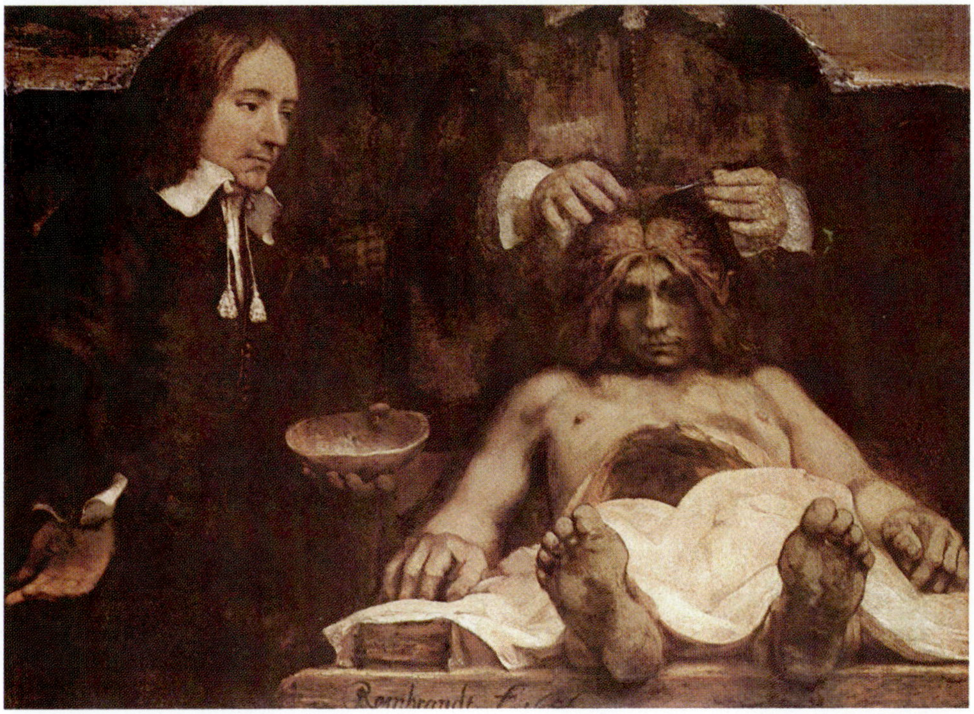

Gerade in der klinischen Psychologie, Psychotherapie und Psychologischen Medizin besteht die Gefahr, sich nach einer kurzen Studienphase für den Rest der Berufstätigkeit auf angeborenes Einfühlungsvermögen, persönliche Erfahrungsmedizin und den gesunden Menschenverstand zu verlassen. Dies sind notwendige, aber keine hinreichenden Voraussetzungen für eine erfolgreiche Arbeit. Jene, die befürchten, eine Eröffnung des Gehirns (s. oben: Rembrandt, Anatomie des Dr. Deyn) könne den Menschen entweihen, sind ausdrücklich zum Studium der klinischen Neurowissenschaft aufgerufen. Man muss sich nicht länger in fromme Ignoranz hüllen, um den Respekt vor dem Menschen zu bewahren.

Autoren und Herausgeber haben sich einer Aufgabe gestellt, die in der Philosophie nicht als das eigentliche, das „harte" Problem anerkannt würde. Unser Ziel war es nicht, die biologischen Grundlagen der Psyche zwischen zwei Buchdeckel zu pressen, sondern nur, die Beziehungen zwischen den erkennbaren neurobiologischen Veränderungen und den eindeutigen psychischen Störungen darzustellen. Das ist einfacher, und es ist von weit größerer praktischer Bedeutung. Wir meinen, dass ein genaueres Verständnis der neurobiologisch-klinischen Zusammenhänge zu einer besseren Patientenbehandlung beitragen kann – und dass nebenbei aus den vorgelegten Störungsmodellen doch einige grundsätzliche Einsichten über zerebrale Korrelate der Psyche gebahnt werden.

Wir danken allen, die sich der Mühe unterzogen haben, trotz anderer drückender Verpflichtungen ausführliche Beiträge zu erstellen. Alle Angehörigen, Patienten und Mitarbeiter, denen hierdurch wertvolle Zeit und Aufmerksamkeit entzogen wurde, bitten wir um Verzeihung. Besonders verpflichtet sind wir Frau Scheddin und Frau Schulz vom Springer-Verlag sowie vor allem Frau Dembowsky, ohne deren hervorragende Unterstützung das Buch nicht über die Ziellinie gelangt wäre.

Hans Förstl, München
Martin Hautzinger, Tübingen
Gerhard Roth, Bremen
Im Herbst 2005

Vorwort

Inhaltsverzeichnis

Autoren

Alpers, Georg W., Dr. rer. nat.
Lehrstuhl für Biologische Psychologie, Klinische Psychologie und Psychotherapie
Julius-Maximilians-Universität Würzburg
Marcusstraße 9-11
97070 Würzburg
alpers@psychologie.uni-wuerzburg.de

Arolt, Volker, Prof. Dr. med.
Klinik und Poliklinik für Psychiatrie und Psychotherapie
Universtätsklinikum Münster
Albert-Schweitzer-Straße 11
48129 Münster
arolt@uni-muenster.de

Bandelow, Borwin, Prof. Dr. med. Dipl.-Psych.
Klinik für Psychiatrie und Psychotherapie der Universität Göttingen
Von-Siebold-Straße 5
37075 Göttingen
Borwin.Bandelow@medizin.uni-goettingen.de

Beck, Heinz, Prof. Dr. med.
Labor für Experimentelle Epileptologie
Universitätsklinik für Epileptologie
Medzinische Einrichtungen der Universität Bonn
Sigmund-Freud-Straße 25
53105 Bonn
heinz.beck@ukb.uni-bonn.de

Becker, Armin J., Priv.-Doz. Dr. med.
Urologische Klinik und Poliklinik
Klinikum der Universität München – Großhadern
Marchioninistraße 15
81377 München
Armin.Becker@med.uni-muenchen.de

Berner, Wolfgang, Prof. Dr. med.
Institut für Sexualforschung und forensische Psychiatrie
Zentrum für psychosoziale Medizin
Universitätsklinikum Hamburg-Eppendorf
Martinistraße 52
20246 Hamburg
berner @uke.uni-hamburg.de

Bohus, Martin, Prof. Dr. med.
Abteilung für Psychiatrie und Psychotherapie
Zentralinstitut für Seelische Gesundheit
J 5
Postfach 122120
68072 Mannheim
bohus@zi-mannheim.de

Bosinski, Hartmut A. G., Prof. Dr. med.
Sexualmediziniche Forschungs- und Beratungsstelle
Universitätsklinikum Schleswig-Holstein
Arnold-Heller-Straße 12
24105 Kiel
hagbosi@sexmed.uni-kiel.de

Briken, Peer, Dr. med.
Institut für Sexualforschung und forensische Psychiatrie
Zentrum für psychosoziale Medizin
Universitätsklinikum Hamburg-Eppendorf
Martinistraße 52
20246 Hamburg
briken @uke.uni-hamburg.de

Dicke, Ursula, Priv.-Doz. Dr. rer. nat.
Institut für Hirnforschung
Universität Bremen
Postfach 33 04 40
28334 Bremen
dicke@uni-bremen.de

Döpfner, Manfred, Prof. Dr. sc. hum. Dipl.-Psych.
Klinik und Poliklinik für Psychiatrie und Psychotherapie des Kindes- und Jugendalters
der Universität zu Köln
Robert-Koch-Straße 10
50931 Köln
manfred.doepfner@uk-koeln.de

Flor, Herta, Prof. Dr. Dipl.-Psych.
Lehrstuhl für Neuropsychologie
Ruprecht-Karls-Universität Heidelberg
Zentralinstitut für Seelische Gesundheit
J5
68159 Mannheim
flor@zi-mannheim.de

Förstl, Hans, Prof. Dr. med.
Klinik und Poliklinik für Psychiatrie und Psychotherapie
Klinikum rechts der Isar der Technischen Universität München
Ismaninger Straße 22
81675 München
hans.foerstl@lrz.tum.de

Freyberger, Harald J., Prof. Dr. med.
Klinik der Hansestadt Stralsund
Klinik für Psychiatrie und Psychotherapie
Ernst-Moritz-Arndt Universität Greifswald
Rostocker Chaussee 70
18437 Stralsund
freyberg@uni-greifswald.de

Friemel, Katja, Dipl.-Psych.
Im Moselsgrund 2/1
69118 Heidelberg
katja.friemel@web.de

Hajak, Göran, Prof. Dr. med.
Schlafmedizinisches Zentrum
Bezirksklinikum Regensburg
Universitätsstraße 84
93053 Regensburg
goeran.hajak@bkr-regensburg.de

Hartmann, Uwe, Prof. Dr. Dipl.-Psych.
Klinische Psychologie
Medizinsiche Hochschule Hannover
Carl-Neuberg-Straße 1
30625 Hannover
Hartmann.Uwe@mh-hannover.de

Hautzinger, Martin, Prof. Dr. Dipl.-Psych.
Abteilung für Klinische Psychologie und Entwicklungspsychologie
Universität Tübingen
Christophstraße 2
72072 Tübingen
hautzinger@uni-tuebingen.de

Hegerl, Ulrich, Prof. Dr. med.
Abteilung für Klinische Neurophysiologie
Psychiatrische Klinik und Poliklinik
Klinikum der Universität München
Nußbaumstraße 7
80336 München
uhegerl@med.uni-muenchen.de

Hill, Andreas, Dr. med.
Institut für Sexualforschung und forensische Psychiatrie
Zentrum für psychosoziale Medizin
Universitätsklinikum Hamburg-Eppendorf
Martinistraße 52
20246 Hamburg
hill @uke.uni-hamburg.de

Hohagen, Fritz, Prof. Dr. med.
Klinik für Psychiatrie und Psychotherapie
Universität zu Lübeck
Ratzeburger Allee 160, Haus 6
23538 Lübeck
Hohagen.F@Psychiatry.Uni-Luebeck.de

Hüther, Gerald, Prof. Dr. Dr. med.
Psychiatrische Klinik
Universität Göttingen
von-Siebold-Straße 5
37075 Göttingen
ghuethe@gwdg.de

Jahn, Thomas, Prof. Dr. phil.
Klinik und Poliklinik für Psychiatrie und Psychotherapie
Klinikum rechts der Isar der Technischen Universität München
Ismaninger Straße 22
81675 München
th.jahn@lrz.tum.de

Koch, Michael, Prof. Dr. rer. nat.
Institut für Hirnforschung
Abteilung Neuropharmakologie
Universität Bremen
Postfach 33 04 40
28334 Bremen
michael.koch@uni-bremen.de

Kockott, Götz, Prof. Dr. med. em.
Klinik und Poliklinik für Psychiatrie und Psychotherapie
Klinikum rechts der Isar der Technischen Universität München
Ismaninger Straße 22
81675 München

Kordon, Andreas, Dr. med.
Klinik für Psychiatrie und Psychotherapie
Universität zu Lübeck
Ratzeburger Allee 160, Haus 6
23538 Lübeck
Kordon.A@Psychiatry.Uni-Luebeck.de

Laessle, Reinhold G., Prof. Dr. phil.
Universität Trier
FB I – Psychologie
Universität Trier
Tarforst Gebäude D
54286 Trier
laessle@uni-trier.de

Lehmkuhl, Gerd, Prof. Dr. med. Dipl.-Psych.
Klinik und Poliklinik für Psychiatrie und Psychotherapie des Kindes- und Jugendalters
der Universität zu Köln
Robert-Koch-Straße 10
50931 Köln
gerd.lehmkuhl@uk-koeln.de

Leplow, Bernd, Prof. Dr. phil.
Institut für Psychologie
Universität Halle-Wittenberg
Brandbergweg 23
06120 Halle/S.
b.leplow@psych.uni-halle.de

Moll, Gunther H., Prof. Dr. med.
Kinder- und Jugendpsychiatrie am Universitätsklinikum Erlangen
Schwabachanlage 6 und 10
91054 Erlangen
gunther.moll@psych.emed.uni-erlangen.de

Mühlberger, Andreas, Dr. Dipl.-Psych.
Lehrstuhl für Biologische Psychologie, Klinische Psychologie und Psychotherapie
Julius-Maximilians-Universität Würzburg
Marcusstraße 9–11
97070 Würzburg
mühlberger@psychologie.uni-wuerzburg.de

Ohrmann, Patricia, Dr. med.
Klinik und Poliklinik für Psychiatrie und Psychotherapie
Universtätsklinikum Münster
Albert-Schweitzer-Straße 11
48129 Münster
ohrmann@uni-muenster.de

Pauli, Paul, Prof. Dr. Dipl.-Psych.
Lehrstuhl für Biologische Psychologie, Klinische Psychologie und Psychotherapie
Philosophische Fakultät III
Julius-Maximilians-Universität Würzburg
Marcusstraße 9–11
97070 Würzburg
pauli@psychologie.uni-wuerzburg.de

Pirke, Martin Karl, Prof. Dr. med.
Abteilung für Psychoendokrinologie
Zentrallabor der CCT
Mutterhaus der Borromäerinnen
Feldstraße 6
54290 Trier
pirke@uni-trier.de

Renneberg, Babette, Priv.-Doz. Dr. Dipl.-Psych.
Freie Universität Berlin
Fachbereich für Erziehungswissenschaft und Psychologie
Gesundheitspsychologie
Habelschwerdter Allee 45
14195 Berlin
renneber@zedat.fu-berlin.de

Rief, Winfried, Prof. Dr. rer. soc.
Klinische Psychologie und Psychotherapie
Psychotherapie-Ambulanz Marburg
Universität Marburg
Gutenbergstrasse 18
35032 Marburg
rief@mailer.uni-marburg.de

Rist, Fred, Prof. Dr. rer. soc.
Psychologisches Institut I
Westfälische Wilhelms-Universität Münster
Fliednerstraße 21
48149 Münster
rist@psy.uni-muenster.de

Rockstroh, Brigitte, Prof. Dr. Dipl.-Psych.
Lehrstuhl für Klinische Psychologie
Fachbereich Psychologie
Universität Konstanz
Postfach 5560-23
78457 Konstanz
brigitte.rockstroh@uni-konstanz.de

Roth, Gerhard, Prof. Dr. phil. Dr. rer. nat.
Institut für Hirnforschung
Universität Bremen
Postfach 33 04 40
28334 Bremen
gerhard.roth@uni-bremen.de

Rothermundt, Matthias, Dr. med.
Klinik und Poliklinik für Psychiatrie und Psychotherapie
Universtätsklinikum Münster
Albert-Schweitzer-Straße 11
48129 Münster
rothermu@uni-muenster.de

Rupprecht, Rainer, Prof. Dr. med.
Abteilung für Klinische Neurophysiologie
Psychiatrische Klinik und Poliklinik
Klinikum der Universität München
Nußbaumstraße 7
80336 München
Rainer.Rupprecht@med.uni-muenchen.de

Schmahl, Christian, Dr. med.
Klinik für Psychosomatik und Psychotherapeutische Medizin
Zentralinstitut für Seelische Gesundheit
J 5
68159 Mannheim
Schmahl@zi-mannheim.de

Schmidt, Lutz G., Prof. Dr. med. Dipl.-Psych.
Psychiatrische Klinik
Johannes-Gutenberg-Universität Mainz
Untere Zahlbacher Straße 8
55131 Mainz
schmidt@psychiatrie.klinik.uni-mainz.de

Stief, Christian, Prof. Dr. med.
Urologische Klinik und Poliklinik
Klinikum der Universität München – Großhadern
Marchioninistraße 15
81377 München
christian.stief@med.uni-muenchen.de

Tölle, Thomas, Prof. Dr. med. Dr. rer. nat.
Neurologische Klinik und Poliklinik
Klinikum rechts der Isar der Technischen Universität München
Möhlstraße 28
81675 München
toelle@lrz.tu-muenchen.de

Ückert, Stefan, Dr. rer. hum. biol.
Medizinische Hochschule Hannover
Urologische Klinik
30623 Hannover
streetgang@gmx.de

Wedekind, Dirk, Dr. med.
Klinik für Psychiatrie und Psychotherapie der Universität Göttingen
von-Siebold-Straße 5
37075 Göttingen
dwedeki1@gwdg.de

Wiegand, Michael H., Prof. Dr. med. Dipl.-Psych.
Klinik und Poliklinik für Psychiatrie und Psychotherapie
Klinikum rechts der Isar der Technischen Universität München
Ismaninger Straße 22
81675 München
mhwiegand@lrz.tum.de

Zilles, Karl, Prof. Dr. med.
Institut für Medizin
Forschungszentrum Jülich
Leo-Brandt-Straße
52425 Jülich
k.zilles@fz-juelich.de

Abkürzungen

AA	Anonyme Alkoholiker
ACC	Anteriorer zingulärer Kortex
ACE	*Angiotensin Converting Enzyme*
ACh	Acetylcholin
AChE	Acetylcholin-Esterase
ACTH	Adrenokortikotropes Hormon
AD	Alzheimer-Demenz
ADAM	α-Sekretase
ADH	Antidiuretisches Hormon
ADHS	Aufmerksamkeitsdefizit-/Hyperaktivitätssyndrom
AEP	Akustisch evoziertes Potenzial
AEQ	*Alcohol Expectancy Questionnaire*
AGS	Androgenitales Syndrom
AIS	Androgenresistenzsyndrom
ALDH	Acetaldehyd-Dehydrogenase
ALOFC	Anterolateraler Orbitofrontalkortex
AMCI	*Amnestic Mild Cognitive Impairment*
AMPA	α-Amino-3-Hydroxy-5-Methylisoxazol-Propionsäure
AMT	*Autobiographical Memory Test*
ANP	Atriales natriuretisches Peptid
ANT	*Attention Network Test*
AP-5	Amino-5-Phosphonopentansäure
APP	Amyloid-Vorläuferprotein (*Amyloid Precursor Protein*)
APS	Antisoziale Persönlichkeitsstörung
ÄPS	Ängstliche (vermeidende) Persönlichkeitsstörung
ARAS	Aufsteigendes retikuläres Arousal-System
ASI	Angstsensitivitätsindex
ASPS	Vorverlagertes Schlafphasensyndrom
ATP	Adenosintriphosphat
BA	Brodmann-Areal
BAS	*Behavior Activation System*
BCST	*Bechara Card Sorting Test*
BDI	Beck-Depressions-Inventar
BDNF	*Brain-Derived Neurotrophic Factor*
BIS	*Behavior Inhibition System*
BNST	Nucleus interstitialis der Stria terminalis (*Bed Nucleus of the Stria Terminalis*)
BOLD-Effekt	*Blood Oxygen Level-Dependent Effect*
BP	Bereitschaftspotenzial
BPS	Borderline-Persönlichkeitsstörung
CADASIL	*Cerebral Autosomal Dominant Arteriopathy with Subcortical Infarcts and Leukoencephalopathy*
CADSS	*Clinician-Administered Dissociative Symptoms Scale*
CaM	Calmodulin
CaMK	Calmodulinabhängige Proteinkinase
cAMP	Zyklisches AMP
CBF	Zerebraler Blutfluss
CCK	Cholezystokinin
m-CCP	*meta*-Chlorophenylpiperazin
CCT	Kraniale Computertomographie
CERAD	*Consortium to Establish a Registry of Alzheimer's Disease*
CFS	*Chronic Fatigue Syndrome*
CGL	Corpus geniculatum laterale
cGMP	Zyklisches Guanosinmonophosphat
CGRP	*Calcitonin Gene-Related Peptide*
ChAT	Cholinacetyltransferase
CMA	Zingulomotorische Region
CMR	Crossmodale Retardierung
CNP	C-Typ natriuretisches Peptid
CNQX	6-Cyano-7-Nitroquinoxalin-2,3-Dion
CNV	Kontingente negative Variation (*Contingent Negative Variation*)
COE	*Crossover Effect*
COMT	Catechol-*ortho*-Methyltransferase
COX	Cytochromoxidase
CPA	Cyproteronacetat
CPÄ	Chlorpromazinäquivalent
CPAP	*Continuous Positive Airway Pressure*
CPT	*Continuous Performance Test*
CREB	cAMP-Reaktionselement-Bindungsprotein
CRH/CRF	Kortikotropin-Releasing-Hormon/Faktor
CS	Colliculus superior
CS/UCS	Konditionierter/unkonditionierter Stimulus
CSQ	*Coping Strategies Questionnaire*
CSTC	Kortiko-striato-thalamo-kortikal
CT	Computertomographie
CVLT	*California Verbal Learning Test*
DA	Dopamin
DAG	Diacylglycerol
DBH	Dopamin-β-Hydroxylase
DES	Diethylstilbestrol
DES	*Dissociation Experience Scale*
DHEA	Dehydroepiandrosteron
DHEAS	Dehydroepiandrosteronsulfat
DHLH	Demenz ohne histopathologische Merkmale
DHT	Dihydrotestosteron
DISYPS	Diagnostiksystem für Psychische Störungen im Kindes- und Jugendalter
DLK	Demenz mit Lewy-Körperchen
DLMO	Abendliche Melatoninausschüttung (*Dim Light Melatonin Onset*)
DLPFC	Dosolateraler Präfrontalkortex
DNQX	6,7-Dinitro-1,4-Dihydroquinoxalin-2,3-Dion
DOB	Dimethoxy-Bromoamphetamin
DOI	Dimethoxy-Iodoamphetamin
DRD3	Dopamin-D3-Rezeptor
DRD4	Dopamin-D4-Rezeptor
DRN	Dorsaler Raphekern
DSPS	Verzögertes Schlafphasensyndrom
DSS	Dissoziations-Spannungs-Skala
DST	Dexamethason-Suppressionstest
DTI	*Diffusion Tensor Imaging*
DUI	*Duration of Untreated Illness*
EAA	Exzitatorische Aminosäure (*Excitatory Amino Acid*)
EAAT	*Excitatory Amino Acid Transporter*
ECD	Ethylcysteinat
EDA	Elektrodermale Aktivität
EEG	Elektroenzephalogramm
EKP	Ereigniskorreliertes Potenzial
EKT	Elektrokrampftherapie
EMFACS	*Emotional Facial Action Coding System*
EMG	Elektromyogramm
EOG	Elektrookulogramm
EOS	Endogenes Opioidsystem
EPSP	Exzitatorisches postsynaptisches Potenzial
ETD	*Eye Tracking Dysfunction*
FAF	Fragebogen zur Erfassung von Aggressivitätsfaktoren
FDG	Fluordesoxyglukose
FDS	Freyberger-Dissoziations-Skala
FGG	Fragebogen zu Gedanken und Gefühlen

fMRI	Funktionelle Magnetresonanztomographie (*Functional Magnetic Resonance Imaging*)
FMT	Biologische Frauen mit transsexueller Geschlechtsidentitätsstörung
FPI	Freiburger Persönlichkeitsinventar
FSAD	*Female Sexual Arousal Disorder*
FSD	*Female Sexual Disorder*
FSH	Follikelstimulierendes Hormon
FTD	Frontotemporale Demnz
GABA	γ-Aminobuttersäure
GAD	Glutamatdecarboxylase
GAS	Generalisierte Angststörung
GFAP	*Glial Fibrillary Acidic Protein*
GH	Wachstumshormon (*Growth Hormone*)
GHRF	Wachstumhormon-Releasing-Faktor
GIS	Geschlechtsidentitätsstörung
GLT	Glutamattransporter
GnRH	Gonadotropin-Releasing-Hormon
GPH	Gyrus parahippocampalis
GSK-3	Glykogen-Synthetase-Kinase-3
GTP	Guanosintriphosphat
GTS	Gyrus temporalis superior
HCN	*Hyperpolarization-activated Cyclic Nucleotide Channel*
HFO	Hochfrequente Oszillationen
HHG-Achse	Hypothalamus-Hypophysen-Gonaden-Achse
HHT-Achse	Hypothalamus-Hypophysen-Schilddrüsen-Achse
5-HIAA	5-Hydroxyindolessigsäure
HKS	Hyperkinetische Störungen
HLA	Humanes Leukozytenantigen
HMPAO	Hexamethyl-Propylenaminoxim
HPA-Achse	Hypothalamus-Hypophysen-Nebennierenrinden-Achse
HSP	Heat-shock-Protein
5-HT	5-Hydroxytryptamin (Serotonin)
5-HTT	Serotonintransporter
HTTPR	Funktioneller Polymorphismus des 5-HTT-Gens
HVA	Homovanillinsäure
HZI-K	Hamburger Zwangsinventar – Kurzform
IAPS	*International Affective Picture System*
IAT	*Implicit Association Test*
IBZM	Jodbenzamid
ICCS	Intrakranielle Selbststimulation
ICSD-R	*International Classification of Sleep Disorders – Revised*
IEG	*Immediate-Early Genes*
IES	Intermittierende explosible Störung
IFN	Interferon
IGF	*Insulin-like Growth Factor*
III	*Interpretation of Intrusions Inventory*
IL	Interleukin
IP	Intraparietales Areal
IP3	Triphospho-Inositol
IPAC	Interstitieller Kern des posterioren Knies der anterioren Kommissur
iTF	Induzierbare Transkriptionsfaktoren
KCNQ-Kanal	Langsam aktivierender, nicht inaktivierender K^+-Kanal
KVT	Kognitive Verhaltenstherapie
LC	Locus coeruleus
LH	Luteinisierendes Hormon
LHRH	Luteinisierendes-Hormon-Releasing-Hormon
LKS	Leichte kognitive Störung
LOD	*Logarithm of the Odds*
LSD	Lysergsäurediethylamid
LTP	Langzeitpotenzierung
MAO	Monoaminooxidase
MDD	*Major Depressive Disorder*
MDE	3,4-Methylendioxyethamphetamin (Eve)
MDMA	3,4-Methylendioxy-Metamphetamin (Ecstasy)
MEG	Magnetenzephalographie
MELAS	*Mitochondrial Myopathy, Encephalopathy, Lactacidosis, Stroke*
MFF	*Matching Familiar Figures Test*
MFT	Biologische Männer mit transsexueller Geschlechtsidentitätsstörung
mGluR	Metabotroper Glutamatrezeptor
MHPG	3-Methoxy-4-Hydroxyphenylglykol
MI	*Motivational Interviewing*
MMPI	*Minnesota Multiphasic Personality Inventory*
MOMA	3,4-Methylendioxymetamphetamin
MOS	Stickoxidsynthase
MP	Morbus Parkinson
MPI	Multidimensionaler Schmerzfragebogen
MPOA	Mediales präoptisches Areal
MPQ	*McGill Pain Questionnaire*
MPTP	1-Methyl-4-Phenyl-1,2,3,6-Tetrahydropyridin
MRN	Medialer Raphekern
MRT (MRI)	Magnetresonanztomographie (*Magnetic Resonance Imaging*)
MSE	*Modality Shift Effect*
MSI	*Multiphasic Sex Inventory*
MSI-BPD	*McLean Screening Instrument for Borderline Personality Disorder*
MSLT	Multipler Schlaflatenztest
MTG	Mediales temporales Gedächtnissystem
MTHFR	Methylentetrahydrofolat-Reduktase
MTL	Medialer Temporallappen
MWT	*Multiple Wakefulness Test*
NA	Noradrenalin
NAA	N-Acetyl-Aspartat
NADP	Nikotinsäureamid-Adenin-Dinukleotid-Phosphat
NANC	Noradrenalinerg-noncholinerg
NDB	Nukleus des diagonalen Bandes von Broca
NFT	Neurofibrillen (*Neurofibrillary Tangles*)
NGF	Nervenwachstumsfaktor (*Nerve Growth Factor*)
NHS	*Neurological Hard Signs*
NI	Nucleus incertus
NIP	Nucleus interpeduncularis
NIRS	Near-Infrared-Spektrographie
NK	Neurokinin
NMDA	N-Methyl-D-Aspartat
NO	Sickstoffmonoxid
NP	Neuropeptid
NPG	Nucleus paragigantocellularis
NPSA	Nichtparaphile sexuelle Süchtigkeit
NPY	Neuropeptid Y
NR	Nuclei raphes
NREM	Non-REM-Schlaf
NSS	*Neurological Soft Signs*
NTD	Nucleus tegmentalis dorsalis
NTLD	Nucleus tegmentalis laterodorsalis
NTPD	Nucleus tegmentalis posterodorsalis
NTS	Nucleus tractus solitarii
NTV	Nucleus tegmentalis ventralis
NVÜ	Näherungsweise Verteilungsüberlappung
OAT	*Object Alteration Test*
OBQ	*Obsessional Beliefs Questionnaire*
OCD	*Obsessive-Compulsive Disorder*
OCDS	*Obsessive-Compulsive Drinking Scale*
OCI-R	*Obsessive-Compulsive Inventory – Revised*
OCS	*Obsessive-Compulsive Spectrum*
ODS	Augendominanzsäule
OFC	Orbitofrontalkortex
6-OHDA	6-Hydroxy-Dopamin
OR	*Odd's Ratio*

OT	Oxytozin
PA	Progrediente Aphasie
PACAP	*Piuitary Adenylate Cyclase-Activating Peptide*
PAG	Periaquäduktales Grau, zentrales Höhlengrau
PANDAS	*Pediatric Autoimmune Neuropsychiatric Disorders Associated with Streptococcal Infections*
PB	Parabrachialkerne
PCC	Posteriorer zingulärer Kortex
PCOS	Polyzystisches Ovarialsyndrom
PCP	Phencyclidin (*angel dust*)
PDBU	^{3}H-Phorbol-12,13-Dibutyrat
PEPSI	*Proton Echo Planar Spectroscopic Imaging*
PET	Positronenemissionstomographie
PFC	Präfrontalkortex
PINV	Postimperative negative Variation
PI-R	*Padua Inventory – Revised*
PKA	Proteinkinase A
PKC	Proteinkinase C
PLC	Phospholipase C
PLMS	Periodische Bewegungen der Gliedmaßen im Schlaf
PMI	*Pain Management Inventory*
PMOFC	Posteromedialer Orbitofrontalkortex
PNM	Phenylethanolamin-N-Methyltransferase
PNS	Peripheres Nervensystem
POMC	Pro-Opiomelanokortin
PPT	Nucleus pedunculopontinus
PRD	Paraphilieverwandte Störungen
PSP	Progressive supranukleäre Parese
PT	Prolaktin
PTBS	Posttraumatische Belastungsstörung
PVN	Nucleus paraventricularis
QTL	*Quantitative Trait Loci*
RAVLT	*Rey Auditory Verbal Learning Test*
rCBF	Regionaler zerebraler Blutfluss
RCT	*Randomized Controlled Trial*
REM	*Rapid Eye Movement*
RLS	Restless-Legs-Syndrom
ROT	Realitätsorientierungstraining
RSK	Rating-Skala für soziale Kompetenz
SAIB	*Scale for the Assessment of Illness Behavior*
SAS	Soziale Angststörung
SCL	*Symptom Check List*
SCN	Nucleus suprachiasmaticus
SCNA	Synuklein-α
SD	Semantische Demenz
SDN-POA	*Sexually Dimorphic Nucleus of the Preoptic Area*
SEP	Somatosensorisch evoziertes Potenzial
SES	Schmerzempfindungsskala
SMA	Supplementär-motorischer Kortex
SNP	*Single Nucleotide Polymorphism*
SNpc	Substantia nigra pars compacta
SNpr	Substantia nigra pars reticulata
SNRI	Serotonin-Noradrenalin-Wiederaufnahmehemmer
SOM	Somatostatin
SOMS	Screening für somatoforme Störungen
SP	Substanz P
SPECT	Einzelphotonentomographie (*Single-Photon Emission Computed Tomography*)
SPF	Nucleus supraparafascicularis
SPM	*Statistical Parametric Mapping*
SQUID	*Superconducting Quantum Interference Device*
SRI	Serotoninwiederaufnahmehemmer
SRY	*Sex-Determining Region*
SSRI	Selektiver Serotoninwiederaufnahmehemmer
SSW	Schwangerschaftswoche
SV	Selbstverletzendes Verhalten
SWS	*Slow Wave Sleep*
T3	Trijodthyronin
T4	Tetrajodthyronin
TA	Transaktionsanalyse
TBS	Tübinger Bogen zur Erfassung von Schmerzverhalten
TGA	Transiente globale Amnesie
THC	Δ9-Tetrahydrocannabinol
THF	Tetrahydrofolat
THP	Allotetrahydroprogesteron
TMD	Transmembrandomäne
TMT	*Trail Making Test*
TNF-α	Tumornekrosefaktor-α
TPH	Tetrahydroprogesteron
TRH	Thyreotropin-Releasing-Hormon
TSH	Thyreoidea-stimulierendes Hormon
TTX	Tetrodotoxin
TZA	Trizyklische Antidepressiva
VEF	Visuell evoziertes Magnetfeld
VEP	Visuell evoziertes Potenzial
VGSC	*Voltage-Gated Sodium Channel*
VIP	Vasoaktives intestinales Peptid
VLPFC	Ventrolateraler Präfrontalkortex
VSS	Visuelle sexuelle Stimulation
VTA	Ventrales tegmentales Areal
WAIS-R	*Wechsler Adult Intelligence Scale – Revised*
WCST	*Wisconsin Card Sorting Test*
WMS	*Wechsler Memory Scale*
WURS	*Wender-Utah-Rating-Scale*
Y-BOCS	*Yale-Brown Obsessive-Compulsive Scale*
ZAN-BPD	*Zanarini Rating Scale*
ZNS	Zentralnervensystem

Grundlagen

Funktionelle Neuroanatomie des limbischen Systems

Gerhard Roth und Ursula Dicke

1.1 Historischer Überblick

Im Jahre 1878 bezeichnete der französische Neurologe und Anthropologe Paul Broca (1824–1880) als »großen limbischen Lappen« diejenigen Hirnrindenanteile, die sich um das »subkortikale« Gehirn wie ein Saum (lateinisch: *limbus*) herumziehen, nämlich – von vorn nach hinten – der subkallosale, der prägenuale, der paraspleniale, der zinguläre, der perirhinale und der parahippokampale Gyrus. Dieser »limbische Lappen« ist von der Großhirnrinde im engeren Sinne, dem sechsschichtigen **Isokortex**, durch charakteristische Furchen (Sulci), vor allem den Sulcus limbicus, abgegrenzt.

Interessanterweise traf Broca diese Unterscheidung nicht anhand des menschlichen Gehirns, sondern anhand des Ottergehirns. Die Trennung zwischen isokortikalem und »limbischem« Kortex betrachtete er als allgemeines Merkmal des Säugergehirns. Er wies auf die enge Verbindung dieses limbischen Kortex mit dem olfaktorischen System hin und sah entsprechend die Hauptfunktion des limbischen Systems in der Verarbeitung olfaktorischer Reize. In der Nachfolge Brocas wurde das limbische System zusammen mit dem olfaktorischen System als »Rhinenzephalon« oder »Riechhirn« angesehen. Es wurde jedoch bereits damals (z. B. 1919 von Elliot Smith) darüber spekuliert, dass das limbische System auch weitergehende Funktionen im Zusammenhang mit Emotionen und Gedächtnisleistungen haben könnte.

Die Ansicht, das limbische System sei das Hauptzentrum für Emotionen, wurde explizit von dem amerikanischen Neurologen James Papez in einer 1937 erschienenen Arbeit mit dem Titel *A Proposed Mechanism of Emotion* entwickelt. Grund für diese Auffassung war die Beobachtung, dass Erkrankungen des limbischen Systems zu schweren emotionalen und psychischen Störungen führen. Zu diesem System zählte Papez den Hypothalamus einschließlich der Mammillarkörper, die anterioren thalamischen Kerne, den Gyrus cinguli und den Hippocampus. Er sah diese Strukturen als durch mächtige Bahnen kreisförmig verbunden an und konzipierte somit das, was man heute »Papez-Kreis« nennt. Dieses Konzept des Papez-Kreises – obwohl in seinen neuroanatomischen Grundzügen durchaus zutreffend – hat eine verhängnisvolle Rolle bei der weiteren Erforschung des limbischen Systems gespielt, insbesondere im Zusammenhang mit der Vorstellung, der Papez-Kreis sei in sich und damit von der Großhirnrinde abgeschlossen.

Diese Auffassung wurde von Paul MacLean, einem anderen amerikanischen Neurologen, bereitwillig aufgegriffen. Er beschäftigte sich ebenfalls seit langem mit dem limbischen System und prägte den Begriff »limbisches System« in einem im Jahre 1952 erschienenen Aufsatz überhaupt erst. Als Hauptaufgabe des limbischen Systems betrachtete MacLean die Integration intero- und exterozeptiver Informationen, insbesondere was olfaktorische, gustatorische und viszerale Erregungen betrifft. Hierin sah er die Grundlagen für das Entstehen von Affekten und Emotionen. Als Hauptzentrum dieses Systems betrachtete er den Hippocampus, der damals allgemein als Teil des olfaktorischen Systems galt.

In der Folge entwickelte MacLean das Konzept des »dreieinigen Gehirns« (englisch: *triune brain*), das in der Neurobiologie bis heute eine berühmt-berüchtigte Rolle spielt und das er in seinem 1990 erschienenen umfangreichen Werk *The Triune Brain in Evolution* noch einmal ausführlich darlegte. Danach ergibt der Vergleich der Gehirne lebender Wirbeltiere, dass das Gehirn des Menschen und anderer »entwickelter« Säugetiere aus drei »Gehirnen« aufgebaut ist, die sich anatomisch und funktional grundlegend voneinander unterscheiden und sich nacheinander in der Hirnevolution entwickelt haben. Das ursprünglichste Gehirn ist das »Reptiliengehirn« (von MacLean auch R-Complex genannt), genauer das Gehirn der gemeinsamen Vorfahren aller Reptilien, Vögel und Säuger. Es besteht aus dem Hirnstamm im weiteren Sinne, d. h. aus Medulla oblongata, Brücke und Mittelhirn sowie dem Zwischenhirn, und auf der Ebene des Endhirns aus einer primitiven Form von Basalganglien. Dieses Gehirn reguliert die viszeral-vegetativen Prozesse und alle reflex- und instinkthaften Verhaltensweisen, die nach Anschauung von MacLean für Reptilien typisch sind.

Das zweite »Gehirn im Gehirn« ist nach MacLeans Auffassung das der frühen Säugetiere, der »Paläomammalier«, zu denen seiner Ansicht nach z. B. die Insektenfresser und die Nager gehören. Dieses Gehirn ist charakterisiert durch die zusätzliche Entwicklung dessen, was er als erster »limbisches System« nennt. Dieses besteht nach MacLean aus einem »inneren Ring« oder »Archikortex«, der durch Amygdala, Septum, Hippocampus und limbische thalamische Kerne gebildet wird, und einem »äußeren Ring« oder »Mesokortex« (einer nichtsechsschichtigen »Übergangsrinde«) bestehend aus dem orbitofrontalen, zingulären, insulären, piriformen und entorhinalen Kortex. Dieser Archi-Mesokortex ist zuständig für Emotionen. Das dritte »Gehirn im Gehirn« schließlich ist das der evoluierten Säuger, d. h. der Primaten einschließlich des Menschen, und umfasst den stark expandierten sechsschichtigen Isokortex, also die Großhirnrinde im engeren Sinne. Der Isokortex ist für MacLean Sitz von Vernunft und Verstand, von abstraktem Denken, Logik und Wissenschaft.

Von großem ideengeschichtlichem Einfluss war die Feststellung MacLeans, dass diese drei Gehirne nicht nur starke strukturelle und funktionale Unterschiede, sondern auch relativ wenige Verbindungen untereinander aufweisen und entsprechend »relativ unabhängig voneinander« arbeiten. Dies erkläre – so MacLean –, weshalb es für den Menschen so schwierig sei, seine Affekte und Gefühle und erst recht seine Triebe und Instinkte zu zügeln.

Dieses Konzept wurde beim Erscheinen des Buches *The Triune Brain in Evolution* mit Recht von Neurobiologen kritisiert, weil es auf zahlreichen unzutreffenden Annahmen über den Aufbau, die Funktionsweise und die Evolution des Wirbeltier- und Säugergehirns beruhte. Hierzu gehört die Vorstellung, das Endhirn der Reptilien und der von ihnen abstammenden Vögel bestehe im Wesentlichen aus Riechhirn und Basalganglien, sowie die Auffassung, der Hippocampus habe wenig bis nichts mit Gedächtnisleistungen zu tun, sondern übe olfaktorisch-viszerale Funktionen aus. Schließlich wurden von Mac Lean die starken und nicht zu übersehenden Verbindungen zwischen Basalganglien, limbischem System und Isokortex schlicht ignoriert.

Die heutige Erkenntnis lautet demgegenüber, dass alle Wirbeltiere – also »Fische« (Neunaugenartige, Knorpel- und Knochenfische), Amphibien, Reptilien, Vögel und Säuger – alle drei von MacLean genannten »Teilgehirne« besitzen, dass sich diese »Teilgehirne«, vor allem der Isokortex und der mit ihm eng verbundene dorsale Thalamus, aber ganz unterschiedlich entwickelt haben. Die starke Evolution des Isokortex bei den Säugern und insbesondere bei Primaten und Walartigen (Cetaceen) brachte auch eine stärkere Umgestaltung und Differenzierung des limbischen Systems mit sich (vor allem eine starke Vergrößerung der basolateralen Amygdala, ▶ 1.3), ohne dass sich jedoch die Grundverhältnisse änderten.

Das moderne Verständnis des limbischen Systems entwickelte sich durch Beiträge des Neuroanatomen Walle Nauta, der in den fünfziger Jahren des vorigen Jahrhunderts das limbische System um Bereiche des Mittelhirns erweiterte, und insbesondere durch die Arbeiten des niederländischen Neuroanatomen Rudolf Nieuwenhuys (Nieuwenhuys 1985; Nieuwenhuys et al. 1991), der Kerne bzw. Bereiche der Brücke und der Medulla oblongata mit einschloss. Nieuwenhuys entwickelte das fruchtbare Konzept des »zentralen limbischen Kontinuums« (Nieuwenhuys et al. 1991), das sich vom Septum über die präoptische Region und den Hypothalamus zu den limbischen Zentren des ventralen Mittelhirns (Substantia nigra, ventrales tegmentales Areal, zentrales Höhlengrau usw.) zieht. Unmittelbar angegliedert sind diesem Komplex auf subkortikaler Ebene das primäre olfaktorische und das akzessorische olfaktorische (vomeronasale) System, der Amygdalakomplex, die Hypophyse, die Habenula und die limbischen thalamischen Kerne sowie auf kortikaler Ebene der Gyrus cinguli, der Hippocampus, der Gyrus parahippocampalis und der präpiriforme Kortex. Diese Zentren sind durch mächtige Faserbahnen, vor allem durch das Cingulum, den Fornix, die Stria terminalis, die Stria medullaris thalami, den mammillothalamischen Trakt und die ventrale Mandelkernstrahlung untereinander verbunden. Über das mediale Vorderhirnbündel (Fasciculus telencephalicus medialis), den Fasciculus longitudinalis dorsalis und den Tractus habenulointerpeduncularis steht dieses System mit dem unteren Hirnstamm in Verbindung und mit dem Isokortex über direkte und indirekte (d. h. über thalamische Umschaltkerne laufende) Bahnen, die vom Septum, der Amygdala, dem Hypothalamus, dem ventralen Pallidum und dem ventralen tegmentalen Areal ausgehen. Hierauf wird im Folgenden detailliert eingegangen.

Vor einigen Jahren erhoben verschiedene Neurobiologen Kritik am Begriff des limbischen Systems, und zwar mit dem Argument, es handele sich hierbei um ein anatomisch und funktional heterogenes Gebilde, das sich von anderen funktionalen Systemen des Gehirns nicht eindeutig abgrenzen lasse (LeDoux 1998, 2000). Viele andere Autoren behalten jedoch den Begriff »limbisches System« und »limbische Funktionen« bei (Akert 1994). In der Tat handelt es sich beim limbischen System um ein Gebilde, das kein genau abgrenzbares Gebiet einnimmt, sondern sich praktisch durch alle Teile des Gehirns zieht (◘ Abb. 1.1). Limbische Funktionen lassen sich aber durchaus gut von sensorischen, kognitiven, exekutiven (Handlungen vorbereitenden und kontrollierenden) und motorischen Funktionen des Gehirns unterscheiden, auch wenn alle diese Funktionssysteme mit dem limbischen System in mehr oder weniger enger Beziehung stehen.

Die folgende Darstellung schließt sich hinsichtlich der Frage, was zum limbischen System gehört, dem Konzept von Nieuwenhuys et al. (1991) an. Entsprechend werden in einer gewissen rostrokaudalen Reihenfolge Zentren des limbischen Systems im engeren Sinne behandelt: die septale Region und das mit ihr eng zusammenhängende basale Vorderhirn, die präoptische Region und der Hypothalamus, der Amygdalakomplex einschließlich des Nucleus interstitialis der Stria terminalis (BNST), die Basalganglien und hier vor allem das ventrale Striatum bzw. der Nucleus accumbens und das ventrale Pallidum, die »limbischen« Thalamuskerne, die Substantia nigra, das ventrale tegmentale Areal und das zentrale Höhlengrau. Hinzu kommen Kerne und Kerngebiete der mit dem limbischen System eng zusammenhängenden Formatio reticularis. Kortikale Anteile des limbischen Systems, nämlich der orbitofrontale, zinguläre, insuläre, entorhinale, parahippokampale und perirhinale Kortex sowie die Hippocampusformation werden nur insoweit behandelt, wie es für das Verständnis der Afferenzen und Efferenzen sowie der Funktionen der ausführlich behandelten limbischen Zentren nötig ist. Dasselbe gilt für die sensomotorischen Anteile der Basalganglien, d. h. dorsales Striatum, dorsales Pallidum und Nucleus subthalamicus. Für eine ausführliche Darstellung der Großhirnrinde und der Hippocampusformation sei auf ▶ Kap. 2 verwiesen.

Im Rahmen dieses Kapitels gilt das Hauptinteresse dem limbischen System des Menschen. Hierüber ist allerdings aus Gründen der sehr begrenzten empirisch-experimentellen Verfügbarkeit wenig Detailwissen vorhanden. Deshalb stützen sich die Ausführungen vorwiegend auf Befunde am Makakenaffen, an der Katze und insbesondere an der Ratte, die in dieser Hinsicht am besten untersucht ist. Da es sich beim limbischen System um ein stammesgeschichtlich konservatives System handelt, werden die Befunde am Makakenaffen und an der Ratte als weitgehend übertragbar auf die Verhältnisse beim Menschen angesehen.

1.2 Septum und basales Vorderhirn

1.2.1 Septale Region

Die septale Region, meist einfach »Septum« genannt, bildet den rostralen Teil des limbischen Systems. Es umfasst Kerngebiete, die der Trennwand (Septum) zwischen den Vorderhörnern der Seitenventrikel des Endhirns anliegen, und zwar unterhalb des vorderen Teils des Balkens (Corpus callosum) und oberhalb und direkt vor der Commissura anterior (◘ Abb. 1.2 und 1.3). Ventral schließen sich die Area subcallosa, ventrolateral der Nucleus accumbens und der ventrale Teil des Striatum (Nucleus caudatus und Putamen) an. Das gesamte Septum gliedert sich in eine mediale, eine laterale und eine posteriore Region (Jakab u. Leranth 1995). Nur die mediale und die laterale Region sollen hier besprochen werden.

Mediale septale Region

Die mediale septale Region besteht aus dem **medialen Septum** im engeren Sinne und dem **Nukleus des diagonalen Bandes von Broca** (NDB). Der NDB wiederum besteht aus einem vertikalen »Schenkel« (abgekürzt vertikaler NDB) und einem horizontalen »Schenkel« (horizontaler NDB), der in die mediale präoptische Region übergeht (▶ 1.6). Zwischen dem medialen Septum und den beiden Teilen des NDB gibt es keine deutlichen zytoarchitektonischen Unterschiede.

Die mediale septale Region enthält fünf unterschiedliche Typen von Neuronen, darunter die größten Zellen des gesamten Septum (Jakab u. Leranth 1995). Diese finden sich im horizontalen Glied des NDB, die kleinsten im medialen Septum. Die Dendriten aller Neurone tragen kugelförmige Aufschwellungen (Varikositäten), aber nur wenige oder keine Dornfortsätze (Spines). Sie unterscheiden sich dadurch von den Neuronen des lateralen Septum.

Die meisten Neurone weisen Acetylcholin (ACh) als Transmitter auf, 12% davon sind aber nicht Cholinacetyltransferase(ChAT)-positiv, d. h. sie synthetisieren nicht Acetylcholin. Die zweitgrößte Gruppe von Neuronen ist GABAerg mit oder ohne Immunreaktivität gegenüber Parvalbumin. Parvalbumin-immunreaktive Zellen sind meist Projektionsneurone und eher im **medialen** Teil des medialen Septum und des vertikalen NDB lokalisiert,

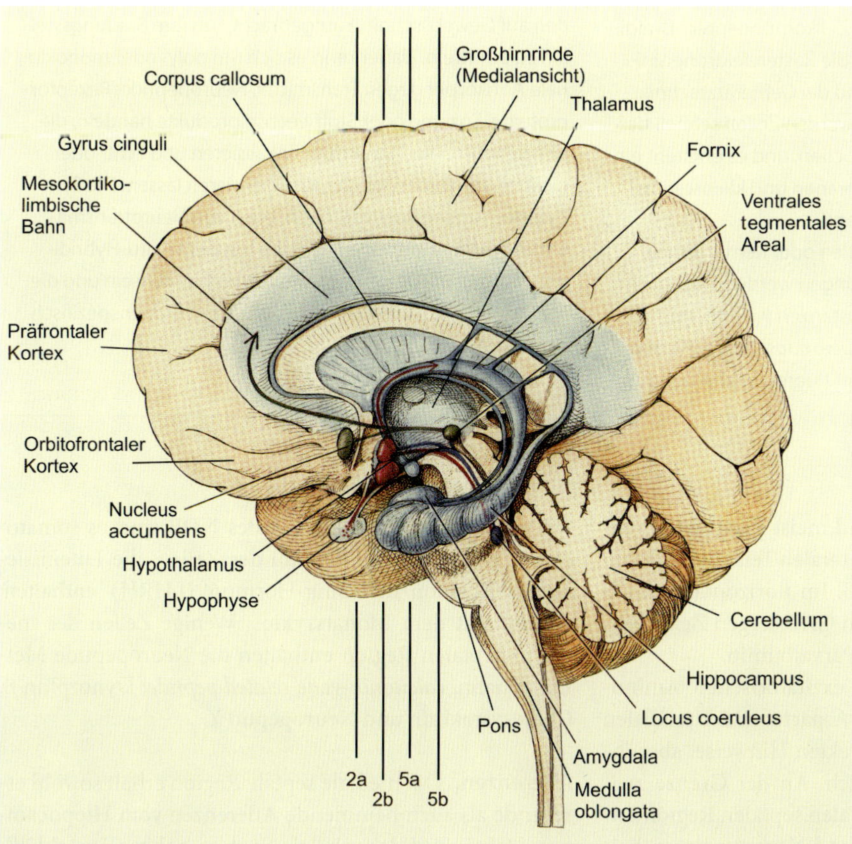

◘ **Abb. 1.1.** Mediananansicht des menschlichen Gehirns mit den wichtigsten limbischen Zentren. Diese Zentren sind Orte der Entstehung von Affekten, von positiven (Nucleus accumbens, ventrales tegmentales Areal) und negativen Gefühlen (Amygdala), der Gedächtnisorganisation (Hippocampus), der Aufmerksamkeits- und Bewusstseinssteuerung (basales Vorderhirn, Locus coeruleus, Thalamus) und der Kontrolle der vegetativen Funktionen (Hypothalamus). *Vertikale Linien* verweisen auf die Schnittebenen der Abbildungen 1.2 und 1.5. (Mod. nach Gershon u. Rieder 1992)

Exkurs

Arbeitsmethoden der funktionellen Neuroanatomie

Histologische Übersichtsfärbungen gewähren bei der lichtmikroskopischen Untersuchung des Nervensystems einen Überblick. Dabei werden mit Hilfe verschiedener Farbstoffe Zellstrukturen wie Zellkerne und/oder Nissl-Schollen angefärbt, um die Zytoarchitektur und die Gruppierung von Zellkörpern, Zellkernen, Ganglien oder Schichten zu zeigen. Zellfortsätze (Dendriten, Axone) lassen sich nur durch Spezialfärbungen sichtbar machen. So werden durch Silberimprägnationsmethoden vor allem Neurofibrillen dargestellt, die auf diese Weise bis in die Nervenendigungen verfolgt werden können. Gewebsblöcke werden dabei in Silbersalzlösungen eingelegt, und dann werden von den Blöcken Schnitte angefertigt, die z. B. bei der Golgi-Methode nur eine Anzahl (ca. 1%) der Nervenzellen mit allen Fortsätzen anfärben und dadurch die Morphologie einzelner Zellen in der dichten Masse neuronaler Strukturen sichtbar machen. Myelinscheiden (Markscheiden) lassen sich ebenfalls selektiv, etwa durch den Einsatz von Cyaninfarbstoffen, darstellen und werden bei der Klüver-Barrera-Färbung mit Anfärbungen des Zellkörpers kombiniert. Die Untersuchung mit Hilfe des Elektronenmikroskops (EM) gibt Einblicke in den Feinbau der Zellen, die Morphologie der Zellkontakte, der synaptischen Vesikel und Membranelemente. Die Transmissionselektronenmikroskopie (TEM) wird insbesondere mit Markierungsmethoden und/oder immunchemischen Methoden (s. unten) kombiniert und gibt Auskunft über die Ultrastruktur selektiv angefärbter Zellkomponenten. Dreidimensionale Darstellungen liefern die Rasterelektronenmikroskopie (REM, englisch: SEM) und die Gefrierätztechnik. Bei der letztgenannten Methode werden Zellen schnell tiefgefroren und unter Vakuum gebrochen, und es entsteht ein dreidimensionales Bild von Membranen und kleinsten Teilchen in nahezu natürlichem Zustand.

Spezifische Darstellungen von Zellen oder Kerngruppen und vor allem auch ihrer Verbindungen werden ermöglicht durch Verwendung von Tracersubstanzen wie Meerrettichperoxidase (englisch: *horseradish peroxidase*, HRP), *Phaseolus-vulgaris*-Agglutinin, biotin- oder fluoreszenzhaltige Substanzen wie Neurobiotin, Biocytin, biotinyliertes Dextranamin, dextrankonjugierte Fluoreszenzfarbstoffe (Tetramethylrhodamin, Fluoreszein, Lucifer Yellow) oder fluoreszenzgekoppelte aminreaktive Substanzen wie FITC (Fluoreszein-5-Isothiozyanat). Mit Mikropipetten können diese Tracer in vivo an axonalen Trakten oder in Kerngebiete appliziert oder in einzelne Nervenzellen per Druck oder iontophoretisch injiziert werden. Dies wird auch in vitro an Gehirnen von Fischen, Amphibien, Reptilien, bei Säugetieren an Gewebekulturen oder an Hirnschnittpräparaten durchgeführt. Verletzte Zellstrukturen nehmen die Substanzen auf; diese verteilen sich in den Neuronen über aktiven und passiven Transport anterograd (vom Zellkörper weg) und/oder retrograd (zum Zellkörper hin). Die applizierten Substanzen werden am Gewebeschnitt durch spezifische Nachweismethoden sichtbar gemacht. Durch Einsatz verschiedener Tracer an unterschiedlichen Stellen des Nervensystems kann auf Grund der doppelten Markierung von Nervenzellen auf axonale Verzweigungen (Kollateralen) geschlossen werden. Transneuronale Anfärbungen, d. h. Markierungen über eine Synapse hinaus zum nachfolgenden Neuron, gelingen durch die Applikation von Substanzen wie Tetanustoxinfragmenten oder von Pseudorabiesviren.

In immunhisto- und immunzytochemischen Untersuchungen werden anatomische, biochemische und immunologische Methoden kombiniert. Über eine Immunreaktion werden Antigene hergestellt, welche gegen Gewebskomponenten oder bestimmte Substanzen gerichtet sind. Sie werden auf Gewebsschnitte aufgebracht, um ihre Bindungsstellen zu ermitteln. Dabei kann es sich um poly- oder monoklonale Antikörper gegen Transmitter, Neuropeptide, Rezeptorproteine, Enzyme oder Stoffwechselprodukte handeln, die sich in neuronalen Strukturen lokalisieren und licht- oder elektronenmikroskopisch charakterisieren lassen. Die Syntheseleistungen von Neuronen, etwa von Neurotransmittern oder Neuropeptiden, werden mit der In-situ-Hybridisierungstechnik untersucht, die das Vorhandensein und die Menge der mRNA von Gentranskripten neuronenspezifisch nachweist.

Parvalbumin-negative Zellen sind meist lokale Interneurone und befinden sich eher im **lateralen** Teil des medialen Septum und des vertikalen NDB. Im horizontalen NDB befindet sich eine große Zahl von GABAergen Zellen ohne Immunreaktivität gegenüber Parvalbumin.

Für das Vorhandensein der exzitatorischen Aminosäurentransmitter Glutamat und Aspartat in der medialen septalen Region gibt es keine direkten Hinweise, aber ihre Anwesenheit ist wahrscheinlich. An der Grenze zwischen der medialen und der lateralen septalen Region finden sich Zellen, die Substanz P und Neurotensin enthalten, im horizonalen Schenkel des NDB sind es somatostatinhaltige Zellen. Die Zahl der Zellen, die Luteinisierendes-Hormon-Releasing-Hormon (LHRH) enthalten, variiert mit dem Monatszyklus. Wenige Zellen der medialen septalen Region enthalten die Neuropeptide Met-Enkephalin, *calcitonin-gene related peptide*, Dynorphin B, Cholezystokinin und Neuropeptid Y.

Afferenzen. Die mediale septale Region erhält sowohl erregende als auch hemmende Afferenzen vom Hippocampus. Dabei wird das mediale Septum nahezu ausschließ-

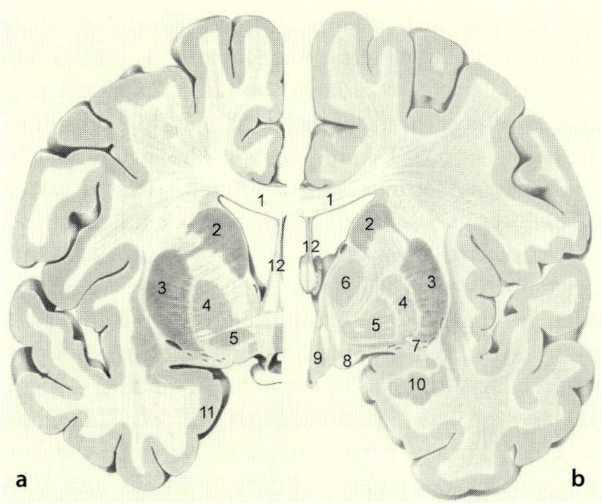

Abb. 1.2. Querschnitte durch das menschliche Gehirn auf Höhe des Septum und der vorderen Basalganglien (**a**) und der Basalganglien, des vorderen Thalamus, der vorderen Amygdala und des Hypothalamus (**b**). *1* Balken, *2* Nucleus caudatus, *3* Putamen, *4* Globus pallidus, äußerer Teil, *5* Globus pallidus, innerer Teil, *6* anteriorer thalamischer Kern, *7* anteriore Kommissur, *8* optischer Trakt, *9* Hypothalamus, *10* Amygdala, *11* parahippokampaler Kortex, *12* septale Region. (Mod. nach Nieuwenhuys et al. 1991)

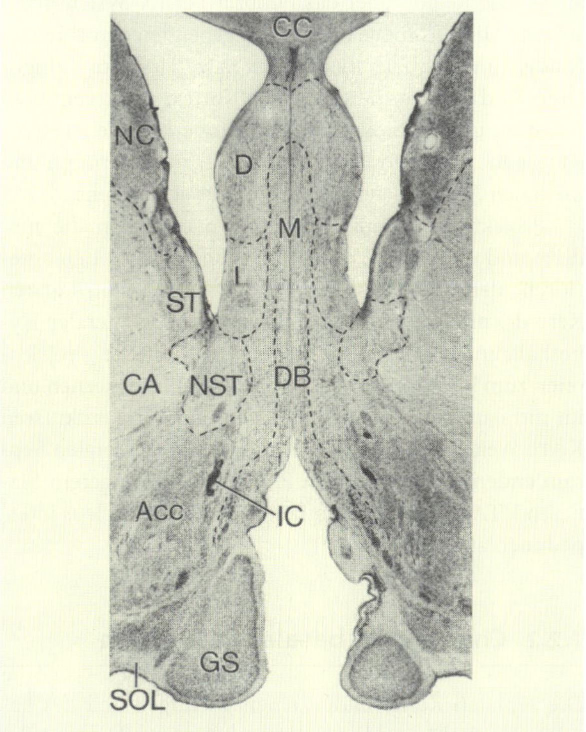

Abb. 1.3. Frontalschnitt durch die septale Region im Schimpansengehirn; 6,4fache Vergrößerung. *Acc* Nucleus accumbens, *CA* Commissura anterior, *CC* Corpus callosum, *D* Nucleus septalis dorsalis, *DB* Nucleus tractus diagonalis (Broca), *GS* Gyrus subcallosus, *IC* Insula Calleja magna, *L* Nucleus septalis lateralis, *M* Nucleus septalis medialis, *NC* Nucleus caudatus, *NST* Nucleus striae terminalis, *SOL* Stria olfactoria lateralis, *ST* Stria terminalis. (Aus Benninghoff: Anatomie, Band 2, 15. Auflage 1994, Urban & Schwazenberg Verlag München)

lich von Nichtpyramidenzellen des Stratum oriens der Regionen CA1–CA3 des Hippocampus über cholinerge und nichtcholinerge afferente Fasern innerviert. Diese Fasern enden auf parvalbuminhaltigen und cholinergen septalen Neuronen, die zum Hippocampus zurück projizieren. Hierdurch ergibt sich eine **direkte septohippokampale Schleife**, die überwiegend ipsilateral verläuft. Afferenzen vom entorhinalen Kortex beschränken sich auf das laterale Septum, Teile des medialen Septum und äußerst laterale Anteile des vertikalen NDB.

Über das mediale Vorderhirnbündel erhält die mediale septale Region Afferenzen von praktisch allen Teilen des lateralen und medialen Hypothalamus und der präoptischen Region. Weitere Afferenzen stammen vom ventralen tegmentalen Areal und von der Substantia nigra pars compacta (Gaykema u. Zaborszky 1996), vom Nucleus interpeduncularis, von den Raphekernen (McKenna u. Vertes 2001, medianer Raphekern), vom Locus coeruleus und vom Rückenmark.

Efferenzen. Telenzephale Efferenzen ziehen zum gesamten Hippocampus, zum entorhinalen, insulären, piriformen, infralimbischen und zingulären Kortex. Diese Projektionen sind topographisch angeordnet:

- Die lateralen und intermediären Anteile des **horizontalen** NDB (auch **magnozellulärer präoptischer Kern** genannt) projizieren zum lateralen entorhinalen Kortex.
- Die medialen Anteile und die sich anschließenden kaudalen Anteile des **vertikalen** NDB projizieren weit gestreut zum medialen, okzipitalen und lateralen entorhinalen Kortex, zum olfaktorischen Bulbus, zum Subiculum und zur Ammonshornregion des Hippocampus.
- Die rostromedialen Anteile des **vertikalen** NDB und das mediale Septum projizieren zum gesamten Hippocampus und zur retrohippokampalen Region.
- Der mediale Anteil des medialen Septum projiziert überwiegend zum ventralen Subiculum und zur CA1- und CA2-Region des Hippocampus und zum medialen entorhinalen Kortex.
- Der laterale Anteil des medialen Septum projiziert eher zu den dorsalen Teilen dieser Gebiete.

Besonders stark ist die Projektion des medialen Septum zum Hippocampus, die hauptsächlich von cholinergen und in geringerem Maße von GABAergen Projektionsneuronen ausgeht. Diese Efferenzen ziehen mehrheitlich durch die Fimbria-Fornix-Bahn. Ein geringerer, vornehmlich vom NDB stammender Teil zieht über das »Knie« (den vorderen Teil) des Corpus callosum und über das Zingulum und endet im Gyrus dentatus, in der CA1- und CA2-Region des Hippocampus, im Subiculum und in der entorhinalen Rinde. Die meisten dieser Fasern verbleiben ipsilateral, nur wenige kreuzen zur Gegenseite.

Die gesamte mediale Septumregion projiziert zum paraventrikularen und zum supraoptischen Kern des Hypothalamus, zur Habenula und zu den Mammillarkörpern, der NDB zusätzlich zum lateralen Hypothalamus. Projektionen zum Thalamus enden vornehmlich in den intralaminären Kernen, den Mittellinienkernen und im dorsomedialen Kern des dorsalen Thalamus sowie in der Zona incerta und im retikulären thalamischen Kern des ventralen Thalamus (Kolmac u. Mitrofanis 1999). Hirnstammprojektionen ziehen zum ventralen tegmentalen Areal (VTA), zur Substantia nigra pars reticulata, zum Nucleus interpeduncularis, zum zentralen Höhlengrau (periaquäduktales Grau, PAG) und zum dorsalen und medialen Raphekern.

Laterale septale Region

Die laterale septale Region gliedert sich in einen dorsalen, einen intermediären und einen ventralen Teil, wobei die Grenzen nicht scharf sind. Das intermediäre laterale Septum gliedert sich wiederum in einen medialen und einen lateralen Teil. Das ventrale laterale Septum ist durch die zellfreie Zona limitans vom benachbarten Nucleus interstitialis der Stria terminalis (BNST) abgegrenzt, der zur erweiterten Amygdala gehört (▶ 1.3).

Größere Zellen liegen im dorsalen, kleinere im ventralen lateralen Septum. Ihre Dendriten sind im Gegensatz zu denen der medialen septalen Region mit Spines besetzt und weisen keine Varikositäten auf (Jakab u. Leranth 1995). Zahlreiche Zellen im dorsalen und ventralen lateralen Septum sind GABAerg. Ebenso findet sich eine hohe Präsenz von Neuropeptiden, vor allem von Cholezystokinin, Enkephalin, Neurotensin, Somatostatin und Substanz P. Die laterale septale Region enthält eine große Zahl von Zellen mit Calbindin-Immunreaktivität sowie Zellen, die gonadale und adrenale Steroidhormone enthalten.

Afferenzen. Kortikale Afferenzen des lateralen Septum stammen vornehmlich aus dem infralimbischen Kortex (Vertes 2004, Ratte). Die Hauptafferenzen des lateralen Septum entspringen jedoch dem Hippocampus. Projektionen aus den Ammonshornregionen CA2 und CA3 sind vornehmlich bilateral, solche aus CA1 ipsilateral. Diese hippokamposeptalen Projektionen sind sowohl in dorsoventraler als auch in rostrokaudaler Richtung topographisch angeordnet. Dorsoventral projizieren die dorsalen Teile des Ammonshorns und des Subiculum zum dorsalen lateralen Septum, die intermediären Teile zum intermediären und die ventralen Teile zum ventralen lateralen Septum. Rostrokaudal projizieren die CA1-Region und das Subiculum zum gesamten lateralen Septum und die CA3-Region nur zu den kaudalen zwei Dritteln (Risold u. Swanson 1997). Der entorhinale Kortex projiziert zum intermediären lateralen Septum. Diese Bahnen sind alle exzitatorisch.

Vasopressinhaltige Eingänge erhalten das intermediäre und das ventrale laterale Septum vom BNST und das ventrale laterale Septum zusätzlich von der medialen Amygdala. Ebenso existiert eine dichte Enkephalin-, Tyrosinhydroxylase- und CRF-immunreaktive Projektion vom lateralen Hypothalamus (Kortikotropin-Releasing-Faktor, CRF). Der anteriore mediale präoptische und der anteriore periventrikuläre hypothalamische Kern projizieren mit dopaminergen und somatostatinhaltigen Fasern zum lateralen Septum. Ebenso gibt es Afferenzen vom anterioren paraventrikularen hypothalamischen Nukleus, vom posterioren Hypothalamus und von den Mammillarkörpern. Thalamische Afferenzen stammen von den Mittellinienkernen Nucleus paraventricularis, Nucleus parataenialis und Nucleus reuniens. Projektionen aus dem VTA sind dopaminerg, solche aus dem dorsalen und medialen Raphekern serotonerg. Weitere Eingänge erhält das laterale Septum aus dem cholinergen pedunkulopontinen tegmentalen Kern (PPT), den Parabrachialkernen, dem dorsalen Vaguskern und dem Nukleus des Tractus solitarius (NTS), über den gustatorische und viszerale Erregungen einlaufen.

Efferenzen. Das laterale Septum projiziert wie die mediale septale Region über das Fimbria-Fornix-System massiv zum Hippocampus und zur umgebenden entorhinalen Rinde. Eine schwächere Projektion verläuft zum zingulären und zum infralimbischen Kortex, zum ventralen Pallidum und zum olfaktorischen Tuberkel. Weitere Projektionen ziehen zum rostralen BNST, zur anterioren und medialen Amygdala und zum Nucleus accumbens.

Projektionen zum Zwischenhirn erreichen die mediale und die laterale präoptische Region und den anterioren, den supraoptischen und den paraventrikularen Kern des medialen Hypothalamus sowie den lateralen Hypothalamus, vor allem seine rostralen Anteile. Projektionen zum Thalamus enden in den Mittellinienkernen und im intralaminären zentromedianen und parafaszikulären Kern. Weiter absteigende Projektionen des lateralen Septum enden vornehmlich im PAG und in geringerem Maße im VTA, in der Substantia nigra und im Nucleus interpeduncularis.

1.2.2 Cholinerges basales Vorderhirn

Die septalen Kerne bilden einen wichtigen Teil des basalen Vorderhirns, das aus einer Ansammlung großer cholinerger Neurone besteht, die üblicherweise CH1–CH4 genannt werden (Mesulam et al. 1983; Nieuwenhuys 1985). Dabei umfasst die CH1-Gruppe Neurone im medialen septalen Kern (rund 10% der Zellen), die CH2-Gruppe Neurone im vertikalen NDB (mehr als 70% der Zellen), die CH3-Gruppe Neurone im horizontalen NDB (ca. 1% der Zellen) und die CH4-Gruppe Neurone im Nucleus basalis Meynert, einer Zellansammlung, die in die Substantia innominata ventral vom Globus pallidus eingebettet ist. Rund 90% aller dortigen Neurone sind cholinerg.

Kortikalen Input erhält der Nucleus basalis aus dem präpiriformen, dem orbitofrontalen, dem anterioren insulären, dem entorhinalen und dem medialen temporalen Kortex sowie vom temporalen Pol des temporalen Kortex. Subkortikale Eingänge zum Nucleus basalis stammen von den septalen Kernen, vom Nucleus accumbens, vom ventralen Pallidum, von der Amygdala, vom Hypothalamus und von den Parabrachialkernen.

Die CH1-Zellen projizieren über die Stria medullaris und den Tractus interpeduncularis zum Nucleus interpeduncularis, die CH2-Zellen zum lateralen Hypothalamus, zum VTA und ebenfalls zum Nucleus interpeduncularis, und beide Zellgruppen projizieren zur Ammonshornregion des Hippocampus. CH3-Zellen projizieren in den olfaktorischen Bulbus und CH4-Zellen zur basalen Amygdala sowie zum gesamten Isokortex (◘ Abb. 1.4). Letztere Projektion ist topographisch geordnet, indem rostral angesiedelte Zellen zum frontalen und parietalen Kortex und kaudal angesiedelte Zellen zum temporalen und okzipitalen Kortex projizieren.

1.2.3 Funktionelle Aspekte

Nach Alheid (2003) stellt das basale Vorderhirn eine Ausweitung der Amygdala einerseits und der Basalganglien andererseits dar. Die gesamte septale Region besitzt entsprechend zwei Funktionsbereiche, die zum einen kognitive und motivationale Funktionen, insbesondere beim Lernen und bei der Gedächtnisbildung, und zum anderen endokrine und vegetativ-autonome Funktionen beinhalten.

Insgesamt wird das basale Vorderhirn als wichtige Schaltstelle zwischen dem übrigen limbischen System und dem Isokortex angesehen (Voytko 1996; Givens u. Sarter 1997). Es wird angenommen, dass seine Bahnen den Grad der Aktivierung neokortikaler Nervennetze durch sensorische Afferenzen und die Verarbeitung sensorischer Informationen im Kontext früherer Erfahrungen beeinflussen. Eine Zerstörung des basalen Vorderhirns führt nicht zu Bewusstlosigkeit, jedoch zu massiven Störungen von Aufmerksamkeit und Gedächtnis, wie dies z. B. bei der Alzheimerschen Altersdemenz der Fall ist.

Das septohippokampale System ist mit seinen cholinergen und GABAergen Bahnen entscheidend an Ler-

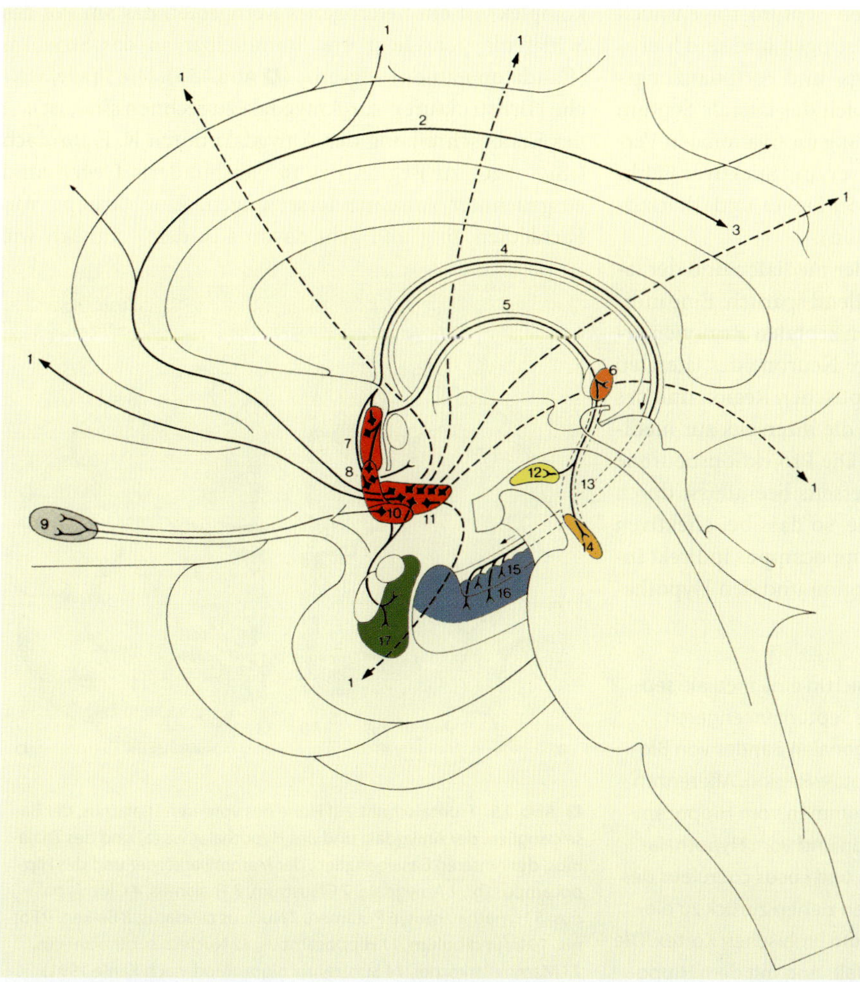

◘ **Abb. 1.4.** Efferente Verbindungen des magnozellulären Vorderhirns. *1* Neokortex, *2* Cingulum, *3* Gyrus cinguli, *4* Fornix, *5* Stria medullaris thalami, *6* Nucleus habenulae medialis, *7* Nucleus septi medialis (Ch. 1), *8* Nucleus gyri diagonalis, pars dorsalis (Ch. 2), *9* Bulbus olfactorius, *10* Nucleus gyri diagonalis, pars ventralis (Ch. 3), *11* Nucleus basalis Meynert (Ch. 4), *12* Area tegmentalis ventralis, *13* Tractus habenulointerpeduncularis, *14* Nucleus interpeduncularis, *15* Fascia dentata, *16* Cornu ammonis, *17* Nuclei basales amygdalae. (Mod. nach Nieuwenhuys et al. 1991)

nen und Gedächtnis beteiligt. Die mediale septale Region könnte dabei Prozesse der Langzeitpotenzierung (LTP) und damit der Neuverknüpfung gedächtnisrelevanter Netzwerke beeinflussen. Die cholinergen Projektionsneurone der medialen septalen Region enden auf den Pyramidenzellen der Ammonshornregion und des Gyrus dentatus sowie auf GABAergen Interneuronen. Hierdurch werden offensichtlich emotionale und motivationale Einflüsse auf die im Hippocampus ablaufenden gedächtnisrelevanten Prozesse vermittelt.

Neurone der medialen septalen Region erhalten massive Afferenzen von peptidergen hypothalamischen Neuronen und von dopaminergen, serotonergen und noradrenergen Neuronen des Tegmentum und der Brücke. Sie vermitteln auf diese Weise emotionale, motivationale und vegetativ-autonome Informationen an den Kortex. Die GABAergen Projektionsneurone des lateralen Septum erhalten erregenden Einfluss vom Hippocampus, von der Amygdala (Vasopressin) und vom BNST und projizieren zu limbischen und vegetativ-autonomen Zentren.

Das laterale Septum vermittelt dem Gedächtnissystem Informationen im Zusammenhang mit dem Fortpflanzungsverhalten und sonstigen sozialen Interaktionen, und zwar vornehmlich über vasopressinhaltige Fasern (Alheid 2003). Viele Neurone des lateralen Septum tragen auch Rezeptoren für Testosteron und Östrogen und sind hierüber an der Regulation des Paarungs- und Fortpflanzungsverhaltens beteiligt. Schließlich spielt das laterale Septum eine wichtige Rolle bei der Initiierung motivationalen Verhaltens und der Kontrolle vegetativer und affektiver Funktionen (Wasser- und Salzaufnahme, Fieber und Thermoregulation, Winterschlaf, Aggression).

Die Verbindungen zwischen der medialen und der lateralen septalen Region sind auffallend spärlich. Eine indirekte Verbindung zwischen beiden septalen Regionen ergibt sich dadurch, dass GABAerge Neurone des lateralen Septum massiv Neurone der präoptischen Region und des Hypothalamus hemmen können, die ihrerseits zur medialen septalen Region projizieren. Die Projektionsneurone des lateralen Septum werden ihrerseits beeinflusst durch erregende hippokampale Neurone, so dass bei affektiven und vegetativen Zuständen der Hippocampus indirekt inhibitorisch auf die präoptische Region und den Hypothalamus einwirken kann.

! Die septalen Kerne unterteilen sich in eine mediale septale Region, welche das mediale Septum im engeren Sinne und den Nukleus des diagonalen Bandes von Broca umfasst, und eine laterale septale Region. Afferenzen der medialen septalen Region kommen vom Hippocampus, von der präoptischen Region und vom Hypothalamus sowie vom VTA, Raphekern und Locus coeruleus des pontinen Tegmentum. Efferenzen ziehen zurück zu diesen Regionen, zum PAG sowie zum limbischen Kortex. Die laterale septale Region ist ebenfalls eng mit dem Hippocampus und der entorhinalen Rinde verbunden, daneben auch mit BNST und Amygdala, dem Hypothalamus und den limbischen Kernen des Mittelhirns und der Brücke. Das basale Vorderhirn ist durch die Anwesenheit von vier Gruppen cholinerger Neurone (CH1–CH4) charakterisiert und umfasst neben dem medialen septalen Kern und dem NDB den Nucleus basalis Meynert.
Septum und basales Vorderhirn besitzen einerseits kognitive und motivationale Funktionen, insbesondere beim Lernen und bei der Gedächtnisbildung (septohippokampales System), und zum anderen endokrine und vegetativ-autonome Funktionen bei der Fortpflanzung und elementaren sozialen Interaktionen (Hypothalamus, zentrale Amygdala, vegetative Zentren des Hirnstamms). Das Septum wird als wichtige Schaltstelle zwischen dem übrigen limbischen System und dem Isokortex angesehen.

1.3 Amygdala und erweiterte Amygdala

1.3.1 Einleitung

Die Amygdala (Corpus amygdaloideum, Mandelkernkomplex) ist ein heterogenes Kerngebiet, das am Pol des Schläfenlappens liegt und unmittelbar an das Striatum (Caudatoputamen) angrenzt (■ Abb. 1.5a). Die Frage, welche Hirnstrukturen zur Amygdala zu rechnen sind, ist seit der Erstbeschreibung der Amygdala durch K. F. Burdach (1819–1826) zu Beginn des 19. Jahrhunderts Gegenstand ausgedehnter Auseinandersetzungen. Eine Gruppe von Fachleuten ging und geht davon aus, dass – ähnlich wie

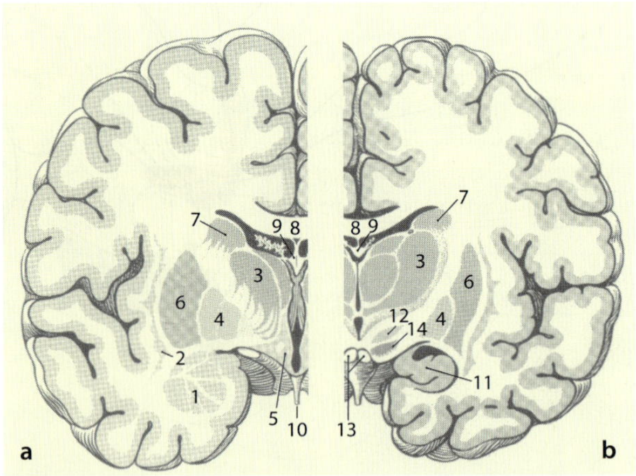

■ **Abb. 1.5.** Frontalschnitt auf Höhe des vorderen Thalamus, der Basalganglien, der Amygdala und des Hypothalamus (**a**) und des Thalamus, der hinteren Basalganglien, der Mammillarkörper und des Hippocampus (**b**). *1* Amygdala, *2* Claustrum, *3* Thalamus, *4* Globus pallidus, *5* Hypothalamus, *6* Putamen, *7* Nucleus caudatus, *8* Balken, *9* Fornix, *10* Infundibulum, *11* Hippocampus, *12* Nucleus subthalamicus, *13* Mammillarkörper, *14* Substantia nigra. (Mod. nach Kahle 1991)

beim Begriff des »limbischen Systems« insgesamt – die Amygdala kein einheitliches Gebilde ist (Swanson u. Petrovich 1998; McDonald 2003). Ihr Hauptargument lautet, dass einige Teile der Amygdala strukturell und funktional viel enger mit benachbarten Hirnzentren wie dem basalen Vorderhirn, dem Striatum oder der präoptisch-hypothalamischen Region zusammenhängen als mit den übrigen Teilen der Amygdala selbst. Dem widersprechen andere funktionelle Neuroanatomen (Alheid u. Heimer 1988; Alheid et al. 1995). Sie betonen die strukturelle und funktionale Einheitlichkeit der Amygdala innerhalb des Endhirns. Wie so oft, liegt die Wahrheit wohl in der Mitte: In einigen Merkmalen lässt sich die Amygdala durchaus als eine strukturelle und funktionale Einheit ansehen, während sie in anderen Merkmalen fließende Übergänge zu nichtamygdalären Hirnzentren wie den Basalganglien (► 1.4), dem basalen Vorderhirn (► 1.2) und der präoptisch-hypothalamischen Region aufweist (► 1.6).

Bedeutsam ist in diesem Zusammenhang das von den Neuroanatomen Alheid und Heimer (1988) entwickelte Konzept der **erweiterten Amygdala** (*extended amygdala*; s. auch de Olmos u. Heimer 1999; Alheid 2003): Zu dieser erweiterten Amygdala werden neben den klassischen Amygdalakernen der Nucleus interstitialis der Stria terminalis (englisch: *bed nucleus of the stria terminalis*, BNST) mit seinen verschiedenen Komponenten sowie eine Reihe von Kerngebieten gerechnet, die zwischen Amygdala und BNST liegen. Der Kerngedanke dieses Konzepts geht auf die Erkenntnis des amerikanischen Neuroanatomen J. B. Johnston aus dem Jahre 1923 zurück, dass die zentrale und mediale Amygdala enge strukturelle Verbindungen mit dem BNST hat und beide Bereiche auch embryologisch verwandt sind. Wie darzustellen sein wird, kann diese Auffassung inzwischen auch hinsichtlich der Funktionen bestätigt werden.

Nach einhelliger Meinung bezog sich die Erstbeschreibung der Amygdala durch Burdach auf die Teile, die heute basolaterale Kerne genannt werden. Die erste umfassende Beschreibung und Einteilung des Mandelkernkomplexes geht auf Johnston (1923) zurück, der ein zentrales, ein mediales, ein kortikales, ein basales, ein akzessorisches basales und ein laterales Kerngebiet unterschied (Johnston 1923; s. auch McDonald 2003). Nach Johnstons Auffassung stellen der zentrale und der mediale Kern sowie der BNST die stammesgeschichtlich ältesten Teile der Amygdala dar, die alle subkortikalen Ursprungs sind, während die kortikalen, basalen und lateralen Kerne evolutiv neuere Umwandlungen der Hirnrinde und somit kortikalen Ursprungs sind.

Im Anschluss an Johnston und an das Konzept von Alheid und Heimer unterscheiden viele Autoren zwei Großbereiche des Amygdalakomplexes, nämlich eine **erweiterte zentrale und mediale Amygdala**, welche die verschiedenen Anteile des BNST und den medialen und zentralen Amygdalakern umfasst, und eine **kortikobasolaterale Amygdala**, zu der die kortikalen, basalen und lateralen Kerne der Amygdala gehören (McDonald 2003; ◘ Abb. 1.6 und 1.7). Hinzu kommen einige »Übergangszonen« wie die amygdalohippokampale und die amygdalostriäre Übergangszone oder der periamygdaläre Kortex. Andere Einteilungen wie die von Price und Mitarbeitern (Price et al. 1987) wiederum unterscheiden eine kortikomediale und eine basolaterale Kerngruppe sowie den Zentralkern der Amygdala.

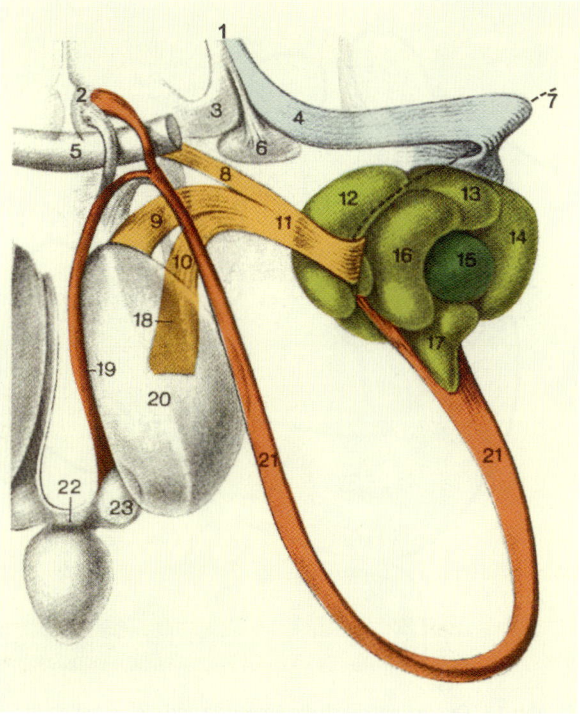

◘ **Abb. 1.6.** Die Kerngebiete der Amygdala und ihre wichtigsten Faserzüge in der Aufsicht. Rostral ist *oben*, medial ist *links*. *1* Tractus olfactorius, *2* präkommissurale Komponenten der Stria medullaris und Stria terminalis, *3/4* Stria olfactoria medialis/lateralis, *5* Commissura anterior, *6* Tuberculum olfactorium, *7* Limen insulae, *8* Tractus diagonalis Broca, *9* Pedunculus thalami inferior, *10* Fasciculus telencephalicus medialis, *11* basale Amygdalastrahlung, *12* Nucleus corticalis, *13* Nucleus anterior, *14* Nucleus lateralis, *15* Nucleus centralis, *16* Nucleus medialis, *17* Nucleus basalis, *18* Hypothalamus lateralis, *19* Stria medullaris, *20* Nucleus medialis thalami, *21* Stria terminalis, *22* Commissura habenularum, *23* Nucleus habenulae. (Mod. nach Nieuwenhuys et al. 1991)

Eine hinsichtlich der Verhältnisse bei der Ratte gebräuchliche und eher funktionell ausgerichtete Einteilung der Amygdala, wie sie Swanson und Petrovitch vorschlagen, geht von vier Bereichen aus (Swanson u. Petrovitch 1998; s. auch Swanson 2003):

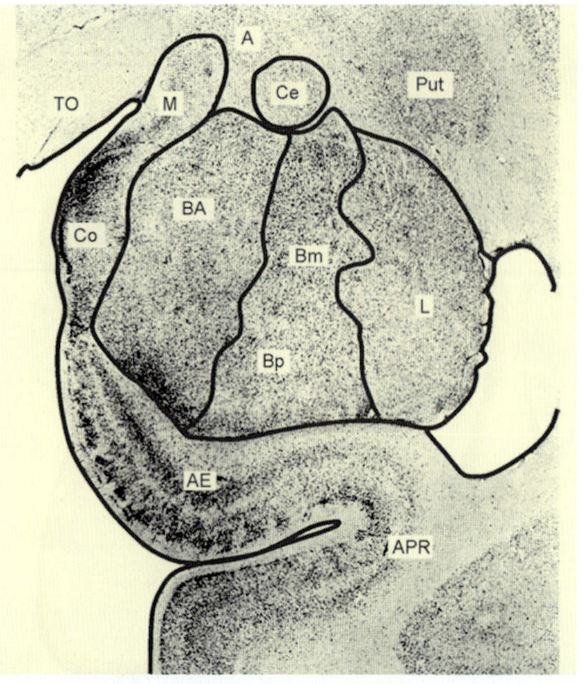

Abb. 1.7. Querschnitt durch die Amygdala und die umgebende medial-temporale Hirnrinde im Schimpansengehirn. Dorsal ist *oben*, medial ist *links*. *A* Area amygdaloidea anterior, *AE* Area entorhinalis, *APR* Area perirhinalis, *BA* Nucleus basalis anterior, *Bp* Nucleus basalis parvocellularis, *Bm* Nucleus basalis magnocellularis, *Ce* Nucleus centralis, *Co* Nucleus corticalis, *L* Nucleus lateralis, *M* Nucleus medialis, *Put* Putamen, *TO* Tractus opticus. (Mod. nach Drenckhahn u. Zenker 1994)

Funktionelle Gliederung der Amygdala

Der erste Bereich steht mit dem primären olfaktorischen System in enger Verbindung und wird deshalb **olfaktorische Amygdala** genannt. Ihr entsprechen die kortikalen Kerne der Amygdala.

Der zweite Bereich steht in enger Beziehung zum akzessorischen olfaktorischen bzw. vomeronasalen System und wird deshalb **vomeronasale Amygdala** genannt. Zu ihm gehört vornehmlich die mediale Amygdala.

Der dritte Bereich umfasst die zentralen und medialen Bereiche der »erweiterten Amygdala« einschließlich des Nucleus sublenticularis und des Nucleus supracapsularis der zentralen Amygdala und des BNST-Komplexes. Dieser Bereich hat überwiegend vegetative und viszerale Funktionen.

Der vierte Bereich umfasst den lateralen, den basolateralen und den basomedialen (akzessorischen basalen) Kern der Amygdala, die mit den sensorischen Arealen der Großhirnrinde und der Hippocampusformation in enger Beziehung stehen. Dieser Bereich hat vornehmlich mit der emotionalen Verarbeitung somatosensorischer, auditorischer und visueller Informationen sowie mit emotionaler Konditionierung zu tun (► 1.3.2, Basolaterale Kerngruppe).

Im Folgenden werden die einzelnen Kerne der Amygdala in ihrem Aufbau und ihren Ein- und Ausgängen innerhalb und außerhalb der Amygdala dargestellt. Dabei werden in einer Art Synthese der genannten Gliederungsschemata unterschieden: eine kortikale, d. h. überwiegend olfaktorisch bestimmte Kerngruppe, der BNST-Komplex und die hiermit eng zusammenhängende zentromediale Amygdala und schließlich eine basolaterale Kerngruppe. Es werden jeweils Lage, Zytoarchitektur und Neurochemie (soweit untersucht) und die Ein- und Ausgänge der Kerne beschrieben. Daran schließt sich eine Übersicht über die funktionalen Beziehungen der Amygdala mit dem übrigen Gehirn an, bei der es zum Teil zu einer Verdopplung der Schilderung der Ein- und Ausgänge kommt, die aus didaktischen Gründen notwendig ist. Hieran schließt sich die Diskussion der möglichen Funktionen des Mandelkernkomplexes an.

! Der Komplex der »erweiterten Amygdala« gliedert sich in einen medial-zentralen und einen kortikobasolateralen Bereich. Funktionell werden unterschieden: eine olfaktorische (kortikale) Amygdala, eine akzessorisch-olfaktorische oder vomeronasale (mediale) Amygdala, eine zentrale Amygdala plus BNST mit viszeral-vegetativen Funktionen und eine basolaterale Amygdala, die mit der Großhirnrinde eng zusammenhängt und mit komplexer emotionaler Konditionierung befasst ist.

1.3.2 Aufbau und Konnektivität der erweiterten Amygdala

Kortikale Kerngruppe

Die kortikale Kerngruppe ist durch Afferenzen aus dem olfaktorischen Bulbus und dem primären olfaktorischen Kortex charakterisiert. Sie setzt sich zusammen aus dem Nukleus des lateralen olfaktorischen Traktes, dem anterioren und posterioren kortikalen Nukleus und dem periamygdalären Kortex (auch posterolateraler kortikaler Nukleus genannt). Diese Kerne liegen bei Primaten an der ventromedialen Oberfläche des Gehirns. Ihr mehr oder weniger deutlicher dreischichtiger Aufbau ähnelt stark dem sich anschließenden dreischichtigen olfaktorischen (piriformen und entorhinalen) Kortex. Deshalb werden diese Kerne von manchen Autoren ebenso wie die benachbarten basolateralen Kerne als Fortsetzung dieses Kortextyps angesehen. Sie weisen entsprechend eine äußere zellarme Schicht auf sowie zwei Zellschichten, die dornenbesetzte Pyramidenzellen enthalten, deren Transmitter Glutamat ist, und dornenlose (glatte) Nichtpyramidenzellen, die Interneurone darstellen und GABAerg sind. Unterschiedliche Subpopulationen dieser GABAergen Interneurone können hinsichtlich ihres Gehalts an kalziumbindenden Proteinen (v. a. Parvalbumin, Calbindin und Calretinin) und Neuropeptiden charakterisiert werden. Trotz solcher Ähnlichkeit unterscheiden sich jedoch die kortikalen Kerne – wie alle anderen Kerne der Amygdala auch – in ihrer Neurogenese vom piriformen (olfaktorischen) Kortex dahingehend, dass in den Kernen der Amygdala die Neuronenbildung von rostral nach kaudal voranschreitet, im piriformen Kortex dagegen in umgekehrter Richtung (McDonald 2003).

Der **Nukleus des lateralen olfaktorischen Traktes** umfasst den rostromedialen Teil des Amygdalakomplexes und liegt am kaudomedialen Ende des lateralen olfaktorischen Traktes. Er ist umgeben von Ausläufern der anterioren kortikalen Amygdala (s. unten). Haupteingänge kommen vom olfaktorischen System einschließlich des olfaktorischen Tuberkel, vom agranulären insulären Kortex und vom Subiculum der Hippocampusformation. Seine Hauptausgänge ziehen zurück zum olfaktorischen System.

Der **anteriore kortikale Nukleus** bildet zusammen mit dem Nukleus des lateralen olfaktorischen Traktes den rostralen Pol des Amygdalakomplexes. Seine Haupteingänge stammen vom olfaktorischen Bulbus, vom gustatorischen und vom viszeralen agranulären und dysgranulären insulären Kortex, vom orbitalen und zingulären Kortex, vom Temporallappen (visuelle Informationen), vom Subiculum der Hippocampusformation, vom Nucleus paraventricularis (Mittellinienkern) des Thalamus, von den Parabrachialkernen (PB) und vom dorsalen Raphekern. Massive Ausgänge ziehen zurück zum olfaktorischen und (falls vorhanden) akzessorischen olfaktorischen System, zum BNST, zur Substantia innominata und zum lateralen Hypothalamus.

Der **periamygdaläre Kortex** (auch **posterolateraler kortikaler Nukleus** genannt) liegt kaudal und ventral vom anterioren kortikalen Nukleus. Olfaktorische Eingänge stammen vom Bulbus olfactorius, vom piriformen Kortex, vom NDB, vom Globus pallidus und vom anterioren olfaktorischen Nukleus. Weitere, nichtolfaktorische kortikale Eingänge stammen vom orbitalen, vom anterioren zingulären und vom anterioren (agranulären und dysgranulären) insulären Kortex (somatosensorische, gustatorische, somatosensorische Informationen) und von assoziativen auditorischen und visuellen Arealen des oberen bzw. unteren Temporallappens. Die Hauptausgänge gehen zurück zum olfaktorischen System, zur Insel, zum visuellen und auditorischen temporalen Kortex, zum orbitalen und zingulären Kortex sowie zum Hippocampus und zum entorhinalen Kortex.

Der **posteromediale kortikale Nukleus** (auch **posteriorer kortikaler Nukleus** genannt) bildet das kaudale Drittel der kortikalen Amygdala. Er weist wie die meisten anderen amygdalären Kerne mit olfaktorischem Eingang drei Schichten auf und enthält modifizierte Pyramidenzellen mit gering verzweigten, dornenbesetzten apikalen Dendriten sowie spindelförmige Zellen und Sternzellen, die beide nur wenige Spines tragen. Haupteingänge kommen vom olfaktorischen und akzessorischen olfaktorischen System und vom entorhinalen Kortex. Die Hauptausgänge sind identisch mit denen des periamygdalären Kortex.

Die **amygdalohippokampale Übergangszone** bildet den kaudalen ventromedialen Teil des Amygdalakomplexes kaudal von der medialen Amygdala und ist dem ventralen Teil des Subiculum der Hippocampusformation direkt benachbart. Diese Zone bildet eine flache korbförmige Hülle um den posteromedialen kortikalen amygdalären Nukleus (s. oben) herum. Lateral geht sie in den posterioren basomedialen und basolateralen Kern über (s. unten). Sie zeigt große und eng gepackte pyramidale und polygonale Zellen. Die amygdalohippokampale Übergangszone erhält keine wesentlichen auditorischen, visuellen und somatosensorischen und nur wenige olfaktorische Eingänge. Ihre Haupteingänge stammen von der Ammonshornregion des Hippocampus und vom lateralen und prämammillaren Hypothalamus, vom lateralen Septum, vom Nucleus accumbens und vom BNST. Die Hauptausgänge ziehen zum BNST, zur präoptischen Region und zum ventromedialen und prämammillaren Hypothalamus, zum lateralen Septum und zum Nucleus accumbens.

Die kortikale Kerngruppe stellt einen stammesgeschichtlich älteren Teil der Großhirnrinde dar. Sie erhält ihren Haupteingang vom olfaktorischen System. Die Hauptausgänge laufen dorthin zurück sowie zu limbischen Zentren wie dem Septum und der präoptisch-hypothalamischen Region, die mit olfaktorisch gesteuertem Verhalten zu tun haben.

Kerne der erweiterten zentromedialen Amygdala

Nach Alheid und Heimer gliedert sich die erweiterte zentromediale Amygdala einschließlich des BNST in einen medialen und einen lateralen Teil. Der **mediale Teil** enthält den medialen Kern der Amygdala, die ventromediale Substantia innominata und den medialen Teil des prinzipalen BNST. Zum **lateralen Teil** gehören der laterale Teil des prinzipalen BNST einschließlich seiner zahlreichen Subregionen, der zentrale suprakapsuläre Teil des BNST, der interstitielle Kern des posterioren Knies der anterioren Kommissur (IPAC), der zentrale sublentikuläre Teil der Amygdala bzw. die ventrolaterale Substantia innominata, die zentrale Amygdala, das anteriore amygdaläre Areal sowie kaudale und mediale Anteile des Nucleus accumbens und des Tuberculum olfactorium (vertikales Knie des diagonalen Bandes von Broca). Aus didaktischen Gründen wird der BNST zusammenhängend besprochen.

Nucleus interstitialis der Stria terminalis (BNST)

Der Nucleus interstitialis der Stria terminalis (BNST) ist, wie der Name andeutet, ein Kernkomplex, der eng mit den Fasersystemen der Stria terminalis assoziiert ist. Die BNST-Kerne liegen medial und lateral um die Commissura anterior herum bzw. direkt hinter ihr, oder sie befinden sich entlang dem Verlauf der Stria terminalis um die

»interne Kapsel« (s. unten) herum bis zur medialen und zentralen Amygdala (■ Abb. 1.8). Phylogenetisch gesehen (z. B. auf dem Niveau der Amphibien) bilden BNST und zentromediale Amygdala eine anatomische und funktionale Einheit (Roth et al. 2004), die im Laufe der Evolution des Gehirns der Amnioten (Reptilien, Säuger, Vögel) auseinander gerissen wurde, und zwar durch die starke Ausdehnung des temporalen Kortex, das Einwandern von Teilen der Basalganglien und die Bildung der Capsula interna. Diese stellt einen massiven Fasertrakt dar, der die Großhirnrinde mit subkortikalen Strukturen verbindet und den Nucleus caudatus sowie den Thalamus von Putamen und Globus pallidus trennt, die zusammen den Nucleus lentiformis bilden. Der hauptsächliche BNST-Komplex verbleibt in unmittelbarer Nähe der Commissura anterior, während die Amygdala nach kaudal wandert. Dennoch bleiben BNST und Amygdala in enger Verbindung. Dabei sind mediale Anteile des BNST-Komplexes mit der medialen Amygdala und die lateralen Anteile des BNST-Komplexes mit der zentralen Amygdala verbunden und bilden entsprechend mit diesen Strukturen die »erweiterte mediale« und die »erweiterte zentrale Amygdala«. Die Capsula interna gliedert sich in einen supralentikulären (oberhalb und medial vom Nucleus lentiformis liegenden), einen kaudal liegenden retrolentikulären und einen ventral liegenden sublentikulären Anteil.

Der **Nucleus principalis** (Hauptkern) des BNST gliedert sich in einen medialen und einen lateralen Teil. Der **mediale Teil** besteht seinerseits aus einem anterioren Teil, der oberhalb der Commissura anterior liegt, einem ventralen Teil, der unterhalb der Commissura liegt, und einem posterioren Teil, der den so genannten postkommissuralen Fasern der Commissura anterior folgt. Der mediale Teil zeigt nur geringe AChE(Acetylcholinesterase)-Färbung. Er enthält Neurone mit ovalen Zellkörpern und wenig arborisierendem Dendritenbaum, die unterschiedlich stark mit Spines besetzt sind, und schließt sich an den medialen Teil des suprakapsulären BNST an (s. unten). Der **laterale Teil** liegt ober- und unterhalb des lateralen Teils der Commissura anterior und wird medial von den Fasern der Stria terminalis, dorsal vom Caudatoputamen und ventral vom Nucleus accumbens begrenzt. Er gliedert sich in einen dorsalen, einen posterioren, einen ventralen, einen intermediären und einen juxtakapsulären Teil. Die Zellen des lateralen Teils des prinzipalen BNST sind größer und lockerer gepackt als die des medialen Teils. Mittelgroße Zellen mit ovalem Zellkörper haben vier bis fünf radial angeordnete primäre Dendriten. Sekundäre und distale Dendriten tragen viele Spines.

Afferenzen. Prinzipaler BNST und Amygdala weisen untereinander enge Verbindungen auf. Der Zentralkern der Amygdala und die kortikalen (olfaktorischen) Kerne der

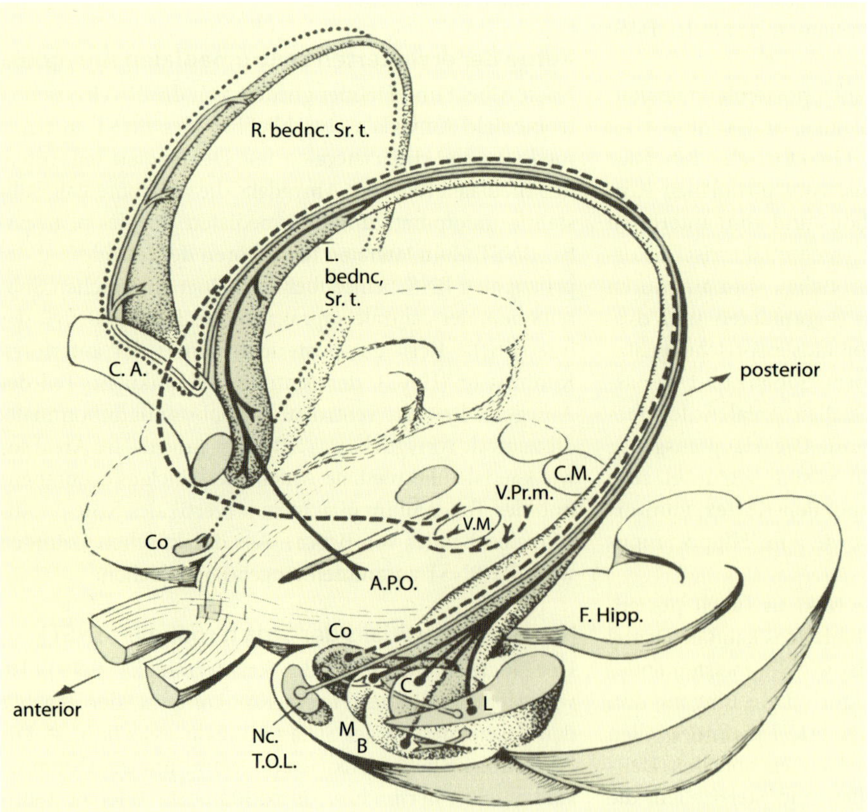

■ **Abb. 1.8.** Lage und Beziehung des amygdalären Kernkomplexes und des Nucleus interstitialis der Stria terminalis (BNST) im Katzengehirn. *A.P.O.* anteriore präoptische Region, *B, C, Co, L, M* basaler, zentraler, kortikaler, lateraler und medialer Kern der Amygdala, *C.A.* Commissura anterior, *C.M.* Mammillarkörper, *F.Hipp.* hippokampale Formation, *Nc.T.O.L.* Kern des lateralen olfaktorischen Traktes, *R.bednc.Str.t./L.bednc.Str.t.* rechter/linker BNST, *V.M.* ventromedialer hypothalamischer Kern, *V.Pr. M.* ventrale prämammilläre Region. (Aus Nieuwenhuys et al. 1998)

Amygdala projizieren vornehmlich zum anterioren lateralen und medialen Teil des prinzipalen BNST über die Stria terminalis und die ventrale amygdalofugale Bahn (Ansa peduncularis). Die mediale Amygdala projiziert zum posterioren Teil und zur medialen Hälfte des anterioren Teils des BNST. Die laterale Amygdala und der anteriore basolaterale Kern, die beide mit dem frontotemporalen Kortex verbunden sind, projizieren dagegen nicht wesentlich zum BNST (Dong et al. 2001a, Ratte). Weitere Eingänge zum prinzipalen BNST kommen vom ventralen Subiculum, vom infralimbischen und insulären Kortex, vom Subiculum der Hippocampusformation, vom paraventrikularen und ventromedialen Kern des Hypothalamus, von VTA, PAG, PB, dem dorsalen Vagus-Ambiguus-Komplex und vom Nukleus des Tractus solitarius (NTS; Alden et al. 1994; Saper 1995). Die Zellen im PB und im NTS, die parallel zum BNST und zur zentralen Amygdala projizieren, enthalten Kortikotropin-Releasing-Faktor, Somatostatin und Neurotensin. Diese Projektionen enden im dorsolateralen Teil des BNST (Saper 1995).

Efferenzen. Efferenzen des prinzipalen BNST ziehen zur medialen und zentralen Amygdala, zum Nucleus accumbens und zur Substantia innominata, zum ventromedialen und lateralen Hypothalamus, zur präoptischen Region, zum paraventrikularen Kern (Mittellinienkern) des Thalamus, zu den lateralen Habenulakernen sowie zu VTA, PAG, PB, dem dorsalen Raphekern, zum NTS und zum dorsalen Vagus-Ambiguus-Komplex. Die Verbindungen des BNST sind also weitgehend reziprok und überdies denen des Zentralkerns sehr ähnlich (s. unten).

In den letzten Jahren wurden bei der Ratte anterolaterale Kerngebiete des prinzipalen BNST genauer beschrieben, zu denen der **juxtakapsuläre**, der **ovoidale**, der **fusiforme** und der **rhomboide Nukleus** gehören (Dong et al. 2001b; Dong u. Swanson 2003). Der rhomboide Nukleus erhält vom Zentralkern der Amygdala massive Eingänge und projiziert wie dieser zu einer großen Zahl von Hirnzentren, die zu tun haben mit

- vegetativ-autonomen Funktionen (medialer und lateraler Hypothalamus, zentrales Höhlengrau, lateraler PB, kaudaler NTS, Vagus-Ambiguus-Komplex),
- gustatorischen Funktionen (rostraler NTS, medialer parabrachialer Kern),
- neuroendokrinen Funktionen (periventrikulärer Hypothalamus),
- der Kontrolle des Kauapparates (dorsaler Vagus-Ambiguus-Kern) und der Nahrungsaufnahme (medialer und lateraler Hypothalamus),
- exploratorischem Verhalten und Bewertung von Nahrung (Nucleus accumbens, Substantia innominata und VTA).

Der **suprakapsuläre Bereich des BNST** erstreckt sich entlang dem dorsalen Teil der Stria terminalis, die entlang der Capsula interna verläuft. Der größere, laterale Teil geht rostral in den lateralen prinzipalen BNST über und kaudal in die zentrale Amygdala. Der kleinere, mediale Teil schließt rostral an den medialen Teil des prinzipalen BNST an und geht kaudal in die mediale Amygala über. Diesen Nachbarschaftsverhältnissen entsprechen die Ein- und Ausgänge dieses Bereichs mit nur kurzer Reichweite (Alheid et al. 1998; Shammah-Lagnado et al. 2000). Die **mediale sublentikuläre Amygdala** gehört zu der unterhalb des Nucleus lentiformis gelegenen (also »sublentikulären«) Substantia innominata und bildet einen ventralen Korridor zwischen dem BNST und der zentromedialen Amygdala.

❗ Der BNST-Komplex ist strukturell und funktional eng mit der zentralen Amygdala verwandt und steht wie diese mit viszeralen, vegetativen und neuroendokrinen Zentren des Zwischenhirns und des Hirnstamms in enger Verbindung.

Mediale Amygdala

Der **Nucleus medialis** befindet sich am (dorso)medialen Rand des temporalen bzw. piriformen Kortex direkt neben der Sehnervkreuzung (Chiasma opticum). Bei der Ratte gliedert sich der mediale Kern in einen dorsalen und einen ventralen Teil, wobei beim dorsalen Teil wiederum ein rostraler und ein kaudaler Bereich unterschieden werden (Canteras et al. 1995). Der mediale Kern ist im Gegensatz zu den kortikalen Kernen nur zweischichtig aufgebaut und besteht aus einer zellarmen Schicht, in die die Eingänge vom primären und vom akzessorischen olfaktorischen Bulbus einziehen, und einer darunter liegenden Zellschicht. Hier finden sich kleine und mittelgroße Zellen unterschiedlichster Morphologie einschließlich einiger großer Zellen. Die Dendritenbäume sind mittelstark bis stark mit Spines besetzt.

Afferenzen. Haupteingänge erhält der mediale Kern bei Nagern und Neuweltaffen vom primären und akzessorischen olfaktorischen Bulbus, vom anterioren olfaktorischen Nukleus, vom orbitofrontalen Kortex, vom paraventrikularen, ventromedialen und infundibulären Kern des Hypothalamus, vom BNST und vom horizontalen NDB. Somatosensorische, viszerale und gustatorische Informationen stammen vom agranulären und dysgranulären insulären Kortex.

Efferenzen. Die Hauptausgänge des medialen Kerns ziehen zur präoptischen Region und zum Hypothalamus, zum primären und akzessorischen olfaktorischen System, daneben zum BNST, zum ventralen Teil der Hippocampusformation, zum ventralen Striatum/Nucleus accumbens und zum ventralen Pallidum, zum dorsomedialen Kern und zu den Mittellinienkernen des Thalamus (v. a. Nucleus paraventricularis und Nucleus reuniens), zum zentralen Höhlengrau, zum VTA und zum dorsalen Raphekern. Dabei zeigen die verschiedenen Teilbereiche des medialen Kerns unterschiedliche Projektionsmuster. Der **dorsale** Teil des medialen Kerns projiziert zum Hauptkern des BNST, zu anteroventralen, medialen und zentralen Teilen der präoptischen Region und zum ventralen prämammillaren Hypothalamus, von wo aus neuroendokrine und autonome Zentren des periventrikulären Hypothalamus kontrolliert werden. Der **ventrale** Teil zeigt starke Projektionen zum suprakapsulären Teil des BNST, zur lateralen präoptischen Region, zum ventromedialen und zum lateralen anterioren Hypothalamus. Dorsale Anteile der ventralen Region des medialen Kerns haben entsprechend mit Fortpflanzungsverhalten zu tun, ventrale Anteile der ventralen Region mit agonistischem Verhalten (Canteras et al. 1995).

! Die mediale Amygdala unterhält ihre stärksten Verbindungen mit dem akzessorisch-olfaktorischen (vomeronasalen) System einerseits und der präoptisch-hypothalamischen Region andererseits. Ihre Hauptfunktion ist die Verarbeitung sozialer Gerüche (Pheromone).

Zentrale Amygdala

Der **Nucleus centralis** liegt im dorsalen zentralen Teil des Amygdalakomplexes. Nach medial grenzt er an den medialen Kern und nach lateral an das Striatum (Caudatoputamen). Er gliedert sich in einen medialen und einen lateralen Bereich, die sich zytoarchitektonisch unterscheiden. Der mediale Bereich enthält spindelförmige und dreieckige Zellkörper, von denen zwei bis vier Hauptdendriten mit wenigen Spines ausgehen. Der laterale Bereich des Kerns ist eine eher homogene Masse von mittelgroßen Zellen, die in ihrem Aussehen den Neuronen des benachbarten Striatum ähneln. Von den Zellkörpern gehen bis zu vier schlanke, gerade und nur wenig verzweigende Dendriten aus, die in ihrem mittleren und apikalen Bereich mit Spines besetzt sind, jedoch nicht so stark wie bei den Neuronen des Striatum (▶ 1.4). Die zentrale erweiterte Amygdala ist durch ein intrinsisches Netz GABAerger Neurone gekennzeichnet (Cassell et al. 1999).

Afferenzen. Der Zentralkern enthält massive olfaktorische, gustatorische und somatosensorische, aber nur relativ wenige visuelle und auditorische kortikale Eingänge. Kortikale gustatorische und viszerale Eingänge stammen vom agranulären und somatosensorische Eingänge vom dysgranulären insulären Kortex und enden im lateralen und medialen Teil. Visuelle und auditorische Anteile des temporalen Kortex enden im lateralen Teil des Zentralkerns. Weitere kortikale Afferenzen entspringen dem orbitofrontalen und dem anterioren zingulären Kortex, dem Hippocampus und der entorhinalen Rinde. Subkortikale telenzephale Eingänge stammen vom BNST, vom lateralen Septum, vom NDB und von der Substantia innominata, starke Eingänge aus der präoptisch-hypothalamischen Region vom ventromedialen und vom lateralen präoptischen Kern sowie vom Nucleus arcuatus, Nucleus retrochiasmaticus, Nucleus anterior, Nucleus dorsomedialis, Nucleus tuberalis und Nucleus posterior des Hypothalamus (▶ 1.6). Thalamische Eingänge stammen von den Mittellinienkernen und den intralaminären Kernen sowie den anterioren und medialen Kernen (▶ 1.5). Nach neueren Untersuchungen erhält die zentrale Amygdala auch Eingänge vom posterioren thalamischen Nukleus, der seinerseits auditorische, visuelle und somatosensorische (einschließlich nozizeptiver) Afferenzen vom Colliculus inferior und superior sowie vom verlängerten Mark und Rückenmark erhält (Paré et al. 2004).

Haupteingänge aus der Brücke und der Medulla oblongata stammen vom NTS und vom PB. Viele Zellen des NTS, die zum Zentralkern projizieren, enthalten Somatostatin, Dynorphin, Enkephalin, Neuropeptid Y oder Noradrenalin, während die entsprechenden Zellen in den Parabrachialkernen – besonders im externen lateralen PB – Substanz P, Neurotensin oder *calcitonin-gene related peptide* enthalten (Saper 1995). Dopaminerge Afferenzen aus dem Hirnstamm stammen aus dem VTA (A10), aus der Substantia nigra pars compacta (A9) und dem retrorubalem Feld (A8) (Hasue u. Shammah-Lagnado 2002, Ratte), serotonerge Afferenzen aus dem dorsalen Raphekern, noradrenerge Eingänge aus dem Locus coeruleus und (überwiegend) cholinerge Eingänge aus dem pontinen pedunkulären tegmentalen Kern (PPT).

Efferenzen. Über die ventrale amygdalofugale Bahn und die Stria terminalis projiziert der mediale und der laterale Zentralkern zum BNST, zum lateralen Septum, zum NDB, zur Substantia innominata, zur präoptischen Region und zur Mehrzahl der hypothalamischen Kerne. Der mediale Teil des Zentralkerns projiziert zusätzlich zu allen oben genannten Kernen im Mittelhirntegmentum und in der Brücke, von denen er Eingänge erhält, vor allem zu den Parabrachialkernen und zum NTS. Viele Neurone im lateralen Teil der zentralen Amygdala, die zu den Parabrachialkernen projizieren, enthalten Kortikotropin-Releasing-Hormon, Neurotensin oder Somatostatin (Saper 1995). Eine wichtige absteigende Projektion des medialen Zentralkerns zieht zu den dopaminergen Zellgebieten A8–A10 im Mittelhirntegmentum (Fudge u. Haber 2000). Der Zentralbereich der lateralen Zone des Zentralkerns projiziert ebenfalls zur Substantia nigra. Projektionen des medialen Teils der zentralen Amygdala des Affen, die zum PB, zum NTS, zum Nucleus ambiguus und zum dorsalen Motorkern des Vagus ziehen, sind etwa zur Hälfte GABAerg (Jongen-Relo u. Amaral 1998). Der Zentralkern projiziert nicht zum dorsalen Striatum und nur spärlich zum ventralen Striatum/Nucleus accumbens.

Der **interstitielle Kern des posterioren Knies der anterioren Kommissur (IPAC)** liegt in der Übergangszone zwischen ventralem Striatum/Nucleus accumbens und dem lateralen Teil der erweiterten Amygdala. Er weist wie der Nucleus accumbens eine starke Präsenz von Acetylcholin auf, aber auch eine Reihe von Peptiden wie Angiotensin II, Vasopressin, Oxytozin, Androgenen und Östrogenen (Heimer et al. 1997).

Afferenzen. Eingänge erhält der IPAC vom prä- und infralimbischen, vom insulären, vom piriformen entorhinalen und vom perirhinalen Kortex, vom Hippocampus (CA1-Region und Subiculum), von der kortikalen, der basolateralen und insbesondere der zentralen Amygdala, vom lateralen Hypothalamus, von den thalamischen Mittellinienkernen, den dopaminergen tegmentalen Zellgruppen A8–A10, den Parabrachialkernen und vom PPT (Shammah-Lagnado et al. 1999).

Efferenzen. Der mediale und der laterale Teil des IPAC zeigen unterschiedliche Projektionsmuster, indem der mediale Teil eng mit der zentralen Amygdala und dem BNST und wie diese mit dem PB und den NTS verbunden ist, während der laterale Teil des IPAC mit dem Pallidum und der Substantia nigra, also mit Teilen der Basalganglien, in Verbindung steht (Shammah-Lagnado et al. 2001). Entsprechend hat der IPAC einerseits viszeral-vegetative und andererseits somatomotorische Funktionen.

Das **anteriore amygdaläre Areal** bildet eine Übergangszone zwischen Amygdala und dem rostralen basalen Vorderhirn. Diese liegt direkt kaudal vom Tuberculum olfactorium/NDB, reicht bis zum lateralen olfaktorischen Trakt und geht dann in die mediale Amygdala über. Dieser Kern zeigt, anders als die anderen kortikalen Kerne, keine Schichtung. Die Zytoarchitektur dieses Gebietes ist heterogen; ovale, fusiforme, triangulare und sternförmige Neurone senden Dendriten in alle Richtungen, die wenig bis mäßig mit Spines besetzt sind.

Das **amygdalostriäre Übergangsareal** liegt im Übergangsbereich von Amygdala und Striatum, dorsal vom Zentralkern und direkt dem IPAC und dem dorsolateralen Teil des lateralen Kerns benachbart. Es ist als Übergangsbereich heterogen aufgebaut: Der laterale Teil ist in Aufbau und Histochemie der Schale des Nucleus accumbens ähnlich, der mediale Teil der zentralen Amygdala (Fudge u. Haber 2002, Affe).

! Die zentrale Amygdala steht wie das BNST mit den vegetativen, viszeralen und neuroendokrinen Zentren des Zwischenhirns (präoptisch-hypothalamische Region) und des Hirnstamms in enger Verbindung. Sie ist das telenzephale Kontrollzentrum viszeraler, vegetativer und affektiver Verhaltenssteuerung.

Basolaterale Kerngruppe

Die basolaterale Kerngruppe ist die größte Kerngruppe der Amygdala der Säugetiere. Bei der Ratte bildet sie etwa die Hälfte, bei Primaten einschließlich des Menschen den größten Teil der gesamten Amygdala. Die Größe hängt mit der starken Expansion des Isokortex bei Primaten zusammen, mit dem die basolaterale Kerngruppe eng verbunden ist. Unterteilt wird die Kerngruppe in einen lateralen, einen basolateralen und einen akzessorischen basalen Kern, auch basomedialer Kern genannt.

Der **Nucleus lateralis** bildet den lateralen Anteil der basolateralen Kerngruppe und wird lateral von der Capsula interna und medial vom basalen Kern begrenzt. Er gliedert sich bei Primaten in einen dorsomedialen und einen ventrolateralen Teil (McDonald 1998) und bei der Ratte in einen dorsolateralen, einen ventrolateralen und einen ventromedialen Teil (Alheid et al. 1995; Pitkänen u. Amaral 1998). Wie alle Kerne der basolateralen Kerngruppe weist er eine kortexartige Zytoarchitektur auf, die kleine und mittelgroße pyramidale Zellen sowie nichtpyramidale Zellen aufweist, bei letzteren vor allem Sternzellen. Die Pyramidenzellen haben große Ähnlichkeit mit denen des Isokortex, allerdings liegen sie nicht wie im Isokortex parallel zueinander angeordnet, sondern je nach Region mit unterschiedlichen Ausrichtungen.

Afferenzen. Der laterale Kern bildet die Haupteingangsstruktur für nichtolfaktorische sensorische Afferenzen aus der Großhirnrinde und aus dem Thalamus. Die kortikalen sensorischen Afferenzen stammen von assoziativen visuellen und auditorischen Arealen des Temporallappens, von viszeralen, gustatorischen und somatosensorisch-nozizeptiven Arealen des insulären Kortex, vom polysensorischen anterioren Pol des Temporallappens (A38), vom orbitalen und zingulären Kortex sowie vom Hippocampus und von der entorhinalen Rinde. Subkortikale Eingänge kommen von Mittellinienkernen des Thalamus und von posterioren thalamischen Kernen, vor allem vom posterioren intralaminären Kern und vom medialen Teil des Corpus geniculatum mediale (MGm; Linke et al. 2000), über die visuelle, somatosensorische und auditorische Eingänge laufen, sowie vom ventromedialen Hypothalamus. Der dorsolaterale Teil des lateralen Kerns ist Terminationsgebiet des auditorischen thalamischen Eingangs vom medialen Teil des Corpus geniculatum mediale. Die visuellen und somatosensorischen Eingänge enden in allen Teilen des Kerns. Der mediale Teil des lateralen Kerns erhält vornehmlich die hippokampalen, entorhinalen und frontalen kortikalen Eingänge. Nennenswerte Eingänge vom Hirnstamm sind nicht vorhanden.

Efferenzen. Die Efferenzen des lateralen Kerns zum sensorischen Kortex sind im Gegensatz zu den Afferenzen nur mittelstark ausgebildet. Massiver sind die Projektionen zum perirhinalen, entorhinalen, infralimbischen und insulären Kortex sowie zu den Basalganglien (Kirouac u. Ganguly 1995; Pikkarainen u. Pitkänen 2001). Dabei projizieren kaudale Teile der basolateralen Amygdala zum anteromedialen Striatum und rostrale Anteile zum kaudalen lateralen Striatum. Insgesamt sind die Projektionen zum ventralen Striatum stärker als die zum dorsalen Striatum. Die Projektionen zum medialen und lateralen Hypothalamus sind schwach.

Der **Nucleus basalis** (auch **basolateraler Kern** genannt) liegt medial vom lateralen Kern und gliedert sich bei der Ratte in einen anterioren großzelligen und einen posterioren kleinzelligen Bereich (Alheid et al. 1995). Beim Affen unterscheidet man einen dorsalen, einen intermediären, einen ventralen, einen lateralen und einen ventromedialen Teil, der den periamygdalären Kortex mit einschließt (Bonda 2000). Im basalen Kern finden sich die größten Zellen der Amygdala überhaupt. Die Morphologie der Zellen ist identisch mit derjenigen der Zellen im lateralen Kern.

Afferenzen. Die wichtigsten Eingänge des basalen Kerns ähneln denen des lateralen Kerns und stammen vom orbitofrontalen und anterioren zingulären Kortex, von der Insel und – wenngleich schwächer als beim lateralen Kern – vom visuellen und auditorischen temporalen Kortex und vom temporalen Pol (BA38). Die Haupteingänge stammen allerdings vom Hippocampus und von der entorhinalen Rinde. Subkortikale Eingänge stammen vom Tegmentum und von der Brücke.

Efferenzen. Der basale Kern projiziert massiv zum orbitofrontalen, zingulären, insulären und temporalen Kortex zurück sowie zum Hippocampus, zum BNST, zur Substantia innominata, zum Nucleus accumbens, und zwar im Wesentlichen zur »Schale« und zum ventromedialen Putamen außerhalb der »Schale«. Die Projektionen zum dorsalen Striatum sind schwach und sparen den anterodorsalen Teil aus, der »sensomotorische« und keine limbischen Funktionen hat (▶ 1.4).

Der **Nucleus basalis accessorius** (auch **basomedialer Nukleus** genannt) liegt bei Primaten medial vom basalen bzw. basolateralen Kern. Er gliedert sich wie der basolaterale Kern in einen anterioren magnozellulären und einen posterioren parvozellulären Bereich und enthält entsprechend mittelgroße und kleine Zellen. Die hier vorhandenen pyramidalen Zellen sind die kleinsten innerhalb der gesamten basolateralen Kerngruppe.

Afferenzen. Sie kommen von assoziativen sensorischen Kortexarealen, jedoch in geringerem Maße als beim lateralen und basalen Kern, vom Hippocampus, vom orbitalen und zingulären Kortex, vom olfaktorischen System und von einigen Mittellinienkernen des Thalamus sowie vom magnozellulären medialen Corpus geniculatum mediale und vom posterioren intralaminären Nukleus.

Efferenzen. Nach Petrovich et al. (1996, Ratte) zeigen der anteriore und der posteriore Teil unterschiedliche Projektionsmuster. Der anteriore Teil projiziert zum olfaktorischen Kortex und zur Insel, daneben zum Striatum (vornehmlich zum ventralen Striatum) und zum lateralen Hypothalamus. Der posteriore Teil projiziert zum perirhinalen und entorhinalen, zum orbitofrontalen und zingulären Kortex, zu Hippocampus, Septum und ventromedialem Hypothalamus. Beide Teile projizieren zum BNST.

Neurochemie der basolateralen Amygdala

GABA ist in der basolateralen Amygdala nur in Interneuronen lokalisiert (Pitkänen u. Amaral 1994). Die pyramidalen Projektionsneurone der basolateralen Amygdala stehen unter Kontrolle dieser lokalen inhibitorischen Interneurone, welche wiederum durch Terminalien beeinflusst werden, die Calbindin, Parvalbumin und VIP (vasoaktives intestinales Peptid) enthalten. Dies führt zu einer Disinhibition, die möglicherweise die Grundlage für rhythmische Oszillationen ist (Muller et al. 2003; McDonald u. Betette 2001). Interneurone der basolateralen Amygdala enthalten Somatostatin und Neuropeptid Y, wobei letztere häufig in den Neuronen kolokalisiert vorliegen. Diese Somatostatin-Neuropeptid Y-immunreaktiven Neurone sind außerdem mit Substanz P-Rezeptoren ausgestattet. Eine selektive Ausschaltung dieser Rezeptoren führt zu einer Reduzierung von Angstverhalten (Levita et al. 2003).

Nahezu alle der zum präfrontalen Kortex (PFC) und zum ventralen Striatum projizierenden pyramidalen Projektionsneurone der basolateralen Amygdala enthalten die exzitatorischen Transmitter Aspartat und Glutamat, die in den Neuronen überwiegend kolokalisiert vorliegen (McDonald 1996). Nur in pyramidalen Neuronen lässt sich die Kalzium-Calmodulin-abhängige Proteinkinase CaMK II nachweisen, die eine kritische Rolle bei der Bildung einer Langzeitpotenzierung (LTP) und beim emotionalen Lernen spielt (McDonald et al. 2002).

! Die basolaterale Amygdala erhält über den Thalamus visuelle, auditorische und somatosensorische Eingänge und steht mit dem hippokampalen Gedächtnissystem sowie den sensorischen und assoziativen Kortexarealen in enger Verbindung. Diese Verbindung ist die Grundlage komplexen emotionalen Lernens und emotionaler Wahrnehmung.

1.3.3 Intraamygdaläre Verschaltung

Die Verschaltung der amygdalären Kerne und Kerngebiete untereinander wurde beim Affen und bei der Ratte genauer untersucht (Pitkänen et al. 1995, 1997, Ratte; Emery u. Amaral 2000, Affe). Der **laterale** Kern, der in seinem dorsolateralen Teil den Großteil der kortikalen und subkortikalen sensorischen Afferenzen erhält, projiziert mit seinem medialen Teil

- zum basalen Kern, der seinerseits seine Hauptafferenzen von der Hippocampusformation erhält,
- zum akzessorischen basalen Kern, der seine Haupteingänge vom frontalen Kortex empfängt,
- zum medialen Kern, der massive Eingänge vom Hypothalamus erhält, und
- zum periamygdalären Kortex.

Alle diese Kerne projizieren zum lateralen Kern zurück. Der **basale** Kern projiziert zum akzessorischen basalen und zum medialen Kern, der **akzessorische basale** Kern zum medialen Kern und zum periamygdalären Kortex.

Diese Kerne wiederum projizieren ihrerseits zum **Zentralkern** der Amygdala. Die Projektionen des lateralen Kerns zur zentralen Amygdala, die bei der Furchtkonditionierung eine bedeutende Rolle spielen sollen (LeDoux 2000), sind allerdings indirekt und werden in der zwischen lateraler und zentraler Amygdala gelegenen »interkalaren Zellmasse« umgeschaltet (Paré et al. 2004). Mit dem medialen Kern ist der Zentralkern besonders eng verknüpft. Die Eingänge vom medialen Kern zum Zentralkern sind aber in der Regel stärker als die rücklaufenden Projektionen. Der Zentralkern bildet mit seinem medialen Teil somit die Hauptausgangsstation der Amygdala zu den vegetativen und viszeralen Zentren des Mittelhirns und der Medulla oblongata. Allerdings besitzt die basolaterale Kerngruppe einen eigenen Ausgang, der mit aktivem Vermeidungsverhalten zu tun hat (Amorapanth et al. 2000).

1.3.4 Afferente und efferente Faserbündel der Amygdala

Afferenzen und Efferenzen der Amygdala verlaufen in drei großen Faserbündeln:

1. Die **laterale Stria olfactoria** entspricht dem lateralen olfaktorischen Trakt, in dem sekundäre olfaktorische Afferenzen vom Bulbus olfactorius zur kortikalen und medialen Amygdala verlaufen. Zusätzlicher olfaktorischer Input stammt vom präpiriformen Kortex zur basolateralen Amygdala und über den entorhinalen Kortex zur zentralen Amygdala, zum basolateralen Kern und zum kortikalen Nukleus.
2. Die **Stria terminalis** enthält afferente und efferente Fasern der Amygdala. Sie erstreckt sich innerhalb der **Capsula interna** vom kaudomedialen Teil der Amygdala entlang der medialen Grenze des Nucleus caudatus bzw. des Striatum zur Commissura anterior. Dort teilt sie sich auf, und zwar in einen **präkommissuralen** Anteil, der vor der anterioren Kommissur liegt und zur medialen präoptischen Region und zum anterioren Hypothalamus sowie zum paraventrikularen und ventromedialen Kern des Hypothalamus zieht, einen **kommissuralen** Anteil innerhalb der Kommissur, über den Fasern zur kontralateralen Amygdala ziehen, und einen **postkommissuralen** Anteil, über den Fasern von den medialen, basalen und lateralen Kernen der Amygdala zum BNST und ebenfalls zum anterioren hypothalamischen Kern ziehen.
3. Die **ventrale amygdalofugale Bahn** (**Ansa lenticularis**) besteht aus lose angeordneten Fasern, die von der dorsomedialen Amygdala durch den sublentikulären Teil der Substantia innominata und der Substantia perforata verlaufen. Einige Fasern dieser Bahn ziehen zum mediofrontalen Kortex, andere zur lateralen präoptischen Zone und zum Hypothalamus, und wieder andere ziehen zum dorsomedialen thalamischen Kern und von dort zum limbischen Kortex.

1.3.5 Zusammenfassende Darstellung der Ein- und Ausgänge der erweiterten Amygdala

Die erweiterte Amygdala ist wohl das Hirngebiet, das die meisten Verknüpfungen mit anderen Hirngebieten aufweist, die zudem überwiegend rückläufig (reziprok) sind. Wegen der Kompliziertheit dieses Projektionssystems sollen deshalb die Ein- und Ausgänge des Mandelkernkomplexes noch einmal gesondert dargestellt werden (◘ Abb. 1.9 und 1.10).

Sensorische Afferenzen

Olfaktorische Afferenzen

Der olfaktorische Kortex erstreckt sich bei Primaten als ein Band unterschiedlicher Gebiete im ventral-orbitalen Stirnhirn und umfasst den anterioren olfaktorischen Nukleus, den piriformen Kortex, das Tuberculum olfactorium, die ventrale Taenia tecta und den rostralen entorhinalen Kortex (Carmichael et al. 1994). Die Afferenzen des **olfaktorischen** Bulbus wie auch des piriformen Kortex enden in der Molekularschicht (Schicht I) des anterioren kortikalen Kerns, des Kerns des lateralen olfaktorischen Trakts und des periamygdalären Kortex. Der posteriore (posteromediale) kortikale Kern erhält außerdem Afferenzen vom akzessorischen olfaktorischen (vomeronasalen) System. Indirekte olfaktorische Afferenzen vom piriformen Kortex enden im basalen, akzessorischen basalen und medialen Kern und in den medialen und lateralen Anteilen des zentralen Kerns. Afferenzen vom **akzessorischen olfaktorischen Bulbus** erhalten der Nukleus des akzessorischen olfaktorischen Trakts, der mediale Kern, der posteriore (posteromediale) kortikale Kern und der posteromediale Anteil des BNST.

Gustatorische und viszerale Afferenzen

Gustatorische und viszerale Afferenzen erhalten die zentrale Amygdala und der BNST entweder direkt vom NTS oder vermittelt über die Parabrachialkerne (PB) bzw. den

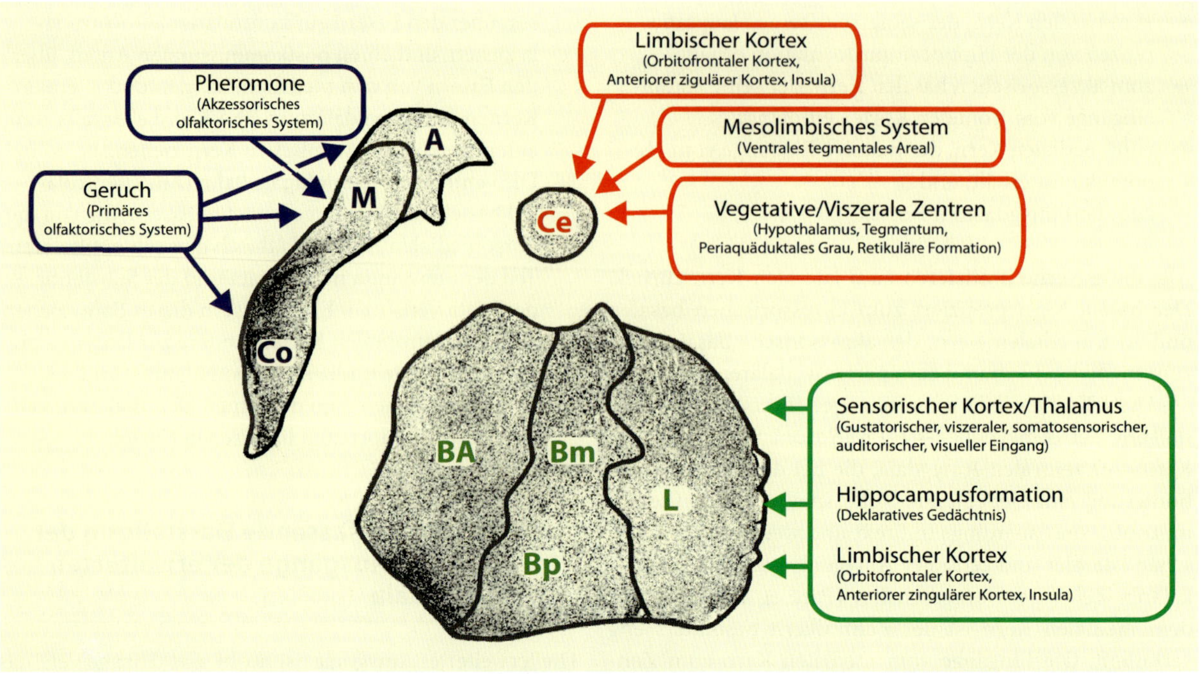

Abb. 1.9. Eingänge der Amygdala. Die in Abb. 1.7 dargestellten Hauptkerngebiete der Amygdala sind auseinandergezogen. Anteriorer (*A*), akzessorischer basaler (*BA*), basaler magnozellulärer (*Bm*), basaler parvozellulärer (*Bp*), zentraler (*Ce*), kortikaler (*Co*), lateraler (*L*) und medialer (*M*) Kern der Amygdala

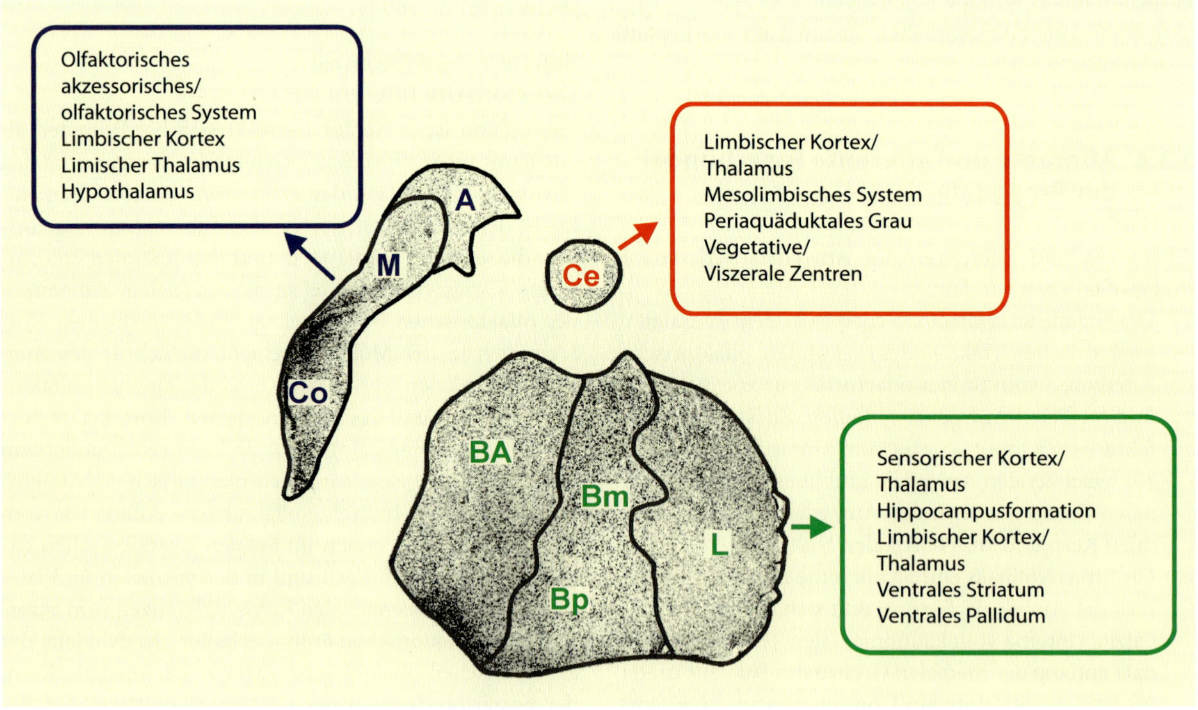

Abb. 1.10. Ausgänge der Amygdala; Darstellung der Kerngebiete wie in Abb. 1.9. Anteriorer (*A*), akzessorischer basaler (*BA*), basaler magnozellulärer (*Bm*), basaler parvozellulärer (*Bp*), zentraler (*Ce*), kortikaler (*Co*), lateraler (*L*) und medialer (*M*) Kern der Amygdala

insulären Kortex. Der mediale PB vermittelt dabei gustatorische, der dorsale PB viszerale Informationen. Weitere gustatorische und viszerale Afferenzen vom NTS laufen zum parvozellulären Teil des ventroposterioren Nukleus des Thalamus. Die **gustatorischen** Afferenzen enden im dorsomedialen Teil dieses thalamischen Kerns, die **viszeralen** Afferenzen im ventrolateralen Teil. Von hier aus ziehen Afferenzen zum agranulären insulären Kortex, der den **primären viszeralen Kortex** repräsentiert, und zum dysgranulären insulären Kortex, der den **primären gustatorischen Kortex** darstellt. Von dort ziehen Projektionen zum dorsomedialen Teil der lateralen Amygdala, zu medialen Anteilen der basalen Amygdala, zur akzessorischen basalen Amygdala ebenso wie zur zentralen und medialen Amygdala und zum periamygdalären Kortex. Gustatorische Einheiten sind vor allem in dorsalen Anteilen des lateralen Kerns und dorsalen und zentralen Anteilen des basalen Kerns zu finden. Diese Afferenzen spielen offenbar bei der Ausbildung von Futter- und Nahrungspräferenzen sowie bei der Ausbildung von Geschmacksaversionen eine wichtige Rolle.

Somatosensorische Afferenzen

Somatosensorische Eingänge laufen vom Hirnstamm über thalamische Kerne zum primären somatosensorischen Kortex (S I) und von dort zum sekundären somatosensorischen Kortex (S II). Dieser projiziert zum posterioren granulären insulären Kortex und zum kaudalen Bereich des sich rostral anschließenden dysgranulären insulären Kortex. Der dysgranuläre insuläre Kortex schickt dann somatosensorische Informationen zum dorsalen Teil der lateralen Amygdala und in geringerem Maße zum zentralen Bereich der basalen Amygdala, zur zentralen und medialen Amygdala und zum periamygdalären Kortex. Bei der Ratte gibt es nur geringe direkte Afferenzen vom somatosensorischen Kortex, die zur basolateralen Amygdala laufen (Shi u. Cassell 1998a). In den somatosensorischen Afferenzen sind auch nozizeptive Fasern enthalten. Zusätzliche somatosensorische und nozizeptive Afferenzen zur Amygdala stammen vom PB, vom medialen Teil des Corpus geniculatum mediale sowie vom benachbarten posterioren intralaminären Nukleus.

Visuelle und auditorische Afferenzen

Kortikale **visuelle** Eingänge der Amygdala des Affen stammen aus dem inferioren Temporallappen (BA20) und vom temporalen Pol (BA38). Der inferiore Temporallappen projiziert zur lateralen Amygdala sowie schwächer zur zentralen und zur anterioren Amygdala, der temporale Pol projiziert zur lateralen und akzessorischen basalen Amygdala. Thalamische visuelle Eingänge stammen vom posterioren thalamischen Nukleus. Antworten von Neuronen auf visuelle Stimuli werden vor allem im dorsalen Teil der lateralen Amygdala gefunden. **Auditorische** Afferenzen erreichen die Amygdala entweder direkt vom medialen Teil des Corpus geniculatum mediale und vom posterioren intralaminären Kern oder indirekt über den auditorischen Assoziationskortex (Areale BA22 und BA42), der Eingänge vom dorsalen Teil des Corpus geniculatum mediale erhält. Diese auditorischen Eingänge enden in der ventrolateralen lateralen Amygdala und in der lateralen zentralen Amygdala. Im medialen Teil des Corpus geniculatum mediale und im posterioren intralaminären Nukleus gibt es viele Neurone, die parallel zur Amygdala und zum anterioren zingulären Kortex projizieren (Doron u. LeDoux 1999, 2000).

Im lateralen Kern werden die **unimodalen** visuellen und auditorischen Afferenzen weitgehend getrennt verarbeitet. **Polymodale** visuell-auditorische Afferenzen stammen vom temporalen Pol sowie vom superioren temporalen Sulcus und enden im medialen Teil des lateralen Kerns, im magno- und parvozellulären Teil des basalen Kerns und im akzessorischen basalen Kern. In der zentralen Amygdala findet eine ausgeprägte multisensorische Integration statt.

Kortikale visuelle, auditorische und somatosensorische Eingänge erhält die Amygdala ausschließlich von **assoziativen** sensorischen Arealen im insulären und temporalen Kortex, und nicht von primären und sekundären sensorischen Arealen. Die Amygdala bezieht also vom Kortex hoch verarbeitete sensorische Informationen. Dies ist bei den rückläufigen, d. h. amygdalokortikalen Verbindungen anders, denn diese ziehen nicht nur zu den hochstufigen Kortexarealen zurück, aus denen sie Afferenzen erhalten, sondern auch zu primären (z. B. visuellen) Kortexarealen. Auf diese Weise kann die Amygdala bereits in die Verarbeitung primärer sensorischer Informationen eingreifen.

! Die Amygdala ist eng mit allen sensorischen Systemen verbunden. Olfaktorische und vomeronasale Afferenzen enden vornehmlich in der kortikalen und medialen Amygdala, visuelle, auditorische und somatosensorische Afferenzen vornehmlich in der lateralen Amygdala. In der basolateralen und zentralen Amygdala findet eine multisensorische Integration statt.

Verbindungen zwischen Amygdala und frontalen Kortexarealen

Der orbitofrontale Kortex (OFC, BA11 und BA12), der mediale frontale und der anteriore zinguläre Kortex (BA24 und BA32) projizieren beim Affen massiv zur Amygdala (Carmichael u. Price 1995). Diese Afferenzen enden hauptsächlich in der basalen und in geringerem Maße in der akzessorischen basalen und der lateralen Amygdala (Stefanacci u. Amaral 2002). Die Projektionen des OFC zum basalen Kern sind überwiegend topographisch angeordnet, indem der mediale Teil des OFC zum medialen Teil und der laterale Teil des OFC zum lateralen Teil des basalen Kerns projiziert. Ebenso projiziert der OFC zum dorsomedialen Teil des lateralen Kerns und zum magnozellulären Teil des akzessorischen basalen Kerns. Der kaudale, olfaktorische OFC projiziert auch zum medialen und zentralen Kern, zum IPAC und zum anterioren kortikalen Kern.

Innerhalb des insulären Kortex projizieren der dysgranuläre und der agranuläre Teil mit somatosensorischen, gustatorischen und viszeralen Informationen zur lateralen zentralen Amygdala, zum dorsolateralen lateralen und zum posterioren basolateralen Kern. Der agranuläre Teil projiziert zusätzlich zum medialen und lateralen zentralen Kern und zum ventralen lateralen Kern. Der hintere granuläre (somatosensorische) Teil des insulären Kortex projiziert hingegen nicht zur Amygdala (Shi u. Cassell 1998b, Ratte; Stefanacci u. Amaral 2000, 2002, Affe).

Die zum frontalen Kortex zurücklaufenden amygdalären Projektionen entsprechen in etwa den Afferenzen:
- Der dorsale Teil des basalen Kerns projiziert zum lateralen OFC,
- der ventromediale Teil zum posterioren und medialen OFC,
- der ventrolaterale Teil zum medialen OFC, zum anterioren (agranulären) insulären und zum anterioren zingulären Kortex,
- der akzessorische basale Nukleus und der laterale Nukleus zum posterioren und medialen OFC,
- die mediale und zentrale Amygdala sowie der periamygdaläre Kortex zum posterioren (olfaktorischen) OFC.

Verbindungen zwischen Amygdala und dem medialen temporalen Gedächtnissystem

Das mediale temporale Gedächtnissystem (MTG) besteht aus der Hippocampusformation (Ammonshorn mit den Regionen CA1–CA4, Subiculum, Gyrus dentatus), dem Praesubiculum, dem Parasubiculum und dem entorhinalen, parahippokampalen und perirhinalen Kortex (► 1.7 und ► Kap. 2). Die massivsten (glutamatergen) Projektionen des MTG zur Amygdala stammen vom rostralen entorhinalen Kortex, vom temporalen Pol der CA1-Region und vom Subiculum. Sie enden in der lateralen, der basalen, der akzessorischen basalen und der zentralen Amygdala sowie der amygdalohippokampalen Übergangszone (Stefanacci et al. 1996, Affe; Pitkänen 2000, Ratte). McDonald (1998) berichtet jedoch, dass der entorhinale Kortex beim Affen nur schwache Projektionen zum basalen, zum akzessorischen basalen Kern und zum periamygdalären Kortex aufweist. Die stärksten Projektionen von der Amygdala zum MTG stammen von der lateralen, der basalen, der akzessorischen basalen und der posterioren kortikalen Amygdala und enden im anterioren entorhinalen Kortex, im temporalen Teil von CA3, im Subiculum und im Parasubiculum (McDonald u. Mascagni 1997; Stefanacci u. Amaral 2000). Der Gyrus dentatus erhält keine direkten Projektionen von der Amygdala.

Verbindungen zwischen Amygdala und Thalamus

Visuelle, auditorische und somatosensorische thalamische Eingänge erhält die Amygala aus den Kernen an der medialen und ventralen Grenze des medialen Corpus geniculatum mediale (Linke et al. 2000, Ratte). Dabei handelt es sich um den supragenikulären Kern, den posterioren intralaminären Kern, den medialen (magnozellulären) Teil des Corpus geniculatum mediale und den peripedunkulären Kern. Diese Kerne sind Umschaltkerne für sensorische Reize und direkte Überträger sensorischer Reize auf die Amygdala. Der supragenikuläre, der magnozelluläre mediale genikuläre und der posteriore intralaminäre Kern projizieren zum dorsolateralen und ventrolateralen Teil der lateralen Amygdala, der peripedunkuläre Kern projiziert in den medialen Bereich des lateralen Kerns, der kaudale posteriore intralaminäre Kern zur gesamten lateralen Amygdala, zum anterioren basomedialen Kern und zur medialen zentralen Amygdala.

Verbindungen zwischen Amygdala und Striatum

Das ventrale Striatum ist definiert als der Teil des Striatumkomplexes, der vom orbitalen und medialen präfrontalen Kortex Eingänge erhält (► 1.4.1). Es umfasst den ventralen Teil des Putamen einschließlich des Nucleus accumbens, der seinerseits in eine Schalen- und eine Kernregion aufgeteilt ist (► 1.4.1, Bau und Kompartimentierung von Striatum und Nucleus accumbens). Die Amygdala innerviert massiv das gesamte ventrale Striatum, projiziert aber nur wenig zum zentralen und dorsalen Striatum. Der basale und der akzessorische basale Kern sind die Hauptursprünge der Afferenzen zum Nucleus accumbens. Der parvozelluläre Teil des basalen Kerns projiziert dabei zur ventralen Schale und zum Kern des Nucleus accumbens, der magnozelluläre Teil zur ventralen Schale und zum ventromedialen Putamen, der intermediäre basale Kern zum gesamten ventromedialen Striatum mit Ausnahme des dorsomedialen Teils der Schale des Nucleus accumbens. Dieser Teil erhält ebenfalls Eingänge von der medialen und der medialen zentralen Amygdala und vom periamygdalären Kortex. Das Striatum projiziert nicht direkt zur Amygdala zurück, sondern nur indirekt über das ventrale Pallidum zur zentralen und basolateralen Amygdala.

Verbindungen zwischen Amygdala und der präoptisch-hypothalamischen Region

Die mediale und zentrale Amygdala sowie der BNST weisen die stärksten Verbindungen mit der präoptisch-hypothalamischen Region auf. Die mediale Amygdala erhält Eingänge aus dem paraventrikularen, dem ventromedialen und dem infundibulären Kern des Hypothalamus und projiziert zu anteroventralen, medialen und zentralen Teilen der präoptischen Region und zum ventralen prämammillaren Hypothalamus. Die zentrale Amygdala erhält massive Eingänge vom ventromedialen und lateralen präoptischen Kern und vom Nucleus arcuatus, Nucleus retrochiasmaticus, Nucleus anterior, Nucleus dorsomedialis, Nucleus tuberalis und Nucleus posterior des Hypothalamus. Rückprojektionen ziehen zur präoptischen Region und zur Mehrzahl der hypothalamischen Kerne. Der BNST erhält Eingänge vom paraventrikularen und ventromedialen Kern des Hypothalamus und projiziert zum ventromedialen und lateralen Hypothalamus und zur präoptischen Region. Demgegenüber sind die Verbindungen zwischen der präoptisch-hypothalamischen Region und dem basolateralen Kernkomplex schwach. Der laterale Kern erhält Projektionen vom ventromedialen Hypothalamus. Rückprojektionen ziehen zum lateralen und ventromedialen Hypothalamus.

Verbindungen zwischen Amygdala und Hirnstamm

Projektionen von viszeral-vegetativen Zentren des Hirnstamms enden vornehmlich im Zentralkern der Amygdala und im BNST und in geringerem Maße im medialen und anterioren kortikalen Nukleus. Diese Afferenzen stammen aus dem VTA, der Substantia nigra pars compacta und dem retrorubalen Feld, den PB, dem pontinen pedunkulären tegmentalen Kern (PPT), dem dorsalen Raphekern, dem zentralen Höhlengrau (PAG), dem Locus coeruleus, dem dorsalen Vaguskomplex und vom NTS. Diese Afferenzen sind entweder dopaminerg (VTA, Substantia nigra pars compacta, retrorubales Feld), serotonerg (dorsaler Raphekern), noradrenerg (Locus coeruleus) oder cholinerg (PPT) und enthalten die verschiedensten Neuropeptide wie Somatostatin, Dynorphin, Enkephalin, Neuropeptid Y oder Noradrenalin (NTS) oder Substanz P, Neurotensin oder *calcitonin-gene related peptide* (PB). Die absteigenden Projektionen entsprechen im Wesentlichen den aufsteigenden Bahnen.

! Der basolaterale Kernkomplex der Amygdala hat enge rückläufige Verbindungen mit dem orbitofrontalen, dem anterioren zingulären und dem insulären Kortex, ebenso mit dem Hippocampus und der umgebenden Rinde. Stärkere Verbindungen zum Striatum betreffen nur ventrales Striatum/Nucleus accumbens. Rückprojektionen verlaufen über das ventrale Pallidum. Mit der präoptischen Region und dem Hypothalamus sind die mediale und die zentrale Amygdala sowie das BNST über rückläufige Projektionen eng verbunden. Die zentrale Amygdala steht mit den vegetativen und viszeralen Zentren des Hirnstamms in enger reziproker Verbindung.

1.3.6 Funktionen der erweiterten Amygdala

Trotz intensiver Erforschung in den letzten Jahren besteht hinsichtlich der genauen Funktion der Amygdala keine volle Übereinstimmung. Dies sollte nicht überraschen, denn mit der neuroanatomischen Diversität der Amygdala geht auch eine funktionelle Vielfalt einher. Eine neuere ausführliche Übersicht über die diskutierten Funktionen der menschlichen Amygdala auf der Basis bildgebender Verfahren findet sich bei Zald (2003).

Unumstritten ist die Rolle der Amygdala bei der Regulation autonom-vegetativer Funktionen (Herz und Kreislaufsystem, Atmung, Schlafen und Wachen, Hormonhaushalt, Stressverhalten) und bei der Verarbeitung primärer und vomeronasaler olfaktorischer, gustatorischer, viszeraler und nozizeptiver Informationen, die alle eine starke emotionale Komponente haben und im Zusammenhang mit Fortpflanzungs- und Brutfürsorgeverhalten, Aggression, Dominanz- und Territorialverhalten sowie Nahrungsaufnahme stehen. Dies gilt vor allem für die kortikale und die erweiterte mediale und zentrale Amygdala einschließlich des BNST, die zum einen mit dem olfaktorischen, gustatorischen und viszeralen System und zum anderen mit der für autonom-vegetative und reproduktive Funktionen zuständigen präoptisch-hypothalamischen Region und den vegetativen Zentren des Hirnstamms zusammenhängen (■ Abb. 1.11).

Unumstritten ist auch die Beteiligung der Amygdala an erlernten, d. h. durch Erfahrung modifizierten Emotionen und an den emotionalen Komponenten erlernten Wissens und Verhaltens, wobei hinsichtlich der Rolle der Amygdala negative Emotionen auch beim Menschen über positive dominieren (Zald 2003). Dabei kommt es zu einer engen Interaktion mit kortikalen Arealen, vor allem mit dem orbitofrontalen und temporalen Kortex sowie mit dem Hippocampus und der ihn umgebenden Rinde. Dies gilt z. B. für das Erlernen und Wiedererkennen des Belohnungswertes von biologisch relevanten Geschehnissen, etwa bei der Nahrungsaufnahme. So konnten Gottfried et al. (2003) bei Ratten und bei Menschen nachweisen, dass eine Minderung des Attraktivitätsgehalts von Nahrung aufgrund einer geruchlichen »Abwertung« (*devaluation*) mit einer Verringerung der Aktivität im orbitofrontalen Kortex und in der Amygdala einher geht. In einer fMRI-Studie von Ochsner et al. (2002) konnte nachgewiesen werden, dass eine kognitiv-emotionale »Neubewertung« stark negativ wirkender bildlicher Darstellung zu einer Aktivitätssteigerung in lateralen und medialen frontalen Arealen und zu einer Aktivitätsminderung im orbitofrontalen Kortex und in der Amygdala führte.

Nach Cahill und McGaugh (Cahill u. McGaugh 1998; McGaugh et al. 2000) übt der basolaterale Komplex eine wichtige Funktion bei der Konsolidierung von Inhalten des Langzeitgedächtnisses aus, indem er eine stressinduzierte bzw. emotionale Komponente hinzufügt, welche die Konsolidierung dieser Inhalte fördert. Eine solche Wirkung auf das Langzeitgedächtnis hat die Amygdala laut Cahill und McGaugh aber nur während des Einspeicherns bzw. der Konsolidierung, nicht bei Aufbewahren und Ab-

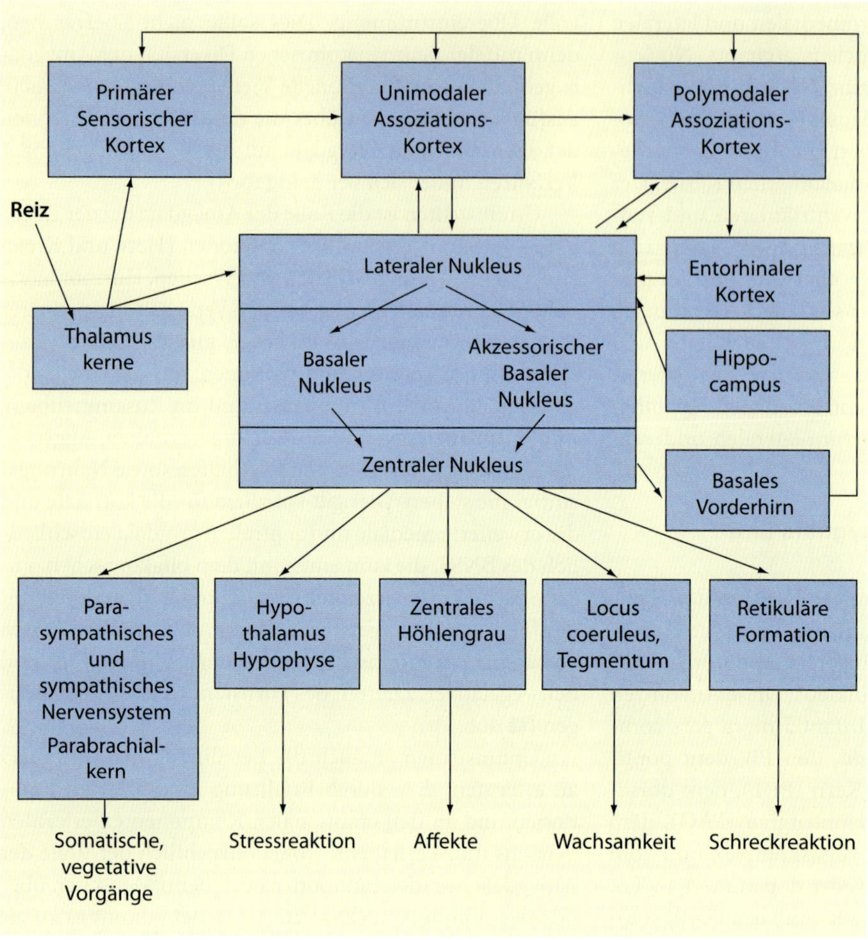

Abb. 1.11. Die wichtigsten Ein- und Ausgänge der lateralen, basalen, akzessorisch-basalen und zentralen Amygdala und ihre Beteiligung an somatisch-vegetativen und affektiv-emotionalen Funktionen. (Mod. nach LeDoux 2000)

ruf der Information aus dem Gedächtnis. Dem widersprechen Befunde von Dolan, die zeigen, dass beim Menschen die **rechte** Amygdala für das Einspeichern emotional relevanter Inhalte nötig ist und die **linke** für den Abruf solcher Information (Dolan 2000). Nach Zald (2003) sind aber Lateralitätsstudien zur menschlichen Amygdala widersprüchlich, was wohl auch mit starken interindividuellen Unterschieden zusammenhängt. Inzwischen wurden bei der Ratte simultane rhythmische Aktivitäten in der Ammonshornregion und in der basolateralen Amygdala bei der Darbietung emotional konditionierter Reizsituationen nachgewiesen (Paré u. Collins 2000; Paré et al. 2002; Seidenbecher et al. 2003). Insgesamt scheint vorwiegend die basolaterale Amygdala für die enge Interaktion mit der Hippocampusformation bzw. dem medialen temporalen Gedächtnissystem verantwortlich zu sein (Cardinal et al. 2002; Everitt et al. 2003).

Die Amygdala ist nachweislich am Erkennen des affektiven und emotionalen Gehalts von Gesichtern beteiligt (Adolphs et al. 1998; Adolphs u. Tranel 2000). Inwieweit hierbei der rechten und der linken Amygdala unterschiedliche Funktionen zukommen, ist umstritten (Zald 2003). Canli et al. (2002) beschreiben, dass bei allen von ihnen untersuchten Personen die linke wie die rechte Amygdala auf drohende Gesichter reagierte. Andere Autoren wie Hariri et al. (2002, 2003) beobachteten eine stärkere Aktivität der rechten Amygdala auf drohende Gesichter. Dolan (2000) hingegen berichtet, dies sei für die linke Amygdala der Fall. Interessanterweise fanden aber Canli et al. (2002) bei Personen, die eine erhöhte positive Grundstimmung zeigen, eine erhöhte Reaktion der linken Amygdala auf **freundliche** Gesichter. Allgemein scheint die Amygdala bevorzugt auf furchterregende, drohende Gesichter zu reagieren, während Reaktionen auf positive Gesichtsausdrücke seltener beobachtet werden (Zald 2003). Im Zusammenhang mit diesen Funktionen ist die Amygdala auch am Abschätzen der Glaubwürdigkeit bzw. Unglaubwürdigkeit von Gesichtern beteiligt (Adolphs et al. 1998; Winston et al. 2002). Bei unglaubwürdig wirkenden Gesichtern ist danach die Amygdala bilateral, der mit der Amygdala eng verbundene insuläre Kortex rechtsseitig aktiviert.

Die Mehrzahl der Autoren geht davon aus, dass die Amygdala bei Mensch und Tieren in besonderem Maße das Zentrum für konditionierte, d. h. erlernte Furcht ist (Aggleton 2000; Zald 2003). Joseph LeDoux und seine Mitarbeiter sowie zahlreiche andere Wissenschaftler haben in den letzten Jahren an Ratten ausgedehnte Untersuchungen zur Furchtkonditionierung durchgeführt, vor allem mit Hilfe der **furchtpotenzierten Schreckreaktion** (*fear-potentiated startle response*; Aggleton 1992, 2000; Fendt u. Fanselow 1999; Koch 1999; LeDoux 2000). Grundlage dieser Furchtkonditionierung ist die angeborene Schreckreaktion (*startle*) von Ratten auf ein kurzes lautes Geräusch. Hierbei werden über das Spiralganglion im Innenohr Neurone in der sogenannten kochleären Wurzel erregt, die monosynaptisch auf den in der Brücke angesiedelten Nucleus reticularis pontis caudalis schalten. Dieser Kern projiziert seinerseits monosynaptisch auf diejenigen Motorsegmente des Rückenmarks, welche die an der Schreckreaktion beteiligten Muskeln aktivieren (Davis 1998). Diese Schreckreaktionsbahn umfasst also nur drei Synapsen; entsprechend hat bei Ratten von allen Reaktionen die Schreckreaktion mit 8 ms die kürzeste Latenz.

Diese angeborene Schreckreaktion kann nun durch klassische Konditionierung verändert werden. Hierbei wird z. B. ein auditorischer Reiz mit einem leichten Schmerzreiz gepaart, z. B. mit einem Elektroschock über das Gitter, auf dem das Tier steht. Der von den Füßen wahrgenommene **Schmerzreiz** wird vom Rückenmark auf parallelen Bahnen über limbische thalamische Kerne und unter Beteiligung des insulären Kortex zur basolateralen Amygdala und von dort zur zentralen Amygdala geleitet. Daneben gibt es über die Parabrachialkerne eine direktere Weiterleitung des Schmerzreizes zum Zentralkern. Der Zentralkern projiziert über die ventrale amygdalofugale Bahn zum Nucleus reticularis pontis caudalis. Dieses Bahnsystem vermittelt die körperliche Reaktion auf den Schmerzreiz, vor allem das Zusammenzucken. Der **auditorische Reiz** wird über die Stationen der Hörbahn zum primären auditorischen Kortex und weiter über sekundäre akustische Areale zur Amygdala gesendet (sogenannter »langsamer« lemniskaler Weg). Parallel dazu (d. h. über den extralemniskalen »schnellen« Weg) werden akustische Reize im medialen Teil des Corpus geniculatum mediale umgeschaltet und zur Amygdala gesendet. Lichtreize gelangen von der Retina über den dorsalen lateralen Kniehöcker zur Sehrinde sowie parallel dazu über den Colliculus superior und den lateralen posterioren Kern des Thalamus zur Sehrinde, zum temporalen und zum perirhinalen Kortex und werden von dort zur basolateralen Amygdala geleitet. Eine kürzere Bahn unter Umgehung des Kortex verläuft von der Retina ebenfalls über den Colliculus superior und den supragenikulären Kern zur basolateralen Amygdala (Linke et al. 2000; s. oben). Dieser Weg von visuellen Reizen über den Colliculus und den supragenikulären Kern zur Amygdala wird auch für den Menschen postuliert. So konnten Morris und Mitarbeiter nachweisen, dass Patienten mit Läsionen der primären Sehrinde Gesichter mit verschiedenen emotionalen Ausdrücken erkennen können (Morris et al. 1999). In der basolateralen Amygdala trifft der Lichtreiz auf den Schmerzreiz und erhält durch die Verknüpfung mit ihm eine negative Bedeutung. Wenn das laute Geräusch, das angeborenermaßen die Schreckreaktion hervorruft, mit dem negativ konditionierten Lichtreiz gepaart wird, dann kommt es zu einer deutlich erhöhten, d. h. **potenzierten** Schreckreaktion (Koch 1999; Shi u. Davis 1999).

Nach LeDoux (2000) beseitigt eine Läsion sowohl der gesamten Amygdala als auch des Zentralkerns oder der ventralen amygdalofugalen Bahn alle Anzeichen konditionierter Furcht. Die Furchtkonditionierung wird seiner Meinung nach aber auch durch die alleinige Zerstörung des basolateralen Kerns der Amygdala unterbunden. Die basolaterale Amygdala erhält – wie erwähnt – Eingänge vom Hippocampus, über die Details über den **Kontext** der Furchtkonditionierung vermittelt werden, z. B. die Apparatur, in der die Konditionierung stattfand. Diese Vorstellungen von LeDoux entsprechen einem »seriellen« Modell der Furchtkonditionierung, in dem bei erlernter (konditionierter) Furcht die Projektion der basolateralen Amygdala auf den Zentralkern notwendig ist, während bei angeborenen Furchtreaktionen der Zentralkern auch ohne die basolaterale Amygdala wirksam ist.

Diesem »seriellen« Modell der Furchtkonditionierung widersprechen einige jüngere Befunde, wie sie von Cardinal et al. (2002) dargestellt und in einem »Parallelmodell« zusammengefasst wurden. Danach ist für einige komplexere Formen der Furchtkonditionierung durchaus die erwähnte »Serienschaltung« notwendig; eine Furchtkonditionierung, die auf dem Schema einer primären klassischen (Pavlovschen) Konditionierung beruht, benötigt dagegen nur den Zentralkern, nicht aber die basolaterale Amygdala. Alle Formen der sekundären klassischen Furchtkonditionierung (bei der ein zweiter konditionierter Reiz an einen ersten »gehängt« wird und dessen Funktion übernimmt) sowie der instrumentellen Furchtkonditionierung benötigen aber die Mitwirkung der basolateralen Amygdala. Dies gilt auch für die konditionierte »Abwertung« bevorzugten Futters. In neueren Untersuchungen zeigte sich, dass konditionierte Furchtreaktionen wie »Erstarren« oder »furchtpotenzierte Schreckreaktion« keineswegs dem Schema einer einfachen klassischen Konditionierung folgen und deshalb die Mitwirkung der basolateralen Amygdala erfordern (Cardinal et al. 2002). Insgesamt ist offenbar die basolaterale Amygdala für komplexere emotional-affektive Gedächtnisleistungen und alle Konditionierungsvorgänge, die multiple Verhaltenskonsequenzen haben können, zuständig.

In einer kürzlich erschienenen Arbeit hat LeDoux zusammen mit Paré und Quirk das ursprüngliche Modell von LeDoux (d. h. die Annahme, ausschließlich die laterale Amygdala sei für Furchtlernen zuständig) dahingehend modifiziert, dass nun auch die zentrale Amygdala Ort bestimmter Arten von Furchtkonditionierung sein kann, zumal sie eigene subkortikale visuelle, auditorische und somatosensorische Eingänge erhält und auch über die interkalare Zellmasse vom präfrontalen Kortex moduliert werden kann (Paré et al. 2004; Samson u. Paré 2005).

Neben ihrer Beteiligung an der Furchtkonditionierung spielt die Amygdala auch bei appetitivem Verhalten wie Nahrungssuche und Nahrungsaufnahme eine Rolle, insbesondere im Zusammenwirken mit dem olfaktorischen, orbitalen und insulären (gustatorisch-viszeralen) Kortex einerseits und dem lateralen Hypothalamus andererseits. Petrovich und Gallagher haben kürzlich darauf hingewiesen, dass es innerhalb des Amygdalakomplexes unterschiedliche, wenngleich miteinander verbundene funktionale Systeme gibt, die zum einen auf der Aktivität der zentralen und zum anderen auf der Aktivität der basolateralen Amygdala beruhen (Petrovich u. Gallagher 2003). Beide Gebiete projizieren parallel zu unterschiedlichen Teilen des lateralen Hypothalamus: Während die basolaterale Amygdala zur ventromedialen Region des tuberalen lateralen Hypothalamus projiziert, terminieren Afferenzen der zentralen Amygdala im kaudolateralen lateralen Hypothalamus. Ebenso sind die indirekten Bahnen dieser beiden Amygdalaregionen zum lateralen Hypothalamus unterschiedlich. Aktivität in der basolateralen Amygdala kann – im Gegensatz zu Aktivität in der zentralen Amygdala – neue Motivationszustände erzeugen, die etwa in der Lage sind, trotz Sattheitsgefühl eine weitere Nahrungsaufnahme auszulösen.

Wie oben dargestellt, weisen die zentrale Amygdala und der BNST fast identische Eingänge und Ausgänge auf, und entsprechend wird auch eine funktionale Identität bzw. starke Ähnlichkeit diskutiert. Allerdings ist fraglich, inwieweit die Amygdala ausschließlich oder überwiegend mit Furcht und Furchtkonditionierung oder auch mit generalisierten Angstzuständen zu tun hat. Autoren wie LeDoux (1998) verstehen unter Angst eine verallgemeinerte und gegenstandslos gewordene Furcht. Generalisierte, lang anhaltende Angststörungen treten nach LeDoux dann auf, wenn das Furchtsystem sich aufgrund starker psychischer Belastungen von konkreten Details und Anlässen ablöst, die der Amygdala normalerweise vom Isokortex und dem Hippocampus geliefert werden. Der Hippocampus wird durch anhaltenden Stress so stark geschädigt, dass er dieser Aufgabe sowie seiner stressdämpfenden Funktion nicht mehr nachkommen kann, wie dies im Zusammenhang mit Stress und mit Furcht geschildert wurde (Millan 2003). Nach neuerer Ansicht von LeDoux kommt dem hemmenden Einfluss des präfrontalen Kortex bei der Auslöschung von Furcht (Extinktion) eine wichtige Rolle zu; eine Reduktion dieses hemmenden Einflusses könnte zu generalisierter Angst führen (Paré et al. 2004).

Andere Autoren (Panksepp 1998; Davis 1998; Walker u. Davis 1997) unterscheiden Furcht und Angst als jeweils eigenständige negative emotionale Zustände. Panksepp weist darauf hin, dass Angst, Panikattacken, Trauer und Verlassenheitsgefühl durch Stimulation einer Region ausgelöst werden, die von der präoptischen Region und dem BNST über den dorsomedialen Thalamuskern bis in die Nähe des zentralen Höhlengrau reicht. Furcht hingegen wird durch elektrische Stimulation der lateralen und zentralen Amygdala, des medialen Hypothalamus und des zentralen Höhlengrau ausgelöst und ist anatomisch und verhaltensbiologisch eng verwandt mit Verteidigungsverhalten.

Walker und Davis (Walker u. Davis 1997; Davis 1998) stellten bei Ratten fest, dass eine Steigerung der Schreckreaktion auf einen lauten Ton hin auch dadurch erreicht werden kann, dass man die Versuchstiere vor dem lauten Ton einem grellen Licht aussetzt, vor dem Ratten angeborenermaßen Angst haben, ähnlich wie die meisten Menschen vor plötzlicher tiefer Dunkelheit. Dieser Steigerungseffekt von grellem Licht auf die Schreckreaktion (*light-enhanced startle*) ist nach Davis ebenfalls erfahrungsunabhängig. Denselben erfahrungsunabhängigen Effekt kann man auch dadurch erreichen, dass man den Versuchstieren Kortikotropin-Releasing-Faktor (CRF) verabreicht, was die Tiere ebenfalls **generell ängstlicher** macht und zur Folge hat, dass sie durch den lauten Ton noch mehr erschreckt werden.

Davis und Mitarbeiter fanden, dass der fördernde Effekt von grellem Licht bzw. von Injektion von CRF auf die Schreckreaktion nicht durch eine Blockade von Glutamat(NMDA)-Rezeptoren in der basolateralen und zentralen Amygdala oder eine Zerstörung dieser beiden Regionen unterbunden werden konnte, während CRF-Injektion zur vollständigen Unterdrückung der furchtpotenzierten Schreckreaktion (*fear-potentiated startle*, s. oben) führte. Dagegen zog die Zerstörung des BNST einen Ausfall des *light-enhanced startle* nach sich. Dasselbe geschah bei Injektion von CRF, während die Furchtkonditionierung unbeeinträchtigt blieb. Nach Ansicht der Autoren wird erlernte Furcht durch die Amygdala vermittelt, Angst hingegen (unter anderem) durch den BNST. Wie oben geschildert, projiziert der BNST in paralleler Weise zu denselben vegetativen Zentren des Mittelhirns, der Brücke und des verlängerten Marks, die mit Furcht- und Angstreaktionen zu tun haben. Hierzu gehören das zentrale Höhlengrau, der parabrachiale Kern, der Nucleus ambiguus, der dorsale Vaguskern und vor allem der Nucleus reticularis pontis caudalis.

Eine der wesentlichen Funktionen der Amygdala ist also die affektiv-emotionale Bewertung von Objekten und Geschehnissen. Läsionen der Amygdala bei Affen unterdrücken soziale Angst und führen zu großer Kontaktfreudigkeit ebenso wie zum Fehlen eines Anzeichens von Furcht gegenüber normalerweise furchterregenden Objekten (Schlangen). Die Amygdala übt also eine gewisse soziale Schutzfunktion aus. Übertriebene Angst und Kontaktscheu könnten auf einer Überfunktion der Amygdala beruhen (Amaral 2002).

Hauptfunktionen der Amygdala
- Kontrolle vegetativer Funktionen und Stressregulation,
- Verarbeitung olfaktorischer und vomeronasaler, gustatorischer, viszeraler und nozizeptiver Informationen,
- Steuerung appetitiven Verhaltens bei Nahrungsaufnahme und der durch Pheromone gesteuerten sozialen Interaktion,
- Kontrolle affektiver Reaktionen (»Kampf oder Flucht«),
- Erkennen und Verarbeiten affektiv-emotionaler Komponenten biologisch relevanter Inhalte (Vokalisation/Sprache, Gesichter, Gesten, Körperhaltung, Szenen),
- Emotionale Konditionierung, insbesondere Furchtkonditionierung,
- Emotional unterstützte Konsolidierung von Lerninhalten und emotionales Kontextlernen,
- Affektiv-emotionale Bewertung von Objekten, Szenen und Handlungen und entsprechende Gedächtnisbildung.

1.4 Basalganglien und mesolimbisches System

Die Basalganglien sind ein heterogenes System von Kernen und Kerngebieten im Endhirn, im Zwischenhirn und im Mittelhirntegmentum. Zu den Basalganglien rechnet man
- das Corpus striatum (»Streifenkörper), das sich aus Nucleus caudatus und Putamen sowie Nucleus accumbens zusammensetzt,
- den Globus pallidus,
- den Nucleus subthalamicus,
- die Substantia nigra, die mit dem ventralen tegmentalen Areal (VTA) eine anatomische und funktionale Einheit bildet. Das VTA soll deshalb auch zusammen mit den Basalganglien beschrieben werden.

Das kortikale willkürmotorische System, das seinen Hauptausgang in der Pyramidenbahn hat, wurde lange Zeit **pyramidales System** genannt und dem subkortikalen **extrapyramidalen System** gegenübergestellt, zu dem man neben dem Nucleus ruber und dem Kleinhirn vor allem die Basalganglien rechnete. Von diesem extrapyramidalen System meinte man, es sei ausschließlich für die unwillkürliche Motorik, d. h. automatisierte und instinkthafte Handlungen, zuständig. Diese Gegenüberstellung ist sowohl anatomisch als auch funktional unzutreffend. Zum einen sind die Basalganglien (wie auch das Kleinhirn) durch massive Faserzüge mit dem kortikalen pyramidalen System verbunden, zum anderen spielen Teile der Basalganglien bei der Willkürmotorik eine entscheidende Rolle (Roth 2003). Entsprechend hat sich in den vergangenen 20 Jahren die Auffassung von der Funktion der Basalganglien grundlegend geändert.

Heute wird allgemein akzeptiert, dass die Basalganglien zwei bereits genannte unterschiedliche, wenngleich miteinander zusammenhängende Funktionen ausüben, nämlich einerseits die Vorbereitung und Steuerung von Willkürhandlungen (**sensomotorische** und **exekutive** Anteile der Basalganglien) und andererseits die emotionale und motivationale Beeinflussung der Handlungsvorbereitung und -auswahl (**limbische** Anteile der Basalganglien). Nach dem inzwischen weithin akzeptierten Konzept von Heimer und Wilson (1975) gliedern sich entsprechend Corpus striatum und Pallidum in einen **dorsalen** Teil mit sensomotorischen und exekutiven Funktionen und einen **ventralen** Teil, der zum limbischen System gehört und emotionale und motivationale Funktionen hat. Ähnlich unterscheidet man eher sensomotorisch-exekutive und eher limbische Teile des Nucleus accumbens und der Substantia nigra. Die Unterschiede zwischen den dorsalen und ventralen Anteilen der genannten Zentren sind allerdings meist nicht grobanatomisch sichtbar, sondern ergeben sich vornehmlich aus Abweichungen bezüglich der Neurotransmitter- und Neuropeptidverteilung sowie aus Unterschieden bezüglich der Eingänge und insbesondere der Ausgänge. Andere Autoren wie Haber et al. (2000) unterscheiden ein dorsolaterales somatomotorisches, ein zentrales assoziatives und ein ventromediales limbisches Striatum. Diese Einteilung hat sich aber bisher nicht durchgesetzt.

! Die Basalganglien gliedern sich in Corpus striatum (Nucleus caudatus und Putamen), Nucleus accumbens, Globus pallidus, Nucleus subthalamicus und Substantia nigra. Letztere bildet mit dem ventralen tegmentalen Areal eine anatomische und funktionale Einheit.

1.4.1 Striatum und Nucleus accumbens

Das Corpus striatum im weiteren Sinne, d. h. der **Nucleus caudatus**, das **Putamen** und der **Nucleus accumbens**, bilden zusammen mit ca. 10 cm^3 die größte subkortikale Zellmasse im menschlichen Endhirn. Nucleus caudatus und Putamen werden getrennt durch die massiven Faserzüge der Capsula interna, die bei Ratten nur gering, bei Primaten, Katzen und Hunden deutlich entwickelt ist; es bestehen jedoch zahlreiche stegartige Verbindungen zwischen Nucleus caudatus und Putamen (▣ Abb. 1.2, 1.5 und 1.12). Der Nucleus caudatus liegt etwas medial vom Putamen und gliedert sich in einen »Kopf« (*caput*), der mit dem vorderen Teil des Putamen verwachsen ist, und einen lang ausgezogenen »Schwanz« (*cauda*), der sich von dorsal bis ventrolateral um das Putamen herum zieht. Der **Nucleus accumbens** umfasst im Ratten- und Primatengehirn den rostralen ventromedialen Teil des Striatum (◘ Abb. 1.13). Dieser Teil wölbt sich dem Septum entgegen und wurde früher Nucleus accumbens **septi** (d. h. »der dem Septum anliegende Kern«) genannt. Heute wird er aber von den meisten Autoren als Teil des Corpus striatum und nicht als Teil der Septumregion angesehen (Heimer 2000; Cardinal et al. 2002).

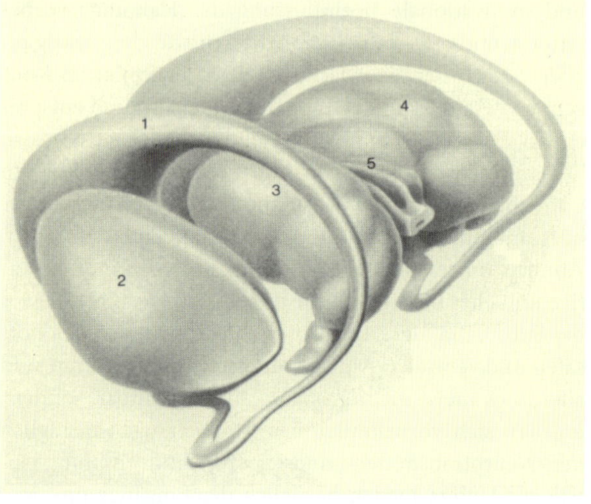

◘ **Abb. 1.12.** Corpus striatum und Thalamus beider Seiten in einer Sicht von schräg hinten und oben. *1* und *2* Corpus striatum, bestehend aus *1* Nucleus caudatus und *2* Nucleus lentiformis (Putamen, Globus pallidus), *3* linker Thalamus, *4* rechter Thalamus, *5* Stria medullaris thalami. (Mod. nach Nieuwenhuys et al. 1991)

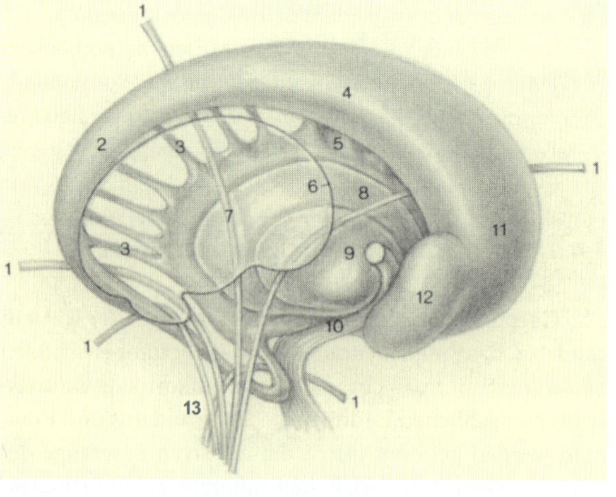

◘ **Abb. 1.13.** Mediale Ansicht der Basalganglien einschließlich des Nucleus accumbens. *1* Corona radiata, *2* Schwanz des Nucleus caudatus, *3* Verbindungen zwischen Nucleus caudatus und Putamen, *4* Körper des Nucleus caudatus, *5* Putamen, *6* Umriss des Thalamus, *7* innere Kapsel (eine Faser gezeichnet), *8* Globus pallidus, äußerer Teil, *9* Globus pallidus, innerer Teil, *10* Commissura anterior, *11* Kopf des Nucleus caudatus *12* Nucleus accumbens *13* Pedunculus cerebri. (Mod. nach Nieuwenhuys et al. 1991)

Der Striatum-Nucleus-accumbens-Komplex wird eingeteilt in einen **dorsalen** Anteil (»dorsales Striatum«), der die dorsalen und dorsolateralen Teile des Nucleus caudatus und des Putamen umfasst, und einen ventralen Teil (»ventrales Striatum–Nucleus accumbens«), der den gesamten Nucleus accumbens und benachbarte ventrale und mediale Teile von Nucleus caudatus und Putamen umfasst. Teile des olfaktorischen Tuberkel (**Tuberculum olfactorium**) und der Substantia innominata werden von einigen Autoren ebenfalls zum ventralen Striatum im weiteren Sinne gerechnet, z. T. auch das ventrale Pallidum (Nieuwenhuys et al. 1991; Heimer et al. 1995).

Bau und Kompartimentierung von Striatum und Nucleus accumbens

Nucleus caudatus und Putamen haben einen identischen anatomischen Aufbau. Sie enthalten beim Menschen ca. 100 Mio. Neurone (Nieuwenhuys et al. 1991). Die meisten davon (95% bei der Ratte, 70% beim Affen) sind mittelgroße Zellen, die vier bis acht Hauptdendriten aufweisen. Diese besitzen im proximalen (d. h. zellkörpernahen) Teil relativ wenige Spines, sind aber in den mittleren und distalen Teilen dicht mit Spines besetzt und werden im Englischen deshalb als *medium spiny cells* bezeichnet. Sie tragen wesentlich zum relativ homogenen zellulären Aufbau des Striatum bei. Es handelt sich allesamt um **inhibitorische** (GABAerge) Projektionsneurone, die ihre Axone teils parallel über Axonkollaterale (Ratte), teils getrennt (Affe, Katze) zum dorsalen Pallidum, zur Substantia nigra sowie zum VTA schicken. Sie zeigen eine Immunreaktivität für die Neuropeptide Substanz P, Dynorphin und Enkephalin. Bei den übrigen Zellen des Striatum handelt es sich um Interneurone, und zwar um große cholinerge Neurone mit Dendriten, die überhaupt keine oder nur wenige Spines tragen, oder um mittelgroße dornenlose Neurone, die GABAerg sind und eine Immunreaktivität für Neurotensin, Enkephalin, Somatostatin, Substanz P, VIP, Neuropeptid Y, Calbindin und Parvalbumin sowie eine Reaktivität für NADPH-Diaphorase aufweisen (French u. Totterdell 2002; Viggiano et al. 2003).

Das dorsale Striatum zeigt eine durch histochemische und immunhistochemische Färbemethoden nachweisbare Kompartimentierung in sogenannte **Striosomen**, auch »Patches« genannt, und eine dazwischen liegende **Matrix**. Die Striosomen sind 300–600 μm breite Inseln mit geringer Dichte der Enzyme Acetylcholinesterase (AChE) bzw. Cholinacetyltransferase (ChAT) und hoher Dichte von Opioidrezeptoren sowie einer hohen Immunreaktivität für GABA, Enkephalin, Substanz P und Neurotensin; die Matrix dagegen weist eine hohe AChE-Dichte und eine starke Calbindin- und Somatostatin-Immunreaktivität auf (◘ Abb. 1.14; Graybiel u. Ragsdale 1978, 1983; Heimer et al. 1995; Holt et al. 1997).

Die Zellen in den Striosomen sind Zielgebiet der Projektionen dopaminerger Neurone aus der Substantia ni-

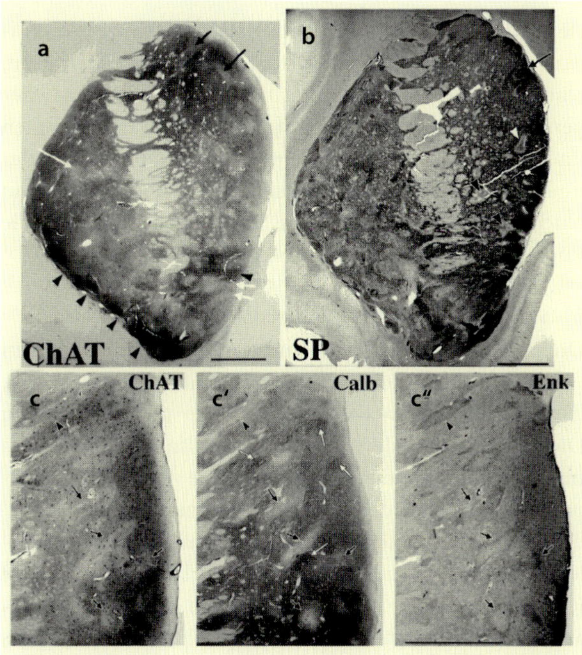

Abb. 1.14. **a** Frontalschnitt durch den vorderen Teil der Basalganglien (Nucleus caudatus, Putamen, Nucleus accumbens) des menschlichen Gehirns; immunchemischer Nachweis des Enzyms Cholinacetyltransferase (*ChAT*). Besonders im dorsalen Striatum zeigt sich die Kompartimentierung mit einer schwachen Anfärbung innerhalb der Striosomen (*Pfeile*) und stärkerer Anfärbung in der umliegenden Matrix. **b** Neuropeptid Substanz P (*SP*), das in hoher oder niedriger Dichte in ringförmigen *patches* zu finden ist. **c** *ChAT* und die Neuropeptide Calbindin (*Calb*) und Enkephalin (*Enk*) an aufeinanderfolgenden Schnitten im Nucleus caudatus. Auch hier ist die Striosomen-Matrix-Organisation sichtbar. *Balken*: 5 mm. (Aus Holt et al. 1997)

gra pars compacta (SNpc) und des VTA. Striosomen- und Matrixzellen projizieren in etwa gleicher Zahl massiv zum dorsalen Pallidum und zur Substantia nigra pars reticulata (SNpr). Die Mehrzahl der zum dorsalen Pallidum projizierenden Neurone zeigt eine Immunreaktivität für GABA, Neurotensin und Enkephalin und exprimiert dopaminerge D_2-Rezeptoren, während die Mehrzahl der zur SNpc und SNpr projizierenden Zellen eine Immunreaktivität für GABA, Dynorphin, Neurotensin und Substanz P zeigt und dopaminerge D_1-Rezeptoren exprimiert.

Im Gegensatz zum dorsalen Striatum findet sich im Nucleus accumbens bzw. im ventralen Striatum der Ratte und der Primaten einschließlich des Menschen keine klare Aufgliederung in Striosomen und Matrix, sondern ein komplizierteres Muster von Kompartimenten. Am deutlichsten zeigt sich eine anatomische und (immun)histochemische Untergliederung des Nucleus accumbens in einen rostralen Anteil, eine Schalenregion (*shell*) und eine Kernregion (*core*), wobei die Schalenregion die mediale, ventrale und laterale Außenseite des Nucleus accumbens bildet (Groenewegen et al. 1999; Heimer 2000; Zahm 1999; Cardinal et al. 2002; Riedel et al. 2002; Viggiano et al. 2003). Diese Gebiete unterscheiden sich auch teilweise hinsichtlich ihrer Konnektivität (s. unten).

Im gesamten Nucleus accumbens/ventralen Striatum finden sich »Patches« von Immunreaktivität für Enkephalin einerseits und für Opioidrezeptoren andererseits, wobei ihre jeweilige Verteilung keine klare Beziehung zueinander zeigt (Jongen-Relo et al. 1993). Die Schale weist stärkere Immunreaktion für Neurotensin und AChE auf als der Kern (Jongen-Relo et al. 1994). Zudem zeigt die Schale des Nucleus accumbens eine geringe bis mittlere Calbindin- und eine starke Calretinin-Immunreaktion sowie eine schwache Anwesenheit von Opioidrezeptoren, während sich der Kern (besonders dessen Zentrum) und der rostrale Anteil durch eine starke Calbindin- und eine geringe Calretinin-Immunreaktion sowie eine starke Präsenz von Opioidrezeptoren auszeichnen (Meredith et al., 1996). Auch hier findet sich keine Bi-Kompartimentbildung wie im dorsalen Striatum. Allerdings zeigt sich ein komplementäres Muster für Calbindin- und Tyrosinhydroxylase-Immunreaktivität (Brauer et al. 2000).

! Das Striatum besteht überwiegend aus GABAergen »Spiny-stellate-Projektionsneuronen«. Das dorsale Striatum ist in Striosomen (»Patches«) und eine umgebende Matrix eingeteilt, die sich neurochemisch und bezüglich der Ein- und Ausgänge der dortigen Zellen deutlich voneinander unterscheiden. Ventrales Striatum/Nucleus accumbens sind ebenfalls in neurochemische Substrukturen untergliedert, die aber keine deutliche Beziehung untereinander aufweisen, jedoch in der Schale und dem Kern des Nucleus accumbens etwas verschieden ausfallen.

Afferenzen des Striatum

Kortikostriatale Verbindungen

Das **dorsolaterale** Striatum erhält Eingänge vornehmlich vom somatosensorischen, motorischen, prä- und supplementärmotorischen Isokortex; diese Eingänge ziehen auch zur **Schale** des Nucleus accumbens. Visuelle und auditorische kortikale Eingänge ziehen zum **dorsomedialen** Striatum. Das **ventromediale** Striatum im weiteren Sinne (d. h. ventrales Putamen, Nucleus accumbens, olfaktorisches Tuberkel) und mediale Anteile des Nucleus caudatus erhalten hingegen Eingänge vom prä- und infralimbischen, orbitalen, insulären, anterioren und posterioren zingulären (retrosplenialen) Kortex (Montaron et al. 1996, Ratte; Ferry et al. 2000, Affe).

Afferenzen aus dem medialen temporalen Gedächtnissystem stammen vornehmlich vom perirhinalen und entorhinalen Kortex und vom Subiculum des Hippocampus. Hierbei projiziert das ventrale Subiculum zum medialen Teil des Nucleus accumbens (besonders in die kaudomediale Schale), während dorsale Anteile des Subiculum vornehmlich zum Kern des Nucleus accumbens projizieren (Groenewegen et al. 1982; Heimer et al. 1995).

Afferenzen aus der erweiterten Amygdala

Das dorsale Striatum erhält nur spärliche amygdaläre Afferenzen, und zwar hauptsächlich aus der basolateralen Amygdala (Kirouac u. Ganguly 1995). Dabei projizieren kaudale Teile zum anteromedialen Striatum und rostrale Anteile zum kaudalen lateralen Striatum. Der dorsolaterale, somatosensorisch dominierte Teil des Striatum erhält keine amygdalären Eingänge. Nucleus accumbens/ventrales Striatum erhalten begrenzte Afferenzen vom BNST, vom basalen und vom akzessorischen basalen Kern. Der parvozelluläre Teil des basalen Kerns projiziert dabei zur ventralen Schale und zum Kern des Nucleus accumbens, der magnozelluläre Teil zur ventralen Schale und zum ventromedialen Putamen, der intermediäre basale Kern zum gesamten ventromedialen Striatum mit Ausnahme des dorsomedialen Teils der Schale des Nucleus accumbens. Das ventromediale Striatum erhält ebenfalls Eingänge aus der medialen Amygdala, der medialen zentralen Amygdala und dem periamygdalären Kortex (Fudge et al. 2002, Affe).

Thalamostriatale Projektionen

Thalamische Afferenzen zum dorsalen Striatum stammen vornehmlich von den Mittellinienkernen (Nucleus reuniens, Nucleus centralis medialis, Nucleus parataenialis und Nucleus paraventricularis thalami) und den intralaminären Kernen des dorsalen Thalamus (vor allem aus dem Nucleus centromedianus; ▶ 1.5). Neurone aus diesen Kernen schicken dabei Kollateralen zum dorsalen Striatum und zum Kortex.

Ventrales Striatum/Nucleus accumbens erhalten thalamische Eingänge ebenfalls vornehmlich von den Mittellinienkernen und einigen intralaminären Kernen, hier vor allem aus dem Nucleus parafascicularis, der hauptsächlich zur Schale des Nucleus accumbens projiziert (Gimenez-Amaya et al. 1995). Die Mittellinienkerne haben eine reziproke Verbindung zur zentralen Amygdala und stellen ein wichtiges Bindeglied zwischen Amygdala und ventralem Striatum/ventralem Pallidum dar, zwischen denen relativ wenige direkte Verbindungen bestehen. Weitere thalamische Afferenzen stammen aus dem medialen Kniehöcker, dem supragenikulären Kern, dem Nucleus lateralis posterior und dem Nucleus posterior.

Der dorsomediale thalamische Kern ist eine der wichtigsten limbischen thalamischen Umschaltstellen. Erstaunlicherweise gibt es nur wenige direkte Verbindungen zwischen diesem Kern und dem Nucleus accumbens/ventralen Striatum. Indirekte Verbindungen verlaufen hauptsächlich über den medialen, orbitalen und insulären Kortex, indem der zentrale Teil des dorsomedialen thalamischen Kerns zum ventrolateralen und lateralen orbitofrontalen Kortex projiziert und dieser zur Schale des Nucleus accumbens, die auch Eingänge vom infralimbischen Kortex und vom agranulären insulären Kortex erhält (Deniau et al. 1994). Der rostrale Teil und die Schale des Nucleus accumbens projizieren ihrerseits massiv zum ventralen Pallidum, das zum dorsomedialen thalamischen Kern, zum NTS und zur Substantia nigra projiziert. Diese wiederum haben direkte Verbindungen zum prämotorischen und supplementärmotorischen Kortex. Während also der limbische Kortex einen massiven direkten Einfluss auf Nucleus accumbens/ventrales Striatum nimmt, sind die Rückverbindungen nur indirekt.

Mesostriatale dopaminerge Projektionen

Dorsales und ventrales Striatum erhalten einen wichtigen Eingang aus dem dopaminergen mesolimbischen System, das weiter unten (▶ 1.4.4) ausführlicher geschildert wird. Dieses System gliedert sich in eine dorsale und eine ventrale Reihe dopaminerger Neurone. Die ventrale Reihe dopaminerger Zellen des VTA projiziert zu den Striosomen, die dorsale Reihe des VTA, der SNpc und des retrorubalen Feldes zur Matrix des **dorsalen** Striatum. Die dorsale Reihe projiziert zugleich zu allen Teilen des **ventralen** Striatum einschließlich der Schale des Nucleus accumbens (Hasue u. Shammah-Lagnado 2002). Einige Neurone in der Übergangszone zwischen den beiden Reihen der Substantia nigra projizieren parallel zum dorsalen und zum ventralen Striatum. Da dorsales und ventrales Striatum untereinander nur wenig verknüpft sind, stellen Substantia nigra und VTA eine wichtige Verbindung beider Striatumgebiete dar.

Afferenzen aus dem Hirnstamm

Serotonerge Afferenzen zum Striatum stammen vom ipsilateralen dorsalen Raphekern und enden mit Kollateralen auch im Pallidum und in der Substantia nigra. Cholinerge Afferenzen stammen von der retikulären Formation des Tegmentum und der Brücke einschließlich des PPT und des tegmentalen laterodorsalen Kerns (NTLD) und enden im Nucleus accumbens. Reziproke Verbindungen bestehen mit dem PAG (▶ 1.8).

Efferenzen des Striatum

Die Haupteferenzen des **dorsalen Striatum** ziehen zum **dorsalen** Pallidum, und zwar parallel zum externen und internen Segment, zur SNpr (aus der **Matrix**) und zur ventralen SNpc (aus den **Striosomen**). Diese Projektionen sind überwiegend hemmend (GABAerg). Das externe Segment des dorsalen Pallidum projiziert seinerseits überwiegend hemmend zum internen Segment des dorsalen Pallidum, welches dann ebenso wie die SNpr hemmend zum ventralen anterioren und ventrolateralen thalamischen Kern projiziert. Diese projizieren ihrerseits erregend zurück zum motorischen, prämotorischen und supplementärmotorischen Kortex. Man bezeichnet diese Faserbahn als »dorsale (somatomotorische) Schleife« (s. unten).

Die Haupteferenzen des **ventralen Striatum/Nucleus accumbens** (◘ Abb. 1.15) laufen zum **ventralen** Pallidum,

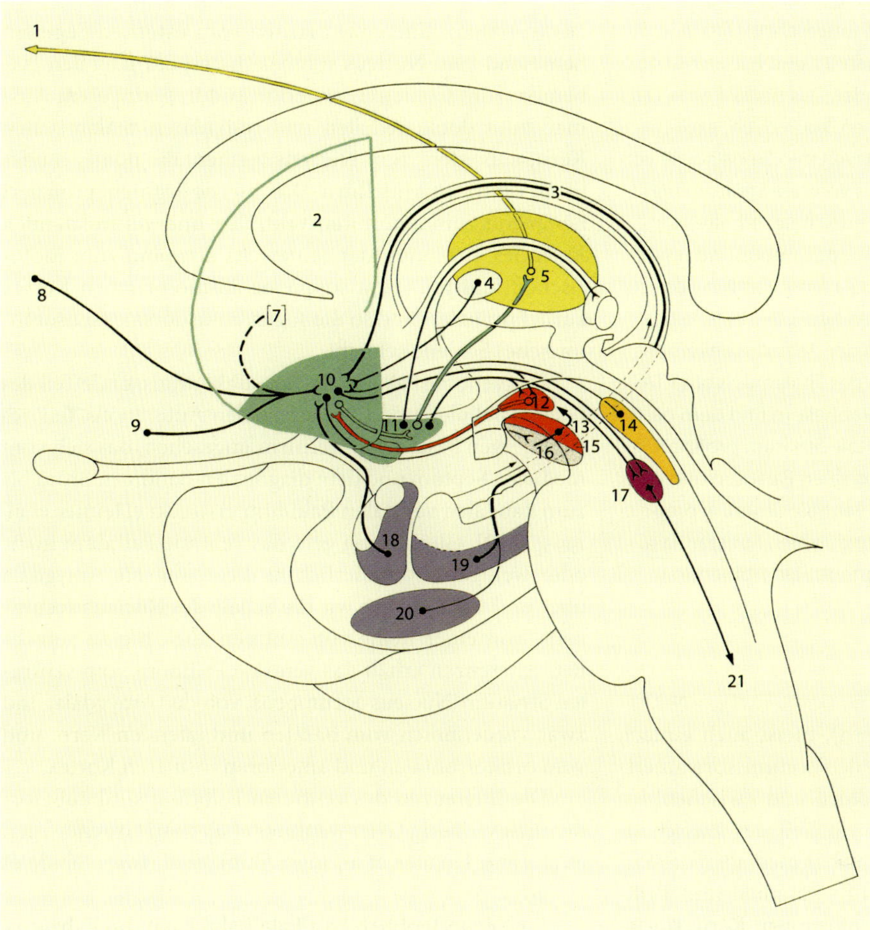

Abb. 1.15. Hauptverbindungen des ventralen Striatum/Nucleus accumbens und des ventralen Pallidum (*grün*). *1* Cortex praefrontalis, *2* Striatum dorsale, *3* Fornix, *4* Nuclei mediani thalami, *5* Nucleus medialis thalami, *6* Nucleus habenulae lateralis, *7* Cortex insulae, *8* Cortex praelimbicus, *9* Cortex praefrontalis medialis, *10* Striatum ventrale, *11* Pallidum ventrale, *12* Area tegmentalis ventralis, *13* Fibrae nigrostriatales, *14* Nucleus raphe dorsalis, *15* Substantia nigra, pars compacta, *16* Substantia nigra, pars reticulata, *17* Nucleus tegmentalis pedunculopontinus, pars compacta, *18* Nuclei basales amygdalae, *19* Subiculum, *20* Cortex entorhinalis + perirhinalis, *21* Fibrae pedunculopontinoreticulares. (Mod. nach Nieuwenhuys et al. 1991)

das zum dorsomedialen thalamischen Kern projiziert, der wiederum Projektionen zum lateralen und medialen orbitofrontalen Kortex schickt. Dabei ziehen Fasern aus dem **Kern** des Nucleus accumbens zum dorsolateralen ventralen Pallidum, zum lateralen VTA und zur mediolateralen SNpc. Die **Schale** des Nucleus accumbens hingegen projiziert zu den ventromedialen Teilen des ventralen Pallidum, zum Globus pallidus internus (Nucleus entopeduncularis bei der Ratte), zum lateralen Hypothalamus, zum medialen VTA, zum dorsomedialen Teil der SNpc und zum PAG (Cardinal et al. 2002). Projektionsfasern des Nucleus accumbens zum ventralen Pallidum zeigen bei der Ratte eine GABA-, Substanz P-, Enkephalin- und Dynorphin-Immunreaktivität (Heimer et al. 1995).

Wenige direkte Verbindungen bestehen erstaunlicherweise nicht nur, wie erwähnt, zwischen dorsalem und ventralem Striatum, sondern auch zwischen Kern und Schale des Nucleus accumbens. Die Schale beeinflusst den Kern (ebenso wie das dorsale Striatum) über den soeben geschilderten Umweg über das mesenzephale dopaminerge System (Cardinal et al. 2002). Haber et al. (2000) sprechen von einer »spiralförmigen« Verbindungen zwischen Schale und Kern des Nucleus accumbens und dem dorsalen (somatomotorischen) Striatum jeweils über die ventrale und dorsale Substantia nigra.

Es wird diskutiert, inwieweit der kaudomediale Teil der Schale des Nucleus accumbens nicht zum Striatum, sondern zur erweiterten Amygdala zu rechnen ist (Zahm 1998, 1999; Heimer 2000; Viggiano et al. 2003). Die erweiterte zentromediale Amygdala projiziert zum kaudalen lateralen Hypothalamus und zu vegetativ-autonomen Zentren des Hirnstamms. Die kaudomediale Schale und das ventromediale ventrale Pallidum projizieren dagegen zur gesamten präoptischen und lateralen hypothalamischen Region und sind damit Teil der »ventralen« Schleife zwischen Basalganglien, Thalamus und limbischem frontalem Kortex. Daher sind die erweiterte Amygdala einerseits und die kaudomediale Schale des Nucleus accumbens und das ventromediale ventrale Pallidum andererseits als unterschiedliche limbische Funktionsstationen anzusehen, die jedoch eng miteinander interagieren. Der Kern des Nucleus accumbens hat stärkere Übereinstimmungen mit dem dorsalen Striatum und wird von vielen Autoren als Teil der sensomotorischen Basalganglien angesehen (Cardinal et al. 2002; Heimer 2000; Zahm 1999; Viggiano et al. 2003).

! Dorsales und ventrales Striatum unterscheiden sich in ihren Ein- und Ausgängen voneinander und haben nur geringe Verbindungen untereinander. Das dorsale Striatum erhält Eingänge vom sensorischen, kognitiven, exekutiven und motorischen Kortex im weiteren Sinne sowie von der basolateralen Amygdala. Das ventrale Striatum und der Nucleus accumbens (Kern und Schale) erhalten Eingänge von limbischem Kortex, Hippocampus und umgebender Rinde, BNST und Amygdala (vornehmlich vom basalen und akzessorischen basalen Kern). Beide Teile des Striatum erhalten Eingänge von den Mittellinienkernen und den intralaminären Kernen des Thalamus, vom VTA und der Substantia nigra, vom Raphekern und dem pedunkulopontinen Kern. Das dorsale Striatum projiziert überwiegend hemmend zum dorsalen Pallidum und zur ventralen Substantia nigra. Das ventrale Striatum projiziert zum ventralen Pallidum, zur dorsalen Substantia nigra, zum dorsalen VTA und zum zentralen Höhlengrau.

1.4.2 Globus pallidus

Der **Globus pallidus** (bleicher Kern), meist auch einfach **Pallidum** genannt, liegt unterhalb der Commissura anterior im Übergangsbereich von Endhirn und Zwischenhirn (ontogenetisch ist das Pallidum ein Teil des Zwischenhirns), schließt sich jedoch unmittelbar medial an das Putamen des Striatum an (◘ Abb. 1.2). Putamen und Pallidum zusammen bilden den linsenförmigen Kern, **Nucleus lentiformis**. Das Pallidum der Primaten wird untergliedert in einen lateralen (oder »externen«) und einen medialen (oder »internen«) Teil (Segment), die durch die Lamina medullaris medialis getrennt werden. Der Nucleus entopeduncularis der Ratte, der vom Pallidum externum deutlich abgesetzt ist, wird von der Mehrzahl der Autoren als Homologon zum Pallidum internum der Primaten angesehen. Das Pallidum des Menschen enthält ungefähr 600.000 Zellen, von denen die Mehrzahl große, meist spindelförmige oder dreieckige Zellkörper und dicke, lange glatte Dendriten besitzen (Nieuwenhuys et al. 1991; Heimer et al. 1995).

Das Pallidum wird wie das Striatum (Caudatoputamen) in einen **dorsalen** und einen **ventralen** Teil untergliedert; es gibt aber auch hier wie dort zwischen dorsalem und ventralem Pallidum keine deutlichen anatomischen und zytoarchitektonischen Grenzen. Neurochemisch ist das ventrale Pallidum durch eine starke Substanz P-Immunreaktivität charakterisiert, die aber ebenfalls keine scharfen Grenzen aufweist. Eine starke Enkephalin-Immunreaktivität findet sich gleichfalls im dorsalen und im ventralen Pallidum.

Das **dorsale Pallidum** erhält in seinem externen und internen Segment **hemmende** Afferenzen vom dorsalen Striatum sowie in seinem internen Segment zusätzlich einen massiven **erregenden** Eingang vom Nucleus subthalamicus (s. unten). Efferenzen ziehen vom externen Segment **hemmend** zum Nucleus subthalamicus, zur lateralen Habenula, zum Colliculus superior und in geringerem Ausmaß zum dorsomedialen und retikulären thalamischen Kern, außerdem zum Nucleus tegmentalis pontis caudalis im ventralen Mittelhirn. Das interne Segment projiziert **hemmend** zum anterioren ventralen und ventrolateralen Kern des Thalamus, der seinerseits **erregend** zum motorischen und prä- bzw. supplementärmotorischen Kortex zurückprojiziert und so die sogenannte dorsale (sensomotorische) Schleife schließt.

Das **ventrale Pallidum** ist der subkommissurale Teil des Globus pallidus und wird von vielen Autoren als Teil des cholinergen basalen Vorderhirns angesehen, das sich vom medialen Septum und dem diagonalen Band von Broca bis zum kaudalen ventralen Pallidum erstreckt (Heimer et al. 1995; ▶ 1.2). Gleichzeitig geht das ventrale Pallidum mehr oder weniger kontinuierlich in die erweiterte Amygdala über und wird, ebenso wie die Schale des Nucleus accumbens, von einer Reihe von Autoren auch hierzu gerechnet. Afferenzen erhält das ventrale Pallidum vom ventralen Striatum/Nucleus accumbens, von der Amygdala, und zwar vornehmlich vom basalen und lateralen Kern, und vom orbitofrontalen und anterioren insulären Kortex.

Die Efferenzen des ventralen Pallidum sind außerordentlich vielfältig (Nieuwenhuys et al. 1991; Groenewegen et al. 1993; Heimer et al. 1995; Shink et al. 1997; Sibide et al. 1997):

1. Eine erste, **limbisch-kortikale** Bahn zieht direkt bzw. indirekt über den dorsomedialen thalamischen Kern zum medialen und orbitofrontalen Kortex.
2. Eine zweite, **limblisch-subkortikale** Bahn zieht zurück zum ventralen Striatum/Nucleus accumbens, daneben zum lateralen Septum, zur basolateralen und zentralen Amygdala, zum lateralen Hypothalamus und zur lateralen Habenula.
3. Eine dritte, vorwiegend **motorisch-exekutive** Bahn zieht zum Thalamus, und zwar zu den ventrolateralen, ventromedialen, ventralen anterioren und zentromedianen Kernen und zu den posterioren thalamischen Kernen (Nucleus parafascicularis, Nucleus suprageniculatus, medialer Teil des medialen Nucleus geniculatus, posteriorer intralaminärer Nukleus).
4. Eine vierte, **limbisch-prämotorische** Bahn läuft vom ventromedialen und ventrolateralen Teil des ventralen Pallidum zu den dopaminergen Zellgruppen im VTA, im retrorubalen Feld und in der SNpc, daneben vom dorsolateralen ventralen Pallidum zur SNpr und zum PB, zu den Raphekernen, zum ventromedialen PAG, zum Locus coeruleus und zum Nucleus tegmentalis pontis caudalis.

Nucleus accumbens und ventrales Pallidum projizieren also parallel zu allen wichtigen tegmentalen Kernen (▶ 1.8).

❗ Der Globus pallidus gliedert sich in einen dorsalen und einen ventralen Teil. Das dorsale Pallidum ist Hauptausgangsstruktur des dorsalen Striatum und projiziert über thalamische Umschaltkerne zum motorischen Kortex (»dorsale Schleife«). Das ventrale Pallidum ist Hauptausgangsstruktur des ventralen Striatum/Nucleus accumbens und projiziert über den Thalamus zum limbischen Kortex (»ventrale Schleife«) sowie zu motorisch-exekutiven Kernen des Hirnstamms.

1.4.3 Nucleus subthalamicus

Der Nucleus subthalamicus ist ein eiförmiges Gebilde im kaudalen Dienzephalon, das sich deutlich gegen die Zona incerta und den lateralen Hypothalamus abgrenzt (Heimer et al. 1995). Dieser Kern besteht aus einer homogenen Ansammlung dicht gepackter mittelgroßer Neurone mit spindelförmigen oder polygonalen Zellkörpern und Dendriten, die eine geringe bis mittlere Anzahl von Dornen tragen. Hemmende Eingänge erhält der Nucleus subthalamicus vom Globus pallidus externus, erregende Eingänge vom primären motorischen und somatosensorischen Kortex, vom präfrontalen Kortex und von den intralaminären Kernen des Thalamus (vor allem vom Nucleus parafascicularis). Praktisch alle Neurone des Nucleus subthalamicus sind Projektionsneurone; diese senden erregende Fasern zum Globus pallidus internus und zur SNpr. Weitere Ausgänge ziehen zum PAG, zum PPT, zum dorsalen Raphekern und zur pontinen retikulären Formation.

❗ Der Nucleus subthalamicus vermittelt zwischen Globus pallidus externus einerseits und Globus pallidus internus und SNpr andererseits und bildet innerhalb der dorsalen Schleife eine funktional wichtige »Nebenschleife«.

1.4.4 Mesolimbisches System

Das mesolimbische System wird von der Substantia nigra, dem ventralen tegmentalen Areal und dem retrorubalen Feld gebildet. Es ist vornehmlich durch die Anwesenheit dopaminerger Zellen charakterisiert.

Die **Substantia nigra** (schwarze Substanz) ist die größte Zellmasse im ventralen Tegmentum des Mittelhirns. Die namengebende dunkle Färbung erhält sie durch die Anwesenheit von Neuromelanin in ihren Zellen. Sie gliedert sich in einen dorsalen Teil, **pars compacta** (SNpc) genannt, der viele dicht gepackte polygonale und überwiegend dopaminsynthetisierende Zellen enthält (◘ Abb. 1.16). Viele Dendriten dieser Zellen erstrecken sich in den ventralen Teil der Substantia nigra mit geringerer Zellpackung, **pars**

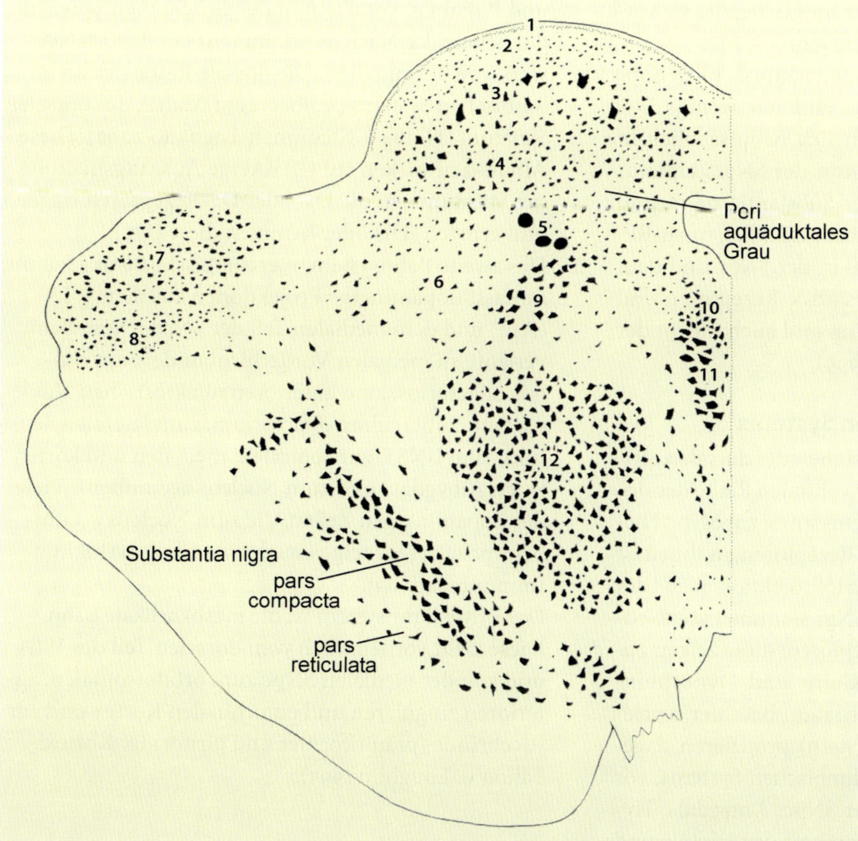

◘ **Abb. 1.16.** Transversalschnitt durch das Mittelhirn auf Höhe des Colliculus superior; dargestellt ist die Verteilung von Zellkörpern. Die umgebenden, mit *Ziffern* versehenen Strukturen werden im Text nicht weiter behandelt. *1–4* Schichten des Colliculus superior, *5* Nucleus mesencephalicus nervi trigemini, *6* Nucleus cuneiformis, *7/8* dorsaler/ventraler Teil des medialen Kniehöckers, *9* Nucleus interstitialis, *10* akzessorischer Kern des okulomotorischen Hirnnerven, *11* Kern des okulomotorischen Hirnnerven, *12* parvozellulärer Teil des Nucleus ruber. (Mod. nach Nieuwenhuys et al. 1991)

reticulata (SNpr) genannt. Dieser Teil gehört embryologisch zum Pallidum (Fallon u. Loughlin 1995). Hier finden sich ähnlich wie im Globus pallidus internus mittelgroße multipolare trianguläre oder ovoide GABAerge Zellen mit glatten Dendriten. Beide Teile der Substantia nigra zeigen eine starke Substanz P-Immunreaktivität. Die **laterale** Substantia nigra ist eine Fortsetzung der pars compacta, zeigt aber Eigenschaften beider Teile der Substantia nigra (Fallon u. Loughlin 1995).

Das **ventrale tegmentale Areal** (VTA) liegt medial von der SNpc und geht nach vorn in den lateralen Hypothalamus über (◘ Abb. 1.4 und 1.15). Dieser Zellverband enthält 80% dopaminerge und 20% nichtdopaminerge Neurone. Zum dopaminergen mesolimbischen System gehört schließlich das **retrorubale Feld**, das sich im lateralen Tegmentum hinter dem Nucleus ruber (einem Teil des extrapyramidalen motorischen Systems) befindet.

Die dopaminergen Zellen im retrorubalen Feld, in der SNpc und im VTA bilden eine zusammenhängende Gruppe dopaminerger Neurone, die als A8, A9 und A10 bezeichnet werden (Nieuwenhuys 1985). Man unterscheidet in dieser Gruppe eine **dorsale Reihe** (englisch: *dorsal tier*), die aus den dopaminergen und Calbindin-positiven Zellen des retrorubalen Feldes (A8), des VTA (A10) und aus dem dorsalen Teil der A9-Gruppe der Substantia nigra besteht. Dopaminerge Neurone im ventralen Teil von A9, die Calbindin-negativ sind, bilden die **ventrale Reihe** (englisch: *ventral tier*). In Umkehrung der Verhältnisse im Striatum hat die dorsale Reihe eher limbische, die ventrale eher exekutiv-motorische Funktionen.

Das mesolimbische System enthält hauptsächlich dopaminerge D1- und D2-Rezeptoren und nur wenige D3-Rezeptoren. D1-Rezeptoren finden sich hauptsächlich in der SNpr, D2- und D3-Rezeptoren in der SNpc. Opioidrezeptoren sind massenhaft in der Substantia nigra und im VTA vorhanden, wobei es sich hauptsächlich um μ-Rezeptoren handelt, die vornehmlich in der SNpr und dem ventralen Teil der SNpc lokalisiert sind. κ-Rezeptoren sind nur mäßig und δ-Rezeptoren gering und auch nur in der SNpc vorhanden (François et al. 1999).

Eingänge des mesolimbischen Systems

Hemmende Neurone in den Striosomen des **dorsalen** Striatum projizieren überwiegend zur **ventralen** Reihe des dopaminergen mesolimbischen Systems sowie zur SNpr. Diese Zellen tragen dopaminerge D2-Rezeptoren; in ihnen ist GABA mit Enkephalin kolokalisiert. Projektionen aus der **Matrix** des dorsalen Striatum zur SNpr stammen von Neuronen mit dopaminergen D1-Rezeptoren; diese zeigen zusätzlich eine Substanz P-, Tachykinin- und Dynorphin-Immunreaktivität. Das **ventrale** Striatum bzw. der Nucleus accumbens (vornehmlich der **Kern**) projizieren dagegen zur **dorsalen** Reihe des mesolimbischen Systems, vor allem zum dorsomedialen Teil der SNpc. Amygdala, Hypothalamus, die präoptische Region und der orbitale und zinguläre Kortex projizieren ebenfalls zum dorsalen Teil der SNpc und des VTA. Das dorsale Pallidum projiziert zu beiden Teilen der Substantia nigra, das ventrale Pallidum vornehmlich zur SNpc, zum VTA und zum retrorubalen Feld.

Die SNpr erhält einen massiven exzitatorischen Input vom Nucleus subthalamicus und bildet innerhalb der Verschaltung der Komponenten der Basalganglien eine »Nebenschleife« (s. unten). Der dorsale und der mediale Raphekern senden serotonerge Projektionen zur SNpr, der posteriore pedunkuläre tegmentale Kern schickt cholinerge Projektionen in den gesamten Bereich der Substantia nigra und des VTA, die auch verstreute cholinerge Neurone enthalten.

Ausgänge des mesolimbischen Systems

Die Ausgänge des dopaminergen mesolimbischen Systems gliedern sich in drei Systeme (Nieuwenhuys 1985; Nieuwenhuys et al. 1991).

1. Das erste System umfasst die Projektionen zum Striatum und wird **mesostriatale Bahn** genannt. Die Projektionen zum dorsalen Striatum und zu Teilen des Nucleus accumbens stammen hauptsächlich von dopaminergen Neuronen im ventralen Teil der SNpc sowie im ventrolateralen VTA (Fallon u. Loughlin 1995). Diese mesostriatalen Projektionen ziehen durch den dorsolateralen Hypothalamus in die interne Kapsel und bilden dann in Nucleus caudatus und Putamen, vor allem in den Striosomen, sowie in der Schale des Nucleus accumbens ein dichtes Netzwerk von Terminalien. Die dorsale Reihe des mesolimbischen Systems projiziert zur Matrix des dorsalen Striatum (Hasue u. Shammah-Lagnado 2002). Diese Afferenzen wirken auf GABAerge Ausgangsneurone des Striatum ein, die D1- oder D2-Rezeptoren tragen, und erregen (D1) oder hemmen diese (D2).
2. Das zweite Bahnsystem, **mesolimbische Bahn** genannt, umfasst dopaminerge Projektionen aus dem VTA (A10) und dem medialen Teil der SNpc. Diese Bahn verläuft im medialen Vorderhirnbündel zum Bulbus olfactorius, zum anterioren olfaktorischen Nukleus, zum Tuberculum olfactorium, zum lateralen Septum, zum BNST, zur zentralen, medialen und kortikalen Amygdala und zum Nucleus accumbens. Viele der dopaminergen Zellen, die zum Nucleus accumbens projizieren, zeigen auch eine Cholezystokinin-Immunreaktivität.
3. Das dritte Bahnsystem ist die **mesokortikale Bahn**. Diese zieht vornehmlich vom dorsalen Teil des VTA und von der medialen SNpc zum orbitofrontalen, anterioren zingulären und entorhinalen Kortex und zur Riechrinde (präpiriformer und piriformer Kortex; Fallon u. Loughlin 1995).

Neben diesen drei dopaminergen Bahnen gibt es auch Projektionen von nichtdopaminergen Neuronen des mesolimbischen Systems. Diese machen bis zu 20% aller Neurone der Substantia nigra und des VTA aus (Fallon u. Loughlin 1995). Nichtdopaminerge Projektionen entstammen vornehmlich der SNpr und ziehen zum visuellen Kortex, zu Hypothalamus, Locus coeruleus, PAG, PB, zur lateralen Habenula, zum dorsalen Raphekern und zum Kortex des Kleinhirns. Einen hemmenden Eingang erhalten diese nichtdopaminergen Neurone von den GABAergen Projektionsneuronen der Matrix des Striatum, einen erregenden aus dem Nucleus subthalamicus. Die SNpr und der laterale Teil der SNpc projizieren mit GABAergen Fasern zum Colliculus superior und zum PPT sowie zu benachbarten mesopontinen tegmentalen Kernen, die mit Kopf-, Hals- und Körpermotorik zu tun haben (► 1.8), sowie zum ventromedialen und dorsomedialen Kern und zu den intralaminären Kernen des Thalamus, die ihrerseits mit dem limbischen frontalen Kortex in Verbindung stehen.

! Das mesolimbische System besteht aus der Substantia nigra pars compacta und pars reticulata, dem VTA und dem retrorubalen Feld. Es ist vor allem durch dopaminerge Zellen gekennzeichnet. Haupteingänge stammen aus dem Striatum, wobei das dorsale Striatum zur »ventralen Reihe« und das ventrale Striatum zur »dorsalen Reihe« des mesolimbischen Systems projizieren. Letztere erhält auch massive Eingänge von anderen limbischen Zentren. Die dopaminergen Ausgänge gliedern sich in eine mesostriatale, eine mesolimbische und eine mesokortikale Bahn. Nichtdopaminerge Ausgänge ziehen zu kortikalen sensorischen und subkortikalen prämotorisch-exekutiven Zentren.

1.4.5 Funktionelle Aspekte

Die Basalganglien gliedern sich in zwei funktionale Systeme, ein **exekutiv-motorisches** und ein **limbisch-motivationales** System. Zum ersten System gehören das dorsale Striatum, das dorsale Pallidum und der Nucleus subthalamicus; diese sind Teil der bereits genannten »dorsalen Schleife« zwischen Kortex, Basalganglien und Thalamus. Zum zweiten System gehören das ventrale Striatum bzw. der Nucleus accumbens und das ventrale Pallidum; sie sind Teil der »ventralen Schleife« zwischen Kortex, Basalganglien und Thalamus. Wie dargestellt, sind diese beiden Systeme durch weitgehend unterschiedliche Eingänge und Ausgänge charakterisiert, und sie weisen nur wenige direkte Verbindungen untereinander auf. Indirekte Verbindungen werden vor allem durch die SNpc und die SNpr hergestellt. Kürzlich konnte mithilfe der funktionellen Bildgebung die funktionale »Arbeitsteilung« des dorsalen und des ventralen Striatum in einen verhaltenssteuernden und einen emotional bewertenden Teil auch für den Menschen nachgewiesen werden (O'Doherty et al. 2004).

Dorsale und ventrale Schleife

Die **dorsale Schleife** verbindet Zentren, die für geplante und bewusst gesteuerte oder zumindest bewusst ausgelöste Bewegungen – sogenannte Willkürbewegungen – notwendig sind (■ Abb. 1.17). Sie geht von den kortikalen Arealen aus, die **exekutive** (d. h. handlungsvorbereitende) und motorische Funktionen haben. Hierzu gehören der motorische, der laterale prämotorische und der supplementärmotorische Kortex, der dorsolaterale präfrontale Kortex und der posteriore parietale Kortex. Die **ventrale Schleife** verbindet hingegen Zentren, die mit **motivationaler** und **emotionaler** Steuerung von Willkürbewegungen zu tun haben, mit der Bewertung der Folgen von Handlungen, mit Fehlerkontrolle und mit deren Einpassung in den sozialen Kontext. Die ventrale Schleife geht entsprechend vom medialen und orbitofrontalen Kortex, vom zingulären Kortex und in geringerem Maße vom inferioren temporalen Kortex aus (■ Abb. 1.18). Beide Schleifen bestehen wieder aus verschiedenen Komponenten.

Nach Alexander et al. (1990) und Passingham (1993) in (zuweilen leicht abweichender) Übereinstimmung mit anderen Autoren (Hoover u. Strick 1993) und unter Berücksichtigung der oben genannten neueren Befunde ergibt sich folgendes Schema:

Bahnen der dorsalen und der ventralen Schleife

Der motorische, der dorsolaterale und der mediale prämotorische (supplementärmotorische) Kortex (SMA) sowie der kaudale posteriore parietale Kortex, die mit den **gröberen und den feineren Details der Bewegungssteuerung** befasst sind, projizieren zum lateralen Teil des Putamen, von dort zum ventrolateralen Teil des Globus pallidus internus und zum kaudolateralen Teil der SNpr und von dort über den medialen und oralen Teil des ventrolateralen thalamischen Kerns zurück zum Kortex (1).

Das frontale und das supplementäre Augenfeld sowie Teile des dorsolateralen präfrontalen und parietalen Kortex, die mit der Steuerung von **Augen- und Augenfolgebewegungen** zu tun haben, projizieren zum »Körper« (*corpus*) des Nucleus caudatus, von dort zum kaudalen Teil des dorsomedialen Globus pallidus internus und zur ventrolateralen SNpr, von dort zum magnozellulären Teil des ventralen anterioren und zum posterolateralen dorsomedialen thalamischen Nukleus (2).

▼

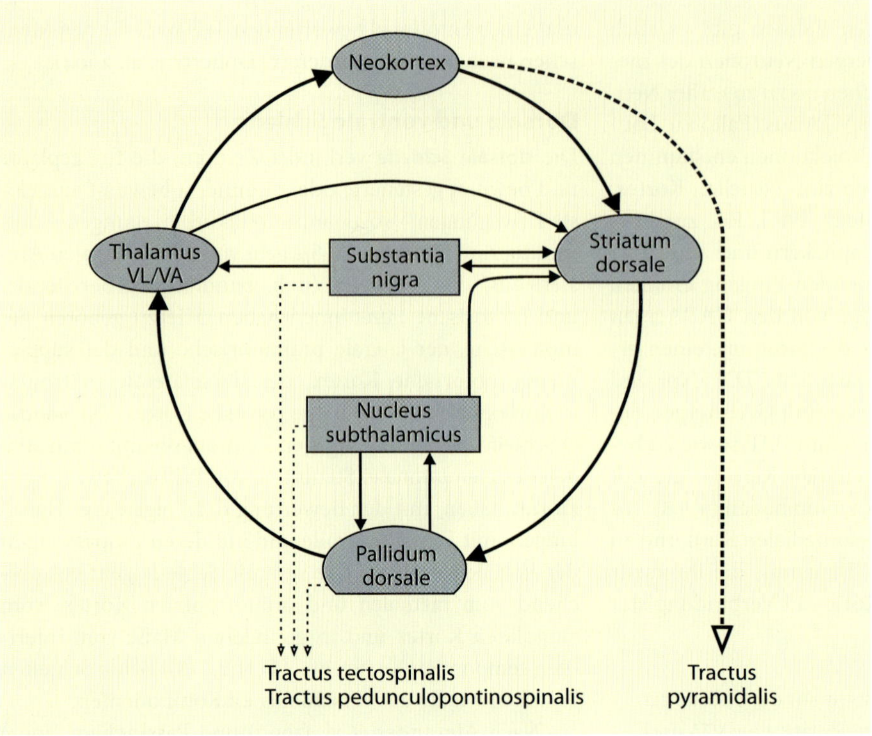

Abb. 1.17. Schematische Darstellung der »dorsalen« bzw. »motorischen« Schleife zwischen kortikalen und subkortikalen Zentren für die Steuerung von Willkürhandlungen. Efferenzen motorischer, prämotorischer und exekutiver Areale des Neokortex ziehen zum dorsalen Striatum, das seinerseits zum dorsalen Pallidum projiziert. Von dort läuft die Verbindung über thalamische Kerne (*VL/VA* Nucleus ventrolateralis/ventralis anterior) zum Neokortex zurück. Substantia nigra und Nucleus subthalamicus sind jeweils eng mit dem dorsalen Striatum und dem dorsalen Pallidum verbunden. Vom prämotorischen und motorischen Kortex nimmt die Pyramidenbahn ihren Ausgang; Substantia nigra, Nucleus subthalamicus und dorsales Pallidum projizieren auch absteigend und münden über weitere Schaltstellen in tektospinale und pedunkulopontinospinale Bahnen. (Mod. nach Nieuwenhuys et al. 1991)

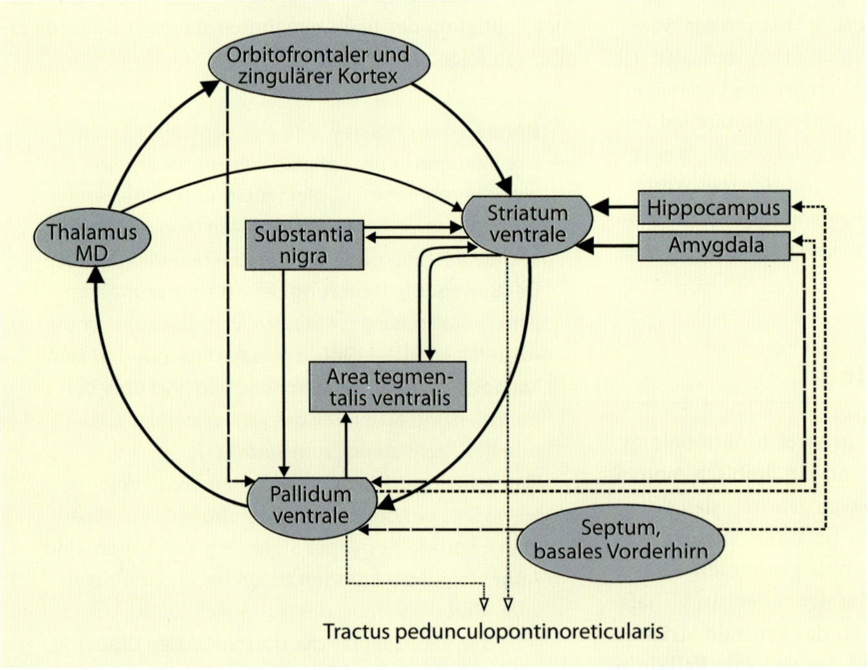

Abb. 1.18. Schematische Darstellung der »ventralen« bzw. »limbischen« Schleife zwischen kortikalen und subkortikalen Zentren der emotionalen Verhaltensbewertung. Der limbische (orbitofrontale, zinguläre) Kortex sendet Efferenzen zum ventralen Striatum und zum Nucleus accumbens, die ihrerseits zum ventralen Pallidum projizieren. Ventrales Striatum, Nucleus accumbens und ventrales Pallidum stehen in enger Verbindung mit der Substantia nigra. Auf das ventrale Striatum/Nucleus accumbens sowie das ventrale Pallidum wirken die Amygdala und das ventrale tegmentale Areal als Zentren des emotionalen Gedächtnisses, der Hippocampus als Zentrum für das episodische Gedächtnis (Kontextgedächtnis) sowie das basale Vorderhirn (Nuclei septales, diagonales Band von Broca) als Zentrum für Aufmerksamkeitssteuerung ein. Das ventrale Pallidum projiziert zum Nucleus dorsomedialis (*MD*), der seinerseits zum limbischen Kortex zurück sowie zum ventralen Striatum projiziert. Das ventrale Pallidum und der limbische Kortex haben auch direkte Verbindungen miteinander. Ventrales Pallidum und ventrales Striatum projizieren absteigend zum tegmentalen pedunkulopontinen Kern, von dem der Tractus pedunculopontinoreticularis seinen Ausgang nimmt. (Mod. nach Nieuwenhuys et al. 1991)

Der vordere Teil des posterioren parietalen Kortex, der dorsolaterale präfrontale Kortex, der supplementärmotorische Kortex (SMA) und der prä-SMA, die alle mit **Handlungsplanung und Handlungsvorbereitung** zu tun haben, projizieren zum dorsolateralen Teil des Nucleus caudatus, von dort zum lateralen dorsomedialen Globus pallidus internus und zur rostrolateralen SNpc, von dort über den parvozellulären Teil des ventralen anterioren thalamischen Nukleus und den parvozellulären Teil des dorsomedialen Nukleus des Thalamus zurück zum Kortex (3).
Der untere Temporallappen und der laterale orbitofrontale Kortex, die mit **kognitiv-bewertenden Leistungen** und **bewussten emotionalen Zuständen** zu tun haben, projizieren zum ventromedialen Teil des Kopfes (*caput*) des Nucleus caudatus, von dort zum dorsomedialen Globus pallidus internus und zur rostromedialen SNpr, von dort zum magnozellulären Teil des dorsomedialen thalamischen Nukleus und zum medialen magnozellulären Teil des ventralen anterioren Nukleus und schließlich zurück zu den kortikalen Ausgangsgebieten (4).
Der anteriore zinguläre Kortex, der mit **Aufmerksamkeit und Fehlerüberwachung** zu tun hat, sowie der mediale orbitofrontale Kortex und der entorhinale Kortex, die mit **erinnerungsgeleiteter Verhaltensbewertung** befasst sind, projizieren zum ventralen Striatum/Nucleus accumbens, von dort zum rostrolateralen Teil des Globus pallidus internus, zum ventralen Pallidum und zur rostrodorsalen SNpr und von dort über den posteriomedialen magnozellulären dorsomedialen Nukleus zurück zum Kortex (5).

Wie ersichtlich, verlaufen diese Bahnen anatomisch-topographisch teilweise getrennt: Sie gehen von verschiedenen Teilen des Kortex aus und umfassen unterschiedliche Anteile der Basalganglien und unterschiedliche Kerne bzw. Unterkerne des dorsalen Thalamus. Bahn (1) hat motorische Funktionen im engeren Sinne, Bahn (2) hat okulomotorische Funktionen, Bahn (3) exekutive, d. h. handlungsvorbereitende Funktionen; alle drei zusammen bilden die **dorsale Schleife**. Die Bahnen (4) und (5) dagegen haben eher emotionale und motivationale Funktionen sowie Funktionen der Verhaltensbewertung und Fehlerkorrektur und bilden die **ventrale Schleife**.

Die verschiedenen Teile der Basalganglien sind untereinander in komplexer Weise verschaltet (◘ Abb. 1.19). Alle erhalten einen erregenden (glutamatergen) Eingang von unterschiedlichen Kortexarealen, wobei das dorsale Striatum die Hauptmasse des kortikalen Eingangs erhält. Das dorsale Striatum wirkt seinerseits **hemmend** über GABAerge Neurone auf die SNpr und den Globus pallidus externus ein, und beide wirken entweder direkt oder indirekt (über den Globus pallidus internus) **hemmend** auf thalamische Kerne ein, nämlich den Nucleus ventralis anterior und den Nucleus ventralis lateralis sowie den parvozellulären Teil des Nucleus dorsomedialis. Diese thalamischen Kerne schließlich projizieren **erregend** (über den Transmitter Glutamat) zum Kortex zurück, und zwar der Nucleus dorsomedialis zum PFC und der Nucleus ventralis anterior und lateralis zum supplementärmotorischen und prämotorischen Kortex. Wir haben hier also eine Schleife vor uns, die nacheinander aus einem erregenden, einem hemmenden, einem hemmenden und einem erregenden Abschnitt besteht. Sie wird **direkte dorsale Schleife** genannt.

Hinzu kommen zwei »Nebenschleifen«. Die erste Nebenschleife besteht darin, dass das dorsale Striatum hemmende Fasern zur SNpc schickt und diese (wie geschildert) über die mesostriatale dopaminerge Bahn zum dorsalen Striatum zurück projiziert. Die zweite Nebenschleife entsteht dadurch, dass der Globus pallidus externus hemmend auf den Nucleus subthalamicus einwirkt

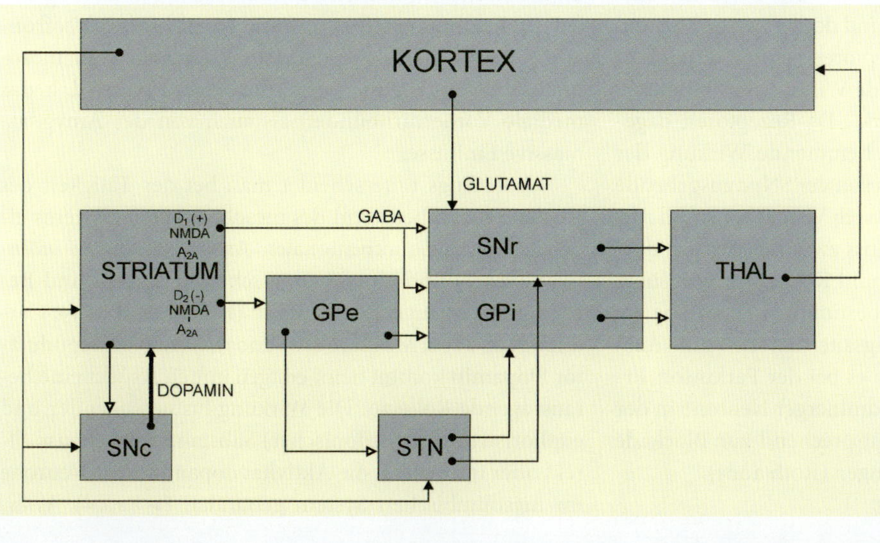

◘ **Abb. 1.19.** Verschaltung zwischen Kortex und Basalganglien bzw. innerhalb der Basalganglien. Exzitatorisch wirkende glutamaterge Einflüsse sind mit *schwarzen Pfeilköpfen* dargestellt, inhibitorische GABAerge mit *offenen Pfeilköpfen. Dicker schwarzer Pfeil*: dopaminerge Projektion von der Substantia nigra zum Striatum. *A_{2A}* Adenosinrezeptoren, *D_1/D_2* dopaminerge Rezeptortypen, *GPe* Globus pallidus, äußerer Teil, *GPi* Globus pallidus, innerer Teil, *NMDA* glutamaterger Rezeptorentyp, *SNc* Substantia nigra, pars compacta, *SNr* Substantia nigra, pars reticulata, *STN* subthalamischer Nucleus, *THAL* Thalamus

und dieser erregend zur SNpr und zum Globus pallidus internus projiziert. Hierdurch werden diese Ausgangsstrukturen der Basalganglien durch den Nucleus subthalamicus moduliert.

Die Basalganglien als Handlungsgedächtnis

Eine zurzeit weithin akzeptierte Auffassung lautet, dass die dorsalen Bereiche der Basalganglien eine Art **Handlungsgedächtnis** darstellen, in denen alle bisher erfolgreich ausgeführten Bewegungsarten gespeichert sind (Graybiel et al. 1994; Roth 2003). Erregungszustände in der Großhirnrinde im Zusammenhang mit Handlungsplanung und -vorbereitung laufen vor der eigentlichen Ausführung der Handlung zu den »dorsalen« Bereichen der Basalganglien (d. h. dorsales Striatum, dorsales Pallidum, Nucleus subthalamicus, SNpr) und werden dort mit diesem Handlungsgedächtnis abgeglichen. Das Resultat dieses Abgleichs läuft dann zur Großhirnrinde zurück. Dabei wird in den Basalganglien durch Hemmung und selektive Enthemmung die Handlung festgelegt, die in diesem Augenblick und in dieser Weise den vorgegebenen Intentionen am besten entspricht. Ohne diesen subkortikalen Abgleich in den Basalganglien können Willkürhandlungen nicht kortikal gestartet werden. Offensichtlich wird dieser Prozess unmittelbar vor Beginn einer Willkürhandlung mehrfach durchlaufen und schlägt sich im Aufbau des kortikalen Bereitschaftspotentials nieder, das Willkürbewegungen spezifisch vorhergeht (Kornhuber u. Deecke 1965; Lang et al. 1991; Cunnington et al. 1997; Brunia u. van Boxtel 2000).

Die ventrale limbische Schleife ist auf komplexe Weise mit der dorsalen, exekutiv-motorischen Schleife verbunden. Ein Hauptverbindungsglied ist, wie bereits erwähnt, die Substantia nigra, die über ihre Pars compacta und Pars reticulata mit beiden Schleifen in Verbindung steht. Wie erwähnt, projizieren dopaminerge Neurone der SNpc über die mesostriatale Bahn zum dorsalen Striatum. Die Terminalien dieser Fasern enden dort auf GABAergen Projektionsneuronen, die hemmend zum dorsalen Pallidum und zur SNpr projizieren und dopaminerge D1- und D2-Rezeptoren tragen. D1-Rezeptoren werden durch Dopamin erregt, was die hemmende Wirkung der GABAergen Projektionsneurone verstärkt. D2-Rezeptoren dagegen werden gehemmt, was die hemmende Wirkung der Trägerneurone vermindert. Das von der SNpc ausgehende »Dopaminsignal« greift damit durch Verstärkung und Abschwächung in den Erregungsfluss zwischen Kortex, dorsalen Basalganglien, Thalamus und Kortex ein und führt zur »Freischaltung« einer ganz bestimmten Handlung bei Unterdrückung aller Handlungsalternativen. Ein Ausfall dieses Dopaminsignals, wie es bei der Parkinson-Erkrankung durch Absterben dopaminerger Neurone in der SNpc verursacht wird, führt entsprechend zur Blockade **innengeleiteter** Willkürbewegungen (Roth 2003).

Die Funktion des Nucleus accumbens und des dopaminergen mesolimbischen Systems

Die entscheidende Frage ist nun, welche Instanz die Tätigkeit der SNpc und damit das »Dopaminsignal« steuert. Nach heutigem Wissen geschieht dies über die ventrale Schleife unter Kontrolle des limbischen Systems, vornehmlich des orbitofrontalen und zingulären Kortex, der Amygdala und des Nucleus accumbens. Die Funktion der Amygdala im Zusammenhang mit der Kontrolle von angeborenen affektiven und erlernten emotionalen Zuständen wurde bereits ausführlich behandelt.

Dem Nucleus accumbens kommt eine besonders Rolle bei motivationalen und lustbetonten (hedonischen) Zuständen zu (Stern u. Passingham 1996; Schultz 1998; Tremblay u. Schultz 1999; Everitt et al. 1999; Cardinal et al. 2002; Jongen-Relo et al. 2002, 2003). Der Nucleus accumbens zeigt vornehmlich den »Belohnungswert« von Objekten und Handlungen an. Wie Schultz und Mitarbeiter mithilfe neurophysiologischer Experimente am Makakenaffen nachwiesen, feuern dopaminerge Neurone im Nucleus accumbens bei Belohnung durch Trinken und Essen (Übersicht bei Schultz 1998). Dies könnte bedeuten, dass die Nucleus-accumbens-Aktivität tatsächlich ein **Belohnungssignal** darstellt. Andere Neurone sind einige Sekunden vor dem erwarteten Auftreten der Belohnung aktiv, scheinen also die **Belohnungserwartung** zu repräsentieren. Die Aktivität vieler Dopaminneurone in der Substantia nigra und im VTA hängt von der **Belohnungsvorhersagbarkeit** ab: Dopaminneurone feuern stärker, wenn das Ereignis besser war als erwartet. Ihre Aktivität ist dagegen unverändert, wenn das Ereignis den Erwartungen entspricht, und sie verringert sich, wenn die Belohnung geringer als erwartet ausfällt. Nach Meinung von Schultz und Mitarbeitern signalisieren Dopaminneurone dabei eine **Abweichung** von der Belohnungserwartung. Vor einigen Jahren wurden von Tremblay und Schultz (1999) auch im orbitofrontalen Kortex von Makakenaffen Neurone gefunden, die beim Anblick von belohnungsankündigenden Reizen, während der Belohnungserwartung und bei der Belohnung selbst verstärkt feuern. Der orbitofrontale Kortex erhält – wie dargestellt – sowohl vom mesolimbischen System über die mesokortikale Bahn (d. h. das mediale Vorderhirnbündel) als auch von der Amygdala massive Einflüsse.

Neuerdings unterscheidet man bei der Tätigkeit des Nucleus accumbens und des mesolimbischen Systems einen antreibend-motivationalen Aspekt (englisch: *incentive salience*) und einen hedonischen, d. h. Lust und Befriedigung erzeugenden Zustand (Everitt et al. 1999; Cardinal et al. 2002; McClure et al. 2003). Dem Neuromodulator Dopamin kommt beim erstgenannten Aspekt eine herausragende Rolle zu. Die Wirkung lusterzeugender und euphorisierender (hedonischer) Substanzen ist ebenso direkt oder indirekt an die Aktivität dopaminerger Neurone im mesolimbischen System gebunden (▶ Kap. 4). Während Dopamin für lange Zeit als **der** Belohnungsstoff des Gehirns betrachtet wurde, wächst die Einsicht, dass Dopamin einerseits eine deutlich beschränktere und andererseits eine wesentlich allgemeinere Rolle spielt.

Koch und Mitarbeiter konnten beispielsweise zeigen, dass Dopaminantagonisten, die in den Nucleus accumbens von Ratten injiziert wurden, zwar das **aktive Belohnungsverhalten** in einer Skinner-Box, nicht aber die Futteraufnahme, die Bevorzugung von leckerem Futter und auch nicht die passive Abschwächung der potenzierten Schreckreaktion (▶ 1.3) durch Belohnung beeinträchtigen (Koch et al. 2000). Bei lusterzeugender intrakranialer Stimulation des mesolimbischen dopaminergen Systems wird die Ausschüttung von Dopamin sogar vermindert. Dopamin scheint nach Meinung einer Reihe von Autoren (Spanagel u. Weiss 1999; Rolls 1999) eher als Signal für die **Assoziation** von Belohnung und bestimmten Ereignissen denn als Belohnungsstoff selbst zu fungieren. Letztere Funktion kommt eher den hirneigenen Opiaten (Enkephalin, Dynorphin, β-Endorphin) zu, deren vornehmlicher Wirkort das mesolimbische System ist (▶ Kap. 4). Auch Serotonin ist möglicherweise hierin involviert.

Einige Autoren wie Horvitz (2000) weisen darauf hin, dass das dopaminerge mesolimbische System keineswegs nur auf positive, sondern auch auf negative Ereignisse mit einer erhöhten Ausschüttung von Dopamin reagiert – allerdings nur auf solche mit hoher Intensität. Ebenfalls kommt es bei auffallenden und neuartigen Ereignissen zu einer erhöhten Dopaminausschüttung. Nach neuesten Untersuchungen handelt es sich bei den durch negative Ereignisse aktivierten Zellen aber um nichtdopaminerge Neurone (Ungless et al. 2004). Dies bedeutet, dass das mesolimbische dopaminerge System neben den beiden »klassischen« Funktionen der Belohnungsvorhersage und der belohnungsbasierten Verhaltensentscheidung, die mit dopaminergen Neuronen zu tun haben, auch eine reine Orientierungsfunktion gegenüber potenziell wichtigen Vorgängen besitzt.

Zur Motivation gehört das Erkennen bzw. das Erlernen des potenziellen Belohnungscharakters von Objekten und Situationen, welches zur Grundlage appetitiven Verhaltens wird. Speziell für die Stimulus-Belohnungs-Assoziationen scheint der anteriore zinguläre Kortex zuständig zu sein, der sowohl zur zentralen Amygdala als auch zum Nucleus accumbens projiziert. Der Zentralkern der Amygdala übt einen indirekten dopaminergen Einfluss auf den Nucleus accumbens aus, und zwar über die SNpc. Ebenso beeinflusst die zentrale Amygdala über ihre Projektionen zum cholinergen basalen Vorderhirn die Aufmerksamkeit für motivationsgeladene Reize und generelle Aufmerksamkeit. Die Projektionen des ventralen Subiculum zum Nucleus accumbens liefern nach Ansicht von Everitt und Mitarbeitern (1999) den kontextuellen Hintergrund der belohnungsrelevanten Situation. Genaue sensorische Informationen über die Situation laufen über die basolaterale Amygdala, die zum Nucleus accumbens projiziert.

! Die Basalganglien gliedern sich funktional in ein exekutiv-motorisches und ein limbisch-motivationales System. Zu ersterem gehören das dorsale Striatum, das dorsale Pallidum und der Nucleus subthalamicus. Diese sind Teil der »dorsalen Schleife« zwischen Kortex, Basalganglien und Thalamus. Zum zweiten System gehören das ventrale Striatum bzw. der Nucleus accumbens und das ventrale Pallidum. Sie sind Teil der »ventralen Schleife« zwischen Kortex, Basalganglien und Thalamus. Ein wichtiges Bindeglied zwischen beiden Systemen bildet das mesolimbische System (Substantia nigra, VTA und retrorubales Feld).
Anatomisch-topographisch teilweise getrennte Bahnen gehen von verschiedenen Teilen des Kortex aus und umfassen unterschiedliche Anteile der Basalganglien und unterschiedliche Kerne bzw. Unterkerne des dorsalen Thalamus. Bahn 1 hat motorische Funktionen im engeren Sinne, Bahn 2 okulomotorische Funktionen und Bahn 3 exekutive, d. h. handlungsvorbereitende Funktionen. Alle drei zusammen bilden die dorsale Schleife. Die Bahnen 4 und 5 haben emotionale und motivationale Funktionen und bilden die ventrale Schleife. Die dorsalen Anteile der Basalganglien stellen eine Art »Handlungsgedächtnis« dar, die ventralen Anteile zusammen mit der Amygdala das zerebrale Bewertungs- und Belohnungszentrum.

1.5 Limbischer Thalamus und Habenula

Der Thalamus ist Teil des Zwischenhirns auf Höhe des Zusammenflusses der beiden Endhirnventrikel und des dritten (d. h. Zwischenhirn-)Ventrikels im Foramen interventriculare. Er liegt innerhalb der Seitenwand des dritten Hirnventrikels und wird dorsal von den beiden Endhirnventrikeln begrenzt. Nach lateral wird der Thalamus ebenso wie der Nucleus caudatus durch das massive vertikal-diagonale Faserband der Capsula interna von Putamen und Globus pallidus getrennt (◼ Abb. 1.5b).

Die Masse des Thalamus wird als **dorsaler Thalamus** bezeichnet, während der seitlich dem dorsalen Thalamus anliegende **Nucleus reticularis thalami** und die tatsächlich ventral liegende **Zona incerta** und der **Nucleus subthalamicus** zum viel kleineren **ventralen Thalamus** gezählt werden. Der ebenfalls ventral vom dorsalen Thalamus angesiedelte **Nucleus ruber** und die **Substantia nigra** werden dagegen dem Tegmentum des Mittelhirns zugeordnet. Durch die starke Vergrößerung des Endhirns hat sich der eng mit ihm zusammenhängende dorsale Thalamus nach kaudal über das Mittelhirntegmentum geschoben.

Im Folgenden werden nur der dorsale Thalamus und die Habenula als Teil des Epithalamus behandelt. Die Zona incerta wird im Zusammenhang mit dem Hypothalamus, der Nucleus subthalamicus wurde bereits im Zusammenhang mit den Basalganglien besprochen (▶ 1.4). Die folgende kurzgefasste Darstellung beruht im Wesentlichen auf Nieuwenhuys et al. (1991, Mensch) und Price (1995, Ratte). Weitere Details sind in den übrigen Abschnitten des Gesamtkapitels enthalten und sollen hier nicht wiederholt werden.

1.5.1 Dorsaler Thalamus

Einteilung des dorsalen Thalamus in Kerngebiete

Der Gesamtkomplex des dorsalen Thalamus wird durch den gekrümmten Faserzug der Lamina medullaris interna in einen medialen Teil aufgeteilt, der von der **medialen Kerngruppe** eingenommen wird, und in einen lateral-ventralen Teil, der die **laterale** und die **ventrale Kerngruppe** umfasst. Am vorderen inneren Pol befindet sich die **anteriore** Kerngruppe, an die sich die mediale Kerngruppe anschließt. Nach kaudal wird die laterale Kerngruppe vom **Pulvinar** und die ventrale Kerngruppe vom **lateralen** und **medialen Kniehöcker** (Corpus geniculatum laterale bzw. mediale) ersetzt. Zwischen dem medialen und dem ventrolateralen Teil des dorsalen Thalamus und eingelagert in die Faserzüge der Lamina medullaris interna liegen die **intralaminären Kerne**. Zwischen der medialen Kerngruppe und der Wand des dritten Ventrikels befinden sich die **Mittellinienkerne**. Außen an der lateralen Kerngruppe liegt schalenförmig der **Nucleus reticularis thalami** (◘ Abb. 1.20).

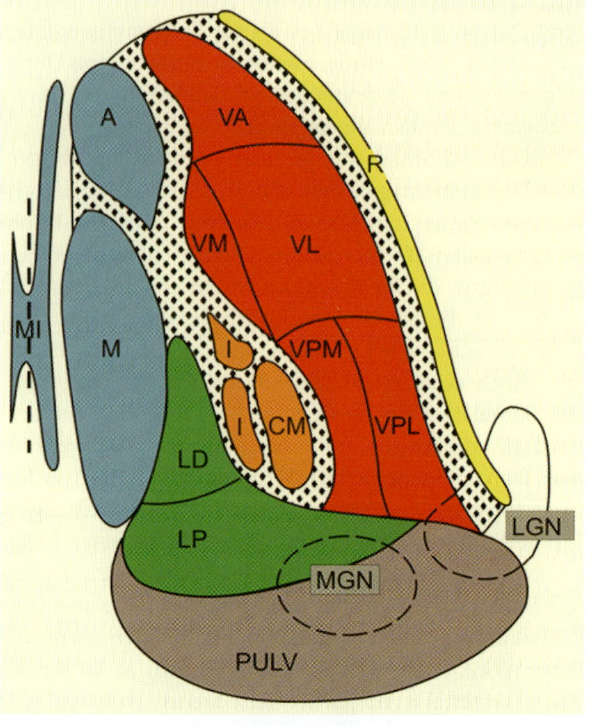

◘ **Abb. 1.20.** Schema der thalamischen Kerngebiete; in der Horizontalebene ausgebreitet. Die Mittellinie des Gehirns ist *links als gestrichelte Linie* angedeutet; rostral ist *oben*. *A* Anteriore Kerngruppe, *CM* Nucleus centromedianus, *I* intralaminäre Kerne, *LD* Nucleus lateralis dorsalis, *LGN* Corpus geniculatum laterale, *LP* Nucleus lateralis posterior, *M* Nucleus medialis, *MI* Mittellinienkerne, *MGN* Corpus geniculatum mediale, *R* Nucleus reticularis, *PULV* Pulvinarkerne, *VA* Nucleus ventralis anterior, *VL* Nucleus ventralis lateralis, *VM* Nucleus ventralis medialis, *VPL* Nucleus ventralis posterior lateralis, *VPM* Nucleus ventralis posterior medialis. (Mod. nach Nieuwenhuys et al. 1998)

Thalamokortikales System

Klassischerweise werden die Kerne des Thalamus eingeteilt in **palliothalamische** oder »spezifische« Kerne, die mit der Großhirnrinde (dem »Pallium cerebri«) eng verbunden sind, und in **trunkothalamische** oder »unspezifische« Kerne, die mit dem Hirnstamm (dem »Truncus cerebri«) eng zusammenhängen. Diese Einteilung ist nach neueren Forschungsergebnissen jedoch nur bedingt zutreffend, denn nahezu alle Kerne des dorsalen Thalamus haben Verbindungen sowohl mit dem Kortex, mit dem sie das **thalamokortikale System** bilden, als auch mit subkortikalen Regionen innerhalb des Endhirns sowie Zentren des Zwischenhirns und des Hirnstamms. Allerdings zeigen die »spezifischen« visuellen, auditorischen und somatosensorischen Kerne (die lateralen Kerne, das Corpus geniculatum laterale und mediale) einen höheren Grad an topologischer Ordnung. Das heißt, sie erhalten Afferenzen aus unterschiedlichen Teilen sensorischer Zentren des Hirnstamms und aus der Netzhaut in genauer räumlicher (meist rostrokaudaler und dorsoventraler) Anordnung. Sie geben diese Ordnung an die entsprechenden primären und sekundären sensorischen kortikalen Areale weiter und empfangen von diesen kortikalen Arealen entsprechend geordnete Afferenzen. In der lateralen (somatosensorischen) Kerngruppe werden auch Afferenzen aus den Vestibulariskernen des verlängerten Marks, aus dem Kleinhirn, dem Pallidum und der Substantia nigra zur Großhirnrinde umgeschaltet. Die Afferenzen und Efferenzen der »unspezifischen« Kerne, zu denen die intralaminären Kerne, die Mittellinienkerne, die mediale und die anteriore Kerngruppe gehören, weisen dagegen eine **diffusere** Anordnung auf, indem sie parallel mit einer größeren Zahl von Zentren einsinnig oder reziprok verbunden sind.

Das olfaktorische System ist als einziges Sinnessystem **nicht** Teil des soeben geschilderten thalamokortikalen Systems. Die Afferenzen aus dem Bulbus olfactorius enden unter Umgehung des Thalamus im unteren (orbitalen) Stirnhirn, und zwar im anterioren olfaktorischen Nukleus, im piriformen Kortex, in der Amygdala, im Tuberculum olfactorium, in der ventralen Taenia tecta und im rostralen entorhinalen Kortex. Sonderfälle bilden auch das gustatorische und das viszerale System. Aufsteigende gustatorische und viszerale Bahnen von den Parabrachialkernen enden im dorsalen Thalamus, und zwar im parvozellulären Teil des **ventroposterioren medialen Nukleus.** Die gustatorischen Afferenzen enden dabei im dorsomedialen Teil, die viszeralen Afferenzen im ventrolateralen Teil dieses Bereichs. Von hier aus ziehen gustatorische und viszerale Fasern jedoch nicht zum Isokortex, sondern zum allokortikalen insulären Kortex – und zwar die viszeralen Afferenzen zum agranulären insulären Kortex, der somit den primären viszeralen Kortex repräsentiert, und die gustatorischen Afferenzen zum dysgranulären insulären Kortex, der den primären gustatorischen Kortex darstellt (Saper 1995; ► 1.7).

Spezifische und unspezifische Kerne des dorsalen Thalamus unterscheiden sich auch hinsichtlich ihrer Projektion in die unterschiedlichen Schichten des Isokortex. Die Projektionen der somatosensorischen, visuellen und auditorischen Umschaltkerne enden in Schicht III und IV der primären somatosensorischen, visuellen und auditorischen Areale des sechsschichtigen Isokortex sowie in Schicht III, V und VI der sekundären sensorischen und assoziativen Areale. Die unspezifischen Kerne projizieren dagegen überwiegend in Schicht I. Der schalenförmig außen liegende Nukleus reticularis thalami besitzt keine Verbindungen zum Kortex. Die Kerne des dorsalen Thalamus bestehen überwiegend aus exzitatorischen Neuronen; GABAerge inhibitorische Interneurone werden auf 20–30% geschätzt.

Wie geschildert, hängt der dorsale Thalamus über ein massives System auf- und absteigender Fasern als Teil der Capsula interna und der Corona radiata in topographisch geordneter Weise mit der gesamten Großhirnrinde zusammen. Dabei sind miteinander verbunden:
- die mediale Kerngruppe des dorsalen Thalamus mit dem medialen und präfrontalen Kortex,
- die anteriore Kerngruppe mit dem zingulären und retrosplenialen Kortex,
- die laterale und ventrale Kerngruppe einschließlich des Pulvinar mit dem prämotorischen Kortex und dem größten Teil des Scheitel-, Schläfen- und Hinterhauptslappens,
- das visuelle Corpus geniculatum laterale mit dem primären visuellen Kortex am kaudalen Pol des Hinterhauptslappens und entlang dem Sulcus calcarinus auf der hinteren Kortexinnenseite,
- das Corpus geniculatum mediale mit den Heschlschen Querwindungen am oberen Rand des Temporallappens.

Die intralaminären Kerne, die Mittellinienkerne, die medialen und die anterioren Kerne haben parallele Projektionen zum Kortex und zu subkortikalen Zentren. Diese Kerne werden im Folgenden genauer beschrieben, da sie zum limbischen System im weiteren Sinne gehören. Den übrigen thalamischen Kernen kommen überwiegend sensorisch-motorische und exekutive Funktionen zu, und sie sollen hier nicht besprochen werden.

Anteriore Kerngruppe

Hauptkern der **anterioren** Kerngruppe ist der anteriore thalamische Kern (**Nucleus anterior thalami**). Dieser Kern ist eine wichtige Umschaltstation zwischen limbischen Zentren, der Hippocampusformation, dem Gyrus cinguli und dem präfrontalen Kortex. Er erhält über den Fornix einen direkten sowie über die Mammillarkörper und den Tractus mammillothalamicus einen indirekten Eingang vom Nucleus caudatus, vom zingulären Kortex, von Hippocampus, zentralem Höhlengrau, Nucleus interpeduncularis und Locus coeruleus und projiziert seinerseits zurück zum Hippocampus, zum anterioren und posterioren zingulären Kortex, zum visuellen temporalen und zum präfrontal-orbitofrontalen Kortex sowie zum Locus coeruleus. Er spielt ebenso wie die Mammillarkörper bei Gedächtnisfunktionen eine wichtige Rolle.

Mediale Kerngruppe

Der wichtigste Kern der medialen Kerngruppe ist der **dorsomediale Kern** (**Nucleus dorsomedialis**), auch mediodorsaler Kern genannt. Er gliedert sich in einen medialen und zentralen großzelligen (magnozellulären) und einen lateralen kleinzelligen (parvozellulären) Anteil (Price 1995).

Der **magnozelluläre** Teil erhält Afferenzen aus dem Septum, der Amygdala, dem olfaktorischen, perirhinalen und entorhinalen Kortex, dem Temporallappen, dem Hypothalamus, dem Tegmentum des Mittelhirns, dem PAG, den PB und dem Nucleus incertus (NI). Ebenso erhält der magnozelluläre Teil des dorsomedialen Nukleus Eingänge vom ventralen Striatum und vom ventralen Pallidum. Er projiziert mit seinem **ventralen** Teil zum dorsalen prälimbischen Kortex und mit seinem kaudalen Teil zum dorsalen agranulären insulären Kortex. Dieser innerviert seinerseits vornehmlich den Kern des Nucleus accumbens, der wiederum massiv zum ventralen Pallidum projiziert. Der **zentrale** Teil des magnozellulären dorsomedialen thalamischen Kerns projiziert zum ventrolateralen und lateralen orbitofrontalen Kortex, der die Schale des Nucleus accumbens innerviert. Diese wiederum erhält Eingänge vom infralimbischen Kortex und vom ventralen agranulären insulären Kortex. Der magnozelluläre dorsomediale Kern bildet also eine wichtige Umschaltstation zwischen dem limbischen Kortex und limbischen subkortikalen Zentren im Zusammenhang mit der Steuerung von Emotions- und Motivationszuständen, aber auch bei Gedächtnisprozessen.

Der **parvozelluläre** Teil des dorsomedialen Kerns dagegen hat vorwiegend motorisch-exekutive Funktionen, vor allem im Zusammenhang mit Augenbewegungen. Er erhält Afferenzen vom Colliculus superior, von der Substantia nigra und vom Gleichgewichtssystem (Vestibulariskomplex) und projiziert zum dorsolateralen präfrontalen Kortex, zum frontalen Augenfeld, zum parietalen Kortex sowie zum Colliculus superior. Er ist deshalb funktional eher den intralaminären bzw. den lateralen thalamischen Kernen zuzurechnen.

Intralaminäre Kerne

Die **intralaminären Kerne** liegen innerhalb des Faserzuges der Lamina medullaris interna, die den Thalamus durchzieht. Sie gliedern sich in einen **anterioren** Bereich, auch Zentralis-Lateralis-Komplex genannt, und einen **posterioren** Teil, auch Zentrum-Medianum-Parafaszikularis-Komplex genannt.

Die **anterioren** intralaminären Kerne (**Nucleus centralis lateralis** und **paracentralis**) erhalten Afferenzen von Rückenmark, Trigeminuskomplex, Kleinhirn, NI, PPT, NLTD des Hirnstamms, Colliculus superior und Praetectum und projizieren zum dorsalen und ventralen Striatum. Reziproke Verbindungen unterhalten sie mit der SNpr, dem dorsolateralen präfrontalen Kortex und in geringerem Ausmaß mit dem posterioren parietalen Kortex. Sie beeinflussen die kortikale Aktivität bei Aufmerksamkeit, Schlaf und Schmerz, spielen aber auch bei Augenbewegungen eine Rolle.

Die **posterioren** intralaminären Kerne (das **Centrum medianum** und der **Nucleus parafascicularis**) erhalten starke kortikale Afferenzen, und zwar das Centrum medianum vor allem vom motorischen, der Nucleus parafascicularis vornehmlich vom prämotorischen und präfrontalen Kortex. Subkortikale Afferenzen stammen vom Globus pallidus (Centrum medianum), von Hypothalamus, Colliculus superior (Nucleus parafascicularis), den PB und dem Raphekern. Das Centrum medianum projiziert hauptsächlich zum dorsalen Striatum und zusammen mit den anterioren intralaminären Kernen zu den motorischen und prämotorischen Arealen des frontalen Kortex (u. a. zum frontalen Augenfeld), der Nucleus parafascicularis vornehmlich zum ventralen Striatum, zum somatosensorischen und insulären Kortex und zur basolateralen Amygdala. Der letztgenannte Kern ist in diesem Zusammenhang auch an der Schmerzwahrnehmung beteiligt.

Mittellinienkerne

Die Mittellinienkerne **Nucleus reuniens**, **Nucleus centralis**, **Nucleus medialis**, **Nucleus parataenialis** und **Nucleus paraventricularis thalami** liegen an der Wand des dritten Ventrikels. Sie sind reziprok mit dem Hippocampus, der Amygdala, dem zingulären und dem orbitofrontalen Kortex verbunden. Weitere Eingänge stammen aus Septum, Hypothalamus (v. a. aus dem Nucleus suprachiasmaticus) und PAG, NI, PB, NTD und Locus coeruleus. Die Mittellinienkerne projizieren überdies zum dorsalen und zum ventralen Striatum und bilden über ihre reziproken Verbindungen mit der Amygdala eine wichtige Schaltstation zwischen erweiterter zentraler Amygdala und ventralem Striatopallidum.

Nucleus reticularis thalami

Der **Nucleus reticularis thalami** wird von einigen Autoren zum ventralen Thalamus gerechnet. Er umhüllt schalenartig den gesamten lateralen Teil des Thalamus. Er erhält Kollateralen sowohl von thalamokortikalen als auch von kortikothalamischen Bahnen, die in der Capsula interna verlaufen. Mit den palliothalamischen und den trunkothalamischen Kernen des dorsalen Thalamus steht er in reziproker Verbindung, projiziert aber nicht selbst zum Kortex. Noradrenerge Eingänge erhält er außerdem vom Locus coeruleus. Über hemmende (GABAerge) Fasern kontrolliert er die Aktivität der Thalamuskerne mit Ausnahme der anterioren Kerne und der lateralen Habenula – und zwar insbesondere die der intralaminären Kerne – und scheint so in der Tat zur Kontrolle der auf- und absteigenden Bahnen zwischen Thalamus und Kortex und damit zur Kontrolle bewusster Zustände beizutragen.

> **!** Die anteriore und mediale Kerngruppe, die intralaminären Kerne und die Mittellinienkerne des dorsalen Thalamus spielen eine wichtige Rolle bei der Integration der Aktivität kortikaler und subkortikaler limbischer Zentren und der Vermittlung zwischen Amygdala, Hippocampus und dorsalem und ventralem Striatum.
> Die anteriore Kerngruppe ist zusammen mit den Mammillarkörpern für die Gedächtnisbildung wichtig. Die intralaminären Kerne und die Mittellinienkerne haben teils limbische, teils motorisch-kognitive Funktionen. Der Nucleus reticularis thalami übt eine wichtige Kontrollfunktion innerhalb des thalamokortikalen Systems im Hinblick auf Aufmerksamkeit und Bewusstsein aus.

1.5.2 Habenula

Die Kerne der Habenula gehören zum **Epithalamus** und liegen kaudal von den Mittellinienkernen. Sie unterscheiden sich von den dorsomedialen thalamischen Kernen durch ihre Projektionen zum Hypothalamus und zum Tegmentum des Mittelhirns und der Brücke sowie durch das Fehlen von Projektionen zum Kortex.

Die Habenula wird in einen medialen und einen lateralen Kern eingeteilt. Der **mediale** Habenulakern erhält Afferenzen vom Septum und von den Raphekernen und projiziert in einer massiven Faserbahn zum Nucleus interpeduncularis. Hierüber ist die mediale Habenula mit den limbischen Kernen des Mittel-, Zwischen- und Endhirns verbunden. Der **laterale** Habenulakern erhält Eingänge vom ventralen Pallidum und projiziert über die Mittellinienkerne des Thalamus, den lateralen Hypothalamus und das zentrale Höhlengrau zurück zum ventralen Striatum. Über den Hypothalamus und das zentrale Höhlengrau beeinflusst er die vegetativ-autonomen Zentren des Hirnstamms und des Rückenmarks. Er besitzt reziproke Verbindungen mit den Raphekernen und dem dopaminergen mesolimbischen System und projiziert zum Colliculus superior des Mittelhirndachs und zum PPT.

> **!** Die mediale Habenula besitzt ausschließlich limbische Funktionen, bei der lateralen Habenula kommen auch somato- und viszeromotorische Funktionen hinzu.

1.6 Präoptisch-hypothalamische Region

Die präoptische Region und der Hypothalamus bilden zusammen eine durchgängige Mittelzone an der Basis des End- und Zwischenhirns (◘ Abb. 1.5a). Diese Zone wird medial und rostral von der Commissura anterior begrenzt und schließt sich rostral an die septale Region an, mit der sie auch funktional eng verbunden ist (► 1.2). Kaudal geht sie in das ventrale tegmentale Areal (VTA) und das zentrale Höhlengrau (PAG) über. Die folgende Darstellung basiert im Wesentlichen auf Nieuwenhuys (1985), Nieuwenhuys et al. (1991), Saper (1995) und Simerly (1995).

Klassischerweise wird die präoptisch-hypothalamische Zone eingeteilt in drei Längszonen: nämlich eine periventrikuläre, eine mediale und eine laterale Zone (◘ Abb. 1.21a). Die periventrikuläre Längszone weist enge Verbindungen zur Hypophyse auf und hat entsprechend mit der Sekretion hypophysärer Hormone zu tun. Die mediale Zone erhält den stärksten Eingang von allokortikalen bzw. subkortikalen Regionen des Endhirns, und zwar vornehmlich von der septalen Region und der Amygdala. Die laterale Längszone umhüllt das mediale Vorderhirnbündel.

Diese drei Längszonen werden üblicherweise in vier Querzonen eingeteilt: eine präoptische und eine anteriore, eine tuberale und eine mammillare hypothalamische Region (◘ Abb. 1.21b). Die sich dadurch ergebenden zwölf Teilzonen bzw. -regionen untergliedern sich in einzelne Kerne, von denen hier nur die wichtigeren ausführlicher behandelt werden sollen.

1.6.1 Periventrikuläre Zone

Hauptfunktion dieser Zone ist die neuronale Kontrolle der Hirnanhangsdrüse, der Hypophyse. Entsprechend finden sich hier Neurone, die Ausschüttungsfaktoren (Releasing-Faktoren) beinhalten. Sie sind durch eine massive Anwesenheit von endogenen Opiaten gekennzeichnet.

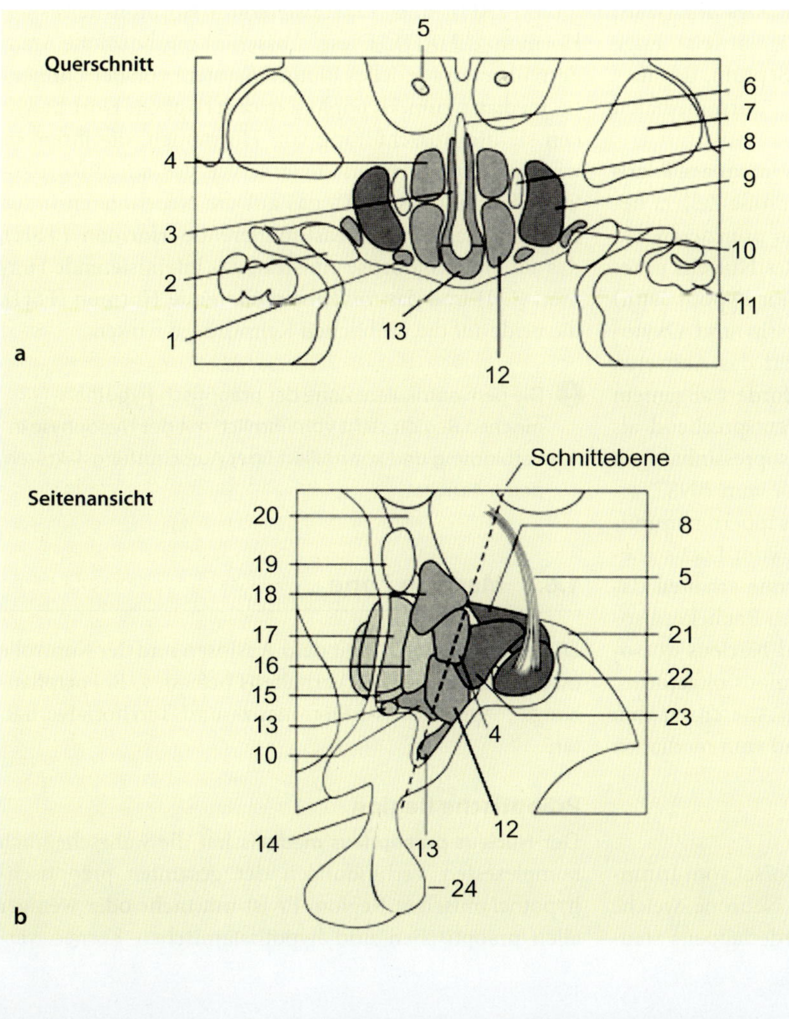

◘ **Abb. 1.21.** Schematische Darstellung der wichtigsten Kerne des Hypothalamus in Queransicht (**a**) und Längsansicht (**b**). *1* Lateraler tuberaler Nucleus, *2* optischer Trakt, *3* Nucleus periventricularis, *4* Nucleus dorsomedialis, *5* mammillothalamischer Trakt, *6* dritter Ventrikel, *7* Globus pallidus, *8* Fornix, *9* lateraler Hypothalamus, *10* Nucleus supraopticus, *11* Amygdala, *12* Nucleus ventromedialis, *13* Nucleus arcuatus, *14* Infundibulum, *15* Nucleus praeopticus lateralis, *16* Nucleus anterior, *17* Nucleus praeopticus medialis, *18* Nucleus paraventricularis, *19* anteriore Kommissur, *20* Fornixsäule, *21* ventrales tegmentales Areal, *22* Mammillarkörper, *23* Nucleus posterior, *23* Hypophyse. (Mod. nach Kandel et al. 1996)

Präoptische Region

Am rostralen Pol der präoptischen Region liegt der **Nucleus periventricularis** bzw. **Nucleus medianus**. Er kontrolliert das kardiovaskuläre System und den Flüssigkeitshaushalt und projiziert zum supraoptisch-paraventrikularen Kernkomplex des Hypothalamus. Es schließen sich der **anteroventrale periventrikuläre Nukleus** und der **präoptische suprachiasmatische Nukleus** an. Letzterer kontrolliert über den Hypothalamus die Gonadotropinsekretion. Er erhält starke Eingänge von der medialen Amygdala und vom BNST, jedoch nicht vom Septum. Er wird von allen Teilen des Hypothalamus innerviert, daneben von PAG, NTS und dem ventrolateralen Tegmentum und projiziert hauptsächlich zum periventrikulären Hypothalamus, daneben auch zum PPT (► 1.8).

Anteriore hypothalamische Region

An den anterioren präoptischen Nukleus schließt sich der hypothalamische **Nucleus suprachiasmaticus** an, der rostral vom optischen Chiasma und kaudal von der posterioren supraoptischen Kommissur eingegrenzt wird. Dieser Kern erhält einen direkten Eingang von der Retina und ist an der Kontrolle biologischer (z. B. zirkadianer) Rhythmik beteiligt. Er erhält außerdem einen starken serotonergen Eingang vom dorsalen Raphekern und einen Eingang vom ventrolateralen Corpus geniculatum des Thalamus, der eine Neuropeptid Y-Immunreaktivität aufweist. Enge Verbindungen bestehen auch mit dem Septum, der medialen und zentralen Amygdala und dem dorsomedialen Thalamuskern.

Der **Nucleus paraventricularis pars magnocellularis** und der **Nucleus supraopticus** enthalten große Zellen, deren Axone zum Hypophysenhinterlappen projizieren, wo sie (ebenso wie Axone von Neuronen des Nucleus praeopticus medialis und des Nucleus anterior hypothalami) die Ausschüttung von Arginin-Vasopressin und Oxytozin ins Blut bewirken. Oxytozin reguliert das Auftreten von Wehen und den Milchfluss und befördert allgemein weibliches Fürsorgeverhalten. Es wird entsprechend als »Bindungshormon« angesehen. Die vasopressinhaltigen Neurone erhalten Eingänge vornehmlich vom BNST, einen histaminergen Eingang vom Nucleus tuberomammillaris und einen noradrenergen Eingang vom Locus coeruleus (LC). Die oxytozinhaltigen Neurone erhalten dagegen serotonerge Eingänge vom dorsalen Raphekern sowie Eingänge von Nucleus arcuatus und Nucleus dorsomedialis des Hypothalamus und vom Bulbus olfactorius. Beide Zelltypen werden beeinflusst durch Afferenzen vom Septum, von der zentralen Amygdala und vom medianen präoptischen Kern.

Tuberale Region

Der **Nucleus arcuatus** liegt unmittelbar dorsal vom Infundibulum des Hypothalamus und enthält Neurone, welche direkt die Tätigkeit des Hypophysenvorderlappens steuern. Er ist charakterisiert durch die massive Anwesenheit des endogenen Opiates β-Endorphin (Loughlin et al. 1995). Den stärksten Eingang erhält er von anderen periventrikulären Kernen (vor allem vom supraoptischen und paraventrikularen Kern), und er projiziert dorthin zurück. Eingänge außerhalb der präoptisch-hypothalamischen Region sind spärlich, mit Ausnahme solcher vom BNST. Der Nucleus arcuatus und der **Nucleus paraventricularis pars parvocellularis** schicken Fasern zu den vegetativen Zentren des Hirnstamms (PAG, Parabrachialkerne, Locus coeruleus, NTS und Vagus-Ambiguus-Komplex), die dort eine Vielzahl von Neuromodulatoren, Neuropeptiden und Neurohormonen wie Arginin-Vasopressin, Oxytozin, Thyreotropin, Kortikotropin, Enkephalin, Somatostatin, Substanz P und Dopamin freisetzen. Entsprechend vielfältig sind die Funktionen im Zusammenhang mit Kreislaufregulation, Nahrungsaufnahme und Schmerzempfindung.

Ebenso senden beide Kerne (wie auch der Nucleus praeopticus medialis und andere mediale hypothalamische Kerne) Fasern zum Infundibulum der Hypophyse, wo Ausschüttungsfaktoren bzw. -hormone (Releasing-Faktoren bzw. Releasing-Hormone) freigesetzt werden. Hierzu gehören unter anderem der Kortikotropin-Releasing-Faktor (CRF), das Thyreotropin-Releasing-Hormon (TRH) und Luteinisierendes-Hormon-Releasing-Hormon (LHRH). Diese Ausschüttungshormone wandern über ein spezielles Blutgefäßsystem von der Eminentia mediana zum Hypophysenvorderlappen. Dort bewirken sie die Ausschüttung von Hormonen, die ihrerseits wichtige Körperdrüsen steuern, wie das adrenokortikotrope Hormon (ACTH), das auf die Nebennierenrinden einwirkt, das thyreoideastimulierende Hormon (TSH), das auf die Schilddrüse einwirkt, das luteinisierende Hormon (LH) und das follikelstimulierende Hormon (FSH), die beide auf die weiblichen Keimdrüsen wirken.

! Die periventrikuläre Zone der präoptisch-hypothalamischen Region steht vornehmlich mit der Hypophyse in Verbindung und kontrolliert über Ausschüttungsfaktoren deren Aktivität.

1.6.2 Mediale Zone

Die mediale Zone ist mit dem Auslösen und der Kontrolle instinkthaft-affektiven Verhaltens befasst, z. B. Fortpflanzungs-, Aggressions-, Dominanz- und Territorialverhalten.

Präoptische Region

Der **Nucleus praeopticus medialis** hat die wahrscheinlich komplexesten Verbindungen der gesamten präoptisch-hypothalamischen Region. Er ist mit mehr oder weniger allen präoptischen und hypothalamischen Kernen verknüpft und unterhält reziproke Verbindungen mit den limbischen Kortexarealen, dem Subiculum des Hippocampus, der medialen Amygdala, dem prinzipalen BNST, dem lateralen Septum, VTA, PAG, LC und dem dorsalem Raphekern. Innerhalb der präoptisch-hypothalamischen Region projiziert er zum Nucleus praeopticus medianus, zum Nucleus arcuatus und zum Nucleus paraventricularis pars parvocellularis, zur Zona incerta und zum lateralen Hypothalamus. Die Ein- und Ausgänge zeigen ein hohes Maß an topographischer Ordnung.

Der Nucleus praeopticus medialis ebenso wie der Nucleus anterior hypothalami (s. unten) haben mit Wärmehaushalt und Durstregulation zu tun. Sie sind zudem reich an Zellen, die auf das in den Keimdrüsen produzierte männliche Sexualhormon Testosteron ansprechen. Entsprechend sind sie im männlichen Geschlecht an der Steuerung des Sexual- und Aggressionsverhaltens beteiligt. Sie enthalten auch Zellen, die das Neuropeptid Arginin-Vasopressin produzieren. Arginin-Vasopressin reguliert den Wasserhaushalt und den Blutdruck, wirkt aber wie Testosteron ebenfalls wut- und aggressionsfördernd. Dies ist eine wesentliche Grundlage der für das männliche Geschlecht charakteristischen Kopplung von Sexualität, Aggressivität, Territorial- und Dominanzverhalten.

Der Nucleus praeopticus medialis ist bei Männern stärker ausgebildet als bei Frauen – einer der wenigen auffälligen anatomischen Unterschiede zwischen den beiden Geschlechtern im menschlichen Gehirn. Elektrische Stimulation dieses Kerns ruft Wut und Aggression hervor, aber auch Panikattacken, Trauer, das Gefühl von Verlassenheit und entsprechende affektive Lautäußerungen.

Anteriore Region

Der **Nucleus anterior hypothalami** weist eine Teilmenge der Verbindungen des medialen präoptischen Kerns auf. Es besitzt komplexe intrapräoptisch-hypothalamische Verbindungen, aber nur wenige Verbindungen mit anderen telenzephalen und nichttelenzephalen Zentren. Ausgänge gehen vornehmlich zum anterioren periventrikulären Kern, zum ventromedialen hypothalamischen Kern, zum PAG, zum lateralen Septum und zum paraventrikularen Kern des Thalamus. Wie geschildert, entsprechen die Funktionen denen des Nucleus praeopticus medialis.

Tuberale Region

Der **Nucleus ventromedialis hypothalami** erhält Eingänge vom gesamten medialen Hypothalamus mit Ausnahme der Mammillarkörper, von der lateralen Zone des Hypothalamus, der medialen und zentralen Amygdala und von den Parabrachialkernen. Er projiziert zu anderen medialen hypothalamischen Kernen, zum Hippocampus, zum Septum, zum BNST, zum dorsomedialen thalamischen Kern und zum PAG und erhält Afferenzen von diesen Arealen. Der dorsolaterale Teil dieses Kerns projiziert zu Regionen, die Sexualhormonrezeptoren enthalten, wie die mediale Amygdala und die anteriore präoptische Region.

Der Nucleus ventromedialis steuert das **weibliche** Sexualverhalten, und zwar im Gegensatz zum bereits erwähnten Nucleus praeopticus medialis, der das **männliche** Sexualverhalten kontrolliert. Im ventromedialen Kern wird die Bereitschaft zu sexueller Aktivität durch das weibliche Sexualhormon Östrogen induziert, das ebenso wie Testosteron aus dem Blut aufgenommen wird. Die Abnahme der Kopulationsbereitschaft wird anscheinend über anhaltend erhöhte Progesteronmengen und die Einwirkung von Oxytozin vermittelt.

Der Nucleus ventromedialis ist zusammen mit dem lateralen Hypothalamus (► 1.6.3) auch an der Nahrungsaufnahme beteiligt. Eine Zerstörung dieses Kerns führt bei Versuchstieren zur Fresssucht (Hyperphagie), wogegen sich Läsionen des lateralen Hypothalamus in Appetitlosigkeit (Aphagie) äußern. Werden diese Gebiete elektrisch stimuliert, so sind die Effekte entgegengesetzt. Der ventromediale Kern hat rückläufige Verbindungen mit der Amygdala, dem Hippocampus und dem Septum und projiziert zum dorsomedialen thalamischen Kern sowie zum PAG.

Der **Nucleus dorsomedialis hypothalami** ist wie der Nucleus ventromedialis in die Kontrolle der Nahrungsaufnahme involviert. Er unterhält reziproke Verbindungen mit dem BNST, dem ventralen Septum und dem gesamten Hypothalamus, dem PAG sowie mit allen Hirnstammkernen einschließlich des LC, mit Ausnahme des dorsalen Raphekerns. Er hat hauptsächlich intrahypothalamische Verbindungen, und zwar zum magno- und parvozellulären Nucleus paraventricularis, zum Hypophysenhinterlappen und zu verschiedenen zirkumventrikulären Organen, daneben zu den PB und zum NTS. Der **Nucleus tuberalis** hat mit der Kontrolle der Neurosekretion zu tun und beeinflusst wie der Nucleus ventromedialis Gebiete, die Sexualhormonrezeptoren enthalten.

Mammillare Region

Die Mammillarkörper (**Corpora mammillaria**) befinden sich am kaudalen Ende des Hypothalamus und gliedern sich in einen medialen und einen lateralen Teil. Beide Teile erhalten ihren Haupteingang vom Subiculum des Hippocampus und vom entorhinalen Kortex. Limbische Eingänge stammen vom lateralen Septum, vom BNST (diese enden im lateralen Teil der Mammillarkörper) und vom medialen Septum (diese enden im medialen Teil). Eingänge aus dem Hirnstamm stammen im Wesentlichen vom VTA. Die Mammillarkörper projizieren zum Tegmentum und zum anterioren Thalamus. Von dort aus ziehen Bahnen zum anterioren limbischen Kortex.

Während die mediale präoptische Region, der anteriore, der dorso- und der ventromediale Hypothalamus starke olfaktorische, gustatorische und viszerale Eingänge erhalten, empfangen die Mammillarkörper hauptsächlich visuelle und auditorische Eingänge. Auffallend ist das Fehlen extensiver intrahypothalamischer Verbindungen. Ebenso fehlen die für die übrige präoptisch-hypothalamische Region typischen starken absteigenden Bahnen zu Zentren in Hirnstamm und Rückenmark mit somatomotorischen und vegetativen Funktionen. Die Mammillarkörper spielen vor allem bei Gedächtnisleistungen eine Rolle; eine Zerstörung des medialen Teils der Mammillarkörper, der im menschlichen Gehirn besonders stark ausgebildet ist, führt zum bekannten Korsakoff-Syndrom – einer Kombination von anterograder und retrograder Amnesie.

Der **Nucleus supramammillaris** erhält Eingänge vom prämotorischen und vom insulären Kortex, vom Hippocampus (insbesondere vom Gyrus dentatus), vom Septum, von der Amygdala, den Mittellinienkernen des Thalamus und vom lateralen Hypothalamus und projiziert dorthin zurück. Der **Nucleus praemammillaris** ist in seinem **ventralen** Teil reziprok mit der medialen Amygdala, dem BNST, dem medialen präoptischen Nukleus und dem amygdalohippokampalen Areal verbunden, die alle olfaktorische Eingänge erhalten und einen Geschlechtsdimorphismus aufweisen. Daneben projiziert dieser Teil stark zu den periventrikulären hypothalamischen Kernen, die mit Fortpflanzungsverhalten zu tun haben. Der **dorsale** Teil des prämammillaren Kerns erhält hauptsächlich Eingänge vom anterioren hypothalamischen Nukleus, der wiederum Eingänge vom prä- und orbitofrontalen Kortex, von der Amygdala und vom Hippocampus empfängt. Seine Ausgänge gleichen denen der Mammillarkörper. Die **posteriore hypothalamische Region** erhält Eingänge von der Amygdala, vom Septum und Hippocampus sowie vom Nucleus incertus und projiziert dorthin zurück.

> ! Die Kerne der medialen präoptisch-hypothalamischen Zone sind, mit Ausnahme der Mammillarkörper, eng mit kortikalen und subkortikalen limbischen Zentren verbunden, insbesondere mit der medialen Amygdala und dem Septum. Sie sind wesentlich an der Kontrolle instinkthaft-affektiven Verhaltens im Zusammenhang mit Aggression, Dominanz und Territorialität und Fortpflanzung beteiligt; bei letzterem zeigen sie einen deutlichen Geschlechtsdimorphismus. Die Mammillarkörper haben enge Verbindungen zum Hippocampus und spielen bei Gedächtnisleistungen eine wichtige Rolle.

1.6.3 Lateraler Hypothalamus und Zona incerta

Die laterale Zone wird vom medialen Vorderhirnbündel durchzogen. Das mediale Vorderhirnbündel ist wohl das komplizierteste Faserbündel im Säugergehirn; es wird von mehr als 50 unterschiedlichen Zellgruppen mit ihren Fortsätzen gebildet.

Das **laterale präoptische Areal** grenzt rostral an den BNST und die Substantia innominata an und geht kaudal in das laterale hypothalamische Areal über. Der **magnozelluläre präoptische Nukleus** ist weitgehend identisch mit dem Nucleus basalis Meynert und damit Teil des basalen Vorderhirns (► 1.2). Er grenzt rostral an den NDB an und bildet mit ihm eine funktionelle Einheit. Er enthält überwiegend große cholinerge Neurone, die zum olfaktorischen Bulbus und zum Isokortex projizieren.

Das **laterale hypothalamische Areal** gliedert sich in einen anterioren, einen tuberalen und einen mammillaren Abschnitt. Der anteriore Teil ist eine Fortsetzung des lateralen präoptischen Areals und geht lateral in die Substantia innominata und die Amygdala über. Die Verbindung des lateralen hypothalamischen Areals sind sehr komplex. Es erhält Eingänge von der Amygdala, vom Hippocampus sowie von den Teilen des ventromedialen Striatum, die ihrerseits Eingänge vom Hippocampus und von der Amygdala erhalten, daneben von der Substantia innominata und vom lateralen präoptischen Areal. Intrahypothalamische Projektionen ziehen zum periventrikulären und medialen Hypothalamus. Extrahypothalamische Projektionen des Areals sind denen der medialen Zone sehr ähnlich, d. h. sie ziehen zum gesamten Kortex, zur Amygdala, zum Septum, zur Substantia innominata, zu den intralaminären Kernen, den Mittellinienkernen und dem dorsomedialen Kern des Thalamus, die ihrerseits zum Hippocampus, zur Amygdala, zum prä- und orbitofrontalen Kortex und zum Nucleus accumbens projizieren. Daneben gibt es deszendierende und teilweise rückläufige Projektionen zu den somatomotorischen und vegetativ-viszeralen Zentren des Hirnstamms und des Rückenmarks, vornehmlich den Raphekernen, dem PPT, dem NI und den PB (► 1.8). Der laterale Hypothalamus und der dorsolaterale hypothalamische Nukleus bilden den umfangreichsten nichtthalamischen Eingang zum Kortex.

Die **Zona incerta** wird klassischerweise zum ventralen Thalamus gezählt, weist aber viele Übereinstimmungen mit dem lateralen Hypothalamus auf. Die Ein- und Ausgänge entsprechen nämlich weitgehend denen des lateralen Hypothalamus, jedoch gibt es zusätzliche Projektionen zum Praetectum, zum Nucleus interstitialis Cajal und zum Nucleus Darkschewitsch, die alle mit der Steuerung von Augenbewegungen zu tun haben, sowie eine direkte Projektion zum Hypophysenhinterlappen. Der ventrale Bereich der Zona incerta erhält vornehmlich somatische, der dorsale Bereich vornehmlich limbische Einflüsse. Funktionelle Untersuchungen deuten auf eine Beteiligung bei der Schmerzverarbeitung, der Appetitregulation sowie bei der Lokomotion hin.

> ! Die laterale Zone ist neben subkortikalen limbischen Zentren vor allem mit dem limbischen und assoziativen Kortex verbunden und bildet dessen stärksten nichtthalamischen Eingang. Über sie werden die anderen Teile des

Hypothalamus kognitiv und erfahrungsgeleitet moduliert.

1.6.4 Allgemeine Funktionen der präoptisch-hypothalamischen Region

Präoptische Region und **Hypothalamus** sind das wichtigste Kontrollzentrum des Gehirns für biologische Grundfunktionen wie Nahrungs- und Flüssigkeitsaufnahme, Sexualverhalten, Schlaf-, Wach- und Aktivitätszustände (sogenannte Biorhythmen), Temperatur- und Kreislaufregulation, Angriffs- und Verteidigungsverhalten und für die damit verbundenen Trieb- und Affektzustände. Die gesamte Region ist auf zwei unterschiedliche Arten aktiv: zum einen **humoral** über die Ausschüttung von Hormonen in die Blutgefäße der Hypophyse, zum anderen **neuronal**, indem Neurone des Hypothalamus über ihre Fortsätze elektrische Erregungen zu limbischen und vegetativen Zentren senden.

Die **mediale präoptische Region** hat mit Thermoregulation, Durst, männlichem Sexualverhalten, mütterlichem Fürsorgeverhalten und Modulation der Gonadotropinregulation über den Hypophysenvorderlappen zu tun. Haupteinflüsse kommen von der medialen Amygdala (Geruchsinformationen und Pheromone), vom Subiculum (visuelle, auditorische und somatosensorische Informationen), vom BNST und vom lateralen Septum, aber auch vom limbischen Kortex und von den vegetativ-viszeralen Zentren des Hirnstamms, auf die die mediale präoptische Region zurückwirkt. So stammt ein östrogenregulierender Einfluss vom PAG und vom VTA. Die **laterale präoptische Region** ist in ihrer Funktion weniger gut verstanden, scheint aber mit der Regulation lokomotorischen Verhaltens zu tun zu haben.

Die **anteriore hypothalamische Zone** ist ähnlich wie die mediale präoptische Region mit der Regulation von Temperatur, Atmung und Kreislauf befasst, aber auch mit affektivem Verteidigungsverhalten (Wut, reaktive Aggression, mütterliches Verteidigungsverhalten). Hierbei scheint diese Zone von der zentralen Amygdala und der septalen Region beeinflusst zu werden. Der **supraoptische** und der **paraventrikulare Bereich** des Hypothalamus produzieren, wie erwähnt, neben kleineren peptidergen Elementen die Neurohormone Vasopressin und Oxytozin sowie den Kortikotropin-Releasing-Faktor (CRF), die zum Hypophysenvorderlappen weitergeleitet werden. Daneben kontrolliert dieser Bereich Funktionen des Hypophysenhinterlappens und nimmt auch Einfluss auf vegetative Funktionen des Hirnstamms im Bereich der Nahrungsaufnahme, des Trinkens und der Kreislaufregulation.

Der **dorsomediale hypothalamische Kernbereich** ist vornehmlich mit der Kontrolle der Nahrungsaufnahme befasst und steht hierbei in enger Verbindung mit dem Zentralkern der Amygdala, dem BNST und dem lateralen Septum einerseits und den vegetativen Zentren des Hirnstamms andererseits. Der **ventromediale hypothalamische Kernbereich** hat ähnliche Verbindungen, und auch er ist an der Kontrolle der Nahrungsaufnahme beteiligt, darüber hinaus aber auch mit agonistischem Verhalten.

Der **laterale Hypothalamus** schließlich ist besonders stark mit den limbischen Kortexarealen verbunden und daneben mit allen wichtigen subkortikalen limbischen Zentren. Er stellt ein wichtiges Integrationszentrum dar zwischen dem periventrikulären und dem medialen Hypothalamus einerseits und dem limbischen Kortex, der Amygdala, der septalen Region und der Hippocampusformation andererseits. Über den lateralen Hypothalamus können die basalen vegetativen, reproduktiven und affektiven Funktionen des Kern-Hypothalamus zumindest teilweise kognitiv und erfahrungsabhängig reguliert werden.

Der laterale Hypothalamus weist ein hohes Maß an neuronaler Integration auf zellulärem Niveau auf, wie die Kolokalisation vieler Neuropeptide zeigt. Zum Teil finden sich hier Enkephalin, Vasopressin, Neurotensin, Angiotensin, VIP und Cholezystokinin zusammen mit CRF in einem Neuron (Simerly 1995). Der laterale Hypothalamus ist mit der Aufnahme und Verarbeitung von Nahrung, mit Schmerzempfindung und dem allgemeinen Wachheits- und Aktivitätszustand befasst. Elektrische Stimulation ruft ausgeprägtes Neugier- und Erkundungsverhalten hervor.

1.7 Limbischer Kortex und Hippocampusformation

Die limbischen Anteile des Kortex und die Hippocampusformation sollen hier nur insoweit behandelt werden, wie sie für das Verständnis der Verbindungen und Funktionen subkortikaler limbischer Zentren wichtig sind. Da viele Konnektivitätsstudien nur an der Ratte durchgeführt werden, soll hier auch der Kortex der Ratte berücksichtigt werden. Eine ausführlichere Darstellung findet sich in ► Kap. 2.

Man unterscheidet einen sechsschichtigen »homotypischen« Isokortex (auch »Neokortex« genannt) und weitere Arten von »heterotypischem«, d. h. nicht sechsschichtig aufgebautem Allokortex (auch »Paläokortex« und »Archikortex« genannt). Zum Peri-Allokortex und Pro-Isokortex werden nach Zilles und Wree (1995) der orbitale bzw. orbitofrontale, der anteriore zinguläre, der insuläre und der perirhinale Kortex gezählt. Als Allokortex werden der piriforme Kortex (olfaktorischer Kortex) und der entorhinale Kortex angesehen. Der posteriore zinguläre Kortex (retrosplenialer Kortex) gilt als isokortikal.

1.7.1 Limbische Kortexareale

Bei der Ratte gliedern sich limbische Kortexanteile in einen orbitalen, prälimbischen, infralimbischen, zingulären, insulären, entorhinalen und perirhinalen Kortex (Paxinos u. Watson 1997; Heidbreder u. Groenewegen 2003; Uylings et al. 2003). Der prälimbische und der infralimbische Kortex bilden die mediale Wand des frontalen Kortex, der deshalb auch ventraler medialer präfrontaler Kortex genannt wird; hieran schließen sich dorsal der zinguläre Kortex (dorsomedialer präfrontaler Kortex) und ventral der mediale orbitale Kortex an. Den ventralen Anteil des Kortex oberhalb des Bulbus olfactorius bilden der ventrale und der laterale orbitale Kortex. Zum Ende des Bulbus olfactorius hin schließt sich ventrolateral und oberhalb des Sulcus rhinalis der insuläre Kortex an.

Der **insuläre Kortex** liegt bei der Ratte an der Oberfläche, beim Menschen ist er tief eingesenkt im Übergangsbereich des frontalen und temporalen Kortex, unmittelbar anschließend an den auditorischen Kortex (Brodmann-Areale 41 und 42) und nach innen an das Striatum. Er entspricht den Brodmann-Arealen 13–16. Allgemein gliedert sich der insuläre Kortex der Säuger in einen rostral liegenden **agranulären** insulären Kortex, an den sich weiter kaudal im dorsalen Bereich der **dysgranuläre** und der **granuläre** insuläre Kortex anschließen. Dabei stellt beim Menschen Area 13 den agranulären dar, Area 14, 15 und 16 bilden den granulären insulären Kortex. »Granulär« bedeutet, dass viele kleine, dicht gepackte Zellen in Schicht 4 des Kortex vorhanden sind, »agranulär« heißt das Fehlen einer solchen Schicht, und »dysgranulär« bezeichnet einen Übergangsbereich zwischen beiden.

Der **dysgranuläre** insuläre Kortex ist der primäre gustatorische Kortex der Säuger, während der **agranuläre** Kortex generelle viszerale Eingänge erhält (Saper 1995). Bei Primaten erhält der granuläre Kortex somatosensorische Eingänge vom assoziativen somatosensorischen Kortex (S II), bei der Ratte sind diese Afferenzen gering. Gustatorische und viszerale Eingänge stammen beim Menschen teils direkt aus dem Hirnstamm, und zwar entweder vom NTS (► 1.8) oder von den PB (► 1.8.3), teils werden sie im Thalamus umgeschaltet. Bei der Ratte beziehen der agranuläre und der dysgranuläre insuläre Kortex viszerale und gustatorische Informationen nur von den PB, die wiederum Eingänge vom NTS erhalten (Norgren 1995). Thalamische Schaltstation für den agranulären (viszeralen) insulären Kortex ist der laterale Teil des parvozellulären Nucleus ventralis posterior. Der mediale Teil dieses Kerns versorgt den dysgranulären insulären Kortex mit gustatorischen Informationen, und zwar entweder direkt oder über den vom posteromedialen Teil des dorsomedialen Nukleus. Der dorsale Raphekern projiziert zum dysgranulären insulären Kortex.

Der agranuläre und der dysgranuläre Teil sind Hauptausgangsbereiche des insulären Kortex. Vom agranulären und vom dysgranulären Teil ziehen viszerale und gustatorische Informationen zum lateralen zentralen Kern, zum dorsolateralen lateralen Kern und zum posterioren basolateralen Kern der Amygdala und vom agranulären Teil zusätzlich zum medialen und lateralen zentralen Kern und zum ventralen lateralen Kern. Viszerale und gustatorische Projektionen ziehen darüber hinaus vom agranulären Teil zum Hypothalamus, zum NTS, zu den PB, zum infralimbischen, zingulären und entorhinalen Kortex, zum ventralen Striatum sowie zum dorsomedialen thalamischen Nukleus (Zilles u. Wree 1995). Der granuläre Teil des insulären Kortex projiziert nicht zur Amygdala (Shi u. Cassell 1998b, Ratte; Stefanacci u. Amaral 2000, 2002, Affe).

Aufsteigende gustatorische und viszerale Bahnen von den Parabrachialkernen enden im dorsalen Thalamus, und zwar im parvozellulären Teil des ventroposterioren Nukleus. Die gustatorischen Afferenzen enden dabei im dorsomedialen Teil, die viszeralen Afferenzen im ventrolateralen Teil dieses Bereichs. Von hier aus ziehen die viszeralen Afferenzen zur agranulären Insel, die somit den primären viszeralen Kortex repräsentiert, und die gustatorischen Afferenzen zum anterioren dysgranulären Kortex, der den primären gustatorischen Kortex darstellt (Saper 1995).

Der prälimbische und der infralimbische Kortex unterscheiden sich bei der Ratte deutlich in Projektionsmuster und Funktion (Vertes 2004). Der **prälimbische** Kortex erhält neben Afferenzen aus dem dorsomedialen thalamischen Nukleus massive Eingänge von den meisten limbischen Zentren einschließlich des zingulären und entorhinalen Kortex und des Subiculum der Hippocampusformation sowie vom Nucleus incertus. Er projiziert zu den übrigen limbischen Kortexanteilen, vornehmlich zum agranulären insulären Kortex sowie zu Claustrum, Nucleus accumbens, olfaktorischem Tuberkel, Nucleus reuniens, Nucleus paraventricularis und Nucleus dorsomedialis des Thalamus, zur zentralen und basolateralen Amygdala sowie zum dorsalen und medianen Raphekern. Nach Ansicht von Vertes hat der prälimbische Kortex der Ratte kognitive und limbische Funktionen, wie sie für den dorsolateralen präfrontalen Kortex der Primaten kennzeichnend sind (► Kap. 2).

Der **infralimbische Kortex** unterhält, anders als die anderen frontalen Areale, keine reziproken Verbindungen zum dorsomedialen thalamischen Nukleus (Tzschentke u. Schmidt 2000) und erhält nur begrenzt limbische Eingänge, z. B. vom CA1-Gebiet des Hippocampus und vom prälimbischen Kortex, aber auch von den Parabrachialkernen. Er weist auch nur geringe Projektionen zu anderen limbischen kortikalen Arealen auf, jedoch extensive absteigende Verbindungen zum lateralen Septum, zur präoptischen Region, zum Hypothalamus, zur zentralen, medialen und basomedialen Amygdala, zu BNST, PAG, PB, NTS und zum Spinalmark. Der infralimbische Kortex hat vorwiegend viszerale und autonome Funktionen, wie sie zumindest teilweise für den orbitofrontalen und den insulären Kortex der Primaten typisch sind.

Der orbitale präfrontale (bzw. orbitofrontale) Kortex (OFC) des **Menschen** gliedert sich nach Nieuwenhuys et al. (1991) in drei Gyri. Äußerst medial innerhalb des Sulcus olfactorius liegt der Gyrus orbitalis rectus, lateral, getrennt durch Bulbus und Tractus olfactorius, der Gyrus orbitalis medialis, der sich in einen anterioren und posterioren Teil gliedert, und schließlich der Gyrus orbitalis lateralis. An den Gyrus orbitalis medialis und lateralis schließt sich kaudal der insuläre Kortex an. Der Gyrus orbitalis medialis posterior erhält olfaktorische Eingänge: sein zentraler Teil über den magnozellulären Teil des dorsomedialen thalamischen Nukleus, der wiederum Eingänge vom präpiriformen Kortex und von der medialen Amygdala erhält, sein lateraler Teil direkter über die mediale Amygdala und einen Teil des entorhinalen Kortex. Der OFC hat vornehmlich mit den **emotionalen** und **motivationalen** Aspekten der Verhaltensplanung zu tun, insbesondere mit der Frage, ob die Handlungen, die erwogen und geplant sind, **positive oder negative Konsequenzen** nach sich ziehen werden. Bei Patienten führen Läsionen im orbitofrontalen Kortex zum Verlust der Impulskontrolle, also der Fähigkeit, den sozial-kommunikativen Kontext – z. B. die Bedeutung von Szenendarstellungen oder die Mimik von Gesichtern – zu erfassen. Diese Patienten sind auch unfähig, negative oder positive Konsequenzen ihrer Handlungen vorauszusehen, wenngleich unmittelbare Belohnung oder Bestrafung von Aktionen ihr weiteres Handeln beeinflussen können. Sie gehen trotz besseren Wissens Risiken ein (Anderson et al. 1999).

Der **zinguläre Kortex** (**Gyrus cinguli**) ist ein Teil des medialen frontalen Kortex und erstreckt sich im Primatengehirn gürtelförmig (»zingulär«) oberhalb des Balkens. Er besteht aus einem vorderen Teil, dem Gyrus cinguli **anterior** (Brodmann-Areale A24 und BA32), und einem hinteren Anteil, dem Gyrus cinguli **posterior** (BA23). Eng benachbart sind die Area subcallosa (BA25) und die Area retrosplenialis (BA29). Der posteriore Teil des zingulären Kortex hat, soweit bekannt, keine limbischen Funktionen, sondern ist eher sensorisch und kognitiv dominiert. Er erhält Eingänge vom somatosensorischen, auditorischen und visuellen Assoziationskortex sowie von visuellen Thalamuskernen (dem lateralen Kniehöcker und dem Pulvinar) und hat mit Augenbewegungen und visueller Aufmerksamkeit zu tun.

Der **anteriore** Gyrus cinguli (ACC) hingegen ist ein wichtiges limbisches Integrationszentrum und steht in enger rückläufiger Verbindung zum präfrontalen, orbitofrontalen und entorhinalen Kortex sowie zum Hippocampus, zur Amygdala, zum Septum, zu den limbischen Thalamuskernen, zum zentralen Höhlengrau und den limbischen Hirnstammkernen. Seine Ausgänge ziehen außerdem zum motorischen und zum prämotorischen Kortex, zu den Basalganglien, zum Colliculus superior und über die Brücke zum Kleinhirn. Anders als der präfrontale und der orbitofrontale Kortex hat er damit einen direkten Zugriff auf die motorischen Zentren.

Der ACC wird eingeteilt in dorsale Anteile der Areale 32 und 24, die eher kognitive Funktionen im Zusammenhang mit Aufmerksamkeit, Fehlererkennung und Fehlerkorrektur haben (Carter et al. 1998; Gehring u. Knight 2000), und in frontale und ventrale Anteile der Areale 32 und 24, die überwiegend limbische Funktionen besitzen (Bush et al. 2000). Zu letzteren gehören die affektiven und emotionalen Komponenten der Schmerzwahrnehmung (Price 2000), emotionale Erwartungshaltung und Risikoabschätzung (Gehring u. Willoughby 2002), Belohnungs- und Bestrafungswahrnehmung (Shidara u. Richmond 2002).

1.7.2 Hippocampusformation und umgebende Rinde

Zur Hippocampusformation im weiteren Sinne gehören

- der Hippocampus im engeren Sinne mit der Ammonshornregion (Cornu ammonis), abgekürzt CA1-CA4, dem Gyrus dentatus und dem Subiculum, und
- der Gyrus parahippocampalis mit der Area entorhinalis, der Area perirhinalis, dem Praesubiculum und der Area parahippocampalis caudalis.

Der **Hippocampus** im engeren Sinne stellt einen nichtsechsschichtigen Allokortex dar. Der **Gyrus dentatus** ist dreischichtig und besteht aus einer oberflächlichen molekularen Schicht, einer mittleren granulären Schicht (d. h. Zellschicht) und einer inneren plexiformen Schicht. Er ist eine wichtige Eingangsstruktur der Hippocampusformation für Afferenzen aus dem Isokortex, die im entorhinalen Kortex umgeschaltet werden. Die dicht gepackten Körnerzellen der granulären Schicht projizieren über das »Moosfasersystem« fast ausschließlich zur Ammonshornregion CA3 und CA4.

Die **Ammonshornregion** CA1–CA4 besteht aus fünf Hauptschichten (Stratum moleculare, Stratum lacunare, Stratum radiatum, Stratum pyramidale und Stratum oriens). In der vierten Schicht sind die großen Pyramidenzellen parallel zueinander angeordnet. Ihre distalen und proximalen Dendriten sind dicht mit Dornen besetzt, an denen Eingänge aus dem entorhinalen Kortex und der kontralateralen Ammonshornregion ansetzen. Eingänge aus den Raphekernen, dem Locus coeruleus, dem Nucleus incertus und dem Septum enden näher am Zellkern. Neben den Pyramidenzellen sind inhibitorische Korbzellen vorhanden, die ausgedehnte Dendritennetze bilden und deren Axone sich spalierartig zwischen den Zellkörpern der Pyramidenzellen verästeln. Die Regionen CA1 und CA2 weisen zwei Schichten von Pyramidenzellen auf, CA3 hat nur eine Schicht, und CA4 zeigt keine deutliche Schichtung. Wie erwähnt, enden die Moosfasern des Gyrus dentatus auf den CA3-Pyramidenzellen, die ihrerseits mit ihren Axonen die »Schaffer-Kollateralen« bilden. Diese enden auf den Pyramidenzellen von CA1.

Das **Subiculum** liegt zwischen der Ammonshornregion und dem Praesubiculum und bildet die wesentliche

Ausgangsstation des Hippocampus. Die Axone der Pyramidenzellen des Subiculum und der CA3-Region bilden mit Kollateralen die Fimbria, die in den Fornix übergeht. Dieser zieht zur Septumregion. Andere Kollateralen dieser Zellen ziehen zum entorhinalen Kortex, der seinerseits zurück zum Isokortex projiziert.

Afferenzen aus dem Isokortex enden im entorhinalen Kortex, gelangen von dort zum Gyrus dentatus und weiter in die Ammonshornregion. Subkortikale Afferenzen von der septalen Region, der Amygdala, vom Hypothalamus und von der präoptischen Region, den Raphekernen und dem Locus coeruleus projizieren direkt in den Hippocampus. Insgesamt treffen im Hippocampus vier reziproke Schaltkreise zusammen, und zwar solche zwischen entorhinalem Kortex und Hippocampus, zwischen Amygdala und Hippocampus, zwischen Mammillarkörpern und Hippocampus (der sogenannte »Papez-Kreis«) und zwischen septaler und präoptisch-hypothalamischer Region und Hippocampus.

Das **Praesubiculum** (BA27) wird in ein eigentliches Praesubiculum, ein Parasubiculum und ein Transsubiculum eingeteilt und bildet den Übergang zwischen Subiculum und entorhinalem Kortex sowie zum temporalen und okzipitalen Kortex. Es besteht aus einer einzigen, auffälligen Zellschicht, dem Stratum principale. Einerseits ist es mit dem Hippocampus und andererseits mit dem benachbarten temporalen, okzipitalen und entorhinalen Kortex verbunden. Ebenso bestehen reziproke Verbindungen mit dem basalen Vorderhirn und dem Hirnstamm. Der **entorhinale Kortex** (BA28) breitet sich über den Gyrus ambiens und den vorderen Teil des Gyrus parahippocampalis aus. Er ist die wichtigste kortikale Eingangsstruktur für die Hippocampusformation; daneben erhält er Eingänge aus dem Locus coeruleus, dem Nucleus raphe profundus und dem Nucleus incertus. Er projiziert über den glutamatergen Tractus perforans vornehmlich zum Gyrus dentatus. Subkortikale Projektionen verlaufen vornehmlich zur Amygdala und zum Nucleus accumbens. Der **perirhinale Kortex** liegt im Sulcus rhinalis (BA35 und BA36) und stellt wie der entorhinale Kortex eine wichtige Umschaltstation zwischen temporalem und okzipitalem Isokortex und Hippocampus dar.

1.8 Limbische Hirnstammkerne

1.8.1 Periaquäduktales Grau

Das periaquäduktale Grau (PAG), auch zentrales Höhengrau genannt, umgibt im menschlichen Gehirn den zerebralen Aquädukt, d. h. den Verbindungskanal zwischen drittem und viertem Hirnventrikel (▣ Abb. 1.16, 1.22 und 1.23). Es geht nach rostral in die subependymale graue Substanz des dritten Ventrikels und nach kaudal in die

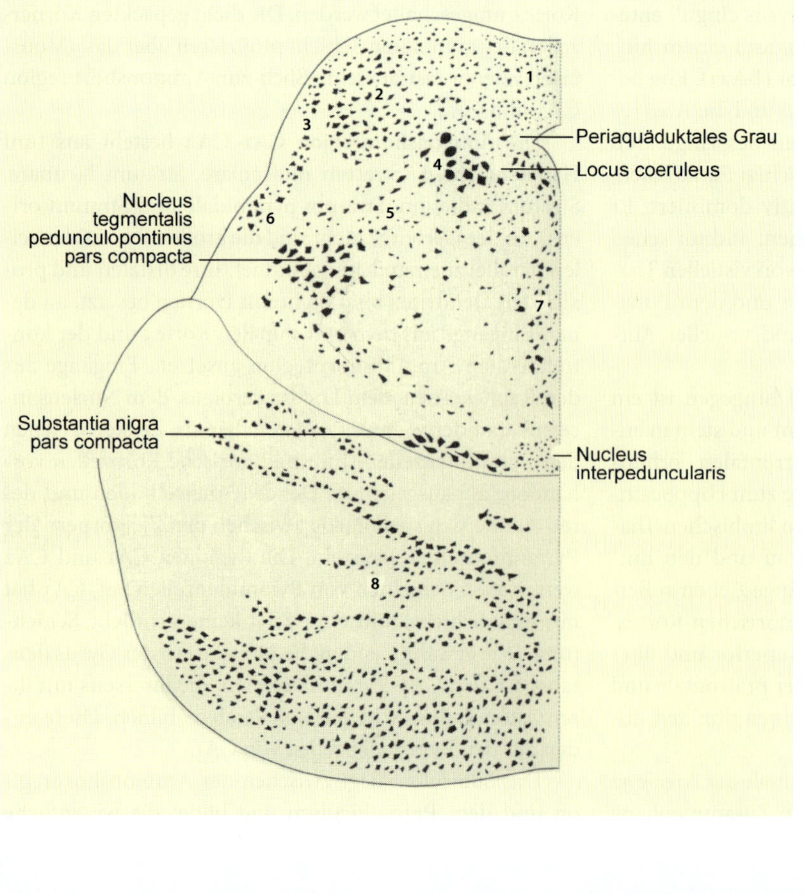

▣ **Abb. 1.22.** Transversalschnitt durch das Mittelhirn auf Höhe des Colliculus inferior; dargestellt ist die Verteilung von Zellkörpern. Die umgebenden, mit *Ziffern* versehenen Strukturen werden im Text nicht weiter behandelt. *1* Nucleus intercollicularis, *2* und *3* Colliculus inferior, zentraler Kern und laterale Zone, *4* Nucleus mesencephalicus nervi trigemini, *5* Nucleus cuneiformis, *6* Nucleus parabigeminalis, *7* Nucleus centralis superior, *8* Nucleus pontis. (Mod. nach Nieuwenhuys et al. 1991)

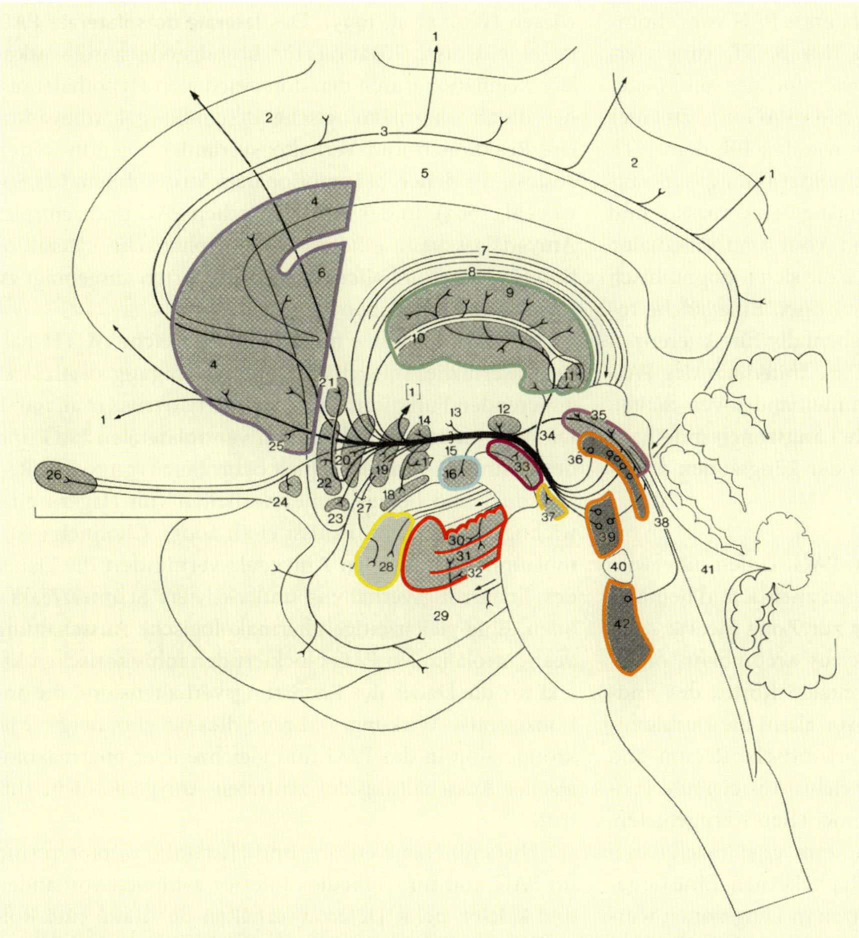

Abb. 1.23. Aufsteigende Projektionen der serotonergen Raphekerne. *1* Neokortex, *2* Gyrus cinguli, *3* Striae longitudinales + Cingulum, *4* Nucleus caudatus, *5* Corpus callosum, *6* Putamen, *7* Fornix, *8* Stria terminalis, *9* Thalamus, *10* Stria medullaris, *11* Nucleus habenulae medialis, *12* Area tegmentalis ventralis, *13* Area lateralis hypothalami, *14* Nucleus dorsomedialis, *15* Fasciculus telencephalicus medialis, *16* Corpus mammillare, *17* Nucleus ventromedialis, *18* Nucleus infundibularis, *19* Nucleus anterior hypothalami, *20* Nucleus praeopticus medialis + lateralis, *21* Nucleus septi medialis + lateralis, *22* Nucleus gyri diagonalis, *23* Nucleus suprachiasmaticus, *24* Nucleus olfactorius anterior, *25* Nucleus accumbens, *26* Bulbus olfactorius, *27* Ansa peduncularis + Fibrae amygdalofugales ventrales, *28* Corpus amygdaloideum, *29* Gyrus parahippocampalis, *30* Gyrus dentatus, *31* Cornu ammonis, *32* Subiculum, *33* Substantia nigra, *34* Tractus habenulointerpeduncularis, *35* Griseum centrale mesencephali, *36* Nucleus raphe dorsalis (B7), *37* Nucleus interpeduncularis, *38* Fasciculus longitudinalis dorsalis, *39* Nucleus centralis superior (B6 + B8), *40* Nucleus raphe pontis (B5), *41* Ventriculus quartis, *42* Nucleus raphe magnus (B3). (Mod. nach Nieuwenhuys et al. 1991)

zentrale graue Substanz des pontinen Tegmentum über. Im Rattenhirn erstreckt sich das PAG in ähnlicher Weise in der rostrokaudalen Achse von der Höhe der posterioren Kommissur bis zur Höhe des **Locus coeruleus** und des rostralen Cerebellum (Kleinhirn).

Das PAG wird in einen medialen, einen dorsalen, einen dorsolateralen und einen ventrolateralen Teil unterteilt. Entsprechend werden vier rostrokaudale Zellkolumnen unterschieden (von rostral nach kaudal): eine dorsomediale, eine dorsolaterale, eine laterale und eine ventrale bzw. ventrolaterale Längszone (Übersicht in Beitz 1995). Auf Grund der Verteilung der Afferenzen innerhalb des PAG sowie in funktioneller Hinsicht zeigt sich daneben bei der Ratte und bei der Katze eine rostrokaudale Gliederung.

Afferenzen. Das PAG erhält Afferenzen von nahezu allen Teilen des ZNS. Haupteingänge entstammen dem Endhirn – und zwar vor allem dem Septum und der Amygdala – und dem Thalamus, quantitativ geringere Eingänge dem Hirnstamm und dem Spinalmark. Das ventrolaterale PAG und die zentrale Amygdala sind reziprok miteinander verbunden. Die Eingänge aus dem Spinalmark entspringen bei der Katze fünf Neuronengruppen verschiedener Laminae und projizieren überwiegend in verschiedene PAG-Regionen, die in unterschiedliche Funktionen wie Verarbeitung von Schmerz- oder taktiler Information oder auch Miktion oder Paarungsverhalten eingebunden sind (Mouton u. Holstege 2000).

Bei der Ratte wird das ventrolaterale PAG vom rhomboiden Kern, einem Unterkern des BNST, innerviert (Dong u. Swanson 2003; ▶ 1.3), während der anterolaterale BNST Projektionen zum lateralen PAG und zu einer Reihe anderer Hirnstammgebiete wie den PB, dem NTS und retikulären Kerngebieten entsendet (Dong u. Swanson 2004). Hypothalamische Eingänge sind massiv und bilden eine geordnete Projektion vom ventromedialen Kern des Hypothalamus zum PAG, die sich topographisch in überlappenden Längszonen anordnet. Eine solche topographische Anordnung trifft ebenfalls für Afferenzen des PAG aus kortikalen Arealen zu. Innerhalb des PAG sind die verschiedenen Anteile miteinander verschaltet, und möglicherweise sind auch die Längszonen miteinander verbunden (zur Organisation der Längszonen s. Depaulis u. Bandler 1991).

Efferenzen. Die Efferenzen des PAG laufen überwiegend zu den afferenten Kerngebieten zurück und beinhalten im Rattenhirn Verbindungen zur Zona incerta, zum lateralen Septum, zu BNST, Nucleus accumbens, olfaktorischem Tuberkel und zum frontalen Kortex des Endhirns. Im Zwischenhirn werden vor allem die Intralaminar- und Mittellinienkerne, die präoptische Region und hypothalamische Kerngebiete erreicht. Absteigende Projektionen des PAG ziehen zu tegmentalen Kerngebieten, zu pontinen retikulären Kernen, zum gigantozellulären retikulären Kern und zu einigen Raphekernen. Eine Organisation der absteigenden Efferenzen in Längszonen wurde zwar an den Projektionen zum ventromedialen verlängerten Mark der Ratte nachgewiesen (van Bockstaele et al. 1991), ist aber insgesamt für absteigende Efferenzen wenig untersucht.

Das PAG ist in eine Fülle von Funktionen involviert und interagiert mit sensorischen, motorischen, autonomen und limbischen Strukturen. Es vermittelt vor allem analgetische Wirkungen, vegetative Reaktionen, affektive Vokalisierung, Wut- oder Angstreaktionen, Reaktionen innerhalb des Sexual- und Fortpflanzungsverhaltens und Regulierung der Hormonfreisetzung und integriert diese Leistungen, um das Verhalten auf potenzielle Gefährdungen einzustellen und bestimmten Verhaltensstrategien anzupassen.

Das **laterale** PAG ist an vegetativen, thermoregulatorischen und kardiovaskulären Funktionen und an der Miktionskontrolle beteiligt. Anhand der gesteigerten Expression des Fos-Proteins bis zu 14 Tage nach chronischer Kälteexposition wurden neben anderen Hirngebieten wie dem dorsalen Parabrachialkern auch im PAG des Rattenhirns kältesensitive Neurone nachgewiesen (Miyata et al. 1995), während bei Wärmeexposition keine sensitiven Neurone gefunden wurden (Kiyohara et al. 1995). Das PAG wurde bei der Katze anhand von licht- und elektronenmikroskopischen Verbindungsstudien als zentrale Schaltstation zur Kontrolle des Miktionreflexes nachgewiesen (Blok et al. 1995). Das **laterale dorsolaterale** PAG ist eine Umschaltstation für absteigende kardiovaskuläre Regulation durch den dorsomedialen Hypothalamus, der durch pharmakologische Behandlung kardiovaskuläre Reaktionen und Verhaltensveränderungen in Ratten auslöst, die denen bei emotionalem Stress ähneln (da Silva et al. 2003). In der Achse zwischen PAG und zentraler Amygdala scheint eine rechtshemisphärische Lateralisation für länger anhaltende Stressantworten ausgeprägt zu sein (Adamec et al. 2003).

Im PAG der Katze finden sich zahlreiche ACTH-haltige Fasern; dies spiegelt die starke Beteiligung an stressregulierenden Funktionskreisen wider (Covenas et al. 1997). Die Verbindung zwischen dem **ventrolateralen** PAG und der zentralen Amygdala spielt beim Erstarrungsverhalten (*freezing*) und beim Schmerzverhalten von Nagern eine wichtige Rolle (Leite-Panissi et al. 2003). Cholinerge Stimulation der zentralen Amygdala vermindert die Dauer des Erstarrungsverhaltens und aktiviert Schmerzreaktionen. Eine gleichzeitige pharmakologische Ausschaltung des ventrolateralen PAG blockiert den inhibitorischen Effekt für die Dauer des Erstarrungsverhaltens und die antinozizeptive Wirkung, während dies bei cholinerger Mikroinjektion in das PAG und gleichzeitiger pharmakologischer Ausschaltung der zentralen Amygdala nicht auftritt.

Histaminerge Neurone und Histaminrezeptoren sind im PAG und im Colliculus inferior zahlreich vorhanden und spielen beim Defensivverhalten der Ratte eine Rolle. Beide Hirnstrukturen induzieren nach Stimulation Fluchtverhalten, das von vegetativen Reaktionen begleitet ist. Im Verhaltenstest unter Verwendung des Hochlabyrinths zeigt sich sowohl nach Histamininjektion als auch nach pharmakologischer Blockade der H(2)-Rezeptoren ein deutlicher anxiogener Effekt (Santos et al 2003).

Das PAG kontrolliert beim Sexualverhalten Bewegungs- und Haltungsmuster. Dabei spielt die Anwesenheit β-endorphinhaltiger Fasern im PAG der Katze eine wichtige Rolle (Covenas et al. 1997). Während des Östrus ist die neuronale Aktivität in den Schaltkreisen des PAG, die auf die motoneuronalen Gebiete im Spinalmark einwirkt, bis zu neunfach erhöht. Beim Menschen findet sich während des Sexualverhaltens eine starke Aktivierung der zentralen Übergangszone vom Dienzephalon zum Mesenzephalon, das die Aktivierung des PAG, des VTA, des Kleinhirns, des lateralen Striatum und des rechtsseitigen präfrontalen und parietalen Kortex umfasst (Holstege u. Georgiadis 2004). Das laterale Septum hemmt über seine Verbindung zum PAG das Lordosisverhalten von Ratten; im lateralen Septum findet sich bei weiblichen Tieren eine größere Anzahl von Neuronen als bei Männchen. Die Einwirkung von Östradiolbenzoat im neonatalen Zustand vermindert bei adulten weiblichen Ratten die Neuronenzahl im lateralen Septum und folglich auch die Dichte der

Verbindung zum PAG und das Lordosisverhalten (Tsukahara et al. 2003).

In einer Übersichtsdarstellung von Stimulations-, Läsions-, und hodologischen Studien, die motivationale Antriebe wie Sexualbedürfnis, Hunger, Durst, Furcht, Dominanzverhalten, motivationale Aspekte des Schmerzempfindens, Schlafbedürfnis und Ernährung betreffen, kommen Sewards und Sewards (2003) zu dem Schluss, dass die Verarbeitung dieser motivationalen Systeme in vier Hirngebieten repräsentiert ist. Diese sind das PAG, der mediale Hypothalamus/präoptische Region, die Intralaminar- und Mttellinienkerne des Thalamus und der anteriore mesiale Kortex (medialer präfrontaler und anteriorer zingulärer Kortex).

! Das zentrale Höhlengrau umgibt den zerebralen Aquädukt im Mittelhirn (periaquäduktales Grau, PAG) und wird in einen medialen, einen dorsalen, einen dorsolateralen und einen ventrolateralen Teil untergliedert. Entsprechend werden vier von rostral nach kaudal angeordnete Längszonen unterschieden. Reziproke Verbindungen bestehen vor allem mit dem Septum, der Amygdala und dem Thalamus. Eingänge aus kortikalen Arealen und dem Hypothalamus sind topographisch geordnet. Das PAG ist mit limbischen Hirnstammkernen der retikulären Formation und dem Spinalmark verschaltet und interagiert mit motorischen, sensorischen, autonomen und limbischen Strukturen. Es vermittelt thermoregulatorische und kardiovaskuläre Wirkungen, ist in die Miktionskontrolle involviert und an stressregulierenden Funktionskreisen und auch am Schmerzverhalten beteiligt. Sowohl Defensiv- und Fluchtverhalten als auch Bewegungs- und Haltungsmuster im Sexualverhalten werden vom PAG kontrolliert.

1.8.2 Tegmentale limbische Kerngebiete

Das Tegmentum des Mittelhirns umfasst eine Reihe wichtiger Kerngebiete mit limbischen und exekutiv-prämotorischen Funktionen (◘ Abb. 1.16, 1.22–1.24). Hierzu gehören der

- Nucleus tegmentalis dorsalis,
- Nucleus tegmentalis posterodorsalis,
- Nucleus tegmentalis laterodorsalis,
- Nucleus tegmentalis ventralis,
- Nucleus tegmentalis pedunculopontinus,
- Nucleus interpeduncularis und der
- Nucleus incertus.

Nucleus tegmentalis dorsalis et ventralis

Der **Nucleus tegmentalis dorsalis** (NTD) – auch als Gudden-Haubenkern bezeichnet – und der nach kaudal sich anschließende **Nucleus tegmentalis posterodorsalis** (NTPD) liegen vollständig innerhalb der zentralen grauen Substanz des menschlichen Hirnstamms. Der NTD besteht aus einem zellarmen, perizentralen Teil mit starker Acetylcholinesterase(AChE)-Reaktivität und einem zentralen Teil, der stark Substanz P-haltig ist. Letzteres gilt

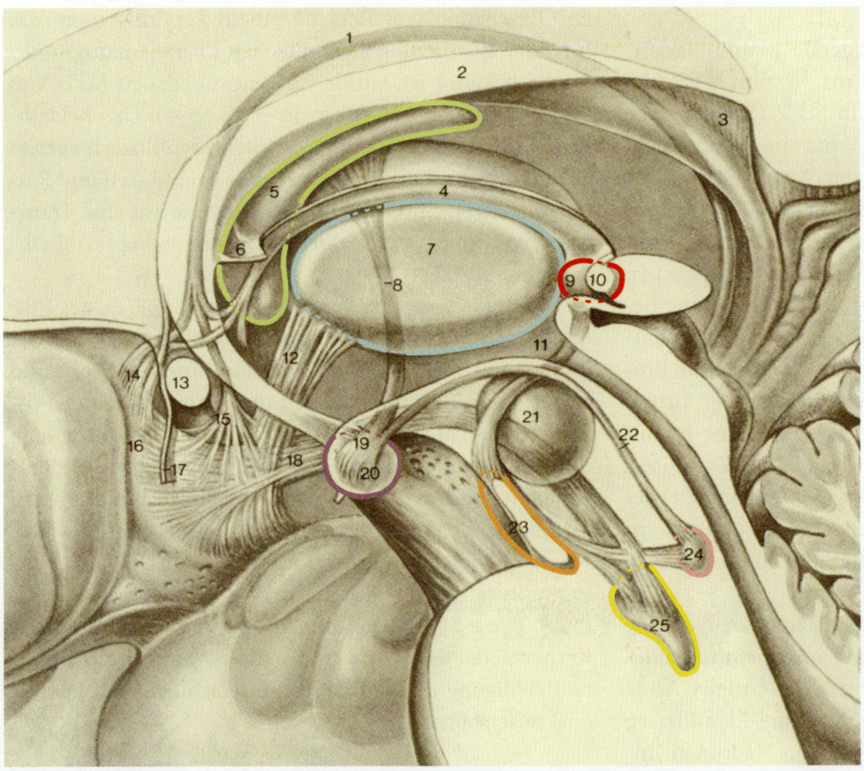

◘ **Abb. 1.24.** Der zentral gelegene Teil der limbischen subkortikalen Region; mediale Ansicht. *1* Stria terminalis, *2* Fornix, *3* Commissura fornicis, *4* Stria medullaris thalami, *5* Nucleus anterior thalami, *6* Tela choroidea ventriculi tertii, *7* Nucleus medialis thalami, *8* Tractus mammillothalamicus, *9* Nuclei habenulae, *10* Commissura habenulae, *11* Tractus habenulointerpeduncularis, *12* Pedunculus thalami inferior, *13* Commissura anterior, *14* präkommissurale Teile von Stria terminalis, Stria medullaris thalami und Fornix, *15* Stria terminalis postcommissuralis, *16* Septum verum, *17* Lamina terminalis, *18* Fasciculus telencephalicus medialis, *19* Fasciculus mammillaris princeps, *20* Corpus mammillare, *21* Nucleus ruber, *22* Tractus mammillotegmentalis, *23* Nucleus interpeduncularis, *24* Nucleus tegmentalis dorsalis, *25* Nucleus centralis superior. (Mod. nach Nieuwenhuys et al. 1991)

auch für den NTPD (Huang et al. 1992). Der **Nucleus tegmentalis ventralis** (NTV) erstreckt sich im menschlichen Hirnstamm entlang dem **Fasciculus longitudinalis medialis** in die pontine retikuläre Formation und befindet sich rostral vom Knie des **Nervus facialis**. Er ist ebenfalls durch starke AChE- und Substanz P-Reaktivität gekennzeichnet (Huang et al. 1992).

Der **Nucleus tegmentalis laterodorsalis** (NTLD), der sich seitlich an den NTD anschließt, wird auf Grund der starken AChE- und Cholinacetyltransferase(ChAT)-Reaktivität in den Zellkörpern als CH6-Gruppe der cholinergen Kerngebiete (Einteilung nach Mesulam et al. 1983) bezeichnet. Der NTLD und die Pars compacta des pedunkulopontinen Kerns (PPT; s. unten), welche die cholinerge CH5-Gruppe darstellen, werden auch als mesopontines Tegmentum zusammengefasst. Diese beiden cholinergen Neuronengruppen weisen dieselbe Ultrastruktur auf (Honda u. Semba 1995), ihre afferenten und efferenten Verbindungen sind aber unterschiedlich (Oakman et al. 1995).

Im menschlichen Hirnstamm enthalten die Neurone des NTLD, des PPT und des oralen pontinen retikulären Kerns Acetylcholin und Substanz P und auch das Neuropeptid Galanin (Halliday et al. 1990; Gai et al. 1993). Galanin wirkt hemmend auf acetylcholinvermittelte oder -induzierte neuronale Aktivität und beeinflusst Funktionen, die über das aufsteigende mesopontine cholinerge System vermittelt werden. Eine erhöhte Zellzahl in den cholinergen tegmentalen Kerngebieten ebenso wie eine erniedrigte Zellzahl im **Locus coeruleus** zeigte sich in Post-mortem-Gehirnen von Schizophreniepatienten (Karson et al. 1991).

Bei der Ratte projiziert der laterale Mammillarkörper der hypothalamischen Region massiv zum NTD und der mediale Mammillarkörper zum NTV (Shibata 1987; Gonzalo-Ruis et al. 1992). Der NTV hat eine starke Rückprojektion zum medialen Kern der Mammillarkörper, wohingegen nur der ventrale Anteil des NTD zum lateralen Mammillarkörper zurück projiziert (Allen u. Hopkins 1990). Strukturelle Untersuchungen der synaptischen Kontakte deuten auf eine überwiegend exzitatorische Beeinflussung der tegmentalen Kerne durch die Mammillarkörper hin (Allen u. Hopkins 1990), wohingegen die Projektion des NTD zu den Mammillarkörpern auf Grund der Struktur der synaptischen Kontakte auf eine inhibitorische Verschaltung hinweist (Hayakawa u. Zyo 1992). GABAerge, topographisch geordnete Projektionen der dorsalen und ventralen tegmentalen Kerne zum Mammillarkörper wurden von Wirtshafter und Stratford (1993) nachgewiesen.

Die zum Mammillarkörper projizierenden Neurone der tegmentalen Kerne weisen auch neurochemisch differenzierte Aktivierungsmuster auf: Im NTV wurden GABAerge und Leu-Enkephalin-haltige Neurone identifiziert; zusätzlich weist eine kleinere Anzahl von Neuronen Immunreaktivität für Glutamat oder Neurotensin auf. GABA und Leu-Enkephalin wurden auch in Neuronen des ventralen NTD nachgewiesen, ebenso eine kleine Anzahl glutamaterger oder Substanz P-reaktiver Neurone (Gonzalo-Ruiz et al. 1999). Nur im NTLD wurden, wie bereits erwähnt, zusätzlich ChAT-reaktive Neurone lokalisiert.

Der NTD übt auf Grund der reziproken Verbindung mit dem Mammillarkörper eine bedeutende Wirkung auf den Hippocampus und seine Verbindungen aus. Neurone des NTD entladen sich ihrerseits nur rhythmisch während des für den Hippocampus charakteristischen theta-Rhythmus (Kocsis et al. 2001).

Afferenzen zu den tegmentalen Kernen kommen auch vom infralimbischen und vom prälimbischen Kortex, letztere sind jedoch weniger stark. Efferenzen des NTD ebenso wie die der Substantia grisea centralis (PAG) und des Locus coeruleus gelangen zu den laterodorsalen und lateroposterioren thalamischen Kernen (Sugita et al. 1985). Efferenzen erhalten auch die Intralaminar- und Mittellinienkerne des dorsalen Thalamus vom PPT und/oder vom NTLD; letztere Projektion endet mit Axonkollateralen auch im NTS (Sofroniew et al. 1985; Otake et al. 1994; Krout et al. 2002). Der NTLD projiziert ebenso wie der LC, die PB und die Raphekerne zum Nucleus basalis Meynert (Carnes et al. 1990). NTD und NTLD projizieren weiterhin zum medialen frontalen Kortex, zum olfaktorischen Kortex und zum lateralen frontalen (Motor-)Kortex (Herrero et al. 1991). Eine geringere Anzahl von Neuronen dieser Kerngebiete projizieren hingegen zum parietalen, temporalen und okzipitalen Kortex.

Der NTD ist ein funktionell heterogenes Kerngebiet. Die Expression von Relaxin, einem Peptidhormon, das für seine Beteiligung an weiblichen Fortpflanzungsfunktionen bekannt ist, wurde im ventromedialen NTD von Ratten nachgewiesen (Burazin et al. 2002). Das Relaxingen wurde kürzlich beim Menschen identifiziert, ebenso wie die entsprechenden Relaxingene bei Mäusen und Ratten. Dieser Nachweis gibt erste Hinweise auf eine Transmitter- und/oder Modulatorfunktion dieses Peptids (Bathgate et al. 2002).

Distinkte Gruppen von Neuronen des NTD, des PPT und des lateralen und medialen Parabrachialkerns der Ratte sind für Stickstoffoxidsynthase immunreaktiv und zeigen Nicht-Immunreaktivität für kalziumbindende Proteine (Dun et al. 1995; Rao u. Butterworth 1996). Innerhalb der Opioidsysteme wurden bei der Ratte vorwiegend enkephalin- und dynorphinhaltige Zellkörper oder Fasern in den tegmentalen Kernen lokalisiert (Loughlin et al. 1995), wohingegen bei der Katze im NTD β-Endorphin-immunreaktive Strukturen vorkommen (Covenas et al. 1999). Diese Substanzen finden sich in vielen limbischen Kerngebieten des Hirnstamms; dies wird als Indiz für eine Beteiligung der Opioide an unterschiedlichen Funktionskreisen angesehen.

❗ Der Nucleus tegmentalis dorsalis, der nach kaudal anschließende Nucleus posterodorsalis und der Nucleus tegmentalis ventralis sind Neuronengruppen des Tegmentum, die durch das Vorhandensein von AChE und Substanz P charakterisiert sind. Der seitlich anschließende Nucleus tegmentalis laterodorsalis und die Pars compacta des Nucleus pedunculopontinus sind cholinerge Neuronengruppen des mesopontinen Tegmentum. Der dorsale und der ventrale tegmentale Kern haben reziproke Verbindungen zu den Mammillarkörpern und haben darüber direkten Einfluss auf den Hippocampus. Der dorsale und der laterodorsale Kern projizieren zur posterioren thalamischen Kerngruppe und zu den Intralaminar- und Mittellinienkernen des Thalamus. Afferenzen kommen vom infralimbischen Kortex, und Efferenzen gelangen zum frontalen und olfaktorischen Kortex. Die tegmentalen Kerne sind involviert in exekutiv-prämotorische Funktionen wie Kopf- und Blickorientierung und in limbische Funktionen, in denen Information über den limbischen Thalamus und den Hippocampus zum frontalen Kortex vermittelt wird.

Nucleus tegmentalis pedunculopontinus

Das pedunkulopontine tegmentale Kerngebiet (**Nucleus tegmentalis pedunculopontinus**, PPT) dehnt sich im Tegmentum des Mittelhirns zwischen der rostral gelegenen **Substantia nigra** und den kaudal befindlichen **Nuclei parabrachiales** aus. Dorsal vom rostralen PPT liegen das retrorubrale Feld und der mikrozelluläre tegmentale Kern, dorsal vom kaudalen PPT befindet sich der kuneiforme Kern. Lateral vom PPT verlaufen die Fasern des **Lemniscus lateralis**, ventral liegt der orale Teil des retikulären Brückenkerns.

Der PPT besteht aus der **Pars compacta** (◼ Abb. 1.22), die den rostralen PPT bildet und innerhalb des kaudalen PPT den lateralen Teil mit einer dichten (»kompakten«) Ansammlung cholinerger Neurone (Zellgruppe CH5) einnimmt, und der im kaudalen PPT medial gelegenen **Pars dissipata** (Steininger et al. 1997a), die bei der Ratte nach Paxinos und Watson (1997) als **subpedunkulärer tegmentaler Kern** bezeichnet wird. Die beiden Neuronengruppen unterscheiden sich außer durch die ChAT-Immunreaktivität in der Verteilung und Zahl der synaptischen Kontakte.

Afferenzen. Eingänge vom dorsalen Raphekern endigen auf Neuronen der Pars compacta, und zwar hauptsächlich auf deren Dendriten (Steininger et al. 1997b). Diese serotonerge Innervation übt vermutlich einen modulierenden Einfluss während Verhaltensänderungen aus. Der PPT wird auch vom noradrenergen **Locus coeruleus** (LC) innerviert; zusammen mit dem LC, den serotonergen Raphekernen und dem cholinergen NTLD bildet der PPT das **aufsteigende aktivierende retikuläre System** (ARAS). In Zusammenhang mit dieser Funktion wird auch eine Beteiligung des PPT bei der Entstehung der pontogenikulookzipitalen Erregungswellen diskutiert, die dem REM-Schlaf (*rapid eye movement*)vorausgehen und ihn begleiten.

Eingänge aus dem lateralen Hypothalamus weisen auf eine Beteiligung des PPT an kardiovaskulären Regulationskreisen hin (Allen u. Cechetto 1992). Starke Afferenzen entstammen außerdem dem zentralen Höhlengrau, dem Colliculus superior und retikulären Arealen in der Brücke und im verlängerten Mark (Steininger et al. 1992). Weitere Afferenzen kommen von der Substantia innominata, der Zona incerta, vom thalamischen parafaszikulären Kern, von präoptisch-hypothalamischen Kernen (► 1.6), vom NTS und vom zentralen superioren Raphekern (Steininger et al. 1992; Moga u. Saper 1994). Direkte und indirekte Projektionen via **Substantia innominata** oder über die »dorsale« Schleife der Basalganglien erreichen den PPT von der Schalen- und Kernregion des **Nucleus accumbens** (Semba u. Fibiger 1992; Groenewegen et al. 1993). Viele dieser Verbindungen sind reziprok.

Der PPT erhält starke Eingänge vom dorsalen und ventralen Striatum, insbesondere über den Globus pallidus internus, die Substantia nigra pars compacta und den Nucleus subthalamicus (◼ Abb. 1.15; Steininger et al. 1992; Semba u. Fibiger 1992; Inglis u. Winn 1995). Die Funktion des PPT wird entsprechend weniger in der Bewegungsinduzierung gesehen, als vielmehr in der Verstärkung der durch das ventrale Striatum vermittelten Signale des Striatum (Inglis u. Winn 1995). Ob der PPT auf den striatalen Ausgang eher modulatorisch wirkt oder ob dieser Funktionskreis parallel zu anderen Schaltkreisen des Striatum besteht, ist unklar.

Efferenzen. Die Efferenzen des PPT erreichen alle Strukturen der Basalganglien mit Afferenzen zum PPT. Der PPT hat eine starke cholinerge Projektion zum Nucleus subthalamicus und zur Substantia nigra (Lavoie u. Parent 1994a; Bevan u. Bolam 1995). Über diese extrinsische cholinerge Quelle werden die Basalganglien beeinflusst. Dabei befinden sich efferente Neurone des PPT mit Projektion zum VTA (limbisch) vorwiegend im kaudalen PPT, solche mit Projektion zur Substantia nigra (motorisch) sind vermehrt im rostralen oder kaudalen ventromedialen Bereich des PPT lokalisiert (Lavoie u. Parent 1994b; Oakman et al. 1995). Eine unterschiedliche Lokalisation von Neuronen mit Projektion zu VTA und Substantia nigra wurde auch im cholinergen NTLD beschrieben. Ebenso werden limbische Strukturen im Endhirn wie Amygdala, laterales Septum und lateraler Hypothalamus von Neuronen des PPT innerviert (Hallanger u. Wainer 1988; Hasue u. Shammal-Lagnado 2002).

Der PPT projiziert zum **Colliculus superior** (CS); beide Kerngebiete zeigen eine Projektion zum parafaszikularen thalamischen Kern. Beide Faserzüge enden auf denselben Dendriten der thalamischen Neurone (Kobayashi u. Nakamura 2003), so dass innerhalb limbischer Thalamuskerne offenbar eine Integration der Information dieser beiden dem motorischen System nahestehenden Strukturen erfolgt. Projektionen des PPT überlappen im dorsalen Sektor der **Zona incerta** des Thalamus mit denen anderer limbischer Hirnstammgebiete wie dem zentralen Höhlengrau, dem dorsalen Raphekern, dem VTA und retikulären Mittelhirn- und Brückenkernen (Kolmac et al. 1998). Im ventralen Sektor enden die Eingänge des CS hingegen topographisch geordnet. Ein derartiges Projektionsmuster mit getrennten limbischen und sensorischen Terminationsgebieten findet sich auch im ventralen Corpus geniculatum laterale des Thalamus, in dem die zuvor genannten limbischen Hirnstammgebiete in den parvozellulären Teil projizieren und visuelle Projektionen im magnozellulären Teil terminieren (Kolmac u. Mitrofanis 2000). Die zum CS ziehende Projektion des PPT wird von zwei funktionell distinkten Neuronengruppen konstitutiert: einer Zellgruppe mit somatosensorischem Eingang und einer ohne sensorische Eingänge (Krauthamer et al. 1995). Dies beruht auf der parallelen Verschaltung des PPT mit dem motorischen und dem limbischen System und bewirkt möglicherweise eine unterschiedliche Beeinflussung des CS bei Orientierungs- und räumlich kognitiven Leistungen.

Absteigend projiziert der PPT ebenso wie das kuneiforme Kerngebiet des Mittelhirns zur retikulären Formation der Brücke und des verlängerten Marks, die wiederum über Projektionen zum Spinalmark Einfluss auf Lokomotion und auf protektive Verhaltensreaktionen wie der akustisch ausgelösten Schreckreaktion haben, an der Schmerzkontrolle beteiligt sind und vegetative Funktionen beeinflussen (Skinner et al. 1990; Koch et al. 1993; Holstege 1995).

Zusammenfassend stellt sich der PPT als ein mit dem motorischen System verbundenes Kerngebiet dar, das Eingänge aus limbischen Gebieten erhält, deren Informationen bereits motorische Komponenten enthalten, und das direkt von motorischen Systemen über die dorsale Basalganglienschleife innerviert wird. Es wird vermutet, dass die glutamatergen Neurone der Pars dissipata des PPT fest programmierte Bewegungen initiieren, während die cholinergen Neurone den Gleichgewichtszustand während Bewegungsausführungen aufrecht erhalten. Diese Funktionen spielen eine Rolle bei Bewegungs- und Haltungsstörungen von Parkinsonpatienten; der PPT zeigt nämlich bei Parkinsonpatienten einen signifikanten Neuronenverlust (Pahapill u. Lozano 2000). Weiterhin werden durch die intensive Verbindung zu den transmitterspezifischen pontinen und medullären Kerngebieten die Funktionen des PPT innerhalb des Schlaf-Wach-Rhythmus und bei der Schmerzkontrolle deutlich.

! Der Nucleus tegmentalis pedunculopontinus (PPT) schließt sich kaudal an die Substantia nigra an. Er besteht aus der cholinergen Pars compacta und der nichtcholinergen Pars dissipata. Starke reziproke Verbindungen bestehen vor allem zu den Basalganglien, zum Hypothalamus und zum Colliculus superior. Zusammen mit dem noradrenergen Locus coeruleus, dem serotonergen dorsalen Raphekern und dem cholinergen laterodorsalen tegmentalen Kern bildet der PPT das aufsteigende aktivierende retikuläre System (ARAS). Er hat Funktionen innerhalb des Schlaf-Wach-Rhythmus, ist in Schmerzkontrolle involviert und wirkt vor allem über die Rückkopplungsschleife mit dem motorischen und limbischen Striatum ausgleichend auf Bewegungsausführungen ein.

Nucleus interpeduncularis

Der Nucleus interpeduncularis (NIP) liegt im ventralen Mittelhirn des menschlichen Gehirns auf Höhe der **Colliculi superiores et inferiores** und ist eine unpaare, median gelegene Struktur (▣ Abb. 1.22 und 1.23). Beim Menschen zeigt der NIP eine vergleichsweise einfache Zytoarchitektur, während er bei der Ratte komplexer aufgebaut ist – wahrscheinlich im Zusammenhang mit der größeren Bedeutung, der das olfaktorische System bei Nagern zukommt. Hier finden sich in allen Subnuklei gleichmäßig verteilt kleinere, zytoplasmareiche Zellkörper mit kleinem Zellkern, während größere Zellkörper besonders im rostralen und kaudalen Pol des Kerngebiets und dort wiederum stärker im dorsalen und medialen und weniger im lateralen Unterkern des NIP auftreten. Diese zytoarchitektonischen Merkmale werden mit der komplexen neurochemischen Organisation des NIP erklärt (Gioia et al. 1994).

Afferenzen erhält der NIP aus der medialen Habenula über den Fasciculus retroflexus mit zum Teil Substanz P-haltigen Fasern; des weiteren existiert eine cholinerge Verbindung aus dem basalen Vorderhirn zum NIP. Zwischen Septum und NIP bestehen reziproke Verbindungen. Die Efferenzen des NIP verlaufen zu thalamischen und telenzephalen limbischen Strukturen, zum NTD und zu den Raphekernen.

Im Rattenhirn enthält der NIP zahlreiche Substanz P-/tachykininhaltige Zellkörper. Tachykininhaltige Fasern sind überwiegend im rostralen ventrolateralen, im kaudalen intermediären und im lateralen NIP vorhanden. Neurokinin B-haltige Zellen finden sich im NIP ebenso wie im NTD, in den Raphekernen und im NTS (Shughrue et al. 1996). Serotonerge Faserprojektionen zum NIP entstammen dem dorsalen Raphekern des Mittelhirns (Sur et al. 1996). Im menschlichen Hirn wurde trotz der vergleichsweise einfachen Zytoarchitektur des NIP eine dichte Anwesenheit muskarinischer Rezeptoren im lateralen Unterkern, serotonerger Rezeptoren im dorsalen Unterkern und von Opioidrezeptoren im medialen Unterkern gefunden (Panigraphy et al. 1998). Vergleichende Untersuchungen an Nager- und Primatengehirnen einschließlich des Menschen zum Nachweis verschiedener Rezeptorsubtypen des Neuropeptids Y (Typ 1, 2, 4 und 5) zeigten nur für das Rattenhirn ein deutliches Vorhandensein dieser Rezeptoren im NIP (Dumont et al. 1998). Signifikante Unterschiede zwischen verschiedenen Spezies (verschiedene Nager, Hund und Mensch) ergaben sich auch für die Verteilung des D3-Dopaminrezeptors, der nur im NIP des Kaninchens zahlreich vorhanden ist (Levant 1998).

! Der Nucleus interpeduncularis ist ein unpaares, median und ventral gelegenes Kerngebiet auf Höhe der Colliculi inferiores des Mittelhirns. Es erhält Afferenzen aus der Habenula und dem basalen Vorderhirn, ist reziprok mit dem Septum verschaltet und hat Efferenzen zu limbischen Vorderhirn- und Hirnstammgebieten. Im menschlichen Nucleus interpeduncularis finden sich trotz einfacher Zytoarchitektur Unterkerne mit hoher Rezeptordichte für Acetylcholin, Serotonin und Opioide.

Nucleus incertus

Die Abgrenzung zwischen Nucleus incertus (NI) und umgebenden Kernen wie dem NTD und dem kaudalen dorsalen Raphekern ist uneinheitlich. Bei der Ratte wurden von Hamill und Jacobowitz (1984) Afferenzen aus dem NI zum Nucleus interpeduncularis lokalisiert und auf Grund dessen mit dem NI der Katze homologisiert. Medial gelegene Neurone des NI weisen Leu-Enkephalin-Immunreaktivität auf. Nach jüngeren Untersuchungen von Goto et al. (2001) und Olucha-Bordonau et al. (2003) besteht der NI aus einer Pars compacta, die nahe der Mittellinie kaudal zum dorsalen Raphekern liegt, und einer lateral gelegenen Pars dissipata.

Nach Shibata et al. (1986) hat ein dorsomedial zum NTD gelegener Anteil des NI Projektionen zum rostralen Nucleus interpeduncularis. Goto et al. (2001) untersuchten die Verbindungen der beiden Unterkerne des NI der Ratte systematisch mit einem antero- und einem retrograden Tracer. Neurone im Isokortex sind die wichtigsten Eingänge zu beiden Anteilen des NI; Afferenzen entstammen weiter dem NDB, der lateralen Habenula, dem lateralen Hypothalamus, dem supramammillären Kern, dem PAG, nahe zu okulomotorischen Kernen gelegenen Neuronen, dem NIP, dem zentralen Raphekern und dem Nucleus praepositus der Medulla. Die Efferenzen ziehen medial und periventrikulär zum NTD, zum dorsalen und zentralen superioren Raphekern, zum NTLD, zum PAG, zum Colliculus superior sowie zum retikulären und kuneiformen Kern des Mittelhirns. Eine dichte Innervation erhalten der NIP, der laterale mammilläre und supramammilläre Kern und der posteriore hypothalamische Kern. Über das mediale Vorderhirnbündel ziehen die Axone des NI zum dorsomedialen Hypothalamus, zur lateralen hypothalamischen und zur lateralen präoptischen Region. Im Thalamus wird die Zona incerta erreicht, ebenso wie der dorsomediale, der zentrale laterale, der paraventrikulare und der ventrale mediale Kern. Der NDB und das mediale Septum werden vom NI innerviert, wie auch die hippokampale Formation und dort besonders der Gyrus dentatus. Amygdala, Claustrum, die agranuläre Inselregion, der infralimbische, prälimbische und anteriore zinguläre Kortex sind weitere Ziele im Endhirn.

Auch Olucha-Bodoau et al. (2003) kommen zu dem Schluss, dass vom NI ein Projektionssystem zu den medianen Raphekernen, zum Mammillarkörper, zum Hypothalamus, zur lateralen Habenula, zur Amygdala, zum medialen Septum, zum entorhinalen Kortex und zum Hippocampus aufsteigt. Diese Zielgebiete sind auch in aktivierende Funktionskreise einschließlich der Synchronisation und Desynchronisation des hippokampalen theta-Rhythmus eingebunden. Aufgrund der Verbindungen des NI wird eine integrierende und modulierende Funktion bei der Verhaltensplanung und der Kontrolle von Aufmerksamkeits- und Lernvorgängen angenommen. Der NI bildet zusammen mit dem zentralen superioren Raphekern und dem NIP ein im Hirnstamm median gelegenes Netzwerk zur Verhaltenskontrolle, welches durch das Kortikotropin-Releasing-Hormon (CRH) beeinflusst wird. Diese Kerngebiete weisen neben anderen limbischen kortikalen und subkortikalen Vorderhirngebieten eine Genexpression des Rezeptors 1 für CRH auf, und zwar besonders stark im NI (Potter et al. 1994; Chalmers et al. 1995; Rivest et al. 1995). CRH wirkt also nicht nur auf die Hypophyse ein, indem es die Freisetzung von ACTH stimuliert, sondern bindet auch im limbischen Hirnstamm, in der Amygdala und im limbischen Kortex der Ratte und ist besonders bei Stressantworten aktiviert.

! Der Nucleus incertus (NI) besteht aus einer medial gelegenen Pars compacta und einer lateral gelegenen Pars dissipata und schließt sich kaudal an den dorsalen Raphekern an. Eingänge erhält der NI aus dem Isokortex; reziproke Verbindungen bestehen zwischen NI und dem lateralen Hypothalamus, dem supramammillären Kern, dem periaquäduktalen Grau und dem Nucleus interpeduncularis. Efferenzen ziehen zu den Raphekernen, zu den thalamischen Intralaminar- und Mittellinienkernen, zum NDB, zum Septum und zu limbischen Kortexarealen. Der NI hat modulierenden und integrierenden Einfluss auf die Verhaltensplanung, wird bei Stressantworten aktiviert und ist an der Kontrolle von Aufmerksamkeits- und Lernvorgängen beteiligt.

Die tegmentalen Kerne zeichnen sich allgemein durch das Vorhandensein zahlreicher neurochemischer Substanzen aus, die zum Teil kolokalisiert in Neuronen vorkommen. Peptide wie Cholezystokinin, Kalzitonin, Dynorphin B, Neuropeptid Y, Neurotensin, Neurokinin, Serotonin, Substanz P, Tyrosinhydroxylase, Vasopressin und VIP wurden in Zellkörpern und/oder Fasern der tegmentalen Kerne ebenso wie in weiteren limbischen Kerngebieten des Rattenhirns identifiziert (Kessler et al. 1987; Sutin u. Jacobowitz 1988; Gai et al. 1993; Nakaya et al. 1994; Boudin et al.

1996; Shugrue et al.1996; Darlington et al. 1997; Gonzalo-Ruis et al. 1999). Innerhalb des Opioidsystems wurden sowohl β-Endorphin-reaktive Neurone im NI, im NTD, im NIP und im dorsalen Raphekern des Katzenhirns gefunden als auch α-Neoendorphin-exprimierende Neurone im NI und im magnozellulären hypothalamischen Kern des Hundehirns (Covenas et al. 1999; Pesini et al. 2001). Hypocretine sind Peptide des Hypothalamus, die das Essverhalten und die Schlafregulation beeinflussen. Sie wirken bei der Ratte über zwei verschiedene Rezeptortypen auf Neurone des NTD, des NTLD, des PPT, des dorsalen Raphekerns, des Locus coeruleus, des Trigeminuskomplexes, der pontinen retikulären Formation und auf Umschaltstationen des Hörsystems ein (Greco u. Shiromani 2001). Über den Einfluss dieses Peptids werden möglicherweise Wachheit und Aufmerksamkeit während konsumatorischer Verhaltensweisen aufrecht erhalten.

1.8.3 Limbische Kerngebiete des Rhombenzephalon

Locus coeruleus

Der **Locus coeruleus** (LC; Zellgruppe A6 nach Dahlström u. Fuxe 1964) ist ein im rostralen Hirnstamm gelegenes Neuronengebiet, das sich hinter dem PAG nach kaudal bis zum Nucleus vestibularis erstreckt. Der LC wird medial vom dorsalen tegmentalen Kern, lateral vom Parabrachialkerngebiet und ventral vom **Nucleus subcoeruleus** umgeben. Die Begrenzung des **Nucleus subcoeruleus** wird uneinheitlich beschrieben; er ist biochemisch heterogen und enthält noradrenerge Neurone sowie Neurone mit anderen Transmittern (Aston-Jones et al. 1995).

Der LC zeichnet sich durch noradrenerge Neurone aus, deren Axone stark verzweigend zum Vorderhirn auf- und zum Spinalmark absteigen. Die Lage und Ausdehnung des LC sowie der übrigen noradrenergen Neurone wurden bei der Ratte bestimmt; sie sind bei Primaten einschließlich des Menschen und bei der Katze vergleichbar lokalisiert (Nieuwenhuys et al. 1991).

Der LC wird bei der Ratte sowohl auf Grund der unterschiedlichen Dendritenausrichtung und Zellkörperform der Neurone als auch wegen unterschiedlicher Zelldichten in einen **dorsalen** und einen **ventralen** Teil unterteilt (Swanson 1976). Die Dendriten der Neurone erstrecken sich vorwiegend in zwei Regionen in der Umgebung des LC, nämlich nach rostromedial und in einen kaudalen juxtaependymalen Bereich. Neurone des LC gehören zusammen mit anderen aminergen Neuronen zu den modulatorisch wirkenden Neuronen, für die eine vergleichsweise langsame Aktivierung charakteristisch ist. Ein Merkmal dieser Neurone scheint das Fehlen extrazellulärer Matrixproteine zu sein, die bei Neuronen mit schnell aktivierten Transmittern oft in perineuronalen Netzen angeordnet sind (Hobohm et al. 1998).

Neurone des LC erhalten massive nichtnoradrenerge Eingänge (Shipley et al. 1996). Diese sind neurochemisch stark heterogen und werden durch exzitatorisch und inhibitorisch wirkende Aminosäuren, Monoamine und Neuropeptide vermittelt (◘ Abb. 1.25). Einige dieser Substanzen wie GABA, Adrenalin und die Neuropeptide Met- und Leu-Enkephalin haben eine deutlich inhibitorische Wirkung auf die Aktivität des LC. Ebenfalls kann sich der Affinitätsstatus von Rezeptoren durch Einwirkung von Drogen verändern. Im Meerschweinchen führt eine chronische Morphiumbehandlung von einer niedrigen zu einer hohen Rezeptoraffinität der α_2-Adrenorezeptoren in den GABAergen Terminalien kortikaler Neurone, die Afferenzen zum LC bilden (Varani et al. 1995). Die Hemmung des LC durch kortikale Neurone verringert sich also durch Einwirkung einer gleich bleibenden Morphiumdosis zunehmend. Der α_2-adrenerge Agonist Clonidin verbessert einige der physischen Negativsymptome nach Opioidentzug, indem er die Aktivierung der Afferenzen zum LC vermindert (van Bockstaele 1998). Diese Negativsymptome scheinen durch den im Hirnstamm gelegenen Nucleus paragigantocellularis zum LC vermittelt zu werden; Neurone dieses Kerns besitzen μ-Opioidrezeptoren (van Bockstaele et al. 1999). Damit lässt sich eine Steigerung der Aktivität des LC nach Opiodentzug erklären.

Direkte und zum Teil topographisch geordnete Afferenzen laufen von NTS und PAG zum rostralen ventromedialen Bereich des LC und von der zentralen Amygdala (Ausschüttung von CRF) und vom BNST zum rostralen dorsolateralen Bereich des LC (van Bockstaele et al. 2001; Dong u. Swanson 2003). Über aufsteigende Projektionen aus dem zervikalen und lumbalen Spinalmark werden im LC auch nozi- und thermorezeptive Informationen verarbeitet (Craig 1995). Ebenso terminieren im LC Afferenzen aus der Medulla, die endogene Opioide transportieren; eine hohe Dichte β-Endorphin- und ACTH-haltiger Fasern ließ sich auch im LC der Katze nachweisen (Covenas et al. 1997, 1999). Diese Opioide und das aus dem limbischen Vorderhirn stammende CRF haben einen gegensätzlichen Effekt auf das noradrenerge System und wirken darüber ausgleichend auf das aktive und passive Verhalten bei der Stressbewältigung (Van Bockstaele et al. 2001). Im menschlichen Hirnstamm befinden sich in der dorsolateralen Region des LC zahlreiche CRF-immunreaktive Axone, wohingegen die Raphekerne spärlicher und die Substantia nigra am wenigsten von CRF-tragenden Axonen innerviert werden (Austin et al. 1997). Beim Menschen wird 18 F-DOPA zu einem beträchtlichen Teil im LC und in den Raphekernen aufgenommen; die mittels Kombination von Magnetresonanz- und Positronenemissionstomographie ermittelte Aufnahme betrug 37% des konstanten Influx für den LC und 51% für die Raphekerne (Moore et al. 2003).

Eine topographische Beziehung besteht zwischen der hypothalamischen Region und dem LC; dabei haben die

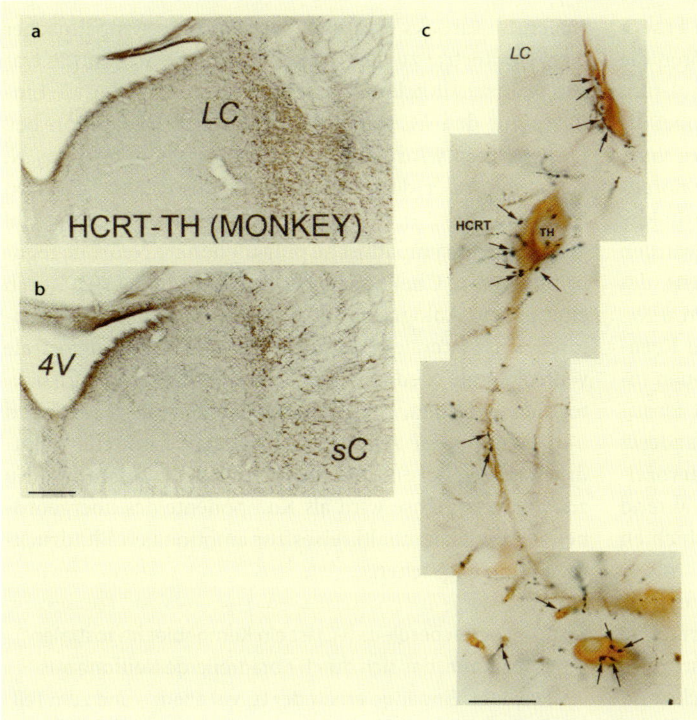

Abb. 1.25. Mikroskopische Ansicht von Schnitten durch den Locus coeruleus (**a**) und den Nucleus subcoeruleus (**b**) im Affengehirn; immunchemischer Nachweis des Enzyms Tyrosinhydroxylase (*TH; hellbraune Zellen und Fortsätze*) und gleichzeitiger Nachweis des Neuropeptids Hypocretin (*HCRT; dunkelblau-schwarz gefärbte Fortsätze*); Balken: 100 µm. Kontakte zwischen hypocretinhaltigen Boutons (*dunkelblau/schwarz*) und noradrenergen Zellen (*hellbraun*) im Locus coeruleus (**c**); Balken: 10 µm. *LC* Locus coeruleus, *sC* Nucleus subcoeruleus, *4V* 4. Ventrikel. (Aus Horvath et al. 1999)

ventrolaterale und die mediale präoptische Region einen größeren Einfluss als die übrige präoptische Region bzw. der anteriore Hypothalamus. Die mittleren rostralen Anteile der ventrolateralen präoptischen Region sind an der Schlafregulation beteiligt und beeinflussen den LC durch eine hemmende Projektion mittels GABA und Galanin (Steininger et al. 2001). Des weiteren besteht eine starke Projektion hypocretinhaltiger hypothalamischer Neurone zum LC (Peyron et al. 1998; Horvath et al. 1999), die bei der endokrinen Regulation und beim Schlaf- und Fressverhalten (Mintz et al. 2001) eine Rolle spielt. Afferenzen aus dem Kortex scheinen bei der Ratte kaum vorhanden und bei Primaten weniger gut untersucht zu sein; kürzlich wurde beim Affen eine Projektion des laryngealen Motorkortex zu verschiedenen Hirnstammgebieten einschließlich des LC beschrieben (Simonyan u. Jürgens 2003).

Die Efferenzen des LC lassen sich in zum Vorderhirn aufsteigende Projektionen, die aus der dorsalen Hälfte des LC stammen, und in zum Kleinhirn und Spinalmark absteigende Projektionen aus der ventralen Hälfte des LC unterteilen. Bei der Ratte projiziert der LC stark zum olfaktorischen Bulbus und zum olfaktorischen Kortex sowie zu isokortikalen Arealen; letztere zeigen unterschiedliche Verlaufsrichtungen der Axone in den verschiedenen Schichten (Morrison et al. 1981; Loughlin et al.1982; Shipley et al. 1985). Der LC wirkt im piriformen Kortex überwiegend erregend auf die Verarbeitung von Geruchsstimuli (Bouret u. Sara 2002).

Der Hippocampus wird über drei unterschiedliche Fasersysteme innerviert (Haring u. Davis 1983):

1. Ein ventraler amygdalärer Pfad enthält Fasern, die zum gesamten hippokampalen Gyrus und zu Teilen des Gyrus dentatus ziehen.
2. Über den Fornix ziehen Fasern zum septalen Pol des Gyrus dentatus.
3. Im zingulären Bündel verlaufende Fasern innervieren den ventralen Gyrus dentatus.

Obwohl das Gesamtvolumen des LC bei männlichen und weiblichen Ratten gleich ist, findet sich bei männlichen Ratten eine signifikant größere dorsale Zone im LC; dies betrifft vor allem den Teil, dem die aufsteigende Projektion zum Hippocampus entspringt (Babstock et al. 1997). Subkortikale Areale im Telenzephalon mit dichter bis mittlerer Innervation noradrenerger Fasern aus dem LC umfassen das Septum, das magnozelluläre cholinerge System einschließlich des NDB und des BNST, der basalen und der zentralen Amygdala. Diese Gebiete werden in geringerem Umfang auch von anderen noradrenergen Kerngebieten des Hirnstamms versorgt (Aston-Jones et al. 1995).

Der LC projiziert innerhalb des aufsteigenden somatosensorischen Systems vorwiegend ipsilateral zu kortikalen Relaisstationen und ipsi- und kontralateral zu thalamischen Kerngebieten (Simpson et al. 1997). Die Hälfte der aufsteigend projizierenden LC-Neurone trägt das Neuropeptid Galanin; diese projizieren mit schmalkalibrigen Fasern zum somatosensorischen Kortex und zum Thalamus, zur Zona incerta und zum retikulären thalamischen Kern (Simpson et al. 1999).

Zu den thalamischen Kerngebieten, in denen Fasern des LC in hoher bis mittlerer Dichte enden, gehören die anteriore thalamische Gruppe, das Corpus geniculatum laterale (CGL) und die ventroposteriore Kerngruppe; die beiden letztgenannten sind sensorische Kerne des visuellen bzw. des somatosensorischen Systems. Starke noradrenerge Innervation erhält auch der Paraventrikularnukleus und der retikuläre thalamische Kern. Kürzlich wurden auch Projektionen des LC, des dorsalen Raphekerns, des Praetectum, des Hypothalamus und des PFC zum *intergeniculate leaflet* beschrieben, einem thalamischen Kerngebiet, das retinale und nichtphotische Informationen integriert (Vrang et al. 2003). Wie bereits erwähnt, terminieren die Fasern des LC zusammen mit denen anderer transmitterspezifischer Hirnstammkerne in den parvozellulären Schichten des medialen ventralen CGL, während visuelle Projektionen in den magnozellulären Schichten enden (Kolmac u. Mitrofanis 2000).

Im Hypothalamus erreichen die Projektionen des LC vor allem das dorsomediale und das paraventrikulare Kerngebiet; diese Projektion scheint bei der Stressregulation eine wichtige Rolle zu spielen. Kleinhirn, Brücke und Medulla oblongata werden von noradrenergen Fasern stark innerviert; eine topographisch organisierte Projektion des LC besteht zum dorsalen Raphekern (Peyron et al. 1996) und auch zu den vestibulären Kernen im Hirnstamm. In einer vergleichenden Untersuchung an Ratte, Kaninchen und Affe wurde eine dichte noradrenerge Faserprojektion über ein lateral absteigendes Bündel zum lateralen Vestibulariskern und über ein medial absteigendes Bündel zum superioren Vestibulariskern gefunden (Schuerger u. Balaban 1999). Weniger dicht ist die Innervation des medialen Vestibulariskerns und gering die des inferioren Vestibulariskerns. Beim Affen existiert zusätzlich eine dichte Innervation des rostralen Teils des Nucleus praepositus hypoglossi, einem Kerngebiet mit starker Projektion zum LC, die sich auch im Nagergehirn findet.

Die Funktionen des LC sind vielfältig und betreffen Aufmerksamkeit im Zusammenhang mit Orientierungsverhalten, Lernen, Gedächtnis, Furcht, Stress, Schlaf-Wach-Zyklus, vegetativ-autonomer und affektiver Kontrolle (Berridge u. Waterhouse 2003). Direkte Aktivierung der LC-Neurone verursacht eine im EEG sichtbare Desynchronisation und belegt die wichtige modulatorische Funktion des Verhaltenszustandes (Van Bockstaele 1998). Noradrenalin wird zusammen mit dem aus den Raphekernen stammenden Serotonin auch antikonvulsische und antidepressive Wirkung zugeschrieben (Krahl et al.1998; Jobe et al. 1999). Ebenso arbeitet das noradrenerge System eng mit dem sympathoadrenalen System zusammen; letzteres beeinflusst den viszeralen Apparat, um an die Umwelt angepasste Aktionen auszuführen und neue Aufgaben zu bewältigen (Recordati 2003).

Eine weitere wichtige Rolle des LC liegt in der Regulation viszeraler Funktionen wie der Anpassung des arteriellen Blutdrucks und in der Aktivierung sympathischer Nerven. Rostral zu den Colliculi gelegene Strukturen tragen wahrscheinlich durch hemmende und fördernde Einflüsse auf den LC zur kardiovaskulären Integration bei. Des weiteren wird vermutet, dass der Motorkern des N. vagus und/oder der Nucleus ambiguus des verlängerten Marks indirekt, d. h. über Verschaltung zum LC, sakral gelegene parasympathische präganglionäre Neurone reguliert (Chen u. Chei 2002). Bei der Ratte zeigte sich durch eine pharmakologische Blockade muskarinischer Rezeptoren, dass laterales Septum, Habenula, LC und rostrale ventrolaterale Medulla eine weitere Achse zur Blutdruckregulation bilden, die über Acetylcholin gesteuert wird und den von der zentralen Amygdala vermittelten Blutdruckanstieg bei emotionalem Stress beeinflusst (Li u. Ku 2002). Diese Achse wird als Komponente des übergeordneten Amygdalaschaltkreises zur emotionalen Blutdruckregulation angesehen.

! Der Locus coeruleus (LC) ist ein Kerngebiet im rostralen Hirnstamm, das sich durch noradrenerge Neurone auszeichnet. Eingänge erhält der LC vor allem – und zum Teil topographisch geordnet – von der Amygdala, vom BNST, vom Hypothalamus, vom PAG, vom NTS und vom Spinalmark. Die Projektionen des LC sind weit reichend. Dorsal sitzende Neurone des LC projizieren aufsteigend. Im Endhirn werden vor allem ipsilateral der olfaktorische Kortex und der Isokortex, der Hippocampus, das Septum, der NDB und der BNST sowie die Amygdala innerviert; im Thalamus ziehen die Projektionen des LC ipsi- und kontralateral zu den Mittellinienkernen, zu sensorischen thalamischen Gebieten und zum medialen Hypothalamus. Der ventrale LC projiziert absteigend zum Kleinhirn und zur Medulla; topographisch sind die Projektionen zum dorsalen Raphekern und zu den Vestibulariskernen organisiert. Der LC ist involviert in aufmerksamkeitsgesteuertes Orientierungsverhalten, in Furcht- und Stressbewältigung, in Lern- und Gedächtnisleistungen, in die Regulation des Schlaf-Wach-Zustandes und kontrolliert vegetative Zustände im Zusammenhang mit affektivem Verhalten.

Nuclei parabrachiales und Nukleus des Tractus solitarius

Die **Parabrachialkerne** (PB) befinden sich in der rostralen Brücke und umgeben den oberen Kleinhirnstiel. Sie sind der lateralen Zone der Formatio reticularis zugeordnet und erhalten topographisch geordnete Projektionen vom kaudal befindlichen Nukleus des Tractus solitarius, die eine Einteilung in Unterkerne deutlich machen. Diese Unterkerne der PB haben außerdem größtenteils topographisch geordnete, reziproke Verbindungen zur Medulla oblongata, zu hypothalamischen Kerngebieten (■ Abb. 1.26), zum basalen Vorderhirn und zu limbischen kortikalen Arealen, und sie sind zusammen mit anderen retikulären Kerngebieten Bestandteil des zentralen Netzwerkes zur Kontrolle

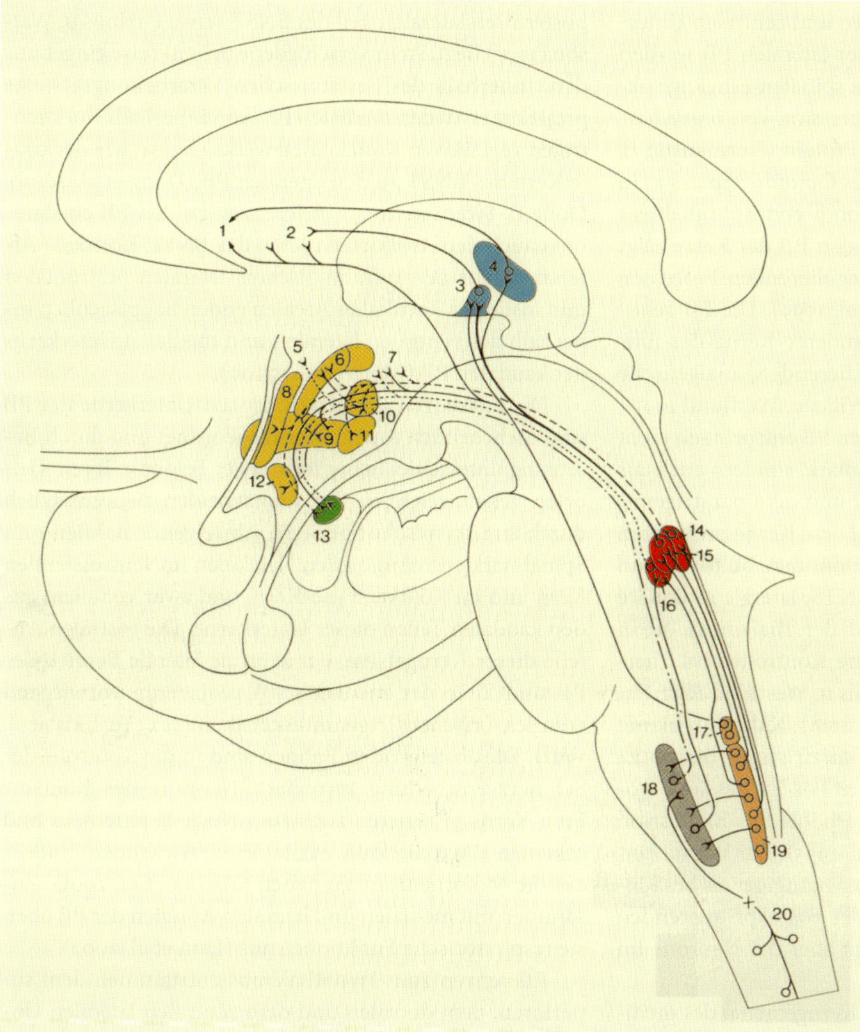

Abb. 1.26. Afferenzen der Nuclei parabrachiales und des Nucleus solitarius. *1* Cortex praefrontalis, pars lateralis, *2* Operculum frontoparietale (»Cortex visceralis«), *3* Nucleus ventralis posteromedialis, pars parvocellularis, *4* Nuclei intralaminares thalami, *5* Nucleus praeopticus lateralis, *6*, Nucleus paraventricularis, pars magnocellularis, *7* Area lateralis hypothalami, *8* Nucleus praeopticus medianus, *9* Substantia innominata, *10* Nucleus dorsomedialis, *11* Nucleus ventromedialis, *12* Nucleus supraopticus, *13* Nucleus centralis amygdalae, *14* Nucleus parabrachialis lateralis, *15* Nucleus parabrachialis medialis, *16* Kölliker-Fuse-Kern, *17* Nucleus solitarius, pars gustatoria, *18* Area reticularis superficialis ventrolateralis, *19* Nucleus solitarius, pars cardiorespiratoria, *20* Fibrae spinoreticulares. (Mod. nach Nieuwenhuys et al. 1991)

vegetativer Funktionen (Übersicht in Nieuwenhuys et al. 1991; Neuhuber 1994; Saper 1995).

Der **Nukleus des Tractus solitarius** (NTS) erhält primäre Eingänge aus dem gustatorischen System. Diese Neurone des NTS projizieren zum medialen und zum externen Unterkern der PB und zu einem schmalen Verbindungskern zwischen dem medialen und dem lateralen Parabrachialkern. Gustatorische Neurone in NTS und PB lassen sich auf Grund ihrer Antwortmuster auf Geschmacksstimuli nicht immer unterscheiden; ein Teil der Neurone zeigt gleiche Antwortprofile (Di Lorenzo u. Monroe 1997). Allgemeine viszerale Eingänge vom NTS und von der medial zum NTS gelegenen **Area postrema** werden zu lateralen Parabrachialkernen (zentraler und externer Unterkern) verschaltet, wohingegen Axone von respiratorischen Neuronen des NTS zu lateral und ventral gelegenen Neuronen im lateralen Parabrachialkern (auch Kölliker-Fuse-Kern genannt) gelangen; die verschiedenen Terminationsgebiete in den lateral gelegenen Unterkernen sind nicht überlappend (Herbert et al. 1990).

Die Einteilung der PB in Unterkerne auf Grund zytoarchitektonischer Merkmale und ihrer Afferenzen und Efferenzen wurde größtenteils an der Ratte untersucht; neuere Untersuchungen des Makakengehirns und des menschlichen Gehirns zeigen die gleiche Zytoarchitektur und Einteilung in Unterkerne einschließlich ihrer Verbindungen (Gioia et al. 2000; Kitamura et al. 2001). Das Vorhandensein des Kölliker-Fuse-Kerns ist beim Menschen allerdings umstritten. Bisher wurde er im adulten menschlichen Hirn nicht identifiziert (Petrovicky 1989). In einer neueren Untersuchung werden großzellige, ventral gelegene Neurone der lateralen PB als Homologon des Kölliker-Fuse-Kerns der Ratte angesehen (Gioia et al. 2000).

Weitere Eingänge zu den PB entstammen dem Spinalmark, und zwar von der Lamina I und II der **Intumescentia cervicalis** zu lateralen Unterkernen (dorsal, superior und extern) und von Lamina V, den medialen Anteilen der Laminae VI–X und Lamina VIII bilateral zum internen lateralen Unterkern der PB (Bernard et al. 1995; Feil u. Herbert 1995). Thorakale und lumbale spinale Segmente entsenden ihre Axone zum dorsalen und zentralen Unterkern der lateralen PB. Neurone der lateralen PB werden durch nozizeptive Stimuli über die spinalen Eingänge aktiviert; dies äußert sich in der Expression von *immediate early genes* wie dem für das FOS-Protein (Hermanson u. Blomqvist 1996). Der Nachweis des Opioidrezeptors κ_1 in den PB und eine dichte Innervation β-endorphinhaltiger Fasern in den medialen und lateralen PB der Katze zeigt auch die Beteiligung an schmerzregulierenden Prozessen (Mansour et al. 1996; Covenas et al. 1999). Die PB gehören zusammen mit einer Reihe anderer Kerne des limbischen Hirnstamms zum deszendierenden, analgetische Wirkung vermittelnden System (Willis u. Westlund 1997). Somatosensorische Eingänge zu den PB entspringen nicht nur topographisch aus dem Spinalmark, sondern auch aus dem spinalen Trigeminuskomplex und dem paratrigeminalen Kern (Feil u. Herbert 1995). Diese Kerne projizieren zu den PB ebenso wie zu anderen pontinen, bulbären und thalamischen Kerngebieten (u. a. NTS, laterale retikuläre Kerngebiete; ventraler posteromedialer Thalamus), die in Schmerzregulation, kardiovaskuläre Kontrolle und Thermoregulation involviert sind (Willis u. Westlund 1997; Saxon u. Hopkins 1998; Caous et al. 2001). Kälteeinwirkung führt in Neuronen des NTS zu kurzfristiger, bis zu 24 Stunden dauernder Steigerung der Fos-Expression, wohingegen in den dorsalen PB eine erhöhte Fos-Expression bis zu 14 Tage anhält (Miyata et al. 1995). Bei Wärmeeinwirkung erhöht sich, wenn auch geringfügiger als bei Kälteeinwirkung, ebenfalls die Zahl der Fos-exprimierenden Neurone in den dorsalen PB, nicht aber der Neurone im NTS (Kiyohara et al. 1995).

Die PB erhalten Eingänge aus Kerngebieten des medianen, medialen und lateralen Hypothalamus und der präoptischen Region; die Projektionsneurone der verschiedenen Kerne zeigen unterschiedliche Neuropeptid-Immunreaktivitäten für Angiotensin, CRF, Dynorphin, Galanin oder Neurotensin (Moga et al. 1990a; Kelly u. Watts 1998). Hypothalamische Afferenzen innervieren vorwiegend die rostralen Anteile der PB, besonders den zentralen und lateralen Unterkern (Moga et al. 1990b). Der ventromediale Kern des Thalamus entsendet Fasern zu einer Reihe pontiner und retikulärer Kerngebiete einschließlich der PB (Canteras et al. 1994); dieser thalamische Kern gehört zum neuronalen Schaltkreis, der Nahrungsaufnahme und auch Kopulationsverhalten einschließlich ihrer affektiven Komponenten kontrolliert. Nichtdopaminerge Afferenzen des mesolimbischen Mittelhirns und Afferenzen des ventralen Pallidum innervieren neben PAG, LC und den Raphekernen auch die PB.

Projektionen des subkortikalen Vorderhirns enden dicht im externen lateralen Unterkern der PB und im schmalen Verbindungskern zwischen den medialen und lateralen Unterkernen der PB und im NTS. Sie entstammen der zentralen Amygdala, der Substantia innominata und dem BNST. Der rhomboidale Kern des BNST, der im posterioren lateralen Teil des BNST sensu Paxinos u. Watson (1997) liegt, ist in verschiedene Schaltkreise eingebunden. Innerhalb des gustatorischen Verarbeitungssystems projiziert er zu den medialen PB, und innerhalb eines zentralen vegetativen Kontrollnetzwerks ebenso wie der ovale Kern des BNST zu den lateralen PB (Dong et al. 2001b; Dong u. Swanson 2003). Afferenzen zu den PB entstammen auch dem fusiformen Kern des BNST. Kortikale Afferenzen aus den infralimbischen, lateralen präfrontalen und insulären kortikalen Arealen enden hauptsächlich innerhalb des ventralen lateralen und medialen Unterkerns der kaudalen PB (Moga et al. 1990b).

Die Efferenzen der verschiedenen Unterkerne der PB sind mehrheitlich topographisch geordnet und durch Besetzung unterschiedlicher terminaler Felder in ihren Zielorten gekennzeichnet. Sie unterscheiden sich zusätzlich durch ihre chemische Spezifität. Absteigende Bahnen zum Spinalmark enstammen den Neuronen im ventrolateralen Kern und im Kölliker-Fuse-Kern, und zwar vor allem aus den kaudalen Teilen dieser Unterkerne. Die rostralen Anteile dieser Kerngebiete, der zentrale laterale Bereich der PB und Teile der medialen PB projizieren vorwiegend zum sensorischen Trigeminuskernkomplex (Yoshida et al. 1997). Die absteigenden Bahnen sind in die Kontrolle der Schmerzverarbeitung involviert. Neurone des Kölliker-Fuse-Kerns projizieren auch zum Nucleus phrenicus und scheinen einen direkten, exzitatorisch wirkenden Einfluss auf die Motorneurone zu haben (Yokota et al. 2001). Zusammen mit medialen und lateralen Anteilen der PB üben sie respiratorische Funktionen aus (Lara et al. 2002).

Efferenzen zum Hypothalamus entstammen dem superioren, dem dorsalen und dem zentralen lateralen Unterkern der PB. Neurone des superioren lateralen Unterkerns, die z. T. Cholezystokin-inimmunreaktiv sind, projizieren in den ventromedialen und lateralen Hypothalamus; der mediale Anteil dieses Unterkerns projiziert vor allem zum Nucleus retrochiasmaticus (Bester et al. 1997). Die anderen Unterkerne projizieren zusätzlich zum medianen präoptischen Nukleus; nur diese Projektionsneurone sind durch das Vorhandensein verschiedener Peptide (Enkephaline, CRF, Somatostatin und andere) charakterisiert. Es wird angenommen, dass solche chemisch differenzierten Projektionswege eher für die Regulation von Körperflüssigkeiten und den Energiestoffwechsel charakteristisch sind, als für die Kontrolle spezifischer Organe, autonomer Reflexe oder für die Verhaltenskontrolle. Efferenzen der PB ziehen auch gemeinsam mit denen des PAG und der ventrolateralen Medulla zum dorsomedialen Kern des Hypothalamus; diesem Kern wird eine Beteiligung bei der Nahrungsaufnahme und bei der Sekretion von Kortikosteron im Zusammenhang mit Stress unterstellt (Thompson u. Swanson 1998).

Die Unterkerne der PB haben bei der Ratte unterschiedliche Beziehung zu den intralaminaren thalamischen Kernen (Allen et al. 1991; Bester et al. 1999) und sind über den ventralen posterioren parvozellulären Thalamus topographisch mit dem posterioren dysgranulären und mäßig mit dem anterioren dysgranulären und granulären insulären Kortex der Ratte verbunden. Diese Verbindungen dienen der Verarbeitung aufsteigender viszeraler Afferenzen. Der parazentrale, der zentrale und der parafaszikuläre mediale thalamische Kern erhalten Eingänge vom ventralen lateralen und vom internen lateralen Unterkern der PB; im letztgenannten Kern befinden sich enkephalinerge Neurone, die zu diesen thalamischen Intralaminarkernen und zu Mittellinienkernen projizieren (Hermanson u. Blomqvist 1997). Die Verschaltung mit den Intralaminarkernen des Thalamus wird mit der Verarbeitung schmerzhafter und aversiver gustatorischer Stimuli des kortikalen limbischen Systems in funktionellen Zusammenhang gebracht. Der mediale und der ventrale laterale Unterkern der PB projizieren mit groß-varikösen Fasern zum ventralen posterioren parvozellulären Thalamus (VPpc) und mit klein-varikösen Fasern in ein Gebiet zwischen dem VPpc und dem zentralen medialen thalamischen Kern. Projektionen der PB zum dorsomedialen Kern des Thalamus sind vornehmlich in die Verarbeitung hoch integrativer limbischer Information involviert, da dieser thalamische Kern zum anterioren agranulären insulären Kortex projiziert.

Direkte Verbindungen sowohl zum BNST als auch zur Übergangszone zwischen BNST und zentraler Amygdala entstammen dem NTS, dem medialen und ventralen lateralen Kern der PB, Teilen des externen lateralen und dem zentralen lateralen Kern der PB. Letzterer projiziert auch zur präoptischen Region (Alden et al. 1994). Die Efferenzen der PB erstrecken sich hauptsächlich auf die ipsilaterale zentrale Amygdala und in einem geringeren Ausmaß auf die ipsilaterale basomediale, basolaterale und kortikale Amygdala. Dabei projizieren mediale Kerne der PB überwiegend zur medialen zentralen Amygdala und laterale Kerne zur lateralen zentralen Amygdala (Bernard et al. 1993). Der mediale Pfad wird gustatorischen und der laterale Pfad viszeralen und chemosensitiven Verarbeitungsprozessen zugeordnet. Der dorsale laterale Unterkern und auch Teile des externen lateralen und externen medialen Unterkerns der PB projizieren zum horizontalen NDB (Alden et al. 1994). Die über den Hypothalamus verlaufenden Efferenzen sind nach Meinung der Autoren in vegetative und nozizeptive Informationsverarbeitung involviert, während die zum BNST verlaufenden Efferenzen motivationale und vegetative Aspekte der Geschmacksverarbeitung integrieren.

! Die in der rostralen Brücke gelegenen Parabrachialkerne (PB) erhalten topographisch geordnete gustatorische, allgemein viszerale und respiratorische Eingänge aus dem Nukleus des Tractus solitarius. Weitere topographisch organisierte Afferenzen entstammen dem Spinalmark, dem Hypothalamus und der präoptischen Region, dem ventromedialen thalamischen Kern, der zentralen Amygdala, der Substantia innominata und dem BNST. Kortikale limbische Areale entsenden Fasern zu den kaudalen PB. Die PB haben absteigende Efferenzen zum sensorischen Trigeminuskomplex und zum Spinalmark. Neurochemisch unterschiedliche Projektionen enden vor allem im Hypothalamus. Die thalamischen Intralaminar- und Mittellinienkerne, die Amygdala, der NDB und der BNST werden von den PB innerviert. Die PB sind in die Kontrolle der Nahrungsaufnahme einschließlich motivationaler und vegetativer Aspekte involviert. Sie vermitteln analgetische Wirkung bei schmerzregulierenden Prozessen, haben respiratorische Funktion und sind an der kardiovaskulären Kontrolle und an der Thermoregulation beteiligt. Die PB gehören auch zum Netzwerk zur Kontrolle des Kopulationsverhaltens und seiner affektiven Komponenten.

Nuclei raphes

Die **Nuclei raphes** (NR) umfassen eine median und paramedian gelegene Zone, die beiderseits der Mittellinie des Hirnstamms als schmale Zellgruppen angeordnet sind. Ein großer Teil der Zellen dieser Kerngebiete zeichnet sich durch ihren Serotoningehalt aus; die serotonergen Zellgruppen B1–B9 lassen sich überwiegend den Raphekernen zuordnen (Dahlström u. Fuxe 1964). Die Grenzen der serotonergen Kerngebiete stimmen nicht immer mit denen der nachfolgend genannten Kerngebiete überein (Steinbusch et al. 1981).

Die **kaudale Gruppe** in der Medulla oblongata und in der kaudalen Brücke besteht aus

- dem Nucleus raphe pallidus (B1),
- dem dorsal angrenzenden Nucleus raphe obscurus (B2) sowie
- dem sich rostral anschließenden Nucleus raphe magnus (B3).

Zur **rostralen Gruppe** gehören

- der in der rostralen Brücke und im kaudalen Mesenzephalon gelegene Nucleus raphe medianus (B5, B6, B8; früher Nucleus centralis superior und Nucleus raphe pontis genannt),
- der auf Höhe der Colliculi inferiores liegende Nucleus raphe dorsalis (B7) und
- der auf Höhe des Nucleus ruber befindliche Nucleus linearis (serotonerge Neurone finden sich im rostralen, zu B9 gehörigen Nucleus linearis inferior).

Aus den kaudalen Raphekernen verlaufen efferente Fasern zum Rückenmark, wobei die Efferenzen aus dem **Nucleus raphe magnus** zum Hinterhorn und zur intermediären Zone und die Efferenzen des **Nucleus raphe pallidus** und des **Nucleus raphe obscurus** zum Vorderhorn und zur lateralen intermediären Zone des Spinalmarks ziehen. Beim Menschen wurden im letztgenannten kaudal gelegenen Raphekern ebenso wie entlang der Mittellinie der anterioren Medulla Neurokinin-immunreaktive Neurone und neurokininhaltige Fasern in hoher Dichte entlang der Formatio reticularis des verlängerten Marks, der Brücke und des Mittelhirns bestimmt (Covenas et al. 2003). Das Kleinhirn wird von den kaudalen Anteilen des **Nucleus raphe medianus** versorgt; die rostral gelegenen Neurone dieses Kerns entsenden Projektionen zu den anderen Raphekernen oder via Formatio reticularis aufsteigend zu thalamischen Kerngebieten wie dem **Nucleus parafascicularis** und zur **Zona incerta**.

Die Verbindungen zwischen den Raphekernen und dem Hypothalamus sind reziprok. Alle Neurone der Raphekerne erhalten Afferenzen vom medialen und lateralen Hypothalamus; die Raphekerne der Brücke und des Mittelhirns entsenden aufsteigende Projektionen zum Hypothalamus. Der **Nucleus raphe medianus** und **Nucleus raphe dorsalis** entsenden aufsteigende Efferenzen, die das Mittelhirn, insbesondere die Colliculi und den **Nucleus interpeduncularis** erreichen und in hypothalamischen Kernen und im dorsomedialen Thalamus terminieren (◘ Abb. 1.23). Innerhalb des **Nucleus raphe dorsalis** lassen sich Subnuklei auf Grund ihrer Projektionen zum anterodorsalen und anteroventralen Thalamus unterscheiden (Gonzalo-Ruiz et al. 1995). Im Endhirn verlaufen Fasern zu Striatum (◘ Abb. 1.15) und Septum, zur Amygdala und zum olfaktorischen Bulbus. Neurone des **Nucleus raphe dorsalis**, die mittelgroße Zellkörper haben, projizieren zum Caudatoputamen und sind nur zum Teil serotonerg.

Die efferenten Fasern des **Nucleus raphe medianus** innervieren GABAerge Interneurone des Hippocampus bzw. des Gyrus dentatus. Unterschiedliche Populationen GABAerger Interneurone im Hippocampus enthalten Parvalbumin, Calbindin, Calretinin, Cholezystokinin, Somatostatin, Neuropeptid Y und VIP. GABAerge Neurone des Septum innervieren alle Subpopulationen der GABAergen Interneurone, während der **Nucleus raphe medianus** nur calbindinhaltige GABAerge Interneurone innerviert (Freund 1992). Die inhibitorischen hippokampalen Schaltkreise werden folglich durch unterschiedliche subkortikale Kerngebiete spezifisch moduliert. Parallele Projektionen des medianen Raphekerns zum Septum und zum Hippocampus wurden in einer Tracerstudie von McKenna und Vertes (2001) nachgewiesen; diese Strukturen könnten nach Meinung der Autoren eine wichtige Rolle bei der Modulation des hippokampalen theta-Rhythmus spielen und an Gedächtnisfunktionen beteiligt sein.

Die Efferenzen des **Nucleus raphe medianus et dorsalis** zu kortikalen Arealen sind überwiegend nichtüberlappend organisiert (Vertes 1991; Morin u. Meyer-Bernstein 1999; Vertes et al. 1999). So sind die Projektionen des **Nucleus raphe medianus** zum perirhinalen, entorhinalen und frontalen Kortex mäßig und zu den übrigen Kortexregionen spärlich ausgeprägt, wohingegen der **Nucleus raphe dorsalis** mit hoher Dichte zum piriformen, insulären und frontalen Kortex projiziert und mit mittlerer Dichte zum okzipitalen, entorhinalen, perirhinalen, orbitofrontalen, anterioren zingulären und infralimbischen Kortex. Dabei erhalten alle neokortikalen Regionen vom rostralen dorsalen Raphekern deutlich dichtere Projektionen als vom kaudalen dorsalen Raphekern (Vertes 1991).

Die Funktion des serotonergen Systems allgemein liegt in der Modulation des Verhaltensstatus von Mensch und Tier. Zusammen mit anderen Hirnzentren werden zirkadiane Rhythmen, Schlafen und Wachen beeinflusst. Diese Interaktion ist abhängig vom Hirnareal, vom beteiligten Rezeptortyp und vom agonistischen bzw. antagonistischen Einwirken anderer Transmittersysteme (Ursin 2002). Die Ausschüttung von Serotonin (5-HT) in Vorderhirnarealen wird durch intrinsische und extrinsische Faktoren serotonerger Neurone bestimmt. So erfolgt die Freisetzung von 5-HT durch die rostralen Raphekerne zum Teil durch Signalübertragung, und sie hängt kritisch von der Aktivierung von 5-HT-Autorezeptoren ab. Letztere scheinen als Sensoren zu wirken, die auf den im Übermaß endogen vorhandenen Transmitter antworten. Des weiteren wird die extrazelluläre 5-HT-Konzentration durch endogenes Noradrenalin und GABA tonisch reguliert, und Glutamat übt eine phasische, fazilitatorische Kontrolle der 5-HT-Freisetzung in den rostralen Raphekernen aus (Adell et al. 2002). Verbindungen zwischen Raphekernen und Hypothalamus tragen zur thermoregulatorischen Kontrolle bei (Petrovicky et al. 1981); der **Nucleus raphe dorsalis** ist auch bei der Inhibition des Sexualverhaltens von Ratten beteiligt (Kakeyama u. Yamanouchi 1996).

Veränderungen in serotonergen Neuronen und ihren Zielrezeptoren werden mit psychischen Erkrankungen wie Depression und mit Suizid in Verbindung gebracht (Kamali et al. 2001). Die Lokalisation von Serotonintransportern wurde mittels quantitativer Autoradiographie im präfrontalen Kortex (PFC) an menschlichen Gehirnen bestimmt, und es ergaben sich regional unterschiedliche neuronale Korrelate für Depression und Suizid. Erniedrigte diffuse Serotonintransporterbindungskapazität im dorsoventralen PFC von chronisch depressiven Patienten und im ventralen PFC von Suizidenten spiegeln die erniedrigten 5-HT-Eingänge der entsprechenden Regionen wider (Arango et al. 2002). Auch bei uni- und bipolaren Erkrankungen lassen sich im Gehirn strukturelle Schädigungen im dorsalen Raphekern finden (Übersicht in Baumann u. Bogerts 2001).

Interaktionen zwischen Nikotin und 5-HT erfolgen vor allem über 5-HT_{1A}- und 5-HT_3-Rezeptoren: erstere vermitteln nikotinische Effekte in Kortex, Hippocampus und dorsalem Raphekern und letztere im Striatum. 5-HT_{1A}-Rezeptoren des dorsalen Raphekerns spielen bei den anxiolytischen Wirkungen von Nikotin eine Rolle; sie vermitteln im Hippocampus und im lateralen Septum anxiogene Effekte von Nikotin. Über beide Rezeptoren werden bei Nikotinentzug erhöhte Schreckreaktionen und Ängstlichkeit vermittelt (Seth et al. 2002). Ebenso wird ein modulatorischer Effekt der Hormone Trijodthyronin und Tetrajodthyronin (Thyroxin) über eine Erhöhung der 5-HT-Freisetzung berichtet, insbesondere durch Erniedrigung der Sensitivität der $5\text{-}HT_{1A}$-Autorezeptoren in der Rapheregion und Erhöhung der Sensitivität von $5\text{-}HT_2$-Rezeptoren (Bauer et al. 2002).

Die Nuclei raphes sind beiderseits der Mittellinie des Hirnstamms vom verlängerten Mark bis zum kaudalen Mittelhirn angeordnet, und ihre Neurone sind größtenteils serotonerg. Reziproke Verbindungen bestehen vor allem zwischen dem Hypothalamus und den Raphekernen. Ein ausgeprägtes Projektionssystem geht von den Raphekernen aus und erreicht das Rückenmark, andere limbische Hirnstammkerne, das Kleinhirn, die Colliculi, limbische thalamische Kerngebiete, das Striatum, die Amygdala, das Septum, den Hippocampus sowie topographisch geordnet alle limbischen Kortexareale und auch den Neokortex. Allgemeine Funktion der Raphekerne ist die Modulation des Verhaltensstatus. Zirkadiane Rhythmen, Schlafen und Wachen, Thermoregulation und Sexualverhalten werden durch die Raphekerne beeinflusst, und sie spielen bei Gedächtnisleistungen und anxiolytischen Prozessen eine Rolle.

1.9 Zusammenfassung und Ausblick

Grundfunktionen des limbischen Systems

- Regulation der vegetativen Grundfunktionen des Körpers, nämlich Atmung, Blutkreislauf, Stoffwechsel, Verdauung, Hormonhaushalt, Bewusstheit-Schlafen-Wachen (1),
- Regulation affektiver Zustände wie Flucht, Verteidigung und Angriff (2),
- Kontrolle der Nahrungsaufnahme, Fortpflanzung und Brutfürsorge, Stressregulation (3),
- Emotionale Konditionierung, motivationale Verhaltenssteuerung und Verhaltensbewertung (4),
- Emotionale Steuerung und Beeinflussung kognitiver und exekutiver Leistungen (5).

Die Funktionen (1) bis (3) werden durch einen limbischen Kernbereich wahrgenommen, der vom Septum über die präoptisch-hypothalamische Region einschließlich der Hypophyse, die erweiterte mediozentrale Amygdala und das mesolimbische System und das zentrale Höhlengrau bis zu den vegetativ-viszeralen Kerngebieten des Tegmentum, der Brücke und des verlängerten Marks reicht. Dieser limbische Kernbereich – von Nieuwenhuys (1991) als »zentrales limbisches Kontinuum« bezeichnet – ist durch eine hohe Dichte an Neuromodulatoren, Neuropeptiden und Neurohormonen gekennzeichnet und besitzt enge Verbindungen mit dem olfaktorischen, dem gustatorischen und dem viszeralen System.

Funktion (4), die emotionale und motivationale Verhaltenssteuerung und Verhaltensbewertung, wird vornehmlich vom mesolimbischen System, vor allem vom Nucleus accumbens/ventralen Striatum sowie von der Amygdala ausgeübt. Hierbei gilt, dass einfache emotionale Konditionierung vornehmlich die zentrale Amygdala betrifft, komplexere emotionale Bewertungsprozesse hingegen die Beteiligung der basolateralen Amygdala erfordern. Beide Teile der Amygdala sind vornehmlich im Bereich negativer, meist furchtbesetzter, stresshafter oder stark erregender Geschehnisse aktiv. Nucleus accumbens und ventrales Striatum sind zusammen mit dem ventralen tegmentalen Areal an der Registrierung, Erwartung und Verarbeitung von Belohnungsereignissen und neuartigen Geschehnissen wesentlich beteiligt.

Funktion (5), die emotionale Steuerung und Beeinflussung kognitiver und exekutiver Leistungen, umfasst Bewusstseins- und Aufmerksamkeitszustände, Fehlererkennen und Fehlerkontrolle, Erkennen der emotionalen Komponenten von Gestik, Mimik, Körperhaltung und Sprache, Lernen und Gedächtnisbildung sowie Problemlösen und Handlungsplanung. Diese Vorgänge umfassen die Interaktion subkortikaler limbischer Zentren wie Septum/basales Vorderhirn, basolaterale Amygdala und Nucleus accumbens/ventrales Striatum mit dem Hippocampus und der umgebenden Rinde, dem insulären, zingulären, orbitofrontalen und temporalen Kortex und auf indirektem Wege mit dem eher kognitiv und exekutiv ausgerichteten posterioren parietalen, okzipitalen und dorsolateralen präfrontalen Kortex.

Innerhalb des limbischen Systems gibt es sowohl synergistische als auch antagonistische Verbindungen. Während etwa zwischen Amygdala und anteriorem zingulärem Kortex – soweit bekannt – sowohl erregende als auch hemmende Verbindungen bestehen, übt die Amygdala auf den orbitofrontalen Kortex einen erregenden Einfluss aus, während der orbitofrontale Kortex auf die Amygdala hemmend wirkt. Letzteres wird als wesentlicher Teil der frontal-kortikalen Kontrolle subkortikaler Impulse angesehen (»Impulshemmung«).

Das limbische System hat mit den beiden übrigen großen funktionalen Systemen des Gehirns, dem sensorischen und dem motorischen System, wenige direkte und überwiegend indirekte Verbindungen. So erhält die Amygdala relativ detailarme subkortikale visuelle, auditorische, somatosensorische und gustatorische Eingänge über thalamische sensorische Umschaltkerne. Die ausgedehnten primären und sekundären sensorischen Areale des Kortex projizieren dagegen nicht direkt, sondern nur über assoziative (visuelle, auditorische) Areale des Temporallappens oder den insulären Kortex zur Amygdala. Allerdings projiziert die Amygdala nicht nur zu diesen assoziativen Arealen zurück, sondern auch zu den primären und sekundären sensorischen Kortexarealen. Sie kann somit die Eingänge zu den sensorischen Assoziationsarealen beeinflussen.

Eine besondere Rolle bei der Interaktion zwischen Emotion und Kognition spielen die direkten Verbindungen zwischen dem Septum/basalen Vorderhirn und dem Hippocampus, die das »septohippokampale System« bilden, und die Verbindungen zwischen der zentralen und basolateralen Amygdala und dem Hippocampus und der ihn umgebenden Rinde. Während erstere offenbar bei der Steuerung von Lern- und Gedächtnisleistungen durch Aufmerksamkeitszustände und der Steuerung der Aufmerksamkeit durch Gedächtnisinhalte (»innengeleitete Aufmerksamkeit«) beteiligt sind, nehmen affektiv-emotionale Zustände aus der Amygdala direkten Einfluss auf die Organisation des deklarativen, insbesondere des episodisch-autobiographischen Gedächtnisses durch den Hippocampus und den entorhinalen Kortex. Bedeutend sind hier auch die limbischen Hirnstammkerne wie dorsaler und ventraler tegmentaler Kern mit ihren Projektionen zu den Mammillarkörpern (die ihrerseits mit dem Hippocampus in Verbindung stehen) und der Nucleus incertus, der noradrenerge Locus coeruleus und die serotonergen Raphekerne, die zum Hippocampus, zum limbischen und assoziativen Kortex und zu den meisten subkortikalen limbischen Zentren projizieren, insbesondere zum Septum und zur Amygdala. Dadurch sind sie neuromodulatorisch in die Aufmerksamkeitssteuerung und die Gedächtniskonsolidierung (z. B. über die Beeinflussung des theta-Rhythmus) eingebunden.

Auf die motorischen, prämotorischen und supplementärmotorischen Areale der Großhirnrinde haben die limbischen Areale keinen direkten Einfluss. Dies zeigt sich unter anderem daran, dass die Amygdala nur spärlich zum dorsalen Striatum insgesamt und überhaupt nicht zu dessen somatomotorisch dominiertem dorsolateralen Bereich projiziert. Ebenso bestehen zwischen limbischem ventralem Striatum/Nucleus accumbens und somatomotorischem dorsalem Striatum wie auch zwischen ventralem und dorsalem Pallidum kaum direkte Verbindungen. Indirekte Verbindungen zwischen Amygdala und Nucleus accumbens/ventralem Striatum einerseits und dorsalem Striatum und Pallidum andererseits werden zum einen über die Substantia nigra pars compacta und zum anderen über das ventrale tegmentale Areal hergestellt. Auch der pedunkulopontine tegmentale Kern (PPT) und das zentrale Höhlengrau (PAG) bilden wichtige Bindeglieder zwischen dem telenzephal-dieenzephalen limbischen System und dem exekutiv-motorischen System. Der PPT übt neben der Substantia nigra und dem VTA eine bedeutende modulatorische Mittlerfunktion zwischen den somatomotorischen und den limbischen Basalganglien aus, das PAG ist an der Kontrolle der Motorik im Zusammenhang mit affektiv-motivationalem Verhalten beteiligt.

Bemerkenswerterweise gibt es auch keine nennenswerten direkten Verbindungen zwischen dem dorsolateralen präfrontalen Kortex als höchstem »kognitiv-exekutivem« Zentrum und den kortikalen und subkortikalen limbischen Zentren. Wie im Zusammenhang mit den Basalganglienschleifen dargestellt, verlaufen die »exekutive«, durch den PFC charakterisierte, und die »limbische«, durch den OFC und den ACC charakterisierte Schleife im Striatum, in der Substantia nigra und im Thalamus weitgehend getrennt, und es entsteht die Frage, wie Handlungsplanung und Emotionen überhaupt miteinander interagieren. Rein funktionell-anatomisch ist dies nicht offensichtlich. Mögliche Kandidaten für die Vermittlung zwischen emotionalen und exekutiven Zuständen sind zum einen der Hippocampus und der entorhinale Kortex und zum anderen der Temporalkortex, die beide einerseits mit der Amygdala und andererseits mit dem präfrontalen Kortex verbunden sind. Ebenso projizieren Septum und basales Vorderhirn zum präfrontalen Kortex. Hippocampus und Septum könnten als »vorbewusste« Filter unserer Antriebe und Wünsche fungieren, die aus Amygdala und Nucleus accumbens in die Großhirnrinde dringen.

Wenn man die Position des limbischen Systems im Gehirn aus einem gewissen Abstand betrachtet, so ist es offenbar für die Gesamtfunktion des Gehirns wichtig, perzeptiv-kognitive, exekutive und motorische Leistungen zumindest teilweise getrennt von limbischen Bewertungsfunktionen zu halten. Insofern gibt es in gewissem Sinne im Gehirn tatsächlich unterschiedliche Funktionskreise, die aber – anders als das McLean-Modell der drei Gehirne – jeweils Teile aller Hirnregionen umfassen. Diese Trennung mag ihren Sinn darin haben, dass die Möglichkeit offengehalten wird, Inhalte der Wahrnehmung, des Denkens, Vorstellens, der Handlungsplanung ebenso wie Verhaltensweisen je nach Erfahrung mit wechselnden emotionalen Bewertungen zu belegen. So mag eine uns zuvor unsympathische Person sich als durchaus sympathisch herausstellen, und ein anfangs als unangenehm empfundenes Geschehen mag seine positiven Seiten enthüllen. Dies ist insbesondere für die mittel- und langfristige Handlungsplanung wichtig, denn nicht alles, was zu Beginn sehr günstig erscheint, ist es auch mittel- und langfristig, und umgekehrt.

Das limbische System ist als Entstehungsort von Affekten und Emotionen der Sitz des Psychischen. Dem entspricht die Tatsache, dass alle psychischen Erkrankungen Beeinträchtigungen der Normalfunktionen limbischer Zentren sind. Wie neuere Untersuchungen vor allem mithilfe der funktionalen Bildgebung zeigen, können die Grundlagen psychischer Erkrankungen in Defekten der Funktion eines bestimmten limbischen Zentrums, z. B. der Amygdala, des Nucleus accumbens oder des ventralen tegmentalen Areals bestehen oder auch in einer Störung des Gleichgewichts zwischen den limbischen Zentren, z. B. zwischen Amygdala und orbitofrontalem Kortex bei Depression oder Angststörungen.

Ebenso zeigen sich bei praktisch allen psychischen Erkrankungen starke Veränderungen in der Produktion der Neuromodulatoren Dopamin, Serotonin und Noradrenalin oder ihrer Wirkung auf Zielgebiete. Entsprechend gelingt es inzwischen in Einzelfällen, mithilfe der funktionellen Bildgebung die Wirkung psychotherapeutischer Maßnahmen und auch von Psychopharmaka als Rückkehr zum »Gleichgewicht« zwischen subkortikalen und kortikalen limbischen Zentren und auch zwischen limbischen und kognitiv-exekutiven Zentren nachzuweisen. Hier tut sich ein großes Gebiet der Interaktion zwischen funktioneller Neuroanatomie, Neurophysiologie/Neuropharmakologie und Psychiatrie/Psychotherapie auf.

Literatur

Adamec RE, Blundell J, Burton P (2003) Phosphorylated cyclic AMP response element binding protein expression induced in the periaqueductal gray by predator stress: its relationship to the stress experience, behavior and limbic neural plasticity. Prog Neuropsychopharmacol Biol Psychiatry 27: 1243–1267

Adell A, Celada P, Abellan MT, Artigas F (2002) Origin and functional role of the extracellular serotonin in the midbrain raphe nuclei. Brain Res Rev 39: 154–180

Adolphs R, Tranel D (2000) Emotion, recognition, and the human amygdala. In: Aggleton JP (ed) The amygdala. A functional analysis. Oxford University Press, New York, pp 587–630

Adolphs R, Tranel D, Damasio AR (1998) The human amygdala in social judgement. Nature 393: 470–474

Aggleton JP (1992) The amygdala: Neurobiological aspects of emotion, memory, and mental dysfunction. Wiley-Liss, New York

Aggleton, JP (2000) The amygdala. A functional analysis. Oxford University Press, New York

Akert K (1994) Limbisches System. In: Drenckhahn D, Zenker W (Hrsg) Benninghoff Anatomie, Bd 2. Urban & Schwarzenberg, München, S 603–627

Alden M, Besson JM, Bernard JF (1994) Organization of the efferent projections from the pontine parabrachial area to the bed nucleus of the stria terminalis and neighboring regions: a PHA-L study in the rat. J Comp Neurol 341: 289–314

Alexander GE, Crutcher MD, DeLong MR (1990) Basal ganglia – thalamocortical circuits: parallel substrates for motor, oculomotor, »prefrontal« and »limbic« functions. In: Uylings HBM, van Eden CG, de Bruin JPC, Corner MA, Feenstra MGP (eds) The prefrontal cortex. Its structure, function and pathology. Elsevier, Amsterdam, pp 119–146

Alheid GF (2003) Extended amygdala and basal forebrain. Ann NY Acad Sci 985: 185–205

Alheid GF, Heimer L (1988) New perspectives in basal forebrain organization of special relevance for neuropsychiatric disorders: the striatopallidal, amygdaloid, and corticopetal components of substantia innominata. Neuroscience 27: 1–39

Alheid GF, de Olmos JS, Beltramino CA (1995) Amygdala and extended amygdala. In: Paxinos G (ed) The rat nervous system. Academic Press, London, pp 495–578

Alheid GF, Beltramino CA, de Olmos JS, Forbes MS, Swanson DJ, Heimer L (1998) The neuronal organization of the supracapsular part of the stria terminalis in the rat. The dorsal component of the extended amygdala. Neuroscience 84: 967–996

Allen GV, Cechetto DF (1992) Functional and anatomical organization of cardiovascular pressor and depressor sites in the lateral hypothalamic area: I. Descending projections. J Comp Neurol 315: 313–332

Allen GV, Hopkins DA (1990) Topography and synaptology of mammillary body projections to the mesencephalon and pons in the rat. J Comp Neurol 301: 214–231

Allen GV, Saper CB, Hurley KM, Cechetto DF (1991) Organization of visceral and limbic connections in the insular cortex of the rat. J Comp Neurol 311: 1–16

Amaral, DG (2002) The primate amygdala and the neurobiology of social behavior: Implications for understanding social anxiety. Biol Psychiatry 51: 11–17

Amorapanth P, LeDoux JE, Nader K (2000) Different lateral amygdala outputs mediate reactions and actions elicited by a fear-arousing stimulus. Nature Neurosci 3: 74–79

Anderson SW, Bechara A, Damasio H, Tranel D, Damasio AR (1999) Impairment of social and moral behavior related to early damage in human prefrontal cortex. Nature Neurosci 2: 1032–1037

Arango V, Underwood MD, Mann JJ (2002) Serotonin brain circuits involved in major depression and suicide. Prog Brain Res 136: 443–453

Aston-Jones G, Shipley MT, Grzanna R (1995) The locus coeruleus, A5 and A7 noradrenergic cell groups. In: Paxinos G (ed) The rat nervous system. Academic Press, London, pp 183–213

Austin MC, Rhodes JL, Lewis DA (1997) Differential distribution of corticotropin-releasing hormone immunoreactive axons in monoaminergic nuclei of the human brainstem. Neuropsychopharmacology 17: 326–341

Babstock D, Malsbury CW, Harley CW (1997) The dorsal locus coeruleus is larger in male than in female Sprague–Dawley rats. Neurosci Lett 224: 157–160

Bathgate RA, Samuel CS, Burazin TC et al (2002) Human relaxin gene 3 (H3) and the equivalent mouse relaxin (M3) gene. Novel members of the relaxin peptide family. J Biol Chem 277: 1148–1157

Bauer M, Heinz A, Whybrow PC (2002) Thyroid hormones, serotonin and mood: of synergy and significance in the adult brain. Mol Psychiatry 7: 140–156

Baumann B, Bogerts B (2001) Neuroanatomical studies on bipolar disorder. Br J Psychiatry Suppl 41: 142–147

Beitz AJ (1995) Periaqueductal grey. In: Paxinos G (ed) The rat nervous system. Academic Press, London, pp 173–182

Bernard JF, Alden M, Besson JM (1993) The organization of the efferent projections from the pontine parabrachial area to the amygdaloid complex: a Phaseolus vulgaris leucoagglutinin (PHA-L) study in the rat. J Comp Neurol 329: 201–229

Bernard JF, Dallel R, Raboisson P, Villanueva L, Le Bars D (1995) Organization of the efferent projections from the spinal cervical enlargement to the parabrachial area and periaqueductal gray: a PHA-L study in the rat. J Comp Neurol 353: 480–505

Berridge CW, Waterhouse BD (2003) The locus coeruleus noradrenergic system: modulation of behavioral state and state-dependent cognitive processes. Brain Res Rev 42: 33–84

Bester H, Besson JM, Bernard JF (1997) Organization of efferent projections from the parabrachial area to the hypothalamus: a Phaseolus vulgaris leucoagglutinin study in the rat. J Comp Neurol 383: 245–281

Bester H, Bourgeais L, Villanueva L, Besson JM, Bernard JF (1999) Differential projections to the intralaminar and gustatory thalamus from the parabrachial area: a PHA-L study in the rat. J Comp Neurol 405: 421–449

Bevan MD, Bolam JP (1995) Cholinergic, GABAergic, and glutamate-enriched inputs from the mesopontine tegmentum to the subthalamic nucleus in the rat. J Neurosci 15: 7105–7120

Blok BF, De Weerd H, Holstege G (1995) Ultrastructural evidence for a paucity of projections from the lumbosacral cord to the pontine micturition center or M-region in the cat: a new concept for the or-

ganization of the micturition reflex with the periaqueductal gray as central relay. J Comp Neurol 359: 300–309
Bonda E (2000) Organization of connections of the basal and accessory basal nuclei in the monkey amygdala. Eur J Neurosci 12: 4153
Boudin H, Pelaprat D, Rostene W, Beaudet A (1996) Cellular distribution of neurotensin receptors in rat brain: immunohistochemical study using an antipeptide antibody against the cloned high affinity receptor. J Comp Neurol 373: 76–89
Bouret S, Sara SJ (2002) Locus coeruleus activation modulates firing rate and temporal organization of odour-induced single-cell responses in rat piriform cortex. Eur J Neurosci 16: 2371–2382
Brauer K, Hausser M, Hartig W, Arendt T (2000) The core–shell dichotomy of nucleus accumbens in the rhesus monkey as revealed by double immunofluorescence and morphology of cholinergic interneurons. Brain Res 858: 151–162
Brunia CHM, van Boxtel GJM (2000) Motor preparation. In: Cacioppo JT, Tassinary LG, Berntson GG (eds) Handbook of psychophysiology. Cambridge University Press, Cambridge, pp 507–532
Burazin TC, Bathgate RA, Macris M, Layfield S, Gundlach AL, Tregear GW (2002) Restricted, but abundant, expression of the novel rat gene-3 (R3) relaxin in the dorsal tegmental region of brain. J Neurochem 82: 1553–1557
Bush P, Luu P, Posner MI (2000) Cognitive and emotional influences in anterior cingulate cortex. Trends Cogn Sci 4: 215–222
Cahill L, McGaugh J (1998) Mechanisms of emotional arousal and lasting declarative memory. Trends Neurosci 21: 294–299
Canli T, Sivers H, Whitfield SL, Gotlib IH, Gabrieli JDE (2002) Amygdala responses to happy faces as a function of extraversion. Science 296: 2191–2195
Canteras NS, Simerly RB, Swanson LW (1994) Organization of projections from the ventromedial nucleus of the hypothalamus: a *Phaseolus vulgaris* leucoagglutinin study in the rat. J Comp Neurol. 348: 41–79
Canteras NS, Simerly RB, Swanson LW (1995) Organization of projections from the medial nucleus of the amygdala: a PHAL study in the rat. J Comp Neurol 360: 213–245
Caous CA, de Sousa Buck H, Lindsey CJ (2001) Neuronal connections of the paratrigeminal nucleus: a topographic analysis of neurons projecting to bulbar, pontine and thalamic nuclei related to cardiovascular, respiratory and sensory functions. Auton Neurosci 94: 14–24
Cardinal RN, Parkinson JA, Hall J, Everitt BJ (2002) Emotion and motivation: the role of the amygdala, ventral striatum and prefrontal cortex. Neurosci Biobehav Rev 26: 321–352
Carmichael ST, Price JL (1995) Limbic connections of the orbital and medial prefrontal cortex in macaque monkeys. J Comp Neurol 363: 615–641
Carmichael, ST, Clugnet MC, Price JL (1994) Central oflactory connections in the macaque monkey. J Comp Neurol 346: 403–434
Carnes KM, Fuller TA, Price JL (1990) Sources of presumptive glutamatergic/aspartatergic afferents to the magnocellular basal forebrain in the rat. J Comp Neurol 302: 824–852
Carter CS, Braver TS, Barch DM, Bitvinick MM, Noll D, Cohen JD (1998): Anterior cingulate cortex, error detection, and the online monitoring of performance. Science 280: 747–749
Cassell MD, Freedman LJ, Shi CJ (1999) The intrinsic organization of the central extended amygdala. Ann NY Acad Sci 877: 217–241
Chalmers DT, Lovenberg TW, De Souza EB (1995) Localization of novel corticotropin-releasing factor receptor (CRF2) mRNA expression to specific subcortical nuclei in rat brain: comparison with CRF1 receptor mRNA expression. J Neurosci 15: 6340–6350
Chen SY, Chai CY (2002) Coexistence of neurons integrating urinary bladder activity and pelvic nerve activity in the same cardiovascular areas of the pontomedulla in cats. Chin J Physiol 45: 41–50
Covenas R, de Leon M, Narvaez JA, Aguirre JA, Tramu G, Gonzalez-Baron S (1997) ACTH/CLIP immunoreactivity in the cat brain stem. Peptides 18: 965–970
Covenas R, de Leon M, Narvaez JA, Aguirre JA, Tramu G, Gonzalez-Baron S (1999) Anatomical distribution of β-endorphin (1-27) in the cat brainstem: an immunocytochemical study. Anat Embryol 199: 161–167
Covenas R, Martin F, Belda M et al (2003) Mapping of neurokinin-like immunoreactivity in the human brainstem. BMC Neurosci 4: 3
Craig AD (1995) Distribution of brainstem projections from spinal lamina I neurons in the cat and the monkey. J Comp Neurol 361: 225–248
Cunnington R, Iansek R, Johnson KA, Bradshaw JL (1997) Movement-related potentials in Parkinson's disease. Brain 120: 1339–1353
Dahlström A, Fuxe K (1964) Evidence for the existence of monoamine-containing neurons in the central nervous system. I. Demonstration of monoamines in the cell bodies of brain stem neurons. Acta Physiol Scand Suppl 62: 1–55
Darlington DN, Schiller MR, Mains RE, Eipper B (1997) Expression of RESP18 in peptidergic and catecholaminergic neurons. J Histochem Cytochem 45: 1265–1277
da Silva LG, de Menezes RC, dos Santos RA, Campagnole-Santos MJ, Fontes MA (2003) Role of periaqueductal gray on the cardiovascular response evoked by disinhibition of the dorsomedial hypothalamus. Brain Res 984: 206–214
Davis M. (1998): Are different parts of the extended amygdala involved in fear versus anxiety? Biol Psychiatry 44: 1239–1247
Deniau JM, Menetrey A, Thierry AM (1994) Indirect nucleus accumbens input to the prefrontal cortex via the substantia nigra pars reticulata: a combined anatomical and electrophysiological study in the rat. Neuroscience 61: 533–545
de Olmos JS, Heimer L (1999) The concept of the ventral striatopallidal system and extended amydala. Ann NY Acad Sci 877: 1–32
Depaulis A, Bandler R (1991) The midbrain periaqueductal gray matter: Functional, anatomical and neurochemical organization. Plenum Press, New York
di Lorenzo PM, Monroe S. (1997) Transfer of information about taste from the nucleus of the solitary tract to the parabrachial nucleus of the pons. Brain Res763: 167–181
Dolan RJ (2000) Functional neuroimaging on the human amygdala during emotional processing and learning. In: Aggleton JP (ed) The amygdala. A functional analysis. Oxford University Press, New York, pp 631–653
Dong HW, Swanson LW (2003) Projections from the rhomboid nucleus of the bed nuclei of the stria terminalis: implications for cerebral hemisphere regulation of ingestive behaviors. J Comp Neurol 463: 434–472
Dong HW, Swanson LW (2004) Organization of axonal projections from the anterolateral area of the bed nuclei of the stria terminalis. J Comp Neurol 468: 277–298
Dong HW, Petrovich GD, Swanson LW (2001a) Topography of projections from amygdala to bed nucleus of the stria terminalis. Brain Res Rev 38: 192–246
Dong HW, Petrovich GD, Watts AG, Swanson LW (2001b) Basic organization of projections from the oval and fusiform nuclei of the bed nucleus of the stria terminalis in adult rat brain. J Comp Neurol 436: 430–455
Doron NN, LeDoux JE (1999) Organization of projections to the lateral amygdala from auditory and visual areas of the thalamus in the rat. J Comp Neurol 412: 383–409
Doron NN, LeDoux JE (2000) Cells in the posterior thalamus project to both the amygdala and temporal cortex: a quantitative retrograde double-labeling study in the rat. J Comp Neurol 425: 257–274
Drenckhahn D, Zenker W (1994) Benninghoff Anatomie, Bd 2, Urban & Schwarzenberg, München

Dumont Y, Jacques D, Bouchard P, Quirion R (1998) Species differences in the expression and distribution of the neuropeptide Y Y1, Y2, Y4, and Y5 receptors in rodent, guinea pig, and primates brains. J Comp Neurol 402: 372–384

Dun NJ, Dun SL, Hwang LL, Forstermann U (1995) Infrequent co-existence of nitric oxide synthase and parvalbumin, calbindin and calretinin immunoreactivity in rat pontine neurons. Neurosci Lett 191: 165–168

Emery N J, Amaral DG (2000) The role of the amygdala in primate social cognition. In: Lane RD, Nadel L (eds) Cognitive neuroscience of emotion. Oxford University Press, New York, pp 156–191

Everitt BJ, Parkinson JA, Olmstead MC, Arroyo M, Robledo P, Robbins TW (1999) Associative processes in addiction and reward. The role of amygdala–ventral striatal subsystems. Ann NY Acad Sci 877: 412–438

Everitt BJ, Cardinal RN, Parkinson HA, Robbins TW (2003) Impact of amygdala-dependent mechanisms of emotional learning. Ann NY Acad Sci 985: 233–250

Fallon JH, Loughlin SE (1995) Substantia nigra. In: Paxinos G (ed) The rat nervous system. Academic Press, London, pp 215–237

Feil K, Herbert H (1995) Topographic organization of spinal and trigeminal somatosensory pathways to the rat parabrachial and Kolliker–Fuse nuclei. J Comp Neurol 353: 506–528

Fendt M, Fanselow MS (1999) The neuroanatomical and neurochemical basis of conditioned fear. Neurosci Biobehav Rev 23: 743–760

Ferry AT, Ongur D, An X, Price L (2000) Prefrontal cortical projections to the striatum in macaque monkeys: evidence for an organization related to prefrontal networks. J Comp Neurol 425: 447–470

François C, Yelnik J, Tande D, Agid Y, Hirsch EC (1999) Dopaminergic cell group A8 in the monkey: anatomical organization and projections to the striatum. J Comp Neurol 414: 334–347

French SJ, Totterdell S (2002) Hippocampal and prefrontal cortical inputs monosynaptically converge with individual projection neurons of the nucleus accumbens. J Comp Neurol 446: 151–165

Freund TF (1992) GABAergic septal and serotonergic median raphe afferents preferentially innervate inhibitory interneurons in the hippocampus and dentate gyrus. Epilepsy Res Suppl 7: 79–91

Fudge JL, Haber SN (2000) The central nucleus of the amygdala projection to dopamine subpopulations in primates. Neurosci 97: 479–494

Fudge JL, Haber SN (2002) Defining the caudal ventral striatum in primates: cellular and histochemical features. J Neurosci 22: 1078–1082

Fudge JL, Kunishio K, Walsh P, Richard C, Haber SN (2002) Amygdaloid projections to the ventromedial striatal subterritories in the primate. Neuroscience 110: 257–275

Gai WP, Blumbergs PC, Geffen LB, Blessing WW (1993) Galanin-containing fibers innervate substance P-containing neurons in the pedunculopontine tegmental nucleus in humans. Brain Res 618: 135–141

Gaykema RP, Zaborszky L (1996) Direct catecholaminergic–cholinergic interactions in the basal forebrain. II. Substantia nigra–ventral tegmental area projections to cholinergic neurons. J Comp Neurol 374: 555–577

Gehring WJ, Knight RT (2000) Prefrontal–cingulate interactions in action monitoring. Nature Neurosci 3: 516–520

Gehring WJ, Willoughby AR (2002) The medial frontal cortex and the rapid processing of monetary gains and losses. Science 295: 2279–2282

Gershon ES, Rieder RO (1992) Molekulare Grundlagen von Geistes- und Gemütskrankheiten. Spektr Wiss 11: 114–123

Gimenez-Amaya JM, McFarland NR, de las Heras S, Haber SN (1995) Organization of thalamic projections to the ventral striatum in the primate J Comp Neurol 354: 127–149

Gioia M, Vizzotto L, Bianchi R (1994) A cluster analysis of the neurons of the rat interpeduncular nucleus. J Anat 185: 459–464

Gioia M, Rodella L, Petruccioli MG, Bianchi R (2000) The cytoarchitecture of the adult human parabrachial nucleus: a Nissl and Golgi study. Arch Histol Cytol 63: 411–424

Givens B, Sarter M (1997) Modulation of cognitive processes by transsynaptic activation of the basal forebrain. Behav Brain Res 84: 1–22

Gonzalo-Ruiz A, Alonso A, Sanz JM, Llinas RR (1992) Afferent projections to the mammillary complex of the rat, with special reference to those from surrounding hypothalamic regions. J Comp Neurol 321: 277–299

Gonzalo-Ruiz A, Lieberman AR, Sanz-Anquela JM (1995) Organization of serotoninergic projections from the raphe nuclei to the anterior thalamic nuclei in the rat: a combined retrograde tracing and 5-HT immunohistochemical study. J Chem Neuroanat 8: 103–115

Gonzalo-Ruiz A, Romero JC, Sanz JM, Morte L (1999) Localization of amino acids, neuropeptides and cholinergic neurotransmitter markers in identified projections from the mesencephalic tegmentum to the mammillary nuclei of the rat. J Chem Neuroanat 16:117–133

Goto M, Swanson LW, Canteras NS (2001) Connections of the nucleus incertus. J Comp Neurol 438: 86–122

Gottfried JA, O'Doherty J, Dolan RJ (2003) Encoding predictive reward value in human amygdala and orbitofrontal cortex. Science 301: 1104–1107

Graybiel AM, Ragsdale CW (1978) Histochemically distinct compartments in the striatum of human, monkey and cat demonstrated by acetylcholine esterase staining. Proc Natl Acad Sci USA 75: 5723–5726

Graybiel AM, Ragsdale CW (1983) Biochemical anatomy of the striatum. In: Emson PC (ed) Chemical neuroanatomy. Raven Press, New York, pp 427–504

Graybiel AM., Aosaki T, Flaherty AW, Kimura M (1994) The basal ganglia and adaptive motor control. Science 265: 1826–1831

Greco MA, Shiromani PJ (2001) Hypocretin receptor protein and mRNA expression in the dorsolateral pons of rats. Brain Res Mol 88: 176–182

Groenewegen HJ, Room P, Witter MP, Lohman AH (1982) Cortical afferents of the nucleus accumbens in the cat, studied with anterograde and retrograde transport techniques. Neuroscience 7: 977–996

Groenewegen HJ, Berendse HW, Haber SN (1993) Organization of the output of the ventral striatopallidal system in the rat: ventral pallidal efferents. Neuroscience 57: 113–142

Groenewegen HJ, Wright CI, Beijer AV, Voorn P (1999) Convergence and segregation of ventral striatal inputs and outputs. Ann NY Acad Sci 877: 49–63

Haber SN, Fudge JL, McFarland NR (2000) Striatonigrostriatal pathways in primates form an ascending spiral from the shell to the dorsolateral striatum. J Neurosci 20: 2369–2382

Hallanger AE, Wainer BH (1988) Ascending projections from the pedunculopontine tegmental nucleus and the adjacent mesopontine tegmentum in the rat. J Comp Neurol 274: 483–515

Halliday GM, Gai WP, Blessing WW, Geffen LB (1990) Substance P-containing neurons in the pontomesencephalic tegmentum of the human brain. Neuroscience 39: 81–96

Hamill GS, Jacobowitz DM (1984) A study of afferent projections to the rat interpeduncular nucleus. Brain Res Bull 13: 527–539

Haring JH, Davis JN (1983) Topography of locus coeruleus neurons projecting to the area dentata. Exp Neurol 79: 785–800

Hariri AR, Mattay VS, Tessitore A et al (2002) Serotonin transporter genetic variation and the response of the human amygdala. Science 297: 400–403

Hariri AR, Mattay VS, Tessitore A, Fera F, Weinberger DR (2003) Neocortical modulation of the amygdala response to fearful stimuli. Biol Psychiatry 53: 494–501

Hasue RH, Shammah-Lagnado SJ (2002) Origin of dopaminergic innervation of the central extended amygdala and accumbens shell: a combined retrograde tracing and immunohistochemical study in the rat. J Comp Neurol 454: 15–33

Hayakawa T, Zyo K (1992) Ultrastructural study of ascending projections to the lateral mammillary nucleus of the rat. Anat Embryol 185: 547–557

Heidbreder CA, Groenewegen HJ (2003) The medial prefrontal cortex in the rat: evidence for a dorsoventral distinction based upon functional and anatomical characteristics. Neurosci Biobehav Rev 27: 555–579

Heimer L (2000) Basal forebrain in the context of schizophrenia. Brain Res Rev 31: 205–235

Heimer L, Wilson RD (1975) The subcortical projections of the allocortex: similarities in the neural associations of the hippocampus, the piriform cortex, and the neocortex. In: Santini M (ed) Golgi Centennial Symposium proceedings. Raven Press, New York, pp 177–193

Heimer L, Harlan RE, Alheid GF, Garcia MM, de Olmos J (1997) Substantia innominata: a notion which impedes clinical–anatomical correlations in neuropsychiatric disorders. Neuroscience 76: 957–1006

Heimer L, Zahm DS, Alheid GF (1995) Basal ganglia. In: Paxinos G (ed) The rat nervous system. Academic Press, London, pp 579–628

Herbert H, Moga MM, Saper CB (1990) Connections of the parabrachial nucleus with the nucleus of the solitary tract and the medullary reticular formation in the rat. J Comp Neurol 293: 540–580

Hermanson O, Blomqvist A (1996) Subnuclear localization of FOS-like immunoreactivity in the rat parabrachial nucleus after nociceptive stimulation. J Comp Neurol 368: 45–56

Hermanson O, Blomqvist A (1997) Preproencephalin messenger RNA-expressing neurons in the rat parabrachial nucleus: subnuclear organization and projections to the intralaminar thalamus. Neuroscience 81: 803–812

Herrero MT, Insausti R, Gonzalo LM (1991) Cortical projections from the laterodorsal and dorsal tegmental nuclei. A fluorescent retrograde tracing study in the rat. Neurosci Lett 123: 144–147

Hobohm C, Hartig W, Brauer K, Bruckner G (1998) Low expression of extracellular matrix components in rat brain stem regions containing modulatory aminergic neurons. J Chem Neuroanat 15: 135–142

Holstege G (1995) The basic, somatic, and emotional components of the motor system in mammals. In: Paxinos G (ed) The rat nervous system, Academic Press, London, pp 137–154

Holstege G, Georgiadis JR (2004) The emotional brain: neural correlates of cat sexual behavior and human male ejaculation. Prog Brain Res 143: 39–45

Holt DJ, Graybiel AM, Saper CB (1997) Neurochemical architecture of the human striatum. J Comp Neurol 384: 1–25

Honda T, Semba K (1995) An ultrastructural study of cholinergic and non-cholinergic neurons in the laterodorsal and pedunculopontine tegmental nuclei in the rat. Neuroscience 68: 837–853

Hoover JE, Strick PL (1993) Multiple output channels in the basal ganglia. Science 259: 819–821

Horvath TL,1 Peyron C, Diano S, Ivanov A, Aston-Jones G, Kilduff TS, Van den Pol AN (1999) Hypocretin (orexin) activation and synaptic innervation of the locus coeruleus noradrenergic system. J Comp Neurol 415: 145–159

Horvitz JC (2000) Mesolimbocortical and nigrostriatal dopamine responses to salient non-reward events. Neuroscience 96: 651–656

Huang XF, Tork I, Halliday GM, Paxinos G (1992) The dorsal, posterodorsal, and ventral tegmental nuclei: a cyto- and chemoarchitectonic study in the human. J Comp Neurol 318: 117–137

Inglis WL, Winn P (1995) The pedunculopontine tegmental nucleus: where the striatum meets the reticular formation. Prog Neurobiol 47: 1–29

Jakab RL, Leranth C (1995) Septum. In: Paxinos G (ed) The rat nervous system. Academic Press, London, pp 405–442

Jobe PC, Dailey JW, Wernicke JF (1999) A noradrenergic and serotonergic hypothesis of the linkage between epilepsy and affective disorders. Crit Rev Neurobiol 13: 317–356

Johnston JB (1923) Further contributions to the study of the evolution of the forebrain. J Comp Neurol 35: 337–481

Jongen-Relo AL, Amaral DG (1998) Evidence for a GABAergic projection from the central nucleus of the amygdala to the brainstem of the macaque monkey: a combined retrograde tracing and in situ hybridization study. Eur J Neurosci 10: 2924–2933

Jongen-Relo AL, Groenewegen HJ, Voorn P (1993) Evidence for a multi-compartmental histochemical organization of the nucleus accumbens in the rat. J Comp Neurol 337: 267–276

Jongen-Relo AL, Voorn P, Groenewegen HJ (1994) Immunohistochemical characterization of the shell and core territories of the nucleus accumbens in the rat. Eur J Neurosci 6: 1255–1264

Jongen-Relo AL, Kaufmann S, Feldon J (2002) A differential involvement of the shell and core subterritories of the nucleus accumbens of rats in attentional processes. Neuroscience 111: 95–109

Jongen-Relo AL, Kaufman S, Feldon J (2003) A differential involvement of the shell and core subterritories of the nucleus accumbens of rats in memory processes. Behav Neurosci 117: 150–168

Kahle W (1991) Nervensystem und Sinnesorgane. Taschenatlas der Anatomie, Bd 3 Thieme, Stuttgart

Kakeyama M, Yamanouchi K (1996) Inhibitory effect of baclofen on lordosis in female and male rats with dorsal raphe nucleus lesion or septal cut. Neuroendocrinology 63: 290–296

Kamali M, Oquendo MA, Mann JJ (2001) Understanding the neurobiology of suicidal behavior. Depress Anxiety 14: 164–176

Kandel ER, Schwartz JH, Jessell TM (1996) Principles of neural science. McGraw Hill, New York

Karson CN, Garcia-Rill E, Biedermann J, Mrak RE, Husain MM, Skinner RD (1991) The brain stem reticular formation in schizophrenia. Psychiatry Res 40: 31–48

Kelly AB, Watts AG (1998) The region of the pontine parabrachial nucleus is a major target of dehydration-sensitive CRH neurons in the rat lateral hypothalamic area. J Comp Neurol 394: 48–63

Kessler JP, Moyse E, Kitabgi P, Vincent JP, Beaudet A (1987) Distribution of neurotensin binding sites in the caudal brainstem of the rat: a light microscopic radioautographic study. Neuroscience 23: 189–198

Kitamura T, Nagao S, Kunimoto K, Shirama K, Yamada J (2001) Cytoarchitectonic subdivisions of the parabrachial nucleus in the Japanese monkey (*Macacus fuscatus*) with special reference to spinoparabrachial fiber termials. Neurosci Res 39: 95–108

Kirouac GJ, Ganguly PK (1995) Topographical organization in the nucleus accumbens of afferents from the basolateral amygdala and efferents to the lateral hypothalamus. Neuroscience 67: 625–630

Kiyohara T, Miyata S, Nakamura T, Shido O, Nakashima T, Shibata M (1995) Differences in Fos expression in the rat brains between cold and warm ambient exposures. Brain Res Bull 38: 193–201

Kobayashi S, Nakamura Y (2003) Synaptic organization of the rat parafascicular nucleus, with special reference to its afferents from the superior colliculus and the pedunculopontine tegmental nucleus. Brain Res 980: 80–91

Koch M. (1999) The neurobiology of startle. Progr Neurobiol 59: 107–128

Koch M, Kungel M, Herbert H (1993) Cholinergic neurons in the pedunculopontine tegmental nucleus are involved in the mediation of prepulse inhibition of the acoustic startle response in the rat. Exp Brain Res 97: 71–82

Koch M., Schmid A, Schnitzler HU (2000) Role of nucleus accumbens dopamine D1 und D2 receptors in instrumental and Pavlovian paradigms of conditioned reward. Psychopharmacology 152: 67–73

Kocsis B, Di Prisco GV, Vertes RP (2001) Theta synchronization in the limbic system: the role of Gudden's tegmental nuclei. Eur J Neurosci 13: 381–388

Kolmac C, Mitrofanis J (1999) Organization of the basal forebrain projection to the thalamus in rats. Neurosci Lett 272: 151–154

Kolmac C, Mitrofanis J (2000) Organization of brain stem afferents to the ventral lateral geniculate nucleus of rats. Vis Neurosci 17: 313–318

Kolmac CI, Power BD, Mitrofanis J (1998) Patterns of connections between zona incerta and brainstem in rats. J Comp Neurol 396: 544–555

Kornhuber HH, Deecke L (1965) Hirnpotentialänderungen bei Willkürbewegungen und passiven Bewegungen des Menschen: Bereitschaftspotential und reafferente Potentiale. Pflüger's Arch Physiol 284: 1–17

Krahl SE, Clark KB, Smith DC, Browning RA (1998) Locus coeruleus lesions suppress the seizure-attenuating effects of vagus nerve stimulation. Epilepsia 39: 709–714

Krauthamer GM, Grunwerg BS, Krein H (1995) Putative cholinergic neurons of the pedunculopontine tegmental nucleus projecting to the superior colliculus consist of sensory responsive and unresponsive populations which are functionally distinct from other mesopontine neurons. Neuroscience 69: 507–517

Krout KE, Belzer RE, Loewy AD (2002) Brainstem projections to midline and intralaminar thalamic nuclei of the rat. J Comp Neurol 448: 53–101

Lang W, Cheyne D, Kristeva R, Beisteiner R, Lindinger G, Deecke L (1991) Three-dimensional localization of SMA activity preceding voluntary movement. Exp Brain Res 87: 688–695

Lara JP, Dawid-Milner MS, Lopez MV, Montes C, Spyer KM, Gonzalez-Baron S (2002) Laryngeal effects of stimulation of rostral and ventral pons in the anaesthetized rat. Brain Res 934: 97–106

Lavoie B, Parent A (1994a) Pedunculopontine nucleus in the squirrel monkey: projections to the basal ganglia as revealed by anterograde tract tracing methods. J Comp Neurol 344: 210–231

Lavoie B, Parent A (1994b) Pedunculopontine nucleus in the squirrel monkey: cholinergic and glutamatergic projections to the substantia nigra. J Comp Neurol 344: 232–241

LeDoux JE (1998) Das Netz der Gefühle. Wie Emotionen entstehen. Hanser, München

LeDoux JE (2000) Emotion circuits in the brain. Annu Rev Neurosci 23: 155–184

Leite-Panissi CR, Coimbra NC, Menescal-de-Oliveira L (2003) The cholinergic stimulation of the central amygdala modifying the tonic immobility response and antinociception in guinea pigs depends on the ventrolateral periaqueductal gray. Brain Res Bull 60: 167–178

Levant B (1998) Differential distribution of D3 dopamine receptors in the brains of several mammalian species. Brain Res 800: 269–274

Levita L, Mania I, Rainnie DG (2003) Subtypes of substance P receptor immunoreactive interneurons in the rat basolateral amygdala. Brain Res 981: 41–51

Li YH, Ku YH (2002) Involvement of rat lateral septum acetylcholine pressor system in central amygdaloid nucleus emotional pressor circuit.Neurosci Lett 323: 60–64

Linke R, Braune G, Schwegler H (2000) Differential projection of the posterior paralaminar thalamic nuclei to the amygdaloid complex in the rat. Exp Brain Res 134: 520–532

Loughlin SE, Foote SL, Fallon JH (1982) Locus coeruleus projections to the cortex: topography, morphology and collateralization. Brain Res Bull 9: 287–294

Loughlin SE, Leslie FM, Fallon JH (1995) Endogenous opioid systems. In: Paxinos G (ed) The rat nervous system. Academic Press, London, pp 975–1001

MacLean P (1952) Some psychiatric implications of physiological studies on frontotemporal portion of limbic system. Electroenceph Clin Neurophysiol 4: 407–418

MacLean P (1990) The Triune Brain in Evolution. Plenum Press, New York

Mansour A, Burke S, Pavlic RJ, Akil H, Watson SJ (1996) Immunohistochemical localization of the cloned κ_1 receptor in the rat CNS and pituitary. Neuroscience 71: 671–690

McClure SM, Daw ND, Montague PR (2003) A computational substrate for incentive salience. Trends Neurosci 26: 423–428

McDonald AJ (1996) Glutamate and aspartate immunoreactive neurons of the rat basolateral amygdala: colocalization of excitatory amino acids and projections to the limbic circuit. J Comp Neurol 365: 367–379

McDonald AJ (1998) Cortical pathways to the mammalian amygdala. Progr Neurobiol 55: 257–332

McDonald AJ (2003) Is there an amygdala and how far does it extend? An anatomical perspective. Ann NY Acad Sci 985: 1–21

McDonald AJ, Betette RL (2001) Parvalbumin-containing neurons in the rat basolateral amygdala: morphology and co-localization of calbindin-D(28k). Neuroscience 102: 413–425

McDonald AJ, Mascagni F (1997) Projections of the lateral entorhinal cortex to the amygdala: a *Phaseolus vulgaris* leucoagglutinin study in the rat. Neuroscience 77: 445–459

McDonald AJ, Muller JF, Mascagni F (2002) GABAergic innervation of alpha type II calcium/calmodulin-dependent protein kinase immunoreactive pyramidal neurons in the rat basolateral amygdala. J Comp Neurol 446: 199–218

McGaugh J, Ferry B, Vazdarjanova A, Roozendaal B (2000) Amygdala: role in modulation of memory storage. In: Aggleton JP (ed) The amygdala. A functional analysis. Oxford University Press, New York, pp 391–423

McKenna JT, Vertes RP (2001) Collateral projections from the median raphe nucleus to the medial septum and hippocampus. Brain Res Bull 54: 619–630

Meredith GE, Pattiselanno A, Groenewegen JH, Haber SN (1996) Shell and core in monkey and human nucleus accumbens identified with antibodies to calbindin-D28k. J Comp Neurol 365: 628–639

Mesulam MM, Mufson EJ, Levey AI, Wainer BH (1983) Cholinergic innervation of cortex by the basal forebrain: cytochemistry and cortical connections of the septal area, diagonal band nucleus, nucleus basalis (substantia innominata), and hypothalamus in the rhesus monkey. J Comp Neurol 214: 170–197

Millan MJ (2003) The neurobiology and control of anxious states. Prog Neurobiol 70: 83–244

Mintz EM, van den Pol AN, Casano AA, Albers HE (2001) Distribution of hypocretin (orexin) immunoreactivity in the central nervous system of Syrian hamsters (*Mesocricetus auratus*). J Chem Neuroanat 21: 225–238

Miyata S, Ishiyama M, Shido O, Nakashima T, Shibata M, Kiyohara T (1995) Central mechanism of neural activation with cold acclimation of rats using Fos immunohistochemistry. Neurosci Res 22: 209–218

Moga MM, Saper CB (1994) Neuropeptide-immunoreactive neurons projecting to the paraventricular hypothalamic nucleus in the rat. J Comp Neurol 346: 137–150

Moga MM, Saper CB, Gray TS (1990a) Neuropeptide organization of the hypothalamic projection to the parabrachial nucleus in the rat. J Comp Neurol 295: 662–682

Moga MM, Herbert H, Hurley KM, Yasui Y, Gray TS, Saper CB (1990b) Organization of cortical, basal forebrain, and hypothalamic afferents to the parabrachial nucleus in the rat. J Comp Neurol 295: 624–661

Montaron MF, Deniau JM, Menetrey A, Glowinski J, Thierry AM (1996) Prefrontal cortex inputs of the nucleus accumbens–nigrothalamic circuit. Neuroscience 71: 371–382

Moore RY, Whone AL, McGowan S, Brooks DJ (2003) Monoamine neuron innervation of the normal human brain: an 18F-DOPA PET study. Brain Res 982: 137–145

Morin LP, Meyer-Bernstein EL (1999) The ascending serotonergic system in the hamster: comparison with projections of the dorsal and median raphe nuclei. Neuroscience 91: 81–105

Morris JS, Ohman A, Dolan RJ (1999) A subcortical pathway to the right amygdala mediating »unseen« fear. Proc Natl Acad Sci USA 96: 1680–1685

Morrison JH, Molliver ME, Grzanna R, Coyle JT (1981) The intracortical trajectory of the coeruleocortical projection in the rat: a tangentially organized cortical afferent. Neuroscience 6: 139–158

Mouton LJ, Holstege G (2000) Segmental and laminar organization of the spinal neurons projecting to the periaqueductal gray (PAG) in the cat suggests the existence of at least five separate clusters of spino-PAG neurons. J Comp Neurol 428: 389–410

Muller JF, Mascagni F, McDonald AJ (2003) Synaptic connections of distinct interneuronal subpopulations in the rat basolateral amygdalar nucleus. J Comp Neurol 456: 217–236

Nakaya Y, Kaneko T, Shigemoto R, Nakanishi S, Mizuno N (1994) Immunohistochemical localization of substance P receptor in the central nervous system of the adult rat. J Comp Neurol 347: 249–274

Neuhuber W (1994) In: Drenckhahn D, Zenker W (Hrsg) Benninghoff Anatomie, Bd 2. Urban & Schwarzenberg, München, S 471–519

Nieuwenhuys R (1985) Chemoarchitecture of the brain. Springer, Berlin Heidelberg New York

Nieuwenhuys R, Voogd J, van Huijzen C (1991) Das Zentralnervensystem des Menschen. Springer, Berlin, Heidelberg, New York

Nieuwenhuys R, ten Donkelaar HJ, Nicholson C (1998) The central nervous system of vertebrates, vol 3, Springer, Berlin, Heidelberg, New York

Norgren R (1995) Gustatory system. In: Paxinos G (ed) The rat nervous system. Academic Press, London, pp 751–771

O'Doherty J, Dayan P, Schultz J, Deichmann R, Friston K, Dolan RJ (2004) Dissociable roles of ventral and dorsal striatum in instrumental conditioning. Science 304: 452–454

Oakman SA, Faris PL, Kerr PE, Cozzari C, Hartman BK (1995) Distribution of pontomesencephalic cholinergic neurons projecting to substantia nigra differs significantly from those projecting to ventral tegmental area. J Neurosci 15: 5859–5869

Ochsner KN, Bunge SA, Gross JJ, Gabrieli JD (2002) Rethinking feelings: an FMRI study of the cognitive regulation of emotion. J Cogn Neurosci 14: 1215–1229

Olucha-Bordonau FE, Teruel V, Barcia-Gonzalez J, Ruiz-Torner A, Valverde-Navarro AA, Martinez-Soriano F (2003) Cytoarchitecture and efferent projections of the nucleus incertus of the rat. J Comp Neurol 464: 62–97

Otake K, Reis DJ, Ruggiero DA (1994) Afferents to the midline thalamus issue collaterals to the nucleus tractus solitarii: an anatomical basis for thalamic and visceral reflex integration. J Neurosci 14: 5694–5707

Pahapill PA, Lozano AM (2000) The pedunculopontine nucleus and Parkinson's disease. Brain 123: 1767–1783

Panigrahy A, Sleeper LA, Assmann S, Rava LA, White WF, Kinney HC (1998) Developmental changes in heterogeneous patterns of neurotransmitter receptor binding in the human interpeduncular nucleus. J Comp Neurol. 390: 322–332

Panksepp J (1998): Affective neuroscience. The foundations of human and animal emotions. Oxford University Press, New York

Papez JW (1937) A proposed mechanism of emotion. Arch Neurol Psychiatry 38: 725–743

Paré D, Collins DR (2000) Neuronal correlates of fear in the lateral amygdala: multiple extracellular recordings in conscious cats. J Neurosci 20: 2701–2710

Paré D, Collins WR, Pelletier JG (2002) Amygdala oscillations and the consolidation of emotional memories. Trends Cogn Sci 6: 306–314

Paré D, Quirk GJ, LeDoux JE (2004) New vistas on amygdala networks in conditioned fear. J Neurophysiol 92: 1–9

Passingham R (1993) The frontal lobes and voluntary action. Oxford University Press, Oxford

Paxinos G, Watson C (1997) The rat brain in stereotaxic coordinates. Academic Press, San Diego

Pesini P, Pego-Reigosa R, Tramu G, Covenas R (2001) Distribution of α-neoendorphin immunoreactivity in the diencephalon and the brainstem of the dog. J Chem Neuroanat 22: 251–262

Petrovich GD, Gallagher M (2003) Amygdala subsystems and control of feeding behavior by learned cues. Ann NY Acad Sci 985: 251–262

Petrovich GD, Risold PY, Swanson LW (1996) Organization of projections from the basomedial nucleus of the amygdala: a PHAL study in the rat. J Comp Neurol 374: 387–420

Petrovicky P (1989) The nucleus Koelliker–Fuse (K-F) and parabrachial nuclear complex (PBNC) in man. Location, cytoarchitectonics and terminology in embryonic and adult periods, and comparison with other mammals. J Hirnforsch 30: 551–563

Petrovicky P, Kadlecova O, Masek K (1981) Mutual connections of the raphe system and hypothalamus in relation to fever. Brain Res Bull 7: 131–149

Peyron C, Luppi PH, Fort P, Rampon C, Jouvet M (1996) Lower brainstem catecholamine afferents to the rat dorsal raphe nucleus. J Comp Neurol 364: 402–413

Peyron C, Tighe DK, van den Pol AN, de Lecea L, Heller HC, Sutcliffe JG, Kilduff TS (1998) Neurons containing hypocretin (orexin) project to multiple neuronal systems. J Neurosci 18: 9996–10008

Pikkarainen M, Pitkänen A (2001) Projections from the lateral, basal and accessory basal nuclei of the amygdala to the perirhinal and postrhinal cortices in rat. Cereb Cortex 11: 1064–1082

Pitkänen A (2000) Connectivity of the rat amygdaloid complex. In: Aggleton JP (ed) The amygdala. A functional analysis. Oxford University Press, New York, pp 31–115

Pitkänen A, Amaral DG (1994) The distribution of GABAergic cells, fibers, and terminals in the monkey amygdaloid complex: an immunhistochemical and in situ hybridization study. J Neurosci 14: 2200–2224

Pitkänen A, Amaral DG (1998) Organization of the intrinsic connections of the monkey amygdaloid complex: projections originating in the lateral nucleus. J Comp Neurol 398: 431–458

Pitkänen A, Stefanacci L, Farb CR, Go GG, LeDoux JE, Amaral DG (1995) Intrinsic connections of the rat amygdaloid complex: projections originating in the lateral nucleus. J Comp Neurol 356: 288–310

Pitkänen A, Savander V, LeDoux JE (1997) Organization of intra-amygdaloid circuitries in the rat: an emerging framework for understanding functions of the amygdala. Trends Neurosci 20: 517–523

Potter E, Sutton S, Donaldson C et al (1994) Distribution of corticotropin-releasing factor receptor mRNA in the rat brain and pituitary. Proc Natl Acad Sci USA 91: 8777–8781

Price JL (1995) Thalamus. In: Paxinos G (ed) The rat nervous system. Academic Press, London, pp 629–648

Price RD (2000) Psychological and neural mechanisms of the affective dimension of pain. Science 288: 1769–1772

Price JL, Russchen FT, Amaral DG (1987) The limbic region. II. The amygdaloid complex. In: Hökfelt T, Björklund A, Swanson LW (eds) Handbook of chemical neuroanatomy, vol 5, Elsevier, Amsterdam, pp 279–388

Rao VL, Butterworth RF (1996) Regional distribution of binding sites for the nitric oxide synthase inhibitor L-[3H]nitroarginine in rat brain. Neurochem Res 21: 355–359

Recordati G (2003) A thermodynamic model of the sympathetic and parasympathetic nervous systems. Auton Neurosci 103: 1–12

Riedel A, Hartig W, Seeger G, Gartmer U, Brauer K, Arendt T (2002) Principles of rat subcortical forebrain organization: a study using histological techniques and multiple fluorescence labeling. J Chem Neuroanat 23: 75–104

Risold PY, Swanson LW (1997) Connections of the rat lateral septal complex. Brain Res Rev 24: 115–195

Rivest S, Laflamme N, Nappi RE (1995) Immune challenge and immobilization stress induce transcription of the gene encoding the CRF receptor in selective nuclei of the rat hypothalamus. J Neurosci 15: 2680–2695

Rolls ET (1999) The brain and emotion. Oxford University Press, New York

Roth G (2003) Fühlen, Denken, Handeln. Wie das Gehirn unser Verhalten steuert. Suhrkamp, Frankfurt

Roth G, Grunwald W, Mühlenbrock-Lenter S, Laberge F (2004) Morphology and axonal projection pattern of neurons in the telencephalon of the fire-bellied toad *Bombina orientalis*. J Comp Neurol 478: 35–61

Samson RD, Paré D (2005) Activity-dependent synaptic plasticity in the central nucleus of the amygdala. J Neurosci 25: 1847–1855

Santos NR, Huston JP, Brandao ML (2003) Blockade of histamine H2 receptors of the periaqueductal gray and inferior colliculus induces fear-like behaviors. Pharmacol Biochem Behav 75: 25–33

Saper CB (1995) Central autonomic system. In: Paxinos G (ed) The rat nervous system. Academic Press, London, pp 107–135

Saxon DW, Hopkins DA (1998) Efferent and collateral organization of paratrigeminal nucleus projections: an anterograde and retrograde fluorescent tracer study in the rat. J Comp Neurol 402: 93–110

Schuerger RJ, Balaban CD (1999) Organization of the coeruleovestibular pathway in rats, rabbits, and monkeys. Brain Res Rev 30: 189–217

Schultz W (1998) Predictive reward signals of dopamine neurons. J Neurophysiol 80: 1–27

Seidenbecher T, Laxmi TR, Stork O, Pape HC (2003) Amygdalar and hippocampal theta rhythm synchronization during fear memory retrieval. Science 301: 846–850

Semba K, Fibiger HC (1992) Afferent connections of the laterodorsal and pedunculopontine tegmental nuclei in the rat: a retro- and anterograde transport and immunohistochemical study. J Comp Neurol 323: 387–410

Seth P, Cheeta S, Tucci S, File SE (2002) Nicotinic–serotonergic interactions in brain and behaviour. Pharmacol Biochem Behav 71: 795–805

Sewards TV, Sewards MA (2003) Representations of motivational drives in medial cortex, medial thalamus, hypothalamus and midbrain. Brain Res Bull 61: 25–49

Shammah-Lagnado SJ, Alheid GF, Heimer L (1999) Afferent connections of the interstitial nucleus of the posterior limb of the anterior commissure and adjacent amygdalostriatal transition area in the rat. Neuroscience 94: 1097–1123

Shammah-Lagnado SJ, Beltramino CA, McDonald AJ et al (2000) Supracapsular bed nucleus of the stria terminalis contains central and medial extended amydala elements: evidence from anterograde and retrograde tracing experiments in the rat. J Comp Neurol 422: 533–555

Shammah-Lagnado SJ, Alheid GF, Heimer L (2001) Striatal and central extended amydala parts of the interstitial nucleus of the posterior limb of the anterior commissure: evidence from tract-tracing techniques in the rat. J Comp Neurol 439: 104–126

Shi CJ, Cassell MD (1998a) Cascade projections from somatosensory cortex to the rat basolateral amygdala via the parietal insular cortex. J Comp Neurol 399: 469–491

Shi CJ, Cassell MD (1998b) Cortical, thalamic, and amygdaloid connections of the anterior and posterior insular cortices. J Comp Neurol 399: 440–468

Shi C, Davis M (1999) Pain pathways involved in fear conditioning measured with fear-potentiated startle: lesion studies. J Neurosci 19: 420–430

Shibata H (1987) Ascending projections to the mammillary nuclei in the rat: a study using retrograde and anterograde transport of wheat germ agglutinin conjugated to horseradish peroxidase. J Comp Neurol 264: 205–215

Shibata H, Suzuki T, Matsushita M (1986) Afferent projections to the interpeduncular nucleus in the rat, as studied by retrograde and anterograde transport of wheat germ agglutinin conjugated to horseradish peroxidase. J Comp Neurol 248: 272–284

Shidara M, Richmond BJ (2002) Anterior cingulate: single neuronal signals related to degree of reward expectancy. Science 296: 1709–1711

Shink E, Sibide M, Smith Y (1997) Efferent connections of the internal globus pallidus in the squirrel monkey: II. Topography and synaptic organization of pallidal efferents to the pedunculopontine nucleus. J Comp Neurol 382: 348–363

Shipley MT, Halloran FJ, de la Torre J (1985) Surprisingly rich projections from locus coeruleus to the olfactory bulb in rat. Brain Res 329: 294–299

Shipley MT, Fu L, Ennis M, Liu WL, Aston-Jones G (1996) Dendrites of locus coeruleus neurons extend preferentially into two pericoerulear zones. J Comp Neurol 365: 56–68

Shughrue PJ, Lane MV, Merchenthaler I (1996) In situ hybridization analysis of the distribution of neurokinin-3 mRNA in the rat central nervous system. J Comp Neurol 372: 395–414

Sibide M, Bevan MD, Bolam JP, Smith Y (1997) Efferent connections of the internal globus pallidus in the quirrel monkey: I. Topography and synaptic organization of the pallidothalamic projection. J Comp Neurol 382: 323–347

Simerly RB (1995) Anatomical substrates of hypothalamic integration. In: Paxinos G (ed) The rat nervous system. Academic Press, London, pp 353–376

Simonyan K, Jürgens U (2003) Efferent subcortical projections of the laryngeal motorcortex in the rhesus monkey. Brain Res 974: 43–59

Simpson KL, Altman DW, Wang L, Kirifides ML, Lin RC, Waterhouse BD (1997) Lateralization and functional organization of the locus coeruleus projection to the trigeminal somatosensory pathway in rat. J Comp Neurol 385: 135–147

Simpson KL, Waterhouse BD, Lin RC (1999) Origin, distribution, and morphology of galaninergic fibers in the rodent trigeminal system. J Comp Neurol 411: 524–534

Skinner RD, Kinjo N, Henderson V, Garcia-Rill E (1990) Locomotor projections from the pedunculopontine nucleus to the medioventral medulla. Neuroreport 1: 207–210

Sofroniew MV, Priestley JV, Consolazione A, Eckenstein F, Cuello AC (1985) Cholinergic projections from the midbrain and pons to the thalamus in the rat, identified by combined retrograde tracing and choline acetyltransferase immunohistochemistry. Brain Res 329: 213–223

Spanagel R, Weiss F (1999) The dopamine hypothesis of reward: past and current status. Trends Neurosci 22: 521–527

Stefanacci L, Amaral DG (2000) Topographic organization of cortical inputs to the lateral nucleus of the macaque monkey amygdala. A retrograde tracing study. J Comp Neurol 421: 52–79

Stefanacci L, Amaral DG (2002) Some observations on cortical inputs to the macaque monkey amygdala: an anterograde tracing study. J Comp Neurol 451: 301–323

Stefanacci L, Suzuki WA, Amaral DG (1996) Organization of connections between the amygdaloid complex and the perirhinal and parahippocampal cortices in macaque monkeys. J Comp Neurol 375: 552–582

Steinbusch HW, Nieuwenhuys R, Verhofstad AA, Van der Kooy D (1981) The nucleus raphe dorsalis of the rat and its projection upon the caudatoputamen. A combined cytoarchitectonic, immunohistochemical and retrograde transport study. J Physiol 77: 157–174

Steininger TL, Rye DB, Wainer BH (1992) Afferent projections to the cholinergic pedunculopontine tegmental nucleus and adjacent midbrain extrapyramidal area in the albino rat. I. Retrograde tracing studies. J Comp Neurol 321: 515–543

Steininger TL, Wainer BH, Rye DB (1997a) Ultrastructural study of cholinergic and noncholinergic neurons in the pars compacta of the rat pedunculopontine tegmental nucleus. J Comp Neurol 382: 285–301
Steininger TL, Wainer BH, Blakely RD, Rye DB (1997b) Serotonergic dorsal raphe nucleus projections to the cholinergic and noncholinergic neurons of the pedunculopontine tegmental region: a light and electron microscopic anterograde tracing and immunohistochemical study. J Comp Neurol 382: 302–322
Steininger TL, Gong H, McGinty D, Szymusiak R (2001) Subregional organization of preoptic area/anterior hypothalamic projections to arousal-related monoaminergic cell groups. J Comp Neurol 429: 638–653
Stern CE, Passingham RE (1996) The nucleus accumbens in monkeys (*Macaca fascicularis*): II. Emotion and motivation. Behav Brain Res 75: 179–193
Sugita S, Tokunaga A, Otani K, Terasawa K (1985) Ascending projections to the lateral thalamic nuclei from the substantia grisea centralis in the rat: a retrograde WGA-HRP study. Neurosci Res 2: 189–199
Sutin EL, Jacobowitz DM (1988) Immunocytochemical localization of peptides and other neurochemicals in the rat laterodorsal tegmental nucleus and adjacent area. J Comp Neurol 270: 243–270
Swanson LW (1976)The locus coeruleus: A cytoarchitectonic, Golgi and immunohistochemical study in the albino rat. Brain Res 110: 39–56
Swanson LW (2003) The amygdala and its place in the cerebral hemisphere. Ann NY Acad Sci 985: 174–184
Swanson LW, Petrovitch GD (1998) What is the amygdala? Trends Neurosci 21: 323–331
Thompson RH, Swanson LW (1998) Organization of inputs to the dorsomedial nucleus of the hypothalamus: a re-examination with Fluorogold and PHAL in the rat. Brain Res Rev 27: 89–118
Tremblay L, Schultz W (1999) Relative reward preference in primate orbitofrontal cortex. Nature 398: 704–708
Tsukahara S, Ezawa N, Yamanouchi K (2003) Neonatal estrogen decreases neural density of the septum–midbrain central gray connection underlying the lordosis-inhibiting system in female rats. Neuroendocrinology 78: 226–233
Tzschentke TM, Schmidt WJ (2000) Functional relationship among medial prefrontal cortex, nucleus accumbens, and ventral tegmental area in locomotion and reward. Crit Rev Neurobiol 14: 131–142
Ungless MA, Magill PJ, Bolam JP (2004) Uniform inhibition of dopamine neurons in the ventral tegmental area by aversive stimuli. Science 303: 2040–2042
Ursin R (2002) Serotonin and sleep. Sleep Med Rev 6: 55–69
Uylings HB, Groenewegen HJ, Kolb B (2003) Do rats have a prefrontal cortex? Behav Brain Res 146: 3–17
van Bockstaele EJ (1998) Morphological substrates underlying opioid, epinephrine and γ-aminobutyric acid inhibitory actions in the rat locus coeruleus. Brain Res Bull 47: 1–15
van Bockstaele EJ, Aston-Jones G, Pieribone VA, Ennis M, Shipley MT (1991) Subregions of the periaqueductal gray topographically innervate the rostral medulla in the rat. J Comp Neurol 309: 305–327
van Bockstaele EJ, Saunders A, Telegan P, Page M (1999) Localization of μ-opioid receptors to locus coeruleus-projecting neurons in the rostral medulla: morphological substrates and synaptic organization. Synapse 34: 154–167
van Bockstaele EJ, Bajic D, Proudfit H, Valentino RJ (2001) Topographic architecture of stress-related pathways targeting the noradrenergic locus coeruleus. Physiol Behav 73: 273–283
Varani K, Beani L, Bianchi C, Borea PA, Simonato M (1995) Changes in [3H]-UK 14304 binding to α_2-adrenoceptors in morphine-dependent guinea-pigs. Br J Pharmacol 116: 3125–3132
Vertes RP (1991) A PHA-L analysis of ascending projections of the dorsal raphe nucleus in the rat. J Comp Neurol 313: 643–668
Vertes, RP (2004) Differential projections of the infralimbic and prelimbic cortex in the rat. Synapse 51: 32–58
Vertes RP, Fortin WJ, Crane AM (1999) Projections of the median raphe nucleus in the rat. J Comp Neurol 407: 555–582
Viggiano D, Vallone D, Ruocco LA, Sadile AG (2003) Behavioural, pharmacological, morpho-functional molecular studies reveal a hyperfunctioning mesocortical dopamine system in an animal model of attention deficit and hyperactivity disorder. Neurosci Biobehav Rev 27: 683–689
Voytko ML (1996) Cognitive functions of the basal forebrain cholinergic system in monkeys: memory or attention? Behav Brain Res 75: 13–25
Vrang N, Mrosovsky N, Mikkelsen JD (2003) Afferent projections to the hamster intergeniculate leaflet demonstrated by retrograde and anterograde tracing. Brain Res Bull 59: 267–288
Walker DL, Davis M (1997) Double dissociation between the involvement of the bed nucleus of the stria terminalis and the central nucleus of the amygdala in light-enhanced versus fear-potentiated startle. J Neurosci 17: 9375–9938
Willis WD, Westlund KN (1997) Neuroanatomy of the pain system and of the pathways that modulate pain. J Clin Neurophysiol 14: 2–31
Winston JS, Stranger BA, O'Doherty J, Dolan RJ (2002) Automatic and intentional brain responses during evaluation of trustworthiness of faces. Nature Neurosci 5: 77–192
Wirtshafter D, Stratford TR (1993) Evidence for GABAergic projections from the tegmental nuclei of Gudden to the mammillary body in the rat. Brain Res 630: 188–194
Yokota S, Tsumori T, Ono K, Yasui Y (2001) Phrenic motoneurons receive monosynaptic inputs from the Kolliker–Fuse nucleus: a light- and electron-microscopic study in the rat. Brain Res 888: 330–335
Yoshida A, Chen K, Moritani M, Yabuta NH, Nagase Y, Takemura M, Shigenaga Y (1997) Organization of the descending projections from the parabrachial nucleus to the trigeminal sensory nuclear complex and spinal dorsal horn in the rat. J Comp Neurol 383: 94–111
Zahm DS (1998) Is the caudomedial shell of the nucleus accumbens part of the extended amygdala? Crit Rev Neurobiol 12: 245–265
Zahm DS (1999) Functional-anatomical implications of the nucleus accumbens core and shell subterritories. Ann NY Acad Sci 877: 113–128
Zald DH (2003) The human amygdala and the emotional evaluation of sensory stimuli. Brain Res Rev 41: 88–123
Zilles K, Wree A (1995) Cortex: areal and laminar structure. In: Paxinos G (ed) The rat nervous system. Academic Press, London, pp 649–685

Architektonik und funktionelle Neuroanatomie der Hirnrinde des Menschen

Karl Zilles

2.1 Anatomische Grundlagen und Organisationsprinzipien der Hirnrinde

2.1.1 Architektonische Gliederung

Die Hirnrinde, **Cortex cerebri**, des Menschen bildet den größten Teil der grauen Substanz des Endhirns, **Telenzephalon**. Unmittelbar unter dem Kortex befindet sich die weiße Substanz, Mark(lager), die aus afferenten und efferenten Faserbahnen besteht. Cortex cerebri und Marklager bilden zusammen das **Pallium**, das wie ein Mantel die im Inneren des Telenzephalon liegenden Basalganglien und die Kerngebiete des Zwischenhirns, Dienzephalon, bedeckt. Alle Faserbahnen bestehen aus von Markscheiden umhüllten und markscheidenarmen bzw. -freien Axonen. Die Markscheiden werden von Oligodendrogliazellen gebildet, die nicht nur im Pallium, sondern im gesamten Zentralnervensystem anzutreffen sind.

Der Cortex cerebri zeigt eine regional und laminär unterschiedliche Anordnung seiner Nervenzellkörper. Besonders auffallend ist dabei die Verteilung großer und kleiner Nervenzellkörper in oberflächenparallelen Schichten, den kortikalen Laminae. Die einzelnen Schichten der Hirnrinde unterscheiden sich hinsichtlich ihrer Zellpackungsdichte und der Größe der in einer Schicht dominierenden Nervenzelltypen (Abb. 2.1). Die regionale und laminäre Organisation der kortikalen Neurone wird als Zytoarchitektonik der Hirnrinde bezeichnet. Die Zellkörper der Gliazellen (Astrozyten, Oligodendrogliazellen, Mikroglia) der Hirnrinde zeigen keine der Schichtenbildung durch Neurone vergleichbare räumliche Organisation.

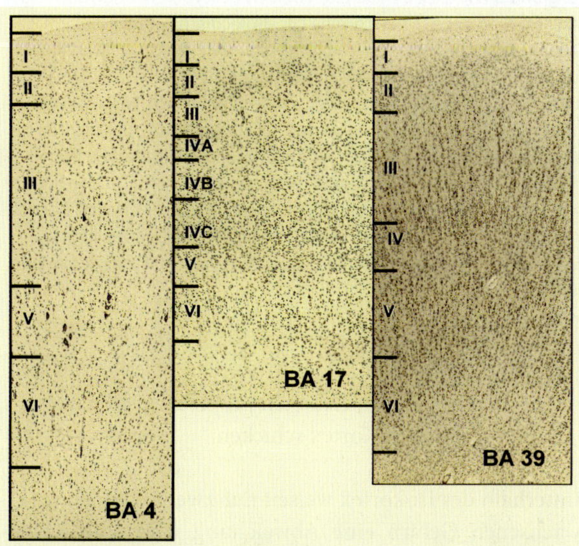

Abb. 2.1. Zytoarchitektonik der Hirnrinde des Menschen in den Arealen BA4 als Beispiel eines motorischen (agranulären) Kortex, BA17 als Beispiel eines primären sensorischen Kortex mit hochdifferenzierter Lamina IV und BA39 als Beispiel eines multimodalen Assoziationskortex mit homotypischer Architektonik. (Mikrophotographien von Korbinian Brodmann aus dem C. & O. Vogt-Archiv, Düsseldorf)

Wegen grundsätzlicher Unterschiede in ihrer Zytoarchitektonik wird die Hirnrinde des Menschen in einen größeren Anteil, den Isokortex, und einen kleineren Anteil, den Allokortex, eingeteilt (Vogt 1910). Der Isokortex ist durch einen ähnlichen, meist sechsschichtigen Aufbau charakterisiert (Ausnahme: der agranuläre motorische Kortex, s. unten), während der Allokortex starke Abweichungen vom sechsschichtigen Aufbau zeigt (meist weniger Schichten, z. B. Hippocampus, Teile des Riechhirns).

Die sechs Schichten des Isokortex werden senkrecht zur Oberfläche von Bündeln der Apikaldendriten von Pyramidenzellen (Abb. 2.2) und von Bündeln myelinisierter Nervenfasern (Afferenzen aus kortikalen und subkortikalen Gebieten) durchkreuzt. Die isokortikalen Schichten (Abb. 2.3) lassen sich wie folgt nach zyto- und myeloarchitektonischen Gesichtspunkten von der Hirnrindenoberfläche hin zur Rinden-Mark-Grenze einteilen:

- **Lamina I** (Lamina molecularis): sehr wenige Nervenzellkörper, darunter v. a. die **Cajal-Retzius-Zellen**, die bei der Ausbildung der regulären Schichtung der Hirnrinde im fetalen Gehirn eine wichtige Rolle spielen; Endaufzweigungen der Apikaldendriten von Pyramidenzellen aus den tieferen Kortexschichten; zahlreiche myelinisierte und nichtmyelinisierte Nervenfasern aus kortikalen Regionen; parallel zur Rindenoberfläche verlaufender Streifen myelinisierter Nervenfasern, **Exner-Streifen**;
- **Lamina II** (Lamina granularis externa): zahlreiche, **sehr kleine Pyramidenzellen** (»Körnerzellen«) und Interneurone, die efferente Kontakte mit aufsteigenden Apikaldendriten von Pyramidenzellen aus tieferen Schichten bilden und Afferenzen aus der unmittelbaren Umgebung erhalten;
- **Lamina III** (Lamina pyramidalis externa): neben Interneuronen **zahlreiche Pyramidenzellen unterschiedlicher Größe**, die im tiefsten Teil der Lamina III (Lamina IIIC) in einigen Kortexarealen (v. a. »höhere« unimodale sensorische Gebiete, s. unten) extrem groß (z. B. **Meynertsche Riesenzellen**) sein können und v. a. durch ihre Axone **intrakortikale Verbindungen** in der ipsi- und kontralateralen Hemisphäre bilden; in einigen Kortexarealen ein oberflächenparalleler, stark myelinisierter **Kaes-Bechterew-Streifen**;
- **Lamina IV** (Lamina granularis interna): v. a. **zahlreiche »Körnerzellen« und Interneurone**, die **lokale Netzwerke** bilden, und der aus oberflächenparallel verlaufenden, stark myelinisierten Nervenfasern bestehende **äußere Baillarger-Streifen**.
- **Lamina V** (Lamina pyramidalis interna): v. a. **große bis sehr große Pyramidenzellen** (als Extremform im primären motorischen Kortex die **Betzschen Riesenzel-**

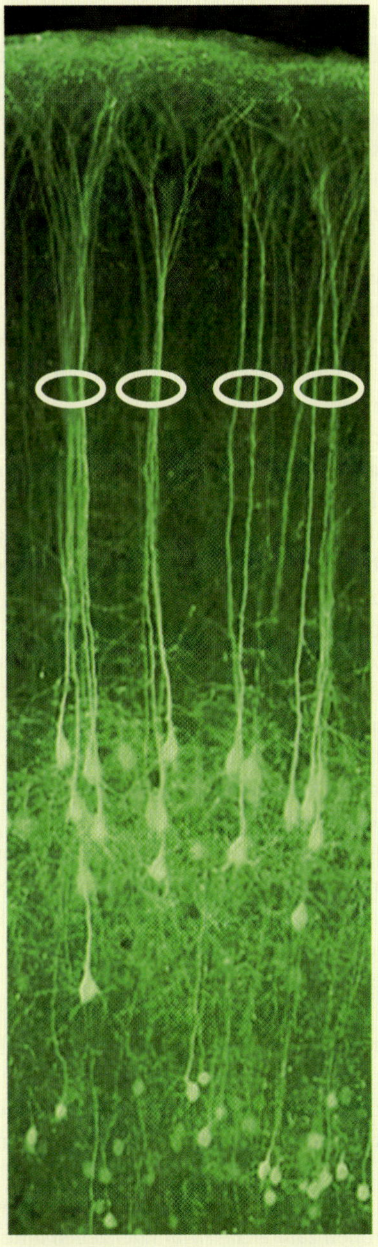

Abb. 2.2. Isokortex mit senkrecht zur Hirnrindenoberfläche verlaufenden Dendritenbündeln (*ovale Kreise*), die von Apikaldendriten der Pyramidenzellen gebildet werden. Die Apikaldendriten enden nach büschelartigen Aufzweigungen in der Lamina I. (Präparat: Prof. Dr. Joachim Lübke, Institut für Medizin, Forschungszentrum Jülich)

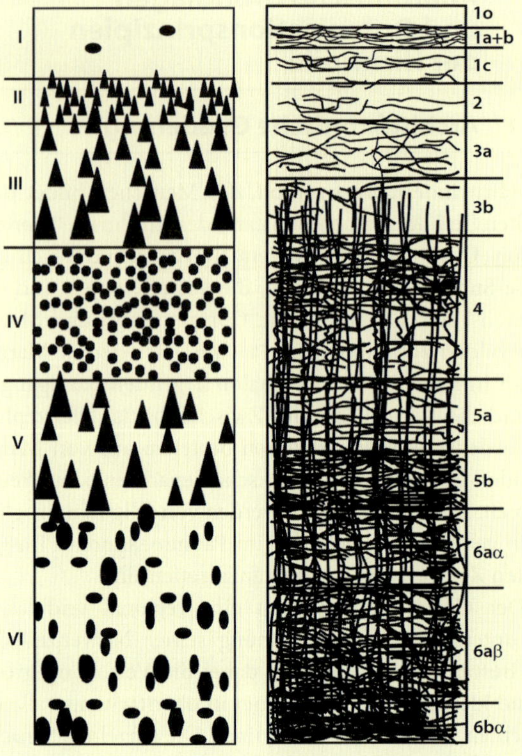

Abb. 2.3. Schematische Darstellung der zyto- (*links*) und myeloarchitektonischen (*rechts*) Gliederung des Isokortex. Mit *römischen Ziffern* werden die kortikalen Schichten in der Zytoarchitektonik bezeichnet, mit *arabischen Ziffern* in der Myeloarchitektonik. Die Laminae III (L. pyramidalis externa) und V (L. pyramidalis interna) enthalten mittelgroße bis sehr große Pyramidenzellkörper, die Laminae II und IV kleine Pyramidenzellen (L. granularis externa) bzw. Sternzellen (L. granularis interna). Die letzten beiden Zelltypen wurden auch als Körnerzellen bezeichnet. Lamina I (L. molecularis) ist sehr zellarm, Lamina VI (L. multiformis) enthält unterschiedlich geformte Nervenzellkörper. Die myelinisierten Fasern verlaufen meist vertikal (»Radialfasern«), aber auch horizontal oder schräg (nur wenige Fasern) zur Hirnrindenoberfläche. Dicke, Länge und Packungsdichte der Faserbündel sind die wichtigsten Kriterien für die myeloarchitektonische Parzellierung der Hirnrinde in Areale. Das am oberflächlichsten, in den Schichten 1a,b gelegene, horizontale Bündel wird als Exner-Streifen bezeichnet. Der horizontal verlaufenden Kaes-Bechterew-Streifen liegt in Schicht 3a, der äußere Baillarger-Streifen in Schicht 4 und der innere Baillarger-Streifen in Schicht 5b

len), die mit ihren Axonen zu ipsi- und kontralateralen Kortexarealen und zu subkortikalen Regionen (Basalganglien, Hirnstamm, Rückenmark) projizieren; oberflächenparallel verlaufende, stark myelinisierte Nervenfaserbündel, **innerer Baillarger-Streifen**;

- **Lamina VI** (Lamina multiformis): Nervenzellkörper mit sehr unterschiedlichen Formen, darunter v. a. **Pyramidenzellen**, aber auch **spindelförmige Neurone**, die als ein typisches **Feedback-System** zu allen kortikalen und subkortikalen Gebieten projizieren, die ihrerseits Efferenzen zum Kortex schicken.

Innerhalb des Isokortex weisen nur zwei Regionen im erwachsenen Gehirn eine Abweichung vom sechsschichtigen, homotypischen Grundmuster auf:

1. der **motorische Kortex** im hinteren Teil des Frontallappens (Abb. 2.1) und der **vordere zinguläre Kortex**, die im Gehirn des Erwachsenen nicht eine innere Körnerschicht (Lamina IV) klar erkennen lassen und

deshalb als (fünfschichtiger) **agranulärer Kortex** bezeichnet werden, und
2. der Isokortex im Sulcus calcarinus des Okzipitallappens, der eine Aufspaltung der Lamina IV in drei Schichten (Laminae IVA, B und C) und damit in insgesamt acht Schichten zeigt (◘ Abb. 2.1). Dieser zuletzt genannte Teil des Isokortex entspricht der **primären visuellen** Hirnrinde, V1. Die Lamina IVB des Areals V1 enthält den Gennari-Streifen (◘ Abb. 2.4).

Dieser prinzipiellen zytoarchitektonischen Gliederung entspricht die Einteilung des Kortex von Korbinian Brodmann (1909) in einen homogenetischen (**Isokortex**) und einen heterogenetischen (**Allokortex**) Anteil. Der homogenetische Kortex entwickelt seine sechsschichtige Struktur schon während der Fetalzeit. Das Verschwinden der Lamina IV im agranulären Isokortex (motorischer Kortex) ereignet sich erst nach der Geburt, wahrscheinlich als eine sekundäre Anpassung an die funktionellen Aufgaben einer motorischen Hirnrindenregion. Auffallend ist, dass bei Kindern mit kongenitaler Hirnrindenschädigung und Spastik diese Kortexregion ihre fetal angelegte Lamina IV beibehält und sich nicht in den agranulären Kortex umwandelt (Amunts et al. 1997b). Die Dreiteilung der Lamina IV in der primären Sehrinde entwickelt sich ebenfalls erst sekundär nach Durchlaufen eines sechsschichtigen Stadiums zwischen dem 6. und 8. Fetalmonat und kann als struktureller Ausdruck der insgesamt herausgehobenen Bedeutung des visuellen Systems beim Menschen angesehen werden. Der heterogenetische Kortex dagegen durchläuft von vornherein nicht das sechsschichtige Stadium des Isokortex.

In dem schmalen Streifen zwischen Isokortex und Allokortex ändert sich die Zytoarchitektonik stufenweise. Der dem Isokortex am nächsten liegende Teil der Übergangszone wird als **Proisokortex** (Sanides 1962; Vogt u. Vogt 1919), die dem Allokortex am nächsten liegende Übergangszone als **Periallokortex** (Filimonoff 1947) bezeichnet. Beide Übergangszonen zusammen bilden den **Mesokortex** (Rose 1927).

Überträgt man diese mikrostrukturell fundierte Einteilung in Iso- und Allokortex auf eine makroskopische Ebene, dann entsprechen der Bulbus olfactorius, die Substantia perforata anterior, das Corpus paraterminale, der Uncus, die dem Allokortex nahen Abschnitte des Gyrus cinguli und der Gyrus olfactorius lateralis, der Gyrus olfactorius semilunaris, der Gyrus olfactorius parahippocampalis und der Gyrus olfactorius ambiens der Ausdehnung des Allokortex. Alle anderen Gyri enthalten isokortikale Hirnrindenregionen (◘ Abb. 2.5).

Neben der Zytoarchitektonik, die auf Nissl-gefärbten Präparaten beruht, ergibt die Markscheidenfärbung histologischer Schnitte einen Einblick in die Myeloarchitektonik (◘ Abb. 2.4) der Hirnrinde. Auch hier ist eine oberflächenparallele Schichtengliederung des Kortex erkennbar, die aber eine andere Sicht in die Organisation der Hirnrinde als die Zytoarchitektonik vermittelt. Myeloarchitektonische Studien (Vogt u. Vogt 1919) haben – wie die zytoarchitektonischen Untersuchungen – gezeigt, dass der Isokortex in allen Regionen ein ähnliches Grundmuster aufweist, dass aber auch hier regionale Differenzierungen beobachtet werden können, die eine Unterteilung des Isokortex in myeloarchitektonische Areale ermöglicht.

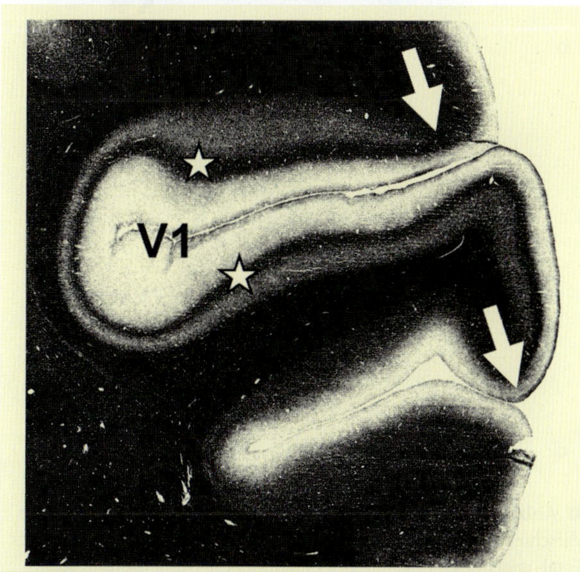

◘ **Abb. 2.4.** Primärer visueller Kortex des Menschen mit Gennari-Streifen (*Sterne*). Der Gennari-Streifen besteht aus stark myelinisierten Nervenfasern in der Lamina IVB und markiert die Ausdehnung und Grenzen des Areals V1 (*Pfeile*)

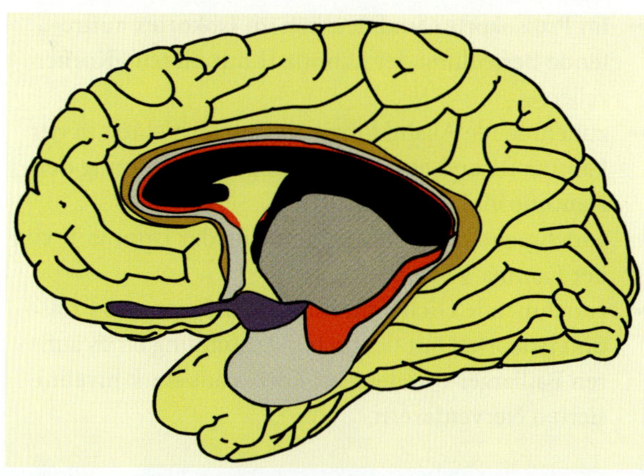

◘ **Abb. 2.5.** Ausdehnung des Allokortex mit Paläokortex und Peripaläokortex (*blau*), Archikortex (*rot*) und Periarchikortex (*grau*) sowie des Isokortex (*gelb*) und Proisokortex (*hellbraun*) auf der medialen Hemisphärenoberfläche des menschlichen Gehirns. (Mod. nach Stephan 1975)

2.1.2 Entwicklungsgeschichtliche Gliederung

Der **Allokortex** ist schon früh in der Evolution des Säugergehirns ausgebildet, während die Differenzierung und insbesondere die den Allokortex meist übertreffende Schichten- und Größenentwicklung des **Isokortex** erst mit der Evolution des Säuger- und v. a. des Primatengehirns seinen bisherigen Höhepunkt erlebt. Der Isokortex wird daher wegen seiner relativ späten Entwicklung auch **Neokortex** genannt, während beim Allokortex nach Filimonoff (1947) und Stephan (1975) zwei Abschnitte unterschieden werden, die als **Paläokortex** und **Archikortex** bezeichnet werden. Zum Paläokortex werden der Bulbus olfactorius, die Regio retrobulbaris (Nucleus olfactorius anterior), das Tuberculum olfactorium, das Septum (mit Diagonalem Band), die Regio (prae)piriformis und ein kleinerer Teil der Amygdala gerechnet. Zum Archikortex gehören Hippocampus (Ammonshorn, Gyrus dentatus und Subiculum), Prae- und Parasubiculum, Regio entorhinalis, retrosplenialer Kortex, Teile der Amygdala und ein Teil der Hirnrinde im Gyrus cinguli (Stephan 1975).

Nach Filimonoff (1947) kann die Übergangsregion des Allokortex, der **Periallokortex**, in einen Peripaläokortex (vom Claustrum unterlagerter Teil des Allokortex) und **Periarchikortex** (Regio entorhinalis, Prae- und parasubiculum, Regio retrosplenialis und Teile des Gyrus cinguli) unterteilt werden. Entsprechend trennt man auch vom Isokortex eine schmale Übergangsregion zum Periallokortex hin ab, die als **Proisokortex** bezeichnet wird (s. oben).

Als wesentliche zyto- und myeloarchitektonische Merkmale vom Periallokortex über den Proisokortex hin zum typischen sechsschichtigen Isokortex können die folgenden Veränderungen genannt werden:
- zunehmende Ausbildung einer Lamina IV mit sehr kleinen, fast runden Pyramidenzellkörpern (»Körnerzellen«),
- im Proisokortex und deutlich im Isokortex auftretende Besiedlung der Lamina II mit diesen »Körnerzellen«,
- zunehmende Ausbildung von Unterschichten in der Lamina III und einer säulenartigen Anordnung der Neurone in dieser Schicht,
- zunehmend deutliche Abgrenzung der Lamina V von der Lamina VI und
- zunehmende Dichte myelinisierter Fasern im Proiso- und Isokortex mit deutlicher Ausbildung eines äußeren Baillarger-Streifens im Kortex aus stark myelinisierten Nervenfasern.

Neben dieser auf der Untersuchung der Hirnevolution beruhenden Systematik wurde auch die Markscheidenreifung der Faserbahnen während der Fetal- und frühen Postnatalentwicklung zur Analyse der Hirnrindenorganisation und -systematik herangezogen (Flechsig 1920). Auf der Basis dieser Untersuchungen konnten früh- (sogenannte Primordialgebiete) und spätreifende (sogenannte Assoziationsgebiete) Hirnrindenregionen anhand der Markscheidenreife ihrer afferenten und efferenten Faserbahnen identifiziert werden (◘ Abb. 2.6).

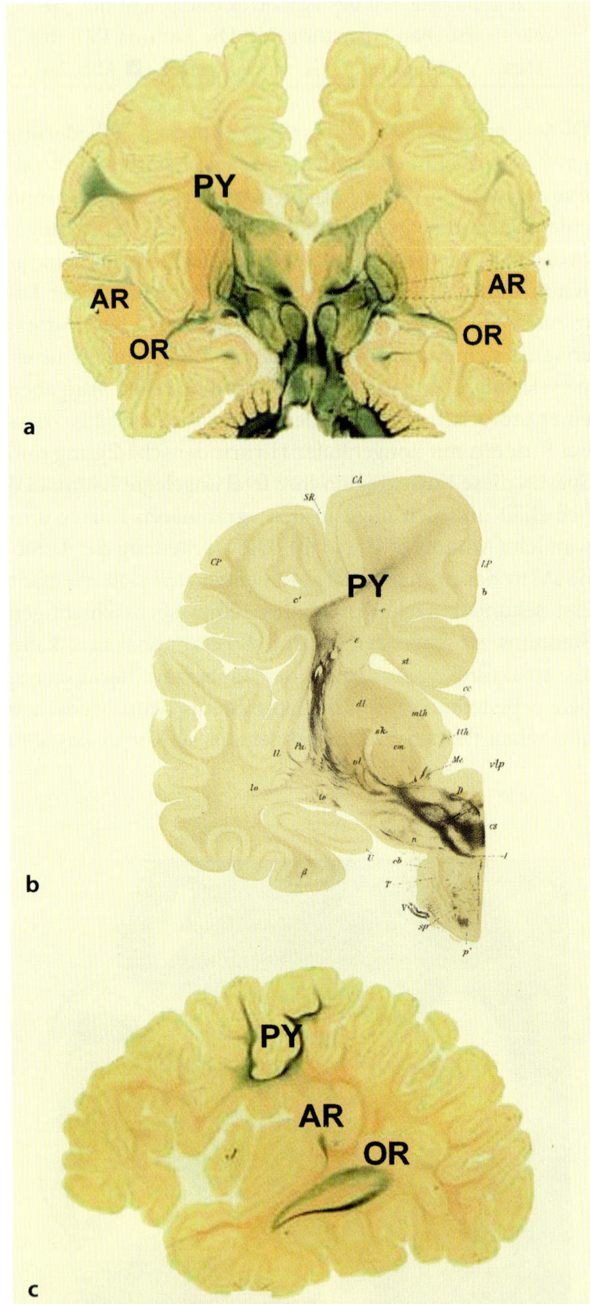

◘ **Abb. 2.6. a–c** Myelogenetische Studien lassen wegen der für die verschiedenen Faserbahnen zu unterschiedlichen Zeitpunkten in der Fetal- und frühen Postnatalzeit beginnenden Myelinisierung selektiv einzelne Faserbahnen erkennen. Die Radiatio acustica (*AR*), Radiatio optica (*OR*) und die Pyramidenbahn (*PY*) haben zum Untersuchungszeitpunkt, der hier abgebildet ist, schon mit der Myelinisierung begonnen, während die übrigen Faserbahnen noch ungefärbt sind. (Nach Flechsig 1920)

2.1.3 Allgemeine Gesichtspunkte der funktionelle Hirnrindengliederung

Der **Isokortex** lässt sich unter funktionellen Gesichtspunkten in vier Gruppen von Kortexarealen einteilen (◘ Abb. 2.7):

- primäre unimodale sensorische Kortexareale,
- »höhere« unimodale sensorische Kortexareale
- multimodale Assoziationsareale und
- motorischer Kortex.

Die **primären unimodalen sensorischen Hirnrindenareale** (primärer somatosensorischer Kortex SI – BA3, primärer auditorischer Kortex AI – BA41 und primärer visueller Kortex V1 – BA17) erhalten jeweils nur einem spezifischen Sinnessystem zugeordnete Afferenzen aus den spezifischen Kerngebieten des Zwischenhirns. Der Nucleus ventralis posterior thalami mit seinen Unterkernen VPL (Nucleus ventralis posterolateralis) und VPM (Nucleus ventralis posteromedialis) projiziert zum primären somatosensorischen Kortex, das Corpus geniculatum mediale als auditorisches Kerngebiet des Zwischenhirns zum primären auditorischen Kortex und das Corpus geniculatum laterale als visuelles Kerngebiet des Zwischenhirns zum primären visuellen Kortex. Diese kortikalen Primärareale senden dann Efferenzen zu einer immer unmittelbar benachbart gelegenen Gruppe mehrerer, sogenannter **höherer unimodaler sensorischer Kortexareale** (Sekundär- und Tertiärareale) in einer gleichzeitig hierarchisch und parallel strukturierten Organisation der Konnektivität. Diese sensorischen Areale grenzen ihrerseits an **multimodale Assoziationsareale** an. Zu den Assoziationsarealen rechnet man den im Frontallappen vor dem motorischen Kortex gelegenen präfrontalen Kortex, den hinteren parietalen Kortex und den unteren und medialen temporalen Kortex. Diese Assoziationsgebiete bilden beim Menschen den größten Teil des Isokortex. Uni- und multimodale Areale senden schließlich Projektionen zum **motorischen Kortex**, der seinerseits in ein primär motorisches Areal und mehrere prämotorische Areale untergliedert werden kann.

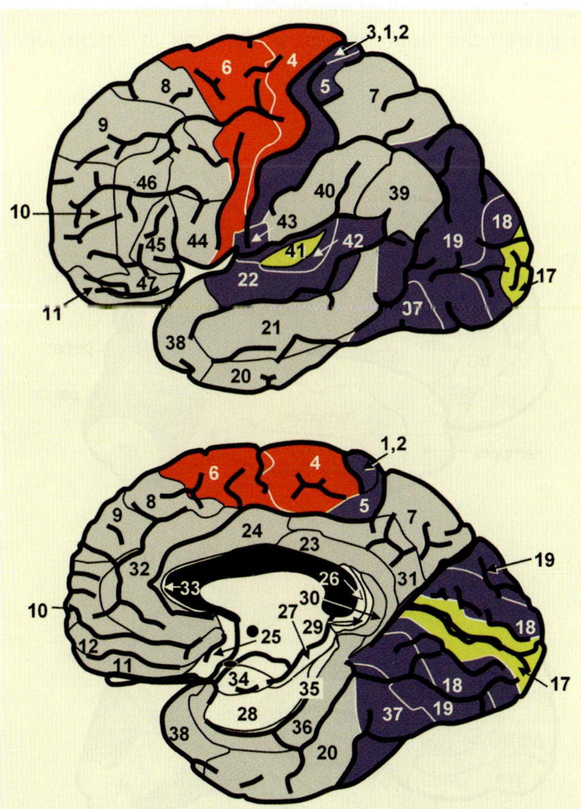

◘ **Abb. 2.7.** Hirnkarte des Menschen nach Brodmann (1909). Die Farben der Areale geben eine Interpretation der generellen funktionellen Klassifizierung: primäre unimodale sensorische Areale (*gelb*), »höhere« unimodale sensorische Areale (*blau*), multimodale Assoziationsareale (*grau*) und motorischer Kortex (*rot*), Allokortex (*weiß*)

Der **Paläokortex** erhält seine Afferenzen entweder direkt aus dem I. Hirnnerven, den Fila olfactoria, oder nach Umschaltung aus dem Bulbus olfactorius. Alle Gebiete des Paläokortex sind an der Verarbeitung von Informationen aus dem olfaktorischen System beteiligt. Neben vergleichend-anatomischen Untersuchungen hat eine funktionell-bildgebende Studie des menschlichen Kortex (Qureshy et al. 2000) gezeigt, dass der Paläokortex vor allem olfaktorische Funktionen repräsentiert. Deshalb kann dieser Teil auch als Riechhirn (**Rhinenzephalon**) bezeichnet werden.

Der **Archikortex** beinhaltet Hirnrindengebiete die dem limbischen System (▶ Kap. 1) zuzuordnen sind. Ein Teil dieser Gebiete (z. B. Hippocampus, Area entorhinalis) spielt auch eine wichtige Rolle beim Lernen und bei Gedächtnisfunktionen.

2.2 Architektonische Hirnrindenkarten und ihre Bedeutung für die funktionelle Bildgebung

Zahlreiche zyto- und myeloarchitektonische Untersuchungen zur Unterteilung des Kortex beim Menschen wurden vor allem in der ersten Hälfte des 20. Jahrhunderts durchgeführt (Bailey u. von Bonin 1951; Batsch 1956; Beck 1928, 1930; Brockhaus 1940; Brodmann 1908, 1909, 1910, 1912, 1914; Campbell 1905; Filimonoff 1932, 1947; Flechsig 1920; Gerhardt 1940; Hopf 1954, 1955; Lungwitz 1937; Ngowyang 1932, 1934; Riegele 1931; Rose 1926, 1927, 1928, 1929; Sarkissov et al. 1955; Smith 1907; Stengel 1930; Strasburger 1937, 1938; C. Vogt u. O. Vogt 1919, 1926; O. Vogt 1910, 1911; von Economo u. Horn 1930; von Economo u. Koskinas 1925). Das Ziel aller dieser Studien ist die Erstellung einer detaillierten, auf mikroskopischer Analyse beruhenden Karte sämtlicher Areale des Kortex. Dabei ging man davon aus, dass die regionalen Unterschiede hinsichtlich der Zyto- und Myeloarchitektonik mit der funktionellen Segregation des Kortex in Gebiete mit unterschiedlichen sensorischen, motorischen und assoziativen Aufgaben korrelieren.

Die architektonische Gliederung des menschlichen Kortex ist trotz dieser Anstrengungen immer noch ein aktuelles Forschungsgebiet, da schon ein Vergleich zwischen den klassischen Hirnkarten keine befriedigende Übereinstimmung hinsichtlich Anzahl, Lage und Größe der Areale erkennen lässt (◘ Abb. 2.7–2.11) und ein direkter Vergleich mit funktionellen Daten beim Menschen in einem identischen räumlichen Referenzsystem aus methodischen Gründen bis in die jüngste Zeit hinein nicht möglich war.

Die Gründe für die mangelnde Übereinstimmung zwischen den klassischen architektonischen Hirnkarten sind vielfältig, z. B. mikrostrukturelle Ähnlichkeit v. a. zwischen den isokortikalen Arealen des Assoziationskortex, Variabilität der Architektonik zwischen verschiedenen Individuen und stark untersucherabhängige und nur schwer objektivierbare oder statistisch testbare Kriterien zur Unterscheidung der verschiedenen Kortexareale. Keiner dieser berechtigten Kritikpunkte sollte jedoch die große Pionierleistung von Cecile und Oskar Vogt (1919) und Korbinian Brodmann (1909) in Zweifel ziehen. Dennoch ist es nach fast 100 Jahren angebracht, die klassischen Hirnrindenkarten einer kritischen Überprüfung zu unterziehen, da neue und objektivierbare architektonische Methoden dies ermöglichen und die offensichtlichen Widersprüche zwischen den klassischen Hirnkarten und den Ergebnissen der modernen funktionellen Bildgebung mit Magnetresonanztomographie (MRT), Positronenemissionstomographie (PET) und Magnetenzephalographie (MEG) dies erfordern (Amunts u. Zilles 2001; Amunts et al. 2002; Schleicher et al. 1986, 1999; Zilles et al. 1982, 1986a,b, 1995, 2002a).

Zudem können die als schematische Zeichnungen vorliegenden klassischen Hirnkarten nicht direkt mit den dreidimensionalen Datensätzen der funktionellen Bildgebung in einem identischen räumlichen Referenzsystem verglichen werden. Damit fehlte aber bisher – trotz der bei manchen Untersuchern beliebten, aber völlig unkritischen Übertragung der Brodmannschen Arealeinteilung auf funktionell-bildgebende Untersuchungen, wie sie in dem Atlas von Talairach und Tournoux (1988) als grober Anhalt zur vermuteten Position der zytoarchitektonischen Areale zur Verfügung steht – die dringend notwendige Möglichkeit zu einer überzeugenden und methodisch einwandfreien Demonstration architektonisch-funktioneller Übereinstimmungen. Neben den objektivierbaren Bestimmungen der Grenzen architektonischer Areale ist daher die direkte Vergleichbarkeit der architektonischen Hirnkarten mit den dreidimensionalen Datensätzen der funktionellen Bildgebung in einem iden-

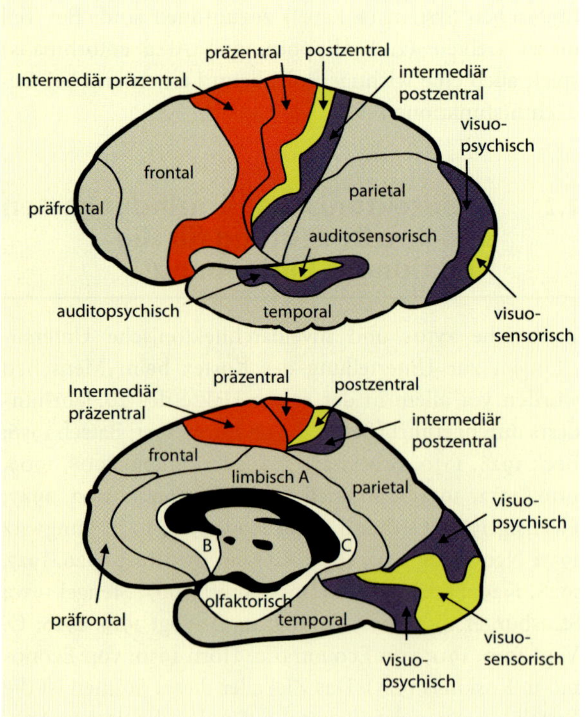

◘ **Abb. 2.8.** Hirnkarte des Menschen; zur Bedeutung der Farben s. Abb. 2.7. (Nach Campbell 1905)

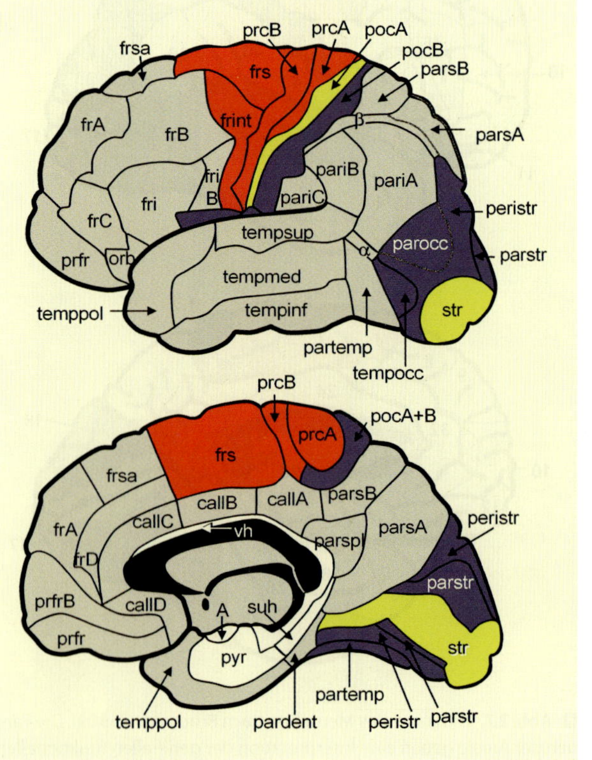

◘ **Abb. 2.9.** Hirnkarte des Menschen; zur Bedeutung der Farben s. Abb. 2.7. (Nach Smith 1907)

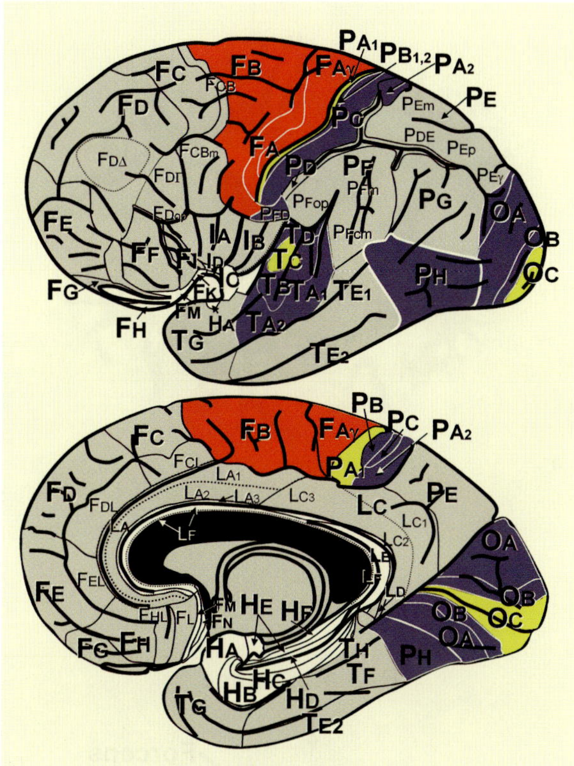

Abb. 2.10. Hirnkarte des Menschen; zur Bedeutung der Farben s. Abb. 2.7. (Mod. nach von Economo u. Koskinas 1925)

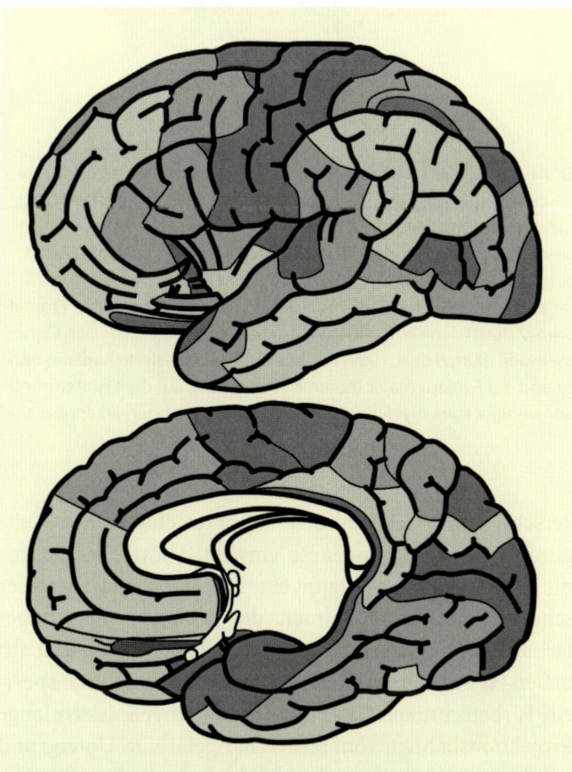

Abb. 2.11. Myelogenese der Hirnrinde. Die *dunkelsten* Bereiche zeigen die früheste, die *hellsten* Bereiche die späteste Myelinisierung während der Ontogenese. (Mod. nach Brodmann 1910)

tischen räumlichen Referenzsystem (Amunts u. Zilles 2001; Amunts et al. 1999, 2000b, 2002; Geyer et al. 1996, 1999, 2000b; Grefkes et al. 2001; Morosan et al. 2001; Rademacher et al. 1993, 2001a,b,c; Zilles et al. 1997, 2002a) der wichtigste Fortschritt, den die architektonische Forschung in jüngster Zeit erfahren hat. Dazu kommt, dass das Konzept architektonischer Arealgrenzen neu erarbeitet werden musste, da es auf dem Hintergrund der enormen interindividuellen Variabilität der menschlichen Hirnrinde in einem räumlichen Referenzsystem keine singuläre, in ihrer räumlichen Ausdehnung für alle Individuen gültige Grenze geben kann. Die Lösung dieses Problems ist die Einführung probabilistischer Hirnkarten, die für jede Position in einem beliebig definierbaren Referenzsystem die Wahrscheinlichkeit der Zuordnung einer funktionellen Aktivierung zu einem oder mehreren definierten architektonischen Arealen angeben (Roland u. Zilles 1994, 1996a,b, 1998; Roland et al. 1997). Probabilistische Hirnkarten werden mittlerweile in internationalen Kooperationen für die unterschiedlichen strukturellen und funktionellen Aspekte des menschlichen Gehirns erarbeitet (Mazziotta et al. 2001).

2.3 Konnektivität und Faserbahnen des Neokortex

Die Faserbahnen des Endhirns ermöglichen die Informationsübertragung zwischen den verschiedenen kortikalen Arealen und zwischen diesen und subkortikalen Kerngebieten. Sie sind daher unter Einbeziehung der architektonischen Hirnrindenkarten ein entscheidender Aspekt der strukturellen und funktionellen Konnektivität der Hirnrinde. Unsere Kenntnisse über die Topographie der Faserbahnen im Gehirn des **Menschen** beruhen zum größten Teil allerdings immer noch auf lange zurückliegenden Untersuchungen (Dejerin 1895; Brodmann 1910; Flechsig 1920) und stehen weit hinter unseren Kenntnissen aus tierexperimentellen Studien zurück. Erst die jüngste Entwicklung einer Methode zur In-vivo-Darstellung von Faserbahnen im menschlichen Gehirn mit Hilfe der magnetresonanztomographischen Methode des Diffusions-Tensor-Imaging (DTI) und der Berechnung von bevorzugten Wasserdiffusionsrichtungen aus diesen Daten (*fiber tracking*) lässt hoffen, dass damit auch die strukturelle Konnektivität des menschlichen Gehirns besser als bisher analysiert und verstanden werden kann (Abb. 2.12).

Es muss jedoch betont werden, dass der Nachweis von Faserbahnen mit der Magnetresonanztomographie nicht unkritisch mit dem Beweis funktioneller synaptischer Konnektivität gleichgesetzt werden kann, auch wenn Faserbahnen eine anatomische Grundlage der Konnektivität sind. Anatomisch wurden große Faserbahnen in frühen Untersuchungen durch makroskopische Präparation dargestellt. Diese Methode stößt allerdings dann an

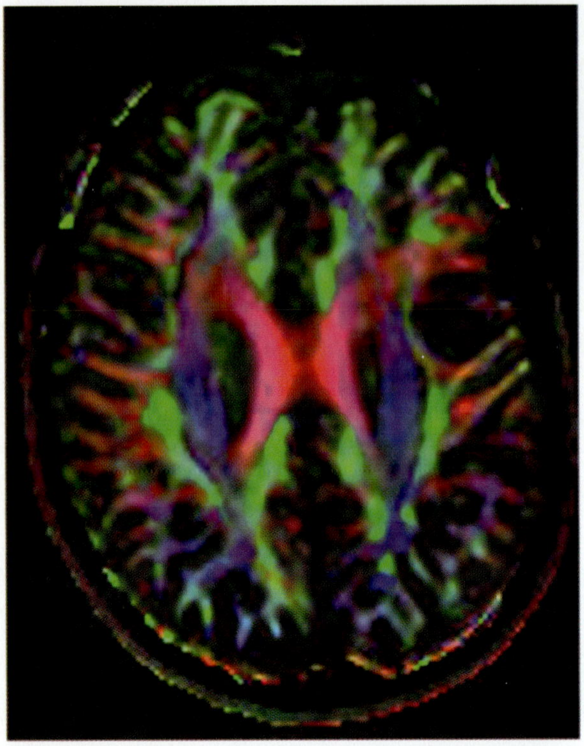

▫ **Abb. 2.12.** Darstellung von Faserbahnen im lebenden menschlichen Gehirn mit der Methode des Diffusions-Tensor-Imaging (MRT) und mathematischer Verfahren zur Berechnung und bildlichen Darstellung der Faserbahnen (*fiber tracking*). Die *Farben* kodieren die Raumrichtung, in der die Faserbahnen verlaufen

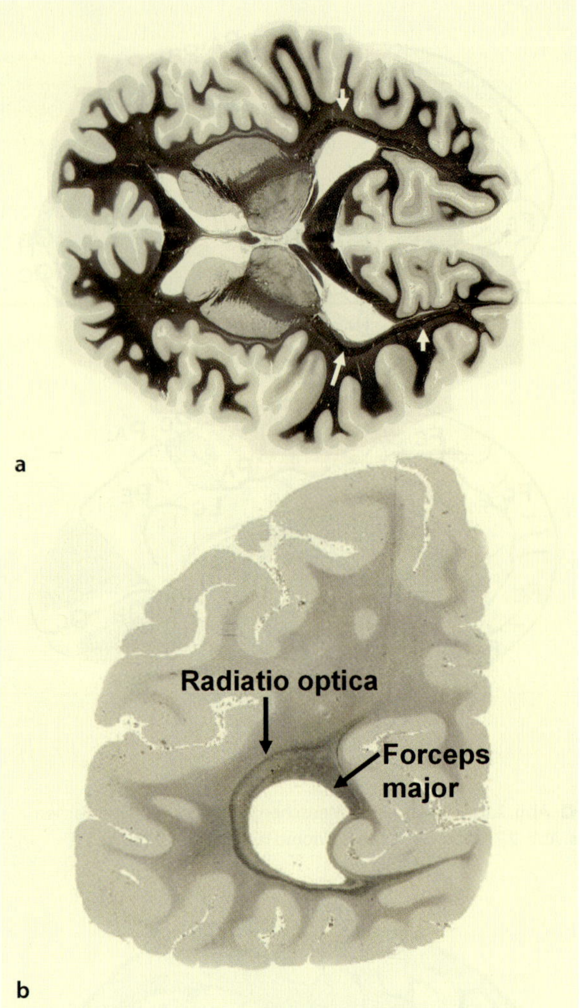

▫ **Abb. 2.13. a** Markscheidenfärbung eines histologischen Horizontalschnitts durch ein menschliches Gehirn. Die weiße Substanz ist generell so intensiv myelinisiert, dass im adulten Vorderhirn nur einige wenige Faserbahnen identifiziert werden können. In diesem Bild ist es gerade noch möglich, die Radiatio optica (*kleine Pfeile*) anhand ihrer etwas intensiveren Färbung zu erkennen. **b** Histologischer Frontalschnitt durch den Okzipitallappen, in dem mit einer speziellen Färbemethode (Bürgel et al. 1997) die sehr stark myelinisierte Radiatio optica und der Forceps major (Kommissurenfasern) auf dem Hintergrund der weniger stark myelinisierten anderen Faserbahnen erkennbar sind

Grenzen, wenn sich eine kompakte, aus parallel angeordneten Fasern bestehende Bahn auffächert, in unmittelbarer Nachbarschaft einer anderen Faserbahn liegt oder von anderen Bahnen durchkreuzt wird. Die dabei aufgetretenen Schwierigkeiten bei der Verfolgung einer Faserbahn sind daher durchaus mit den gegenwärtigen methodischen Problemen beim In-vivo-Nachweis mit DTI vergleichbar, da auch hier verschiedene, sich durchkreuzende oder berührende (*kissing fibers*) Faserbahnen erhebliche Probleme bei der räumlichen Rekonstruktion (*fiber tracking*) aufwerfen.

Eine räumlich hochauflösende, aber zeitaufwändige Methode zur Darstellung von Faserbahnen ist die mikroskopische Post-mortem-Untersuchung histologischer Schnittserien, in denen die Markscheidenhüllen der Axone färberisch dargestellt werden. In der weißen Substanz des adulten Gehirns ist allerdings die Dichte der Markscheiden so hoch, dass einzelne Faserbahnen nur schwer oder gar nicht von anderen Bahnen in der Umgebung abgegrenzt werden können (▫ Abb. 2.13a). Von großer Bedeutung für die Identifizierung von Faserbahnen waren daher die Untersuchungen von Flechsig (1920), Vogt und Vogt (1919) und Yakovlev und Lecours (1967) an Gehirnen von Feten und Neugeborenen, da die Umhüllung der Axone durch Markscheiden (Myelogenese) in den verschiedenen Faserbahnen zu unterschiedlichen Zeitpunkten in der Ontogenese einsetzt. Diese Heterochronie der Myelogenese erlaubt eine Identifizierung einzelner schon myelinisierter Bahnen, die sich von einem ungefärbten, d. h. noch nicht myelinisierten Hintergrund abheben (▫ Abb. 2.6). Außerdem ist es möglich, durch spezielle Färbetechniken (▫ Abb. 2.13b) stark myelinisierte lange Projektionsbahnen vom schwächer gefärbten Untergrund zu unterscheiden. Spezielle histologische Färbungen zum Nachweis degenerierender Nervenfasern nach Hirnläsionen sind eine weitere Quelle für Kenntnisse zur Anatomie der Faserbahnen (Clarke u. Miklossy 1990). Die Spezifität der Aussagen hängt aber hier völlig von der Lokalisation und Größe der Läsion ab.

Keine dieser Methoden erlaubt zudem die gesicherte Festellung einer für die Funktion entscheidenden, **synaptischen** Konnektivität zwischen bestimmten Hirnregionen. Dies ist nur durch ausschließlich in Tierexperimenten anwendbare Techniken wie axonales Tracing und Elektronenmikroskopie sowie invasive neurophysiologische Untersuchungen möglich, die sich beim Menschen verbieten.

Die unter der Hirnrinde gelegenen Faserbahnen lassen sich nach ihren prinzipiellen Verbindungen in drei Gruppen einteilen:

1. Assoziationsfasern,
2. Kommissurenfasern,
3. Projektionsfasern.

Die **Assoziationsfasern** verbinden verschiedene Bereiche des Kortex einer Hemisphäre miteinander. Sie sind Axone v. a. aus Pyramidenzellen der Lamina III, aber auch die Laminae V und VI tragen zur Bildung der assoziativen Verbindungen bei. Die **Kommissurenfasern** ziehen durch das Corpus callosum, die Commissura anterior und die Commisura fornicis und werden von Axonen der Pyramidenzellen in den Laminae III und VI gebildet. Sie verbinden vor allem, aber keineswegs ausschließlich, homologe Kortexbereiche beider Hemisphären. Die **Projektionsfasern** verbinden den Kortex mit dem Corpus striatum und tiefer gelegenen Kerngebieten im Zwischenhirn, Rautenhirn und Rückenmark. Sie werden v. a. von Axonen der Pyramidenzellen der Lamina V gebildet.

Die verschiedenen Assoziationsfasersysteme lassen solche mit kurzer und solche mit langer Reichweite erkennen. Die kurzen Assoziationsfasern (Fibrae arcuatae propriae), die wegen ihres gebogenen Verlaufs um den Sulcusgrund herum auch als **U-Fasern** bezeichnet werden, verbinden reziprok die Kortexregionen zweier untermittelbar benachbarter Gyri. So gelangen z. B. U-Fasern vom primären somatosensorischen Kortex auf dem Gyrus postcentralis um den Grund des Sulcus centralis herum zum primären motorischen Kortex auf den Gyrus praecentralis. U-Fasern kommen überall im Endhirn vor.

Zu den größten Assoziationsfaserbahnen mit langer Reichweite zählen

- Cingulum,
- Fasciculus frontooccipitalis superior (Fasciculus subcallosus),
- Fasciculus longitudinalis superior (Fasciculus arcuatus)
- Fasciculus uncinatus,
- Fasciculus temporooccipitalis (Fasciculus longitudinalis inferior).

Bei keiner der genannten Faserbahnen kann man jedoch davon ausgehen, dass alle oder auch nur die meisten Fasern dieser Bahnen ohne Unterbrechung vom Ursprung bis zur Zielregion ziehen. Vielmehr muss angenommen werden, dass die Fasern an unterschiedlichen Stellen des Wegs das Faserbündel verlassen und benachbarte Ziele erreichen und umgekehrt von diesen Hirnregionen am Weg der Faserbahn sich neue Fasern der Bahn anschließen. Allein der Nachweis einer Faserbahn besagt also nicht, dass sie eine synaptische Konnektivität zwischen Ziel- und Ausgangspunkt repräsentiert. Diese Tatsache muss bei der Interpretation von Fiber-Tracking- und DTI-Daten unbedingt berücksichtigt werden.

Das **Cingulum** liegt unter der Hirnrinde des Gyrus cinguli über dem Corpus callosum und erstreckt sich vom Gyrus paraterminalis und dem vorderen Teil des Gyrus cinguli bis zum Gyrus parahippocampalis. Das Cingulum besteht jedoch nicht aus Nervenfasern, die sich über die gesamte Strecke ohne Unterbrechung erstrecken, sondern aus meist kurzen Verbindungen zwischen verschiedenen Kortexarealen innerhalb des Gyrus cinguli und von dort zum Gyrus parahippocampalis. Außerdem wird das Cingulum im Bereich des Corpus callosum von Fasern dieses Kommissurensystems durchkreuzt. Letztlich strahlt es mit einzelnen Faserbündeln auch in die an den Gyrus cinguli angrenzenden Hirnrindenregionen ein.

Der **Fasciculus occipitofrontalis superior** bildet einen Bogen über dem Thalamus und liegt dorsolateral des Nucleus caudatus an der lateralen Ecke des Seitenventrikels unter der Balkenstrahlung (deshalb wird er auch **Fasciculus subcallosus** genannt) und unter dem Forceps minor (frontaler zangenförmig in den Frontallapen einstrahlender Teil der Fasern des Corpus callosum). Seine Fasern verbinden alle Teile des Frontallappens mit Rindenregionen des Temporal- und Okzipitallappens sowie mit der Insula. Auch eine Verbindung des Frontallappens mit dem Nucleus caudatus des Corpus striatum soll diese Faserbahn beinhalten. Der hintere Abschnitt des Fasciculus occipitofrontalis superior liegt unmittelbar der lateralen Wand des Hinterhorns des Seitenventrikels an und wird deshalb auch als **Tapetum** bezeichnet. Manche Autoren trennen vom Fasciculus occipitofrontalis einen etwas weiter medial gelegenen **Fasciculus longitudinalis medialis** ab, der dann auch als Fasciculus subcallosus bezeichnet wird (z. B. Brodmann 1910). Andere Autoren (z. B. Dejerine 1895) trennen den Fasciculus longitudinalis medialis und den Fasciculus occipitofrontalis superior jedoch nicht voneinander.

Der **Fasciculus longitudinalis superior (arcuatus)** verläuft dorsolateral vom Putamen und zwischen der oberen Ecke der Insula und der Capsula externa vom Frontallappen, insbesondere dem Gyrus frontalis inferior, bis zu den Gyri temporales superior und inferior. Dort wo diese Faserbahn in den Temporallappen umbiegt, verlassen sie Faserbündel, die zum Kortex des Sulcus intraparietalis und zum Cuneus aufsteigen. Auch soll der Fasciculus longitudinalis superior Verbindungen zwischen Frontallappen und Parietal- sowie Okzipitallappen enthalten.

Der **Fasciculus uncinatus** verbindet die orbitale Rinde des Frontallappens mit der Polregion und der Regio entorhinalis des Schläfenlappens. Auf diesem Weg verläuft die Faserbahn unmittelbar medial der Inselrinde und über der Substantia perforata anterior in der Capsula extrema. Der Fasciculus uncinatus wird in seinem Verlauf von Fasern des Corpus callosum und Cingulum, des Fasciculus longitudinalis inferior und der Capsula externa durchkreuzt.

Der **Fasciculus longitudinalis inferior (temporooccipitalis)** liegt unter dem Gyrus lingualis und Gyrus fusiformis ventral und lateral unmittelbar dem Unter- und Hinterhorn des Seitenventrikels an. Er verbindet die basalen und angrenzenden basolateralen Hirnrindenregionen des Temporallappens mit Rindengebieten des Okzipitallappens. In seinem vorderen Abschnitt wird er von Fasern der Commissura anterior durchkreuzt, in seinem dorsalen Abschnitt grenzt er an die Radiatio optica an und liegt in unmittelbarer Nachbarschaft zu den sub- und retrolentikulären Abschnitten der Capsula interna.

Drei Bahnen repräsentieren die Kommissurenbahnen des Endhirns, die von Pyramidenzellen der Laminae III und V gebildet werden:
- Corpus callosum,
- Commissura anterior,
- Commissura fornicis.

Das **Corpus callosum** ist die größte Kommissurenbahn des menschlichen Gehirns und verbindet neokortikale Gebiete beider Hemisphären miteinander. Es besteht aus Rostrum (schnabelförmige vordere Spitze des Corpus callosum), Genu, Truncus und Splenium (hinterer Teil des Corpus callosum). Die im Corpus callosum quer verlaufenden Fasern verbinden die Hirnrinde der rechten und linken Hemisphäre miteinander und strahlen dabei fächerförmig ins Mark der Hemisphären nach lateral hin aus (Radiatio corporis callosi, Balkenstrahlung). Die Balkenstrahlung wird von dem im Marklager der Hirnrinde liegenden Teil des Projektionsfasersystems, der Corona radiata durchkreuzt. Die am weitesten vorne und hinten liegenden Fasern des Corpus callosum nehmen in den Frontal- und Okzipitallappen einen zangenförmigen Verlauf und bilden so den Forceps minor (frontalis) und den Forceps major (occipitalis). Die zum Temporallappen absteigenden Fasern des Corpus callosum liegen als dünne Faserplatte unter dem Ependym des Unterhorns des Seitenventrikels und werden hier als Tapetum bezeichnet.

Die **Commissura anterior** verbindet allo- und isokortikale Gebiete beider Hemisphären miteinander, darunter Riechhirnregionen (Regio retrobulbaris, Regio (prae-)piriformis, Tuberculum olfactorium), die Hirnrinde der vorderen Abschnitte der Gyri temporales medius und inferior und die Corpora amygdaloidea (Mandelkernkomplex). Neben neokortikalen Kommisurenfasern enthält die Commissura anterior also auch allokortikale Faserbahnen (kreuzende Fasern des Tractus olfactorius und der Stria terminalis). Die Commissura anterior liegt in der Medianebene unmittelbar vor und unter dem Fornix. Auf Frontalschnitten wird deutlich, dass die Fasern der Commissura anterior, die zunächst neben der Mittellinie unterhalb der Septumkerne liegen, bei ihrem Weg nach lateral den unteren Teil des Globus pallidus und dann den unteren Teil des Putamen durchkreuzen (◘ Abb. 2.14). Die unterhalb der vorderen Kommissur gelegenen Teile der Basalganglien werden auch dem basalen Vorderhirnkomplex zugerechnet.

Eine dritte Kommissurenbahn des Endhirns ist die **Commissura fornicis** (Psalterium), die den Hippocampus und die Regio entorhinalis beider Hemisphären miteinander verbindet (▶ Kap. 1).

Zu den wichtigsten Projektionsbahnen des Cortex cerebri, die von Pyramidenzellen v. a. der Lamina V gebildet werden, zählen:
- Tractus corticospinalis (Pyramidenbahn, ◘ Abb. 2.15),
- Tractus corticostriatalis (efferent) und Radiatio thalami (afferent),
- Tractus corticobulbaris,
- Tractus corticorubralis und corticotectalis,
- Tractus frontopontinus (Arnold-Bündel), temporopontinus (Türck-Bündel) und corticopontinus,
- Radiatio optica (Gratioletsche Sehstrahlung),
- Radiatio acustica.

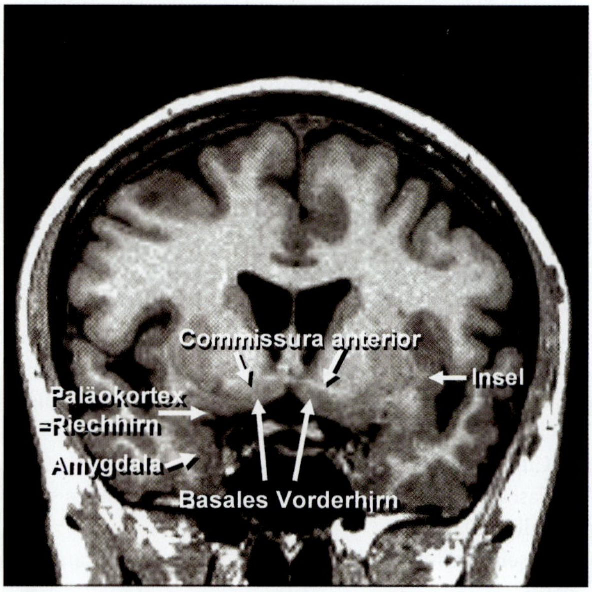

◘ **Abb. 2.14.** MRT-Schnittbild auf Höhe der Commissura anterior. Die Fasern der Commissura anterior, die zunächst neben der Mittellinie unterhalb der Septumkerne liegen, trennen auf ihrem Weg nach lateral den unteren Teil des Globus pallidus (Pallidum ventrale) und des Putamen (Putamen ventrale) als Teile des basalen Vorderhirns von den größeren, dorsal gelegenen Teilen des Globus pallidus und Putamen ab

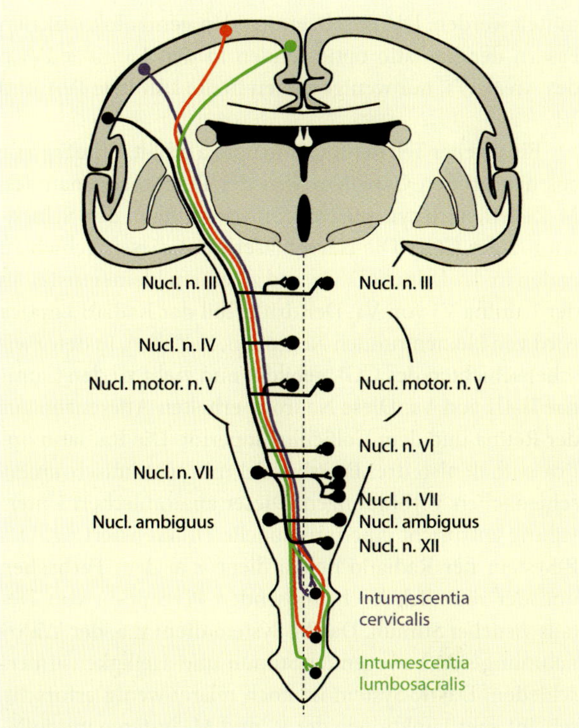

Abb. 2.15. Tractus corticospinalis (*blau, rot, grün*) und Tractus corticobulbaris (*schwarz*) vom motorischen Kortex bis zu den jeweiligen Zielgebieten an den α-Motoneuronen im Vorderhorn des Rückenmarks bzw. an den motorischen Neuronen der Hirnnervenkerngebiete III, IV, VI, VII, und XII und am Nucleus ambiguus. *Schwarz*: Neurone zur Steuerung der äußeren Augen-, Kau-, Zungen- und Kehlkopfmuskulatur sowie der mimischen Muskulatur, *grün*: Neurone zur Steuerung der Muskulatur der unteren Extremität, *rot*: Neurone zur Steuerung der Rumpfmuskulatur, *blau*: Neurone zur Steuerung der Muskulatur der oberen Extremität. Die unterschiedlich lokalisierten Ursprungsgebiete in der motorischen Hirnrinde lassen eine somatotope Gliederung erkennen. Die beiden absteigenden Faserbahnen enden je nach Zielgebiet unterschiedlich in den bi-, ipsi, oder kontralateralen Kerngebieten

Der **Tractus corticospinalis** entspringt in der motorischen Hirnrinde und angrenzenden Kortexregionenen. Er zieht ohne Unterbrechung durch das Rückenmark zu Neuronen, v. a. α-Motoneuronen, aber auch zu Interneuronen im Vorderhorn des Rückenmarks. Der Tractus corticospinalis (◘ Abb. 2.15) verläuft zwischen Nucleus caudatus und Putamen durch den hinteren Teil der Capsula interna und weiter durch den Pedunculus cerebri, den Pons und dann nach Kreuzung des größten Teils der Pyramidenbahn in der Pyramide der Medulla oblongata in den Seitenstrang des Rückenmarks. Ein kleinerer Teil der Pyramidenbahn bleibt ungekreuzt und zieht in den Vorderstrang des Rückenmarks. Zwei lange Assoziationsbahnen haben enge topographische Beziehungen zum Endhirnabschnitt des Tractus corticospinalis, an seiner lateralen Seite der Fasciculus longitudinalis superior und an seiner medialen Seite der Fasciculus occipitofrontalis superior, der präfrontalen Kortex und limbische Kortexregionen verbindet.

Der **Tractus corticostriatalis** ist die umfangreichste der absteigenden Projektionsbahnen des Menschen, die von allen Bereichen des Cortex cerebri gebildet wird und im Corpus striatum endet. Von hier ziehen Projektionen zum Globus pallidus, dann weiter zum Thalamus und von dort schließlich über die **Radiatio thalami** (Stabkranz) zurück zum Kortex. Dadurch entsteht insgesamt ein Projektionssystem, in dem sich mehrere, je nach Ursprung im Kortex, unterschiedliche Untersysteme, sog. Schleifen (*loops*) unterscheiden lassen.

Der Tractus corticobulbaris (**corticonuclearis**) (◘ Abb. 2.15) wird überwiegend von Pyramidenzellen der Lamina V des motorischen Kortex gebildet und gelangt durch das Knie der Capsula interna und das Crus cerebri (zwischen Tractus corticospinalis und Tractus frontopontinus) in das Rautenhirn, wo er in fast allen Fällen nach Kreuzung zur kontralateralen Seite (Ausnahme die bilateral endenden Fasern zum rostralen Teil des Nucleus n. facialis) an den Motoneuronen der verschiedenen motorischen Hirnnervenkernen endet.

Der **Tractus corticorubralis** und der **Tractus corticotectalis** werden ebenfalls von Axonen der Lamina V-Pyramidenzellen gebildet. Beim Menschen ist der Tractus corticopontinus (s. unten) jedoch weit größer als die beiden hier genannten Projektionsbahnen. Diese ziehen durch die Capsula interna und das Crus cerebri zu ihren jeweiligen subkortikalen Zielgebieten.

Der **Tractus frontopontinus** (Arnold-Bündel) nimmt seinen Ursprung aus allen Hirnrindengebieten des Frontallappens und zieht medial der Pyramidenbahn durch das Crus cerebri zu den Nuclei pontis. Von dort gelangt er im Tractus pontocerebellaris in die Kleinhirnrinde.

Der **Tractus temporopontinus** (Türck-Bündel) entspringt v. a. aus den Rindengebieten des mittleren und hinteren Teils des Temporallappens und zieht zusammen mit den kortikopontinen Bahnen aus dem Parietal- und Okzipitallappen lateral der Pyramidenbahn durch das Crus cerebri zu den Nuclei pontis. Von dort gelangen diese Bahnen ebenfalls im Tractus pontocerebellaris als Moosfasern in die Kleinhirnrinde. Das Arnold-Bündel, das Türck-Bündel und die kortikopontinen Bahnen aus dem Parietal- und Okzipitallappen bilden zusammen den **Tractus corticopontinus**. Dieser erreicht durch den mittleren Kleinhirnschenkel die Kleinhirnrinde.

Die **Radiatio optica** (Sehstrahlung; ◘ Abb. 2.6 und 2.13) entspringt im Corpus geniculatum laterale (CGL) und zieht durch den retrolentikulären Teil der Capsula interna in einem nach vorne gerichteten Bogen (Knie der Sehstrahlung) um das Unterhorn des Seitenventrikels herum nach hinten zum Okzipitallapen, um dort v. a. im primären visuellen Kortexareal V1 (Area 17 nach Brodmann, Area striata) zu enden. Ein Teil der Radiatio optica übermittelt Signale, die aus kleinen Ganglienzellen der Retina, sogenannten P-Zellen, stammen, und die in den kleinzelligen Schichten des CGL (Schichten 3–6) synaptisch übermittelt werden. Die dort beginnenden genikulokortikalen Fasern der Radiatio optica enden in den Laminae IVCβ des Areals V1, nur wenige ziehen in die Laminae IVA und VI.

Ein zweiter Teil der Radiatio optica erhält seine Signale aus den großen Ganglienzellen der Retina, sogenannten M-Zellen, nach synaptischer Umschaltung in den Schichten 1–2 des CGL. Die Nervenfasern aus diesen Schichten enden in der Lamina IVCα und zu einem kleineren Teil in der Lamina VI von V1. Der dritte Teil der Radiatio optica wird von kleinen runden Neuronen, K-Zellen, in den Zwischenschichten des CGL gebildet und zieht zu den Laminae II-III von V1. Diese Neurone erhalten Afferenzen aus der Retina und dem Colliculus superior. Die Radiatio optica enthält also drei Faserbündel mit anatomisch unterschiedlichen Verbindungen. Dieser anatomischen Unterteilung entspricht eine funktionelle Differenzierung. Das P-System der Radiatio optica dient v. a. dem Farbsehen und der räumlich hochauflösenden Perzeption von Details visueller Stimuli. Das M-System dient v. a. der Wahrnehmung sich bewegender Stimuli und Helligkeitsunterschieden. Das K-System ist noch relativ wenig erforscht, scheint aber Funktionen der P- und M-Systeme modulieren zu können. Trotz dieser funktionellen Differenzierung der drei Anteile der Radiatio optica soll betont werden, dass deren Funktionen oft überlappen und nur unter besonderen Bedingungen klar trennbar sind. Die Konnektivitätsstruktur des primären visuellen Kortex ist gleichzeitig als Modell für die Verschaltungsprinzipien des gesamten Isokortex schematisch in ◘ Abb. 2.16 dargestellt.

Die **Radiatio acustica** (Hörstrahlung, ◘ Abb. 2.6) entspringt im Corpus geniculatum mediale des Zwischenhirns und zieht durch den sublentikulären Teil der Capsula interna zum Gyrus temporalis transversus (Heschlsche Querwindung) der Dorsalfläche des Temporallappens. Als häufige Varianten finden sich im menschlichen Gehirn auch zwei Gyri temporales transversi und selten sogar drei. Auf dem Gyrus temporalis transversus befindet sich in interindividuell variabler Ausdehnung die primäre Hörrinde (AI), die das Hauptzielgebiet der Radiatio acustica darstellt.

Die interindividuelle Variabilität der Lage und Größe der verschiedenen Faserbahnen im Marklager des Endhirns ist – ähnlich wie bei kortikalen Arealen – so groß, dass schematische Darstellungen bei der Lokalisation dieser Strukturen oder der Zuordnung von Läsionen der weißen Substanz zu Faserbahnen irreführend sein können. Diese Variabilität wurde von Rademacher et al. (2001c) durch Erstellung probabilistischer dreidimensionaler Registrierungen in markscheidengefärbten, histologischen Schnittserien postmortaler Gehirne erfasst. Mit Hilfe dieser Daten ist es jetzt möglich, in einem stereotaktischen Referenzsystem Läsionen des Marklagers, z. B. nach Schlaganfall oder bei multipler Sklerose, auf spezifische Verbindungen des Endhirns des Menschen zu beziehen. Weiterhin wird durch diese Untersuchungen eine bisher ausstehende Evaluierung der anatomischen Präzision von Daten aus den modernen magnetresonanztomographischen Verfahren des Diffusions-Tensor-Imaging (DTI) und *fiber tracking* ermöglicht. Diese zuletzt genannten Methoden werden durch Untersuchungen am Lebenden in naher Zukunft unser Bild von der Konnektivität im menschlichen Endhirn erheblich erweitern.

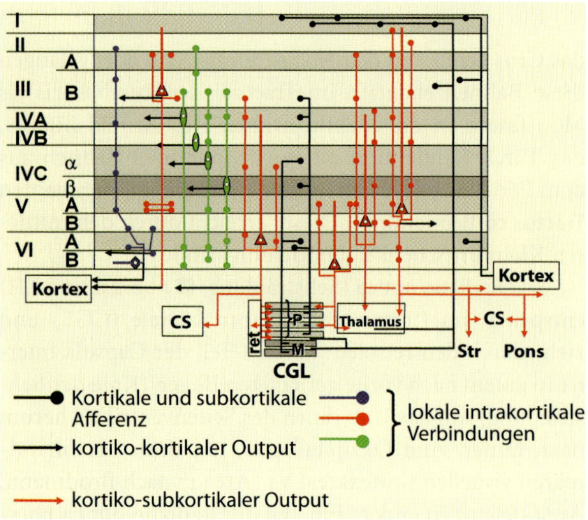

◘ **Abb. 2.16. Laminäre Gliederung und Konnektivität im Neokortex am Beispiel des primär visuellen Areals V1 (Afferenzen, Efferenzen und lokale intrakortikale Verschaltungen)**

2.4 Quantitative Aspekte der menschlichen Hirnrinde

Das **Volumen der Hirnrinde** (Neokortex + Allokortex) des Erwachsenen variiert (Zilles 1972) bei Frauen zwischen 197 cm³ und 331 cm³ (rechte Hirnrinde: 264 ± 24 cm³, linke Hirnrinde: 262 ± 24 cm³; N = 43; Alter zwischen 16 und 90 Jahren) und bei Männern zwischen 242 cm³ und 358 cm³ (rechte Hirnrinde: 292 ± 28 cm³, linke Hirnrinde: 291 ± 29 cm³; N = 35; Alter zwischen 32 und 91 Jahren). Durchschnittlich 11–16% kleinere Volumina wurden von Pakkenberg und Gundersen (1997) berichtet. Männer haben ein signifikant größeres Hirnrindenvolumen (11–18%) als Frauen (Paul 1971; Zilles 1972). Eine ähnliche Differenz zwischen den Geschlechtern (11% höherer Wert bei Männern) wurde auch für die Hemisphärenvolumina (Rinde + Mark) in einer Stichprobe von 196 männlichen und 190 weiblichen Gehirnen (Alter zwischen 70 und 79 Jahren) gefunden (Skullerud 1985). Die größeren Hirnrindenvolumina bei Männern könnten durch deren größeres Gesamthirn erklärt werden. Skullerud (1985) berichtet jedoch über 110–115 g leichtere Gehirne bei Frauen verglichen mit Männern, selbst dann, wenn man die größere Körperlänge und Gesamtkörpergröße der Männer in einem Körpermasseindex berücksichtigt. 42% des Neokortex findet sich im Frontallappen, jeweils 23% im Temporal- und Parietallappen und nur 12% im Okzipitallappen (Pakkenberg u. Gundersen 1997).

Die gesamte **Oberfläche der Hirnrinde** beider Hemisphären variiert zwischen 1469 cm^2 (Blinkov u. Glezer 1968) und 2275 cm^2 (Elias u. Schwartz 1969). Neuere Messungen mit modernen stereologischen Methoden (Pakkenberg u. Gundersen 1997) berichten über eine Hirnrindenoberfläche von 1900 ± 209 cm^2 bei Männern und 1680 ± 235 cm^2 bei Frauen. Signifikante Rechts-Links-Unterschiede zwischen den Hemisphären konnten bei den Oberflächenmessungen nicht gefunden werden. Dieses Ergebnis lässt zusammen mit der Rechts-Links-Differenz bei Volumenmessungen (◘ Tab. 2.1) vermuten, dass die rechte Hemisphäre eine durchschnittlich etwas höhere Rindendicke aufweist.

Weniger als 1% der Hirnrindenoberfläche des Menschen muss dem Paläokortex zugerechnet werden, 3,5% dem Archikortex und fast 96% dem Neokortex (Blinkov u. Glezer 1968; Stephan 1975). Die menschliche Hirnrinde wird daher weit überwiegend von neokortikalen Arealen repräsentiert. Innerhalb des Neokortex entfallen 32% auf den Frontallappen, 30% auf den Temporallappen einschließlich Inselrinde, 23% auf den Parietal- und nur 15% auf den Okzipitallappen. Diese Daten zur Hirnrindenoberfläche und die oben aufgeführten Daten zur regionalen Verteilung der Neokortexvolumina zeigen, dass etwa zwei Drittel der Oberfläche den Frontal- und Temporallappen zuzurechnen sind, die neben motorischen und auditorischen Funktionen vor allem multimodale Assoziationsareale und Sprachregionen repräsentieren.

Die **Dicke des Neokortex** des Menschen variiert in Abhängigkeit von der Lokalisation zwischen 1,5 mm und 5,0 mm (von Economo u. Koskinas 1925). Die höchsten Werte werden im primär motorischen Kortex (Brodmann-Areal 4), die niedrigsten im primär somatosensorischen Kortex (Brodmann-Areal 3) gemessen. Detaillierte Angaben zur Rindendicke verschiedener Brodmann-Areale finden sich bei Zilles (2004). Pakkenberg und Gundersen (1997) berichten über eine mittlere Hirnrindendicke von 2,72 ± 0,24 mm bei Männern und 2,61 ± 0,21 mm bei Frauen, wobei die Geschlechtsdifferenz statistisch signifikant ist.

Die **mittlere Anzahl der kortikalen Nervenzellen** wurde mit modernen stereologischen Methoden von Pakkenberg und Gundersen (1997) bestimmt. Sie beträgt für beide Hemisphären $22{,}8 \times 10^9 \pm 3{,}9$ Neurone bei Männern und $19{,}3 \times 10^9 \pm 3{,}3$ bei Frauen. Analysiert wurden 49 linke und 45 rechte Hemisphären aus einem Altersbereich zwischen 19 und 93 Jahren. Die Geschlechtsdifferenz von 15,5% ist signifikant. Die **Packungsdichte der Nervenzellen** variiert zwischen den verschiedenen kortikalen Arealen erheblich (Blinkov u. Glezer 1968). Pakkenberg und Gundersen (1997) fanden eine mittlere neuronale Packungsdichte von 44×10^6 Zellen pro cm^3 und keine signifikanten Differenzen zwischen weiblichen und männlichen Gehirnen.

Die Fläche des **Corpus callosum** in der Median-Sagittal-Ebene beträgt 6,2 ± 0,2 cm^2 bei Männern und 6,3 ± 0,2 cm^2 bei Frauen (Zilles 1972). In Übereinstimmung mit Berichten von de Lacoste-Utamsing und Holloway (1982) sowie Witelson (1985) ist diese Geschlechtsdifferenz nicht signifikant. Es ist jedoch bemerkenswert, dass das weibliche Gehirn trotz geringerer absoluter Hirnrindenvolumina und -oberflächen einen Wert für das größte Kommissurensystem des Gehirns aufweist, der dem des männlichen Gehirns gleicht bzw. sogar gering größer ist. Da gleichzeitig eine signifikante Korrelation zwischen Hirn- und Corpus-callosum-Größe in jedem der beiden Geschlechter nachgewiesen wurde (Zilles 1972), bedeutet dies, dass das weibliche Gehirn ein etwa 10% größeres Corpus callosum aufweist als das männliche Gehirn, wenn die Absolutwerde auf Gehirngrößen skaliert werden. Auf der Basis dieses relativ größeren Kommissurensystems im Gehirn von Frauen vermuten de Lacoste-Utamsing und Holloway (1982) einen geringeren Grad an Lateralisation im weiblichen verglichen mit dem männlichen Gehirn.

Eines der auffälligsten Merkmale der Hirnrinde des Menschen ist ihre **Gyrifizierung** (Ausbildung von Gyri und Sulci). Nur etwa ein Drittel der Hirnrindenoberfläche ist bei einem Blick auf das Gehirn sichtbar, zwei Drittel der Oberfläche sind in den Sulci verborgen (Zilles et al. 1988). Es konnte gezeigt werden, dass die Gyrifizierung von genetischen und epigenetischen Faktoren gesteuert wird (Rakic et al. 1991; Richman et al. 1975). Dennoch sind die Ursachen der Gyrifizierung noch keineswegs vollständig verstanden. Die Vergrößerung der Hirnrinde während der Evolution der Primatengehirne spielt dabei sicher ei-

◘ Tab. 2.1. Hirnrindenvolumina des adulten Gehirns bei Männern und Frauen. (Nach Paul 1971; Zilles 1972)

	Hirnrindenvolumen (cm^3)	
	Männer (N = 53)	Frauen (N = 56)
Rechte Hemisphäre	298,7 ± 4,2	267,2 ± 3,3
Linke Hemisphäre	294,9 ± 4,1	263,8 ± 3,2
Differenz Rechts-Links	3,8 ± 1,5	3,4 ± 1,7
	($p < 0{,}05$)[a]	($p < 0{,}05$)[a]

[a] Signifikanzniveau der Rechts-Links-Differenzen zwischen den Hemisphären (*Wilcoxon Matched-Pair Test*)

ne wichtige Rolle, da die Hirnrinde aus vertikalen Zellkolumnen aufgebaut ist und eine Vergrößerung der Hirnrinde zwangsläufig mit einer Vergrößerung ihrer Oberfläche durch Vermehrung der Zellkolumnen einhergeht. Diese Vergrößerung würde bei einer glatten Hirnrindenoberfläche zu einer starken Volumenzunahme führen, die z. B. wegen der Dimensionen des Geburtskanals mit einer natürlichen Geburt nicht mehr vereinbar wäre. Deshalb muss die wachsende Oberfläche der Hirnrinde mehr und mehr eingefaltet werden, um in einem möglichst kleinen Volumen untergebracht werden zu können. Außerdem würde bei einer glatten Oberfläche die Distanz für die Faserbahnverbindungen zwischen verschiedenen Rindenarealen unverhältnismäßig groß werden und damit funktionelle Nachteile mit sich bringen, da die Laufzeit für die Signalübertragung zwischen kortikalen Arealen immer länger würde. Gyrifizierung ist daher eine sinnvolle Strategie, um eine maximale Oberfläche in einem minimalen Volumen unterzubringen und gleichzeitig die Signalübertragung im kortikalen Netzwerk nicht ungünstig zu verlängern. Obwohl alle Gyri und Sulci schon bei der Geburt im Gehirn des Menschen vorhanden sind, kommt es durch Tiefenwachstum der Sulci zu einer Hirnrindenvergrößerung, die erst etwa mit dem 20. Lebensjahr ihren adulten Wert erreicht (Armstrong et al. 1995).

Verglichen mit anderen Primaten zeigt das menschliche Gehirn den höchsten Grad an Gyrifizierung (Zilles et al. 1988). Dabei zeichnen sich v. a. die präfrontalen und parietookzipitotemporalen Assoziationskortizes durch die höchste Gyrifizierung aus. Im präfrontalen Assoziationskortex lässt sich die stärkste Zunahme der Gyrifizierung registrieren, wenn man menschliche Gehirne mit denen von Gorilla, Orang-Utan und Schimpanse, den nächsten lebenden Verwandten des Menschen, vergleicht (Zilles et al. 1989). Dies unterstreicht auch unter vergleichend-anatomischen Gesichtspunkten die intensive Entwicklung der Assoziationsareale im Cortex cerebri des Menschen.

2.5 Strukturelle und funktionelle Lateralisierung und Asymmetrie des Cortex cerebri

Als Asymmetrie werden hier anatomische und funktionelle Unterschiede zwischen den Hemisphären, als Lateralisation verhaltensmäßige Manifestationen der Asymmetrie bezeichnet. Lateralisierung ist kein spezifisches Merkmal der Hirnrinde des Menschen, sondern kommt bei vielen Vertebraten vor. Innerhalb der engeren Evolution zum Menschen muss z. B. überwiegende Rechtshändigkeit spätestens schon auf der Stufe des *Homo habilis* angenommen werden (Corballis 1997; Hellige 2001). Die Gründe für Asymmetrie und Lateralisierung sind nur teilweise verstanden. Eine komplexe Interaktion von Genetik, zeitlichem und regional-unterschiedlichem Ablauf der prä- und postnatalen Kortexreifung sowie Umwelteinwirkung wurde bisher bei den meisten Lateralisierungsphänomenen angenommen (Hellige 2001).

Eine signifikante **Rechts-Links-Asymmetrie** der Hirnrindenvolumina kann in einer Metaanalyse zweier Stichproben (Paul 1971; Zilles 1972) sowohl bei Männern als auch bei Frauen gefunden werden. Die Hirnrindenvolumina der rechten Hemisphäre erweisen sich dabei als gering, aber signifikant größer als die der linken Hemisphäre (◻ Tab. 2.1). Dies stimmt mit einer gleichgerichteten Asymmetrie im Gewicht der Hemisphären bei 260 männlichen und 207 weiblichen Gehirnen im Alter zwischen 45 und 79 Jahren überein (Skullerud 1985). Weitere anatomische Asymmetrien wurden berichtet (z. B. Galaburda et al. 1978a,b; Galaburda u. Geschwind 1981; Geschwind u. Levitsky 1968) und mit Lateralisationsphänomenen erklärt. Solche Asymmetrien (links > rechts) finden sich für die Fläche des Planum temporale, die Länge und den Verlauf der Fissura Sylvii, den Gyrus frontalis inferior, die Seitenventrikel und die temporookzipitale Region. Zytoarchitektonische Unterschiede zwischen der linken und rechten Broca-Region im Gyrus frontalis inferior (Amunts et al. 2003) könnten ein Korrelat der Sprachlateralisation sein. Der rechte Frontallappen ist breiter und dehnt sich weiter nach vorne aus als der linke Frontallappen. Im Okzipitalbereich kommt es zur umgekehrten Situation mit einer breiteren und stärker nach hinten ausgedehnten rechten Hemisphäre. Insgesamt ergibt sich dadurch eine gegen den Uhrzeigersinn gerichtete Krümmung (*counter-clockwise torque*) des Endhirns bei den meisten Menschen als makroskopisch-anatomisches Zeichen einer Hemisphärenasymmetrie.

Ein bekanntes Beispiel für Asymmetrie des Cortex cerebri ist die **Rechtshändigkeit**, die bei etwa 88% der Männer und 92% der Frauen auftritt. Je größer die erforderliche motorische Geschicklichkeit bei einer Bewegung ist, desto stärker tritt die Händigkeit hervor. Ähnliches gilt auch für Bewegungen mit der mimischen Muskulatur: Feinmotorik, wie sie für Gesichtsbewegungen beim artikulierten Sprechen notwendig ist, wird v. a. von der rechten Gesichtshälfte (linke Hemisphäre) ausgeführt, emotional expressive Bewegungen stärker von der linken Gesichtshälfte (rechte Hemisphäre) vermittelt.

Anatomische Untersuchungen der Asymmetrie des primär motorischen Kortex BA4 zeigen entsprechende makroskopische Seitenunterschiede in der Sulcustiefe im Bereich der Handrepräsentation zugunsten der linken Hemisphäre sowie Seitenunterschiede im zytoarchitektonischen Bau dieses Rindenbezirks, die mit funktionellen Parametern wie maximaler Frequenz der Fingerbewegung (*finger tapping*) und dem Alter, in dem von Pianisten begonnen wurde, die Fingergeschicklichkeit und -koordination zu trainieren, korrelieren. Anatomische Asymmetrien sind schon bei Kindern zu finden und scheinen sich mit zunehmender funktioneller und anatomischer

Reifung stärker auszubilden (Amunts et al. 1996, 1997a,c, 2000a).

Das wohl überzeugendste Beispiel für Lateralisation ist die **Sprachdominanz** der linken Hemisphäre. Sprachproduktion ist zu ca. 95% auf die linke Hemisphäre begrenzt, wie klinische Daten von Patienten mit Kortexläsionen und andere Untersuchungen zeigen. Ähnliches gilt für Sprachwahrnehmung und verbale Reaktion auf bestimmte Stimuli (Hellige 2001; Springer u. Deutsch 1998). So ist die linke Hemisphäre dominant für die Analyse phonetischer Information, für Syntax und bestimmte Formen semantischer Informationsverarbeitung. Die rechte Hemisphäre ist aber ebenfalls bei Sprachfunktionen aktiv, allerdings ist sie dominant für andere Aspekte wie z. B. Prosodie, die für die emotionale Bedeutung der Sprache wichtig ist. Die Bedeutung von Worten wird von rechter und linker Hemisphäre unterschiedlich analysiert. Die linke Hemisphäre beschränkt hier die Informationsverarbeitung auf eine mögliche, meist die häufigste Bedeutung eines Wortes in einem gegebenen Kontext, während die rechte Hemisphäre multiple Bedeutungen und auch entfernte Assoziation für einen längeren Zeitraum repräsentiert.

Auch bei visueller Stimulation zeigt sich eine Lateralisierung. Die rechte Hemisphäre ist dominant für die Prozessierung globaler Aspekte, die linke Hemisphäre für lokale Aspekte des Stimulus (Lux et al. 2004). Von Interesse für die neurobiologische Grundlage von Apraxie und Neglect könnte die Dominanz des rechten Parietalkortex für präzise **Lokalisations- und Distanzabschätzungen** (Repräsentation von Raumkoordinaten) und die des linken Parietalkortex für **kategoriale räumliche Beziehungen** (darüber–darunter, davor–dahinter, Sequenz von Bewegungen) sein. Patienten mit einer Läsion im rechten Parietalkortex, die zum Neglect führt, können z. B. eine vorgezeichnete Linie nicht korrekt halbieren. Die dominante Rolle des rechten Parietalkortex für die Linienhalbierung wurde auch durch funktionelle MRT-Untersuchungen bei gesunden Probanden nachgewiesen (Fink et al. 1997, 2000a). Apraxie tritt v. a. nach Läsionen im linken Parietalkortex auf und wird bei bestimmten Apraxieformen auf Störungen der kategorialen räumlichen Domäne zurückgeführt.

Bei positiven **emotionalen Erfahrungen** ist der linke Präfrontalkortex relativ stärker aktiviert. Bei negativen emotionalen Erfahrungen findet sich eine relativ stärkere Aktivierung des rechten Präfrontalkortex (Hellige 2001). Inwiefern sich dies allerdings auf unterschiedliche Weckreaktionen (Arousal) zurückführen lässt, ist nicht geklärt. Es ist nämlich bekannt, dass positive Emotionen zu einer stärkeren Weckreaktion im linken Präfrontalkortex führen, der auch gleichzeitig unter einer stärkeren Dopamineinwirkung – ein wichtiger biochemischer Aspekt der Weckreaktion – steht. Noradrenalin soll stärker die rechte Hirnrinde beeinflussen.

Untersuchungen an **Split-brain-Patienten** sind eine weitere Quelle zur Analyse von Lateralisation (Gazzaniga 2000). Diese zeigten, dass die linke Hemisphäre bei bestimmten, allerdings nicht allen sprachlichen Leistungen deutlich kompetenter ist als die rechte Hemisphäre. So kann z. B. ein Split-brain-Patient einen Gegenstand, den man in seine rechte Hand legt oder im rechten Gesichtsfeld zeigt, benennen, da die rechte Peripherie in der linken, sprachdominanten Hemisphäre repräsentiert ist. Er ist aber zur Benennung nicht in der Lage, wenn der Gegenstand in die linke Hand gelegt oder im linken Gesichtsfeld gezeigt wird, die in der rechten Hemisphäre repräsentiert sind. Dennoch kann nicht einfach aus Untersuchungen an Patienten auf die Situation ohne Läsion geschlossen werden, da die Lateralisierung bei nicht unterbundener interhemisphärischer Kommunikation unter Umständen in anderer Weise funktioniert als unter pathologischen Bedingungen.

2.6 Der frontale Neokortex und seine Regionen und Areale

Der Isokortex des Frontallappens lässt sich nach zytoarchitektonischen Kriterien in eine **granuläre** Region mit gut erkennbarer innerer Körnerschicht (Lamina IV), eine **dysgranuläre** Region mit schwach ausgebildeter Lamina IV und eine **agranuläre** Region (Lamina IV ist in Nissl-gefärbten Präparaten nicht nachweisbar; ◘ Abb. 2.1) unterteilen.

Die Brodmann-Areale BA4 (primär motorischer Kortex; ◘ Abb. 2.1 und 2.17) und BA6 (prämotorischer Kortex ◘ Abb. 2.17) sowie die medialen frontalen Areale BA24 (◘ Abb. 2.17), BA25 (◘ Abb. 2.17) und BA32 (◘ Abb. 2.17) bilden die **agranuläre** (prä)frontale Region. BA32 zeigt eine beginnende Lamina IV, sodass es auch als eine Übergangsregion zwischen agranulärem und dysgranulärem Kortex bezeichnet werden kannn (Petrides u. Pandya 2004).

Die Areale BA9 (◘ Abb. 2.18) und BA44 (Amunts et al. 1999, 2003) und das ventroorbitale Areal BA14 sind **dysgranulär.**

Das dorsolaterale Areal BA8 (◘ Abb. 2.18) wurde von Petrides und Pandya (1994, 1999, 2002, 2004) in mehrere dysgranuläre bis granuläre Unterareale eingeteilt.

Die präfrontalen Areale BA10, BA11, BA14 und BA46 bilden den **granulären** Teil (Cavada u. Goldman-Rakic 1989a,b; Fuster 1989; Goldman-Rakic 1984; McGuire et al. 1991; Petrides u. Pandya 1994, 1999, 2002; Preuss u. Goldman-Rakic 1990; Schwartz u. Goldmann-Rakic 1988; Selemon u. Goldman-Rakic 1988; Walker 1940) des präfrontalen Kortex. Auch die von Petrides und Pandya (2004) beschriebenen Areale 9/46, 47/12 und 45 haben eine deutliche Lamina IV.

Hopf (1956), Ngowyang (1934), Strasburger (1937), Vogt (1910) und von Economo und Koskinas (1925) ha-

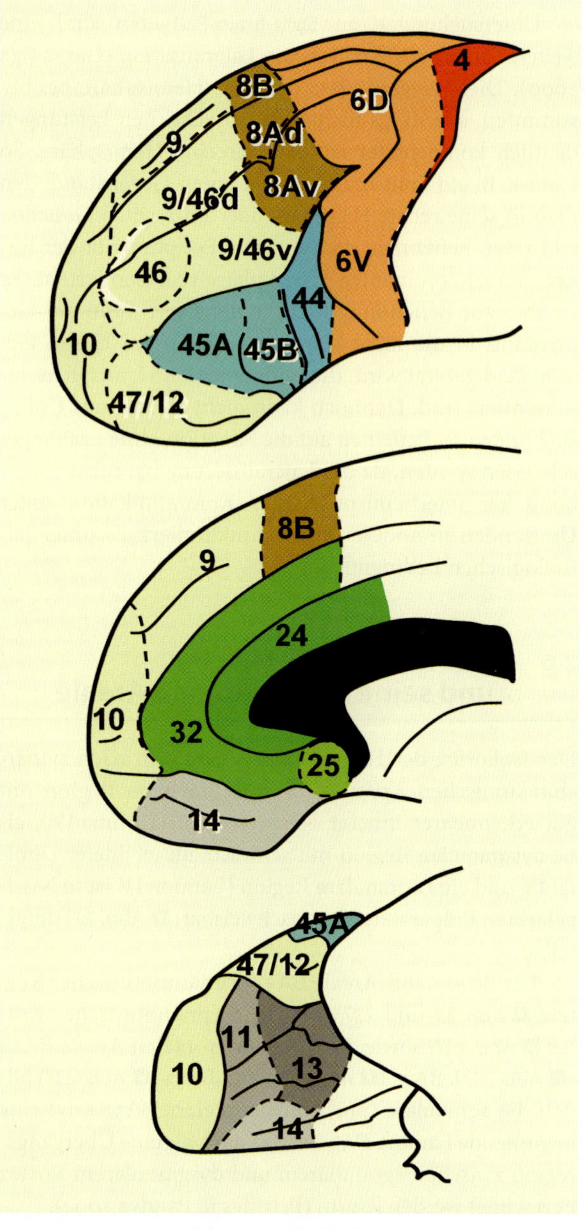

Abb. 2.17. Zytoarchitektonische Gliederung des präfrontalen (8Ad, 8Av, 8B, 9, 9/46d, 9/46v, 10, 11, 13, 14, 24, 25, 32, 44, 45a, 45b, 46, 47/12) und motorischen (4, 6d, 6v) Kortex nach Petrides und Pandya (1994, 2004). Obwohl die Nomenklatur nach Brodmann (1909) übernommen wurde, unterscheidet sich die Karte von Petrides und Pandya deutlich von der Brodmannschen Hirnkarte (Abb. 2.7)

ben im Vergleich zu Brodmann (1909, 1910) noch detailliertere zyto- und myeloarchitektonische Studien des frontalen Kortex des Menschen publiziert. Die weitaus detaillierteste Karte des Frontallappens mit etwa 60 verschiedenen Arealen und Subarealen wurde von Sanides (1962) veröffentlicht. Nur die größeren Zonen dieser Karte lassen sich mit den gängigen Einteilungen anderer Autoren oder mit den bisherigen Ergebnissen funktionell-bildgebender

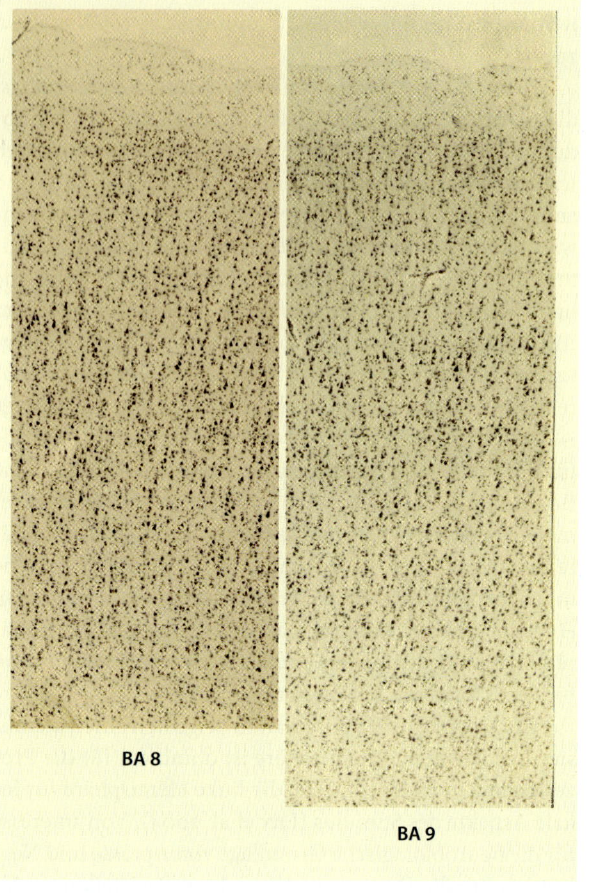

Abb. 2.18. Zytoarchitektonik der präfrontalen Kortexareale des Menschen in den Arealen BA8 und BA9. (Mikrophotographien von Korbinian Brodmann aus dem C. & O. Vogt-Archiv, Düsseldorf)

Untersuchungen in Einklang bringen (für einen detaillierten Vergleich s. Zilles 2004).

Neben dieser architektonischen Klassifizierung wird auch häufig eine topographische Klassifizierung des frontalen Kortex zusammen mit der architektonischen Parzellierung von Petrides und Pandya (2002) verwendet, die sich in wichtigen Punkten von der Brodmannschen Hirnkarte (Brodmann 1909) unterscheidet. Danach besteht der frontale Kortex aus dem **dorsolateralen** und **ventrolateralen präfrontalen Kortex**, dem **orbitalen frontalen, frontopolaren** und dem **medialen frontalen Kortex** (Petrides u. Pandya 2004). Der dorsolaterale präfrontale Kortex umfasst die Areale 8, 9, 9/46 und 46, der ventrolaterale präfrontale Kortex die Areale 44, 45 und 47/12, der orbitale frontale Kortex die Areale 11, 13 und 14, der frontopolare Kortex das Areal 10 und der mediale frontale Kortex die Areale 24, 25 und 32 nach Petrides und Pandya (1994, 1999).

2.6.1 Präfrontaler Kortex

Die Ausbildung eines granulären (prä)frontalen Kortex mit einer deutlich erkennbaren Lamina IV ist ein Merkmal, das sich während der Primatenevolution entwickelt hat (Preuss u. Goldman-Rakic 1990; Semendeferi et al. 2001) und das beim Menschen seine deutlichste Manifestation erreicht. Die Lamina IV ist am deutlichsten in den rostralen Bereichen des präfrontalen Kortex des Menschen zu erkennen. Im dorsokaudalen Bereich besteht der präfrontale Kortex aus einer dysgranulären Region (BA8). Gängige Labortiere haben keinen granulären präfrontalen Kortex, sondern zeigen auf der medialen Hemisphärenseite eine Region, die vom Nucleus mediodorsalis des Thalamus Afferenzen erhält und deshalb bei diesen Arten als medialer präfrontaler Kortex bezeichnet werden kann.

In einer zytoarchitektonischen Studie des granulären präfrontalen Kortex beim Menschen konnten Rajkowska und Goldman-Rakic (1995a,b) Unterschiede zwischen den Arealen BA9 und BA46 nachweisen. BA46 hat eine breitere Lamina IV mit höherer Zellpackungsdichte als BA9. Gleichzeitig ist aber der Gehalt an myelinisierten Nervenfasern und der Grad an weiterer Unterteilbarkeit der Laminae III und V in BA9 größer als in BA46. Beide Areale zeigen in ihrer Lage zu makroskopisch erkennbaren Landmarken wie Sulci und Gyri und hinsichtlich ihrer Ausdehnung eine erhebliche Variabilität zwischen den Individuen. Es ist deshalb in dieser (wie in vielen anderen Hirnregionen) kaum möglich, Ergebnisse funktionell-bildgebender Untersuchungen aufgrund makroskopisch erkennbarer Landmarken den mikroskopisch definierten Brodmann-Arealen zuzuordnen.

Der präfrontale Kortex der Primaten erhält seine umfangreichste thalamische Afferenz aus dem mediodorsalen Thalamuskern. Dabei projiziert der großzellige Teil dieses Thalamuskerns zum ventroorbitalen Teil des präfrontalen Kortex, während der beim Menschen sehr große parvozelluläre Teil mit dem dorsolateralen präfrontalen Rindenarealen verbunden ist (Divac et al. 1978; Fuster 1989). Da die detaillierte Konnektivität der Hirnrinde des Menschen aus methodischen und ethischen Gründen bisher noch relativ wenig erforscht ist, muss bisher jede Darstellung der Verbindungsstruktur auf Untersuchungen an nichtmenschlichen Primaten zurückgreifen. Danach kommen wichtige Afferenzen zum präfrontalen Kortex aus zahlreichen Hirnrindenregionen der ipsi- (via ipsilaterale Assoziationsbahnen) und kontralateralen (via kallosale Verbindungen) Hemisphäre (Cavada u. Goldman-Rakic 1989b; Künzle 1978; Preuss u. Goldman-Rakic 1989). Die kallosalen Verbindungen sind reziprok organisiert (McGuire et al. 1991; Schwartz u. Goldman-Rakic 1988).

Kortikale Ursprungsgebiete der Projektionsbahnen zum dorsolateralen präfrontalen Kortex liegen v. a. im Parietallappen (Petrides u. Pandya 1984; Cavada u. Goldman-Rakic 1989b) und im prämotorischen Kortex (Barbas u. Pandya 1987; Lu et al. 1994; Pandya u. Yeterian 1998). Im Gegensatz dazu erhält der ventrolaterale präfrontale Kortex seine Afferenzen v. a. aus dem Temporallappen (Bullier et al. 1996; Pandya u. Yeterian 1998; Webster et al. 1994). Dies bedeutet aber nicht, dass der dorsolaterale und ventrolaterale präfrontale Kortex zwei völlig getrennte Systeme bilden, da sie intensiv miteinander verknüpft sind (Barbas 1988; Pandya u. Yeterian 1998; Petrides u. Pandya 1999). Der Temporalpol und die vordere Inselregion sind die wichtigsten Ursprungsorte für Afferenzen zum ventroorbitalen Teil des präfrontalen Kortex, der seinerseits mit der Amygdala, dem basalen Vorderhirn und dem magnozellulären Teil des Nucleus mediodorsalis thalami verbunden ist (Barbas u. DeOlmos 1990; Goldman-Rakic u. Porrino 1985; Mesulam u. Mufson 1982, 1985).

Efferenzen aus dem präfrontalen Kortex ziehen zu vielen ipsi-und kontralateralen Kortexarealen, aber auch zu subkortikalen Zielgebieten, z. B. zum Corpus striatum (Selemon u. Goldman-Rakic 1985), zum dorsalen Thalamus und zum Colliculus superior. Der dorsolaterale präfrontale Kortex sendet starke Projektionen zum Pulvinar, das seinerseits den zingulären Kortex und eine ganze Reihe multi- und unimodaler sensorischer Areale beeinflusst (Goldman-Rakic u. Porrino 1985; Selemon u. Goldman-Rakic 1988; zu Einzelheiten der Verbindungen des präfrontalen Kortex s. Petrides u. Pandya 2004).

Untersuchungen an nichtmenschlichen Primaten (Goldman-Rakic 1984) weisen auf eine auffällige kolumnäre (besser bänderartige) Organisation des präfrontalen Kortex hin. Vertikale Kolumnen mit reziproken Input-Output-Beziehungen und intrinsischen synaptischen Kontakten bilden dabei alternierende intrakortikale Einheiten (Zellbänder über alle Schichten des Kortex von jeweils 300–700 μm Breite) mit jeweils ipsilateralen (innerhalb einer Hemisphäre) oder kallosalen (mit der kontralateralen Hemisphäre) Verbindungen. Dies bedeutet auch, dass afferente synaptische Endigungen aus einem bestimmten funktionellen System und efferente Projektionen in dasselbe System hinein in einer Kolumne des präfrontalen Kortex kolokalisiert sind (Schwartz u. Goldman-Rakic 1984). Der präfrontale Kortex ist daher aufgrund seiner Organisation in alternierenden Zellbändern sowohl eine parallel (Trennung von ipsi- und kontralateralen Verbindungen in verschiedenen Zellbändern) als auch integrativ (Input-Output-Verknüpfung im selben Zellband) organisierte kortikale Region. Die deutliche Zunahme der Gyrifizierung (Zilles et al. 1989) und der Oberfläche (Brodmann 1912) gerade des menschlichen präfrontalen Kortex ist somit auch ein Resultat der Vermehrung solcher vertikaler Kolumnen während der Primatenhirnevolution.

Auch die kortikostriatalen und kortikothalamischen Projektionen zeigen eine kolumnäre Organisation. Die kortikothalamischen und kortikostriatalen Pyramidenzellen bilden in regelmäßigen Abständen Zellcluster in der

Lamina V des präfrontalen Kortex und projizieren zum Nucleus mediodorsalis thalami bzw. zum Corpus striatum. Ein weiteres Beispiel für die modulare Organisation des präfrontalen Kortex bilden die efferenten Neurone, die ihre Axone zum Gyrus parahippocampalis und zum Praesubiculum senden (Goldman-Rakic 1984).

Der präfrontale Kortex ist die antomische Basis zahlreicher **kognitiver Leistungen**. Eine Atrophie dieser Hirnregion wird regelmäßig bei M. Pick und M. Alzheimer, aber auch bei anderen neurodegenerativen Erkrankungen mit schweren kognitiven Defiziten gefunden. Nach beidseitiger Zerstörung des präfrontalen Kortex kommt es zur sofortigen Reduktion der intellektuellen Fähigkeiten und zur Verletzung ethischer Normen (Brodal 1969). Eine Läsion von Teilen des präfrontalen Kortex kann zu Störungen

- der Initiative und Planung von Aktivitäten,
- der emotionalen Befindlichkeit,
- des Sozialverhaltens und
- einzelner Gedächtnisfunktionen

führen (Milner u. Petrides 1984; Sawaguchi u. Goldman-Rakic 1991; Selemon u. Goldman-Rakic 1988).

Die präfrontale **Leukotomie** nach Moniz (1936), die früher zur »Therapie« verschiedener psychiatrischer Erkrankungen (z. B. Schizophrenie, Zwangserkrankungen) angewendet wurde und letzlich in einer Abtrennung des präfrontalen Kortex vom restlichen Hirn besteht, bewirkt daher neben der Unterdrückung der Krankheitssymptome eine irreversible, ethisch nicht akzeptable Beeinträchtigung der Persönlichkeit des Patienten.

Mehr über die **normale Funktion** des präfrontalen Kortex beim Menschen konnte erst in jüngerer Zeit durch die Einführung der funktionell-bildgebenden Verfahren ermittelt werden. Das Bewusstsein wacher Individuen hängt von der Aktivität des dorsalen Teils von BA10 (Brodmann 1909) ab. Der hohe Glukosestoffwechsel und der starke Blutfluss in dieser Region (»Hyperfrontalität«) verschwindet im Schlaf. Diskrimination von Tonsequenzen, Planung und Kalkulation von Handlungsabläufen und kategoriale Identifikation von Objekten sind mit einer Zunahme der Aktivität in dieser Region verbunden. Arbeitsgedächtnis, Lernen, Assoziationsfähigkeit, Diskrimination und Wiedererkennung sensorischer Reize, antizipatorische Einstellung, Steuerung von Aufmerksamkeit und Abstraktionsfähigkeit sind nur einige Leistungen, die mit der Aktivierung des präfrontalen Kortex korreliert sind (Übersicht: Roland 1993).

Die **dorsolaterale Region** des präfrontalen Kortex spielt eine wichtige Rolle bei der Gedächtnisbildung und bei verschiedenen Leistungen des Arbeitsgedächtnisses (Funahashi et al. 1989). Eine Zerstörung der am weitesten rostral und basal gelegenen Regionen führt zu permanenter Unruhe und Hyperaktivität sowie zu pathologischen autonomen und emotionalen Reaktionen (Kaada 1960). Durch bildgebende Verfahren konnte auch eine bemerkenswerte räumliche Trennung neuraler Korrelate von Emotion, episodischem Gedächtnis und Arbeitsgedächtnis innerhalb des präfrontalen Kortex gefunden werden. Der dorsolaterale Teil des linken präfrontalen Kortex übt eine Kontrollfunktion während Gedächtnisaufgaben aus, die rostralen und ventrolateralen Regionen beider Hemisphären sind beim Erinnern von spezifischen Inhalten des episodischen Gedächtnisses von entscheidender Bedeutung. Die linke ventroposteriore Region und die dorsoposterioren Regionen des präfrontalen Kortex beider Hemisphären sind aktiv während phonologischer bzw. generischer Operationen des Arbeitsgedächtnisses (Cabeza et al. 2002). Der mediale präfrontale Kortex spielt dagegen eine wichtige Rolle bei emotionalen Prozessen (Phan et al. 2002).

Der **orbitopräfrontale Kortex** ist entscheidend für das Sozialverhalten und die Beurteilung sozialer Konsequenzen von Verhaltensweisen (Fletcher et al. 1995; Frith u. Frith 1999; Moll et al. 2002). Diese Funktionen müssen nach neuen funktionellen Imaging-Studien, die eine Beteiligung des orbitopräfrontalen Kortex (zusammen mit dem ventralen Striatum und der Amygdala) am Belohnungs (Reward-)System des Gehirns nachweisen, als Fähigkeit dieser Kortexregion verstanden werden, die intrinsischen affektiven Eigenschaften von »Belohnungsereignissen« und den Belohnungscharakter von konditionierten Stimuli selbst bei fehlender expliziter Vermutung einer nachfolgenden Belohnung zu erkennen bzw. zu erlernen (Cox et al. 2005).

Das funktionell schon lange bekannte frontale Augenfeld des Menschen (Roland 1984) kann durch bildgebende Untersuchungen dem ventrolateralen Teil von BA8, einem dysgranulären Feld des präfrontalen Kortex, zugeordnet werden. BA8 ist aktiv, bevor sakkadische Augenbewegungen auftreten. Die Richtungen der Sakkade können der Aktivität spezifischer Zellbänder (s. oben; Goldman-Rakic 1984) zugeordnet werden, da die Reizung unmittelbar benachbarter Bänder zu Augenbewegungen in unterschiedliche Richtungen führt. Horizontale Augenbewegungen werden von akallosalen Kolumnen, vertikale Bewegungen dagegen von kallosalen Kolumnen gesteuert.

2.6.2 Vorderer zingulärer Kortex

BA24 and BA32 bilden die proisokortikalen und isokortikalen Teile der vorderen zingulären Region des Frontallappens auf der medialen Hemisphärenseite (◘ Abb. 2.17 und 2.19). Das agranuläre (Lamina IV fehlt) Feld BA24 kann weiter unterteilt werden (Matelli et al. 1985, 1991, 2004; Vogt 1993; Vogt et al. 1995). Subarea 24d bildet den kaudalen und dorsalen Teil der Area 24 des Menschen. Rostral folgen ihr die Subarea 24c' auf der Höhe der Commissura anterior und die Subarea 24c auf der Höhe des Genu anterius des Corpus callosum. Die Unterfelder 24d, 24c'

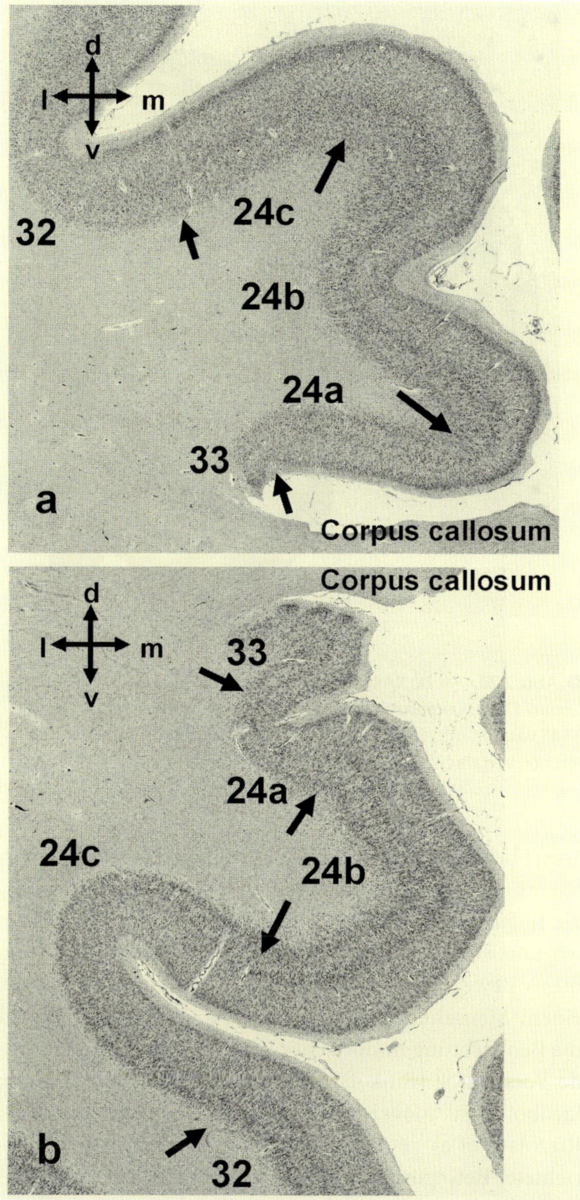

Abb. 2.19. Zytoarchitektonik des vorderen zingulären Kortex. Der vordere zinguläre Kortex legt sich mit seinen Arealen BA33 (Area praegenualis), BA24 (Area cingularis anterior ventralis) und BA32 (Area cingularis anterior dorsalis) auf den vorderen Teil des Corpus callosum (**a**) und erstreckt sich mit seinem unteren Teil (**b**) um das Genu corporis callosi bis zum Rostrum corporis callosi. *Orientierungskreuze* mit *d* dorsal, *l* lateral, *m* medial, *v* ventral

und 24c bilden den dorsalen Teil von BA24, die Unterfelder 24b' und 24b den intermediären Teil, und die Unterfelder 24a' und 24a den ventralen Teil (Vogt et al. 1995), der im Sulcus callosus verborgen liegt. Das anatomische Korrelat der durch funktionell-bildgebende Verfahren definierten zingulomotorischen Region (CMA; Paus et al. 1993) umfasst die Subareale 24d (kaudale CMA), 24c' und 24c (rostrale CMA; Roland u. Zilles 1996a; Zilles et al. 1995, 1996). Die motorische Funktion des vorderen zingulären Kortex konnte von Luppino et al. (1991) durch Mikrostimulation beim Affen demonstriert werden. Die funktionelle Bedeutung von BA32 ist gegenwärtig jedoch noch nicht ausreichend geklärt.

CMA sendet Efferenzen zum primären motorischen Kortex (BA4) und zum Rückenmark (Luppino et al. 1994). CMA ist aktiviert während während frei initiierter Bewegungen und steuert die Ausführungen motorischer Aktivität (Naito et al. 2000; Paus et al. 1993). Ebenso werden Vokalisation und Furchtreaktionen von CMA kontrolliert.

Eine zusammenfassende moderne Beschreibung des gesamten zingulären Kortex findet sich bei Vogt et al. (2004).

2.6.3 Broca-Sprachregion

Der kaudale Teil des linken Gyrus frontalis inferior wurde schon von Broca (1861) bei einem Patienten mit einer großen Läsion in diesem Gebiet und Störung der Sprechfunktion als essenzielle strukturelle Basis für das Sprechen identifiziert (»motorische Sprachregion von Broca«). Durch Elektrostimulation während neurochirurgischer Eingriffe (Penfield u. Rasmussen 1950) oder durch erste funktionell-bildgebende Studien (Roland 1984) wurde diese Schlussfolgerung auch bei gesunden Kontrollpersonen bestätigt und um wesentliche Aspekte erweitert.

Bei 95% (Branche et al. 1964) rechts- **und** linkshändiger Menschen liegt diese funktionell definierte Region in der linken Hemisphäre. Sie ist damit das klassische Beispiel für Hemisphärenasymmetrie bzw. in diesem Fall für eine Dominanz der linken Hemisphäre. Eine Zerstörung der Broca Sprachregion führt zu einem Verlust des flüssigen Sprechens, während das Verstehen von Gesprochenem unbeeinflusst bleiben kann. Mit den Instrumenten der Linguistik und der funktionellen Bildgebung sind inzwischen unterschiedlichste Funktionen der Broca-Sprachregion in der dominanten und ihrer homologen Region in der nichtdominanten Hemisphäre untersucht worden (Blank et al. 2002; Bookheimer 2002; Buckner et al. 1996; Dapretto u. Bookheimer 1999; Fox et al. 1996; Frackowiak 1994; Friederici et al. 2003; Gurd et al. 2002; Horwitz et al. 2003; Indefrey et al. 2001; Mazoyer et al. 1993; Mazziotta u. Metter 1988; Nishitani et al. 2005; Paulesu et al. 1996; Petersen et al. 1988, 1990; Petrides et al. 1993; Price 1998; Zatorre et al. 1996). Läsionen der Broca-Sprachregion führen zu einem Sprechen, das in seiner Flüssigkeit und Prosodie deutlich gestört ist. In Extremfällen ist Sprechen überhaupt nicht mehr möglich. Zu den vielfältigen Funktionen dieser kortikalen Region zählen (Bookheimer 2002):

- das Benennen von Objekten,
- die Beurteilung von Phonologie, Semantik, Syntax und Grammatik,
- die Unterscheidung von Lauten,

- die Produktion von Wörtern,
- das Abschätzen von Zeitintervallen und
- die Reproduktion von Rhythmen.

Außerdem zeigt die Broca-Sprachregion neuronale Aktivität auch bei zielgerichteten Bewegungen der Hand und bei orofazialen Gesten, beim Planen, Beobachten und Verstehen von Aktionen (Rizzolatti et al. 2001) und bei der Imitation bestimmter motorischer Aktionen (Schürmann et al. 2005). Die homologe Region in der nichtdominanten (meist rechten) Hemisphäre ist u. a. für Prosodie und die Entdeckung syntaktischer Fehler (Bradvik et al. 1991; Nichelli et al. 1995) verantwortlich.

BA44 und BA45 (◘ Abb. 2.7 und 2.20) stellen die zytoarchitektonischen Korrelate der Broca-Sprachregion dar (Amunts et al. 1999, 2003; Brodmann 1909, 1914; Sanides 1962). Diese dysgranulären Areale befinden sich in Regio opercularis (BA44) und Regio triangularis (BA45) des Gyrus frontalis inferior. Detaillierte Beschreibungen der Zyto- und Myeloarchitektonik wurden von von Economo und Koskinas (1925), Stengel (1930), Riegele (1931), Kononova (1949), Strasburger (1938) und Rabinowicz (1967) vorgelegt. Eine erhebliche interindividuelle Variabilität hinsichtlich der Beziehung zu makroskopisch erkennbaren Landmarken sowie der Größe und Form dieser Areale wurden festgestellt (Amunts et al. 1999; Kononova 1935). Obwohl BA44 und BA45 auf beiden Hemisphären identifiziert werden kann, lassen sich zytoarchitektonische Seitendifferenzen feststellen und schon früh in der Entwicklung nachweisen (Amunts et al. 2003; Uylings et al. 1999).

Funktionelle Unterschiede zwischen den zytoarchitektonisch definierten Arealen BA44 und BA45 sind ohne direkten Vergleich mit modernen architektonischen Hirnkarten (Amunts et al. 1999), die die interindividuelle Variabilität berücksichtigen, kaum sicher festzustellen und hinsichtlich ihrer genauen Lokalisation Gegenstand unterschiedlicher Interpretationen (Demonet et al. 1992; Fox et al. 1996; Herholz et al. 1996; Hinke et al. 1993; Hirano et al. 1996; Kim et al. 1997; Mazoyer et al. 1993; Paulesu et al. 1996; Sergent et al. 1992). Bei diesen teilweise kontroversen Diskussionen spielen also nicht nur unterschiedliche funktionelle Aufgaben als Ursachen für die voneinander abweichenden Deutungen der Funktionen von BA44 und BA45 eine Rolle, sondern auch oft mangelhafte architektonische Lokalisationsmethoden, die sich ganz auf eine vermutete, aber nicht vorhandene Korrelation zwischen der funktionell relevanten Mikrostruktur (Architektonik) und den makroanatomischen Landmarken (Gyri und Sulci) stützen.

Petrides und Pandya (1994) und Rizzolatti et al. (1996a, 1998) weisen auf eine mögliche strukturelle und funktionelle Vergleichbarkeit von BA44 und BA45 im Gehirn des Menschen (Brodmann 1909; Amunts et al. 1999) mit dem prämotorischen Areal F5 (Matelli et al. 1985, 1986, 1991, 2004) bei Makaken hin. Area F5 enthält die sogenannten *mirror neurons* (Rizzolatti et al. 1996a), »Spiegelneurone«, die nicht nur während der Durchführung einer Greifbewegung, sondern auch während der reinen Beobachtung dieser Bewegung, wenn sie von einem anderen Affen oder einem Menschen durchgeführt wird, aktiv sind. Sowohl die Beobachtung motorischer Handlungen und deren reine Vorstellung (Binkofski et al. 2000; Grafton et al. 1996; Iacoboni et al. 1999; Krams et al. 1998; Parsons u. Fox 1998; Rizzolatti et al. 1996b) als auch die Nachahmung zielgerichteter Bewegungen sind beim Menschen mit einer neuronalen Aktivierung im hinteren Teil des Gyrus frontalis inferior verbunden (Koski et al. 2002).

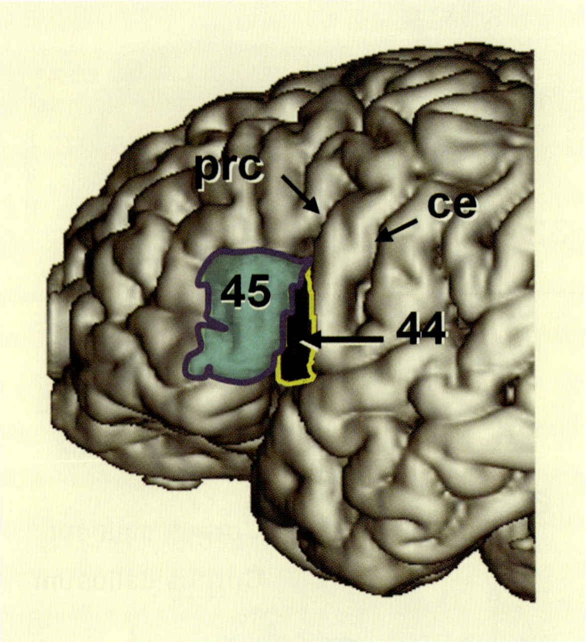

◘ **Abb. 2.20.** Areale BA44 und BA45 in einem 3-D-rekonstruierten Gehirn. Die Arealgrenzen der beiden dysgranulären Areale BA44 und BA45 wurden mit einem untersucherunabhängigen zytoarchitektonischen Verfahren (Amunts et al. 1999) bestimmt

Nur wenig ist bisher über die detaillierte Konnektivität der Broca-Sprachregion beim Menschen bekannt. Diese Situation könnte sich in naher Zukunft durch neue Methoden des Diffusions-Tensor-Imaging und der Berechnung der effektiven Konnektivität aus Daten der funktionellen Magnetresonanztomographie ändern (Stephan et al. 2003). Seit langem gilt als gesichert, dass der Fasciculus arcuatus die Wernicke-Region des Temporallappens (► 2.8.2) mit der Broca-Region verbindet. Efferenzen aus BA44 und BA45 ziehen in die Gesichtsrepräsentationsregion des primären motorischen Kortex (BA4), der seinerseits die motorischen Hirnnervenkerne im Rhombenzephalon zur Steuerung der Muskulatur für das Sprechen steuert.

2.6.4 Motorischer Kortex

Primärer motorischer Kortex

Area 4 nach Brodmann (1909) ist das zytoarchitektonische Korrelat des funktionell definierten primären motorischen Kortex. Typisch für dieses Areal sind seine

- extrem breite Hirnrinde,
- geringe Zellpackungsdichte,
- unauffällige Schichtengliederung,
- agranuläre Architektonik (Brodmann 1909) und v. a.
- das Vorkommen der Betzschen Riesenpyramidenzellen in Lamina V (◘ Abb. 2.1 und 22a, b).

BA4 (◘ Abb. 2.7) ist vergleichbar mit den kaudalen Teilen der *precentral area* von Campbell (1905) (◘ Abb. 2.8) und der »Area praecentralis A« von Smith (1907) (◘ Abb. 2.9) sowie der gesamten Area FAγ von von Economo and Koskinas (1925) (◘ Abb. 2.10) und des *frontal ganglionic core* von Braak (1980).

BA4 liegt nach Brodmann (1909) in der Vorderwand des Sulcus centralis und erstreckt sich nur nahe dem Mantelkantenbereich auf die freie Oberfläche des Gyrus praecentralis. Im Fundus des Sulcus centralis wird BA4 vom somatosensorischen Areal 3a begrenzt. Rostral grenzt BA4 an die prämotorische Kortexregion BA6 (◘ Abb. 2.7). In diesem Grenzbereich sind die Betzschen Riesenzellen nur noch selten anzutreffen, und sie verschwinden in BA6 völlig. Auf der medialen Hemisphärenoberfläche liegt BA4 auf dem Lobulus paracentralis (Brodmann 1909; Geyer et al. 1996 2000c). Geyer et al. (1996) konnten durch eine Kombination der zytoarchitektonischen Methode mit dem Nachweis der Verteilung von Transmitterrezeptoren zeigen, dass BA4 in einen rostralen (4a) und einen kaudalen Streifen (4b) unterteilt werden kann (◘ Abb. 2.21), die sich u. a. durch ihre Konnektivität mit dem somatosensorischen und prämotorischen Kortex unterscheiden.

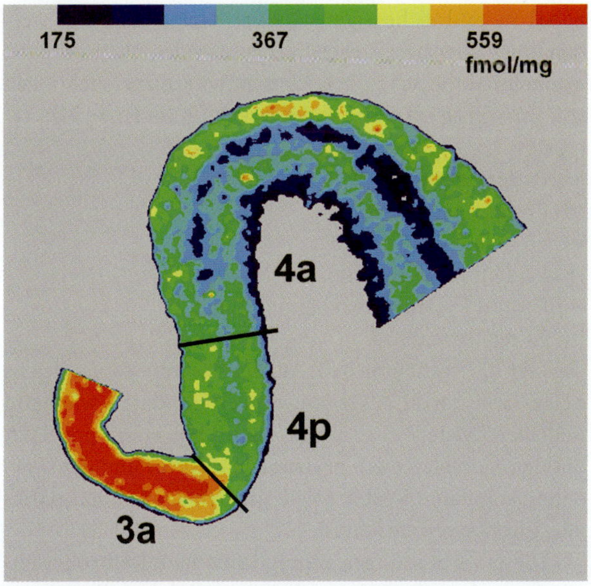

◘ **Abb. 2.21.** Die primär motorischen Areale 4a und 4p zusammen mit dem Areal 3b können im Sulcus centralis des menschlichen Gehirns aufgrund unterschiedlicher Dichten der cholinergen muskarinischen M2-Rezeptoren identifiziert werden. Die Gesamtbindung des Liganden [^{3}H]-Oxotremorin-M an den Rezeptor ist entsprechend der Farbskala in fmol/mg Protein kodiert. (Nach Geyer et al. 1996)

BA4 erhält **Afferenzen** aus subkortikalen (ventrolateraler und rostraler Teil des Nucleus ventralis posterolateralis thalami) und zahlreichen kortikalen Quellen (s. Matelli et al. 2004). Die wichtigste **Efferenz** aus BA4 bildet Teile des Tractus corticospinalis (Pyramidenbahn) und des Tractus corticobulbaris. Entgegen einer weit verbreiteten Ansicht ist jedoch BA4 keineswegs die einzige Quelle der Pyramidenbahn. Weite Bereiche v. a. des prämotorischen und parietalen Kortex steuern ebenfalls efferente Fasern zur Bildung der Pyramidenbahn bei (Brodal 1969; Kuypers 1958). Das Volumen des aus BA4 entspringenden Anteils der Pyramidenbahn ist in der linken Hemisphäre signifikant größer als in der rechten Hemisphäre (Rademacher et al. 2001c). Diese Asymmetrie zugunsten der linken Hemisphäre könnte die anatomische Basis der linkshemisphärischen Dominanz bei Rechtshändern sein. Die Axone aus BA4 enden in in den motorischen Hirnnervenkernen (Tractus corticonuclearis, ◘ Abb. 2.15), den Kerngebieten des Pons (Tractus corticopontinus) und an den α-Motoneuronen, Interneuronen, und (via Interneurone) an den γ-Motoneuronen des Rückenmarks (Tractus corticospinalis). BA4 steuert die Aktivität sowohl der proximalen als auch der distalen Muskelgruppen. Bei einer Läsion des kaudalen Teils des Tractus corticospinalis sind jedoch nur die distalen Muskeln betroffen.

Das auffallendste funktionelle Merkmal von BA4 ist seine **Somatotopie**. Die Mikrostimulationsexperimente von Penfield und Rasmussen (1950) während neurochirurgischer Eingriffe haben gezeigt, dass die Körperperipherie in einer topographisch geordneten Weise in BA4 repräsentiert ist. Bewegungen des Fußes werden durch neuronale Aktivität in dem Teil von BA4 ausgelöst, der auf der medialen Hemisphärenoberfläche (Lobulus paracentralis) liegt. Nach lateral über die Hemisphärenkante hinweg folgt die Bein-, noch weiter lateral die Rumpfrepräsentation. Ein besonders großer Teil von BA4 ist der Handrepräsentation gewidmet. Dieser Bereich von BA4 ist auch makroskopisch auf axialen MRT-Schnittbildern an einer Ω-förmigen Vorwölbung des Gyrus praecentralis in Richtung zum Sulcus centralis hin erkennbar (*hand knob*) (Yousry et al. 1997).

Der am weitesten lateral, zur Fissura lateralis hin gelegene Teil von BA4 enthält die Neurone zur Steuerung der Gesichts-, Lippen-, Zungen-, Pharynx- und Larynxmotorik.

Nichtprimärer motorischer Kortex

Nach Brodmann (1909) wird der primäre motorische Kortex BA4 rostral von einem einzigen zytoarchitektonischen Feld, BA6, begrenzt, das ebenfalls agranulär ist, aber keine Betzschen Riesenpyramidenzellen enthält (◻ Abb. 2.22c). Die Grenze zwischen BA6 und dem präfrontalen Kortex wurde von Brodmann mit dem Auftreten einer Lamina IV im präfrontalen Kortex begründet. Dieses Kriterium ist bei bloßer Betrachtung von Nissl-gefärbten Präparaten im Mikroskop nur schwer nachvollziehbar und hat zusammen mit der interindividuellen Variabilität der Position von Arealgrenzen in der Vergangenheit zu einer erheblichen Unsicherheit hinsichtlich der rostralen Ausdehnung von BA6 geführt. Erst kürzlich konnte durch Einsatz quantitativ-zytoarchitektonischer Methoden (Zilles et al. 2002a) diese Grenze objektiviert und ihre erhebliche Variabilität in probabilistischen Hirnkarten erfasst werden (Geyer 2004; Geyer u. Zilles 2005; Matelli et al. 2004). Gleichzeitig wurde darauf hingewiesen, dass BA6 kein homogenes zytoarchitektonisches Areal ist. Vielmehr muss schon aus früheren Beobachtungen (Braak 1976, 1980; Sanides 1962; Strasburger 1937; Vogt 1910) und vergleichend-anatomischen Studien an nichtmenschlichen Primaten (Barbas u. Pandya 1987; Luppino et al. 1999; Matelli et al. 2004; s. auch ◻ Abb. 2.24) mit einer Differenzierung in zahlreiche unterschiedliche Hirnareale gerechnet werden.

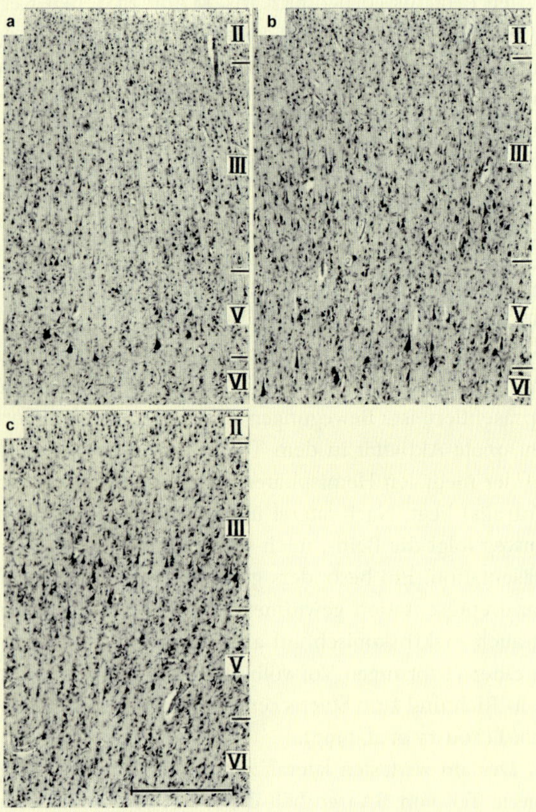

◻ **Abb. 2.22.** Zytoarchitektonik und laminäre Gliederung des primär motorischen Kortex beim Menschen mit seinen Unterarealen 4a (**a**) und 4p (**b**) sowie des prämotorischen Kortex (lateraler Teil von BA6, **c**). (Nach Geyer 2004)

Zunächst kann der nichtprimäre motorische Kortex (BA6) aufgrund zyto- und chemoarchitektonischer Kriterien und wegen seiner efferenten und afferenten Verbindungen bei Primaten einschließlich des Menschen in eine auf der lateralen Hemisphärenfläche liegende **prämotorische** und eine auf der medialen Hemisphärenfläche liegende **supplementärmotorische** Region eingeteilt werden (Übersichten bei Geyer 2004; Geyer et al. 2000c; Matelli et al. 2004; Roland u. Zilles 1996a). Beide Regionen müssen jedoch aufgrund struktureller und funktioneller Charakteristika weiter untergliedert werden (Geyer et al. 1998, 2000a,c; Matelli u. Luppino 1996, 2001; Matelli et al. 1985, 1986, 1989, 1991, 1998; Paus et al. 1993; Picard u. Strick 1996; Sanes et al. 1995; Stephan et al. 1995; Tanji 1994; Tanji u. Shima 1994; Zilles et al. 1995, 1996). Die supplementärmotorische Region des Menschen lässt sich in den eigentlichen supplementärmotorischen Kortex (*SMA-proper*) oberhalb des Sulcus cinguli und unmittelbar an den primärmotorischen Kortex angrenzend sowie in den präsupplementärmotorischen Kortex (*pre-SMA*), der sich unmittelbar rostral an SMA-proper anschließt, untergliedern (Paus et al. 1993; Roland u. Zilles 1996a; Zilles et al. 1995, 1996). Beide Areale begleiten im Sulcus cinguli die zingulomotorischen Areale pCMA und aCMA (► 2.6.2 und ◻ Abb. 2.23).

Es ist davon auszugehen, dass auch der prämotorische Kortex des Menschen wie beim Makaken (Matelli et al. 2004) in zahlreiche eigenständige Areale aufgeteilt werden muss, allerdings liegen bis heute weder entsprechende zytoarchitektonische noch Konnektivitätsuntersuchungen vor. Ein Vergleich der Abbildungen 2.23 und 2.24 legt nahe, dass

- F1 dem Areal BA4,
- F3 dem Areal SMA,
- F6 dem Areal pre-SMA,
- F2 dem Areal 6aα sup,
- F4 und F5 dem Areal 6aα inf und
- F7 dem Areal 6aβ

des Menschen entsprechen. Auf der Basis dieses Vergleichs muss dann davon ausgegangen werden, dass – wie beim Makaken (Matelli et al. 2004) – beim Menschen pre-SMA mit dem dorsolateralen präfrontalen Kortex und dem vorderen zingulären Kortex sowie Arealen des Lobulus parietalis inferior verbunden ist.

Diese Verbindungen ermöglichen eine Kontrolle sensomotorischer Transformationen und kontrollieren visuomotorische Assoziationen während der deklarativen Phase motorischen Lernens. SMA ist dann mit dem oberen und unteren parietalen Kortex sowie den primären und sekundären somatosensorischen Arealen und dem zingulären Kortex verknüpft. Dadurch können die Hal-

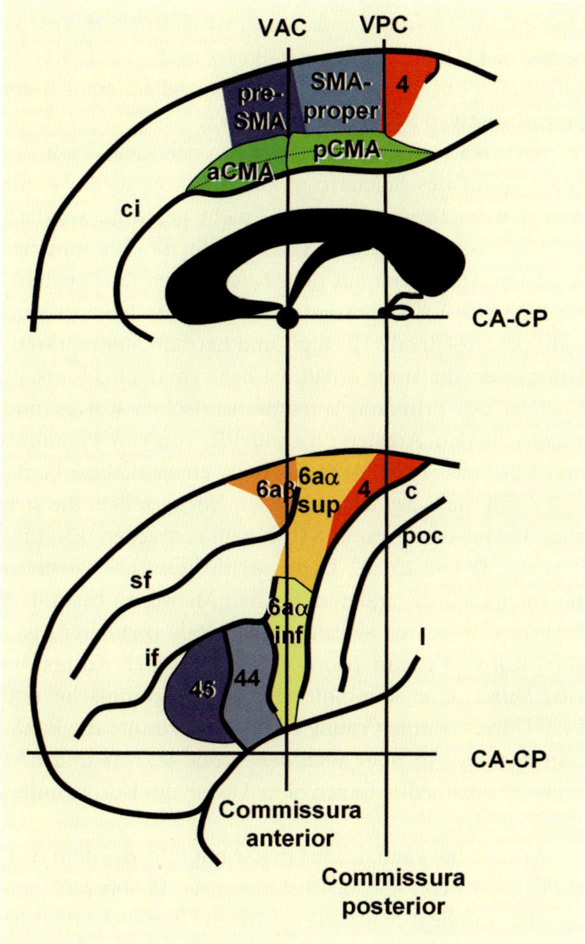

Abb. 2.23. Motorischer (BA4), prämotorischer (Unterteilung nach 6aα sup, 6aα inf, 6aβ; s. Vogt u. Vogt 1919), kaudaler zingulomotorischer (pCMA), vorderer zingulär-motorischer (aCMA), supplementär-motorischer (SMA-proper) und präsupplementär-motorischer (pre-SMA) Kortex des Menschen. Die Lagebeziehung der Areale zur CA-CP-Linie und zu den vertikal auf CA-CP stehenden VCA- und VCP-Linien sind dargestellt. *c* Sulcus centralis, *ci* Sulcus cinguli, *if* Sulcus frontalis inferior, *l* Fissura lateralis, *poc* Sulcus postcentralis, *sf* Sulcus frontalis superior. (Mod. nach Zilles et al. 1995, 1996)

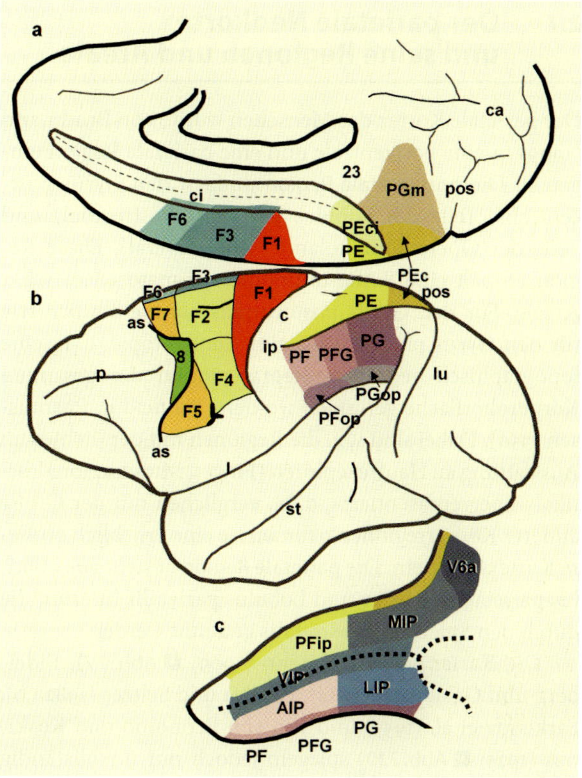

Abb. 2.24. Areale Gliederung des parietalen Kortex bei Makaken in der Ansicht von medial (**a**), lateral (**b**) und bei geöffnetem Sulcus intraparietalis (**c**). (Mod. nach Matelli et al. 2004)
8 frontales Augenfeld, *23* Area 23 des zingulären Kortex, *AIP* Area intraparietalis anterior, *as* Sulcus arcuatus, *c* Sulcus centralis, *ca* Suclus calcarinus, *ci* Sulcus cinguli, *F1* primärer motorischer Kortex, *F2* dorsaler hinterer Abschnitt des prämotorischen Kortex, *F3* SMA, *F4* lateraler hinterer Abschnitt des prämotorischen Kortex, *F5* lateraler vorderer Abschnitt des prämotorischen Kortex, *F6* pre-SMA, *F7* dorsaler vorderer Abschnitt des prämotorischen Kortex, ip Sulcus intraparietalis, *l* Fissura lateralis, *LIP* Area intraparietalis lateralis, *lu* Sulcus lunatus, *MIP* Area intraparietalis medialis, *p* Sulcus principalis, *PE+PEc+PEci* Areale des Lobulus parietalis superior, *PF+PFG+PG* Areale des Lobulus parietalis inferior, *PFip* intraparietaler Teil der Area PF, *PFop* operkularer Teil der Area PF, *PGop* operkularer Teilder Area PG, *pos* Sulcus parietooccipitalis, *st* Sulcus temporalis superior, *V6A* multimodales Areal im Sulcus parietooccipitalis, *VIP* Area intraparietalis ventralis

tung des Körpers auf willentliche Bewegungen eingestellt und motorische Sequenzen gesteuert werden. BA4 erhält kortikale Afferenzen aus SMA, dem primären somatosensorischen Kortex und dem Lobulus parietalis superior, die eine Kontrolle der Bewegungsausführung auf der Basis somatosensorischen Inputs ermöglichen. Area 6aα sup ist mit dem medialen intraparietalen Areal MIP, der Area V6A und dem Lobulus parietalis inferior verbunden. Dies ermöglicht eine somatosensorische und visuelle Kontrolle von Arm- und Beinbewegungen. Area 6aα inf wirkt an der Kodierung des peripersonalen Raums und an der Transformation der Objektposition für Greifbewegungen sowie der Transformation von Objekteigenschaften in angemessene Handbewegungen mit. Dies wird durch Verbindungen dieses Areals mit den vorderen und ventralen intraparietalen Arealen AIP und VIP, dem vorderen und mittleren Teil des Lobulus parietalis inferior sowie dem sekundären somatosensorischen Kortex ermöglicht. Die Erkennung und Imitation von beobachteten Aktionen ist ebenfalls eine Funktion des Areals 6aα inf und seiner Verbindungen. Das Areal 6aβ ist mit dem dorsolateralen präfrontalen Kortex, V6A und dem hinteren Teil des Lobulus parietalis inferior verbunden und kann an der Kodierung von Objektpositionen im Raum zur Orientierung und Koordination von Körper-Arm-Bewegungen mitwirken.

2.7 Der parietale Neokortex und seine Regionen und Areale

Der parietale Kortex des Menschen wurde von Brodmann (1909) in eine postzentrale und eine parietale Region eingeteilt. Die **postzentrale Region** umfasst den Gyrus postcentralis, Teile des Lobulus paracentralis (medial) und Teile des Operculum Rolandi (ventrolateral). Diese Region enthält eine Reihe unimodaler somatosensorischer Areale. Für den Gyrus postcentralis konnte ähnlich wie für den Gyrus praecentralis eine Somatotopie, d. h. eine topographisch geordnete Repräsentation der gesamten Körperoberfläche gefunden werden (Penfield u. Rasmussen 1950). Dabei sind v. a. die Regionen mit der dichtesten Ausstattung an Hautrezeptoren (Finger, Mundregion) kortikal »überrepräsentiert«, d. h., verglichen mit der Größe anderer Körperregionen nehmen sie eine erheblich größere Kortexfläche ein. Die **parietale Region** besteht aus Lobulus parietalis superior und Lobulus parietalis inferior, die durch den Sulcus intraparietalis getrennt werden.

Die Karten von Brodmann (1909; ◘ Abb. 2.7), Eidelberg und Galaburda (1984), Pandya und Seltzer (1982a,b), Sarkissov et al. (1955) und von von Economo und Koskinas (1925; ◘ Abb. 2.10) spiegeln jedoch nur unvollständig den sehr hohen Differenzierungsgrad in zahlreiche Areale (v. a. in der parietalen Region und im Sulcus intraparietalis) wider, wie er durch bildgebende Verfahren (Bremmer et al. 2001; Fink et al. 2000a,b, 2001a,b; Grefkes et al. 2002; Gurd et al. 2002; Inoue et al. 2001; Weiss et al. 2000) und funktionelle Studien an nichtmenschlichen Primaten (Bremmer et al. 2000; Cavada 2001; Colby u. Duhamel 1991; Galletti et al. 1997; Luppino et al. 1993, 1999; Matelli u. Luppino 2001; Matelli et al. 1986, 1998; Rizzolatti et al. 1997; Seltzer u. Pandya 1980) (◘ Abb. 2.24) ermittelt wurde. Es kann daher gegenwärtig festgestellt werden, dass der parietale Kortex zu den architektonisch am wenigsten bekannten Regionen des menschlichen Gehirns zählt.

2.7.1 Somatosensorischer Kortex

Brodmann (1909, 1910) unterteilte die postzentrale Region in vier zytoarchitektonische Areale (◘ Abb. 2.7), in BA3, BA1, BA2 (entsprechend ihrer rostrokaudalen Abfolge) und BA43 (auf dem Operculum Rolandi gelegen), von Economo and Koskinas (1925) in sechs größere zytoarchitektonische Areale, PA_1, PA_2, PB_1, PB_2, PC und PD (◘ Abb. 2.10).

Das Areal PA_1 ist ein zytoarchitektonisches Übergangsareal am Boden des Sulcus centralis, das sich unmittelbar kaudal an BA4 anschließt. Es besitzt eine Lamina IV (wie der somatosensorische Kortex) und sehr große Pyramidenzellen in der Lamina V (ähnlich dem motorischen Kortex). PA_1 erstreckt sich auch auf den vorderen Bereich des Lobulus paracentralis und den hinteren Bereich des Operculum Rolandi. Dieses Areal wird heute als Area 3a bezeichnet (Übersicht: Jones u. Porter 1980). Es erhält v. a. Afferenzen aus den Muskelspindeln und ist somit dem propriozeptiven System zuzuordnen.

An Area 3a (◘ Abb. 2.21) schließt sich kaudal auf der Hinterwand des Sulcus centralis die Area 3b an. Beide Areale hatte Brodmann (1909) nicht getrennt, sondern als BA3 zusammengefasst. Die Area 3b, die ihre umfangreichsten Afferenzen aus dem Nucleus ventralis posteromedialis (Gesichtsrepräsentation) und dem Nucleus ventralis posterolateralis (Rumpf- und Extremitätenrepräsentation) des Thalamus erhält, ist das zytoarchitektonische Korrelat des primären somatosensorischen Kortex und entspricht den Arealen PB_1 und PB_2 von von Economo und Koskinas (1925). Area 3b besitzt eine auffällige Lamina IV mit dicht gepackten kleinen Körnerzellen, die sich zum Teil bis in die Lamina III hinein erstrecken (»Koniokortex«; ◘ Abb. 2.25a). Diese architektonische Struktur zeichnet auch die anderen, für den Menschen besonders wichtigen primären sensorischen Areale (primärer visueller Kortex V1 und primärer auditorischer Kortex A1) aus. Durch eine kombinierte zytoarchitektonische und PET-Untersuchung (Young et al. 2003) konnte die Funktion der Area 3b, aber auch der Areale 3a, BA1 und BA2 unter Normalbedingungen ohne Läsion des Kortex untersucht werden.

Area 3b hat kaudal eine Grenze mit BA1, das dem Areal PC (von Economo u. Koskinas 1925; ◘ Abb. 2.10) entspricht, und liegt meist auf der freien Oberfläche des Gyrus postcentralis. BA1 zeigt die typische sechsschichtige Struktur des Isokortex mit großen Pyramidenzellen in der

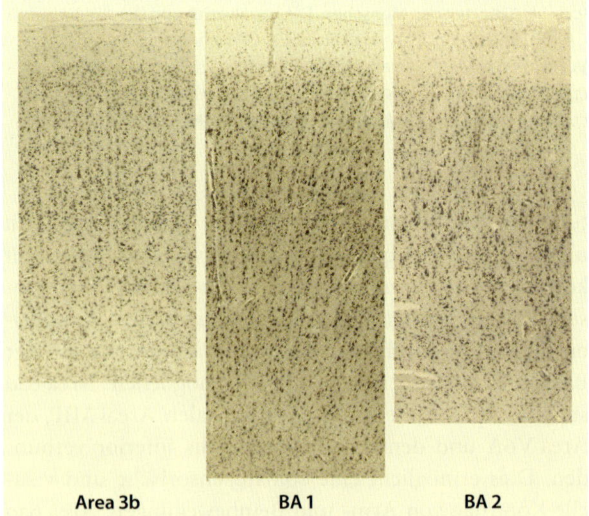

◘ **Abb. 2.25.** Zytoarchitektonik des primären somatosensorischen Kortex (Area 3b) (**a**) und der unimodalen somatosensorischen Areale BA1 (**b**) und BA2 (**c**). (Mikrophotographien von Korbinian Brodmann aus dem C. & O. Vogt-Archiv, Düsseldorf)

tiefen Lamina III und, verglichen mit Area 3b, einer weniger auffälligen und dicht mit Körnerzellen gepackten Lamina IV (◘ Abb. 2.26b). BA1 ist ein unimodales sensorisches Areal, das dem somatosensorischen System zugeordnet werden kann (Bodegård et al. 2003; Young et al. 2003)

Kaudal grenzt an BA1 das Areal BA2 (◘ Abb. 2.7 und 2.26c), das dem Areal PD (von Economo u. Koskinas 1925; ◘ Abb. 2.10) entspricht und meist in der Vorderwand des Sulcus postcentralis zu finden ist. Beide Areale unterscheiden sich hinsichtlich ihrer Zytoarchitektonik nur gering; mit einer Kombination aus zyto- und rezeptorarchitektonischen Methoden wurde aber diese Grenze eindeutig identifiziert (Geyer et al. 1997, 1999, 2000b; Grefkes et al. 2001). Im Gegensatz zu Brodmann (1909), aber in Übereinstimmung mit von Economo and Koskinas (1925), zeigten Grefkes et al. (2001), dass sich BA2 nicht auf die mediale Hemisphärenfläche ausdehnt. Von Economo und Koskinas (1925) betonen, dass PD von den Arealen des Lobulus parietalis superior durch seine zahlreichen pyramidenähnlichen Neurone in der tiefen Lamina VI unterschieden werden kann. Sie beschreiben außerdem eine Übergangsregion PDE zwischen PD und dem Areal PE des oberen Parietalläppchens. PDE setzt sich ein Stück weit auf die obere und untere Wand des Sulcus intraparietalis fort. Daher kann PDE mit dem *visuosensory band* β von Smith (1907) verglichen werden, das in den Sulcus intraparietalis hineinreicht. BA2 wird durch somatosensorische Aufgaben unterschiedlicher Komplexität aktiviert (Bodegård et al. 2000a,b, 2003; Naito et al. 1999; Young et al. 2003).

Das Areal BA43 (Brodmann 1909) liegt äußerst lateral an der Basis des Gyrus postcentralis (◘ Abb. 2.7), zwischen den Sulci subcentrales anterior und posterior auf dem Operculum Rolandi. Es erstreckt sich bis in die Sylvische Fissur hinein. Am ehesten ist es mit der Area PFD (von Economo u. Koskinas 1925) zu vergleichen. Die funktionelle Bedeutung dieses Areals war lange nicht bekannt. Durch vergleichende anatomische Untersuchungen (Kaas 2004), Mikrostimulation während neurochirurgischer Eingriffe (Penfield u. Rasmussen 1950) und v. a. funktionell-bildgebende Untersuchungen an Normalpersonen (Young et al. 2004) wurde das funktionelle Konzept des **sekundären somatosensorischen Kortex** (SII) etabliert. Erst kürzlich konnten vier zytoarchitektonische Areale im Operculum parietale identifiziert werden, die bisher nicht in den klassischen Hirnkarten aufgeführt waren und die Korrelate des SII-Kortex darstellen. Diese Areale OP 1–4 entsprechen dem SII-Kortex im engeren Sinne sowie den gustatorischen und vestibulären Kortexarealen. Der große Hirnrindenbereich im Operculum parietale, der sich bis in die Region des Areals BA43 erstreckt und häufig in funktionell-bildgebenden Studien pauschal als SII-Areal bezeichnet wird, weist daher eine erhebliche strukturelle (Zilles et al. 2003) und funktionelle Differenzierung auf und muss in zukünftigen Untersuchungen weiter analysiert werden.

Zwischen den ausschließlich oder überwiegend unimodalen somatosensorischen Arealen einerseits und den Assoziationsgebieten der Regio parietalis andererseits liegt das von Brodmann (1909) als präparietales Areal bezeichnete Areal BA5 (◘ Abb. 2.7). Dieses Areal wurde als Areal PA_2 (von Economo u. Koskinas 1925) allerdings als Teil der somatosensorischen postzentralen Region klassifiziert. PA_2 zeigt außerordentlich große, den Betzschen Riesenpyramiden ähnliche Neurone in der Lamina V. Im scharfen Gegensatz zu BA4 ist jedoch eine deutlich erkennbare Lamina IV in PA_2 nachweisbar. BA5 bedeckt einen Bereich, der sich vom hinteren Teil des Lobulus paracentralis bis auf die rostrale Wand des Sulcus callosomarginalis erstreckt und sich lateral über den oberen Teil des Sulcus postcentralis sulcus bis zur vorderen Grenze von BA7 ausdehnt.

2.7.2 Parietaler Assoziationskortex

Myelo- und zytoarchitektonische Untersuchungen von Vogt (1911), Gerhardt (1940) und Batsch (1956) zeigen eine bemerkenswert detaillierte Gliederung des hinteren parietalen Kortex in zahlreiche Areale und folgen daher prinzipiell den Hinweisen moderner bildgebender Untersuchungen, die eine erhebliche funktionelle Heterogenität dieser Region nachweisen und damit auch eine hoch differenzierte areale Gliederung vermuten lassen. In den Karten des parietalen Kortex von Vogt (1911), Gerhardt (1940) und Batsch (1956) finden sich deutlich mehr Areale als in den klassischen Hirnkarten von Brodmann (1909) und von Economo und Koskinas (1925). Dennoch erweist es sich als außerordentlich schwierig, Arealgrenzen der frühen Hirnkarten für die Interpretation gegenwärtiger funktioneller Studien zu nutzen, da diese Karten zeigen, dass areale Grenzen nur in Ausnahmefällen mit makroskopisch erkennbaren Landmarken übereinstimmen und somit nicht mit ausreichender Präzision auf die Ergebnisse der bidlgebenden Untersuchungen übertragen werden können.

Dennoch sind diese Hirnkarten als Grundlage einer ersten, generellen Gliederung des hinteren parietalen Kortex auch heute noch von Bedeutung. Diese Region besteht aus den vier (Brodmann 1909; ◘ Abb. 2.7) zytoarchitektonischen Arealen BA5 (◘ Abb. 2.26), BA7 (◘ Abb. 2.26), BA39 (◘ Abb. 2.1) und BA40 bzw. den acht (von Economo u. Koskinas 1925) Arealen PDE, PE_m, PE_p, PEγ, PF_t, PF_{op}, PF_{cm} und PG. Das Areal PH (◘ Abb. 2.10) liegt in der okzipitotemporalen Übergangszone, gehört funktionell zum visuellen Kortex und könnte die durch funktionelle Studien identifizierten visuellen Areale V4 und V5 (► 2.8.3) beinhalten.

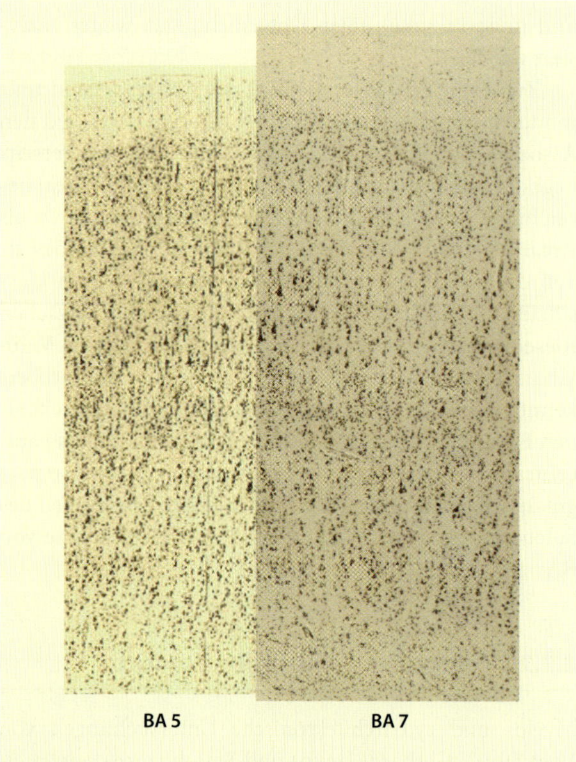

■ **Abb. 2.26.** Zytoarchitektonik der parietalen Areale BA5 und BA7. (Mikrophotographien von Korbinian Brodmann aus dem C. & O. Vogt-Archiv, Düsseldorf)

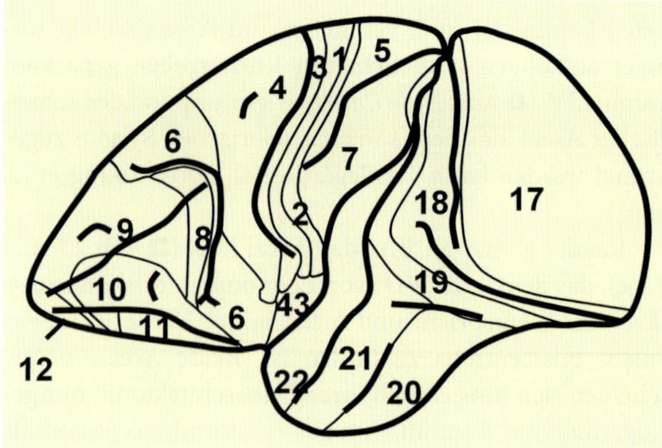

■ **Abb. 2.27.** Hirnkarte des Makaken. (Nach Brodmann 1909)

Der hintere parietale Kortex des Menschen scheint eine in der Evolution völlig neue Hirnregion zu sein, wenn man den Hirnkarten von Brodmann (1909) zum Gehirn des Menschen (■ Abb. 2.7) und des Makaken (■ Abb. 2.27) folgt. Beim Makaken bedeckt BA5 nahezu den gesamten Lobulus parietalis superior, BA7 den gesamten Lobulus parietalis inferior. Im scharfen Gegensatz dazu finden sich die Areale BA5 **und** BA7 beim Menschen im Lobulus parietalis superior, während der Lobulus parietalis inferior die für den Menschen »spezifischen« und beim Makaken nicht vorhandenen Areale BA39 und BA40 enthält. Brodmann (1909) selbst erklärt diesen vermeintlichen Evolutionssprung bei relativ nahe verwandten Arten damit, dass BA7 des Makaken sich während der Evolution des menschlichen Gehirns in mehrere, »neue« Areale differenziert hat, d. h. ein Teil des ursprünglichen Areals BA7 besetzt jetzt als menschliches Areal BA7 das obere Parietalläppchen, während das untere Parietalläppchen von den »neuen« Arealen BA39 und BA40 gebildet wird, die ebenfalls aus dem ursprünglichen Areal BA7 hervorgegangen sind. So sehr diese Vermutung einem anthropozentrischen Bild schmeichelt, so unwahrscheinlich ist sie, da inzwischen gezeigt wurde (Bremmer et al. 2000, 2001; Grefkes et al. 2002; Zilles u. Palomero-Gallagher 2001), dass die trennende Landmarke zwischen oberem und unterem Parietalläppchen, der Sulcus intraparietalis, eine Reihe von Arealen enthält, die strukturell und funktionell völlig den dort vorkommenden Arealen beim Makaken (Andersen et al. 1990b; Colby et al. 1988, 1993; Matelli u. Luppino 2001; Maunsell u. van Essen 1983; Rizzolatti et al. 1998; Sakata et al. 1995, 1997; Ungerleider u. Desimone 1986) vergleichbar sind. Wenn Brodmanns Vermutung stimmen würde, dann müsste sich das untere Parietalläppchen mit den Arealen BA39 und BA40 de novo innerhalb einer in der Evolutionsgeschichte extrem kurzen Zeitspanne bilden, und BA7 müsste über eine sich konservativ verhaltende Region mit den Arealen des Sulcus intraparietalis hinweg in das obere Parietalläppchen »gesprungen« sein. Wir hätten daher davon auszugehen, dass BA7 beim Makaken in der Hirnkarte von Brodmann (1909) kein einheitliches Areal und die Bezeichnung »BA7« für das zytoarchitektonische Areal im unteren Parietalläppchen des Makaken zumindest unglücklich ist. Zudem haben weder Brodmann (1909) noch von Economo und Koskinas (1925) die areale Organisation im Sulcus intraparietalis überhaupt erkannt bzw. annähernd korrekt registriert.

Lobulus parietalis superior

BA7 nach Brodmann (1909) besetzt beim Menschen den größten Teil des lateral gelegenen oberen Parietalläppchens und des medialen Praecuneus (■ Abb. 2.7). Eine vergleichbare Position nimmt das Areal PE von von Economo und Koskinas (1925) ein (■ Abb. 2.10). Das Areal BA5, das einen kleineren, vorderen Teil des Lobulus parietalis superior bedeckt, wurde schon besprochen (▶ 2.7.1).

Die Areale des Lobulus parietalis superior unterscheiden sich hinsichtlich ihrer Zytoarchitektonik grundsätzlich von denen des Lobulus parietalis inferior. Neurone im oberen Parietalläppchen sind im Mittel größer als im unteren Parietalläppchen. PE und das homologe Areal BA7 sind durch ein schmales Band von auffallend niedriger Zellpackungsdichte in Lamina Vb charakterisiert, ein Merkmal, das in den Arealen des unteren Parietalläpchens nicht zu finden ist. PE konnte in ein vorderes Areal PE_m mit sehr großen Neuronen und ein weiter hinten gelegenes Areal PE_p mit kleineren Neuronen weiter untergliedert werden (von Economo u. Koskinas 1925). Die Grenze zwischen PE_m und PE_p wird nur annähernd vom Sulcus parietalis superior markiert. Zwischen PD und PE findet sich die Übergangszone PDE (or PED), die sich bis in den Sulcus intraparietalis erstreckt (von Economo u. Koskinas 1925). Außerdem wurde von diesen Autoren im am weitesten kaudal gelegenen Teil von PE_p das »gigantopyramidale« Areal PE_γ lokalisiert, das sich durch durch das Vorkommen von extrem großen Pyramidenzellen auszeichnet.

Lobulus parietalis inferior

Das Areal BA39 (Brodmann 1909) liegt auf dem Gyrus angularis und entspricht dem Areal PG (von Economo u. Koskinas 1925). PG liegt hinter dem Sulcus Jensen, unter dem Sulcus intraparietalis, über dem Areal PH und rostral des okzipitalen Kortex. Lamina III von PG ist dünner als die gleiche Schicht in PE, und die durchschnittliche Zellgröße ist kleiner als in PE, aber größer als in PF. Das Areal BA40 (Brodmann 1909) liegt auf dem Gyrus supramarginalis und entspricht dem Areal PF (von Economo u. Koskinas 1925). PF liegt im rostralen Teil des Lobulus parietalis inferior, erstreckt sich bis auf den hinteren Teil des Operculum Rolandi und des Operculum parietale und reicht bis zum Sulcus Jensen. Von Economo und Koskinas (1925) beschrieben die interindividuell sehr variablen Übergangsareale PF_t, PF_{op}, und PF_{cm} (für architektonische Merkmale s. Zilles u. Palomero-Gallagher 2001). Der größte Teil von PF enthält in allen Schichten relativ kleine Neurone, die Laminae V und VI weisen eine geringe Zelldichte auf, die Laminae II und IV sind dagegen relativ breit und zeigen eine auffällige Organisation in vertikalen Zellsäulen.

Sulcus intrapartietalis

Weder Brodmann (1909) noch von Economo und Koskinas (1925) haben, wie schon weiter oben erwähnt, eine zytoarchitektonische Gliederung des Sulcus intraparietalis beschrieben. Man hat aber inzwischen bei Affen mehrere funktionell definierte Areale im Sulcus intraparietalis und am Übergang in den Sulcus parietooccipitalis gefunden, die umfangreiche Verbindungen zwischen visuellen (okzipitalen) und prämotorischen frontalen Gebieten vermitteln, z. B.:

- anteriores intraparietales Areal AIP (Sakata et al. 1995, 1997),
- laterales intraparietales Areal LIP (Andersen et al. 1990b),
- mediales intraparietales Areal MIP (Colby et al. 1988),
- posteriores intraparietales Areal PIP (Colby et al. 1988),
- ventrales intraparietales Areal VIP (Colby et al. 1993; Maunsell u. van Essen 1983; Ungerleider u. Desimone 1986),
- Areal PEip (Matelli u. Luppino 2001; Rizzolatti et al. 1998),
- Areal V6A (Galletti et al. 1996, 1999).

Es wurde deshalb angenommen, vergleichbare Gebiete seien auch im Sulcus intraparietalis des Menschen zu finden. Jüngst konnten dort zwei Areale identifiziert werden, die als zytoarchitektonische Korrelate der funktionell charakterisierten Areale AIP (Grefkes et al. 2002) und VIP (Bremmer et al. 2001) angesehen werden können.

Angesichts der jetzt nachgewiesenen Vergleichbarkeit der arealen Organisation der Hirnrinde im Sulcus intraparietalis beim Menschen und beim Makaken haben neben funktionell-bildgebenden Untersuchungen (s. unten) die Studien zur Konnektivität der hinteren parietalen Areale beim Makaken eine besondere Bedeutung für die funktionelle Charakterisierung dieser Hirnrindenregion beim Menschen. Detaillierte Beobachtungen der synaptischen Verbindungen beim Makaken (Andersen et al. 1990a,b; Blatt et al. 1990; Cavada u. Goldman-Rakic 1989a,b, 1991, 1993; Cavada et al. 2000; Colby u. Duhamel 1991; Colby u. Goldberg 1999; Colby et al. 1988; Duhamel et al. 1997; Galletti et al. 1996, 1999; Hyvärinen 1982; Luppino et al. 1999; Matelli et al. 1998; Matelli u. Luppino 2001; Maunsell u. van Essen 1983; Pandya u. Seltzer 1982a; Petrides u. Pandya 1984; Schmahmann u. Pandya 1990; Seltzer u. Pandya 1980, 1984, 1986; Sakata et al. 1995, 1997; Yeterian u. Pandya 1985, 1993) zeigen, dass der dorsale Teil des prämotorischen Kortex aus BA7 (genauer aus PEip und PEc; Rizzolatti et al. 1998) sowie aus MIP und über den medialen hinteren parietalen Kortex aus dem extrastriären visuellen Kortex (z. B. V6A) Afferenzen erhält.

Diese Schaltkreise sind die Grundlage für die Transformation somatosensorischer und visueller Informationen zur Kontrolle zielgerichteter Handbewegungen und für die Objektlokalisation im Raum bei Arm-Körper-Bewegungen (Matelli u. Luppino 2001). Weitere synaptische Verbindungen wurden zwischen dem ventralen Teil des prämotorischen Kortex und den intraparietalen Arealen AIP und VIP sowie des Areals PF (von Economo u. Koskinas 1925) bzw. BA40 (Brodmann 1909) nachgewiesen. Der Schaltkreis zwischen VIP und dem prämotorischen Kortex ist für die Kodierung des peripersonalen Raums in einem körperzentrierten Raumsystem (z. B. für die Transformation von Objektkoordinaten für zielgerichtete Greifbewegungen) von Bedeutung (Matelli u. Luppino 2001). Der Schaltkreis zwischen AIP und dem prämotorischen Kortex kodiert intrinsische Objekteigenschaften wie Größe, Form und Orientierung für die Selektion angemessener Greifbewegungen (Jeannerod et al. 1995). Weitere Ziele des hinteren Parietalkortex im Lobus frontalis sind die supplementärmotorischen Areale SMA-proper und pre-SMA. Der Schaltkreis zwischen LIP und dem frontalen Augenfeld nutzt die Informationen über Augenposition und retinotope Repräsentation für die Transformation retinozentrischer in kraniozentrische Raumkoordinaten (Matelli u. Luppino 2001).

Die Generierung und Aufrechterhaltung eines räumlichen Referenzsystems zur Durchführung zielgerichteter Bewegungen ist damit eine Hauptfunktion der hinteren Parietallappenregion. Diese Funktion ist die Basis für zahlreiche Aktivitäten, z. B. den Werkzeuggebrauch und die Konzeptualisierung von Aktionen und Verhaltensabläufen. In letzter Zeit konnte durch funktionell-bildgebende Untersuchungen und architektonische Analysen gezeigt werden (Bodegård et al. 2000a,b; Bremmer et al. 2001; Ehrsson et al. 2000; Geyer et al. 1996; Larsson et al. 1999; Naito et al. 1999, 2000; Roland u. Zilles 1994, 1996a,b, 1998; Zilles et al. 1995, 1997), dass Areale im Lobulus parietalis inferior und im Sulcus intraparietalis aktiviert werden bei:

- reiner Vorstellung (Jeannerod 2001) und bei der Ausführung (Binkofski et al. 1999) von Greifbewegungen (Decety et al. 1994; Grafton et al. 1996),
- Beurteilung der möglichen Bedeutung von sensorischen Stimuli für Bewegungen (Toni et al. 2001),
- perzeptionsbasierter Entscheidung und prospektiver Beurteilung von Bewegungen (Parsons et al. 1995),
- Beobachtungen von Aktionen (Buccino et al. 2001) und
- visueller Präsentation greifbarer Objekte (Chao u. Martin 2000).

Läsionen des hinteren parietalen Kortex führen zu Apraxie (linke Hemisphäre) und Neglect (rechte Hemisphäre) (Balint 1909; Driver et al. 2001; Fink et al. 1997; 2000a,c, 2001b; Freund 1987, 2001; Luria 1959; Sirigu et al. 1995; Tyler 1968; Vallar 1998, 2001). Läsionen des Gyrus angularis mit den Arealen PF und PG in der dominanten Hemisphäre führen zu

- Fingeragnosie (Verlust der Fähigkeit zur Wiedererkennung, Unterscheidung und Benennung der eigenen Finger nach Sehen des entsprechenden Fingers bei einer anderen Person),
- reiner Agraphie,
- Verlust der Unterscheidung von rechts und links und
- zur Dyskalkulie (Unfähigkeit, den Wert einer Zahl zu erkennen).

Diese Symptome werden auch unter dem Begriff des **Gerstmann-Syndroms** zusammengefasst (Gerstmann 1930).

In ereigniskorrelierten fMRI-Studien wurde außerdem gefunden, dass ein parietotemporoprämotorischer Schaltkreis sensomotorische Transformationen ermöglicht, bei denen das Verhalten von allgemeineren Regeln und weniger von Objekten und deren Positionen gesteuert wird (Passingham u. Toni 2001; Toni et al. 2001; White u. Wise 1999). Im Einzelnen wurde gezeigt, dass

- die Aktivierung des hinteren parietalen Kortex mit einer Bewegungsintention,
- die Aktivierung des prämotorischen Kortex mit einer Bewegungsvorbereitung und
- die Aktivierung des hinteren Abschnitts des Gyrus temporalis superior mit der Extraktion kontextualer und intentionaler Schlüsselreize für zielgerichtetes Verhalten

korreliert werden können. Schließlich wurde nachgewiesen, dass der Lobulus parietalis superior des menschlichen Gehirns eine multimodale Region ist, die am Umschalten zwischen verschiedenen Aufgaben beteiligt ist, selbst wenn die Aufgabe keine visuellen oder räumlichen Aspekte beinhaltet (Gurd et al. 2002).

2.8 Der temporale Kortex und seine Regionen und Areale

Der Temporallappen besteht aus einer großen Anzahl kortikaler Areale, die sich sowohl hinsichtlich ihrer Architektonik (iso- bis allokortikal) als auch ihrer Funktion (unimodal auditorische Areale, unimodal visuelle Areale und multimodale Assoziationsareale) unterscheiden. Die dorsale und dorsolaterale Zone des Lobus temporalis enthält die auditorischen (Gyrus transversus Heschl, Planum temporale, Gyrus temporalis superior) isokortikalen Gebiete und die multimodale Wernicke-Sprachregion. Unimodale visuelle und multimodale Gebiete finden sich im inferotemporalen Teil (Gyri temporales medius und inferior, Gyrus fusiformis, rostraler Teil des Gyrus lingualis) des Lobus temporalis. Nach medial folgt dann ein allokortikales Gebiet, das den allokortikalen Hippocampus (Gyrus dentatus, Ammonshorn, Subiculum) und die periallokortikale Area entorhinalis, Area perirhinalis, Area parasubicularis und Area praesubicularis umfasst sowie den kortikalen Teil der Amygdala. Das Polgebiet des Temporallappens besteht aus dem zytoarchitektonischen Areal BA38 (Brodmann 1909), einer multimodalen Region mit proisokortikaler Architektonik, die von Mesulam (1998) der paralimbischen Gürtelzone zugerechnet wird.

Die detailliertesten myeloarchitektonischen Studien zum Temporallappen des Menschen stammen von Hopf (1954, 1955). Er identifizierte ca. 60 kortikale Areale, die nicht nur wegen ihrer großen Anzahl kaum mit den zytoarchitektonischen Studien von Smith (1907), Brodmann (1909) und von Economo und Koskinas (1925) verglichen werden können (Zilles 2004). Die pigmentarchitektonischen Untersuchungen von Braak (1978) lassen sich ebenfalls nur schwer mit der Karte von Brodmann (1909) vergleichen, die sicher die Anzahl der identifizierbaren Areale erheblich unterschätzt, aber dennoch eine erste Orientierung in dieser komplexen kortikalen Region ermöglicht (◘ Abb. 2.7).

2.8.1 Auditorischer Kortex

Der auditorische Kortex (primärer auditorischer Kortex und sekundäre unimodale Areale) des Menschen liegt auf der dorsalen Oberfläche des Lobus temporalis, die im Inneren der Sylvischen Fissur verborgen ist, und erstreckt sich auf den Gyrus temporalis superior. Ein auffallendes Merkmal des auditorischen Kortex ist die hohe Dichte myelinisierter Nervenfasern (Hopf 1954, 1955) und die charakteristische Anordnung seiner Neurone in vertikalen Zellsäulen (»Orgelpfeifen- oder Regenschauer-Formation« nach von Economo u. Koskinas 1925; s. auch ◘ Abb. 2.28b–d). Die durchschnittliche Breite der Zellsäulen und der Abstand zwischen den Säulen ist in der rechten Hemisphäre schmaler als in der linken Hemisphäre (Seldon 1981).

Der auditorische Kortex kann in drei Zonen eingeteilt werden, die sich jeweils in rostrokaudaler Richtung ausdehnen und sich durch ihre Konnektivität unterscheiden (Pandya 1995). Die mediale Zone liegt neben der Inselrinde, die mittlere Zone liegt auf der dorsalen Oberfläche des Temporallappens, und die laterale Zone liegt auf dem Gyrus temporalis superior. Zwischen den Arealen jeder Zone bestehen Feedforward-Verbindungen, die in der Lamina III eines Areals entspringen und in der Lamina IV des rostral angrenzenden Areals enden. Die Feedback-Verbindungen entspringen in den infragranulären kortikalen Schichten und enden in der Lamina I. Die medialen und lateralen Zonen sind mit präfrontalen Arealen und limbischen Regionen verbunden. Die rostralen Areale der lateralen Zone sind mit den orbitalen und medialen Regionen des präfrontalen Kortex verbunden, die intermediären Areale mit dem lateralen präfrontalen Kortex und die kaudalen Areale mit dem kaudalen Teil des präfrontalen Kortex. Die Areale der mittleren Zone stehen mit dem Nucleus ventralis des Corpus geniculatum laterale in Verbindung, die medialen und lateralen Zonen sind dagegen mit den magnozellulären und dorsalen Kernen des Corpus geniculatum mediale sowie mit dem Pulvinar und den Nuclei intralaminares sowie dem Nucleus mediodorsalis des Thalamus verbunden.

Funktionelle MRT- (Binder et al. 1994; Schmid et al. 1998; Strainer et al. 1997; Talavage et al. 1999), MEG- (Hari et al. 1984; Langner et al. 1997; Pantev et al. 1995; Romani et al. 1982) und EEG-Untersuchungen (Liegeois Chauvel et al. 1991, 1994) haben gezeigt, dass neuronale Aktivität nach der Präsentation reiner Töne in den medialen zwei Dritteln des Gyrus transversus Heschl auftritt. Eine erhebliche funktionsabhängige Plastizität des auditorischen Kortex wurde ebenfalls nachgewiesen (Pantev et al. 1998b; Rauschecker 1999). Im Gegensatz zu der gut bewiesenen Lateralisation der Sprache werden asymmetrische Aktivierungen des auditorischen Kortex jedoch kontrovers diskutiert (Belin et al. 1998; Lauter 1992; Nicholls 1998; Pantev et al. 1998a; Poeppel et al. 1996; Zouridakis et al. 1998).

Primärer auditorischer Kortex

Die Areale BA41 (Brodmann 1909) und das entsprechende Areal TC (von Economo u. Koskinas 1925) repräsentieren den primären auditorischen Kortex des Menschen (◘ Abb. 2.7, 2.10 und 2.28). BA41 liegt völlig in der Sylvischen Fissur auf dem Gyrus transversus (Heschlsche Querwindung) verborgen und kann keineswegs auf der freien, lateralen Oberfläche des Lobus temporalis gesehen werden. Dennoch wird immer wieder und bis in die jüngste Zeit hinein von einigen Autoren der primäre auditorische Kortex auf der freien Oberfläche des Temporallappens dargestellt, da diese Autoren die Hirnkarte von Brodmann (1909) falsch interpretieren. Dies kommt wohl zustande, weil Brodmann in seiner Karte die Sylvische Fissur geöffnet darstellt, d. h., man kann in die Fissur hineinschauen, und BA41 erscheint dadurch nach außen geklappt. Brodmann betont dies auch im Text seiner Monographie (1909). Dies wird leider immer wieder übersehen und kann zu Fehlinterpretationen funktionell-bildgebender Resultate führen. Die BA41-Neurone sind auf die Perzeption reiner Töne und absoluter Tonhöhen eingestellt. Daher konnte auch eine tonotope Organisation des primären auditorischen Kortex nachgewiesen werden mit der Repräsentation niederfrequenter Töne mehr lateral und höherfrequenter Töne mehr medial (Bilecen et al. 1998; Hari et al. 1984; Howard et al. 1996; Lauter et al. 1985; Pantev et al. 1995; Reite et al. 1994; Tiitinen et al. 1993; Verkindt et al. 1995; Yamamoto et al. 1992). BA41 hat die typische koniokortikale Architektur primär sensorischer Hirnrindengebiete, d. h. eine stark entwickelte und sehr zelldichte Lamina IV mit kleinen Nervenzellkörpern, die sich bis in die Lamina III ausbreiten (◘ Abb. 2.28b).

Trotz der Zuordnung des primären auditorischen Kortex BA41 zum Gyrus transversus kann die Lokalisation des zytoarchitektonisch und funktionell definierten Areals nach dieser makroskopischen Landmarke schwierig sein. Rademacher et al. (1993) beschreiben das Vorkommen von zwei Gyri transversi in sieben von 20 Hemisphären. In diesen Fällen war BA41 meistens auf dem ersten Gyrus transversus lokalisiert. In zwei der sieben Fälle mit zwei Gyri transversi dehnt sich BA41 auch auf den zweiten Gyrus transversus aus.

Morosan et al. (2001) und Rademacher et al. (2001a,b) haben nach quantitativen zytoarchitektonischen Analysen Probabilitätskarten des primären auditorischen Kortex beim Menschen publiziert. Diese Karten erlauben einen direkten Vergleich der architektonisch definierten Areale mit funktionellen Studien im selben räumlichen Referenzsystem (Johnsrude et al. 2000). Auch hier, wie in vielen anderen Fällen (Amunts et al. 1999, 2000b; Geyer et al. 1996, 1997, 1999, 2000b; Rademacher et al. 1992; Roland u. Zilles 1996b, 1998; Zilles et al. 1995, 1996, 1997), können die

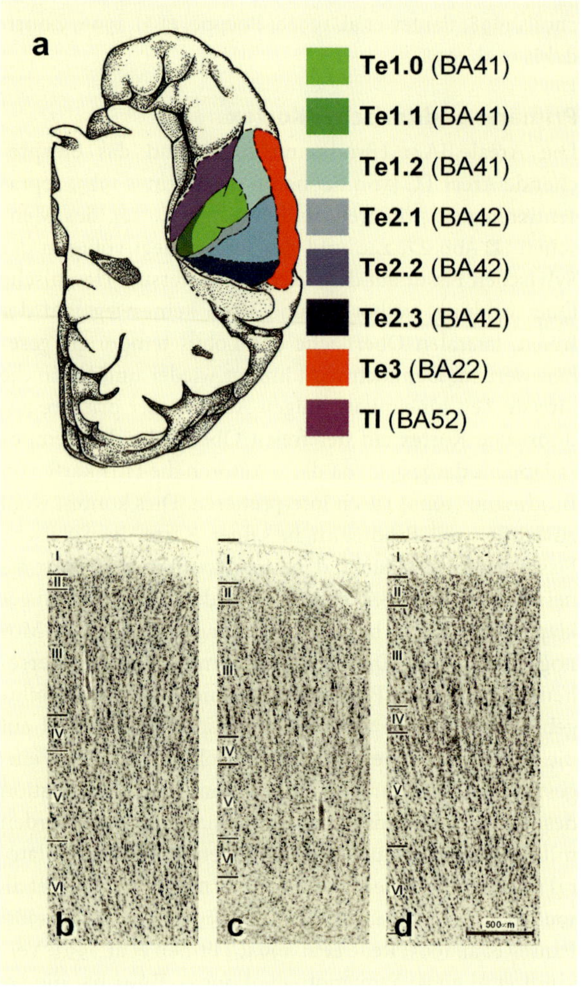

Abb. 2.28. **a** Auditorischer Kortex des Menschen in der Aufsicht auf die dorsale Fläche des Gyrus temporalis superior. Der primäre auditorische Kortex Te1 liegt mit seinen Unterfeldern Te1.0, Te1.1 und Te1.2 auf der Heschlschen Querwindung (Gyrus temporalis transversus) und ist von den sekundären auditorischen Arealen Te2 (mit den Unterfeldern Te2.1, Te2.2 und Te2.3) und TI (medial) umgeben. Zur freien (lateralen) Oberfläche des Gyrus temporalis superior schließt sich das Areal Te3 an. In *Klammern* ist jeweils die wahrscheinlich vergleichbare Arealgliederung der Hirnkarte nach Brodmann (1909) angegeben. **b–d** Zytoarchitektonik des auditorischen Kortex. Te1 (**b**) ist hier durch seine koniokortikale Architektonik deutlich von Te2 (**c**) und Te3 (**d**) abgrenzbar

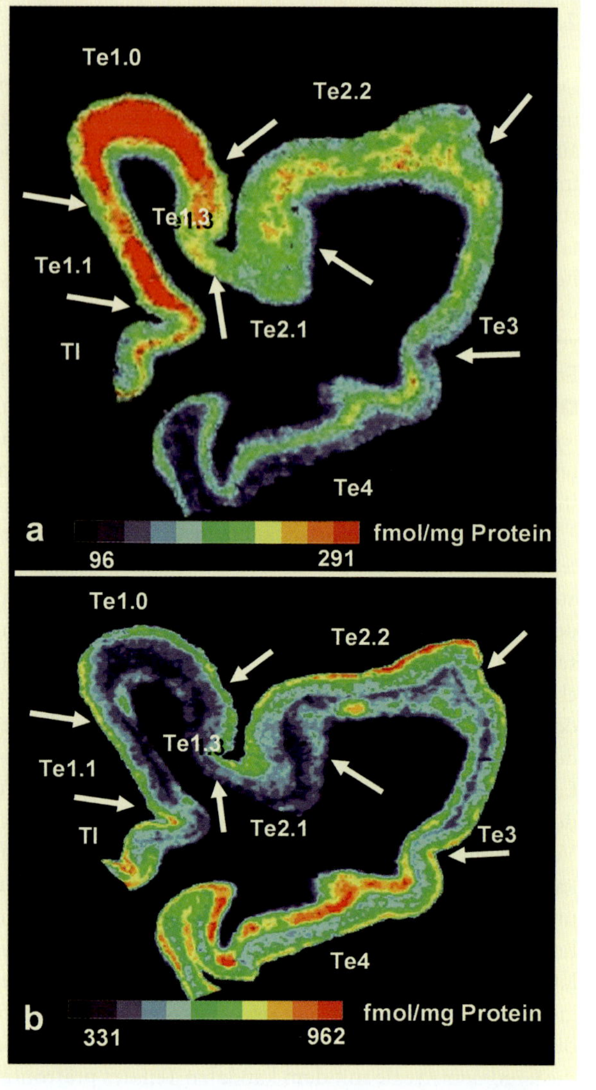

Abb. 2.29. Regionale und laminäre Verteilungsmuster des muskarinischen M2-Acetylcholinrezeptors (**a**) und des adrenergen α_1-Rezeptors (**b**) im auditorischen Kortex des Menschen. Die Rezeptorkonzentrationen sind farbkodiert in fmol/mg Protein. Lokale Differenzen in der Rezeptordichte und der laminären Verteilung der Rezeptoren lassen eine detaillierte Gliederung der auditorischen Primär- und Sekundärareale erkennen; Abkürzungen s. Abb. 2.28

Grenzen des primären auditorischen Kortex und anderer auditorischer Areale nicht auf der Basis makroskopischer Landmarken (z. B. Heschl-Gyrus) präzise genug ermittelt werden (Morosan et al. 2001; Rademacher et al. 2001a,b).

Im Gegensatz zu Brodmann (1909) haben andere Autoren zwei oder mehr Areale identifiziert, die den primären auditorischen Kortex repräsentieren (von Economo u. Koskinas 1925; Galaburda u. Sanides 1980; Morosan et al. 2001; Rivier u. Clarke 1997; Sarkissov et al. 1955). Morosan et al. (2001) untergliederten den primären auditorischen Kortex Te1 (äquivalent zu BA41) in die drei Subareale Te1.1 (kaudomedial), Te1.0 (zentral) und Te1.2 (rostrolateral) (Abb. 2.28a) mit einer untersucherunabhängigen, quantitativen zytoarchitektonischen Technik (Schleicher et al. 1999). Untersuchungen der regionalen und laminären Verteilung von Transmitterrezeptoren zeigen eine gute Übereinstimmung mit dieser detaillierten zytoarchitektonischen Gliederung (Abb. 2.29). Die Klärung der genauen funktionellen Bedeutung dieser Parzellierung (z. B. Tonotopie oder Konnektivität) steht allerdings noch aus. Das Areal Te1.0 zeigt dabei am deutlichsten die zytoarchitektonischen Merkmale eines Koniokortex, der typisch für primär sensorische Areale ist.

Sekundärer auditorischer Kortex (belt region)

Areal 42 von Brodmann (1909) (■ Abb. 2.7), Areal TB von von Economo und Koskinas (1925) (■ Abb. 2.10) und das Areal Te2 (mit seinen weiteren Unterteilungen in Te2.1, Te2.2 und Te2.3; ■ Abb. 2.28a) von Morosan et al. (2001) sind wahrscheinlich die architektonischen Korrelate des sekundären auditorischen Kortex. Untersuchungen zur regionalen und laminären Verteilung von Transmitterrezeptoren unterstützen diese detaillierte zytoarchitektonische Gliederung. BA42 hat eine deutlich weniger zelldichte und schmalere Lamina IV verglichen mit BA41, aber eine zelldichtere Lamina II, eine dünnere Lamina IIIc und eine auffallendere Lamina IV verglichen mit dem angrenzenden BA22 (s. Te3 als Unterareal von BA22 in ■ Abb. 2.28a, c und 2.29). Braak (1978) und Galaburda und Sanides (1980) haben BA42 als Pro- und Parakoniokortex bezeichnet, die BA41 (primärer auditorischer Kortex) vollständig umgeben.

BA42 (und BA22) sollen u. a. die phonologische Repräsentation von Wörtern ermöglichen (Binder et al. 1994; Howard et al. 1992; Price u. Giraud 2001). Stimulation durch länger anhaltende Schalldauer führt zu einer Aktivierung im lateralen Abschnitt des Heschl-Gyrus, der am ehesten Teilen von BA42 und damit dem parakoniokortikalen Feld von Rivier und Clarke (1997) zuzuordnen ist. Dieses Feld zeigt eine im Vergleich zum primären auditorischen Kortex spiegelbildlich angeordnete Tonotopie (von medial nach lateral von niedrigen zu hohen Frequenzen ansteigender Gradient; Engelien et al. 2002). Im primären auditorischen Kortex verläuft dieser tonotope Gradient von lateral nach medial (s. oben).

Weitere unimodale auditorische Areale

BA22 liegt direkt neben dem sekundären auditorischen Kortex BA42 auf den hinteren zwei Dritteln des Gyrus temporalis superior und erstreckt sich bis zum Beginn des vertikalen Astes der Fissura lateralis. Rostral wird BA22 von BA41 und BA52 (■ Abb. 2.7) begrenzt.

Der Gyrus temporalis superior ist bei der Verarbeitung von phonologischen Wortformen aktiv (Booth et al. 2002). Die Neurone der vorderen und zentralen Abschnitte dieses Gyrus reagieren empfindlich auf die Stimulation durch reine Töne, aber v. a. auf spezifische phonetische Parameter (Zatorre et al. 1994) auf einer präsemantischen Ebene, da sie sowohl bei der Präsentation von sinnvollen und sinnlosen Wörtern aktiv sind (Creutzfeld et al. 1989). So kann ein größerer Teil von BA22 als unimodaler auditorischer Kortex höherer Ordnung klassifiziert werden, und wenigstens seine rostralen zwei Drittel sollten nicht mit dem kaudal anschließenden Feld von Wernicke zusammengefasst werden. Dieses ist Teil des multimodalen Assoziationskortex und dient komplexen Sprachfunktionen. Der größere Teil von BA22 bildet daher zusammen mit BA41 und BA42 wahrscheinlich den funktionellen auditorischen Kortex des Menschen. Schon Brodmann (1909) hatte betont, dass die Zytoarchitektonik von BA22 klare Unterschiede zu BA21, BA20 und dem paralimbischen (Mesulam 1998) temporopolaren BA38 aufweist, aber ähnlich den Arealen BA41 und BA42 ist.

Quantitative zyto- und rezeptorarchitektonische Beobachtungen weisen auf eine notwendige feinere Unterteilung von BA22 hin (Morosan et al. 2001). Innerhalb von BA22 wurde von das Areal Te3 (■ Abb. 2.28a, d und 2.29) an der lateralen Grenze des sekundären auditorischen Kortex gefunden. Lateral von Te3 konnte ein weiteres Areal (Te4) im Bereich von BA22 mit rezeptorarchitektonischen Analysen nachgewiesen werden (■ Abb. 2.29). BA22 scheint daher ein Komplex verschiedener auditorischer Areale höherer Ordnung zu sein, dessen architektonische Organisation noch ermittelt werden muss. Diese Situation kann als eine Parallelität zum »Schicksal« des Brodmann-Areals 19 im visuellen Kortex angesehen werden, das heute ebenfalls nicht mehr als ein einheitliches Kortexareal verstanden werden kann, sondern in zahlreiche, architektonisch und funktionell unterschiedliche visuelle Areale eingeteilt werden muss (s. unten und Zilles u. Clarke 1997).

2.8.2 Wernicke-Sprachregion

Die Wernicke-Aphasie ist gekennzeichnet durch
1. eingeschränktes oder fehlendes Sprachverständnis,
2. Schwierigkeiten beim Wiederholen von Wörtern oder Silben,
3. fließende, aber paraphasierende Sprache.

Diese Störungen treten bei Läsionen des **Planum temporale** und unmittelbar angrenzender Hirnregionen auf. Als Planum temporale bezeichnet man die dorsale Oberfläche des Gyrus temporalis superior von der kaudalen Grenze des ersten Heschl-Gyrus bis zum Ende der Fissura lateralis. Es wurde berichtet, dass das linke Planum temporale in den meisten menschlichen Gehirnen größer ist als das der rechten Hemisphäre (Galaburda et al. 1978a,b; Geschwind u. Levitsky 1968; Steinmetz et al. 1989). Schon von Economo und Horn (1930) sahen dies als eine makroskopisch-anatomische Asymmetrie zugunsten des linken auditorischen Assoziationskortex an. Steinmetz et al. (1991) analysierten die Korrelation dieser Asymmetrie zur Händigkeit mit MRI und morphometrischen Techniken. Sie zeigten, dass unabhängig von der Händigkeit eine Linksasymmetrie vorherrscht, diese aber bei Rechtshändern deutlicher ausgeprägt ist. Daher wird die Asymmetrie des Planum temporale als ein strukturelles Korrelat der Sprachlateralisation in der dominanten linken Hemisphäre angesehen. Das Planum temporale gilt als anatomisch lokalisierbarer Ort der funktionell definierten Wernicke-Sprachregion, auch wenn es unklar ist, ob wirklich alle Kortexbereiche, die dieser funktionellen Einheit zugeordnet werden müssen, vom Planum temporale allein repräsentiert werden.

Die Lage der architektonisch definierbaren Grenzen der Wernicke-Region (Wernicke 1874) sind gegenwärtig umstritten. Diese multimodale Sprachregion erstreckt sich allerdings mindestens auf das hintere Planum temporale (Aboitiz u. Garcia 1997; Grabowski u. Damasio 2000). Dieser Bereich kann teilweise mit dem hinteren Drittel von BA22 (Brodmann 1909), der Area TA_1 (von Economo und Koskinas 1925) oder der Area Tpt (Galaburda u. Sanides 1980) in Übereinstimmung gebracht werden. Tpt (■ Abb. 2.30) umfasst eine temporoparietale Region, in der Läsionen eine Wernicke-Aphasie auslösen. Tpt ist größer auf der linken als auf der rechten Hemisphäre (vier(!) Fälle gemessen von Galaburda et al. 1978a) mit relativen Unterschieden zwischen beiden Seiten zwischen 14% und 626%. Braak (1978) grenzte lateral der *belt region* (s. oben) des auditorischen Kortex eine magnopyramidale Region ab, die besonders große Pyramidenzellen in der unteren Lamina III enthält. Er betrachtet dieses Feld als anatomisches Korrelat der Wernicke-Sprachregion.

Im Gegensatz zu BA42 weist der Teil des temporalen Neokortex, der am wahrscheinlichsten dem Kernbereich der Wernicke-Region entspricht, eine zellarme Lamina II auf, die Pyramidenzellen der Laminae IIIc und V sind dagegen von auffallender Größe und relativ dicht gepackt. Die Lamina IV wiederum erscheint relativ schmal. Durch ihre zellarme Lamina II unterscheidet sich die vermutliche Wernicke-Region von den benachbarten Kortexabschnitten in der ventralen Wand des Sulcus temporalis superior, die neben einer zelldichten Lamina II eine clusterähnliche Anordnung der mittelgroßen Pyramidenzellen in Lamina IIIc zeigen. Nach hinten grenzt die Wernicke-Region an den Kortex des Gyrus supramarginalis, der sich v. a. durch kleinere, weniger dicht gepackte Pyramidenzellen in der Lamina IIIc abhebt.

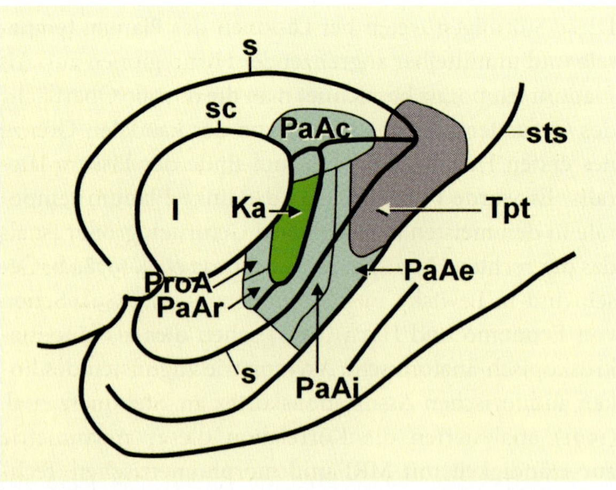

■ **Abb. 2.30.** Auditorischer Kortex und Area Tpt nach Galaburda und Sanides (1980). Area Tpt ist eine Kandidatenregion für das funktionell und klinisch definierte Wernicke-Areal. *sc* Sulcus circularis, *I* Inselrinde, *Ka* auditorischer Koniokortex (primärer auditorischer Kortex), *PaAc* kaudaler Parakoniokortex (sekundärer auditorischer Kortex), *PaAe* äußerer Parakoniokortex (sekundärer auditorischer Kortex), *PaAi* innerer Parakoniokortex (sekundärer auditorischer Kortex), *PaAr* rostraler Parakoniokortex (sekundärer auditorischer Kortex), *ProA* auditorischer Prokoniokortex (sekundärer auditorischer Kortex), *s* Fissura Sylvii, *sts* Sulcus temporalis superior, *Tpt* Area temporoparietalis

Die klassischen myeloarchitektonischen Karten (Beck 1930; Hopf 1954, 1955; Vogt u. Vogt 1919) weisen ebenfalls darauf hin, dass das hintere Drittel von BA22 eine eigene Kortexregion ist, die ein Teil der Wernicke-Region sein könnte. Hopf (1954) hat diesen Bereich als Area tpartr.p bezeichnet, die durch eine starke Myelinisierung, das Fehlen eines Kaes-Bechterew-Streifens und ineinander übergehende äußere und innere Baillarger-Streifen charakterisiert ist.

2.8.3 Inferiorer temporaler Kortex

Die inferotemporale Zone besteht (in ventromedialer Abfolge) nach Brodmann (1909) aus den Arealen 21, 20, und 36. BA37 ist eine Übergangsregion zwischen den Temporal-, Parietal- und Okzipitallappen (■ Abb. 2.7).

Teile dieser vier zytoarchitektonischen Areale gehören zum multimodalen temporalen Assoziationskortex, andere Teile können als unimodale visuelle oder vielleicht auch auditorische Hirnrindenregionen bezeichnet werden (Mesulam 1998). BA21, BA20, und BA37 sind sechsschichtige homotypische isokortikale Regionen, BA36 zeigt dagegen einige Modifikationen der homotypischen Architektonik und liegt auf dem Gyrus parahippocampalis im Übergangsbereich zwischen Iso- und Allokortex. Dieses Areal kann daher am besten als Proisokortex klassifiziert werden.

Die Hirnrinde von BA20 und BA21 ist sehr dick (3,0–3,8 mm) und erreicht damit fast die Dicke des primär motorischen Kortexareals BA4. Lamina III ist relativ schmal und weist eine sehr niedrige Zellpackungsdichte auf. Auch Lamina IV ist sehr dünn, die Neurone sind in dieser Schicht in deutlich erkennbaren Kolumnen angeordnet. In klarem Gegensatz zu den dünnen supragranulären Schichten steht die besondere Breite der infragranulären Laminae V und VI. Lamina V enthält auffallend große Pyramidenzellen. Die Areale TE_1 und TE_2 nach von Economo und Koskinas (1925) entsprechen den Arealen BA21 und BA20. Brodmanns Area ectorhinalis (BA36) ist durch eine besonders geringe Dichte an myelinisierten Fasern charakterisierbar.

Nach neueren architektonischen und funktionell-bildgebenden Untersuchungen (Übersicht: Zilles u. Clarke 1997), kann BA37 nicht mehr als homogenes kortikales Areal angesehen werden. Einige Bereiche von BA37 sind wahrscheinlich multimodale Assoziationsregionen (Mesulam 1998), andere müssen als unimodale visuelle Areale klassifiziert werden (z. B. V5/MT; ► 2.10). Die präokzipitale Inzisur markiert in etwa das Zentrum von BA37. Auf der basalen Oberfläche des Temporallappens erstreckt sich BA37 auf den hinteren Abschnitt des Gyrus temporalis inferior sowie auf den Gyrus lingualis, den Gyrus fusiformis und den Gyrus parahippocampalis. Es soll betont werden, dass der Gyrus fusiformis, auf dem ein Teil von BA37 lokalisiert ist, für komplexe visuelle Funktionen wie Repräsentation von Orthographie (Fujimaki et al. 1999; Nobre et al. 1994; Petersen et al. 1990) und Gesichtererkennung (Kanwisher et al. 2001) von Bedeutung ist. BA37 ist mit dem Areal PH nach von Economo and Koskinas (1925) (◘ Abb. 2.10) vergleichbar, aber schon diese Autoren betonten, dass PH (wie auch sein Korrelat BA37) keine architektonisch homogene Einheit ist.

BA21 der sprachdominanten Hemisphäre ist für das Kurzzeitgedächtnis (Ojemann et al. 1987), für Flüssigkeit der Sprache und Generierung von Wörtern (Petersen et al. 1988; Frith et al. 1991; Wise et al. 1991) sowie für die Diskrimination von Tönen (Mazziotta et al. 1982) von Bedeutung.

Teile von BA20 auf dem Gyrus temporalis inferior und mindestens Teile von BA37 auf dem Gyrus fusiformis gehören zum sogenannten *ventral stream* (Ungerleider u. Mishkin 1982; Mishkin et al. 1983) des visuellen Kortex (s. unten). BA20 ist z. B. aktiv während der Vorstellung einer komplizierten Route (Roland et al. 1987), BA36 auf dem Gyrus parahippocampalis und Teile von BA20 auf dem Gyrus fusiformis werden durch auf visuelle Formen gerichtete Aufmerksamkeit aktiviert (Corbetta et al. 1990).

Zusammenfassend läst sich feststellen, dass die inferotemporale Zone komplexe auditorische, visuelle und sprachliche Funktionen repräsentiert (Nakamura et al. 2000). Dieses hohe Maß an funktioneller Spezialisierung in verschiedenen Abschnitten des inferotemporalen Kortex wird von den gegenwärtig verfügbaren architektonischen Hirnrindenkarten nur unbefriedigend widergespiegelt.

2.9 Der Inselkortex

Der Inselkortex, der aus drei Zonen (isokortikale, proisokortikale und periallokortikale Zone) besteht, liegt im Gehirn tief in der Fissura lateralis verborgen. Er wird von den frontalen und parietalen Opercula sowie vom Lobus temporalis verdeckt. Der Sulcus circularis markiert ringförmig die äußere Grenze des Inselkortex.

Die agranuläre periallokortikale Zone des Inselkortex begrenzt von hinten die allokortikale Regio praepiriformis, die dem olfaktorischen System zuzuordnen ist (Mesulam u. Mufson 1985). Diese Zone besitzt eine äußere Pyramidenschicht, die als Fortsetzung des piriformen Kortex angesehen werden kann, und eine innere Zellschicht, die eine Fortsetzung des Claustrum darstellt. Gürtelförmig schließt sich dann eine dysgranuläre proisokortikale Zone an, die außen schließlich von einer granulären isokortikalen Zone abgelöst wird (◘ Abb. 2.31). Die isokortikale Zone ist durch ihren hohen Grad an Myelinisierung deutlich in der Markscheidenfärbung erkennbar und weist einen äußeren Baillarger-Streifen auf.

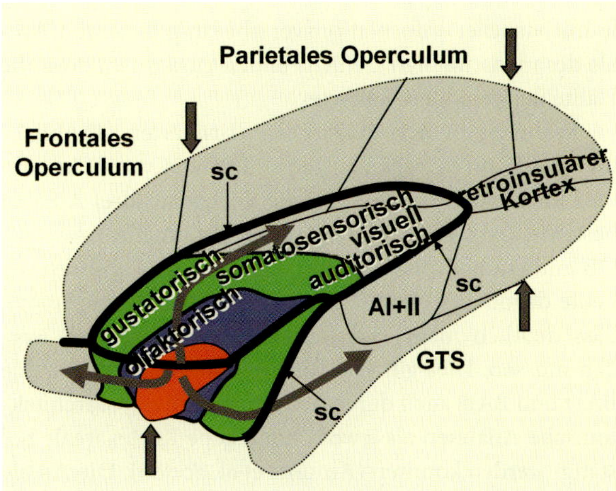

◘ **Abb. 2.31.** Schematische Darstellung des Inselkortex nach Aufklappen der Fissura lateralis Sylvii. Die *grauen Pfeile* zeigen die vom Allokortex ausgehende Wachstumsrichtungen des Inselkortex an. *Grau* Isokortex, *grün* Proisokortex, *blau* Periallokortex, *rot* Allokortex (Regio praepiriformis). *AI + II* primärer und sekundärer auditorischer Kortex, *GTS* Gyrus temporalis superior, *sc* Sulcus circularis. (Mod. nach Mesulam u. Mufson 1985)

Insgesamt stellt der Inselkortex daher eine aus drei gürtelförmigen Zonen unterschiedlicher Zytoarchitektonik bestehende Kortexregion dar, die um die olfaktorische Hirnrinde zentriert ist. Obwohl noch viele Fragen bezüglich der Funktion des Inselkortex offen sind, kann v. a. aus Studien an nichtmenschlichen Primaten geschlossen werden, dass diese Kortexregion mindestens an der olfaktorischen und gustatorischen Informationsverarbeitung beteiligt ist. Die Geschmacksafferenzen aus dem Thalamus enden v. a. im granulären Inselkortex und in einer Region vor der somatosensorischen Repräsentation der Zunge (in Area 3b), die auf der Konvexität des parietalen Operculum zu finden ist (Small et al. 1999). Beide Regionen könnten somit am ehesten als primärer gustatorischer Kortex bezeichnet werden. Es wurden aber auch Aktivierungen des Inselkortex bei der Durchführung von visuellen, somatosensorischen und akustischen Aufgaben beschrieben.

2.10 Der okzipitale Neokortex und seine Regionen und Areale

Der Okzipitallappen besteht vollständig aus visuellen isokortikalen Arealen. Weitere visuelle Hirnrindengebiete finden sich im Temporallappen, v. a. im Gyrus fusiformis, im hinteren Parietallappen und im Frontallappen. Alle mit visueller Informationsverarbeitung befassten Areale des menschlichen Gehirns bilden zusammen etwa die Hälfte des gesamten Isokortex.

Während in den klassischen Hirnkarten (◻ Abb. 2.7 und 2.10) von Brodmann (1909) und von von Economo und Koskinas (1925) der visuelle Kortex aus drei Arealen besteht (BA17, BA18 und BA19 bei Brodmann bzw. OC, OB und OA bei von Economo und Koskinas), müssen wir heute davon ausgehen (Übersicht: Zilles u. Clarke 1997), dass deutlich mehr visuelle Areale unterschieden werden müssen. Dies gilt v. a. für BA19, während die Areale BA17 und BA18 auch durch neue quantitativ-zytoarchitektonische Analysen als jeweils homogene Kortexareale bestätigt werden konnten (Amunts et al. 2000b). Die Areale im Bereich von BA19 und dem Areal BA37 (Übergang von okzipitalem zu temporalem Kortex) unterscheiden sich hinsichtlich Retinotopie, Richtungs- und Orientierungsselektivität, Kontrastempfindlichkeit, Präferenzen für bewegte visuelle Stimuli und Farben und vieler weiterer Aspekte (Tootell et al. 1998; van Essen 1979; Zeki 1991). Im Vergleich zur Situation im Gehirn nichtmenschlicher Primaten haben die vorderen Teile des visuellen Kortex im Temporal- und Parietallappen des Menschen die stärkste Expansion während der Evolution erfahren.

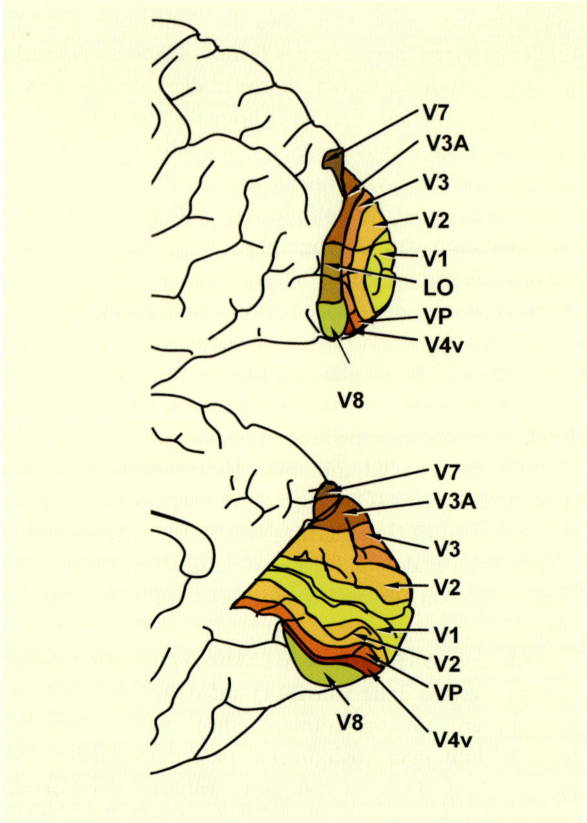

◻ **Abb. 2.32.** Areale Gliederung des visuellen Kortex des Menschen. (Nach Tootell et al. 1998)

2.10.1 Primärer visueller Kortex

Das zytoarchitektonisch definierte Areal BA17 (Brodmann 1909) ist das Zielgebiet der weitaus meisten in der Radiatio optica verlaufenden Afferenzen aus dem Corpus geniculatum laterale und die erste kortikale Station des retinalen Inputs. Es kann somit auch als primärer visueller Kortex V1 bezeichnet werden. BA17 erstreckt sich vom Okzipitalpol über die gesamte Länge des Sulcus calcarinus nach vorne und ist das Repräsentationsgebiet des gesamten kontralateralen visuellen Hemifeldes (◻ Abb. 2.32). Der größte Teil von BA17 erhält als binokuläres Repräsentationsgebiet Input aus beiden Augen. Die Repräsentation der Makula der Netzhaut ist am Okzipitalpol zu finden, während der obere Teil des Sehfeldes auf die untere Wand des Sulcus calcarinus und der untere Teil des Sehfeldes auf die obere Wand projiziert. Der horizontale Meridian verläuft im Fundus des Sulcus calcarinus, der vertikale Meridian liegt auf der Grenze zwischen BA17 und BA18 (◻ Abb. 2.33).

BA17 zeigt von allen isokortikalen Arealen des Menschen die zyto- und myeloarchitektonisch am stärksten differenzierte Struktur (◻ Abb. 2.1, 2.4, 2.34). Eine dreigeteilte Lamina IV mit den Unterschichten IVA-C kommt nur in diesem isokortikalen Areal vor (Preuss u. Coleman 2002). Auch die Lamina IVC muss zytoarchitektonisch und aufgrund ihrer Afferenzen weiter unterteilt werden. Die getrennt aus den großzelligen Schichten 1–2 und den kleinzelligen Schichten 2–6 des Corpus geniculatum late-

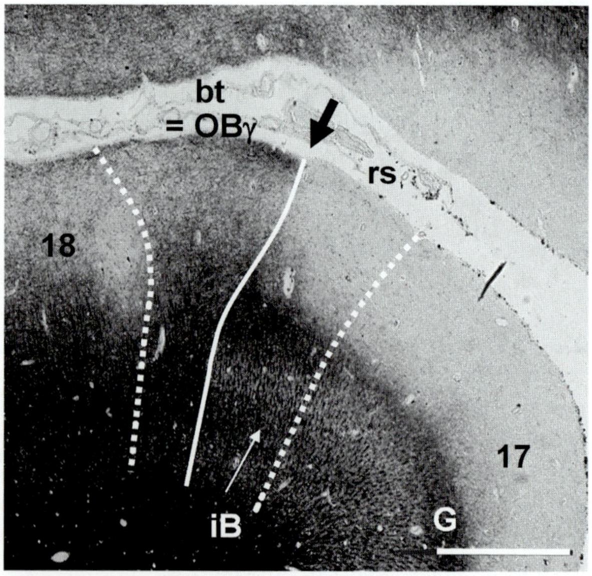

◻ **Abb. 2.33.** Myeloarchitektonik der Grenzregion zwischen dem primären (*17*) und sekundären (*18*) visuellen Kortex. Die Grenzbüschel- und Randsaumregion bilden zusammen die Repräsentation des vertikalen Meridians des Gesichtsfelds. *bt* Grenzbüschel (Sanides u. Vitzthum 1965a,b), *G* Gennari-Streifen, *iB* innerer Baillarger-Streifen, *OBγ* Areal (von Economo u. Koskinas 1925), *rs* Randsaum (Sanides u. Vitzthum 1965a,b). *Pfeil* Grenze zwischen BA17 und BA18, *weißer Balken* 1 mm

rale entspringenden magno- und parvozellulären Bahnen des visuellen Systems (M-, bzw. P-System) enden ebenfalls getrennt in der Lamina IVCα bzw. in der extrem zelldichten Lamina IVCβ (◘ Abb. 2.35). Die Laminae III und V enthalten neben vielen Pyramidenzellen zahlreiche kleine Neurone (»Körnerzellen«). Dies führt v. a. in der Lamina III zu einer »Verkörnelung« dieser in den meisten anderen isokortikalen Arealen von Pyramidenzellen dominierten Schicht. Wegen dieser Verkörnelung der supragranulären Schichten fasst man BA17 (primärer visueller Kortex) mit Area 3b (primärer somatosensorischer Kortex) und BA41 (primärer auditorischer Kortex) zum **Koniokortex** zusammen. BA17 zeigt hinsichtlich seiner Größe und der fehlenden Korrelation seiner Grenzen mit makroskopischen Landmarken besonders klar das hohe Maß an interindividueller Variabilität (Filimonoff 1932; Amunts et al. 2000b), das alle isokortikalen Areale des Menschen auszeichnet.

Die Grenze zwischen BA17 und BA18 ist die am deutlichsten erkennbare Grenze aller isokortikalen Areale (◘ Abb. 2.4, 2.33, 2.36). Ein stark myelinisierter schmaler Streifen (Gennari- oder Viq-d'Azyr-Streifen) in der Lamina IVB ist in Markscheidenfärbungen schon bei schwacher mikroskopischer Vergrößerung (und auch mit dem bloßen Auge auf frischen Hirnschnitten als helles Band) ausschließlich im Bereich von BA17 erkennbar. Deshalb wird BA17 auch als **Area striata** bezeichnet. Der Gennari-Streifen verschwindet abrupt an der Grenze zu

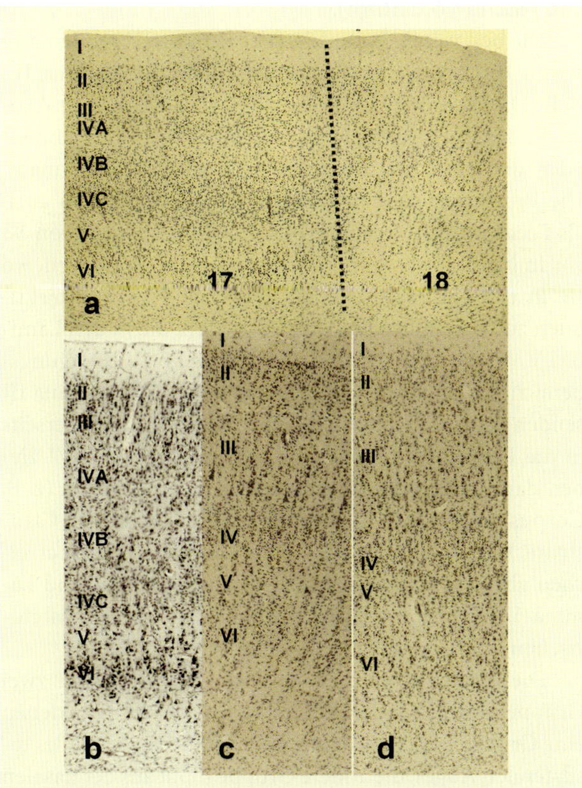

◘ **Abb. 2.34.** Die zytoarchitektonische Grenze (*gepunktete Linie*) zwischen BA17 (V1 oder primärer visueller Kortex) und BA18 (V2 oder sekundärer visueller Kortex) ist besonders deutlich erkennbar, da die Lamina IVC und der Gennari-Streifen (Lamina IVB) abrupt enden (**a**). Stärkere Vergrößerung der laminären Struktur von BA17 (**b**), BA18 (**c**) und BA19 (**d**). (Mikrophotographien von Korbinian Brodmann aus dem C. & O. Vogt-Archiv, Düsseldorf wurden in **a**, **c** und **d** verwendet)

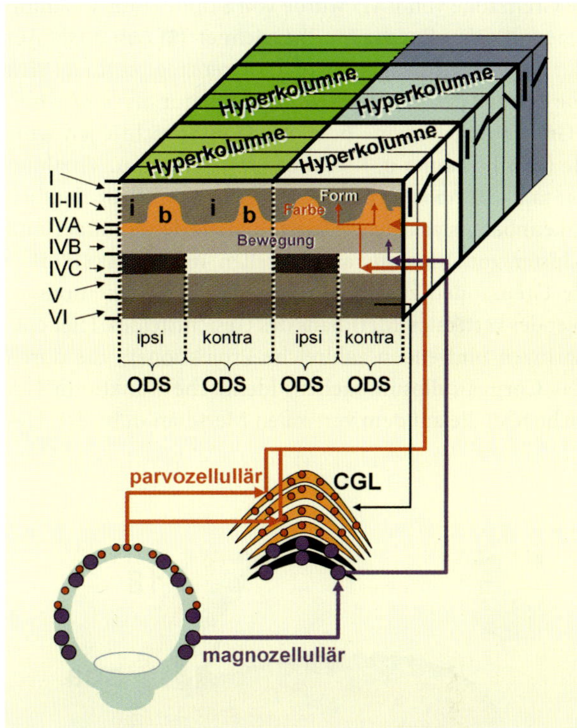

◘ **Abb. 2.35.** Der retinogenikulokortikale Weg des visuellen Systems. Schon in der Retina können das magnozelluläre (*blau*) und das parvozelluläre System (*rotbraun*) unterschieden werden. Beide Systeme ziehen im N. opticus, Chiasma opticum und Tractus opticus getrennt zu verschiedenen Schichten des Corpus geniculatum laterale (*CGL*), das magnozelluläre System zu den Schichten 1–2, das parvozelluläre System zu den Schichten 3–6. Das magnozelluläre System gelangt dann über die Radiatio optica in die obere Hälfte der Lamina IVC (Lamina IVCα) des primären visuellen Kortex und von dort in die Lamina IVB. Das parvozelluläre System gelangt ebenfalls über die Radiatio optica in den primären visuellen Kortex, dort zunächst in die untere Hälfte der Lamina IVC (Lamina IVCβ) und in die Lamina IVA. Aus diesen beiden Schichten kommend erreicht das parvozelluläre System schließlich die Cytochromoxidase-reichen *blobs* (*b* Farbsehen) und -armen *interblobs* (*i* Formsehen) der Laminae II–III. Die Lamina IV des primären visuellen Kortex sendet absteigende Projektionen zurück in das Corpus geniculatum laterale. Orientierungssäulen sind durch *Striche* unterschiedlicher Richtung markiert. Afferenzen aus beiden Augen, die gleiche Stellen im Gesichtsfeld repräsentieren, enden nebeneinander, aber nach dem Input aus dem ipsi- oder kontralateralen Auge getrennt in sogenannten Augendominanzsäulen (*ODS*) von jeweils ca. 0,5 mm in der Lamina IVC. Als Hyperkolumne wird der Bereich im primären visuellen Kortex bezeichnet, der den Input aus beiden Augen für die gleiche Stelle im Gesichtsfeld und für sämtliche Orientierungen und Bewegungsrichtungen visueller Stimuli im Raum repräsentiert

BA18 (◘ Abb. 2.4). An dieser Stelle endet auch die für BA17 typische Dreiteilung der Lamina IV in die Schichten IVA–C. In histologischen Schnitten durch die Grenzregion zwischen BA17 und BA18 sind zwei kleinere, zyto- und myeloarchitektonisch unterscheidbare Grenzzonen erkennbar (Lungwitz 1937; Sanides u. Vitzthum 1965a,b). Eine Zone, die auf der Seite von BA17 liegt, zeichnet sich durch einen inneren Baillarger-Streifen aus, ein myeloarchitektonisches Merkmal, das sonst nicht in BA17 sichtbar ist. Diese Grenzzone von BA17 wurde von Sanides und Vitzthum (1965a,b) als »Randsaum« bezeichnet (◘ Abb. 2.33). Auf der zu BA18 gehörigen Seite der Grenzregion findet sich die zweite Grenzzone, die in der Literatur als *border tuft*, »Grenzbüschelregion« oder Area OBγ beschrieben wurde (von Economo u. Koskinas 1925; Sanides u. Vitzthum 1965a,b) (◘ Abb. 2.33). Dieser Abschnitt enthält deutlich erkennbare, stark myelinisierte radiale Faserbündel und Cluster von Riesenpyramidenzellen in Lamina III. Beide Grenzzonen zusammen sind das Repräsentationsgebiet des vertikalen Meridians des Gesichtsfeldes. Hier entspringen und enden zahlreiche Projektionen, die durch das Corpus callosum ziehen. Identische Punkte im Gesichtsfeld, die auf dem vertikalen Meridian in beiden Hemisphären repräsentiert sind, werden so miteinander verbunden (Clarke u. Miklossy 1990; van Essen u. Zeki 1978). Auch zwischen anderen Arealen des extrastriären visuellen Kortex sind die kallosalen Fasern in den jeweiligen Grenzregionen konzentriert (Clarke u. Miklossy 1990; van Essen et al. 1982).

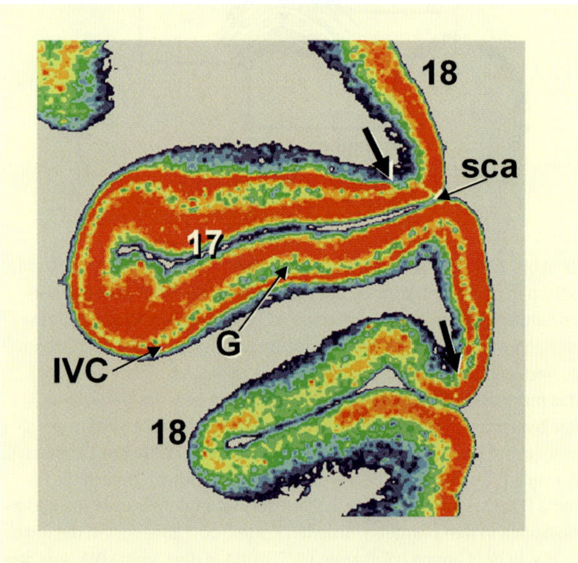

◘ **Abb. 2.36.** Regionale und laminäre Verteilung des $GABA_A$-Rezeptors im primären (*17*) und sekundären (*18*) visuellen Kortex des Menschen. Die Farbskalierung ist in spektraler Sequenz angeordnet mit Blau als niedrigster Bindung des spezifischen $GABA_A$-Rezeptorliganden [^{3}H]-Muscimol an seinem Rezeptor und Rot als höchster Bindung. Die Grenze zwischen BA17 und BA18 ist deutlich an dem plötzlichen Verschwinden der hohen Rezeptorbindung in der Lamina IVC zu erkennen; ◘ Abb. 2.4, die die Myeloarchitektonik beider Areale auf einem unmittelbar benachbarten Schnitt zeigt. Die Lage der Grenzen zwischen BA17 und BA18 (*Pfeile*) sind sowohl in der Myeloarchitektonik (◘ Abb. 2.4) als auch in der Rezeptorarchitektonik in exakt denselben Positionen identifizierbar. *G* Gennari-Streifen (Lamina IVB), *sca* Sulcus calcarinus

Während die Lamina IVC des Areals BA17 ihren stärksten retinalen Input via Corpus geniculatum laterale und Radiatio optica erhält (◘ Abb. 2.35), sendet BA17 seine Efferenzen v. a. in die extrastriären visuellen Gebiete, die BA17 gürtelförmig umgeben (Felleman u. van Essen 1991; van Essen et al. 1986) Die Mehrheit dieser Efferenzen enden in V2 (BA18), V3, und V5/MT, die ihrerseits Efferenzen zurück nach BA17 senden. Lamina-V-Pyramidenzellen von BA17 projizieren z. B. zum Colliculus superior und zum Pulvinar und von dort zurück zu den unmittelbar um BA17 herum liegenden Arealen (»parastriärer Gürtel«) (Trojanowski u. Jacobson 1976; s. auch den Übersichtsartikel von van Essen 1979). Reziproke Verbindungen wurden bei nichtmenschlichen Primaten auch zwischen BA17 und zahlreichen subkortikalen Regionen nachgewiesen (z. B. Pulvinar, Claustrum, Amygdala, Nucleus caudatus, Colliculus superior, Pons, Hypothalamus und basales Vorderhirn).

Die bedornten Sternzellen der Lamina IV senden ihre Axone direkt oder über Interneurone in die Laminae II–IVB. Die Neurone der Laminae II–III senden ihre Axone in kortikale Gebiete derselben (Projektionsbahnen) oder der anderen Hemisphäre (Kommissurenbahnen). Die Projektionsbahnen aus der Lamina III werden auch als Feedforward-Verbindungen bezeichnet, da sie von V1 aus in hierarchisch höhere visuelle Areale projizieren, wo sie in der Lamina IV enden. Die rückläufigen Projektionen zu V1 sind Feedback-Projektionen, die in den Laminae V–VI entspringen und die Lamina IV als Endigungsbereich in V1 vermeiden. Die Neurone der Lamina III senden auch Efferenzen in die Lamina V, die ihrerseits in die Lamina VI projiziert. Aus den Laminae V–VI ziehen dann Efferenzen zu subkortikalen Zielgebieten (z. B. Corpus geniculatum laterale (◘ Abb. 2.35), Pulvinar, Claustrum, Colliculus superior, Pons). Lamina-V-Zellen erreichen aber auch Neurone in den Laminae II–III, und Lamina-VI-Neurone senden Axonkollateralen zu inhibitorischen Interneuronen in Lamina IV.

Die Radiatio optica jeder Hemisphäre enthält zwei Gruppen von genikulokortikalen Nervenfasern, von denen eine Gruppe Input aus der temporalen Retinahälfte des ipsilateralen Auges, die andere Gruppe Input aus der nasalen Retinahälfte des kontralateralen Auges nach BA17 weiterleitet. Durch elektrophysiologische und anatomische Studien konnten Hubel und Wiesel (1968, 1969, 1972) bei Makaken nachweisen, dass die Terminationsgebiete des ipsi- und des kontralateralen retinalen Inputs auch in BA17 getrennt, aber für dieselben Punkte im kontralateralen Sehfeld in Form von interdigitierenden »**Augendominanzsäu-**

len« unmittelbar benachbart liegen (◘ Abb. 2.35). Die präzise topographische Beziehung von benachbarten Positionen im Gesichtsfeld und entsprechend benachbarten Positionen der Repräsentation in BA17 bezeichnet man als **Visuotopie**. Mit **Retinotopie** ist die Beziehung zwischen Stellen auf der Netzhaut und entsprechenden Repräsentationsstellen in BA17 gemeint. Die Augendominanzsäulen bestehen aus den axonalen Endigungen der genikulokortikalen Fasern und ihren Zielstrukturen, den Lamina-IVC-Neuronen (◘ Abb. 2.35). Die Augendominanzsäulen mit ipsi- oder kontralateralem retinalem Input erscheinen nur in Schnitten senkrecht zur kortikalen Oberfläche als »Säulen« (Kolumnen); auf Schnitten durch die Lamina IV parallel zur kortikalen Oberfläche bilden sie jedoch interdigitierende Bänder, die sich verzweigen können. Läsionen umschriebener Bereiche von BA17 führen zu lokalisierten Ausfällen umschriebener Bereiche im Gesichtsfeld (Skotome), eine Zerstörung von BA17 in beiden Hemisphären führt zu kompletter kortikaler Erblindung.

Neben diesen Kolumnen der Augendominanz wurden in BA17 auch andere Kolumnen für verschiedene Submodalitäten (Orientierungskolumnen, ◘ Abb. 2.35) des visuellen Systems nachgewiesen. Detaillierte Kenntnisse über diese modulare Organisation des primären visuellen Kortex liegen v. a. für die wenige hundert Mikrometer breiten, sogenannten *blobs* vor (◘ Abb. 2.35). Diese *blobs* sind durch eine besonders hohe Konzentration des mitochondrialen Enzyms Cytochromoxidase ausgezeichnet und voneinander durch Bereiche niedriger Cytochromoxidase-Aktivität getrennt, die man als *interblobs* bezeichnet (◘ Abb. 2.35). In den *blobs* finden sich Neurone, die besonders stark auf **Farbkontraste** reagieren, während die Neurone in den *interblobs* selektiv auf die **Orientierung** von visuellen Stimuli antworten. **Richtungsselektive** Zellen finden sich dagegen in den Laminae IVB und VI.

2.10.2 Extrastriataler visueller Kortex

Zusätzlich zu BA17 unterschied Brodmann (1909, 1910, 1912) BA18 und BA19 als weitere visuelle Areale. Neuere, v. a. physiologische und axonale Tracing-Studien haben aber gezeigt, dass der Begriff des extrastriären visuellen Kortex weiter zu fassen ist und Gebiete im Frontallappen (frontale Augenfelder), im Parietallappen (BA7) und im ventrolateralen Temporallappen (Teile von BA20, BA21 und BA37) dem visuellen System zugeordnet werden müssen. Deshalb wird im weiteren Verlauf nicht mehr die Brodmann-Nomenklatur verwendet, sondern auf die funktionellen Bezeichnungen V2, V3 etc. zurückgegriffen, obwohl man sich klar vor Augen halten muss, dass in vielen Fällen die Vergleichbarkeit zwischen zytoarchitektonischen Gebieten und funktionellen Arealen erst noch nachzuweisen ist.

Area V2

BA18 von Brodmann (1909) ist außer BA17 das einzige zytoarchitektonisch definierte Areal, das gut mit einem entsprechenden Feld der funktionellen Nomenklatur, hier V2, vergleichbar ist (◘ Abb. 2.32). Es bildet einen 1,0–3,5 cm breiten Gürtel um BA17, und seine Oberfläche ist ca. 1,7-mal größer als die von V1 (Tootell u. Taylor 1995). In V2 liegt der horizontale Meridian an der Grenze zwischen V2 und dem rostral anschließenden visuellen Gebiet. Dies bedeutet, dass die aus V1 bekannte Visuotopie nicht in V2 zu finden ist. Die oberen und unteren Quadranten des visuellen Halbfeldes grenzen nicht aneinander, und die Punkt-zu-Punkt-Abbildung des Sehfeldes in V1 ist in V2 nicht nachweisbar (Tootell et al. 1998).

V2 kann als homotypischer Isokortex mit sechs Schichten klassifiziert werden (◘ Abb. 2.34). Lamina II und der obere Teil von Lamina III sind schwer voneinander abtrennbar. Die Lamina III von V2 besitzt größere Pyramidenzellen als die gleiche Schicht in V1 (Clarke 1994b). Auch ist der Unterschied in der Zelldichte zwischen den Laminae V und VI nicht so ausgeprägt wie in V1. Die Lamina IV ist in V2 dünner als in V1, aber dicker als in den folgenden extrastriären Arealen. Die radiale Anordnung von Zellsäulen ist in V2 stärker ausgeprägt als in V1.

Die Grenze zwischen V2 und den rostral angrenzenden visuellen Arealen ist mit bloßem Auge bei mikroskopischen Untersuchungen nur schwer definierbar. Erst kürzlich konnte durch ein quantitatives und untersucherunabhängiges Verfahren diese Grenze reliabel bestimmt werden (Amunts et al. 2000b). V2 wird rostrolateral vom Areal VP im unteren Teil des okzipitalen Kortex begrenzt (◘ Abb. 2.32). VP zeigt eine geringere Dichte an myelinisierten Nervenfasern als V2 (Clarke 1994b; Clarke u. Miklossy 1990; Zilles u. Schleicher 1993), das einen gut sichtbaren inneren Baillarger-Streifen besitzt.

In Markscheidenfärbungen von Schnitten parallel zur kortikalen Oberfläche sind in V2 alternierend dunkle und helle Streifen erkennbar (Tootell u. Taylor 1995). Diese myelindichten oder -armen Streifen sind aber nicht mit den *stripes* und *interstripes* vergleichbar, wie sie durch Cytochromoxidase(COX)-Färbung in V2 sichtbar werden (Burkhalter u. Bernardo 1989; Hockfield et al. 1990). Die COX-reichen *stripes* in V2 zeigen eine auffallende Immunreaktion mit dem Antikörper Cat-301, der an ein extrazelluläres Proteoglykan bindet (Hendry et al. 1984, 1988; Hockfield et al. 1990) und als Indikator für das magnozelluläre System angesehen wird. Die COX-reichen *stripes* können weiter in dicke und dünne *stripes* unterteilt werden, bei denen die ersteren richtungsselektive Neurone, die letzteren farbselektive Neurone enthalten. Die dünnen *stripes* bekommen Afferenzen aus den *blobs* in V1 (◘ Abb. 2.35). Die COX-armen *interstripes* werden dagegen von formselektiven Neuronen gebildet, deren Afferenzen in den *interblobs* von V1 entspringen (◘ Abb. 2.35).

V2 ist reziprok mit V1 und zahlreichen extrastriären Arealen verbunden. V2 stellt gleichzeitig das größte Projektionsgebiet für Efferenzen aus V1 dar. Die Laminae III und IV von V2 erhalten auch wichtige Afferenzen aus dem Puvinar (Felleman u. van Essen 1991). Die Lamina VI von V2 sendet Efferenzen zum Corpus geniculatum laterale.

V2 ist aktiv bei Aufgaben, die mit Form- und Farbdiskrimination einhergehen (Gulyás u. Roland 1991, 1994), und bei visueller Vorstellung realer Objekte (Le Bihan et al. 1993). V2 ist aber nicht nur ein kortikales Areal für visuelle Perzeption, sondern spielt auch eine wichtige Rolle bei komplexen kognitiven und mnestischen Funktionen (Halgren et al. 1994).

Area V3

Funktionell-bildgebende Studien haben gezeigt (Sereno et al. 1995; Tootell et al. 1995a), dass ein Areal V3 rostral an den oberen Bereich von V2 auf der mesialen und lateralen Oberfläche des Okzipitallappens angrenzt (◘ Abb. 2.32). An der Grenze zwischen V2 und V3 findet sich die Repräsentation des horizontalen Meridians. V3 selbst erhält Input aus dem unteren visuellen Feld (Tootell et al. 1998).

Das funktionell definierte Areal V3 ist von seiner Lage her am ehesten mit dem zytoarchitektonisch definierten kleinzelligen peristriären Areal OA_1 (von Economo u. Koskinas 1925) vergleichbar. Ein Vergleich mit einem Areal aus der Hirnkarte von Brodmann (1909) ist nicht möglich.

Die meisten Neurone im Areal V3 des Makaken sind orientierungsselektiv (Zeki 1993). Die Rolle dieses Areals beim Menschen ist allerdings noch keineswegs völlig verstanden (Zeki u. Shipp 1988; Zeki 1990a; Tootell et al. 1997), da V3 beim Menschen weniger bewegungsselektiv als V3 beim Makaken und V3A beim Menschen ist. Verschiedene funktionelle Charakteristika von V3 sprechen allerdings für eine Klassifizierung dieses Areals als Teil des magnozellulären dorsalen visuellen Stroms.

Area VP

Area VP wird okzipital von V2, dorsal von V3 und rostral von V4 begrenzt (◘ Abb. 2.32). VP ist ein kleinzelliges Areal und enthält keine auffallend großen Pyramidenzellen, die in den angrenzenden Arealen V2 (Lamina III) und V4 (Laminae III und V) gefunden werden können. Anhand dieser zytoarchitektonischen und zusätzlicher myeloarchitektonischer Kriterien (geringe Myelinisierung, Fehlen der Baillarger-Streifen) wurde ein vermutliches anatomisches Korrelat von VP beschrieben (Clarke u. Miklossy 1990; Zilles u. Schleicher 1993); eine quantitative, auf objektivierbaren Kriterien beruhende Definition der Grenzen von VP fehlt aber noch. Zwischen V2 und V4, die beide eine relativ intensive Reaktion bei der Cytochromoxidase-Färbung zeigen, findet sich ein COX-ärmerer Bereich, der dem Areal VP entsprechen könnte (Clarke 1994a).

VP (und V4) sind mit dem medialen Teil des Pulvinar verbunden (s. Übersichtsartikel von Zilles u. Clarke 1997).

Area V3A

Die Area V3A des Menschen ist am ehesten mit dem dorsomedialen Areal DM bei nichtmenschlichen Primaten vergleichbar. V3A liegt unmittelbar rostral von V3 auf der medialen und lateralen Hemisphärenoberfläche (Tootell et al. 1997; ◘ Abb. 2.32). Seine Grenzen zeigen sowohl beim retinotopen Mapping als auch beim Vergleich mit makroskopischen Landmarken eine erhebliche Variabilität. Die V3A-Neurone reagieren sowohl auf die Orientierung von Konturen als auch auf die Bewegungsrichtung. Dies stimmt mit dem Input aus V2 überein, da die Afferenzen aus verschieden Modulen in V2 entspringen. Ausreichend detaillierte zyto- oder myeloarchitektonische Untersuchungen zu diesem Areal liegen bisher nicht vor.

Area V4

Läsionen im Bereich des Gyrus lingualis und des Gyrus fusiformis können eine Achromatopsie auslösen (Damasio et al. 1980; Rizzo et al. 1992; Übersicht: Zeki 1990b). Funktionell-bildgebende und elektrophysiologische Untersuchungen unterstützen ebenfalls die Annahme einer wichtigen Rolle von V4 bei der Wahrnehmung von Farben (Allison et al. 1993; Corbetta et al. 1991; Gulyás u. Roland 1991, 1994; Lueck et al. 1989; Sakai et al. 1995; Sereno et al. 1995; Zeki et al. 1991) und Formen (Corbetta et al. 1991). Deshalb wurde vorgeschlagen, das Areal V4 im menschlichen Gehirn als Homolog des Areals V4 beim Makaken (Desimone u. Schein 1987; Desimone u. Ungerleider 1989; DeYoe et al. 1994; Schiller u. Lee 1991; van Essen u. Zeki 1978; Walsh et al. 1993; Zeki 1990b) anzusehen. Es gibt aber auch Autoren (Heywood et al. 1995; Ungerleider u. Haxby 1994; Walsh et al. 1993; Zeki 1993), die diese Homologisierung ablehnen.

Das vermutliche **Areal V4** des Menschen liegt im hinteren Teil des Gyrus fusiformis und bildet die rostrale Begrenzung des Areals VP (Sereno et al. 1995). V4 enthält große Pyramidenzellen in den Laminae III und V. Die Cytochromoxidase-Aktivität und die Myelinisierung sind in V4 ausgeprägt und helfen wesentlich bei der mikroskopischen Identifizierung von V4 (Clarke 1994a; Zilles u. Clarke 1997).

Im ventralen Bereich von V4 wurde durch eine funktionell-bildgebende Studie ein Abschnitt als eigenes **Areal V4v** identifiziert (Sereno et al. 1995). V4v liegt unmittelbar benachbart zu VP (◘ Abb. 2.32). Die Grenze zwischen beiden Arealen repräsentiert den vertikalen Meridian. Der horizontale Meridian liegt auf der vorderen Grenze von V4v, die von dem **lateralen okzipitalen Areal** LO gebildet wird.

V3, V4 mit V4v und LO werden auch als **ventrolaterale Gruppe des extrastriären Kortex** bezeichnet. Ihnen gemeinsam ist eine Beteiligung an der Informationsverarbeitung von Farb-, Form und Texturmerkmalen (Corbetta et al. 1991; Martin et al. 1995) und eine überproportional große Repräsentation der Fovea. Läsionen der Areale der ventrolateralen Gruppe können eine Achromatopsie, Schwierigkeiten bei der Diskrimination von Objekten mit ähnlicher Form und Objektagnosie verursachen.

Eine kortikale Region, die bei der Wiedererkennung von Gesichtern von Bedeutung ist, wurde im hinteren temporalen Teil des Gyrus fusiformis gefunden (Allison et al. 1993, 1994; Clarke et al. 1997; Haxby et al. 1994; Nakamura et al. 2000; Puce et al. 1995). Die Wiedererkennung von Gesichtern findet v. a. in der rechten Hemisphäre statt, während einer Region, die nur wenig weiter rostral in der linken Hemisphäre liegt, die Repräsentation des Arbeitsgedächtnisses für Gesichter zugesprochen wird (Haxby et al. 1995). Eine Läsion in dieser Region kann zur Prosopagnosie, einer Unfähigkeit Gesichter wiederzuerkennen, führen.

Ein noch weiter rostral gelegenes **Areal V8** wurde im ventralen unteren Temporalkortex beschrieben (◘ Abb. 2.32). Dieses Areal ist aktiv, wenn Farbe wahrgenommen wird; eine Zerstörung des Areals führt zur Achromatopsie.

Area V5/MT

Area V5/MT wurde durch funktionelle und anatomische Beobachtungen im Sulcus temporalis superior bei nichtmenschlichen Primaten gefunden (Allman u. Kaas 1971; Born u. Tootell 1992; Maunsell u. van Essen 1983, 1987; van Essen et al. 1981; Zeki 1980). PET- und fMRI-Untersuchungen erlaubten den Nachweis eines vergleichbaren Areals im menschlichen Gehirn (Cheng et al. 1995; Clarke 1994a; Corbetta et al. 1990, 1991; Dupont et al. 1994; Tootell u. Taylor 1995; Tootell et al. 1995a,b; Watson et al. 1993; Zeki et al. 1991, 1993). Das Areal liegt etwa auf der Höhe einer Linie, die die Commissura anterior mit der Commissura posterior verbindet, nahe der Incisura occipitotemporalis auf der lateralen Hemisphärenkonvexität (Clarke u. Miklossy 1990; DeYoe et al. 1990; Tootell u. Taylor 1995) und in der Nähe der Vereinigung von Sulcus occipitalis lateralis mit dem aufsteigenden Schenkel des Sulcus temporalis inferior (Watson et al. 1993).

V5/MT zeigt eine deutliche Retinotopie (Huk et al. 2002). Fast 90% seiner Neurone sind richtungsspezifisch (van Essen et al. 1981; Heeger et al. 1999; Huk u. Heeger 2002; Blanke et al. 2002). Ein Teil dieser Neurone ist aktiv bei Stimuli, die sich über weite Bereiche des Sehfeldes bewegen, ein anderer Teil reagiert auf den Kontrast zwischen der Bewegungsrichtung eines Objekts und der des Hintergrunds. V5/MT reagiert auch auf visuelle Scheinbewegungen, die durch optische Täuschungen hervorgerufen werden (Tootell et al. 1995b).

In den klassischen zytoarchitektonischen Hirnkarten ist dieses Areal nicht markiert. Seine Lage entspricht dem hinteren Abschnitt von BA37 und dem vorderen Abschnitt von BA19. In der Hirnkarte von von Economo und Koskinas (1925) ist ein laterales extrastriäres Areal OAm (◘ Abb. 2.10) aufgeführt, das ungefähr die aus funktionell-bildgebenden Untersuchungen bekannte Position für V5/MT einnimmt. Flechsig (1920) hat in seinen myelogenetischen Untersuchungen eine früh und stark myelinisierte Area 16 im Gyrus subangularis identifiziert, die V5/MT entsprechen könnte (Watson et al. 1993). Eine Zerstörung der Area V5/MT führt zu einer Akinetopsie (Zeki 1991; Zihl et al. 1991).

Die wichtigsten Afferenzen des Areals V5/MT kommen aus der Lamina IVB des primären visuellen Kortex und aus den dicken, Cytochromoxidase-positiven Streifen in V2 (Felleman u. van Essen 1991). Dennoch können Patienten mit kompletten V1-Läsionen (Barbur et al. 1993) auf bewegte visuelle Stimuli reagieren (*blindsight*). Dies ist wahrscheinlich darauf zurückzuführen, dass der Input in V5/MT ohne Umschaltung in V1 entweder direkt aus dem Corpus geniculatum laterale oder nach einem Umweg über den Colliculus superior und das Pulvinar V5/MT erreicht (Benevento u. Fallon 1975; Benevento u. Yoshida 1981; Pasik u. Pasik 1982; Yukie u. Iwai 1981). Diese Interpretation wird auch durch Untersuchungen mit der transkraniellen Magnetstimulation unterstützt (Beckers u. Zeki 1995), da eine Inaktivierung von V5/MT die Bewegungswahrnehmung eliminiert, während eine Inaktivierung von V1 nur geringe Effekte auf die Bewegungswahrnehmung verursacht.

Area V5/MT wird von mehreren kleineren extrastriären Arealen umgeben, darunter an seiner hinteren Grenze von V4t (MTc, *middle temporal crescent*), an seiner vorderen Grenze von MST (s. unten) und an seiner ventralen Grenze von FST (Fundus-temporalis-superior-Areal). Ein weiteres bewegungsselektives Areal wurde mit PET (Watson et al. 1993) und fMRI (Tootell et al. 1995a) im hinteren parietalen Kortex gefunden. Zytoarchitektonische Untersuchungen zu diesen kleineren Arealen fehlen bisher beim Menschen.

Area MST

Dieses Areal liegt beim Menschen im vorderen Teil der okzipitotemporoparietalen Übergangsregion vor V5/MT im unteren Parietalläppchen und auf den Gyri temporales superior und medius. Mit funktionell-bildgebenden Untersuchungen konnte für dieses Areal eine mit dem MST-Areal bei Makaken vergleichbare Funktion nachgewiesen werden (Cheng et al. 1995; Dupont et al. 1994; Huk et al. 2002). Im Gegensatz zu V5/MT zeigt MST keine Retinotopie, V5/MT reagiert aber auf Stimuli in den peripheren Bereichen des ipsi- und kontralateralen visuellen Halbfeldes – ein Hinweis auf sehr große rezeptive Felder der MST-Neurone (Cheng et al. 1995; Huk et al. 2002). Besonders komplexe bewegte Muster, wie z. B. Expansion, Kontraktion und Rotation von optischen Flussfeldern, führen zu einer Aktivierung von MST (Graziano et al. 1994).

MST sendet seine Efferenzen besonders in den hinteren Parietallappen und ist deshalb ein Mitglied des dorsalen visuellen Stroms, während FST (s. oben) efferente Verbindungen sowohl Gebiete im Parietal- als auch im Temporallappen erreicht.

Area V6 und Area PO

Dieses rein visuelle und stark myelinisierte Areal liegt im unteren Bereich der Vorderwand des Sulcus parietooccipitalis beim Makaken (Galletti et al. 1996) und in vergleichbarer Position beim Menschen. Obwohl PO und V6 oft als die gleichen Areale angesehen werden, zeigt eine jüngst erschienene Arbeit (Galletti et al. 2005), dass die beiden Areale sich zwar überlappen, aber unterschiedliche Teile des Gesichtsfeldes repräsentieren. In PO ist ausschließlich der periphere Teil des Gesichtsfeldes repräsentiert, während V6 zusätzlich noch den zentralen Teil des Gesichtsfeldes enthält.

Area V6A

Dieses Areal, das unmittelbar dorsal an V6 angrenzt, ist kein rein visuelles Areal, sondern muss dem multimodalen Assoziationskortex zugerechnet werden, da es weniger empfindlich auf visuelle Stimulation als andere extrastriatale Areale reagiert und zudem an der somatosensorischen Informationsverarbeitung beteiligt ist (Galetti et al. 1996, 1997, 1999, 2005). Von der Lage und Ausdehnung her überlappt V6A ebenso wie V6 partiell mit dem Areal PO. Es ist daher davon auszugehen, dass PO hinsichtlich seiner Funktion und Retinotopie kein einheitliches visuelles Kortexareal ist, sondern mindestens V6 und V6A enthält. Welche anderen Areale noch – zumindest partiell – in PO enthalten sind, ist gegenwärtig noch unklar.

2.11 Riechhirn

Das Auslösen einer Geruchswahrnehmung beruht auf der Bindung von bestimmten Duftmolekülen an spezialisierten Zellmembranen von olfaktorischen Rezeptorzellen. Diese Bindung löst ein depolarisierendes Rezeptorpotenzial aus. Die Rezeptorzellen liegen an einer umschriebenen Stelle, der Regio olfactoria, die sich auf der oberen Nasenmuschel in der Nasenhöhle befindet. Die strukturelle Grundlage unterschiedlicher Geruchsempfindungen ist in der unterschiedlichen Gestalt und Größe der entsprechenden Duftmoleküle zu sehen, die je nach Geruchswert an unterschiedliche Rezeptormoleküle in der Membran der Sinneszellen binden (Schlüssel-Schloss-Prinzip).

Die **primären Sinneszellen** des olfaktorischen Systems sind glutamaterge Neurone, die mit ihren Axonen, **Fila olfactoria**, die Erregung direkt zum Bulbus olfactorius weiterleiten. Alle Fila olfactoria bilden zusammen den I. Hirnnerv, **N. olfactorius**. Das olfaktorische System unterscheidet sich von allen anderen Sinnessystemen dadurch, dass

- die ersten Neurone (primäre Sinneszellen) während des ganzen Lebens aus den Basalzellen (Stammzellen) des Sinnesepithels regenerieren,
- die Sinneszellen ihre Axone ohne Umschaltung im Thalamus direkt zum olfaktorischen Kortex des Endhirns schicken, und
- keine somatotope Organisation in diesem System nachweisbar ist (Price 2004).

Eine Besonderheit des olfaktorischen Systems beim erwachsenen Menschen ist das Fehlen des **Vomeronasalorgans** und des **Bulbus olfactorius accessorius**, die bei den meisten nichtmenschlichen Primaten und Säugetieren vorhanden sind. Beim menschlichen Fetus soll das Vomeronasalorgan vorhanden sein, sich dann aber zurückbilden.

Der **Bulbus olfactorius** liegt als Teil des Paläokortex über dem Dach der Nasenhöhle. Die Fila olfactoria erreichen ihn durch die **Lamina cribrosa** des Os ethmoidale. Vom Bulbus olfactorius geht der **Tractus olfactorius** als zentrale Faserbahn aus, der den Bulbus mit den anderen Arealen des Paläokortex verbindet. Ähnlich wie die Neurone der Retina ist der Bulbus nicht nur eine einfache Umschaltstation der Efferenzen des Sinnesepithels, sondern bereits eine Informationsverarbeitungsstation. In Anpassung an diese komplexe Aufgabe ist er geschichtet (◘ Abb. 2.37). An der Oberfläche des Bulbus liegt das zellkörperarme **Stratum fibrosum**, das aus den afferenten Axo-

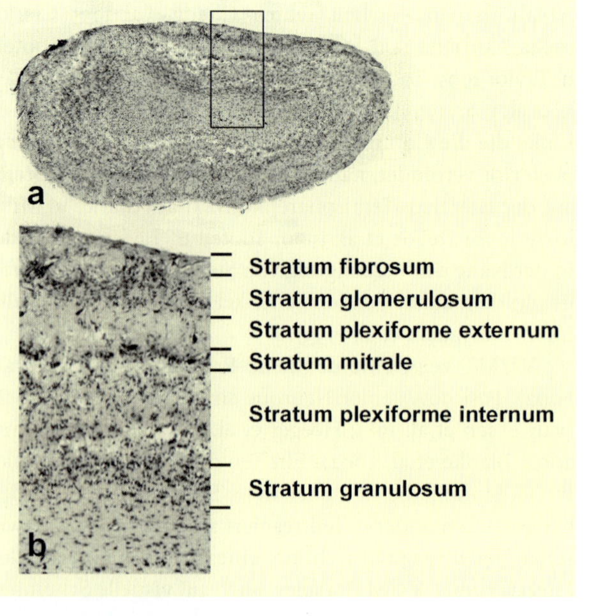

◘ **Abb. 2.37.** **a** Querschnitt durch den Bulbus olfactorius des Menschen, **b** durch stärkere Vergrößerung einer Region, die durch das *Rechteck* in **a** markiert ist, wird der komplexe Schichtenaufbau des Bulbus olfactorius deutlich

nen aus der Riechregion der Nase besteht. Darunter findet sich das **Stratum glomerulosum**, das durch Neuropilbezirke mit hoher Synapsendichte, die **Glomeruli**, charakterisiert ist und außerdem **periglomeruläre Schaltneurone** enthält, die verschiedene Glomeruli miteinander verbinden. Das dann folgende **Stratum plexiforme externum** enthält die **Pinselzellen** und **van-Gehuchten-Zellen**, ist aber grundsätzlich arm an Nervenzellkörpern. Darunter folgt das **Stratum mitrale**, in dem relativ großer Neurone, die **Mitralzellen** liegen. Das **Stratum plexiforme internum**, das unter dem Stratum mitrale liegt, enthält die Perikarya der **Vertikal- und Horizontalzellen.** Die am weitesten innen gelegene Schicht ist das **Stratum granulosum.** Es ist zellkörperreich und enthält **Körnerzellen, Golgi-Zellen** und **Blane-Zellen**.

Die Zellen der verschiedenen Bulbusschichten stehen miteinander in Verbindung. Afferenzen aus dem Riechepithel tauchen in das Stratum glomerulosum ein und treten in synaptischen Kontakt mit den Dendritenbäumen der glutamatergen Mitralzellen sowie mit ebenfalls glutamatergen und dopaminergen sowie Substanz P-enthaltenden Büschelzellen. Außerdem sind auch die GABA-, enkephalin und dopaminproduzierenden Periglomerulärzellen an den synaptischen Komplexen der Glomeruli beteiligt. Sie bilden – wie die Körnerzellen – bidirektionale (reziproke) Synapsen. Die Büschelzellen entsenden als wichtigen Output des Bulbus olfactorius ein langes Axon in den **Tractus olfactorius** (◘ Abb. 2.38). Dabei geben sie Kollateralen in das Stratum plexiforme internum ab. Axone der Mitralzellen erreichen mit Kollateralen die GABAergen **Körner-, Vertikal- und Horizontalzellen**, bevor sie ebenfalls als weiterer wichtiger Output in den Tractus olfactorius (◘ Abb. 2.38) ziehen. Die GABAergen Golgi- und Blane-Zellen senden ihre Axone zu den Körnerzellen. Außer den Büschel- und Mitralzellen sind alle Neurone des Bulbus olfactorius inhibitorische Interneurone, die auch Ziel afferenter Fasern zum Bulbus aus den paläokortikalen Hirnregionen (s. unten) sind.

Der Bulbus olfactorius erhält nicht nur von den primären Sinneszellen Afferenzen, sondern – mit Ausnahme des Tuberculum olfactorium – auch aus allen olfaktorischen Rindenregionen (Price 2004). Die Efferenzen aus dem Bulbus olfactorius, die aus den Mitral- und Büschelzellen entspringen, bilden den **Tractus olfactorius lateralis**, in dessen Verlauf die Regio retrobulbaris eingeschaltet ist, und erreichen u. a. kortikale Regionen des Riechhirns, **Rhinenzephalon**, das den **Paläokortex** bildet (◘ Abb. 2.38). Einen Tractus olfactorius medialis gibt es bei Säugetieren nicht (Price 2004). Der Tractus olfactorius zieht zur Regio retrobulbaris, zum Tuberculum olfactorium und zur Area entorhinalis (vorderer »olfaktorischer« Abschnitt), der Regio (prae)piriformis und zur Amygdala (Regio periamygdalaris).

Eine Läsion der Fila olfactoria und des Bulbus olfactorius, aber auch des Tractus olfactorius und der Regio retrobulbaris (Nucleus olfactorius anterior) führt zu einer Beeinträchtigung oder zum Verlust der Riechfunktion, zur Hypoosmie oder Anosmie.

Die **Regio retrobulbaris** (**Nucleus olfactorius anterior**) (◘ Abb. 2.39) verbindet über die **Commissura rostralis** die Bulbi olfactorii der rechten und linken Seite miteinander. Außerdem schickt die Regio retrobulbaris Efferenzen (◘ Abb. 2.38) zu allen übrigen Arealen des Paläokortex sowie in das Dienzephalon (Epithalamus, Thalamus, Hypothalamus).

Das **Tuberculum olfactorium**, das im vorderen Teil der **Substantia perforata** liegt und beim Menschen im Gegensatz zu makrosmatischen Säugetieren stark reduziert ist (Stephan 1975), besteht aus einem dreischichtigen Kortex. Eine klare Schichtengliederung ist jedoch beim Menschen nur schwer zu erkennen (◘ Abb. 2.39). Die kleinen Neurone der oberen Schicht bilden die auffallenden **Calleja-Inseln**. Reziproke Verbindungen des Tuberculum olfactorium bestehen mit dem Bulbus olfactorius und allen anderen Gebieten des Paläokortex sowie dem Hippocampus. Das Zielgebiet für die meisten Efferenzen aus dem Tuberculum olfactorium ist aber das ventrale Pallidum (Price 2004).

Das **Septum** liegt in der vorderen, medialen Hemisphärenwand und enthält u. a. die **Regio periseptalis** und das **diagonale Band von Broca**. Die Regio periseptalis erhält Afferenzen aus der Regio retrobulbaris und dem Tuberculum olfactorium sowie aus der Regio praepiriformis und der Amygdala. Das diagonale Band sendet cholinerge und GABAerge Efferenzen zum Bulbus olfactorius (◘ Abb. 2.38). Das Septum ist auch mit der Area entorhinalis und dem Hippocampus verbunden, über den olfaktorische Informationen das limbische System erreichen (► Kap. 1).

Die **Regio praepiriformis** (◘ Abb. 2.38 und 2.39) wird auch als primäre Riechrinde bezeichnet und besteht aus den drei Schichten Stratum moleculare, Stratum densocellulare und Stratum multiforme. Sie entspricht dem Areal 51 von Brodmann (1909) und ist durch die Capsula extrema von dem darunter liegenden Claustrum getrennt. Detaillierte zytoarchitektonische und vergleichend-anatomische Analysen dieser paläokortikalen Hirnregion wurden von Rose (1927), Brockhaus (1940), Pigache (1970) und Stephan (1975) vorgelegt. Beim Menschen ist sie nur klein und liegt kaudal und lateral vom Tuberculum olfactorium. Die wichtigsten Afferenzen zur Regio praepiriformis stammen aus dem Bulbus olfactorius; sie bildet reziproke Verbindungen mit anderen olfaktorischen Rindenregionen (Price 2004) und der Regio entorhinalis. Weitere Verbindungen bestehen mit Claustrum, Inselkortex, Putamen, basalem Vorderhirn, der präoptischen Region, dem Thalamus und dem Hypothalamus (◘ Abb. 2.38). Verbindungen zwischen den präpiriformen Arealen beider Hemisphären ziehen durch die Commissura anterior. Neben seiner Funktion als olfaktorischer Kortex haben Powell et

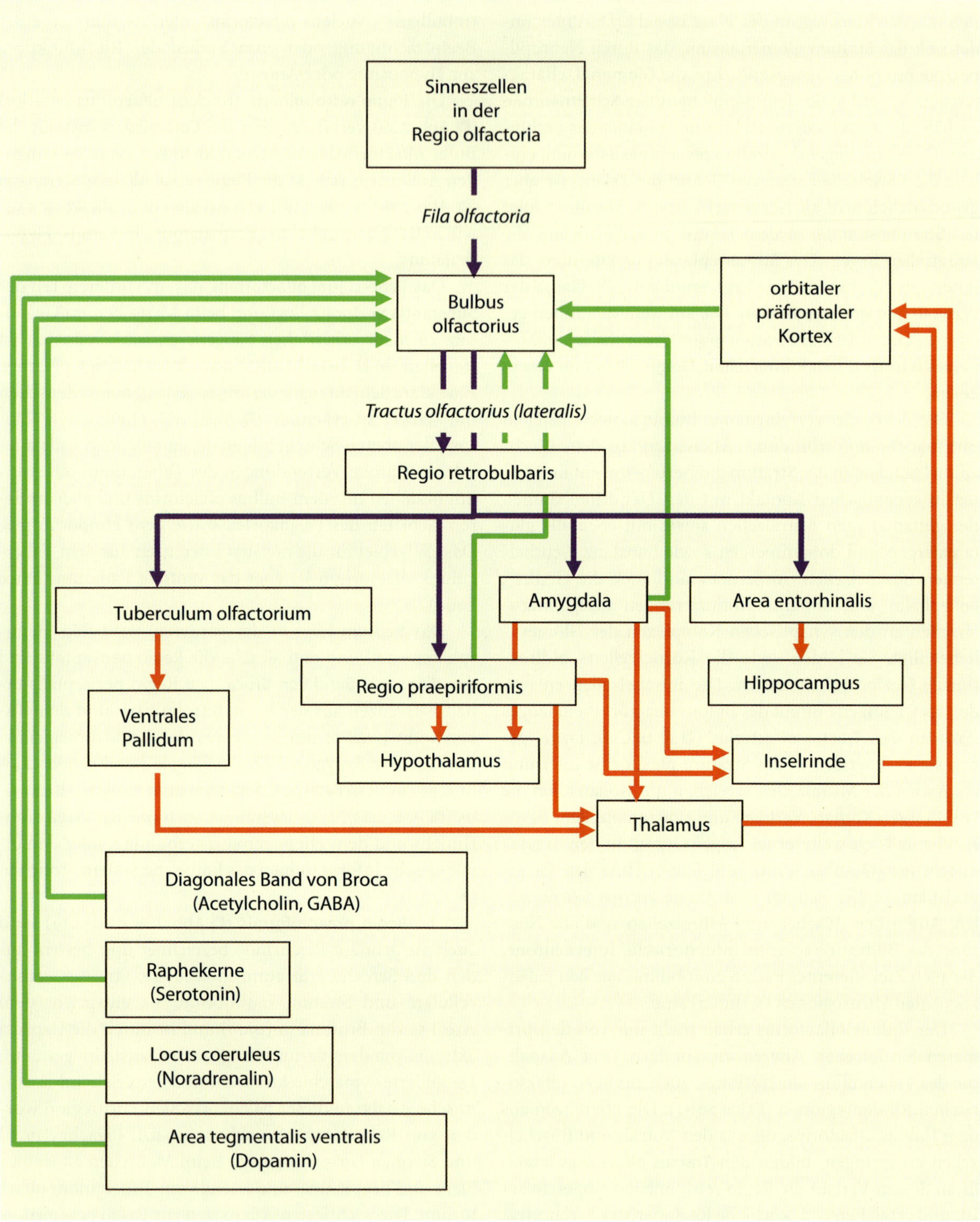

Abb. 2.38. Verschaltungsschema wichtiger afferenter (*grün*) und efferenter (*blau*) Verbindungen des Bulbus olfactorius, Verbindungen im olfaktorischen System ohne Ursprung oder Termination im Bulbus olfactorius (*rot*)

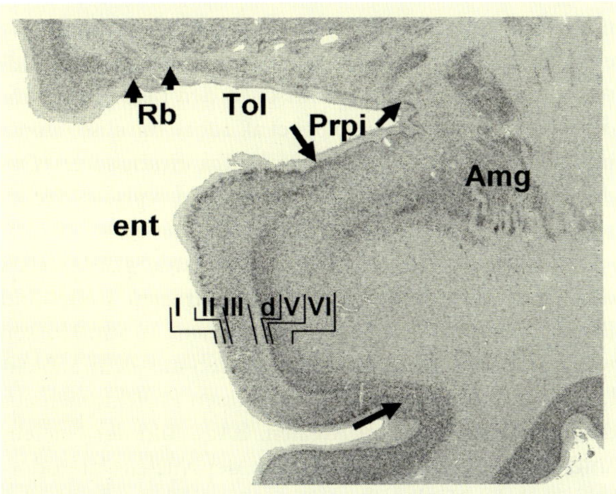

■ **Abb. 2.39.** Zytoarchitektonik und Lagebeziehungen zwischen Regio retrobulbaris (*Rb*), Tuberculum olfactorium (*Tol*), Regio praepiriformis (*Prpi*), Amygdala (*Amg*) und Area entorhinalis (*ent*) mit der Lamina dissecans (*d*) im Gehirn des Menschen in einem Frontalschnitt

al. (1965) auch auf eine Rolle bei der Steuerung des Sexualverhaltens hingewiesen, die durch die intensiven Verbindungen mit dem Hypothalamus ermöglicht wird.

Zwischen Paläokortex und Isokortex findet sich eine vierschichtige **peripaläokortikale Übergangsregion** (Stephan 1975), die dem Areal 16 (Brodmann 1909), dem rostralen agranulären Areal des Inselkortex (Rose 1929; Brockhaus 1940) und den Arealen ID und TI (von Economo u. Koskinas 1925) entspricht. Die peripaläokortikale Übergangsregion der Inselrinde ist mit der Amygdala, der Area praepiriformis, dem Claustrum und benachbarten Teilen des Isokortex verbunden (■ Abb. 2.38).

Die **Regio periamygdalaris** und der **Nucleus corticalis anterior** der Amygdala (■ Abb. 2.39) erhalten ebenfalls Afferenzen aus dem Bulbus olfactorius (■ Abb. 2.38). Dieser Teil der Amygdala vermittelt Verbindungen zwischen olfaktorischen, thalamischen (Nucleus medialis thalami) und hypothalamischen Gebieten sowie der Substantia innominata, die dem basalen Vorderhirn zugerechnet wird. Aus der Substantia innominata und dem Nucleus medialis thalami ziehen Efferenzen in den hinteren Teil des isokortikalen **orbitofrontalen Kortex**.

Durch funktionell-bildgebende Untersuchungen konnte gezeigt werden, dass Geruchsstimuli nicht nur im olfaktorischen Kortex (Dade et al. 1998; Sobel et al. 2000) im engeren Sinne, sondern auch im orbitalen Kortex (Royet et al. 2001) Aktivierungen der Hirnrinde auslösen. Dennoch sollte der orbitale Kortex nicht einfach als »höheres« olfaktorisches Areal angesehen werden, da die Reizantworten auf olfaktorische Stimuli im Zusammenhang mit Essen sehr stark vom Sättigungsgrad abhängen. Die Aufgabe des orbitalen Kortex ist also eher mit Aspekten eines »Reward-Systems« als mit purer Geruchsanalyse zu beschreiben (Price 2004).

2.12 Archikortex und Periarchikortex

Hippocampus (■ Abb. 2.40) und **Area entorhinalis** (■ Abb. 2.39) sind Teile der archi- bzw. periarchikortikalen Rindenregion. Zum Periarchikortex gehören neben der Area entorhinalis (BA28) auch das Prae- und Parasubiculum (■ Abb. 2.40) sowie der retrospleniale, der subgenuale und Teile des zingulären Kortex. Archi- und Periarchikortex sowie der anschließende Proisokortex (bestehend aus den orbitofrontalen, temporopolaren und insulären Rindenregionen) bilden zusammen den paralimbischen Kortex (Stephan 1975). Dieser wird auch als Mesokortex bezeichnet. Zu Beginn dieses Kapitels (▶ 2.1.1) wurde schon der allokortikale Teil des Gyrus cinguli und der paläokortikale Teil der Amygdala erwähnt; zur Amygdala und zu subkortikalen Regionen als Teilen des limbischen Systems und seiner Verbindungen ▶ Kap. 1.

Der **Hippocampus** wird eingeteilt in
- einen retrokommissuralen Hippocampus, bestehend aus Ammonshorn (Regionen CA1–CA4), Gyrus dentatus und Subiculum,
- einen suprakommissuralen Hippocampus (Indusium griseum) und
- einen präkommissuralen Hippocampus.

Der **retrokommissurale** Hippocampus befindet sich medial neben dem Unterhorn des Seitenventrikels und an dessen Boden in Gyrus dentatus und Gyrus parahippocampalis des Temporallappens. Der beim Menschen stark reduzierte **suprakommissurale** Hippocampus geht unter dem Splenium corporis callosi in den **Gyrus fasciolaris** über und zieht nach dorsal auf das Corpus callosum. Der **präkommissurale** Hippocampus erstreckt sich auf eine Region unter dem Rostrum corporis callosi und dem kaudalen Ende des Tractus olfactorius.

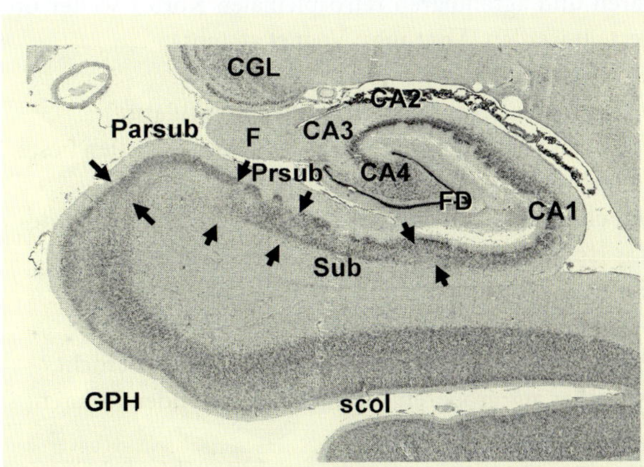

■ **Abb. 2.40.** Hippocampusformation (CA1–4, FD, Sub) des Menschen mit Prae- (*Prsub*) und Parasubiculum (*Parsub*) sowie der angrenzenden isokortikalen Region des Gyrus parahippocampalis (*GPH*). *CGL* Corpus geniculatum laterale, *F* Fimbria hippocampi, *scol* Sulcus collateralis

Wenn im Zusammenhang mit dem menschlichen Gehirn von Hippocampus gesprochen wird, ist fast immer der retrokommissurale Hippocampus gemeint, der lateral im Gyrus parahippocampalis an das periarchikortikale Gebiet des **Praesubiculum** angrenzt. Diesem folgt in lateraler Richtung das **Parasubiculum**, das lateral von der **Area entorhinalis** und weiter okzipital vom Isokortex des Gyrus parahippocampalis umgeben wird (◘ Abb. 2.40). Zwischen Isokortex und Hippocampus supra- bzw. praecommissuralis liegen die **Regio retrosplenialis** und der **zinguläre Kortex** als periarchikortikale Regionen des Gyrus cinguli.

2.12.1 Retrosplenialer Kortex

Der retrospleniale Kortex liegt im Sulcus corporis callosi, unmittelbar hinter dem Splenium des Corpus callosum. Er wird vom Praesubiculum und Arealen des hinteren zingulären Kortex begrenzt. Der retrospleniale Kortex besteht aus einem granulären und einem agranulären Teil (Rose 1928). Brodmann (1909) identifizierte drei zytoarchitektonisch definierte Areale. Im granulären Teil liegen Area 26 (ektosplenialer Kortex) und Area 29 (granulärer retrosplenialer Kortex im engeren Sinn), im agranulären Teil Area 30 (◘ Abb. 2.7). Diese Unterteilung wurde auch in späteren Studien bestätigt (Armstrong et al. 1986; Braak 1979; von Economo u. Koskinas 1925; Vogt et al. 2001).

Obwohl von Economo und Koskinas (1925) unter dem Begriff der retrosplenialen Region deutlich mehr Areale zusammenfassen (LB_2, LD, LE_1, LE_2, LF_1, LF_2), zeigt ein Vergleich mit den Beschreibungen von Brodmann (1909) und nachfolgenden Studien, dass nur LE_2, LE_1 und LD mit BA26, BA29 und BA30 vergleichbar sind (Stephan 1975). LB_2, LF_1 und LF_2 gehören dagegen zum suprakommissuralen Hippocampus. Allerdings kann jeder Teil des granulären und agranulären retrosplenialen Kortex weiter unterteilt werden (Vogt 1993; Vogt et al. 1995).

BA26 ist dreischichtig und besteht aus
- einer außen gelegenen Lamina molecularis,
- einer zelldichten, aus kleinen Pyramidenzellen bestehenden mittleren und
- einer inneren dritten Schicht, die der Lamina VI des Isokortex ähnlich ist (Braak 1979; Vogt et al. 2001).

BA29 ist vierschichtig und besteht aus
- einer Lamina molecularis,
- einer sehr zelldichten äußeren Pyramidenschicht,
- einer aus größeren Neuronen bestehenden inneren Pyramidenschicht und
- einer ganz innen gelegenen polymorphen Schicht.

BA30 besitzt eine äußere Pyramidenschicht, die im Gegensatz zu derselben Schicht in BA29 nicht mehr so stark von kleinen Pyramidenzellen (»Körnerzellen«) dominiert wird. Deshalb wird BA30 auch dem agranulären retrosplenialen Kortex zugerechnet. Zusätzlich haben sich in BA30 erste Anzeichen einer inneren Körnerschicht mit zahlreichen kleinen Neuronen zwischen den beiden Pyramidenschichten entwickelt (Vogt et al. 2001), die eine Zuordnung zum dysgranulären Proisokortex ermöglichen. Das dann angrenzende Areal BA23 zeigt die typische Sechsschichtigkeit des Isokortex (Zilles et al. 1986b).

In nichtmenschlichen Primaten wurde gezeigt, dass die wichtigsten Afferenzen zu den Arealen BA26 und BA29 im Subiculum entspringen (Rosene u. van Hoesen 1977), während BA30 keine Afferenzen aus dem Subiculum erhält. BA30 erreichen statt dessen Projektionen aus den exstriären visuellen Arealen. BA24 und der Nucleus anterior, die Nuclei intralaminares, der Nucleus laterodorsalis und der Nucleus lateroposterior thalami senden Efferenzen in den gesamten retrosplenialen Kortex (Baleydier u. Mauguiere 1980; Vogt et al. 2004) Auch das Claustrum und das diagonale Band von Broca (Bigl et al. 1982), der Locus coeruleus, die Raphekerne und der laterale Hypothalamus sind Quellen von Afferenzen zum retrosplenialen Kortex. Efferenzen aus dieser Kortexregion ziehen zum Nucleus anterior thalami, zum vorderen zingulären Kortex und zum Pons (van Hoesen et al. 1993).

2.12.2 Periarchikortikale Areale des Gyrus cinguli

Die **periarchikortikalen Areale des Gyrus cinguli** liegen zwischen dem supra- und dem präkommissuralen Hippocampus. Brodmann (1909) beschreibt als Regio cingularis einen granulären isokortikalen Anteil mit den Arealen BA23 und BA31 (Armstrong et al. 1986; Zilles et al. 1986b) im hinteren Abschnitt des Gyrus cinguli, die agranulären proiso- bzw. isokortikalen Areale BA24 und BA32 im vorderen Gyrus cinguli und die periarchikortikalen Areale BA25 und BA33 (◘ Abb. 2.7). BA33 liegt neben dem suprakommissuralen Hippocampus, und BA25 begleitet den präkommissuralen Hippocampus (Stephan 1975). Beide Areale zeigen nicht die typische Lamina II des Isokortex.

Vom Temporalpol und aus den Arealen BA7, BA21 und BA22 ziehen bei Primaten Afferenzen zum Areal BA25 (Pandya u. Kuypers 1969). BA25 ist mit den iso- und proisokortikalen Arealen BA32 und BA24 sowie mit dem hinteren zingulären Kortex und der Regio retrosplenialis verbunden. Reziproke Verbindungen existieren zwischen dem hinteren zingulären Kortex und dem präfrontalen Kortex sowie dem hinteren Teil des parietalen Kortex (Mesulam u. Mufson 1982; Mufson u. Mesulam 1982; Pandya et al. 1981; Vogt et al. 2004). Der vordere zinguläre Kortex erhält thalamische Afferenzen aus Nucleus paraventricularis, Nucleus reuniens, Nucleus parafascicularis, Nucleus lateralis centralis superior, Nucleus mediodorsalis und Nucleus limitans sowie aus der Substantia innominata, dem Claustrum, den Raphekernen und dem Locus coeruleus (Vogt et al. 2004). Auch aus dem Septum und der Amygdala sowie durch das Corpus callosum aus dem zingulären Kortex der kontralateralen Hemisphäre entspringen Afferenzen. Die Efferenzen des zingulären Kortex erreichen die Amygdala, das Praesubiculum, den retrosplenialen und den perirhinalen Kortex (Baleydier u. Mauguiere 1980; Pandya et al. 1981).

2.12.3 Hippocampus

Der **Hippocampus** (**retrocommissuralis**) zeigt beim Menschen eine strukturelle Differenzierung in die Regionen **Subiculum, Cornu Ammonis** und **Fascia dentata**. Das Ammonshorn kann wegen seiner unterschiedlichen Architektonik und Verschaltung in weitere Subregionen CA1–CA4 (◘ Abb. 2.40 und 2.41) eingeteilt werden. An seiner ventrikulären Seite ist der Hippocampus vom **Alveus** (◘ Abb. 2.41e) bedeckt, der aus afferenten und efferenten Fasersystemen besteht und die weiße Substanz des Hippocampus darstellt. Der Alveus setzt sich in die **Fimbria hippocampi** (◘ Abb. 2.40 und 2.41e) fort, die in den **Fornix** übergeht. Der Fornix verbindet den Hippocampus mit zahlreichen kortikalen und subkortikalen Gebieten.

Das **Cornu Ammonis** besitzt eine dreischichtete Rindengliederung mit **Stratum oriens** (basale Dendriten der Pyramidenzellen), **Stratum pyramidale** (Pyramidenzellkörper) und **Stratum radiatum-lacunosum-moleculare** (apikalen Dendriten der Pyramidenzellen) (◘ Abb. 2.41e). Das **Subiculum** besteht aus prinzipiell den gleichen drei Schichten wie das Cornu Ammonis; die Pyramidenzellschicht des Subiculum ist jedoch deutlich breiter als die entsprechende Schicht des Ammonshorns. In der **Fascia dentata** (»Gyrus dentatus«) ist die oberflächliche Schicht das **Stratum moleculare** (Dendriten der **Körnerzellen**) (◘ Abb. 41e). Darunter liegt das **Stratum granulosum** bestehend aus Zellkörpern der Körnerzellen und GABAerger Korbzellen. Die tiefste Schicht ist das **Stratum multiforme**, das mit der CA4-Region als **Hilus fasciae dentatae** zusammengefasst werden kann. Der Hilus enthält Assoziationsneurone und Interneurone. Das Praesubiculum (◘ Abb. 2.40) und das Parasubiculum (◘ Abb. 2.40) zeichen sich durch eine sehr zelldichte Lamina II aus und können so vom Subiculum und der Area entorhinalis (◘ Abb. 2.39) unterschieden werden.

Das Septum schickt cholinerge und GABAerge Efferenzen durch den Fornix zum Hippocampus. Glutamaterge Afferenzen erreichen den Hippocampus aus der Area entorhinalis über den **Tractus perforans**, der an den Dendriten der Körnerzellen im Stratum moleculare der Fascia dentata endet (◘ Abb. 2.41f). Ebenfalls glutamaterge Körnerzellen senden ihre Axone, die als **Moosfasern** bezeichnet werden, vor allem zu den Dendriten der Pyramidenzellen in der CA3-Region (◘ Abb. 2.41f). Die Moosfasern enden zwischen Stratum pyramidale und Stratum radiatum in einer auf die CA3-Region begrenzten Schicht, dem **Stratum lucidum** (◘ Abb. 2.41f). Die glutamatergen Pyramidenzellen der CA3-Region senden ihre Efferenzen in Hirngebiete außerhalb des Hippocampus, geben aber vorher die sogenannten **Schaffer-Kollateralen** ab, die an den Dendriten der Pyramidenzellen der CA1-Region enden (◘ Abb. 2.41f). Damit ergibt sich innerhalb des Hippocampus ein glutamaterges System mit synaptischen Umschaltungen vom Tractus perforans auf die Körnerzellen der Fascia dentata und von den Moosfasern auf Neurone im Hilus und die Pyramidenzellen der CA3-Region. Dieses System wird in der Neurophysiologie als Modellsystem für Langzeitpotenzierung (LTP) und mögliche Mechanismen für Lernfunktionen intensiv untersucht (s. unten).

Der Hippocampus sammelt alle Efferenzen im Alveus und der Fimbria hippocampi. Über den Fornix ziehen diese zu zahlreichen Hirnregionen einschließlich des Nucleus accumbens. Eine dieser efferenten Bahnen gelangt über das Subiculum zum Corpus mammillare im kaudalen Teil des Hypothalamus (Insausti u. Amaral 2004). Vom Corpus mammillare zieht dann der Tractus mammillothalamicus, der auch als Vicq-d'Azyr-Bündel bezeichnet wird, zum Nucleus anterior thalami. Von dort sollen durchgehende Axone zum Cingulum ziehen und schließlich wieder den Hippocampus erreichen. Dieser Schaltkreis wird auch als **Papez-Kreis** bezeichnet (▶ Kap. 1). Es hat sich jedoch herausgestellt, dass diese Vorstellung vom Papez-Kreis eine grobe Vereinfachung ist, da v. a. im Bereich des Cingulum beim Menschen keine – ohne Unterbrechungen und Anlagerung anderer Axone aus verschiedenen Hirnregionen – durchgehende Faserbahn vom Nucleus anterior thalami zum Hippocampus nachweisbar ist. Es ist daher heute zweifelhaft, ob ein geschlossener »Papez-Kreis« beim Menschen überhaupt existiert. Das Corpus mammillare ist über den Tractus mammillotegmentalis und den Pedunculus mammillaris reziprok mit limbischen Kerngebieten im Mesenzephalon verbunden. Eine weitere wichtige Efferenz des Hippocampus gelangt über den präkommissuralen Fornix zum Septum. Es bestehen auch kommissurale Verbindungen zwischen den Hippocampi beider Seiten. Die meisten afferenten Fasern erreichen den Hippocampus erst nach Umschaltung in der Area entorhinalis, von wo der Input über den Tractus perforans (Abb. 41f) und den Tractus alvearis in den eigentlichen Hippocampus gelangt. Die CA1-Region und das Subiculum sind beim Menschen eine direkte (ohne den Fornix zu benutzen) Ausgangsstation für hippokampale Afferenzen zu den Assoziationsgebieten des Neokortex; zu weiteren Verbindungen des Hippocampus ▶ 2.12.4.

Der Hippocampus ist entscheidend an **Lern- und Gedächtnisfunktionen** beteiligt. Die Möglichkeit, Neues zu lernen und sich an Ereignisse zu erinnern, die nach oder kurz vor einer Hippocampusläsion stattgefunden haben, wird durch eine beidseitige Entfernung des Hippocampus völlig aufgehoben. Das Phänomen der **Langzeitpotenzie-**

rung (LTP) konnte erstmals im Hippocampus nachgewiesen werden und prägt gegenwärtig die Vorstellungen von den zellulären Prozessen, die der **synaptischen Plastizität** zugrunde liegen (► Box »Langzeitpotenzierung«).

Box

Langzeitpotenzierung

Die Pyramidenzellen der CA1-Region zeigen bei tetanischer Reizung Langzeitpotenzierung (LTP): Dabei kommt es nach einer Stimulation bei erneuter Reizung gleicher Intensität zu einer intensiveren Reizantwort in CA1 als bei der erstmaligen Reizung. Diese Potenzierung der Reizantwort ist noch nach vielen Stunden und Tagen zu beobachten. Offensichtlich haben die Synapsen ihre Übertragungseigenschaften in einem durch die erstmalige Stimulation induzierten »Lernprozess« über längere Zeit anhaltend verändert. Von besonderer Bedeutung für die LTP sind die glutamatergen *N*-methyl-D-aspartat (NMDA) Rezeptoren, die an allen glutamatergen Umschaltstationen im Hippocampus in hoher Dichte vorkommen (◘ Abb. 2.41c). Die ebenfalls glutamatergen AMPA-Rezeptoren (◘ Abb. 2.41a) und die GABAergen $GABA_A$-Rezeptoren (◘ Abb. 2.41b) weisen durch ihre regionale und laminäre Verteilung im Hippocampus nahezu identische Expressionsmuster auf. Interaktionen zwischen Rezeptoren an identischen Stellen der Verschaltungsstruktur des Hippocampus garantieren offensichtlich in einer für die normale Funktion entscheidenden Weise die Balance zwischen Exzitation und Inhibition. Nur die glutamatergen Kainat-Rezeptoren zeigen ein abweichendes, aber topographisch spezifisches Verteilungsmuster: Sie kommen in hoher Dichte nur im Stratum lucidum der CA3-Region vor, dort, wo der glutamaterge Input über die Moosfasern auf die CA3-Pyramidenzellen umgeschaltet wird (◘ Abb. 2.41d). Die LTP kann allerdings nicht nur im Hippocampus, sondern auch im Neokortex nachgewiesen werden. Synapsen sind daher keine statischen Strukturen im Sinne einfacher Schalter, sondern können sich dynamisch an funktionelle Einflüsse durch Modifikation ihrer Effektivität anpassen.

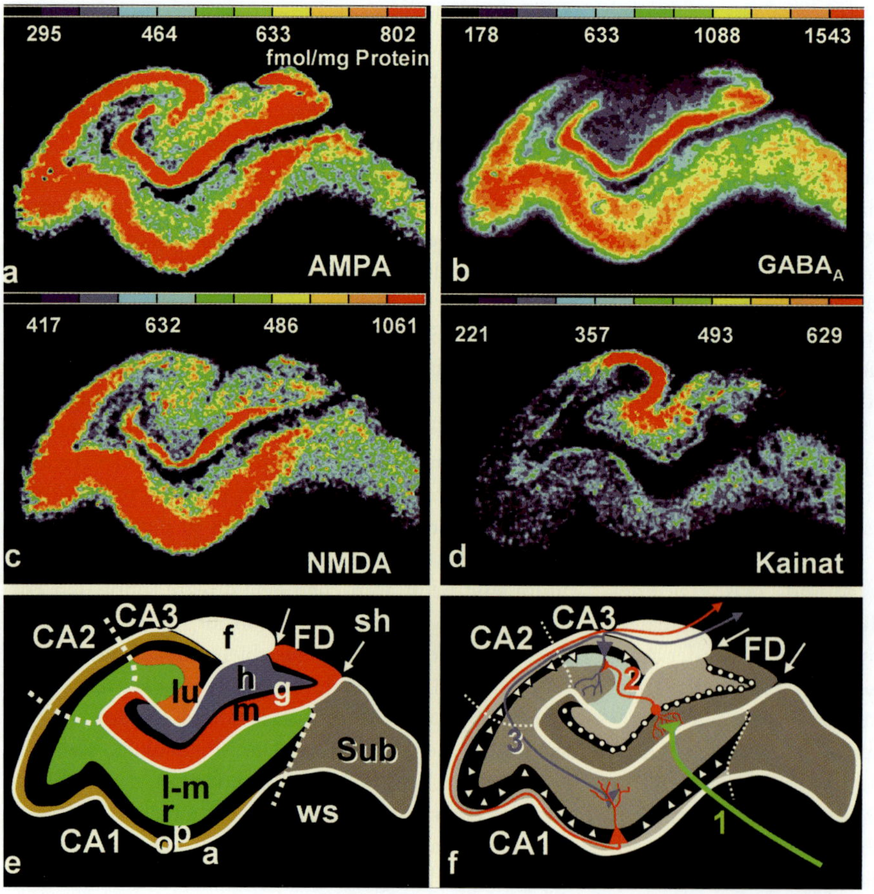

◘ **Abb. 2.41.** Regionale und laminäre Unterteilung des Hippocampus des Menschen (**e**), trisynaptische glutamaterge afferente und efferente Bahn (**f**) sowie Verteilung von Glutamat- und GABA-Transmitterrezeptoren (glutamaterger AMPA-Rezeptor) (**a**), GABAerger $GABA_A$-Rezeptor (**b**), glutamaterger NMDA-Rezeptor (**c**), glutamaterger Kainat-Rezeptor (**d**). *1* Tractus perforans, *2* Moosfasern, *3* Schaffer-Kollateralen, *a* Alveus, *CA 1–3* Regionen des Cornu Ammonis, *f* Fimbria hippocampi, *FD* Fascia dentata, *g* Stratum granulosum des Gyrus dentatus, *h* Hilus, *l-m* Stratum lacunosum-moleculare des Cornu Ammonis, *lu* Stratum lucidum der CA-3-Region, *m* Stratum moleculare des Gyrus dentatus, *o* Stratum oriens des Cornu Ammonis, *p* Stratum pyramidale des Cornu Ammonis, *r* Stratum radiatum des Cornu Ammonis, *sh* Sulcus hippocampalis, *Sub* Subiculum, *ws* weiße Substanz

2.12.4 Area entorhinalis

Die Area entorhinalis (BA28) liegt auf dem Gyrus ambiens und erstreckt sich auf einen erheblichen Teil des Gyrus parahippocampalis (Brodmann 1909; Braak 1972; Insausti u. Amaral 2004). Gegenwärtig werden bis zu zwölf Unterfelder in dieser Hirnregion beim Menschen unterschieden. Sie unterscheiden sich hinsichtlich ihrer Architektonik auf der Basis einfacher Zellkörperfärbung oder besonderer histochemischer Darstellungsverfahren. Der Cortex periamygdalaris und das Prae- und Parasubiculum begrenzen die Area entorhinalis von medial, der agranuläre perirhinale Kortex (BA35) von lateral. Zwischen Area entorhinalis und BA35 wurde von Braak (1980) eine Übergangszone, die **transentorhinale Zone**, identifiziert, die bei M. Alzheimer als erste Kortexregion deutliche degenerative Veränderungen zeigt. Kaudal wird BA28 von den neokortikalen Arealen TH und TF (von Economo u. Koskinas 1925) auf dem Gyrus parahippocampalis begrenzt.

Die Schichtengliederung der Area entorhinalis ist deutlich unterschieden von der neokortikaler Regionen, aber auch von der Architektonik benachbarter allokortikaler Areale (■ Abb. 2.39). Die Lamina I ist extrem zellarm und wird von einer äußerst zelldichten Lamina II unterlagert. Die Lamina II besteht aus relativ großen Pyramiden- und Sternzellen, die auffällige Zellinseln (kortikale Module; ■ Abb. 2.39) bilden und in die Hirnrindenoberfläche vorbuckeln (»Warzen«, Verrucae areae entorhinalis). Die **Verrucae** können mit bloßem Auge identifiziert werden. Ihre Anzahl und ihr mittlerer Durchmesser ist in der linken Hemisphäre deutlich größer als in der rechten. Eine altersbedingte Abnahme der Anzahl und Größe ist kürzlich im menschlichen Gehirn beschrieben worden (Simic et al. 2005). Zwischen den Laminae II und III befindet sich als weiteres Charakteristikum der Area entorhinalis eine stark myelinisierte und zellkörperfreie Schicht, die v. a. in ihrem hinteren Abschnitt die Zellinseln der Lamina II isoliert. Lamina III besteht aus kolumnär angeordneten Pyramidenzellen und dazwischen gelagerten myelinreichen Faserbündeln. Auch die Dendriten der Lamina-III-Pyramidenzellen bilden Bündel, die sich in die Zwischenräume zwischen den Zellinseln der Lamina II erstrecken. Unter der Lamina III findet sich keine innere Körnerschicht (Lamina IV), sondern statt dessen das wichtigste Identifikationsmerkmal der Area entorhinalis, eine breite, weitgehend zellfreie und stark myelinisierte **Lamina dissecans** (Rose 1927) (■ Abb. 2.39). Unter dieser Schicht folgt dann eine aus großen Pyramidenzellen bestehende Lamina V und unter dieser schließlich die Lamina VI.

Die Lamina-II-Neurone von BA28 projizieren durch den Tractus perforans in die äußeren zwei Drittel des Stratum moleculare des Gyrus dentatus und in das Stratum lacunosum-moleculare der CA3-Region, während die Lamina-III-Neurone überwiegend ihre Axone in die CA1-Region und das Subiculum durch den Tractus alvearis senden.

2.13 Transmitter und Transmitterrezeptoren im Neokortex

2.13.1 Transmitter

Transmitter werden bei der synaptischen Erregungsübertragung durch ein Aktionspotenzial aus dem präsynaptischen Axonende in den Synapsenspalt freigesetzt und binden dann nichtkovalent an Transmitterrezeptoren. Diese sind integrale Proteine der Zellmembran von Neuronen und Gliazellen. Sie kommen als ionotrope oder metabotrope Rezeptoren in allen Bereichen der Hirnrinde vor.

Kleine Moleküle, z. B. **Acetylcholin**, **Aminosäuren** und **Monoamine**, können als klassische Transmitter wirken, aber auch größere Moleküle, z. B. Neuropeptide, sind an der Erregungsübertragung beteiligt. Klassische Transmitter vermitteln die rasche, kurz andauernde Erregungsübertragung, Peptide bewirken und/oder modulieren eine langsamer eintretende und oft länger anhaltende Neurotransmission (**Neuromodulatoren**). Je nach Typ werden Transmitter überall in der Hirnrinde von Neuronen und Gliazellen synthetisiert (z. B. GABA und Glutamat) oder nur in bestimmten subkortikalen Hirnregionen hergestellt und in den kortikalen Terminationsgebieten freigesetzt (z. B. Acetylcholin, Dopamin, Serotonin, Noradrenalin) (■ Abb. 2.42).

Verschiedene Transmitter und Neuromodulatoren können zusammen in demselben Axonterminal auftreten (**Kolokalisation**). So ist z. B. Acetylcholin häufig mit dem vasoaktiven intestinalen Polypeptid (VIP) im Cortex cerebri oder mit Galanin im Tractus septohippocampalis kolokalisiert. Der inhibitorisch wirksame Transmitter GABA ist dagegen in der Amygdala mit β-Endorphin oder Enkephalin, im Cortex cerebri mit VIP, Somatostatin oder Cholecystokinin (CCK) und schließlich im Hippocampus mit Somatostatin und CCK kolokalisiert.

Acetylcholin. Vier Kerngruppen (Ch1–Ch4), die zum **basalen Vorderhirnkomplex** (■ Abb. 2.42) zusammengefasst werden, synthetisieren Acetylcholin als Transmitter. Das mediale Septum (Ch1), der vertikale (Ch2) und horizontale (Ch3) Teil des diagonalen Bandes von Broca und der Nucleus basalis Meynert (Ch4) senden ihre Axone über den Fornix (aus Ch1–Ch2) zum Hippocampus, zum Bulbus olfactorius (aus Ch3), zur Amygdala (aus Ch4) und zum gesamten Neokortex (aus Ch4) (► Kap. 1).

Katecholaminsynthetisierende Neurone sind schon am ungefärbten Hirnschnitt an ihrer dunklen Färbung erkennbar, die durch einen hohen **Melaningehalt** bedingt ist. Dies gilt vor allem für den **Locus coeruleus** (Noradrenalin) und die **Substantia nigra** (Dopamin) (■ Abb. 2.42).

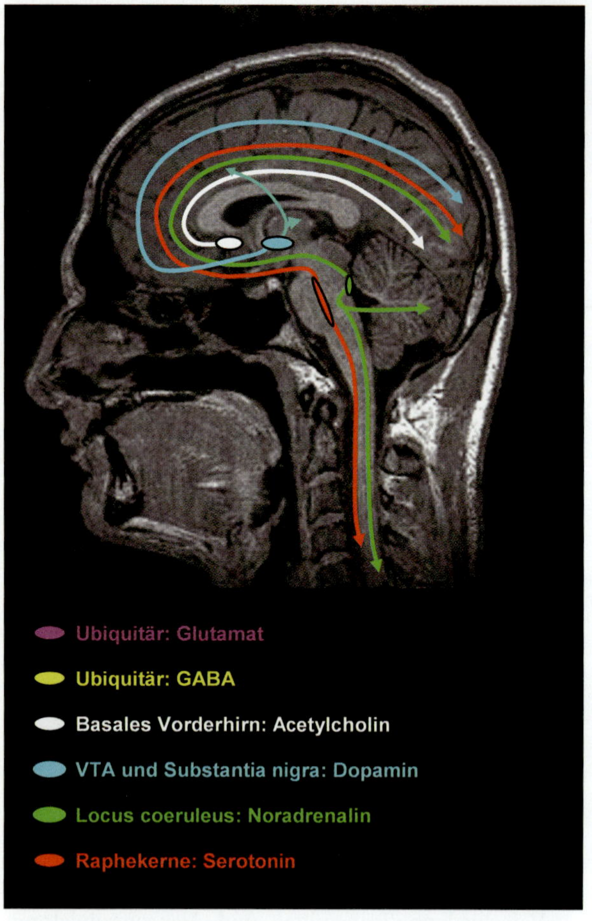

Abb. 2.42. Transmitter können im Gehirn ubiquitär gebildet werden. Dies gilt z. B. für Glutamat und GABA. Viele Transmitter werden aber von Neuronenpopulationen gebildet, die nur an wenigen Orten im Gehirn vorkommen und mit ihren Axonen das gesamte Zentralnervensystem erreichen können. Dies gilt z. B. für Acetylcholin, das in den verschiedenen Kerngebieten des basalen Vorderhirns synthetisiert wird und von dort aus die gesamte Hirnrinde cholinerg innerviert. Bildungsorte für Dopamin sind v. a. die Substantia nigra und die Area tegmentalis ventralis (VTA), für Noradrenalin der Locus coeruleus und für Serotonin die Raphekerne des Rhombenzephalon

Noradrenalin. Das **ventrale noradrenerge Bündel**, das aus der ventrolateralen Formatio reticularis (A1), dem Nucleus solitarius (A2), dem Locus coeruleus (A4 und A6), der Oliva superior (A5) und dem Nucleus subcoeruleus (A7) seine Axone bezieht, liegt in der zentralen Haubenbahn und geht dann in das mediale Vorderhirnbündel über, um so zum Cortex cerebri zu gelangen. Das noradrenerge System steigert insgesamt das Aufmerksamkeitsniveau (Arousal-Reaktion) der gesamten Hirnrinde.

Dopamin. Dopamin ist eine wichtige Substanz für die zentrale Wirkung natürlicher, als belohnend (Reward) empfundener Reize und für die Wirkung von Drogen wie Opiaten, Kokain und Alkohol. Dopaminerge Projektionen kommen aus der Area tegmentalis ventralis (ventrales tegmentales Areal, VTA; A10) und gelangen über den Fasciculus telencephalicus medialis (mediales Vorderhirnbündel) zum gesamten Neokortex, zu Hippocampus, Septum, und Amygdala. Die anatomischen Grundlagen für den dopaminergen Reward-Mechanismus sind im mesokortikolimbischen System zu sehen, das von der **Area tegmentalis ventralis** zum **Nucleus accumbens** und zum **medialen präfrontalen Kortex** aufsteigt. Stimulierung dieser Hirngebiete, erhöhte Dopaminfreisetzung und Blockade des serotonergen Systems steigern den Reward-Mechanismus; Blockade der Dopaminwirkung durch Rezeptorantagonisten oder Denervation hemmen diesen Vorgang. In der Area tegmentalis ventralis werden dopaminerge Neurone durch GABAerge Interneurone gehemmt. Diese Interneurone besitzen μ-Rezeptoren für Opioide. Durch die Freisetzung von Opioiden werden die Interneurone hyperpolarisiert. Dies führt zu einer Disinhibition der dopaminergen Neurone und damit zum Auslösen des Reward-Mechanismus. Kokain dagegen hemmt den Uptake von Dopamin, der über Dopaminrezeptoren vermittelt wird, und steigert so die dopaminerge Erregungsübertragung. Alkohol erhöht die Aktivität der dopaminergen Neurone im VTA und den extrazellulären Dopaminspiegel im Nucleus accumbens.

Serotonin. Neurone mit dem Transmitter Serotonin (5-HT) kommen im medianen Bereich des Rhombenzephalon vom Pedunculus cerebellaris cranialis bis hinab zur Pyramidenbahnkreuzung vor. Obwohl diese Perikarya überwiegend auf zytoarchitektonisch definierbare Zellgruppen, die **Nuclei raphes**, beschränkt bleiben (Abb. 2.42), gibt es doch wie bei den katecholaminhaltigen Neuronengruppen Verteilungsmuster serotonerger Neurone, die durch eine architektonische Gliederung nicht befriedigend erfasst werden. Zudem bilden keineswegs alle Neurone der Nuclei raphes Serotonin. Für die Hirnrinde sind die wichtigsten Quellen serotonerger Afferenzen:
1. der Nucleus centralis superior Bechterew (Nucleus raphe medianus; B6 und B8), der seine serotonergen Projektionen zum Hippocampus schickt, und
2. der Nucleus raphe dorsalis (B7), der zum gesamten Allo- und Isokortex serotonerge Projektionen sendet (▶ Kap. 1).

Das **ventrale serotonerge Bündel** mündet im lateralen Hypothalamus in den Fasciculus telencephalicus medialis (mediales Vorderhirnbündel) ein. Weitere serotonerge Fasern aus dem ventralen Bündel ziehen über das ventrale amygdalofugale Bündel via Ansa peduncularis zu Amygdala und Corpus striatum und gelangen durch die Capsula externa zum Neokortex. Andere Fasern ziehen durch die Stria terminalis zur Amygdala und über Cingulum und Fornix zum Hippocampus. Das **dorsale serotonerge Bündel** schickt Fasern in den Fasciculus longitudinalis dorsalis Schütz und den Fasciculus longitudinalis medialis und in das mediale Vorderhirnbündel. Das serotonerge

System spielt neben anderen Transmittersystemen bei **Depression** eine wichtige Rolle, da die Konzentration dieses Transmitters im Liquor erniedrigt ist und Veränderungen der Serotoninrezeptoren und Serotonintransporter nachgewiesen wurden.

Glutamat. Glutamat ist der wichtigste exzitatorische Transmitter und kommt in den meisten Projektionsneuronen des ZNS vor. Neurone mit hohen Glutamatkonzentrationen sind die Pyramidenzellen des Allo- und Isokortex. Projektions- und Kommissurenbahnen des Endhirns, Tractus corticospinalis, Tractus corticonuclearis, Tractus corticostriatalis, Tractus corticothalamicus, Tractus corticotectalis, Tractus corticonigralis, Tractus corticorubralis und Tractus corticopontinus, sind wichtige vom **Neokortex** ausgehende, glutamaterge Faserbahnen. Besonders detaillierte Kenntnisse liegen über die glutamatergen Systeme im **Hippocampus** vor. Der von der Area entorhinalis in den Hippocampus ziehende **Tractus perforans** enthält Glutamat, ebenso die Projektionen vom Hippocampus zum lateralem Septum (via Fornix) und vom Subiculum zum Nucleus striae terminalis, dem diagonalen Band von Broca, Corpus striatum, Nucleus accumbens und Hypothalamus mit Corpus mammillare. Auch Bahnen innerhalb des Hippocampus sind glutamaterg. Dies gilt vor allem für das **Moosfasersystem** der Körnerzellen der Fascia dentata zu den Pyramidenzellen von CA3 und für die **Schaffer-Kollateralen** von den CA3-Pyramidenzellen zu den Pyramidenzellen der CA1-Region. Vom **Bulbus olfactorius** zieht eine glutamaterge Bahn durch den Tractus olfactorius lateralis zur Regio praepiriformis.

GABA. γ-Amino-Buttersäure ist der wichtigste inhibitorische Transmitter und wird überwiegend von Interneuronen, aber auch von Projektionsneuronen im gesamten ZNS gebildet. Die Hauptwirkung von GABA besteht in einer Hyperpolarisation und damit einer Hemmung der Zielzelle. Allo- und Neokortex sind Regionen mit besonders hoher Dichte an GABAergen Neuronen. Im **medialen Septum** und im **diagonalen Band von Broca** finden sich GABAerge Projektionsneurone, die über den Fornix den Hippocampus und die Area entorhinalis erreichen. Diese kortikalen Regionen des limbischen Systems stehen damit unter inhibitorischer Kontrolle des Septumkomplexes. Im Allo- und Isokortex finden sich zahlreiche **Interneurone** (Korbzellen in Hippocampus und Neokortex; Kandelaber-, Double-bouquet-, Martinotti-, neurogliofome und multipolare, Spine-freie Zellen im Neokortex), die GABA als Transmitter synthetisieren.

Peptide. In allen Abschnitten des Nervensystems kommen Peptide als signalübertragende Moleküle vor. Es wird hier keine umfassende Darstellung der Verteilungen peptiderger Neurone und Bahnen gegeben, sondern es sollen nur einige, in der Hirnrinde besonders häufig vorkommende und wichtige Peptidsysteme exemplarisch besprochen werden.

Substanz P-haltige Neurone kommen in der Amygdala (via Stria terminalis zu Nucleus striae terminalis und Hypothalamus), im Bulbus olfactorius und im Neokortex vor. Die bevorzugten Lokalisationen von Substanz P (SP) sprechen neben einer Beteiligung an nozizeptiven, barorezeptiven und chemorezeptiven Funktionen für eine Mitwirkung bei der Neurotransmission im limbischen System. Langsam einsetzende und lang anhaltende exzitatorische Wirkungen von SP sind beschrieben.

Das **vasoaktive intestinale Polypeptid** (VIP) kommt vor allem in einem Typ von kortikalen Interneuronen, den **bipolaren Zellen** des Neokortex, vor. Dort ist es besonders häufig mit GABA kolokalisiert und bewirkt eine Inhibition nachgeschalteter Neurone. Außerdem wurden auch vasodilatatorische Wirkungen beschrieben. VIP-haltige Projektionsneurone werden in zahlreichen anderen Gebieten des Gehirns und des primär afferenten Neuronensystems gefunden.

Cholezystokinin (CCK) ist im Neokortex am höchsten konzentriert. Hier kommt es in Inter- und Projektionsneuronen vor. Wie bei den bisher beschriebenen Peptiden kann CCK aber auch in vielen anderen Regionen des ZNS gefunden werden.

Ähnliches gilt für **Neurotensin** (NT), das bevorzugt im Neokortex und der Amygdala zu finden ist.

2.13.2 Transmitterrezeptoren

Transmitterrezeptoren sind große Proteinmoleküle, die aus mehreren Untereinheiten bestehen. Für die Verankerung von Rezeptoren in post- oder präsynaptische Membranen von Neuronen und in die Membran von Gliazellen ist das Brückenprotein **Gephyrin** von Bedeutung. Es vermittelt eine Verbindung zwischen Rezeptormolekül und **Tubulin**, einem Bestandteil des Zytoskeletts.

Die Wirkung eines Transmitters wird durch Rezeptormoleküle, an die er nichtkovalent bindet, in der Zellmembran seiner Zielzelle definiert. Ein Transmitter kann an vielen verschiedenen Rezeptortypen und -subtypen mit jeweils unterschiedlichen Wirkungsspektren exzitatorische, inhibitorische oder modulierende Effekte auslösen (► Tab. 2.2). Ein bestimmter Rezeptor bindet allerdings immer nur einen Transmitter mit hoher Affinität.

Präsynaptische Rezeptoren kommen an Axonendigungen, **postsynaptische Rezeptoren** an Dendriten, Perikarya oder am Axonhügel vor (◘ Abb. 2.43). **Autorezeptoren** finden sich als Zielstrukturen in der Zellmembran desselben, den Transmitter freisetzenden Neurons. Sie können z. B. die Ausschüttung von Serotonin durch Bindung dieses Transmitters an Autorezeptoren der serotonergen Neurone in den Raphekernen oder die Freisetzung von Glutamat durch Glutamatbindung an Kainat-Rezeptoren

Tab. 2.2. Klassische Transmitter, Rezeptoren, Signalvermittler und deren Effekte in der Hirnrinde

Neurotransmitter	Rezeptor	Signalvermittler	Effekte
Glutamat	AMPA	Starker Na^+-Einstrom, schwacher K^+-Ausstrom	Schnelle Depolarisation
	NMDA	Na^+- und Ca^{2+}-Einstrom	Langsamere Depolarisation, Aktivierung von CaM-Proteinkinase
	Kainat		u. a. Inhibition der Glutamatfreisetzung an präsynaptischen Axonterminalen
	mGluR	Gq, Gi/o	Aktivierung von PKC, erhöhter Ca^{2+}-Einstrom, erhöhter K^+-Ausstrom
GABA	$GABA_A$	Kurz erhöhter Cl^--Einstrom	Schnelle Hyperpolarisation
	$GABA_B$	Gi/o	Langsame Hyperpolarisation durch Reduzierung der Leitfähigkeit für Ca^{2+} und Erhöhung des K^+-Einstroms
	$GABA_C$	Länger erhöhter Cl^--Einstrom	Hyperpolarisation
Acetylcholin	Muskarinisch	Gi/o, Gq, $K^+\downarrow$	De-/Hyperpolarisation
	Nikotinisch	Na^+, K^+, Ca^{2+}	Schnelle Depolarisation
Dopamin	D1-Typ	Gs	De-/Hyperpolarisation
	D2-Typ	Gi/o	Nachhyperpolarisation verstärkt
Noradrenalin	α_1	Gq	Depolarisation
	α_2	Gi/o	Hyperpolarisation
Serotonin	5-HT1	Gi/o	Hyperpolarisation
	5-HT2	Gq	De-/Hyperpolarisation

der Axonterminalen glutamaterger Neurone in der Hirnrinde hemmen. Präsynaptische **Heterorezeptoren** finden sich dagegen auf Axonterminalen anderer Neurone. Ein Beispiel für die Wirkung von Heterorezeptoren ist die Regulation der Abgabe von Steuerhormonen in der Eminentia mediana durch dopaminerge Neurone.

Wegen ihrer selektiven Bindungseigenschaft an Rezeptoren können auch synthetisch hergestellte Moleküle (z. B. bestimmte Psychopharmaka) als **Liganden** (von lateinisch *ligare*: binden) bezeichnet werden. Diese Liganden erlauben die Identifizierung verschiedener Rezeptortypen. Liganden können entweder gleiche Wirkungen wie der natürliche Transmitter in der Zielzelle hervorrufen (**Agonisten**) oder die Transmitterwirkung blockieren (**Antagonisten**).

Enthalten Rezeptoren **Ionenkanäle** als integrale, die Zellmembran perforierende Strukturen, spricht man von **ionotropen Rezeptoren**. Diese beeinflussen rasch und effektiv das Membranpotenzial. Die Stimulation ionotroper Rezeptoren führt durch Konformationsänderung des Rezeptorkomplexes zu einer vorübergehenden Erhöhung der Membranleitfähigkeit für bestimmte Ionen. Beispielsweise bewirkt Glutamat die Öffnung von Glutamatrezeptor-assoziierten Kanälen, sodass Na^+- und Ca^{2+}-Ionen aus dem Extrazellularraum in das Zellinnere ein- und K^+-Ionen aus der Zelle ausströmen. Rezeptoren, die auf die Bindung ihres jeweils spezifischen Transmitters eine Depolarisation der Zelle bewirken oder die Frequenz der Aktionspotenziale erhöhen, werden als **exzitatorisch**, solche die zu einer Hyperpolarisation führen, als **inhibitorisch** bezeichnet. Ionotrope Rezeptoren können auch metabotro-

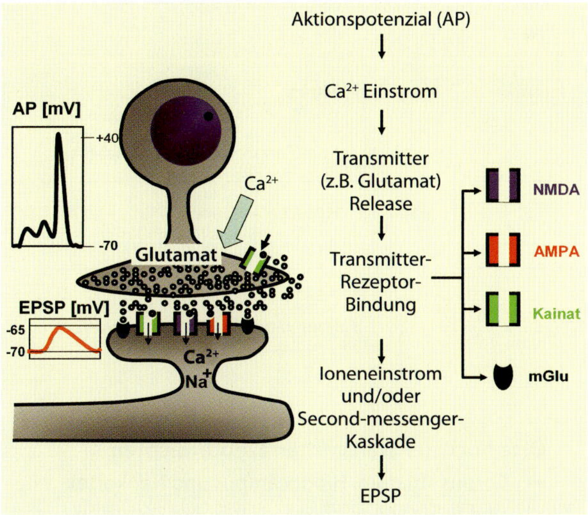

Abb. 2.43. Prä- und postsynaptische, ionotrope (AMPA, NMDA, Kainat) und metabotrope Glutamatrezeptoren (mGluR) an einer Synapse. Durch das ankommende Aktionspotenzial und den Ca^{2+}-Einstrom in das präsynaptische Axonende kommt es zur Freisetzung von Glutamat aus den Vesikeln in den synaptischen Spalt und zur Bindung an ionotrope und metabotrope Glutamatrezeptoren. Dies löst durch Ca^{2+}- und Na^{+}-Einstrom in das postsynaptische Zielneuron durch die Ionenkanäle der ionotropen Rezeptoren und durch Aktivierung einer Second-messenger-Kaskade durch die metabotropen Rezeptoren ein exzitatorisches postsynaptisches Potenzial (EPSP) aus. Das freigesetzte Glutamat kann auch an die präsynaptischen Kainat-Rezeptoren binden, die den Glutamat-Release kontrollieren. Glutamat wird aber v. a. von Astrozyten über Aminosäuretransporter aufgenommen, zu Glutamin abgebaut und dem glutamatergen Neuron wieder zur Verfügung gestellt (»Glutamat-Glutamin-Shuttle«)

pe Effekte nach sich ziehen, wie die Wirkung des Kalziumeinstroms auf kalziumaktivierte Enzyme zeigt.

Ionenkanäle kommen auch außerhalb von Rezeptoren in der Zellmembran vor und werden im Gegensatz zu den ligandengesteuerten Kanälen der ionotropen Rezeptoren als **nichtligandengesteuerte Kanäle** bezeichnet. Schließlich bilden Neurone und Gliazellen auch Moleküle, sog. **Transporter**, die einen freigesetzten Transmitter durch die Zellmembran wieder zurück in den intrazellulären Raum transportieren (**Reuptake**). Sie wirken damit an einen Mechanismus mit, der die Konzentration eines Rezeptors im Synapsenspalt reguliert. Serotonintransporter sind z. B. wichtige Moleküle, die an Synapsen wirkende Serotoninkonzentrationen reduzieren und durch sog. Reuptake-Hemmer inhibiert werden können.

Metabotrope Rezeptoren enthalten dagegen keine Ionenkanäle. Sie sind statt dessen an intrazelluläre **Second-messenger-Systeme** gekoppelt, die den Metabolismus, andere Ionenkanäle und die Genexpression von Neuronen und Gliazellen beeinflussen können. Durch metabotrope Prozesse kann selektiv die Leitfähigkeit der Membran für Ionen verändert werden. Dies geschieht unter anderem über die Phosphorylierung von Membrankanälen, über die Beeinflussung der Synthese von Neuropeptiden oder die Veränderung des Zytoskeletts.

Obwohl die Interaktionen zwischen den intrazellulären Signalübertragungswegen und ihre Effekte nur teilweise bekannt sind, wird eine ihrer wichtigsten Funktionen in der Regulation der **Phosphorylierung** von Membrankanälen gesehen. Vereinfachend stellt man sich vor, dass die Phosphorylierung eines Proteins durch die relative Aktivität von Proteinkinasen und Phosphoproteinphosphatasen bestimmt wird. Membrankanäle werden beispielsweise durch Proteinkinase A (PKA), Proteinkinase C (PKC) oder Calmodulin(CaM)-Proteinkinase phosphoryliert und durch Proteinphosphatase 2B dephosphoryliert. Die Phosphorylierung von Kalziumkanälen geht mit einer Erhöhung der Leitfähigkeit für Ca^{2+}-Ionen einher, während ihre Dephosphorylierung das Gegenteil bewirkt. Es wird vermutet, dass die Veränderung der Rezeptorphosphorylierung und die Aktivierung der CaM-Proteinkinase an der **Langzeitpotenzierung** (LTP) synaptischer Übertragung und damit an Lernprozessen beteiligt sind.

Metabotrope Rezeptoren können die intrazelluläre Kalziumkonzentration verändern. Die Erhöhung der intrazellulären Kalziumkonzentration trägt nicht nur zur Depolarisation der Zelle bei. Ca^{2+}-Ionen sind vielmehr auch intrazelluläre Botenstoffe *(second messenger)*, die weitere metabolische Prozesse auslösen. In der Regel handelt es sich um die Aktivierung von Enzymen wie Adenylatzyklase, Phosphodiesterase, Proteinphosphatase 2B (**Calcineurin**) oder Calmodulin-Proteinkinase. Für eine maximale Aktivierung dieser Enzyme ist die Bindung von vier Ca^{2+}-Ionen an das kalziumbindende Protein **Calmodulin** (CaM) erforderlich. Das freie Kalzium, das nicht nur über die Ionenkanäle des NMDA-Rezeptors, sondern auch über nicht von Liganden gesteuerte Ca^{2+}-Kanäle in die Zelle gelangt, kann seinerseits auch auf nicht von Liganden gesteuerte Cl^{-}- und K^{+}-Kanäle einwirken. Metabotrope Rezeptoren wirken über rezeptorassozierte Proteine, **G-Proteine** (GTP hydrolysierende Proteine), auf **Second-messenger-Systeme** (Ca^{2+}, zyklisches Adenosinmonophosphat cAMP, Diacylglycerol DAG, Triphosphoinositol IP3) ein, die wiederum die Aktivität intrazellulärer Enzyme (z. B. Proteinkinasen) beeinflussen (Tab. 2.2).

Einige metabotrope Rezeptoren (z. B. Dopaminrezeptoren vom Typ D1) sind mit einem **Gs-Protein** assoziiert, das eine Ca^{2+}-unabhängige Adenylatzyklase stimuliert (Tab. 2.3). Diese bewirkt die Umwandung von ATP zu cAMP, das als *second messenger* wirkt. cAMP aktiviert die Proteinkinase A, die verschiedene Proteine phosphoryliert, z. B. metabolische Inhibitoren, Glutamatrezeptoren, Ca^{2+}-Kanäle, Na/K-Pumpe oder Genexpressionsfaktoren (*cAMP-response element binding protein*, CREB). **CREB** liegt in zwei verschiedenen Formen vor, als CREB-Aktivator- und als CREB-Repressorprotein. Das CREB-Aktivatorprotein steigert die Synthese von c-fos, das die

2

Tab. 2.3. G-Proteine, ihre Second-messenger-Systeme und deren Wirkung

G-Protein	Second-messenger-System	Effekt
Gs: stimulierendes G-Protein	cAMP↑	Stimulation von Proteinkinase A
Gi/o: inhibierendes/ olfaktorisches G-Protein	cAMP↓	Hyperpolarisation
Gq: chemotaktisches G-Protein	IP3↑ DAG↑	Ca^{2+}↑ Stimulation der Proteinkinase C

Transkription anderer Zielgene reguliert, und bewirkt im Tierexperiment eine deutliche Verbesserung des **Langzeitgedächtnisses**, das CREB-Repressorprotein verschlechtert dagegen Lern- und Gedächtnisleistungen.

Metabotrope Rezeptoren, die an **Gi/o-Proteine** koppeln (z. B. Dopaminrezeptoren vom Typ D2 und metabotrope Glutamatrezeptoren), verringern die intrazelluläre cAMP-Konzentration (Tab. 2.3). Dies kann einerseits über die Inhibition der Adenylatzyklase erfolgen, andererseits über die Stimulation der Phosphodiesterase, die cAMP durch Hydrolyse zu AMP (Adenosinmonophosphat) abbaut. Die Verringerung der cAMP-Konzentration geht regelmäßig mit einer Erhöhung von K^+-Strömen und einer Verringerung von Ca^{2+}-Strömen einher, sodass die Depolarisation erschwert wird und die Aktionspotenzialfrequenz abnimmt.

Weitere metabotrope Rezeptoren (z. B. α_1-Adrenozeptoren für den Transmitter Noradrenalin und metabotrope Glutamatrezeptoren) sind an ein **Gq-Protein** gekoppelt, das in der Zellmembran Phospholipase C (PLC) stimuliert. PLC bewirkt die Spaltung von Phosphatidylinositol-4,5-Biphosphat (PIP_2) in die beiden *second messenger* Inositoltriphosphat (IP_3) und Diacylglycerol (DAG). IP_3 erhöht die intrazelluläre Kalziumkonzentration durch Freisetzung von Ca^{2+}-Ionen aus intrazellulären Kalziumspeichern wie dem endoplasmatischen Retikulum. DAG aktiviert die Proteinkinase C (PKC), die wiederum die Phosphorylierung von Membrankanälen und anderen Proteinen bewirkt. Die Erhöhung der intrazellulären Kalziumkonzentration trägt zur Aktivierung der PKC bei. Sowohl IP_3 als auch DAG wirken nur kurzzeitig und werden in einem komplexen Zyklus metabolisiert und zur Synthese von PIP_2 wiederverwendet. Lithium blockiert die Rezirkulation der Abbauprodukte von IP_3.

Rezeptoren kommen wie Transmitter in allen Regionen des Nervensystems vor und zeigen wie diese eine ausgeprägte inhomogene, regionale Verteilung (▶ Übersicht).

Orte höchster Transmitterrezeptordichten

- Corpus striatum, Hippocampus und Neokortex sind Regionen mit besonders hoher Dichte an Acetylcholinrezeptoren.
- Glutamatrezeptoren werden vor allem in Neokortex, Hippocampus, Corpus striatum, Cerebellum und Rückenmark,
- GABA-Rezeptoren werden in Kortex und Corpus striatum gefunden.
- Dopaminrezeptoren zeigen höchste Konzentrationen im Corpus striatum,
- Noradrenalinrezeptoren im Neokortex und Hippocampus und
- Serotoninrezeptoren in Kortex, Hippocampus, Corpus striatum und den Nuclei raphes.
- Opioidrezeptoren erreichen ihre höchste Dichte in der Substantia gelatinosa des Rückenmarks und des Nucleus spinalis nervi trigemini.

Der Transmitter **Glutamat** wirkt in der Hirnrinde exzitatorisch über verschiedene Glutamatrezeptoren (Tab. 2.2), die in **ionotrope** AMPA-, NMDA-, und Kainat-Rezeptoren und in **metabotrope** Rezeptoren eingeteilt werden (Abb. 2.43). Die Bindung von Glutamat an den AMPA-Rezeptor öffnet den vom Rezeptor gebildeten Ionenkanal, durch den dann ein starker Na^+-Einstrom und ein schwacher K^+-Ausstrom stattfindet. Insgesamt kommt es durch die Aktivierung des AMPA-Rezeptors zu einer schnellen Depolarisation. Die Glutamatbindung an NMDA-Rezeptoren führt im Gegensatz zu der an AMPA-Rezeptoren zu einer langsamen Depolarisation durch Einstrom von Na^+- und Ca^{2+}-Ionen. Glutamat bewirkt daher ein biphasisches depolarisierendes Potenzial mit einer schnellen AMPA- und einer langsamen NMDA-Komponente. Die Funktion der Kainat-Rezeptoren ist noch nicht völlig geklärt. Die metabotropen Glutamatrezeptoren wirken indirekt via G-Proteine (Tab. 2.3) durch ihr Second-messenger-System auf nicht durch Liganden gesteuerte Ionenkanäle (Erhöhung des Ca^{2+}-Einstroms und des K^+-Ausstroms) und dadurch auf das Membranpotenzial ein. Jeder dieser ionotropen und metabotropen Glutamatrezeptortypen bildet durch Variationen der Zusammensetzung aus verschiedenen Untereinheiten noch einmal verschiedene Rezeptorsubtypen. Dadurch wird insgesamt eine hohe funktionelle Differenzierung der Glutamatwirkung ermöglicht.

Wichtigste inhibitorische Transmitter der Hirnrinde ist die γ-**Amino-Buttersäure** (GABA), die spezifisch an verschiedene Rezeptortypen ($GABA_A$-, $GABA_B$- und $GABA_C$-Rezeptoren) bindet (◘ Tab. 2.2). Eine Stimulation des ionotropen $GABA_A$-Rezeptors öffnet den Ionenkanal für Cl^--Ionen für einen relativ kurzen Zeitraum, während der ebenfalls ionotrope und mit einem Cl^--Kanal ausgestattete $GABA_C$-Rezeptor auf die Aktivierung durch GABA mit einer länger andauernden Kanalöffnung reagiert. Diese Erhöhung der Membranleitfähigkeit für Cl^- verringert den Effekt depolarisierender Transmitter, kann die Aktionspotenzialfrequenz herabsetzen und wirkt daher **inhibitorisch**. Der langsamer arbeitende metabotrope $GABA_B$-Rezeptor dagegen kann nicht nur die Leitfähigkeit der Membran für Ca^{2+}-Ionen verringern, sondern auch über die Öffnung von K^+-Kanälen eine direkte Hyperpolarisation der Zelle bewirken (**inhibitorisches postsynaptisches Potenzial**, IPSP).

Die Rezeptoren für **Acetylcholin** können durch die Acetylcholinagonisten **Nikotin** und **Muskarin** in **nikotinische** und **muskarinische Acetylcholinrezeptoren** eingeteilt werden (◘ Tab. 2.2). Außerdem kann auch durch Antagonisten, z. B. **Curare** für nikotinische und **Atropin** für muskarinische Rezeptoren, eine Unterscheidung zwischen diesen beiden Rezeptortypen vorgenommen werden. In der Hirnrinde kommen in hoher Konzentration muskarinische und in niedriger Konzentration nikotinische Rezeptoren vor (◘ Abb. 2.44).

Regionale und laminäre Verteilung von Transmitterrezeptoren in der Hirnrinde

Obwohl alle Transmitterrezeptoren ubiquitär in der Hirnrinde vorkommen und ein Neuron zahlreiche verschiedene Rezeptoren exprimiert, kann eine auffallende inhomogene regionale und laminäre Verteilung der Rezeptoren durch Messung der Rezeptordichten festgestellt werden (Zilles u. Clarke 1997; Zilles u. Palomero-Gallagher 2001; Zilles et al. 1995, 1996, 2002b, 2003). Die höchsten absoluten Rezeptorkonzentrationen (gemittelt über alle kortikalen Schichten) werden im Neokortex des Menschen von den $GABA_A$- und $GABA_B$- sowie den glutamatergen NMDA-Rezeptoren erreicht (◘ Abb. 2.44). Die niedrigsten absoluten Rezeptorkonzentrationen werden dagegen für die nikotinischen Acetylcholinrezeptoren und die Dopamin-D1- und -D2-Rezeptoren gefunden.

Solche Untersuchungen haben auch gezeigt, dass einzelne Rezeptoren wie z. B. die muskarinischen M2- (◘ Abb. 2.44h), die GABAergen $GABA_A$- (◘ Abb. 2.44d), die noradrenergen α_2- (◘ Abb. 2.44f) und die serotonergen 5-HT2-Rezeptoren (◘ Abb. 2.44k) in sensorischen Pri-

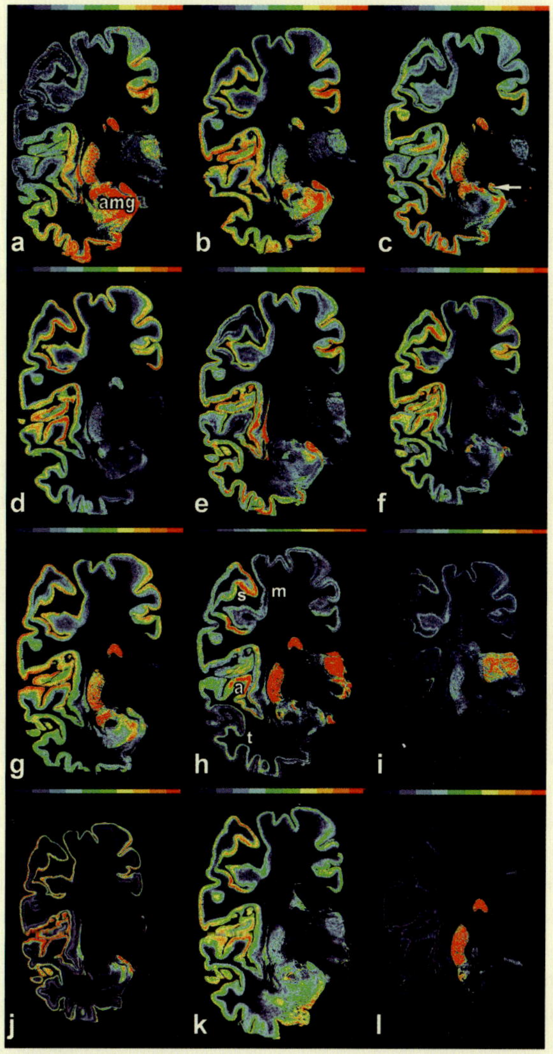

◘ **Abb. 2.44.** Regionale und laminäre Verteilung von Transmitterrezeptoren in der Hirnrinde des Menschen. Die glutamatergen AMPA- (**a**), NMDA- (**b**) und Kainat-Rezeptoren (**c**), der GABAerge $GABA_A$-Rezeptor (**d**), die adrenergen α_1- (**e**) und α_2-Rezeptoren (**f**), die cholinergen muskarinischen M1- (**g**) und M2- (**h**) sowie die nikotinischen (**i**) Rezeptoren, die serotoninergen 5-HT1A- (**j**) und 5-HT2-Rezeptoren (**k**) und der dopaminerge D1-Rezeptor (**l**) zeigen jeweils regional spezifische unterschiedliche Expressionsmuster. Dies gilt nicht nur für die Rezeptoren verschiedener Transmittersysteme, sondern auch für die verschiedenen Rezeptoren desselben Transmittersystems. Die glutamatergen NMDA-, AMPA- und Kainat-Rezeptoren sind u. a. in der Amygdala (*Amg*), aber auch in vielen anderen Hirnregionen (*m* motorischer Kortex, *s* somatosensorischer Kortex, *a* auditorischer Kortex, *t* temporaler multimodaler Assoziationskortex) in unterschiedlicher Stärke und laminärer Verteilung exprimiert. Der Kainat-Rezeptor (**c**) zeigt eine besonders hohe Dichte im Stratum lucidum der CA3-Region (*Pfeil*). Dies ist in Detailvergrößerung in (**d**) sichtbar. Die relativen Dichten der Rezeptoren sind für jeden Rezeptortyp entsprechend der jeweiligen Farbskala kodiert. Dies bedeutet, dass die einzelnen Farbstufen sehr unterschiedliche Dichten je nach Rezeptortyp repräsentieren können. *Rot* kodiert z. B. beim NMDA-Rezeptor Dichten von > 2300 fmol/mg Protein (**b**), beim $GABA_A$-Rezeptor > 3000 fmol/mg Protein, während dieselbe Farbe beim nikotinischen Acetylcholinrezeptor (**i**) Dichten von > 200 fmol/mg Protein anzeigt

märgebieten des Neokortex besonders hohe Konzentrationen erreichen. Der primäre visuelle (V1), der primäre somatosensorische (Area 3b; ◘ Abb. 2.44h) und der primäre auditorische (BA41 oder Te1; ◘ Abb. 2.44h) Kortex des Menschen und nichtmenschlicher Primaten zeigt besonders hohe Konzentrationen des muskarinischen M2-Rezeptors sowie der $GABA_A$-, α_2- und 5-HT2-Rezeptoren. Die Expression dieser Rezeptoren ist damit ein molekularer **Indikator der funktionellen Rolle** dieser Kortexareale. Die die Primärgebiete umgebenden sekundären unimodalen sensorischen Areale zeigen dagegen eine intermediäre Konzentration, während die höheren unimodalen sensorischen Gebiete und der motorische Kortex eine weitere Reduktion dieser Rezeptorkonzentrationen aufweisen. Dies unterstreicht eine weitere Rolle dieser Rezeptoren als **Indikatoren der hierarchischen Organisation** des Neokortex.

Alle bisher untersuchten Rezeptoren für klassische Transmitter zeigen charakteristische laminäre Verteilungsmuster. Der **nikotinische Acetylcholinrezeptor** weist neben seiner im Mittel extrem geringen Expression im Neokortex relative hohe Rezeptordichten in der Lamina IV primär sensorischer Areale (Area 3b und BA41) sowie in der Lamina III des motorischen Kortex (BA4p und 4a) auf. In den anderen Laminae dieser Areale ist er kaum nachweisbar. Völlig anders ist das laminäre Verteilungsmuster des muskarinischen M2-Rezeptors, der im motorischen Kortex v. a. in den supragranulären Schichten und der Lamina VI, im temporalen multimodalen Assoziationskortex (BA20 und BA21) dagegen v. a. in den infragranulären Schichten exprimiert wird. Als letztes Beispiel für viele weitere, regional unterschiedliche laminäre Rezeptorverteilungen sei der glutamaterge Kainat-Rezeptor genannt, der im temporalen Assoziationskortex höchste Rezeptordichten in den infragranulären Schichten zeigt. Ein besonders deutliches Beispiel für die spezifische Lokalisation von Transmitterrezeptoren ist die nahezu selektive und sehr starke Expression des Kainat-Rezeptors in den Moosfaser-Terminationsgebieten des Hippocampus, wo er im Hilus des Gyrus dentatus und im Stratum lucidum der CA3-Region exprimiert wird (◘ Abb. 2.41d und 2.44c).

Aus diesen Ergebnissen kann abgeleitet werden, dass jedes kortikale Areal ein eigenes, typisches Muster der regionalen und laminären Rezeptorexpression zeigt. Die systemische Applikation eines Rezeptorliganden (z. B. Psychopharmaka) wird daher zu sehr unterschiedlichen Reaktionen in den verschiedenen Hirnregionen in Abhängigkeit von der regionalen und laminären Konzentration eines Rezeptors führen. Da bei der Freisetzung eines Transmitters aber nicht nur der/die für diesen Transmitter spezifische(n) Rezeptor(en) stimuliert wird (werden), sondern eine indirekte Beeinflussung vieler anderer Rezeptoren stattfindet, da Rezeptoren verschiedener Transmittersysteme sich gegenseitig beeinflussen können, ist für die Wirkung eines Transmitters die Balance zwischen den Konzentrationen aller Rezeptoren in einem kortikalen Areal (*receptor fingerprint*) von entscheidender Bedeutung (Zilles et al. 2002a,b, 2003, 2004).

Literatur

Aboitiz F, Garcia R (1997) The anatomy of language revisited. Biol Res 30: 171–183

Allison T, Begleiter A, McCarthy G, Roessler E, Nobre AC, Spencer DD (1993) Electrophysiological studies of color processing in human visual cortex. Electroencephalogr Clin Neurophysiol 88: 343–355

Allison T, Ginter H, McCarthy G, Nobre AC, Puce A, Luby M, Spencer DD (1994) Face recognition in human extrastriate cortex. J Neurophysiol 71: 821–825

Allman JM, Kaas JH (1971) A representation of the visual field in the caudal third of the middle temporal gyrus of the owl monkey (Aotus trivirgatus). Brain Res 31: 85–105

Amunts K, Zilles K (2001) Advances in cytoarchitectonic mapping of the human cerebral cortex. Neuroimaging Clin N Am 11: 151–169

Amunts K, Schlaug G, Schleicher A, Steinmetz H, Dabringhaus A, Roland PE, Zilles K (1996) Asymmetry in the human motor cortex and handedness. NeuroImage 4: 216–222

Amunts K, Schlaug G, Jäncke L, Steinmetz H, Schleicher A, Dabringhaus A, Zilles K (1997a) Motor cortex and hand motor skills: Structural compliance in the human brain. Hum Brain Mapping 5: 206–215

Amunts K, Schleicher A, Zilles K (1997b) Persistence of layer IV in the primary motor cortex (area 4) of children with cerebral palsy. J Brain Res 38: 247–260

Amunts K, Schmidt-Passos F, Schleicher A, Zilles K (1997c) Postnatal development of interhemispheric asymmetry in the cytoarchitecture of human area 4. Anat Embryol 196: 393–402

Amunts K, Schleicher A, Bürgel U, Mohlberg H, Uylings HBM, Zilles K (1999) Broca's region revisited: Cytoarchitecture and intersubject variability. J Comp Neurol 412: 319–341

Amunts K, Jäncke L, Mohlberg H, Steinmetz H, Zilles K (2000a) Interhemispheric asymmetry of the human motor cortex related to handedness and gender. Neuropsychologia 38: 304–312

Amunts K, Malikovic A, Mohlberg H, Schormann T, Zilles K (2000b) Brodmann's areas 17 and 18 brought into stereotaxic space – where and how variable? NeuroImage 11: 66–84

Amunts K, Schleicher A, Zilles K (2002) Architectonic mapping of the human cerebral cortex. In: Schüz A, Miller R (eds) Cortical areas: unity and diversity. Taylor & Francis, London, pp 29–52

Amunts K, Schleicher A, Ditterich A, Zilles K (2003) Broca's region: Cytoarchitectonic asymmetry and developmental changes. J Comp Neurol 465: 72–89

Andersen RA, Asanuma C, Essick G, Siegel RM (1990a) Corticocortical connections of anatomically and physiologically defined subdivisions within the inferior parietal lobule. J Comp Neurol 296: 65–113

Andersen RA, Bracewell RM, Barash S, Gnadt JW, Fogassi L (1990b) Eye position effects on visual, memory, and saccade-related activity in areas LIP and 7a of macaque. J Neurosci 10: 1176–1196

Armstrong E, Zilles K, Schlaug G, Schleicher A (1986) Comparative aspects of the primate posterior cingulate cortex. J Comp Neurol 253: 539–548

Armstrong E, Zilles K, Omran H, Schleicher A (1995) The ontogeny of human gyrification. Cereb Cortex 5: 56–63

Bailey P, Bonin G von (1951) The isocortex of man. University of Illinois Press, Urbana

Baleydier C, Mauguire F (1980) The duality of the cingulate gyrus in monkey: Neuroanatomical study and functional hypothesis. Brain 103: 525–554

Balint R (1909) Seelenlähmung des »Schauens«, optische Ataxie, räumliche Störung der Aufmerksamkeit. Monatsschr Psychiatr Neurol 25: 51–81

Barbas H (1988) Anatomical organization of basoventral and mediodorsal visual recipient prefrontal region in the rhesus monkey. J Comp Neurol 276: 313–342

Barbas H, DeOlmos J (1990) Projections from the amygdala to basoventral and mediodorsal prefrontal regions in the rhesus monkey. J Comp Neurol 300: 549–571

Barbas H, Pandya DN (1987) Architecture and frontal cortical connections of the premotor cortex (area 6) in the rhesus monkey. J Comp Neurol 256: 211–228

Barbur J, Watson J, Frackowiak R, Zeki S (1993) Conscious visual perception without V1. Brain 116: 1293–1302

Batsch E-G (1956) Die myeloarchitektonische Untergliederung des Isocortex parietalis beim Menschen. J Hirnforsch 2: 225–258

Beck ED (1928) Die myeloarchitektonische Felderung des in der Sylvischen Furche gelegenen Teiles des menschlichen Schläfenlappens. J Psychol Neurol 36: 1–21

Beck ED (1930) Die Myeloarchitektonik der dorsalen Schläfenlappenrinde beim Menschen. J Psychol Neurol 41: 129–263

Beckers G, Zeki S (1995) The consequences of inactivating areas V1 and V5 on visual motion perception. Brain 118: 49–60

Belin P, Zilbovicius M, Crozier S, Thivard L, Fontaine A, Masure MC, Samson Y (1998) Lateralization of speech and auditory temporal processing. J Cogn Neurosci 10: 536–540

Benevento LA, Fallon JH (1975) The ascending projections of the superior colliculus in the rhesus monkey (Macaca mulatta). J Comp Neurol 160: 339–362

Benevento LA, Yoshida K (1981) The afferent and efferent organization of the lateral geniculo-prestriate pathways in the macaque monkey. J Comp Neurol 203: 455–474

Bigl V, Woolf NJ, Butcher LL (1982) Cholinergic projections from the basal forebrain to frontal, parietal, temporal, occipital and cingulate cortices: A combined fluorescent tracer and acetylcholinesterase analysis. Brain Res Bull 8: 727–749

Bilecen D, Scheffler K, Schmid N, Tschopp K, Seelig J (1998) Tonotopic organization of the human auditory cortex as detected by BOLD-FMRI. Hear Res 126: 19–27

Binder JR, Rao SM, Hammeke TA et al (1994) Functional magnetic resonance imaging of human auditory cortex. Ann Neurol 35: 662–672

Binkofski F, Buccino G, Posse S, Seitz RJ, Rizzolatti G, Freund HJ (1999) A fronto parietal circuit for object manipulation in man. Eur J Neurosci 11: 3276–3286

Binkofski F, Amunts K, Stephan KM et al (2000) Broca's region subserves imagery of motion: a combined cytoarchitectonic and fMRI study. Hum Brain Mapping 11: 273–285

Blank SC, Scott SK, Warburton EA, Wise RJS (2002) Speech production: Wernicke, Broca and beyond. Brain 125: 1829–1838

Blanke O, Landis T, Safran AB, Seeck M (2002) Direction-specific motion blindness induced by focal stimulation of human extrastriate cortex. Eur J Neurosci 15: 2043–2048

Blatt GJ, Andersen RA, Stoner GR (1990) Visual receptive field organization and cortico-cortical connections of the lateral intraparietal area (area LIP) in the macaque. J Comp Neurol 299: 421–455

Blinkov SM, Glezer I (1968) Das Zentralnervensystem in Zahlen und Tabellen. Fischer, Jena

Bodegård A, Geyer S, Amunts K, Naito E, Zilles K, Roland PE (2000a) Somatosensory areas in man activated by moving stimuli. Cytoarchitectonic mapping and PET. NeuroReport 11: 187–191

Bodegård A, Ledberg A, Geyer S, Naito E, Larsson J, Zilles K, Roland P (2000b) Object shape differences reflected by somatosensory cortical activation. J Neurosci 20: 1–5

Bodegård A, Geyer S, Herath P, Grefkes C, Zilles K, Roland PE (2003) Somatosensory areas engaged during discrimination of steady pressure, spring strength and kinaesthesia. Hum Brain Mapping 20: 103–115

Bookheimer SY (2002) Functional MRI of language: New approaches to understanding the cortical organization of semantic processing. Ann Rev Neurosci 25: 151–188

Booth JR, Burman DD, Meyer JR, Gitelman DR, Parrish TB, Mesulam MM (2002) Functional anatomy of intra- and cross-modal lexical tasks. NeuroImage 16: 7–22

Born RT, Tootell RBH (1992) Segregation of global and local motion processing in primate middle temporal visual area. Nature 357: 497–499

Braak H (1972) Zur Pigmentarchitektonik der Großhirnrinde des Menschen. I. Regio entorhinalis. Z Zellforsch Mikrosk Anat 127: 407–438

Braak H (1976) A primitive gigantopyramidal field buried in the depth of the cingulate sulcus of the human brain. Brain Res 109: 219–223

Braak H (1978) The pigment architecture of the human temporal lobe. Anat Embryol 154: 213–240

Braak H (1979) Pigment architecture of the human telencephalic cortex. IV. Regio retrosplenialis. Cell Tissue Res 204: 431–440

Braak H (1980) Architectonics of the human telencephalic cortex. Springer, Berlin Heidelberg New York

Bradvik B, Dravins C, Holtas C, Rosen I, Ryding E, Ingvar DH (1991) Disturbances of speech prosody following right hemisphere infarcts. Acta Neurol Scand 84: 114–126

Branche C, Milner B, Rasmussen T (1964) Intracarotid sodium amytal for the lateralization of cerebral speech dominance. J Neurosurg 21: 399–405

Bremmer F, Duhamel JR, Hamed SB, Graf W (2000) Stages of self-motion processing in primate posterior parietal cortex. Int Rev Neurobiol 44: 173–198

Bremmer F, Schlack A, Shah NJ et al (2001) Polymodal motion processing in posterior parietal and premotor cortex: a human fMRI study strongly implies equivalencies between humans and monkeys. Neuron 29: 287–296

Broca MP (1861) Remarques sur le siège de la faculté du langage articulé, suivies d'une observation d'aphémie (perte de la parole). Bull Mem Soc Anat Paris 36: 330–357

Brockhaus H (1940) Die Cyto- und Myeloarchitektonik des Cortex claustralis und des Claustrum beim Menschen. J Psychol Neurol 49: 249–348

Brodal A (1969) Neurological anatomy in relation to clinical medicine, 2nd edn. Oxford University Press, London

Brodmann K (1908) Beiträge zur histologischen Lokalisation der Großhirnrinde. VI. Die Cortexgliederung des Menschen. J Psychol Neurol 10: 231–246

Brodmann K (1909) Vergleichende Lokalisationslehre der Großhirnrinde. Barth, Leipzig

Brodmann K (1910) Feinere Anatomie des Großhirns. In: Lewandowsky M (Hrsg) Handbuch der Neurologie, Erster Band, Allgemeine Neurologie. Springer, Berlin, S 206–307

Brodmann K (1912) Neue Ergebnisse über die vergleichende histologische Lokalisation der Großhirnrinde mit besonderer Berücksichtigung des Stirnhirns. Anat Anz 41: 157–216

Brodmann K (1914) Physiologie des Gehirns. Neue Dtsch Chir 11: 85–426

Buccino G, Binkofski F, Fink GR et al (2001) Action observation activates premotor and parietal areas in a somatotopic manner: an fMRI study. Eur J Neurosci 13: 400–404

Buckner RL, Corbetta M, Schatz J, Raichle ME, Petersen SE (1996) Preserved speech abilities and compensation following prefrontal damage. Proc Natl Acad Sci USA 93: 1249–1253

Bullier J, Schall JD, Morel A (1996) Functional streams in occipito-frontal connections in the monkey. Behav Brain Res 76: 89–97

Burkhalter A, Bernardo KL (1989) Organization of cortico-cortical connections in human visual cortex. Proc Natl Acad Sci USA 86: 1071–1075

Cabeza R, Dolcos F, Graham R, Nyberg L (2002) Similarities and differences in the neural correlates of episodic memory retrieval and working memory. NeuroImage 16: 317–330

Campbell AW (1905) Histological studies on the localization of cerebral function. Cambridge University Press, London

Cavada C (2001) The visual parietal areas in the macaque monkey. Current structural knowledge and ignorance. NeuroImage 14: 21–26

Cavada C, Goldman-Rakic PS (1989a) Posterior parietal cortex in rhesus monkey. I. Parcellation of areas based on distinctive limbic and sensory corticocortical connections. J Comp Neurol 287: 393–421

Cavada C, Goldman-Rakic PS (1989b) Posterior parietal cortex in rhesus monkey. II. Evidence for segregated corticocortical networks linking sensory and limbic areas with the frontal lobe. J Comp Neurol 287: 422–445

Cavada C, Goldman-Rakic PS (1991) Topographic segregation of corticostriatal projections from posterior parietal subdivisions in the macaque monkey. Neuroscience 42: 683–696

Cavada C, Goldman-Rakic PS (1993) Multiple visual areas in the posterior parietal cortex of primates. Prog Brain Res 95: 123–137

Cavada C, Compañy T, Tejedor J, Cruz-Rizzolo RJ, Reinoso-Suárez F (2000) The anatomical connections of the macaque monkey orbitofrontal cortex. A review. Cereb Cortex 10: 220–242

Chao LL, Martin A (2000) Representation of manipulable man-made objects in the dorsal stream. NeuroImage 12: 478–494

Cheng K, Fujita H, Kanno I, Miura S, Tanaka K (1995) Human cortical regions activated by wide-field visual motion: An $H_2{}^{15}O$ PET study. J Neurophysiol 74: 413–427

Clarke S (1994a) Modular organization of human extrastriate visual cortex: Evidence from cytochrome oxidase pattern in normal and macular degeneration cases. Eur J Neurosci 6: 725–736

Clarke S (1994b) Association and intrinsic connections of human extrastriate visual cortex. Proc R Soc Lond (Biol) 257: 87–92

Clarke S, Miklossy J (1990) Occipital cortex in man: Organization of callosal connections, related myelo- and cytoarchitecture, and putative boundaries of functional visual areas. J Comp Neurol 298: 188–214

Clarke S, Lindemann A, Maeder P, Borruat F-X, Assal G (1997) Face recognition and postero-inferior hemispheric lesions. Neuropsychologia 35: 1555–1563

Colby CL, Duhamel J-R (1991) Heterogeneity of extrastriate visual areas and multiple parietal areas in the macaque monkey. Neuropsychologia 29: 517–537

Colby CL, Goldberg ME (1999) Space and attention in parietal cortex. Annu Rev Neurosci 22: 319–349

Colby CL, Gattass R, Olson CR, Gross CG (1988) Topographical organization of cortical afferents to extrastriate visual area PO in the macaque: A dual tracer study. J Comp Neurol 269: 392–413

Colby CL, Duhamel J-R, Goldberg ME (1993) Ventral intraparietal area of the macaque: Anatomic location and visual response properties. J Neurophysiol 69: 902–914

Corballis MC (1997) The genetics and evolution of handedness. Psychol Rev 104: 714–727

Corbetta M, Miezin FM, Dobmeyer S, Shulman GL, Petersen SE (1990) Attentional modulation of neural processing of shape, color, and velocity in humans. Science 248: 1556–1559

Corbetta M, Miezin FM, Dobmeyer S, Shulman GL, Petersen SE (1991) Selective and divided attention during visual discrimination of shape, color and speed: Functional anatomy by positron emission tomography. J Neurosci 11: 2383–2402

Cox SML, Andrade A, Johnsrude IS (2005) Learning to like: A role for human orbitofrontal cortex in conditioned reward. J Neurosci 25: 2733–2740

Creutzfeld O, Ojemann G, Lettich E (1989) Neuronal activity in the human lateral temporal lobe. I. Responses to speech. Exp Brain Res 77: 451–475

Dade LA, Jones-Gotman M, Zatorre RJ, Evans AC (1998) Human brain function during odor encoding and recognition. A PET activation study. Ann NY Acad Sci 855: 572–574

Damasio A, Yamada T, Damasio H, Corbett J, McKee J (1980) Central achromatopsia: Behavioral, anatomical and physiological aspects. Neurology 30: 1064–1071

Dapretto M, Bookheimer SY (1999) Form and content: Dissociating syntax and semantics in sentence comprehension. Neuron 24: 427–432

Decety J, Perani D, Jeannerod M et al (1994) Mapping motor representations with PET. Nature 371: 600–602

Dejerine J (1895) Anatomie des centres nerveux. Rueff, Paris

de Lacoste-Utamsing C, Holloway RL (1982) Sexual dimorphism in the human corpus callosum. Science 216: 1431–1432

Demonet JF, Chollet F, Ramsay S et al (1992) The anatomy of phonological and semantic processing in normal subjects. Brain 115: 1753–1768

Desimone R, Schein SJ (1987) Visual properties of neurons in area V4 of the macaque: Sensitivity to stimulus form. J Neurophysiol 57: 835–868

Desimone R, Ungerleider LG (1989) Neural mechanisms of visual processing in monkeys. In: Boller F, Grafman J (eds) Handbook of neuropsychology, vol 2. Elsevier, Amsterdam, pp 267–299

DeYoe EA, Hockfield S, Garren H, van Essen DC (1990) Antibody labeling of functional subdivisions in visual cortex: CAT-301 immunoreactivity in striate and extrastriate cortex of the macaque monkey. Vis Neurosci 5: 67–81

DeYoe EA, Felleman DJ, van Essen DC, McClendon E (1994) Multiple processing streams in occipitotemporal visual cortex. Nature 371: 151–154

Divac I, Björklund A, Lindvall O, Passingham RE (1978) Converging projections from the mediodorsal thalamic nucleus and mesencephalic dopaminergic neurons to the neocortex in three species. J Comp Neurol 180: 59–72

Driver J, Vuilleumier P, Eimer M, Rees G (2001) Functional magnetic resonance imaging and evoked potential correlates of conscious and unconcious vision in parietal extinction patients. NeuroImage 14: 68–75

Duhamel J-R, Bremmer F, BenHamed S, Graf W (1997) Spatial invariance of visual receptive fields in parietal cortex neurons. Nature 389: 845–848

Dupont P, Orban GA, De Bruyn B, Verbruggen A, Mortelmans L (1994) Many areas in the human brain respond to visual motion. J Neurophysiol 72: 1420–1424

Economo C von, Horn L (1930) Über Windungsrelief, Massen und Rindenarchitektonik der Supratemporalfläche, ihre individuellen und Seitenunterschiede. Z Ges Neurol Psychiatr 130: 678–755

Economo C von, Koskinas GN (1925) Die Cytoarchitektonik der Hirnrinde des erwachsenen Menschen. Springer, Berlin

Ehrsson HH, Naito E, Geyer S, Amunts K, Zilles K, Forssberg H, Roland PE (2000) Simultaneous movements of upper and lower limbs are coordinated by motor representations that are shared by both limbs: A PET study. Eur J Neurosci 12: 3385–3398

Eidelberg D, Galaburda AM (1984) Inferior parietal lobule. Divergent architectonic asymmetries in the human brain. Arch Neurol 41: 843–852

Elias H, Schwartz D (1969) Surface areas of the cerebral cortex of mammals determined by stereological methods. Science 166: 1011–1013

Engelien A, Yang Y, Engelien W, Zonana J, Stern E, Silbersweig DA (2002) Physiological mapping of human auditory cortices with a silent event-related fMRI technique. NeuroImage 16: 944–953

Felleman DJ, van Essen DC (1991) Distributed hierarchical processing in the primate cerebral cortex. Cereb Cortex 1: 1–47

Filimonoff IN (1932) Über die Variabilität der Großhirnrindenstruktur. Mitteilung II – Regio occipitalis beim erwachsenen Menschen. J Psychol Neurol 44: 2–96

Filimonoff IN (1947) A rational subdivision of the cerebral cortex. Arch Neurol Psychiatry 58: 296–311

Fink GR, Dolan RJ, Halligan PW, Marshall JC, Frith CD (1997) Space-based and object-based visual attention: Shared and specific neural domains. Brain 120: 2013–2028

Fink GR, Marshall JC, Shah NJ et al (2000a) Line bisection judgements implicate right parietal cortex and cerebellum as assessed by fMRI. Neurology 54: 1324–1331

Fink GR, Marshall JC, Weiss PH, Shah NJ, Toni I, Halligan PW, Zilles K (2000b) »Where« depends on »What«: A differential functional anatomy for position discrimination in one- versus two-dimensions. Neuropsychologia 38: 1741–1748

Fink GR, Driver J, Rorden C, Baldeweg T, Dolan RJ (2000c) Neural consequences of competing stimuli in both visual hemifields: A physiological basis for visual extinction. Ann Neurol 47: 440–446

Fink GR, Marshall JC, Gurd J, Weiss PH, Zafiris O, Shah NJ, Zilles K (2001a) Deriving numerosity and shape from identical visual displays. NeuroImage 13: 46–55

Fink GR, Marshall JC, Weiss PH, Zilles K (2001b) The neural basis of vertical and horizontal line bisection judgements: an fMRI study of normal volunteers. NeuroImage 14: 59–67

Flechsig P (1920) Anatomie des menschlichen Gehirns und Rückenmarks auf myelogenetischer Grundlage. Thieme, Leipzig

Fletcher P, Happé F, Frith U, Baker SC, Dolan RJ, Frackowiak RS, Frith CD (1995) Other minds in the brain: A functional imaging study of »theory of mind« in story comprehension. Cognition 57: 109–128

Fox PT, Ingham RJ, Ingham JC et al (1996) A PET study of the neural systems of stuttering. Nature 382: 158–162

Frackowiak RSJ (1994) Functional mapping of verbal memory and language. Trends Neurosci 17: 109–115

Freund H-J (1987) Abnormalities of motor behavior after cortical lesions in humans. In: Plum F (ed) Handbook of physiology, sect 1: The nervous system, vol V: Higher functions of the brain, part 2. Williams & Wilkins, Baltimore, pp 763–810

Freund H-J (2001) The parietal lobe as a sensorimotor interface: A perspective from clinical and neuroimaging data. NeuroImage 14: 42–46

Friederici AD, Ruschemeyer SA, Hahne A, Flebach CJ (2003) The role of left inferior frontal and superior temporal cortex in sentence comprehension: localizing syntactic and semantic processes. Cereb Cortex 13: 170–177

Frith CD, Frith U (1999) Interacting minds – A biological basis. Science 286: 1692–1695

Frith CD, Friston K, Liddle PF, Frackowiak RSJ (1991) A PET study of word finding. Neuropsychologia 29: 1–12

Fujimaki N, Miyauchi S, Puetz B, Sasaki Y, Takino R, Sakai K, Tamada T (1999) Functional magnetic resonance imaging of neural activity related to orthographic, phonological, and lexico-semantic judgments of visually presented characters and words. Hum Brain Mapping 8: 44–59

Funahashi S, Bruce CJ, Goldman-Rakic PS (1989) Mnemonic coding of visual space in the monkey's dorsolateral prefrontal cortex. J Neurophysiol 61: 331–349

Fuster JM (1989) The prefrontal cortex, 2nd edn. Raven, New York

Galaburda AM, Geschwind N (1981) Anatomical asymmetries in the adult and developing brain and their implications for function. Adv Pediatr 28: 271–292

Galaburda AM, Sanides F (1980) Cytoarchitectonic organization of the human auditory cortex. J Comp Neurol 190: 597–610

Galaburda AM, Sanides F, Geschwind N (1978a) Human brain: Cytoarchitectonic left-right asymmetries in the temporal speech region. Arch Neurol 35: 812–817

Galaburda AM, LeMay M, Kemper TL, Geschwind N (1978b) Right-left asymmetries in the brain. Science 199: 852–856

Galletti C, Fattori P, Battaglini PP, Shipp S, Zeki S (1996) Functional demarcation of a border between areas V6 and V6A in the superior parietal gyrus of the macaque monkey. Eur J Neurosci 8: 30–52

Galletti C, Battaglini PP, Fattori P (1997) The posterior parietal cortex in humans and monkeys. News Physiol Sci 12: 166–171

Galletti C, Fattori P, Kutz DF, Gamberini M (1999) Brain location and visual topography of cortical area V6A in the macaque monkey. Eur J Neurosci 11: 575–582

Galletti C, Gamberini M, Kutz DF, Baldinotti I, Fattori P (2005) The relationship between V6 and PO in macaque extrastriate cortex. Eur J Neurosci 21: 959–970

Gazzaniga MS (2000) Cerebral specialization and interhemispheric communication: Does the corpus callosum enable the human condition? Brain 123: 1293–1326

Gerhardt E (1940) Die Cytoarchitektonik des Isocortex parietalis beim Menschen. J Psychol Neurol 49: 367

Gerstmann J (1930) Zur Symptomatologie der Hirnläsionen im Übergangsgebiet der unteren Parietal- und mittleren Occipitalwindung. Nervenarzt 3: 691–695

Geschwind N, Levitsky W (1968) Human brain: Left-right asymmetries in the temporal speech region. Science 161: 186–187

Geyer S (2004) The microstructural border between the motor and the cognitive domain in the human cerebral cortex. Adv Anat Embryol Cell Biol 174: 1–92

Geyer S, Zilles K (2005) Functional neuroanatomy of human motor cortex. In: Freund H-J, Jeannerod M, Hallett M, Leiguarda R (eds) Higher-order motor disorders. Oxford University Press, Oxford, pp 3–22

Geyer S, Ledberg A, Schleicher A et al (1996) Two different areas within the primary motor cortex of man. Nature 382: 805–807

Geyer S, Schleicher A, Zilles K (1997) The somatosensory cortex of human: Cytoarchitecture and regional distributions of receptor-binding sites. NeuroImage 6: 27–45

Geyer S, Matelli M, Luppino G, Schleicher A, Jansen Y, Palomero-Gallagher N, Zilles K (1998) Receptor autoradiographic mapping of the mesial motor and premotor cortex of the macaque monkey. J Comp Neurol 397: 231–250

Geyer S, Schleicher A, Zilles K (1999) Areas 3a, 3b, and 1 of human primary somatosensory cortex. 1. Microstructural organization and interindividual variability. NeuroImage 10: 63–83

Geyer S, Zilles K, Luppino G, Matelli M (2000a) Neurofilament protein distribution in the macaque monkey dorsolateral premotor cortex. Eur J Neurosci 12: 1554–1566

Geyer S, Schormann T, Mohlberg H, Zilles K (2000b) Areas 3a, 3b, and 1 of human primary somatosensory cortex. 2. Spatial normalization to standard anatomical space. NeuroImage 11: 684–696

Geyer S, Matelli M, Luppino G, Zilles K (2000c) Functional neuroanatomy of the primate isocortical motor system. Anat Embryol 202: 443–474

Goldman-Rakic PS (1984) Modular organization of prefrontal cortex. Trends Neurosci 7: 419–424

Goldman-Rakic PS, Porrino LJ (1985) The primate mediodorsal (MD) nucleus and its projections to the frontal lobe. J Comp Neurol 242: 535–560

Grabowski TJ, Damasio AR (2000) Investigating language with functional neuroimaging. In: Toga AW, Mazziotta JC (eds) Brain mapping – the systems. Academic Press, San Diego, pp 425–458

Grafton ST, Arbib MA, Fadiga L, Rizzolatti G (1996) Localization of grasp representations in humans by positron emission tomography. 2. Observation compared with imagination. Exp Brain Res 112: 103–111

Graziano MSA, Andersen RA, Snowden RJ (1994) Tuning of MST neurons to spiral motion. J Neurosci 14: 54–67

2

Grefkes C, Geyer S, Schormann T, Roland P, Zilles K (2001) Human somatosensory area 2: Observer-independent cytoarchitectonic mapping, interindividual variability, and population map. NeuroImage 14: 617–631
Grefkes C, Weiss PH, Zilles K, Fink GR (2002) Crossmodal processing of object features in human anterior intraparietal cortex: an fMRI study strongly implies equivalencies between humans and monkey. Neuron 35: 173–184
Gulyás B, Roland PE (1991) Cortical fields participating in form and colour discrimination in the human brain. Neuroreport 2: 585-588
Gulyás B, Roland PE (1994) Processing and analysis of form, colour and binocular disparity in the human brain: Functional anatomy by positron emission tomography. Eur J Neurosci 6: 1811–1828
Gurd JM, Amunts K, Weiss PH, Zafiris O, Zilles K, Marshall JC, Fink GR (2002) Posterior parietal cortex is implicated in continuous switching between verbal fluency tasks: an fMRI study with clinical implications. Brain 125: 1024–1038
Halgren E, Baudena P, Heit G, Clarke M, Marinkovic K (1994) Spatio-temporal stages in face and word processing. 1. Depth-recorded potentials in the human occipital and parietal lobes. J Physiol 88: 1–50
Hari R, Hamalainen M, Ilmoniemi R et al (1984) Responses of the primary auditory cortex to pitch changes in a sequence of tone pips: neuromagnetic recordings in man. Neurosci Lett 50: 127–132
Haxby JV, Horwitz B, Ungerleider LG, Maisog JM, Pietrini P, Grady CL (1994) The functional organization of human extrastriate cortex: a PET-rCBF study of selective attention to faces and locations. J Neurosci 14: 6336–6353
Haxby JV, Ungerleider LG, Horwitz B, Rapoport SI, Grady CL (1995) Hemispheric differences in neural systems for face working memory: a PET-rCBF study. Hum Brain Mapping 3: 68–82
Heeger DJ, Boynton GM, Demb JB, Seidemann E, Newsome WT (1999) Motion opponency in visual cortex. J Neurosci 19: 7162–7174
Hellige JB (2001) Cerebral hemisphere asymmetry: what's right and what's left. Harvard University Press, Cambridge
Hendry SHC, Hockfield S, Jones EG, McKay R (1984) Monoclonal antibody that identifies subsets of neurones in the central visual system of monkey and cat. Nature 307: 267–269
Hendry SHC, Jones EG, Hockfield S, McKay RDG (1988) Neuronal populations stained with the monoclonal antibody Cat-301 in the mammalian cerebral cortex and thalamus. J Neurosci 8: 518–542
Herholz K, Thiel A, Pietrzyk U et al (1996) Individual functional anatomy of verb generation. NeuroImage 3: 185–194
Heywood CA, Gaffan D, Cowey A (1995) Cerebral achromatopsia in monkeys. Eur J Neurosci 7: 1064–1073
Hinke RM, Hu X, Stillman AE, Kim SG, Merkle H, Salmi R, Ugurbil K (1993) Functional magnetic resonance imaging of Broca's area during internal speech. Cogn Neurosci Neuropsych 4(6): 675–678
Hirano S, Kojima H, Naito Y et al (1996) Cortical speech processing mechanisms while vocalizing visually presented language. Neuroreport 8: 363–367
Hockfield S, Tootell RBH, Zaremba S (1990) Molecular differences among neurons reveal an organization of human visual cortex. Proc Natl Acad Sci USA 87: 3027–3031
Hopf A (1954) Die Myeloarchitektonik des Isocortex temporalis beim Menschen. J Hirnforsch 1: 208–279
Hopf A (1955) Über die Verteilung myeloarchitektonischer Merkmale in der isokortikalen Schläfenlappenrinde beim Menschen. J Hirnforsch 2: 36–54
Hopf A (1956) Über die Verteilung myeloarchitektonischer Merkmale in der Stirnhirnrinde beim Menschen. J Hirnforsch 2: 311–333
Horwitz B, Amunts K, Bhattacharyya R, Patkin D, Jeffries J, Zilles K, Braun AR (2003) Activation of Broca's area during the production of spoken and signed language: A combined cytoarchitectonic mapping and PET analysis. Neuropsychologia 41: 1868–1876
Howard MA, Patterson K, Wise R, Brown WD, Friston K, Weiller C, Frackowiak RSJ (1992) The cortical localization of the lexicons: Positron emission tomography evidence. Brain 115: 1769–1782
Howard MA, Volkov IO, Abbas PJ, Damasio H, Ollendieck MC, Granner MA (1996) A chronic microelectrode investigation of the tonotopic organization of human auditory cortex. Brain Res 724: 260–264
Hubel DH, Wiesel TN (1968) Receptive fields and functional architecture of monkey striate cortex. J Physiol 195: 215–243
Hubel DH, Wiesel TN (1969) Anatomical demonstration of columns in the monkey striate cortex. Nature 221: 747–750
Hubel DH, Wiesel TN (1972) Laminar and columnar distribution of geniculo-cortical fibers in the macaque monkey. J Comp Neurol 146: 421–450
Huk AC, Heeger DJ (2002) Pattern-motion responses in human visual cortex. Nature Neurosci 5: 72–75
Huk AC, Dougherty RF, Heeger DJ (2002) Retinotopy and functional subdivision of human areas MT and MST. J Neurosci 22: 7195–7205
Hyvärinen H (1982) The parietal cortex of monkey and man. Springer, Berlin Heidelberg New York
Iacoboni M, Woods RP, Brass M, Bekkering H, Mazziotta JC, Rizzolatti G (1999) Cortical mechanisms of human imitation. Science 286: 2526–2528
Indefrey P, Brown CM, Hellwig F, Amunts K, Herzog H, Seitz RJ, Hagoort P (2001) A neural correlate of syntactic encoding during speech production. Proc Natl Acad Sci USA 98: 5933–5936
Inoue K, Kawashima R, Sugiura M, Ogawa A, Schormann T, Zilles K, Fukuda H (2001) Activation in the ipsilateral posterior parietal cortex during a tool use: A PET study. NeuroImage 14: 1469–1475
Insausti R, Amaral DG (2004) Hippocampal formation. In: Paxinos G, Mai JK (eds) The human nervous system. Elsevier, Amsterdam, pp 871–914
Jeannerod M (2001) Neural simulation of action: A unifying mechanism for motor cognition. NeuroImage 14: 103–109
Jeannerod M, Arbib M, Rizzolatti G, Sakata H (1995) Grasping objects: The cortical mechanisms of visuomotor transformation. Trends Neurosci 18: 314–320
Johnsrude IS, Morosan P, Brett M, Zilles K, Frackowiak RSJ (2000) Functional specialization within three cytoarchitectonically defined primary auditory cortical areas in humans. Soc Neurosci Abstr 26: S1971
Jones EG, Porter R (1980) What is area 3a? Brain Res Rev 2: 1–43
Kaada B (1960) Cingulate, posterior orbital, anterior insular and temporal pole cortex. In: Field J, Magoun HW, Hall VE (eds) Handbook of physiology, sect 1, vol II. American Physiological Society, Washington, pp 1345–1372
Kaas JH (2004) Somatosensory system. In: Paxinos G, Mai JK (eds) The human nervous system. Elsevier, Amsterdam, pp 1059–1092
Kanwisher N, McDermott J, Chun MM (2001) The fusiform face area: a module in human extrastriate cortex specialized for face perception. J Neurosci 17: 4302–4311
Kim KHS, Relkin NR, Lee K-M, Hirsch J (1997) Distinct cortical areas associated with native and second languages. Nature 388: 171–174
Kononova EP (1935) Structural variability of the cortex cerebri. Inferior frontal gyrus in adults (in Russian). In: Sarkisov SA, Filimonov IN (eds) Annals of the Brain Research Institute, vol I. State Press for Biological and Medical Literature, Moscow Leningrad, pp 49–118
Kononova EP (1949) The frontal lobe (in Russian). In: Sarkisov SA, Filimonov IN, Preobrashenskaya NS (eds) The cytoarchitecture of the human cortex cerebri. Medgiz, Moscow, pp 309–343
Koski L, Wohlschläger A, Bekkering H, Woods RP, Dubeau M-C, Mazziotta JC, Iacoboni M (2002) Modulation of motor and premotor activity during imitation of target-directed actions. Cereb Cortex 14: 847–855

Krams M, Rushworth MFS, Deiber M-P, Frackowiak RSJ, Passingham RE (1998) The preparation, execution and suppression of copied movements in the human brain. Exp Brain Res 120: 386–398

Künzle H (1978) An autoradiographic analysis of the efferent connections from premotor and adjacent prefrontal regions (areas 6 and 9) in Macaca fascicularis. Brain Behav Evol 15: 185–234

Kuypers HJM (1958) Cortico-bulbar connections to the pons and lower brain stem in man. Brain 81: 364–388

Langner G, Sams M, Heil P, Schulze H (1997) Frequency and periodicity are represented in orthogonal maps in the human auditory cortex: evidence from magnetoencephalography. J Comp Physiol (A) 181: 665–676

Larsson J, Amunts K, Gulyás B, Malikovic A, Zilles K, Roland PE (1999) Neuronal correlates of real and illusory contour perception: functional anatomy with PET. Eur J Neurosci 11: 4024–4036

Lauter JL (1992) Processing asymmetries for complex sounds: comparisons between behavioral ear advantages and electrophysiological asymmetries based on quantitative electroencephalography. Brain Cogn 19: 1–20

Lauter JL, Herscovitch P, Formby C, Raichle ME (1985) Tonotopic organization in human auditory cortex revealed by positron emission tomography. Hear Res 20: 199–205

Le Bihan D, Turner R, Zeffiro TA, Cuénod CA, Jezzard P, Bonnerot V (1993) Activation of human primary visual cortex during visual recall: A magnetic resonance imaging study. Proc Natl Acad Sci USA 90: 11802–11805

Liegeois Chauvel C, Musolino A, Chauvel P (1991) Localization of the primary auditory area in man. Brain 114: 139–151

Liegeois Chauvel C, Musolino A, Badier JM, MarquisP, Chauvel P (1994) Evoked potentials recorded from the auditory cortex in man: evaluation and topography of the middle latency components. Electroencephalogr Clin Neurophysiol 92: 204–214

Lu M-T, Preston JR, Strick PL (1994) Interconnections between the prefrontal cortex and the premotor areas in the frontal lobe. J Comp Neurol 341: 375–392

Lueck CJ, Zeki S, Friston KJ et al (1989) The colour centre in the cerebral cortex of man. Nature 340: 386–389

Lungwitz W (1937) Zur myeloarchitektonischen Untergliederung der menschlichen Area praeoccipitalis (Area 19 Brodmann). J Psychol Neurol 47: 607–638

Luppino G, Matelli M, Camarda RM, Gallese V, Rizzolatti G (1991) Multiple representations of body movements in mesial area 6 and the adjacent cingulate cortex: An intracortical microstimulation study in the macaque monkey. J Comp Neurol 311: 463–482

Luppino G, Matelli M, Camarda R, Rizzolatti G (1993) Corticocortical connections of area F3 (SMA-proper) and area F6 (pre-SMA) in the macaque monkey. J Comp Neurol 338: 114–140

Luppino G, Matelli M, Camarda R, Rizzolatti G (1994) Corticospinal projections from mesial frontal and cingulate areas in the monkey. Neuroreport 5: 2545–2548

Luppino G, Murata A, Govoni P, Matelli M (1999) Largely segregated parietofrontal connections linking rostral intraparietal cortex (areas AIP and VIP) and the ventral premotor cortex (areas F5 and F4). Exp Brain Res 128: 181–187

Luria AR (1959) Disorders of «simultaneous perception» in a case of bilateral occipitoparietal brain injury. Brain 82: 437–449

Lux S, Marshall JC, Ritzl A et al (2004) A functional magnetic resonance imaging study of local/global processing with stimulus presentation in the peripheral visual hemifields. Neuroscience 124: 113–120

Martin A, Haxby JV, Lalonde FM, Wiggs CL, Ungerleider LG (1995) Discrete cortical regions associated with knowledge of color and knowledge of action. Science 270: 102–105

Matelli M, Luppino G (1996) Thalamic input to mesial and superior area 6 in the macaque monkey. J Comp Neurol 372: 59–87

Matelli M, Luppino G (2001) Parietofrontal circuits for action and space perception. NeuroImage 14: 27–32

Matelli M, Luppino G, Rizzolatti G (1985) Patterns of cytochrome oxidase activity in the frontal agranular cortex of the macaque monkey. Behav Brain Res 18: 125–136

Matelli M, Camarda R, Glickstein M, Rizzolatti G (1986) Afferent and efferent projections of the inferior area 6 in the macaque monkey. J Comp Neurol 251: 281–298

Matelli M, Luppino G, Fogassi L, Rizzolatti G (1989) Thalamic input to inferior area 6 and area 4 in the macaque monkey. J Comp Neurol 280: 468–488

Matelli M, Luppino G, Rizzolatti G (1991) Architecture of superior and mesial area 6 and the adjacent cingulate cortex in the macaque monkey. J Comp Neurol 311: 445–462

Matelli M, Covoni P, Galletti C, Kutz DF, Luppino G (1998) Superior area 6 afferents from the superior parietal lobule in the macaque monkey. J Comp Neurol 402: 327–352

Matelli M, Luppino G, Geyer S, Zilles K (2004) Motor cortex. In: Paxinos G, Mai JK (eds) The human nervous system. Elsevier, Amsterdam, pp 975–996

Maunsell JHR, van Essen DC (1983) Functional properties of neurons in middle temporal visual area of the macaque monkey I: Selectivity for stimulus direction, speed, and orientation. J Neurophysiol 49: 1127–1147

Maunsell JHR, van Essen DC (1987) Topographic organization of the middle temporal visual area in the macaque monkey. I: Representational biases and the relationship to callosal connections and myeloarchitectonic boundaries. J Comp Neurol 266: 535–555

Mazoyer BM, Tzourio N, Frak V et al (1993) The cortical representation of speech. J Cogn Neurosci 5: 467–479

Mazziotta JC, Metter EJ (1988) Brain cerebral metabolic mapping of normal and abnormal language and its acquisition during development. Res Publ Assoc Res Nerv Ment Dis 66: 245–266

Mazziotta JC, Phelps ME, Carson RE, Kuhl DE (1982) Tomographic mapping of human cerebral metabolism: Auditory stimulation. Neurology 32: 921–937

Mazziotta J, Toga A, Evans A et al (2001) A probabilistic atlas and reference system for the human brain: International Consortium for Brain Mapping (ICBM). Philos Trans R Soc Lond (Biol) 356: 1293–1322

McGuire PK, Bates JF, Goldmann-Rakic PS (1991) Interhemispheric integration: I. Symmetry and convergence of the corticocortical connections of the left and right principal sulcus (PS) and the left and right supplementary motor area (SMA) in the rhesus monkey. Cereb Cortex 1: 390–407

Mesulam M-M (1998) From sensation to cognition. Brain 121: 1013–1052

Mesulam M-M, Mufson EJ (1982) Insula of the old world monkey. III. Efferent cortical output and comments of function. J Comp Neurol 212: 38–52

Mesulam M-M, Mufson EJ (1985) The insula of Reil in man and monkey. Architectonics, connectivity, and function. In: Peters A, Jones EG (eds) Cerebral cortex, vol 4. Plenum, New York, pp 179–226

Milner B, Petrides M (1984) Behavioural effects of frontal lobe lesions in man. Trends Neurosci 7: 403–407

Mishkin M, Ungerleider LG, Macko KA (1983) Object and spatial vision: Two cortical pathways. Trends Neurosci 6: 414–417

Moll J, de Oliveira-Souza R, Bramati IE, Grafman J (2002) Functional networks in emotional moral and nonmoral social judgements. NeuroImage 16: 696–703

Moniz E (1936) Tentatives opératoires dans le traitement de certaines psychoses. Masson, Paris

Morosan P, Rademacher J, Schleicher A, Amunts K, Schormann T, Zilles K (2001) Human primary auditory cortex: Cytoarchitectonic subdivisions and mapping into a spatial reference system. NeuroImage 13: 684–701

Mufson EJ, Mesulam MM (1982) Insula of the old world monkey. II. Afferent cortical input and comments on the claustrum. J Comp Neurol 212: 23–37

Naito E, Ehrsson HH, Geyer S, Zilles K, Roland PE (1999) Illusory arm movements activate cortical motor areas: A positron emission tomography study. J Neurosci 19: 6134–6144

Naito E, Kinomura S, Geyer S, Kawashima R, Roland PE, Zilles K (2000) Fast reaction to different sensory modalities activate common fields in the motor areas, but the anterior cingulate cortex is involved in the speed of reaction. J Neurophysiol 83: 1701–1709

Nakamura K, Kawashima R, Sato N et al (2000) Functional delineation of the human occipito-temporal areas related to familiar scene processing. Brain 123: 1903–1912

Ngowyang G (1932) Die Zytoarchitektonik der Felder des Gyrus rectus. J Psychol Neurol 44: 475–493

Ngowyang G (1934) Die Zytoarchitektonik des menschlichen Stirnhirns. Natl Res Inst Psychol Sinica 7: 1

Nichelli P, Grafman J, Pietrini P, Clark K, Lee KY, Miletich R (1995) Where the brain appreciates the moral of a story. Neuroreport 6: 2309–2313

Nicholls ME (1998) Support for a structural model of aural asymmetries. Cortex 34: 99–110

Nishitani N, Schürmann M, Amunts K, Hari R (2005) Broca's region: From action to language. Physiology 20: 60–69

Nobre AC, Allison T, McCarthy G (1994) Word recognition in the human inferior temporal lobe. Nature 372: 260–263

Ojemann GA, Creutzfeld OD, Lettich E (1987) Neuronal activity in human temporal cortex related to naming and short-term verbal memory. In: Engel J Jr, Ojemann GA, Lüders HO, Williamson PD (eds) Fundamental mechanisms of human brain function. Raven, New York, pp 61–68

Pakkenberg B, Gundersen HJG (1997) Neocortical neuron number in humans: Effect of sex and age. J Comp Neurol 384: 312–320

Pandya DN (1995) Anatomy of the auditory cortex. Rev Neurol (Paris) 151: 486–494

Pandya DN, Kuypers HGJM (1969) Cortico-cortical connections in the rhesus monkey. Brain Res 13: 13–36

Pandya DN, Seltzer B (1982a) Intrinsic connections and architectonics of posterior parietal cortex in the rhesus monkey. J Comp Neurol 204: 196–210

Pandya DN, Seltzer B (1982b) Association areas of the cerebral cortex. Trends Neurosci 5: 386–390

Pandya DN, Yeterian E (1998) Comparison of prefrontal architecture and connections. In: Roberts AC, Robbins TW, Weiskrantz L (eds) The prefrontal cortex. Oxford University Press, Oxford, pp 51–66

Pandya DN, Van Hoesen GW, Mesulam MM (1981) Efferent connections of the cingulate gyrus in the rhesus monkey. Exp Brain Res 42: 319–330

Pantev C, Bertrand O, Eulitz C, Verkindt C, Hampson S, Schuierer G, Elbert T (1995) Specific tonotopic organizations of different areas of the human auditory cortex revealed by simultaneous magnetic and electric recordings. Electroencephalogr Clin Neurophysiol 94: 26–40

Pantev C, Ross B, Berg P, Elbert T, Rockstroh B (1998a) Study of the human auditory cortices using a whole-head magnetometer: left vs. right hemisphere and ipsilateral vs. contralateral stimulation. Audiol Neurootol 3: 183–190

Pantev C, Oostenveld R, Engelien A, Ross B, Roberts LE, Hoke M (1998b) Increased auditory cortical representation in musicians. Nature 392: 811–814

Parsons LM, Fox PT (1998) The neural basis of implicit movements used in recognizing hand shape. Cogn Neuropsychol 15: 583–615

Parsons LM, Fox PT, Downs JH et al (1995) Use of implicit motor imagery for visual shape discrimination as revealed by PET. Nature 375: 54–58

Pasik P, Pasik T (1982) Visual functions in monkeys after total removal of visual cerebral cortex. Contrib Sensor Physiol 7: 147–200

Passingham RE, Toni I (2001) Contrasting the dorsal and ventral visual systems: Guidance of movement versus decision making. NeuroImage 14: 125–131

Paul F (1971) Biometrische Analyse der Volumina des Prosencephalon und der Großhirnrinde von 31 menschlichen Gehirnen. Z Anat Entwicklungsgesch 133: 325–368

Paulesu E, Frith U, Snowling M, Gallagher A, Morton J, Frackowiak RSJ, Frith CD (1996) Is developmental dyslexia a disconnection syndrome? Evidence from PET scanning. Brain 119: 143–157

Paus T, Petrides M, Evans AC, Meyer E (1993) Role of the human anterior cingulate cortex in the control of oculomotor, manual, and speech responses: A positron emission tomography study. J Neurophysiol 70: 453–469

Penfield W, Rasmussen T (1950) The cerebral cortex of man. Macmillan, New York

Petersen SE, Fox PT, Posner MI, Mintum M, Raichle ME (1988) Positron emission tomographic studies of the cortical anatomy of single-word processing. Nature 331: 585–589

Petersen SE, Fox PT, Snyder AZ, Raichle ME (1990) Activation of extrastriate and frontal cortical areas by visual words and word-like stimuli. Science 249: 1041–1044

Petrides M, Pandya D (1984) Projections to the frontal cortex from the posterior parietal region in the rhesus monkey. J Comp Neurol 228: 105–116

Petrides M, Pandya D (1994) Comparative architectonic analysis of the human and the macaque frontal cortex. In: Boller F, Grafman J (eds) Handbook of neuropsychology. Elsevier, Amsterdam, pp 17–58

Petrides M, Pandya D (1999) Dorsolateral prefrontal cortex: Comparative cytoarchitectonic analysis in the human and the macaque brain and corticocortical connection patterns. Eur J Neurosci 11: 1011–1036

Petrides M, Pandya D (2002) Comparative cytoarchitectonic analysis in the human and the macaque ventrolateral prefrontal cortex and corticocortical connection patterns. Eur J Neurosci 16: 291–310

Petrides M, Pandya D (2004) The frontal cortex. In: Paxinos G, Mai J (eds) The human nervous system. Elsevier, Amsterdam, pp 950–972

Petrides M, Alivisatos B, Meyer E, Evans AC (1993) Functional activation of the human frontal cortex during the performance of verbal working memory tasks. Proc Natl Acad Sci USA 90: 878–882

Phan KL, Wager T, Taylor SF, Liberzon I (2002) Functional neuroanatomy of emotion: A meta-analysis of emotion activation studies in PET and fMRI. NeuroImage 16: 331–348

Picard N, Strick PL (1996) Motor areas of the medial wall: A review of their location and functional activation. Cereb Cortex 6: 342–353

Pigache RM (1970) The anatomy of »Paleocortex«. A critical review. Erg Anat Entwicklungsgesch 43: 1–62

Poeppel D, Yellin E, Phillips C, Roberts TP, Rowley HA, Wexler K, Marantz A (1996) Task-induced asymmetry of the auditory evoked M100 neuromagnetic field elicited by speech sounds. Brain Res Cogn Brain Res 4: 231–242

Powell TPS, Cowan WM, Raisman G (1965) The central olfactory connexions. J Anat 99: 791–813

Preuss TM, Coleman GQ (2002) Human-specific organization of primary visual cortex: Alternating compartments of dense Cat-301 and calbindin immunoreactivity in layer IVA. Cereb Cortex 12: 671–691

Preuss TM, Goldman-Rakic PS (1989) Connections of the ventral granular frontal cortex of macaques with perisylvian premotor and somatosensory areas: anatomical evidence for somatic representation in primate frontal association cortex. J Comp Neurol 282: 293–316

Preuss TM, Goldman-Rakic PS (1990) Myelo- and cytoarchitecture of the granular frontal cortex and surrounding regions in the strepsirhine primate Galago and the anthropoid primate *Macaca*. J Comp Neurol 310: 439–474

Price CJ (1998) The functional anatomy of word comprehension and production. Trends Cogn Sci 2: 281–288

Price G, Giraud AL (2001) The constraints of functional neuroimaging places on classical models of auditory word processing. J Cogn Neurosci 13: 754–765

Price JL (2004) Olfaction. In: Paxinos G, Mai JK (eds) The human nervous system. Elsevier, Amsterdam, pp 1197–1211

Puce A, Allison T, Gore JC, McCarthy G (1995) Face-sensitive regions in human extrastriate cortex studied by functional MRI. J Neurophysiol 74: 1192–1199

Qureshy A, Kawashima R, Imran MB et al (2000) Functional mapping of human brain in olfactory processing: A PET study. J Neurophysiol 84: 1656–1666

Rabinowicz T (1967) Quantitative appraisal of the cerebral cortex of the premature infant of 8 months. In: Minkowsky AA (ed) Regional development of the brain in early life. Blackwell, Oxford, pp 92–118

Rademacher J, Galaburda AM, Kennedy DN, Filipek PA, Caviness VS Jr (1992) Human cerebral cortex: Localization, parcellation and morphometry with magnetic resonance imaging. J Cogn Neurosci 4: 352–374

Rademacher J, Caviness VS Jr, Steinmetz H, Galaburda AM (1993) Topographical variation of the human primary cortices: Implications for neuroimaging, brain mapping, and neurobiology. Cereb Cortex 3: 313–329

Rademacher J, Morosan P, Schleicher A, Freund H-J, Zilles K (2001a) Human primary auditory cortex in women and men. NeuroReport 12: 1561–1565

Rademacher J, Morosan P, Schormann T, Schleicher A, Werner C, Freund H-J, Zilles K (2001b) Probabilistic mapping and volume measurement of human primary auditory cortex. NeuroImage 13: 669–683

Rademacher J, Bürgel U, Geyer S, Schormann T, Schleicher A, Freund H-J, Zilles K (2001c) Variability and asymmetry in the human precentral motor system. A cytoarchitectonic and myeloarchitectonic brain mapping study. Brain 124: 2232–2258

Rajkowska G, Goldman-Rakic PS (1995a) Cytoarchitectonic definition of prefrontal areas in the normal human cortex: I. Remapping of areas 9 and 46 using quantitative criteria. Cereb Cortex 5: 307–322

Rajkowska G, Goldman-Rakic PS (1995b) Cytoarchitectonic definition of prefrontal areas in the normal human cortex: II. Variability in locations of areas 9 and 46 and relationship to the Talairach coordinate system. Cereb Cortex 5: 323–337

Rakic P, Suñer I, Williams RW (1991) A novel cytoarchitectonic area induced experimentally within the primate visualcortex. Proc Natl Acad Sci USA 88: 2083–2087

Rauschecker JP (1999) Auditory cortical plasticity: a comparison with other sensory systems. Trends Neurosci 22: 74–80

Reite M, Adams M, Simon J, Teale P, Sheeder J, Richardson D, Grabbe R (1994) Auditory M100 component 1: relationship to Heschl's gyri. Brain Res Cogn Brain Res 2: 13–20

Richman DP, Stewart RM, Hutchinson JW, Caviness VS (1975) Mechanical model of brain convolutional development. Science 189: 18–21

Riegele L (1931) Die Cytoarchitektonik der Felder der Brocaschen Regionen. J Physiol Neurol 42: 496–514

Rivier F, Clarke S (1997) Cytochrome oxidase, acetylcholinesterase, and NADPH-diaphorase staining in human supratemporal and insular cortex: evidence for multiple auditory areas. NeuroImage 6: 288–304

Rizzo M, Nawrot M, Blake R, Damasio A (1992) A human visual disorder resembling area V4 dysfunction in the monkey. Neurology 42: 1175–1180

Rizzolatti G, Fadiga L, Gallese V, Fogassi L (1996a) Premotor cortex and the recognition of motor actions. Brain Res Cogn Brain Res 3: 131–141

Rizzolatti G, Fadiga L, Matelli M, Bettinardi V, Paulesu E, Perani D, Fazio F (1996b) Localization of grasp representations in humans by PET: 1. Observation versus execution. Exp Brain Res 111: 246–252

Rizzolatti G, Fogassi L, Gallese V (1997) Parietal cortex: From sight to action. Curr Opin Neurobiol 7: 562–567

Rizzolatti G, Luppino G, Matelli M (1998) The organization of the cortical motor system: New concepts. Electroencephalogr Clin Neurophysiol 106: 283–296

Rizzolatti G, Fogassi L, Gallese V (2001) Neurophysiological mechanisms underlying the understanding and imitation of action. Nature Rev Neurosci 2: 661–670

Roland PE (1984) Metabolic measurement of the working frontal cortex in man. Trends Neurosci 7: 430–435

Roland PE (1993) Brain activation. Wiley-Liss, New York

Roland PE, Zilles K (1994) Brain atlases – A new research tool. Trends Neurosci 17: 458–467

Roland PE, Zilles K (1996a) Functions and structures of the motor cortices in humans. Curr Opin Neurobiol 6: 773–781

Roland PE, Zilles K (1996b) The developing European Computerized Human Brain Database for all imaging modalities. NeuroImage 4: 39–47

Roland PE, Zilles K (1998) Structural divisions and functional fields in the human cerebral cortex. Brain Res Rev 26: 87–105

Roland PE, Eriksson L, Stone-Elander S, Widén L (1987) Does mental activity change the oxidative metabolism of the brain. J Neurosci 7: 2373–2389

Roland PE, Geyer S, Amunts K, Schormann T, Schleicher A, Malikovic A, Zilles K (1997) Cytoarchitectural maps of the human brain in standard anatomical space. Hum Brain Mapping 5: 222–227

Romani GL, Williamson SJ, Kaufman L (1982) Tonotopic organization of the human auditory cortex. Science 216: 1339–1340

Rose M (1926) Über das histogenetische Prinzip der Einteilung der Großhirnrinde. J Physiol Neurol 32: 97–160

Rose M (1927) Die sog. Riechrinde beim Menschen und beim Affen. II. Teil des »Allocortex bei Tier und Mensch«. J Psychol Neurol 34: 261–401

Rose M (1928) Gyrus limbicus antior und Regio retrosplenialis (Cortex holorotoptychos quinquenstraficatus). Vergleichende Architektonik bei Tier und Mensch. J Psychol Neurol 35: 65–173

Rose M (1929) Die Inselrinde des Menschen und der Tiere. J Psychol Neurol 37. 467–624

Rosene DL, Van Hoesen GW (1977) Hippocampal efferents reach widespread areas of cerebral cortex and amygdala in the rhesus monkey. Science 198: 315–317

Royet JP, Hudry J, Zald DH et al (2001) Functional neuroanatomy of different olfactory judgments. NeuroImage 13: 506–519

Sakai K, Watanabe E, Onodera Y et al (1995) Functional mapping of the human color centre with echo-planar magnetic resonance imaging. Proc R Soc Lond B Biol Sci 261: 89–98

Sakata H, Taira M, Kusunoki M, Murata A, Tanaka Y (1995) Neural mechanisms of visual guidance of hand action in the parietal cortex of the monkey. Cereb Cortex 5: 429–438

Sakata H, Taira M, Kusunoki M, Murata A, Tanaka Y (1997) The parietal association cortex in depth perception and visual control of hand action. Trends Neurosci 20: 350–357

Sanes JN, Donoghue JP, Thangaraj T, Edelman RR, Warach S (1995) Shared neural substrates controlling hand movements in human motor cortex. Science 268: 1775–1777

Sanides F (1962) Die Architektonik des menschlichen Stirnhirns. Springer, Berlin Heidelberg New York

Sanides F, Vitzthum H (1965a) Die Grenzerscheinungen am Rande der menschlichen Sehrinde. Dtsch Z Nervenheilkd 187: 708–719

Sanides F, Vitzhum HG (1965b) Zur Architektonik der menschlichen Sehrinde und den Prinzipien ihrer Entwicklung. Dtsch Z Nervenheilkd 187: 680–707

Sarkissov SA, Filimonoff IN, Kononowa EP, Preobrachenskaja IS, Kukuew LA (1955) Atlas of the cytoarchitectonics of the human cerebral cortex. Medgiz, Moscow

Sawaguchi T, Goldman-Rakic PS (1991) D1 dopamine receptors in prefrontal cortex: Involvement in working memory. Science 251: 947–950

Schiller PH, Lee K (1991) The role of the primate extrastriate area V4 in vision. Science 251: 1251–1253

Schleicher A, Zilles K, Wree A (1986) A quantitative approach to cytoarchitectonics: Software and hardware aspects of a system for the evaluation and analysis of structural inhomogeneitis in nervous tissue. J Neurosci Methods 18: 221–235

Schleicher A, Amunts K, Geyer S, Morosan P, Zilles K (1999) Observer-independent method for microstructural parcellation of cerebral cortex: A quantitative approach to cytoarchitectonics. NeuroImage 9: 165–177

Schmahmann JD, Pandya DN (1990) Anatomical investigations of projections from thalamus to posterior parietal cortex in the rhesus monkey: A WGA-HRP and fluorescent tracer study. J Comp Neurol 295: 299–326

Schmid N, Tschopp K, Schillinger C, Bilecen D, Scheffler K, Seelig J (1998) Visualization of central auditory processes with functional magnetic resonance tomography. Laryngorhinootologie 77: 328–331

Schürmann M, Hesse MD, Stephan KE, Saarela M, Zilles K, Hari R, Fink GR (2005) Yearning to yawn: The neural basis of contagious yawning. NeuroImage 24: 1260–1264

Schwartz ML, Goldman-Rakic PS (1984) Callosal and intrahemispheric connectivity of the prefrontal association cortex in rhesus monkey: Relation between intraparietal and principal sulcal cortex. J Comp Neurol 226: 403–420

Schwartz ML, Goldman-Rakic PS (1988) Periodicity of GABA-containing cells in primate prefrontal cortex. J Neurosci 8: 1962–1970

Seldon HL (1981) Structure of human auditory cortex. I. Cytoarchitectonics and dendritic distributions. Brain Res 229: 277–294

Selemon DL, Goldman-Rakic PS (1985) Longitudinal topography and interdigitation of cortico-striatal projections in the rhesus monkey. J Neurosci 5: 776–794

Selemon DL, Goldman-Rakic PS (1988) Common cortical and subcortical target areas of the dorsolateral prefrontal and posterior parietal cortices in the rhesus monkey: evidence for a distributed neural network subserving spatially guided behavior. J Neurosci 8: 4049–4068

Seltzer B, Pandya DN (1980) Converging visual and somatic sensory cortical input to the intraparietal sulcus of the rhesus monkey. Brain Res 192: 339–351

Seltzer B, Pandya DN (1984) Further observations on parieto-temporal connections in the rhesus monkey. Exp Brain Res 55: 301–312

Seltzer B, Pandya DN (1986) Posterior parietal projections to the intraparietal sulcus of the rhesus monkey. Exp Brain Res 62: 459–469

Semendeferi K, Armstrong E, Schleicher A, Zilles K, Van Hoesen GW (2001) Prefrontal cortex in humans and apes: A comparative study of area 10. Am J Phys Anthropol 114: 221–241

Sereno MI, Dale AM, Reppas JB et al (1995) Borders of multiple visual areas in humans revealed by functional magnetic resonance imaging. Science 268: 889–893

Sergent J, Zuck E, Levesque M, MacDonald B (1992) Positron emission tomography study of letter and object processing: empirical findings and methodological considerations. Cereb Cortex 2: 68–80

Simic G, Bexheti S, Kelovic Z, Kos M, Grbic K, Hof PR, Kostovic I (2005) Hemispheric asymmetry, modular variability and age-related changes in the human entorhinal cortex. Neuroscience 130: 911–925

Sirigu A, Cohen L, Duhamel JR, Pillon B, Dubois B, Agid Y (1995) A selective impairment of hand posture for object utilization in apraxia. Cortex 31: 41–55

Skullerud K (1985) Variations in the size of the human brain. Acta Neurol Scand 71: 1–94

Small DM, Zald DH, Jones-Gotman M, Zatorre RJ, Pardo JV, Frey S, Petrides M (1999) Human cortical gustatory areas: A review of functional neuroimaging data. NeuroReport 10: 7–14

Smith GE (1907) A new topographical survey of the human cerebral cortex, being an account of the distribution of the anatomically distinct cortical areas and their relationship to the cerebral sulci. J Anat 41: 237–254

Sobel N, Prabhakaran V, Zhao Z, Desmond JE, Glover GH, Sullivan EV, Gabrieli JDE (2000) Time course of odorant-induced activation in the human primary olfactory cortex. J Neurophysiol 83: 537–551

Springer SP, Deutsch G (1998) Left brain/right brain: perspectives from cognitive neuroscience. Freeman, New York

Steinmetz H, Rademacher J, Huang YX, Hefter H, Zilles K, Thron A, Freund HJ (1989) Cerebral asymmetry: MR planimetry of the human planum temporale. J Comput Assist Tomogr 13: 996–1005

Steinmetz H, Volkmann J, Jäncke L, Freund H-J (1991) Anatomical left-right asymmetry of language-related temporal cortex is different in left- and right-handers. Ann Neurol 29: 315–319

Stengel E (1930) Morphologische und cytoarchitektonische Studien über den Bau der unteren Frontalwindung bei Normalen und Taubstummen. Ihre individuellen und Seitenunterschiede. Z Ges Neurol Psychiatr 130: 630–677

Stephan H (1975) Allocortex. In: Bargmann W (Hrsg) Handbuch der mikroskopischen Anatomie des Menschen, Bd 4, Teil 9. Springer, Berlin Heidelberg New York, S 1–998

Stephan KE, Marshall JC, Friston KJ, Rowe JB, Ritzl A, Zilles K, Fink GR (2003) Lateralized cognitive processes entail lateralized task control in the human brain. Science 301: 384–386

Stephan KM, Fink GR, Passingham RE, Silbersweig D, Ceballos-Baumann AO, Frith CD, Frackowiak RSJ (1995) Functional anatomy of the mental representation of upper extremity movements in healthy subjects. J Neurophysiol 73: 373–386

Strainer JC, Ulmer JL, Yetkin FZ, Haughton VM, Daniels DL, Millen SJ (1997) Functional MR of the primary auditory cortex: an analysis of pure tone activation and tone discrimination. Am J Neuroradiol 18: 601–610

Strasburger EH (1937) Die myeloarchitektonische Gliederung des Stirnhirns beim Menschen und Schimpansen. J Psychol Neurol 47: 461, 565

Strasburger EH (1938) Vergleichende myeloarchitektonische Studien an der erweiterten Brocaschen Region des Menschen. J Psychol Neurol 48: 477–511

Talairach J, Tournoux P (1988) Coplanar stereotaxic atlas of the human brain. Thieme, Stuttgart

Talavage TM, Edmister WB, Ledden PJ, Weisskoff RM (1999) Quantitative assessment of auditory cortex responses induced by imager acoustic noise. Hum Brain Mapping 7: 79–88

Tanji J (1994) The supplementary motor area in the cerebral cortex. Neurosci Res 19: 251–268

Tanji J, Shima K (1994) Role for supplementary motor area cells in planning several movements ahead. Nature 371: 413–416

Tiitinen H, Alho K, Huotilainen M, Ilmoniemi RJ, Simola J, Naatanen R (1993) Tonotopic auditory cortex and the magnetoencephalographic (MEG) equivalent of the mismatch negativity. Psychophysiology 30: 537–540

Toni I, Thoenissen D, Zilles K (2001) Movement preparation and motor intention. NeuroImage 14: 110–117

Tootell RBH, Taylor JB (1995) Anatomical evidence for MT and additional cortical visual areas in humans. Cereb Cortex 5: 39–55

Tootell RBH, Reppas JB, Kwong KK et al (1995a) Functional analysis of human MT and related visual cortical areas using magnetic resonance imaging. J Neurosci 15: 3215–3230

Tootell RBH, Reppas JB, Dale AM et al (1995b) Visual motion aftereffect in human cortical area MT revealed by functional magnetic resonance imaging. Nature 375: 139–141

Tootell RBH, Mendola JD, Hadjikhani NK et al (1997) Functional analysis of V3A and related areas in human visual cortex. J Neurosci 17: 7060–7078

Tootell RBH, Hadjikhani NK, Mendola JD, Marrett S, Dale AM (1998) From retinotopy to recognition: fMRI in human visual cortex. Trends Cogn Sci 2: 174–183

Trojanowski JQ, Jacobson S (1976) Areal and laminar distribution of some pulvinar cortical efferents in rhesus monkey. J Comp Neurol 169: 371–392

Tyler HR (1968) Abnormalities of perception with defective eye movements (Balint's syndrome). Cortex 4: 154–171

Ungerleider LG, Desimone R (1986) Cortical connections of visual area MT in the macaque. J Comp Neurol 248: 190–222

Ungerleider LG, Haxby JV (1994) «What» and «where» in the human brain. Curr Opin Neurobiol 4: 157–165

Ungerleider LG, Mishkin M (1982) Two cortical visual systems. In: Ingle DJ, Goodale MA, Mansfield RJW (eds) Analysis of visual behavior. MIT Press, Cambridge, pp 549–586

Uylings HBM, Malofeeva LI, Bogolepova IN, Amunts K, Zilles K (1999) Broca's language area from a neuroanatomical and developmental perspective. In: Brown CM, Hagoort P (eds) Neurocognition of language. Oxford University Press, Oxford, pp 319–336

Vallar G (1998) Spatial hemineglect in humans. Trends Cogn Sci 2: 87–97

Vallar G (2001) Extrapersonal visual unilateral spatial neglect and its neuroanatomy. NeuroImage 14: 52–58

van Essen DC (1979) Visual areas of the mammalian cerebral cortex. Annu Rev Neurosci 2: 227–263

van Essen DC, Zeki SM (1978) The topographic organization of rhesus monkey prestriate cortex. J Physiol 277: 193–226

van Essen DC, Maunsell JHR, Bixby JL (1981) The middle temporal visual area in the macaque: myeloarchitecture, connections, functional properties and topographic organization. J Comp Neurol 199: 293–326

van Essen DC, Newsome WT, Bixby JL (1982) The pattern of interhemispheric connections and its relationship to extrastriate visual areas in the macaque monkey. J Neurosci 2: 265–283

van Essen DC, Newsome WT, Maunsell JHR, Bixby JL (1986) The projections from striate cortex (V1) to areas V2 and V3 in the macaque monkey: Asymmetries, areal boundaries and patchy condensations. J Comp Neurol 244: 451–480

Van Hoesen GW, Morecraft RJ, Vogt BA (1993) Connections of the monkey cingulate cortex. In: Vogt BA, Gabriel M (eds) Neurobiology of cingulate cortex and limbic thalamus. Birkhäuser, Boston, pp 249–284

Verkindt C, Bertrand O, Perrin F, Echallier JF, Pernier J (1995) Tonotopic organization of the human auditory cortex: N100 topography and multiple dipole model analysis. Electroencephalogr Clin Neurophysiol 96: 143–156

Vogt O (1910) Die myeloarchitektonische Felderung des menschlichen Stirnhirns. J Psychol Neurol 15: 221

Vogt O (1911) Die Myeloarchitektonik des Isocortex parietalis. J Psychol Neurol 18: 379–390

Vogt BA (1993) Structural organization of cingulate cortex: Areas, neurons, and somatodendritic transmitter receptors. In: Vogt BA, Gabriel M (eds) Neurobiology of cingulate cortex and limbic thalamus. Birkhäuser, Boston, pp 14–70

Vogt C, Vogt O (1919) Allgemeine Ergebnisse unserer Hirnforschung. J Psychol Neurol 25: 279–262

Vogt C, Vogt O (1926) Die vergleichend-architektonische und die vergleichend-reizphysiologische Felderung der Großhirnrinde unter besonderer Berücksichtigung der menschlichen. Naturwissenschaften 14: 1190–1194

Vogt BA, Nimchinsky EA, Vogt LJ, Hof PR (1995) Human cingulate cortex: Surface features, flat maps, and cytoarchitecture. J Comp Neurol 359: 490–506

Vogt BA, Vogt LJ, Perl DP, Hof PR (2001) Cytology of human caudomedial cingulate, retrosplenial, and caudal parahippocampal cortices. J Comp Neurol 438: 353–376

Vogt BA, Hof RP, Vogt LJ (2004) Cingulate gyrus. In: Paxinos G, Mai JK (eds) The human nervous system. Elsevier, Amsterdam, pp 915–949

Walker AE (1940) A cytoarchitectural study of the prefrontal area of the macaque monkey. J Comp Neurol 73: 59–86

Walsh V, Carden D, Butler SR, Kulikowski JJ (1993) The effects of V4 lesions on the visual abilities of macaques: Hue discrimination and colour constancy. Behav Brain Res 53: 51–62

Watson JD, Myers R, Frackowiak RS et al (1993) Area V5 of the human brain: evidence from a combined study using positron emission tomography and magnetic resonance imaging. Cereb Cortex 3: 79–94

Webster MJ, Bachevalier J, Ungerleider LG (1994) Connections of the inferior temporal areas TEO and TE with parietal and frontal cortex in macaque monkeys. Cereb Cortex 4: 471–483

Weiss PH, Marshall JC, Wunderlich G et al (2000) Neural consequences of acting in near versus far space: a physiological basis for clinical dissociations. Brain 123: 2531–2541

Wernicke C (1874) Der aphasische Symptomenkomplex. Springer, Berlin

White IM, Wise P (1999) Rule-dependent neuronal activity in the prefrontal cortex. Exp Brain Res 126: 315–335

Wise R, Chollet F, Hadar U, Friston K, Hoffner E, Frackowiak RSJ (1991) Distribution of cortical neural networks involved in word comprehension and word retrieval. Brain 114: 1803–1817

Witelson SF (1985) The brain connection: The corpus callosum is larger in left-handers. Science 229: 665–668

Yakovlev PI, Lecours A-R (1967) The myelogenetic cycles of regional maturation of the brain. In: Minkowski A (ed) Regional development of the brain in early life. Blackwell, Oxford, pp 3–70

Yamamoto T, Uemura T, Llinas R (1992) Tonotopic organization of human auditory cortex revealed by multi-channel SQUID system. Acta Otolaryngol (Stockh) 112: 201–204

Yeterian EH, Pandya DN (1985) Corticothalamic connections of the posterior parietal cortex in the rhesus monkey. J Comp Neurol 237. 408–426

Yeterian EH, Pandya DN (1993) Striatal connections of the parietal association cortices in rhesus monkey. J Comp Neurol 332: 175–197

Young JP, Geyer S, Grefkes C, Amunts K, Morosan P, Zilles K, Roland PE (2003) Regional cerebral blood flow correlations of somatosensory areas 3a, 3b, 1, and 2 in humans during rest: A PET and cytoarchitectural study. Hum Brain Mapping 19: 183–196

Young JP, Herath P, Eickhoff S, Choi H-J, Grefkes C, Zilles K, Roland PE (2004) Somatotopy and attentional modulation of the human parietal and opercular regions. J Neurosci 24: 5391–5399

Yousry TA, Schmid UD, Alkadhi H, Schmidt D, Peraud A, Buettner A, Winkler P (1997) Localization of the motor hand area to a knob on the precentral gyrus. A new landmark. Brain 120: 141–157

Yukie M, Iwai E (1981) Direct projection from the dorsal lateral geniculate nucleus to the prestriate cortex in macaque monkeys. J Comp Neurol 201: 81–97

Zatorre RJ, Evans AC, Meyer E (1994) Neural mechanisms underlying melodic perception and memory for pitch. J Neurosci 14: 1908–1919

Zatorre RJ, Meyer E, Gjedde A, Evans AC (1996) PET studies of phonetic processing of speech: review, replication, and reanalysis. Cereb Cortex 6: 21–30

Zeki SM (1980) The response properties of cells in the middle temporal area (area MT) of owl monkey visual cortex. Proc R Soc Lond B Biol Sci 207: 239–248

Zeki SM (1990a) Parallelism and functional specialization in human visual cortex. Cold Spring Harbor Symp Quant Biol 55: 651–661

Zeki SM (1990b) A century of cerebral achromatopsia. Brain 113: 1721–1777

Zeki SM (1991) Cerebral akinetopsia (visual motion blindness). A review. Brain 114: 811–824

Zeki SM (1993) A vision of the brain. Blackwell, Oxford

Zeki SM, Shipp S (1988) The functional logic of cortical connections. Nature 335: 311–317

Zeki SM, Watson JDG, Lueck CJ, Friston KJ, Kennard C, Frackowiak RSJ (1991) A direct demonstration of functional specialization in human visual cortex. J Neurosci 11: 641–649

Zeki SM, Watson JD, Frackowiak RSJ (1993) Going beyond the information given: The relation of illusory visual motion to brain activity. Proc R Soc Lond B Biol Sci 252: 215–222

Zihl J, Cramon D von, Mai N, Schmid C (1991)Disturbance of movement vision after bilateral posterior brain damage. Further evidence and follow up observations. Brain 114: 2235–2252

Zilles K (1972) Biometrische Analyse der Frischvolumina verschiedener prosencephaler Hirnregionen von 78 menschlichen, adulten Gehirnen. Gegenbaurs Morphol Jahrb 118: 234–273

Zilles K (2004) Architecture of the human cerebral cortex: Regional and laminar organization. In: Paxinos G, Mai JK (eds) The human nervous system. Elsevier, Amsterdam, pp 997–1055

Zilles K, Clarke S (1997) Architecture, connectivity and transmitter receptors of human extrastriate visual cortex: Comparison with nonhuman primates. In: Kaas JH, Rockland KS, Peters A (eds) Cerebral cortex, vol 12, Extrastriate cortex in primates. Plenum, New York, pp 673–742

Zilles K, Palomero-Gallagher N (2001) Cyto-, myelo- and receptor architectonics of the human parietal cortex. NeuroImage 14: 8–20

Zilles K, Schleicher A (1993) Cyto- and myeloarchitecture of human visual cortex and the periodical GABAA receptor distribution. In: Gulyás B, Ottoson D, Roland P (eds) Functional organization of the human visual cortex.Pergamon, Oxford, pp 111–121

Zilles K, Stephan H, Schleicher A (1982) Quantitative architectonics of the cerebral cortices of several prosimian species. In: Armstrong E, Falk D (eds) Primate brain evolution: methods and concepts. Plenum, New York, pp 177–201

Zilles K, Werners R, Büsching U, Schleicher A (1986a) Ontogenesis of the laminar structure in areas 17 and 18 of the human visual cortex. A quantitative study. Anat Embryol 174: 339–353

Zilles K, Armstrong E, Schlaug G, Schleicher A (1986b) Quantitative cytoarchitectonics of the posterior cingulate cortex in primates. J Comp Neurol 253: 514–524

Zilles K, Armstrong E, Schleicher A, Kretschmann H-J (1988) The human pattern of gyrification in the cerebral cortex. Anat Embryol 179: 173–179

Zilles K, Armstrong E, Moser KH, Schleicher A, Stephan H (1989) Gyrification in the cerebral cortex of primates. Brain Behav Evol 34: 143–150

Zilles K, Schlaug G, Matelli M et al (1995) Mapping of human and macaque sensorimotor areas by integrating architectonic, transmitter receptor, MRI and PET data. J Anat 187: 515–537

Zilles K, Schlaug G, Geyer S et al (1996) Anatomy and transmitter receptors of the supplementary motor areas in the human and nonhuman primate brain. Adv Neurol 70: 29–43

Zilles K, Schleicher A, Langemann C et al (1997) Quantitative analysis of sulci in the human cerebral cortex: Development, regional heterogeneity, gender difference, asymmetry, intersubject variability and cortical architecture. Hum Brain Mapping 5: 218–221

Zilles K, Schleicher A, Palomero-Gallagher N, Amunts K (2002a) Quantitative analysis of cyto- and receptorarchitecture of the human brain. In: Toga AW, Mazziotta JC (eds) Brain mapping: The methods, 2nd edn. Academic Press, San Diego, pp 573–602

Zilles K, Palomero-Gallagher N, Grefkes C, Scheperjans F, Boy C, Amunts K, Schleicher A (2002b) Architectonics of the human cerebral cortex and transmitter receptor fingerprints: Reconciling functional neuroanatomy and neurochemistry. Eur Neuropsychopharmacol 12: 587–599

Zilles K, Eickhoff S, Palomero-Gallagher N (2003) The human parietal cortex: a novel approach to its architectonical mapping. Adv Neurol 93: 1–20

Zilles K, Palomero-Gallagher N, Schleicher A (2004) Transmitter receptors and functional anatomy of the cerebral cortex. J Anat 205: 217–232

Zouridakis G, Simos PG, Papanicolaou AC (1998) Multiple bilaterally asymmetric cortical sources account for the auditory N1m component. Brain Topogr 10: 183–189

Neurophysiologische Grundlagen

Heinz Beck

3

3.1 Die Zellmembran und ihre passiven Eigenschaften

Die Membran der Zellen des Nervensystems besteht aus einer Doppelschicht von langkettigen Phospholipiden, die eine Vielzahl von Membranproteinen enthält. Eine Gruppe dieser Membranproteine hat die Aufgabe, spezielle morphologische Ausprägungen der Zellmembran strukturell zu stabilisieren. Eine zweite Gruppe bildet transmembranäre Ionenkanäle. Es wird in ► Abschnitt 3.3 davon die Rede sein, wie die verschiedenen Ionenkanäle in der Zellmembran von Neuronen deren aktive und passive elektrische Eigenschaften bestimmen. Eine dritte Gruppe von Membranproteinen besteht aus Rezeptoren für extrazelluläre Botenstoffe, die selbst Ionenkanäle sein können oder aber an intrazelluläre Signaltransduktionskaskaden koppeln.

3.1.1 Das Gleichgewichtspotenzial und die Nernst-Gleichung

Unter normalen Bedingungen ist die Lipiddoppelschicht aufgrund ihrer physikalischen Eigenschaften für Ionen nicht durchlässig. Transmembranäre Ionenflüsse können daher nur durch Ionenkanäle erfolgen. In der Tat wird die Signalverarbeitung an Neuronen in der Hauptsache durch den transmembranären Fluss von Ionen und die damit verbundenen Potenzialänderungen vermittelt. Im Folgenden wird zunächst das elementare Verhalten von Ionen an einer für sie permeablen Membran genauer beschrieben. Hierzu sind zwei Faktoren zu beachten, die die Bewegung von Ionen über eine für sie permeable Membran bestimmen:

Der Konzentrationsgradient. Ionen sind beiderseits zellulärer Membranen nicht gleich verteilt (◘ Tab. 3.1). Sie haben daher die Tendenz, von der Membranseite mit der höheren Konzentration auf die Membranseite mit der geringeren Konzentration zu fließen (Diffusion, ◘ Abb. 3.1a). Mathematisch kann diese Tendenz folgendermaßen ausgedrückt werden:

$$J_{diff} = kT\mu/q * dK/dx$$

Der Ionenfluss J_{diff} durch Diffusion ist also direkt proportional dem Konzentrationsgradienten dK/dx. Der Proportionalitätsfaktor (kTμ/q) setzt sich aus der Boltzmann-Konstante k ($1{,}38*10^{-23}$ Joule/K°), der Temperatur in Kelvin, der ionalen Mobilität μ und der Ladung des Ions q in Coulomb zusammen.

Die Membranspannung. Die Bewegung der elektrisch geladenen Ionen wird zusätzlich durch das Membranpotenzial beeinflusst. Hierbei besteht für positiv geladene Ionen eine treibende Kraft in die Zelle hinein, wenn das Zellinnere gegenüber dem Zelläußeren negativ geladen ist. Für negativ geladene Ionen gilt das Umgekehrte. Diese qualitative Betrachtung kann quantitativ ausgedrückt werden; dann ist der Fluss von geladenen Partikeln in einem elektrischen Feld J_{el}:

$$J_{el} = -\mu z\, K_{ion} * dV/dx$$

Aus dieser Betrachtung folgt, dass es Bedingungen gibt, unter denen die transmembranären Konzentrationsgradienten und die Membranspannung auf das betreffende Ion gegensätzliche, sich exakt aufhebende Effekte haben (◘ Abb. 3.1b). Diese Bedingung kann leicht hergeleitet werden, indem der transmembranäre Ionenfluss gleich Null gesetzt wird. Auf diese Weise ergibt sich die Nernst-Gleichung:

$$E_{eq} = RT/zF * \ln(K_o/K_i)$$

◘ **Tab. 3.1.** Ionenverteilung und Nernst-Potenzial

Ion	Konzentration (innen)	Konzentration (außen)	Gleichgewichts-potenzial Berechnung mit $E = RT/zF*\ln(K_{ext}/K_{int})$	E
K^+	140	5	62 log 5/140	–90 mV
Na^+	5	145	62 log 145/15	+91 mV
Ca^{2+}	10^{-4}	2,5	31 log 2,5/10^{-4}	+136 mV
Cl^-	4	110	–62 log 110/4	-89 mV

Die angegebenen Werte sind Näherungswerte.
Die intrazelluläre Ca^{2+}-Konzentration ist durch intrazelluläre Ca^{2+}-Puffersysteme reguliert.
Es ist ein ungefährer Wert für die freie Ca^{2+}-Konzentration angegeben, der variieren kann.
Der Berechnung der Gleichgewichtspotenziale liegt eine Temperatur von T = 37°C/310 K zu Grunde.

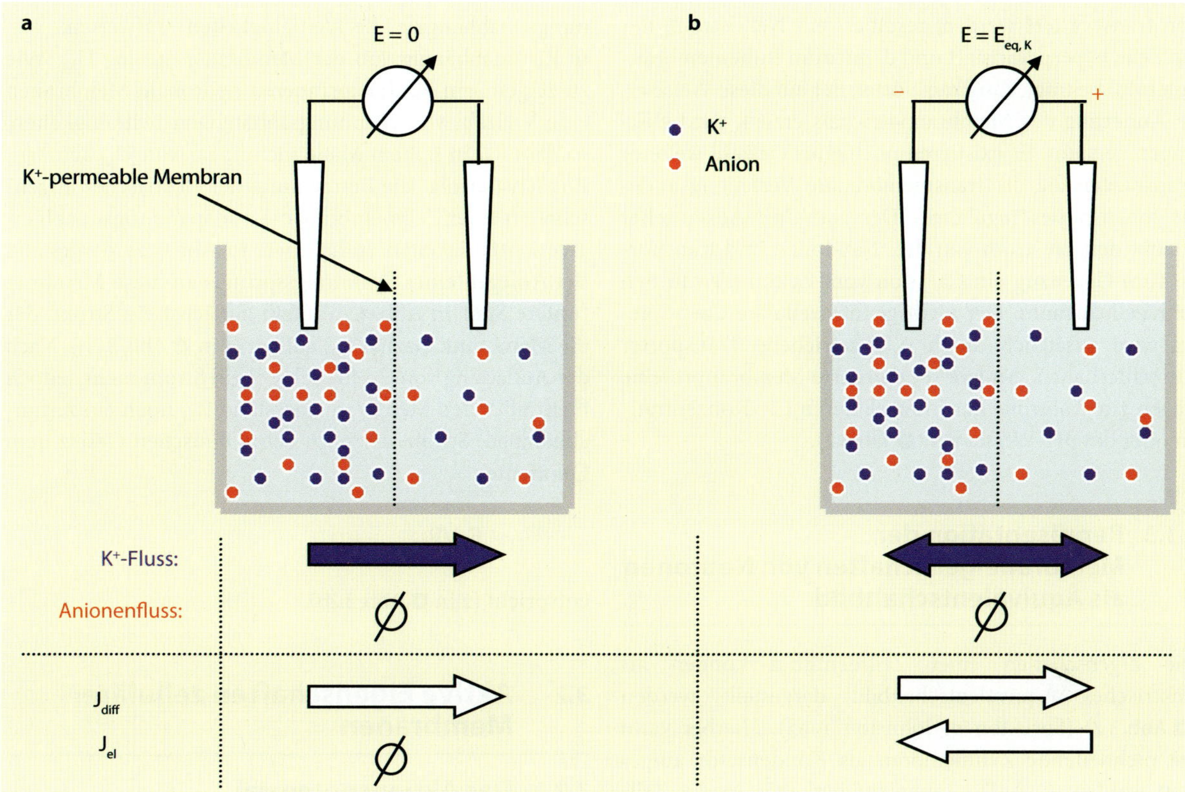

Abb. 3.1. Nernst-Potenzial. Die Entstehung eines Gleichgewichtspotenzials lässt sich am Beispiel einer nur für K^+ permeablen Membran zeigen. **a** Im dargestellten Gedankenexperiment ist zunächst im linken Kompartiment eine höhere Konzentration von K^+ (*blau*) und des entsprechenden Gegenions (*schwarz*) enthalten. Zwischen den beiden Kompartimenten besteht zu diesem Zeitpunkt keine Potenzialdifferenz. Es existiert jedoch ein starker Diffusionsgradient für K^+, entlang dem K^+ in das rechte Kompartiment diffundiert. **b** Mit der Diffusion der (positiv geladenen) K^+-Ionen bildet sich eine Potenzialdifferenz aus. Diese Potenzialdifferenz verursacht eine dem Diffusionsgradienten entgegengesetzte treibende Kraft. Nach einiger Zeit werden J_{diff} und J_{el} gleich groß, und das K^+-Gleichgewichtspotenzial $E_{eq,K}$ ist erreicht

Bei bekannten intra- und extrazellulären Ionenkonzentrationen (K_i und K_o) lässt sich nach dieser Formel ein Potenzial berechnen, bei dem – auch bei offenen, für das betreffende Ion permeablen Ionenkanälen – kein transmembranärer Ionenfluss stattfindet. Dieses Potenzial wird das Nernst- oder Gleichgewichtspotenzial genannt (E_{eq}) und ist eine der wichtigsten Gesetzmäßigkeiten zum Verständnis der Funktion erregbarer Zellen. Je weiter sich das Membranpotenzial (U_M) vom Gleichgewichtspotenzial entfernt, desto größer ist die treibende Kraft für das entsprechende Ion. Der Stromfluss (I) durch eine konstante Leitfähigkeit (G) für ein bestimmtes Ion kann daher nach dem Ohmschen Gesetz folgendermaßen beschrieben werden,

$$I = G^*(U_M - E_{eq})$$

3.1.2 Das Ruhemembranpotenzial

In Ruhe ist die Zellmembran von Neuronen vorwiegend für K^+-Ionen permeabel. Es folgt daraus, dass sich das Membranpotenzial von Nervenzellen in der Nähe des K^+-Gleichgewichtspotenzials befindet (Tab. 3.1). Durch die Permeabilität der Zellmembran für andere Ionenspezies wie Na^+ oder Ca^{2+} entspricht das Membranpotenzial nicht exakt dem K^+-Gleichgewichtspotenzial. Aufgrund der Potenzialdifferenz zum K^+-Gleichgewichtspotenzial fließt ständig ein kleiner transmembranärer K^+-Strom. Daraus ergibt sich die Frage, warum sich die intra- und extrazellulären K^+-Konzentrationen nicht mit der Zeit ausgleichen. Dieselbe Frage könnte man auch für andere Ionenspezies stellen, für die die Zellmembran zwar wesentlich weniger, aber messbar permeabel ist, und für die die Differenz zwischen Membranpotenzial und Gleichgewichtspotenzial zum Teil erheblich ist.

Um den Ausgleich von transmembranären Ionengradienten zu verhindern, exprimieren erregbare Zellen Pumpen, die unter Energieaufwand den transmembranären Transport von Ionen vermitteln. Der wichtigste dieser aktiven Transporter ist vermutlich die Na^+-K^+-ATPase, die unter Energieverbrauch (Adenosintriphosphat, ATP) Na^+ aus der Zelle hinaus und K^+ in die Gegenrichtung transportiert. Da für drei Na^+-Ionen nur zwei K^+-Io-

3

nen transportiert werden, resultiert ein Nettostrom, der die Zelle hyperpolarisiert und damit zum Ruhemembranpotenzial beiträgt. Ein Transporter, der auf diese Weise eine Änderung des Membranpotenzials erzielt, wird elektrogen genannt. Es existieren noch eine Vielzahl weiterer Transporter, die die transmembranäre Verteilung anderer Ionenspezies regulieren: Der Na^+/Ca^{2+}-Austauscher erlaubt den Einstrom von drei Na^+-Ionen und transportiert im Gegenzug ein Ca^{2+}-Ion vom Zellinneren in den Extrazellulärraum. Der niedrige intrazelluläre Ca^{2+}-Spiegel wird zusätzlich durch ATP-getriebene Transporter aufrechterhalten. Andere spezialisierte Membranproteine tragen zur Kontrolle der intrazellulären Cl^--Konzentration oder des pH-Wertes bei (◘ Tab. 3.2).

3.1.3 Repräsentation der Membraneigenschaften von Neuronen als Äquivalentschaltbild

Die Eigenschaften einer Zellmembran können als elektrisches Äquivalentschaltbild dargestellt werden (◘ Abb. 3.2) (Spruston u. Johnston 1992). Hierbei kann die nichtleitende Zellmembran als Kondensator aufgefasst werden (C_M). Die Ionenleitfähigkeiten in der Zellmembran entsprechen in diesem Schaltbild einem parallel geschalteten Widerstand (R_M). Da Dicke und Dielektrizitätskonstante der Membran nicht variieren, ist die Kapazität von neuronalen Membranen weitgehend konstant (ca. 1 $\mu F/cm^2$). Die Leitfähigkeit der Membran und damit R_M sind dagegen von der Expression von Ionenkanälen in der Zellmembran abhängig. Würde die Membran nur spannungsunabhängige Leckleitfähigkeiten aufweisen, wäre R_M unabhängig von der Membranspannung U_M. Wie zu zeigen sein wird, exprimieren neuronale Membranen eine Vielzahl von spannungsabhängigen Leitfähigkeiten, so dass R_M in hohem Maße nichtlinear von U_M abhängt. Zunächst erfolgt die Betrachtung der elektrischen Eigenschaften einer Zellmembran, die nur spannungsunabhängige Leitfähigkeiten enthält, wie in Abb. 3.2a dargestellt. Bei Anlegen eines Spannungssprungs an diese Membran (untere Spur in Abb. 3.2b) fließt zunächst ein Strom, der die Membrankapazität C_M auflädt (1 in ◘ Abb. 3.2b). Nach der Aufladung von C_M fließt hier kein Strom mehr, jedoch fließt über den Membranwiderstand R_M noch ein zeitunabhängiger Strom, der nach dem Ohmschen Gesetz dem Quotienten

$$(U_M - E_q)/R_M$$

entspricht (2 in ◘ Abb. 3.2b).

3.2 Aktive Eigenschaften zellulärer Membranen

3.2.1 Das Aktionspotenzial

Wie oben erwähnt, ist das Verhalten von neuronalen Zellmembranen durch die Expression spannungsabhängiger Ionenleitfähigkeiten komplex. Das spannungsabhängige Öffnen und Schließen von Ionenkanälen bewirkt, dass neuronale Membranen bei Depolarisation oder Hyperpolarisation charakteristische Entladungsmuster erzeugen

◘ **Tab. 3.2.** Membranäre Transportermoleküle und ihre primären Funktionen

Name	Transportierte Ionen	Stöchiometrie	Energie	Elektrogen	Funktion
Na^+-K^+-ATPase	Na^+ auswärts K^+ einwärts	3 2	ATP	ja	Erhaltung des Na^+-K^+-Gradienten
Na^+-Ca^{2+}-Austauscher	Na^+ einwärts Ca^{2+} auswärts	3 1	Na^+-Gradient	ja	Erhaltung von niedrigem intrazellulärem Ca^{2+}
Ca^{2+}-Transporter	Ca^{2+} auswärts und in EPR (endoplasmatisches Retikulum)	–	ATP	ja	Erhaltung von niedrigem intrazellulärem Ca^{2+}
Cl^--, Na^+-, K^+-Kotransporter	Na^+, Cl^-, K^+ einwärts	1:1:2	Na^+-Gradient	nein	Regulation von intrazellulärem Cl^-
Bicarbonat-Cl^--Austausch	HCO_3^- einwärts, Cl^- auswärts	Variabel, je nach Subtyp	Na^+-Gradient	Variabel, je nach Subtyp	

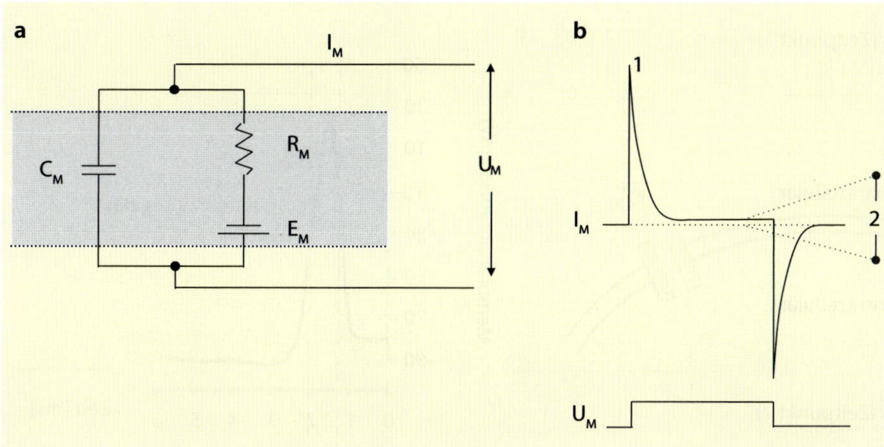

Abb. 3.2. a,b Eigenschaften einer zellulären Membran als Äquivalentschaltbild. Die Membran ist schematisch *grau* unterlegt, das Membranpotenzial ist als Spannungsquelle in Serie zum Membranwiderstand dargestellt. *CM* Membrankapazität, *RM* Membranwiderstand, *EM* Ruhemembranpotenzial, *UM* Membranspannung, *IM* Membranstrom, *1* und *2:* s. Text

können. Die zentrale »aktive« Eigenschaft von Neuronen ist ihre Fähigkeit, Aktionspotenziale zu generieren. Aktionspotenziale und darauf folgende Nachpotenziale sowie repetitive Entladungseigenschaften können zwischen verschiedenen Neuronentypen eine große Variabilität aufweisen. Dennoch reicht – wie bereits sehr früh durch die bahnbrechenden Arbeiten von Hodgkin und Huxley gezeigt – eine hohe Dichte von spannungsabhängigen Na^+- und K^+-Kanälen in der neuronalen Zellmembran aus, um sie mit der prinzipiellen Fähigkeit auszustatten, bei überschwelliger Depolarisation Aktionspotenziale zu generieren (Abb. 3.3). Es wird daher zunächst dieser einfachste Fall behandelt und danach erklärt, wie andere Arten von Ionenkanälen das Entladungsverhalten modifizieren können.

Bei Depolarisation nahezu aller neuronalen Membranen kommt es bei Überschreiten einer Potenzialschwelle zu einer kurzen überschießenden Depolarisation, dem Aktionspotenzial. Das Aktionspotenzial hat die folgenden charakteristischen Eigenschaften (Abb. 3.2):

- Eine definierte Schwelle für seine Auslösung: Bei Depolarisation des Membranpotenzials über eine gewisse Schwelle hinaus wird ein Aktionspotenzial ausgelöst, während unterschwellige Depolarisationen kein Aktionspotenzial hervorrufen (Alles-oder-Nichts-Regel).
- Einen schnellen Aufstrich und eine rasche Repolarisation: Bei Überschreiten der Schwelle folgt eine schnelle Depolarisation bis zu positiven Potenzialen. Daran schließt sich unmittelbar die Repolarisation an, so dass die Dauer einzelner Aktionspotenziale in den meisten Zelltypen 2 ms nicht überschreitet.

Um die Charakteristika eines Aktionspotenzials durch die zugrunde liegenden spannungsabhängigen Na^+- und K^+-Leitfähigkeiten in der neuronalen Zellmembran zu erklären sind spezifische Eigenschaften beider Ionenkanaltypen notwendig:

- Spannungsabhängige Na^+-Kanäle müssen in der Lage sein, den schnellen Aufstrich von Aktionspotenzialen zu vermitteln. Hierzu müssen sie sich bei Depolarisation der Zellmembran schnell öffnen und den Einstrom von Na^+ gestatten. Das schnelle Öffnen dieser Kanäle bewirkt eine weitere Depolarisation der Zellmembran in Richtung des Na^+-Gleichgewichtspotenzials (Tab. 3.1). Diese Depolarisation rekrutiert – etwa im Sinne einer Kettenreaktion – weitere Na^+-Kanäle, die zur Depolarisation beitragen. Damit kann sowohl die Existenz einer Aktionspotenzialschwelle als auch der schnelle Aktionspotenzialaufstrich erklärt werden. Nach dem Öffnen schließen sich spannungsabhängige Na^+-Kanäle schnell. Diese Eigenschaft begünstigt zusammen mit der Aktivierung von repolarisierenden K^+-Leitfähigkeiten (s. unten) die schnelle Repolarisation der neuronalen Zellmembran. Die Na^+-Leitfähigkeit ist demzufolge während des schnellen Aktionspotenzialaufstrichs maximal (Abb. 3.3b, rote Linien).
- Spannungsabhängige K^+-Kanäle vermitteln die Repolarisation des Aktionspotenzials. In einem einfachen Modell, welches zur Erklärung von Aktionspotenzialen ausreicht, müsste daher die Leitfähigkeit für K^+ während der Repolarisationsphase des Aktionspotenzials am höchsten sein. Die Aktivierung der K^+-Leitfähigkeit ist also im Vergleich zu den Na^+-Kanälen verzögert (Abb. 3.3b, grüne Linien).

In der Tat zeigen experimentelle Daten sowie Simulationsrechnungen, dass K^+- und Na^+-Leitfähigkeiten mit den beschriebenen Eigenschaften – sofern sie in ausreichender Dichte vorhanden sind – Membranen zur Ausbildung von Aktionspotenzialen befähigen. Das erste Modell hierzu wurde von Hodgkin und Huxley vorgeschlagen (Hodgkin u. Huxley 1952a). Mit ihm ließen sich auf eindrucksvolle Art Aktionspotenziale am Tintenfischriesenaxon und die biophysikalischen Eigenschaften der zugrunde liegenden Leitfähigkeiten beschreiben. Im Unter-

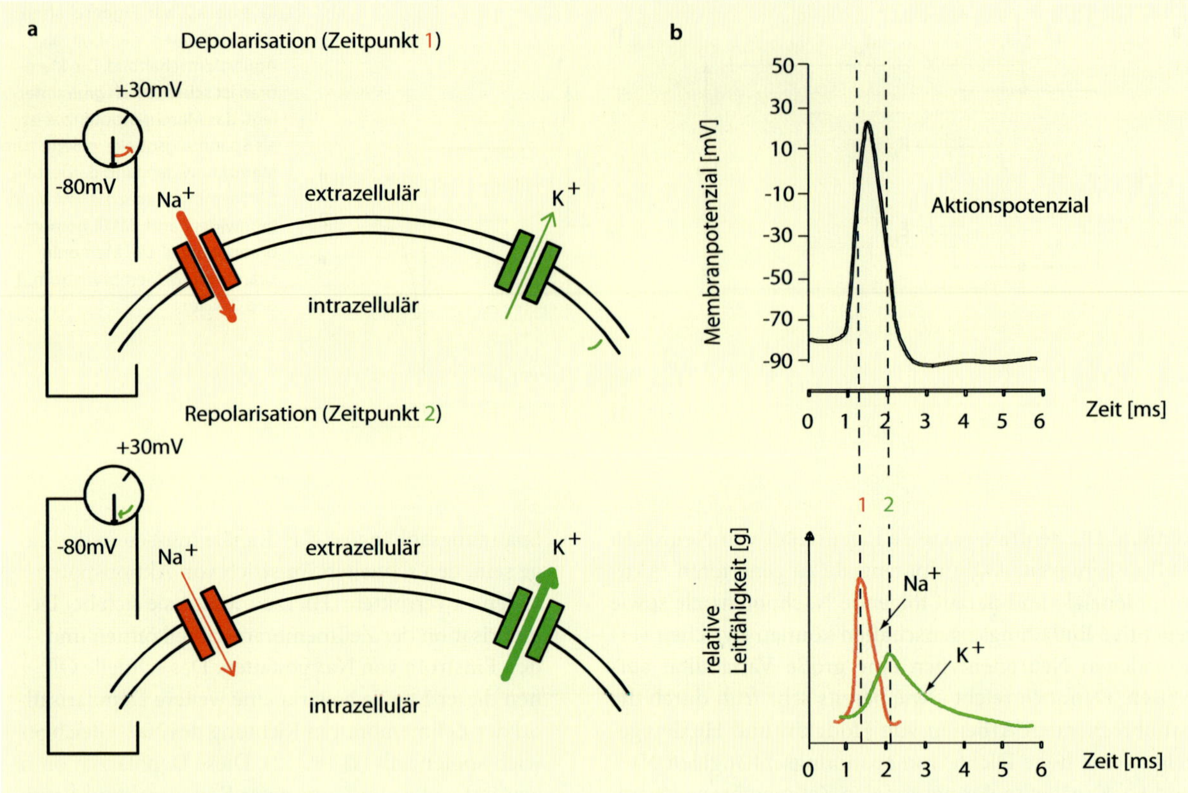

Abb. 3.3. a,b Darstellung der zeitlichen Abfolge von Na^+- (*blau*) und K^+-Strömen (*grau*) während eines Aktionspotenzials. Na^+-Kanäle vermitteln den Aufstrich des Aktionspotenzials, K^+-Kanäle die Repolarisationsphase. Die Aktivierung der K^+-Ströme ist also im Vergleich zu den Na^+-Kanälen verzögert

schied zu solchen einfachen Modellsystemen exprimieren Neurone allerdings eine Vielzahl von Ionenleitfähigkeiten, die das Entladungsverhalten auf sehr komplexe Weise modifizieren können. Trotzdem wird das Hodgkin-Huxley-Modell hier zum grundsätzlichen Verständnis des Zusammenhangs zwischen spannungsabhängigen Membranleitfähigkeiten und aktiven Membraneigenschaften von Neuronen herangezogen, und es werden die grundlegenden biophysikalischen Eigenschaften der zugrunde liegenden Ionenleitfähigkeiten beschrieben. Auf die verschiedenen Familien spannungsabhängiger Ionenleitfähigkeiten und deren funktionelle Rolle in Nervenzellen wird ausführlicher in Abschnitt 3.3 eingegangen.

3.2.2 Das Hodgkin-Huxley-Modell

Im Hodgkin-Huxley-Modell werden zunächst die Eigenschaften der Na^+-und K^+-Leitfähigkeiten, die dem Aktionspotenzial zugrunde liegen, einzeln beschrieben (Hodgkin u. Huxley 1952b). Der K^+-Kanal weist hierbei sehr einfache Eigenschaften auf: Er ist bei hyperpolarisiertem Membranpotenzial geschlossen, um sich dann bei depolarisierenden Spannungssprüngen mit einer leichten Verzögerung zu öffnen. Wie aus Abb. 3.4a ersichtlich, ist die Öffnung des Kanals spannungsabhängig, denn je größer der Spannungssprung ist, desto größer werden die vermittelten Ströme. Während des Spannungssprungs nimmt der Strom nicht ab (nichtinaktivierender Strom). Der Kanal weist eine Auswärtsgleichrichtung auf, d. h. durch ihn fließen K^+-Auswärtsströme leichter als Einwärtsströme. Die verzögerte Aktivierung und Auswärtsgleichrichtung erklären den deskriptiven Namen für diesen Kanaltyp: *delayed rectifier* (verzögerter Auswärtsgleichrichter).

Hodgkin und Huxley nahmen nun ein Modell eines Delayed-rectifier-Kanals an, in dem die Kanalpore im Ruhezustand durch vier sogenannte Gating-Partikel (von englisch *gate*: Tor) verschlossen ist. Bei Depolarisation bewegen sich alle vier Gating-Partikel mit einer gewissen, spannungsabhängigen Wahrscheinlichkeit in eine Position, in der sie die Kanalpore freigeben. In diesem Modell fließt nur dann ein Strom, wenn alle vier Gating-Partikel die Position »offen« eingenommen haben. Nimmt man an, dass sich die Gating-Partikel nach Depolarisation mit einem exponentiellen Zeitverlauf von »geschlossen« nach »offen« bewegen (Abb. 3.4b), so ist die Wahrscheinlichkeit, Gating-Partikel im offenen Zustand vorzufinden:

$$N_{act} = 1 - \exp(-t/\tau_n)$$

Die Wahrscheinlichkeit, dass alle vier Partikel in einem offenen Zustand sind und der Kanal offen ist, entspricht demnach n_{act}^4. Den durch diese Kanäle vermittelten Strom erhält man, indem man die Wahrscheinlichkeit, dass der Kanal offen vorliegt (n_{act}^4) mit der maximalen Leitfähigkeit für Kalium (g_K) und der Differenz zwischen dem Membranpotenzial und dem Umkehrpotenzial für K^+ ($U - U_K$) multipliziert:

$$I_K = n^4\, g_K(U - U_K)$$

Der Term ($U - U_K$) ist notwendig, um die treibende Kraft für K^+, die sich aus der Differenz von Umkehrpotenzial und Membranpotenzial ergibt, zu berücksichtigen. Die Bedeutung dieses Terms wird deutlich, wenn man sich die besondere Situation vor Augen führt, in der das Membranpotenzial dem Umkehrpotenzial für K^+ entspricht. Wie besprochen, fließt am Umkehrpotenzial selbst bei offenem Kanal kein Strom. Aus der Formel für I_K (s. oben) ist leicht ersichtlich, dass der Kaliumstrom in diesem Fall tatsächlich Null wird. Wie in Abb. 3.4b zu sehen, schließen sich Delayed-rectifier-Kanäle nach Repolarisation wieder. Dies wird durch eine Bewegung der Gating-Partikel in eine »Geschlossen-Stellung« erklärt (Deaktivierung als Gegenstück der Aktivierung). Der Delayed-rectifier-K^+-Kanal kann also durch zwei Zustände charakterisiert werden: einen geschlossenen und einen offenen. Durch entsprechende Bewegung der Gating-Partikel mit einem bestimmten Zeitverlauf (Aktivierung und Deaktivierung) können diese ineinander überführt werden (▣ Abb. 3.4c).

Für die Aktivierung von Natriumkanälen gelten im Prinzip ähnliche Gesetzmäßigkeiten. Als einziger Unterschied zeigte sich, dass statt vier nur drei Gating-Partikel ausreichen. Der Hauptunterschied zum *delayed rectifier* besteht darin, dass Na^+-Kanäle »inaktivieren«. Diese Eigenschaft zeigt ▣ Abb. 3.5. Der Na^+-Einwärtsstrom wird im Gegensatz zu K^+-Strömen während des Spannungssprungs kleiner. Um ist eine solche Eigenschaft zu erklären, wurde im Hodgkin-Huxley-Modell ein weiteres Gating-Partikel (h) eingeführt, welches den Na^+-Kanal nach

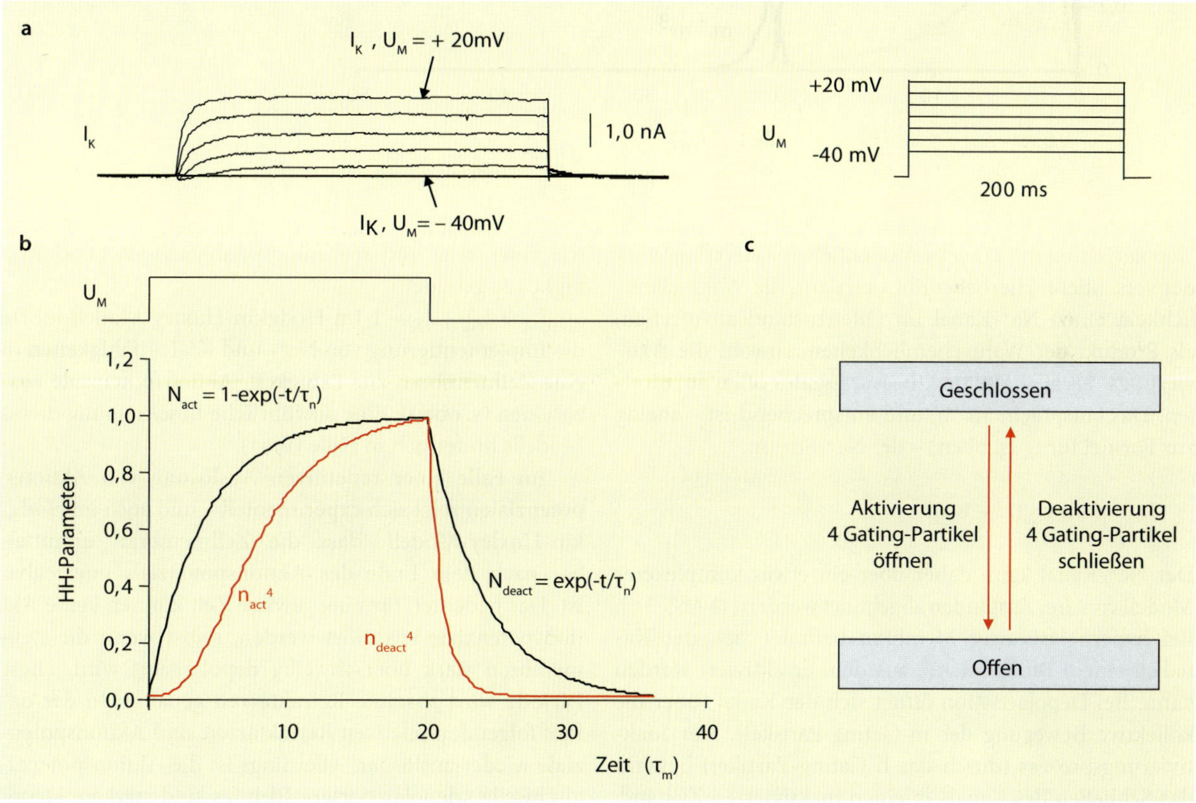

▣ **Abb. 3.4.** Eigenschaften und Modellierung eines verzögert auswärtsgleichrichtenden K^+-Kanals. **a** Beispiel eines verzögert auswärtsgleichrichtenden, pharmakologisch isolierten Stromes in einem hippokampalen Neuron. Die Ströme wurden in der Whole-cell-Konfiguration aufgenommen, d.h. sie stellen Ströme über die gesamte Zellmembran dar (▶ 3.3, Die Patch-clamp-Methode). Die Familie von Spannungssprüngen mit zunehmender Amplitude ist *rechts* dargestellt. Der K^+-Strom aktiviert langsam, inaktiviert fast nicht, und wird mit zunehmenden Spannungssprüngen größer. Da es sich um einen Auswärtsstrom handelt, ist der Stromfluss nach oben dargestellt. Dies reflektiert sowohl die Spannungsabhängigkeit des Gating-Prozesses als auch die zunehmende treibende Kraft für K^+ mit zunehmendem Abstand vom K^+-Gleichgewichtspotenzial. **b** Formale Beschreibung des *gating* eines solchen Kanales. Die *y-Achse* (HH-Parameter) entspricht der Wahrscheinlichkeit, ein Gating-Partikel (*schwarz*) oder den Kanal (*blau*) offen anzutreffen. **c** Einfachstes Schema von Zuständen zur Charakterisierung eines nichtinaktivierenden Kanals

3

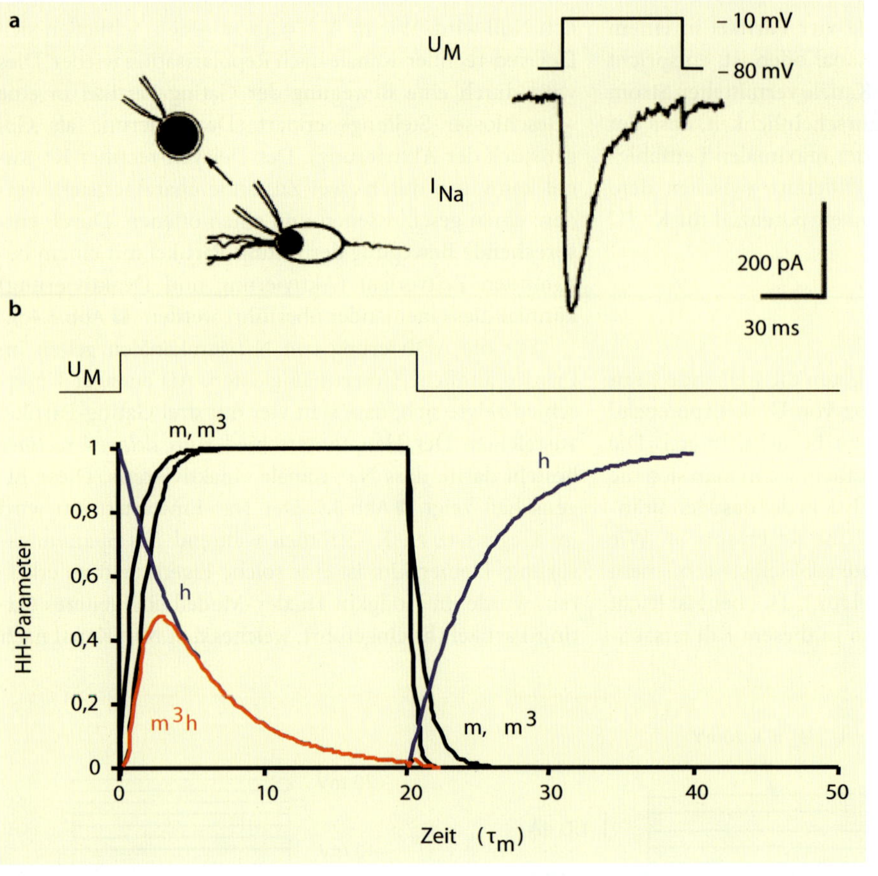

Abb. 3.5. Eigenschaften und Modellierung eines schnellen Na^+-Kanals. **a** Beispiel eines schnellen Na^+-Kanals, hier eine Messung von einem *nucleated patch* (s. Exkurs: Die Patch-clamp-Methode), der von einem hippokampalen Neuron erhalten wurde. Spannungsabhängige K^+- und Ca^{2+}-Ströme sind pharmakologisch blockiert, um Na^+-Ströme zu isolieren. Der Na^+-Strom aktiviert schnell und inaktiviert noch während des depolarisierenden Spannungssprungs (U_M). Da es sich um einen Einwärtsstrom handelt, ist der Stromfluss nach unten dargestellt. **b** Formale Beschreibung des *gating* eines solchen Kanals. Die *y-Achse* (HH-Parameter) entspricht der Wahrscheinlichkeit, das Gating-Partikel für die Aktivierung (*m*) bzw. alle drei Gating-Partikel (*m3, schwarz*), das Gating-Partikel für die Inaktivierung (*h, grau*) oder den Kanal (*blau*) offen anzutreffen

Depolarisation mit einem exponentiellen Zeitverlauf wieder verschließt. Hierbei ergibt sich dann die Wahrscheinlichkeit, einen Na^+-Kanal im Offenzustand anzutreffen, als Produkt der Wahrscheinlichkeiten, sowohl die Aktivierungs- als auch die Inaktivierungsgates offen anzutreffen. Das entspräche m^3*h, und entsprechend ist – analog zur Formel für I_K (s. oben) – der Na^+-Strom:

$$I_{Na} = m^3 h\, g_{Na}(U - U_{Na})$$

Der Na^+-Kanal kann daher über ein etwas komplexeres Modell von drei Zuständen abgebildet werden (Abb. 3.6). Bei hyperpolarisierter Membran befindet sich der Kanal in einem Ruhezustand, aus dem er aktiviert werden kann. Bei Depolarisation öffnet sich der Kanal (über die kollektive Bewegung der m-Gating-Partikel). Der Inaktivierungsprozess (durch das h-Gating-Partikel) bewirkt das Schließen des Kanals in einen inaktivierten Zustand. Aus diesem inaktivierten Zustand kann sich der Na^+-Kanal bei Hyperpolarisation wieder durch einen zeitabhängigen Übergang in den Ruhezustand erholen. Diese Modellvorstellung beschreibt auf einfache Weise auch andere inaktivierende Membranströme.

Der gesamte über die Zellmembran fließende Strom I_M wird im Tintenfischriesenaxon durch die Summe der zwei spannungsabhängigen Leitfähigkeiten I_{Na} und I_K sowie einer zeit- und spannungsunabhängigen Leckleitfähigkeit I_L gebildet:

$I_M = I_{Na} + I_K + I_L$Im Hodgkin-Huxley-Modell führte die Implementierung von Na^+- und K^+-Leitfähigkeiten in eine Zellmembran zur Fähigkeit, Aktionspotenziale auszubilden (s. oben). Eine ausführliche Beschreibung dieses Modells findet sich in Hille (1992).

Im Falle einer repetitiven Auslösung von Aktionspotenzialen zeigt sich experimentell – und auch im Hodgkin-Huxley-Modell – dass die Zellmembran unmittelbar nach dem Ende des Aktionspotenzials unerregbar ist. Das bedeutet, für eine gewisse Zeit können keine Aktionspotenziale ausgelöst werden, selbst wenn die Zellmembran stark überschwellig depolarisiert wird. Diese Periode wird absolute Refraktärzeit genannt. In der darauf folgenden relativen Refraktärzeit sind Aktionspotenziale wieder auslösbar. Allerdings ist die Aktionspotenzialschwelle »depolarisierter« (d.h. es sind stärkere Depolarisationen notwendig, um ein Aktionspotenzial auszulösen), und die Aktionspotenziale sind breiter und in ihrer Amplitude reduziert. Dieses Phänomen hat mit der Verfügbarkeit von spannungsabhängigen Na^+-Kanälen zu tun. Unmittelbar nach einem Aktionspotenzial sind Na^+-Kanäle inaktiviert (s. oben), sie können daher nicht durch eine neuerliche Depolarisation aktiviert werden (absolute Refraktärzeit). Hierfür ist eine Erholung von der In-

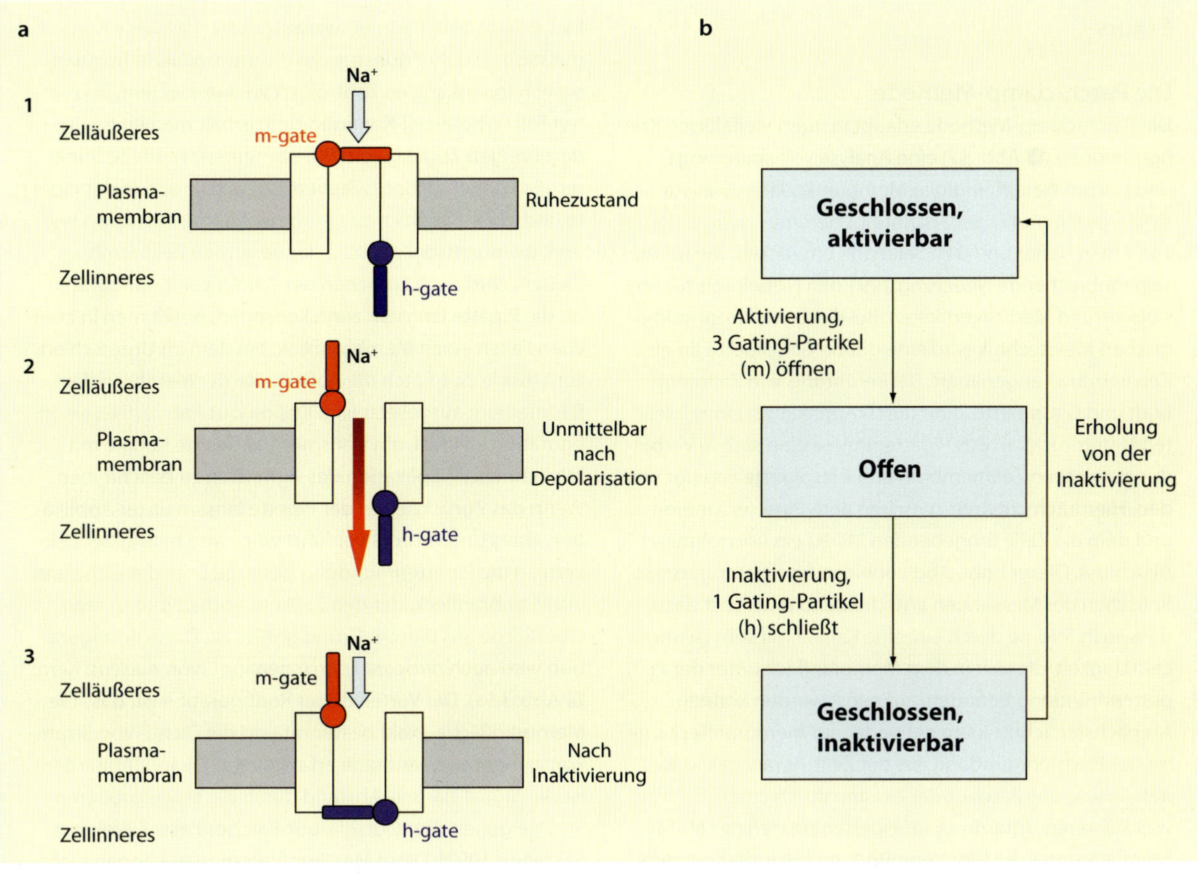

Abb. 3.6. Gating des schnellen Na^+-Kanals. **a** Die Aktivierung und Inaktivierung des schnellen Na^+-Kanals wird durch ein Aktivierungsgate (m-gate, entspricht den drei Gating-Partikeln für die Aktivierung, *blau*) und ein Inaktivierungsgate (h-gate, entspricht einem Gating-Partikel für die Inaktivierung, *schwarz*) vermittelt. **b** Einfachstes Schema von Zuständen zur Charakterisierung eines inaktivierenden Kanals

aktivierung notwendig, die den Kanal nach Repolarisation der Zellmembran in den Ruhezustand zurückführt (Abb. 3.6b). Mit zunehmender Zeit nach einem Aktionspotenzial kehren mehr und mehr Na^+-Kanäle in einen Ruhezustand zurück, in dem sie durch Depolarisation geöffnet werden können. In der Phase, in der noch nicht alle Na^+-Kanäle aus der Inaktivierung in den Ruhezustand zurückgekehrt sind, ist bei Auslösung eines Aktionspotenzials dieses aufgrund der geringeren Verfügbarkeit von Na^+-Kanälen breiter, die Amplitude ist verkleinert und die Schwelle erhöht (relative Refraktärzeit). Wie schnell Neurone Entladungsserien generieren können, hängt aus diesem Grund sehr vom *gating* von spannungsabhängigen Na^+-Kanälen ab. Dies ist z. B. bei bestimmten Typen von Interneuronen wichtig, bei denen Entladungsfrequenzen von bis zu 200 Hz beobachtet werden (Martina u. Jonas 1997). Spannungsabhängige Na^+-Kanäle sind aufgrund ihrer schnellen Aktivierung, Deaktivierung und Inaktivierung für diese Aufgabe prädestiniert. Die maximale Frequenz von Aktionspotenzialserien wird jedoch auch von repolarisierenden K^+-Strömen mitbestimmt. Es ist bei schnellen Entladungsserien notwendig, dass K^+-Ströme während der Repolarisationsphase des Aktionspotenzials schnell aktivieren. Sie müssen allerdings dann vor Auslösung des nächsten Aktionspotenzials schnell deaktivieren. Spannungsabhängige K^+-Kanäle in manchen schnell feuernden Interneuronen scheinen ebenfalls für diese Aufgabe spezialisiert zu sein (Lau et al. 2000).

3.3 Familien von Ionenkanälen

In ▶ Abschnitt 3.2.2 wurde die klassische Beschreibung einer erregbaren Membran auf der Basis des Hodgkin-Huxley-Modells vorgestellt, die auf den experimentellen Untersuchungen des Tintenfischriesenaxons beruht. Zwar hat sich dieses Modell als sehr nützlich erwiesen, um die fundamentalen Eigenschaften von Aktionspotenzialen und deren Ausbreitung zu verstehen, die Beschreibung von Neuronen mit einem solchen Modell ist jedoch aus zwei Hauptgründen inadäquat: Erstens bestehen Neurone aus Dendriten, Zellkörper, Axon und präsynaptischen Terminalen, die sehr unterschiedliche passive und aktive Membraneigenschaften aufweisen (Spruston u. Johnston 1992). Zweitens exprimieren Neurone in allen Kompartimenten viele verschiedene Typen von spannungsab-

3

Exkurs

Die Patch-clamp-Methode

Die Patch-clamp-Methode erlaubt in ihren vielfältigen Konfigurationen (◘ Abb. 3.7) eine Analyse von spannungs- und transmitterabhängigen Membrankanälen. Sie wurde als Verfeinerung der Spannungsklemme (*voltage clamp*) von Erwin Neher und Bert Sakmann entwickelt, die für diese bahnbrechende Neuerung 1991 den Nobelpreis für Physiologie und Medizin erhielten. Bei dieser elektrophysiologischen Messtechnik wird eine dünne Glaspipette an eine Zellmembran angenähert. Bei Berührung von Zellmembran und Glaspipette kann durch Applikation eines leichten Unterdrucks an das Pipetteninnere eine stabile Verbindung zwischen Zellmembran und Glaspipette erzeugt werden. Hierdurch entsteht zwischen dem Pipetteninneren und dem die Zelle umgebenden Milieu ein hochohmiger Abschluss. Dieser hohe Abdichtwiderstand verringert das Rauschen der Messungen entscheidend und führt dazu, dass auch Ströme durch einzelne Kanäle mit sehr geringer Leitfähigkeit, die sich in dem Membranfleck unter der Pipettenmündung befinden, aufgelöst werden können.
Als nächster Schritt kann entweder der Membranfleck unter der Pipettenmündung aus der Zelle herausgelöst werden (Inside-out-Patch), oder es kann durch einen etwas stärkeren Unterdruck im Pipetteninneren der Membranfleck unter der Pipettenmündung rupturiert werden (Whole-cell-Konfiguration). Im ersten Fall erhält man wiederum einen kleinen Membranfleck, der einen bis einige wenige Membrankanäle enthält und dessen zytosolische Seite dem Badmedium ausgesetzt ist. Diese Konfiguration ist daher günstig, um die intrazelluläre Regulation von Ionenkanälen kontrolliert zu untersuchen. Im zweiten Fall (Whole-cell-Konfiguration) erhält man einen niederohmigen Zugang vom Pipetteninneren zum Zellinneren. Es können daher zwischen einer Elektrode in der Pipette und einer Badelektrode Summenströme detektiert werden, die durch Ionenkanäle der gesamten Zellmembran fließen. Wird nach Erreichen der Whole-cell-Konfiguration die Pipette langsam zurückgezogen, erhält man in manchen Fällen einen Membranfleck, bei dem im Unterschied zum Inside-out-Patch die Außenseite der Membran dem Badmedium ausgesetzt ist (Outside-out-Patch). Diese Konfiguration ist ideal, um transmitteraktivierte Kanäle mittels schneller Applikation des Agonisten zu beschreiben. Wenn das Zurückziehen der Pipette lansam unter Applikation eines Unterdrucks vollführt wird, wird häufig der Zellkern an die Pipettenmündung gesaugt. Es bildet sich dann ein Membranfleck, der den Zellkern enthält und dessen Oberfläche aus diesem Grund größer ist. Diese Konfiguration wird auch *nucleated patch* genannt (von *nucleus*: Kern; ◘ Abb. 3.5a). Der Vorteil dieser Konfiguration ist, dass die Membranfläche exakt bestimmt und die Dichte von Stromkomponenten quantitativ erfasst werden kann. Außerdem ist der Signal-Rausch-Abstand durch die etwas größeren Ströme gegenüber Outside-out-Patches besser (Neher u. Sakmann 1992). Diese Messkonfigurationen können nicht nur an isolierten Zellen oder Zellkulturen erreicht werden, sondern auch an visuell identifizierten Neuronen im vitalen Hirnschnittpräparat (Edwards et al. 1989).

hängigen Ionenkanaltypen, die die funktionellen Eigenschaften ihrer Membranen auf komplexe Weise beeinflussen und eine Beschreibung mit nur zwei spannungsabhängigen Leitfähigkeiten unmöglich werden lassen. Eine zentrale Frage in den Neurowissenschaften ist derzeit, welche Ionenkanalsubtypen in den verschiedenen Nervenzellkompartimenten vorhanden sind und welche Rolle sie dort spielen. Dieser Frage kommt eine große Bedeutung zu, da viele Ionenkanalleitfähigkeiten Angriffspunkte für ZNS-wirksame Pharmaka sind. Im Folgenden werden zunächst verschiedene Familien von Ionenkanälen und ihre funktionellen Eigenschaften beschrieben und dann deren Verteilung in verschiedenen subzellulären Kompartimenten.

3.3.1 Natriumkanäle

Wie in ▶ Abschnitt 3.2.1 dargestellt, ist der schnell aktivierende und inaktivierende Na^+-Kanal für den schnellen Aktionspotenzialaufstrich verantwortlich. Neben den beschriebenen »schnellen« Na^+-Kanälen kann in vielen Neuronen auch ein »persistierender« Na^+-Kanal gefunden werden, der meist nur 1–3% der Amplitude des »schnellen« Na^+-Kanals ausmacht (Crill 1996). Dieser Strom zeichnet sich durch eine langsame Inaktivierung und eine niedrige Aktivierungsschwelle aus. Trotz seiner kleinen Amplitude spielt dieser Einwärtsstrom eine wichtige Rolle bei depolarisierenden Nachpotenzialen in vielen Neuronentypen (Su et al. 2001). Beide Typen von Na^+-Strömen sind wichtige Targets für eine Reihe von Pharmaka, so z. B. Lokalanästhetika oder Antiepileptika (Crill 1996). Interessanterweise werden eine Reihe von Antiepileptika – wie Lamotrigin, aber auch Carbamazepin und Valproat – im neuropsychiatrischen Bereich eingesetzt. Einer der Hauptwirkmechanismen dieser Substanzen ist eine Inhibition von schnellen und persistierenden Na^+-Kanälen (Lamotrigin: ▶ 3.4.1). Diese Inhibition ist nutzungsabhängig. Das bedeutet, dass die Effizienz der Kanalinhibition mit der Entladungsfrequenz des Neurons ansteigt (Remy et al. 2003). Dieser Mechanismus wird als ursächlich für die potente hemmende Wirkung dieser Substanzen auf hochfrequente Anfallsaktivität angenommen. Weiterhin wird angenommen, dass dieser Wirkmechanimus auch die Effizienz dieser Substanzen bei neuro-

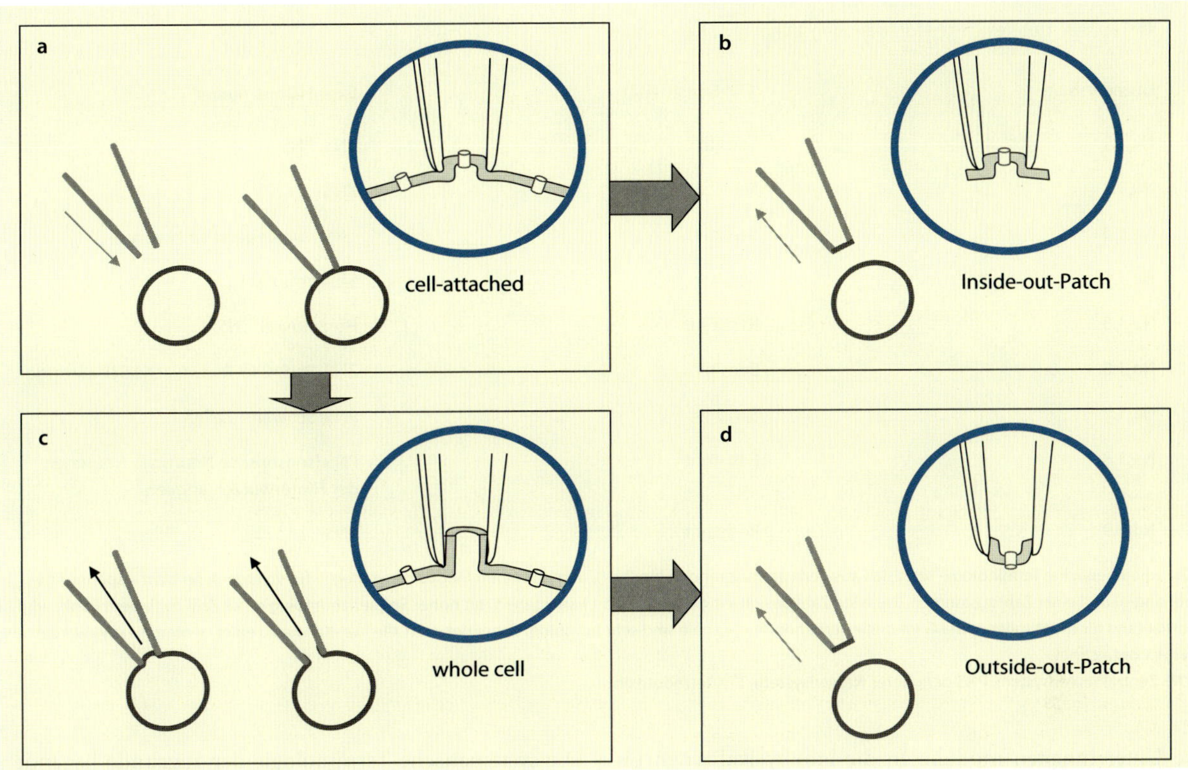

Abb. 3.7. Verschiedene Konfigurationen der Patch-clamp-Technik. **a** Eine dünne Glaspipette wird zunächst an eine Zellmembran angenähert (*grauer Pfeil*). Nach Ausbildung eines hochohmigen Abschlusses zwischen dem Pipetteninneren und dem die Zelle umgebenden Milieu (im Gigaohmbereich, Gigaseal) können Ströme durch einzelne Kanäle (*blau*) in dem Membranfleck unter der Pipettenmündung gemessen werden. **b** Herauslösung des Membranflecks aus der Zelle führt zur Bildung eines Inside-out-Patch, in dem die zytosolische Seite der Membran dem Außenmedium zugewandt ist. **c** Applikation eines Unterdrucks (*schwarzer Pfeil*) in der Cell-attached-Konfiguration führt zur Ruptur des Membranflecks unter der Pipettenmündung und zur Etablierung der sogenannten Whole-cell-Konfiguration. **d** Zurückziehen der Pipette von der Whole-cell-Konfiguration führt zur Bildung eines Outside-out-Patch, bei dem die Außenseite der Membran dem Badmedium ausgesetzt ist

pathischem Schmerz zumindest zum Teil erklären kann. Eine ganze Reihe von klassischen Antidepressiva scheint ebenfalls nutzungs- oder spannungsabhängige blockierende Effekte auf schnelle Na^+-Kanäle auszuüben (z. B. Imipramin, Amitryptilin). Es ist allerdings nicht klar, inwiefern die Wirkung dieser Substanzen im Hinblick auf psychiatrische Krankheitsbilder auf diesem Wirkmechanismus beruht.

Auf der molekularen Ebene sind bisher neun Untereinheiten als porenbildend für spannungsabhängige Na^+-Kanäle bekannt. Sie sind strukturell ähnlich aufgebaut, und gehören daher zu einer Familie (Na_v1.1–Na_v1.9, Abb. 3.7; Goldin et al. 2002). Die Membranpore wird hierbei von einer einzelnen dieser Untereinheiten gebildet, die aus vier ähnlichen Proteindomänen (Repeats) besteht, die je sechs Transmembrandomänen enthalten. Die funktionellen Eigenschaften und die Verteilung dieser α-Untereinheiten sind in Tab. 3.3 zusammengefasst. Manche der Kanäle lassen sich durch ihre Sensitivität gegenüber dem Pufferfischgift Tetrodotoxin (TTX) differenzieren. Allerdings haben die meisten Na^+-Kanäle recht ähnliche funktionelle Eigenschaften. Wahrscheinlich ist die Bedeutung der Diversität in dieser Kanalfamilie auch darin begründet, dass bestimmte Kanalisoformen durch spezifische Bindungspartner/Transportproteine in bestimmte subzelluläre Kompartimente gebracht werden können. Ein weiterer Grund für die molekulare Diversität ist die selektive Modulation bestimmter Kanaluntereinheiten durch Second-messenger-Systeme/Neurotransmitter. Entsprechend ihrer zellulären Lokalisation werden manchen Subtypen von Na^+-Kanälen besondere Rollen zugeschrieben. So ist der Na_v1.8-Kanal vermutlich für die Fortleitung und Verarbeitung von Schmerzreizen im Hinterwurzelganglion wichtig.

Alle diese Kanaltypen sind in Expressionssystemen die Basis für »schnelle« Na^+-Kanäle. Die molekularen Grundlagen für persistierende Na^+-Kanäle sind derzeit nicht endgültig geklärt. Einige porenbildende Untereinheiten zeigen eine prominente persistierende Komponente (z. B. Na_v1.3 oder Na_v1.6) oder können durch alternatives *gating* persistierende Ströme generieren (Alzheimer et al. 1993). Außer der zentralen Kanalpore, die durch die erwähnten α-Untereinheiten gebildet wird, spielen akzessorische Untereinheiten (β_1, β_2 und β_3) bei den kinetischen Eigenschaften von Na^+-Kanälen eine große Rolle. Die-

Tab. 3.3. Untereinheiten für spannungsabhängige Na^+-Ströme

Untereinheit	TTX-Sensitivität	Expressionsmuster
$Na_v1.1$	Sensitiv	ZNS, PNS
$Na_v1.2$	Sensitiv	ZNS
$Na_v1.3$	Sensitiv	ZNS (vorwiegend embryonal)
$Na_v1.4$	Sensitiv	Skelettmuskel
$Na_v1.5$	Resistent	Herzmuskel, ZNS
$Na_v1.6$	Sensitiv	ZNS, PNS, Glia, Ranviersche Schnürringe
$Na_v1.7$	Sensitiv	PNS, Schwann-Zellen
$Na_v1.8$	Resistent	PNS (sensorische Neurone), Neuronen der Hinterwurzelganglien
$Na_v1.9$	Resistent	PNS

Die vereinheitlichte Terminologie setzt sich aus dem permeierenden Ion (Na^+), dem primären Modus des *gating* (v für *voltage-dependent* – spannungsabhängig) und einer Zahl zusammen. Die erste Zahl designiert die Familie von Kanalgenen mit hoher Sequenzhomologie, die Zahl nach dem Punkt wird fortlaufend für die Mitglieder der Genfamilie vergeben. Na^+-Kanäle sind sehr homolog, daher gehören alle Na^+-Kanäle zu einer Genfamilie und werden als $Na_V1.x$ bezeichnet.
ZNS Zentralnervensystem, PNS peripheres Nervensystem, TTX Tetrodotoxin

se Untereinheiten modulieren die biophysikalischen Eigenschaften von Na^+-Kanälen. Außerdem sind sie offensichtlich wichtig dafür, bestimmte Na^+-Kanaltypen in bestimmten zellulären Kompartimenten zu konzentrieren (Isom et al. 1994).

3.3.2 Kalziumkanäle

Spannungsabhängige Ca^{2+}-Ströme sind strukturell ähnlich aufgebaut wie spannungsabhängige Na^+-Kanäle. Die porenbildenden α-Untereinheiten bestehen aus vier Repeats mit je sechs Transmembrandomänen. Sie bilden Ca^{2+}-permeable Membranporen, durch die Ca^{2+} spannungsabhängig in Neurone einströmen kann. Grundsätzlich haben diese Kanäle damit die wichtige Aufgabe, depolarisationsinduzierte Ca^{2+}-Erhöhungen in Nervenzellen zu vermitteln. Ca^{2+} ist ein zentrales Botenmolekül in Nervenzellen, das eine Vielzahl von Second-messenger-Kaskaden aktivieren kann (▶ 3.3.3). Damit sind spannungsabhängige Ca^{2+}-Kanäle in der Lage, Aktivität/Depolarisation von Nervenzellen an intrazelluläre Signalkaskaden zu koppeln. In der Tat stellen spannungsabhängige Ca^{2+}-Kanäle einen der Haupteintrittswege für Ca^{2+} während Aktionspotenzialserien dar. Zusätzlich zu der zentralen Rolle von Ca^{2+}-Kanälen als Ursprung intrazellulärer Ca^{2+}-Erhöhungen wirken diese Kanäle auch an der Regulation des zellulären Entladungsverhaltens mit.

Im Falle der spannungsabhängigen Ca^{2+}-Kanäle wurden eine große Anzahl von porenbildenden $α_1$-Untereinheiten mit charakteristischen pharmakologischen und biophysikalischen Eigenschaften kloniert (Ertel et al. 2000). Die systematische Terminologie der zugrunde liegenden Kanaltypen ist in Tab. 3.4 dargestellt. Aufgrund von Sequenzhomologien wurden drei Genfamilien differenziert (Ca_v1, Ca_v2 und Ca_v3). Bei der Klassifizierung in nativen Zellen helfen spezifische Toxine, die Ca^{2+}-Ströme durch bestimmte Untereinheiten blockieren. So blockieren spezifische Antagonisten wie Dihydropyridin, ω-Conotoxin GVIA oder ω-Agatoxin Ca^{2+}-Ströme durch $Ca_v1.2/1.3$-, $Ca_v2.2$- oder $Ca_v2.1$-Untereinheiten. Diese Ströme wurden zunächst in nativen Neuronen als L-Typ-, N-Typ- oder P/Q-Typ-Kanäle beschrieben. Sie haben sämtlich eine recht depolarisierte Aktivierungsschwelle und werden deshalb als HVA(*high-voltage activated*)-Ca^{2+}-Kanäle bezeichnet (Abb. 3.8a).

Insbesondere N- und P/Q-Typ-Kanäle zeigen konvergente biophysikalische Charakteristika. Sie sind – obwohl auch in Dendriten und Zellkörper vorhanden – die primären Wege, über die Ca^{2+} während präsynaptischer Aktionspotenziale in die präsynaptische Terminale einströmt und die Freisetzung von Neurotransmitter initiiert (Schneggenburger u. Neher 2000; Bollmann et al. 2000). Um das hierzu notwendige zeitlich und örtlich eng begrenzte Ca^{2+}-Signal zu generieren, zeigen diese Kanäle schnelle Aktivierung und Deaktivierung (Bischofberger et al. 2002). Ein besonders interessantes Merkmal von Ca^{2+}-Kanälen ist ihre Ca^{2+}-abhängige Inaktivierung: Zusätzlich zu den spannungsabhängigen Inaktivierungsprozessen, die bereits verschiedentlich erwähnt wurden, führt hier das durch den Kanal eingeströmte Ca^{2+} lokal zu einer Inaktivierung des Kanals (Budde et al. 2002). Diese Eigenschaft ist für L-Typ-Ca^{2+}-Kanäle gut untersucht und scheint durch Ca^{2+}-Sensormoleküle vermittelt zu wer-

Tab. 3.4. Untereinheiten für spannungsabhängige Ca^{+}-Ströme

Untereinheit	Stromtyp	Eigenschaften			Funktion
		Aktivierung	Inaktivierung	Pharmakologie, Blockade durch	
$Ca_v1.1$	L	Depolarisiert (*high-voltage activated*, HVA)	Ca^{2+}-abhängig, in variablem Ausmaß spannungsabhängig	Dihydropyridin (Nicardipin, Nifedipin)	Spannungssensor für Ca^{2+}-Freisetzung
$Ca_v1.2$					Postsynaptische Ca^{2+}-Erhöhungen, synaptische Plastizität
$Ca_v1.3$					
$Ca_v2.1$	P/Q			ω-Conotoxin MVIIC ω-Agatoxin IVa	Präsynaptische Ca^{2+}-Erhöhungen, die zu Neurotransmitterfreisetzung führen, postsynaptische Ca^{2+}-Erhöhungen
$Ca_v2.2$	N			ω-Conotoxin GVIA	
$Ca_v2.3$	R		Schnell, spannungsabhängig, nicht Ca^{2+}-abhängig	SNX-482 Ni^{2+} (IC_{50} = 15 – 23 μM)	Trägt zu präsynaptischen Ca^{2+}-Erhöhungen und präsynaptischer Langzeitplastizität bei, postsynaptisch ubiquitär vorhanden, somatische und dendritische Ca^{2+}-Erhöhungen
$Ca_v3.1$	T-Typ	Niederschwellig aktivierbar (*low-voltage activated, LVA*)	Schnell, spannungsabhängig	Ni^{2+} (IC_{50} = 250 μM)	Generierung von Burstentladungen in verschiedenen Zelltypen. vor allem in Dendriten Ca^{2+}-Erhöhungen
$Ca_v3.2$				Anandamid, Ni^{2+} (IC_{50} = 12 μM)	
$Ca_v3.3$				Ni^{2+} (IC_{50} = 216 μM)	

Die vereinheitlichte Terminologie entspricht der für spannungsabhängige Na^{+}-Kanäle.
Es existieren drei Familien von Ca^{2+}-Kanal-Genen, Ca_v1–Ca_v3.
Selektive Blocker (s. Spalte Pharmakologie) sowie transgene Tiermodelle haben ermöglicht, die Funktion vieler dieser Kanäle in nativen Zellen zu untersuchen. Es sind nur repräsentative Blocker angegeben, die Liste erhebt keinen Anspruch auf Vollständigkeit.

den (Calmodulin), die eng mit dem Kanal assoziiert sind (Zühlke et al. 1999). Diese Regulation von Ca^{2+}-Kanälen entspricht einem negativen Feedbackmechanismus, der den Ca^{2+}-Einstrom in Neurone durch diese Kanäle begrenzt. Eine weitere Untereinheit ($Ca_v2.3$) bildet ebenfalls einen HVA-Ca^{2+}-Strom. Sie wird durch keinen der oben genannten Antagonisten blockiert, zeigt keine Ca^{2+}-abhängige Inaktivierung und liegt dem sogenannten R-Typ-Strom in nativen Zellen zugrunde (Sochivko et al. 2002).

Die Eigenschaften aller dieser Kanalproteine werden durch Koexpression akzessorischer $\alpha_2\delta$-, γ- oder $\beta(\beta_1$–$\beta_4)$-Untereinheiten oder durch alternatives Splicing moduliert. Die bisher genannten Ca^{2+}-Stromkomponenten der HVA-Gruppe können also durch ihre differenziellen biophysikalischen Eigenschaften und unterschiedliche spannungs- und Ca^{2+}-abhängige Inaktivierung den Zeitverlauf und die Amplitude aktionspotenzialinduzierter Ca^{2+}-Transienten in Neuronen regulieren. HVA-Kanäle werden zum Teil duch gängige Antidepressiva gehemmt. So inhibiert Fluoxetine neben seiner Wirkung auf den Serotonin-Reuptake auch präsynaptische P/Q-Typ-Ca^{2+}-Kanäle und führt darüber zu einer Verringerung der Glutamatfreisetzung. Auch postsynaptisch gelegene HVA-Kanäle werden in therapeutisch relevanten Konzentrationen von Fluoxetine oder Haloperidol gehemmt.

Im Vergleich zu HVA-Kanälen zeigt eine Gruppe von Kanälen mit niedriger Aktivierungsschwelle sehr unterschiedliche Eigenschaften (Yaari et al. 1987). Diese Kanäle werden durch die Ca_v3-Familie repräsentiert ($Ca_v3.1$- bis $Ca_v3.3$-Untereinheiten). Die Ca^{2+}-Ströme aktivieren bereits bei deutlich stärker hyperpolarisierten Potenzialen als HVA-Kanäle und werden deshalb LVA(*low-voltage activated*)-Kanäle genannt (Abb. 3.8b). Als gebräuchliches Synonym wird die Bezeichnung T-Typ-Kanäle verwendet (Perez-Reyes 1998). Außer der hyperpolarisierten Aktivierungsschwelle zeigen diese Kanäle noch eine Reihe

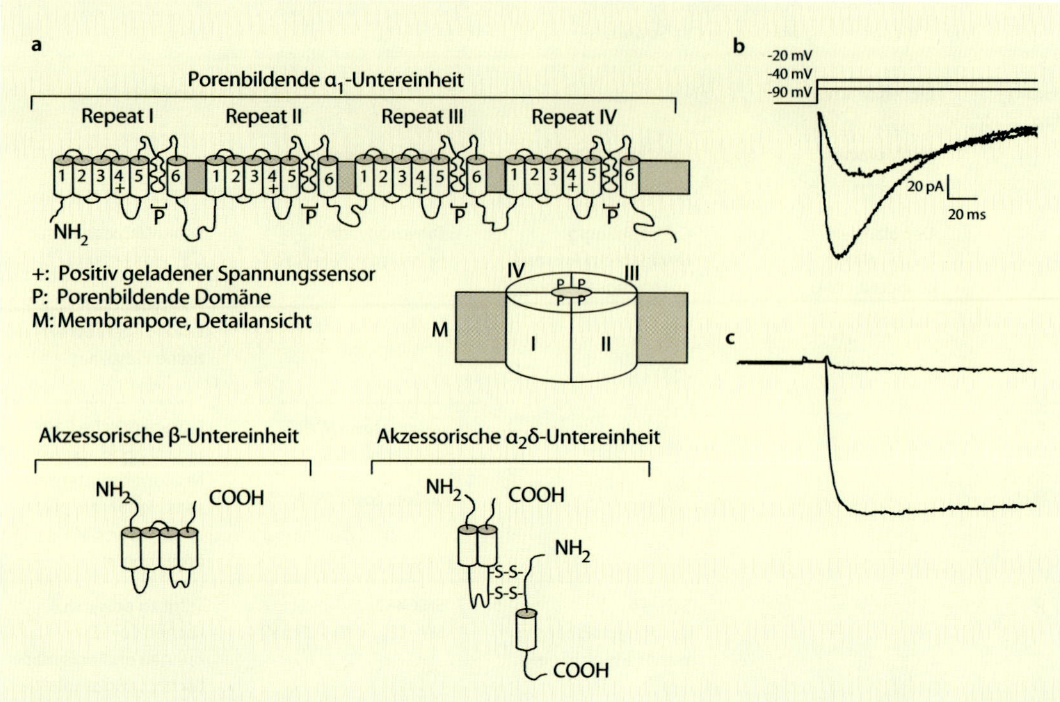

Abb. 3.8. **a** Spannungsabhängige Ca^{2+}-Kanäle werden wie auch spannungsabhängige Na^{+}-Kanäle durch eine einzelne α-Untereinheit gebildet, die aus vier Proteindomänen mit jeweils sechs Transmembrandomänen besteht. Der Spannungssensor für die Aktivierung des Kanals ist in der Transmembrandomäne *4* (S4-Segment) angesiedelt (+). Die porenbildende Domäne in jedem der vier Repeats ist mit *P* gekennzeichnet. Diese lagern sich so zusammen, dass sie die Membranpore *M* auskleiden. Die akzessorischen $\alpha_2\delta$- und β-Untereinheiten sind ebenfalls schematisch dargestellt. **b** Beispiel für einen T-Typ-Ca^{2+}-Strom (LVA). Dieser Strom aktiviert bereits bei Spannungssprüngen auf –50 mV und zeigt einen transienten Verlauf, d. h. er inaktiviert noch während des depolarisierenden Spannungssprungs. **c** Beispiel für einen hochschwellig aktivierbaren Kanal (HVA). Spannungssprünge auf –30 mV induzieren nur einen sehr kleinen Strom. Die Ströme werden erst bei stärkerer Depolarisation aktiviert (gezeigt ist eine Depolarisation auf 0 mV) und inaktivieren während der Depolarisation nicht sehr stark (im Gegensatz zu T-Typ-Strömen)

von speziellen Eigenschaften. Sie inaktivieren während einer fortdauernden Depolarisation wesentlich schneller als HVA-Kanäle. Nach Repolarisation der Zellmembran zeigen sie jedoch eine langsame Deaktivierung, d. h. sie vermitteln noch nach erfolgter Aktionspotenzialrepolarisation langsam abnehmende Einwärtsströme. Die Diversität der T-Typ-Kanäle wird – wie auch die der HVA-Kanäle – durch extensives alternatives Splicing erhöht. Durch ihre niederschwellige Aktivierung und langsame Deaktivierung haben T-Typ-Kanäle ideale Eigenschaften für die Generierung von niederschwelligen Ca^{2+}-Aktionspotenzialen und Burstentladungen nach transienten Membranhyperpolarisationen (Huguenard 1996). Hierdurch spielen sie bei Burstentladungen im gesunden ZNS eine große Rolle, z. B. in thalamischen Neuronen (Kim et al. 2001). Hochregulation dieser Kanäle unter pathophysiologischen Bedingungen im Thalamus und im Hippocampus ist mit verschiedenen Formen von Epilepsie assoziiert (Su et al. 2002; Tsakiridou et al. 1995; Zhang et al. 2002). Auch T-Typ-Kanäle werden durch eine Reihe von Antikonvulsiva in therapeutischen Konzentrationen blockiert. Neuroleptika wie Pimozide und Penfluridol blockieren T-Typ-Kanäle in nanomolaren Konzentrationen, während das Butyrophenon Haloperidol wesentlich weniger potent ist.

Die Vielfalt an akuten Wirkungen auf spannungsabhängige Ca^{2+}-Kanäle wird ergänzt durch Langzeitwirkungen: So führt die chronische Gabe von Haloperidol über einen D2-Rezeptor-vermittelten Effekt zu einer selektiven transkriptionellen Hochregulation von L-Typ-Ca^{2+}-Kanälen. Derartige langfristige Regulationsvorgänge spannungsabhängiger Ionenkanäle sind akuten pharmakologischen Effekten vermutlich häufig überlagert (Fass et al. 1999).

3.3.3 Kaliumkanäle

Spannungsabhängige K^{+}-Ströme werden durch mehrere Klassen von Membranproteinen getragen, die K^{+}-permeable Membranporen bilden. Das Gleichgewichtspotenzial für K^{+} ist hyperpolarisiert, und so hat das Öffnen von K^{+}-Kanälen stets einen – vereinfacht ausgedrückt – »stabilisierenden« Einfluss auf das Membranpotenzial. K^{+}-Ströme spielen daher eine wichtige Rolle bei der Repolarisation von Aktionspotenzialen oder auf Aktionspotenziale folgenden Hyperpolarisationen oder bei der Beendigung von Aktionspotenzialserien (Hille 1992). Sie tragen außerdem maßgeblich zum Ruhemembranpotenzial selbst bei. An Dendriten gelegene K^+-Kanäle beeinflussen die Fortleitung von exzitatorischen postsynaptischen Potenzialen in den Zellkörper von Nervenzellen (▶ 3.4.1).

Unter den spannungsabhängigen Kanälen zeigen K^+-Kanäle wohl die größte Vielfalt an klonierten Untereinheiten mit sehr verschiedenen biophysikalischen und pharmakologischen Eigenschaften (Coetzee et al. 1999). Diese Klassen von K^+-Kanälen haben – trotz der Gemeinsamkeit, dass alle für K^+ permeabel sind – sehr unterschiedliche Aufgaben, auf die hier nur zusammenfassend eingegangen werden kann. Es lassen sich aufgrund ihrer molekularen Struktur drei Gruppen von porenbildenden K^+-Kanaluntereinheiten unterscheiden: solche mit sechs, vier oder zwei Transmembrandomänen (◘ Abb. 3.9). Im Folgenden werden wichtige Mitglieder dieser Klassen vorgestellt.

Kanäle mit sechs Transmembrandomänen

Diese Gruppe von Kanälen besteht aus diversen spannungsabhängigen und aus Ca^{2+}-aktivierten K^+-Kanälen (Coetzee et al. 1999). Eine einzelne Untereinheit zeigt eine frappierende Ähnlichkeit mit einem der vier Repeats (mit je sechs Transmembrandomänen), die bei spannungsabhängigen Na^+- oder Ca^{2+}-Kanaluntereinheiten die Membranpore bilden. Ein funktioneller K^+-Kanal besteht – statt aus einem Kanalprotein mit vier Repeats – aus einem Multimer von vier Untereinheiten, die eine zentrale Pore bilden.

Die Kv1- bis Kv9-Subfamilien beinhalten verschiedene spannungsabhängige Kanäle, die sich in ihren biophysikalischen Eigenschaften unterscheiden. Man findet in diesen Familien Kanäle, die Delayed-rectifier-Strömen zugrunde liegen. Eine Reihe von Kanalproteinen scheint sogenannte A-Typ-Ströme in nativen Neuronen zu bilden (Martina et al. 1998). Diese Ströme sind – ähnlich den bereits angesprochenen Na^+-Kanälen oder T-Typ-Ca^{2+}-Kanälen – inaktivierende Ströme, d. h. sie zeigen noch während einer andauernden Depolarisation eine zeitabhängige Verminderung ihrer Leitfähigkeit (zu Na^+-Kanälen ◘ Abb. 3.5a). Von der Bedeutung dieser Kanäle wird weiter unten noch die Rede sein.

KCNQ-Kanäle sind eine Familie von langsam aktivierenden, nichtinaktivierenden K^+-Kanälen und stellen das Korrelat des sogenannten M-Stroms in nativen Neuronen dar (Wang et al. 1998). Dieser Strom ist interessant, weil er niederschwellig bereits aktiviert und hierdurch die unterschwellige Erregbarkeit von Nervenzellen moduliert. Der M-Strom scheint auch eine wichtige Rolle bei der Inhibition von Aktionspotenzialserien zu spielen. Daher führt jede Inhibition dieser Kanalproteine zu erhöhter neuronaler Erregbarkeit oder sogar Epilepsie (Jentsch 2000). Von den fünf Untereinheiten sind drei (KCNQ 2, 3 und 5) im ZNS exprimiert (Cooper et al. 2001). Diese Kanäle sind auch deswegen interessant, weil sie durch eine Vielzahl von Neurotransmittersystemen moduliert werden: u. a. Reduktion von Strömen z. B. durch Acetylcholin via muskarinerge Rezeptoren (daher M-Strom), Histamin, Cannabinoide, Dopamin, Serotonin oder Bradykinin; Potenzierung z. B. durch Somatostatin oder Dynorphin.

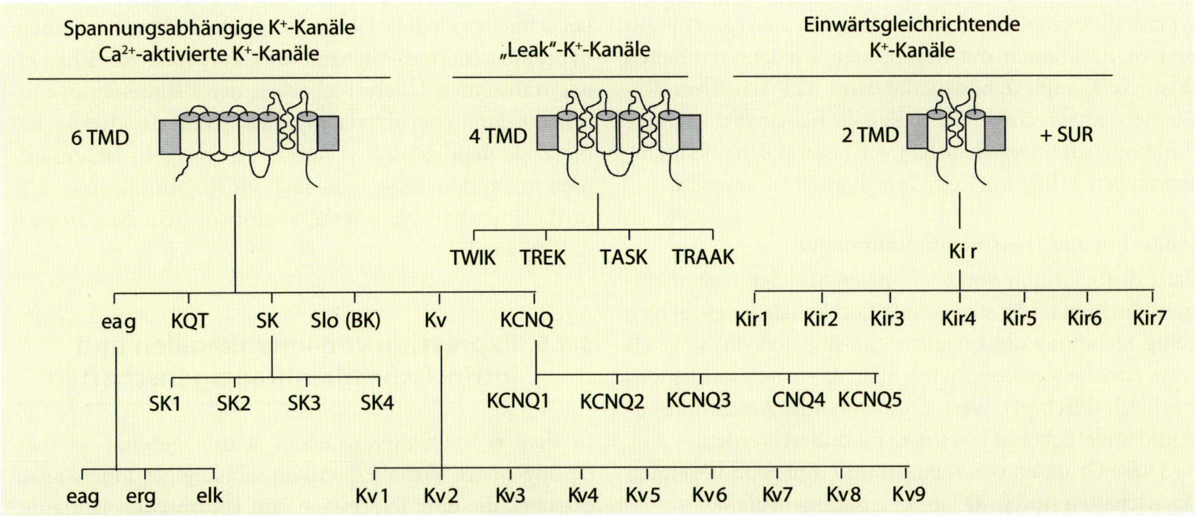

◘ **Abb. 3.9.** Struktur von K^+-Kanälen mit ihren Transmembrandomänen *TMD*. 6-TMD- und 2-TMD-Untereinheiten bilden Kanaltetramere und haben je eine porenbildende Domäne, während 4-TMD-Untereinheiten Dimere bilden und zwei porenbildende Domänen aufweisen. Diese Aufstellung ist nicht vollständig und wird laufend erweitert. Akzessorische Untereinheiten, die wie bei Na^+- und Ca^{2+}-Kanälen die Eigenschaften und die Oberflächenexpression von Kanälen modulieren, sind nicht abgebildet

Ca^{2+}-aktivierte K^+-Kanäle werden durch Erhöhungen der intrazellulären Ca^{2+}-Konzentration aktiviert. Sie sind in unterschiedlichem Ausmaß Ca^{2+}-sensitiv und zeigen zusätzlich eine variable Spannungsabhängigkeit (Vergara et al. 1998). Generell werden Ca^{2+}-abhängige K^+-Kanäle durch Ca^{2+}-Einstrom während Aktionspotenzialen aktiviert. Der Zeitverlauf dieser Aktivierung ist unterschiedlich. Sogenannte BK-Kanäle (getragen durch Untereinheiten der slo-Familie) aktivieren schnell nach einem Aktionspotenzial und vermitteln daher kurze Nachhyperpolarisationen. Sogenannte SK-Kanäle (gebildet durch SK_{1-3}-Untereinheiten) benötigen mehrere Aktionspotenziale für eine Aktivierung und zeigen dann eine langsame, protrahierte Aktivierung (I_{AHP}). Sie vermitteln infolgedessen langsame Nachhyperpolarisationen oder Spikeakkommodation (◘ Abb. 3.10). Auch diese Kanäle sind prominentes Ziel der Modulation durch vielfältige Secondmessenger-Kaskaden/Transmittersysteme (Sah u. Faber 2002). Interessanterweise scheinen Ca^{2+}-abhängige K^+-Kanäle eng mit bestimmten Ca^{2+}-Kanälen assoziiert zu sein, so dass Ca^{2+}-Einstrom durch die Ca^{2+}-Kanäle diese K^+-Kanäle sehr spezifisch aktiviert. Da durch Aktivierung von Ca^{2+}-abhängigen K^+-Kanälen das Neuron hyperpolarisiert wird, werden Ca^{2+}-Kanäle spannungsabhängig schließen. Auch dies ist – wie die Ca^{2+}-abhängige Inaktivierung von Ca^{2+}-Kanälen (► 3.3.2) – ein wichtiger Mechanismus, über den der Ca^{2+}-Einstrom in Neurone begrenzt werden kann (Marrion u. Tavalin 1998).

Kanäle mit zwei Transmembrandomänen

Auch in dieser zweiten Gruppe von K^+-Kanälen lagern sich vier Untereinheiten zu einem vollständigen Kanal zusammen (Bichet et al. 2003) und bilden einwärtsgleichrichtende K^+-Kanäle (Kir, *inwardly rectifying*), die durch Hyperpolarisation aktiviert werden. Sogenannte Sulfonylharnstoffrezeptoren (SUR, *sulfonylurea receptor*) SUR1 oder SUR2 können mit bestimmten Kir-Untereinheiten oktamere Komplexe bilden, die dann ATP-sensitiven K^+-Kanälen entsprechen. Diese Kanäle haben die wichtige Funktion, den Energiehaushalt von neuronalen und nichtneuronalen Zellen mit ihrer Erregbarkeit zu koppeln.

Kanäle mit vier Transmembrandomänen

Diese dritte Gruppe von K^+-Kanälen mit vier Transmembrandomänen bildet sogenannte Leckkanäle. Diese zeigen wenig Spannungsabhängigkeit. Sie sind jedoch nicht als unspezifische Kanäle zu betrachten, da sie untereinheitenspezifisch durch pH-Wert, Cannabinoide, Arachidonsäure und andere *second messenger* moduliert werden.

Diese Gruppen von Kanälen und ihre grundlegenden Eigenschaften sind in ◘ Tab. 3.5 zusammengefaßt.

Wie bei anderen Familien von Kanälen auch, stellt eine Vielzahl von K^+-Kanälen Targets für ZNS-wirksame Pharmaka dar. Ca^{2+}-abhängige Kanäle, K^+-Ströme vom A-Typ oder KCNQ-Kanäle scheinen prominente Targets für zahlreiche trizyklische Antidepressiva, Antikonvulsiva und Neuroleptika zu sein. Auch hier wurden langfristige Wirkungen von Pharmakotherapie auf Ionenkanäle beobachtet. Ein interessantes Beispiel ist die persistierende Hochregulation von A-Strömen des Kv4.3-Typs in dopaminergen Interneuronen durch Behandlung mit Haloperidol. Diese Veränderung führt über eine Modulation eines spannungsabhängigen Kanals zu einer Verminderung der Erregbarkeit dopaminerger Neurone und damit zu einer Verminderung des Tonus dopaminerger Innervation (Hahn et al. 2003).

3.3.4 Unspezifische Ionenkanäle

Außer den primär für Na^+-, K^+-, oder Ca^{2+}-Ionen permeablen Kanälen wurde eine Reihe von Kanälen identifiziert, die nicht nur für eine Ionenspezies permeabel sind. Eine dieser Kanalfamilien ist durchlässig für Na^+ und K^+, wird durch Hyperpolarisation aktiviert und durch zyklischen Nukleotide moduliert (Robinson u. Siegelbaum 2003). Diese Stromkomponente wurde als I_H bezeichnet (I_H von **H**yperpolarisation) und die zugrunde liegenden Untereinheiten als HCN1–HCN4 (*hyperpolarization-activated cyclic nucleotide-gated channels*). Weil diese Kanäle für Na^+ und K^+ permeabel sind, zeigen sie ein Umkehrpotenzial, das zwischen den Umkehrpotenzialen dieser beiden Ionen liegt (ca. bei –20 mV). Wenn eine Hyperpolarisation HCN-Kanäle öffnet, hat der resultierende Strom daher die Tendenz, das Membranpotenzial in depolarisierende Richtung zu verändern. Er wirkt also der Hyperpolarisation entgegen. Das Umgekehrte gilt bei einer Depolarisation, die eine Deaktivierung von I_H verursacht. I_H wirkt daher allgemein stabilisierend auf das Membranpotenzial. Die Wirkung von I_H ist allerdings komplex, und so kann bei schneller Depolarisation der Zellmembran von einem hyperpolarisierten Potenzial die Gegenwart von I_H zu einer transienten Übererregbarkeit der Zellmembran führen, die darauf beruht, dass I_H nicht sofort deaktiviert und die Zelle depolarisiert (Chen et al. 2001). I_H ist, zusammen mit anderen Kanälen, auch für Rhythmogenese, z. B. in thalamischen Neuronen, verantwortlich (McCormick u. Pape 1990).

3.3.5 Expression von Ionenkanälen und intrinsische Membraneigenschaften

In den ► Abschnitten 3.3.1–3.3.4 wurde gezeigt, dass eine ungeheure Vielfalt spannungsabhängiger Ionenkanäle existiert, die eine Expression von spezifischen Leitfähigkeiten mit sehr fein abgestuften biophysikalischen Eigenschaften und Modulation erlaubt. Die Frage, wie einzelne Typen von Ionenleitfähigkeiten das Entladungsverhalten von Nervenzellen beeinflussen, kann in den letzten Jahren

Tab. 3.5. Untereinheiten für spannungsabhängige K^+-Ströme, Zusammenfassung der wichtigsten Klassen von K^+-Kanälen mit Hauptfunktionen

Untereinheit	Stromtyp	TMD	Eigenschaften	Funktion
$K_v1.1–1.7$	Delayed-rectifier- oder A-Typ-K^+-Kanal, D-Typ-Kanal	6 TMD	– *Delayed rectifier:* verzögert aktivierend, langsam oder nicht inaktivierend – A-Typ-Kanal: Aktivierung bereits bei relativ hyperpolarisierten Potenzialen, schnell inaktivierend – D-Typ-Kanal: Intermediäre Eigenschaften – schnelle Aktivierung, inaktiviert mit intermediären Zeitkonstanten	– Repolarisation des Aktionspotenzials – Modulation der PSP-Fortleitung an Dendriten und rückpropagierenden Aktionspotenzialen – Modulation von Neurotransmitterfreisetzung durch präsynaptische Kanäle (A-Typ)
$K_v2.1–2.3$				
$K_v3.1–3.4$				
$K_v4.1–4.3$	A-Typ-K^+-Kanal			
KCNQ1–5	M-Strom		– Langsam aktivierend, nicht inaktivierender K^+-Kanal – Durch Aktivierung muskarinerger Acetylcholinrezeptoren blockiert, Ziel zahlreicher anderer Neurotransmittersysteme	– Verhinderung repetitiver Aktionspotenzialserien
SK1–4	Ca^{2+}-aktivierte K^+-Kanäle		– Aktiviert durch intrazelluläre Ca^{2+}-Erhöhungen, spannungsabhängig, langsam inaktivierend	– Zunehmende Aktivierung während Entladungsserien, dadurch Spikeakkomodation
Kir	Einwärtsgleichrichtender K^+-Kanal	2 TMD	– Einwärtsgleichrichtende Kanäle, aktiviert durch Hyperpolarisation	– K^+-Aufnahme
TWIK, TREK, TASK, TRAAK	Leckkanäle	4 TMD	– Nicht spannungsabhängig, nicht inaktivierend, divers moduliert durch pH, Anandamid etc.	– Beitrag zu Ruhepotenzial, K^+-Aufnahme

Zu den Eigenschaften der einzelnen Kanalfamilien ► 3.3.
Diese Liste erhebt keinen Anspruch auf Vollständigkeit und bietet nur einen Überblick über die wichtigsten Familien spannungsabhängiger K^+-Kanäle (Abb. 3.9).

zunehmend unter Verwendung neuer pharmakologischer und genetischer Techniken angegangen werden.

In Abb. 3.10a wird zunächst der Fall eines einzelnen Aktionspotenzials betrachtet (obere Spur). Es wurde bereits im Detail beschrieben, wie sich die schnelle Depolarisation des Aktionspotenzials und die Existenz einer Aktionspotenzialschwelle auf die Eigenschaften des schnellen Na^+-Stroms zurückführen lassen. Die Repolarisation ist in vielen ZNS-Neuronen nicht nur von Delayed-rectifier-Komponenten, sondern auch von anderen K^+-Kanälen abhängig, die während des Aktionspotenzials aktiviert werden. Dies sind beispielsweise A-Typ-K^+-Kanäle, aber auch schnelle Ca^{2+}-abhängige K^+-Ströme (BK-Kanäle). In vielen nativen Neuronen (in Abb. 3.10 eine CA1-Pyramidenzelle des Hippocampus) kann nach dem Aktionspotenzial ein Nachpotenzial beobachtet werden. Depolarisierende Nachpotenziale kommen in der Regel dadurch zustande, dass Ionenleitfähigkeiten während des initialen Aktionspotenzials aktiviert werden und dann nach der Aktionspotenzialrepolarisation nicht sofort wieder schließen (langsame Deaktivierung, ► 3.3.2). Dies trifft z. B. für persistierende Na^+-Kanäle und T-Typ-Ca^{2+}-Kanäle zu. Das Gleichgewichtspotenzial sowohl für Na^+ wie auch für Ca^{2+} liegt weit im depolarisierten Potenzialbereich. Daher hat der persistierende Einwärtsstrom von Na^+ und/oder Ca^{2+} nach Aktionspotenzialen eine depolarisierende Wirkung (roter Pfeil in Abb. 3.10a). Umgekehrt scheinen auch bestimmte K^+-Kanäle bereits durch ein Aktionspotenzial oder die zugrunde liegende Depolarisation aktiviert zu werden. Dies trifft z. B. für KCNQ-Kanäle (I_M) zu. Da das K^+-Gleichgewichtspotenzial stärker hyperpolarisiert ist als das Membranpotenzial, bewirkt ein Strom durch KCNQ-Kanäle eine Tendenz zur Hyperpolarisation (blauer Pfeil in Abb. 3.10a). Das relative Verhältnis von de-

3

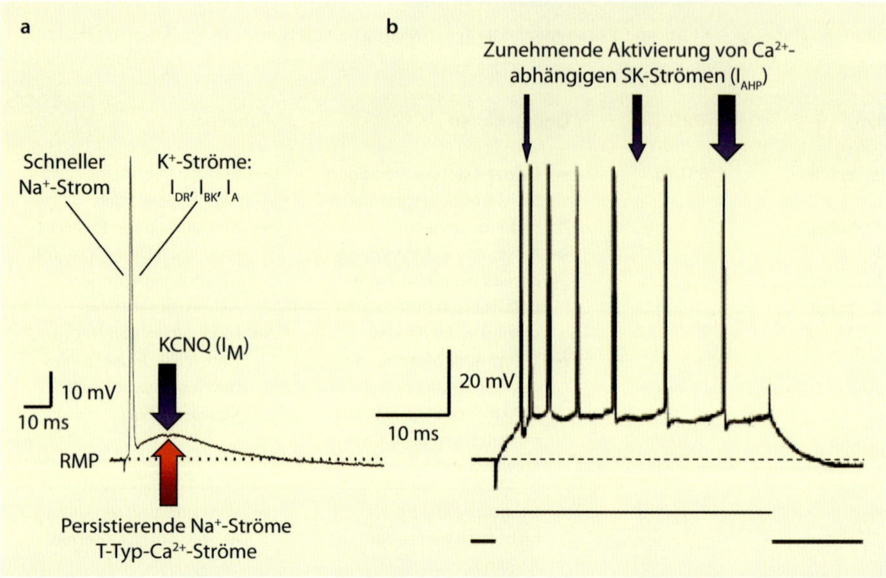

Abb. 3.10. Intrinsische Membraneigenschaften von Neuronen und spannungsabhängige Ionenleitfähigkeiten. **a** Einzelnes Aktionspotenzial in einer CA1-Pyramidenzelle, ausgelöst durch eine kurze Strominjektion, die das Neuron gerade bis zur Aktionspotenzialschwelle depolarisiert. Stromkomponenten, die an den verschiedenen Phasen von Aktionspotenzial und Nachpotenzialen beteiligt sind, sind hervorgehoben. *IDR* Delayed-rectifier-K^+-Kanal, *IA* K^+-Kanal vom A-Typ, *IBK* Ca^{2+}-abhängiger K^+-Strom, vermittelt durch Kanäle der slo-Familie, *IM* M-Strom, vermittelt durch KCNQ-Untereinheiten. **b** Serie von Aktionspotenzialen, hervorgerufen durch eine länger während Strominjektion (*untere Spur*). Zu beachten ist die ausgeprägte Spikeakkommodation, hervorgerufen durch zunehmende Aktivierung repolarisierender Leitfähigkeiten; *IAHP* durch SK-Kanäle getragener Ca^{2+}-abhängiger K^+-Kanal (für weitere Erläuterungen s. Text)

und hyperpolarisierenden Leitfähigkeiten nach Aktionspotenzialen beeinflusst daher die Größe und Kinetik von Nachpotenzialen und ist eine wichtige Determinante zellulärer Erregbarkeit.

Zur Modulation von repetitivem Entladungsverhalten durch spannungsabhängige Leitfähigkeiten gilt das Folgende: Grundsätzlich wird das Intervall zwischen zwei Aktionspotenzialen in einer Entladungsserie ebenfalls von der Größe und dem Zeitverlauf repolarisierender Leitfähigkeiten in diesem Zeitraum bestimmt. Hier wirken also wiederum KCNQ-Kanäle, eine Reihe von spannungsabhängigen K^+-Kanälen und Ca^{2+}-abhängige K^+-Kanäle zusammen. Interessanterweise werden Ca^{2+}-abhängige Leitfähigkeiten, insbesondere SK-Kanäle, während Aktionspotenzialserien durch den kumulativen Ca^{2+}-Einstrom zunehmend aktiviert (blaue Pfeile in Abb. 3.10b). Als Konsequenz dieser Ca^{2+}-abhängigen Aktivierung wird die Aktionspotenzialfrequenz trotz gleichbleibender Strominjektion niedriger. Dieser Vorgang wird Spikeakkommodation genannt. Es sei darauf hingewiesen, dass Neurone des ZNS zum Teil sehr komplizierte spontane oder induzierte Aktionspotenzialmuster generieren können, die auf einem komplexen Zusammenspiel von verschiedenen spannungsabhängigen Leitfähigkeiten beruhen, doch kann auf solche Prozesse hier nicht im Detail eingegangen werden.

3.4 Das verzweigte Neuron: funktioneller Aufbau von Nervenzellen

Die Ausführungen in den vorherigen Abschnitten konzentrierten sich auf die Eigenschaften von membranären Ionenströmen und deren Einflüsse auf das Entladungsverhalten. Dabei wurde außer Acht gelassen, dass Neurone eine Vielzahl von funktionellen Domänen besitzen, die im Hinblick auf Expression von Ionenleitfähigkeiten und intrinsische Membraneigenschaften sehr unterschiedlich sind. Trotz der vielen verschiedenen Nervenzelltypen im ZNS ist deren grundlegender funktioneller Aufbau sehr ähnlich. Alle Nervenzellen bestehen aus einer Eingangsstruktur, den Dendriten, an denen synaptische Eingänge von anderen Nervenzellen konvergieren. Am Dendriten und am Zellkörper (Soma) wird die Vielzahl synaptischer Eingänge integriert und am ausgehenden Fortsatz (Axon) zu einem Ausgangssignal konvertiert. In diesem Ausgangssignal ist Information als Frequenz von Aktionspotenzialen kodiert.

3.4.1 Eingangsstruktur von Neuronen: Dendriten und Soma

Grundsätzlich bilden ausgehende Fortsätze von Nervenzellen, die Axone, eine präsynaptische Endigung auf den

Dendriten und Somata nachgeschalteter Nervenzellen. Hierbei ist die präsynaptische Endigung meist einer postsynaptischen Spezialisierung, dem sogenannten Spine, gegenübergestellt. In der präsynaptischen Endigung wird bei Eintreffen eines Aktionspotenzials, welches entlang dem Axon fortgeleitet wurde, ein Kalziumeinstrom in die präsynaptische Endigung ausgelöst. Dieser Kalziumeinstrom durch spezialisierte Ionenkanäle führt zur Freisetzung eines in Vesikeln gespeicherten Botenstoffs (Neurotransmitter) in den synaptischen Spalt. Der Botenstoff diffundiert über den synaptischen Spalt und bindet an der postsynaptischen Struktur an Neurotransmitterrezeptoren. Je nach Neurotransmitter- und Rezeptortyp verursacht die synaptische Übertragung an der postsynaptischen Struktur eine Veränderung des Membranpotenzials in eine depolarisierende oder eine hyperpolarisierende Richtung. Die verschiedenen Synapsentypen und ihre Funktion werden genauer in ► Kap. 4 behandelt.

Die Vielzahl der synaptischen Eingänge an dendritischen Verästelungen und Zellkörpern muss zum Zellkörper fortgeleitet werden, um dort zu einem Ausgangssignal konvertiert zu werden. Hierbei spielen die Dendriten von Nervenzellen eine wichtige Rolle (Hausser et al. 2000). Im Falle eines passiven Dendriten, d.h. einem Dendriten, der nur eine Leckleitfähigkeit aufweist, würde ein ausgelöstes postsynaptisches Potenzial (PSP) in Richtung Zellkörper propagieren. Es würde allerdings auf dem Weg dorthin abgeschwächt, und zwar umso mehr, je höher die Leckleitfähigkeit ist. Die Propagation von exzitatorischen postsynaptischen Potenzialen (EPSPs) an Dendriten kann durch ein sogenanntes Kabelmodell im Detail mathematisch beschrieben werden (Rall 1977; Major et al. 1994).

In den letzten Jahren hat sich jedoch herausgestellt, dass Dendriten keineswegs passive Strukturen sind. Sie exprimieren eine Vielzahl von spannungsabhängigen Kanälen, die die Propagation von synaptischen Potenzialen zum Zellkörper entscheidend beeinflussen können (◘ Abb. 3.11). Es sind hierbei vor allem drei Arten von Leitfähigkeiten hervorzuheben.

Dendritische Leitfähigkeiten

Einwärtsleitfähigkeiten: T-Typ-Ca^{2+}-Ströme, transiente und persistierende Na^{+}-Ströme. Insbesondere T-Typ-Ca^{2+}-Ströme und persistierende Na^{+}-Ströme aktivieren – wie bereits in ► Abschnitt 3.3 beschrieben – in einem unterschwelligen Potenzialbereich. Sie sind damit prädestiniert, durch unterschwellige EPSPs rekrutiert zu werden. Das erste Resultat der Aktivierung von Einwärtsströmen durch EPSPs ist, dass diese Ströme zu einer zusätzlichen Potenzialänderung in depolarisierende Richtung führen. Sie unterstützen und vergrößern also EPSPs und erleichtern deren Propagation zum Zellsoma (Magee et al. 1998). Ca^{2+}-Ströme haben hier wiederum eine Sonderrolle, weil sie zu einer intrazellulären Erhöhung der Ca^{2+}-Konzentration führen können. Sie vermitteln in Dendriten lokale Ca^{2+}-Signale, die zur Auslösung synaptischer Plastizität von Bedeutung sein können (Magee u. Johnston 1995).

Auswärtsleitfähigkeiten: Transiente (A-Typ-)K^{+}-Ströme sind ebenfalls in hoher Dichte am Dendriten vorhanden. Die Dichte dieser Stromkomponenten nimmt zu, je weiter man sich vom Zellsoma entfernt. Da diese Kanäle ebenfalls in einem unterschwelligen Potenzialbereich aktivierbar sind, ist es leicht vorstellbar, welchen Effekt sie auf die Propagation von EPSPs zum Zellsoma haben sollten. In der Tat führt die Aktivierung von A-Typ-Strömen durch EPSPs zu einem K^{+}-Auswärtsstrom, der dem EPSP entgegenwirkt. Daher bewirken dendritische A-Typ-Ströme eine Dämpfung von EPSPs und eine Hemmung ihrer Fortleitung zum Zellsoma (Hoffman et al. 1997).

Unspezifische Kationenleitfähigkeiten: H-Ströme sind ebenfalls in hoher Dichte an Dendriten vorhanden. Sie werden durch Hyperpolarisation vom Ruhepotenzial geöffnet und durch Depolarisation geschlossen. Da es sich hierbei um eine gemischte Kationenleitfähigkeit mit einem Umkehrpotenzial um 0 mV handelt, bewirkt Hyperpolarisation einen vermehrten (depolarisierenden) Nettoeinwärtsstrom, während Depolarisation diesen Strom vermindert. Vereinfachend kann also die Funktion von H-Strömen so beschrieben werden, dass sie sowohl Depolarisationen als auch Hyperpolarisationen vom Ruhepotenzial entgegenwirken und damit eine allgemeine dämpfende Wirkung in Dendriten haben (Poolos et al. 2002; Stuart u. Spruston 1998). Interessanterweise scheint Lamotrigin, von dem bereits in Abschnitt 3.3.1 die Rede war, die Amplitude von H-Strömen in Pyramidenzelldendriten selektiv und potent zu erhöhen. Dies führt in der Tat zu einer Dämpfung dendritischer Erregbarkeit und ist eines der ersten Beispiele für ein ZNS-wirksames Medikament, das über einen dendritisch gelegenen Ionenkanal auf dendritische Informationsverarbeitung wirkt.

Leitfähigkeiten am Dendriten, die zum Teil gegenläufige Wirkungen auf die dendritische Signalpropagation haben (vgl. z.B. K^{+}-Ströme vom A-Typ und T-Typ-Ca^{2+}-Ströme), werden vermutlich deshalb koexprimiert, weil die meisten der dendritischen Kanäle Ziel verschiedener intrazellulärer Signaltransduktionskaskaden sind (Hoffman u. Johnston 1998). Dendritische Ionenkanäle erlauben daher eine Regulation der Integration dendritischer PSPs durch Second-messenger-Systeme. Hervorzuheben ist, dass diese Leitfähigkeiten nicht die einzigen dendritisch gelegenen oder konzentrierten Leitfähigkeiten sind.

3

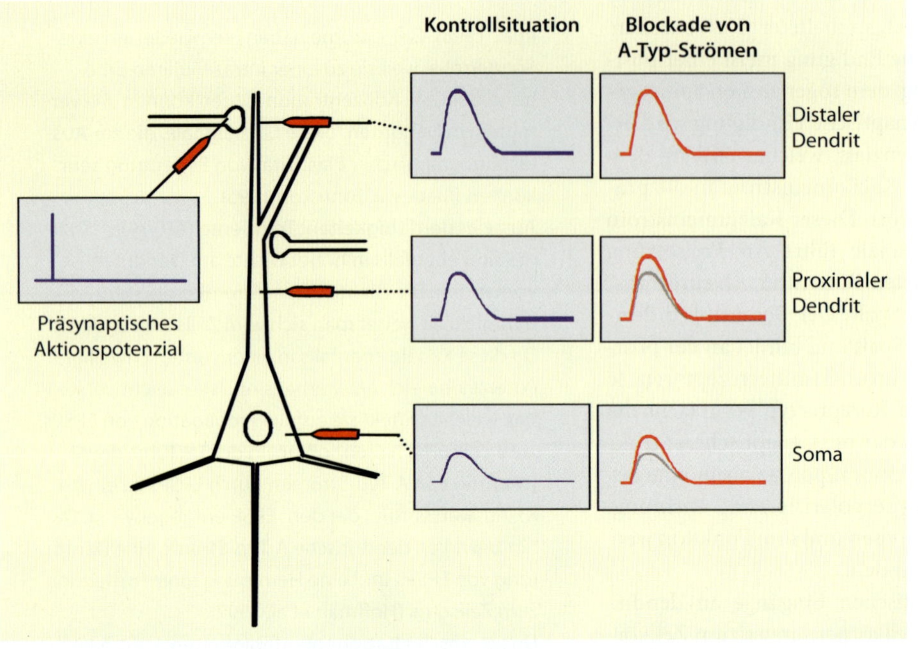

Abb. 3.11. Aktive Eigenschaften von Dendriten. Schematisch dargestellt ist ein Neuron mit Dendriten, Soma und Axon. Bei Aktivierung einer distalen erregenden Synapse durch ein präsynaptisches Aktionspotenzial kann unmittelbar an dem gegenüberliegenden Dendriten ein erregendes postsynaptisches Potenzial (PSP) gemessen werden (*dunkelgrau*). Bei simultaner Messung an verschiedenen Stellen des Neurons ließe sich über proximale Dendriten bis hin zum Soma in den meisten Nervenzelltypen eine Abschwächung des PSPs feststellen. Bei pharmakologischer Blockade sogenannter A-Typ-K^+-Ströme wird die Propagation von exzitatorischen PSPs zum Soma erleichtert (*blaue Messspuren*). Dendritische Ionenleitfähigkeiten kontrollieren also die Propagation von PSPs zum Soma und in ähnlicher Weise die Rückpropagation von Aktionspotenzialen in Dendriten (*nicht illustriert*). Damit sind Dendriten für die Integration synaptischer Eingänge von außerordentlich großer Bedeutung

Es ist in Zukunft zu erwarten, dass zusätzliche Leitfähigkeiten an Dendriten gefunden werden, die in diesen Kompartimenten spezifische Aufgaben versehen.

3.4.2 Integration synaptischer Eingänge und Konversion zum Ausgangssignal

Nach der Propagation der Vielzahl simultaner synaptischer inhibtorischer und exzitatorischer PSPs zum Zellkörper findet an Zellkörper und Axoninitialsegment eine Summation dieser PSPs statt. Es resultiert aus dieser Summation eine De- oder Hyperpolarisation an Axonhügel und Axoninitialsegment. Im Falle eines Überwiegens von erregenden PSPs kommt es zu einer Depolarisation, die bei genügend großer Amplitude die Aktionspotenzialschwelle erreichen kann. Hierbei ist der Ort der Auslösung des Aktionspotenzials – und damit der letztliche Ort der Konversion von PSPs zu einem Ausgangsignal – das Axoninitialsegment oder der erste Ranviersche Schnürring. In vielen Neuronen sind die Membraneigenschaften des Axoninitialsegments für diese Aufgabe spezialisiert (Colbert u. Johnston 1996). Beispielsweise wurden in manchen Neuronen besonders hohe Dichten spannungsabhängiger Na^+-Kanäle in diesen Strukturen gefunden (Colbert u. Pan 2002). Zudem sind die kinetischen Eigenschaften der Na^+-Kanäle unterschiedlich, z. B. scheint die Aktivierung dieser Kanäle schon bei weniger ausgeprägten Depolarisationen möglich zu sein.

3.4.3 Interaktionen zwischen synaptischen Potenzialen und dendritischen Aktionspotenzialen

Nach Auslösung eines oder mehrerer Aktionspotenziale propagieren diese über zum Teil sehr weite Distanzen (man denke etwa an die Axone von Pyramidenneuronen im primär motorischen Kortex) bis zu synaptischen Endigungen auf nachgeschaltetete Nervenzellen. Aktionspotenziale propagieren jedoch nicht nur in das Axon (▶ 3.4.4), sondern auch retrograd in das Soma und die Dendriten, ein Vorgang, den man Aktionspotenzialrückpropagation nennt (*back-propagating action potentials*, Stuart et al. 1997). Die Amplitude rückpropagierender Aktionspotenziale nimmt mit zunehmender Distanz zum Soma ab, und das Aktionspotenzial nimmt in der Breite zu (Stuart u. Spruston 1998). Die Amplitude rückpropagierender Aktionspotenziale wird qualitativ in ähnlicher Weise durch spannungsabhängige Ionenkanäle kontrolliert wie weiter oben (▶ 3.4.1 und ◘ Abb. 3.11) für exzitatorische PSPs beschrieben. Eine wichtige Aufgabe rückpropagierender Aktionspotenziale ist vermutlich die Regulation synaptischer Effizienz. Tritt simultan mit einem erregenden PSP in einem Dendriten auch ein rückpropagierendes Aktionspotenzial auf, so wird dieser synaptische Eingang dauerhaft potenziert (Markram et al. 1997). Ein zellulärer Mechanismus dieser Form der Langzeitpotenzierung ist sehr wahrscheinlich die Deblockierung von NMDA-Rezeptoren durch die mit dem rückpropagierenden Aktionspotenzial verbundene Depolarisation. Hierdurch kommt es im Dendriten zu einer starken Erhöhung des intrazellulären Ca^{2+}-Spiegels, die ausreicht, der Potenzierung zugrunde liegende Signalkaskaden zu aktivieren. Dieser Vorgang kann als Mechanismus für die sogenannte Hebbsche Plastizität (Brown et al. 1990) verstanden werden (nach dem kanadischen Physiologen Hebb). Sinngemäß besagt das Hebbsche Postulat, dass die koinzidente Aktivierung von prä- und postsynaptischem Neuron zu einer andauernden Verstärkung der Übertragung an dieser synaptischen Verbindung führt. Rückpropagierende Aktionspotenziale beeinflussen auf diese Weise nicht nur erregende Eingänge, sondern offensichtlich auch inhibitorische Eingänge auf glutamaterge Neurone (Holmgren u. Zilberter 2001).

3.4.4 Aktionspotenzialpropagation im Axon

Die Vermittlung von Informationen entlang von Axonen soll möglichst verlustfrei erfolgen. Dies wird über weite Entfernungen durch die sogenannte saltatorische Aktionspotenzialfortleitung in myelinisierten Axonen erreicht. In ◘ Abb. 3.12a ist ein myelinisiertes Axon schematisch dargestellt. Da Myelin als Isolation wirkt, werden die transmembranären Ströme an myelinisierten Orten reduziert. Ein Aktionspotenzial, das an einem Ranvierschen Schnürring ausgelöst wird, wird daher einen lokalen Strom auslösen, der am nächsten Schnürring transmembranär fließt und dort die Zellmembran bis zur Schwelle für ein Aktionspotenzial depolarisiert. Das führt dazu, dass eine Aktionspotenzialauslösung von einem Schnürring zum nächsten »springt«, und wird daher saltatorische Aktionspotenzialfortleitung genannt (◘ Abb. 3.12b). Aus diesem Verhalten werden einige Vorbedingungen für die Aktionspotenzialfortleitung klar: Der lokale Strom muss groß genug sein, um am nächsten Schnürring eine überschwellige Depolarisation hervorzurufen. Daher darf der Abstand zwischen den Schnürringen nicht zu groß sein, und er kann umso größer sein, je besser die Isolation des Axons durch die Myelinhülle oder je dicker das Axon ist. Die Geschwindigkeit der saltatorischen Fortleitung im Vergleich zu nichtmyelinisierten Nervenfasern hängt vom Verhältnis der myelinisierten zur unmyelinisierten Axonlänge ab. Je höher dieses Verhältnis, desto schneller ist die Aktionspotenzialfortleitung. Der Hauptvorteil der saltatorischen Erregungsfortleitung ist außer der schnelleren Informationsübertragung, dass weniger transmembranäre Ströme fließen, die durch energieabhängige Pumpen wieder ausgeglichen werden müssen. Daher ist saltatorische Erregungsausbreitung energiesparend für die betreffenden Neurone.

Es hat sich gezeigt, dass die axonale Membran am Ranvierschen Schnürring für ihre Aufgabe spezialisiert ist. Durch nur teilweise bekannte Mechanismen, die zum Teil auch für das Axoninitialsegment rekrutiert werden, ist hier eine hohe Dichte von Natriumkanälen (z. B. $Na_v1.6$) und bestimmten Kaliumkanälen konzentriert (Garrido et al. 2003). Wahrscheinlich spielen manche der axonalen Ionenkanäle eine regulatorische Rolle bei der Fortleitung von Aktionspotenzialen. Im Falle von transienten A-Typ-K^+-Kanälen wurde gezeigt, dass diese Kanäle, wenn sie durch Hyperpolarisation aktivierbar werden, die Propagation von Aktionspotenzialen unterbrechen können. Vermutlich ist der Ort dieser Regulation an axonalen Verzweigungspunkten zu suchen (Debanne et al. 1997). Dieser Befund zeigt jedenfalls beispielhaft, dass trotz der normalerweise sehr zuverlässigen Fortleitung von axonalen Aktionspotenzialen auch auf dieser Ebene eine Regulationsmöglichkeit durch spannungsabhängige Ionenkanäle besteht.

Es ist allerdings wichtig, sich vor Augen zu führen, dass eine Reihe von Faserverbindungen im ZNS nicht myelinisiert sind (z. B. die Verbindung von Körnerzellen der Area dentate zu Pyramidenzellen der CA3-Region, die sogenannten Moosfasern). Die Fortleitung von Aktionspotenzialen in diesen Fasern ist also nicht saltatorisch. Vermutlich erreichen diese Axone eine reproduzierbare Übertragung von Aktionspotenzialen auch bei hohen Frequenzen durch eine hohe Dichte spannungsabhängiger Ionenleitfähigkeiten.

3.5 Das kollektive Verhalten von Nervenzellen

In den vorstehenden Abschnitten wurden die Funktionsweise einzelner Neurone und deren Eingangs- und Ausgangseigenschaften betrachtet. Um jedoch die Funktion von kortikalen Arealen zu beschreiben, die verschiedene sensorische, motorische und komplexe Leistungen vermitteln, müssen zusätzliche Informationen über das kollektive Verhalten größerer neuronaler Ensembles gewonnen werden. Dazu wurden Methoden entwickelt, die im Unterschied zur Messung von Einzelzellaktivität die elektrische Aktivität von großen Neuronengruppen messen. Im Folgenden werden gängige Methoden vorgestellt und ihre relativen Stärken und Schwächen herausgearbeitet.

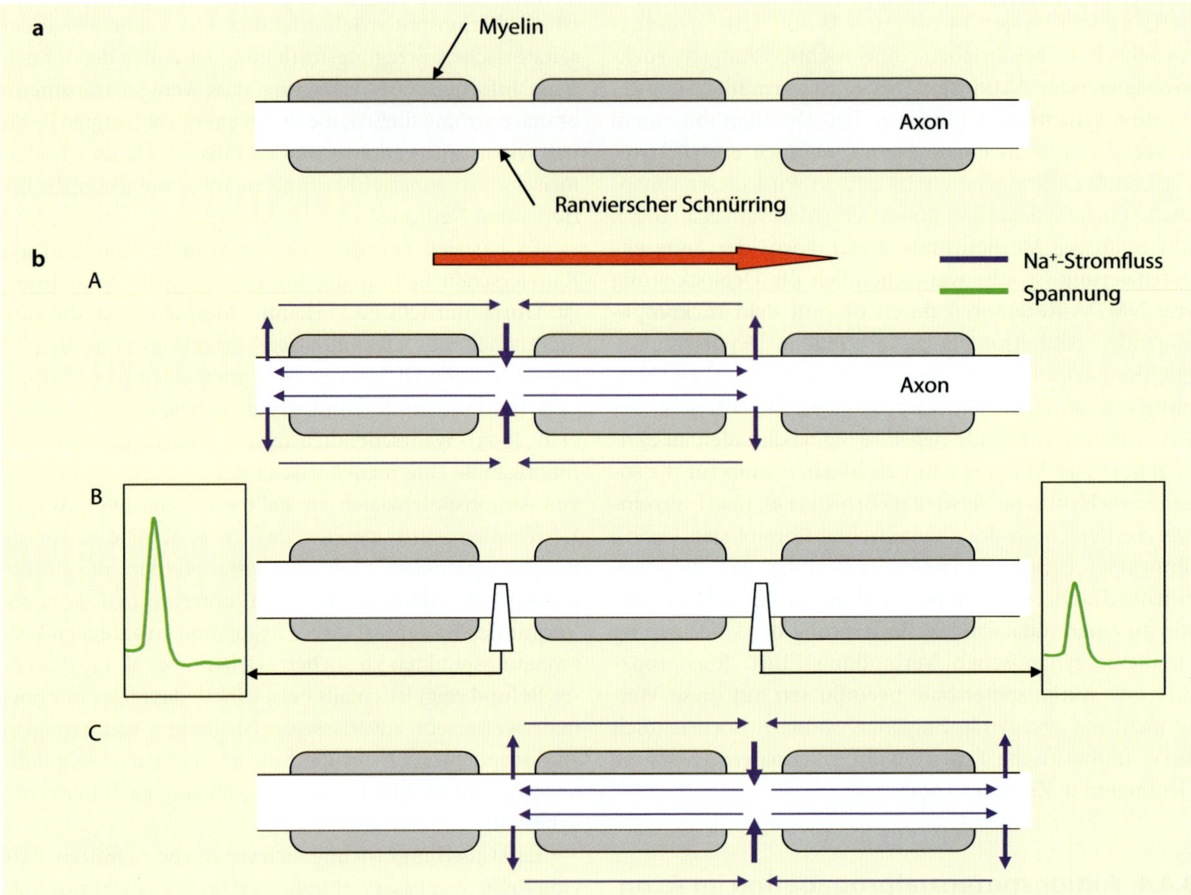

Abb. 3.12. Prinzip der Aktionspotenzialfortleitung in einem myelinisierten Axon. **a** Schematische Darstellung eines Axons mit umgebenden Myelinscheiden (*hellgrau*). Die Fortleitungsrichtung ist mit einem *dunkelgrauen Pfeil* gekennzeichnet. **b** Ein Aktionspotenzial wird am linken Ranvierschen Schnürring ausgelöst (*A*), propagiert passiv bis zum nächsten Ranvierschen Schnürring und erfährt dabei eine Amplitudenreduktion (*B*). Das passiv fortgeleitete Aktionspotenzial erreicht am rechten Ranvierschen Schnürring die Schwelle für die Aktivierung von spannungsabhängigen Na^+-Kanälen, und ein Aktionspotenzial wird ausgelöst (*C*). Man beachte: Die passive Fortleitung des Aktionspotenzials bis zum nächstgelegenen Schnürring findet in **beide** Richtungen statt. Allerdings trifft die sich entgegen der Fortleitungsrichtung ausbreitende Depolarisation am nächsten Ranvierschen Schnürring auf spannungsabhängige Na^+-Kanäle, die noch inaktiviert sind. Diese Membran befindet sich also in der Refraktärzeit. Aus diesem Grund breitet sich das Aktionspotenzial kontinuierlich in nur eine Richtung aus (*dunkelgrauer Pfeil*)

3.5.1 Elektroenzephalogramm (EEG)

Elektroenzephalographische Ableitungen messen mit Hilfe von Elektroden, die auf die Kopfoberfläche aufgebracht werden, Potenzialschwankungen, die durch die elektrische Aktivität von Nervenzellen in den darunter liegenden kortikalen Arealen verursacht werden. Zur Ableitung eines solchen Signals werden immer zwei Elektroden benötigt, eine in der Nähe des Nervenzellverbandes und eine Referenzelektrode, die entfernt von dem zu messenden Signal angebracht wird.

Um zu erklären, wie neuronale Aktivität eine Potenzialdifferenz zwischen diesen beiden Elektroden verursacht, wird zunächst beispielhaft ein Neuron aus einem Neuronenverband mit synaptischen Eingängen im Bereich der apikalen Dendriten betrachtet (Abb. 3.13). Bei einer synaptischen Erregung kommt es zu einem Einstrom positiver Ladung in die apikalen Dendriten, und damit verschwinden positive Ladungen aus dem Extrazellulärraum. Gleichzeitig erfolgt am Zellkörper des Neurons nach einem Stromfluss entlang dem axialen Widerstand des Dendriten (R_{ax}) ein Ausstrom positiver Ladung. Wird eine extrazelluläre Elektrode in die Nähe des apikalen Dendriten dieses Modellneurons gebracht, so sieht man nach Konvention eine negative Potenzialdeflexion (Stromsenke). Umgekehrt kann in unmittelbarer Nähe des Zellkörpers eine positive Potenzialdeflexion gemessen werden (Stromquelle). Diese Potenzialveränderungen an Dendriten und Soma sind in Abb. 3.13 schematisch dargestellt. Im Unterschied zu den Spannungsänderungen, die zwischen extra- und intrazellulär gelegenen Elektroden etwa bei synaptischen Potenzialen oder Aktions-

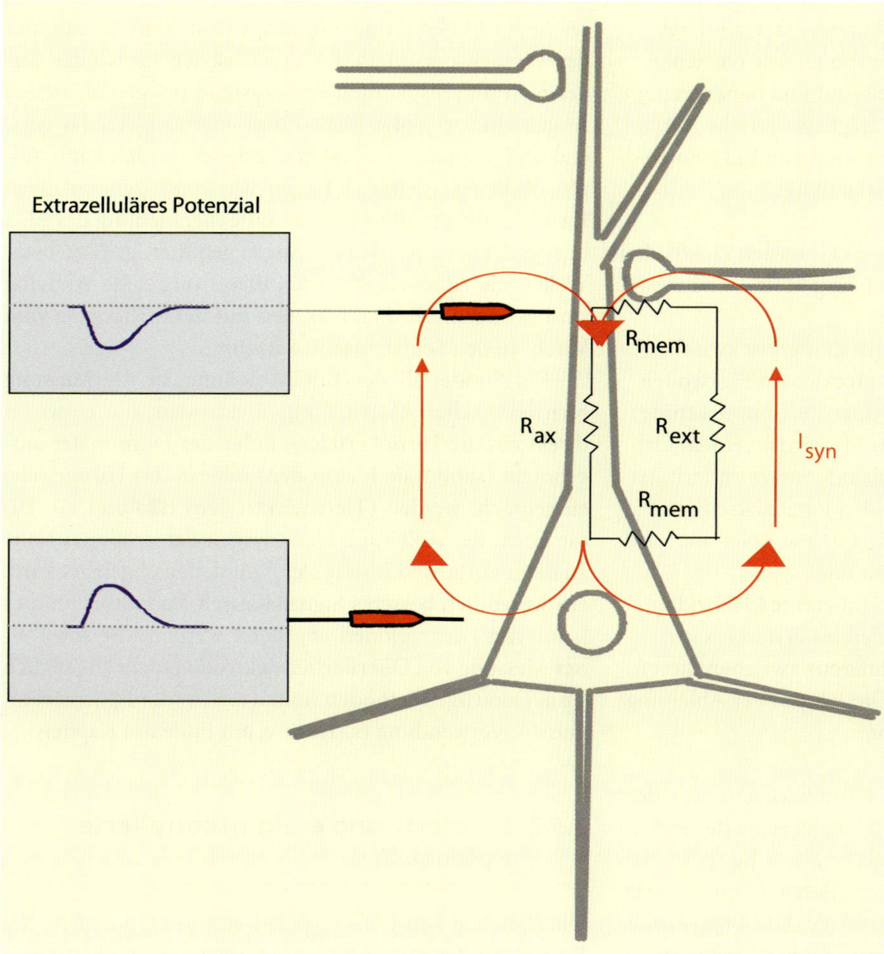

Abb. 3.13. Entstehung von extrazellulären Potenzialveränderungen bei synaptischer Aktivität. Ein Neuron ist schematisch dargestellt, das erregende synaptische Kontakte auf den apikalen Dendriten empfängt. Bei einer synaptischen Erregung fließt der synaptische Strom I_{syn} (*blau* dargestellt). Die Widerstände, über die *Isyn* fließt, sind *schwarz* dargestellt (der Membranwiderstand R_{mem}, der axiale Widerstand des Dendriten R_{ax} und der extrazelluläre Widerstand R_{ext})

potenzialen gemessen werden können, sind diese Potenzialdeflexionen sehr klein (μV im Gegensatz zu mV). Zur Begründung muss der extrazelluläre Widerstand (R_{ext}), der im Gegensatz zum Membranwiderstand (R_{mem}) sehr klein ist, in Betracht gezogen werden. Bei einem synaptischen Strom (I_{syn}), der über die Zellmembran fließt, ist der entsprechende Potenzialunterschied zwischen der extra- und der intrazellulären Seite der Zellmembran nach dem Ohmschen Gesetz $\Delta U = R_{mem}{*}I_{syn}$. Wie in Abb. 3.13 zu sehen, ist – ebenfalls nach dem Ohmschen Gesetz – die Potenzialänderung im extrazellulären Bereich gegenüber der (weit entfernten) Referenzelektrode näherungsweise jedoch $\Delta U_{ext} = R_{ext}{*}I_{syn}$. Es ist ersichtlich, dass – da R_{ext} wie bereits erwähnt gegenüber R_{mem} sehr klein ist – ΔU_{ext} ebenfalls sehr klein sein muss. Ein weiterer Grund für die sehr kleinen Spannungsunterschiede bei extrazellulär gemessenen Potenzialen ist die rasche Abnahme der extrazellulär gemessenen Spannungsänderung mit zunehmendem Abstand von der Stromsenke.

Bisher wurde beispielhaft ein einzelnes Neuron betrachtet, um die durch neuronale Aktivität verursachten extrazellulären Potenzialänderungen zu verstehen. Die durch synaptische Aktivierung eines einzelnen Neurons entstehenden Potenzialänderungen sind durch auf die Hirnoberfläche aufgebrachte Elektroden aus den beiden oben angeführten Gründen zu klein, um messbar zu sein. Das durch EEG-Elektroden gemessene Signal ist aus mehreren Gründen groß genug, um an der Schädeloberfläche messbar zu werden. Bei den unter der EEG-Elektrode gelegenen kortikalen Arealen handelt es sich um eine große Menge von Nervenzellen, deren synaptische Aktivität sich summieren kann. Für diese Summation synaptischer Potenziale sind zwei Bedingungen wichtig:

1. Die Mehrzahl der Zellen in dem betreffenden Kortexareal muss ähnlich ausgerichtet sein. Dies ist – wie bereits in den Kapiteln zur Neuroanatomie (▶ Kap. 1 und 2) eingehend erläutert – bei den Pyramidenzellen tatsächlich der Fall. Leicht einsichtig ist, dass sich, wären Dendriten und Zellkörper der Pyramidenzellen nicht in einer regelhaften Weise parallel angeordnet, die Stromsenken- und quellen weitgehend aufheben könnten.
2. Eine weitere Vorbedingung ist, dass die extrazellulär gemessenen Potenziale einzelner Zellen lange genug andauern, um sich über die Zeit summieren zu können. Dies ist zum Beispiel bei synaptischen EPSPs der

Fall, nicht aber bei den sehr kurzen extrazellulären Potenzialen, die durch Aktionspotenziale entstehen. Weil die letzteren sehr schnell sind und daher wenig zeitliche Summation zeigen, trägt synaptische Aktivität weitaus mehr zu der Generation von EEG-Potenzialen bei als Aktionspotenzialaktivität.

Zur Ableitung eines Oberflächen-EEG werden Elektroden auf die Kopfoberfläche aufgeklebt. Es gibt im Prinzip zwei Messkonfigurationen:

- Im einen Fall wird eine Potenzialdifferenz zwischen den auf die Kopfoberfläche aufgeklebten Elektroden (differente Elektroden) und einer Referenzelektrode gemessen. Die Referenzelektrode wird an einem Ort angebracht, der von der Hirnrinde weiter entfernt ist und daher die dort ausgehenden Potenzialschwankungen nur schwach registriert. Diese Ableitung wird auch **unipolare Ableitung** genannt.
- Im anderen Fall werden zwei differente Elektroden mit den Eingängen eines Differenzverstärkers verbunden, um eine Potenzialdifferenz zwischen diesen Elektroden zu registrieren. Diese Form der Ableitung nennt man **bipolare Ableitung**.

Bei EEG-Ableitungen von der Hirnoberfläche mit derartigen Techniken sind EEG-Wellen verschiedener Frequenzbänder zu sehen (■ Abb. 3.14). Diese bewegen sich bei gesunden Probanden in einem Bereich von 1–30 Hz, sie haben Amplituden von 20–100 µV. Die Frequenzbereiche innerhalb dieser Bandbreite werden unterteilt in Frequenzbänder von 8–13 Hz (alpha), 13–30 Hz (beta), 0,5–4 Hz (delta) und 4–7 Hz (theta). Welche Frequenzbereiche im EEG dominieren, hängt vom Aktivitätszustand der Versuchsperson ab. Bei erwachsenen Probanden findet man im entspannten Ruhezustand bei geschlossenen Augen ein von alpha-Wellen dominiertes EEG, das parietal und okzipital am besten abgeleitet werden kann. (alpha-Wellen werden auch Berger-Rhythmus genannt, nach Hans Berger, der die Analyse und Untersuchung des EEG begründet hat.) Werden die Augen geöffnet, so lösen beta-Wellen die alpha-Aktivität ab; theta- und delta-Aktivität sind bei normalen Erwachsenen mit dem Übergang vom Wach- in den Schlafzustand assoziiert.

Ein Sonderfall der EEG-Ableitung ist die Messung hirnelektrischer Aktivität mit Elektroden, die entweder direkt auf die Hirnoberfläche unter der Dura mater aufgebracht (subdurale Elektroden) oder in das Hirngewebe eingebracht werden (Tiefenelektroden) (■ Abb.3.15). Diese Form der Ableitung bietet wegen der größeren Nähe zu den neuronalen Ensembles, von denen abgeleitet wird, ein wesentlich besseres Signal-Rausch-Verhältnis, und es kann von Hirnregionen abgeleitet werden, die sonst einer Messung von Oberflächenelektroden nicht zugänglich sind. Derartige Methoden finden z. B. in der Epilepsiediagnostik Verwendung (s. Textbox am Ende des Kapitels).

3.5.2 Evozierte und ereigniskorrelierte Potenziale

Die Messung von EEG-Signalen von der Oberfläche der Kopfhaut oder mit Hilfe von invasiven Techniken bietet auch die Möglichkeit, Änderungen der Hirnaktivität bei kognitiven, sensorischen oder motorischen Leistungen zu

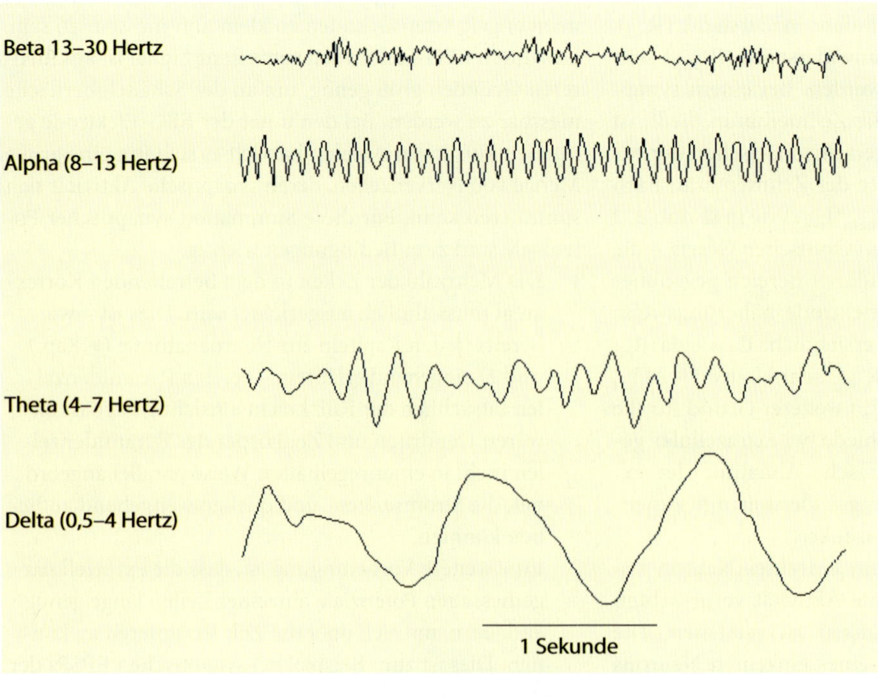

■ **Abb. 3.14.** Elektroenzephalogramm (EEG) des Menschen. Gezeigt sind EEG-Ableitungen, die von verschiedenen Frequenzbändern dominiert werden. *Von oben nach unten*: von beta- (13–30 Hz), alpha- (8–13 Hz), theta- (4–7 Hz) und delta-Wellen (0,5–4 Hz) dominiertes EEG

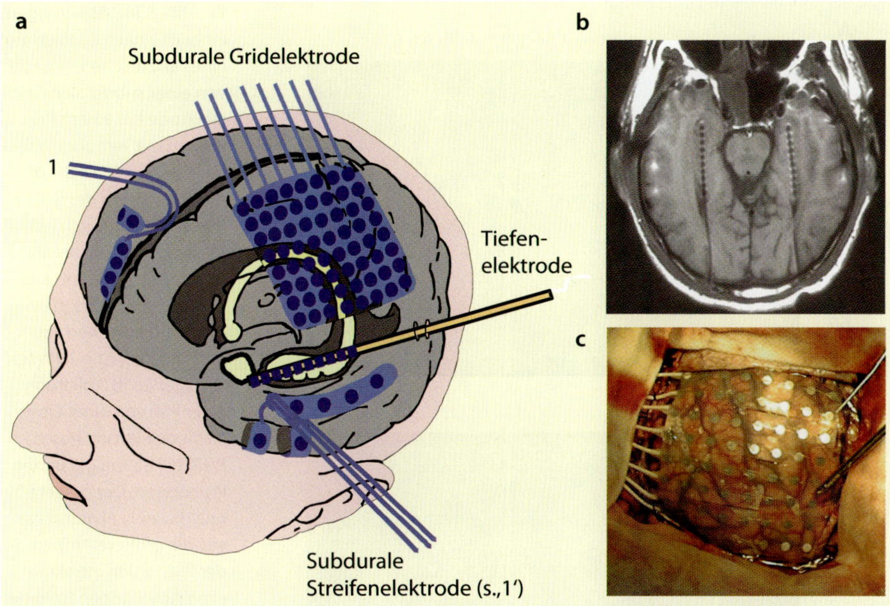

Abb. 3.15. Verschiedene Elektrodentypen, die für intrakranielle Ableitungen – primär im Rahmen der prächirurgischen Epilepsiediagnostik – herangezogen werden (**a**). Aufnahme implantierter Tiefenelektroden, die von okzipital kommend in der Längsachse des Hippocampus liegen (**b**). Implantation einer subduralen Gridelektrode zur Ableitung von kortikalen Arealen (**c**)

messen. Diese Änderungen sind in der Regel – vor allem bei Ableitungen von Oberflächenelektroden – zu klein, um von der Hintergrundaktivität unterschieden zu werden. Daher benutzt man einen Kunstgriff, um die mit einer spezifischen Leistung assoziierten Aktivitätsänderungen sichtbar zu machen. Es werden eine Vielzahl von Spuren mit stets demselben sensorischen Reiz aufgenommen. Nach Mittelung dieser Spuren wird die in guter Näherung stochastisch auftretende Hintergrundaktivität stark reduziert, während die reizinduzierte Antwort immer deutlicher wird. Diese Prinzip ist für alle Spielarten evozierter und ereigniskorrelierter Potenziale ähnlich.

Evozierte Potenziale sind der Definition nach streng mit dem induzierenden Reiz korreliert und erlauben eine direkte Aussage über die Integrität sensorischer Systeme. Obwohl EEG-Ableitungen von der Kopfoberfläche primär die Aktivität innerhalb des nahe gelegenen Kortex widerspiegeln, können in den meisten Fällen auch frühere Komponenten differenziert werden, die verschiedene subkortikale Verarbeitungsschritte anzeigen. Sensorisch evozierte Potenziale sind daher von Bedeutung, um die funktionelle Integrität verschiedener Verarbeitungsschritte in sensorischen Systemen zu untersuchen. Man unterscheidet je nach Art der aktivierten sensorischen Afferenz verschiedene Typen von evozierten Potenzialen:

Akustisch evozierte Potenziale. Akustisch evozierte Potenziale können nach Aktivierung des auditorischen Systems gemessen werden. Für die neurologisch-diagnostische Bedeutung früher AEP-Komponenten sei auf einschlägige Lehrbücher verwiesen. Als kortikale späte Komponente akustisch ereigniskorrelierter Potenziale beobachtet man eine Positivierung ca. 50 ms nach Beginn des Reizes. Dieses Potenzial wird P50 genannt (Abb. 3.16). Ein interessantes funktionelles Phänomen tritt auf, wenn in kurzem zeitlichem Abstand zwei Reize angeboten werden. In diesem Fall ist die zweite P50 kleiner als die erste. Dieses Phänomen wird *sensory gating* genannt und impliziert einen Vorgang sensorischer Verarbeitung (Grunwald et al. 2003). Dargestellt sind sowohl P50-Ableitungen von einer subduralen Gridelektrode bei einem Patienten mit Temporallappenepilepsie (Abb. 3.16a) als auch eine Ableitung von einer Oberflächenelektrode bei einem normalen Probanden (Abb. 3.16b). Interessanterweise ist *sensory gating* bei Schizophreniepatienten gestört, und diese Störung korreliert mit Wahrnehmungs- und Denkstörungen. Als Hypothese wurde daher auf der Basis dieser Befunde formuliert, dass psychotische Symptome auch Ausdruck mangelnder Abschirmung und fehlerhafter Einordnung sensorischer Informationen durch defizientes *sensory gating* sein könnte (Freedman et al. 2000). Die P50-sensory-gating-Protokolle sind ein gutes Beispiel für die Nutzbarkeit von elektrophysiologischen In-vivo-Methoden zur Hypothesenbildung über Mechanismen neuronaler Dysfunktion bei neuropsychiatrischen Erkrankungen.

Visuell evozierte Potenziale (VEP). Diese Potenziale können nach Stimulation des visuellen Systems gemessen werden. Gemeinhin werden hierfür kontrastreiche Muster dargeboten (z. B. Schachbrettmuster).

Somatosensorisch evozierte Potenziale (SEP). SEP werden nach Reizung eines peripheren Nerven aufgezeichnet. Beide Potenzialformen haben große Bedeutung in der neurologischen Diagnostik und sollen hier nicht ausführlich behandelt werden.

Ereigniskorrelierte Potenziale (EKP) geben spätere Verarbeitungsschritte wieder, die mit komplexen Hirnlei-

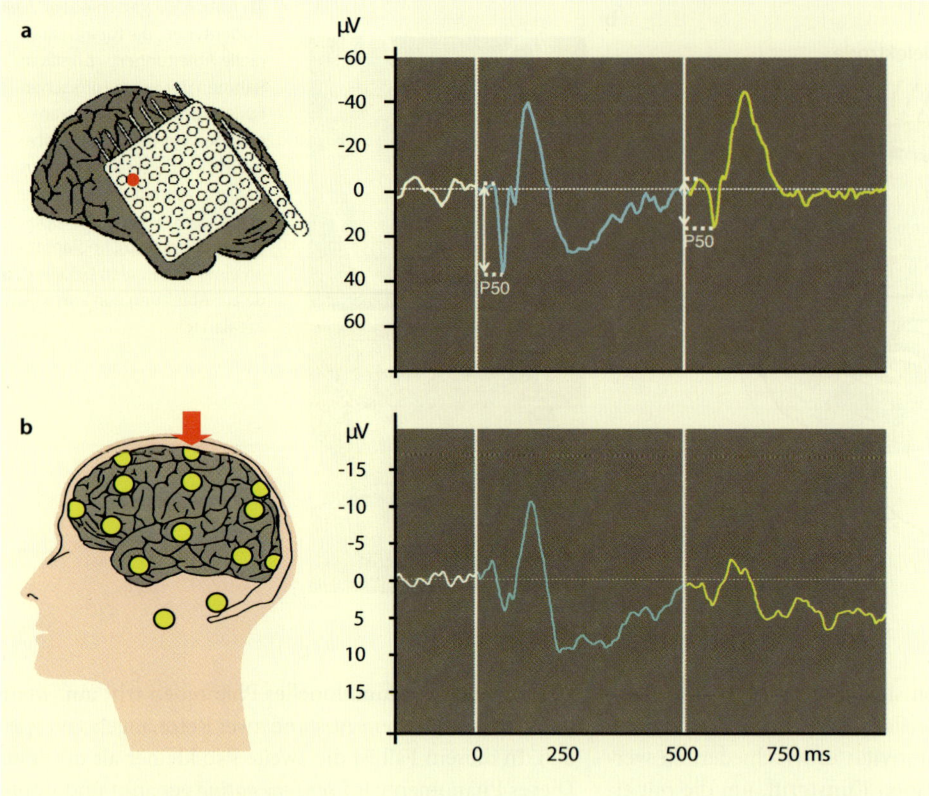

Abb. 3.16. Ableitungen einer P50 nach Darbietung eines akustischen Reizes **a** von einer subduralen Gridelektrode bei einem Patienten mit Temporallappenepilepsie. Der Ort der Ableitung ist in der Schemazeichnung durch einen *roten* Elektrodenkontakt gekennzeichnet. Die Amplitude der P50 bei dem ersten und zweiten akustischen Reiz ist mit *Pfeilen* angegeben. **b** Ableitung einer P50 von einer Oberflächenelektrode (*roter Pfeil*) bei einem gesunden Probanden. Der bessere Signal-Rausch-Abstand sowie die größere Amplitude der P50 in den intrakraniellen Ableitungen ist leicht erkennbar

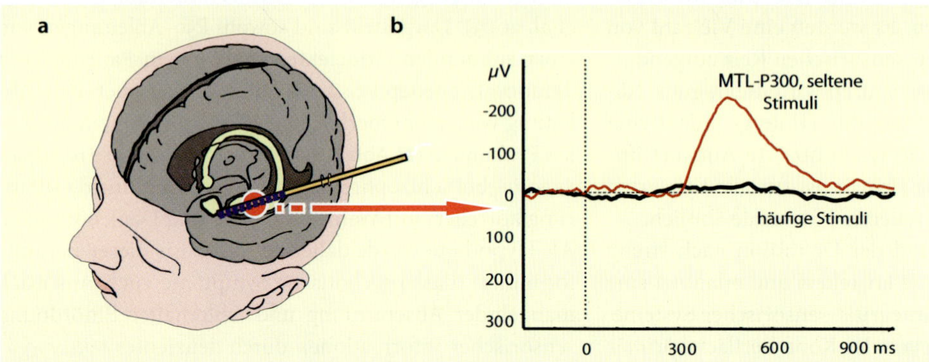

Abb. 3.17. a,b Generierung einer hippokampalen P300 mit Hilfe eines visuellen Oddball-Paradigmas, abgeleitet von hippokampalen Tiefenelektroden. Der Patient detektiert einen seltenen Zielreiz (mit der Auftretenswahrscheinlichkeit von 20%) in einer Folge von häufigeren Standardreizen. Die Aufgabe besteht darin, eine Taste bei Auftreten seltener Reize zu drücken. Es wurden insgesamt 300 Stimuli präsentiert und die Antworten auf seltene und häufige Stimuli gemittelt; *MTL* mesialer Temporallappen

stungen wie z. B. Prozessierung bestimmter Aspekte komplexer Reize oder Lernen und Gedächtnis assoziiert sind. Infolgedessen lässt sich nicht, wie bei den EP, ein einfacher Zusammenhang zwischen der Reizstärke und den Charakteristika von EKP darstellen. Im Folgenden werden zwei Beispiele vorgestellt:

P300. Die P300 (auch P3 oder *late positive component*) ist eine EKP-Komponente, die die »Neuheit« von sensorischen Reizen enkodiert. Dieses Potenzial wird beim Auftreten eines unerwarteten oder beim Ausbleiben eines erwarteten Stimulus beobachtet (Sutton et al. 1965). Typischerweise wird die P300 mit sogenannten Oddball-Protokollen abgeleitet, die häufige und seltene Stimuli beinhalten. Im vorliegenden Fall wurden häufige (X) und seltene (O) Target-Stimuli visuell dargeboten. Die seltenen Stimuli evozieren eine sogenannte P300-Komponente. Diese Komponente kann von Oberflächenelektroden abgeleitet werden und besteht aus einer großen Positivierung ca. 300 ms nach den seltenen Reizen. Intrakranielle Elektroden erlauben die Ableitung eines ähnlichen Potenzials von Strukturen des mesialen Temporallappens (MTL-P300), wie in Abb. 3.17 illustriert. Trotz kontroverser Diskussion um die Bedeutung der P300 kann vermutet werden, dass dieses Potenzial einen Prozess der zerebralen Informationsverarbeitung widerspiegelt, der mit der Evaluation und Einordnung des Neuheitsgrades sensorischer Stimuli zusammenhängt.

N400. Die sogenannte N400-Komponente ist eine Negativität, die nach Wortpräsentation mit zentroparietalem Maximum ausgelöst wird. Die Amplitude der N400 wird durch semantische Inkongruenz moduliert (Kutas u. Hillyard 1980), ebenso die Frequenz des auslösenden Wortes in der natürlichen Sprache und die Wiederholung von Worten. Werden Wörter zum ersten Mal dargeboten, so ist das Potenzial deutlich größer als bei Wortwiederholungen. Wie in diesen Beispielen erläutert, erlauben derartige Experimente also einen Einblick in elementare Wahrnehmungs- und Verarbeitungsprozesse des menschlichen Gehirns und deren Störungen (Fernandez et al. 1999).

3.5.3 Magnetenzephalographie (MEG)

Das Magnetenzephalographie ist, wie auch das EEG, eine Methode, mit der eine Summenaktivität größerer Neuronengruppen gemessen werden kann. Das Prinzip der Messung ist jedoch ein anderes. Bei der Magentenzephalographie werden die extrem kleinen magnetischen Felder gemessen, die durch den Fluss von Ionen im zentralen Nervensystem verursacht werden. Ein wesentlicher Vorteil gegenüber dem EEG ist, dass die Notwendigkeit, eine geeignete Referenzelektrode zu wählen, nicht auftritt. Ein weiterer Vorteil ist, dass eine Störung der von einer intrakraniellen Quelle generierten Magnetfelder durch umgebende Gewebeschichten nicht auftritt, wie es bei EEG-Ableitungen der Fall ist. Um magnetenzephalographische Messungen zu verstehen, ist es zunächst notwendig, sich die Entstehung magnetischer Felder vor Augen zu führen. Jede Bewegung von Ladung erzeugt ein magnetisches Feld. Die Richtung des magnetischen Feldes kann man sich durch die Rechte-Hand-Regel vergegenwärtigen (◘ Abb. 3.18).

Wegen dieses grundlegenden physikalischen Zusammenhangs ist die Richtung elektrischer Ströme im Gehirn entscheidend dafür, ob an der Oberfläche des Kopfes ein magnetisches Feld gemessen werden kann. Dies ist in ◘ Abb. 3.19 schematisch dargestellt. Hier ist die Richtung des Stromflusses durch einen sogenannten äquivalenten Stromdipol symbolisiert, welcher einen Ladungstransport über eine kurze Distanz repräsentiert. Die Richtung des Stromflusses wird durch die Richtung des Dipols vorgegeben. Würden in einem annähernd sphärischen Körper wie dem Kopf zwei Dipole generiert, von denen der eine tangential und der zweite senkrecht zur Oberfläche ausgerichtet ist, so ist anschaulich, dass tangential zur Oberfläche orientierte Dipole erheblich leichter außerhalb des Kopfes detektiert werden können.

Die Frage, welche zelluläre Aktivität mit dem MEG gemessenen Signal zugrunde liegt, ist derzeit experimentell nicht gut untersucht. Allerdings lässt sich auf einer theoretischen Ebene herleiten, dass Aktionspotenziale vermutlich nicht viel zu diesem Signal beitragen, da die bei Aktionspotenzialen fließenden Ströme in der Regel sich exakt gegenüberliegende Dipole bilden, die sich bei der Erzeugung eines Magnetfeldes aufheben (◘ Abb. 3.8). Anders sieht dies bei synaptischen Potenzialen aus, bei denen die Ladungsbewegung über die postsynaptische Membran bei einem PSP nicht durch einen entgegengesetzt ausgerichteten Dipol kompensiert wird. Aus diesem Grunde geht man davon aus, dass MEG-Signale hauptsächlich synaptische Aktivität reflektieren.

Feldstärken neuronaler Aktivität, die außerhalb des Kopfes gemessen werden können, sind sehr klein (<10^{-12} Tesla). Zum Vergleich: das Magnetfeld der Erde entspricht

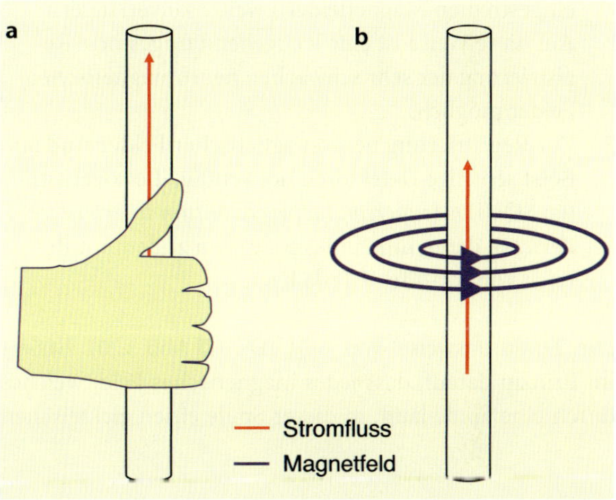

◘ **Abb. 3.18. a,b** Richtung eines Magnetfeldes. Bei einer Bewegung von Ladung (*blauer Pfeil*) entlang einem Leiter wird ein Magnetfeld induziert. Die Richtung des magnetischen Feldes kann man sich durch die Rechte-Hand-Regel vergegenwärtigen, wobei die Richtung des Stromflusses dem Daumen der rechten Hand entspricht und die Richtung des daraus resultierenden Magnetfeldes der Richtung der Finger

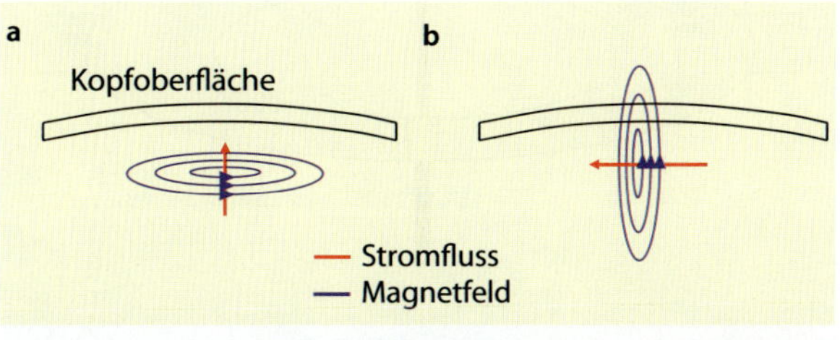

◘ **Abb. 3.19.** Lokalisation von Dipolen. Die Richtung des Stromflusses wird durch einen sogenannten äquivalenten Stromdipol symbolisiert (*blaue Pfeile*). Es sind zwei Dipole dargestellt, einer senkrecht (**a**) und der zweite tangential zur Oberfläche (**b**). Tangential zur Oberfläche orientierte Dipole werden erheblich leichter außerhalb des Kopfes detektiert

3

~5 x 10^{-5} Tesla und Streufelder in städtischen Gegenden liegen häufig um 10^{-7} Tesla. Letztere können von einer Vielzahl artifizieller Störquellen herrühren, z. B. Elektromotoren, Radio, Fernsehen oder Stromversorgung. Daher sind zwei Hauptbedingungen notwendig, um diese Signale auflösen zu können:

1. Die Messanordnung muss von elektromagnetischen Störfeldern abgeschirmt werden. Eine Unterdrückung von Rauschquellen kann zum Teil durch die Verwendung bestimmter Spulenkonfigurationen erreicht werden, jedoch ist hierbei die Tiefenauflösung der Sensoren reduziert. Als Alternative kann die gesamte Messanordnung in einem abgeschirmten Raum untergebracht werden. In diesen aufwendigen und teuren Kammern werden zur Abschirmung spezielle Materialien verwendet, z. B. in Sandwichbauweise alternierende Lagen von magnetischem Material und Aluminium. Zusätzlich werden noch aktive Kompensationstechniken herangezogen, um die Einflüsse von eingestreuten Magnetfeldern weiter zu verringern. Auf diese Weise ist eine weitgehend ungestörte Registrierung der sehr schwachen neuromagnetischen Felder möglich.
2. Zur Registrierung neuromagnetischer Felder sind äußerst sensitive Detektoren notwendig, die sogenannten SQUIDs (*superconducting quantum interference devices*), deren inhärentes Rauschen zudem im Bereich von 10^{-15}–10^{-14} Tesla liegt.

Die Funktionsweise von SQUIDs (◘ Abb. 3.20) basiert im Prinzip darauf, dass jedes magnetisches Feld, welches durch eine Spule läuft, in dieser Spule einen elektrischen Strom induziert. Allerdings könnten die sehr schwachen neuromagentischen Felder mit nur dieser konventionellen Messtechnik nicht detektiert werden. SQUIDs machen sich zur Detektion den Josephson-Effekt zunutze (entdeckt 1962 von B.D. Josephson, Nobelpreis 1977), auf dessen physikalische Grundlagen hier nicht näher eingegangen werden soll. Der Josephson-Effekt tritt auf, wenn zwei Supraleiter durch eine sehr dünne nichtleitende Schicht unterbrochen sind (*Josephson junction*). Jedes magnetische Feld durch diese Spule wird einen Strom in der supraleitenden Spule induzieren, der zu einer entsprechenden Spannungsänderung an der *Josephson junction* führt, die dann mit Hilfe einer speziellen Messtechnik sehr genau gemessen werden kann. Da Supraleitung nur bei extrem tiefen Temparaturen dauerhaft erreicht wird, muss das SQUID in einem mit flüssigem Helium gefüllten Gefäß installiert werden (–269°C). Die Spulen sind so angebracht, dass der Abstand zum Kopf minimal (<1 cm) gehalten wird.

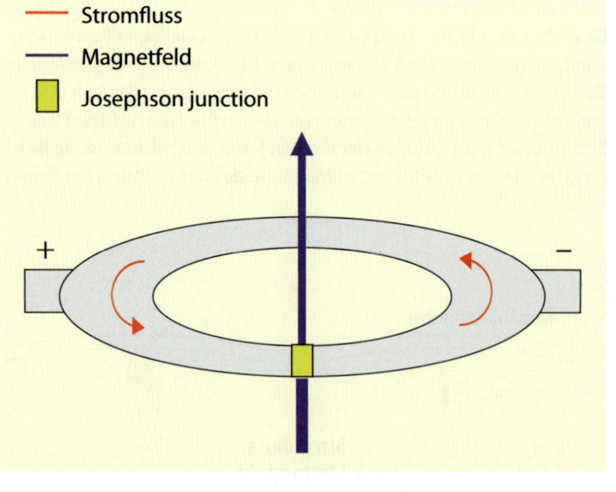

◘ **Abb. 3.20.** Funktionsweise eines SQUID. Eine supraleitende Spule (*grau*) ist durch eine eine sehr dünne nichtleitende Schicht unterbrochen (*Josephson junction, gelb*). Jedes magnetische Feld durch diese Spule (*schwarzer Pfeil*) wird einen Strom in der supraleitenden Spule induzieren (*blauer Pfeil*), der zu einer entsprechenden Spannungänderung an der *Josephson junction* führt. Diese kann mit Hilfe einer speziellen Messtechnik sehr genau bestimmt werden

Mit einem einzelnen SQUID können in hoher Zeitauflösung neuromagnetische Felder registriert werden. Um eine Lokalisation von derartigen Signalen zu erlauben, wird eine größere Anzahl von SQUIDs um den Kopf herum positioniert (bis zu 300 Kanäle). Aus diesen spatiotemporalen Magnetfeldverteilungen können mit Hilfe geeigneter Modellierungen der Quelle des Signals (z. B. als Dipol) und des umgebenden Gewebes (Kopf) Rückschlüsse auf den intrazerebralen Ursprungsort des Signals gezogen werden. Hierbei müssen eine Reihe von Annahmen/Modellen erstellt werden:

- Modellierung der Quelle: Wie oben dargestellt, kann neuronale Aktivität zur Ausbildung eines äquivalenten Stromdipols führen. Die einfachste Annahme ist die, dass das außerhalb des Kopfes gemessene neuromagnetische Feld von einem einzigen Dipol ausgeht. Dieses Modell würde selbstverständlich die tatsächlichen komplexen Aktivitätsmuster im ZNS nicht abbilden. Derzeit sind rechnerisch aufwändige Verbesserungen, die die spatiotemporale Komplexität der zugrunde liegenden Aktivität berücksichtigen, Gegenstand intensiver Forschung.
- Modellierung des Kopfes: Es wird bei der Auswertung von MEG-Daten ein möglichst realistisches Modell des Kopfes erstellt, welches sowohl Angaben über die Geometrie als auch über die physikalischen Eigenschaften des Kopfes beinhaltet. Im Prinzip werden analytische Modelle verwendet, bei denen der Kopf als einfacher geometrischer Volumenleiter homogener Leitfähigkeit dargestellt wird. Numerische Modelle sind genauer und werden auf der Basis von strukturellen bildgebenden Daten erzeugt. Sie spiegeln dann die reale Geometrie z. B. des Kopfes und des Gehirns wider. Diese Methoden sind allerdings von der benötigten Rechnerkapazität her wesentlich aufwändiger.

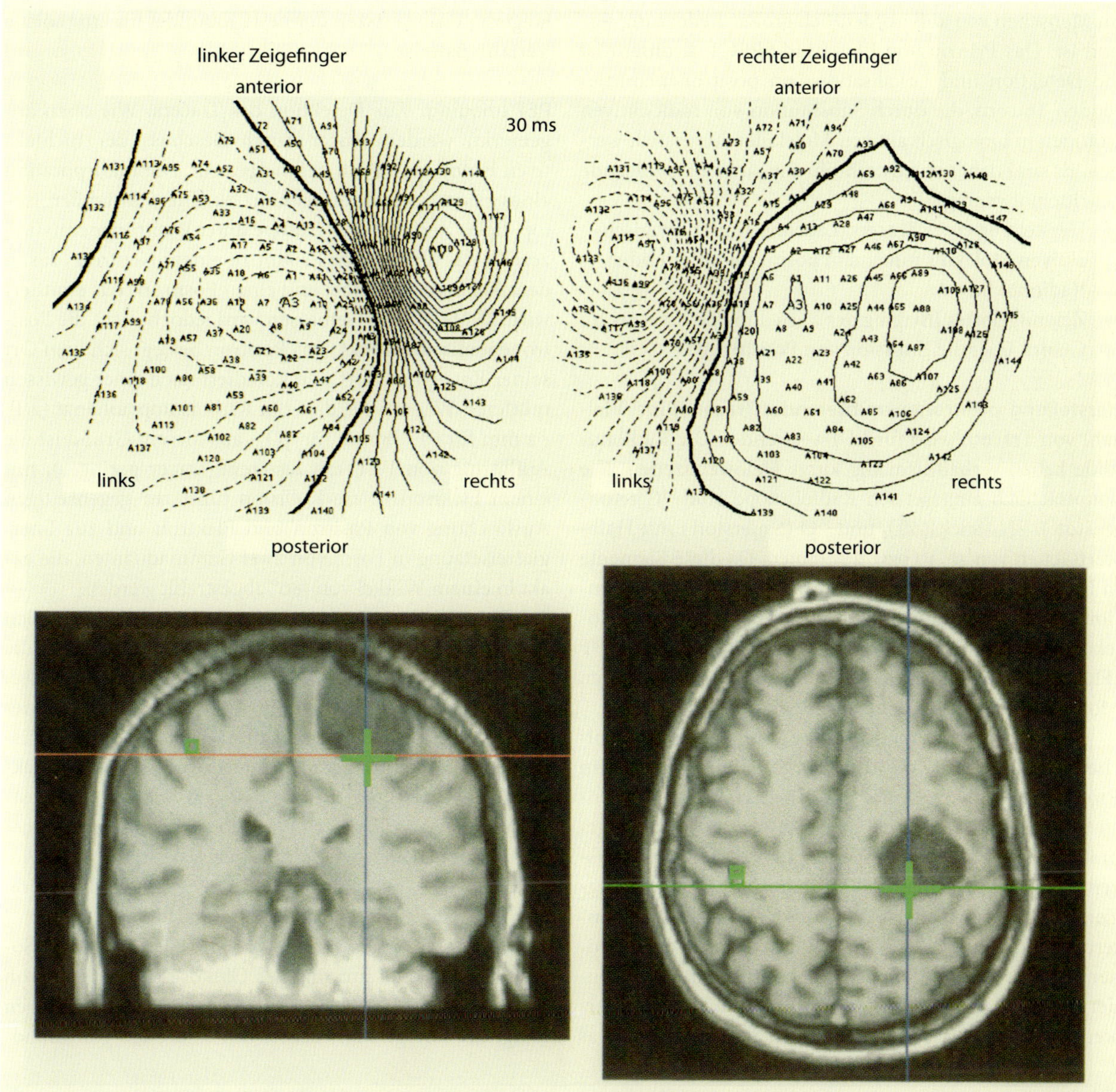

Abb. 3.21. Nutzung somatosensorisch evozierter Felder zur Lokalisation des somatosensorischen Kortex im Rahmen der Diagnostik vor der chirurgischen Therapie eines Tumors, der als hypodenses Areal in den *unten* gezeigten Kernspinaufnahmen zu erkennen ist. Im *oberen* Bildteil ist die magnetische Feldverteilung nach taktiler Stimulation des linken bzw. rechten Zeigefingers dargestellt (Latenz 30 ms nach Stimulation). Die Lage der daraus abgeleiteten kontralateral auftretenden Dipolquellen ist in den *unten* gezeigten koronaren und axialen Kernspinaufnahmen durch ein *grünes Kreuz* gekennzeichnet. Hiermit lässt sich abschätzen, in welche Richtung das somatosensorische Areal durch das Tumorwachstum verdrängt wurde. Die Abbildung illustriert auch den Nutzen des MEG zur Lokalisation funktionsrelevanter Areale mit nichtinvasiven Methoden. (Aus Zschocke 2000)

Mit MEG-Techniken wie den oben beschriebenen lassen sich in sehr hoher Zeitauflösung eng umschriebene Bereiche des ZNS untersuchen. Diese Technik ermöglicht – ähnlich wie für EEG-Ableitungen beschrieben – die Ableitung von evozierten Feldern. Je nach der stimulierten sensorischen Modalität unterscheidet man auditorisch evozierte Felder (AEF), somatosensorisch evozierte Felder (SEF, Abb. 3.21) oder visuell evozierte Magnetfelder (VEF). Auch ereigniskorrelierte Felder können analog zu ereigniskorrelierten Potenzialen mit Hilfe des MEG abgeleitet werden.

3.5.4 Funktionelle Bildgebung (PET, SPECT, fMRI)

Positronenemissionstomographie (PET)

Die Positronenemissionstomographie ist eine funktionelle Imagingmethode, die für das Studium kognitiver Prozesse

3

im Menschen von außerordentlich großer Bedeutung war und ist. Das Prinzip von PET (und SPECT, s. unten) ist die Detektion und Lokalisation von positronenemittierenden Tracern, die durch Substitution von radioaktiven Isotopen in biologisch aktiven Molekülen hergestellt werden. Es sind daher zur Durchführung einer PET folgende Schritte notwendig:

- Herstellung eines Tracers: Labeling eines biologisch aktiven Moleküls mit einem positronemittierenden Radionuklid.
- Zeitaufgelöstes Imaging der Verteilung des Tracers im Gehirn über die Emission von Positronen.

Herstellung positronenemittierender Tracer. Eine Vielzahl von Tracern wird für PET verwendet. Die Radionuklide haben verhältnismäßig kurze Halbwertszeiten. Die hauptsächlich eingesetzten Radioisotope sind ^{11}C (Kohlenstoff), ^{13}N (Stickstoff), und ^{15}O (Sauerstoff) mit Halbwertszeiten von 20, 10 bzw. 2 Minuten. Da diese Elemente in Biomolekülen ubiquitär vorkommen, ist eine Substitution mit diesen Isotopen in vielen biologisch aktiven Molekülen unter Erhalt ihrer Funktionsfähigkeit möglich. ^{18}F (Fluor, Halbwertszeit ~110 Minuten) kann in biologischen Molekülen für Wasserstoff substituiert werden.

Positronenemittierende Isotope können in einem Teilchenbeschleuniger (Zyklotron) hergestellt werden, indem Protonen beschleunigt und mit den Kernen von Kohlenstoff, Stickstoff, Sauerstoff oder Fluor zur Kollision gebracht werden. Die oben angesprochene kurze Halbwertszeit bringt den Nachteil mit sich, dass ein PET-Imaging-Zentrum mit einem Zyklotron und der dazugehörigen interdisziplinären Expertise von Physikern, Radiochemikern, Ärzten und Radiologen ausgestattet sein muss. Andernfalls müssen Tracer vom Zyklotron zum Ort der Verwendung transportiert werden. ^{18}F ist aufgrund der etwas längeren Halbwertszeit der beste Kandidat für eine solche Verfahrensweise.

PET Imaging. Zur Detektion des Tracers: Wie oben angemerkt, werden Tracer durch Beschuss der nichtaktiven Isotope mit Protonen hergestellt. Die Inkorporation eines zusätzlichen Protons führt zu einem instabilen Isotop. Beim Zerfall dieser Isotope unter Positronenemission zerfällt das überzählige Proton zu einem Neutron (das in dem Zellkern verbleibt) und einen Positron (das emittiert wird, ▪ Abb. 3.22a). Gemessen wird jedoch nicht die Positronenemission direkt. Das Positron bewegt sich vom Ort seiner Entstehung fort und kollidiert nach einer gewissen mittleren Wegstrecke, die vom Radioisotop abhängt (z. B. ~2 mm für ^{18}F, ~8 mm für ^{15}O – aus diesem Grund ist die Auflösung von PET mit letzerem Tracer geringer), mit einem Elektron. Diese Kollision führt zur gegenseitigen Auslöschung von Positron und Elektron und zur Energiefreisetzung in Form von zwei Gammaquanten, die exakt in einem Winkel von 180° abgestrahlt werden.

Diese Gammaquanten werden von einem um den Kopf angebrachten Detektorring registriert, wobei die Detektoren nur dann eine Emission zählen, wenn zwei simultane Gammaquanten registriert werden. Diese Methode der Detektion erlaubt die Lokalisation des Emissionsortes auf einer geraden Linie zwischen zwei Detektoren eines simultanen Ereignisses (▪ Abb. 3.22b). Selbstverständlich werden in einem Gebiet, in dem sich Tracer angereicht hat, mehrere Zerfallsereignisse stattfinden. Diese erlauben in der Summe eine relativ exakte Lokalisation des Tracers mit einer Genauigkeit zwischen 4–8 mm.

Eine wichtige Anwendung der PET ist das von L. Sokoloff entwickelte Imaging des Glukosestoffwechsels von Neuronen (Sokoloff 1984). Unter normalen Bedingungen hängt der Energiestoffwechsel von Neuronen von Gluko-

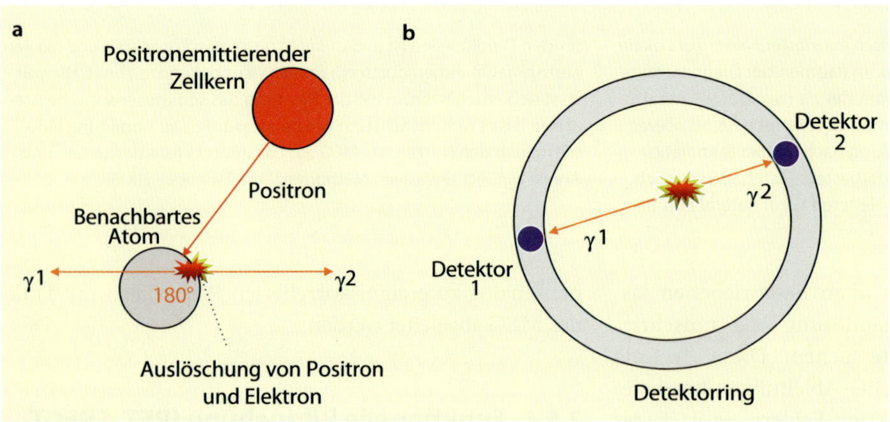

▪ **Abb. 3.22.** Funktionsprinzip der Positronenemissionstomographie. **a** Der Zerfall des Radioisotops führt zur Emission eines Positrons. Nach einer variablen Weglänge im Gewebe findet eine Auslöschung des Positrons mit einem Elektron statt. Hierbei werden zwei Gammaquanten in einem 180°-Winkel emittiert. **b** Prinzip der Detektion. Es werden nur solche Ereignisse als Zerfall eingeordnet, bei denen an gegenüberliegenden Detektoren simultan Gammaquanten registriert werden. Bei mehreren Zerfallsereignissen kann der Ort der Gammaemission bestimmt werden

se ab. Die Aktivität und der Energieverbrauch von Nervenzellen sind damit mit der Glukoseutilisation korreliert. Ein Glukoseanalogon, 2-Desoxyglukose, wird mit ^{18}F gelabelt. 2-Desoxyglukose wird von Neuronen aufgenommen und durch Hexokinase, das initiale Enzym in der Glykolyse, in derselben Weise wie Glukose phosphoryliert. Allerdings wird dann die phosphorylierte Desoxyglukose nicht weiter metabolisiert und kann aufgrund ihrer Ladung die Zellmembran nicht überqueren. Daher reichert sich ^{18}F-markierte 2-Desoxyglukose vor allem in metabolisch aktiven Zellen an. Das von diesem Tracer ausgehende Signal kann wie oben beschrieben detektiert werden. Andere Anwendungen von PET sind beispielsweise Messungen des zerebralen Blutflusses, des Sauerstoffmetabolismus, verschiedener Neurotransmitterrezeptoren und des Neurotransmittermetabolismus (z. B. Dopamin, Opiate, Serotonin, Glutamat). Vor allem für das Dopamin- und das Serotoninsystem wurden eine Vielzahl von Radiotracern entwickelt, mit denen die Veränderungen dieser Transmittersysteme bei psychiatrischen Erkrankungen untersucht werden können. Weiterhin kann mit solchen Techniken versucht werden, den Wirkmechanismus von Substanzen zu verstehen, die diese Transmittersysteme beeinflussen (Frankle u. Laruelle 2002).

Einzelphotonentomographie (SPECT)

Für Einzelphotonentomographie (*single-photon emission computed tomography*, SPECT; ■ Abb. 3.23) werden andere Tracer benutzt wie ^{123}I (Jod) oder das langlebige Radionuklid ^{99}m-Technetium, und der der Mechanismus der Positronenemission ist ein anderer als für PET beschrieben. Ohne ins Detail zu gehen, beruht der Emissionsmechanismus darauf, dass ein Elektron von einem Proton im Kern eingefangen wird und dieses zu einem Neutron transformiert. Der resultierende Kern ist metastabil und kann unter Rückkehr zu einem Grundzustand ein einzelnes Gammaquant emittieren. Die Emission nur eines Photons bedeutet, dass die Quelle der Strahlung nicht durch Detektion zweier koinzidenter Gammaquanten wie bei PET lokalisiert werden kann. Statt der Koinzidenzdetektion wird die Technik der Kollimation benutzt. Einen Kollimator kann man sich vereinfacht als Bleiblock mit langen, kleinen, parallel verlaufenden Löchern vorstellen, der zwischen das Untersuchungssubjekt und die Strahlungsdetektoren gebracht wird. Die Löcher erlauben es nur Photonen mit einer parallelen Trajektorie, den Kollimator zu passieren (■ Abb. 3.23a). Die ursprüngliche Richtung der Photonen wird dann linear extrapoliert.

Es ist leicht zu verstehen, dass Kollimation ungünstiger ist als Koinzidenzdetektion, vor allem weil viele Photonen mit potenziellem Informationsgehalt durch den Kollimator eliminiert werden. Auf der anderen Seite geht im SPECT – im Unterschied zum PET – die Gammastrahlung direkt vom Radioisotop aus. Die theoretische Auflösungsfähigkeit ist daher höher. Sowohl PET wie auch SPECT bieten die Möglichkeit, Tracerkonzentrationen im Gehirn zu bestimmen. Allerdings sind diese Konzentrationen häufig durch metabolische Prozesse gestört, die nicht Gegenstand der Untersuchung sind, so z. B. die periphere Clearance von Tracern oder die regionale zerebrale Durchblutung. Für die Kompensation solcher Störgrößen sind in der Analyse von PET und SPECT komplexe Modellrechnungen außerordentlich wichtig, auf die hier nicht näher eingegangen werden kann. Sowohl für PET wie auch für SPECT wird eine verbesserte anatomische Lokalisation der gemessenen Aktivität möglich, indem die gewonnene Information auf detaillierte kernspintomographische oder computertomographische Aufnahmen überlagert wird. Eine solche Überlagerung zeigt ■ Abb. 3.23c beispielhaft für eine SPECT-Aufnahme.

Auch SPECT hat durch die zunehmende Anzahl an verfügbaren Tracern eine zunehmende Bedeutung im neuropsychiatrischen Bereich (Costa et al. 1999; Frankle u. Laruelle 2002).

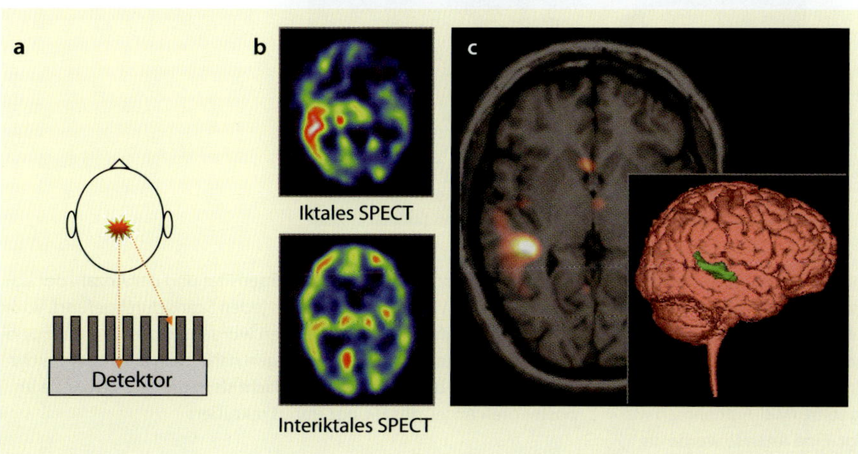

■ **Abb. 3.23.** Funktionsprinzip von SPECT. **a** Lokalisation des Tracers mit Hilfe von Kollimatoren. **b** Lokalisation von Aktivität mittels SPECT am Beispiel von Anfallsaktivität. Das *obere Bild* zeigt ein SPECT im interiktalen Zustand, das *untere Bild* ein SPECT während eines Anfalls. Durch eine Reihe von Verarbeitungsschritten, die auf eine Subtraktion der interiktalen Aktivität hinauslaufen, wird die anfallsspezifische Aktivität isoliert. **c** Die anfallsspezifische Aktivität ist auf ein Kernspinbild projiziert, im *oberen Abbildungsteil* auf ein axiales Bild, im *Inset* auf eine 3D-Oberflächenrekonstruktion

3

Funktionelle Magentresonanztomographie (fMRI)

Das Prinzip der Magnetresonanztomographie (◘ Abb. 3.24) beruht auf dem Verhalten von Atomkernen in einem starken magnetischen Feld. Ein echtes Verständnis der damit verbundenen Kernspinresonanz setzt die Kenntnis der grundlegenden Konzepte der Quantenelektrodynamik voraus. Allerdings kann die Genese dieser Signale verständlich auch in Begriffen der klassischen Elektrodynamik beschrieben werden: Die meisten Elementarteilchen, wie auch Atomkerne, besitzen einen Spin, der als interner Drehimpuls verstanden werden kann und ein magnetisches Moment besitzt. Bei der Magnetresonanz wird die Wechselwirkung dieser Kernspins mit extern angelegten Magnetfeldern gemessen. Man kann sich die Kernspins als kleine Magnete vorstellen, die durch die externen Magnetfelder orientiert werden und untereinander ebenfalls in Wechselwirkung treten. Da die Kerne einen Spin aufweisen, zeigen sie um das magnetische Feld eine Präzession mit einer charakteristischen Frequenz. Einzelne Kerne sind untereinander jedoch nicht in Phase. Dies ändert sich dann, wenn ein kurzer elektromagnetischer Puls mit einer hohen Frequenz appliziert wird. In diesem Fall wird eine Phasenkohärenz in denjenigen Nuklei induziert, die eine resonante Frequenz ihrer Präzession zeigen. Wird der elektromagnetische Puls beendet, so tendieren die Kerne dazu, unter Energieabgabe in ihren Ausgangszustand zurückzukehren. Sie emittieren dabei ein elektromagnetisches Feld, das gemessen werden kann. Die Frequenz des elektromagnetischen Feldes ist für verschiedene Atome unterschiedlich und wird auch durch die Umgebung, in der sich das betreffende Atom befindet, beeinflusst. Das sich aus der Kernspinresonanz ergebende Signal birgt also Informationen über die Präsenz bestimmter Elemente und die Moleküle, in denen sie eingebaut sind.

Die Geschwindigkeit, mit der Kerne nach Anregung durch ein elektromagnetisches Feld in ihren Ruhezustand zurückkehren, wird Relaxation genannt. Man unterscheidet zwei Typen von Relaxation, T1* und T2*. Für bestimmte Atome verändern sich diese Relaxationszeiten, je nachdem, in welches Molekül diese Atome inkorporiert sind. Dies ist der Grund dafür, dass bei der Nutzung von ^{1}H Signalen, wie z. B. bei der Kernspintomographie, ein hoher Kontrast über die Darstellung der Spinrelaxation erreicht werden kann. Diese Spinrelaxation variiert in verschiedenen geweblichen Zusammensetzungen im ZNS weitaus mehr als die absolute Konzentration von Protonen, die ebenfalls gemessen werden kann.

Bei der funktionellen Magnetresonanztomographie (*functional magnetic resonance imaging*, fMRI) werden Änderungen in der zerebralen Perfusion und Sauerstoffversorgung gemessen, die mit lokalen Veränderungen der Hirnaktivität korreliert sind. Generell wird hierzu eine schnelle Serie von MRI-Bildern unter verschiedenen experimentellen Konditionen aufgenommen. Für derartige Messungen wird die zerebrale Perfusion oder Sau-

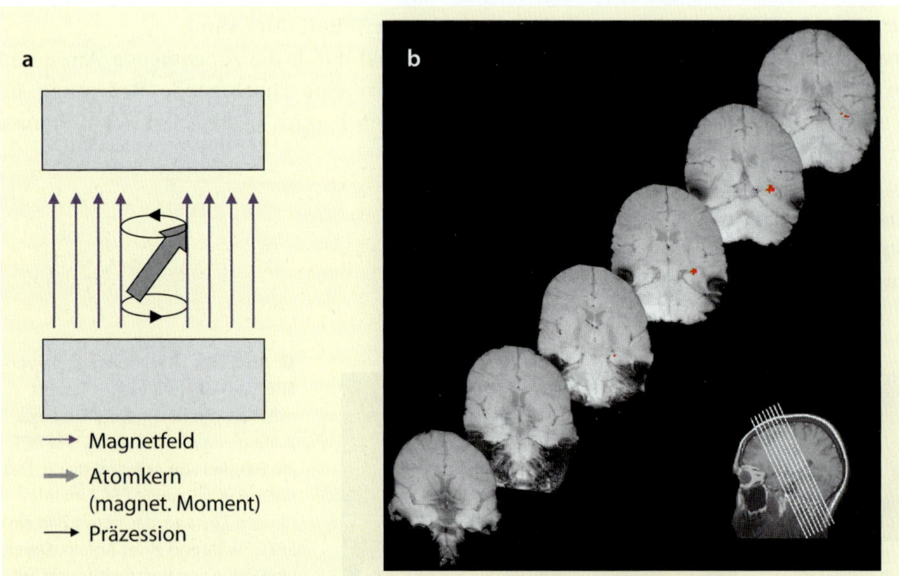

◘ **Abb. 3.24.** Funktionelle Magnetresonanztomographie. **a** Präzession eines Atomkerns (schematisch dargestellt als ein magnetisches Dipol, *grauer Pfeil*) in einem magnetischen Feld. **b** Beispiel für die Nutzung von fMRI zur Analyse der Prozesse, die episodischer Enkodierung zugrunde liegen. Probanden lernten eine Wortliste und mussten nach einer Distraktion Worte wiedergeben. fMRI-Aufnahmen wurden in der Enkodierungsphase angefertigt. Eine Analyse wurde als Korrelation zwischen der T2*-Signalintensität und der Anzahl der abgespeichterten Worte während eines jeden Scans durchgeführt. Voxelcluster mit signifikanten Korrelationen wurden im posterioren Hippocampus gefunden. Diese Befunde legen nahe, dass eine erfolgreiche Enkodierung in das episodische Gedächtnis neuronale Verbände im posterioren Anteil des Hippocampus rekrutiert

erstoffkonzentration herangezogen, weil sich diese Parameter leicht messen lassen und mit neuronaler Aktivität in einem weiten Bereich linear korrelieren (DeYoe et al. 1994). Tatsächlich kann eine Veränderung des Verhältnisses von Oxyhämoglobin zu Desoxyhämoglobin als Veränderung der T2*-Relaxation gemessen werden. Es ist wichtig, sich vor Augen zu führen, dass fMRI nicht direkt neuronale Aktivität misst, sondern eine Konsequenz neuronaler Aktivität. Daher ist die Art, wie neuronale Aktivität das Verhältnis von Oxy- zu Desoxyhämoglobin verändert, von Bedeutung für die Interpretation des fMRI-Signals. Heutige Erklärungsansätze nehmen an, dass neuronale Aktivität zunächst den Verbrauch von Sauerstoff erhöht und damit lokal die Menge von Desoxyhämoglobin vermehrt. Innerhalb von 3–6 Sekunden nach Auftreten dieser Aktivität findet allerdings eine Vermehrung des Blutflusses im aktiven Areal statt, die eine Perfusion mit frischem, oxygeniertem Hämoglobin zur Folge hat. Diese Perfusion überwiegt bei weitem die lokale Vemehrung von Desoxyhämoglobin. Als Folge steigt das Verhältnis von Oxyhämoglobin zu Desoxyhämoglobin an. Dieses Verhältnis kann durch die Veränderung in der T2*-Relaxation gemessen werden (Ogawa et al. 1990). Da Blut innerhalb des Kopfes nur ein relativ kleines Kompartiment darstellt, sind auf Hämoglobin basierende Änderungen in fMRI-Signalen sehr klein. Dementsprechend werden für fMRI starke Magnetfelder in der Größenordnung von 1–7 Tesla und spezielle Sequenzen (EPI-Sequenzen) verwendet.

Box

Bedeutung in der klinischen Epilepsiediagnostik und Stereotaxie

Die oben dargestellten Methoden haben Bedeutung in der klinischen Epilepsiediagnostik. Epileptische Anfälle bestehen auf der zellulären Ebene aus einem abnorm synchronisierten Entladen von größeren Neuronengruppen. Die verschiedenen Verfahren spielen neben der Einordnung und Diagnose epileptischer Syndrome auch eine wichtige Rolle bei der prächirurgischen Epilepsiediagnostik.

Grundlage einer erfolgreichen prächirurgischen Epilepsiediagnostik bei pharmakoresistenten fokalen Epilepsien ist die präzise Lokalisierung des primären epileptogenen Fokus. Das zweite Hauptziel besteht darin, vor einem epilepsiechirurgischen Eingriff die funktionelle Relevanz des zu resektierenden Areals so genau als möglich abzuschätzen, um eine Resektion in eloquenten Arealen zu vermeiden. Während der prächirurgischen Epilepsiediagnostik wird daher Information aus verschiedenen Untersuchungstechniken verwendet.

Hier kommen neuropsychologische, klinisch-neurologische (Anfallssemiologie) und nichtinvasive EEG-Verfahren zur Anwendung. In manchen Fällen muss eine Implantation von Elektroden durchgeführt werden, sowohl zu Zwecken der Fokuslokalisation als auch um die Leistung zu resezierender Areale abzuschätzen (◻ Abb. 3.14). Hierbei ist besonders hervorzuheben, dass invasiv abgeleitete EKPs offensichtlich eine Vorhersage der postoperativen Gedächtnisleistung bei Resektionen im Bereich des Temporallappens erlauben. Funktionelle Imagingverfahren wie PET und SPECT können ebenfalls wertvolle Erkenntnisse über die Lage des epileptogenen Areals liefern (◻ Abb. 3.23). Das MEG hat bei der Lokalisation frontaler und temporaler Foci zunächst widersprüchliche Ergebnisse erbracht. Diese Probleme liegen vermutlich darin begründet, dass iktale und interiktale Aktivität und ihre Propagation äußerst komplex sind und durch die zur Zeit verfügbaren Modelle nur zum Teil abgebildet werden kann.

Das MEG hat allerdings bei der Epilepsiediagnostik eine Bedeutung bei der nichtinvasiven Eingrenzung des vermuteten primären epileptogenen Areals für die Planung weiterführender invasiver Diagnostik oder für die nichtinvasive Lokalisation individuell verschiedenen eloquenten Arealen zur Vermeidung resektionsbedingter neurologischer Defizite. Die mit den hier beschriebenen funktionellen Methoden erhobenen Daten müssen in der Zusammenschau mit hochauflösenden morphologischen Methoden (Magnetresonanztomographie) betrachtet werden, die dabei hilft, morphologische Korrelate des epileptogenen Areals zu identifizieren.

Literatur

Alzheimer C, Schwindt PC, Crill WE (1993) Modal gating of Na^+ channels as a mechanism of persistent Na^+ current in pyramidal neurons from rat and cat sensorimotor cortex. J Neurosci 13: 660–673

Bichet D, Haass FA, Jan LY (2003) Merging functional studies with structures of inward-rectifier K(+) channels. Nature Rev Neurosci 4: 957–967

Bischofberger J, Geiger JR, Jonas P (2002) Timing and efficacy of Ca^{2+} channel activation in hippocampal mossy fiber boutons. J Neurosci 22: 10593–10602

Bollmann JH, Sakmann B, Borst JG (2000) Calcium sensitivity of glutamate release in a calyx-type terminal. Science 289: 953–957

Brown TH, Kairiss EW, Keenan CL (1990) Hebbian synapses: biophysical mechanisms and algorithms. Annu Rev Neurosci 13: 475–511

Budde T, Meuth S, Pape HC (2002) Calcium-dependent inactivation of neuronal calcium channels. Nature Rev Neurosci 3: 873–883

Chen K, Aradi I, Thon N, Eghbal-Ahmadi M, Baram TZ, Soltesz I (2001) Persistently modified h-channels after complex febrile seizures convert the seizure-induced enhancement of inhibition to hyperexcitability. Nature Med 7: 331–337

Coetzee WA, Amarillo Y, Chiu J et al (1999) Molecular diversity of K^+ channels. Ann NY Acad Sci 868: 233–285

Colbert CM, Johnston D (1996) Axonal action-potential inititation and Na^+ channel densitites in the soma and axon initial segment of subicular pyramidal neurons. J Neurosci 16: 6676–6686

Colbert CM, Pan E (2002) Ion channel properties underlying axonal action potential initiation in pyramidal neurons. Nature Neurosci 5: 533–538

Cooper EC, Harrington E, Jan YN, Jan LY (2001) M channel KCNQ2 subunits are localized to key sites for control of neuronal network oscillations and synchronization in mouse brain. J Neurosci 21: 9529–9540

Costa DC, Pilowsky LS, Ell PJ (1999) Nuclear medicine in neurology and psychiatry. Lancet 354: 1107–1111

Crill WE (1996) Persistent sodium current in mammalian central neurons. Annu Rev Physiol 58: 349–362

Debanne D, Guerineau NC, Gahwiler BH, Thompson SM (1997) Action potential propagation gated by an axonal I(A)-like K^+ conductance in hippocampus. Nature 389: 286–289 [published erratum in Nature (1997) 390: 536]

DeYoe EA, Bandettini P, Neitz J, Miller D, Winans P (1994) Functional magnetic resonance imaging (FMRI) of the human brain. J Neurosci Methods 54: 171–187

Edwards FA, Konnerth A, Sakmann B, Takahashi T (1989) A thin slice preparation for patch clamp recordings from neurones of the mammalian central nervous system. Pflüger's Arch 414: 600–612

Ertel EA, Campbell KP, Harpold MM et al (2000) Nomenclature of voltage-gated calcium channels. Neuron 25: 533–535

Fass DM, Takimoto K, Mains RE, Levitan ES (1999) Tonic dopamine inhibition of L-type Ca^{2+} channel activity reduces alpha1D Ca^{2+} channel gene expression. J Neurosci 19: 3345–3352

Fernandez G, Effern A, Grunwald T et al (1999) Real-time tracking of memory formation in the human rhinal cortex and hippocampus. Science 285: 1582–1585

Frankle WG, Laruelle M (2002) Neuroreceptor imaging in psychiatric disorders. Ann Nucl Med 16: 437–446

Freedman R, Adams CE, Adler LE et al (2000) Inhibitory neurophysiological deficit as a phenotype for genetic investigation of schizophrenia. Am J Med Genet 97: 58–64

Garrido JJ, Giraud P, Carlier E et al (2003) A targeting motif involved in sodium channel clustering at the axonal initial segment. Science 300: 2091–2094

Goldin AL, Barchi RL, Caldwell JH et al (2002) Nomenclature of voltage-gated sodium channels. Neuron 28: 365–368

Grunwald T, Boutros NN, Pezer N, von Oertzen J, Fernandez G, Schaller C, Elger CE (2003) Neuronal substrates of sensory gating within the human brain. Biol Psychiatry 53: 511–519

Hahn J, Tse TE, Levitan ES (2003) Long-term K^+ channel-mediated dampening of dopamine neuron excitability by the antipsychotic drug haloperidol. J Neurosci 23: 10859–10866

Hausser M, Spruston N, Stuart GJ (2000) Diversity and dynamics of dendritic signaling. Science 290: 739–744

Hille B (1992) Ionic channels of excitable membranes, 2nd edn. Sinauer, Sunderland

Hodgkin AL, Huxley AF (1952a) A quantitative description of membrane current and its application to conduction and excitation in nerve. J Physiol 117: 500–544

Hodgkin AL, Huxley AF (1952b) The components of membrane conductance in the giant axon of *Loligo*. J Physiol 116: 473–496

Hoffman DA, Johnston D (1998) Downregulation of transient K^+ channels in dendrites of hippocampal CA1 pyramidal neurons by activation of PKA and PKC. J Neurosci 18: 3521–3528

Hoffman DA, Magee JC, Colbert CM, Johnston D (1997) K^+ channel regulation of signal propagation in dendrites of hippocampal pyramidal neurons. Nature 387: 869–875

Holmgren CD, Zilberter Y (2001) Coincident spiking activity induces long-term changes in inhibition of neocortical pyramidal cells. J Neurosci 21: 8270–8277

Huguenard JR (1996) Low-threshold calcium currents in central nervous system neurons. Annu Rev Physiol 58: 329–348

Isom LL, De Jongh KS, Catterall WA (1994) Auxiliary subunits of voltage-gated ion channels. Neuron 12: 1183–1194

Jentsch TJ (2000) Neuronal KCNQ potassium channels: physiology and role in disease. Nature Rev Neurosci 1: 21–30

Kim D, Song I, Keum S et al (2001) Lack of the burst firing of thalamocortical relay neurons and resistance to absence seizures in mice lacking alpha(1G) T-type Ca^{2+} channels. Neuron 31: 35–45

Kutas M, Hillyard SA (1980) Reading senseless sentences: brain potentials reflect semantic incongruity. Science 207: 203–205

Lau D, Vega-Saenz de Miera EC, Contreras D et al (2000) Impaired fast-spiking, suppressed cortical inhibition, and increased susceptibility to seizures in mice lacking Kv3.2 K^+ channel proteins. J Neurosci 20: 9071–9085

Magee J, Hoffman D, Colbert C, Johnston D (1998) Electrical and calcium signaling in dendrites of hippocampal pyramidal neurons. Annu Rev Physiol 60: 327–346

Magee JC, Johnston D (1995) Synaptic activation of voltage-gated channels in the dendrites of hippocampal pyramidal neurons. Science 268: 301–304

Major G, Larkman AU, Jonas P, Sakmann B, Jack JJ7 (1994) Detailed passive cable models of whole-cell recorded ca3 pyramidal neurons in rat hippocampal slices. J Neurosci 14: 4613–4638

Markram H, Lübke J, Frotscher M, Sakmann B (1997) Regulation of synaptic efficacy by coincidence of postsynaptic APs and EPSPs. Science 275: 213–215

Marrion NV, Tavalin SJ (1998) Selective activation of Ca^{2+}-activated K^+ channels by co-localized Ca^{2+} channels in hippocampal neurons. Nature 395: 900–905

Martina M, Jonas P (1997) Functional differences in Na^+ channel gating between fast-spiking interneurones and principal neurones of rat hippocampus. J Physiol 505: 593–603

Martina M, Schultz JH, Ehmke H, Monyer H, Jonas P (1998) Functional and molecular differences between voltage-gated K^+ channels of fast-spiking interneurons and pyramidal neurons of rat hippocampus. J Neurosci 18: 8111–8125

McCormick DA, Pape H-C (1990) Properties of a hyperpolarization-activated cation current and its role in rhythmic oscillation in thalamic relay neurones. J Physiol 431: 291–318

Neher E, Sakmann B (1992) The patch clamp technique. Sci Am 266: 28–35

Ogawa S, Lee TM, Kay AR, Tank DW (1990) Brain magnetic resonance imaging with contrast dependent on blood oxygenation. Proc Natl Acad Sci USA 87: 9868–9872

Perez-Reyes E (1998) Molecular characterization of a novel family of low voltage-activated, T-type calcium channels. J Bioenerget Biomembr 30: 313–318

Poolos NP, Migliore M, Johnston D (2002) Pharmacological upregulation of h-channels reduces the excitability of pyramidal neuron dendrites. Nature Neurosci 5: 767–774

Rall W (1977) Core conductor theory and cable properties of neurons. In: Brookhart JM, Mountcastle VB (eds) Handbook of physiology. The nervous system. Am Physiol Soc, Bethesda, pp 39–97

Remy S, Gabriel S, Urban BW et al (2003) A novel mechanism underlying drug-resistance in chronic epilepsy. Ann Neurol 53: 469–479

Robinson RB, Siegelbaum SA (2003) Hyperpolarization-activated cation currents: from molecules to physiological function. Annu Rev Physiol 65: 453–480

Sah P, Faber ES (2002) Channels underlying neuronal calcium-activated potassium currents. Prog Neurobiol 66: 345–353

Schneggenburger R, Neher E (2000) Intracellular calcium dependence of transmitter release rates at a fast central synapse. Nature 406: 889–893

Sochivko D, Pereverzev A, Smyth N, Gissel C, Schneider T, Beck H (2002) The Cav2.3 calcium channel subunit contributes to R-type calcium

currents in murine hippocampal and neocortical neurones. J Physiol 542.3: 600–710
Sokoloff L (1984) Modeling metabolic processes in the brain in vivo. Ann Neurol 15: S1–11
Spruston N, Johnston D (1992) Perforated patch-clamp analysis of the passive membrane properties of three classes of hippocampal neurons. J Neurophysiol 67: 508–529
Stuart G, Spruston N (1998) Determinants of voltage attenuation in neocortical pyramidal neuron dendrites. J Neurosci 18: 3501–3510
Stuart G, Spruston N, Sakmann B, Hausser M (1997) Action potential initiation and backpropagation in neurons of the mammalian CNS. Trends Neurosci 20: 125–131
Su H, Alroy G, Kirson ED, Yaari Y (2001) Extracellular calcium modulates persistent sodium current-dependent intrinsic bursting in rat hippocampal neurons. J Neurosci 21: 4173–4182
Su H, Sochivko D, Becker A, Chen J, Jiang Y, Yaari Y, Beck H (2002) Upregulation of a T-type Ca^{2+} channel causes a long-lasting modification of neuronal firing mode after status epilepticus. J Neurosci 22: 3645–3655
Sutton S, Braren M, Zubin J, John ER (1965) Evoked-potential correlates of stimulus uncertainty. Science 150: 1187–1188
Tsakiridou E, Bertollini L, de Curtis M, Avanzini G, Pape H-C (1995) Selective increase in T-type calcium conductance of reticular thalamic neurons in a rat model of absence epilepsy. J Neurosci 15: 3110–3117
Vergara C, Latorre R, Marrion NV, Adelman JP (1998) Calcium-activated potassium channels. Curr Opin Neurobiol 8: 321–329
Wang HS, Pan ZM, Shi WM et al (1998) KCNQ2 and KCNQ3 potassium channel subunits: molecular correlates of the M-channel. Science 282: 1890–1893
Yaari Y, Hamon B, Lux HD (1987) Development of two types of calcium channels in cultured mammalian hippocampal neurons. Science 235: 680–682
Zhang Y, Mori M, Burgess DL, Noebels JL (2002) Mutations in high voltage-activated calcium channel genes stimulate low voltage-activated currents in mouse thalamic relay neurons. J Neurosci 22: 6362–6371
Zühlke RD, Pitt GS, Deisseroth K, Tsien RW, Reuter H (1999) Calmodulin supports both inactivation and facilitation of L-type calcium channels. Nature 399: 159–162
Zschocke S (2000) Klinische Elektroenzephalographie, 2. Aufl. Springer, Berlin, Heidelberg, New York, S 697

Neuropharmakologie

Michael Koch

4.1 Grundlagen der chemischen Signalübertragung im Zentralnervensystem

Die Entdeckung und Beschreibung der chemischen Signalübertragung im Nervensystem reicht 100 Jahre zurück (Elliott 1905; s. auch Miller 1965 und Krnjevic 1974) und ist seither einer der Stützpfeiler der Neurowissenschaften. Der für das Verständnis der Informationsübertragung im Nervensystem essenzielle Begriff »Synapse« wurde 1897 von Charles Sherrington geprägt. Die Mechanismen und Prinzipien der Transmitterwirkung im Gehirn sind die Grundlage für das Verständnis neurologischer und psychiatrischer Erkrankungen und bilden die Basis der Pharmakotherapie. Im Folgenden werden zunächst die Grundlagen der chemischen Signalübertragung im Zentralnervensystem (ZNS) besprochen und anschließend die einzelnen Transmitter, Neuromodulatoren und Neuropeptide vorgestellt.

Es sei hier angemerkt, dass Transmitter nicht nur im erwachsenen Organismus eine entscheidende Rolle bei der synaptischen Informationsübertragung spielen, sondern bereits in der Ontogenese für die Proliferation, Migration, Differenzierung und Reifung von Neuronen wichtige Signalgeber sind (Nguyen et al. 2001).

4.2 Die chemische Synapse

4.2.1 Aufbau

Die chemische Signalübertragung im Nervensystem findet an Synapsen statt (Abb. 4.1).

Axone terminieren an verschiedenen Orten der Zelle (am Axon, an Dendriten oder dem Soma) unter Ausbildung von Synapsen. Im menschlichen Gehirn geht man grob geschätzt von insgesamt 10^{15} Synapsen aus. Diese Zell-Zell-Kontakte bestehen aus einem präsynaptischen Teil, an dem die Transmitterfreisetzung erfolgt, und einem postsynaptischen Teil, an dem die Bindung des Transmitters an spezifischen Rezeptoren stattfindet.

Das Eintreffen eines Aktionspotenzials an der präsynaptischen Endigung führt zum Öffnen von spannungsgesteuerten Kalzium (Ca^{2+})-Kanälen, so dass durch Einstrom von Ca^{2+}-Ionen die präsynaptische Zellmembran depolarisiert wird. Die Freisetzung des Transmitters geschieht durch Exozytose, bei der die transmittergefüllten synaptischen Vesikel mit der präsynaptischen Membran verschmelzen. Der Transmitter gelangt dann durch Diffusion zur postsynaptischen Membran. Die prä- und die postsynaptische Membran sind durch den synaptischen Spalt getrennt, der etwa 20 nm breit ist. Die beiden Membranen sind durch Zelladhäsionsmoleküle (Cadherine, Neurexin und Neuroligin) miteinander verbunden. In der postsynaptischen Membran sind neben den verschiedenen Transmitterrezeptoren (▶ 4.4) noch Zytoskelettproteine und Enzyme für den Abbau des Transmitters verankert, die im Elektronenmikroskop als Verdickungen (Anlagerungen) erkennbar sind. Auch die präsynaptische Membran weist elektronendichte Anlagerungen auf, die man als »aktive Zone« bezeichnet, da nur dort die Freisetzung des Transmitters erfolgt. Die aktive Zone besteht aus den für die Fusion der Transmittervesikel notwendigen Ca^{2+}-Kanälen und einer Reihe von Proteinen, die für den Transport der Vesikel zur Membran und für ihre Anlagerung an die Membraninnenseite und die Bildung der Fusionspore verantwortlich sind. Hierbei spielen besonders die Proteine des SNARE-Komplexes (Syntaxin, SNAP-25, Munc 18 und Synaptobrevin) eine wichtige Rolle.

Elektronenmikroskopisch lassen sich zwei unterschiedliche Formen von Synapsen unterscheiden:

- Synapsen mit besonders starken »Verdickungen« (Ansammlung von elektronendichtem Material) der postsynaptischen Membran werden als **asymmetrische Synapsen** (oder Typ-1-Synapsen) bezeichnet und sind meist erregende Synapsen.
- Sogenannte **symmetrische Synapsen** (Typ-2-Synapsen) weisen eher schwach ausgeprägte prä- und postsynaptische Verdickungen auf und dienen meist der hemmenden synaptischen Übertragung.

4.2.2 Grundprinzipien der Transmitterfreisetzung

Wie oben angedeutet, handelt es sich bei der Transmitterfreisetzung um einen Ca^{2+}-abhängigen Exozytoseprozess. Zunächst werden die Vesikel über spezifische Transportproteine mit dem jeweiligen Transmitter gefüllt. Dieser Vorgang wird von einer ATP-verbrauchenden Protonenpumpe (ATPase) getrieben, die das Vesikelinnere ansäuert (auf ca. pH 5) und positiv lädt, so dass ein elektrochemischer Gradient entsteht. Die Transmitter gelangen im Symport mit den Protonen in die Vesikel, die einen Durchmesser von etwa 50 nm (10^{-9} m) haben. Jede Synapse enthält ungefähr 400 Vesikel. Die Angaben über die Menge an Transmitter pro Vesikel schwanken beträchtlich. Je nach Transmitter geht man davon aus, dass zwischen 1000 und 10.000 Moleküle in jedem Vesikel verpackt sind. Bei einem durchschnittlichen Vesikelvolumen von 4×10^{-20} Litern und der Annahme von 5000 Transmittermolekülen pro Vesikel ergibt sich eine vesikuläre Transmitterkonzentration von 250 mM (M = mol/Liter). Die transmittergefüllten Vesikel werden mit Zytoskelettproteinen verbunden und zur präsynaptischen Membran transportiert. Nach Eintreffen eines Aktionspotenzials an der präsynaptischen Terminale und Depolarisation der Zellmembran öffnen sich spannungsabhängige Ca^{2+}-Kanäle, und Ca^{2+} strömt in die Präsynapse ein.

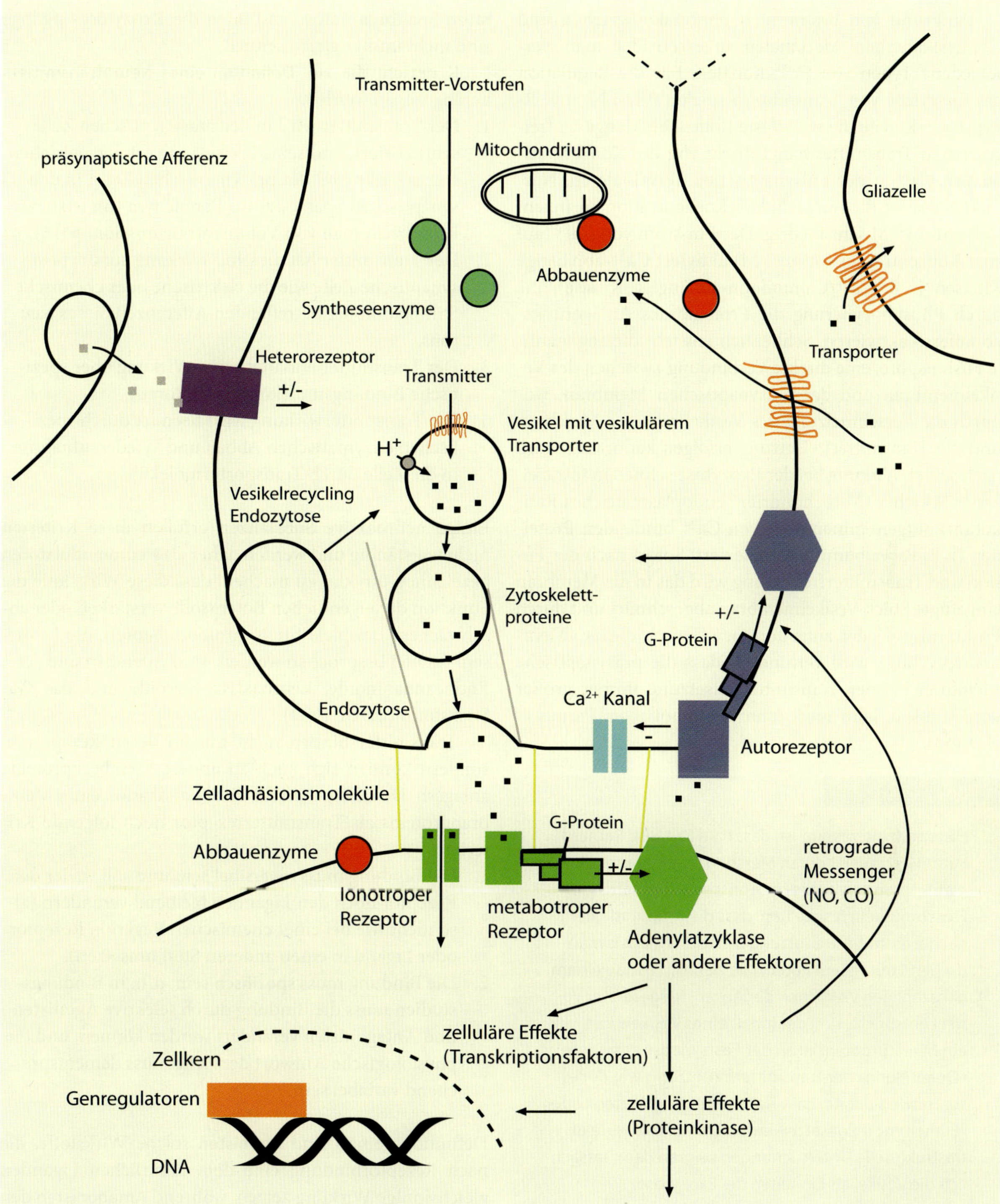

Abb. 4.1. Synapse. Gezeigt werden die im Text besprochenen Vorgänge an einer chemischen Synapse. Die Transmittersynthese findet in der Präsynapse statt, wo die Transmittermoleküle über eine Protonenpumpe-ATPase in Vesikel geschleust werden. Die Exozytose des Transmitters ist ein Ca^{2+}-abhängiger Prozess, an dem eine Gruppe von Proteinen beteiligt ist, die einen Fusionskomplex von Vesikel und präsynaptischer Zellmembran bilden. Die postsynaptischen Effekte der Transmitter werden von transmitterspezifischen Rezeptoren vermittelt, die entweder selbst Ionenkanäle sind oder über verschiedene Second-messenger-Systeme mit Ionenkanälen und anderen Effektoren (z. B. Transkriptionsfaktoren) gekoppelt sind. Prä- und postsynaptische Elemente sind durch Zelladhäsionsmoleküle miteinander verbunden. Die Wirkung der Transmitter wird durch Abbau- und Wiederaufnahmeprozesse (durch spezifische Abbauenzyme bzw. Transportproteine) sowie durch die präsynaptische Regulation der Transmitterfreisetzung durch Auto- und Heterorezeptoren kontrolliert. In der schematischen Übersicht über die verschiedenen Vorgänge an einer Synapse wird die Vielfalt der möglichen Störungen und pharmakologischen Interventionen bei der Transmitterwirkung deutlich

Aufgrund von bestimmten pharmakologischen und biophysikalischen Merkmalen unterscheidet man verschiedene Typen von Ca^{2+}-Kanälen. Für die Regulation der Exozytose von Transmittern spielen P/Q-, N- und R-Typ-Ca^{2+}-Kanäle die wichtigste Rolle. Die Menge an freigesetztem Transmitter hängt direkt von der Konzentration von Ca^{2+} in der präsynaptischen Terminale ab. Normalerweise ist die intrazelluläre Konzentration an freiem Ca^{2+} mit 10^{-7} M sehr niedrig. Der Einstrom von Ca^{2+} (auf eine Konzentration von 10^{-4} M) aktiviert Ca^{2+}-abhängige Kinasen (z. B. Ca^{2+}/Calmodulin-abhängige Kinase), die durch Phosphorylierung die Proteine des Anlagerungskomplexes aktivieren. Schließlich entsteht die sogenannte Fusionspore, eine direkte Verbindung zwischen der Vesikelmembran und der präsynaptischen Membran, wodurch die Verschmelzung des Vesikels mit der Membran und die Transmitterfreisetzung erfolgen kann. Ca^{2+} wird nach seiner Wirkung bei der Exozytose schnell in intrazelluläre Speicher (Mitochondrien, endoplasmatisches Retikulum) aufgenommen oder von Ca^{2+}-bindenden Proteinen (z. B. Parvalbumin) komplexiert. Sofort nach der Fusion und Transmitterfreisetzung wird das in die Membran eingefügte Stück Vesikelmembran abgeschnürt und durch Endozytose wieder aufgenommen. Durch dieses »Membranrecycling« wird verhindert, dass die präsynaptische Membran bei der Transmitterfreisetzung immer größer wird (Link u. Jahn 1996; Jahn u. Südhof 1999; Parnas et al. 2000).

Box

Historisch interessant ist, dass Paul Fatt und Bernard Katz (1952) zuerst durch Messung sogenannter Miniaturpotenziale an der motorischen Endplatte von Froschmuskeln feststellten, dass die Amplitude der nach Transmitterfreisetzung induzierten postsynaptischen Ströme und Potenziale ziemlich genau einem ganzzahligen Vielfachen der Anzahl freigesetzter Vesikel entspricht, d. h. der Inhalt **eines** Vesikels löst **ein** Miniaturpotenzial an der Postsynapse aus. Diese »Quantelung« der Transmitterfreisetzung war der erste Hinweis darauf, dass Transmitter in »Paketen« oder »Einheiten« freigesetzt werden. Darauf folgende ultrastrukturelle Untersuchungen zeigten dann tatsächlich die Vesikel als Einheiten der Exozytose.

Dauer der synaptischen Übertragung. Grob geschätzt tritt an einer chemischen Synapse eine zeitliche Verzögerung der Informationsweiterleitung von 1 ms auf. Dabei beträgt der Anteil der Diffusion nur wenige Mikrosekunden. Die Diffusionsrate der Transmittermoleküle kann nicht genau angegeben werden, denn sie hängt nach dem 1. Fickschen Gesetz von vielen Faktoren ab (Diffusionskoeffizient, Konzentrationsdifferenz, Molekülgröße, Temperatur, Spaltbreite etc.), und auch die Exozytosevorgänge sind nicht immer gleich schnell.

Kriterien, die zur **Definition eines Neurotransmitters** herangezogen werden:

1. Der Transmitter wird in der präsynaptischen Zelle synthetisiert, und seine Freisetzung erfolgt, getrieben von der Aktivität der präsynaptischen Zelle, in den synaptischen Spalt oder ins Parenchym (im letzteren Fall spricht man von Volumentransmission, ▶ 4.5).
2. Der Transmitter hat dieselbe Wirkung auf die postsynaptische Zelle wie die elektrische oder chemische Stimulation der betreffenden Afferenzen dieses Neurons.
3. Der Transmitter entfaltet seine Wirkung über spezifische Bindungsmoleküle (Rezeptoren).
4. Die Transmitterwirkung wird beendet durch spezifischen enzymatischen Abbau und Wiederaufnahme in die Zelle durch Transportermoleküle.

Einige neuroaktive Substanzen erfüllen diese Kriterien nicht vollständig und werden daher als **Neuromodulatoren** bezeichnet, um klar zu machen, dass diese Wirkstoffe die Funktion der eigentlichen Botenstoffe verstärken oder abschwächen. Beispiele für Neuromodulatoren, die in diesem Kapitel besprochen werden, sind Adenosin und ATP, Endocannabinoide, neuroaktive Steroide und das Gas Stickstoffmonoxid (NO).

Transmitter binden nicht nur an deren Rezeptoren, sondern können sich auch an andere Membranproteine anlagern. Deshalb gelten für die Qualifikation eines Membranproteins als Transmitterrezeptor noch folgende Kriterien:

1. Die Bindung muss **reversibel** sein und soll weder den Rezeptor noch den Liganden bleibend verändern (also nicht wie bei einer chemischen Reaktion Rezeptor oder Ligand in einen anderen Stoff umsetzen).
2. Die Bindung muss **spezifisch** sein, d. h. in Bindungsstudien muss die Bindung durch selektive Agonisten und Antagonisten verändert werden können, und die physiologische Antwort der Zelle muss dementsprechend variabel sein.

Definitionsgemäß sind **Agonisten** solche Wirkstoffe, die nach Rezeptorbindung eine dem natürlichen Liganden gleichsinnige Wirkung zeigen, während **Antagonisten** den Rezeptor besetzen, ohne eine Wirkung auszulösen. Dabei unterscheidet man zwischen **kompetitiven Antagonisten** (die mit dem natürlichen Liganden um die gleiche Bindungsstelle konkurrieren) und **nichtkompetitive Antagonisten** (die die Agonistenwirkung an anderer Stelle auf dem Rezeptor blockieren; Beispiele hierfür sind Ionenkanalblocker). **Inverse Agonisten** sind solche Wirkstoffe, die die spontan (d. h. in Abwesenheit des Agonisten) auftretende Aktivität von Rezeptoren blockieren. Beispiele hierfür sind die β-Carboline (z. B. FG-7142), die als inverse

Agonisten an der Benzodiazepinbindungsstelle des GABA-Rezeptors wirken und extreme Angstzustände auslösen können.

Die Wechselwirkung eines Liganden (Transmitter, Agonist, Antagonist) mit einem Rezeptor ist durch das Massenwirkungsgesetz beschrieben: die Gleichgewichts-Dissoziations-Konstante (Bindungskonstante) K_d einer solchen Wechselwirkung ist gleich dem Quotienten der Dissoziationskonstanten und der Assoziationskonstanten. K_d-Werte geben also das Verhältnis von freien Liganden und Rezeptoren zu Ligand-Rezeptor-Komplexen an und sind daher ein Maß für die Affinität zwischen Ligand und Rezeptor. Je kleiner der K_d-Wert, desto höher ist die Affinität des Liganden zum Rezeptor.

Nicht nur die Bindungskonstante entscheidet über die biologische Wirkung eines Liganden auf die postsynaptische Zelle, sondern auch die sogenannte »intrinsische Aktivität«. Damit ist die Effizienz der Kopplung zwischen aktiviertem Rezeptor (also dem Ligand-Rezeptor-Komplex) und den intrazellulären Effektoren (G-Proteine oder weitere intrazelluläre Messengersysteme) gemeint. Substanzen, die an einen Transmitterrezeptor mit hoher Affinität binden (kleiner K_d-Wert), aber den Rezeptor nur zu einer schwachen zellulären Antwort aktivieren, werden **partielle Agonisten** genannt (Rovati u. Nicosia 1994).

Box

Partielle Agonisten spielen in der modernen Psychopharmakologie eine wichtige Rolle. Durch ihre hohe Affinität zum Rezeptor bei schwacher intrinsischer Aktivität können sie bei Störungen, die auf eine Überfunktion eines Transmitters zurückgehen, wie ein Transmitterantagonist eingesetzt werden. **Partielle Agonisten als Psychopharmaka** haben aber im Gegensatz zu vollen Antagonisten durch ihre zwar schwache, aber doch vorhandene biologische Wirkung meist deutlich weniger Nebenwirkungen als diese. Beispielsweise wird der partielle Agonismus von Dopaminrezeptoren als pharmakotherapeutisches Prinzip bei schizophrenen Psychosen und bei Suchtstörungen diskutiert. Vereinfacht gesprochen gehen beide Formen von Störungen teilweise auf eine Überaktivität dopaminerger Systeme zurück. Die Behandlung von Suchtkranken oder schizophrenen Patienten mit klassischen Dopaminrezeptorantagonisten ist indessen aufgrund zahlreicher unerwünschter Nebeneffekte einer völligen Rezeptorblockade nicht optimal (► 4.3.3, Abschnitt Dopamin). In den letzten Jahren wurden deshalb – teilweise schon mit gutem klinischem Erfolg – bei diesen Störungen Dopaminrezeptorpartialagonisten eingesetzt, die bei pathologisch hohen Dopaminkonzentrationen in der Synapse (bei psychotischen Schüben oder während des Drogenverlangens »Craving«) wie Antagonisten wirken, aber durch ihre intrinsische Restaktivität nie zu einem kompletten Abschalten von Dopaminrezeptoren führen (Pulvirenti u. Koob 2002; Tamminga 2002; Gründer et al. 2003).

4.2.3 Transmitterrezeptoren und intrazelluläre Effektoren

Alle klassischen Transmitter und Neuropeptide sind lipophob und können deshalb die Zellmembran nicht durchdringen. Daher sind alle Transmitterrezeptoren Transmembranproteine mit extrazellulären Bindungsstellen für den jeweiligen Liganden (Transmitter). Man unterscheidet zwei Typen von Rezeptoren: **ionotrope** und **metabotrope** Rezeptoren. Sie leiten sich jeweils von unterschiedlichen Genfamilien ab und unterscheiden sich grundsätzlich dadurch, dass der Transmitter den Kanal direkt (ionotrop) oder indirekt über sogenannte *second messenger* (metabotrop) beeinflusst.

Ionotrope Rezeptoren

Hier öffnet der Transmitter **direkt** den Ionenkanal, d. h. solche Rezeptoren sind ligandengesteuerte Kanäle. Ionotrope Rezeptoren setzen sich aus mehreren Untereinheiten (Transmembranproteine) zusammen, die auf der extrazellulären Seite eine oder mehrere Ligandenbindungsstellen enthalten und eine Membranpore bilden, die meist relativ selektiv für ein oder mehrere Kationen oder für das Chloridanion durchlässig ist (z. B. ist der nikotinische Acetylcholinrezeptor ein Natrium- und Kaliumkanal, der Glycinrezeptor ist dagegen ein Chloridkanal). Die wichtigsten hier besprochenen ionotropen Rezeptoren bestehen aus 4–5 Untereinheiten (tetra- bzw. pentamere Rezeptoren), wobei zu beachten ist, dass sich die Untereinheiten in ihrer Proteinstruktur unterscheiden und die biophysikalischen Eigenschaften des ganzen Kanals von der Stöchiometrie (Zusammensetzung) der Untereinheiten abhängt. Das Öffnen oder Schließen des Kanals beruht auf einer ligandeninduzierten Konformationsänderung der Untereinheiten, die die Ionendurchlässigkeit sterisch oder elektrostatisch erlaubt bzw. verhindert. Die direkte Wirkung der Transmitter an den Kanälen tritt sehr rasch ein, da sie nur von der Diffusionsgeschwindigkeit durch den synaptischen Spalt abhängt. Deshalb dienen ionotrope Rezeptoren der schnellen Signalweiterleitung. Einige ionotrope Rezeptoren haben außerdem noch modulatorische Bindungsstellen, die die Konformationen einzelner Untereinheiten oder – über kooperative Effekte – des ganzen Kanals beeinflussen. Durch Bindung der entsprechenden Modulatoren kann entweder die Bindung des Liganden oder die Öffnungsdauer des Kanals verändert werden. Die Öffnungseigenschaften von Ionenkanälen können auch durch Phosphorylierung und Dephosphorylierung moduliert werden.

Metabotrope Rezeptoren

Darunter versteht man Transmitterrezeptoren, die **nicht direkt** mit einem Ionenkanal verbunden sind, sondern ihre Wirkung auf den Kanal über ein G-Protein und ein nachgeschaltetes Second-messenger-System ausüben. Metabotrope Rezeptoren bestehen meist nur aus einem Protein (also nicht aus mehreren Untereinheiten), das die Zellmembran mit sieben Transmembrandomänen durchdringt. Meist sind metabotrope Rezeptoren innerhalb der Membran mit einem G-Protein (Guanosintriphosphat- oder GTP-bindendes Protein) verbunden, die über verschiedene *second messenger* einen Ionenkanal direkt öffnen oder schließen oder durch Aktivierung einer Proteinkinase und die daran anschließende Phosphorylierung des Kanalproteins die Öffnungseigenschaften des Ionenkanals verändern. G-Proteine sind membranständige Proteine, die aus drei verschiedenen Untereinheiten (αβγ-Heterotrimere) bestehen und an den aktivierten metabotropen Rezeptor binden können. Hierbei ist zu beachten, dass die Wirkung des aktivierten G-Proteins auf die nachgeschalteten Second-messenger-Systeme – je nach Art des G-Proteins – stimulierend (Gs-Proteine und Gq-Proteine) oder inhibierend (Gi-Proteine) sein kann.

Ein anderer Typ von metabotropen Rezeptoren sind die **Rezeptortyrosinkinasen**. Diese bestehen aus zwei monomeren Transmembranproteinen, die zur extrazellulären Seite hin die Ligandenbindungsstelle und auf der zytoplasmatischen Seite eine Tyrosinkinase besitzen. Nach Bindung eines Liganden schließen sich die Monomere zu Dimeren zusammen, wodurch die Tyrosinkinase katalytisch aktiv wird. Dadurch werden die Tyrosinreste von Proteinen (z. B. Ionenkanälen, Transporterproteinen und intrazellulären Effektoren wie Mitogen-activated-protein-Kinase) phosphoryliert und so in ihrer Aktivität verändert. Außerdem findet eine Autophosphorylierung der Tyrosinkinase statt. Beispiele für metabotrope Rezeptoren vom Typ der Rezeptortyrosinkinasen sind der Insulinrezeptor und der Rezeptor für den Nervenwachstumsfaktor (*nerve growth factor*, NGF). NGF bindet an den p75-Rezeptor und an trkA, während BDNF (*brain-derived neurotrophic factor*) an p75 und trkB bindet.

Zellphysiologische Wirkung von metabotropen Rezeptoren

Die zelluläre Wirkung metabotroper Rezeptoren tritt meist etwas langsamer ein als die von ionotropen Rezeptoren. Sie hält aber länger an und erlaubt eine Vielzahl von modulatorischen Einflüssen, die zur Feinabstimmung der neuronalen Antwort beitragen. Dabei ist vor allem die intrazelluläre Wirkung, die über G-Proteine vermittelt wird, recht vielgestaltig. Über Konformationsänderungen und Abspaltung der βγ-Untereinheiten kann die aktivierte α-Untereinheit von Gs-Proteinen entweder direkt Ionenkanäle beeinflussen oder eine Adenylatzyklase zur Bildung von zyklischem Adenosinmonophosphat (cAMP) anregen (oder, bei Gi-Proteinen, hemmen) bzw. im Falle der Gq-Proteine die Phospholipase C aktivieren (oder hemmen). Die aktivierte Phospholipase C wiederum verwandelt Phosphatidylinositoldiphosphat in Diacylglycerol und Inositoltriphosphat (IP_3). Diacylglycerol aktiviert eine Proteinkinase, und IP_3 erhöht die intrazelluläre Ca^{2+}-Konzentration durch Ca^{2+}-Freisetzung aus dem endoplasmatischen Retikulum. Diacylglycerol, IP_3 und cAMP können als *second messenger* ihrerseits eine Vielzahl von intrazellulären Vorgängen direkt steuern und die Durchlässigkeit von Ionenkanälen beeinflussen. Zusätzlich sind die *second messenger* metabotroper Rezeptoren über die Aktivierung von Transkriptionsfaktoren (meist Phosphorylierung, z. B. durch cAMP-abhängige Proteinkinase A) auch an der langfristigen Veränderung des Phänotyps von Neuronen durch Genexpression beteiligt. Ein wichtiges Beispiel für die Regulation der Genaktivität durch cAMP ist das CREB(cAMP-Reaktionselement-Bindungsprotein)-System. Die sogenannten **Reaktionselemente** sind DNA-Abschnitte, die als Enhancer für die Expression bestimmter Gene wirken. Sie werden durch CREB aktiviert, nachdem CREB durch eine cAMP-abhängige Proteinkinase phosphoryliert wurde. Pharmakologisch wichtig ist das Reaktionselement, welches die Aktivität des Gens für Tyrosinhydroxylase (▶ 4.3.3) reguliert. Durch phosphoryliertes CREB wird die Transkription dieses Schlüsselenzyms des Katecholaminstoffwechsels erhöht.

Ein wichtiger Vorteil von G-Protein-vermittelten Effekten ist die Signalverstärkung durch Aktivierung der Second-messenger-Kaskaden. Dieser Verstärkungseffekt bei G-Protein-gekoppelten Rezeptorsystemen kann dazu führen, dass eine maximale zelluläre Wirkung bereits eintritt, wenn noch gar nicht alle Rezeptoren besetzt sind. Die unter solchen Bedingungen noch freien Rezeptoren werden als **Rezeptorreserve** (*spare receptors*) bezeichnet.

Häufig beobachtet man bei metabotropen Rezeptoren eine Abnahme der neuronalen Antwort nach lang anhaltender Transmitterfreisetzung. Dieser als **Desensitivierung** bezeichnete Effekt geht auf die Phosphorylierung des Rezeptors durch Proteinkinase A und eine dadurch bedingte Abschwächung der Kopplung des Rezeptors an sein G-Protein zurück. Zusätzlich findet sich in manchen Zellen das Protein β-Arrestin, welches an den phosphorylierten Rezeptor bindet und dessen Wechselwirkung mit dem G-Protein sterisch behindert.

Wichtige »Werkzeuge«, mit denen G-Protein-vermittelte Effekte untersucht werden können, sind **Choleratoxin** (das Gift des Choleraerregers *Vibrio cholerae*) und **Pertussistoxin** (das Gift von *Bordetella pertussis*, dem Erreger des Keuchhustens). Beide Giftstoffe sind ADP-Ribosyltransferasen. Choleratoxin führt durch ADP-Ribosylierung der α-Untereinheit zu einer permanenten Aktivierung von Gs-Proteinen und damit zu einer unphysiologischen Anhäufung von cAMP. Pertussistoxin hingegen hemmt durch Übertragung von ADP-Ribosegruppen die Aktivität von Gi/Gq-Proteinen, wodurch es ebenfalls zu einer Überaktivität der Adenylatzyklase und zu einer unkontrollierten cAMP-Bildung kommt.

4.2.4 Regulation der Transmitterfreisetzung durch präsynaptische Auto- und Heterorezeptoren

Die Freisetzung und Synthese von Neurotransmittern wird durch präsynaptische Rezeptoren reguliert. Diese können ionotrope oder mit G-Proteinen gekoppelte metabotrope Rezeptoren sein.

Um 1970 wurde in verschiedenen Laboratorien entdeckt, dass Synapsen auch in der präsynaptischen Membran Rezeptoren tragen, an die der freigesetzte Transmitter spezifisch bindet, und die deshalb – auf Vorschlag von Arvid Carlsson – als **Autorezeptoren** bezeichnet wurden (Langer 1997; Starke 2003). Diese Rezeptoren regulieren zunächst die Ca^{2+}-abhängige Transmitterfreisetzung und modulieren nach etwas längerer Latenzzeit auch die Transmittersynthese. Die meist inhibitorische Feedbackwirkung auf die Freisetzung wird durch Hemmung der Adenylatzyklase, Inaktivierung von spannungsabhängigen Ca^{2+}-Kanälen oder Aktivierung von K^{+}-Kanälen vermittelt. Präsynaptische Autorezeptoren wurden zuerst auf noradrenergen Neuronen gefunden, sind aber inzwischen von allen anderen Transmittersystemen bekannt und charakterisiert (▶ 4.3). Es wird dabei noch unterschieden zwischen Autorezeptoren auf den Axonterminalen, die die Transmitterfreisetzung kontrollieren, und somatodendritischen Autorezeptoren, die die Feuerrate von Neuronen modulieren.

Die Existenz von Autorezeptoren führt zu der pharmakologisch wichtigen Konstellation, dass ein Antagonist durch Blockade der Feedbackhemmung des Autorezeptors die Freisetzung des Transmitters erhöht und dadurch **funktionell** wie ein Agonist wirkt. Zwar ist derselbe Rezeptortyp dann auch an der postsynaptischen Membran blockiert, doch ist die Wirkung des Transmitters an **anderen** postsynaptischen Rezeptortypen damit verstärkt. Ein gutes Beispiel hierfür ist die Blockade noradrenerger Autorezeptoren vom α_2-Typ durch Yohimbin, die zu einer Erhöhung der Noradrenalinfreisetzung führt und an postsynaptischen α_1- oder β-Rezeptoren agonistisch wirkt.

Ein weiterer interessanter Aspekt ist, dass Autorezeptoren oft eine höhere Affinität für den Transmitter haben als die postsynaptischen Rezeptoren, was dazu führt, dass sehr niedrige Dosen eines Agonisten die Transmitterfreisetzung reduzieren, ohne die postsynaptischen Rezeptoren anzusprechen, und so funktionell wie ein Antagonist wirken. Diesen Zusammenhang hat man bei der Behandlung von schizophrenen Psychosen und anderen Störungen, die durch eine Überaktivität eines Transmitters bedingt sind, auszunutzen versucht, um durch niedrig dosierte Dopaminagonisten (z. B. Apomorphin) die Symptome zu lindern (Tamminga et al. 1978).

Neben den Autorezeptoren sind auch präsynaptische **Heterorezeptoren** bekannt, durch welche ein Transmitter A über präsynaptische Axonterminalen die Freisetzung des Transmitters B reguliert. Heterorezeptoren sind für viele Transmittersysteme bekannt. Prominente Beispiele sind glutamaterge Afferenzen auf dopaminergen Axonterminalen, die die Freisetzung von Dopamin in den Basalganglien über Glutamatheterorezeptoren fördern, sowie Cannabinoidrezeptoren vor allem auf glutamatergen und GABAergen Synapsen im Hippocampus.

Box

Substanzen, die die Transmitterfreisetzung über Autorezeptoren regulieren, sind pharmakotherapeutisch interessant, weil sie eine quasiphysiologische Feinabstimmung der Aktivität von Transmittersystemen erlauben – im Gegensatz zur klassischen postsynaptischen Pharmakologie mit direkten Agonisten und Antagonisten. So werden beispielsweise die metabotropen Glutamatautorezeptoren für den möglichen Einsatz zur Dämpfung exzessiver Glutamatfreisetzung und damit zur Vermeidung neurotoxischer Prozesse diskutiert. Selektive Dopamin-D2-Autorezeptorliganden werden für den therapeutischen Einsatz diskutiert, sowohl bei Krankheiten, die durch eine Überfunktion von Dopamin charakterisiert sind (Schizophrenie, Suchtstörungen), als auch für Erkrankungen, die auf einen Dopaminmangel zurückgehen (Morbus Parkinson). Zu den selektiven Autorezeptoragonisten, welche die Freisetzung von Dopamin drosseln, gehört beispielsweise 3-(3-Hydroxyphenyl)-N-n-Propylpiperidin (3-PPP).

4.2.5 Synthese und Abbau von Transmitterstoffen

Klassische Transmittermoleküle werden in der Präsynapse synthetisiert. Die hierfür notwendigen Syntheseenzyme gelangen über axonalen Transport dorthin. Die Hemmung der für den axonalen Transport notwendigen Mikrotubulidynamik, beispielsweise durch das Alkaloid Kolchizin, kann daher die Transmitterbildung verhindern. Die meisten Ausgangsmoleküle für die Transmittersynthese sind Aminosäuren, die aus verschiedenen Stoffwechselwegen stammen. Daneben werden Transmitter oder deren Metaboliten aus dem synaptischen Spalt durch hocheffiziente Transporter wieder in die Präsynapse aufgenommen und stehen dann entweder als Synthesevorstufen oder als

4

Exkurs

Dalesches Prinzip, Kotransmitter, *cross talk* und Volumentransmission

Henry Dale formulierte um 1935 das Dogma, dass ein Neuron an allen seinen Synapsen nur einen bestimmten Transmitter ausschüttet und somit gewissermaßen eine neurochemische Einheit darstellt bzw. durch diesen Transmitter charakterisiert ist (also ein »cholinerges« oder ein »adrenerges« Neuron ist). Vor allem im Zuge der Entdeckung der großen Vielfalt von Neuropeptiden als Transmitter wurde klar, dass dieses **Dalesche Prinzip** streng genommen nicht gültig ist. So lassen sich viele Paare von klassischen Transmittern mit einem Neuropeptid (oder sogar mit mehreren) als Kotransmitter beschreiben. Beispielsweise Dopamin/Cholezystokinin, Acetylcholin/Substanz P oder Noradrenalin/Neuropeptid Y. Aber auch die Kolokalisation von zwei klassischen Transmittern in einem Neuron und die gleichzeitige Freisetzung dieser beiden Stoffe wurde gefunden, was die kritische Frage nach dem eigentlichen neurochemischen Phänotyp eines Neurons aufwirft. Offenbar sind Neurone der »dopaminergen« Mittelhirnkerne Substantia nigra und ventrales tegmentales Areal in der Lage, sowohl Glutamat als auch Dopamin auszuschütten (Sulzer u. Rayport 2000). Interessanterweise verhält es sich hier so, dass Glutamat direkt an einer asymmetrischen Synapse freigesetzt wird und die postsynaptische Zelle rasch depolarisiert, während Dopamin aus etwas distal von der synaptischen Endigung befindlichen Varikositäten freigesetzt wird und postsynaptische Dopaminrezeptoren nach dem Prinzip der Volumentransmission (Zoli et al. 1999) aktiviert. Die von Dopamin vermittelten postsynaptischen Potenziale setzen also mit zeitlicher Verzögerung ein. Bei Interneuronen des Rückenmarks wurde festgestellt, dass aus ein und derselben Synapse sowohl Glycin als auch GABA freigesetzt wird (Jonas et al. 1998). Diese Beispiele mögen belegen, dass die neurochemische Identität eines Neurons – wie sie praktikablerweise in wissenschaftlichen Lehrbüchern beschrieben wird – durchaus nicht so eindeutig ist. Des weiteren offenbart sich auch in diesem Aspekt der Vielfalt synaptischer Botenstoffe eines Neurons die enorme Kapazität des Nervensystems zur Feinabstimmung und Modulation der Informationsübertragung an chemischen Synapsen.

Die postsynaptische Wirkung der **Kotransmitter** wird von den jeweils spezifischen Rezeptoren vermittelt. Allerdings haben auch hier neuere Untersuchungen ergeben, dass einige G-Protein-gekoppelte Transmittersysteme in der postsynaptischen Zelle direkt interagieren. Dieser cross talk zwischen Rezeptoren kann über verschiedene Mechanismen erfolgen: Durch die Bildung von Rezeptorhomodimeren (Dimerisierung von zwei gleichen Rezeptortypen, z. B. $GABA_B$-Rezeptoren) oder von Rezeptorheterodimeren (Dimerisierung von zwei unterschiedlichen Rezeptoren eines Transmitters, z. B. Dopamin-D1- und -D2-Rezeptoren, oder von zwei Rezeptoren verschiedener Transmitter, z. B. zwischen Adenosin- und Dopaminrezeptoren) verändert sich die Bindungsaffinität des Transmitters zum jeweiligen Rezeptor, und/oder die intrazelluläre Kopplung an die beteiligten G-Proteine wird moduliert (Cordeaux u. Hill 2002). Zur Vermeidung von Missverständnissen sei hier angemerkt, dass unter dem Begriff *cross talk* gelegentlich auch die Wirkung eines Transmitters auf benachbarte Neurone durch Diffusion (Volumentransmission, s. unten) verstanden wird (Barbour u. Häusser 1997).

Unter **Volumentransmission** versteht man die Wirkung von Transmittern an etwas entfernt von der Synapse liegenden Strukturen – im Sinne eines parakrinen Effektes. Zusätzlich zur klassischen Wirkung eines Transmitters an Rezeptoren, die sich direkt in der der Präsynapse gegenüber liegenden postsynaptischen Membran befinden, können Transmitter nach Diffusion durch den extrazellulären Raum auch auf benachbarte Neurone wirken. Da hier die Diffusionsstrecken weiter sind (100 nm–1 µm) und die Diffusion durch neuronales Parenchym langsamer ist als durch den synaptischen Spalt (ca. 20 nm), setzt die Wirkung von Transmittern bei der Volumentransmission erst mit Verzögerungen im Sekundenbereich ein. Wie bereits in Abschnitt 4.3 angemerkt, hängt die Diffusion von Substanzen im neuronalen Parenchym von einer Reihe von Faktoren ab (Konzentrationsdifferenz, Temperatur, Beschaffenheit des Gewebes, physikochemische Eigenschaft des Transmitters). Erfolgt der Transport nicht durch Diffusion, sondern durch Konvektion über die Zerebrospinalflüssigkeit, so treten sogar zeitliche Verzögerungen im Minutenbereich auf. Manche Transmitter, die auch über Volumentransmitter ihre Ziele erreichen, werden dabei aus speziellen Strukturen freigesetzt. So kennt man bei noradrenergen und dopaminergen Neuronen sogenannte Varikositäten, Verdickungen des Axons in gewissem Abstand von der klassischen synaptischen Endigung, aus denen die entsprechenden Monoamine freigesetzt werden. Varikositäten wurden zuerst im autonomen Nervensystem beschrieben, kommen aber auch im ZNS vor. Das Phänomen der Volumentransmission als wichtiger physiologischer Wirkmechanismus der chemischen Signalübertragung ist für die Interpretation von verhaltenspharmakologischen Experimenten und auch für das Verständnis der Wirkung von neuroaktiven Pharmaka wichtig. Die direkte lokale Gabe von Wirksubstanzen durch Mikrokanülen im Tierexperiment, ebenso wie die Verfügbarkeit von Pharmaka, die systemisch verabreicht werden und aus den Blutgefäßen des Gehirns zu den Neuronen diffundieren, können als Signale der Volumentransmission interpretiert werden (Zoli et al. 1999).

kompletter Transmitter wieder zur Verfügung und werden in Vesikel verpackt. Neuropeptide werden – meist ganz oder zumindest ihre Vorstufen – im Zellkörper hergestellt und über aktiven axonalen Transport in die Präsynapse transportiert. Die Synthese- und Abbauschritte der besprochenen Transmitter werden in den jeweiligen Abschnitten behandelt (▶ 4.3).

4.3 Transmitter, Neuromodulatoren und Neuropeptide

4.3.1 Acetylcholin

Acetylcholin (ACh) soll hier aus historischen Gründen als erster chemischer Überträgerstoff besprochen werden. Chemische Signalübertragung bei Tieren wurde erstmals 1921 von Otto Loewi nachgeweisen, der die Regulation des Herzschlags bei Fröschen durch den Vagusnerven untersuchte. Stimulation des Vagusnerven führte zu einer Verminderung von Schlagkraft und -frequenz des Herzens, was auch durch Extrakte aus Vagusnerven erreicht werden konnte, so dass die unbekannte Überträgersubstanz »Vagusstoff« genannt wurde. Wenig später wurde gezeigt, dass der Vagusstoff mit ACh identisch ist und dass ACh an Synapsen des Parasympathikus, an präganglionären sympathischen Neuronen, an der neuromuskulären Endplatte sowie auch im Gehirn als Transmitter wirkt.

Synthese und Abbau. ACh wird aus Cholin und Acetyl-CoA (»aktivierte Essigsäure« oder Essigsäurethioester) unter der katalytischen Wirkung der Cholinacetyltransferase (ChAT) in den präsynaptischen Axonendigungen hergestellt (◘ Abb. 4.2). Acetyl-CoA stammt hauptsächlich aus dem Glukose- und Zitratstoffwechsel, während Cholin (als Phosphatidylcholin = Lezithin) über das Blut ins Gehirn gelangt. Der Abbau von ACh erfolgt enzymatisch durch die Acetylcholinesterase (AChE), welche die Hydrolyse des Moleküls katalysiert. Unspezifisch kann ACh auch über andere Cholinesterasen abgebaut werden. AChE ist eines der effizientesten Enzyme überhaupt, das unter geeigneten Bedingungen pro Sekunde ca. 5000 ACh-Moleküle spalten kann.

Cholinerge Systeme im Gehirn. Neben der großen Bedeutung, die ACh als Transmitter des autonomen Nervensystems und an der neuromuskulären Endplatte hat, spielt es auch im Gehirn eine wichtige Rolle (Woolf 1991). Mit Hilfe verschiedener histologischer und immunhistochemischer Färbetechniken (z. B. durch den histochemischen Nachweis der ACh-Esterase oder durch die immunhistochemische Detektion der Cholinacetyltransferase) wurden im Wesentlichen zwei große Zellkomplexe im Säugerhirn beschrieben, in denen cholinerge Neurone lokalisiert sind, die in verschiedene Bereiche des Gehirns projizieren und dort ACh freisetzen (◘ Abb. 4.3). Die Einteilung in die Teilgebiete Ch1–Ch8 geht hauptsächlich auf Arbeiten aus dem Labor von M. M. Mesulam zurück (Wainer et al. 1984).

Cholinerge Gehirnareale

Das **basale Vorderhirnsystem** besteht aus einem Komplex von relativ großzelligen Neuronen, der sich vom medialen Septum und verschiedenen Kernen, die ventral des Striatums liegen, bis zum kaudalen Ende des Globus pallidus erstrecken. Sie finden sich im medialen Septum und in den Kernen des vertikalen und des horizontalen Schenkels des diagonalen Bandes von Broca, außerdem im Nucleus basalis, der einen Teil der Substantia innominata darstellt. Es ist allerdings zu beachten, dass die magnozellulären cholinergen Neurone auch außerhalb der erwähnten Kerne zu finden sind (sich also nicht streng an Kerngrenzen halten) und es wiederum innerhalb dieser cholinergen Zellgruppen auch eine große Anzahl von GABAergen Neuronen gibt. Dies bedeutet, dass die als »cholinerge Zellgruppen« bezeichneten Kerne nicht durch den Transmitter ACh **definiert** sind.
▼

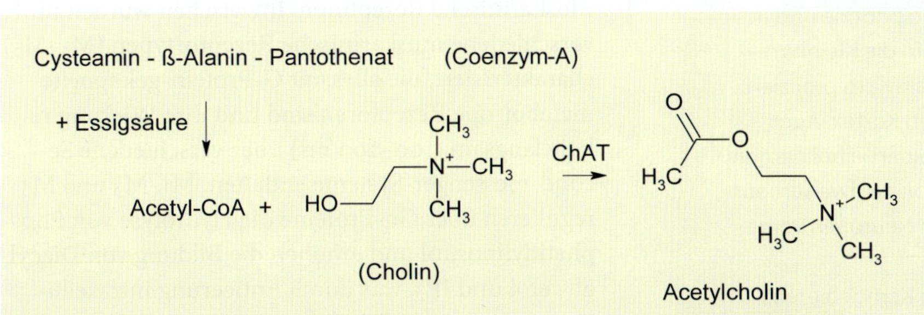

◘ **Abb. 4.2.** Synthese von Acetylcholin. Coenzym A ist eine Verbindung aus Cysteamin, β-Alanin und Pantothenat. Pantothenat ist mit 3′-Phospho-ADP verbunden. Die Thiolgruppe (–SH) am Cysteamin verbindet sich leicht mit Carbonsäuren (hier Essigsäure) zu energiereichen, reaktiven Thioestern, die die entsprechenden Carbonsäurereste auf andere Moleküle übertragen. Cholin ist ein Aminoalkohol, der aus dem Phospholipid Lezithin (Phosphatidylcholin) stammt und mit Acetyl-CoA unter der Wirkung der Cholinacetyltransferase (ChAT) zu Acetylcholin reagiert

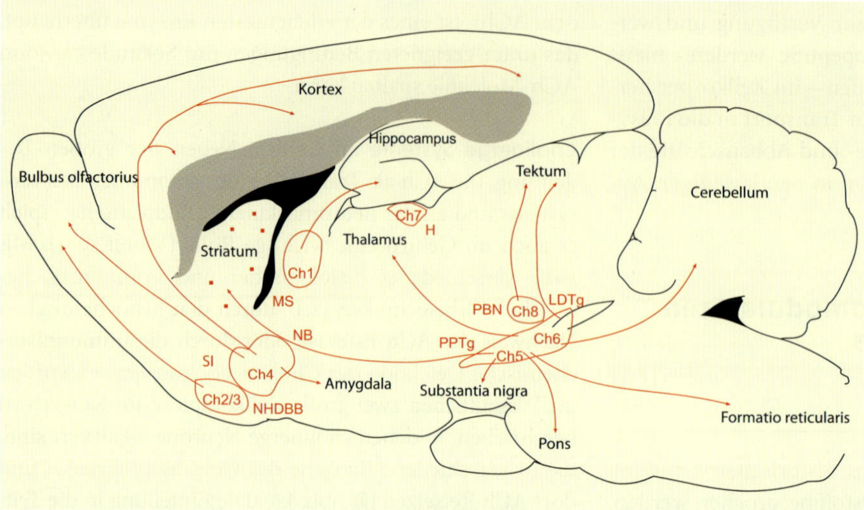

Abb. 4.3. Parasagittalschnitt durch ein schematisiertes Säugerhirn (Ratte) mit cholinergen Zellgruppen und Projektionen. Die Projektionssysteme des basalen Vorderhirnsystems, bestehend aus Nucleus basalis/Substantia innominata (*NB/SI*, Ch4), medialem Septum (*MS*, Ch1) und den Nuclei des vertikalen und horizontalen Schenkels des diagonalen Bandes von Broca (*NHDBB*, Ch2, Ch3), versorgen fast das gesamte Vorderhirn mit ACh. Das mediale Septum projiziert vor allem in den Hippocampus, während der Nucleus basalis/Substantia innominata den Kortex und die Amygdala sowie den Bulbus olfactorius cholinerg innervieren. Die Ch7-Zellgruppe liegt in der Habenula (*H*). Die Kerne des pontomesencephalen Systems, bestehend aus dem laterodorsalen (Ch6) und dem pedunkulopontinen (Ch5) tegmentalen Nucleus (*LDTg* und *PPTg*), projizieren aufsteigend in verschiedene Thalamuskerne und in die Substantia nigra und absteigend in die pontine und medulläre Formatio reticularis sowie in die Kleinhirnkerne. Der *LDTg* projiziert außerdem noch in den präfrontalen Kortex (aus Gründen der Übersichtlichkeit ist diese Projektion nicht eingezeichnet). Die Ch8-Zellgruppe liegt im Nucleus parabigeminus (*PBN*)

Die aufsteigenden Projektionssysteme versorgen zu unterschiedlichen Anteilen fast das gesamte Vorderhirn mit ACh. Das mediale Septum projiziert vorwiegend in den Hippocampus, der Nucleus-basalis/Substantia-innominata-Komplex innerviert vor allem den Kortex und die Amygdala sowie den Bulbus olfactorius. Interessanterweise projizieren die koverteilten GABAergen Zellen in die gleichen Areale wie die cholinergen Neurone. Absteigende Projektionen aus den Zellgruppen Ch1–Ch4 entstammen indessen ausschließlich nichtcholinergen Neuronen.

Das **cholinerge pontomesenzephale System** besteht aus dem laterodorsalen und dem pedunkulopontinen tegmentalen Nukleus. Beide projizieren aufsteigend in verschiedene Thalamuskerne und in die Substantia nigra und absteigend in die pontine und medulläre Formatio reticularis sowie in die Kleinhirnkerne. Der laterodorsale tegmentale Kern projiziert zusätzlich noch in den präfrontalen Kortex. Auch hier ist zu beachten, dass diese beiden »cholinergen Kerne« nicht nur cholinerge Neurone aufweisen, sondern vor allem mit glutamatergen Neuronen vergesellschaftet sind.

Zusätzlich zu diesen prominenten Kerngebieten kommt ACh als Transmitter von Neuronen der **Habenula** (H, Ch7) und dem **Nucleus parabigeminus** (PBN, Ch8) vor sowie in **Interneuronen**, insbesondere im Nucleus caudatus/Putamen, Nucleus accumbens und den Inseln von Calleja im ventralen Vorderhirn. Schließlich ist ACh der Transmitter an motorischen Endplatten und findet sich in Gehirn und Rückenmark in allen **Motoneuronen** (z. B. den motorischen Trigeminus- und den Fazialiskernen).

ACh-Rezeptoren

ACh entfaltet seine Wirkung auf die postsynaptische Nervenzelle über zwei Klassen von Rezeptoren, die nach ihren klassischen Agonisten, dem Pilzgift Muskarin und dem Pflanzenalkaloid Nikotin, als **muskarinische** bzw. als **nikotinische** Rezeptoren bezeichnet werden.

1. Muskarinische Rezeptoren: Inzwischen wurden fünf verschiedene muskarinische Rezeptortypen (M1–M5) charakterisiert, die allesamt G-Protein-gekoppelte metabotrope Rezeptoren sind und ihre Wirkung relativ langsam (100–200 ms) über verschiedene Second-messenger-Systeme entfalten. M1, M3 und M5 regulieren über Gq-Proteine die Hydrolyse von Phosphatidylinositol und erhöhen die Bildung von Diacylglycerol und IP_3, was durch Entleerung intrazellulärer Speicher zur Erhöhung der intrazellulären Ca^{2+}-Konzentration führt. M2 und M4 sind über Gi-Proteine inhibitorisch mit dem cAMP-System gekoppelt. Je nach Zelltyp werden durch die Aktivierung muskarinischer Rezeptoren K^{+}-, Ca^{2+}- oder Cl^{-}-Kanä-

le geöffnet oder verschlossen, so dass ACh an muskarinischen Rezeptoren die Zelle sowohl depolarisieren als auch hyperpolarisieren kann. M2-Rezeptoren können auch als präsynaptische Autorezeptoren fungieren. Agonisten für alle muskarinischen Rezeptoren sind neben Muskarin noch Pilocarpin und Oxotremorin, während Scopolamin und Atropin antagonistisch wirken.

2. Nikotinische Rezeptoren: Über die Struktur und Funktion nikotinischer ACh-Rezeptoren auf Muskelzellen ist bereits viel bekannt, denn dieser prototypische ligandengesteuerte Ionenkanal wird von allen Transmitterrezeptoren am längsten untersucht. Die elektrischen Organe (Elektroplaxe) des Rochens *Torpedo* und des Aals *Electrophorus* entwickeln sich aus Muskelzellen und haben sich für die Forschung als gut geeignete Untersuchungsobjekte erwiesen. Sie enthalten eine besonders große Menge nikotinischer ACh-Rezeptoren. Dies war für die Isolierung und Charakterisierung des Rezeptors eine wichtige Voraussetzung. Es handelt sich dabei um einen Kationenkanal, der aus fünf glykosylierten Polypeptiduntereinheiten (2 α, β, γ und δ) besteht. Durch Denervierung der elektrischen Organe kommt es zu einer Ausbreitung der Rezeptoren von der Endplattenregion aus über das gesamte Organ, wodurch die Dichte der Rezeptoren stark abnimmt. Dieses Phänomen machte man sich für Patch-clamp-Ableitungen von einzelnen Kanälen zunutze.

Nach Bindung von zwei ACh-Molekülen an je eine α-Untereinheit erfolgt die Kanalöffnung. Der Öffnungsdurchmesser beträgt ca. 0,65 nm, so dass kleinere Kationen wie Natrium, Kalzium und Kalium passieren können. Der nikotinische ACh-Rezeptor auf Nervenzellen hat eine etwas andere Zusammensetzung und besteht nur aus α- und β-Untereinheiten. Von beiden Proteinketten existieren einige Splice-Varianten (8 α und 3 β), so dass es eine Vielzahl von Kombinationsmöglichkeiten gibt, durch die die Wirkungsvielfalt von ACh am nikotinischen Rezeptor enorm erweitert wird. Vor allem die Affinität zu ACh und die Desensitivierungskinetik (Schließen des Rezeptors) hängen von den verschiedenen Untereinheiten ab. Im ZNS sind nikotinische ACh-Rezeptoren meist aus α_4-, β_2- und α_7-Untereinheiten zusammengesetzt.

Unter Splice(oder Spleiss)-Varianten versteht man Proteine, die von ein und demselben Gen codiert werden, sich aber dennoch etwas in ihrer Aminosäuresequenz und in ihren Eigenschaften unterscheiden. Die Unterschiede kommen daher, dass beim Entfernen nichtkodierender RNA-Abschnitte (Splicen) aus dem Primärtranskript und beim Zusammenfügen der RNA-Fragmente zur endgültigen mRNA kleine Abweichungen der Schnitt- oder Splice-Stellen vorkommen.

Der Rezeptor kann eine Reihe verschiedener Konformationen und damit verbundene Aktivitätszustände einnehmen. Nach ACh-Bindung geht der ruhende (geschlossene) Kanal in den aktiven und offenen Zustand über und von diesem über mehrere geschlossene und desensitivierte Zustände in einen inaktiven oder wieder in den Ruhezustand. Die Dauer dieser jeweiligen Zustände hängt von der Zusammensetzung der Untereinheiten des Kanals ab. Agonisten an den neuronalen nikotinischen ACh-Rezeptoren im ZNS sind neben Nikotin noch Anatoxin A, antagonistisch wirken Mecamylamin und α-Bungarotoxin sowie einige α-Conotoxine.

Funktionen von ACh im Gehirn

Diese ergeben sich vor allem aus pharmakologischen Studien mit selektiven Agonisten und Antagonisten (◘ Abb. 4.4, ◘ Tab. 4.1) sowie aus der Untersuchung von Ausfallserscheinungen nach spezifischen Läsionen. Die relativ selektive Zerstörung cholinerger Zellen kann durch das Aziridiniumion AF64A oder durch 192 IgG-Saporin erreicht werden. Dabei sind die immunotoxischen Läsionen durch 192 IgG-Saporin besonders selektiv für cholinerge Zellen des basalen Vorderhirns. Cholinerge Neurone der Ch1- bis Ch4-Zellgruppen enthalten hohe Konzentrationen des Rezeptors für den p75-Nervenwachstumsfaktor. Durch Bindung eines monoklonalen Antikörpers gegen p75 (192 IgG) an das Zellgift Saporin (aus der Pflanze *Saporina officinalis*) gelingt es nun, dieses Gift direkt und selektiv an p75-Neurone zu bringen, wo es internalisiert wird und die Zelle durch Inaktivierung der Ribosomen zerstört. Die cholinergen Neurone in den cholinergen Mittelhirnkernen Ch5 und Ch6 sind aus noch unbekannten Gründen besonders vulnerabel gegenüber der neurotoxischen Wirkung des NMDA-Rezeptoragonisten Chinolinsäure und lassen sich durch lokale Infusion dieses Neurotoxins relativ selektiv ausschalten.

Einige cholinerge Pharmaka sind Toxine (z. B. Atropin oder Nikotin), deren Wirkungen bereits seit langem bekannt und in den verschiedensten Verhaltensparadigmen gut untersucht sind. Daneben lassen auch die Störungen bei neurodegenerativen Erkrankungen, die, wie bei Morbus Alzheimer, hauptsächlich das cholinerge System betreffen, auf die natürliche Funktion von ACh im Gehirn schließen. Allgemein spielen die cholinergen Vorderhirngebiete (Ch1–Ch4) eine wichtige Rolle bei kognitiven Funktionen wie selektiver Aufmerksamkeit, Arbeitsgedächtnis, kortikaler sensorischer Verarbeitung und bei der Anwendung gelernter Reiz-Reaktions-Regeln. ACh im Frontalhirn scheint dabei besonders für Exekutivfunktionen wichtig zu sein, während es in posterioren Gebieten (z. B. in sensorischen Arealen) eher an der Signalverarbeitung beteiligt ist. Die cholinergen Hirnstammsysteme (Ch5, Ch6) sind für allgemeine Erregung/Aktivierung (Arousal), Vigilanz, Belohnung und den Schlaf-Wach-Rhythmus wichtig (Everitt u. Robbins 1997; Sarter

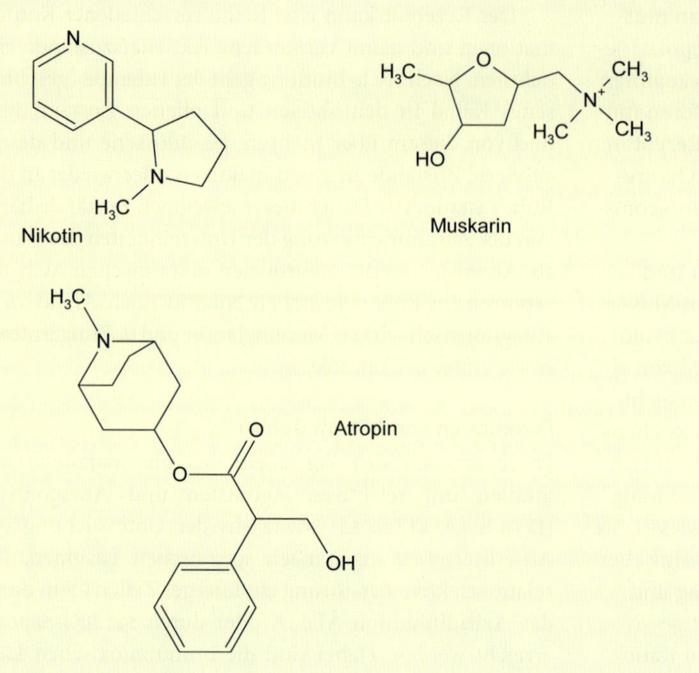

Abb. 4.4. Struktur der Acetylcholinrezeptoragonisten Nikotin und Muskarin sowie des muskarinischen Rezeptorantagonisten Atropin, ein Alkaloid aus der Tollkirsche (*Atropa belladonna*)

Tab. 4.1. Pharmakologie der Acetylcholinrezeptoren

Transmitter	Rezeptor	G-Protein und *second messenger*	Effekt	Agonist	Antagonist
Acetylcholin	Nikotinischer AChR	Kationenkanal (Na^+, K^+, Ca^{2+})	Depolarisation	Nikotin	Mecamylamin
Acetylcholin	Muskarinischer AChR (M1, 3, 5)	G_q-Protein, Phospholipase, IP3, DAG	Depolarisation, $[Ca^{2+}]\uparrow$	Muskarin, Pilocarpin	Scopolamin, Atropin
Acetylcholin	Muskarinischer AChR (M2, 4)	G_i-Protein, Adenylatzyklase	Depolarisation, Hyperpolarisation	Muskarin, Pilocarpin	Scopolamin, Atropin

u. Bruno 1997; Jones et al. 1999; Perry et al. 1999; von Bohlen und Halbach u. Dermietzel 2002; Cooper et al. 2003).

4.3.2 Aminosäuretransmitter

Glycin

Glycin ist die am einfachsten aufgebaute Aminosäure und kommt im ZNS in allen Zellen vor, da sie ein Produkt des Proteinstoffwechsels ist. Aus diesem Grund ist es teilweise schwierig, die Stoffwechselfunktion von Glycin von dessen Rolle als Neurotransmitter zu trennen. Glycin fungiert im ZNS zum einen als inhibitorischer Transmitter und zum anderen als allosterischer Modulator (Koagonisten) des erregenden Glutamatrezeptors vom NMDA-Typ.

Synthese und Abbau. Glycin wird durch die *trans*-Hydroxymethylase aus Serin gebildet (Abb. 4.5), welches aus Glukose-6-phosphat stammt. Für die Aufnahme von Glycin aus dem synaptischen Spalt sorgen ein glialer und ein neuronaler Glycintransporter. Der Abbau erfolgt durch die katalytische Wirkung von Glycindehydrogenase und Aminomethyltransferase. Die Dichte von Glycinrezeptoren im ZNS zeigt, dass die Bedeutung von Glycin als inhibitorischer Transmitter von Vorderhirnstrukturen über die Pons zur Medulla oblongata bis zum Rückenmark hin zunimmt.

Der **Glycinrezeptor** ist ein Glykoprotein aus fünf Untereinheiten (α_{1-4}- und β-Untereinheiten), welches als Cl^--Ionenkanal fungiert. Dieser inhibitorische Rezeptor wird auch strychninsensitiver Rezeptor genannt (da er durch das Brechnussalkaloid Strychnin blockiert wird), zur Un-

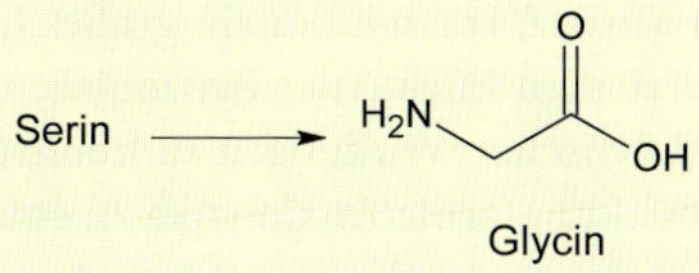

Abb. 4.5. Synthese von Glycin aus der Aminosäure Serin

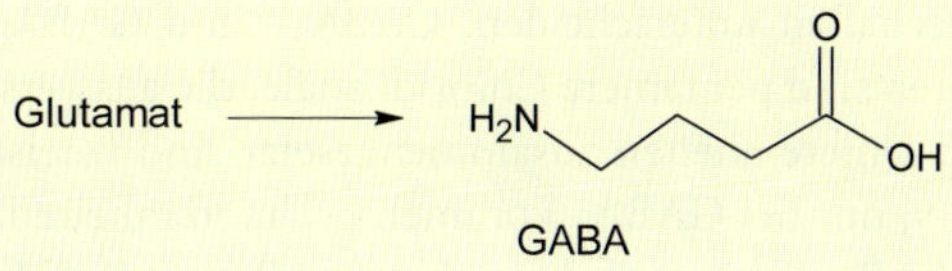

Abb. 4.6. Synthese von GABA aus der Aminosäure Glutaminsäure (Glutamat)

terscheidung von der strychnininsensitiven Glycinbindungsstelle am NMDA-Rezeptor. Wichtig für die Verankerung des Glycinrezeptors in der postsynaptischen Membran ist das Protein Gephyrin, das selbst aber nicht Teil des Ionenkanals ist. Die α-Untereinheit enthält die Bindungsstelle für Glycin, von dem zwei Moleküle für das Öffnen des Kanals nötig sind. Die β-Untereinheit hat im Wesentlichen strukturelle Aufgaben bei der Aufrechterhaltung der Kanalfunktionen. Prominente Glycinrezeptoragonisten sind β-Alanin und Taurin. Letzteres ist eine Aminosulfonsäure, die früher aus Ochsengalle aufbereitet wurde (der Name leitet sich nicht ganz nachvollziehbar ab von *tauros*: Stier). Dagegen wirken die Alkaloide Picrotoxin und Strychnin antagonistisch auf Glycinrezeptoren(◘ Tab. 4.2). Aus den Effekten von Strychninintoxikationen, nämlich Konvulsionen und Muskelkrämpfe sowie Myoklonus, kann man schließen, dass Glycin vor allem an motorischen und prämotorischen Zentren als inhibitorischer Transmitter wirkt. Diese Annahme wird dadurch unterstützt, dass die seltene neurologische Erkrankung Hyperekplexie, die auf eine Punktmutation im Gen der α_1-Untereinheit des Glycinrezeptors und entsprechend reduzierte Glycinbindung zurückgeht, durch ein explosives motorisches Verhalten (*startle disease*) charakterisiert ist (Becker 1995).

Glycin wirkt auch als positiver Modulator am glutamatergen NMDA-Rezeptor, und zwar als Koagonist von Glutamat, indem es die Öffnungsdauer dieses Kationenkanals verlängert. Die Beobachtung, dass selektive Antagonisten der Glycinbindungsstelle (z. B. 7-Chlorkynurensäure) des NMDA-Rezeptors wie NMDA-Rezeptorantagonisten wirken, erlaubt den Schluss, dass Glycin für die Funktion des NMDA-Kanals notwendig (aber nicht hinreichend) ist. Agonisten der Glycinbindungsstelle wie **D-Cycloserin** üben eine milde stimulierende Wirkung auf den NMDA-Rezeptor aus und wirken daher möglicherweise als *cognitive enhancers* (▶ 4.3.2, Abschnitt Glutamat).

Der therapeutische Einsatz von D-Cycloserin erstreckt sich von der Behandlung der Tuberkulose bis zur Behandlung kognitiver Defizite bei schizophrenen Störungen und bei Morbus Alzheimer. Kürzlich wurde gezeigt, dass D-Cycloserin möglicherweise auch für die pharmakotherapeutische Unterstützung der Expositionstherapie von Angst- und Furchtstörungen geeignet ist, da es im Tierversuch das Extinktionslernen konditionierter Furcht fördert (Koch 2002).

γ-Aminobuttersäure (GABA)

Vor etwa 50 Jahren entdeckten Eugene Roberts und Ernst Florey unabhängig voneinander, dass GABA ein wichtiger inhibitorischer Transmitter (*factor I*) im Nervensystem ist.

Synthese und Abbau. GABA ist eine neuronenspezifische Aminosäure, die durch Decarboxylierung aus Glutamat (dem wichtigsten erregenden Transmitter, s. unten) gebildet wird (◘ Abb. 4.6). Für die Synthese von GABA aus Glutamat ist die Glutamatdecarboxylase (GAD) verantwortlich, die in zwei Versionen vorkommt: als GAD_{65} mit einem Molekulargewicht von 65 kDa und als GAD_{67} mit 67 kDa. Der immunhistochemische Nachweis dieser Enzyme bzw. deren Nachweis durch In-situ-Hybridisierung ist heutzutage eine der wichtigsten Methoden für die Untersuchung der Verteilung von GABAergen Neuronen im ZNS. GABA wirkt meist als hemmender Transmitter, und es ist interessant, dass der Weg von der neuronalen Erregung durch Glutamat zur Hemmung durch GABA metabolisch extrem kurz ist und nur von dem Enzym GAD abhängt. Der Abbau von GABA zu Succinatsemialdehyd wird von einer Transaminase katalysiert. Im Übrigen wird GABA rasch durch hochaffine GABA-Transporter (GAT) aus dem synaptischen Spalt entfernt und entweder in die Präsynapse (GAT-1 und GAT-4) oder in Gliazellen (GAT-2 und GAT-3) transportiert.

GABAerge Systeme im Gehirn. Die Verteilung GABAerger Neurone im Gehirn zeigt folgendes Bild: GABAerge Interneurone finden sich häufig im Cerebellum, im Thalamus, im gesamten Kortex, im Hippocampus und in der Amygdala. Dabei ist zu bemerken, dass GABAerge Interneurone, insbesondere im Kortex, in einer Vielzahl von morphologischen Variationen vorkommen. GABAerge Projektionsneurone finden sich zahlreich im Striatum (Nucleus caudatus/Putamen und Nucleus accumbens), im retikulären Thalamuskern, in der Substantia nigra pars reticulata und im Globus pallidus (Margeta-Mitrovic et al. 1999; Pirker et al. 2000).

GABA-Rezeptoren

Die Wirkung von GABA an der postsynaptischen Membran besteht in einer Hyperpolarisation der Zelle. GABA kann über drei verschiedene **Rezeptorsubtypen** wirken, die sich in ihren strukturellen und pharmakologischen

Eigenschaften unterscheiden. $GABA_A$- und $GABA_C$-Rezeptoren sind pentamere Chloridkanäle, die aus verschiedenen Untereinheiten zusammengesetzt sind (meist 2 α, 2 β, 1 γ; nur bei $GABA_C$ kommen ρ-Untereinheiten vor). $GABA_B$-Rezeptoren sind metabotrope Rezeptoren. Inzwischen wurden für den $GABA_A$-Rezeptor über 20 verschiedene Varianten von Untereinheiten (α_{1-6}, β_{1-4}, γ_{1-4}, δ, θ, π, ρ_{1-3}) geklont und beschrieben. Die Bindung von GABA an diese Rezeptoren führt direkt zur Erhöhung der Cl^--Permeabilität und damit unter normalen Bedingungen (hohe extrazelluläre Cl^--Konzentration) zu einer Hyperpolarisation der Zelle. Auch hier gilt wieder, dass die Zusammensetzung der Unterheiten über die Kanaleigenschaften entscheidet und dass diese in unterschiedlichen Hirngebieten ungleich verteilt sind. So beinhalten beispielsweise etwa 85% aller kortikalen $GABA_A$-Rezeptoren die α_1-Untereinheit, während GABA-Rezeptoren mit α_5-Untereinheiten im Hippocampus besonders häufig sind.

Box

An dieser Stelle sei betont, dass es streng genommen falsch ist, von »erregenden« oder »hemmenden« Transmittersystemen zu sprechen, denn die Effekte des Öffnens von Ionenkanälen auf das Membranpotenzial der Zelle hängen von der Ionenverteilung an der Membran ab. Dies zu beachten, ist für das Verständnis der Entwicklung des Nervensystems besonders wichtig, da unreife Neurone eine sehr hohe intrazelluläre Cl^--Konzentration aufweisen (aufgrund der Expression von Natrium-Kalium-Chlorid-Kotransportern), so dass GABA (und auch Glycin) in den frühen Phasen der Entwicklung des ZNS durch Cl^--Ausstrom eine depolarisierende Wirkung auf die Zelle hat. Neueste Untersuchungen zeigten überdies, dass das Cl^--Umkehrpotenzial in Neuronen eines epileptischen Fokus so verschoben ist und GABA dort als erregender Transmitter wirken kann.

Die Zusammensetzung der Kanäle ist für deren Pharmakologie und Physiologie entscheidend. Grob vereinfacht ist

- die α_1-Untereinheit für Sedation,
- die α_2-Untereinheit für Anxiolyse,
- die α_3-Untereinheit für Muskelrelaxation und
- die α_5-Untereinheit für Lernen und Gedächtnis besonders wichtig.

Während GABA wahrscheinlich an die β-Untereinheiten bindet, stellt die α-Untereinheit den Rezeptor für Benzodiazepine dar, welche die Öffnung des Kanals allosterisch fördert. Etwa 75% der $GABA_A$-Rezeptoren enthalten eine Bindungsstelle für Benzodiazepine. Seit etwa 1960 sind synthetische Benzodiazepine wie Chlordiazepoxid (Librium®) und Diazepam (Valium®) als Anxiolytika im Einsatz. Derzeit besteht großes Interesse daran, die sedierenden Effekte der Benzodiazepine von deren rein anxiolytischen Wirkungen zu trennen, um möglichst nebenwirkungsarme Anxiolytika zu entwickeln. Einige neuere Befunde deuten darauf hin, dass die α_2- und α_3-Untereinheiten für die Anxiolyse durch Benzodiazepine verantwortlich sind, ohne sedierend zu wirken. Wie oben erwähnt, sind inverse Agonisten der Benzodiazepinbindungsstelle wie die β-Carboline stark anxiogen wirkende Substanzen. Dies deutet darauf hin, dass es eine gewisse endogene anxiolytische Aktivität im Gehirn gibt, die durch den inversen Antagonismus weggenommen wird.

Alkohol (Ethanol), Barbiturate, Anästhetika und neuroaktive Steroide (wie z. B. Progesteron und seine Metaboliten) binden an die β-Untereinheiten des $GABA_A$-Rezeptors und verstärken die inhibitorische Wirkung des Kanals. Die Funktion der γ-Untereinheit ist nicht ganz klar, jedoch ist eine Modulation der Benzodiazepinaffinität des Rezeptors durch die γ-Untereinheit nachgewiesen. Der klassische $GABA_A$- und $GABA_C$-Kanalblocker ist Picrotoxinin (die wirksame Komponente des Dimers Picrotoxin, ein Pflanzeninhaltsstoff). Als kompetitiver $GABA_A$-Rezeptorantagonist wirkt Bicucullin, und als $GABA_A$-Rezeptoragonist wirkt Muscimol (◘ Abb. 4.7, ◘ Tab. 4.2).

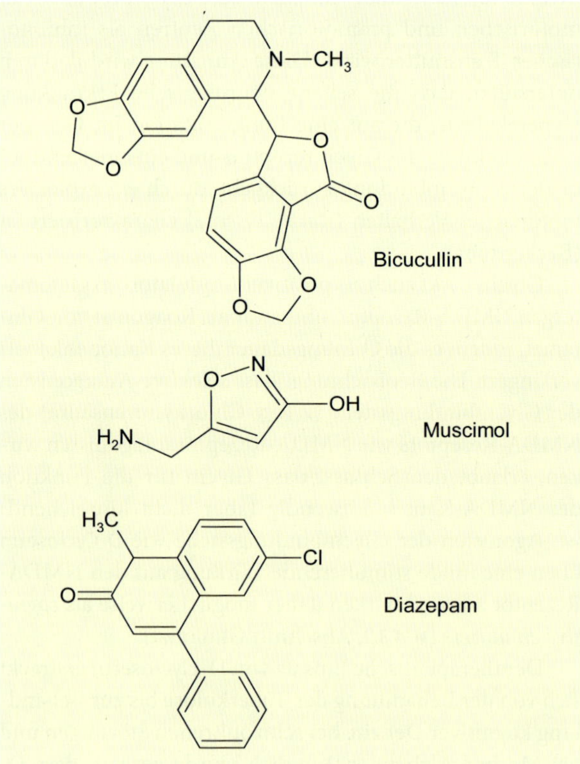

◘ **Abb. 4.7.** Strukturformeln des $GABA_A$-Antagonisten Bicucullin (enthalten in verschiedenen Erdrauchgewächsen oder Fumaraceen), des Agonisten Muscimol (aus dem Fliegenpilz *Amanita muscaria*) und des prototypischen Benzodiazepins Diazepam (Valium®), welches als allosterischer $GABA_A$-Rezeptoragonist wirkt

Box

Neuroaktive Steroide

Steroidhormone wie Progesteron und die Östrogene (17β-Östradiol, Östron, Östriol) sowie Glukokortikoide entfalten ihre Wirkung über intranukleäre Rezeptoren, die als Transkriptionsfaktoren fungieren. Daneben haben einige dieser Steroide sowie deren Metaboliten auch nichtgenomische Effekte auf die Aktivität von Nervenzellen. Diese Effekte sind von kürzerer Dauer (im Bereich von Millisekunden und Sekunden, im Gegensatz zu den genomischen Effekten, die oft Stunden anhalten) und werden durch allosterische Modulation von Ionenkanälen oder G-Proteinen vermittelt. Besonders gut untersucht sind die Effekte von Progesteron und seinen Metaboliten (z.B. Allopregnanolon) auf $GABA_A$-Rezeptoren. Durch quasispezifische Einlagerung des Steroids in die Membran in unmittelbarer Nachbarschaft des $GABA_A$-Rezeptors wird die Öffnungswahrscheinlichkeit und -dauer des Cl^--Kanals allosterisch erhöht und so die Wirkung von GABA verstärkt.
Auch andere ionotrope Rezeptoren wie der nikotinische ACh-Rezeptor, der Glycinrezeptor, der 5-HT3-Rezeptor und einige ionotrope Glutamatrezeptoren werden von neuroaktiven Steroiden positiv oder negativ allosterisch moduliert.
Die Auswirkungen der Modulationen der Rezeptorfunktion durch neuroaktive Steroide betreffen eine Vielzahl von Funktionen. Gut untersucht sind neuroprotektive Effekte (durch negative Modulation von Glutamatrezeptoren), Sedation, Anästhesie, hypnotische Wirkung und Anxiolyse. Auch antidepressive und antipsychotische Wirkungen wurden für neuroaktive Steroide gezeigt. Eine Beteiligung an verschiedenen Stimmungsstörungen wie dem prämenstruellen Syndrom (PMS) und der Post-partum-Depression gelten ebenfalls als sicher (Rupprecht u. Holsboer 1999)

$GABA_B$-Rezeptoren sind nicht mit Chloridkanälen verbunden, sondern sind metabotrope, Gi-Protein-gekoppelte Rezeptoren, die die Adenylatzyklase hemmen, die Leitfähigkeit von Ca^{2+}-Kanälen vermindern und die Durchlässigkeit von K^+-Kanälen erhöhen. $GABA_B$-Rezeptoren bestehen interessanterweise – und im Gegensatz zu vielen anderen metabotropen Rezeptoren – aus Homodimeren, d.h. aus zwei strukturell sehr ähnlichen Untereinheiten mit jeweils sieben Transmembrandomänen. Diese sind intrazellulär über Protein-Protein-Wechselwirkungen stabil miteinander verbunden und aktivieren ein trimeres Gi-Protein. Die aktivierte α-Untereinheit hemmt die Adenylatzyklase, während der Komplex aus βγ-Untereinheiten Ca^{2+}-Kanäle hemmt und einwärtsgleichrichtende K^+-Kanäle aktiviert. Die Wirkung von GABA an $GABA_B$-Rezeptoren ist eine langsame, andauernde Hyperpolarisation der Zelle. $GABA_B$-Rezeptoren können auch als präsynaptische Autorezeptoren die Freisetzung von GABA regulieren und als Heterorezeptoren die Freisetzung von Acetylcholin, Glutamat und Monoaminen sowie von Neuropeptiden. $GABA_B$-Rezeptoren lassen sich nicht von den Agonisten und Antagonisten der $GABA_A$-Rezeptoren beeinflussen. Als Agonist wirkt Baclofen, als Antagonisten werden Phaclofen und CGP 36742 eingesetzt (◘ Tab. 4.2).

GABA-Transporter sind aus zwölf Transmembrandomänen bestehende Proteine, die sich in Gliazellen und in Vesikeln in den präsynaptischen Endigungen GABAerger Neurone befinden. Es wurden bisher vier verschiedene Varianten dieser Transporterproteine beschrieben. Die Bindung von GABA an den Transporter und die Aufnahme des Transmitters in das Vesikel hängen von der Anwesenheit von NaCl ab, wobei die Cl^--Ionen die Affinität des Transporters erhöhen und ein elektrochemischer Gradient von Na^+-Ionen zwischen Extrazellularraum und Zytosol (bzw. Vesikelinnerem) die treibende Kraft für die Aufnahme von GABA darstellt.

Funktion von GABA im Gehirn

GABA ist der wichtigste inhibitorische Transmitter im Gehirn. Dementsprechend haben Defizite der GABAergen Transmission vielfältige und oft schwere neurologische und psychiatrische Störungen zur Folge. Prominente Erkrankungen, bei denen Defekte des GABAergen Systems eine wichtige Rolle spielen, sind Angst- und Furchtstörungen, Schizophrenie, Epilepsie und die Huntingtonsche Erkrankung. $GABA_A$-Rezeptoren sind Angriffspunkte für moderne Anästhetika (z.B. Etomidat), wobei vor allem die $β_2$- und $β_3$-Untereinheiten wichtige Komponenten sind.

Glutamat

Die Aminosäure L-Glutamat ist der wichtigste erregende Neurotransmitter im ZNS. Ihre Rolle als Transmitter wurde erstmals 1960 beschrieben (Curtis et al. 1960). L-Aspartat wirkt ebenfalls als Neurotransmitter, wurde aber weniger intensiv untersucht und wird aus diesem Grunde hier nicht weiter besprochen.

Synthese. Beide Aminosäuren werden durch Transaminierung aus 2-Oxoglutarat (früher: α-Ketoglutarat, einem Intermediaten des Zitratzyklus) unter der katalytischen Wirkung von L-Glutamatdehydrogenase gebildet (◘ Abb. 4.8). Glutamat wird zusätzlich aus Glutamin synthetisiert, welches in Gliazellen gebildet, in Neurone transportiert (über den Glutamintransporter SLC38) und dort durch Glutaminase in Glutamat umgewandelt wird.

Die Konzentration von Glutamat im Gehirn ist im Vergleich zu anderen Organen auffallend hoch (5–10 mM), weshalb schon früh eine Rolle als Transmitter vermutet

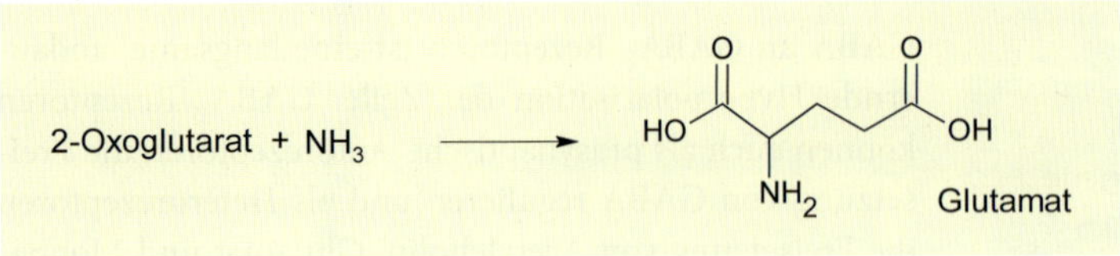

Abb. 4.8. Synthese von Glutamat aus 2-Oxoglutarat und NH_3 (Ammoniak)

4

wurde. Nach der Synthese wird Glutamat über vesikuläre Transporter (ATP-verbrauchende Protonenpumpen) in synaptische Vesikel aufgenommen. Nach der synaptischen Freisetzung und kurzer Wirkung an den postsynaptischen Rezeptoren erfolgt die Wiederaufnahme von Glutamat in die Präsynapse über zytoplasmatische Transporter. Zusätzlich besitzen auch Gliazellen Glutamattransporter, die den Transmitter rasch aus dem synaptischen Spalt aufnehmen.

Glutamaterge Neurone im Gehirn. Glutamat ist im gesamten Gehirn verbreitet, und zwar sowohl in Neuronen von lokalen Schaltkreisen als auch in Projektionsneuronen, so dass es nicht sinnvoll ist, spezifische »glutamaterge Systeme« zu benennen (Ozawa et al. 1998). Besonders prominent sind die Projektionen von Kortexarealen in die verschiedensten subkortikalen Bereiche (Hippocampus, Amygdala, Basalganglien und über die Pyramidenbahn ins Rückenmark), die kortikokortikalen Projektionen sowie die thalamokortikalen Verbindungen. Außerdem ist Glutamat der wichtigste erregende Transmitter der Afferenzen und Efferenzen des Cerebellum.

Eine wesentliche Rolle bei der Beendigung der synaptischen Wirkung von Glutamat spielen die selektiven und hochaffinen **Transporter** in der Plasmamembran von Neuronen oder Gliazellen (Danbolt 2001; Kanai u. Hediger 2003). Die Glutamataufnahme durch die zytoplasmatischen Transporter ist energieabhängig und wird von den elektrochemischen Gradienten von Na^+ und K^+ angetrieben. Na^+ und Protonen werden mit Glutamat ins Zellinnere transportiert (Symport), während K^+ im Gegenzug durch den Transporter aus der Zelle heraustransportiert wird (Antiport). Derzeit sind fünf verschiedene Transporterproteine (*excitatory amino acid transporters*, **EAAT**) bekannt, die sich durch Aminosäuresequenzen, anatomische Lokalisation und Pharmakologie unterscheiden; EAAT1 und EAAT2 kommen in Gliazellen vor, EAAT3 und EAAT4 dagegen in Neuronen. EAAT5 befindet sich in der Retina. Neben der Wiederaufnahme von Glutamat zum Zweck des Transmitterrecycling, ist eine weitere wichtige Aufgabe der EAATs die Vermeidung neurotoxischer extrazellulärer Glutamatkonzentrationen. Fehlfunktionen der EAATs sind daher an der Entstehung von neurodegenrativen Erkrankungen beteiligt, da ihre Aktivität bei zellulärem Stress und/oder Energiemangel stark herabgesetzt ist. Die vesikulären Glutamattransporter sind ATP-abhängige Protonenpumpen, die Glutamat zusammen mit H^+-Ionen in die Vesikel transportieren.

Die Effizienz der verschiedenen Transporterproteine ist beeindruckend: Im Extrazellularraum des ZNS liegt eine Glutamatkonzentration von 1 µM vor. Die zytoplasmatischen Transporter bewirken demgegenüber eine intraneuronale Anreicherung um das 10^4fache, so dass in Neuronen eine Glutamatkonzentration von etwa 10 mM herrscht. Die vesikulären Transporter schließlich sorgen in den Vesikeln für eine Glutamatkonzentration von 100–250 mM (Kanai u. Hediger 2003). Es ist leicht vorstellbar, wie empfindlich diese stark energieabhängigen Transportprozesse gegenüber Störungen des Energiestoffwechsels (Sauerstoff- oder Nährstoffmangel) sind. Dieser Aspekt wird im Zusammenhang mit Neurotoxizität nochmals aufgegriffen.

Glutamatrezeptoren

Für die Vermittlung der zellulären Effekte von Glutamat stehen sowohl ligandengesteuerte ionotrope als auch G-Protein-gekoppelte metabotrope Rezeptoren zur Verfügung. Die drei Typen ionotroper Glutamatrezeptoren werden nach ihren spezifischen Agonisten benannt: NMDA (N-Methyl-D-Aspartat), AMPA (*α-amino 3-hydroxy 5-methyl isoxazol propionic acid*) und Kainat (Abb. 4.9; Madden 2002). Die metabotropen Glutamatrezeptoren (mGluR) werden in drei Klassen und dann weiter in verschiedene Subtypen unterteilt (s. unten).

NMDA-Rezeptoren

Der NMDA-Rezeptor ist ein liganden- und spannungsgesteuerter Ionenkanal für Na^+, Ca^{2+} und K^+. Er besteht aus vier Transmembranproteinuntereinheiten, die in zwei Subtypen NMDAR1 und NMDAR2 unterteilt werden. Diese Untereinheiten haben unterschiedliche Funktionen, wie die Ausbildung der Bindungsstellen für Glutamat und für Modulatoren der Kanalaktivität (z. B. Glycin, Mg^{2+}, Zn^{2+}), sowie die Bildung des Ionenkanals. Von NMDAR1 existieren sieben und von NMDAR2 vier Splice-Varianten. Bereits diese Angaben vermitteln eine Vorstellung von den vielfältigen Möglichkeiten zur Feinabstimmung der Signaltransmission über NMDA-Rezeptoren. Zusätzlich ist die Durchlässigkeit des NMDA-Rezeptors für Kationen durch einige Faktoren regulierbar: Die Bindung von Glycin als Kofaktor an der sogenannten strychnininsensitiven Glycinbindungsstelle (so genannt, weil sie nicht durch den Glycinantagonisten Strychnin blockiert werden kann) ist eine notwendige Voraussetzung für die Funktion des NMDA-Rezeptors. Da Glycin unter normalen physiologischen Umständen stets in ausreichender Konzentra-

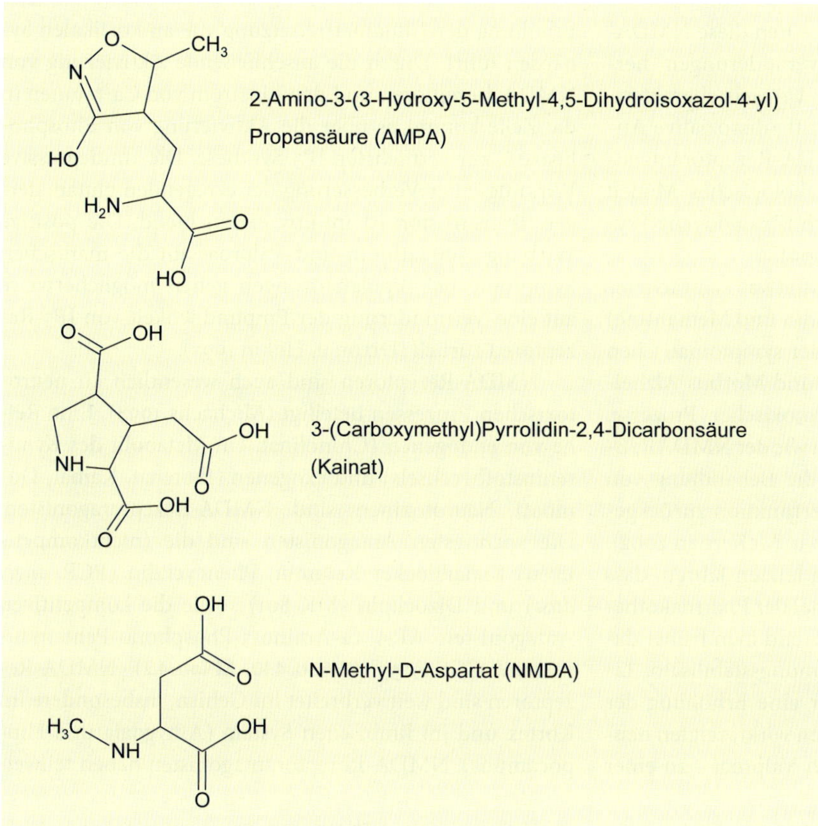

Abb. 4.9. Strukturen der klassifizierenden Agonisten ionotroper Glutamatrezeptoren (AMPA, Kainat, NMDA)

tion vorhanden ist, wird die Bedeutung dieser modulatorischen Bindungsstelle erst in pharmakologischen Experimenten deutlich (z.B. nach Blockade durch den Antagonisten der Glycinbindungsstelle 7-Chlorokynurensäure oder durch Stimulation der Bindungsstelle durch D-Cycloserin). Das Kation Zn^{2+} und bestimmte Polyamine (z.B. Spermidin) regulieren die Kanaleigenschaften unabhängig von der Membranspannung.

Interessanterweise ist die Ionendurchlässigkeit des NMDA-Rezeptors spannungsabhängig und bei Membranpotenzialen bis etwa –35 mV durch Mg^{2+} blockiert. Erst bei einem über diesen Schwellenwert ansteigenden (d.h. positiveren) Membranpotenzial wird dieses Mg^{2+}-Ion entfernt, und der Kanal wird für Na^+ und Ca^{2+} durchlässig. Diese **Liganden- und Spannungsabhängigkeit** bedingt die besondere Eigenschaft des NMDA-Rezeptors als »Koinzidenzdetektor«. Erst bei starker Erregung, z.B. durch hochrepetitive Reizung (tetanische Stimulation) oder bei gleichzeitiger Aktivierung durch zwei konvergente afferente Eingänge auf ein Neuron, wird der Kanal aktiv und ermöglicht den Einstrom von Ca^{2+}, was zur Aktivierung zahlreicher intrazellulärer Prozesse (Aktivierung von Proteinkinasen und Transkriptionsfaktoren) führt. Aufgrund dieser Eigenschaften ist der NMDA-Rezeptor entscheidend an Lern- und Gedächtnisleistungen beteiligt. Hier ist besonders die Rolle von Glutamat an NMDA-Rezeptoren bei der **Langzeitpotenzierung** (LTP) hervorzuheben. Anfang der 1970er-Jahre wurde dieses Phänomen synaptischer Verstärkung von T. Bliss und T. Lomo im Hippocampus von Kaninchen entdeckt und relativ schnell als einer der möglichen physiologischen Mechanismen von Lernen und Gedächtnis interpretiert. Inzwischen wurde in fast allen glutamatergen Systemen des Gehirns gefunden, dass starke präsynaptische Aktivität, die die postsynaptische Zelle über die Spannungsschwelle des NMDA-Rezeptors depolarisiert, eine langanhaltende Verstärkung dieser synaptischen Verbindung bewirkt. LTP geht auf den vermehrten Einstrom von Ca^{2+} und auf die damit verbundenen intrazellulären Veränderungen zurück. Diese sind zahlreich und vielgestaltig, jedoch kommt wohl der Aktivierung der Ca^{2+}/Calmodulin-abhängigen Proteinkinase II (CaMK II) durch Ca^{2+} eine besondere Bedeutung zu, da CaMK II die AMPA-Rezeptoren phosphoryliert und damit deren Öffnungswahrscheinlichkeit erhöht (Malenka u. Nicoll 1999).

Die relativ langanhaltende Aktivität des NMDA-Rezeptors prädestiniert ihn für die Vermittlung verschiedener Formen der neuronalen Plastizität im erwachsenen Gehirn sowie während der Hirnentwicklung, ebenso wie zur Bildung neuronaler Assemblies, wie sie an Bewusstseinsvorgängen beteiligt sein könnten. Nichtkompetitive NMDA-Rezeptorantagonisten wie Ketamin, Dizocilpin (MK-801) und Phencyclidin führen zu Bewusstseinsveränderungen und in höheren Dosen zum Bewusstseinsverlust (Anästhesie). Außerdem rufen diese NMDA-Rezeptorantagonisten Bewusstseinsveränderungen hervor, die als »Ich-Ablösung« von der Umwelt charakterisiert werden können (daher der Begriff »dissoziative Anästhetika«). Die Zustände, die NMDA-Rezeptorantagonisten auslösen, werden als pharmakologisches Modell für exogene und wahrscheinlich auch für endogene Psychosen betrachtet (Jentsch u. Roth 1999).

NMDA-Rezeptorantagonisten mit etwas schwächerer Affinität zum Rezeptor (z. B. Amantadin und Memantine) spielen eine Rolle als Pharmaka bei der symptomatischen Behandlung von Morbus Parkinson und Morbus Alzheimer sowie zur Eindämmung neurotoxischer Prozesse. Auch subtypspezifische Antagonisten wie der NMDAR2B-Antagonist Ifenprodil könnten für die Behandlung von Störungen, die auf eine Glutamatüberfunktion zurückgehen, gezielt eingesetzt werden (Kemp u. McKernan 2002). Interessanterweise zeigte sich in den letzten Jahren, dass NMDA-Rezeptoren auch eine Rolle bei der Pharmakotherapie von Depressionen spielen. Während man früher davon ausgegangen war, dass der Stimmungsstabilisator Lithium (verschiedene Li^+-Salze) über eine Erhöhung der Konzentration von Inositolphosphaten wirkt, zeigten neuere Studien, dass Lithium – wie auch Valproat – zu einer Erhöhung der Glutamatfreisetzung v. a. an kortikalen Synapsen führt. Durch die anschließende Aktivierung von NMDA-Rezeptoren und den Einstrom von Ca^{2+}-Ionen in die Zelle kommt es über die Aktivierung von Phospholipase C zur vermehrten IP_3-Synthese. Die antidepressive Wirkung einer Verbesserung der erregenden glutamatergen Transmission ist intuitiv einleuchtend. Die positive Wirkung von Lithium und Valproat auf die manischen Symptome bei Bipolarstörungen gehen möglicherweise auf eine Verminderung der Empfindlichkeit von IP_3-Rezeptoren zurück (Dixon u. Hokin 1997).

NMDA-Rezeptoren sind auch wesentlich an neurotoxischen Prozessen beteiligt (Michaelis 1998). Eine Reihe von endogenen (Chinolinat, ein Metabolit des Kynureninstoffwechsels) und exogenen (Ibotenat, Kainat, Domoat) Neurotoxinen sind NMDA-Rezeptoragonisten. Die wichtigsten Antagonisten sind die (nichtkompetitiven) Kanalblocker Ketamin, Phencyclidin (PCP, *angel dust*) und Dizocilpin (MK-801) sowie die kompetitiven Antagonisten AP-5 (2-Amino-5-Phosphono-Pentansäure) und CGS 19755 (◘ Abb. 4.10, ◘ Tab. 4.2). NMDA-Rezeptoren sind weit verbreitet im Gehirn, insbesondere im Kortex und im limbischen System (Amygdala und Hippocampus). NMDA-Rezeptorantagonisten haben teilwei-

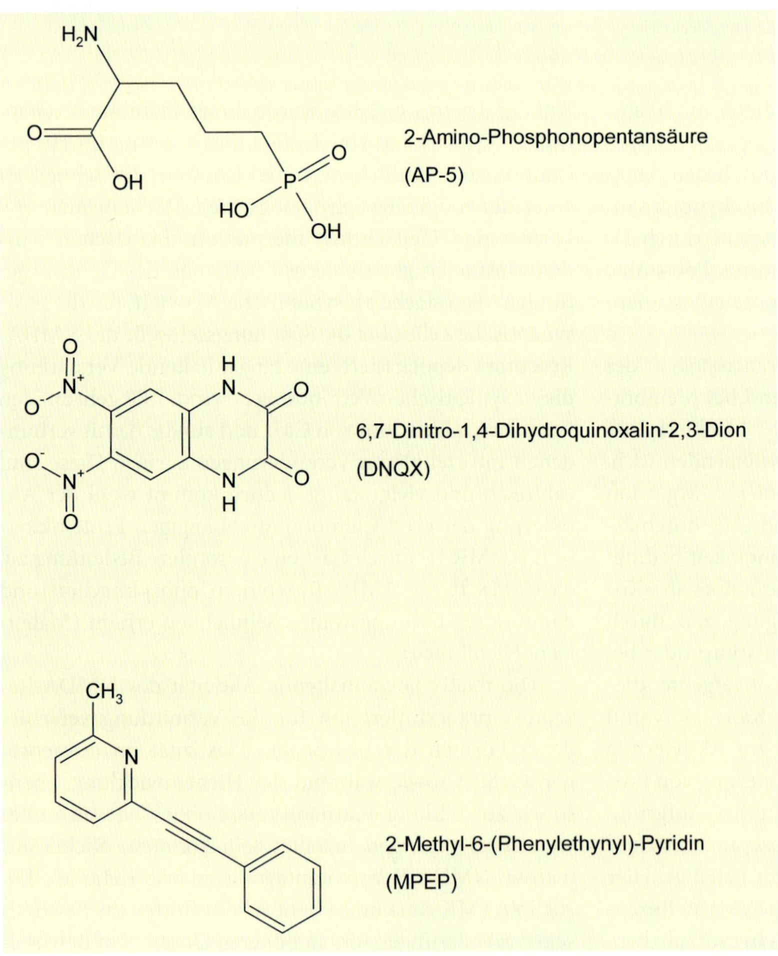

◘ **Abb. 4.10.** Glutamatrezeptorantagonisten. AP-5 ist ein NMDA-Rezeptorantagonist, DNQX blockiert AMPA-Rezeptoren, und MPEP ist ein selektiver Antagonist metabotroper Glutamatrezeptoren vom mGluR5-Typ

Exkurs

NO als Neuromodulator

Eine wichtige Rolle bei der durch NMDA-Rezeptoren vermittelten Langzeitpotenzierung (LTP), die z. B. durch tetanische Reizung bestimmter Fasertrakte in Neuronen des Hippocampus auftritt, kommt dem Neuromodulator NO (Stickstoffmonoxid) zu. NO wurde bereits um 1980 als gefäßrelaxierender Wirkstoff an Endothelzellen beschrieben. Man macht sich die gefäßerweiternde Wirkung von NO bei der akuten Behandlung von Herzinfarkten durch Nitroglyzerin zunutze. NO ist ein Gas und wird durch die katalytische Wirkung der NO-Synthase (die im Endothel als »eNOS« und in Neuronen als »nNOS« vorkommt) aus der Aminosäure L-Arginin (unter Beihilfe des Kofaktors NADPH: Nikotinamidadenindinukleotidphosphat) und O_2 synthetisiert. Aufgrund seiner Gasförmigkeit kann NO nicht in Vesikeln gespeichert werden, und seine Freisetzung folgt deshalb auch nicht den Prinzipien der Exozytose. Es gibt weder NO-Rezeptoren noch NO-Transporter. NO diffundiert, bedingt durch seine geringe Molekülgröße, extrem schnell – und zwar abhängig von der Konzentration – mit mindestens 10 nm/30 ms. NO wirkt als retrograder Messenger, d. h. die Aktivität präsynaptischer Neurone bewirkt in der postsynaptischen Membran durch Ca^{2+}-Einstrom die Synthese von NO, welches leicht durch die Membran und über den synaptischen Spalt zurück in die Präsynapse diffundiert und dort die Guanylatzyklase stimuliert (Dawson u. Snyder 1994).

NO bindet an das Enzym nicht in Form einer Ligand-Rezeptor-Wechselwirkung, sondern durch Anlagerung an das Eisenion der Hämgruppe der Guanylatzyklase. Durch die sich daran anschließende Erhöhung der cGMP-Konzentration werden verschiedene Prozesse aktiviert (z. B. die Stimulation einer cGMP-abhängigen Proteinkinase und die Aktivierung von Ca^{2+}-Kanälen), die letztlich zu einer Erhöhung der präsynaptischen Transmitterfreisetzung führen. NO erfüllt damit an NMDA-Synapsen die von Donald Hebb postulierten Voraussetzungen eines retrograden Messengers für das Lernen, nämlich der Präsynapse die gleichzeitige Aktivität der Postsynapse mitzuteilen. Dementsprechend bewirken nNOS-Hemmer (z. B. L-NAME) eine Reihe von Verhaltensstörungen, insbesondere die Beeinträchtigung von Lern- und Gedächtnisleistungen (Ohkuma u. Katsura 2001). cGMP wird von der cGMP-spezifischen Phosphodiesterase 5 abgebaut, wodurch der Signalweg von NO unterbrochen wird. An dieser Stelle sei deshalb angemerkt, dass Wirkstoffe wie Sildenafil (Viagra®), die durch die Hemmung der cGMP-spezifischen Phosphodiesterase die Wirkung von NO vor allem an Blutgefäßen verstärken, möglicherweise als Nootropika eingesetzt werden könnten.
Die Lokalisation von NO im Gehirn geschieht hauptsächlich durch den histochemischen Nachweis des Enzyms NADPH-Diaphorase. NO spielt eine wichtige Rolle als Neuromodulator im Bulbus olfactorius, Striatum, basalen Vorderhirn, Kortex, Hippocampus und Tektum (Colliculi superiores und inferiores) sowie im Cerebellum. Der Abbau von NO erfolgt durch Interaktion mit Sauerstoff oder O_2^--Anionen.

se neuroprotektive und anästhesierende Wirkung, können beim Menschen aber auch psychotische Zustände auslösen (Vollenweider et al. 1997).

Nicht-NMDA-Rezeptoren

Meist werden AMPA- und Kainatrezeptoren zusammengefasst und den NMDA-Rezeptoren gemeinsam als »Nicht-NMDA-Rezeptoren« gegenübergestellt. Beide sind ligandengesteuerte Ionenkanäle mit bevorzugter Durchlässigkeit für Na^+und K^+. **AMPA-Rezeptoren** (früher Quisqualatrezeptoren genannt) bestehen aus vier Typen von Transmembranproteinen, von denen es acht Subtypen gibt (vier verschiedene Gene, die jeweils in zwei Splice-Varianten »Flip« und »Flop« vorkommen). Jede Untereinheit besitzt 3–4 Transmembrandomänen. Ein kompletter Rezeptorkomplex setzt sich aus vier Untereinheiten zusammen. Auch hier bestimmt die Kombinatorik (d. h. die Stöchiometrie der Untereinheiten) die physiologischen Eigenschaften des Rezeptors. AMPA-Rezeptoren werden durch AMPA, Quisqualat und Glutamat aktiviert und durch CNQX (6-Cyano-7-Nitroquinoxalin-2,3-Dion), NBQX (2,3-Dihydro-6-Nitro-7-Sulfamoyl-Benzo(F)quinoxalin) oder DNQX (6,7-Dinitro-1,4-Dihydroquinoxalin-2,3-Dion) kompetitiv, sowie durch GYKI 52466 und GYKI 53655 nichtkompetitiv gehemmt (▣ Abb. 1.10, ▣ Tab. 4.2). AMPA-Rezeptoren sind im gesamten Gehirn verbreitet und in einigen Hirnarealen (Kortex, limbisches System) eng mit der Anwesenheit von NMDA-Rezeptoren verbunden. Sie vermitteln die rasche Generierung von exzitatorischen postsynaptischen Potenzialen (EPSPs) und von Aktionspotenzialen in den glutamatergen Bahnen.

Kainatrezeptoren sind pharmakologisch schwer von AMPA-Rezeptoren zu unterscheiden, da es keinen hochspezifischen Antagonisten gibt. Allerdings ist die Affinität des Rezeptors zu Kainat etwas höher als die des AMPA-Rezeptors, und der Kainatrezeptor wird durch die nichtkompetitiven AMPA-Antagonisten GYKI 52466 und GYKI 53655 nicht blockiert. Auch Kainatrezeptoren sind im Gehirn weit verbreitete ligandengesteuerte Na^+-Kanäle bestehend aus vier Monomeren. Bisher wurden fünf verschiedene Kainatrezeptoruntereinheiten kloniert, von denen wiederum verschiedene Splice-Varianten existieren. Kainatrezeptoren kommen wahrscheinlich sowohl post- als auch präsynaptisch vor. Sie vermitteln im Vergleich zu AMPA-Rezeptoren eine geringere, aber länger anhaltende Komponente im EPSP postsynaptischer Neurone und spielen eine Rolle bei der zeitlichen Integration von Signalen in Neuronen und damit bei verschiedenen Prozessen der synaptischen Plastizität. Präsynaptische Kainatrezeptoren regulieren die Transmitterfreisetzung insbesondere von Glutamat und GABA (Lerma 2003).

Box

Mobilität von Rezeptoren in der postsynaptischen Membran

Die Verteilung von Transmitterrezeptoren in der postsynaptischen Membran ist nicht so starr, wie es durch schematische Darstellungen (◘ Abb. 4.1) suggeriert wird. Zum einen kann durch Veränderung der Synthese oder durch Modulation der Endo- und Exozytoseprozesse des Golgi-Apparates und des Abbaus in Lysosomen die absolute Anzahl von Rezeptoren in der postsynaptischen Membran variiert werden. Zum anderen sind viele der postsynaptischen Gerüstmoleküle, die die Rezeptoren in der Membran verankern (z. B. Stargazin für AMPA-Rezeptoren oder Gephyrin für Glycinrezeptoren) durch Kopplung an Aktin beweglich und können Rezeptormoleküle – quasi bedarfsabhängig – in der postsynaptischen Membran bewegen. Für die Bewegung von Rezeptoren in der postsynaptischen Membran sind neben dem aktiven Transport auch Diffusionsvorgänge wichtig (Choquet u. Griller 2003).

Besonders interessant ist die Beweglichkeit der »AMPA-Rezeptorreserve« an sogenannten stummen Synapsen (*silent synapses*). Dabei handelt es sich um postsynaptische Bereiche an glutamatergen Synapsen, die keine AMPA-Rezeptoren, sondern nur NMDA-Rezeptoren tragen und die aufgrund der Abhängigkeit der NMDA-Rezeptoraktivität von der Depolarisation der Membran über –35 mV unter normalen Umständen inaktiv sind. Durch das rasche Einwandern von AMPA-Rezeptoren aus extrasynaptischen Bereichen der postsynaptischen Membran werden solche Synapsen aktivierbar, was bei verschiedenen Prozessen synaptischer Plastizität wichtig ist. Für diese Lateralbewegung von AMPA-Rezeptoren in postsynaptische Bereiche, die aktiven Präsynapsen gegenüber liegen, ist das Protein Stargazin verantwortlich (Isaac 2003).

Metabotrope Glutamatrezeptoren

Aufgrund von Sequenzhomologien, nachgeschalteten Second-messenger-Systemen und pharmakologischem Profil werden metabotrope Glutamatrezeptoren (mGluR) in drei Gruppen eingeteilt, die allesamt G-Protein-gekoppelte Membranproteine sind. mGluR werden von Glutamat, *trans*-ACPD, Ibotenat und Quisqualat aktiviert, nicht jedoch von NMDA, AMPA und Kainat. mGluR der Gruppe I (mGluR1 und mGluR5) führen über Gq-Proteine durch Aktivierung von Phospholipase C zur Bildung von IP3 und Diacylglycerol und erhöhen die intrazelluläre Ca^{2+}-Konzentration. Angehörige der Gruppe II (mGluR2 und mGluR3) und der Gruppe III (mGluR4, mGluR6, mGluR7, mGluR8) sind inhibitorisch mit der Adenylatzyklase verbunden, senken also den intrazellulären cAMP-Spiegel. Gruppe I-mGluR sind weit verbreitet im Gehirn und postsynaptisch auf Neuronen in Kortex, limbischem System, Striatum und Cerebellum lokalisiert. Sie spielen bei Lernen und Gedächtnis eine wichtige Rolle. mGluR2 sind präsynaptische Autorezeptoren und ebenfalls weit verbreitet im Gehirn, besonders im Hippocampus. Auch mGluR3, 4 und 7 finden sich in verschiedenen Teilen des Vorderhirns häufig, während das Vorkommen von mGluR6 auf die Retina und von mGluR8 auf die olfaktorischen Tuberkel und die Mammillarkörper beschränkt ist. Untersuchungen an mGluR-Knockout-Mäusen und verhaltenspharmakologische Untersuchungen mit spezifischen mGluR-Antagonisten (wie z. B. den Gruppe-I-Antagonisten LY 344545 und MPEP, ◘ Abb. 4.10, ◘ Tab. 4.2) ergaben eine Beteiligung verschiedener mGluR an einer Vielzahl von glutamatergen Prozessen, insbesondere bei kognitiven Funktion wie Lernen und Gedächtnis. Durch die Regulation der Freisetzung von Glutamat über mGluR als Autorezeptoren besteht die Möglichkeit, durch Gabe von spezifischen Agonisten die Glutamatfreisetzung zu drosseln, was im Zusammenhang mit glutamatvermittelter Neurotoxizität von therapeutischem Interesse ist (Anwyl 1999; von Bohlen und Halbach u. Dermietzel 2002; Cooper et al. 2003).

4.3.3 Monoamine

Die Vertreter der Monoamine (biogene Amine) stellen eine bedeutende Klasse von Neurotransmittern dar. Zu ihnen gehören die Katecholamine Adrenalin, Noradrenalin und Dopamin sowie das Indolamin Serotonin und das Imidazolderivat Histamin (von Bohlen und Halbach u. Dermietzel 2002; Cooper et al. 2003).

Katecholamine bestehen aus einer Katecholgruppe (dihydroxyliertes Benzol) und einer Aminogruppe, während die Indolamine sich aus Benzopyrrol und einer Aminogruppe ableiten. Die Biosynthese der Katecholamine erfolgt im Gehirn, in den Chromaffinzellen der Nebennierenrinde und im sympathischen Nervensystem aus der Aminosäure Tyrosin. Serotonin wird aus der Aminosäure Tryptophan und Histamin aus Histidin gebildet.

Biosynthese der Katecholamine

L-Tyrosin wird aus L-Phenylalanin gebildet und durch Tyrosinhydroxylase (TH) zu Dihydroxy-Phenylalanin (L-DOPA) hydroxyliert, welches die DOPA-Decarboxylase in Dopamin (3,4-Dihydroxyphenylethanolamin) um-

Tab. 4.2. Pharmakologie der Aminosäuretransmitter

Transmitter	Rezeptor	G-Protein und *second messenger*	Effekt	Agonist	Antagonist
Glycin	Gly-R	Chloridkanal	Hyperpolarisation	β-Alanin	Strychnin
GABA	$GABA_A$	Chloridkanal	Hyperpolarisation	Muscimol	Picrotoxin
	$GABA_B$	G_i-Protein, Adenylatzyklase	Hyperpolarisation, K^+↑, $[Ca^{2+}]$↓	Baclofen	Phaclofen
Glutamat	NMDA	Kationenkanal (Na^+, K^+, Ca^{2+})	Depolarisation	NMDA	AP-5, Ketamin
	AMPA	Kationenkanal (Na^+, K^+)	Depolarisation	AMPA	DNQX, GYKI 53655
	Kainat	Kationenkanal (Na^+, K^+)	Depolarisation	Kainat	AP-4, CNQX
	mGluR Klasse I (mGlu1, mGlu5)	Phospholipase C, IP3, DAG, $[Ca^{2+}]$↑	Depolarisation	*trans*-ACPD, (S)-3,5-DHPG	MCPG, MPEP
	mGluR Klasse II (mGlu2, mGlu3)	G_i-Protein, Adenylatzyklase, K^+↑, $[Ca^{2+}]$↓	Präsynaptische Modulation der Glu-Freisetzung	CCG-I, LY354740	LY341495
	mGluR Klasse III (mGlu4, 6–8)	G_s-Protein, Adenylatzyklase, cAMP, K^+↑, $[Ca^{2+}]$↓	Präsynaptische Modulation der Glu-Freisetzung	AP-4	Methyl-AP-4

Exkurs

Neurotoxizität

Bei einer Reihe von neurologischen Störungen (bei neurodegenerativen Erkrankungen und bei Ischämien) kommt es zu apoptotischem oder nekrotischem Absterben von Neuronen. Auch die Einnahme oder die endogene Entstehung von Neurotoxinen kann zum neuronalen Zelltod führen. An vielen neurotoxischen Prozessen ist die Exzitotoxizität von Glutamat über NMDA-Rezeptoren beteiligt. Die lokale intrazerebrale Infusion von NMDA-Rezeptoragonisten wie NMDA, Chinolinat oder Ibotenat wird in tierexperimentellen Studien als Methode zur neuronenselektiven Läsion bestimmter Hirngebiete angewandt, da Fasertrakte kaum beschädigt werden. Innerhalb weniger Tage findet sich am Läsionsort eine massive Gliose und ein Verlust von Neuronen. Die Mechanismen der Exzitotoxizität sind noch nicht genau verstanden, doch geht man von einer selbstverstärkenden Kaskade von Prozessen aus, die schließlich zum vollständigen Zusammenbruch der Zellfunktionen und damit zur Aktivierung von Apoptose- oder Nekrosefaktoren führt. Der erste Schritt ist dabei die unkontrolliert starke Aktivierung von NMDA-Rezeptoren und ein damit verbundener Na^+- und Ca^{2+}-Einstrom in die Zelle, womit eine Depolarisation und Aktivierung verbunden ist. Diese Aktivierung ist zum einen metabolisch anspruchsvoll, so dass der Energieverbrauch der Zelle ansteigt, und zum anderen führt der starke Ioneneinstrom zu einem Wassereinstrom in die Zelle und damit zu osmotischem Zellstress. Ein über längere Zeit anhaltender erhöhter Energieverbrauch des Neurons kann zu einem Energiedefizit führen, welches die Funktion der energetisch besonders anspruchsvollen Glutamattransporter beeinträchtigt und so die depolarisierende Wirkung von Glutamat weiter verstärkt.

Die erhöhte intrazelluläre Ca^{2+}-Konzentration schädigt die Zelle außerdem durch die verstärkte Aktivierung von Lipasen, Proteasen und Nukleasen, die den Zellabbau beschleunigen.

Das durch Energiemangel von Neuronen und Gliazellen bewirkte Versagen der Glutamattransporter spielt auch bei der Schädigung des Gehirns bei Schlaganfall (Ischämie) eine große Rolle. Unter bestimmten pathologischen Umständen kann sich die Richtung, in die der Glutamattransporter normalerweise arbeitet, sogar umkehren (*reverse transport*), so dass die extrasynaptische Glutamatkonzentration noch weiter ansteigt (Kanai u. Hediger 2003). Wahrscheinlich ist die durch Glutamatüberschuss verursachte Exzitotoxizität auch an neurodegenerativen Erkrankungen beteiligt, die primär nicht das glutamaterge System betreffen, wie z. B. Morbus Parkinson oder Morbus Huntington.

▼

Tierexperimente mit Neurotoxinen zeigen, dass es bei beiden Erkrankungen zu schweren Beeinträchtigungen der Mitochondrienfunktion vor allem in Neuronen der Basalganglien und damit zu einem Energiedefizit der Zellen kommt. J.W. Langston und Mitarbeiter berichteten 1983 von Fällen von drogeninduziertem Morbus Parkinson. Das Neurotoxin MPTP (1-Methyl-4-Phenyl-1,2,3,6-Tetrahydropyridin) gelangt über die Blut-Hirn-Schranke ins Gehirn und wird dort wahrscheinlich in Gliazellen durch die Monoaminoxidase B (MAO-B) in $MPDP^+$ umgewandelt. Durch spontane Oxidation wird dieses zu MPP^+. MPP^+ wird von dopaminergen Synapsen der nigrostriatalen Bahn über die Dopamintransporter aufgenommen und gelangt so in die Zelle. MPP^+ hemmt den mitochondrialen Enzymkomplex 1, wodurch die Atmungskette in der inneren Mitochondrienmembran blockiert wird. Dadurch kommt es zu einem akuten Mangel an ATP und zur vermehrten Bildung sogenannter »reaktiver Sauerstoffspezies«, womit vor allem Peroxid- und Hydroxylradikale gemeint sind. Diese Radikale sind zytotoxisch und führen zum Absterben der Nervenzelle. Die Aufnahme von MPP^+ in Speichervesikel über **vesikuläre** Transporter schützt die Zelle vor den toxischen Effekten von MPP^+, so dass im Grunde das Verhältnis von zytoplasmatischen Transportern zu vesikulären Transportern darüber entscheidet, wie gefährlich MPP^+ für die Zelle ist (Dauer u. Przedborski 2003).

Auch das Insektizid Rotenon ist ein Enzymkomplex 1-Inhibitor und gelangt unspezifisch in die Zellen. Epidemiologische Studien haben einen Zusammenhang zwischen der Aufnahme von Rotenon und dem Auftreten von Morbus Parkinson gezeigt, und im Tierversuch führte die Gabe von Rotenon zu einer Degeneration der dopaminergen Neurone der Substantia nigra pars compacta sowie zu parkinsonartigen Störungen der Motorik. Interessanterweise führt die Rotenongabe auch zur Bildung von α-Synuclein im Gehirn (analog zur Neuropathologie der Parkinsonschen Erkrankung). Auch 6-Hydroxydopamin (6-OHDA) wird von dopaminergen oder noradrenergen Zellen über den zytoplasmatischen Transporter aufgenommen und schädigt die Mitochondrien durch Bildung freier Radikale. Von der Untersuchung der Wirkung dieser Toxine erhofft man sich Aufschluss über die neurodegenerativen Prozesse bei Morbus Parkinson (Dauer u. Przedborski 2003). Schließlich wirken auch systemisch verabreichte 3-Nitropropionsäure (3-NP) oder Malonat als Mitochondrientoxine. Sie blockieren die Energiegewinnung in der Atmungskette (Inhibition des Enzymkomplex 2) und schädigen mit relativ hoher Spezifität GABAerge Neurone des medialen Nucleus caudatus/Putamen von Ratten. Die durch 3-NP verursachten Hirnläsionen bei Ratten sind ein Modell für Morbus Huntington.

Warum systemisch verabreichte Stoffe wie Rotenon oder 3-NP relativ spezifische Hirnareale schädigen, obwohl sie sich im gesamten Organismus verbreiten, ist nicht genau bekannt. Man nimmt an, dass Neurone mit besonders hohem Energieverbrauch besonders empfindlich auf Störungen der Energiegewinnung reagieren und es rascher zum Zusammenbruch zellulärer Vitalfunktionen und zur Aktivierung von Apoptoseprogrammen kommt. Außerdem sind dopaminerge Neurone sehr sensitiv gegenüber oxidativem Stress, da bereits unter normalen Bedingungen im Dopaminstoffwechsel freie Radikale anfallen. Leidet die Zelle unter Energiemangel, so können diese Radikale nicht mehr in ausreichendem Maße abgefangen werden (Michaelis 1998).

wandelt. Unter der Wirkung von Dopamin-β-Hydroxylase (DBH) wird daraus Noradrenalin, welches schließlich unter Abspaltung eines Methylrestes von der Aminogruppe zu Adrenalin umgewandelt wird. Die Phenylethanolamin-N-Methyltransferase (PNM) katalysiert diese Umwandlung (▪ Abb. 4.11). Der immunhistochemische Nachweis der jeweiligen Syntheseenzyme TH und DBH ist ein wichtiges Werkzeug bei der Untersuchung der Verteilung monoaminerger Neuronengruppen im Gehirn.

Eine Pionierleistung für den Nachweis der Anwesenheit und Funktion von Katecholaminen als Transmitter im zentralen und im peripheren Nervensystem war das um 1960 von B. Falck und N. A. Hillarp entwickelte histochemische Nachweisverfahren für diese Moleküle: durch Bedampfen von Gewebe mit Formaldehyd und anderen Aldehyden entstehen aus dem Katecholaminen fluoreszierende Reaktionsprodukte, die sich im Fluoreszenzmikroskop in einzelnen Zellen und im Parenchym nachweisen lassen. So ließen sich »Karten« der Katecholaminverteilung im peripheren Nervensystem und im ZNS erstellen, wobei allerdings mit dieser Methode zwischen den verschiedenen Vertretern der Substanzklasse nicht unterschieden werden konnte.

Wiederaufnahme und Abbau der Monoamine

Die Wiederaufnahme (Reuptake) von Transmittern aus dem synaptischen Spalt ist ein effizienter Mechanismus zur Beendigung ihrer physiologischen Wirkung. Die Wiederaufnahme in die präsynaptische Terminale erfolgt durch **zytoplasmatische** Transporterproteine, die von elektrochemischen Gradienten angetrieben werden und meist verbunden sind mit Na^+- und Cl^--Symport. (Unter Symport versteht man – im Gegensatz zum Antiport – den gleichgerichteten Transport eines Moleküls mit einem Ion.) Da die Transporter von elektrochemischen Gradienten (insbesondere von Na^+- und Cl^--Ionen) abhängen, wird ihre Ak-

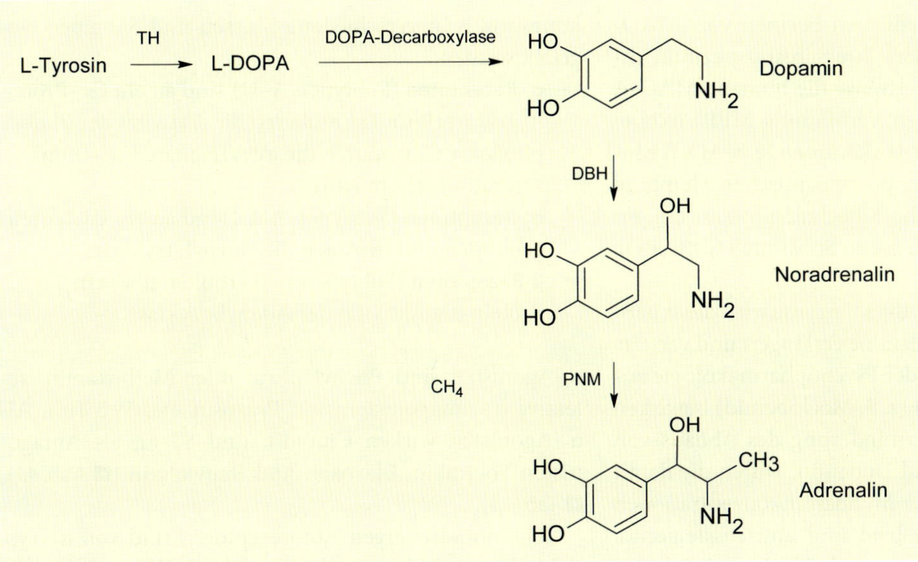

Abb. 4.11. Synthese von Dopamin, Noradrenalin und Adrenalin: Schlüsselenzyme sind Tyrosinhydroxylase (TH, die Tyrosin in DOPA umwandelt), DOPA-Decarboxylase (die aus DOPA Dopamin herstellt) und Dopamin-β-Hydroxylase (DBH, die Dopamin in Noradrenalin überführt). Adrenalin entsteht unter der katalytischen Wirkung von Phenylethanolamin-*N*-Methyltransferase (PNM) aus Noradrenalin

tivität durch Änderungen im Membranpotenzial bzw. den damit zusammenhängenden Ionenflüssen gesteuert. Darüber hinaus kann die Transporteraktivität durch intrazelluläre Signale (über Phosphorylierung und Dephosphorylierung), durch Oligomerisierung (Zusammenschluss mehrerer Transportermoleküle in der Membran) und durch Internalisierung (Aufnahme in Endosomen) reguliert werden. Neben den zytoplasmatischen Transportern in präsynaptischen Neuronen und in Gliazellen, die den Transmitter in die Synapse zurückbefördern, gibt es im Zellinneren die **vesikulären** Transporter, die den Transmitter in synaptische Vesikel aufnehmen. Im Unterschied zu den zytoplasmatischen Transportern sind die vesikulären Transporter ATPase-Protonenpumpen, d.h. Proteine, die unter ATP-Verbrauch den Transmitter im Symport mit H^+-Ionen in die Vesikel schleusen. Die verschiedenen Katecholamintransporter sind nicht besonders selektiv für das jeweilige Monoamin; so kann beispielsweise der Noradrenalintransporter auch Dopamin transportieren.

Die **pharmakologische Manipulation von Monoamintransportern** spielt eine wichtige Rolle bei der Behandlung einiger psychischer Störungen. Insbesondere bei der Behandlung von Depressionen und von Aufmerksamkeitsdefizit-Hyperaktivitäts-Störungen (ADHS) werden Pharmaka eingesetzt, die die Transporteraktivität reduzieren. So ist beispielsweise das Antidepressivum Reboxetin ein Noradrenalinwiederaufnahmehemmer, und Methylphenidat (Ritalin®) wird als Hemmstoff der Dopaminwiederaufnahme gegen die Symptome der ADHS eingesetzt. Auch die suchtauslösende Wirkung von Amphetamin und Kokain geht auf die Hemmung des Dopamintransporters und die damit verbundene Erhöhung der extrasynaptischen Dopaminkonzentration zurück. Dabei muss allerdings zwischen zwei Mechanismen unterschieden werden: Amphetamin konkurriert mit Dopamin um die Aufnahme durch den zytoplasmatischen Transporter und führt, nachdem es in die präsynaptische Zelle aufgenommen wurde, zu einer Umkehr der Transporterwirkung (d.h. beim *reverse transport* wird Dopamin durch den Transporter aus der Synapse ausgeschüttet, und zwar Ca^{2+}-unabhängig). Zusätzlich führt Amphetamin noch zu einer Abnahme der Zahl der Transporter in der Membran und zu einer vermehrten Internalisierung von Transportermolekülen in Endosomen. Kokain dagegen blockiert einfach die Wiederaufnahme von Dopamin durch den zytoplasmatischen Transporter (Abb. 4.12, Kahlig u. Galli 2003). Schließlich sei hier noch der Wirkungsmechanismus des Alkaloids **Reserpin** erwähnt, welches durch Wechselwirkung mit den vesikulären Transportern zu einer permanenten Entleerung des Inhaltes dieser Speichervesikel ins Zytosol führt und damit die synaptische Freisetzung der Monoamintransmitter verhindert.

Zwei Enzyme sind für den Abbau aller Monoamine besonders wichtig:
- die Monoaminoxidase (MAO) und
- die Catechol-*ortho*-Methyltransferase (COMT).

MAO ist in die äußere Mitochondrienmembran sowie in die postsynaptische Membran eingebaut und oxidiert die Katecholamine zu den entsprechenden Aldehyden, die dann weiter abgebaut werden. MAO kommt in verschie-

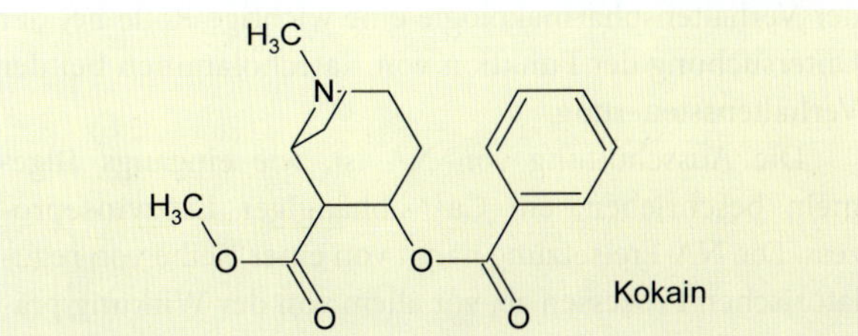

Abb. 4.12. Struktur von Kokain, das die Wiederaufnahme von Dopamin durch Blockade des zytoplasmatischen Transporters verhindert

denen Spezies in unterschiedlichen Formen vor (MAO-A und MAO-B), die sich durch ihre Substratspezifität unterscheiden. So kann beispielsweise die humane MAO-A MPTP zu der neurotoxischen Verbindung MPP^+ oxidieren, die in Ratten vermehrt vorkommende MAO-B hingegen nicht. COMT ist in der postsynaptischen Membran verankert und methyliert die Katecholamine an der *m*-Hydroxylgruppe, wodurch diese zu Substraten für weitere Abbaureaktionen werden.

Durch die Blockade der Abbauenzyme wird die synaptische Wirkung der Katecholamine verlängert und verstärkt. Dies macht man sich in der Psychopharmakologie zunutze: einige Antidepressiva (z. B. Moclobemid) bewirken als MAO-Hemmer eine Verminderung des Abbaus von Noradrenalin, Serotonin und Dopamin. Durch die damit einhergehende Erhöhung der Monoaminkonzentrationen wirken sie stimmungsaufhellend und antriebssteigernd. Allerdings sind Nebenwirkungen wie Bluthochdruck, Tachykardie und Ängstlichkeit relativ häufig. Auch einige der Wirkstoffe der Muskatnuss wirken als MAO-Hemmer. Bei der Pharmakotherapie des Morbus Parkinson spielen MAO- und COMT-Hemmer (z. B. Selegilin als MAO-B-Hemmer) dagegen nur eine geringe Rolle.

Noradrenalin und Adrenalin

Beide Monoamine sind schon lange als Transmitter im sympathischen Nervensystem bekannt. Noradrenalin (NA) ist biochemisch der Vorläufer von Adrenalin (A) und wurde daher zunächst nur als Synthesevorstufe, nicht aber als eigenständiger Transmitter angesehen. 1946 gelang Ulf von Euler der Nachweis, dass NA im peripheren Nervensystem von Säugern als Transmitter mindestens die gleiche Bedeutung hat wie A. Im ZNS spielt NA eine weitaus wichtigere Rolle als A. Wie bereits dargestellt, wird NA aus Dopamin durch Hydroxylierung gebildet (◻ Abb. 4.11). NA wird über einen Monoamintransporter in synaptische Vesikel geschleust. Der Monoamintransporter besteht aus einem Polypeptid mit zwölf Transmembrandomänen und ist nicht spezifisch für NA. Der Transporter benötigt einen pH-Gradienten über der Vesikelmembran, den eine ATPase-Protonenpumpe erzeugt. Der vesikuläre Transport der Katecholamine lässt sich, im Gegensatz zum Transport in die Präsynapse, durch Reserpin hemmen. Reserpin führt damit zu einem Verlust freisetzbarer Katecholamine in der Präsynapse und spielt in der Verhaltenspharmakologie eine wichtige Rolle bei der Untersuchung der Funktion von Katecholaminen bei der Verhaltenssteuerung.

Die Ausschüttung von NA ist, wie eingangs allgemein beschrieben, ein Ca^{2+}-abhängiger Exozytoseprozess. Die NA-Freisetzung hängt von einer Reihe von regulatorischen Prozessen ab, vor allem von der Wirkung präsynaptischer Autorezeptoren.

NA wirkt über metabotrope G-Protein-gekoppelte Rezeptoren, die aufgrund ihres pharmakologischen Wirkungsprofils in verschiedene Klassen und Subtypen eingeteilt werden:

- **α_1-Rezeptoren** (Subtypen A–D) sind an ein Gq-Protein gekoppelt und stimulieren die Aktivität der Phospholipase C, wodurch die intrazelluläre Ca^{2+}-Konzentration erhöht wird.
- **α_2-Rezeptoren** (Subtypen A–C) sind an ein Gi-Protein gebunden und hemmen die Adenylatzyklase.
- **β-Rezeptoren** (Subtypen 1–3) erhöhen über ein Gs-Protein die Aktivität der Adenylatzyklase.

α_1-Agonisten sind Phenylephrin oder Methoxamin, selektive α_1-Antagonisten sind Prazosin und WB 4101. Als α_2-Agonisten wirken Clonidin und ST-91, als Antagonisten Yohimbin, Idazoxan und Rauwolszin (◻ Abb. 4.13, ◻ Tab. 4.3).

Die noradrenergen Autorezeptoren sind von α_2-Typ. Yohimbin und Idazoxan können also in Hirngebieten, in

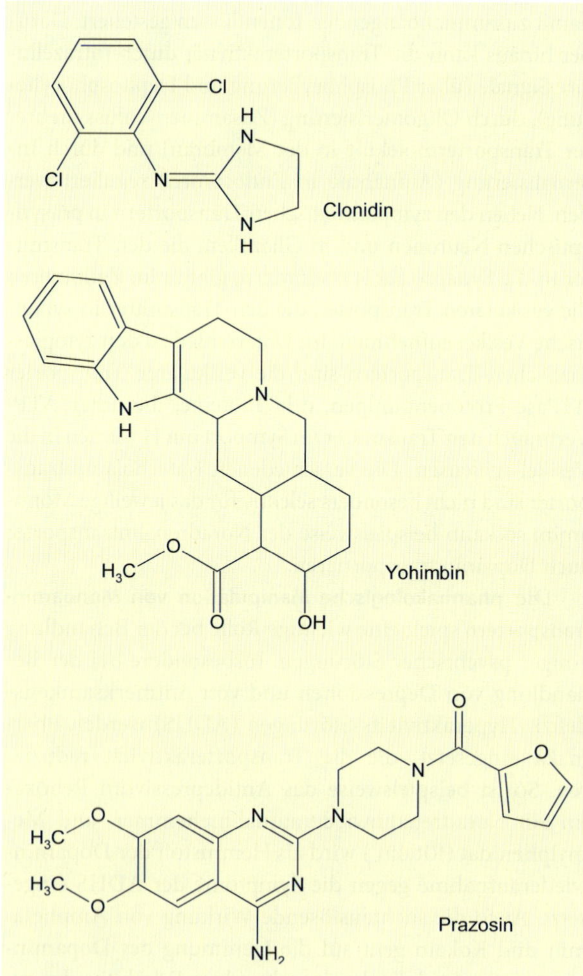

◻ **Abb. 4.13.** Struktur des synthetischen noradrenergen α_2-Rezeptoragonisten Clonidin, des α_2-Rezeptorantagonisten Yohimbin (ein aus der Rinde des Baumes *Pausinystalia yohimba* gewonnenes Alkaloid) und des α_1-Rezeptoragonisten Prazosin

denen α_2-Rezeptoren überwiegend als präsynaptische Autorezeptoren vorkommen (z. B. in der Amygdala), durch Blockade der Autorezeptoren zu einer Erhöhung der NA-Freisetzung führen und damit wie ein Agonist wirken. β-Rezeptoren werden durch Isoproterenol stimuliert und durch Propranolol blockiert. Die Stärke der Kopplung des Rezeptors an das G-Protein ist variabel und nimmt bei einem Überangebot von NA oder eines Agonisten ab (Desensitivierung). Auch die Affinität der verschiedenen NA-Rezeptoren ist nicht immer gleich und wird bei einem Überangebot von NA (beispielsweise nach Gabe von MAO-Hemmern wie Pargylin oder von NA-Wiederaufnahmehemmern wie Desipramin) herabreguliert, während sie bei einem Mangel an NA (z. B. nach einer Läsion noradrenerger Zellgruppen) heraufreguliert wird (Denervationssupersensitivität).

Noradrenerge Systeme im Gehirn. Noradrenerge Neuronengruppen sind vor allem im pontinen und medullären Hirnstamm zu finden (◘ Abb. 4.14). Sie wurden um 1960 zuerst zusammen mit anderen monoaminergen Neuronengruppen mit Hilfe der von Falck und Hillarp etablierten Aldehydfluoreszenztechnik durch Dahlström und Fuxe beschrieben und mit den Buchstaben »A« für NA und »C« für Adrenalin benannt. Der prominenteste noradrenerge Kern ist der Locus coeruleus (LC, A6), der beim Menschen aus bilateral insgesamt nur etwas mehr als 20.000 Neuronen besteht und über ein dorsales und ein ventrales noradrenerges Bündel weit reichende Projektionen ins Vorderhirn aussendet. Beim Menschen ist dieses Gebiet durch die Anwesenheit von Kupferverbindungen bläulich gefärbt (daher der Name *coeruleus*: himmelblau). Wichtige Projektionen des LC innervieren den Bulbus olfactorius, fast den gesamten Kortex, die Amygdala, das Septum und den Hippocampus sowie den Hypothalamus, den Thalamus und Teile des Tektum (Colliculi superiores und inferiores). Die A2-Zellgruppe entspricht dem kaudalen Nukleus des Tractus solitarius und projiziert vor allem in die kaudale Medulla, aber auch aufsteigend in den Hypothalamus, ebenso wie die Neurone der A1-Gruppe in der Medulla. Die Zellgruppen A5 und A7 werden zum »lateralen tegmentalen Feld« zusammengefasst, da sie keine klaren Kerngrenzen zeigen, sondern aus etwas verstreuten noradrenergen Neuronen bestehen. A5 und A7 projizieren vornehmlich ins Rückenmark.

Die Läsion noradrenerger Zellgruppen stellt eine wichtige Methode der experimentellen Neurobiologie zur Funktionsprüfung von NA dar. Ein relativ selektives Neurotoxin stellt 6-Hydroxydopamin (6-OHDA) dar, welches von noradrenergen und dopaminergen Zellen sowie von Axonterminalen über die unspezifischen Monoamintransporter aktiv aufgenommen wird und zur Bildung freier Radikale führt, die die Zelle bzw. die Synapse zerstören. Durch pharmakologische Blockade der jeweiligen Reuptake-Mechanismen wird die Selektivität von 6-OHDA erhöht: So lässt sich eine selektive Schädigung noradrenerger Synapsen erreichen, wenn man vor der lokalen Gabe von 6-OHDA in ein noradrenerges Terminationsgebiet den Dopamin-Reuptake-Inhibitor Bupropion verabreicht. Ein weiteres NA-Zellgift ist DSP-4 , welches nach systemischer Gabe zu einer selektiven Zerstörung von noradrenergen Axonterminalen, vor allem in den Terminationsgebieten des Locus coeruleus, führt.

NA spielt im Gehirn eine wichtige **Rolle bei Defensivreaktionen** im Zusammenhang mit Stress, Furcht und Angst. Insbesondere die Erhöhung von genereller Aufmerksamkeit, Arousal, Vigilanz und die allgemeine Verhaltensaktivierung, die Verbesserung des Signal-Rausch-Verhältnisses von Neuronen sowie die Konsolidierung von aversiven Gedächtnisinhalten wird NA zugeschrieben (Robbins et al. 1985; Duman u. Charney 1999).

Dopamin

Auch Dopamin (DA) wurde lange Zeit nicht als eigenständiger Transmitter, sondern nur als eine der Synthesevorstufen von Adrenalin angesehen. Arvid Carlsson war ei-

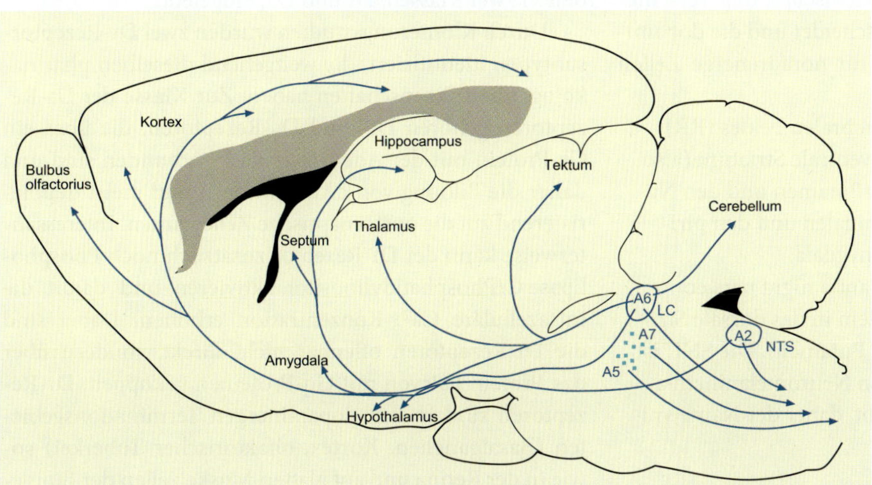

◘ **Abb. 4.14.** Parasagittalschnitt durch ein schematisiertes Säugerhirn (Ratte) mit noradrenergen Zellgruppen und Projektionen. Aufsteigende und absteigende Projektionen entspringen vor allem dem Locus coeruleus (*LC*, A6) in der dorsalen Pons und medullären Kernen wie dem Nucleus des Tractus solitarius (*NTS*, A2). Absteigende noradrenerge Projektionen haben ihren Ursprung in Zellgruppen des lateralen tegmentalen Feldes (A5 und A7)

ner der Ersten, der um 1958 – übrigens gegen starke Widerstände der damaligen Kollegenschaft – die Rolle von DA als Transmitter im Gehirn annahm und auch gleich die Bedeutung dieses Transmitters bei der Verhaltenssteuerung, insbesondere bei der Initiation von Bewegungen, postulierte (Carlsson 1998).

Die Synthese von DA aus Phenylalanin über die Aminosäure Tyrosin und schließlich durch Decarboxylierung von L-DOPA wurde bereits in den einleitenden Abschnitten dieses Kapitels besprochen. DA wirkt nach dem allgemeinen biochemischen Prinzip der Endprodukthemmung inhibitorisch auf die Aktivität der Tyrosinhydroxylase in der Präsynapse. Auch die Mechanismen der Aufnahme in Vesikel, der Freisetzung und der Beendigung der Transmitterwirkung durch Abbauenzyme (MAO und COMT) oder der Wiederaufnahme durch hochaffine Monoamintransporter wurden bereits allgemein dargestellt. Der DA-Transporter ist ein Glykoprotein, das in der präsynaptischen Membran mit zwölf Transmembrandomänen verankert ist und in Abhängigkeit von der Verteilung von Na^+- und Cl^--Ionen etwa 80% des freigesetzten DA in die präsynaptischen Terminalen zurückführt. Wiederaufnahmehemmer von DA sind Nomifensin und Bupropion. Auch die Drogen Kokain und Amphetamin hemmen den DA-Transporter und verstärken somit effektiv die synaptische Wirksamkeit von DA. Die Freisetzung von DA wird durch präsynaptische Autorezeptoren gehemmt, die Ca^{2+}-Kanäle schließen oder K^+-Kanäle aktivieren. Die vesikulären DA-Transporter sind ATPase-Protonenpumpen.

Dopaminerge Systeme im Gehirn. Auch bei DA geht die **topographische** Verteilung der verschiedenen dopaminergen Systeme auf Untersuchungen der 60er- und 70er-Jahre des letzten Jahrhunderts zurück – vor allem auf die Pionierarbeiten von Dahlström und Fuxe, deren Nomenklatur auch heute noch gültig ist (Abb. 4.15). Danach sind folgende Subsysteme zu unterscheiden (die dopaminergen Zellgruppen werden ebenfalls mit »A« benannt, da die ursprünglich angewandte histochemische Nachweismethode von Falck und Hillarp zwischen den verschiedenen Monoaminen nicht unterscheidet und die dopaminergen Neurone daher anfangs für noradrenerge Zellen gehalten wurden):

- Die A8-Zellgruppe des retrorubralen Feldes (RR) projiziert in das dorsale und ventrale Striatum (also in den Nucleus caudatus, das Putamen und den Nucleus accumbens), den perirhinalen und den piriformen Kortex und in die Amygdala.
- Die A9-Zellgruppe der Substantia nigra pars compacta (SNC) projiziert vor allem in das dorsale Striatum (Nucleus caudatus und Putamen). Die SNC ist beim Menschen aufgrund von Neuromelanineinlagerungen dunkelbraun gefärbt, daher der Name »nigra«.
- Die A 10-Zellgruppe im ventralen tegmentalen Areal (VTA) projiziert in verschiedene Kortexareale, v. a. in den präfrontalen Kortex (mesokortikales System), den Nucleus accumbens, das Tuberculum olfactorium, die Amygdala, den Interstitialkern der Stria terminalis (*bed nucleus of the stria terminalis*, BNST), den Hippocampus, die Kerne des Septum und die Habenula (mesolimbisches System). Ein Teil des VTA innerviert den Locus coeruleus und den lateralen Anteil des Nucleus parabrachialis.
- Neben diesen dopaminergen Projektionssystemen gibt es auch noch dopaminerge Subsysteme, die topographisch relativ begrenzt sind, wie die periglomerulären Neurone des Bulbus olfactorius (A16) und Zellen in der Retina (A17) sowie das tuberoinfundibuläre DA-System, welches von hypothalamischen Neuronen (A12- und A14-Zellgruppe) und Neuronen in der Zona incerta (A13) in die Hypophyse projiziert, wo DA die Prolaktinfreisetzung hemmt. Dieses System ist für die Pharmakopsychiatrie von Bedeutung, da klassische Neuroleptika als DA-Antagonisten die hemmende Wirkung von DA auf die Prolaktinfreisetzung unterbinden und so über eine Hyperprolaktinämie zu unerwünschten Nebenwirkungen führen (Brustvergrößerung und Libidoverlust bei männlichen Patienten). Neurone der A14-Zellgruppe innervieren außerdem noch den Thalamus. Die A11-Zellgruppe des Hypothalamus projiziert ins Rückenmark.

DA-Rezeptoren

DA wirkt ebenso wie alle anderen Monoamine über metabotrope G-Protein-gekoppelte Rezeptoren mit sieben Transmembrandomänen, die postsynaptisch und als präsynaptische Autorezeptoren vorkommen (Missale et al. 1998). Stimulation von präsynaptischen Autorezeptoren vermindert die Synthese und Freisetzung von DA, während somatodendritische Autorezeptoren die Feuerrate dopaminerger Neurone reduzieren. DA-Rezeptoren werden in zwei Klassen, D1 und D2, eingeteilt.

Durch Klonierungsstudien wurden zwei D1-Rezeptorsubtypen identifiziert, die weitgehend dieselben pharmakologischen Eigenschaften haben. Zur Klasse der D1-Rezeptoren gehören D1- und D5-Rezeptoren, die über ein Gs-Protein mit der Adenylatzyklase verbunden sind und daher die Bildung von cAMP fördern und meist depolarisierend auf die postsynaptische Zelle wirken. Interessanterweise kann der D1-Rezeptor zusätzlich noch Phospholipase C/Phosphatidylinositol aktivieren und damit die intrazelluläre Ca^{2+}-Konzentration erhöhen. Dabei sind die D1-Rezeptoren offenbar nicht direkt, sondern über das Protein **Calcyon** mit Gq-Proteinen gekoppelt. D1-Rezeptoren sind in den dopaminergen Terminationsgebieten (Basalganglien, Kortex, olfaktorischer Tuberkel) sowie in der Retina und auf glatten Muskelzellen der Blutge-

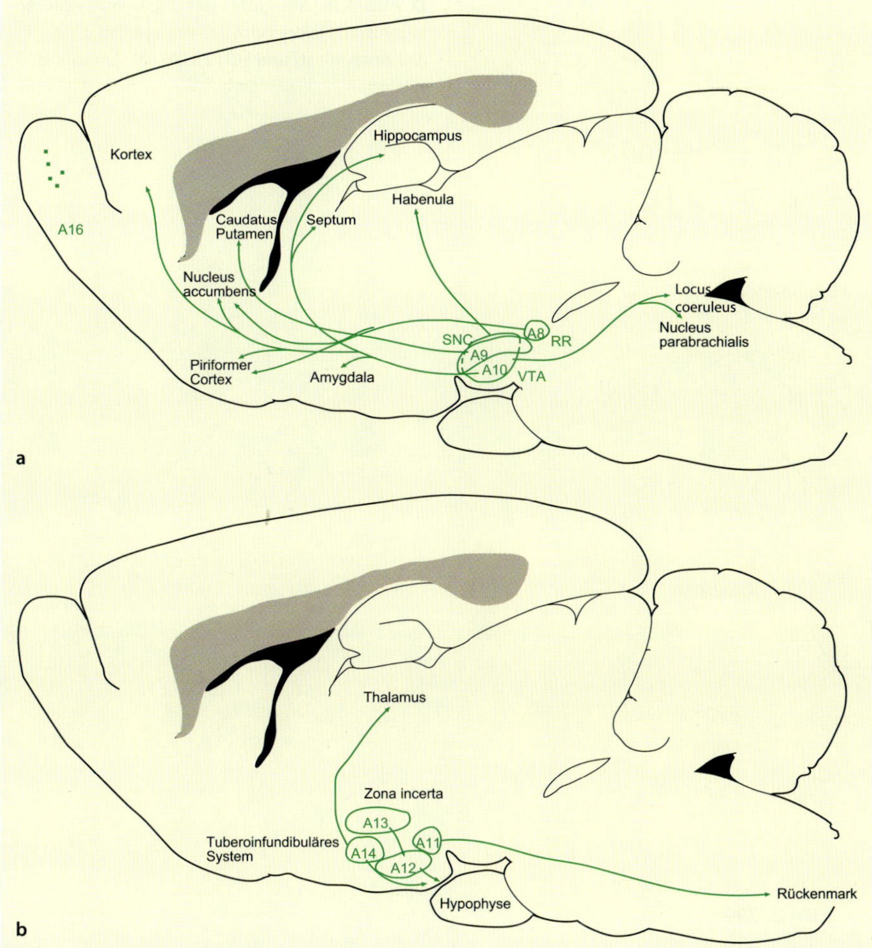

Abb. 4.15. Parasagittalschnitte durch ein schematisiertes Säugerhirn (Ratte) mit dopaminergen Zellgruppen und Projektionen. **a** Die Zellgruppen A8–10 im Mittelhirn versorgen das gesamte Vorderhirn mit DA. Lokale Zellgruppen befinden sich im Bulbus olfactorius (A16) und in der Retina (A17). *RR* retrorubrales Feld, *SNC* Substantia nigra pars compacta, *VTA* ventrales tegmentales Areal. **b** Die hypothalamischen Zellgruppen (A11–14) projizieren dopaminerg in den Thalamus, in die Hypophyse und ins Rückenmark

fäße weit verbreitet. Selektive D1-Rezeptoragonisten stellen SKF 38393 und Dihydrexidin dar, als Antagonist wirkt SCH 23390 (Abb. 4.16, Tab. 4.3). D5-Rezeptoren finden sich vor allem im Thalamus und im Hippocampus.

Zur Klasse der D2-Rezeptoren gehören D2 (zwei Subtypen: *long* und *short*), D3- und D4-Rezeptoren, die über ein Gi-Protein und Hemmung der Adenylatzyklase die cAMP-Bildung herabsetzen. Auch D2-Rezeptoren sind postsynaptisch in den Basalganglien, im Kortex, im limbischen System sowie in der Retina und in der Hypophyse verbreitet und kommen in den meisten Regionen auch als Autorezeptoren vor. D3-Rezeptoren treten besonders häufig in limbischen Strukturen des Gehirns auf und zeichnen sich durch eine hohe Affinität gegenüber dem Agonisten Quinpirol aus. D4-Rezeptoren weisen ebenfalls eine auffällig andere Verteilung im Gehirn auf als die übrigen D2-Rezeptortypen: Sie kommen weniger häufig in den Basalganglien, dafür aber zahlreich im frontalen Kortex und in der Amygdala vor. Interessanterweise haben D4-Rezeptoren – im Gegensatz zu anderen D2-Rezeptoren – eine hohe Affinität für atypische Antipsychotika wie z. B. Clozapin. (Daneben wirkt Clozapin vor allem als 5-HT2A/2C-Rezeptorantagonist.) Selektive Agonisten am D2-Rezeptor sind Quinpirol und PHNO (9-Hydroxynaphthoxazin), als Antagonisten wirken Sulpirid, Racloprid und Haloperidol (Abb. 4.16, Tab. 4.3), die vor allem wegen ihrer Wirkung als Neuroleptika wichtig sind.

Autorezeptoren für DA sind stets vom D2-Typ und finden sich sowohl auf Axonterminalen als auch auf dopaminergen Somata und Dendriten. D2-Autorezeptoren haben eine höhere Affinität zu DA als die postsynaptischen D2 Rezeptoren. Die Aktivierung von D2-Autorezeptoren führt sowohl zu einer Verminderung der DA-Synthese in der Präsynapse als auch zu einer Reduktion der DA-Freisetzung. Die Tatsache, dass D2-Autorezeptoren eine besonders hohe Affinität zu DA und seinen Agonisten besitzen, wurde in den 70er-Jahren von Carol Tamminga und Arvid Carlsson ausgenutzt, um durch sehr geringe Dosen von DA Agonisten wie Apomorphin schizophrene Psychosen zu behandeln, ohne die durch komplette Blockade von postsynaptischen DA Rezeptoren verursachten Nebenwirkungen (Extrapyramidalsymptome und Hyperprolaktinämie) auszulösen (Tamminga et al. 1978).

Interessanterweise besteht eine – noch nicht im Detail verstandene – funktionelle Kopplung von D1- und D2-Rezeptoren, die sich darin zeigt, dass manche D2-Rezeptor-

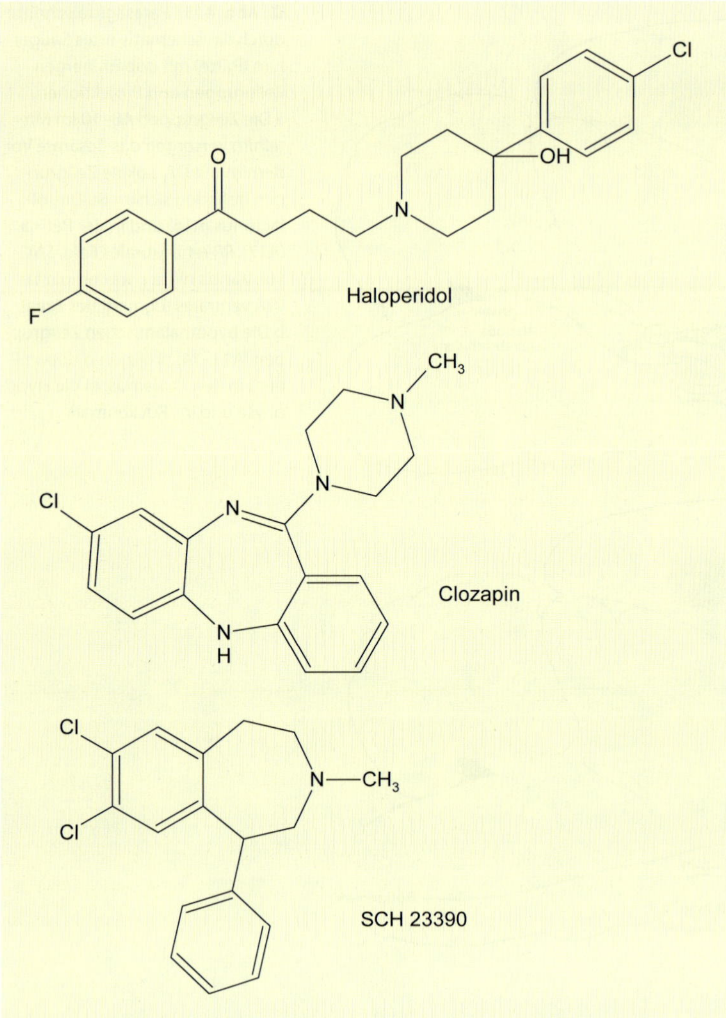

Abb. 4.16. Strukturen der Dopaminrezeptorantagonisten Haloperidol (D2-Antagonist), Clozapin (D4-Antagonist) und SCH 23390 (D1-Antagonist)

vermittelten Effekte bei gleichzeitiger Stimulation von D1-Rezeptoren stärker ausfallen. Dies könnte durch Rezeptordimerisierung oder durch intrazelluläre Wechselwirkungen der *second messenger* zustande kommen.

Wichtig für das Verständnis der intrazellulären Wirkung von DA-Rezeptoren ist das von Paul Greengard und Mitarbeitern beschriebene Phosphoprotein DARPp-32 (*DA and cAMP-regulated phosphoprotein of 32 kDa*). D1- und D2-Rezeptoren sind positiv bzw. negativ mit der Adenylatzyklase gekoppelt, deren Aktivierung zur Synthese von cAMP führt. DARPP-32 wird von einer cAMP-abhängigen Proteinkinase aktiviert und inhibiert im aktiven Zustand eine Proteinphosphatase 1. Durch die Hemmung dieser Phosphatase ist DARPP-32 an der Regulation des Phosphorylierungsgrades zahlreicher Proteine (z. B. Kationenkanäle, CREB, cFos und NMDA-Rezeptoren) beteiligt und spielt so eine Schlüsselrolle bei vielen physiologischen Vorgängen in Neuronen, die DA-Rezeptoren tragen (Greengard et al. 1999). Interessanterweise scheint DARPp-32 das gemeinsame intrazelluläre Substrat von drei verschiedenen Klassen von Psychostimulanzien zu sein: Kürzlich wurde gezeigt, dass Amphetamin (ein DA-Agonist), LSD (ein Serotoninagonist) und Phencyclidin (ein NMDA-Rezeptorantagonist) eine synergistische hemmende Wirkung auf DARPp-32 ausüben. Da die Wirkung der drei genannten Psychostimulanzien für das Verständnis von schizophrenen Störungen relevant ist, kann demnach davon ausgegangen werden, dass das Phosphorylierungsmuster von DARPp-32 bei Psychosen verändert ist (Svenningsson et al. 2003).

Funktionen von DA als Neurotransmitter

Für die experimentelle Untersuchung der Funktion von DA haben sich Knockout-Mäuse und selektive Läsionen durch Neurotoxine als hilfreich erwiesen (Eells 2003). Dopaminerge Neurone und Axone lassen sich relativ selektiv durch lokale stereotaktische Gabe von 6-OHDA zerstören, wobei noradrenerge Zellen und Synapsen durch Blockade von NA-Reuptake-Mechanismen mittels Desipraminbehandlung geschützt werden müssen. Eine Zufallsentdeckung beim Menschen führte die Verwendung von MPTP als Neurotoxin vor allem für die nigrostriatalen dopaminergen Bahnen von Primaten ein: Diese Straßendroge führte beim Menschen durch Zerstörung aufsteigender DA-Bahnen zu parkinsonartigen Symptomen (»Modellparkinson«). Kürzlich wurde gezeigt, dass das Insektizid Rotenon ebenfalls relativ spezifische Läsionen des nigrostriatalen DA-Systems verursacht (Dauer u. Przedborski 2003).

Die Funktionen von DA als Neurotransmitter sind vielfältig und müssen für die anatomisch unterschiedlichen Systeme getrennt besprochen werden:

Nigrostriatales System. DA im dorsalen Striatum spielt eine entscheidende Rolle bei der Initiation von Bewegung (Lokomotion, Greifbewegungen) und bei der Auswahl von Verhaltensprogrammen. Der Mangel an DA im nigrostriatalen System ist für die charakteristischen motorischen Symptome der Parkinsonschen Erkrankung (Rigidität und Akinesie) verantwortlich. Für die symptomatische Pharmakotherapie eignen sich DA-Rezeptoragonisten sowie 3,4-Dihydroxyphenylalanin (L-DOPA oder Levodopa), die Synthesevorstufe von DA.

Mesolimbisch-mesoakkumbales System. Auch im ventralen Striatum (Nucleus accumbens) steht die Rolle von DA bei der motorischen Verhaltenskontrolle im Vordergrund. Hier macht sich die Wirkung von DA-Antagonisten oder von 6-OHDA-Läsionen im Wesentlichen durch das Ausbleiben der Aktivierung von Verhaltensweisen im Zusammenhang mit Belohnung (*reward*) bemerkbar, wobei vor allem die appetitive Komponente von Belohnungsverhalten (z. B. die Annäherung an begehrtes Futter, Sexualpartner etc.) und die Beantwortung von neuartigen Reizen nach mesoakkumbalem DA-Mangel unterbleibt. DA-Agonisten wirken dagegen förderlich auf Belohnungsverhalten und werden von Versuchstieren auch freiwillig selbst verabreicht (z. B. in Experimenten, bei denen sich die Tiere über intrakranielle oder intravenöse Katheter und ein Manipulandum, welches eine Injektionsspritze aktiviert, eine Substanz injizieren können). Dementsprechend wurde aufgrund von Befunden aus intrakraniellen Selbstreizungs- und Substanzinfusionsexperimenten das mesoakkumbale System als das »Belohnungssystem« des Gehirns bezeichnet. Mikrodialyseexperimente an wachen, frei beweglichen Tieren, aber auch die Messung der DA-Freisetzung durch bildgebende Verfahren beim Menschen, belegen, dass in Erwartung von Belohnung (Nahrung, Sex oder der Gewinn in einem Glücksspiel) sowie in Erwartung von Drogen die DA-Freisetzung im Nucleus accumbens ansteigt (Breiter et al. 2001; Everitt u. Wolf 2002; Knutson et al. 2001; Joseph et al. 2003). Dies ist eine vereinfachte Darstellung der Zusammenhänge innerhalb des Belohnungssystems und kann erheblich differenziert werden. Dennoch zeigt sich, dass praktisch alle von Menschen und Tieren selbst und freiwillig aufgenommenen Substanzen (Genussmittel wie Kaffee, Tee, Nikotin, Alkohol) sowie auch prokreative Verhaltensweisen (Nahrungsaufnahme, Trinken, Sex, Brutpflege) direkt oder über wenige Zwischenstationen zu einer Stimulation des mesoakkumbalen DA-Systems führen. Auch Suchtmittel und Psychostimulanzien wie Kokain und Amphetamin wirken präferenziell über die Freisetzung von DA im Nucleus accumbens (Drevets et al. 2001). Blockade von mesoakkumbalem DA führt zu Symptomen der Anhedonie. Die Behandlung von Suchtstörungen mit klassischen Dopaminrezeptorblockern ist deshalb problematisch, weil die anhedonische Wirkung dieser Substanzen (z. B. Haloperidol) das Auftreten von Rückfällen fördert. Einen vielversprechenden pharmakotherapeutischen Ansatz bieten dagegen partielle Agonisten der Dopamin-D2- oder -D3-Rezeptoren (s. oben) (Pilla et al. 1999; Childress u. O'Brien 2000). Von großer Bedeutung für das Verständnis der Funktionen der mesoakkumbalen und mesostriatalen DA-Systeme sind auch die elektrophysiologischen Untersuchungen an Primaten, die von Wolfram Schultz und Mitarbeitern durchgeführt werden. Diese Untersuchungen zeigen, dass DA vor allem bei der Verarbeitung neuer und unerwarteter Reize – insbesondere im Zusammenhang mit Belohnungserwartung – eine wichtige Rolle spielt (Schultz u. Dickinson 2000).

Mesokortikales System. DA-D1- und -D2-Rezeptoren finden sich in verschiedenen Teilgebieten des präfrontalen Kortex sowohl auf glutamatergen Ausgangsneuronen als auch auf GABAergen Interneuronen. Entsprechend komplex sind die Funktionen, die DA bei der Regulation der Aktivität des Frontalhirns übernimmt. Vereinfacht kann man sagen, dass DA eine große Bedeutung für das Arbeitsgedächtnis (*working memory*) und andere kognitive Funktionen wie Aufmerksamkeit und Verhaltensflexibilität hat. Läsionsstudien und pharmakologische Untersuchungen (toposelektive Blockade von D1- und D2-Rezeptoren) zeigen, dass eine optimale kortikale DA-Aktivierung, vor allem von D1-Rezeptoren, für ein normales Funktionieren des Arbeitsgedächtnisses essenziell ist (Goldman-Rakic 1999). Interessanterweise sind die mesokortikalen und mesoakkumbalen DA-Systeme funktionell weitgehend gegenläufig geschaltet, so dass Verhalteneffekte, die durch eine Aktivierung von DA-Rezeptoren im Nucleus accumbens verursacht werden, durch Stimulation von DA-Rezeptoren im präfrontalen Kortex aufgehoben werden können (Vezina et al. 1991).

DA in mesolimbischen und mesokortikalen Systemen ist nicht nur für das Verständnis von Sucht und Drogenmissbrauch relevant, auch Teile der Symptomatik schizophrener Psychosen lassen sich auf dysfunktionelle Dopaminsysteme zurückführen. Die »Dopaminhypothese« der Schizophrenie geht in ihrer einfachen Form von einer Überfunktion mesoakkumbaler und mesolimbischer Systeme aus (bei einer relativen Unterfunktion von mesokortikalem DA).

Seit Pierre Deniker und Jean Delay entdeckten, dass Chlorpromazin schizophrene Symptome verbessert, spielen DA-Rezeptorantagonisten aus den Stoffklassen der Phenothiazine (Chlorpromazin) und der Butyrophenone (Haloperidol) eine wichtige Rolle bei der Behandlung von Schizophrenien. Die antipsychotische Wirkung dieser Neuroleptika beruht auf der Blockade von D2-Rezeptoren. Dementsprechend waren die seit der Mitte der 50er-Jahre entwickelten Neuroleptika DA-Rezeptorantagonisten, und ihre klinische Wirksamkeit korreliert deutlich mit deren Fähigkeit zur Blockade von D2-Rezeptoren. Atypische Antipsychotika (Clozapin, Risperidon, Olanzapin) haben im Gegensatz dazu ein vielfältiges pharmakologisches Wirkungsspektrum und tragen den neurobiologischen Befunden Rechnung, dass die Störungen der verschiedenen Transmittersysteme bei Schizophrenie komplex sind. Die meisten atypischen Antipsychotika erhöhen nach chronischer Gabe den DA-Stoffwechsel und die DA-Freisetzung im Frontalhirn, wodurch die DA-Freisetzung in subkortikalen Gebieten gedrosselt wird. Dabei sind die genauen neurochemischen Wirkmechanismen dieses Effektes auf frontales DA noch nicht geklärt. Atypische Antipsychotika sind meist Serotoninrezeptorantagonisten (mit absteigenden Affinitäten für 5-HT2A, 5-HT2C, 5-HT3, 5-HT6) und DA-Rezeptorantagonisten (D4 > D2). Wahrscheinlich geht die vermehrte Freisetzung von DA (und Acetylcholin) im präfrontalen Kortex nach Gabe von Atypika auf die Blockade von 5-HT2A- und D2-Rezeptoren und die damit einhergehende funktionelle Aktivierung von 5-HT1A-Rezeptoren zurück (denn die Effekte lassen sich durch 5-HT1A-Antagonisten aufheben). Inwiefern an diesen Vorgängen präsynaptische Serotoninrezeptoren auf dopaminergen Fasern im Kortex beteiligt sind, ist bisher nicht geklärt (Ichikawa et al. 2002).

Eine sowohl pharmakologisch wie auch therapeutisch interessante neue Entwicklung sind die DA-Partialagonisten (wie z. B. Aripiprazol), die eine hohe Affinität zu DA-Rezeptoren haben, aber eine relativ schwache funktionelle Kopplung des Rezeptors zum G-Protein bedingen. Dies führt dazu, dass bei niedrigen DA-Konzentrationen ein funktioneller Agonismus herrscht, während bei einer sehr hohen DA-Konzentration eine antagonistische Wirkung auftritt. Durch diesen Wirkungsmechanismus wird einerseits eine völlige Blockade der DA-Rezeptoren (und damit einhergehende Nebenwirkungen wie extrapyramidale »parkinsonartige« Akinesien und Hyperprolaktinämie, wie sie ab einer 80%igen Blockade von DA-Rezeptoren auftreten) vermieden, und andererseits wird ein »Überschießen« der DA-Funktion abgefangen.

Tuberoinfundibuläres System. DA-Neurone des tuberoinfundibulären Systems stehen unter der Kontrolle von Prolaktin und steuern ihrerseits die Ausschüttung von Prolaktin aus der Adenohypophyse. DA wurde in den 1970er-Jahren als der lange gesuchte *prolactin inhibitory factor* identifiziert. Die Blockade von DA-Rezeptoren auf den sekretorischen Zellen der Adenohypophyse führt zur verstärkten Synthese und Freisetzung von Prolaktin, was zu den unerwünschten Nebenwirkungen von typischen Neuroleptika gehört.

Serotonin (5-Hydroxytryptamin)

Das Indolamin Serotonin (5-Hydroxytryptamin, 5-HT) wurde schon um 1947 in Eingeweiden und im Blutserum als vasokonstriktiver Stoff nachgewiesen (daher der Name »Sero-tonin«). Kurze Zeit später wurde auf die strukturelle Ähnlichkeit von 5-HT mit dem psychedelischen Alkaloid D-LSD (Lysergsäurediethylamid) hingewiesen, woraufhin die Rolle von 5-HT als Neurotransmitter im Gehirn intensiv untersucht wurde.

Synthese und Abbau. 5-HT wird aus der essenziellen Aminosäure Tryptophan (Try) gebildet (Abb. 4.17), die durch einen Aminosäuretransporter über die Blut-Hirn-Schranke ins Gehirn gelangt. Try wird durch Try-Hydroxylase zu 5-OH-Try hydroxyliert. Dieser Syntheseschritt lässt sich durch *p*-Chlorphenylalanin (*p*-CPA) hemmen, was als wichtige psychopharmakologische Methode zur Untersuchung der Funktionen von 5-HT dient. 5-OH-Try wird durch DOPA-Decarboxylase hocheffizient zu 5-HT decarboxyliert. Der Abbau von 5-HT erfolgt durch Desaminierung und Oxidation durch MAO und Aldehyddehydrogenase zu 5-Hydroxyindolessigsäure (5-HIAA), welches in Blut und Harn nachgewisen werden kann und Auskunft über den 5-HT-Stoffwechsel gibt.

Neben dem Abbau von 5-HT ist die Wiederaufnahme aus dem synaptischen Spalt in die präsynaptischen Terminalen der wichtigste Mechanismus zur Beendigung der synaptischen Wirkung dieses Transmitters. Für die Wiederaufnahme sorgen hochaffine Serotonintranspor-

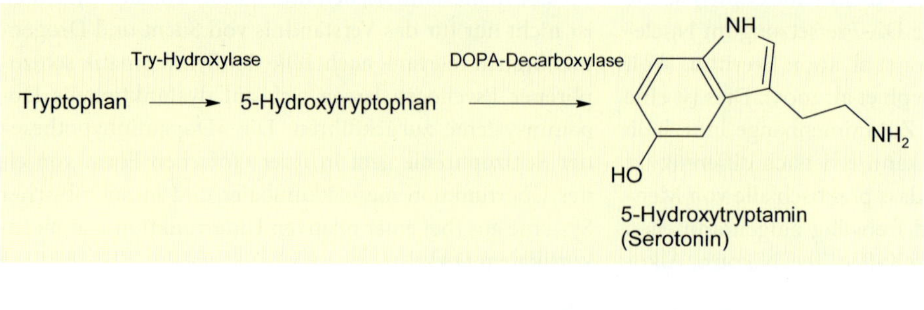

Abb. 4.17. Synthese von 5-HT aus der Aminosäure Tryptophan

ter (SERT). Dies sind aus zwölf Transmembrandomänen bestehende Proteine, deren Aktivität von einem elektrochemischen Na^+/K^+- und einem Cl^--Gradienten abhängt. Wie weiter unten noch ausführlicher dargestellt wird, spielt 5-HT eine wichtige Rolle bei der Regulation von Stimmungen und des Antriebs. Daher dienen die SERT als Zielmoleküle für die Pharmakotherapie von Depressionen (s. unten).

Serotonerge Systeme im Gehirn. 5-HT findet sich in Zellgruppen (B1–B9) des Mittelhirns, der Pons und der Medulla (◘ Abb. 4.18). Für die teilweise sehr dichte Innervation des Vorderhirns (Kortex, Amygdala, Hippocampus, Striatum, BNST) mit 5-HT-haltigen Axonterminalen sorgen vor allem die Raphekerne (*raphé*: Naht) im medialen Teil des Mittelhirns (B7–B9). Der dorsale Anteil der Raphekerne (B7) projiziert vornehmlich in den Kortex, das Neostriatum, das Cerebellum, das periaquäduktale Grau (zentrales Höhlengrau) und den Thalamus, während der mediane Raphekern (B8) eher limbische Hirngebiete (Amygdala, BNST und Hippocampus) mit 5-HT versorgt. Teilweise überschneiden sich die Projektionsareale der B7- und B8-Zellgruppen, sie lassen sich aber aufgrund feiner morphologischer Unterschiede der Axonterminalen noch unterscheiden. Der zentrale Raphekern (B9) versorgt ein mit den anderen beiden Kernen überlappendes Projektionsgebiet. Die Kerngruppen B1–B3 in Medulla und Pons projizieren absteigend ins Ventralhorn des Rückenmarks, während die B5- und B6-Kerne der Pons den Thalamus mit 5-HT versorgen. Die medullären Raphekerne spielen über ihre Projektionen in vegetative Kontrollzentren eine wichtige Rolle bei der respiratorischen Kontrolle. In diesen Projektionen werden neben 5-HT noch Substanz P und Thyreotropin-Releasing-Hormon (TRH) als Kotransmitter ausgeschüttet. Die medullären Rapheneurone schmiegen sich mit ihren Dendriten eng an die wichtigsten Blutgefäße des Gehirns an und sind für die Messung des pH-Wertes und des CO_2-Gehaltes im Blut zuständig. Sie kontrollieren dabei die respiratorischen und kardiovaskulären Zentren im Gehirn.

Die synaptische Freisetzung von 5-HT an der präsynaptischen Membran zeigt keine Besonderheiten, sondern folgt den allgemeinen Prinzipien der bereits beschriebenen Ca^{2+}-abhängigen Exozytose.

5-HT-Rezeptoren

5-HT-Rezeptoren zeigen eine besonders große Vielfalt an Subtypen; neben den metabotropen Rezeptoren der 5-HT1-Familie (Subtypen 5-HT1A, B, D, E, F, P, S), der 5-HT2-Familie (Subtypen 5-HT2A–C) und den 5-HT4S, L, 5-HT5A, B, 5-HT6, 5-HT7 gibt es noch eine Klasse ionotroper 5-HT3-Rezeptoren:

- 5-HT1-Rezeptoren sind an Gi/o-Proteine gekoppelt und führen über die Regulation der Aktivität einer Adenylatzyklase durch Öffnen von K^+-Kanälen oder Schließen von Ca^{2+}-Kanälen zur Hyperpolarisation der postsynaptischen Zelle. 5-HT1-Rezeptoren kommen häufig als axonale oder somatodendritische Autorezeptoren vor, die die 5-HT-Freisetzung kontrollieren.
- 5-HT2-Rezeptoren vermitteln die langsame Depolarisation von postsynaptischen Neuronen. Über Gq-Proteine und die Aktivierung von Phospholipase C erfolgt die Hydrolyse von Phosphoinositol und eine damit verbundene Erregung der Zelle durch Hemmung der K^+-Leitfähigkeit bzw. Aktivierung von Na^+- und Ca^{2+}-Kanälen.
- 5-HT3-Rezeptoren sind ionotrope bzw. ligandengesteuerte Kanäle, die wie $GABA_A$-, nikotinische Acetylcholin- und Glycinrezeptoren aus fünf Transmembranproteinuntereinheiten bestehen und selektiv durchlässig sind für monovalente Kationen.
- 5-HT4-Rezeptoren sind über ein Gs-Protein mit der Adenylatzyklase gekoppelt und wirken letztlich über eine Verminderung der K^+-Leitfähigkeit erregend auf das postsynaptische Neuron.

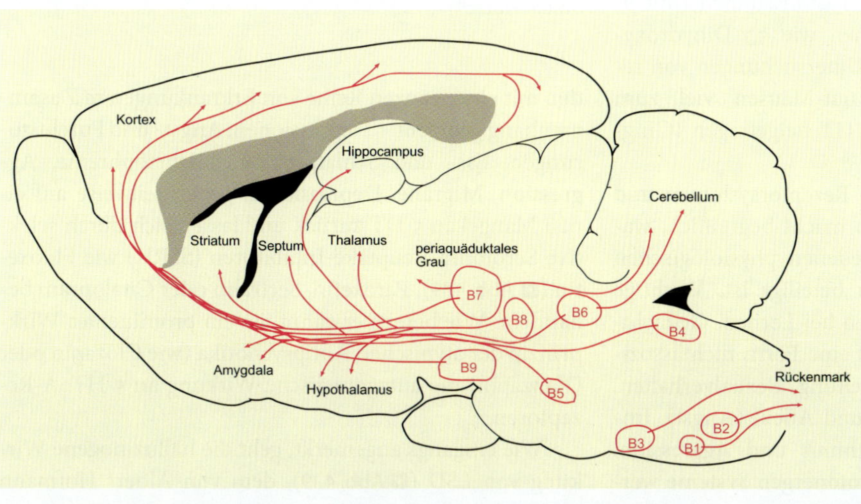

◘ **Abb. 4.18.** Parasagittalschnitte durch ein schematisiertes Säugerhirn (Ratte) mit serotonergen Zellgruppen und Projektionen. Das gesamte Vorderhirn wird von den Projektionen aus den Raphekernen des Mittelhirns (B7–B9) mit Serotonin versorgt. Die pontinen B5- und B6-Kerne innervieren den Thalamus und die ins Rückenmark absteigenden Projektionen entspringen den medullären Kerngruppen (B1–B3)

- Die intrazelluläre Kopplung der 5-HT5A- und B-Rezeptoren ist unbekannt; man vermutet eine Hemmung der Adenylatzyklase.
- 5-HT6- und 5-HT7-Rezeptoren aktivieren über ein Gs-Protein die Adenylatzyklase und wirken ebenfalls depolarisierend durch Verminderung der K^+-Leitfähigkeit (Hoyer et al. 2002).

Die Verteilung der verschiedenen 5-HT-Rezeptorsubtypen im ZNS ist nicht einheitlich, aber teilweise überlappend. 5-HT1-Rezeptoren finden sich als somatodendritische Autorezeptoren in den Raphekernen und als axonale Autorezeptoren im Hippocampus. Außerdem kommen sie in den Basalganglien (Striatum, Globus pallidus und Substantia nigra) vor. 5-HT2-Rezeptoren sind besonders häufig im Kortex und in limbischen Regionen. 5-HT3-Rezeptoren befinden sich im entorhinalen Kortex, in der Area postrema und im peripheren Nervensystem. 5-HT4- und 5-HT5-Rezeptoren kommen häufig im Hippocampus vor, letztere finden sich auch in Kortex und Cerebellum. 5-HT6-Rezeptoren wurden im Striatum und Kortex nachgewiesen und 5-HT7-Rezeptoren im Zwischenhirn (Thalamus und Hypothalamus) sowie im limbischen System.

Pharmakologisch lassen sich 5-HT1-Rezeptoren durch 8-OH-DPAT (◘ Abb. 4.19) stimulieren und durch Spiperon oder WAY-100135 blockieren. 5-HT1A-Partialagonisten wie Buspiron und Ipsapiron wurden als Anxiolytika und zur Lösung psychischer Spannungszustände eingesetzt. Agonisten für 5-HT2-Rezeptoren sind DOI (Dimethoxyiodoamphetamin) und DOB (Dimethoxybromoamphetamin), während Ketanserin, Spiperon und Ritanserin als Antagonisten wirken. α-Methyl-5-HT stimuliert und Zacoprid blockiert 5-HT3-Rezeptoren. 5-HT6- und 5-HT7-Rezeptoren werden interessanterweise durch LSD besonders effizient stimuliert und durch das klinisch wirksame Antipsychotikum Clozapin gehemmt (◘ Tab. 4.3). Neben elektrophysiologischen und verhaltenspharmakologischen Untersuchungen mit selektiven 5-HT-Agonisten und -Antagonisten haben Läsionsstudien (mit *p*-CPA und selektiven Neurotoxinen wie 5,7-Dihydroxytryptamin) und in jüngster Zeit Untersuchungen von rezeptorsubtypspezifischen Knockout-Mäusen viel zum Verständnis der Funktion von 5-HT beigetragen (Gingrich u. Hen 2001).

Die große Vielfalt von 5-HT-Rezeptorsystemen und ihre breite Verteilung im Gehirn macht begreiflich, warum 5-HT an so vielen verschiedenen physiologischen Funktionen und Dysfunktionen beteiligt ist. Wichtige Funktionen wurden nachgewiesen bei Lernen, Gedächtnis, Verhaltenssensitivierung (als eine Form nichtassoziativen Lernens), Schmerzverarbeitung, Sexualverhalten, Nahrungsaufnahme, Stimmung und Affekt (Angst), Impulskontrolle, Schlaf-Wach-Rhythmus und Aggression. Störungen der verschiedenen serotonergen Systeme werden mit einer ganzen Reihe von Erkrankungen in Zusammenhang gebracht – Depressionen, Angst- und Furchtstörungen, Ess- und Schlafprobleme, Schizophrenie, Aggression, Migräne. Depressionen gehen teilweise auf einen Mangel an 5-HT zurück und lassen sich durch selektive Serotonin-Reuptake-Inhibitoren (SSRIs) wie Fluoxetin (◘ Abb. 4.19), Paroxetin, Sertralin oder Citalopram behandeln. Wie bereits erwähnt, ist ein prominentes Wirkprinzip der atypischen Antipsychotika (wie Clozapin oder Olanzapin) die antagonistische Wirkung an 5-HT2A-Rezeptoren.

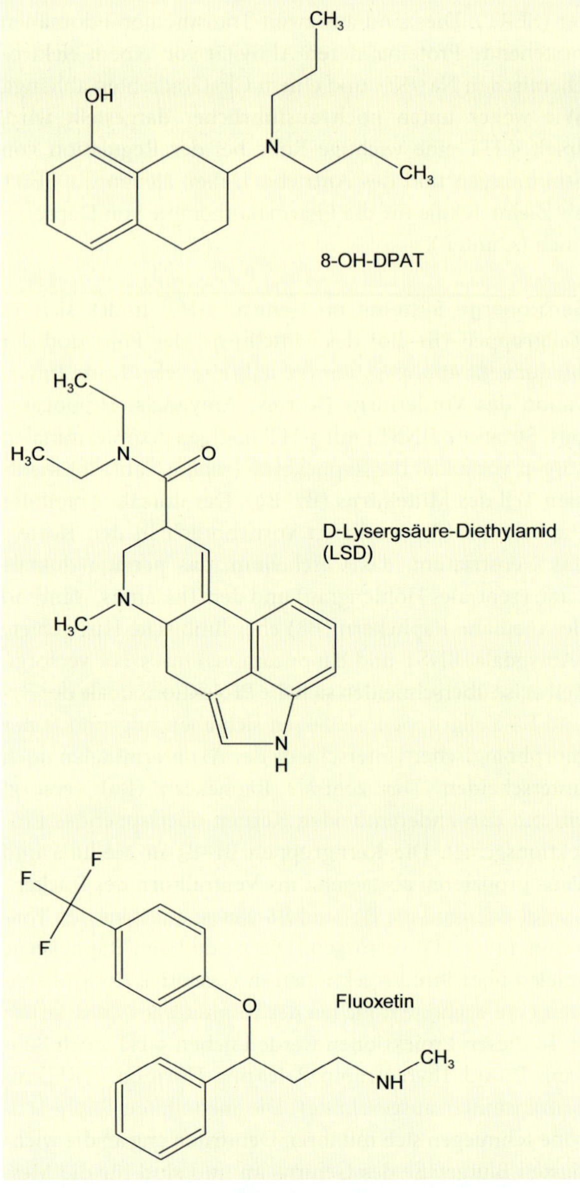

◘ **Abb. 4.19.** Strukturen einiger Pharmaka, die über das serotonerge System wirken: 5-HT1-Agonist 8-Hydroxy-DPAT, LSD und der SSRI Fluoxetin (Prozac®)

Wie eingangs angemerkt, geht die halluzinogene Wirkung von LSD (◘ Abb. 4.19), dem von Albert Hofmann

Tab. 4.3. Pharmakologie der Monoaminrezeptoren

Transmitter	Rezeptor	G-Protein und *second messenger*	Effekt	Agonist	Antagonist
Noradrenalin	$\alpha_{1\,(A,\,B,\,C,\,D)}$	G_q-Protein, Phospholipase C, IP3, DAG	Depolarisation, $[Ca^{2+}]\uparrow$	Phenylephrin	Prazosin
	$\alpha_{2\,(A,\,B,\,C)}$	G_i-Protein, Adenylatzyklase, cAMP	Hyperpolarisation, $[Ca^{2+}]\downarrow$, $K^+\uparrow$	Clonidin, ST-91	Yohimbin
	$\beta_{(1,\,2,\,3)}$	G_s-Protein, Adenylatzyklase	Depolarisation	Isoproterenol	Propranolol
Dopamin	$D_{1\,(1,\,5)}$	G_s-Protein, Adenylatzyklase, cAMP, DARPp-32	Depolarisation	SKF-82526	SCH-23390
	$D_{2\,(2,3,4)}$	$G_{i/0}$-Protein, Adenylatzyklase	Hyperpolarisation	Quinpirol	Sulpirid
Serotonin	$5\text{-}HT_{1\,(A,\,B,\,D,\,E,\,F)}$	G_i-Protein, Adenylatzyklase, cAMP	Hyperpolarisation, $K^+\uparrow$	8-OH-DPAT	Spiperon
	$5\text{-}HT_{2\,(A,\,B,\,C)}$	G_s-Protein, Adenylatzyklase, cAMP, Phospholipase C, Proteinkinase C, IP3, DAG	Depolarisation	DOI	Ketanserin
	$5\text{-}HT_3$	Kationenkanal	Depolarisation	α-Methyl-5HT	Zacoprid
	$5\text{-}HT_4$	G_s-Protein, Adenylatzyklase, cAMP	Depolarisation	SC-53116	SDZ-205557
	$5\text{-}HT_{5,\,6,\,7}$	$G_{s/0}$-Protein, Adenylatzyklase, cAMP	Gemischt	LSD	Clozapin

synthetisierten Abkömmling der Lysergsäure (einem Mutterkornalkaloid), auf dessen Wechselwirkung mit 5-HT1-Rezeptoren zurück. LSD reduziert die Aktivität von Neuronen der Raphekerne durch agonistische Wirkung an Autorezeptoren auf Somata oder Dendriten. Auch MDMA (3,4-Methylendioxy-Methamphetamin, »Ecstasy«) wirkt vor allem auf die SERT und an postsynaptischen 5-HT2A-Rezeptoren und löst Euphorie aus. MDMA hat halluzinogene Effekte, erhöht das Selbstbewusstsein und erzeugt ein Gefühl sozialer Nähe. Außerdem führt es zu einer Hyperthermie. Wiederholte Einnahme dieser Substanz kann indes zu gegenteiligen Effekten (Dysphorie, Gefühl der Vereinsamung, Depressionen) führen und neurotoxische Effekte auslösen.

Wirkung der Monoamine

Jedes der drei Monoamine hat ein eigenes Wirkungsprofil, aber es gibt auch gewisse funktionelle Überschneidungen und Ergänzungen. Insbesondere im Frontalhirn ist das Zusammenspiel der Monoamine für eine Vielzahl von kognitiven Leistungen entscheidend. Dort haben Dopamin, Noradrenalin und 5-HT eine wichtige modulierende Wirkung auf die Beteiligung von Glutamat, GABA und Acetylcholin bei der Umsetzung von Exekutivfunktionen wie Handlungssteuerung und -kontrolle sowie bei Aufmerksamkeitsprozessen.

Zahlreiche Verhaltensuntersuchungen an Menschen und Versuchstieren haben ein komplexes Bild des Zusammenwirkens der drei Monoamine ergeben (Abb. 4.20). So ist Noradrenalin für die Detektion und Verarbeitung (Regulation des Signal-Rausch-Verhältnisses) von verhaltensrelevanten Reizen sowie für Aufmerksamkeit und Vigilanz wichtig. Dopamin und 5-HT sind dagegen für das situationsgerechte Abrufen von Verhaltensweisen, insbesondere in emotionalen Kontexten, und für die Steuerung der Intensität von Verhalten zuständig. Dopamin kommt in präfrontokortikalen Schaltkreisen zusätzlich noch eine entscheidende Funktion beim Arbeitsgedächtnis zu.

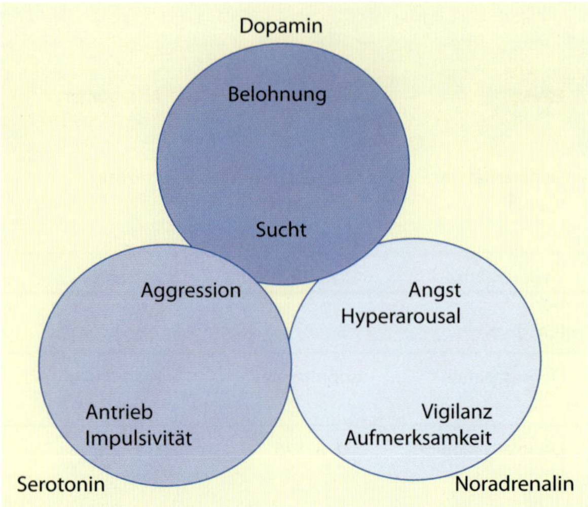

Abb. 4.20. Vereinfachte Skizze zur Darstellung der Funktionsprofile der drei wichtigsten Monoamintransmitter im Gehirn. Jeder der drei Transmitter hat eine eigenständige Wirkungsdomäne und ein damit zusammenhängendes Störungsbild bei Fehlfunktionen. Daneben gibt es aber auch funktionelle Überlappungsbereiche

Eine adaptive und effektive Verhaltenskontrolle erfordert die Zusammenarbeit von allen drei Systemen in ihren gemeinsamen Projektionsarealen, wobei der jeweilige Anteil jedes einzelnen Transmitters von der Natur der Verhaltensaufgabe und deren Schwierigkeitsgrad abhängt. So erfordern Aufgaben mit Reizdetektion in einer stark verrauschten Umgebung oder Reizdiskriminationsaufgaben (Störreize und Zielreize gleichzeitig präsent) ein intaktes noradrenerges coeruleokortikales System. Die Auswahl von Verhaltensweisen nach erfolgter Reizdetektion hängt dagegen von Dopamin und 5-HT in limbischen Strukturen ab, wobei letzterem vor allem die Rolle der Impulskontrolle zukommt. Durch Läsionsversuche sowie durch pharmakologische Blockade oder Stimulation der einzelnen Systeme wurde festgestellt, dass es für verschiedene Verhaltensaufgaben jeweils ein **Aktivitäts-Optimum** für jedes der drei modulierenden Monoaminsysteme gibt. Das heißt, für manche Aufgaben können Agonisten wie auch Antagonisten die Systemfunktion beeinträchtigen. Ebenso kann die Verhaltensleistung durch einen bestimmten Eingriff (z. B. die pharmakologische Stimulation) verbessert werden, während eine andere etwas unterschiedliche Funktion schlechter ausgeführt wird oder unbeeinflusst bleibt. Trevor Robbins hat darauf hingewiesen, dass der Zusammenhang zwischen der Aufgabenschwierigkeit und der Beteiligung der verschiedenen Monoaminsysteme mit dem aus der Psychologie bekannten **Yerkes-Dodson-Prinzip** übereinstimmt. Dieses besagt, dass der Zusammenhang zwischen der mentalen Anstrengung und der Performanz für die meisten Aufgaben einer umgekehrten U-Funktion folgt, d. h. dass sowohl zu viel als auch zu wenig Motivation zu relativ schlechten Testergebnissen führt (Robbins 2000).

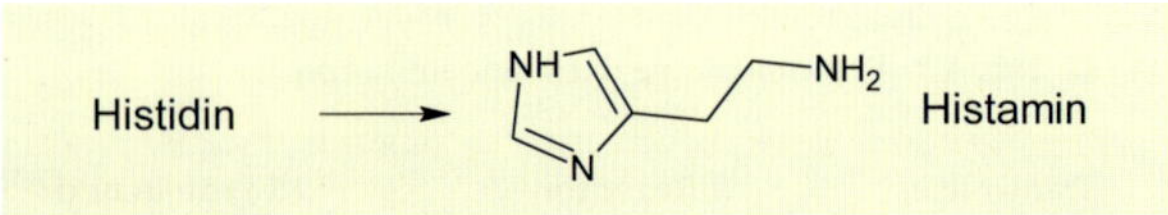

Abb. 4.21. Synthese von Histamin aus der Aminosäure Histidin

Histamin

Histamin ist ein Imidazolderivat und wird peripher von Leukozyten sowie von Mastzellen der Haut freigesetzt und hat entzündungsfördernde Wirkung (Verbesserung der lokalen Durchblutung). Gegen Ende des 20. Jahrhunderts wurde nachgewiesen, dass Histamin im Gehirn als Neurotransmitter wirkt.

Synthese und Abbau. Es wird aus der Aminosäure L-Histidin durch Histidindecarboxylase gebildet (Abb. 4.21) und im Wesentlichen von MAO und Aldehyddehydrogenase abgebaut. Über Histaminwiederaufnahmetransporter ist noch nichts bekannt.

Histaminerge Systeme im Gehirn. Das histaminerge Transmittersystem besteht aus nur einer Neuronenpopulation im tuberomammillären Kern des posterioren Hypothalamus, von wo Projektionen über das mediale Vorderhirnbündel ins Vorderhirn (Bulbus olfactorius, Striatum, BNST, Amygdala, Septum, Kortex und Hippocampus) sowie in Teile des Thalamus aufsteigen. Außerdem gibt es eine absteigende histaminerge Projektion in Kerne des Hirnstamms und ins Rückenmark (Abb. 4.22).

Die Freisetzung von Histamin aus der Präsynapse erfolgt durch Ca^{2+}-abhängige Exozytose. Histamin entfaltet seine Wirkung auf die postsynaptische Zelle über drei verschiedene metabotrope G-Protein-gekoppelte Rezeptoren (H1–3). **H1-Rezeptoren** sind vor allem in Kortex und Hippocampus zu finden, während **H2- und H3-Rezeptoren** in den Basalganglien überwiegen. H3-Rezeptoren wirken als präsynaptische Autorezeptoren über ein Gi-Protein regulierend auf die Histaminfreisetzung ein. H1-Rezeptoren erhöhen die Bildung von IP3 und Diacylglycerol und führen über vermehrten Ca^{2+}-Einstrom zu einer Erregung der Zelle. H1-Antagonisten (z. B. Mepyramin), die als Antiallergika eingesetzt werden und die Blut-Hirn-Schranke überwinden können, haben eine sedierende Wirkung. H2-Rezeptoren sind über ein Gs-Protein mit der Adenylatzyklase gekoppelt und hemmen daher cAMP-abhängige Signalkaskaden. H3-Rezeptoren wirken als inhibitorische Autorezeptoren an histaminergen Synapsen, regulieren aber auch als Heterorezeptoren die Freisetzung anderer Transmitter (NA, DA, 5-HT) und Neuropeptide. H3-Rezeptoragonisten (z. B. α-Methylhistamin) reduzieren die Histaminfreisetzung (Tab. 4.4).

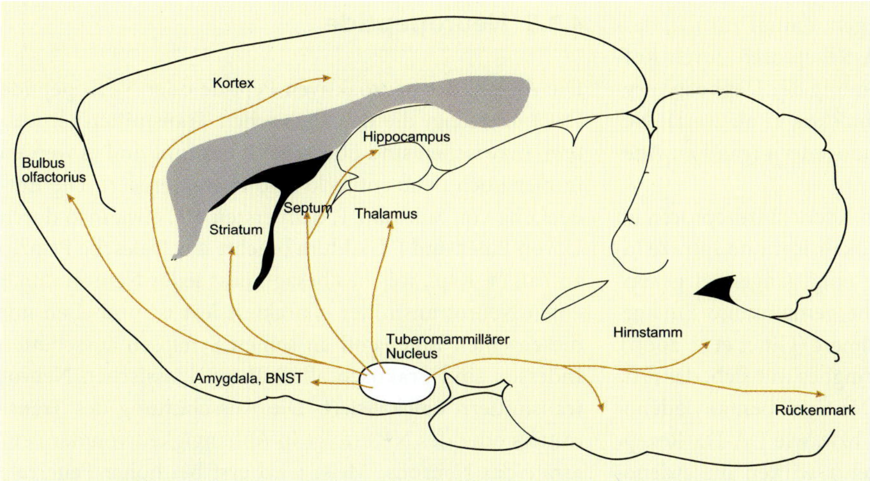

Abb. 4.22. Parasagittalschnitte durch ein schematisiertes Säugerhirn (Ratte) mit histaminergen Zellgruppen und Projektionen. Das Ursprungsgebiet histaminerger Projektionsneurone liegt im Hypothalamus (tuberomammillärer Kern). *BNST* Interstitialkern der Stria terminalis

Die **Wirkung** von Histamin als Neurotransmitter im Gehirn ist noch nicht genau untersucht. Wahrscheinlich wirkt Histamin – wie in der Peripherie, so auch im neuronalen Parenchym – vasoaktiv und fördert lokal den Blutfluss und die Durchlässigkeit von Blutkapillaren im Gehirn. Weiterhin gesichert ist die Beteiligung von Histamin als Neurotransmitter an der Hormonfreisetzung (adrenokortikotropes Hormon, ACTH) in der Hypophyse und an der Kontrolle des Gleichgewichtssystems sowie bei der Wärmeregulation. Neuerdings wird eine Rolle bei Lernprozessen im Hippocampus und bei kortikalem Arousal angenommen. Einige der Nebenwirkungen von Antipsychotika (wie Gewichtszunahme und Sedierung nach Einnahme von Clozapin) werden auf den Antagonismus von Histamin an H1-Rezeptoren zurückgeführt (Schwartz et al. 1991; Onodera et al. 1994).

4.3.4 Adenosin

Erst um 1990 wurde erkannt, dass das Purinnukleosid Adenosin (Abb. 4.23) und das Nukleotid Adenosintriphosphat (ATP) als neuroaktive Substanzen wirken. Da sie nicht alle Kriterien für klassische Neurotransmitter (Kriterien 1 und 2, ► 4.2.2) erfüllen, bezeichnet man sie als **Neuromodulatoren**. Beide Stoffe werden nicht wie klassische Transmitter an systemspezifischen Synapsen ausgeschüttet, sondern kommen praktisch in allen Zellen des Gehirns vor. Die Freisetzung erfolgt direkt aus der Zelle (prä- oder postsynaptisch), entweder nach Verletzung der Membran oder in Vesikeln durch Exozytose.

ATP wirkt nach Freisetzung ins neuronale Parenchym und nach Diffusion zu benachbarten Zellen oder auf die freisetzende Zelle selbst in einer para- oder autokrinen Weise. ATP wirkt im Nervensystem über P2-Purinrezeptoren. P2-Rezeptoren werden in die Subtypen X und Y unterteilt. P2X-Rezeptoren sind Kationenkanäle, die sich aus 3–6 Monomeren zusammensetzen, von denen sieben Subtypen geklont und charakterisiert wurden. P2X-Rezeptoren finden sich im Rückenmark, im Hippocampus, in sensorischen Neuronen und im vegetativen Nervensystem. P2Y-Rezeptoren sind an Gq-Proteine gekoppelt, kommen im Gehirn und im vegetativen Nervensystem recht häufig vor und führen zur Bildung von IP3 und Diacylglycerol, wodurch die intrazelluläre Ca^{2+}-Konzentration erhöht wird. Die wichtigste Rolle von ATP im Gehirn – neben der Funktion als Energieträger – ist vermutlich die Regulation von Reparaturmechanismen nach Schädigung neuronalen Gewebes. ATP wird von verletzten Neuronen freigesetzt und führt nach Bindung an P2-Rezeptoren auf Gliazellen zur Aktivierung von Phagozytose und zur Ausschüttung von Zytokinen. Häufig findet man ATP als Kotransmitter in noradrenergen und cholinergen Neuronen.

Adenosin wirkt über vier Subtypen von **P1-Rezeptoren**: A1, A2A, A2B und A3, die allesamt G-Protein-gekoppelte metabotrope Rezeptoren sind. A1-Rezeptoren sind im Gehirn recht weit verbreitet und hemmen die Adenylatzyklase. A2-Rezeptoren finden sich ebenfalls häufig im Gehirn und stimulieren über ein Gs-Protein die Adenylatzyklase. Der A3-Rezeptor kommt im Gehirn kaum vor. Wichtige Antagonisten von Adenosin an A1- und A2-Rezeptoren sind die Methylxanthine, zu denen die Genussmittel Koffein und Theophyllin gehören. Die stimulieren-

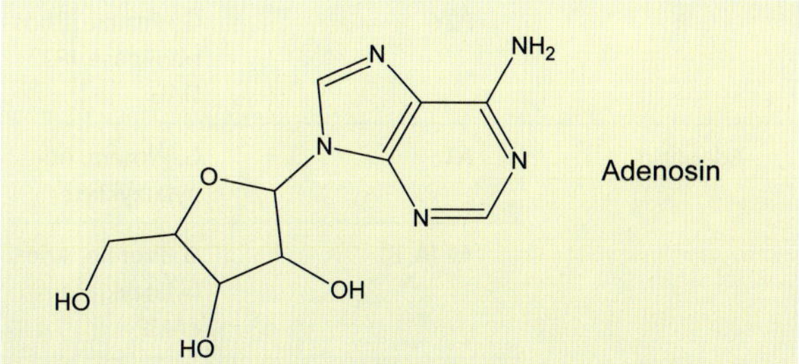

Abb. 4.23. Struktur von Adenosin

de Wirkung von Kaffee und Tee geht darauf zurück, dass die Blockade von Adenosin-A2A-Rezeptoren durch Koffein (bzw. Theophyllin) zur Hemmung der Dephosphorylierung von DARPp-32 führt (Lindskog et al. 2002). Neben Adenosin wirkt Inosin als endogener Ligand an Adenosinrezeptoren.

Interessanterweise findet man Adenosinrezeptoren im Striatum mit DA-Rezeptoren kolokalisiert und intrazellulär sowie durch Membraneffekte entgegengesetzt gekoppelt. Besonders interessant ist die gemeinsame Einlagerung in die Membran als **Heterodimere** (Gines et al. 2000). Dieser entgegengesetzte Effekt bringt es mit sich, dass A1- und A2-Rezeptoragonisten (A1: N^6-Cyclopentanyladenosin, A2: CGS 21680) wie DA-D1- bzw. wie DA-D2-Rezeptorantagonisten wirken. Umgekehrt wirken die Adenosinrezeptorantagonisten (A1: CGS 15943, A2: MSX-3) wie DA-Rezeptoragonisten (◘ Tab. 4.4). Diese Zusammenhänge werden derzeit intensiv erforscht, um die Pharmakotherapie von Störungen des dopaminergen Systems (wie z. B. Morbus Parkinson oder Schizophrenie) zu verbessern (Ferré et al. 1997; Zimmermann et al. 1998; Hauber 2002).

4.3.5 Neuropeptide

Die Anzahl der neuroaktiven Peptide oder Neuropeptide (NP) übersteigt die der klassischen Transmitter bei weitem. Inzwischen sind über 40 NP bekannt und es werden immer noch neue entdeckt und charakterisiert. Die Entdeckung von Substanz P, dem ersten NP, etwa 1930 durch U. von Euler und J. Gaddum brachte das Dalesche Prinzip zu Fall (▶ Kap., welches besagt, dass jedes Neuron durch einen Neurotransmitter charakterisiert ist und eben nur diesen einen Botenstoff an seinen Synapsen ausschüttet. Indessen sind praktisch alle NP mit klassischen Neurotransmittern **kolokalisiert**. Die Ausschüttung des Transmitters oder des NP erfolgt in Abhängigkeit von der Feuerrate des Neurons: Meist wird erst bei hoher Feuerrate das NP freigesetzt.

Unterschiede zwischen Neuropeptiden und klassischen Transmittern

Die Konzentration von NP in den Vesikeln ist geringer als die klassischer Transmitter.

NP werden stets im Soma gebildet und in Vesikel verpackt, welche dann über axonalen Transport zur Synapse transportiert werden.

▼

◘ **Tab. 4.4.** Pharmakologie der Histamin- und Purinrezeptoren

Transmitter	Rezeptor	G-Protein und *second messenger*	Effekt	Agonist	Antagonist
Histamin	H1	G_q-Protein, Phospholipase, IP3, DAG	Depolarisation, $[Ca^{2+}]\uparrow$	HTMT	Mepyramin
	H2	G_s-Protein, Adenylatzyklase, cAMP	Depolarisation	Amthamin	Aminopotentidin
	H3	G_i-Protein, Adenylatzyklase	Präsynaptischer Autorezeptor, Hyperpolarisation, $[Ca^{2+}]\downarrow$, $K^+\uparrow$	Methyl-Histamin, Imetit	Clobenpropit
ATP	P2X(1–7)	Kationenkanäle	Depolarisation	ATP	Suramin
	P2Y	G_q-Protein, Phospholipase, IP3, DAG	Depolarisation, $[Ca^{2+}]\uparrow$	ATP	Suramin, MRS 2179
Adenosin	A1	G_i-Protein, Adenylatzyklase	Hyperpolarisation	CPA	CGS 15943
	A2 (A, B)	G_s-Protein, Adenylatzyklase, cAMP	Depolarisation	CGS 21680	MSX-3
	A3	G_i-Protein, Adenylatzyklase	Hyperpolarisation	CPA, CGS 21680	CGS 15943

NP werden als Propeptide synthetisiert, welche dann durch spezifische Proteasen zum eigentlich aktiven NP abgebaut werden, was die Möglichkeit in sich birgt, aus ein- und demselben Propeptid durch verschiedene Peptidasen etwas unterschiedliche aktive NP zu erzeugen.
Die Länge der NP, d. h. die Anzahl der Aminosäurereste, aus denen sie aufgebaut sind, variiert stark (von vier bei Cholezystokinin bis über 40 beim Kortikotropin-Releasing-Faktor).
Die Wirkdauer auf die postsynaptische Zelle ist meist deutlich länger als die von klassischen Transmittern. Überdies ist eine hormonartige Wirkung auf Zielzellen möglich, die entfernt vom Ort der Freisetzung der NP liegen, da die NP in das Pfortadersystem der Hypophyse sezerniert werden und so innerhalb der Hypophyse verteilt werden.
Die postsynaptischen NP-Rezeptoren sind immer G-Protein-gekoppelte metabotrope Rezeptoren.

Aufgrund der Vielzahl von NP werden hier nur ausgewählte prominente Vertreter ausführlicher besprochen (Ahmed et al. 1994; Hökfelt et al. 2000; von Bohlen und Halbach u. Dermietzel 2002; Cooper et al. 2003).

Substanz P

Substanz P (SP) gehört – zusammen mit den Neurokininen – zur Familie der Tachykinine und besteht aus elf Aminosäureresten. Es wurde vor über 70 Jahren aus Hirn- und Eingeweidegewebe isoliert und ist an einer Vielzahl von zentralen und peripheren Funktionen beteiligt. Im Rückenmark ist SP in Neuronen mit Glutamat kolokalisiert und an der Schmerzverarbeitung beteiligt. Im ZNS ist SP in Neuronen der Raphekerne mit Serotonin kolokalisiert, und SP kommt mit Acetylcholin kolokalisiert in Neuronen von mesopontinen Kernen vor. Hervorzuheben ist noch die Kolokalisation von SP in GABAergen D1-dopaminozeptiven Neuronen des Striatum, die die »direkte Bahn« der striatopallidothalamischen Schleife darstellen. Daneben kommt SP im enterischen Nervensystem, im Unterhautgewebe und im Blut in Makrophagen vor.

Rezeptoren für SP (sogenannte **NK1-Rezeptoren**: G-Protein-gekoppelte Rezeptoren, die die Phospholipase C aktivieren und letzlich die intrazelluläre Ca^{2+}-Konzentration erhöhen) finden sich im ZNS in der Amygdala, im Septum, Hippocampus, zentralen Höhlengrau, in der pontinen Formatio reticularis, im Kortex und im Hypothalamus. Diese Rezeptorverteilung deutet bereits an, dass SP an einer Vielzahl von Funktionen des Gehirns beteiligt ist. Es spielt eine Rolle bei Stress und Angst sowie bei den peripheren und zentralnervösen Aspekten von Schmerz. Generell erhöht SP die Empfindlichkeit von Sinnessystemen (Hören, Sehen und Riechen) (Otsuka u. Yoshioka 1993).

Oxytozin und Vasopressin (antidiuretisches Hormon)

Beide NP bestehen aus jeweils neun Aminosäureresten und werden vor allem in Neuronen des paraventrikulären hypothalamischen Nukleus (PVN) gebildet. Der PVN ist aus einem magnozellulären und einem parvozellulären Anteil zusammengesetzt. Über die Axone magnozellulärer Neurone werden Oxytozin und Vasopressin (antidiuretisches Hormon, ADH) zur Neurohypophyse transportiert und dort in den Blutkreislauf sezerniert, von wo aus die peripheren Zielgebiete (z. B. glatte Muskulatur in Arteriolen, im Uterus, Niere) erreicht werden. Auch die parvozellulären Neurone des PVN bilden beide NP und regulieren damit zusammen mit CRF (s. unten) nach Freisetzung in das Pfortadersystem der Hypophyse die Bildung von ACTH in der Adenohypophyse. Oxytozin ist ein ringförmiges Peptid und stimuliert peripher die Muskulatur von Brustdrüsen und Uterus (bei der Milchausschüttung und bei Uteruskontraktionen im Zusammenhang mit den Geburtswehen und während des Orgasmus der Frau, »Ferguson-Effekt«). Die Freisetzung von Oxytozin erfolgt nach mechanischer Stimulation von Brust und Vagina, aber auch durch auditorische und visuelle Reize. Es gibt zwei verschiedene Oxytozinrezeptoren, die entweder die Phospholipase C oder die Adenylatzyklase und deren nachgeschaltete Effektoren stimulieren. ADH wirkt vor allem auf die Niere und fördert dort die Reabsorption von Wasser.

Vasoaktives intestinales Polypeptid

Das vasoaktive intestinale Polypeptid (VIP) besteht aus 29 Aminosäureresten und wurde zuerst – wie der Name andeutet – im Darm gefunden, wo es die lokale Durchblutung und den Muskeltonus sowie die Sekretion reguliert. Später wurde VIP im parasympathischen Nervensystem kolokalisiert mit Acetylcholin nachgewiesen und innerviert Blutgefäße und Drüsen. Allerdings finden sich VIP-immunreaktive Neurone auch im ZNS, vor allem im Neokortex. VIP spielt unter anderem eine Rolle bei verschiedenen Stress- und Schmerzreaktionen. Die VIP-Rezeptoren sind Gs-Proteine, die die Adenylatzyklase stimulieren.

Prolaktin

Prolaktin (198 Aminosäurereste) wird in den laktrotropen Zellen des Hypophysenvorderlappens gebildet und steht unter der regulatorischen Kontrolle des Prolaktin-Releasing-Faktor, welcher die sekretorischen Zellen stimuliert. Die Hemmung der laktotropen Zellen erfolgt durch das tuberoinfundibuläre Dopaminsystem mit Dopamin als Prolaktin-Inhibitionsfaktor. Prolaktin spielt eine wichtige Rolle während der Schwangerschaft und der Stillphase und ist generell anxiolytisch, stressmindernd und analgetisch wirksam. Prolaktinrezeptoren kommen in peripheren Organen und im Gehirn vor und gehören zur Klasse der Rezeptortyrosinkinasen.

Neuropeptid Y

Neuropeptid Y (NPY) ist ein NP aus 36 Aminosäureresten und findet sich vor allem im Nucleus arcuatus des Hypothalamus, der zum PVN projiziert. Der Name NPY oder auch Neuropeptid-Tyrosin rührt daher, dass der C-terminale Aminosäurerest ein Tyrosin ist, welches nach dem Einbuchstabencode mit Y abgekürzt wird. NPY kommt im Gehirn als Transmitter (Kotransmitter) im limbischen System (v. a. in der Amygdala) vor und ist an einer Reihe von Funktionen beteiligt, u. a. an Tag-Nacht-Rhythmus, Sexualverhalten, Nahrungsaufnahme und der Regulation des Blutdrucks. Im sympathischen Nervensystem ist NPY mit Noradrenalin kolokalisiert und ebenfalls an bestimmten Aspekten der Stressreaktion (z. B. Blutdrucksteigerung) beteiligt. NPY-Rezeptoren sind mit inhibitorischen G-Proteinen gekoppelt und hemmen die Adenylatzyklase.

Kortikotropin-Releasing-Faktor und adrenokortikotropes Hormon

Obwohl diese beiden NP sich in ihrem Aufbau, ihrer Verteilung im ZNS und ihrer spezifischen Wirkung unterscheiden, werden sie hier in einem Abschnitt behandelt, da sie die wichtigsten neurochemischen Elemente der Stressreaktion darstellen.

Kortikotropin-Releasing-Faktor (CRF oder CRH) wurde 1981 von W. Vale und Mitarbeitern charakterisiert und als das NP beschrieben, welches – über die Freisetzung von adrenokortikotropem Hormon (ACTH) – an der hormonellen Stressreaktion (Bildung von Kortison, Kortisol und Kortikosteron in der Nebennierenrinde) beteiligt ist. CRF wurde als der neuronale Botenstoff identifiziert, der die Adenohypophyse zur Sekretion von ACTH anregt. CRF besteht aus 41 Aminosäureresten und wird in den parvozellulären Neuronen des PVN aus dem 196-Aminosäurerest-Vorläuferpeptid Prä-Pro-CRF gebildet und über die Hypophysenpfortader zur Adenohypophyse geleitet. ACTH (»Kortikotropin«) besteht aus 39 Aminosäureresten, wird in der Adenohypophyse gebildet und gelangt von dort über den Blutkreislauf zur Nebennierenrinde, wo es die Bildung von Gluko- und Mineralokortikoiden steuert, die an den adaptiven Reaktionen auf Stress (Stimulation des Energiestoffwechsels und des Immunsystems, aber auch zentralnervöse Effekte auf Lernen und Gedächtnis) beteiligt sind. ACTH-Rezeptoren sind an Gs-Proteine gekoppelt und erhöhen die cAMP-Bildung in den Zielzellen. Die Bildung von ACTH erfolgt durch Abspaltung aus dem Vorläuferpeptid Pro-Opiomelanokortin (POMC).

Box

POMC besteht aus 241 Aminosäureresten und enthält außer ACTH noch die Sequenzen von α-melanozytenstimulierendem Hormon (MSH) und von β-Endorphin. Dass große Vorläuferpeptide die Ausgangsstoffe für mehrere **verschiedene** Signalpeptide darstellen, ist ein häufig anzutreffendes Phänomen. Durch Spezifizierung der posttranslationalen Mechanismen kann die Spaltung des Vorläuferpeptids so gesteuert werden, dass nicht immer alle in einem Vorläuferpeptid enthaltenen Neuropeptide in gleichen Mengen und biologisch aktiver Form entstehen. Dennoch treten durchaus gemischte Effekte auf: So ist beispielsweise ACTH an der Regulation der Stressantwort des Körpers beteiligt, das gleichzeitig anfallende MSH steuert katabole Stoffwechselfunktionen im Hypothalamus und das ebenfalls bei der Spaltung von POMC gebildete β-Endorphin wirkt schmerzlindernd und euphorisierend. Damit lässt sich verstehen, weshalb es bei bestimmten Stressreaktionen zu euphorischen Zuständen (»Runner's High«) kommen kann.

CRF steuert allerdings nicht nur die Freisetzung von ACTH aus der Adenohypophyse, sondern wurde auch in Neuronen der Amygdala und des Hippocampus nachgewiesen, von wo aus es als NP verschiedene Verhaltensweisen steuert – vor allem Defensivreaktionen im Kontext von Stress und Angst. Dazu gehören Angst- sowie »Fight-or-flight-Reaktionen«. Die postsynaptische Wirkung von CRF bei Säugetieren wird über die beiden Gs-Protein-gekoppelten Rezeptorproteine CRF1 und 2 vermittelt. CRF1-Rezeptoren finden sich vor allem in der Adenohypophyse, in Kortex, Hypothalamus, Bulbus olfactorius, Cerebellum und Locus coeruleus, während CRF2-Rezeptoren in Neuronen des PVN, des Septum, der Amygdala, des Interstitialkerns der Stria terminalis, des Hippocampus und der Pons vorkommen. Wahrscheinlich sind CRF1-Rezeptoren für die schnelle, akute Stressreaktion (Aktivierung der HPA-Achse) verantwortlich, während CRF2-Rezeptoren für die nachfolgenden, rekuperativen Effekte sorgt. CRF-Rezeptoren spielen auch bei depressiven Störungen eine wichtige Rolle. So zeigen depressive Patienten eine verminderte Hemmung der ACTH-Freisetzung nach intravenöser CRF-Gabe, was auf eine Abstumpfung der CRF-Rezeptoren schließen lässt.

Sowohl die CRF-Freisetzung als auch die Bildung und Ausschüttung von ACTH stehen unter der Feedbackkontrolle von Kortikosteroiden. Die für dieses Feedback notwendigen Glukokortikoidrezeptoren finden sich daher in praktisch allen CRF-produzierenden Neuronen, aber auch in Zellen des Hippocampus, wo Kortison, Kortisol oder Kortikosteron Lernen und Gedächtnis im Kontext von Angst, Furcht und Stress beeinflussen (Carrasco u. Van de Kar 2003).

Cholezystokinin

Cholezystokinin (CCK) wurde bereits vor etwa 80 Jahren als eine Komponente in Verdauungssekreten entdeckt, die die Motilität der Gallenblase und die Sekretion von Enzymen der Bauchspeicheldrüse steuert. Erst vor ca. 30 Jahren wurde es als eines der ersten Intestinalpeptide auch im Gehirn nachgewiesen. CCK wird aus einem Vorläuferpeptid bestehend aus 115 Aminosäureresten gebildet und posttranslational in verschiedene Fragmente gespalten, die als NP wirken. Besonders die kurzen Fragmente CCK-4 und vor allem CCK-8 spielen im Gehirn eine wichtige Rolle bei der Steuerung des Appetits (CCK vermindert die Nahrungsaufnahme) und bei der Thermoregulation, aber auch im Zusammenhang mit Angstreaktionen und beim Schmerzempfinden. CCK-immunreaktive Neurone findet man im Gehirn vor allem im limbischen System, im olfaktorischen Tuberkel, im Septum, in Teilen des Thalamus und Hypothalamus, in den Basalganglien (Substantia nigra, dorsales und ventrales Striatum), im ventralen tegmentalen Areal und im zentralen Höhlengrau. CCK ist meist kolokalisiert mit GABA und Dopamin. Die beiden CCK-Fragmente unterscheiden sich in ihrer Affinität zu den beiden CCK-Rezeptorsubtypen: CCK-8 hat eine höhere Affinität zum CCKa-Rezeptor (dieser kommt häufig im Verdauungstrakt, etwas seltener im Gehirn vor), während CCK-4 stärker an CCKb-Rezeptoren (häufiger im Gehirn) bindet. Allerdings ist die Affinität von CCK-8 zum CCKb-Rezeptor im Gehirn nach Abspaltung einer Sulfatgruppe deutlich erhöht. CCK-Fragmente wirken über G-Proteine, die die Phospholipase C stimulieren.

CCK wird als wichtiger Regulator dopaminerger Neurone auch im Zusammenhang mit neurologischen und psychiatrischen Störungen (Schizophrenie, Huntingtonsche Erkrankung und Morbus Parkinson) diskutiert.

Somatostatin

Somatostatin (SOM) kommt im Gehirn in zwei Varianten vor, die aus 14 bzw. aus 28 Aminosäureresten bestehen. Entdeckt wurde es vor etwa 30 Jahren, als Hypophysenextrakte auf ihre Fähigkeit zur Hemmung der Freisetzung von Wachstumshormonen geprüft wurden. Im Körper wird SOM vor allem in der Bauchspeicheldrüse gebildet, während im Gehirn SOM-produzierende Neurone sowohl als Projektionsneurone als auch als Interneurone weit verbreitet sind. Sie kommen unter anderem im Hypothalamus, in Teilen des limbischen Systems (vor allem in der Amygdala), in den Basalganglien (vor allem im Nucleus caudatus und im Putamen) und im zentralen Höhlengrau sowie im Nukleus des Tractus solitarius vor. Dementsprechend sind auch die fünf SOM-Rezeptorsubtypen im Gehirn weit verbreitet. Sie sind an Gi-Proteine gekoppelt und reduzieren damit die Aktivität der Adenylatzyklase. Neben den oben aufgeführten Gebieten finden sich SOM-Rezeptoren auch in verschiedenen Kortexarealen und im Cerebellum. SOM moduliert die Wirkung klassischer Transmitter wie Noradrenalin, Dopamin und Acetylcholin und spielt dabei eine Rolle bei der Motorik, beim Schlaf und auch bei Angst.

4.3.6 Opioide

Extrakte aus bestimmten Mohnpflanzen (*Papaver somniferum*) werden schon seit Hunderten von Jahren zur Schmerzbekämpfung, aber auch zu Zwecken der rauschartigen Bewusstseinsveränderung verwendet. Das wesentliche pharmakologische Wirkungsprinzip des Schlafmohns wurde vor 200 Jahren von Sertürner als Morphin identifiziert und charakterisiert. Darauf folgte eine lange Historie pharmakologischer Forschung, die darauf abzielte, die »endogenen Morphin- oder Opioidsysteme« zu identifizieren. Anfangs der 70er-Jahre des letzten Jahrhunderts wurden dann verschiedene Opioidrezeptoren gefunden. Kurze Zeit später wurden die endogenen Liganden für Opioidrezeptoren entdeckt und auch die Rezeptoren genauer charakterisiert und differenziert. Endogene Opioide entstammen drei Familien von Vorläuferpeptiden:

- Proopiomelanokortine (POMC),
- Proenkephaline und
- Prodynorphine.

Alle endogenen Opioide binden mit jeweils etwas unterschiedlicher Affinität an drei verschiedene Gi/Go-Protein-gekoppelte Rezeptorsubtypen (μ-, δ- und κ-Rezeptoren). Da die Opioidrezeptoren erst um 1990 kloniert wurden, sind die zellphysiologischen Effekte von Opioidrezeptoren bis dato noch nicht erschöpfend untersucht worden. Bindung von Opioiden führt meist zu einer Hyperpolarisation der Zelle durch Hemmung der Adenylatzyklase, Verminderung der Ca^{2+}-Leitfähigkeit oder Erhöhung der K^{+}-Leitfähigkeit.

Neben ACTH ist **β-Endorphin** das wichtigste Proteolyseprodukt des POMC-Peptids, bestehend aus 31 Aminosäureresten. β-Endorphin bindet an μ-, δ- und κ-Rezeptoren, die sowohl im zentralen als auch im peripheren Nervensystem weit verbreitet sind. Neurone, die β-Endorphin als NP einsetzen, sind besonders häufig im Hypothalamus, von wo aus Projektionen in verschiedene andere Bereiche des Gehirns reichen. β-Endorphin entfaltet ganz ähnliche Wirkungen wie Morphin (Analgesie, Blutdrucksenkung und Atemdepression).

Die **Enkephaline** sind Pentapeptide, die durch den fünften Aminosäurerest in Methionin- oder Met-Enkephalin und Leucin- oder Leu-Enkephalin unterschieden werden. Sie sind im Gehirn weit verbreitet, v. a. in Neuronen mit kurzen Projektionen in Kortex, limbischem System (vor allem in der Amygdala), basalem Vorderhirn, den Basalganglien, dem zentralen Höhlengrau, Hypothalamus und der Medulla. Hervorzuheben ist die Kolokalisation von Enkephalinen in GABAergen D2-dopaminozeptiven Neuronen des Striatum, die die »indirekte Bahn« der striatopallidothalamischen Schleife darstellen. Enkephaline zeigen antinozizeptive Wirkung und haben eine hohe Affinität für δ-Rezeptoren, binden aber weniger stark an μ- und κ-Rezeptoren. Wahrscheinlich dämpfen sie den Schmerz auf spinaler Ebene nach stressbedingter Aktivierung von medullären Neuronen und vermitteln so die Stressanalgesie. Die Funktion von Enkephalinen in Vorderhirnarealen (v. a. in Striatum, Kortex und Amygdala) wird im Zusammenhang mit Lokomotion und den hedonischen Aspekten von Belohnung gesehen.

Das Prodynorphin-Vorläuferpeptid enthält drei Leu-Enkephalinketten und wird durch verschiedene Peptidasen in Dynorphin A (drei verschiedene Varianten mit 8–17 Aminosäureresten), Dynorphin B (13 oder 29 Aminosäurereste) und Neurodynorphin-α (10 Aminosäurereste) oder -β (9 Aminosäurereste) gespalten. Leu-Enkephalin ist in allen diesen NP als Fragment enthalten. Neurone, die die verschiedenen Dynorphine enthalten, finden sich in Kortex, Striatum und Globus pallidus, Hippocampus und Hypothalamus. Dynorphine weisen eine hohe Affinität zu κ-Rezeptoren auf und eine relativ niedrige Affinität zu μ- und δ-Rezeptoren. Interessanterweise stimmt die Verteilung von κ-Rezeptoren nicht immer mit dem Projektionsmuster dynorphinerger Neurone überein, was als Hinweis auf deren neurohumorale Wirkung durch Volumentransmission und weite Diffusion (über 100 μm) gewertet wird.

Dynorphine spielen eine Rolle bei der Steuerung der Nahrungsaufnahme, bei der Atmung, bei der Nozizeption und bei der Freisetzung von Hypophysenhormonen. Im Hippocampus wurde ein hemmender Effekt auf die Langzeitpotenzierung gefunden, was auf eine Beteiligung von Dynorphinen beim Lernen und bei der Gedächtnisbildung schließen lässt.

Heroin ist ein diacetyliertes Morphin, das starke Euphorie auslöst und ein extrem hohes Suchtpotenzial hat. Bei der Entstehung der Opioidsucht spielen sowohl die belohnenden, hedonischen Wirkungen des Opioidsystems als auch dessen Beteiligung an der Stresskontrolle eine entscheidende Rolle (De Vries and Shippenberg 2002). Fentanyl ist ein synthetisches Opioid mit stark analgetischen Eigenschaften. Bedingt durch seine hohe Affinität für μ-Rezeptoren wird es zur Narkose eingesetzt. Zu den Morphinantagonisten – z. B. zur Beendigung der Fentanylnarkose – gehören Naloxon und Naltrexon.

4.3.7 Cannabinoide

Die Hanfpflanze (*Cannabis sativa*) wird schon seit Tausenden von Jahren zu Rauschmitteln verarbeitet und verwendet. Sowohl das Harz als auch die Blätter dieser Pflanze enthalten die psychoaktive Substanz Δ^9-Tetrahydrocannabinol (THC). THC wurde schon um 1960 von Mechoulam und Mitarbeitern als Wirkstoff von Cannabis (Haschisch) und Marijuana beschrieben, aber die Entdeckung der Rezeptoren und deren endogener Liganden (**Endocannabinoide**) ist erst vor kurzer Zeit gelungen. Das wichtigste Endocannabinoid ist Anandamid, ein Arachidonsäurederivat, welches allerdings deutlich schwächer wirkt als THC (◘ Abb. 4.24). Der Name Anandamid wurde aus dem Sanskrit (*Ananda*: Freude, Glückseligkeit) abgeleitet. Außer Anandamid wirken 2-Arachidonylglycerol und Virodhamin als Endocannabinoide. Es gibt zwei verschiedene Rezeptoren für Endocannabinoide und für THC, die als CB1- und CB2-Rezeptoren bezeichnet werden (seit kurzen wird die Existenz eines CB3-Rezeptors diskutiert, der allerdings noch nicht kloniert und genauer beschrieben ist und wahrscheinlich nur im Hippocampus vorkommt). Häufig sind CB1-Rezptoren im Gehirn und in anderen Teilen des ZNS, wo sie auf Neuronen und Gliazellen sitzen, während CB2-Rezeptoren vor allem im Körper (v. a. Leber, Hoden und Blut) vorkommen. CB2-Rezeptoren spielen eine wichtige Rolle bei der Aktivierung des Immunsystems. Beide Rezeptortypen sind G-Protein gekoppelte Rezeptorproteine, die mit sieben Transmembrandomänen in der Zellmembran verankert sind.

Es ist noch nicht genau bekannt, wie Endocannabinoide nach ihrer Freisetzung aus der Synapse zu ihren Rezeptoren gelangen, denn aufgrund ihrer extremen Lipophilie ist ihre Diffusion durch das wässrige Milieu des synaptischen Spaltes eingeschränkt. Möglicherweise bewegen sich die Endocannabinoide vorwiegend in der Membran zu ihren Rezeptoren. Obwohl Anandamide leicht passiv durch Membranen diffundieren können, gibt es dennoch selektive und hocheffiziente Transporter, die die Aufnahme in die Zelle bewerkstelligen. Anandamidtransporter können durch AM 404 gehemmt werden, wodurch die Wirkung der Endocannabinoide verstärkt wird.

Der im Gehirn häufig vorkommende **CB1-Rezeptor** ist an ein Gi/o-Protein gekoppelt und hemmt die Adenylatzyklase. CB1-Rezeptoren sind häufig als präsynaptische Heterorezeptoren von verschiedenen Transmittersystemen (DA, GABA, Glutamat) anzutreffen, und regulieren die Freisetzung dieser Transmitter durch Hemmung von N- und P/Q-Typ-Ca^{2+}-Kanälen. Die Hemmung von Ca^{2+}-Kanälen erfolgt wahrscheinlich über eine direkte Interaktion der βγ-Untereinheit des Gi-Proteins mit dem Kanal. Außerdem werden durch CB1-Rezeptor-gekoppelte G-Proteine K^+-Kanäle geöffnet. Besonders hoch ist die Dichte von CB1-Rezeptoren im Kortex, im Hippocampus, in den Basalganglien und im Cerebellum. Im Kortex und im limbischen System finden sich CB1-Rezeptoren vor allem auf Axonterminalen GABAerger (CCK-8-immunreaktiver) Interneurone. Dort führt die Aktivierung des CB1-Rezeptors zur Hemmung der GABA-Freisetzung und unterstützt so die Aktivierung des postsynaptischen Neurons. Dieses Phänomen der depolarisationsinduzierten Unterdrückung von Hemmung durch CB1-Rezeptoren

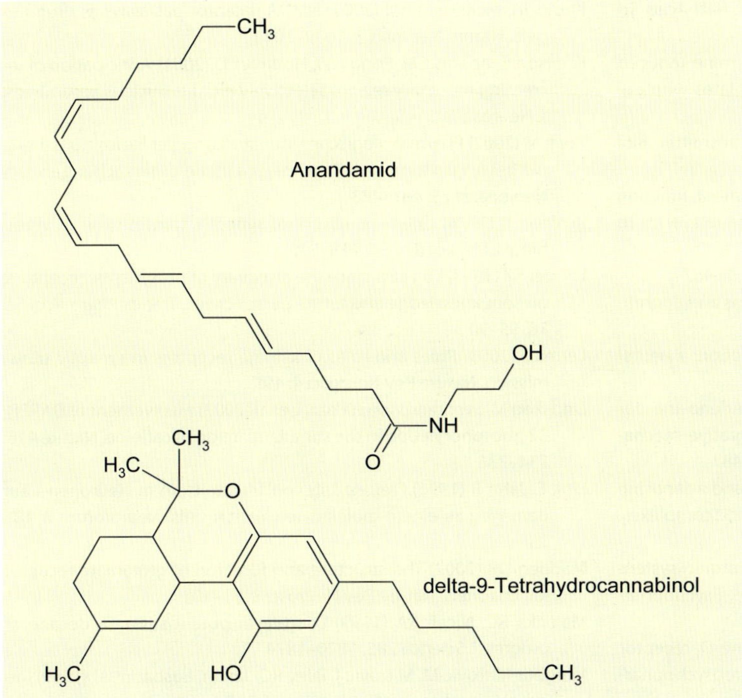

Abb. 4.24. Strukturen von Anandamid und Δ^9-Tetrahydrocannabinol

wurde besonders im Hippocampus eingehend untersucht und spielt wahrscheinlich eine Rolle beim Lernen und bei der Gedächtnisbildung. Neben den Rauschzuständen, die die Cannabinoide induzieren, spielen sie eine wichtige Rolle bei der Regulation der Nahrungsaufnahme, bei der Thermoregulation sowie bei der Schmerzwahrnehmung. Außerdem wirken sie antiemetisch, d. h. sie unterdrücken den Brechreflex. Durch präsynaptische Regulation der Transmitterfreisetzung in Kortex, Hippocampus und Striatum sind Cannabinoide an zahlreichen Verhaltensweisen (Lokomotion, Belohnungslernen) beteiligt. Während der Entwicklung spielen Endocannabinoide über CB1-Rezeptoren auf Oligodendrozyten eine Rolle bei der Myelinisierung von Fasertrakten im ZNS. Einige Befunde legen eine Beteiligung einer Fehlfunktion des endocannabinoiden Systems bei der Entstehung schizophrener Psychosen nahe. Die appetitstimulierende Wirkung von Cannabinoiden will man für die Pharmakotherapie von Essstörungen nutzen. Der Cannabinoidagonist Dronabinol (Marinol®) soll bei Anorexie eingesetzt werden, und der CB1-Antagonist Rimonabant ist für die Behandlung von Übergewicht vorgesehen.

Synthetische Agonisten des CB1-Rezeptors sind WIN 55212-2, HU 210, CP 55-2940. Als Antagonisten wirken AM 251 sowie Rimonabant (SR 141716A) (Iversen 2003; Piomelli 2003).

Literatur

Ahmed B, Kastin AJ, Banks WA, Zadine JE (1994) CNS effects of peptides: a cross-listing of peptides and their central actions published in the journal *Peptides*, 1986-1993. Peptides 15: 1105–1155

Anwyl R (1999) Metabotropic glutamate receptors: electrophysiological properties and role in plasticity. Brain Res Rev 29: 83–120

Barbour B, Häusser M (1997) Intersynaptic diffusion of neurotransmitter. Trends Neurosci 20: 377–384

Becker C-M (1995) Glycine receptors: Molecular heterogeneity and implications for disease. Neuroscientist 1: 130–141

Breiter HC, Aharon I, Kahneman D, Dale A, Shizgal P (2001) Functional imaging of neural responses to expectancy and experience of monetary gains and losses. Neuron 30: 619–639

Carlsson A (1998) Arvid Carlsson. In: Squire LR (ed) The history of neuroscience in autobiography. Academic Press, San Diego, pp 28–66

Carrasco GA, Van de Kar LD (2003) Neuroendocrine pharmacology of stress. Eur J Pharmacol 463: 235–272

Childress AR, O'Brien C (2000) Dopamine receptor partial agonists could address the duality of cocaine craving. Trends Pharmacol Sci 21: 6–9

Choquet D, Griller A (2003) The role of receptor diffusion in the organisation of the postsynaptic membrane. Nature Rev Neurosci 4: 251–265

Cooper JR, Bloom FE, Roth RH (2003) The biochemical basis of neuropharmacology. Oxford University Press, Oxford

Cordeaux Y, Hill SJ (2002) Mechanisms of cross-talk between G-protein-coupled receptors. Neurosignals 11: 45–57

Curtis D, Phillis J, Watkins J (1960) The chemical excitation of spinal neurons by certain acidic amino acids. J Physiol 150: 656–682

Danbolt NC (2001) Glutamate uptake. Prog Neurobiol 65: 1–105

Dauer W, Przedborski S (2003) Parkinson's disease: mechanisms and models. Neuron 39: 889–909

Dawson TM, Snyder SH (1994) Gases as biological messengers: nitric oxide and carbon monoxide in the brain. J Neurosci 14: 5147–5159

De Vries TJ, Shippenberg TS (2002) Neural systems underlying opiate addiction. J Neurosci 22: 3321–3325

Dixon JF, Hokin LE (1997) The antibipolar drug valproate mimics lithium in stimulating glutamate release and inositol 1,4,5-trisphosphate accumulation in brain cortex slices but not accumulation of inositol monophosphates and bisphosphates. Proc Natl Acad Sci USA 94: 4757–4760

Drevets WC, Gautier CH, Price JC et al (2001) Amphetamine-induced dopamine release in human ventral striatum correlates with euphoria. Biol Psychiatry 49: 81–96

Duman RS, Charney DS (1999) New vistas on an old transmitter. Biol Psychiatry 46: 1121–1123

Eells JB (2003) The control of dopamine neuron development, function and survival: insights from transgenic mice and the relevance to human disease. Curr Med Chem 10: 857–870

Elliott TR (1905) The action of adrenaline. J Physiol 32: 401–467

Everitt BJ, Robbins TW (1997) Central cholinergic systems and cognition. Annu Rev Psychol 48: 649–684

Everitt BJ, Wolf ME (2002) Psychomotor stimulant addiction: a neural systems perspective. J Neurosci 22: 3312–3320

Ferré S, Fredholm BB, Morelli M, Popoli P, Fuxe K (1997) Adenosine-dopamine receptor-receptor interactions as an integrative mechanism in the basal ganglia. Trends Neurosci 20: 482–487

Gines S, Hillion J, Le Crom S et al (2000) Dopamine D_1 and adenosine A_1 receptors form functionally interacting heteromeric complexes. Proc Natl Acad Sci USA 97: 8606–8611

Gingrich JA, Hen R (2001) Dissecting the role of the serotonin system in neuropsychiatric disorders using knockout mice. Psychopharmacology 155: 1–10

Goldman-Rakic PS (1999) The relevance of the dopamine-D_1 receptor in the cognitive symptoms of schizophrenia. Neuropsychopharmacology 21: S170–S180

Greengard P, Allen PB, Nairn AC (1999) Beyond the dopamine receptor: the DARPP-32/protein phosphatase-1 cascade. Neuron 23: 435–447

Gründer G, Carlsson A, Wong DF (2003) Mechanism of new antipsychotic medications. Arch Gen Psychiatry 60: 974–977

Hauber W (2002) Adenosin: ein Purinnukleosid mit neuromodulatorischen Wirkungen. Neuroforum 8: 228–234

Hökfelt T, Broberger C, Xu ZQD, Sergeyev V, Ubink R, Dietz M (2000) Neuropeptides – an overview. Neuropharmacology 39: 1337–1356

Hoyer D, Hannon JP, Martin GR (2002) Molecular, pharmacological and functional diversity of 5-HT receptors. Pharmacol Biochem Behav 71: 533–554

Ichikawa J, Li Z, Dai J, Meltzer HY (2002) Atypical antipsychotic drugs, quetiapine, iloperidone, and melperone, preferentially increase dopamine and acetylcholine release in rat medial prefrontal cortex: role of 5-HT_{1A} receptor agonism. Brain Res 956: 349–357

Isaac JTR (2003) Postsnaptic silent synapses: evidence and mechanisms. Neuropharmacology 45: 450–460

Iversen L (2003) Cannabis and the brain. Brain 126: 1252–1270

Jahn R, Südhof TC (1999) Membrane fusion and exocytosis. Annu Rev Biochem 68: 863–911

Jentsch JD, Roth RH (1999) The neuropsychopharmacology of phencyclidine: from NMDA receptor hypofunction to the dopamine hypothesis of schizophrenia. Neuropsychopharmacology 20: 201–225

Jonas P, Bischofberger J, Sandkühler J (1998) Corelease of two fast neurotransmitters at a central synapse. Science 281: 419–424

Jones S, Sudweeks S, Yakel JL (1999) Nicotinic receptors in the brain: correlating physiology with function. Trends Neurosci 22: 555–561

Joseph MH, Datla K, Young AMJ (2003) The interpretation of the measurement of nucleus accumbens dopamine by in vivo dialysis: the kick, the craving or the cognition? Neurosci Biobehav Rev 27: 527–541

Kahlig KM, Galli A (2003) Regulation of dopamine transporter function and plasma membrane expression by dopamine, amphetamine, and cocaine. Eur J Pharmacol 479: 153–158

Kanai Y, Hediger MA (2003) The glutamate and neutral amino acid transporter family: physiological and pharmacological implications. Eur J Pharmacol 479: 237–247

Kemp JA, McKernan RM (2002) NMDA receptor pathways as drug targets. Nature Neurosci 5: 1039–1042

Knutson B, Adams CM, Fong GW, Hommer D (2001) Anticipation of increasing monetary reward selectively recruits nucleus accumbens. J. Neurosci 21: 1–5

Koch M (2002) Pharmakologische Unterstützung der Expositionstherapie bei Angststörungen. Tierexperimentelle Untersuchungen. Der Nervenarzt 73: 481–483

Krnjevic K (1974) Chemical nature of synaptic transmission in vertebrates. Physiol Rev 54: 418–540

Langer SZ (1997) 25 years since the discovery of presynaptic receptors: present knowledge and future perspectives. Trends Pharmacol Sci 18: 95–99

Lerma J (2003) Roles and rules of kainate receptors in synaptic transmission. Nature Rev Neurosci 4: 495

Lindskog M, Svenningsson P, Pozzi L et al (2002) Involvement of DARPP-32 phosphorylation in the stimulant action of caffeine. Nature 418: 734–736

Link E, Jahn R (1996) Freisetzung von Transmittern in Neuronen – auf dem Weg zu einem molekularen Verständnis. Neuroforum 2: 18–25

Madden DR (2002) The structure and function of glutamate receptor ion channels. Nature Rev Neurosci 3: 91–101

Malenka RC, Nicoll RA (1999) Long-term potentiation – a decade of progress? Science 285: 1870–1874

Margeta-Mitrovic M, Mitrovic I, Riley RC, Jan LY, Basbaum AI (1999) Immunohistochemical localization of $GABA_B$ receptors in the rat central nervous system. J Comp Neurol 405: 299–321

Michaelis EK (1998) Molecular biology of glutamate receptors in the central nervous system and their role in excitotoxicity, oxidative stress and aging. Prog Neurobiol 54: 369–415

Miller NE (1965) Chemical coding of behavior in the brain. Science 148: 328–338

Missale C, Nash SR, Robinson SW, Jaber M, Caron MG (1998) Dopamine receptors: from structure to function. Pharmacol Rev 78: 189–223

Nguyen L, Rigo J-M, Rocher V et al (2001) Neurotransmitters as early signals for central nervous system development. Cell Tissue Res 305: 187–202

Ohkuma S, Katsura M (2001) Nitric oxide and peroxynitrite as factors to stimulate neurotransmitter release in the CNS. Prog Neurobiol 64: 97–108

Onodera K, Yamatodani A, Watanabe T, Wada H (1994) Neuropharmacology of the histaminergic neuron system in the brain and its relationship with behavioral disorders. Prog Neurobiol 42: 685–702

Otsuka M, Yoshioka K (1993) Neurotransmitter functions of mammalian tachykinins. Physiol Rev 73: 229–308

Ozawa S, Kamiya H, Tsuzuki K (1998) Glutamate receptors in the mammalian central nervous system. Prog Neurobiol 54: 581–618

Parnas H, Segel L, Dudel J, Parnas I (2000) Autoreceptors, membrane potential and the regulation of transmitter release. Trends Pharmacol Sci 23: 60–68

Perry E, Walker M, Grace J, Perry M (1999) Acetylcholine in mind: a neurotransmitter correlate of conciousness? Trends Neurosci 22: 273–280

Pilla M, Perachon S, Sautel F et al (1999) Selective inhibition of cocaine-seeking behaviour by a partial dopamine D_3 receptor agonist. Nature 400: 371–375

Piomelli D (2003) The molecular logic of endocannabinoid signalling. Nature Rev Neurosci 4: 873–884

Pirker S, Schwarzer C, Wieselthaler A, Sieghart W, Sperk G (2000) $GABA_A$ receptors: immunocytochemical distribution of 13 subunits in the adult brain. Neuroscience 101: 815–850

Pulvirenti L, Koob GF (2002) Being partial to psychostimulant addiction therapy. Trends Pharmacol Sci 23: 151–153

4

Robbins TW (2000) Chemical neuromodulation of frontal-executive functions in humans and other animals. Exp Brain Res 133: 130–138

Robbins TW, Everitt BJ, Cole BJ (1985) Functional hypotheses of the coeruleocortical noradrenergic projection: a review of recent experimentation and theory. Physiol Psychol 13: 127–150

Rovati GE, Nicosia S (1994) Lower efficacy: interaction with inhibitory receptor or partial agonism? Trends Pharmacol Sci 15: 140–144

Rupprecht R, Holsboer F (1999) Neuroactive steroids: mechanisms of action and neuropsychopharmacological perspectives. Trends Neurosci 22: 410–416

Sarter M, Bruno JP (1997) Cognitive functions of cortical acetylcholine: toward a unifying hypothesis. Brain Res Rev 23: 28–46

Schultz W, Dickinson A (2000) Neuronal coding of prediction errors. Annu Rev Neurosci 23: 473–500

Schwartz JC, Arrang JM, Garbarg M, Pollard H, Ruat M (1991) Histaminergic transmission in mammalian brain. Physiol Rev 71: 1–51

Starke K (2003) Presynaptic autoreceptors in the third decade: focus on α_2-adrenoceptors. J Neurochem 78: 685–693

Sulzer D, Rayport S (2000) Dale's principle and glutamate corelease from ventral midbrain dopamine neurons. Amino Acids 19: 45–52

Svenningsson P, Tzavara ET, Carruthers R et al (2003) Diverse psychotomimetics act through a common signaling pathway. Science 302: 1412–1415

Tamminga CA (2002) Partial dopamine agonists in the treatment of psychosis. J Neural Transm 109: 411–420

Tamminga CA, Schaffer MH, Smith RC, Davis JM (1978) Schizophrenic symptoms improve with apomorphine. Science 200: 567–568

Vezina P, Blanc G, Glowinski J, Tassin JP (1991) Opposed behavioural outputs of increased dopamine transmission in prefrontocortical and subcortical areas: a role for the cortical D1-receptor. Eur J Neurosci 3: 1001–1007

Vollenweider FX, Leenders KL, Scharfetter C, Antonini A, Maguire P, Missimer J, Angst J (1997) Metabolic hyperfrontality and psychopathology in the ketamine model of psychosis using positron emission tomography (PET) and [^{18}F] fluorodeoxyglucose (FDG). Eur Neuropsychopharmacol 7: 9–24

von Bohlen und Halbach O, Dermietzel R (2002) Neurotransmitters and neuromodulators. Wiley-VCH, Weinheim

Wainer BH, Levey AI, Mufson EJ, Mesulam MM (1984) Cholinergic systems in mammalian brain identified with antibodies against choline acetyltransferase. Neurochem Int 6: 163–182

Woolf NJ (1991) Cholinergic systems in mammalian brain and spinal cord. Prog Neurobiol 37: 475–524

Zimmermann H, Braun N, Allgeier C, Illes P (1998) Nukleotide, eine neue Klasse extrazellulärer Signalstoffe im Nervensystem. Neuroforum 4: 148–157

Zoli M, Jansson A, Sykova E, Agnati LF, Fuxe K (1999) Volume transmission in the CNS and its relevance for neuropsychopharmacology. Trends Pharmacol Sci 20: 142–150

Neurobiologie und Neuropsychologie klinischer Störungen

Kognitive Störungen: Koma, Delir, Demenz

Hans Förstl

5.1 Körperlich begründbare psychische Störungen

Beim Überblick über die Gesamtheit der geschilderten symptomatischen psychischen Störungen hebt sich, wie mir scheint, ein Punkt mit besonderer Deutlichkeit hervor. Der Mannigfaltigkeit der Grunderkrankung, steht eine grosse Gleichförmigkeit der psychischen Bilder gegenüber. Es ergibt sich die Auffassung, dass wir es mit typischen psychischen Reaktionsformen zu tun haben, die von der speziellen Form der Noxe sich verhältnismässig unabhängig zeigen. Infektionskrankheiten, zur Erschöpfung führende somatische Erkrankungen, Autointoxikationen von den verschiedensten Organerkrankungen ausgehend, zeigen im Wesentlichen übereinstimmende psychische Schädigungen. Ich habe an anderer Stelle darauf hingewiesen, dass man den Kreis der Ätiologien noch weiter ziehen kann. Man ist berechtigt, von exogenen psychischen Reaktionstypen zu sprechen, denn auch die chronischen Intoxikationen, auch schwere Hirntraumen, Strangulationshyperämien können übereinstimmende akute Bilder zeigen.

Diese Reaktionsformen sind Delirien, epileptiforme Erregungen, Dämmerzustände, Halluzinosen, Amentiabilder, bald mehr halluzinatorischen, bald katatonischen, bald inkohärenten Charakters. Diesen Erscheinungsformen entsprechen bestimmte Verlaufstypen:

kritischer oder lytischer Abfall, Entwicklung emotional-hyperästhetischer Schwächezustände, amnestische Phasen vom Korsakowschen Typus, Steigerungen zum Delirium acutum und zum Meningismus. Ich glaube, dass damit die hauptsächlich vorkommenden Zustands- und Verlaufsbilder genannt seien.

Karl Bonhoeffer, 1912

5.1.1 Syndrome

Karl Bonhoeffer bezog sich in seinen Ausführungen vor allem auf die akuten Folgen von somatischen und Hirnerkrankungen. Die »omnigene Oligosymptomatik« charakterisiert die beschriebene Störungsgruppe, aber auch chronische psychische Folgen von somatischen oder zerebralen Erkrankungen. Zusätzlich forderte Kurt Schneider (1946) zur Diagnose einer körperlich begründbaren psychischen Störung

- einen relevanten körperlichen Befund,
- einen eindeutigen zeitlichen Zusammenhang zwischen organischem Faktor und psychischer Störung und
- eine Parallelität im Verlauf der organischen Grundlagen und der klinischen Symptome.

Durch verfeinerte diagnostische Methoden gelingt es heute weit häufiger als vor mehr als 50 Jahren, relevante biologische Erkrankungskorrelate nachzuweisen. Insofern trennt das erstgenannte Kriterium die organischen weit weniger zuverlässig von den nichtorganischen Störungen als in früherer Zeit. Auch bei weitgehend psychogenen Störungen fällt es heute immer leichter, funktionelle, mitunter sogar strukturelle Veränderungen an Gehirn und anderen Körperorganen zu demonstrieren. Der eindeutige Zusammenhang zwischen organischem Faktor und psychischer Störung kann in einer überzeugenden zeitlichen Parallele bestehen oder in einer gut fundierten Assoziation bestimmter biologischer Ursachen und Auslöser mit typischen klinischen Symptomen. In diesem Kapitel werden die folgenden »organisch« bedingten Syndrome dargestellt:

- Koma,
- Delir (= Verwirrtheitszustand),
- Amnesie,
- Demenz.

5.1.2 Gedächtnis

Störungen des Gedächtnisses sind der kleinste gemeinsame Nenner der akuten und chronischen, »sekundären« psychischen Störungen infolge somatischer oder zerebraler Erkrankungen. Das Gedächtnis lässt sich als zentrale kognitive Funktion auffassen. Grundlage eines intakten Gedächtnisses ist die physiologische Regulation von Wachheit und Schlaf; sie ist beim Koma schwer gestört. Wesentliches neuropsychologisches Merkmal des Delirs ist die Störung des Kurzzeitgedächtnisses, der Aufmerksamkeit. Der Begriff Amnesie bezeichnet Defizite des Lernens und Erinnerns, also die Abspeicherung im und den Abruf aus dem Langzeitgedächtnis. Bei der Demenz handelt es sich meist um eine Kombination von amnestischen Defiziten und weiteren kognitiven Störungen.

Zeitskala

Das **Ultrakurzzeitgedächtnis** entspricht der unmittelbaren Wirkung von sensorischen Stimuli auf die Sinnesorgane. Es hält wenige Millisekunden an. Synonyme sind Immediatgedächtnis, sensorisches oder ikonisches Gedächtnis (◘ Abb. 5.1).

Kurzzeitgedächtnis ist der momentane Funktionszustand des Gehirns. Unterschiedliche Aspekte des Kurzzeitgedächtnisses werden als »Bewusstsein«, Aufmerksamkeit oder Arbeitsgedächtnis bezeichnet. Wird seine Kapazität mit der unmittelbaren Wiedergabe (z. B. Zahlen nachsprechen, *digit span*) geprüft, umfasst es etwa sieben Elemente. Das Arbeitsgedächtnis oder die Gedächtnisspanne (Retention) erlauben das gleichzeitige Halten und Bearbeiten von Informationen und verfügt über Hilfssysteme (*slave systems*), wie die akustische Schleife (*phonological loop*) und den visuellen Skizzenblock (*visuo-spatial sketch pad*; Baddeley u. Hitch 1974; ◘ Abb. 5.2). Die Kapa-

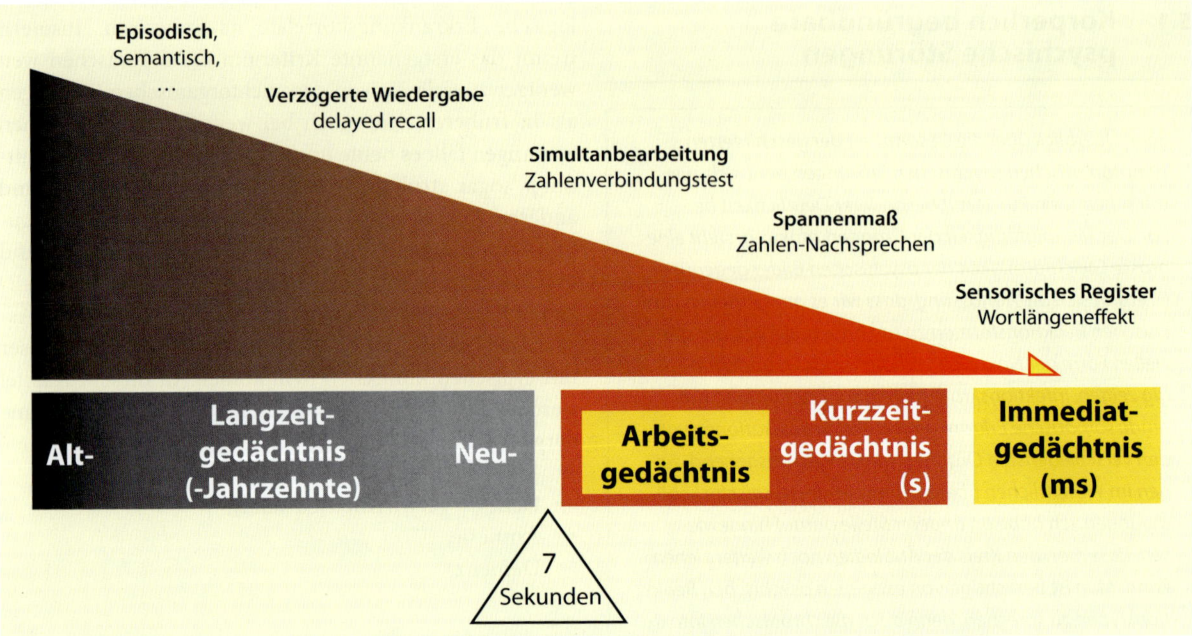

Abb. 5.1. Zeitliche Facetten des Gedächtnisses vom Immediatgedächtnis im Millisekundenbereich bis zum Langzeitgedächtnis mit einer Spanne von wenigen Sekunden bis Jahrzehnten nach dem Ereignis bzw. nach dem Lernvorgang. Angegeben sind Beipiele von Funktionen und Untersuchungsmöglichkeiten. (Mod. nach Markowitsch u. Calabrese 2003)

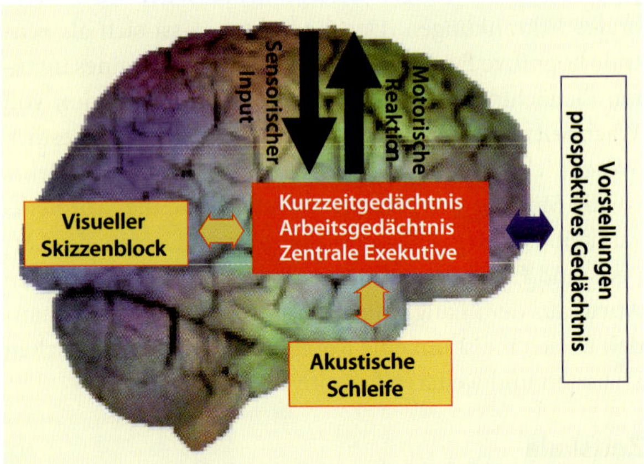

Abb. 5.2. Das Kurzzeitgedächtnis und seine Hilfssysteme (s. Text; mod. nach Atkinson u. Shiffrin 1968; Baddeley u. Hitch 1974; Brandimonte et al. 1996)

zität des Arbeitsgedächtnisses kann z. B. durch den Zahlenverbindungstest geprüft werden. Das Kurzzeitgedächtnis ist bei einem Verwirrtheitszustand beeinträchtigt. Ein intaktes Kurzzeitgedächtnis (Bewusstsein, Aufmerksamkeit) ist die Voraussetzung für das Lernen, für die Überführung wichtiger Inhalte in den neuen Teil des Langzeitgedächtnisses. (Unglücklicherweise haben sich die Autoren des ICD und anderer medizinischer Schriften nicht ausreichend mit Neurobiologen und Psychologen abgestimmt und bezeichnen den neueren Teil des Langzeitgedächtnisses als »Kurzzeitgedächtnis«.)

Das **Langzeitgedächtnis** entspricht der Architektur des Gehirns von der Synapse bis zur systemischen Organisation. Das Langzeitgedächtnis kann mit dem verzögerten Wiedererinnern (*delayed recall*) geprüft werden; hierbei werden gelernte Inhalte wieder »er-innert«, ins Bewusstsein gerufen, nachdem die zwischenzeitliche Beschäftigung mit anderen Aufgaben eine ständige Wiederholung der Inhalte, ein Halten im Kurzzeitgedächtnis, im Bewusstsein verhinderte. Erst durch das verzögerte Erinnern kann die strukturelle Verankerung des Gelernten jenseits eines momentanen elektrochemischen Oszillationszustands demonstriert werden.

Eine erfolgreiche **Erinnerung**, ein Zurückrufen ins Bewusstsein, kann nur unter folgenden Voraussetzungen stattfinden: erstens erfolgreicher Lernvorgang; zweitens Wiederfinden des Gelernten (Retrieval) und (drittens muss das Erinnerte auch noch artikuliert werden können, und viertens muss der Proband ausreichend motiviert sein).

Störungen des Lernvorgangs führen zu einer **anterograden Amnesie** (Abb. 5.3). Sie erschwert oder verhindert das Abspeichern von Inhalten seit dem Zeitpunkt der Läsion (z. B. Schädel-Hirn-Trauma, Infarkt). Hier liegt eine Schädigung im Bereich des Lernapparates zugrunde, z. B. des limbischen Systems für das Erlernen deklarativer Inhalte (s. unten). Schwierigkeiten des Wiederfindens gelernter Inhalte (**retrograde Amnesie**) weisen auf eine motivationale oder strategische Störung im Bereich des präfrontosubkortikalen Suchapparates hin. Patienten mit einer Alzheimer-Demenz können beispielsweise nicht mehr lernen (zunehmende anterograde Amnesie), aber sich noch lange an weit zurückliegende Ereignisse erinnern. Patienten mit einer frontotemporalen Degeneration oder fortgeschrittenen Basalganglienerkrankungen können Gelerntes nicht mehr finden. Wird ihnen jedoch nach einem erfolglosen freien Erinnerungsversuch (*free recall*) eine Reihe von Wörtern oder Bildern vorgelegt (*cued recall*), unterscheiden sie korrekt zwischen dem bereits Gesehenen oder Gehörten und vorher nicht präsentierten Reizen. Patienten mit einer Alzheimer-Demenz können die Hinweisreize nicht nutzen, da sie aufgrund des geschädigten Lernapparates die geprüften Inhalte nicht abgespeichert haben. Es gibt nichts zu finden.

Konsolidierungs (Intermediär-)Phase: Das Korrelat des Langzeitgedächtnisses, die neuronale Organisation des Gehirns, unterliegt einem ständigen Wandel mit dem Ziel einer möglichst ökonomischen Anpassung an aktuelle und künftige Anforderungen. Theoretische Grundlage dieser dynamischen Anpassung ist das Modell der Hebbschen Synapse, eines neuronalen Regelkreises, der sich bei koinzidenter Erregung von Neuronenverbänden (*cell assemblies*) optimiert (◘ Abb. 5.4); findet jedoch keine nahezu synchrone Aktivierung der Präsynapse bei gleichzeitiger postsynaptischer Erregbarkeit (inkomplette Depolarisation) statt, kommt es zu keiner reverberierenden Erregung im Neuronenverband, und der Widerstand steigt erneut an (Hebb 1949). Gedächtniskonsolidierung erfolgt durch wiederholte Übung eines Neuronenverbandes. Dieser Prozess setzt nicht nur die elektrochemische Erregung, sondern auch die intrazelluläre Aktivierung von Second-messenger-Mechanismen, Transkriptionsveränderungen und Proteinsynthese voraus (Bailey u. Kandel 2004; Barco et al. 2003; Huang et al. 2004; Leisman u. Koch 2003).

Neuere Gedächtnisinhalte sind noch nicht fest vernetzt und daher eher vulnerabel als ältere, autobiographisch besonders relevante Inhalte, die robuster verankert sind (**Ribot-Gesetz**). Verstöße gegen diese Grundregel legen den Verdacht auf eine psychogene Gedächtnisstörung nahe. Zwischen Intermediär- und Langzeitgedächtnis ist keine scharfe Grenze zu ziehen.

Gedächtnisinhalte

Die Inhalte des Langzeitgedächtnisses wurden unterschiedlich aufgefasst und bezeichnet (◘ Tab. 5.1); eine grundsätzliche konzeptionelle Differenzierung zwischen explizitem und implizitem Gedächtnis findet sich aber in allen Begriffssystemen wieder.

Das deklarative oder **explizite** Gedächtnis erscheint dem bewussten Zugriff unterworfen. Seine Inhalte sind stark sprachgebunden. Hierbei kann unterschieden werden zwischen dem Faktenwissen und der Erinnerung an eigene Erlebnisse. Das **semantische Gedächtnis** für Fakten reicht von konkreten, objektbezogenen Inhalten bis zu abstrakten Konzepten, und seine enzyklopädischen Inhalte können von unterschiedlichen Personen nahezu identisch wiedergegeben werden. Dagegen ist das **episodische Gedächtnis** zu eigenen Erlebnissen so lange nicht teilbar, bis ein Individuum nachhaltig auf die Bedeutung seiner persönlichen Erlebnisse aufmerksam macht. Nach

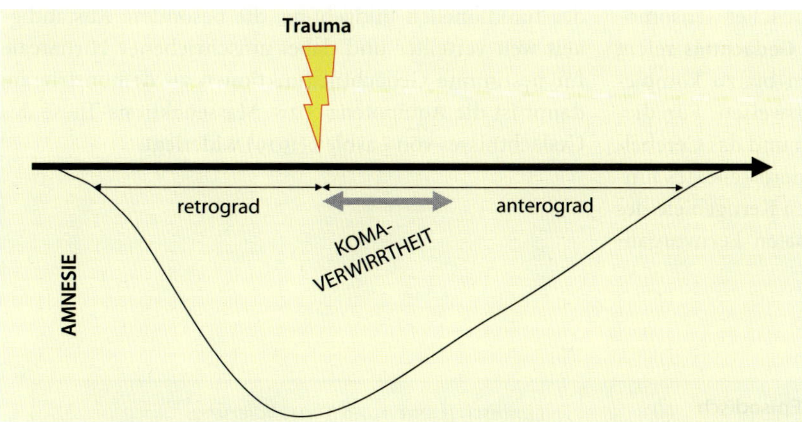

◘ **Abb. 5.3.** Anterograde und retrograde Amnesie bei einem akuten Hirntrauma

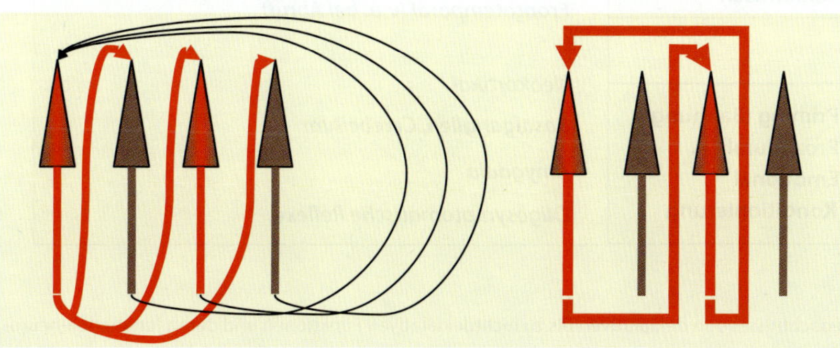

◘ **Abb. 5.4.** Adaption an wichtige und wiederkehrende Anforderungen durch synaptische Plastizität. Eine Koinzidenz von präsynaptischer Erregung und leichter postsynaptischer Erregarkeit (*hellrot*) führt zu einer Konditionierung, zu einer Verstärkung der synaptischen Verbindung im Neuronenverband (*cell assemby*; *oben* Zeitpunkt 1, *unten* Zeitpunkt 2). Sind sowohl Prä- als auch Postsynapse inaktiv bzw. hyperpolarisiert, kommt es zu einer Habituation. Nichtsynchrone Erregung von Prä- oder Postsynapse führt zu einer Schwächung des Kontakts. (Nach Hebb 1949)

5

Tab. 5.1. Inhalte des Langzeitgedächtnisses, mit wechselnden Bezeichnungen, aber grundsätzlich ähnlicher Unterscheidung zwischen impliziten, weniger sprachgebundenen Leistungen und expliziten, deklarativen »bewusstseinsnäheren« Funktionen

Ribot 1883	Explizit	Explizit	Implizit
Graf u. Schacter 1985	Deklarativ	Deklarativ	Prozedural
Cohen u. Squire 1980	Episodisch	Semantisch	Prozedural
Tulving 1985	Autonoetisch	Noetisch	Anoetisch
van der Hart u. Nijenhuis 2001	Wenig organisiert	Semiorganisiert	Organisiert

Tulving (2002) ist das episodische Gedächtnis phylogenetisch jung, entwickelt sich im Individuum spät und degeneriert aufgrund seiner Vulnerabilität leichter als andere Systeme. Das episodische Gedächtnis erlaubt uns den Luxus einer privaten Zeitreise in die Vergangenheit und aus diesen persönlichen Erfahrungen heraus eine Extrapolation in die Zukunft. Degenerative und vaskuläre Hirnerkrankungen belegen Tulvings These von der besonderen Vulnerabilität des autonoetischen, episodischen Gedächtnisses.

Von den deklarativen, expliziten, scheinbar bewussten Gedächtnisinhalten werden die nichtdeklarativen, impliziten Inhalte unterschieden, die sprachlich weniger gut zu beschreiben sind und deren Aktivierung kein hohes Maß an Aufmerksamkeit zu erfordern scheint (Abb. 5.5). Beispiele sind die **Konditionierung**, also das nahezu reflektorische Erlernen einfacher oligosynaptischer sensomotorischer Reaktionen. Das **prozedurale Gedächtnis** reicht von simplen motorischen Programmen bis zu komplexen Handlungsabläufen und Verhaltensweisen. Für diese Funktionen werden die Basalganglien und das Cerebellum benutzt. Nuclei amygdalae und andere Teile des limbischen Systems sowie der pigmentierten Kerngebiete des Hirnstamms haben Anteil an **emotionalen** Lernvorgängen. Beim »**Priming**«, bei der Bahnung, gelangen Informationen plötzlich und subjektiv ungeplant ins Bewusstsein.

Weitere Gedächtnisaspekte sind das sogenannte **Blitzgedächtnis** mit einem sofortigen, automatischen Einprägen irgendwelcher Inhalte ohne subjektive Anstrengung. Das **Quellengedächtnis** erlaubt die Verknüpfung des Gedächtnisinhalts mit der Erinnerung an die Herkunft der Information. Das **Prospektivgedächtnis** leitet aus den Erfahrungen der Vergangenheit Vorstellungen für die Zukunft ab (Branchimonte et al. 1996). Die **Metagedächtnisebene** erlaubt die Beurteilung der Informationen aus kritischer Distanz. Begriffe wie »**Schmerzgedächtnis**« setzen eine Verallgemeinerung des Gedächtnisbegriffs voraus im Sinne einer Änderung von Verhalten und Erleben über die Zeit. Nach den klassischen Läsionsmodellen der Neuropsychologie gelang es in den letzten Jahren mit der funktionellen Bildgebung, die besondere Zuständigkeit weit verteilter und dabei umschriebener Hirnareale für bestimmte Gedächtnisfunktionen zu demonstrieren; damit ist die Äquipotenz- bzw. Massenaktions-These des Gedächtnisses von Lashley (1929) widerlegt.

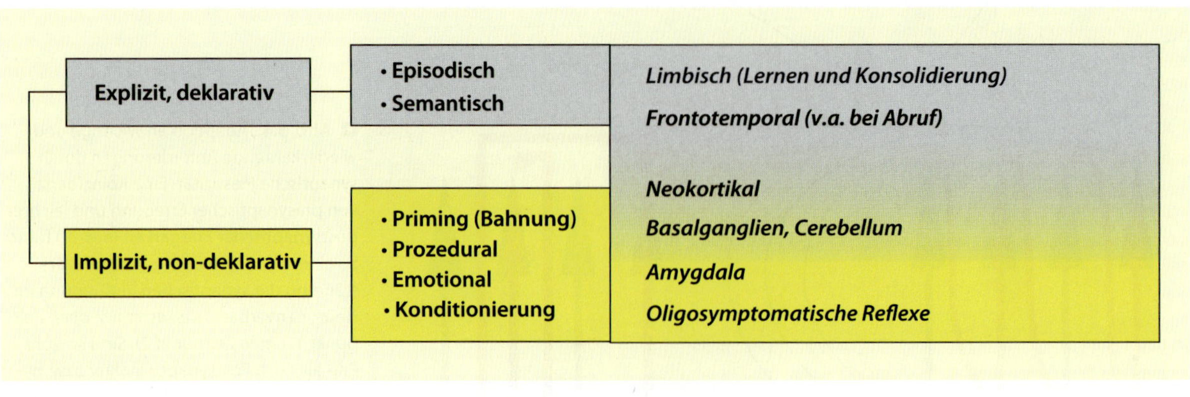

Abb. 5.5. Inhaltliche Facetten des Langzeitgedächtnisses von deklarativen bis zu nichtdeklarativen Funktionen und deren funktionell-neuroanatomische Zuordnung

5.2 Schwere Vigilanzstörungen

Innerhalb des Gehirns wurde eine zentrale Relay-Region zwischen den streng sensorischen oder streng motorischen Systemen der klassischen Neurologie identifiziert. Dieser zentrale retikuläre Mechanismus erwies sich als verantwortlich für die Aktivitätsregulierung der meisten anderen Hirnregionen. Er erbringt diese Leistung als Ausdruck seines eigenen internen Erregungszustandes, der wiederum eine Folge afferenter und kortikofugaler neuraler Einflüsse und auch der zirkulierenden Stoffwechselparameter und Hormone darstellt, welche die retikuläre Aktivität modulieren.

Die Leistungen dieses retikulären Systems sind im Allgemeinen diffuser als jene spezifischer neuronaler Systeme. Unterschieden werden können eine gröbere und mehr tonisch arbeitende Komponente im unteren Hirnstamm, die für globale Erregbarkeitsveränderungen verantwortlich ist, von einer weiter zephalen, thalamischen Komponente mit einer grösseren Befähigung zu spezifischeren fokalen Funktionssteuerung. Spinal beeinflusst das retikuläre System die afferente Neurotransmission sowie die motorischen Efferenzen zum spinalen Mark, vor allem die Haltungsregulation. Das retikuläre System beeinflusst ferner viszerale und endokrine Funktionen im oberen Hirnstamm und Rhinenzephalon sowie Belohnungs-, Bestrafungs- und emotionale Systeme des basalen Vorderhirns. Die aufsteigenden retikulären Projektionen zum Neokortex tragen zur Einleitung und Aufrechterhaltung der Wachheit und zur Aufmerksamkeitsfokussierung bei.

Horace Magoun, 1958

Giuseppe Moruzzi und Horace Magoun wiesen nach, dass nicht sensorische Afferenzen, sondern die Formatio reticularis des Hirnstamms und vermutlich deren thalamische Projektionen eine wesentliche funktionelle Grundlage für die Wachheit repräsentieren. Sie benannten dieses Hirnareal als **aufsteigendes retikuläres Arousal-System (ARAS)** (► Kap. 1).

Grundvoraussetzung aller höheren Hirnleistungen und auch von deren spezifischen Störungen ist die grundsätzliche Funktionsbereitschaft von großen Teilen des unteren Hirnstamms, des Dienzephalons und des Neokortex. Diese Grundvoraussetzung ist im Koma nicht erfüllt. Das Koma kann einerseits zum Hirntod führen, andererseits aber über mehrere Zwischenstufen zu einer weitgehenden Wiederherstellung (◘ Abb. 5.6).

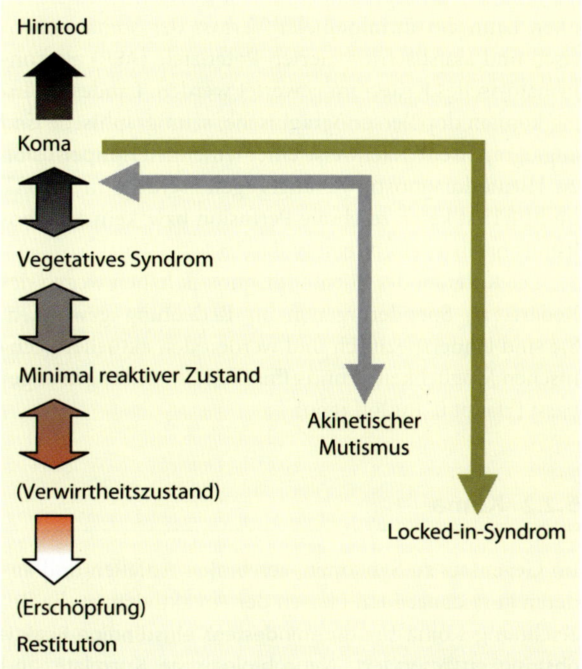

◘ **Abb. 5.6.** Einteilung, Verlaufsmöglichkeiten und Differenzialdiagnosen schwerer Vigilanzstörungen

5.2.1 Differenzialdiagnose Hirntod

Hirntod ist der **komplette und irreversible Verlust** aller zerebralen Funktionen. Die Feststellung des Hirntods erfordert auch die Aufklärung der Ursache, und dabei sind vor allem potenziell reversible Störungen auszuschließen (metabolisch-toxische Erkrankungen, Hypothermie). Neben Fremdanamnese und klinischer Untersuchung können die zerebrale Bildgebung (Hirninfarkt, -blutung, Raumforderung anderer Genese) und der Liquor (Infektionen) wichtige Hinweise liefern. Landesabhängig kann bei Erwachsenen nach 6–24 Stunden eine gezielte Hirntoddiagnostik eingeleitet werden. Als klinische Kriterien für den Hirntod gelten:

- Vollkommene Reaktionslosigkeit auf externe Reize, einschließlich schmerzhafter Stimuli, etwa im Bereich der Hirnnerven (Pupillenreaktion, okulozephaler Reflex, Kornealreflex, Husten-, Würge-, Schluckreflex, Trigeminus-Schmerzreiz). Selten können medulläre Teilfunktionen trotz ausgedehnter und irreversibler zentraler Läsionen erhalten bleiben (Wijdicks et al. 2001).
- Zentraler Atemstillstand nachgewiesen durch den Apnoetest: kein Einsetzen einer Spontanatmung bei einem pCO_2 von 60 mmHg. Bei einer kardiopulmonalen Vorerkrankung kann der Patient an höhere Werte adaptiert sein. Falls der Apnoetest deshalb oder wegen einer Thoraxverletzung nicht durchgeführt werden kann, müssen weitere apparative Untersuchungen folgen.

Das **EEG** zeigt nach achtminütiger kompletter zerebraler Anoxie irreversibel eine Null-Linie (Ausnahmen: Hypothermie, Benzodiazepinintoxikation, Narkose). Eine erhaltene bioelektrische Aktivität ist mit der Diagnose »Hirntod« nicht vereinbar. Bei supratentoriellen Läsionen kann ein intrakranialer Verlust der somatosensorisch und akustisch evozierten Potenziale (**AEP**) als konfirmatorisches Kriterium gewertet werden. Landesabhängig können dopplersonographische, szintigraphische und angiographische Nachweise einer fehlenden **Hirnperfusion** zu Hirntoddiagnostik herangezogen werden. In SPECT und PET ist keine zerebrale Perfusion bzw. kein Metabolismus nachzuweisen (*empty skull*).

Die **Kriterien** der Hirntoddiagnostik haben wegen des Bedarfs an Spenderorganen an Bedeutung gewonnen. Sie sind länderspezifisch und werden den aktuellen technischen Möglichkeiten und ethischen Einstellungen angepasst (Haupt u. Rudolf 1999).

5.2.2 Koma

Im Gegensatz zu Synkopen, zerebralen Anfällen und anderen kurz dauernden Phasen der Areaktivität ist die Bezeichnung Koma für die **mindestens einstündige Reaktionslosigkeit** reserviert. Neurobiologische Korrelate sind entweder ausgedehnte Hemisphärenläsionen oder strategische Läsionen im Bereich des Hirnstamms, v. a. paramedianer Thalamuskerne und der Formatio reticularis. Hirnstamminfarkte, die zum Koma führen, betreffen insbesondere den

- Raphe-Komplex (serotonerg),
- Locus coeruleus (noradrenerg),
- Nucleus pontis oralis,
- parabrachialen Nukleus und laterodorsalen tegmentalen Nukleus (cholinerg) sowie den
- pedunkulopontinen tegmentalen Nukleus mit einer maximalen Überlappung der Läsionen im Zentrum des oberen pontinen Tegmentums (Parvizi u. Damasio 2003).

Diese Kerngebiete (▶ Kap. 1) regulieren die elektrophysiologische Aktivität der Hemisphären direkt über neokortikale Projektionen von Locus coeruleus und Raphekernen oder indirekt über Projektionen zu den intralaminaren Thalamuskernen, etwa aus dem Nucleus pontis oralis. Der laterodorsale tegmentale Nukleus trägt zu Steuerung des Schlaf-Wach-Rhythmus bei. Im Nucleus basalis und im Vaguskomplex werden vegetative Informationen integriert und an Thalamus und Neokortex weitergeleitet.

Nach Schädel-Hirn-Traumata ist der zerebrale Metabolismus bei komatösen Patienten stark reduziert (◘ Tab. 5.2). Eine enge Beziehung zwischen Ergebnissen der funktionellen Bildgebung und der Einschätzung der Reaktivität sowie zum weiteren Verlauf ist oft nicht herzustellen (Schaafsma et al. 2003). Die Patienten sind weitgehend aresponsiv, halten die Augen geschlossen und zeigen keinen regulären zirkadianen Rhythmus.

Im **EEG** findet sich meist eine Allgemeinveränderung und ein Verlust der Power im gamma-Frequenzband. Diagnostisch trägt das EEG bei zur Diagnose eines alpha-

◘ **Tab. 5.2.** Zustände mit verminderter zerebraler Stoffwechselaktivität. (Mod. nach Baars et al. 2003)

	Aktive Entspannung	**Tiefschlaf (Stadien III, IV)**	**Vollnarkose**	**Zerebraler Anfall (Grand mal)**	**Koma**
Genese	Intendierte Ruhe	Neuromodulation des Neokortex durch die Formatio reticularis	Je nach Pharmakologie	Pathologische Exzitation	Vaskuläre und andere Läsionen/ metabolisch/ toxisch
Zerebraler Metabolismus	100%	50%	50%	Variabel	50%
EEG	Spannungsarme, hochfrequente Aktivität (8–100/s) und reguläre alpha-Aktivität (8–12/s)	Hochgespannte, regelmäßige langsame Wellen (< 4/s)	Hochgespannte regelmäßige Wellen	Hochgespannte Spike-/Wave-Aktivität, langsame Wellen	Variabel
Kortikale und thalamische Neurone, Konnektivität/ Responsivität	Grundaktivität ungefähr 10/s, hohe und variable Konnektivität/erhalten	Regulierte Unterbrechung der alpha-Grundaktivität, langsame Wellen/stark eingeschränkt	Responsivität aufgehoben	Responsivität zeitweise aufgehoben	Responsivität verloren oder stark reduziert; Hirnstamm- und spinale Reflexe können auslösbar sein

Komas bei De-Afferenzierung der intralaminaren Thalamuskerne, zum Erkennen metabolischer Komata mit triphasischen Wellen und zur Feststellung eines nichtkonvulsiven Status epilepticus mit anfallstypischen Potenzialen (Kaplan 2004). Die Reaktivität des EEG ist bei psychogenen Komata erhalten. Die Bandbreite der EEG-Befunde ist groß und reicht von nahezu unauffälligen Hirnstromkurven bis zur Null-Linie. Patienten mit weiterhin günstigem Verlauf zeigen meist innerhalb der ersten vier Wochen elektrophysiologische Zeichen der Restitution.

Der Nachweis erhaltener früher **akustisch evozierter Potenziale** (< 50 ms) ist ein prognostisch vorteilhaftes Merkmal. Umgekehrt ist der negative prädiktive Wert fehlender früher AEP gering. Aufmerksamkeitsschwankungen und methodisch-statistische Faktoren beeinträchtigen die Aussagekraft scheinbar negativer Befunde bei komatösen Patienten (Kotchoubey et al. 2002).

5.2.3 Apallisches Syndrom (Wachkoma, vegetative state, postcomatous unawareness)

In diesem Zustand können Patienten durch starke Reize **im begrenzten Umfang aktiviert** werden. Dabei handelt es sich nach Zeman (2001) um »Wachheit ohne Wahrnehmung«. Im Gegensatz zum Hirn(stamm)tod sind autonome Funktionen einschließlich des Schlaf-Wach-Rhythmus weitgehend intakt. Der Hirnstamm ist also großenteils erhalten. Folgende Läsionen können zugrunde liegen:
- ausgedehnte kortikale Veränderungen, oft in Form einer laminaren Nekrose,
- diffuse Marklagerveränderungen, typischerweise als axonale Läsion oder Leukenzephalopathie,
- Thalamusnekrosen.

Durch die Funktionsstörung thalamokortikaler Schwingkreise findet sich im EEG meist eine mäßige Allgemeinveränderung (5–7/s). Frequenzen aus dem gamma-Frequenzband sind ebenso nachzuweisen wie frühe AEP (Kotchoubey et al. 2002; Schiff et al. 2002). Damit erscheint in einzelnen, erhalten gebliebenen thalamokortikalen Regelkreisen eine rudimentäre sensomotorische Verarbeitung möglich. Magnetresonanzspektroskopisch kann eine Erniedrigung des *N*-Acetyl-Aspartat-Kreatinin-Quotienten nachgewiesen werden, ein Hinweise auf neuronale Desintegration (Uzan et al. 2003). Kortikaler Metabolismus und Blutfluss sind meist auf 50% reduziert.

Dauert das Koma nach einem Schädel-Hirn-Trauma länger als einen Monat, wird es als persistierend bezeichnet. Bei einer nichttraumatischen, z. B. metabolischen Ursache werden Komata mit einer Dauer über 3 Monate als »persistierend« und über 12 Monate als »permanent« und damit irreversibel angesehen. Bei längerer Komadauer nehmen Perfusion, Metabolismus und elektrophysiologische Kopplung in den Hemisphären aufgrund einer fortschreitenden Wallerschen und transsynaptischen Degeneration, v. a. im Bereich der polymodalen Assoziationskortizes, präfrontal, parietotemporal und im Präkuneus weiter ab (Laureys et al. 1999, 2004). Diese Regionen sind mitverantwortlich für Aufmerksamkeit, Gedächtnis und Sprache. Eine Zunahme der Perfusion in diesen Regionen ist häufig von einer klinischen Besserung begleitet. Dieser funktionellen Regeneration können axonales *sprouting* und die Bildung neuer Synapsen zugrunde liegen. Starke somatosensorische und akustische Stimuli können eine Aktivierung der primären Sinnesareale auslösen, während in höheren Assoziationsarealen allenfalls geringste funktionelle Veränderungen zu registrieren sind. Vertraute Stimmen und bekannte visuelle Reize können aber zu einer (»emotionalen«) Aktivierung von temporalen Kortexarealen und Gyrus cinguli anterior bzw. Gyrus fusiformis und anderen visuellen Arealen führen. Adäquate motorische Reaktionen fehlen im Allgemeinen. Abhängig von der Intaktheit einzelner modularer Regelkreise im Hirnstamm und limbischen System können jedoch motorische Schablonen auftreten (Grimassieren, Weinen, Lautäußerungen einschließlich einzelner Wörter; Schiff et al. 2002).

Bei geringen Anzeichen von visueller Fixation, Blickfolgebewegungen und Reaktionen auf bedrohliche Gesten muss überprüft werden, ob tatsächlich weiterhin ein apallisches Syndrom vorliegt.

5.2.4 Minimal reaktiver Zustand (minimally conscious state)

Ein wesentlicher Grund für Abgrenzung des minimalen reaktiven Zustands vom apallischen Syndrom ist die günstigere Prognose. Beim minimal reaktiven Zustand zeigen die Patienten schwankende, aber deutlich erkennbare und reproduzierbare Hinweise auf **teilweise erhaltene Wahrnehmungen** (Giacino et al. 2002; ◘ Tab. 5.3):
- Befolgen einfacher Aufforderungen,
- gestische oder mimische Ja-Nein-Antworten,
- teilweise verständliche Artikulationsversuche,
- ansatzweise adäquates Verhalten, Bewegungen und affektiver Ausdruck im Zusammenhang mit relevanten Umweltreizen, wobei es sich nicht um eine Reflexaktivität handelt, z. B.
  - angemessenes Lächeln und Weinen als Reaktion auf verbal oder visuell dargebotene emotionale, nicht aber auf neutrale Informationen,
  - Lautäußerungen oder Gesten, die im direkten Zusammenhang mit gestellten Fragen stehen,
  - zielgerichtetes Greifen nach Objekten,
  - Berühren und Halten von Objekten unter Berücksichtigung von deren Größe und Form,

- Blickfolgebewegungen oder anhaltende Blickfixierung als direkte Reaktion auf bewegliche oder auffallende Reize.

In der funktionellen Bildgebung zeigt sich im Vergleich zum vegetativen Status eine höhere Aktivierung des posteromedialen Assoziationskortex, nämlich des Gyrus cinguli posterior und des angrenzenden Präkuneus (medialer Parietalkortex). Laureys et al. (2004) weisen darauf hin, dass Präkuneus und Gyrus cinguli posterior im Wachzustand zu den besonders aktiven Gehirnregionen zählen, deren Funktion besonders gedämpft wirkt

- im Schlaf,
- bei Halothan- und Propofol-Narkose,
- beim posthypoxischen und alkoholtoxischen amnestischen Syndrom und
- bei manchen neurodegenerativen Demenzen.

Akustische Reize führen beim minimalen reaktiven Zustand zu einer ausgedehnten Aktivierung nicht nur der primär akustischen Areale, sondern auch höherer Assoziationsareale bis zum präfrontalen Kortex (Boly et al. 2004; Schiff et al. 2002). Die P3-Welle ist bei diesen Patienten häufiger nachweisbar als beim apallischen Syndrom.

5.2.5 Akinetischer Mutismus

Dieser Zustand der Asponeität, der **apathischen Bewegungs- und Sprachlosigkeit** kann sich sowohl aus einem minimal reaktiven Zustand heraus entwickeln, und zwar bei Läsionen des tegmentalen Mesenzephalon, des paramedianen Thalamus oder des Striatum (Schiff et al. 2002). Akinetischer Mutismus kann aber auch als direkte Folge umschriebener mediofrontaler Läsionen auftreten, wobei nicht notwendigerweise Defizite von Wachheit und Wahrnehmung vorhanden sein müssen. Die Augen zeigen aufmerksame Folgebewegungen. Der Patient unternimmt – im Gegensatz zum minimal reaktiven Zustand, zur motorischen Aphasie und Dysarthrie – keinen Versuch, sich zu artikulieren und zu kommunizieren. Kognitive Prozesse sind verlangsamt, der Patient kann jedoch lernen und sich später teilweise an den mutistischen Zustand und die Vorgänge in seiner Umgebung erinnern.

Tab. 5.3. Merkmale von Koma, vegetativem Status, minimal bewusstem Zustand (*minimally conscious state*) und Locked-in Syndrom. (Mod. nach Giacino et al. 2002)

	Koma	»Wachkoma«, apallisches Syndrom	Minimal bewusster Zustand	Locked-in Syndrom
Schlaf-Wach-Rhythmus	Keiner	Vorhanden	Vorhanden	Vorhanden
Motorik	(Stell-)Reflexe	Reaktion auf Schmerzreize, gelegentliche nicht zweckgerichtete Bewegungen	Gezielte Abwehr- und Greifbewegungen, automatisierte Bewegungen (Kratzen)	Tetraplegie
Akustische Wahrnehmung	Keine	Schreck(startle)-Reaktion, kurze Orientierungsreaktion	Lokalisation von Geräuschquellen, inkonsistente Reaktion auf Aufforderung	Erhalten
Visuelle Wahrnehmung	Keine	Schreck(startle)-Reaktion, kurze visuelle Fixierung	Blickfolgebewegungen	Erhalten
Kommunikation	Keine	Keine	Gelegentlich verständliche Vokalisierung und Gestik	Anarthrophonie, meist intakte vertikale Augenbewegungen und Blinzeln
Emotionen	Keine	Kein bzw. reflektorisches Weinen und Lachen	Lächeln und Weinen	Erhalten
»Bewusstsein«	Fehlt	Fehlt	Partiell	Erhalten

5.2.6 Locked-in-Syndrom

Das Syndrom der (nahezu) kompletten **De-Efferenzierung bei erhaltener Wahrnehmung** entsteht durch eine weitgehende Zerstörung der kortikobulbären und kortikospinalen Bahnen, etwa durch einen bilateralen Infarkt (Basilaristhrombose), eine Blutung, eine andere Raumforderung oder eine pontine Myelinolyse im ventralen Bereich der Brückenbasis und des Mittelhirns. Supratentoriale Hirnareale sind zumeist intakt und zeigen einen normalen Stoffwechsel. EEG und EP können jedoch zeitweise ähnlich verändert sein wie beim apallischen Syndrom.

Die Patienten sind quadriplegisch und anarthrisch, atmen aber spontan. Die Augen sind offen, falls keine Ptose vorliegt. Manche Patienten können vertikale Augenbewegungen mit geringer Amplitude zeigen und Blinzelbewegungen des Oberlides zur Kommunikation nutzen. Dieser Extremzustand darf nicht übersehen werden und ist bei quadriplegischen Patienten mit Läsionen von Basis pontis und Mittelhirn grundsätzlich zu bedenken. Patienten in sehr weit fortgeschrittenen Stadien einer myatrophen Lateralsklerose können ein ähnliches Syndrom entwickeln.

Bei unklarer Anamnese repräsentieren die folgenden Störungen aus neuropsychiatrischer Sicht wichtige Differenzialdiagnosen:

- die akinetische Krise bei Morbus Parkinson,
- der katatone Stupor bei Schizophrenie,
- das hiervon klinisch schwer zu unterscheidende neuroleptikainduzierte Syndrom (»katatones Dilemma«) und
- der psychogene »Dornröschenschlaf« (»Pseudokoma vigile«).

5.3 Delir (= Verwirrtheitszustand)

> (Der Bewusstseinsstrom) … *Werfen wir nochmals einen Blick auf das Gehirn. Nach unserer Auffassung ist das Gehirn ein Organ, dessen inneres Gleichgewicht sich ständig verändert, wobei die Veränderungen jeden Teil des Gehirns betreffen. Die pulsierenden Veränderungen sind zweifellos an einem Ort gewaltiger als an einem anderen, ihre Rhythmen sind in diesem Moment rascher als in jenem. Wie in einem Kaleidoskop, das sich mit einheitlicher Geschwindigkeit dreht und in dem sich die Bilder ständig neu zusammensetzen, gibt es Augenblicke, während derer die Transformationen minimal, beiläufig oder fast zu fehlen scheinen, gefolgt von anderen, zu denen die Bilder mit zauberhafter Geschwindigkeit zusammen fliegen. Relativ stabile Formen wechseln sich also ab mit Bildern, die wir nicht wiedererkennen würden.*
>
> *Die beständige Reorganisation im Gehirn muss zu einigen Spannungsbögen führen, die relativ lange nachschwingen, während andere einfach kommen und gehen. Wenn aber Bewusstsein der zerebralen Reorganisation selbst entspricht, warum sollte es dann jemals abbrechen, wo doch diese Reorganisation niemals aufhört? Und wenn eine Art der wabernden Reorganisation einen Bewusstseinszustand hervorbringt, weshalb sollte dann nicht eine rasche Reorganisation einen ganz anderen Bewusstseinszustand hervorrufen, ebenso eigenartig wie die Reorganisation selbst? … Da diese Hirnveränderungen kontinuierlich ablaufen, verschmelzen die Bewusstseinszustände miteinander wie verschwimmende Ansichten. Tatsächlich handelt es sich aber um ein protrahiertes Bewusstsein, einen ununterbrochenen Strom.*
>
> William James, 1890

Beim Delir gerät der laminare Bewusstseinsstrom von William James in Turbulenzen. Delir, Verwirrtheitszustand, »exogener Reaktionstyp«, »akutes hirnorganisches Psychosyndrom« und ähnliche Begriffe bezeichnen psychische Störungen infolge somatischer, auch zerebraler Erkrankungen, die meist akut auftreten, sich im Verlauf rasch wandeln können (»Durchgangssyndrom«) und bei heterogenen Ursachen eine gemeinsame kognitive Endstrecke aufweisen, nämlich die Störung des Kurzzeitgedächtnisses – mit der neuropsychologischen Konsequenz gestörten Lernens und Orientierens. Hinzu können Wahrnehmungsstörungen aufgrund eines Acetylcholinmangels treten.

Syndromdiagnose

Zentral ist die Beeinträchtigung des Kurzzeitgedächtnisses, die sich für den Beobachter als Aufmerksamkeitsstörung des Patienten darstellt. Die Wahrnehmungs- und Orientierungsstörungen mit der assoziierten Angst oder Aggressivität sind Folgen der Kurzzeitgedächtnisstörung. Verändertes Aktivitätsniveau und Störungen des Schlaf-Wach-Rhythmus dagegen haben meist die gleiche unmittelbare Ursache wie die zerebrale Leistungsstörung, die sich in der reduzierten Kurzzeitgedächtnisleistung ausdrückt.

Verwirrtheitszustände müssen gegen folgende Syndrome abgegrenzt werden:

- Demenz: Hier stehen häufig Störungen des Neugedächtnisses im Vordergrund, die mit weiteren kognitiven Defiziten kombiniert sind. Der Zustand entwickelt sich typischerweise über längere Zeiträume und ist meist nicht reversibel.
- Amnestisches Syndrom: Hierbei handelt es sich ebenfalls um eine Störung des Neugedächtnisses, die aber weitgehend isoliert und nicht mit anderen Symptomen assoziiert ist.

- Umschriebene neuropsychologische Defizite, etwa infolge vaskulärer Hirnläsionen: Sensorische Aphasie, Gyrus-angularis-Syndrom, Gerstmann-Syndrom, Apraxie und Prosopagnosie können mit einem Verwirrtheitszustand verwechselt werden.
- Nichtkonvulsiver Status epilepticus, Temporallappenanfall: EEG und zeitlicher Verlauf unterstützen die Differenzialdiagnose; aufgrund des klinischen Bildes allein wäre diese Erkrankung im Querschnitt nur schwer von einem Delir zu unterscheiden (bei sophistischer Betrachtung handelt es sich beim nichtkonvulsiven Status epilepticus sogar um eine Form des Delirs).
- Verworrene Manie, manierierte Schizophrenie, Ganser-Syndrom und andere psychogene Zustände können weitere diagnostische Herausforderungen darstellen.

Risikofaktoren

Für die Entwicklung eines Verwirrtheitszustands sind hohes Lebensalter, vorbestehende kognitive Defizite, somatische – vor allem neurologische – und psychische Multimorbidität, Polypharmazie, Alkoholismus, männliches Geschlecht und sensorische Beeinträchtigung (Visusminderung und Hörstörung) Risikofaktoren. Bei operativen Eingriffen kommt diesen Faktoren eine noch größere Bedeutung zu als der unmittelbar intra- und perioperativen Belastung (◘ Tab. 5.4). Dennoch müssen der assoziierte Stress, die Hypoxie, Blutzuckerschwankungen, die eingriffsbedingte Medikation, die Akutheit und Dauer des Eingriffs mitberücksichtigt werden (Bickel et al. 2004; Hamann et al. 2005). Eine anschließende intensivmedizinische Behandlung kann eine zusätzliche psychologische und pharmakologische Belastung darstellen, die das Kurzzeitgedächtnis so beeinträchtigt, dass im Anschluss eine weitgehende Amnesie bestehen kann (Jones et al. 2000).

Ursachen und Auslöser

Die Ursachen und Auslöser eines Verwirrtheitszustands sind vielfältig. Pathophysiologisch ist der gemeinsame Nenner eine kritische Beeinträchtigung der zerebralen Sauerstoff- und Glukoseversorgung (◘ Tab. 5.5).

Diagnostik der Ursachen und Auslöser

Die wichtigsten apparativen Untersuchungen zur Diagnose der häufigsten und wichtigsten Störungsursachen sind

◘ Tab. 5.4. Assoziation zwischen Risikofaktoren und dem Auftreten eines postoperativen Delirs nach Hüftoperation bei 200 Patienten über 60 Jahre (Mod. nach Bickel et al. 2004).
Bei folgenden Parametern ergaben in dieser Studie weder die univariaten noch die adjustierten Tests signifikante Assoziationen mit dem Auftreten eines Delirs: Geschlecht, Schulbildung, Alkohol-Screening, Allgemein- vs. Epidural-Anästhesie, Operationsdauer, Serumelektrolyte

Risikofaktor	OR univariat	OR adjustiert für Alter, Geschlecht und MMSE-Wert
Präoperative kognitive Leistung[a]	0,64***	1,11***
Alter (Jahre)	1,13***	1,11***
Fraktur vs. elektiver Eingriff	4,88***	1,17
Somatische Komorbidität[b]	4,57**	2,68*
Depression[c]	4,01***	2,65
C-reaktives Protein, postoperativ	1,11**	1,08*
Präoperative Leukozytose	3,98**	2,07
Hämatokrit präoperativ < 30%	2,26*	1,38
Psychopharmaka	3,95**	2,92
Hörminderung	3,30**	1,95
Visusminderung	3,00**	1,95

OR *odds ratio*, geschätzt bzw. gemessen mit:
[a] *Mini Mental State Examination* (MMSE)
[b] Charlson-Komorbiditätsindex
[c] *Depression Status Inventory* (DSI)
***p < 0,001, **p 0,01, *p < 0,05

Tab. 5.5. Zur Ätiologie des Delirs – Ursachen und Auslöser

Zerebral	Demenz mit Lewy-Körperchen, Morbus Parkinson Alzheimer-Demenz, Demenz anderer Genese Sinusvenenthrombose, Blutung, andere Raumforderung v. a. in der rechten Hemisphäre Schädel-Hirn-Trauma, Normaldruckhydrozephalus Postiktale Reorientierung, DD nichtkonvulsiver Status epilepticus Hirnödem, Enzephalitis, z. B. Herpes simplex
Endokrin	Hypo-, Hyperglykämie, Ketoazidose Hypo-, Hyperthyreose Hypo-, Hyperparathyreose Morbus Addison, Morbus Cushing
Metabolisch	Exsikkose, Hyperosmolarität, Hitzschlag, Wasserintoxikation, Syndrom der inadäquaten ADH-Sekretion (SIADH), Elektrolytentgleisung, Hypophosphatämie Porphyrie Portosystemische Enzephalopathie Pankreatitis Urämie Hämodialyse-Dysäquilibrium
Kardiopulmonal	Anämie, Herzinsuffizienz Hypoxie, Hyperkapnie, Chronisch obstruktive Atemwegserkrankung, Polyglobulie
Infektiös-immunologisch	Sepsis, Typhus, tertiäre Syphilis Distanzeffekte bösartiger Neubildungen Systemischer Lupus erythematodes
Toxisch	Alkohol Illegale Drogen, v. a. Halluzinogene, Amphetamin Schwermetalle, z. B. Blei, Mangan, Thallium, Arsen, organisches Quecksilber Kohlenmonoxid (CO) Zyanid, Lösungsmittel, Pestizide Pilze Medikamente

in Tab. 5.6 aufgelistet. Sie müssen der individuellen Situation entsprechend durch weitere Untersuchungen ergänzt werden. Eine sorgfältige somatische Untersuchung und ein kurzer kognitiver Test sind unverzichtbar. Kann der Patient selbst keine diagnostischen Angaben machen, ist eine Fremdanamnese zwingend erforderlich.

Tab. 5.6. Labor- und andere apparative Untersuchungen bei Delir

Parameter	Hinweis auf z. B.
Glukose	Mangelernährung, Diabetes
Elektrolyte, Osmolarität	Exsikkose, inadäquate ADH-Sekretion
Differenzialblutbild	Anämie
Blutkörperchensenkungsgeschwindigkeit C-reaktives Protein Urinanalyse	Entzündung, Infektion
Leberenzyme	Leberversagen, Alkoholmissbrauch
Kreatinin	Niereninsuffizienz
Blutgase	Respiratorische Insuffizienz
T3, T4, TSH	Hypo-, Hyperthyreose
Vitamin B12	Hypovitaminose
EKG	Kardiale Ursache
EEG	DD Alzheimer Demenz
Thorax	Infiltrat, Herzinsuffizienz
CT/MRT	Zerebrale Raumforderung, Ischämie, Atrophie

ADH antidiuretisches Hormon, *T3* Trijodthyronin, *T4* Tetrajodthyronin, *TSH* Thyreoidea-stimulierendes Hormon, *CT/MRT* Computertomographie/Magnetresonanztomographie

Die meisten Verwirrtheitszustände (»stille Delirien«) entwickeln sich nicht dramatisch und sind nicht mit auffallenden Symptomen assoziiert. Daher bleiben sie dem unaufmerksamen Untersucher verborgen.

5.3.1 Morphologie und Neurophysiologie

Läsionen im Bereich der Formatio reticularis, des Nucleus basalis Meynert, des anteromedialen Thalamus und der Basalganglien (v. a. der nichtdominanten Hemisphäre) sowie des posterior-parietalen Neokortex der nichtdominanten Hemisphäre (z. B. Mediateilinfarkt rechts, Wasserscheideninfarkt) begünstigen die Entwicklung von Verwirrtheitszuständen (Trzepacz 1999, 2000). In einer neueren Untersuchung an Patienten nach akuten Subarachnoidalblutungen fand sich ein Zusammenhang zwischen der Ausprägung des Verwirrtheitszustands und dem Ausmaß der ventrikulären Einblutung sowie der Ventrikelweite;

zusätzlich wurde der Risikofaktor hohes Lebensalter bestätigt (Caeiro et al. 2005).

Bei manifesten Verwirrtheitszuständen zeigte sich in der funktionellen Bildgebung ein reduzierter Blutfluss über weite Bereiche des Neokortex sowie in Thalamus und Basalganglien (Yokota et al. 2003). In einer Reihe von Studien war eine Aktivitätsminderung im Gyrus cinguli anterior nachzuweisen, einem wichtigen Bestandteil des Netzwerks für Wachheit und Aufmerksamkeit.

Das **EEG** leistet einen wesentlichen Beitrag zur Abgrenzung eines Verwirrtheitszustands von Demenzen und anderen Hirnerkrankungen. Bestimmte Intoxikationen sind mit spezifischen EEG-Veränderungen assoziiert; Benzodiazepin- sowie Alkoholintoxikation und -entzug können zu einer Spannungsminderung, vermehrter beta-Aktivität und andererseits zu steilen Abläufen führen. Metabolisch bedingte Verwirrtheitszustände sind häufig mit triphasischen Wellen assoziiert. Ansonsten findet sich eine alpha-Reduktion und Desorganisation; Augenschluss führt nicht mehr zu einer zuverlässigen alpha-Aktivierung; die Aktivität im Bereich der langsamen Frequenzbänder theta und delta nimmt zu und bedingt insgesamt eine Abnahme der mittleren Frequenz. Durch eine Elektrokrampftherapie (EKT) können passagere Verwirrtheitszustände provoziert werden, die systematisch an depressiven Patienten untersucht wurden (Reischies et al. 2005). Hierbei wurden die Abnahme der alpha- sowie die temporäre Zunahme von theta- und delta-Power bestätigt. Mit einer Dipolanalyse war der Generator der vermehrten theta-Aktivität im Gyrus cinguli anterior (Area 24) zu lokalisieren, mit geringerer Intensität auch im rechtspräfrontalen und temporalen Kortex. Die Abnahme der frontalen und temporalen theta-Power im weiteren Verlauf war mit einer Verbesserung von Wachheit und Kurzzeitgedächtnis korreliert. Polysomnographisch ist während der Verwirrtheitszustände die schwere Veränderung der Schlafarchitektur mit einem Zerfall des zirkadianen Rhythmus zu dokumentieren.

5.3.2 Pharmakologie

Von zentraler Bedeutung für das Verständnis der Verwirrtheitszustände ist die **cholinerg-aminerge Imbalance** (◘ Abb. 5.7). Sowohl die allgemeinen Risikofaktoren für die Entwicklung eines Verwirrtheitszustands (höheres Lebensalter, vorbestehende kognitive Defizite, zerebrale Morbidität) als auch die ganz besondere Bedeutung anticholinerger Substanzen für die Auslösung der Verwirrtheitszustände weisen auf die besondere Bedeutung eines cholinergen Defizits hin (◘ Tab. 5.7). Pragmatisch bestätigt wird dies durch die Effektivität der therapeutischen Interventionen, die entweder in einer Stützung des cholinergen Systems bestehen oder in einer neuroleptischen Dämpfung der aminergen Systeme (Trzepacz 2000).

Acetylcholin. Das relative cholinerge Defizit kann exogen durch die Einnahme von Anticholinergika mit antimuskarinerger Wirkung hervorgerufen werden. Durch die Blockade prä- und postsynaptischer Acetylcholinrezeptoren wird sowohl die Acetylcholinfreisetzung als auch seine Wirkung beeinträchtigt. Zahlreiche Substanzen, auch scheinbar harmlose Pharmaka, besitzen einen anticholinergen Effekt, der sich bei Monotherapie und im jüngeren Lebensalter nicht zeigt, wohl aber bei Polypharmazie, bei zerebraler Vorschädigung und insbesondere bei einer höheren Durchlässigkeit der Blut-Hirn-Schranke im Senium (Kay et al. 2004).

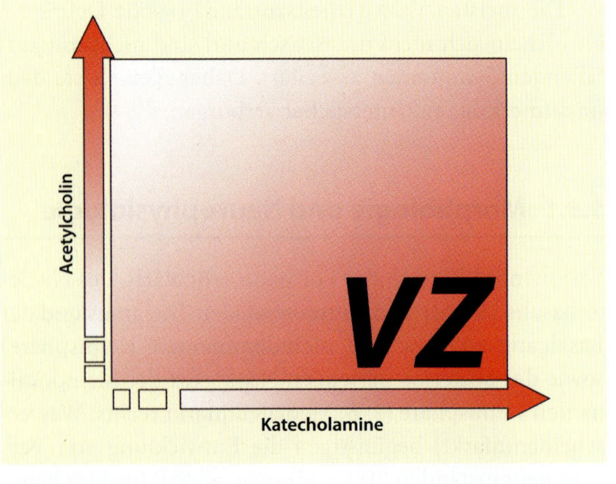

◘ **Abb. 5.7.** Die cholinerg-aminerge Imbalance als Grundlage des Verwirrtheitszustands (*VZ*). Acetylcholin erhöht die laterale Inhibition durch GABAerge Interneurone. Ein Verwirrtheitszustand entsteht, wenn eine gesteigerte aminerge Neurotransmission nicht durch ein ausreichendes cholinerges Gegengewicht kontrolliert wird

◘ **Tab. 5.7.** Anticholinerge Nebenwirkungen; die Frühzeichen der anticholinergen Wirkung und der schleichende Übergang zu schweren Komplikationen

Von Frühzeichen ...	... zur schweren Nebenwirkung
Leichte Aufmerksamkeitsstörungen	Verwirrtheit
Erschöpfung	Agitation
Mydriasis	Sturz
Mundtrockenheit	Malnutrition
Darmatonie	Ileus
Trockene Haut	Hyperthermie
Verzögerte Blasenentleerung	Harnverhalt und -infekt
Pulsanhebung	Tachyarrhythmie

Ferner kann das cholinerge Defizit endogen bedingt sein, und zwar entweder funktionell-metabolisch oder strukturell. Acetylcholin wird nach Bedarf synthetisiert, und diese Synthese hängt von einem funktionierenden Citratzyklus zur Bildung von Acetyl-CoA ab. Die Funktion des Citratzyklus kann durch einen Mangel an Glukose, Sauerstoff oder Thiamin beeinträchtigt werden. Da sowohl Neokortex als auch limbisches Symstem von der Acetylcholinzufuhr aus den Kerngebieten des basalen Vorderhirns angewiesen sind, können neurodegenerative (Alzheimer-Neurofibrillen und -Plaques, Lewy-Körperchen) und vaskuläre (Subarachnoidalblutung aus Arteria-communicans-anterior-Aneurysmen, ausgeprägte Marklagerveränderungen) Störungen zu ausgedehnten zerebralen Defiziten führen.

Dopamin. Die Gabe von L-Dopa oder Dopaminagonisten zur Behandlung des Morbus Parkinson sowie die Einnahme von Kokain oder anderen dopaminstimulierenden Substanzen können einen Verwirrtheitszustand verursachen. An 120 alkoholabhängigen Patienten konnte ein Zusammenhang hergestellt werden zwischen der Entwicklung eines Delirs (und von Entzugskrämpfen) einerseits und einer Variante des Dopamintransportergens andererseits (*9-copy repeat*; Gorwood et al. 2003). Die Elektrokrampfbehandlung führt zu einer Steigerung der dopaminergen Neurotransmission und bedingt ebenfalls temporäre Verwirrtheitszustände. Dopamin-D1- und -D2-Rezeptoren zeigen ebenso wie cholinerge Synapsen eine Kolokalisation in den Laminae I, III und V. Während D1-Rezeptoren die Acetylcholinfreisetzung steigern können, wird sie durch D2-Rezeptoren blockiert.

Noradrenalin. Die Metaboliten von Noradrenalin sind bei agitierten Alkoholentzugssyndromen im Liquor cerebrospinalis erhöht. Der noradrenerge Locus coeruleus ist an der Regulation von Wachheit und zirkadianem Rhythmus beteiligt.

Serotonin (5-HT). Serotonerge Antidepressiva können ein Serotoninsyndrom mit Verwirrtheit hervorrufen. Ähnlich wie dopaminerge Rezeptoren interagieren auch 5-HT-Rezeptoren in komplexer Weise mit dem cholinergen System. Die Acetylcholinfreisetzung wird im Präfrontalkortex durch 5-HT2- und 5-HT4-Rezeptoren gesteigert, im Hippocampus durch 5-HT3-Rezeptoren gesenkt. Die dopaminerge Aktivität in Striatum, limbischem System und Präfrontalkortex wird durch 5-HT reguliert.

Glutamat Eine Minderversorgung des Gehirns führt zu einer gesteigerten Glutamatfreisetzung. Quinolon-Antibiotika sind eine häufige Ursache akuter Verwirrtheitszustände; sie aktivieren Glutamatrezeptoren.

GABA (γ-Amino-Buttersäure). β-Lactam-Antibiotika und Penicilline blockieren $GABA_A$-Rezeptoren und lösen ebenfalls häufig Verwirrtheitszustände aus. Im Benzodiazepinentzug entfällt die notwendige GABAerge Hemmung.

5.3.3 Pharmakotherapie

Wegen der anticholinergen Eigenschaften vieler Pharmaka gilt, dass jenes Medikament, nach dessen Einsatz sich ein Verwirrtheitszustand entwickelte, zuerst wieder abgesetzt werden soll (*last one in, first one out*). Grundsätzlich müssen bei gefährdeten Patienten Diät und Flüssigkeitsbilanzierung beachtet werden. Bei vorhersehbaren akuten Belastungen können Cholinesterasehemmer und Piracetam möglicherweise das Risiko für die Entwicklung von Verwirrtheitszuständen vermindern (Gallinat et al. 1999; Fischer u. Assem-Hilger 2003).

Antidopaminerg. Durch jedes Pharmakon kann ein Verwirrtheitszustand induziert werden, auch durch jene Neuroleptika, die meist erfolgreich zur Behandlung des Verwirrtheitszustands eingesetzt werden. Die umfangreichsten Erfahrungen bestehen in der Anwendung von Haloperidol. Es ist parenteral verfügbar, nicht kardiotoxisch, senkt den Blutdruck nicht, wirkt kaum anticholinerg, kann jedoch extrapyramidalmotorische Störungen verursachen (die bei einem Verwirrtheitszustand auch nicht mit Anticholinergika kompensiert werden können!) und im Extremfall zu einem malignen neuroleptikainduzierten Syndrom führen, vor allem bei einer zerebralen Vorschädigung. Anticholinerg wirksame Neuroleptika sollen zur Behandlung eines Verwirrtheitszustands nicht eingesetzt werden, zumal wenn sie mit weiteren Risiken assoziiert sind, wie etwa Thioridazin (QT_C-Verlängerung) oder Clozapin. Quetiapin ist ein viel versprechendes modernes Atypikum, das auch bei Verwirrtheitszuständen erfolgreich erprobt wurde (Sasaki et al. 2003). Auch für Risperidon konnte in einer offenen Studie ein günstiger Effekt beobachtet werden (Parellada et al. 2004). Gegen Risperidon und einige andere moderne Atypika existieren jedoch Vorbehalte bezüglich einer Anwendung bei älteren Patienten, da sie zu zerebrovaskulären Komplikationen führen können.

GABAerg. Nur bei Benzodiazepin- und Alkoholabhängigkeit ist eine vorsichtige Benzodiazepingabe zu erwägen, wobei Übersedierung und Atemdepression vermieden werden müssen.

Cholinerg. Die intravenöse Gabe von Physostigmin kann zu einer unmittelbaren, jedoch nur kurz dauernden Symptombesserung führen; orale Cholinesterasehemmer können zu einer protrahierten Besserung beitragen. Die Nebenwirkungen Übelkeit, Erbrechen, Speichelfluss, Bradykadie und Hyperazidität lassen sich sowohl bei akuter Physostigmingabe als auch bei chronischer Verabreichung von oralen Cholinesterasehemmern meist gut beherrschen.

5.3.4 Neuropsychologie

Die Diskrimination zwischen relevanten Reizen und irrelevanten Distraktoren erfordert eine hohe kognitive Anstrengung; wird das Arbeitsgedächtnis experimentell belastet, gelingt es nicht mehr, die Distraktoren auszublenden (Lavie 2005). Dabei beschäftigen sich der rechte Gyrus frontalis medius und der linke Gyrus frontalis inferior vor allem mit der Lösung komplexer Aufgaben, während der Gyrus cinguli anterior eher an der Detektion von Interferenzen beteiligt ist. Diese Region wird am stärksten aktiviert, wenn steigende Anforderungen zu einer Verlangsamung der Arbeitsgeschwindigkeit führen (Bunge et al. 2001). Dies belegt, dass große kognitive Netzwerke an den Aufmerksamkeitsleistungen beteiligt sind. Deren entscheidende Knotenpunkte sind neben den genannten Arealen in der Parietalregion der nichtdominanten Hemisphäre und im bilateralen Thalamus zu suchen (Mesulam 1990). Diese aufmerksamkeitsrelevanten Netze können damit gestört werden durch

- fokale, v. a. rechtshirnige Läsionen oder
- diffuse, z. B. metabolische Faktoren (Lipowski 1990).

5.3.5 Psychopathologie

Trotz der entscheidenden Störung des Kurzzeitgedächtnisses erinnert sich ein großer Teil der Patienten an den Stress, an die Angst während eines durchlittenen Verwirrtheitszustands, besonders dann, wenn Wahnvorstellungen vorhanden gewesen waren. Der Stress war für Patienten mit stillen und mit agitierten Verwirrtheitszuständen gleich groß. Im Übrigen fühlten sich die professionellen Betreuer der Patienten durch einen Verwirrtheitszustand nur geringfügig weniger gestresst als die Patienten selbst, während die Belastung bei den pflegenden Angehörigen noch größer sein kann als bei den verwirrten Patienten selbst (Breitbart et al. 2002). Bei vielen psychischen Störungen wird dieser Aspekt im gesamten Aktionismus vernachlässigt. Dabei wird übersehen, dass die häufig älteren Angehörigen selbst Patienten sind und dass deren Stabilisierung und Zuversicht viel für das Befinden und die Prognose der Patienten bedeuten.

5.3.6 Pflege

Ziel der Therapie ist die Stressreduktion und Reorientierung. Dies kann durch eine Reihe praktischer Pflegemaßnahmen erreicht werden, wie etwa

- die Kontaktpflege,
- das Vermeiden sensorischer Deprivation,
- Orientierungshilfen (Fenster mit Blick ins Freie, häufiges Ansprechen, Hörgerät, Brille),
- Rooming-in,
- Unterstützung des Biorhythmus und
- Frühmobilisation.

Tab. 5.8. »Nichtpharmakologische« therapeutische Interventionen bei Delir. (Mod. nach Inouye et al. 1999)

Zielsymptom	Intervention
Kognitive Defizite	Orientierungshilfen: verbal und schriftlich Aktivitäten: dreimal täglich anregende Gespräche über Tagesereignisse, Erinnerungen, Spiele
Schlafmangel	Warmes Getränk zur Nacht (Milch oder Kräutertee), Entspannungsrituale oder -musik; Rückenmassage (!) Lärmdämmung im Haus/auf Station, Anpassung der täglichen Abläufe zur Schlafregulierung
Immobilität	Frühmobilisation anstreben; dreimal täglich Gehübungen; möglichst Verzicht auf bewegungseinschränkende Maßnahmen wie z. B. Fixierung und Urinkatheter Allgemein: Gehübungen, so oft wie möglich; bei rollstuhlpflichtigen oder bettlägerigen Patienten Bewegungsübungen im Rahmen der Möglichkeiten
Visusminderung (Visus < 20/70 bei binokularem Sehtest)	Sehhilfen: Brille ggf. Lupe Klares Design: große Telefontastatur, Bücher mit Großdruck Tägliche Ermunterung, diese technischen Hilfen zu benutzen
Hörminderung (< 6 von 12 geflüsterten Worten werden erkannt)	Hörgerät ggf. Gehörgänge reinigen Stärkerer Einsatz von Gestik, Mimik und Schrift Tägliche Ermunterung, Hilfen zu benutzen
Dehydrierung	Früherkennung Häufige Anregung, zu trinken

In einem Interventionsprogramm wurden aus den gängigen klinisch beobachteten Risikofaktoren Behandlungskonsequenzen abgeleitet, deren Einsatz zu einem moderaten, aber in der genannten Studie statistisch signifikanten Erfolg führten (Inouye et al. 1999; ◘ Tab. 5.8): Nur noch 10% der so behandelten Patienten entwickelten ein Delir, im Vergleich zu 15% der nicht mit diesem Interventionsprogramm behandelten (OR adjustiert: 0,60). An der Studie nahmen 852 über 70-jährige Patienten teil, die für mehrere Tage in ein US-amerikanisches Krankenhaus aufgenommen worden waren.

Parallel zu den symptomatischen pharmakologischen und pflegerischen Interventionen muss die Suche nach den individuellen Ursachen eines Verwirrtheitszustands konsequent vorangetrieben werden. Die Allgemeinmaßnahmen müssen durch spezifische, kausale Interventionen ergänzt werden.

5.4 Amnesie

Engraphische Wirkung der Reize auf das Individuum.

In sehr vielen Fällen lässt sich nachweisen, dass die reizbare Substanz des Organismus, gehöre er nun dem Protisten-, Pflanzen- oder Tierreich an, nach Einwirkung und Wiederaufhören eines Reizes und nach Wiedereintritt in den sekundären Indifferenzzustand dauernd verändert ist. Ich bezeichne diese Wirkung der Reize als ihre engraphische Wirkung, weil sie sich in die organische Substanz sozusagen eingräbt oder einschreibt. Die so bewirkte Veränderung der organischen Substanz bezeichne ich als Engramm des betreffenden Reizes, und die Summe der Engramme, die ein Organismus ererbt oder während seines individuellen Lebens erworben hat, bezeichne ich als seine Mneme#, wobei die Unterscheidung einer ererbten und einer individuell erworbenen Mneme sich von selbst ergibt. Die Erscheinungen, die am Organismus aus dem Vorhandensein eines bestimmten Engramms oder einer Summe von solchen resultieren, bezeichne ich als mnemische Erscheinungen.

Richard Semon, 1904

\# *Ich wähle für die so von mir definierten Begriffe eigene Ausdrücke. Zahlreiche Gründe bestimmen mich, von den guten deutschen Worten Gedächtnis und Erinnerungsbild keinen Gebrauch zu machen. Zu den hauptsächlichsten dieser Gründe gehört in erster Linie der, dass ich für meine Zwecke die vorhandenen deutschen Worte in einem viel weiteren Sinn fassen müsste, als sie gewöhnlich gebraucht werden, und dadurch zahllosen Missverständnissen und zwecklosen Polemiken Tür und Tor öffnen würde. Es wäre auch sachlich ein Fehler, den weiteren Begriff mit einer Bezeichnung zu belegen, die für gewöhnlich in einem engeren Sinn gebraucht oder gar, wie die Bezeichnung Erinnerungsbild, fast immer mit Bewusstseinsphänomen verbunden gedacht wird.*

Richard Semon schlug ein sehr umfassendes Konzept zum besseren Verständnis überdauernder Verhaltensänderungen bei Pflanzen und Tieren vor. Die von ihm vorgeschlagenen Begriffe **Engramm** für Gedächtnisspur und **Ekphorie** für den Akt der Erinnerung werden heute noch verwendet.

Eine weitgehend isolierte Gedächtnisstörung kann akut verlaufen, wie eine transiente globale Amnesie, oder einen chronischen Verlauf nehmen, wie die (Wernicke-)Korsakow-Enzephalopathie. Die Amnesie kann traumatisch, hypoxisch, ischämisch, infektiös (Herpes-Enzephalitis), entzündlich (limbische Enzephalitis) oder pharmakologisch (Benzodiazepine, auch Marihuana), durch eine Elektrokrampftherapie oder psychogen verursacht werden. Leichte Hirntraumata gemeinsam mit psychischem Stress können zu einem »mnestischen Block« führen, einer bevorzugt retrograden autobiographischen Amnesie, gelegentlich mit anterograden Defiziten (Markowitsch 1998). Dieses Syndrom ist eine Variante der dissoziativen Amnesien, bei denen ansonsten die personale Identität weitgehend erinnert wird. Beim »mnestischen Block« kommt es zu einer funktionellen Blockade der gleichen rechts frontotemporobasalen Areale, die auch bei strukturellen Läsionen zu Defiziten im Bereich des autobiographischen Gedächtnisses führen können (Markowitsch 2003).

Amnesien können durch Hirnläsionen in den folgenden Arealen entstehen (Abe et al. 1998):
- medialer Temporallappen einschließlich Hippocampus,
- mediale und anteriore Thalamuskerne,
- basales Vorderhirn einschließlich cholinerger Kerngebiete,
- Fornix, Corpora mammillaria, retrospleniarer Kortex.

Bei sämtlichen aufgelisteteten Arealen handelt es sich um Flaschenhalsstrukturen des **limbischen Systems**, deren strategische Läsionen zu Defiziten vorwiegend im Bereich des deklarativen Gedächtnisses führen. Amnestische Syndrome können zahlreiche Ursachen aufweisen (◘ Tab. 5.9). Der weitere Verlauf eines amnestischen Syndroms ist abhängig von seiner Ätiologie. Nachfolgend werden die transiente globale Amnesie als Beispiel einer akuten und reversiblen Störung dargestellt, die Korsakow-Enzephalopathie als chronisch-amnestisches Syndrom, und die leichte kognitive Störung vom amnestischen Typ als mögliche Vorstufe einer (Alzheimer-)Demenz (◘ Abb. 5.8).

5.4.1 Transiente globale Amnesie

Die **diagnostischen Merkmale** einer transienten globalen Amnesie (TGA) ohne weitere erhebliche kognitive Störungen sind (modifiziert nach Caplan 1985; Hodges u. Warlow 1990a):

Tab. 5.9. Formen und Ursachen eines amnestischen Syndroms

Neurodegenerativ	Alzheimer-Demenz (anterograde Amnesie), frontotemporale Degeneration, fortgeschrittene Basalganglienerkrankungen (retrograde Amnesie)
Traumatisch	Mediotemporallappen, Frontalpol des Temporallappens, Fornix
Hypoxisch-vaskulär	Infarkte, Blutungen (z. B. aus Aneurysmen), Aneurysma-Operationen, Läsionen des Mediotemporallappens, v. a. von Hippocampus, limbischen Thalamuskernen (Arteria cerebri posterior), orbitofrontalem Kortex, basalem Vorderhirn (cholinerge Kerngebiete)
Infektiös-entzündlich	Herpes simplex, Herpes zoster und andere Prozesse mit Beteiligung des Temporallappens
Neoplastisch	Limbische Enzephalitis als Autoimmunerkrankung
Metabolisch	(Wernicke-)Korsakow-Syndrom, Thiaminmangel bei genetischer Disposition und konsekutive Schädigung der Corpora mammillaria
Medikamentös	Benzodiazepine, β-Blocker
Epileptisch	Hippocampusläsion
Andere	Elektrokrampftherapie
Psychogen	z. B. mit Verlust der Identität oder problematischer biographischer Daten, häufig nach schwerem Stress (auch protrahiert) und in Kombination mit dissoziativen Störungen

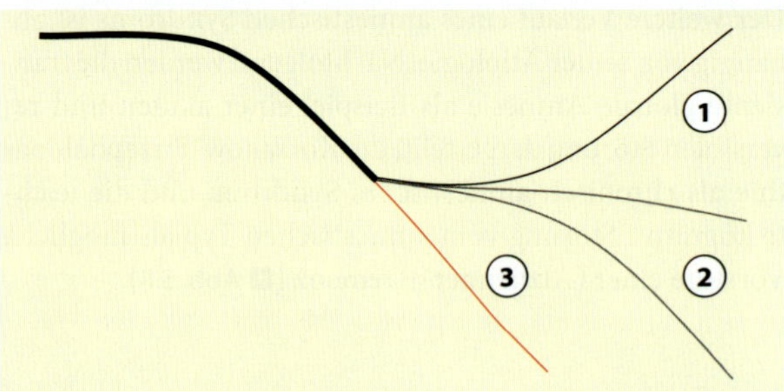

Abb. 5.8. Verläufe amnestischer Syndrome. Gedächtnisstörungen können vollkommen reversibel sein (*1*; z. B. transiente globale Amnesie, TGA), chronisch weiter bestehen und nach einer stabilen Phase zunehmen (*2*; z. B. Korsakow-Syndrom mit oder ohne verzögerten Übergang in eine Demenz) oder eine nahezu kontinuierliche Progression zeigen (*3*; z. B. leichte kognitive Störung vom amnestischen Typ mit Übergang in eine Alzheimer-Demenz)

- akuter Beginn,
- keine Veränderungen von Aufmerksamkeit und Erinnerung der eigenen Identität,
- keine neurologischen Symptome, außer evtl. Schwindel und Kopfschmerzen,
- Dauer bis maximal 24 Studen,
- keine Kopfverletzungen und zerebralen Anfälle in der unmittelbaren Vorgeschichte,
- Bestätigung durch einen objektiven Beobachter.

Als häufigste **Auslöser** einer transienten globalen Amnesie gelten (nach Hodges u. Warlow 1990b; Sander u. Sander 2005):
- physische Belastung (50%),
- Geschlechtsverkehr (15%),
- andere Valsalva-Manöver (15%),
- Schwimmen, vor allem im kalten Wasser (12%),
- medizinische Intervention (10%).

Begünstigt wird das Auftreten einer TGA durch Stress, Überarbeitung, Aufregung und Angst.
Als **Mechanismen** wurden bislang diskutiert:
- eine epileptische Genese, wogegen aber die erhaltene Aufmerksamkeit, die längere Dauer und die geringe Rezidivrate bei der TGA spricht;
- Migräne, bei der es sich tatsächlich um eine häufige Komorbidität handelt;
- eine vorwiegend psychogene Auslösung bei aktuellem Stress und ängstlicher Grundpersönlichkeit sowie
- eine zerebrale Ischämie.

Funktionelle Neuroanatomie. Diffusionsgewichtete Aufnahmen zeigen für 1–2 Tage zumindest linksseitige oder bilaterale Signalveränderungen von 1–2 mm Durchmesser und ca. 10 mm^3 Volumen im Bereich des lateralen Hippocampus (Sedlaczek et al. 2004; Winbeck et al. 2005). Diese vulnerable Wasserscheidenregion (Sommers-Sektor) wird durch eine Anastomose hippokampaler Gefäße versorgt. Die Patienten mit mediotemporalen Signalveränderungen zeigen häufig auch eine erhöhte Intima-Media-Stärke und atherosklerotische Plaques in den Karotiden. Nur selten entwickelt sich jedoch aus einer TGA ein chronisches leichtes kognitives Defizit (amnestisches LKS) und noch weit seltener eine Demenz (Borroni et al. 2004); damit ist es wenig wahrscheinlich, dass fortschreitende degenerative Gefäßveränderungen die entscheidende Störungsursache für ein Großteil der Patienten mit TGA darstellen. In der funktionellen Bildgebung zeigen die meisten Patienten innerhalb der ersten 24 Stunden die erwähnte Reduktion des Blutflusses im Hippocampus und in angrenzenden Teilen des Temporallappens. Danach kann eine Hyperperfusion eintreten, die weitere Teile des limbischen Systems erfasst (Sander u. Sander 2005).

Duplex-sonographisch findet sich bei 30% der Allgemeinbevölkerung eine Insuffizienz der Jugularvenen mit einem Rückfluss während eines Valsalva-Manövers. Dieser Prozentsatz wird bei Patienten mit einer TGA mit über 80% deutlich übertroffen (Sander et al. 2000b). Durch den venösen Rückfluss in Richtung der Vena cava superior bei gesteigertem intrathorakalem Druck kann eine kritische Reduktion des Blutflusses in gedächtnisrelevanten mediotemporalen Strukturen entstehen.

Das EEG bleibt während einer TGA – im Gegensatz zu einem epileptischen Anfall – weitgehend unauffällig.

Neuropsychologisch spricht der rasche Beginn dafür, dass es sich bei der TGA in erster Linie um eine Störung des retrograden Gedächtnisses handelt, also des Zugriffs, und nicht um eine progrediente anterograde Amnesie, die sich entsprechend langsamer entwickeln müsste. Ferner spricht für eine bevorzugte Störung im Bereich des retrograden Gedächtnisses auch der Umstand, dass stabile Teile des Altgedächtnisses während einer TGA beeinträchtigt sein können. Dies wird darüber hinaus belegt durch die erneute Verfügbarkeit von Gedächtnisdaten, die während einer TGA nicht erinnerlich waren, jedoch nach Abklingen des Zustands (Eustache et al. 1999).

Psychopathologie. Psychisch und somatisch ausgelöster Stress stellt v. a. in Kombination mit einer ängstlichen Grundpersönlichkeit einen Risikofaktor für die Entwicklung einer TGA dar. Während einer TGA wirken die Patienten staunig-ängstlich und können durch eine etwaige Hyperventilation über eine vermehrte Vasokonstriktion zusätzlich zu einer mediotemporalen Hypoperfusion beitragen. Ein beruhigender Umgang mit den Patienten während einer TGA ist also von großer Bedeutung.

Rezidivprophylaxe. Bei Patienten mit entsprechenden Risikofaktoren für eine Atherosklerose müssen Hypertonus, Diabetes mellitus, Hypercholesterinämie etc. grundsätzlich eingestellt werden. Die Patienten sollen hinsichtlich der Auslösesituationen beraten werden und müssen insbesondere Valsalva-Manöver vermeiden. Psychotherapeutisch kann möglicherweise das Coping in chronischen Stresssituationen verbessert werden.

Zusammenfassend sprechen viele Indizien dafür, dass es sich bei einer TGA um eine mediotemporale Perfusionsstörung handelt, die bei einer Jugularveneninsuffizienz durch ein Valsalva-Manöver ausgelöst und durch emotionale Belastung bei geeigneten Persönlichkeitsmerkmalen begünstigt werden kann. Neben dieser funktionellen TGA können einige Patienten strukturelle mikroangiopathische, atherosklerotische und embolische Risiken aufweisen (Winbeck et al. 2005). Sowohl bei der funktionellen als auch bei der strukturell begünstigten TGA handelt es sich um eine hypoxisch-ischämische Veränderung im Hippocampus und den angrenzenden Strukturen (Sander u. Sander 2005).

5.4.2 Chronisch amnestisches Syndrom (Korsakow-Syndrom)

Dem chronisch amnestischen Syndrom kann eine akut lebensbedrohliche Verwirrtheit vorausgehen mit internukleärer Ophthalmoplegie, Nystagmus, Miosis und Ataxie (»Wernicke-Enzephalopathie«). Zum vollständigen Korsakow-Syndrom gehört entsprechend der Erstbeschreibung auch eine distal betonte Polyneuropathie.

Bildgebung. Symmetrische Läsionen in Thalamus, Hypothalamus, Corpora mammillaria, periaquäduktal und am Boden des IV. Ventrikels sind selbst bei hoher Bildauflösung nur bei 50% der Patienten nachzuweisen. Fehlende Veränderungen widerlegen also den klinischen Verdacht nicht. Bei Alkoholismus und amnestischer Symptomatik finden sich häufiger eine Aufweitung der äußeren und inneren Liquorräume, Kleinhirnwurm-Atrophien und gelegentlich Residuen von Schädel-Hirn-Traumata. Zerebraler Blutfluss und Metabolismus sind global vermindert, und diese Veränderungen sind – wie bei der Alkoholdemenz – am stärksten dienzephal (Thalamus), mediofrontal (Cingulum), im mediobasalen Temporallappen und im Kleinhirnwurm ausgeprägt. Das Bild kann Befunden einer Alzheimer-Demenz ähnlich sehen (Fellgiebel et al. 2003).

Neuropathologie. Eine »Polioenzephalitis haemorrhagica superior«, das ausgeprägte, von Wernicke selbst beschriebene Substrat der Wernicke-Korsakow-Enzephalopathie findet sich bei 1% unausgelesener Autopsien. Nur bei jedem 5. Patienten war die Diagnose klinisch gestellt worden. Bei 5% der Autopsien finden sich leichtergradige Veränderungen der gleichen Art. Einblutungen mit Kapillarerweiterung, -auflockerung und Endothelproliferation, Gliose und Verlust stark myeliniserter Fasern sind meist in den Corpora mammillaria am stärksten ausgeprägt, aber auch in Thalamus, Fornix und Nucleus basalis Meynert nachzuweisen.

Epidemiologie und Genetik. Ein hoher Prozentsatz der Alkoholiker entwickelt einen Thiaminmangel, aber nur etwa 2–3% eine Wernicke-Korsakow-Enzephalopathie. Die Prävalenz wird auf 50:100.000 geschätzt und entspricht damit der Hälfte aller Amnesien insgesamt. Risikofaktoren sind das Ausmaß des Alkoholkonsums und das Alter sowie ein genetischer Faktor: Betroffen sind vor allem Patienten mit einer niedrigeren Transketolase-Affinität zum Koenzym Thiaminpyrophosphat. Alkoholassoziierte Erkrankungen wie Malabsorption und Leberzirrhose steigern Manifestationsrate und Letalität. 20% der Patienten sterben in der Akutphase, 80–90% behalten mnestische Defizite, teilweise entwickelt sich eine Alkoholdemenz.

Pathogenese. Der tägliche Thiaminbedarf beträgt 1,0 mg bzw. 0,33 mg pro 1000 kcal. Der Wernicke-Korsakow-Enzephalopathie liegt ein Mangel an Thiamin (Vitamin B1, Aneurin) zugrunde, der meist durch (1) mangelnde Zufuhr bei (2) verminderter Transketolase-Thiaminpyrophosphat-Affinität und (3) erhöhtem Bedarf an Transketolase-Aktivität bei gesteigertem Alkoholkonsum manifest wird (Martin et al. 2003). Andere Ursachen des Thiaminmangels sind Fasten, Hyperemesis gravidarum, hohe parenterale Kohlenhydratzufuhr, Speiseröhrenverätzung und Karzinome des oberen Verdauungstrakts, Urämie, Hämodialyse und Tbc. Gleichzeitiger Folsäuremangel ist häufig; Vitamin-B12-Mangel wird seltener beobachtet.

Thiaminpyrophosphat ist als Koenzym verschiedener Enzyme an mehreren Reaktionen beteiligt, die im ZNS mit hoher Aktivität ablaufen (◼ Abb. 5.9):

- Transketolase: Transketolase-Reaktion im Hexosemonophosphatzyklus,
- Pyruvatdehydrogenase: Glykolyse mit oxidativer Decarboxylierung, Umwandlung von Pyruvat zu Acetyl-CoA (und weiter zu Acetylcholin),
- α-Ketoglutaratdehydrogenase: Citratzyklus, Umwandlung von α-Ketoglutarat zu Succinyl-CoA.

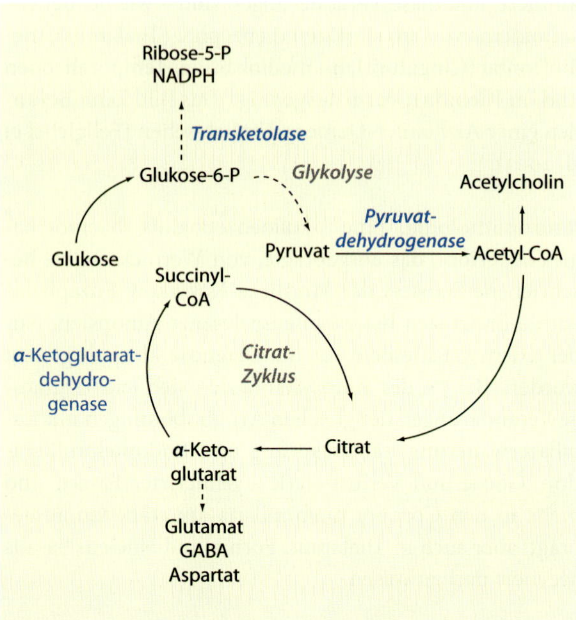

◼ **Abb. 5.9.** Thiaminabhängige Enzyme in Glykolyse und Citratzyklus. Die Hauptfunktion dieser Reaktionen ist die Bereitstellung von ATP. Thiaminmangel führt zu einer verminderten Aktivität von Pyruvat- und α-Ketoglutaratdehydrogenase. Hochgradiger ATP-(Energie)Mangel führt zur Zellschädigung, im Extremfall zum Zelltod. α-Ketoglutaratdehydrogenase unterstützt im Citratzyklus die Synthese von Glutamat, GABA und Aspartat. Die Bildung von Acetyl-CoA durch Pyruvatdehydrogenase ist Voraussetzung für Acetylcholinsynthese und Myelinogenese. Dies kann ein wichtiger Faktor für die Vulnerabilität stark myelinisierter Hirnareale sein, die bei der Wernicke-Korsakow-Enzephalopathie bevorzugt geschädigt werden. Ferner werden durch die Transketolase im Pentose-5-Phosphatzyklus NADPH und Ribose-5-Phosphat generiert. Ribose-5-Phosphat wird für die Herstellung von Koenzymen und Nukleinsäuren benötigt; NADPH ist durch die Synthese von Glutathion an der Abwehr von oxidativem Stress beteiligt und wirkt mit an der Bildung von Aminosäuren, Fettsäuren, Steroiden und Neurotransmittern

Damit kommt Thiamin eine Schlüsselrolle u. a. im Kohlenhydratstoffwechsel und in der Neurotransmittersynthese zu. Das Gehirn hängt von Glukose als Energielieferant ab; bei ausgeprägtem Thiaminmangel kann keine ausreichende Glukoseutilisation mehr stattfinden.

Neuropsychologie. Charakteristikum des Korsakow-Syndroms ist eine vorwiegend anterograde Amnesie bei geringerer retrograder Amnesie mit konsekutiven Orientierungsstörungen. Die Patienten sind ansonsten kognitiv weitgehend intakt. Eine genaue neuropsychologische Testung kann jedoch Hinweise auf präfrontale Funktionsstörungen ergeben, etwa Schwierigkeiten beim Urteilen und Planen. Eine initiale Euphorie weicht oft späterer Indifferenz und Adynamie. Die Patienten erscheinen suggestibel und füllen Gedächtnislücken nach geringer Anregung oder spontan mit Fehlerinnerungen (Konfabulationen) auf, ohne vorsätzlich zu lügen. Entwickelt sich eine Alkohol-Demenz, zeigt sie häufig Gemeinsamkeiten mit der vorwiegend kortikalen Alzheimer-Demenz und mit subkortikalen Demenzen (Munro et al. 2001).

Therapie. Bei Verdacht auf eine akute Wernicke-Korsakow-Enzephalopathie muss umgehend mit einer parenteralen Thiaminbehandlung begonnen werden (100 mg/Tag). Wegen der seltenen anaphylaktischen Reaktion auf intravenöse Thiamingabe ist die tägliche intramuskuläre Injektion zu bevorzugen (Ausnahme: Gerinnungsstörung bei Alkoholismus, Leberzirrhose etc.). Nach einer Woche kann auf orale Gabe umgestellt werden. Von Anbeginn sollen zusätzlich ein Polyvitaminpräparat mit einem hohen Folsäureanteil und Magnesiumtabletten verabreicht werden. Das chronisch amnestische Syndrom kann bei geeigneten Lebensbedingungen teilweise reversibel sein, falls keine weiteren schwer wiegenden körperlichen Erkrankungen bestehen.

5.4.3 Leichte kognitive Störung, amnestischer Typ

Leichte kognitive Störungen (LKS) können das Gedächtnis, aber auch andere Leistungsbereiche betreffen. Die Konsequenzen sind per Definition noch nicht mit schwer wiegenden Defiziten in der Alltagsbewältigung assoziiert (Differenzialdiagnose Demenz). Die Konversionsrate von der LKS zur Demenz beträgt pro Jahr zwischen 10% und 20%.

Morphologie. Bei akribischer Messung zeigen Patienten mit LKS kernspintomographisch im Gruppenvergleich zu einem Normalkollektiv verschmälerte und deformierte hippokampale und perihippokampale Strukturen (Pantel et al. 2003; Stoub et al. 2005; Fox u. Schott 2005). Im Gegensatz zur altersassoziierten Atrophie von Subiculum und Gyrus dentatus, scheint die Verschmächtigung der Regio entorhinalis mit Gedächtnisstörungen und Neurodegeneration assoziiert (Small et al. 2002). Veränderungen von Marklager und Corpus callosum sind ebenfalls nachzuweisen, dies jedoch mit großer Varianz (Mitchell et al. 2002).

Neuropathologisch besteht eine Volumenreduktion der Lamina II der Regio entorhinalis sowie eine neuronale Atrophie und ein geringer entorhinaler Zellverlust (Kordower et al. 2001; Price et al. 2001). Sowohl Plaques als auch Neurofibrillen – die neuropathologischen Merkmale der Alzheimer-Demenz (AD) – können aber bereits bei einem hohen Anteil der Patienten ohne messbare mnestische Probleme gefunden werden (Goldman et al. 2001). Bei genauer Untersuchung ist eine Korrelation zwischen Neurofibrillenpathologie und dem Grad der (leichten) kognitiven Störungen nachzuweisen (Mitchell et al. 2002).

Funktionelle Bildgebung. Bei leichten amnestischen Störungen (*amnestic mild cognitive impairment*, AMCI) sind in Hippocampus, medialem Thalamus, Corpora mammillaria und Gyrus cinguli posterior ähnliche metabolische Defizite nachzuweisen wie bei einer leichten AD; keine Auffälligkeiten finden sich jedoch in Amygdala, temporoparietalem und frontalem Assoziationskortex (Nestor et al. 2003a). Die funktionelle Kernspintomographie zeigt bei Patienten mit LKS eine ähnlich verminderte mediotemporale Aktivierbarkeit wie bei leichter AD (Machulda et al. 2003). Die Untersuchung von Risikopersonen (ApoE-Trägern) hat gezeigt, dass bei gleichen kognitiven Aufgaben umfangreichere Hirnareale außerhalb des Mediotemporallappens aktiviert werden (Bookheimer et al. 2000).

Genetik und Biochemie. Apolipoprotein E4 und andere Risikopolymorphismen finden sich bei LKS etwas häufiger als in Kontrollgruppen (Laws et al. 2002). Die Konzentration des Nervenwachstumsfaktors in Neokortex und Hippocampus ist unverändert; die Cholinacetyltransferase-Aktivität ist (kompensatorisch?) gesteigert, d. h. in den noch vitalen cholinergen Neuronen des basalen Vorderhirns kann mehr Acetylcholin synthetisiert werden (De Kosky et al. 2002; Mufson et al. 2003).

Neuropsychologie und Psychopathologie. Die ermittelte Häufigkeit der LKS ist nicht allein von der Wahl der Stichprobe abhängig, sondern auch in hohem Maße von den verwendeten Diagnosekriterien. Die Angaben schwanken bei Populationen über 65 Jahren zwischen unter 3% bis über 30% (Busse et al. 2002; Jungwirth et al. 2005; Kumar et al. 2005; Larrieu et al. 2002).

Subjektive Gedächtnisprobleme sind bei klinischen Stichproben zunächst ein Hinweis auf eine erhaltene Fähigkeit zur Selbstkritik, die gegen das Vorliegen schwerer kognitiver Defizite spricht und statt dessen den Verdacht auf eine depressive Störung nahe legt. In Bevölkerungsstichproben hingegen repräsentieren subjektive Defizite einen Prädiktor für die Entwicklung messbarer kognitiver Störungen, selbst wenn sie auch in diesem Kontext mit Angst und Depression assoziiert sind (Jorm et al. 2001).

Die subjektiven Gedächtnisschwierigkeiten können bereits 3–6 Jahre vor der Entwicklung messbarer Defizite im Bereich des episodischen Gedächtnisses, der Orientierung und der Sprache auftreten (Jorm et al. 2005).

Werden Patienten wegen kognitiver Probleme von Begleitpersonen zur Untersuchung gebracht, ohne selbst kognitive Schwierigkeiten wahrzunehmen, ist das Vorliegen oder die baldige Entwicklung einer Demenz wahrscheinlich (Tabert et al. 2002).

Bereits im Stadium der LKS leidet ein erheblicher Anteil der Patienten (>10%) unter Agitation, Aggressivität und Wahnvorstellungen (Lopez et al. 2005). Die voll erhaltene Einsicht in die eigenen Defizite kann zu einer depressiven Verstimmung beitragen (Kalbe et al. 2005). Wenngleich dies als Charakteristikum eines manifesten Demenzsyndroms angesehen wird, kann auch bei Patienten mit LKS die Alltagsbewältigung nachhaltig beeinträchtigt sein (Tuokko et al. 2005). Selbst wenn in der Laboruntersuchung die neuropsychologischen Defizite unerheblich scheinen, zeigt eine genauere Analyse der Alltagsabläufe signifikante Auswirkungen eines nur leicht beeinträchtigten verzögerten Wiedererinnerns (*delayed recall*; Kazui et al. 2005).

Prognose. Die LKS ist aufgrund der Heterogenität ihrer Ursachen und der unterschiedlich sensitiven und spezifischen Diagnosekriterien ausgesprochen uneinheitlich (Lautenschlager et al. 2001; Busse et al. 2003). Fest steht, dass Patienten mit LKS im weiteren Verlauf häufiger stärker ausgeprägte kognitive Defizite entwickeln als altersgleiche Stichproben ohne kognitive Defizite.

Neuropsychologisch repräsentieren die Defizite des spontanen verzögerten Wiedererinnerns von Worten und Bildern sowie eine Einschränkung der Exekutivfunktionen Prädiktoren einer bevorstehenden kognitiven Verschlechterung (Chen et al. 2000c; Chodosh et al. 2002; Grober et al. 2000). Wegen der Deckeneffekte einfacher Demenz-Kurztests bleiben Schwierigkeiten in diesen Bereichen oft unerkannt. Bei diesen Funktionen handelt es sich um reine State-Marker, abhängig von Tagesform und Kooperation der Patienten. Diese neuropsychologischen Defizite stellen zweifelsfrei die kognitiven Kernprobleme einer beginnenden Demenz dar; sie sind aber dennoch nur die Epiphänomene unterschiedlicher struktureller und funktioneller Hirnveränderungen. Zahlreiche Arbeiten weisen darauf hin, dass die Vorhersagegenauigkeit einer Demenz durch die Einbeziehung weiterer Parameter erhöht werden kann (Chetelat et al. 2005; Kantarci et al. 2005; Marquis et al. 2002; Modrego et al. 2005; Visser et al. 2002; Waite et al. 2001), z. B.:

- Alter,
- weibliches Geschlecht (durch die höhere Lebenserwartung der Frauen),
- Gehgeschwindigkeit,
- extrapyramidalmotorische Störungen,
- Hinweise auf Atherosklerose,
- Atrophie und Hypoperfusion bzw. Hypometabolismus im Bereich des Mediotemporallappens auch der nichtdominanten Hemisphäre,
- Absinken der zerebralen *N*-Acetyl-Aspartatkonzentration als Indikator der neuronalen Desintegration,
- Erhöhung von Phospho-Tau und Erniedrigung von β-Amyloid im Liquor cerebrospinalis.

Kürzlich wurden Diagnosekriterien für eine »LKS vom Alzheimer-Typ« oder »prodromale AD« vorgeschlagen (Dubois u. Albert 2004; ► Übersicht).

Merkmale der »leichten kognitiven Störung vom Alzheimer-Typ« oder »prodromalen Alzheimer Demenz« nach Dubois u. Albert 2004

- Gedächtnisbeschwerden, die dem Patienten oder seiner Familie auffallen
- Langsame Progredienz
- Normale oder allenfalls leichtgradig beeinträchtigte Alltagsbewältigung
- Amnestisches Syndrom vom »hippokampalen Typ« mit
  - Sehr schlechter spontaner Erinnerungsleistung (*free recall*) trotz kontrollierter Enkodierung
  - Insgesamt eingeschränkter Erinnerungsleistung wegen eingeschränkten Wiedererkennens oder ungenügenden Effekts von Hinweisreizen
- Fortbestehende Gedächtnisstörung bei Folgeuntersuchung
- Kein voll entwickeltes Demenzsyndrom
- Ausschluss anderer Erkrankungen, die eine leichte kognitive Störung verursachen können, mittels Bildgebung und Biomarkern

5.5 Alzheimer-Demenz

Die Dementia senilis (entwickelt sich) *in einem Lebensalter, wo das Gehirn schon durchschnittlich eine erhebliche Einbusse an Gewicht erfahren hat und sich auch schon histologisch regelmässig Zeichen der Senescenz nachweisen lassen. Schon lange kennen wir als solche eine Zunahme des Pigments in den Ganglienzellen und atheromatöse Veränderungen an den Gefässen. ... Recht oft erreichen aber diese Veränderungen höhere Grade und bedingen dann die leichten und stillen Formen der Dementia senilis, vielleicht die häufigste der Geisteskrankheiten, die zahlreicher in der Familie und Pfründen, seltener in Irrenanstalten zu finden ist. Andere Fälle aber zeigen neben einer zunehmenden und schliesslich ausserordentliche Grade erreichenden Demenz Erregungszustände, bald mehr depressiven, bald mehr maniakalischen Characters, Verfolgungsideen, deliriöse Erregungszustände.*

Noetzli hat nach Forel die Meinung ausgesprochen, dass die stille Form der Dementia senilis jeden betreffen könne, vielleicht den eher, der zu atheromatöser Erkrankung veranlagt sei, während der mit schwereren Erscheinungen einhergehende Altersblödsinn eine psychische hereditäre Belastung voraussetze.

Alois Alzheimer, 1898

Alois Alzheimer und seinen Zeitgenossen war das Problem der »senilen Demenz« seit langem bekannt. Auch die senilen Plaques als Korrelat der kognitiven Defizite im Senium waren bereits 10 Jahre vor Alzheimers Erstbeschreibung einer präsenilen Demenz mit ausgeprägten senilen Plaques und den neuartigen Neurofibrillen gut untersucht. Es dauerte lange, ehe sich die Auffassung durchsetzte, dass die präsenilen und die senilen Demenzen mit Plaques und Neurofibrillen mehr Gemeinsamkeiten als Unterschiede aufweisen. Bemerkenswert ist ferner, dass folgende Themen bereits diskutiert wurden:

- die Prävalenz der senilen Demenz (»vielleicht die häufigste der Geisteskrankheiten«),
- der Zusammenhang von Manifestation und Heredität,
- die Bedeutung der zerebralen Multimorbidität im Senium.

Die Alzheimer-Demenz (AD) wird diagnostisch immer noch als **die** modellhafte Demenzform betrachtet, bei der sich klinisch keine Hinweise auf andere Ursachen für die ausgeprägten kognitiven Defizite finden als die prävalenten Plaques und Neurofibrillen, welche allerdings erst neuropathologisch verifiziert werden können. Bei der Untersuchung der neurobiologischen Grundlagen wurden in den letzten 20 Jahren große Fortschritte erzielt, die nunmehr auch erlauben, bereits intravital positive Anhaltspunkte für die AD zu gewinnen. Dies gilt sowohl für die Liquormarker Phospho-Tau und β-Amyloid, die Grundbausteine der Alzheimer-Neurofibrillen und -Plaques, als auch für charakteristische zerebrale Atrophiemuster. Neuentwicklungen versprechen eine erleichterte Anwendung mit verbesserter Vorhersage des Krankheitsverlaufs (Brettschneider et al. 2005; Hampel et al. 2005; Teipel et al. 2005).

5.5.1 Morphologie

Bei Patienten mit manifester AD kann das Hirngewicht auf weniger als 1000 g abnehmen, wobei der Substanzverlust mit einer Verschmächtigung des Kortex und einer Aufweitung der Sulci sowie einer Schrumpfung des Marklagers im Temporal-, im weiteren Verlauf auch im Frontallappen am ausgeprägtesten ist.

Strukturelle Bildgebung. Die kraniale Computertomographie (CCT) besitzt weiterhin einen großen Stellenwert beim Ausschluss anderer Hirnveränderungen, die ebenfalls zu einer Demenzsymptomatik führen können (vaskuläre Hirnveränderungen, Subduralhämatom, andere Raumforderungen, Normaldruckhydrozephalus etc.). Viele Ergebnisse, die aus der CT-Ära bereits bekannt waren, wurden in den letzten Jahren mit Hilfe der Magnetresonanztomographie (MRT) bestätigt. Vorteile dieser Methode sind die bessere Differenzierung zwischen grauer und weißer Substanz sowie das Fehlen der Knochenartefakte, v. a. im Bereich der Schädelbasis. Damit eignet sich die MRT hervorragend zur Darstellung der neokortikalen und hippokampalen Atrophie sowie der Aufweitung von Ventrikeln und Sulci. Vor allem die früh von den neurodegenerativen Veränderungen erfassten Regionen des Mediotemporallappens lassen sich mit der MRT bei geeigneter Schnittführung gut darstellen. Die in der wissenschaftlichen Literatur mitgeteilten morphometrischen Veränderungen sind von großem theoretischem Interesse, da sie neuropathologisches Wissen bestätigen, werden in der Praxis aber nur in handverlesenen Zentren bei besonderem Forschungsinteresse eingesetzt. In einer Reihe von Untersuchungen konnten subtile und frühe Veränderungen von Hippocampus, Subiculum, Gyrus parahippocampalis und Amygdala gezeigt werden (z. B. Bobinski et al 1999, 2000). Eine Hippocampusatrophie kann auf unterschiedlichen Ursachen beruhen; somit ist der Nachweis einer Hippocampusatrophie ein weniger aussagekräftiger Hinweis auf das Vorliegen einer AD als der Nachweis einer fehlenden Atrophie auf das Fehlen schwerwiegender neurodegenerativer Veränderungen (Scheltens et al. 2002). In den letzten Jahren wurde man wieder darauf aufmerksam, dass auch die Schrumpfung des gesamten Hirnvolumens mit der Ausprägung der demenziellen Symptomatik signifikant korreliert ist; meist ist bereits bei Erreichen einer klinischen Demenzschwelle eine globale Hirnatrophie vorhanden, die im weiteren Verlauf der Erkrankung noch zusätzlich an Dynamik gewinnt (bis zu 5% Schrumpfung pro Jahr; Chan et al. 2003; Fox et al. 1999).

Funktionelle Bildgebung. Die Darstellung der Perfusion und des Metabolismus mit unterschiedlichen Methoden (z. B. HMPAO-SPECT; Glukose-PET) zeigt bei der AD eine typische Minderbelegung im Bereich der temporoparietalen, im weiteren Verlauf auch der frontalen neokortikalen Assoziationsareale. Primäre Sinnesareale und Gyrus praecentralis zeigen bis in sehr späte Krankheitsstadien keine erkennbare Veränderung.

Zerebraler Blutfluss und Metabolismus sind typischerweise bereits früh im Krankheitsverlauf in Gyrus cinguli posterior und Präkuneus verändert (z. B. Kogure et al. 2000). Die Ausprägung der temporoparietalen Funktionsänderung ist eng mit den klinischen Defiziten korreliert (Ashford et al. 2000). Einige Autoren versuchten, spezifischere Assoziationen zwischen Symptomprofil und regionaler Änderung von Perfusion bzw. Metabolismus herzustellen (Desgranges et al. 1998; Hirono et al. 2001). Mit der Magnetresonanzspektroskopie (MRS) wurde bei der AD eine 15%ige Abnahme von *N*-Acetyl-Aspartat (NAA) in allen Hirnlappen festgestellt, bei gleichzeitiger Zunahme von Myo-Inositol um 20%. Grundsätzlich darf jedoch der diagnostische Zugewinn von PET-, SPECT- und MRS-Studien über die klinische Untersuchung hinaus nicht überbewertet werden (Patwardhan et al. 2004). Derzeit sind diese Methoden in erster Linie von wissenschaftlicher Bedeutung.

Neuropathologische Diagnose

Histologische Merkmale der AD sind die interstitiellen Alzheimer-Plaques, die intraneuronalen Neurofibrillen und der Neuronenverlust. Wegen der weiten Verbreitung der Plaques und Neurofibrillen im Senium ist selbst die histopathologische Diagnose arbiträr und stützt sich meist auf semiquantitative Kriterien (◘ Tab. 5.10). In den NIA-Reagan-Kriterien (*Consensus Recommendations for the Postmortem Diagnosis of Alzheimer's Disease* 1997) werden sowohl die Plaque- als auch die Neurofibrillendichte geschätzt und deren Verbreitung anhand der Braak-Stadien (s. unten) angegeben. Es ist ungewöhnlich, dass post mortem nur Wahrscheinlichkeitsüberlegungen vorgenommen werden, ob eine Erkrankung vorlag. Gründe für dieses Vorgehen sind die weite Verbreitung sowohl von Plaques als auch von Neurofibrillen, selbst bei (noch) nicht dementen Personen, und die damit mangelnde Spezifität sowohl der Plaques als auch der Neurofibrillen. Plaques und Neurofibrillen finden sich bei Trisomie 21, der Demenz mit Lewy-Körperchen und nach Schädel-Hirn-Traumata. Plaques und Neurofibrillen sind noch bei einer Reihe weiterer neurodegenerativer, entzündlicher, toxischer und anderer Hirnerkrankungen nachzuweisen (◘ Tab. 5.11; ▶ 5.9.3).

Tab. 5.10. Neuropathologische Konsensuskriterien (*Consensus Recommendations for the Postmortem Diagnosis of Alzheimer's Disease* 1997) zur Einschätzung der Wahrscheinlichkeit, ob eine Alzheimer-Demenz vorlag. Diese Wahrscheinlichkeitsschätzung stützt sich sowohl auf die Plaque- als auch auf die Neurofibrillenveränderungen

Wahrscheinlichkeit	Plaquedichte	Neurofibrillendichte	Braak-Stadium
Gering	+	+	I/II: transentorhinaler Kortex
Mittel	++	++	III/IV: limbisches System
Hoch	+++	+++	V/VI: Neokortex

Tab. 5.11. Vorkommen von β-Amyloid-Plaques und von Neurofibrillen. (Mod. nach Adlard u. Cummings 2004; Hyman et al. 2005; Ramage et al. 2005)

	Plaques	Neurofibrillen
Alte Primaten, Hunde, Katzen, Eisbären	+	–
Alzheimer-Demenz	+	+
Trisomie 21	+	+
Demenz mit Lewy-Körperchen	+	+
Präsenile Schädel-Hirn-Traumata z. B. Dementia pugilistica, *Battered-Wife Syndrome* u. a.	+	+
Drogenabhängige	(+)	+
Postenzephalitischer Parkinsonismus	(+)	+
Senile Neurofibrillendemenz	(+)	+
Lytico-Bodig	(+)	+
Progressive supranukleäre Parese	(+)	Abnorme Tau-Ablagerungen
Kortikobasale Degeneration	–	Abnorme Tau-Ablagerungen
Präsenile frontotemporale Degeneration	–	Abnorme Tau-Ablagerungen
Präsenile Tauopathien, z. B. FTDP-17	–	+
Amyotrophe Lateralsklerose	–	+
Subakut sklerosierende Panenzephalitis	–	+
Niemann-Pick-Erkrankung	–	+
Ganglionzelltumoren	–	+

Neurofibrillen

Nach Braak und Braak (1991) kann die AD morphologisch anhand der Neurofibrillenpathologie in 6 Stadien eingeteilt werden (Tab. 5.12):

- In den Stadien 1 und 2 finden sich Neurofibrillen im transentorhinalen Kortex.
- In den Stadien 3 und 4 sind weitere Teile des limbischen Systems, z. B. der Hippocampus, von der Neurofibrillenpathologie betroffen.
- In den Stadien 5 und 6 hat sich die Neurofibrillenpathologie bei gleichzeitiger Zunahme der Intensität in den zunächst betroffenen Arealen weiter auf den Neokortex ausgedehnt; in diesen Stadien zeigen die meisten Patienten Symptome einer AD.

Zwischen diesen »Braak-Stadien« und dem Ausmaß der Hippocampusatrophie im Kernspintomogramm besteht eine enge Beziehung (Gosche et al. 2002). Durch die Arbeiten von Braak und Braak wurde deutlich, dass zur Erklärung der klinischen Symptomatik nicht allein die Korrelation mit irgendwelchen histologischen Veränderungen in beliebigen Hirnarealen ausreicht, sondern dass die Lokalisation gleichzeitig mit der Ausprägung der Veränderungen berücksichtigt werden muss.

Durch die Neurofibrillenpathologie entsteht eine De-Afferenzierung und eine De-Efferenzierung im Bereich des supramodalen Kortex (Arendt 2004). Besonders schwer betroffen sind Regio entorhinalis, der Hippocampus und die Amygdala (Abb. 5.10a), wobei insbesondere die Verbindungen der limbischen Strukturen innerhalb des Mediotemporallappens sowie von und zu Mesokortex, neokortikalen Assoziationsarealen und Nucleus basalis Meynert zerstört werden (Abb. 5.10b). Die Neurofibrillenpathologie scheint in jenen Arealen am stärksten ausgeprägt, in denen die Myelinisierung besonders spät vollzogen wird.

Alzheimer-Plaques

Alzheimer-Plaques sind extrazelluläre Ablagerungen mit einem zentralen Amyloidkern, die von degenerierten Neuriten umgeben sind (Durchmesser 20–150 μm). Die Bezeichnung Amyloid (Stärke) wurde von Virchow wegen der PAS-Färbbarkeit gewählt (PAS: Perjodsäure-Schiff-Reaktion), die auf Glykosaminoglykane an der Oberfläche der Plaques zurückzuführen ist. Histologisch wird der Begriff Amyloid heute für alle mit Kongorot anfärbbaren, »kongophilen« β-Faltblattstrukturen angewandt.

Die Ausdehnung und Ausprägung dieser neuritischen Plaques ist ebenfalls mit den klinischen Defiziten korreliert. Keine Beziehung besteht dagegen zwischen den sog. diffusen, nichtneuritischen Amyloid-Plaques und dem Vorhandensein kognitiver Defizite. In den CERAD-Kri-

Tab. 5.12. Neuropathologische Stadieneinteilung der Alzheimer-Demenz aufgrund der zerebralen Ausbreitung und Intensität der Neurofibrillenbündel und Neuropilfäden. (Nach Braak u. Braak 1991)

Stadium	I	II	III	IV	V	VI
Kognitive Defizite	Keine		Meist noch keine		Vorhanden	
Verbreitung	Transentorhinal		Limbisch		Neokortikal	
Transentorhinal-Pre-α	(+)/+	+/++	++	+++ g	+++ g	+++ g
Entorhinal-Pre-α	0/(+)	+	++	+++	+++ g	+++ g
CA1/Subiculum	0	(+)/+	+/++	++	+++	+++ g
Amygdala	0	(+)	+	++	+++	+++ g
Assoziationskortex	0	0	(+)	+	+++	+++
CA4/CA3	0	0	0	0/(+)	+/++	+++ g
Temporaler Neokortex	0	0	0	0/(+)	+	++
Primäre Sehrinde	0	0	0	0	(+)/+	+
Fascia dentata	0	0	0	0	0/(+)	+/++

g *ghost tangles*, Neurofibrillen als Residuen zugrunde gegangener Neurone

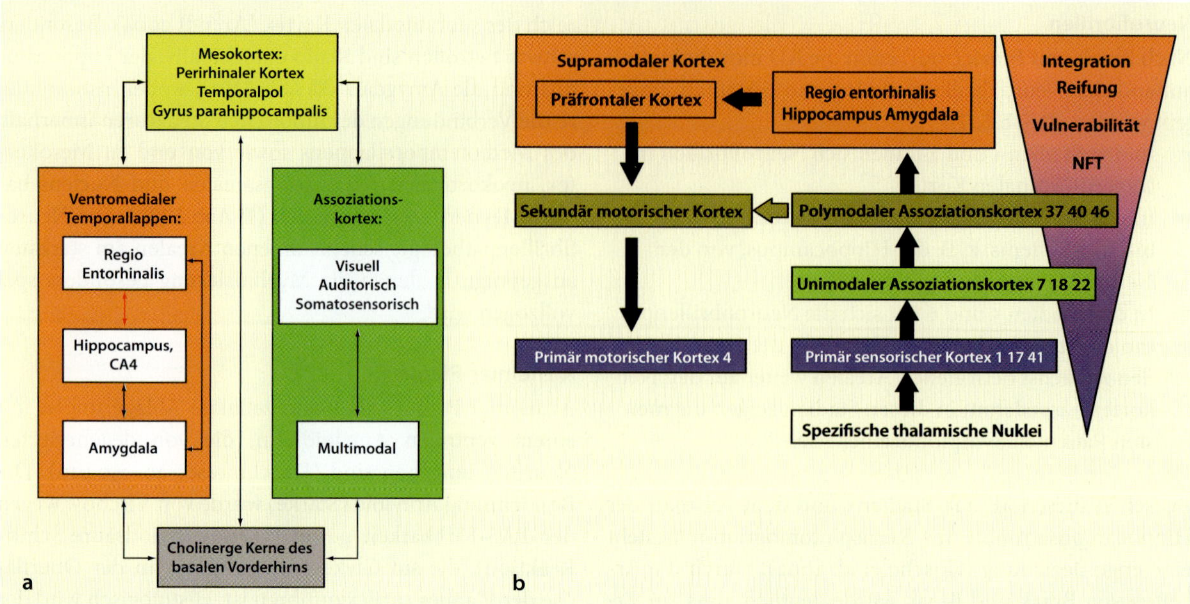

Abb. 5.10. **a** Jede der dargestellten reziproken Verbindungen zwischen den Strukturen innerhalb (*gelb*, *orange*) und außerhalb (*grün*) des anterioren Mediotemporallappens und des basalen Vorderhirns (*grau*) wird im Verlauf einer Alzheimer-Demenz unterbrochen. Besonders früh betroffen ist die Hauptafferenz des Hippocampus, der Tractus perforans *(roter Pfeil)* von der Regio entorhinalis zum Stratum moleculare des Gyrus dentatus (Hippocampus, Region CA4). Dies erklärt u. a. die frühen Defizite im Erlernen deklarativer Informationen. **b** Vulnerabilität des supramodalen Kortex durch die Neurofibrillenpathologie. Spät myelinisierte Areale wie übergeordnete Assoziationsareale werden früher und stärker durch Neurofibrillenablagerungen betroffen als polymodale Assoziationsareale und der sekundär motorische Kortex. Am resilientesten erweisen sich primär sensorische und motorische Systeme. Die *Nummern* bezeichnen Brodmann-Areale, *NFT* Neurofibrillen (*neurofibrillary tangles*). (**a**: Mod. nach Hyman et al. 1990; **b**: Mod. nach Arendt 2004)

Tab. 5.13. CERAD(*Consortium to Establish a Registry of Alzheimer's Disease*)-Kriterien zur neuropathologischen Diagnose einer Alzheimer-Demenz (Mirra et al. 1991). Die Dichte der neuritischen Plaques im Neokortex wird semiquantitativ als spärlich, mäßig oder häufig eingeschätzt; danach wird die Wahrscheinlichkeit einer AD als gering (A), mittel (B) oder hoch (C) angegeben

Todesalter (Jahre)	Keine	Spärlich	Mäßig	Häufig
< 50	0	C	C	C
50–75	0	B	C	C
> 75	0	A	B	C

terien (Mirra et al. 1991; Tab. 5.13) wird zur neuropathologischen Diagnose einer AD die Dichte der Ablagerung neuritischer Plaques in drei neokortikalen Arealen herangezogen (Gyrus temporalis superior und medialis; Gyrus frontalis medius; Globulus parietalis inferior). Durch eine Silberimprägnation nach Bielschowsky oder mittels Thioflavin S wird die Plaquedichte durch den Vergleich mit vorgegebenen Standards als fehlend, leicht, mittelschwer oder ausgeprägt eingeschätzt. Hierbei wird eine Korrektur für das Alter der Patienten vorgenommen.

Im Gegensatz zu den Neurofibrillen lagern sich die Plaques bereits im Neokortex ab – und zwar vorwiegend in den Pyramidenzellschichten II und V – während tiefer gelegene Hirnstrukturen noch nicht betroffen sind (Thal et al. 2002; Tab. 5.14). Danach verbreiten sich die Amyloid-Plaques auf den mediotemporalen Kortex, weitere Teile des limbischen Systems und der Basalganglien, danach auf das Mesenzephalon, und zuletzt auf Cerebellum und Medulla oblongata.

5.5.2 Genetik

Verwandte 1. Grades von Indexpatienten mit AD weisen ein erhöhtes Risiko auf, selbst die Krankheit zu entwickeln. Dieses erhöhte Risiko nähert sich bei höherem Erkrankungsalter des Indexpatienten wieder den Risiken der Allgemeinbevölkerung an (Lautenschlager et al. 1996; van Duijn et al. 1993). Die ersten starken Hinweise auf eine genetische Mitverursachung der AD ergaben sich aus der Untersuchung großer Familien mit zahlreichen im Präsenium erkrankten Mitgliedern. Neben den bekannten autosomal-dominanten Mutationen mit hoher Penetranz und dem weit verbreiteten Risikomarker ApoE4 gibt es eine Reihe von Genorten und Proteinen, die als Risikomarker oder unmittelbar pathogenetisch relevante Faktoren diskutiert werden (Tab. 5.15).

Tab. 5.14. Phasen der β-Amyloid-Ablagerung in einzelnen Hirnregionen. (Mod. nach Thal et al. 2002)

β-Amyloid-Phase	1	2	3	4	5
Neokortex	++++	++++	++++	++++	++++
CA1		++++	++++	++++	++++
Regio entorhinalis		++++	++++	++++	++++
Gyrus cinguli		++	++++	++++	++++
Amygdala		++	++++	++++	++++
Fascia dentata		++	++++	++++	++++
Praesubiculum		++	++++	++++	++++
Thalamus			++++	++++	++++
Striatum			++++	++++	++++
Hypothalamus			++++	++++	++++
Nucleus basalis Meynert			+++	++++	++++
CA4		+	+	++++	++++
Zentrales Höhlengrau			++	++++	++++
Colliculus superior			++	++++	++++
Nucleus ruber			+	++++	++++
Nucleus olivaris inferior				+++	++++
Substantia nigra				+++	+++
Formatio reticularis myelencephali				++	+++
Cerebellum, Stratum moleculare					++++
Formatio reticularis pontis					+++
Nuclei raphes anterior et centralis					+++
Locus coeruleus					+++
Nuclei parabrachiales					+++
Nucleus reticulotegmentalis Bechterew					+++
Nucleus tegmentalis dorsalis Gudden					+++
Nuclei pontis					+
Cerebellum, Stratum granulare					+
Nucleus dentatus					–

\+ bei 1–25%, ++ bei 26–50%, +++ bei 51–75%, ++++ bei 76–100% der untersuchten Gehirne

Tab. 5.15. Genetische Grundlagen der Alzheimer-Demenz, bestätigte und vermutete Faktoren. (Mod. nach Bertram u. Tanzi 2004; Rocchi et al. 2003)

Gen	Modus	Locus	Protein
PSEN 2	f, d	01q31	Präsenilin 2
IL-1α	s	02q14	Interleukin-1, Zytokin
IL-1β	s	02q14	Interleukin-1, Zytokin
Tf C2	s	03q21	Transferrin C2
BuchE	s	03q26.1-q26.2	Butyrylcholinesterase, unspezifische Cholinesterase
FRPAP	s	04p16.3	LRP-Rezeptor-assoziiertes Protein
HLA	s	06p21.3	Leukozytenantigen 2
TNF-α	s	06p21.3	Zytokin
HFE	s	06q21.3	Hämochromatose-Genprodukt, Transferrinrezeptorligand
ESR1	s	06q25.1	Östrogenrezeptor-α
IL-6	s	07p21	Zytokin
NOS3	s	07q35	NO-Synthase
LPL	s	08p22	Lipoproteinlipase
VLDL-R	s	09pter-p23	Very-low-density-lipoprotein-Rezeptor
I DE	s, (f?)	10q23-q25	*Insulin degrading enzyme*, β-Amyloid-Abbau
THFRSF6	s	10q24.1	FAS-Rezeptor, Apoptose
APPB1	s	11p15	APP-Bindungsprotein
Cat D	s, f	11p15.5	Cathepsin D, lysosomale Protease
BACE	s	11q23.3	β-*Site cleaving enzyme*, β-Sekretase
LBP-1c/CP2/LSF	s	12	(Transkriptionsfaktoren)
Alpha2M	s	12p13.3-p12.3	α2-Makroglobulin; Proteaseinhibitor, LRP-Ligand
LRP	s	12q13.1-q13.3	*Low density lipoprotein receptor-related protein*; Lipoprotein und A2M-Rezeptor
PSEN 1	f, d	14q24	Präsenilin 1
PS1-Promotor	s, f	14q24	Präsenilin 1-Promotorpolymorphismus
ACT	s	14q32.1	α-1-Antichymotrypsin, Plasmaprotease-Inhibitor
BIMH	s	17q11.1-11.2	Bleomycinhydrolase, Cysteinprotease
5-HTT	s	17q11.1-q12	Serotonintransporter
ACE (DCP1)	s	17q23	*Angiotensin converting enzyme*, Dipeptidylcarboxypeptidase
TGF-β_1	s	19q13.1-q13.3	*Transforming growth factor-β1*
ApoE	f, s	19q13.2	Apolipoprotein E; Cholesterintransport
ApoE-Promotor	s	19q32.2	Apolipoprotein E-Promotorpolymorphismen
CST3	s	20p11.2	Cystatin C, Cystein-Proteaseinhibitor
APP	f, d	21q21	Amyloidpräkursor

f familiär, *s* sporadisch, *d* dominant, *APP* Amyloid-Vorläuferprotein

Autosomal-dominante Mutationen

Da Patienten mit Trisomie 21 (Down-Syndrom, Mongolismus) im mittleren Lebensalter eine ausgeprägte Alzheimer-Plaque-Pathologie entwickeln, war zu vermuten, dass ein Gen auf Chromosom 21 an der vermehrten Plaque-Ablagerung beteiligt ist. Nachgewiesen wurde ein Linkage im Bereich 21q11.2–21 (St. George-Hyslop et al. 1987). Zur gleichen Zeit gelang es, das Amyloid-Vorläuferprotein zu charakterisieren und in eben dieser Chromosomenregion zu lokalisieren (Tanzi et al. 1987). Die Schätzungen über die Häufigkeit der autosomal-dominanten Mutationen bei Patienten mit familiärer, präseniler Demenz weichen – abhängig vom Rekrutierungsmodus – mit 20–70% stark von einander ab (Campion et al. 1999; Cruts et al. 1998). Das mittlere Erkrankungsalter beträgt bei großer Varianz bei den Präsenilin-1-Mutationen 44 ± 8 Jahre, bei den Präsenilin-2-Mutationen 59 ± 7 Jahre und bei den Mutationen im Bereich des Amyloid-Vorläuferproteins 49 ± 7 Jahre. Der Krankheitsverlauf ist mit jeweils ca. 10 Jahren etwa gleich.

Amyloid-Vorläuferprotein (amyloid precursor protein, APP)

Das APP-Gen enthält 18 Exons und durch alternatives Spleissen der Exons 7, 8 und 15 entstehen 8 unterschiedliche APP-Isoformen (◘ Abb. 5.11). Die neuronalen APP-Isoformen enthalten immer Exon 15 und sind stärker amyloidogen als die nichtneuronalen Isoformen. Die längste APP-Variante umfasst 770 Aminosäuren; es reicht mit den kurzen C-terminalen Ende in den Intrazellularraum und ragt mit dem langen extrazellulären N-terminalen Abschnitt weit aus der Zelle heraus. Alternatives Spleissen von Exon 8 führt zu einer APP-Variante mit 751 Aminosäuren, von Exon 7 zu einer Variante mit 695 Aminosäuren.

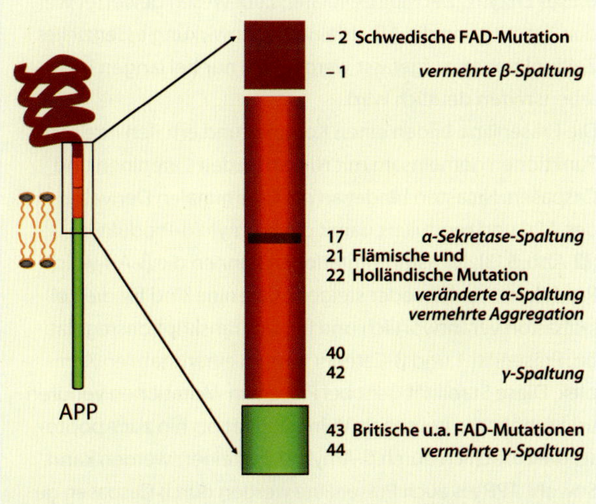

◘ **Abb. 5.11.** Das Amyloid-Vorläuferprotein (*APP*) mit dem vergrößerten β-Amyloid-Abschnitt, den Orten bekannter amyloidogener Mutationen und den Angriffspunkten für die Spaltung durch die α-, oder durch die β- und γ-Sekretasen

Die Funktionen des APP sind noch nicht vollständig aufgeklärt; sie umfassen u. a. die Zelladhäsion und Synapsenbildung, die Stimulation der Zellproliferation, möglicherweise sogar Signaltransduktion und Transkriptionsregulation.

Die »London-Mutation« des APP betrifft Codon 717 mit einem Austausch von Valin gegen Isoleucin; andere Allelvarianten sind bekannt (Valin gegen Phenylalanin, Leucin oder Glycin). Die schwedische Mutation an Codon 670 und 671 besteht in einem Austausch von Lysin und Methionin gegen Aspartat und Leucin. Bei den flämischen Mutationen handelt es sich um Veränderungen an Codon 665, 692, 693, 694, 714, 715 oder 716. Der Austausch von Alanin gegen Glycin an Codon 692 führt zu einem Phänotyp zwischen kongophiler Angiopathie und typischer AD. Gemeinsame Eigenschaft der demenzrelevanten APP-Mutationen ist die vermehrte Bildung von β-Amyloid. Auch im Bereich des APP-Promotorgens fanden sich amyloidogene Varianten. Insgesamt sind die APP-Mutationen für etwa 5% der sogenannten familiären AD verantwortlich.

Präseniline

Bis zu 80% der familiären präsenilen AD sind durch Mutationen im Bereich der Gene für Präsenilin 1 (14q24.2) und Präsenilin 2 (1q31–q42) bedingt. Die Gene sind in hohem Maße homolog (67%ige Identität), umfassen 13 Exons, von denen 10 (Exons 3–12) Proteine mit 467 bzw. 448 Aminosäuren kodieren. Die Präsenilinproteine beinhalten acht Transmembrandomänen und eine hydrophile intrazelluläre Schleife. Sie finden sich insbesondere an endoplasmatischem Retikulum, Golgi-Apparat und Kernhülle. Im menschlichen Gehirn liegen die Präseniline vor allem als prozessierte, stabile N- und C-terminale Fragmente vor. Derzeit sind über 120 Präsenilin-1-Mutationen beschrieben und etwa 10 Präsenilin-2-Mutationen. Dabei handelt es sich insbesondere um Missense-Mutationen, selten um Insertionen oder eine Deletion, die vorrangig in der hoch konservierten Transmembrandomäne liegen. Die Mutationen führen zumeist zu einer vermehrten Entstehung des pathogenen β-Amyloid-Fragments mit 42 Aminosäuren im endoplasmatischen Retikulum und im Golgi-Apparat.

Polymorphismen und deren Funktionen

Apolipoprotein E

Ein Polymorphismus im Bereich des Apolipoprotein E auf Chromosom 19q13.2 repräsentiert aufgrund seiner Prävalenz den zahlenmäßig bedeutsamsten genetischen Risikofaktor für die AD. Zwei Polymorphismen in der kodierenden Region des ApoE-Gens führen zu den drei dominierenden Isoformen des Proteins, die sich jeweils durch die Aminosäuren Cystein oder Arginin auf den Positionen 112 und 158 unterscheiden. ApoE-3 (Cys 112, Arg 158)

Tab. 5.16. Apolipoprotein E-Genotyp, Demenzmanifestation und Lebenserwartung. (Nach Clark u. Karlawish 2003)

Apolipoprotein	E4/E4	E3/E4	E2/E4	E3/E3	E2/E3
Manifestationsalter (Durchschnitt, Jahre)	71,2	75,2	77,3	81,2	89,4
Veränderung der Lebenserwartung (Jahre)	- 6,4	- 2,4	- 0,3	3,6	11,8

ist mit einer Allelfrequenz von 75% in der weißen Bevölkerung die häufigste Isoform. ApoE-4 (Arg 112, Arg 158) und ApoE-2 (Cys 112, Cys 158) weisen Frequenzen von 15% bzw. 10% auf. Dosisabhängig senkt das ApoE-4-Allel das Manifestationsalter der AD (Tab. 5.16).

Immunogenetik

HLA-A2 repräsentiert möglicherweise einen Risiko-, HLA-DR4 einen protektiven Faktor. Allele des α-1-Antichymotrypsin können möglicherweise in Kombination mit bestimmten Genotypen des Interleukin-1β das Alzheimer-Risiko steigern (Licastro et al. 2000). Ebenfalls diskutiert wird ein Beitrag des α2-Makroglobulin bei der Entwicklung einer Amyloidose (Dodel et al. 2000). Ein Tandem-Repeat-Polymorphismus des Interleukin-6-Gens scheint die Manifestation einer Demenz zu verzögern. Der Interleukin-1-A2/2-Genotyp steigert das Risiko für eine AD (Grimaldi et al. 2000).

5.5.3 Molekularbiologie

Neurofibrillen und Tau

Das neuronale Zytoskelett ist am axonalen Transport und am neuronalen Signalaustausch beteiligt. Drei Arten von Proteinfilamenten sind zu unterscheiden:

- Aktin, Mikrofilamente mit 5 nm Durchmesser;
- mittelgroße Filamente mit 10 nm Durchmesser, die in den Neuronen aus Neurofilament, in den Gliazellen aus GFAP (*glial fibrillary acidic protein*) zusammengesetzt sind;
- Mikrotubuli mit einem Durchmesser von 22 nm, die aus Aggregaten globulärer Tubulinmoleküle bestehen und zusätzlich unterschiedliche Mikrotubuli-assoziierte Proteine enthalten (MAP).

Das Protein Tau ist das bedeutendste Mikrotubuli-assoziierte Protein, welches sich im Gehirn in zahlreichen Isoformen und Phosphorylierungszuständen findet. Unter zellulären Stressbedingungen verklumpen die intermediären Filamente durch gesteigerte Phosphorylierung oder

Exkurs

β-Amyloid-Produktion

Die senilen Plaques enthalten **β-Amyloid**, ein Peptid mit 39–43 Aminosäuren (Selkoe 2000). β-Amyloid entsteht aus dem längeren Amyloid-Vorläuferprotein (APP), einem transmembranären Glykoprotein, das eine wachstumsfördernde Aminosäuresequenz enthält, die an der Synapsenbildung und damit an der Gedächtniskonsolidierung beteiligt ist (Mileusnic et al. 2000). APP wird großenteils durch eine α-**Sekretase** (ADAM) in zwei unschädliche Teilstücke zerlegt, nämlich das lösliche sAPP-α und das C-terminale Fragment (CTF-α, C83; Abb. 5.12a). Ein kleiner Teil wird durch eine **β-Sekretase** gespalten in das lösliche sAPP-β und das C-terminale CTF-β (C99), das im Anschluss durch eine γ-Sekretase in die »APP-Intrazellulardomäne« (AICD) und in β-Amyloid zerlegt wird (Abb. 5.12b).

Präseniline spielen eine bedeutende Rolle bei der proteolytischen Prozessierung spezifischer Proteine, z. B. des Notch-Proteins, einer Substanz, die für die Zelldifferenzierung verantwortlich ist. Vermutlich repräsentiert Präsenilin die γ-**Sekretase**, zuständig für die Spaltung von Notch und nebenbei auch von APP. Die hochgradige Konservierung der Präsenilinsequenz kann als Hinweis auf die essenzielle Bedeutung dieses Enzyms bei multizellulären Lebewesen gewertet werden. Damit kann die AD als eine Nebenwirkung essenzieller Zellfunktionen aufgefasst werden, die nur bei langen Überlebenszeiten deutlich wird.

Die Präseniline bilden einen Komplex und erfüllen ihre Funktionen gemeinsam mit **Nicastrin**, den Cateninen und Caspasen. Nicastrin bindet an die C-terminalen Derivate des APP und moduliert damit die β-Amyloid-Produktion (Abb. 5.13). Nicastrin-Mutationen können die β-Amyloid-Produktion senken oder steigern. Catenine sind für die Zelladhäsion verantwortlich und für die Transkriptionsregulation. Präsenilin 1 und β-Catenin formen einen stabilen Komplex. Diese Stabilität geht bei Präsenilin-Mutationen verloren und erhöht die neuronale Vulnerabilität bis hin zur Apoptose, die zusätzlich durch β-Amyloid gesteigert werden kann. Sowohl APP als auch Präseniline werden durch Caspasen gespalten. Dieser Abbau wird bei den Präsenilinen durch eine Phosphorylierung am C-terminalen Ende teilweise gebremst (Selkoe 2004).

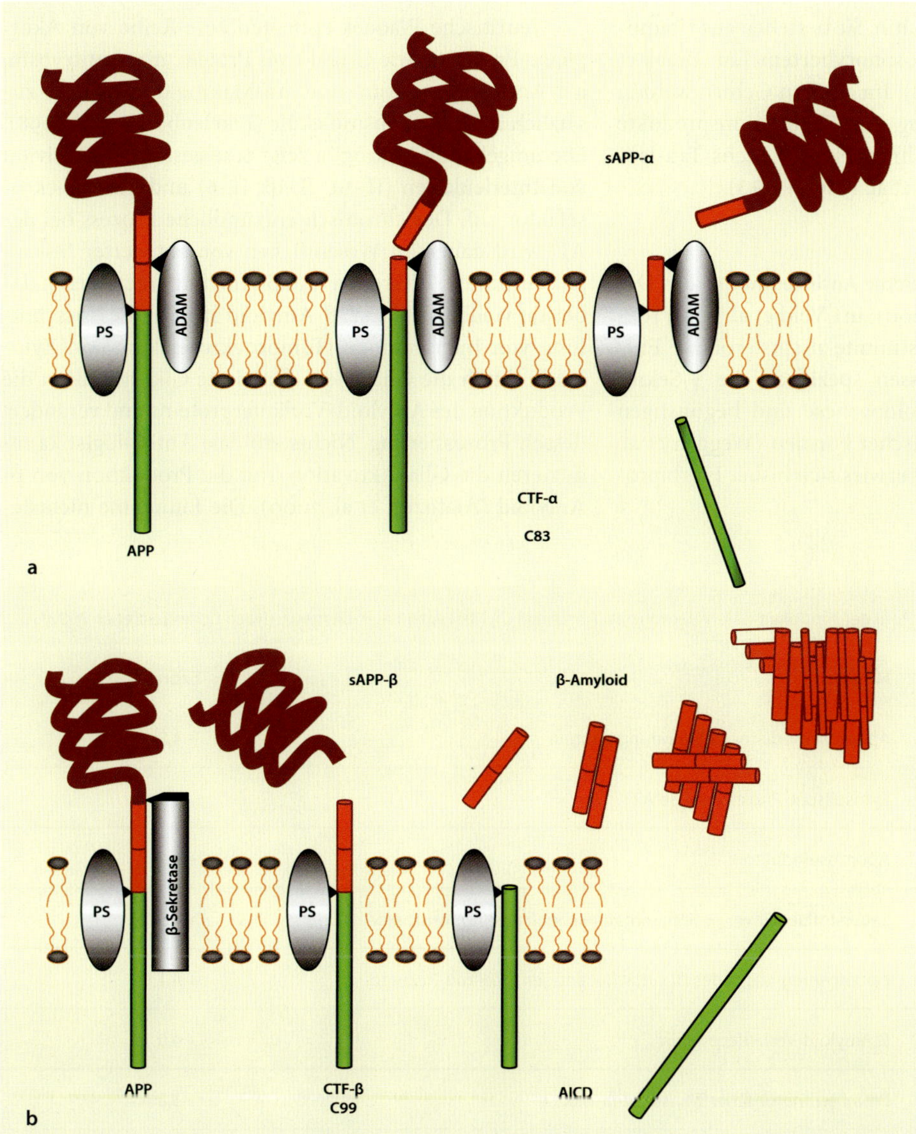

Abb. 5.12. **a** Die physiologische Spaltung des Amyloid-Vorläuferproteins (*APP*) innerhalb der β-Amyloid-Sequenz durch die α-Sekretase (s. Text). **b** Entstehung von β-Amyloid durch β- und γ-Sekretase-Spaltung (s. Text), β-Amyloid-Aggregation und Plaque-Bildung; *PS* Präsenilin, *ADAM* α-Sekretase, *CTF*, *sAPP*-α APP-Teilstücke, *AICD* APP-Intrazellulardomäne

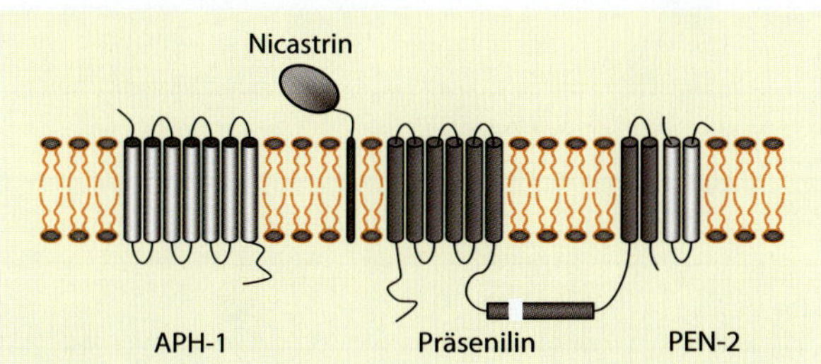

Abb. 5.13. Präseniline besitzen acht Transmembrandomänen und fungieren vermutlich gemeinsam mit Nicastrin als γ-Sekretase-Komplex (s. Text)

Proteolyse infolge eines exzessiven Kalziumeinstroms. Bei chronischen, nichtletalen Stressbedingungen werden Hitzeschockproteine aktiviert, die andere schwer geschädigte Eiweiße durch Konjugation mit Ubiquitin zur Proteolyse vorbereiten. Falls diese konjugierten Proteine nicht weiter abgebaut werden, können sie zu intrazellulären Einschlusskörperchen aggregieren.

Neurofibrillen (*neurofibrillary tangles*, NFT) sind intraneuronale, schwer lösliche zytoplasmatische Einschlüsse, die aus paarigen helikalen Filamenten mit einem Durchmesser von 7–9 nm und einer Periodizität von 80 nm bestehen. Sie können mit Silberimprägnationsmethoden oder Thioflavin S angefärbt werden. Neben hyperphosphoryliertem Tau finden sich in dem NFT auch Neurofilamentprotein und Ubiquitin. Sie bestehen aus Ubiquitin, normalem und hyperphosphoryliertem Tau (Braak et al. 1999; Braak u. Braak 1998). Im adulten Gehirn werden durch differenzielles *splicing* der Translationsprodukte eines einzelnen Gens auf Chromosom 17 sechs Tau-Isoformen hergestellt (Goedert et al. 1989; ▶ 5.9.3).

Immunologie

Allgemein senken **nichtsteroidale Antirheumatika** das Demenzrisiko (Etminan et al. 2003; in't Veld et al. 2001; Klegeris u. McGeer 2005). Bestimmte nichtsteroidale Entzündungshemmer beeinflussen spezifisch die γ-Sekretase-Schnittstelle der Amyloidogenese und begünstigen die Abspaltung weniger toxischer Formen (Weggen et al. 2001). Als besonders effektiv erwies sich bisher Flurbiprofen (Eriksen et al. 2003a).

Neuritische Plaques enthalten eine Reihe von Akutphase-Proteinen wie C-reaktives Protein, α-1-Antitrypsin, α-1-Antichymotrypsin und α2-Makroglobulin und zusätzlich Zelladhäsionsmoleküle (Eikelenboom et al. 1998). Die umgebende Mikroglia zeigt eine gesteigerte Aktivität von Interleukinen (IL-1α, IL-1β, IL-6) und Tumornekrosefaktor auf. Der chronisch entzündliche Prozess bei der AD wird daher im Wesentlichen von aktivierter Mikroglia vermittelt. Mikroglia und β-Amyloid interagieren dabei auf vielfältige Weise. β-Amyloid steigert die Ausschüttung von Interleukinen, Tumornekrosefaktor und Zytokinen durch die Gliazellen. Aktivierte Glia stimuliert die Produktion des Amyloid-Vorläuferproteins und verändert dessen Prozessierung. Nichtsteroidale Antiphlogistika reduzieren die Glia-Aktivation und die Produktion von β-Amyloid (Alafuzoff et al. 2000). Die Einnahme nichtste-

Tab. 5.17. Genexpressionsprofil der hippokampalen Neurone im Abschnitt CA1 bei Alzheimer-Demenz. (Nach Colangelo et al. 2002)

Genprodukt	Funktion	Expression
DAXX	Apoptosemediator, FAS-Bindungsprotein	+ 4,8
c-PLA2	Zytosolische Phospholipase A2	+ 4,5
CDP5	Apoptoseinduktor	+ 4,5
NF-κ-Bp100	Sauerstoffsensitiver proinflammatorischer Transkriptionsfaktor	+ 4,5
FAS	Apoptoseregulierendes Oberflächenantigen, »Zelltod-Rezeptor«	+ 4,1
β-APP	β-Amyloid-Vorläuferprotein	+ 4,0
NF-IL6	Proinflammatorischer Transkriptionsfaktor	+ 3,8
IL 1-β	Neuroinflammatorisches Zytokin	+ 3,3
IFNIND	γ-Interferon induzierbares Protein	+ 3,2
COX-2	Cyclooxygenase-2, Prostaglandin-Endoperoxid-Synthase-2	+ 3,1
BDNF	*Brain-derived neurotrophic factor*	- 3,0
SLIT-2	*Axon guidance receptor factor*	– 3,1
ChAT	Cholinacetyltransferase	– 3,1
ISGF	IFN-stimulierter Gen-Transkriptionsfaktor	– 3,2
1-RELA	Inflammatorischer TF-Inhibitor	– 3,2
PCAF 65-β	P300/CBP-assoziierter Faktor, Gehirnhiston der Acetyltransferase und Transkriptionsregulator	– 4,5
MET-III	Metallothionein III	– 4,8

roidaler Antiphlogistika kann das Risiko um bis zu 50% vermindern (Breitner et al. 1995).

Entzündungsmechanismen sind mit hoher Wahrscheinlichkeit an den neurodegenerativen Veränderungen bei der AD beteiligt, und zwar durch

- die Interaktion zwischen β-Amyloid und Mikroglia sowie
- eine entzündliche Zellschädigung mittels Proteasen, freien Radikalen und Komplementaktivierung.

In ▣ Tab. 5.17 wird das Genexpressionsprofil hippokampaler Neurone dargestellt. Es fanden sich konsistente Hinweise auf eine Funktionssteigerung entzündlicher und apoptotischer Mechanismen, während trophische Faktoren und Neurotransmitter vermindert gebildet werden.

Weder die intraneuronalen Neurofibrillen noch die extrazellulären Plaque-Ablagerungen oder Entzündungsmechanismen sind allein verantwortlich für die kognitiven Defizite dementer Patienten; es handelt sich dabei jedoch um wesentliche pathogenetische Faktoren, die gemeinsam mit anderen molekularen Mechanismen zur Beeinträchtigung neuronaler Funktionen mit entsprechenden Neurotransmitter- und Synapsenveränderungen und damit zu einem kritischen Funktionsverlust des ZNS beitragen.

5.5.4 Pharmakologie

Das cholinerge System ist bei der AD zweifellos besonders stark betroffen **(cholinerge Hypothese der AD)**, dennoch handelt es sich nicht um einen Prozess, der über viele Jahre bevorzugt ein Neurotransmittersystem schädigt, wie dies etwa vom Morbus Parkinson behauptet wurde. Bei der AD sind von Beginn der klinischen Manifestation zahlreiche Systeme funktionell beeinträchtigt (Minoshima et al. 2004; ▣ Tab. 5.18).

Acetylcholin. Im Nucleus basalis Meynert und in den angrenzenden, eng umschriebenen cholinergen Kerngebieten gehen bis zur Manifestation einer AD 30–90% der Neurone zugrunde, während andere cholinerge Kerngebiete des Hirnstamms weitgehend erhalten bleiben (Mesulam 1996). Damit nimmt die Aktivität der Cholinacetyltransferase in den temporopariatalen cholinergen Projektionsarealen und in geringerem Umfang auch im Präfrontalkortex ab. Dort ist die Synapsendichte vermindert, ehe die Cholinacetyltransferase-Aktivität messbar zurückgeht (Tiraboschi et al. 2000). Gleichzeitig nimmt die Dichte der präsynaptischen Nikotinrezeptoren in Neokortex und Gyrus parahippocampalis ab (Perry et al. 1995). Positronen-

▣ **Tab. 5.18.** Neurotransmitterveränderungen bei der Alzheimer-Demenz. (Mod. nach Gsell et al. 2004; Riederer u. Hoyer 2005)

	Frontal	Parietal	Temporal	Okzipital	Hippocampus	Motorkortex
Cholinacetyltransferase	↓↓	↓↓↓	↓↓↓	↓	↓↓↓	↓
Noradrenalin	↓↓	↓↓	↓↓	↓	↓↓	↓
α_1-Rezeptoren	+	↓↓	+	+		+
β-Rezeptoren	↓	+	+	↓	+	+
5-HT	↓↓	↓↓↓	↓↓↓	↓	↓↓↓	↓↓
5-HIAA	↓↓	↓↓	↓↓	↓↓	↓	↓
Dopamin	↓	↓	↓	↓	↓	↓
Homovanillin-Mandelsäure	++	++	↓	+++	+	↓
Glutamat	↓	↓	↓↓	↓	↓↓	↓
GABA	↓	↓	↓↓	↓	↓	+
Benzodiazepin-rezeptoren		+++	+	+++	↓	↓
Aspartat	↓	↓	↓	↓↓	↓	↓

5-HT Serotonin, *5-HIAA* 5-Hydroxyindolessigsäure, *GABA* γ-Amino-Buttersäure

emissionstomographisch ist eine verminderte Nikotin- und Muskarinrezeptorbindung im Neokortex zu bestätigen (Nordberg 1996). Die geringere Abnahme des vesikulären Acetylcholintransports lässt auf eine gesteigerte Aktivität der noch verbleibenden cholinergen Neurone schließen. In den gleichen Arealen, die einen reduzierten Blutfluss und Metabolismus aufweisen, nimmt die Acetylcholinesterase-Aktivität um 30–40% ab. Der Verlust cholinerger kortikaler Projektionen kann zu einer Regulationsstörung der zerebralen Perfusion und damit zu beeinträchtigten kognitiven Leistungen führen (Tong u. Hamel 1999).

Noradrenalin. Im Locus coeruleus kann die Zahl noradrenerger Neurone stark abnehmen, wobei jedoch kein enger Zusammenhang mit kognitiven Leistungen, sondern eher mit Störungen des Erlebens und Verhaltens besteht (Palmer u. DeKosky 1993). Mit der Abnahme der noradrenergen Projektionen sinkt die Noradrenalinkonzentration v. a. im temporoparietalen Kortex, während die Noradrenalinspiegel in der Zerebrospinalflüssigkeit im Senium und auch bei der AD ansteigen (Raskind et al. 1999). Dies ist möglicherweise Ausdruck einer kompensatorischen Überaktivität verbleibender noradrenerger Neurone. Die Dichte der postsynaptischen α_1-Rezeptoren nimmt im Hippocampus um 50% ab, nicht aber im Präfrontalkortex und im Nucleus basalis Meynert. Hierbei handelt es sich vermutlich um Rezeptoren auf glutamatergen Pyramidenzellen. Die präsynaptischen α_2-Rezeptoren sind dagegen im Nucleus basalis Meynert um zwei Drittel reduziert, nicht aber in Hippocampus und Frontalkortex. Hierbei handelt es sich möglicherweise um den Verlust noradrenerger Projektionen vom Locus coeruleus zum Nucleus basalis Meynert. Die Acetylcholinfreisetzung würde durch die präsynaptischen α_2-Rezeptoren begünstigt (Tellez et al. 1999).

Serotonin. Die Serotoninkonzentration und 5-HT2-Rezeptorbindung ist in Nucleus basalis Meynert, Hippocampus, Temporal-, Parietal- und Präfrontalkortex, Gyrus cinguli, Basalganglien und Hypothalamus reduziert (Versijpt et al. 2003). Die Abnahme der serotonergen Projektionen ist korreliert mit einem Rückgang der Zellzahlen in den 5-HT-positiven Neuronen des dorsalen und medialen Nucleus raphe (Chen et al. 2000a). Ein Zusammenhang zwischen den Veränderungen des serotonergen Systems bei der AD und veränderter Affektivität, Agitation und Aggressivität ist wahrscheinlich (Lai et al. 2003; Mintzer et al. 1998). Bestimmte Isoformen des 5-HT4-Rezeptors sind an der Regulation des APP-Metabolismus beteiligt (Lezoualc'h u. Robert 2003).

Dopamin. Die D2-Rezeptoren sind in den temporalen Assoziationsarealen, in Subiculum, CA3 und Gyrus dentatus postsynaptisch vermindert (Joyce et al. 1998). Das A1-Allel des D2-Rezeptorgens (DRD2) ist assoziiert mit einer verminderten Zahl von Dopamin-D2-Rezeptoren, einer verlängerten P300-Latenz sowie eingeschränkten visuospatialen Leistungen; eine eindeutige Beziehung zur AD, etwa in Form eines genetischen Risikofaktors, ergab sich nicht. Die Veränderungen im Bereich des dopaminergen Systems weisen eine weniger eindeutige Beziehung zu neurodegenerativen Alzheimer-Veränderungen und zur klinischen Symptomatik auf als die Veränderungen im Bereich der anderen bisher genannten Neurotransmittersysteme.

Glutamat. Die glutamatergen Regionen der Regio entorhinalis, des Hippocampus und des Neokortex weisen eine besondere Vulnerabilität für die Alzheimer-Neurofibrillenpathologie auf (Braak u. Braak 1991; Hyman et al. 1984). Die Zahl der Neuronen und Rezeptoren sowie schließlich auch die Glutamatkonzentration nehmen bei der AD ab. Die Veränderungen im glutamatergen System sind mit dem Ausmaß der kognitiven Defizite korreliert (Sumpter et al. 1986). Unter physiologischen Bedingungen wird Glutamat nach 1–2 ms aus dem synaptischen Spalt resorbiert (Clements et al. 1992). Dieser Vorgang kann bei der AD durch folgende Mechanismen behindert sein (Blanchard et al. 1997; Mattson et al. 1999; Francis 2003; Butterfield u. Pocernich 2003):
- eine Aktivitätsminderung des wichtigsten Glutamattransporters (GLT1), die duch β-Amyloid verschlechtert werden kann,
- eine beeinträchtigte Glutamatmetabolisierung in Glutamin; die zuständige Glutaminsynthase ist hypoxieempfindlich, und ihre Aktivität kann durch β-Amyloid weiter abgesenkt werden.

Bei kontinuierlicher Überaktivierung der glutamatergen Postsynapse werden durch den vermehrten Kalziumeinstrom katabole Nukleasen, Phospholipasen und Proteasen aktiviert und können neurotoxisch wirken (Kornhuber u. Weller 1997). Im Verlauf der AD kommt es zu einer Abnahme der NMDA-Glutamatrezeptoren mit den Untereinheiten NR1 und NR2b im Hippocampus sowie NR2a und NR2b im entorhinalen Kortex (Sze et al. 2001). NMDA-Rezeptoren besitzen eine Glycin-B-Bindungsstelle, an der einige neue experimentelle Substanzen (z. B. D-Glykoserin) ansetzen; dies kann möglicherweise zu einer Verbesserung der kognitiven Leistung führen (Tsai et al. 1999).

GABA. γ-Amino-Buttersäure entsteht durch die Decarboxylierung von Glutamat. Die mRNA für die Glutamatdecarboxylase ist in Putamen und Caudatum erhöht, wodurch die GABA-Aktivität im Striatum gesteigert wird. Dies kann über die striären GABA-Rezeptoren zu einer Inhibition glutamaterger und cholinerger Neurone führen. Ansonsten bleibt das GABAerge System bei der AD weitgehend unverändert (Howell et al. 2000).

Östrogen. Östrogen entfaltet zahlreiche Wirkungen auf das ZNS, so etwa ein gesteigertes synaptisches *sprouting* im Stratum moleculare externum des Gyrus dentatus nach Läsionen des entorhinalen Kortex. Es erhöht die Dichte dendritischer Spines, steigert die cholinerge Aktivität im basalen Vorderhirn, in Hippocampus und Neokortex, vermehrt die Zahl cholinerger Neurone, inhibiert den NMDA-Rezeptor und reduziert die GABAerge Neurotransmission im Hippocampus. Angeblich verfügen Frauen, die konsequent eine Hormonersatztherapie wahrnehmen, über eine höhere kognitive Leistungsfähigkeit als jene ohne Hormonsubstitution (z. B. Birge et al. 2001, Yaffe et al. 2000). Diese Ergebnisse sind bislang nicht einheitlich bestätigt; klinische Studien zur Anwendung von Östrogen bei dementen Patienten verliefen enttäuschend.

Andere. Vasopressin und Bradykinin stimulieren die Sekretion des APP und aktivieren die α-Sekretase (Nitsch et al. 1998). Die Ergebnisse bezüglich einer Zu- oder Abnahme des Vasopressins mit dem Alter oder im Verlauf einer AD sind uneinheitlich. Die Konzentration von **Substanz P** in der Zerebrospinalflüssigkeit und in postmortal untersuchtem Hirngewebe ist vor allem bei präseniler AD reduziert (Rösler et al. 2001). **Cholezystokinin**-Spiegel sind im Gehirn der Patienten mit AD unverändert. **Somatostatin** wird durch die neurodegenerativen Veränderungen kaum in Mitleidenschaft gezogen. Immunhistochemische Untersuchungen zeigten durch die Abnahme kortikaler Interneurone eine Reduktion der zerebralen Konzentration des Kortikotropin-Releasing-Hormon (**CRH**). Im postmortal untersuchten Nucleus paraventricularis nimmt die CRH-mRNA vor allem bei dementen Patienten mit der Vorgeschichte einer depressiven Erkrankung zu (Raadscheer et al. 1995). Bereits früh im Verlauf einer AD zeigen sich diese kortikalen CRH-Veränderungen, während die Acetylcholinkonzentrationen noch normal sind (Davis et al. 1999). **TRH** (Thyreotropin-Releasing-Hormon) bleibt im Verlauf der AD unverändert. Posatirelin, eine TRH-analoge Substanz, führte bei Patienten mit manifester AD nach drei Monaten angeblich zu einer Verbesserung von Orientierung und Gedächtnis (Parnetti et al. 1995). Die μ- und κ-Opiatrezeptorbindung ist global vermindert.

5.5.5 Neuropsychologie

Gedächtnisstörungen sind das typische erste Anzeichen einer beginnenden AD. Dabei handelt es sich um eine charakteristische anterograde Amnesie mit einer Beeinträchtigung des verzögerten Wiedererinnerns, also der jüngsten Anteile des Langzeitgedächtnisses.

Bereits im Vorfeld der manifesten Demenz weisen viele Patienten messbare kognitive Defizite auf und zeigen Verhaltensänderungen. Diese Defizite sind mit neuropathologischen Alzheimer-Veränderungen korreliert; andererseits zeigen Personen mit erheblichen Alzheimer-Veränderungen im Vergleich zu solchen ohne Alzheimer-Pathologie nicht notwendigerweise eine schlechtere kognitive Leistung (Celsis 2000; Goldman et al. 2001).

Eine zumindest kurze Testung mit dem Nachweis mnestischer und anderer kognitiver Defizite ist obligat für die Diagnose einer Demenz (Jahn 2004). Zahlreiche Tests stehen zur Verfügung, jedoch ist keiner alleine geeignet für die Diagnose eines Demenzsyndroms oder speziell einer AD. Die Ergebnisse müssen stets im Kontext von Anamnese und klinischem Befund beurteilt werden. Besondere Bedeutung besitzt die Testdiagnostik in folgenden Situationen:

- Patienten mit geringen kognitiven Defiziten;
- Differenzialdiagnose der Demenzen (AD vs. Lobäratrophien und vaskuläre Demenzen) oder gegenüber demenzähnlichen Defiziten (Demenzsyndrom der Depression, sensorische Aphasie, Gyrus-angularis-Syndrom);
- wissenschaftlich wichtig ist die neuropsychologische Verlaufsuntersuchung etwa zur Prüfung der Effektivität pharmakologischer Interventionen;
- klinisch kann die Verlaufsuntersuchung nach Remission einer Depression und eines Verwirrtheitszustands bedeutsam sein, um fortbestehende kognitive Defizite zu erfassen.

Aufgrund der sehr heterogenen klinischen Verläufe wäre eine kognitive Testung jedoch vollkommen ungeeignet, um Aussagen über die Effektivität einer Antidementivabehandlung im Einzelfall zu erlauben. Dies wäre ein Missbrauch der Methode.

Bei allen Demenzen und damit auch bei der Modelldemenz AD werden nach ICD drei **Stadien** unterschieden (▶ Übersicht). Diese sind jedoch nicht qualitativ abgrenzbar, sondern gehen fließend in einander über.

Demenzstadien nach ICD

Leicht – mit leichten, aber messbaren Schwierigkeiten beim Lernen, gesteigerter Vergesslichkeit, Schwierigkeiten in der Organisation komplexerer Leistungen, aber erhaltener Fähigkeit, unabhängig zu leben.

Mittelgradig – mit schweren Defiziten des Neugedächtnisses sind die Betroffenen nicht mehr imstande, weitgehend unabhängig zu leben, wobei einfache, gewohnte Leistungen immer noch erbracht werden können.

Schwer – mit aufgehobenem Neugedächtnis, fragmentiertem Altgedächtnis und der Unfähigkeit, auch einfache Tätigkeiten selbstverantwortlich auszuführen.

Die Angaben zum Gedächtnis stützen sich bei der AD v. a. auf deklarative Leistungen, wobei Defizite des episodischen Gedächtnisses früher erfasst werden als Schwierigkeiten im Bereich des semantischen Gedächtnisses. Im mittleren Stadium treten Sprachstörungen hinzu, die meist in Wortverwechslungen und Silbenverdrehungen bestehen (semantische Paraphasie). Dazu kommen implizite Gedächtnisprobleme, etwa die Unfähigkeit, Objekte oder Gesichter zu erkennen (Agnosie, Prosopagnosie), den Blick auszurichten (optische Ataxie) und komplexe Bewegungen zu organisieren (Apraxie; Kurz 2002). Im Spätststadium können selbst basale, reflexhafte und autonome Funktionen verloren gehen. Viele Patienten versterben im Verlauf einer AD und erreichen dieses Endstadium nicht.

Traditionell werden viele anspruchsvolle kognitive Leistungen für eine neokortikale Errungenschaft gehalten, die auf Leistungen des limbischen Systems geschichtet sind, ebenso wie diese den basalen Funktionen des Hirnstamms überlagert seien. Der Verlauf der AD legt den Verdacht nahe, es gingen zunächst die komplexeren, höheren, neokortikalen Leistungen verloren und zuallerletzt die Grundfunktionen des Hirnstamms. Die klinischen Meilensteine des Krankheitsverlaufs wurden in eine Beziehung gesetzt zum den kindlichen Reifungsstufen Piagets (◘ Abb. 5.14). Diese These wird flankiert von neurobiologischen Überlegungen, wonach in der prolongiert ablaufenden Myelogenese die später vollendeten Regionen eine höhere Vulnerabilität bei der AD aufweisen als früher myelinisierte Areale (Braak u. Braak 1996; Flechsig 1927). Tatsächlich sind Parallelen zwischen klinischer Symptomatik und dem Verlauf der neurodegenerativen Veränderungen bei der AD zu entdecken (Arendt 2004; ◘ Abb. 5.14).

Die P300 ist bei der AD verzögert und abgeflacht (Verleger et al. 1992; Yamaguchi et al. 2000). Dies ist als Beeinträchtigung der Aufmerksamkeitsleistung und Diskriminationsfähigkeit zu werten. Die N400 ist bei inkongruenten Wörtern ebenfalls reduziert (Ostrosky-Solis et al. 1998), kann aber durch Priming verbessert werden, selbst wenn Patienten ausgeprägte Wortfindungs- bzw. Benennstörungen aufwiesen (Ford et al. 2001). Die N400 ist eine negative Komponente, welche durch unerwartete, inkongruente Reize generiert wird. Die neuropathologischen Veränderungen erfassen mit der Regio entorhinalis und transentorhinalis früh im Verlauf der Erkrankung jene Hirnareale, die an olfaktorischen Prozessen beteiligt sind (Braak u. Braak 1991). Sowohl bei manifester AD als auch im Vorfeld der Erkrankung ist die Geruchsidentifikation beeinträchtigt (Murphy 1999); dies kann durch olfaktorisch evozierte Potenziale bestätigt werden. Träger von einem oder mehr ApoE-4-Allelen weisen im Senium eine höhere Geruchsschwelle auf (Bacon et al. 1998).

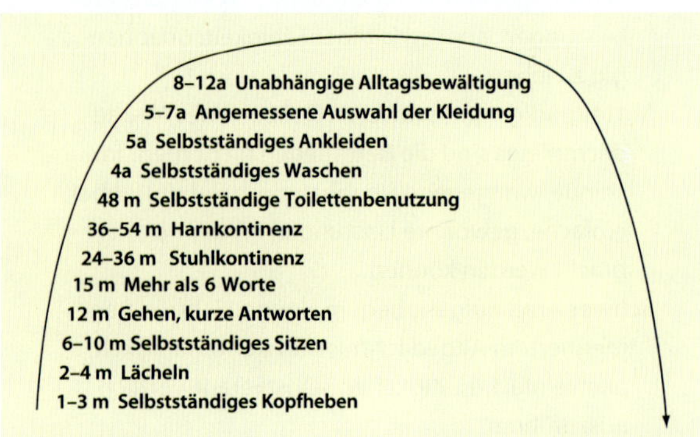

◘ **Abb. 5.14.** Erreichen kindlicher Reifungsstufen und Verlust von Leistungsmerkmalen im Verlauf einer Demenz (s. Text); *m* Monate, *a* Jahre

5.5.6 Psychopathologie

In den letzten hundert Jahren setzte sich das »**kognitive Paradigma**« der Demenzen durch. Die Entstehung vieler weiterer Symptome lässt sich aus den kognitiven Defiziten ableiten, und ähnlich wie bei der Schizophrenie können sie als deren Grundlage aufgefasst werden (▶ Box, ◘ Abb. 5.15).

Box

Den »vier A« der Schizophrenie (Störung von Assoziation, Affekt, Ambivalenz, Autismus) stehen die »vier A«, die **Minus-Symptome** der AD, gegenüber:
- Amnesie,
- Aphasie oder Agnosie oder Apraxie etc.,
- Affektstörung (Depression),
- Apathie (Erschöpfung).

Sie sind die Basis der **akzessorischen Plus-Symptome**.

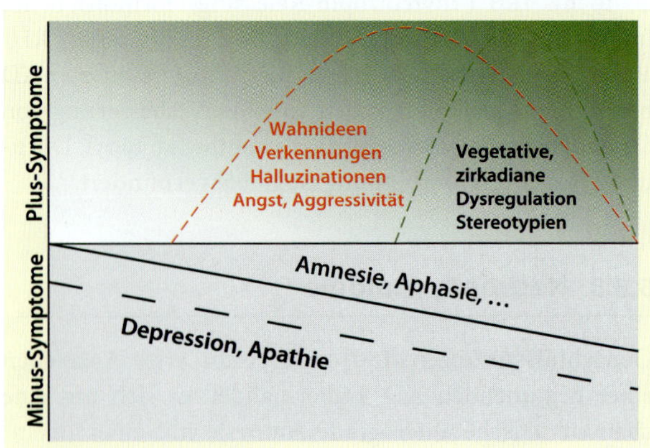

◘ **Abb. 5.15.** Die primären, basalen Minus- oder Defizitsymptome der Alzheimer-Demenz: Amnesie, Aphasie (oder Apraxie, Agnosie etc.), Affektstörung (Depression), Apathie (Erschöpfung). Sekundäre, akzessorische Plus-Symptome entwickeln sich bevorzugt im weiteren Verlauf der Demenz: Schizophrenieähnliche Störungen im mittleren Stadium, Desintegrationszeichen im Spätstadium

Gedächtnisstörungen und andere kognitive Defizite repräsentieren die diagnostischen Requisiten der AD. Zusätzlich wird der Beitrag von psychosozialen Faktoren, von Genpolymorphismen (Dopaminrezeptoren/Wahn und Halluzinationen; Serotonintransporter/Aggressivität) und von der Verteilung neuropathologischer Veränderungen zur Manifestation der Negativ- und der Plus-Symptome diskutiert (Förstl et al. 2003).

Im Frühstadium kann eine depressive Verstimmung eindeutig fassbaren mnestischen Problemen vorausgehen und sowohl auf einer frühen Schädigung aminerger Kerngebiete beruhen, die zu einer depressiven Symptomatik führen, aber auch reaktiv und erschöpfungsbedingt sein. Die vermehrte Anstrengung, die zum Erreichen der gleichen Leistungen erforderlich ist, die Unsicherheit, ob Aufgaben zuverlässig erledigt wurden, und die Furcht, Fehler zu machen, bedingen eine stärkere Erschöpfung bis zur Apathie und zum sozialen Rückzug.

Im mittleren Stadium der AD können die »**Plus-Symptome**« auftreten:

- Depressive Grundstimmung, Angst und Scham können in Belastungssituationen zu einer **Katastrophenreaktion** führen mit Verlust der kognitiven Kontrolle, emotionaler und motorischer Überreaktion und kurzfristiger Aggressivität in dem Versuch, der Situation zu entfliehen.
- **Verkennungen.** Schwierigkeiten, das Gedächtnis zu aktualisieren, behindern die zeitliche, räumliche, aber auch soziale Orientierung. Dabei können Orte, Situationen und Personen verkannt werden. Bei dem Versuch, die Informationen sinnvoll zu interpretieren, entstehen Fehlidentifikationen etwa von Orten (z. B. paramnestische Reduplikation) und Personen (Capgras-Phänomen etc.).
- Klassische **Wahnthemen** (z. B. Bestehlung, Vergiftung, andere Bedrohungen, Eifersucht) werden von Patienten in dieser Phase geäußert, aber meist nicht so nachhaltig ausgebaut wie bei einer Schizophrenie oder einer Paranoia im Senium.
- **Halluzinationen** werden meist aus einer Kombination von Störungen im Bereich von Wahrnehmung (Sehen, Hören, Schmecken, Riechen, Fühlen) und Verarbeitung geboren sowie dem Grundbedürfnis nach Bedeutung und Kontakt. Sensorische Deprivation erfasst alle Teilbereiche: Reize werden nicht ausreichend wahrgenommen, nicht weiter verarbeitet oder stehen von vorneherein nicht in geeigneter Form zur Verfügung. Oft sind die externen Ursachen (z. B. Mangel an Kontakt, Brille, Hörgerät) und Auslöser (z. B. schlechte Beleuchtung und Akustik) zu erkennen und zu verändern. Die Wahrnehmungsdefizite entscheiden über die Sinnesmodalität der Halluzinationen (z. B. Polyneuropathie – haptische Halluzinose, »Dermatozoenwahn«), und die kognitive Kapazität entscheidet über Interpretation und Persistenz der Fehlwahrnehmung. Visuelle Halluzinationen stellen ein Sonderproblem dar (▶ 5.7 Demenz mit Lewy-Körperchen).
- Angst und plötzliche **Aggressivität** werden häufig durch Wahn und Halluzinationen angeheizt und bilden sich nach erfolgreicher Therapie dieser Symptome zurück. Sie stehen nur selten in einem erkennbaren Bezug zur prämorbiden Persönlichkeit.

Im Stadium der schweren Demenz werden zwei weitere Arten von Verhaltensstörungen registriert:

- **Autonome Dysregulation** einschließlich tief greifender Veränderungen des Schlaf-Wach-Rhythmus bis zur Tag-Nacht-Umkehr. Mangelnde Beschäftigungs- und Unterhaltungsmöglichkeiten, reichlich Ruhepausen am Tage, aber auch eine vermehrte Erschöpfbarkeit, die sich v. a. in den Nachmittagsstunden bemerkbar macht (*sundowning*), spielen bei der Entstehung dieser Störungen ebenso eine Rolle wie neuropathologische Veränderungen im Bereich des basalen Vorderhirns und des Dienzephalons.
- **Verhaltensstereotypien**, die ungehemmt und immer wieder praktiziert werden und Verhaltensmustern aus den Bereichen Verteidigung, Sexualität, Ernährung und insbesondere Sammeln zuzuordnen sind (z. B. Wandern, Horten, Herumräumen, später auch Hyperoralität, Kauen, Schreien, Schaukeln etc). Mitunter erinnern diese Aktivitäten an ein Beschäftigungsdelir, sie halten aber deutlich länger an. Auch im Spätstadium einer Demenz ist nicht davon auszugehen, dass eine Person, die über kein geeignetes Ausdrucksrepertoire mehr verfügt, nicht imstande sei, die Umgebung wahrzunehmen. Dies gilt besonders für die häufig vernachlässigten emotionalen, atmosphärischen Aspekte der Kommunikation. Ähnlich wie die überforderten Eltern eines Kleinkindes können hier Pflegende und Patienten von einer Beratung profitieren. Alte Angehörige sind im Spätstadium der Demenz ähnlichen Belastungen (Schlafentzug, Windelwechsel, volle Verantwortung etc.) ausgesetzt, denen junge Eltern häufig nicht standhalten, genießen aber nicht die gleiche freundliche Unterstützung und hegen keine Hoffnung bezüglich des weiteren Verlaufs.

5

5.6 Morbus Parkinson

> *Mutmassungen, die auf Analogien basieren, und vorsichtige Überlegungen zu den eigenartigen Symptomen dieser Erkrankung lieferten die einzigen Hinweise, welche für unsere Forschung zur Verfügung standen und ihr Ergebnis soll mit der gebührenden Zurückhaltung dargestellt werden.*
>
> *Vermutete unmittelbare Ursache* (der Schüttellähmung ist) *ein Erkrankungszustand der Medulla spinalis – in jenem Abschnitt, der sich im obersten Spinalkanal befindet – und sich mit fortschreitender Erkrankung in Medulla oblongata ausdehnt.*
>
> *Die Art der Symptome lehrt uns, dass die Erkrankung auf einer Art Störung der Nervensteuerung beruht; da viele Teile in Mitleidenschaft gezogen, muss die Läsion in der Steuerungszentrale und nicht in den peripheren Nerven liegen; wegen der Lage der Teile, deren Funktion beeinträchtigt ist, und wegen der Reihenfolge, in der sie beeinträchtigt werden, muss die unmittelbare Ursache der Erkrankung in der oberen Medulla spinalis liegen; und da weder Vernunft noch Verstand gestört sind, kann der Krankheitsprozess das Vorderhirn nicht erfassen.*
>
> James Parkinson, 1817

James Parkinson (1817) beobachtete an seinen Patienten vorwiegend motorische und keine psychischen Veränderungen. In seinem kurzen Essay stellt er wiederholt fest, dass *senses and intellect* ungestört blieben. Heute ist bekannt, dass fast alle Patienten mit einem Morbus Parkinson (MP) kognitive und affektive Symptome entwickeln, die auf einer Beteiligung am Krankheitsprozess sowohl des Hirnstamms als auch des Hirnmantels beruhen. Angaben zur Häufigkeit weichen allerdings stark voneinander ab und werden in der neurologischen Literatur, die sich v. a. auf den Zeitraum der Erstdiagnose und -versorgung bezieht, niedriger angesetzt als in der neuropsychiatrischen Literatur über ältere Patienten mit längerem Krankheitsverlauf. Wie neue neuroanatomische Studien zeigen (Braak et al. 2003), führten Parkinsons logische Folgerungen aus Art und Ausbreitung der Symptome zu einem (nahezu) richtigen Ergebnis. Unter unmittelbarer Ursache verstand Parkinson das funktionell-neuroanatomische Korrelat der Symptome; bezüglich der Ätiologie räumte er noch größere Unkenntnis ein und spekulierte über traumatische, atmosphärische und andere Faktoren. Noch 1877 hielt Charcot hielt den MP für eine »Neurose« ohne pathoanatomisches Substrat.

Diagnostik

Klinisch wird ein wahrscheinlicher MP diagnostiziert, wenn drei von vier Hauptmerkmalen vorliegen (Ruhetremor, Bradykinesie, Rigor, asymmetrischer Beginn) und keine charakteristischen Symptome anderer Grunderkrankungen (frühe posturale Instabilität, frühes »Freezing«, frühe Halluzinationen, Demenz innerhalb des ersten Jahres, supranukleäre Blickparese, schwere Dysautonomie, spezifische andere Hirnläsionen, Neuroleptikabehandlung in den letzten sechs Monaten). Außerdem soll der Patient gut auf die Behandlung mit L-Dopa respondieren (Gelb et al. 1999).

Neuropathologisch wird die Diagnose bestätigt durch den Nachweis von

- relevantem Neuronenverlust und Gliose in der Substantia nigra,
- mindestens einem Lewy-Körperchen in Substantia nigra oder Locus coeruleus,
- keinem Hinweis auf andere Ursachen der Parkinson-Symptome (progressive supranukleäre Parese, Multisystematrophie, kortikobasale Degeneration etc).

Diesen Diagnosekriterien entsprechend leidet etwa 1% der über 60-Jährigen unter einem MP. Bei 2900 Patienten mit Parkinson-Symptomatik ergaben klinische Untersuchung und Verlaufsbeobachtung in nahezu 70% der Fälle einen MP, bei 10% fanden sich vaskuläre Ursachen, bei 5% eine »Demenz mit Lewy-Körperchen«, progressive supranukleäre Parese und Multisystematrophie bei je 3% sowie bei 0,4% eine kortikobasale Degeneration (Pezzoli et al. 2004). Weitere Ursachen einer Parkinson-Symptomatik sind frontotemporale Demenz mit Parkinsonismus (FTDP-17), Morbus Wilson, Chorea Huntington, Creutzfeldt-Jakob-Enzephalitis, der Parkinson-Demenz-Komplex von Guam (f.t.s.o.b.c.), Encephalitis lethargica, Eisenspeicherkrankheiten, Dementia pugilistica (Boxer-Demenz), MPTP-Intoxikation, CO-Vergiftung, zerebrale Hypoxie und vor allem Hydrozephalus und zerebrovaskuläre Erkrankungen mit Beteiligung des Hirnstamms.

5.6.1 Morphologie

Bildgebung. Im CT oder MRT weisen Patienten mit MP eine leichte bifrontotemporale Atrophie auf. Der Grad einer Hippocampusatrophie korreliert mit mnestischen und anderen kognitiven Defiziten. Es wurde behauptet, dass in Spezialuntersuchungen eine Verschmächtigung der Substantia nigra bereits im Frühstadium des MP nachzuweisen sei. Nuklearmedizinisch ist eine asymmetrisch erniedrigte Fluorodopa-Aufnahme besonders im Putamen, aber auch im Caudatum zu demonstrieren (Burn u. O'Brien 2003). Die Magnetresonanzspektroskopie ist im frühen Krankheitsverlauf unauffällig; erst bei Entwicklung einer Demenz sinkt okzipital die N-Acetyl-Aspartatkonzentration (Summerfield et al. 2002).

Neuropathologie

Im Senium nimmt die Zahl der Neurone in der Pars compacta der Substantia nigra ab. Erst bei einem Verlust von mehr als 50% der dopaminergen Neurone bzw. von 70–80% des striatalen Dopamins zeigen sich klinische Symptome. Im Gegensatz zum altersassoziierten Abbau der Substantia nigra kommt es beim MP vor allem zu einem Verlust von Neuronen im ventrolateralen Anteil der Substantia nigra und deren Projektion zum dorsalen Putamen. Zusätzlich zu den apoptotischen Veränderungen finden sich die charakteristischen Lewy-Körperchen als obligate histopathologische Merkmale des MP. Lewy-Körperchen sind hyaline neuronale Einschlüsse, die sich in der Hämatoxylin-Eosin-Färbung leicht rötlich darstellen lassen und bizarre Formen annehmen können. Neuronen mit Lewy-Körperchen zeigen meist geringere apoptotische Veränderungen als andere Nervenzellen pigmentierter Kerngebiete. Lewy-Körperchen wurden erstmals im dorsalen Vaguskern und im Nucleus basalis Meynert beschrieben. Die pathophysiologische Bedeutung der Substantia nigra wurde erst später erkannt, und der Stellenwert des Dopamin wurde letztlich viel später durch die erfolgreiche Substitution mit L-Dopa nachgewiesen.

Erst in den letzten Jahren konnte gezeigt werden, dass die Ablagerung von Lewy-Körperchen und der Nervenzellverlust tatsächlich im verlängerten Rückenmark beginnen und erst im weiteren Verlauf, über das pontine Tegmentum aufsteigend, das Mittelhirn mit der Substantia nigra erreichen, danach das basale Vorderhirn und den Mesokortex in Mitleidenschaft ziehen und zuletzt neokortikale Areale (Braak et al. 2003; ▣ Abb. 5.16). Damit sind zunächst noradrenerge und serotonerge Kerne, im weiteren Verlauf die dopaminerge Substantia nigra und danach die cholinergen Projektionen des basalen Vorderhirns betroffen.

Beim MP finden sich die Lewy-Körperchen in den pigmentierten Kerngebieten des Hirnstamms, wo sie einen hyalinen Kern und einen blassen Ring aufweisen; im Neokortex sind die Lewy-Körperchen kleiner und besitzen keinen Halo. Ihre Zahl ist temporal meist höher als parietal und frontal und dort wiederum höher als im Okzipitallappen. Sie finden sich auch in Gyrus cinguli, Regio entorhinalis und Nucleus amygdalae. Anzufärben sind sie mit Antikörpern gegen Ubiquitin und noch besser gegen α-Synuklein.

Neben dem MP, der Demenz beim MP und der Demenz mit Lewy-Körperchen (s. unten) sind sie auch bei einer Reihe anderer Erkrankungen nachzuweisen, so z. B. REM-Schlaf-Störung, AD (v. a. bei familiären, präsenilen Formen), Multisystematrophie, Neuroakanthozytose, Hallervorden-Spatz-Erkrankung, Ataxia teleangiectatica, kortikobasaler Degeneration, progressiver supranukleärer Parese, Dysautonomie, und sogar bei Patienten mit Morbus Pick und Creutzfeldt-Jakob-Demenz sowie bei Patienten mit Blepharospasmus (Breughel-Meige-Syndrom).

5.6.2 Genetik

Der MP ist eine überwiegend sporadisch auftretende Erkrankung. 15% der Patienten jedoch haben erkrankte Verwandte 1. Grades. Oft lässt sich der Vererbungsmodus hierbei genau feststellen. Zwillingsstudien demonstrierten eine hohe Konkordanz bei Eineiigkeit und MP-Formen mit frühem Erkrankungsalter. Derzeit sind mehr als 10 Genloci mit überwiegend klarem Erbmodus und teilweise untersuchten Genen und Genprodukten bekannt (▣ Tab. 5.19).

- **PARK1** (oder SNCA, **Syn**u**c**lein-**a**lpha); im α-Synukleingen fanden sich eine Ala53-Thr- und seltener eine Ala53-Pro-Missense-Mutation.

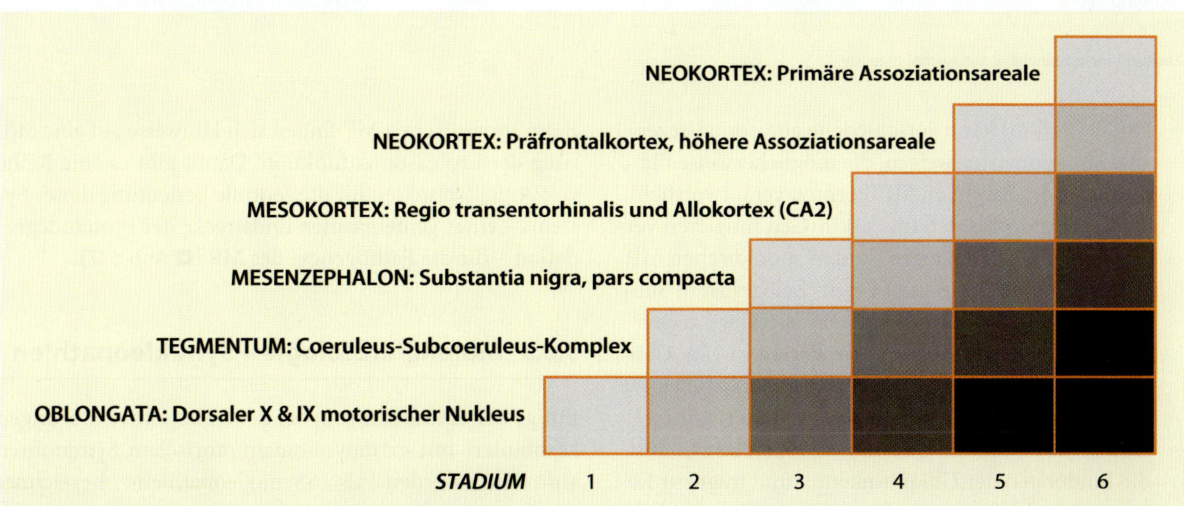

▣ **Abb. 5.16.** Progression der Lewy-Körperchen-Pathologie vom Hirnstamm in den Neokortex (nach Braak et al. 2003): Die Lewy-Körperchen finden sich zunächst im dorsalen motorischen Vaguskern, im motorischen Kern des Nucleus glossopharyngeus und in der Zona reticularis intermedia. Erst im weiteren Verlauf sind sie in Substantia nigra (Stadium ≥ 3) und Neokortex (Stadium ≥ 5) nachzuweisen

5

Tab. 5.19. Genetik des familiären Morbus Parkinson. (Mod. nach Bartels 2005; Bertram u. Tanzi 2005; Dekker et al. 2003; Healy et al. 2004; Samii et al. 2004)

Gen	Locus	Modus	Demenz	LK	Symptomatik, Pathogenese
PARK1α-Synuklein	4q21.3	D	++	+	30.–60. Lebensjahr; Neurotoxizität durch Akkumulation von α-Synuklein?
PARK2 (Parkin)	6q25.2–q27	R	–	(–)	Jugendliche, Dyskinesien und Dystonien; beeinträchtigte proteosomale Eiweißdegradation
PARK3	2p13	D	(+)	+	Spät
PARK4	4p14–16.3	D	++	+	Spät, Haltetremor, autonome Störungen, Gewichtsverlust
PARK5 (UCH-L1)	4p14	D	–		Spät; Ubiquitin-C-terminale Hydrolase 1
PARK6 (PINK1)	1p35–36	R	–		Früh, langsame Progression
PARK7 (DJ-1)	1p36	R	–		Früh, fokale Dystonie, langsame Progression, frühe psychische Störungen; beeinträchtigte Reaktion auf oxidativen Stress?
PARK8 (LRRK2; Dardarin)	12p11.2–q13.1	D	–	–	6. Dekade, klinisch variabel
PARK9 (PINK1)	1p36	R	+		Jugendliche, Spastik, supranukleäre Augenbewegungsstörungen; mitochondriale Dysfunktion?
PARK10	1p32	?	?		Spät, klinisch heterogen
PARK11	2q36–37	?	?		Heterogen
NR4A2 (NURR1)	2q22–23	D	–		*Nuclear receptor subfamily 4*
Synphilin-1				(+)	α-Synuklein-Parkin-Interaktion

D autosomal-dominant; *R* autosomal-rezessiv

- **PARK2** (Parkin) kann verschiedene autosomal-rezessive Mutationen aufweisen, die möglicherweise für etwa 50% der juvenilen MP-Formen verantwortlich sind. Polymorphismen im Parkin-Gen fungieren vermutlich als Risikofaktoren für den sporadischen MP. Diese Mutationen sind mit einem Zellverlust in Substantia nigra und Locus coeruleus assoziiert, zeigen jedoch keine Lewy-Körperchen. Parkin ist eine Ubiquitin-Proteinligase, von der neben zahlreichen anderen Eiweißen auch α-Synuklein ubiquiniert wird.
- **PARK5**, die Ubiquitin-C-terminale Hydrolase L1, löst die Bindungen der Ubiquitinketten und trägt zur Regeneration des Ubiquitin-Proteasomen-Systems bei.
- Auch für **Synphilin 1** wird eine Rolle bei der Ubiquitinierung angenommen; es ist wie Ubiquitin und α-Synuklein Bestandteil der Lewy-Körperchen.

Beim sporadischen MP finden sich Hinweise auf eine Störung der Proteasomenfunktion. Damit gibt es eine Reihe von Anhaltspunkten für die zentrale Bedeutung dieses Systems – einer gemeinsamen Endstrecke der Proteindegradation – für die Pathogenese des MP (Abb. 5.17).

5.6.3 Molekularbiologie – Synukleopathien

Einige der Erkrankungen, bei denen kognitive Störungen kombiniert mit extrapyramidalmotorischen Symptomen auftreten, werden als »Synukleopathien« bezeichnet (▶ Übersicht).

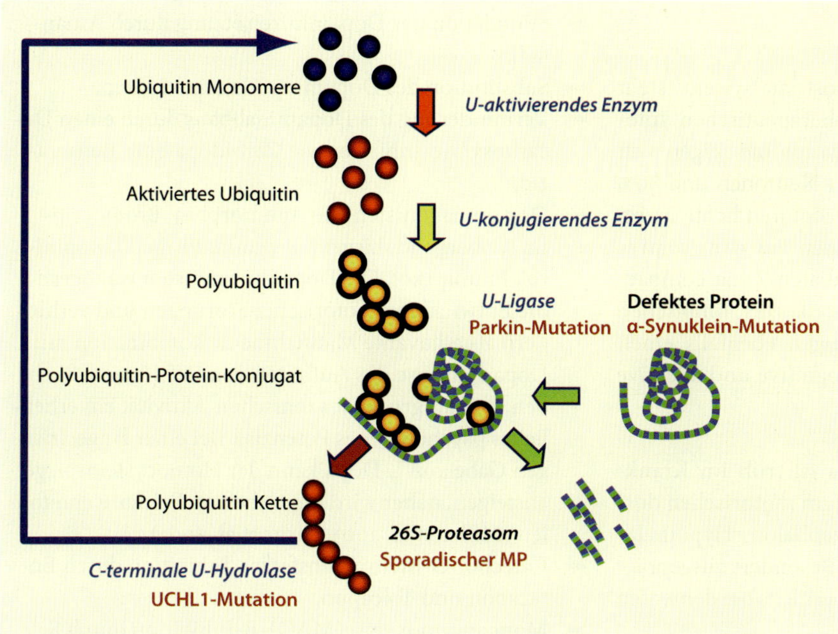

Abb. 5.17. Synuklein und Ubiquitin. Aktiviertes, konjugiertes Ubiquitin bindet und markiert Proteine, die durch den Proteasomenkomplex abzubauen sind. Eines dieser Proteine ist α-Synuklein. Die Funktion und Regeneration des Ubiquitin (*U*) kann an mehreren Stellen gestört sein, nämlich durch Veränderungen der abzubauenden Proteine, beeinträchtigte Bindung, gestörte Spaltungsmechanismen und durch behinderte Regeneration. Eine Reihe der Mutationen, die bei unterschiedlichen Formen des Morbus Parkinson (*MP*) beschrieben wurden, finden sich an kritischen Stellen der Ubiquitinfunktion

Exkurs

Synukleinopathien

Ubiquitin markiert Proteine für den Abbau durch Proteasen. Mutiertes, fehlgefaltetes α-Synuklein kann diesem Abbau möglicherweise entgehen und dadurch aggregieren. Ferner kann eine Protein-Mutation die Ubiquitinbindung verhindern und die Regeneration des Systems durch eine PARK 5-Mutation beeinträchtigt werden – jeweils mit einem sehr ähnlichen Resultat (Healy et al. 2004; Samii et al. 2004).

Die Produktion von α-Synuklein kann durch die genannten Parkin- oder UCH-L1-Mutationen, durch Punktmutationen im α-Synukleingen oder eine Genduplikation erhöht werden. Der Überschuss an α-Synuklein polymerisiert und bildet Protofibrillen. Dieser Vorgang kann entweder durch defekte Hitzeschockproteine oder durch Dopamin gesteigert werden, das sich an α-Synuklein bindet. Es wird vermutet, dass Lewy-Körperchen auf diese Art entstehen (Eriksen et al. 2003b).

α-Synuklein wird auf Chromosom 4 kodiert. Wie β-Amyloid aggregiert es rasch in Gegenwart von Metallionen, z. B. Eisen. α-Synuklein ist der Hauptbestandteil von Lewy-Körperchen im Perikaryon und von von Lewy-Neuriten in Nervenzellfortsätzen. Ferner ist es in glialen intrazytoplasmatischen Einschlüssen bei der Multisystematrophie nachzuweisen, und schließlich ist es der zweithäufigste Bestandteil der Alzheimer-Plaques nach β-Amyloid. α-Synuklein findet sich nicht in Neurofibrillen, Pick-Körperchen und den ballonierten Neuronen der frontotemporalen Degenerationen. Seltsamerweise wird es keineswegs bevorzugt in der Substantia nigra exprimiert oder in anderen Arealen, in denen sich häufig Lewy-Körperchen finden.

β-Synuklein wird auf Chromosom 5 kodiert und findet sich wie α-Synuklein vorrangig im Zentralnervensystem, während γ-Synuklein, das auf Chromosom 10 kodiert wird, vorrangig im peripheren Nervensystem exprimiert wird.

Synukleopathien mit Parkinson-Symptomatik und Demenz. (Mod. nach Burn u. O'Brien 2003)

- Morbus Parkinson, sporadisch
- Morbus Parkinson, familiär (mit oder ohne α-Synukleinmutation)
- Demenz mit Lewy-Körperchen
- Alzheimer-Demenz, familiär (mit APP oder Präsenilinmutation)
- Down-Syndrom
- Kortikobasale Degeneration
- Multisystematrophie
- Amyotrophe Lateralsklerose
- Morbus Hallervorden-Spatz
- Neuroaxonale Dystrophie (Neuroakanthozytose)

▼

5.6.4 Pharmakologie

Dopamin. Das dopaminerge Nigrostriatalsystem steht im Mittelpunkt des neurologisch-therapeutischen Interesses. Extrapyramidalmotorische Symptome zeigen sich meist bei einem Verlust von 50% der Neuronen und 80% des striatalen Dopamins. Die D_2-Rezeptorendichte ist im Striatum deutlich erhöht. Projektionen aus dem ventralen tegmentalen Areal und der medialen Zona compacta der Substantia nigra zum Präfrontalkortex, limbischen Kortex und oberen Hirnstamm zeigen ebenfalls einen 50%igen Dopaminverlust, der für kognitive und affektive Störungen besonders bedeutsam ist.

Noradrenalin. Der Locus coeruleus ist früh im Krankheitsverlauf betroffen. Er projiziert zum motorischen dorsalen Vaguskern, rostralen Mesenzephalon, Hypothalamus, Hippocampus und Neokortex. Besonders ausgeprägt sind die Veränderungen im Locus coeruleus bei dementen Patienten mit MP.

Serotonin. Die frühe Neuronenschädigung im dorsalen Raphekern und in den weiteren serotonergen Kerngebieten von Mittelhirn und Pons vermindern die Verfügbarkeit von Serotonin im frontomedialen Neokortex und im Striatum. Eine Beziehung zu kognitiven Defiziten und Depression wird vermutet.

Acetylcholin. Betroffen sind die folgenden cholinergen Areale:
- Nucleus basalis Meynert, v. a. dessen magnozelluläre, posteriore Anteile, in denen bei Patienten mit einer Demenz 30–40% der Neuronen verloren gehen,
- Nucleus tegmentalis pedunculopontinus, der die aminerg-cholinerge Balance in den Basalganglien mitsteuert und damit an motorischen, kognitiven und Schlaf-Wach-Funktionen beteiligt ist,
- periaquäduktales Grau, Nucleus pontis oralis, Nucleus interstitialis Cajal.

Andere. Verringert sind die Konzentrationen von Somatostatin, Met- und Leu-Enkephalin in Substantia nigra und Striatum. In geringem Maße ist auch die GABA-Konzentration in den medialen Thalamuskernen reduziert und damit die Modulation der dopaminergen Neurotransmission in den Basalganglien beeinträchtigt.

5.6.5 Pharmakotherapie

Durch die Verfügbarkeit effektiver und eleganter Interventionen ist die neurologische Behandlung des MP zu einer neurologischen Kunstrichtung geworden, die hier nicht ausführlich genug gewürdigt werden kann. Im Prinzip stehen folgende Möglichkeiten zur Verfügung (Abb. 5.18):
- Stimulation der Dopaminfreisetzung durch Amantadin,
- Substitution des Dopaminpräkursors L-Dopa,
- Verminderung des Dopaminabbaus durch einen Decarboxylase-Inhibitor wie Carbidopa oder Benserazid,
- Dopaminagonisten wie Apomorphin, Bromocriptin, Cabergolid, Lisurid, Pergolid, Piribedil, Ropinirol, Pramipexol. Die Dopaminagonisten verzögern die Entwicklung motorischer Störungen und verhindern als adjuvante Maßnahme in Kombination mit L-Dopa zeitweise das Auftreten von Off-Phasen. Sie haben aber aufgrund der tonischen Aktivität ein erhebliches psychotogenes Potenzial. Bei einer längerfristigen Gabe von L-Dopa kann der Homocysteinspiegel ansteigen, daher wird die Gabe von Folsäure empfohlen (Miller et al. 2003; Yasui et al. 2003).
- Catechol-*O*-Methyltransferase-Inhibition durch Entacapon und Tolcapon,
- Monoaminooxidase(MAO)-B-Inhibition durch Selegelin oder Rasagilin,
- MAO-A- und -B-Inhibition durch Tranylcypromin und Phenelzin.

Antidopaminerg. Neuroleptika können bei allen »Lewy-Körperchen-Krankheiten«, bei denen mehrere aminerge und cholinerge Systeme betroffen sind, zu erheblichen Nebenwirkungen führen, da hierbei die endogenen pharmakologischen Kompensationsmöglichkeiten stark eingeschränkt sind (Aarsland et al. 2005).

Anticholinerg. Das Anticholinergikum Biperiden kann im klinischen Frühstadium eines MP zur Antagonisierung cholinerger Interneurone im Striatum genutzt wer-

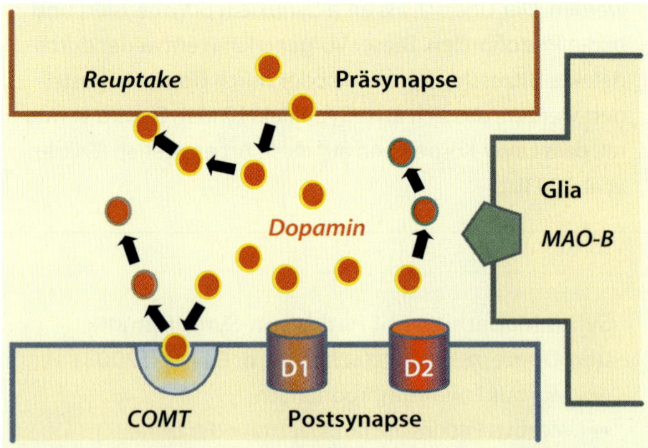

Abb. 5.18. Dopaminerge Synapse. Die Dopaminkonzentration im synaptischen Spalt kann durch eine Reihe von Interventionen erhöht werden: z. B. Verzögerung der präsynaptischen Wiederaufnahme (*reuptake*), Hemmung der postsynaptischen Metabolisierung durch die Catechol-*O*-Methyltransferase (*COMT*) und Hemmung des Abbaus durch die gliale Monoaminooxidase-B (*MAO-B*); *D1*, *D2* Dopaminrezeptoren

den, führt im späteren Verlauf jedoch häufig zu ausgeprägten, mitunter akuten kognitiven Störungen.

Acetylcholin. In einer Reihe von kleineren Studien verbesserten Cholinesterasehemmer die kognitiven Funktionen von Patienten mit MP und Demenz (Maidment et al. 2005). Diese Ergebnisse wurden an großen, methodisch anspruchsvollen Untersuchungen für Rivastigmin bestätigt (Emre et al. 2004; Giladi et al. 2003).

Neuroprotektion. Ziel ist, die irreversiblen neuronalen Läsionen frühzeitig zu verhindern. Hierbei wird – ähnlich wie bei anderen neurodegenerativen Prozessen – versucht, den oxidativen Stress zu reduzieren, die Exzitotoxizität zu mindern, Mitochondriendysfunktionen zu vermeiden, Entzündungen zu hemmen, die Proteinaggregation zu reduzieren und die Apoptose aufzuhalten.

5.6.6 Neuropsychologie

In Anlehnung an die Ausbreitung der Parkinson-Pathologie darf vermutet werden, dass neuropsychiatrische Störungen – mit und ohne klinische Relevanz – in folgender Sequenz auftreten (Müller 2005; Przuntek et al. 2004):

1. Riechstörungen, und Bradiphrenie
2. Schlafstörungen, Kopfschmerzen, Herzschmerzen, motivationale Defizite hinsichtlich Zieldefinition, Energie und Ausdauer, emotionale Störungen, erhöhte Stressanfälligkeit,
3. autonome Regulationsstörungen, Depression, erhöhte Ermüdbarkeit, vegetative und endokrinologische Dysregulation, erste relevante kognitive Defizite,
4. Bradymotorik und Bradyphienie
5. hohe Ermüdbarkeit, wechselnde Beweglichkeit,
6. Verkennungen, Halluzinosen und schwere kognitive Defizite.

Das Ausmaß der exekutiven Störungen übertrifft die visuell-räumlichen Defizite und diese wiederum Schwierigkeiten mit Gedächtnis und Sprache. Beeinträchtigt sind insbesondere Geschwindigkeit und Aufmerksamkeit. 80% der Patienten mit einem MP entwickeln im höheren Lebensalter nach einem Verlauf von acht Jahren eine Demenz (Aarsland et al. 2003). Risikofaktoren sind das hohe Alter, die hypokinetisch-astatische Manifestation des MP, Gangstörungen und Stürze, eine lange Krankheitsdauer, somatische Komorbidität und Medikamentennebenwirkungen, eine positive Familienanamnese, Depression, Delir und Halluzinationen. Neuropathologisches Korrelat kognitiver Störungen sind:

- viele, auch neokortikale Lewy-Körperchen,
- Alzheimer-Neurofibrillen und vor allem die Plaque-Komorbidität,
- ein ausgeprägter Zellverlust im cholinergen Nucleus basalis Meynert,
- ein ausgeprägter Zellverlust in der dopaminergen Substantia nigra, pars compacta.

Dopaminerge Neurone werden vor allem aktiviert, wenn das erwartete (langweilige) Ergebnis einer Aktion ausbleibt, wenn also neue Herausforderungen an das Individuum gestellt werden und neue Zusammenhänge erkannt werden müssen (Mirenowicz u. Schultz 1996; Waelti et al. 2001). Unter diesen Bedingungen wird die synaptische Plastizität durch das Zusammenwirken von Dopamin und Acetylcholin gesteigert (Centonze et al. 2003). Der Dopaminmangel bei MP führt zu einer frontostriatalen Regulationsstörung, die mit kognitiven Defiziten assoziiert ist und durch L-Dopa teilweise kompensiert werden kann (Cools et al. 2002; Owen et al. 1998).

5.6.7 Psychopathologie

Patienten mit MP wird nachgesagt, sie zeichneten sich viele Jahre vor eindeutiger Manifestation der Erkrankung bereits durch eine auffallende mentale Rigidität mit Stoizismus, übertriebener Loyalität bis zur Submission, Fleiß und Pedanterie aus. Hierbei ist kaum zu unterscheiden, ob es sich tatsächlich um disponierende Persönlichkeitsmerkmale, ein schlecht dokumentierbares »Vorpostensyndrom« oder schlicht um üble Nachrede handelt. Nachzuweisen war, dass Patienten mit beginnendem MP sozialen Rückzug und Vermeidungsverhalten im Kontext depressiver Störungen zeigen, aber keinen auffallenden Unterschied im (dopaminergen) *novelty seeking* (Jacobs et al. 2001).

Affektive Veränderungen bei MP – vor allem Depression und Angst – sind häufig, können früh, aber zumeist spät im Krankheitsverlauf auftreten. Oft sind sie schwer wiegend und schwer zu erkennen. Schlafstörungen und Erschöpfung, Apathie und Antriebsmangel, Inappetenz und Appetitmangel werden von Patienten und Diagnostikern häufig als Symptome der Grundkrankheit aufgefasst, die keiner gesonderten diagnostischen und therapeutischen Anstrengungen bedürfen. Risikofaktoren für die Entstehung einer Depression sind einerseits kognitive Störungen, akinetisch-rigide Symptomatik, früher Krankheitsbeginn, schwieriger Krankheitsverlauf mit unbefriedigendem Behandlungsergebnis. Andererseits kann eine Reihe psychosozialer Probleme zur Depression beitragen, nämlich Unsicherheit, Spannungen im privaten und beruflichen Bereich, reale oder subjektiv befürchtete Hilflosigkeit.

In einer PET-Studie wurde der Verdacht geäußert, Patienten mit PD und Depression zeigten eine besondere Funktionsstörung der dopaminergen Projektionen vom Mittelhirn zum Gyrus cinguli anterior und der noradrenergen Projektionen vom Locus coeruleus zum Thalamus (Remy et al. 2005). Eine L-Dopa-Behandlung kann mittelfristig möglicherweise die Entwicklung depressiver und ängstlicher Störungen fördern, und zwar vor allem durch die subjektive Antizipation der Off-Phasen.

Zur Behandlung haben sich neben Psychoedukation, Psychotherapie, Ergotherapie und Krankengymnastik besonders selektive Serotonin- oder Noradrenalinwiederaufnahmehemmer sowie Moclobemid bewährt. Auf klassische Antidepressiva mit anticholinerger Nebenwirkung soll wegen der Gefahr einer kognitiven Verschlechterung und visueller Halluzinationen verzichtet werden. Bei therapieresistenten affektiven Störungen kann eine EKT Erfolg bringen (Lemke u. Ceballos-Baumann 2002; Sawabini u. Watts 2004). Eine Tiefenhirnstimulation des Nucleus subthalamicus kann subjektives Befinden und Leistungsfähigkeit verbessern (Schneider et al. 2003a).

5.7 Demenz mit Lewy-Körperchen

> *Der zweite Hauptsitz der Veränderungen* (neben dem Pallidum) *und zudem derjenige, der weitere Anhaltspunkte für die Ätiologie des Prozesses liefert, befindet sich im sogenannten Meynertschen Kern der Substantia innominata. Dieser Kern, über dessen Verbindungen und Funktion nichts Näheres bekannt ist, erstreckt sich in Frontalschnitten vom Verschwinden des Tractus opticus nach vorn bis ins Septum pellucidum und enthält sehr grosse multipolare Ganglienzellen vom motorischen Typ. Manchmal schien es, als ob er den Fornix umgreifend bis an die Ventrikelwand reiche. Wenigstens fanden sich bis hierher Degenerationsprodukte. Doch wäre es auch möglich, dass es sich bei letzteren um sonderbar veränderte Achsenzylinder handelte. Die Zellen dieses Kernes tragen alle Zeichen einer senilen Veränderung, wie sie bei der senilen Demenz in den Rindenzellen beschrieben sind. Sie zeigen neben extremer Verfettung die sogenannte Alzheimersche Fibrillenveränderung. Parallel zu ihr sehen wir in der Mannschen Färbung eine Plasmaverdichtung in kugeliger oder länglicher Form, die manche Reaktion der Corpora amylacea gibt, sich aber auch mit Eosin färben kann. Das Plasma wird weiter vakuolär, der Kern schnürt sich ab und schliesslich bleiben nur die kugeligen, an Corpora amylacea erinnernden Gebilde im Gewebe liegen. Eine Glianarbe beendet den Prozess. Welches Symptomenbild der Untergang dieses Kernes hervorruft, ist nicht ersichtlich.*
> Friedrich Heinrich Lewy, 1913

Friedrich Heinrich Lewy erwähnt in dieser Mitteilung einige wesentliche neuropathologische Elemente der Schüttellähmung:

- die Lewy-Körperchen als Plasmaverdichtungen, die eine Stärkereaktion zeigen und bizarre Formen annehmen können,
- deren Vorzugslokalisation im Nucleus basalis Meynert,
- die Koinzidenz mit Alzheimer-Neurofibrillen.

Die Bedeutung des Nucleus basalis Meynert wurde erst später genauer untersucht. Wenige Jahre nach dieser frühen Veröffentlichung Lewys wurde der Stellenwert der Substantia nigra für das Parkinson-Syndrom erkannt, und dies würdigte er in seiner ausführlichen Monographie aus dem Jahr 1923. Die Hälfte der neuropathologisch untersuchten Patienten mit MP waren dement; dies kann als Lewys Erstbeschreibung einer Demenz mit Lewy-Körperchen betrachtet werden (1923).

Es gibt keinen ernst zu nehmenden Hinweis auf die Existenz einer eigenständigen Krankheitseinheit »Demenz mit Lewy-Körperchen (DLK)«, die klar von einer AD einerseits und einem MP andererseits abzugrenzen wäre (▫ Abb. 5.19). Da dieser vermeintlichen Erkrankung aber große Popularität zuteil wurde, muss sie zumindest kurz behandelt werden, zumal die DLK nützlich ist, um die folgenden grundlegend und klinisch wichtigen Erkenntnisse zu vermitteln:

- Kognitive und extrapyramidalmotorische Symptome sind häufig assoziiert.
- Lewy-Körperchen, Alzheimer-Plaques und Neurofibrillen sind häufig kombiniert.
- Cholinerge Interventionen sind in diesem Kontext günstig.
- Antidopaminerge Interventionen müssen besonders zurückerhaltend erwogen werden.

Diagnostik

Die herausragenden klinischen Merkmale der DLK sind
- fluktuierende kognitive Leistungen mit wechselnder Aufmerksamkeit und Wachheit,
- visuelle Halluzinationen, die typischerweise plastisch und detailgenau sind, und
- (leichte) Parkinson-Symptome.

Nach den Konsensuskriterien (McKeith et al. 2004a) müssen zur Diagnose einer wahrscheinlichen DLK zwei der drei Hauptmerkmale vorhanden sein. Unterstützt wird die Diagnose durch »Bewusstseinsverlust«, Synkopen, Stürze, nichtvisuelle Halluzinationen, Wahnideen, Depression, REM-Schlaf-Störung und eine prekäre Hypersensibilität v. a. für konventionelle Neuroleptika. Sie können zu einer krisenhaften Verstärkung von Rigor und Hypokinese und sogar zu einem malignen neuroleptikainduzierten Hyperthermiesyndrom führen. Liegen gleichzeitig Hinweise auf vaskuläre und andere Ursachen der Demenz- und Delirsymptomatik vor, wird die Diagnose einer DLK weniger wahrscheinlich. Zur Unterscheidung zwischen Demenz

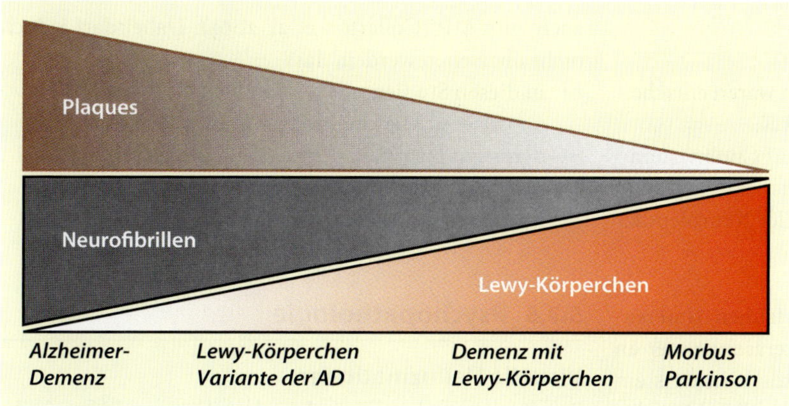

Abb. 5.19. Das neuropathologische und klinische Spektrum von Alzheimer-Demenz und Morbus Parkinson

bei MP und DLK gilt die **1-Jahres-Regel**: Werden kognitive Störungen vor oder im ersten Jahr nach dem Auftreten extrapyramidalmotorischer Symptome registriert, handelt es sich um eine DLK, ansonsten um eine Demenz bei MP.

Einzig obligates neuropathologisches Kriterium zur Bestätigung der klinischen Verdachtsdiagnose ist der Nachweis von Lewy-Körperchen im Gehirn. Mehrere klinisch-pathologische Untersuchungen lieferten – wie nicht anders zu erwarten! – enttäuschende Ergebnisse hinsichtlich der Diagnosegenauigkeit. In einer Studie zeigten 93% der dementen Patienten mit klinisch diagnostizierter AD die erforderlichen Zahlen von Plaques und Neurofibrillen, aber auch 81% der dementen Patienten mit vermuteter DLK; eine α-Synukleinfärbung war in beiden Gruppen bei nur 40% der Patienten positiv. Die mit DLK fehldiagnostizierten Patienten litten großenteils unter einer AD mit gleichzeitigen vaskulären Marklagerveränderungen im Frontalhirn (Londos et al. 2001).

5.7.1 Morphologie

Fast alle Patienten mit DLK weisen ausreichende Zahlen von Alzheimer-Plaques auf, um nach CERAD-Kriterien als AD klassifiziert zu werden, während die Neurofibrillendichte und -verbreitung seltener die Braak-Stadien V und VI erreicht (McKeith et al. 2004a). Entsprechend ist die Tau-Konzentration im Liquor cerebrospinalis niedriger als bei der AD (Gómez-Tortosa et al. 2003).

Neben den tiefer gelegenen pigmentierten Kerngebieten des Hirnstamms finden sich Lewy-Körperchen vor allem im Nucleus basalis Meynert und dem Nucleus amygdalae, aber auch in Basalganglien und Neokortex. Die Verteilung der Lewy-Körperchen und α-Synuklein-Pathologie in den Hemisphären erklärt jedoch nicht die Befunde der funktionellen Bildgebung (Duda et al. 2002).

Patienten mit DLK weisen eine hufeisenförmige Hypoperfusion bzw. einen Hypometabolismus im temporoparieto-okzipitalen Übergang auf (Lobotesis et al. 2001; Minoshima et al 2001). Im CT oder MRT erkennbare strukturelle Veränderungen ergeben keinen charakteristischen Anhalt für die Unterscheidung zwischen DLK und AD (Perneczky et al. 2005).

5.7.2 Pharmakologie

Acetylcholin. Die cholinergen Defizite treten bei Patienten mit DLK früher auf und dominieren im weiteren Verlauf stärker als bei der AD. Positronenemmissionstomographisch war eine deutlichere Erniedrigung der Cholinesterase-Aktivität, neuropathologisch eine stärker reduzierte Cholinacetyltransferase-Aktivität zu demonstrieren (Bohnen et al. 2003; Tiraboschi et al. 2002). Die Veränderungen beider Enzymmarker – auch die verminderte Aktivität der acetylcholinabbauenden Esterase – sind Indizien für eine beeinträchtigte cholinerge Aktivität. Eine hohe Butyrylcholinesterase-Aktivität ist mit einer besonders raschen kognitiven Verschlechterung korreliert (Perry et al. 2003). Die unspezifische Butyrylcholinesterase-Aktivität findet sich v. a. auf der Oberfläche der Alzheimer-Plaques und nimmt daher im Krankheitsverlauf zu, während die spezifische Acetylcholinesterase-Aktivität abnimmt. Die postsynaptischen muskarinergen M1-Rezeptoren bleiben bei der DLK besser erhalten als bei einer AD; der Verlust präsynaptisch-nikotinerger Rezeptoren war gering (Duda 2004). Es wurde versucht, Assoziationen zwischen bestimmten klinischen Symptomen und dem Rezeptorbindungsverhalten herauszuarbeiten, die aber erst überprüft werden müssen (z. B. Ballard et al. 2000).

Dopamin. Wie beim MP ist die Zellzahl in der Substantia nigra, pars compacta erniedrigt und die Dopaminverfügbarkeit im Striatum reduziert. Wichtig ist die erniedrigte D2-Rezeptorbindung im kaudalen Putamen. Diese Verminderung bei gleichzeitigem Dopaminmangel kann eine Ursache der hochgradigen Empfindlichkeit gegen Neuroleptika darstellen.

5.7.3 Pharmakotherapie

Zwei klinisch-pharmakologische Indizien waren entscheidend für die erfolgreiche Therapie der DLK:
- die besonders vorteilhafte Reaktion auf Cholinesterasehemmer und v. a.
- der alarmierende Effekt konventioneller Neuroleptika (Perry et al. 1990b).

Cholinesterasehemmer. Bereits in den frühen Untersuchungen zur Wirksamkeit der Cholinesterasehemmer an Patienten mit wahrscheinlicher AD wurde klar, dass ein Teil der dementen Patienten besonders deutlich hinsichtlich Kognition, Alltagsleistung und anderer Bereiche profitierte. Gelangten sie zur Autopsie, fand sich trotz der klinischen Diagnose einer wahrscheinlichen AD eine ausgeprägte Lewy-Körperchen-Pathologie – und dies zur einer Zeit, als das Konzept der DLK noch nicht prävalent war.

Neuroleptika. Wegen der hochgradigen Gefährdung der Patienten durch die Gabe konventioneller Neuroleptika wurde darauf verzichtet, dieses so charakteristische Merkmal der DLK als diagnostisches Hauptkriterium einzusetzen. Vor der Verwendung konventioneller Neuroleptika bei Patienten mit DLK wird eindringlich gewarnt! Dabei muss klar sein, dass eben jene Patienten mit einem charakteristisch fluktuierendem Verlauf der kognitiven Störungen – also mit zeitweiser Verwirrtheit und visuellen Halluzinationen – besonders häufig eine Indikation zur Neuroleptikagabe zeigen: Es handelt sich nämlich um all jene Patienten, die in Krankenhäusern, Heimen und zu Hause mit der Diagnose AD, »Altersdemenz«, »Hirnverkalkung« etc. geführt werden und aufgrund ihres Zustands keine Ruhe finden, agitiert und aggressiv sind. Die Gefährdung durch atypische Neuroleptika ist diesbezüglich deutlich geringer als die durch konventionelle Neuroleptika.

5.7.4 Neuropsychologie

Das ausgeprägte cholinerge Defizit der Patienten mit DLK bedingt die wiederkehrende Überlagerung eines Demenzsyndroms mit einem Delir. Neuropsychologisch wird das klinische Bild von Aufmerksamkeitsstörungen bestimmt, die sich nicht nur in der Anamnese und in einer klinischen Beobachtung über mehrere Tage, sondern auch testpsychologisch fassen lassen. Prüfungen der Daueraufmerksamkeit wie die Wahl-Reaktions-Aufgaben (*choice reaction time*) ergeben schwächere und stärker schwankende Leistungen bei DLK und MP als bei AD (z. B. Ballard et al. 2002). Wie eine Metaanalyse ergab, fanden sich in mehreren Untersuchungen die plausiblen Aufmerksamkeitsdefizite, zum Teil auch deutlichere exekutive und visuellräumliche Schwächen im Vergleich zur AD und mitunter auch zum MP (Collerton et al. 2003). Dabei darf jedoch nicht übersehen werden, dass
- in diesen Studien nur bestätigt wurde, was als diagnostisches Merkmal festgelegt war (Zirkelschluss),
- derartige Testuntersuchungen in diesem Kontext keinen zusätzlichen Beitrag zur klinischen Diagnostik leisten (*added value* nahe Null).

5.7.5 Psychopathologie

Visuelle Halluzinationen

Der Zusammenhang zwischen den oben genannten funktionell-neuroanatomischen und pharmakologischen Befunden muss noch erklärt werden. Visuelle Halluzinationen gelten als Charakteristikum »organischer Psychosen«. Sie können bei jüngeren Patienten im Fieberzustand oder Drogenrausch entstehen, bei Patienten mittleren Alters bei einem Alkoholentzugsdelir. Besonders häufig sind sie jedoch bei älteren Patienten mit zerebralen Vorerkrankungen; typische Beispiele sind Patienten mit MP, kognitiven Störungen und elaborierter, dopaminerger Behandlung (Papapetropoulos et al. 2005). Pathophysiologisch entscheidend ist die cholinerg-aminerge Imbalance mit einem (relativen) Acetylcholinmangel und einem (relativen) Überschuss aminerger Neurotransmission, z. B. unter Stressbedingungen oder bei Gabe tonisch wirksamer Dopaminagonisten. Die klinischen und neuropathologischen Anhaltspunkte für diese Imbalance wurden von unabhängigen Arbeitsgruppen beschrieben (Perry et al. 1990a; Perry u. Perry 1995; Sarter u. Bruno 1998). Visuelle Halluzinationen sind ein zuverlässiger Hinweis auf diese Imbalance, da
- der temporoparieto-okzipitale Übergangsbereich die »letzte Wiese« der cholinergen Projektionen aus dem basalen Vorderhirn darstellt; Metabolismus und Perfusion sind bei visuell halluzinierenden Patienten in diesem Areal hufeisenförmig vermindert (◘ Abb. 5.20).
- Acetylcholin durch eine Intensivierung der lateralen Inhibition das Signal-Rausch-Verhältnis verbessert; diese Filterfunktion kann in den primären und sekundären visuellen Assoziationsarealen durch den Acetylcholinmangel nicht mehr wahrgenommen werden, daher operieren die übergeordneten Assoziationsareale auf der Basis ungeordneter Informationen.
- die funktionelle Relevanz dieses Mechanismus intensivmedizinisch durch die intravenöse Gabe von Physostigmin, das zu einem prompten Verschwinden visueller Halluzinationen führt, akut demonstriert werden kann; im gerontopsychiatrischen Bereich repräsentieren visuelle Halluzinationen einen Indikator für gutes Ansprechen auf orale Cholinesterase-Inhibitoren (McKeith et al. 2005b).

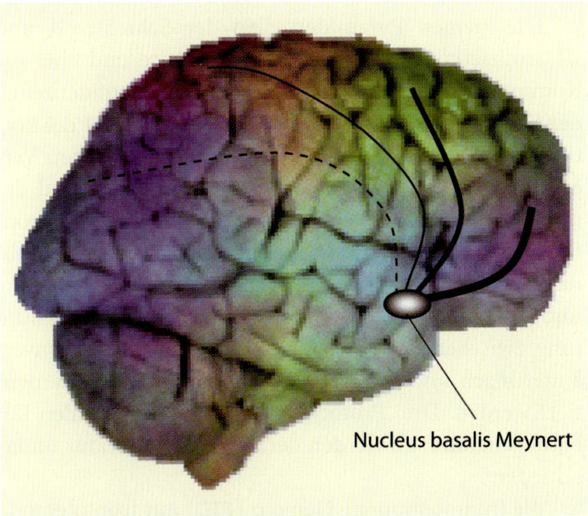

Abb. 5.20. Visuelle Halluzinationen und die »letzte Wiese« des cholinergen Systems, das primäre visuelle Assoziationsareal. Bei der Demenz mit Lewy-Körperchen entsteht durch die Mehrfachpathologie (Lewy-Körperchen, Plaques und Neurofibrillen) im Nucleus basalis Meynert ein besonders schweres cholinerges Defizit, das sich zunächst in der Hirnregion zeigt, die durch die schwächsten cholinergen Projektionen versorgt wird, nämlich am temporoparieto-okzipitalen Übergang. Ohne ausreichende Zufuhr von Acetylcholin kann keine ausreichende Reizfilterung im primären visuellen Assoziationsareal erfolgen

REM-Schlaf-Störung

Patienten mit MP und DLK entwickeln häufig einen nichterholsamen Schlaf mit ausgeprägter Tagesmüdigkeit (Arnulf et al. 2002). Daneben findet sich bei manchen Patienten mit Synukleopathien, v. a. mit DLK, eine REM-Schlaf-Störung, bei der Patienten ihre Träume ungebremst ausagieren. Die Symptomatik kann der Manifestation einer extrapyramidalmotorischen oder demenziellen Symptomatik um 10 Jahre vorausgehen. Neben der DLK wurde die REM-Schlaf-Störung auch bei anderen Synukleopathien wie der Multisystematrophie und der AD beschrieben. Vermutlich werden durch die Synuklein-Pathologie frühzeitig Kerngebiete betroffen, die für die Entkopplung von Traumverhalten und Motorik verantwortlich sind, also der noradrenerge Locus coeruleus und der cholinerge Nucleus pedunculopontinus (Boeve et al. 2003; Turner et al. 2000).

5.8 Frontotemporale Lobärdegenerationen

Obzwar der Erfolg der Bemühungen, die Symptomatologie der umschriebenen Atrophien und speziell derjenigen des linksseitigen Schläfenlappens klinisch zu fixieren, so weit Bewährung gefunden, dass in den letzten Jahren die Diagnose derselben wiederholt in vivo gelungen, halte ich doch unausgesetzte Weiterarbeit noch immer von Nöten, und zwar aus zwei Gesichtspunkten; zunächst deshalb, weil bei entsprechender geistiger Disposition da und dort nur zu leicht ein gewisser Schematismus Platz greifen könnte; anderseits ist, was bei der langen Dauer des Krankheitsprozesses ohne weiteres verständlich, noch manche Lücke in der Kenntnis des Verlaufs und namentlich seiner ersten Stadien auszufüllen.
Arnold Pick, 1904

Der neuropsychologisch, vor allem aphasiologisch versierte Arnold Pick hatte seit 1892 eine Reihe von Berichten publiziert, in denen er auf den Zusammenhang von umschriebener Hirnatrophie – oft im Kontext weiter reichender Veränderungen – und klinischer Symptomatik einging. Dabei war für ihn in erster Linie die Lokalisation der Prozesses und nicht deren Histologie oder Ätiologie von Interesse. Seine Ergebnisse waren ein wichtiger Beitrag zur Lokalisationslehre. Immer noch sind diese Erkrankungen zu wenig bekannt, und sie werden zu selten erkannt.

Diagnostik

Nach ICD-10-R werden zur Diagnose einer »Demenz bei Pick-Krankheit« gefordert:

- das Vorliegen eines Demenzsyndroms (wodurch viele Patienten im Frühstadium der Erkrankung ausgeschlossen werden);
- daneben ein langsamer Beginn mit fortschreitendem Abbau;
- das Vorwiegen von Frontalhirnsymptomen, nachgewiesen durch zwei oder mehr der folgenden Merkmale:
  - emotionale Verflachung,
  - Vergröberung des Sozialverhaltens,
  - Enthemmung,
  - Apathie oder Ruhelosigkeit,
  - Aphasie; sowie
  - der relative Erhalt des Gedächtnisses und der Parietallappenfunktionen in den frühen Stadien der Erkrankung.

McKhann et al (2001) lieferten in ihren klinischen Konsensuskriterien (▶ Übersicht) einen vereinfachten Extrakt früherer Vorschläge.

Klinische Konsensuskriterien für Demenz bei der Pick-Krankheit

1. Es entwickeln sich Störungen des Verhaltens oder der Kognition mit entweder
   - früher und progredienter Persönlichkeitsveränderung, mit Schwierigkeiten, das Verhalten anzupassen und inadäquaten Reaktionen und Aktivitäten, oder
   - frühen und progredienten Veränderungen der Sprache mit Schwierigkeiten im Ausdruck, beim Benennen und mit der Wortbedeutung;
2. Diese Störungen verursachen signifikante Probleme bei gesellschaftlichen oder beruflichen Anforderungen und stellen einen deutlichen Leistungsverlust dar.
3. Der Verlauf ist durch einen langsamen Beginn und einen kontinuierlichen Leistungsabfall charakterisiert.
4. Die Störungen sind nicht durch eine andere neurologische (z. B. zerebrovaskuläre) oder systemische Erkrankung (z. B. Hypothyreose) verursacht und nicht substanzinduziert.
5. Die Störungen treten nicht ausschließlich während eines Delirs auf.
6. Die Störungen werden nicht durch eine psychische Erkrankung erklärt (z. B. Depression).

5.8.1 Morphologie

Die **frontotemporalen Lobärdegenerationen** weisen zwei gemeinsame Eigenschaften auf, nämlich
- die zunächst fokale Betonung einer neokortikalen Hirnatrophie und
- die Schrumpfung sowie schließlich den Verlust der Neurone in den Laminae II und III.

Die fokale Hirnatrophie beginnt meist in den evolutionär jungen präfrontalen und/oder anterotemporalen Kortexarealen und kann mit einer astrozytären Mikrogliose subkortikaler Areale, gelegentlich mit Veränderungen des Striatum und selten auch tiefer gelegener Hirnnervenkerne assoziiert sein (Mann et al. 1993). Neben den unspezifischen histologischen Veränderungen mit einer neokortikalen Mikrovakuolisierung und Spongiose finden sich kortikal bei einem erheblichen Teil der Patienten ballonierte Neurone (»Pick-Zellen«; Zhou et al. 1998), bei denen es sich vermutlich um Folgen einer retrograden Degeneration handelt; bei einem geringen Prozentsatz der Patienten sind zusätzlich argyrophile Einschlusskörperchen in Neokortex oder Gyrus dentatus nachzuweisen (»Pick-Körperchen«; Alzheimer 1911).

Die kleinen Pyramidenzellen der Schichten II und III projizieren in der gleichen Hemisphäre und über die Kommissurenbahnen vorwiegend auf Pyramidenzellen der Schichten III und V. Sie gewährleisten somit die kortikokortikale Konnektion. Diese schichtspezifischen Veränderungen betreffen vorwiegend die höchsten und damit evolutionär jüngsten Assoziationsareale von Präfrontalkortex und Frontalpol der Temporallappen. Durch klinische Beobachtung, neuropsychologische Untersuchung und mit apparativen Methoden kann die enge Verknüpfung zwischen der kortikalen Lokalisation der Hirnveränderungen und der klinischen Symptomatik dokumentiert werden. Drei Prototypen der frontotemporalen Lobärdegenerationen werden derzeit in der Literatur unterschieden:

1. die frontotemporale Demenz (**FTD**) mit frontotemporaler Atrophie, begleitet von Veränderungen der Persönlichkeit und des Verhaltens,
2. die progrediente Aphasie (**PA**) bei links-präfrontaler Hirnatrophie mit Wortfindungsstörungen, Paraphasien sowie erhaltenem Sprachverständnis und
3. die semantische Demenz (**SD**) mit präfrontaler und links-anterotemporal akzentuierter Atrophie, begleitet von einer Störung des Begreifens und Bezeichnens von Objekten und Konzepten.

Bildgebung. Bei der **FTD** weisen die Patienten meist eine Atrophie im Bereich des Präfrontal- und Temporallappens auf mit einer Erweiterung der Fissuren und Sulci sowie einer Ventrikelerweiterung (z. B. Galton et al.2001). Ähnliche Hirnveränderungen – und ähnliche klinische Symptome – finden sich bei einem sehr hohen Anteil über 80-jähriger Patienten, bei denen im Allgemeinen Demenzen anderer Genese diagnostiziert werden (Gislason et al. 2003). Emissionstomographisch sind obligat metabolische oder Perfusionsdefizite in den betroffenen Hirnarealen nachzuweisen, die mit der klinischen Symptomatik, v. a. den neuropsychologischen Defiziten korreliert sind (Diehl et al. 2004; Grimmer et al. 2004). Elektroenzephalographisch fällt bei den Patienten mit einer FTD üblicherweise eine besonders gut ausgeprägte α-Aktivität auf (Förstl et al. 1996). Bei der Kombination von frontotemporaler Degeneration und Motoneuronendegeneration sind im Elektromyogramm (EMG) zusätzlich Denervierungszeichen nachzuweisen.

Die **PA** zeigt neben den strukturellen frontotemporalen Veränderungen der dominanten Hemisphäre eine Akzentuierung funktioneller Defizite im Bereich der anterioren Inselrinde (Nestor et al. 2003b). Bei linkshändigen Patienten mit langsam progredienter Aphasie fand sich dagegen ein rechtsseitiger Hypometabolismus (Drzezga et al. 2002).

Die linksseitige Temporallappenatrophie bei der **SD** betrifft u. a. den Gyrus temporalis medius und inferior, den Gyrus fusiformis, die Regio entorhinalis und die Amygdala (Chan et al. 2001a,b; Rosen et al. 2002a).

5.8.2 Genetik

Die Angaben zu sekundären Krankheitsfällen unter den Verwandten 1. Grades schwanken bei Indexpatienten mit FTD zwischen 40% und 50% (Chow et al. 1999; Neary et al. 1988; Stevens et al. 1998). Die häufige Familiarität dieser bevorzugt im Präsenium diagnostizierten Formen der Hirndegeneration deutet auf identifizierbare genetische Grundlagen hin (Godbolt et al. 2005).

Chromosom 17. Bei der FTD mit Parkinsonismus wurde eine Mutation auf Chromosom 17 (FTDP-17) in der Nähe des Tau-Gens nachgewiesen (Locus 17q21; Bird et al. 2003; Hutton et al. 1998). Bei den Genträgern beginnt die Erkrankung meist zwischen dem 40. und 50. Lebensjahr mit Persönlichkeitsveränderungen, Verhaltensstereotypien, danach Parkinsonismus, Dystonie, Amnesie, Aphasie und Apraxie. Genträger können Jahre vor der Krankheitsmanifestation ein neuropsychologisch messbares Dysexekutivsyndrom aufweisen (Geschwind et al. 2001). Im Bereich des Tau-Gens auf Chromosom 17 (MAPT) wurden inzwischen mehr als 30 Mutationen bei über 100 bekannten Familien nachgewiesen. Die Manifestation dieser »Tauopathien« ist außerordentlich variabel und reicht von der typischen Symptomatik einer frontotemporalen Degeneration, einer progressiven supranukleären Parese, einer kortikobasalen Degeneration bis zu anderen Symptomen einer Multisystemerkrankung. Histopathologisch reicht das Bild von der typischen Pick-Erkrankung mit argyrophilen Einschlusskörperchen hin zu einer Demenz ohne charakteristische histopathologische Merkmale (DLDH). Durch alle MAPT-Mutationen wird das Bindungsverhalten des Tau zu den Mikrotubuli verändert, mit dem Ergebnis einer vermehrten Tau-Aggregation. Neben den mehr als 30 dominanten Erbgängen wurde auch eine rezessive Tau-Mutation mit frühem Beginn, fataler pulmonaler Symptomatik und rascher Progredienz berichtet (Nicholl et al. 2003).

Chromosom 9. Derzeit ist unklar, welchen Beitrag der Apolipoprotein E-Polymorphismus für Entwicklung einer FTD leistet. Es gibt Hinweise auf ein mit APOE 2-assoziiertes Risiko (Verpillat et al. 2002). Ferner ergaben Linkage-Analysen Hinweise auf den Locus 9q21 bei der Kombination von FTD und Motoneuronenerkrankung.

Chromosom 3. Auf Chromosom 3 (Genort 3S1284–3S1603) wurde eine Trinukleotidexpansion wahrscheinlich gemacht, die sowohl einer FDT als auch einer Dyskalkulie zugrunde liegen kann (Ashworth et al. 1999).

Chromosom 1. Mutationen im Bereich des Alzheimer-Gens Präsenilin 1 können den Phänotyp einer Pickschen Erkrankung ohne β-Amyloid-Plaques hervorrufen (Dermaut et al. 2004).

5.8.3 Molekularbiologie – Tauopathien

▶ Exkurs »Tauopathien«.

Exkurs

Tauopathien

Tau. Die zytoplasmatischen Mikrotubuli verleihen Zellen gleichzeitig Stabilität und Dynamik. Ihre Eigenschaften werden durch mikrotubiliassoziierte Proteine (MAP) gesteuert.

Tau ist ein Protein aus der MAP-Familie. Das Tau-Gen sitzt auf dem langen Arm von Chromosom 17 (17q21) und enthält 16 Exons (-1 bis 14) mit über 110 kb. Im Gehirn führt alternatives Spleißen (*splicing*) der Exons 2, 3 und 10 zu sechs Tau-Proteinen mit Längen von 352 bis 441 Aminosäuren und einem Molekulargewicht zwischen 45 kD und 65 kD (◘ Abb. 5.21). Diese Isoformen unterscheiden sich durch entweder drei (3R) oder vier (4R) Repeats am C-terminalen Ende des Moleküls oder keine (0), eine (29 Aminosäuren) oder zwei (58 Aminosäuren) Insertionen am N-terminalen Ende. Die N-terminale »Projektionsdomäne« ragt mit den variablen, hochaziden 29-Aminosäuren-Sequenzen von der Oberfläche der Mikrotubuli in den Intrazellularraum und kann dort mit Spektrin-, Aktin- oder Neurofilamenten, mit Zellorganellen und Membranen interagieren. Am C-terminalen Ende sind die drei- oder vierfach repetierten, hochkonservierten 18-Aminosäuren-Sequenzen an den Mikrotubuli verankert, wobei die adulten 4R-Isoformen (R1–R4) eine höhere Affinität aufweisen. Tau fungiert als Promotor der Tubulinpolymerisierung, und diese Eigenschaft ist vom Phosphorylierungsgrad des Tau abhängig. Die Mikrotubilinaffinität des Tau nimmt mit stärkerer Phosphorylierung – v. a. von Serin in Position 396 – ab. In Neuronen wird die Tau-Phosphorylierung zum Teil über die **Glykogen-Synthetase-Kinase 3 (GSK-3)** geregelt. Die Inhibition dieses Enzyms stellt eine prinzipielle Behandlungs- bzw. Präventionsstrategie gegen die dysfunktionale Hyperphosphorylierung der Tau-Proteine bei den Tauopathien dar.

Tauopathien sind neurodegenerative Erkrankungen, bei denen Tau-Proteine aggregieren. Diese Aggregate unterscheiden sich hinsichtlich der sechs Tau-Isoformen und des Phosphorylierungsgrades. Sie können nach dem Muster (»Strichcode, Barcode«) klassifiziert werden, den die pathologischen Isoformen mit 60, 64, 69 und 74 kD bei der Elektrophorese zeigen (◘ Tab. 5.20).

Zur **Klasse** »**0**« werden Tauopathien mit einem Verlust der Tau-Expression gerechnet, z. B. die Demenz ohne histopathologische Merkmale (DLDH, *dementia lacking distinctive histopathology*), die häufigste Form der frontotemporalen Degeneration.

Klasse 1 ist charakterisiert durch die Banden mit 60, 64 und 69 kD, welche durch die Aggregation aller sechs Tau-Isoformen entstehen. Zu dieser Gruppe gehört die AD sowie eine Reihe anderer Erkrankungen.

Zur **Klasse 2** gehören die Aggregate der 4R-Tau-Varianten, also die Isoformen mit 383, 412 und 441 Aminosäuren. Dabei handelt es sich jedoch nicht exklusiv um 4R-Ablagerungen, sondern eher um einen drastisch erhöhten Quotienten von 4R- zu 3R-Tau-Varianten. Bei der progressiven supranukleären Parese (PSP) stehen atypische Parkinson-Symptome über lange Jahre im Vordergrund, ehe im Spätstadium kognitive Störungen mit Eigenschaften einer Frontalhirnerkrankung auffallen. Neuropathologisch finden sich Neurofibrillen, Gliose und ein Neuronenverlust in Basalganglien, Hirnstamm und Cerebellum. Die kortikobasale Degeneration ist eine seltene, langsam progrediente, asymmetrische kortikostriatale Dysfunktion mit spätem Beginn, in deren Verlauf kognitive Veränderungen bis zu einer Demenz auftreten können. In Neokortex, Basalganglien und Hirnstamm sind zahlreiche Tau-reaktive Einschlüsse, astrozytäre Plaques und achromatisch ballonierte Neurone nachzuweisen. Die Demenz mit argyrophilen Einschlusskörperchen ist klinisch charakterisiert durch Persönlichkeitsveränderungen, vermehrte Stimmungsschwankungen, Reizbarkeit, Störungen von Gedächtnis und anderen kognitiven Funktionen. Lichtmikroskopisch finden sich winzige, spindel- oder kommaförmige, Tau-immunreaktive Strukturen im limbischen System, v. a. im Hippocampus, die sich im Verlauf auf weitere Hirnareale ausbreiten können.

Klasse 3 besteht nur aus einer Erkrankung, nämlich dem Morbus Pick im engeren, neuropathologischen Sinn mit Pick-Zellen und Pick-Körperchen. Die Elektrophorese ergibt Banden mit 60 kD und 64 kD, die sich aus den 3R-Isoformen mit 352, 381 und 410 kD zusammensetzen.

Klasse 4 beinhaltet ebenfalls nur eine Erkrankung, nämlich die myotone Dystrophie mit einem pathologischen Band von 60 kD, hervorgerufen durch eine verminderte Expression der Isoformen mit N-terminalen Insertionen. Die myotone Dystrophie ist eine autosomal dominante Trinukleotid-Repeat-Erkrankung (CTG), die nicht allein das Gehirn betrifft und zu kognitiven und Verhaltensstörungen führt, sondern auch die Augen (Katarakte), die Ohren (Taubheit), das Herz (Reizleitungsstörungen), den Gastrointestinaltrakt (Funktionen der glatten Muskulatur), das endokrine System (Insulinresistenz) und den Genitaltrakt (Gonadenatrophie). Patienten mit myotoner Dystrophie weisen im Alter von über 50 Jahren Neurofibrillen auf. Die Hirnatrophie ist frontotemporal betont; das Marklager kann mitbetroffen sein. In einer Untersuchung wiesen nahezu 50% der Patienten mit frontotemporaler Lobärdegeneration Ubiquitin-positive und Tau-negative Einschlusskörperchen auf; 18% erfüllten die neuropathologischen Kriterien einer DLDH und 15% einer Pick-Krankheit (Johnson et al. 2005). Patienten mit Symptomen einer kortikobasalen Degeneration oder einer Motoneuronenerkrankung zeigen häufig die erwarteten neuropathologischen Veränderungen, während ansonsten keine enge Beziehung zwischen Klinik und histologisch-molekularem Befund besteht (Hodges et al. 2004).

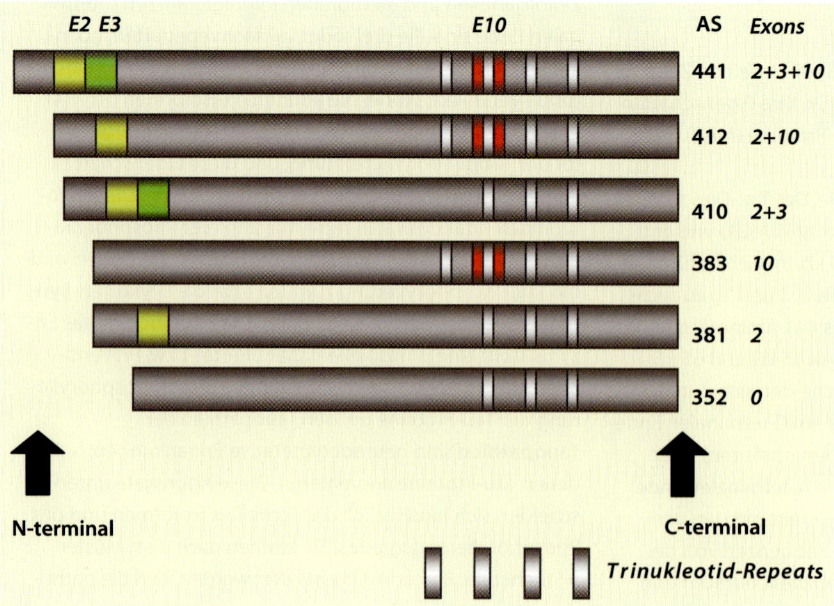

◘ **Abb. 5.21.** Die sechs Tau-Isoformen mit unterschiedlichen Trinukleotid-Repeats und Polypeptidinsertionen (s. Text)

Tab. 5.20. Tauopathien – Klassifikation nach der Expression der pathologischen Tau-Isoformen. (Mod. nach Munoz et al. 2003; Sergeant et al. 2005; Goedert u. Jakes 2005)

Gruppe	Tau-Expression (Bande, kD)	Beispiele
0	keine	Frontotemporale Degeneration (DLDH)
1	60, 64, 69	Alter, Alzheimer-Demenz, Trisomie 21, amyotrophe Lateralsklerose, Niemann-Pick C, postenzephalitischer Parkinsonismus, Dementia pugilistica, FTDP-17[a]
2	60, 69	Kortikobasale Degeneration, Demenz mit argyrophilen Einschlusskörperchen, progressive supranukleäre Parese, FTDP-17[a]
3	60, 64	Morbus Pick, FTDP-17[a]
4	60	Myotone Dystrophie I und II

[a]*FTDP-17* frontotemporale Demenz mit Parkinsonismus und Mutationen auf Chromosom 17 – hier sind etwa 20 Mutationen im Bereich des Tau-Gens mit unterschiedlichen Phänotypen bekannt

5.8.4 Pharmakologie und -therapie

Serotonin. Im Präfrontalkortex der Patienten mit FTD sind die 5-HT1A- und 5-HT2A-Rezeptoren reduziert; die Konzentration von Homovanillinmandelsäure ist im Liquor erniedrigt (z. B. Procter et al. 1999). Ein Behandlungsversuch mit selektiven Serotoninwiederaufnahmehemmern (SSRI) kann zu einer Verbesserung von Antrieb, Stimmung, Impulskontrolle und Verhaltensstereotypien beitragen (Litvan 2001; Perry u. Miller 2001). In kleinen, offenen Studien wurden gewisse Vorteile von Paroxetin (20 mg/Tag; Moretti et al. 2003), Fluvoxamin (50–150 mg/Tag; Ikeda et al. 2004) und Moclobemid (Adler et al. 2003) hinsichtlich des Verhaltens der Patienten und der Belastung der Pflegepersonen berichtet.

Dopamin. Die Dopaminrezeptorbindung in Putamen und Caudatum korreliert mit der Ausprägung von Rigor und Hypokinese und ist im Mittel um etwa 15% reduziert. Bezüglich der extrapyramidalmotorischen Defizite kann ein dopaminerger Behandlungsversuch unternommen werden (Chow u. Mendez 2002).

Acetylcholin. Die Acetylcholinsynthese durch Cholinacetyltransferase ist bei der FDT typischerweise unverändert. Bezüglich der Acetylcholinrezeptoren liegen uneinheitliche Daten vor (Odawara et al. 2003; Procter et al. 1999). Bei alten Patienten mit Symptomen einer FTD und weiteren kognitiven Defiziten, die eine Alzheimer-Komorbidität vermuten lassen, kann ein Behandlungsversuch mit Cholinesterasehemmern hinsichtlich der apathischen und amnestischen Defiziten erfolgreich sein.

Glutamat, GABA. In den Laminae II und III des präfrontalen und temporalen Neokortex nimmt die Zahl glutamaterger Pyramidenzellen und GABAerger Interneurone ab. Gleichzeitig geht die Dichte der glutamatergen AMPA- und eventuell auch der NMDA-Rezeptoren zurück (Procter et al. 1999). Gesicherte Erkenntnisse über die Wirksamkeit des NMDA-Antagonisten Memantin bei den Lobärdegenerationen stehen noch aus.

5.8.5 Neuropsychologie und Psychopathologie

Frontotemporale Demenz (FTD)

Viele Patienten tolerieren die ausführliche Untersuchung spezieller neuropsychologischer Leistungen nicht. *Wisconsin Card Sorting Test*, Stroop-Test und die Untersuchung der Wortproduktion (*verbal fluency*) wären geeignet, um Defizite offen zu legen, verlangen jedoch stets eine ausreichende Kooperation der Patienten. Liegen vorwiegend frontodorsolaterale Defizite vor, so ist die Prüfung von Planen, Problemlösen, Urteilen, Abstrahieren, Sortieren usw. eher durchführbar als bei überwiegend frontoorbitalen Störungen, die typischerweise mit einer gestörten Compliance assoziiert sind (Hodges 2001; Abb. 5.22). Kurze, sogenannte »Demenztests« sind für die Untersuchung von Patienten mit einer FDT ungeeignet. Von weit größerer Bedeutung sind die Anamnese und die Verhaltensbeobachtung während der Untersuchungssituation. Die systematische Verhaltensbeobachtung während der klinischen Untersuchung kann sich auf folgende Kriterien stützen (Förstl 2004):

- Spontanverhalten, z. B. Rapport, mutistisch-logorrhoisch, Grammophonsyndrom,
- Utilisation, z. B. unaufgeforderte Benutzung von Bleistift, Notizblock, Radiergummi,
- Imitation, z. B. Nachahmen von Gestik, Mimik und verbalen Äußerungen des Untersuchers.

Einige Verhaltensauffälligkeiten im Bereich von Sprachverständnis, Konzeptbildung und Sprachproduktion (Dubois et al. 2000) oder Verhaltensstereotypien (Shigenobu et al. 2002) lassen sich mit Hilfe von Skalen abbilden.

Die Unfähigkeit der Patienten, zu »wollen«, führt im Frühstadium der Erkrankung, solange noch keine Dia-

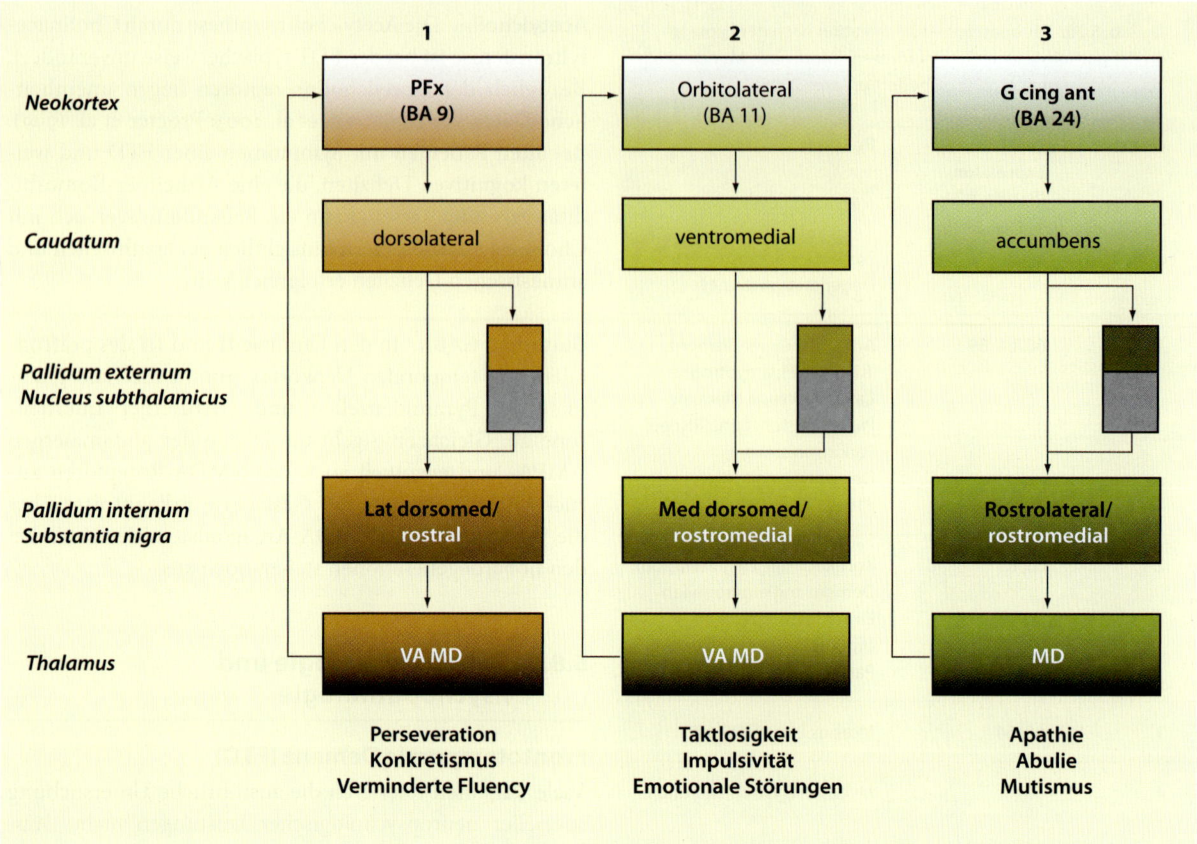

Abb. 5.22. Im Frontalhirn können mehrere kortikobasale Regelkreise abgegrenzt werden. Drei dieser Regelkreise besitzen eine besondere Bedeutung in der Pathogenese psychischer Störungen. Bei manchen Patienten mit frontotemporalen Degenerationen können zu Beginn der Erkrankung einzelne Regelkreise besonders stark betroffen sein. Im Verlauf der Erkrankung sind meist alle Systeme beeinträchtigt. Der dorsolaterale Regelkreis (*1*) ist insbesondere beteiligt an Intelligenzleistungen (»Verstand«), der orbitolaterale (*2*) an (Selbst)K ontrollfunktionen (»Vernunft«), der anterior-zinguläre (*3*) an motivationalen Aspekten (»Wille«). Typische Defizite sind in der Graphik unter den jeweiligen Schleifen aufgelistet. (Mod. nach Alexander u. Crutcher 1990; Buruss et al. 2000; Groenewegen et al. 1997; Mega u. Cummings 1994) *PFx* Präfrontalkortex, *BA* Brodmann-Areal, *VA* Nucleus ventralis anterior, *MD* Nucleus mediodorsalis

gnose gestellt werden kann, zu schweren Belastungen im Privatleben und am Arbeitsplatz. Im weiteren Verlauf geht die Motivation verloren, auch kurzfristige Ziele zu verfolgen und sich in sozialen Beziehungen zu engagieren. Bereits in diesem Stadium können bei einer sorgfältigen neurologischen Untersuchung Desintegrationszeichen ausgelöst werden (z. B. Palmomental-, Schnauz-, Greifreflex und Gegenhalten).

Der Krankheitsverlauf ist im Allgemeinen durch die Verhaltensauffälligkeiten entweder im Sinne einer Enthemmung oder einer Apathie bestimmt; diese Störungen repräsentieren den häufigsten Grund für eine Krankenhaus- oder Heimeinweisung (Ibach et al. 2003). Stereotype, zwanghaft anmutende Verhaltensweisen können den Alltag der Patienten dominieren. Schlüsselreize lösen häufig festgelegte Verhaltensschablonen aus. Ähnlich einem Klüver-Bucy-Syndrom imitieren die Patienten ungebremst das Verhalten anderer oder benutzen mechanisch bestimmte Objekte, ohne dabei ein Ziel zu verfolgen. Die Nahrungsaufnahme, vor allem von Süßigkeiten, kann gesteigert sein (Ikeda et al. 2002). Tischmanieren gehen verloren. Ungehemmt werden Geschichten erzählt, die im Verlauf der Erkrankung immer schlichter werden und schließlich zu einzelnen Sätzen oder Wörtern degenerieren, welche ständig wiederholt werden (»Grammophonsyndrom«). Bei den Sprachstörungen handelt es sich eher um eine Exekutionsstörung als um eine Aphasie (Silveri et al. 2003; Tab. 5.21).

Die *theory of mind* der Patienten geht verloren (Theory of Mind – biologische und psychologische Grundlagen sozialen Verhaltens, Hrsg. H. Förstl, Springer, in Vorbereitung). Sie unternehmen keinen Versuch mehr, sich in andere hinein zu versetzen, verhalten sich rücksichtslos und mitleidlos. Die Konsequenzen eigenen Handelns erscheinen belanglos. Einige dieser Defizite im Bereich der Wahrnehmung sozialer Signale sind in eleganten Tests verifizierbar (z. B. »Fauxpas«-Test; Gregory et al. 2002; Lough u. Hodges 2002; Snowden et al. 2003). Die Patienten mit fortgeschrittener FTD sind symptomatisch nicht mehr von solchen mit einer schwer ausgeprägten AD mit Apa-

Tab. 5.21. Morphologische Stadien der frontotemporalen Degeneration. (Mod. nach Broe et al. 2003; Ibach 2005)

Stadium	Atrophie	Symptome
1	Gyrus frontalis medius, Gyri orbitales, Hippocampus	Leichte Verhaltensstörungen und kognitive Defizite
2	+ Posteriorer frontaler Kortex, Temporalpol, Basalganglien	Zunehmende Störungen mit Beeinträchtigung der Alltagsbewältigung
3	+ Gesamtes Frontalhirn, Marklager	Kein Befolgen von Aufforderungen, ständige Inkontinenz, nicht mehr gehfähig
4	Globale Hirnatrophie	Keine Kommunikation mehr möglich, bettlägerig, Terminalstadium

thiesyndrom zu unterscheiden, obwohl gelegentlich erstaunliche Leistungen abgerufen werden können. Spontan werden diese Leistungen jedoch nicht mehr erbracht.

Progrediente Aphasie (PA)

Die nichtflüssige Aphasie mit erschwerter Sprachproduktion und Wortfindungsstörung mit phonematischen Paraphasien und Grammatikfehlern, die sich im Verlauf zu einem Telegrammstil und schließlich zu einem Mutismus steigern, können bei gut erhaltenem Sprachverständnis und ansonsten intakten kognitiven und praktischen Fähigkeiten bis zu 10 Jahre lang im Vordergrund stehen (Mesulam 2001). Mit Ausnahme einer Sprechapraxie ergeben sich lange Zeit keine Hinweise auf weitere neuropsychiatrische Defizite; zusätzliche Verhaltensstörungen entwickeln sich spät (Chow u. Mendes 2002; Mesulam 2001).

Semantische Demenz (SD)

Die Sprache der Patienten bleibt flüssig, dabei phonologisch und grammatikalisch korrekt, und die Wahrnehmung ist erhalten (Garrard u. Hodges 2000). Die Störung ist charakterisiert durch eine progrediente und tief greifende Störung des Bezeichnens und Begreifens von Objekten und Konzepten. Dabei ist das korrekte Benennen von Objekten früh beeinträchtigt (Diehl et al. 2005). Zusätzlich entwickeln die Patienten zwangsähnliche Verhaltensweisen mit ritualisierten Prozeduren und Stereotypien, z. B. einem genauen Verfolgen der Uhrzeit, festen täglichen Routinen bei der Nahrungsaufnahme, Bestehen auf umgehender und wiederholter Ausführung bestimmter Handlungen, Grübelneigung, intensivierten Sozialkontakte, gesteigertem Gefühlsausdruck und vermehrter Schmerzempfindlichkeit (Bozeat et al. 2000; Snowden et al. 2001). Daneben zeigen sie häufig eine Appetitsteigerung mit besonderen Vorlieben etwa für Süßigkeiten und gleichzeitigen Schluckstörungen (Ikeda et al. 2003). Sie verlieren die Angst vor gefährlichen Situationen, bei allerdings erhaltener Krankheitseinsicht. Im Gegensatz zu Patienten mit Zwangskrankheiten empfinden sie jedoch ihre mangelnde Flexibilität nicht als Ich-fremd oder störend.

Langsam progrediente Soziopathie

Bei rechtsseitiger Temporallappenatrophie gehen in erster Linie subtile soziale Funktionen wie Taktgefühl, emotionale Wahrnehmung, Humor und Selbstreflexion verloren (Förstl 2004). Die Patienten erscheinen kalt, distanziert oder abgestumpft und apathisch; emotionaler Kontakt ist nicht herstellbar (Rankin et al. 2003). Die Patienten sind ebensowenig in der Lage, Gefühle anderer zu erkennen, wie sie selbst auszudrücken (Rosen et al. 2002). Bei einigen geht die Fähigkeit verloren, persönlich bekannte Personen aufgrund von Aussehen oder Stimme zu erkennen (Gainotti et al. 2003). Aufgrund der mangelnden »Eloquenz« der nichtdominanten Hemisphäre werden diese Verhaltensänderungen meist nicht als Symptom einer Hirnerkrankung verstanden.

Behandlung

Das häufig fehlende Interesse der Patienten mit FTD und langsam progredienter Soziopathie an ihrem Gegenüber frustriert nicht nur Angehörige, sondern auch Therapeuten. Es bleibt entscheidend, den Patienten respektvoll zu begegnen, ihre noch vorhandenen Interessen zu sondieren, ihre Motivation zu steigern, ohne irgendeine Form von Selbstverantwortlichkeit und eine Gegenleistung zu erwarten. Ärzte, Psychologen und Pflegekräfte sind den Anforderungen eines so asymmetrischen Sozialkontakts nicht wesentlich besser gewachsen als die Angehörigen, genießen jedoch das Privileg, sich auf professionelle Kontakte beschränken zu dürfen.

5.9 Vaskulär bedingte kognitive Störungen

Ausser der Dementia senilis bei der man diffuse Veränderungen der Hirnrinde findet, lassen sich bei den senilen Psychosen verschiedene Formen herdförmiger Erkrankungen feststellen, als deren gemeinsame Ursache die Arteriosclerose der Hirngefässe zu betrachten ist.

1. *Die senile Sclerose der Hirnrinde ist eine Erkrankung, die in reinen Fällen ausschliesslich die Hirnrinde ergreift, und auf arteriosclerotische Entartung der kleinen Rindengefässe zurückzuführen ist. Es entstehen dabei Verödungen kleiner Rindenbezirke mit Ausfall der nervösen Elemente und Ersatz derselben durch Stützgewebe. Die alten Herde haben oft eine keilförmige Gestalt, mit breit auf der Oberfläche aufsitzender Grundfläche. Die Form ist häufig in hohem Alter neben diffusen, senilen Veränderungen und findet sich nur ausnahmsweise bei schwerer Arteriosclerose im früheren Alter.*
2. *Die arteriosclerotische Atrophie des Hemisphärenmarkes, die von Binswanger als Encephalitis subcorticalis chronica beschrieben worden ist. Die Ursache der Erkrankung liegt hier in der arteriosclerotischen Degeneration der langen, das Mark versorgenden Gefässe. An frischen Herden findet man das degenerierte Gefäss umgeben von zahlreichen Körnchenzellen, in alten Herden zeigt sich ein Ausfall der Markfasern und eine Wucherung der Glia an Stelle der ausgefallenen nervlichen Substanz. Die Hirnrinde erkrankt in reinen Fällen nur sekundär. Die Atrophie des Markes kann einen ganz exzessiven Grad erreichen. Diese Form findet sich verhältnismässig häufiger im kräftigeren Mannesalter nur zu Beginn des Seniums neben schwerer allgemeiner Arteriosclerose.*
3. *Die von Binswanger und mir früher als arteriosclerotische Demenz beschriebenen Veränderungen sind im wesentlichen nur graduell von der zweiten Form verschieden. Auch hier ist der Hauptsitz der Erkrankung in den langen Gefässen des Marks, die secundäre Degenerationen in den Markfasern zur Folge haben. Es kommt dabei allerdings nur selten zu ausgedehnten Zerstörungen im Marklager. Daneben vermisst man auch selten in der Rinde leichtere degenerative Veränderungen, herdförmig auftretend, im Anschluss an die Gefässerkrankungen. Auch diese Form ist im Alter von 40–60 Jahren am häufigsten.*
4. *Die perivasculäre Gliose, die ich früher beschrieben habe, zeigt in der Ausbreitung der Herde eine auffallende Uebereinstimmung mit den encephalomalacischen Erweichungsherden und scheint auf das Verbreitungsgebiet einer oder mehrerer Hirnarterien beschränkt ...*

Alois Alzheimer, 1899

Es mag überraschen, dass Alois Alzheimer bereits am Beginn seiner eigenen klinisch-neuropathologischen Arbeit eine so differenzierte Sichtweise der »arteriosclerotischen« Ursachen kognitiver Störungen präsentierte. Zu diesem Zeitpunkt hatte sich die empirische Forschung schon mehr als 100 Jahre lang detailliert mit diesem Thema auseinandergesetzt.

Vaskuläre Hirnveränderungen können eine Vielzahl neuropsychiatrischer Symptome verursachen. Die transiente globale Amnesie wurde bereits erwähnt (► 5.4.1). Die Akuität der Erkrankungen erfordert oft eine intensive neurologische oder internistische Behandlung, bei der die psychischen Störungen während der Akuttherapie und danach keine besondere Beachtung finden.

5.9.1 Morphologie

Die in ◘ Tab. 5.22 aufgeführten Veränderungen von Kognition und Verhalten können sich akut einstellen; diskretere Symptome fallen aber meist erst im weiteren Verlauf der Erkrankung auf. Läsionen im unteren Bereich des vertebrobasilären Strombahngebiets führen zu charakteristischen, teilweise gekreuzten somatosensorischen Syndromen, die mit schwer wiegenden autonomen und Vigilanzstörungen einhergehen können. Ischämien der Arteria thalamogeniculata beeinträchtigen die Versorgung der lateralen Thalamuskerne und führen zu einer meist temporären, kontralateralen Hemiparese, dauerhafter, kontralateraler Hemianästhesie vorwiegend der Berührungs- und Tiefensensibilität, kontralateraler extrapyramidalmotorischer Bewegungsunruhe, zu Astereognosie und Spontanschmerzen (Dejerine-Roussy-Syndrom). Die Ischämie der A. thalamoperforans posterior kann – wenn sie aus einem gemeinsamen Gefäßstamm versorgt wird – bilaterale Läsionen der intralaminären Thalamuskerne bedingen mit akuter Störung der Vigilanz und chronischer Störung des deklarativen Gedächtnisses. Die A. thalamoperforans anterior führt von der A. communicans posterior zum anterioren Thalamus. Deren Ischämie kann eine Kontrakturstellung der Hand (Thalamushand) mit Tremor und choreatisch-athetotischen Bewegungen hervorrufen.

Ein unilateraler Verschluss der A. calcarina führt zu einer kontralateralen Quadranten- oder einer homonymen Hemianopsie. Ausdehnte bilaterale Ischämien können eine Rindenblindheit bedingen. Falls diese mit fehlender Krankheitseinsicht kombiniert ist, spricht man von einem Anton-Syndrom.

Diagnose

Die peripheren Verschlüsse der A. cerebri media der dominanten und der nichtdominanten Hemisphäre verursachen eine Reihe typischer neuropsychologischer Symptome. Einige Störungen verdienen aus differenzialdi-

Tab. 5.22. Formen vaskulär bedingter kognitiver Störungen. (Nach Bogousslavsky u. Kaplan 1995; Devinsky 1992)

Struktur	Kognition und Verhalten
A. basilaris	
Basis pontis	Locked-in-Syndrom
A. cerebri posterior	
Corpus geniculatum laterale	Verwirrtheit (*thalamic dazzle*)
Thalamus, dorsomedial	Amnesie; Dysexekutivsyndrom, Apathie
Thalamus, anterior	Apathie, Amnesie, Dysexekutivsyndrom, Perseveration, Halluzinationen
Caudatum, dorsal	Dysexekutivsyndrom
Caudatum, ventral	Disinhibition
Nucleus accumbens	Inappetenz, Apathie
Globus pallidus	Disinhibition/Apathie, Dysexekutivsyndrom
Nucleus subthalamicus	Maniform
Mittelhirn	Visuelle Halluzinationen, Oneiroid
Pedunculi cerebri	Halluzinose
Okzipitaler Neokortex, bi.	Rindenblindheit, Anton-Syndrom
Fasciculus longitudinalis inferior, bi./n.d.	Visuelle Agnosie, z. B. Prosopagnosie
Okzipitaler Neokortex, bi.	Visuelle (*release*) Halluzinationen
Sulcus calcarinus, d.	Hemianopsie, Achromatopsie
Sulcus calcarinus, Splenium, n.d.	Alexie ohne Agraphie, Benennungsstörung für Farben
A. cerebri media	
Parietaler Neokortex, bi.	Balint-Syndrom, Charcot-Wilbrand-Syndrom
Hippocampus, bi.	Amnesie
Posteriorer Parietalkortex, n.d.	Unilateraler Neglekt, Angst; visuelle Halluzinationen und sekundäre Wahnideen bei Ischämie im parietotemporal-okzipitalen Grenzbereich
Temporaler Neokortex, bi.	Auditorische Agnosie, Elemente des Klüver-Bucy-Syndroms
Gyrus angularis, d.	Alexie, Agraphie, Anomie, transkortikale sensorische Aphasie
Fasciculus arcuatus, d.	Leitungsaphasie
Gyrus temporalis superior, d.	Sensorische (Wernicke-)Aphasie
Gyrus temporalis superior, n.d.	Rezeptive Aprosodie
Inferolateraler Frontalkortex, d.	Motorische (Broca-)Aphasie
Inferolateraler Frontalkortex, n.d.	Exekutive Aprosodie
A. cerebri anterior	
Gyrus cinguli anterior, bi, d.	Akinetischer Mutismus, Abulie
Supplementärmotorisches Areal (SMA); anteriores Corpus callosum, bi., d.	Diskonnektionssyndrom: Callosum-Apraxie, taktile Anomie

bi. bilateral; *d.* dominante Hemisphäre; *n.d.* nichtdominante Hemisphäre

agnostischen und therapeutischen Gründen besondere Aufmerksamkeit:

- das **Balint-Syndrom** mit optischer Ataxie (Unfähigkeit, visuell dargebotene Objekte korrekt zu greifen) und Simultanagnosie (Unfähigkeit, zwei visuelle Objekte gleichzeitig wahrzunehmen),
- das **Charcot-Wilbrand-Syndrom** mit Schwierigkeiten, visuelle Vorstellungen zu generieren und zu beschreiben,
- die **Prosopagnosie** als spezifisches Problem der Gesichtswahrnehmung und nicht des Gedächtnisses,
- das **Klüver-Bucy-Syndrom** mit (sexueller) Enthemmung, Hypermetamorphose (Drang, die Objekte im

Blickfeld manuell zu untersuchen), Hyperoralität, unersättlichem Appetit und emotionaler Gleichgültigkeit,
- Die **sensorische Aphasie** durch eine ischämische Läsion des Wernicke-Areals und das **Gyrus-angularis-Syndrom** werden häufig mit einer typischen Alzheimer-Demenz verwechselt,
- Die **Arteria chorieoidea anterior** versorgt den medialen Temporallappen einschließlich Hippocampus, Knie der Capsula interna und Teile der Sehbahn. Eine Ischämie der Arteria cerebri anterior kann neben einer beinbetonten Hemiparese und Inkontinenz sowie präfrontalen Disinhibitionszeichen (»Primitivreflexe«; Palmomentalreflex, orales Greifen, Schnauzreflex u. a.) zu einer Reihe neuropsychologischer und psychopathologischer Auffälligkeiten führen.
- Der Verdacht auf eine **Sinusvenenthrombose** wird durch eine protrahierte Entwicklung von Kopfschmerzen, zerebralen Krampfanfällen und fokalneurologischen Symptomen über eine bis mehrere Stunden nahe gelegt, durch eine Stauungspapille unterstützt und mit flusssensitiven Kernspinsequenzen belegt.

5.9.2 Risikofaktoren und Pathophysiologie vaskulärer Prozesse und kognitiver Defizite

Vaskuläre Hirnläsionen können durch zahlreiche genetische, thromboembolische, entzündliche, hämorrhagische, infektiöse, toxische und andere Prozesse verursacht werden (■ Tab. 5.23). Viele Risikofaktoren für ischämische Hirninfarkte sind gut untersucht und wiederholt bestätigt (■ Tab. 5.24). Ein großer Teil dieser Faktoren ist identisch mit den Risikomarkern schwerer kognitiver Defizite: Alter, genetische Disposition, Hypertonie, Vorhofflimmern, Hyperlipidämie, Diabetes mellitus, Übergewicht. Weitere plausible Risikofaktoren sind: Apolipoprotein E4, Herzinfarkt, Herzinsuffizienz, Schlafapnoe und Hyperhomocysteinämie (de la Torre 2004; Knecht u. Berger 2004). Daneben werden diskutiert: metabolisches Syndrom und auch starker prämorbider Gewichtsverlust, Endothelläsionen, z. B. hervorgerufen durch systemische Entzündungen, die wiederum durch *Chlamydia pneumoniae* oder Anaerobier bei Parodontose verursacht sein können.

Hypertonus

Mehrere Autoren beschrieben einen Zusammenhang zwischen Hypertonus und häufigerer Demenzmanifestation (Elias et al. 1993, in't Veld et al. 2001; Kilander et al. 1998; Launer et al. 1995; Skoog et al. 1996; Wilkie u. Eisdorfer 1971), während einige Studien keinen Zusammenhang von Hypertonus und Demenz nachweisen konnten (Lindsay et al. 2002; Pandav et al. 2003; Posner et al. 2002). In einer finnischen Untersuchung entwickelten Personen mit einem erhöhten systolischen Blutdruck (≥ 160 mmHg) und hoher Serumcholesterin-Konzentration (≥ 6,5 mmol/l) im mittleren Lebensalter 21 Jahre später signifkant häufiger eine Demenz (OR = 2,3 für Hypertonus; 2,1 für Hypercholesterinämie und 3,5 für beide Risikofaktoren gemeinsam; Kivipelto et al. 2001). Erhöhte systolische Blutdruckwerte in mittleren Jahren sind assoziiert mit einer ausgeprägten Hippocampusatrophie im hohen Alter, insbesondere wenn der Hypertonus nicht medikamentös behandelt wurde (Korf et al. 2004). Umgekehrt kann im höheren Lebensalter ein niedriger diastolischer Blutdruck oder eine forcierte medikamentöse Blutdrucksenkung mit einem erhöhten Risiko kognitiver Defizite assoziiert sein (Qiu et al. 2003). In der Rotterdam-Studie ergab sich ein eindeutiger Zusammenhang zwischen klinischen Merkmalen einer Atherosklerose und einer Demenz (Hofmann et al. 1997). Ultrasonographisch untersucht wurden die Intima-Media-Dicke und die atheromatösen Plaques der A. carotis. Zusätzlich wurde der systolische Blutdruckquotient von Ellenbeuge zu Fußrücken bestimmt (»Ankle-Brachial-Index«). Aus Gefäßwandstärke, Plaque-Befund und Blutdruckquotient wurde ein Atherosklerose-Index errechnet. Dieser Wert war signifikant assoziiert mit dem Risiko einer »Alzheimer-Demenz« und auch einer »vaskulären Demenz«. Personen mit asymptomatischen Hirninfarkten und Marklagerveränderungen entwickeln innerhalb von vier Jahren sechsmal häufiger Hirninfarkte (Vermeer et al. 2003). Das Risiko, etwa während einer kardialen Bypass-Operation einen Hirninfarkt zu erleiden, ist weniger mit perioperativen Parametern als mit präoperativen Faktoren assoziiert (Hypertonus, Diabetes mellitus, früherer Hirninfarkt; McKhann et al. 2002).

Eine Reihe körperlicher Erkrankungen steigert das Risiko einer Demenz, wobei neben der Schwere der Erkrankung deren Chronizität eine Rolle spielt. Die konsequente Behandlung eines Hypertonus senkt sowohl das Risiko von Hirninfarkten als auch von kognitiven Defiziten (Guo et al. 1999; Skoog et al. 1996). Im Senium kann jedoch eine zu energische Blutdrucksenkung nach langjährigem Hypertonus das Gegenteil, nämlich eine deutliche Steigerung des Demenzrisikos, bewirken. Daher wurde eine tolerante Einstellung des Drucks auf 130–150/70–90 mmHg empfohlen (Scheid u. Voigt 2005). Einige pathophysiologisch bedeutsame Facetten der Blutdruckregulation können durch die einfache RR-Messung nicht erfasst werden, z. B. Tageschwankungen > 15 mmHg, nächtliche Bluckdruckspitzen oder nächtlicher Blutdruckabfall und ihre Auswirkungen auf Atherosklerose, Hirnperfusion und kognitive Leistungen (z. B. Sander et al. 2000a).

Cholesterin und Statine

Reichen Diät- und Bewegungsbehandlung einer Hyperlipidämie zur Normalisierung der Werte nicht aus, kann

Tab. 5.23. Pathogenese und Ätiologie vaskulär bedingter kognitiver Störungen. (Mod. nach Bogousslavsky u. Kaplan 1995; Hamann u. Liebetrau 2002)

Ursache	Beispiel
Genetisch/ hereditär	Amyloid-Angiopathie Antithrombin-III-Mangel β-Thalassämie CADASIL Ehlers-Danlos-Syndrom IV Fibromuskuläre Dysplasie Hereditäre Polyzythämie Homocysteinämie Kavernöses Angiom MELAS mitochondriale Enzephalopathie Migraine accompagnée, familiäre Morbus Fabry Moya-Moya Rendu-Osler-Weber-Syndrom Sichelzellanämie Tuberöse Sklerose Von-Hippel-Lindau-Syndrom
Thrombo-embolisch	Atherom Marantische Endokarditis Mitralklappenprolaps Myxom Septumdefekt mit paradoxer Embolie Vorhofflimmern Herzwandthrombus
Entzündlich	Anti-Kardiolipinantikörper-Syndrom Behcet-Syndrom Lupus erythematodes, systemisch Panarteriitis nodosa Retinokochleare Vaskulopathie Riesenzell-Arteriitis Sjögren-Syndrom Sneddon-Syndrom ZNS-Vaskulitis, isoliert
Hämatologisch	Antikoagulation Kryoglobulinämie Disseminierte intravaskuläre Gerinnung Hämorrhagische Diathese Leukämie Makroglobulinämie Waldenström Polyzythämia vera Thrombotische thrombozytopenische Purpura
Hämorrhagisch	Aneurysma Arteriovenöse Malformation Glioblastom, Metastase Hypertonus Teleangiektasen
Infektiös	AIDS Bakterielle Meningitis mit Arteriitis Herpes zoster ophthalmicus Katzenkratzkrankheit Lyme-Borreliose Rheumatische Endokarditis Rickettsien-Arteriitis Tuberkulose Zystizerkose
Toxisch	Amphetamine Arsen Kohlenmonoxid Ergot-Alkaloide Kokain, Crack Nikotin
Andere	Orale Kontrazeptiva Nächtliche Hypotonie Normaldruckhydrozephalus, posthämorrhagischer Radiatio Schlafapnoesyndrom Sinusvenenthrombose Zustand nach Herzstillstand und Reanimation

CADASIL *cerebral autosomal dominant arteriopathy with subcortical infarcts and leukoencephalopathy*, MELAS *mitochondrial myopathy, encephalopathy, lactacidosis, stroke*

die Gabe von Statinen eine weitere Senkung der Cholesterinkonzentration herbeiführen, möglicherweise sogar die Entwicklung kognitiver Störungen verzögern und den klinischen Verlauf einer AD verlangsamen (Hajjar et al. 2002; Simons et al. 2002). Eine Fall-Kontroll-Studie an mehr als 2000 Personen belegte die Risikominderung durch Statine bei unter (Odds ratio 0,26), nicht jedoch bei über 80-Jährigen (Rockwood et al. 2002). Steht weniger zelluläres Cholesterin zur Verfügung, kann weniger β-Amyloid generiert werden (Simons et al. 1998). Derzeit sind die Ergebnisse klinischer Studien uneinheitlich: Pravastatin senkte das Risiko von Herz-, nicht aber von Hirninfarkten und hatte keinen Einfluss auf die Kognition älterer Patienten (Shepherd et al. 2002); Atorvastatin senkte in einer Pilotstudie nach sechs Monaten nicht nur den Cholesterinspiegel, sondern verbesserte auch die kognitive Leistung und Affektlage bei Patienten mit AD (Sparks et al. 2005). Simvastatin erwies sich im Nebeneffekt auch als antiinflammatorisch (Leung et al. 2003).

Entzündungsfaktoren

beteiligen sich an neurodegenerativen und vaskulären Prozessen. Amyloid-Plaques sind von aktivierter Mikroglia und proinflammatorischen Zytokinen umgeben (Blasko u. Grubeck-Loebenstein 2003). Höhere Werte des C-reaktiven Proteins scheinen aus unbekannten Gründen mit einer höheren Effektivität von Statinen assoziiert (Di Napoli et al. 2005), aber vor allem mit einer rascheren

5

Tab. 5.24. Prävalente Risikofaktoren zerebrovaskulärer Erkrankungen. (Mod. nach Knecht u. Berger 2004; Roman et al. 2004)

Risikofaktor	Prävalenz	Effekt auf Hirninfarktrisiko	Demenzrisiko
Unveränderlich			
Alter	(alle)	Verdopplung pro Dekade	+
Geschlecht	(Männer)	× 1,3	+
Ethnische Zugehörigkeit	Afroamerikaner Hispanier	× 2,4 × 2,0	(0)
Genetische Disposition	Verwandte 1. Grades	× 1,9	(+)
Beeinflussbar			
Hypertonie	Bis 40%	× 3–5	+
Vorhofflimmern	1–2%	× 5–18	+
Rauchen	20–40%	× 1,5–2,5	(+)
Hypercholesterinämie	6–40%	× 1–2	+
Diabetes mellitus	4–20%	× 1,5–3	+
Übergewicht		× 2,0	+
Bewegungsmangel	20–40%	× 2,7	(+)
Exzessiver (oder gar kein) Alkoholgebrauch	5–30%	× 1–3	(+)
Weitere			
Herzinsuffizienz		+	+
Herzinfarkt		+	+
Thrombophilie		+	+
Hyperhomocysteinämie		+	+
C-reaktives Protein		+	+
Apolipoprotein E4		(+)	+
Depression		+	+

Atherosklerose-Progredienz (Schillinger et al. 2005) und mit einem deutlich erhöhten Demenzrisiko (Schmidt et al. 2002). Häufig ist ein behandelbares Substrat erhöhter Entzündungsparameter eruierbar. Bei Chlamydien-seropositiven Patienten bremst eine Behandlung mit dem Antibiotikum Roxithromycin für einen gewissen Zeitraum das Fortschreiten der Atherosklerose (Sander et al. 2004).

Risikofaktor Neuroleptikatherapie

Bei alten dementen Patienten fand sich in großen Studien eine höhere Zahl »zerebrovaskulärer Ereignisse« (*cerebrovascular adverse events*) – passageren oder permanenten zerebralen Ischämien – während einer Neuroleptikabehandlung als bei Unbehandelten, nämlich 1,3% gegenüber 0,4% bei Olanzapin, 3,3% gegenüber 1,2% bei Ris-

Exkurs

Homocystein

Erhöhte Homocysteinspiegel sind assoziiert mit arterieller Verschlusskrankheit, koronarer Herzerkrankung, Hirninfarkten, neurodegenerativen Veränderungen und kognitiven Defiziten (Kado et al. 2005). In einer Gruppe von über 1000 Personen zwischen 68 und 97 Jahren aus der Framingham-Studie konnte während einer mittleren Beobachtungszeit von 8 Jahren gezeigt werden, dass ein um 5 μM erhöhter Plasma-Homocysteinspiegel das Risiko einer Demenzentwicklung um 40% steigert (Seshadri et al. 2002); eine Plasma-Homocysteinkonzentration > 14 μM verdoppelt das Risiko für eine AD! Eine Metaanalyse ergab bei Patienten, die einen ischämischen Hirninfarkt erlitten hatten, nur einen um 2,3 μM höheren Plasma-Homocysteinspiegel als in den Kontrollgruppen. Die Hyperhomocysteinämie steigerte das Hirninfarktrisiko signifikant (OR 1,8; Kelly et al. 2002). Der Referenzwert für Homocystein liegt zwischen 4,9 μM und 11,7 μM (Kessler et al. 2003). Nüchternwerte bis 30 μM werden als leichte, bis 100 μM als mittelschwere und > 100 μM als schwere Hyperhomocysteinämie bewertet. 80–90% des Homocysteins sind proteingebunden.

Homocystein ist eine schwefelhaltige Aminosäure und entsteht als Intermediärprodukt bei der Demethylierung der essenziellen Aminosäure Methionin (■ Abb. 5.23). Der Metabolismus von Methionin und Homocystein ist abhängig von den Vitaminen B12 (Cobalamin), Vitamin B6 (Pyridoxin) und Folsäure. Falls die B12-katalysierte Re-Methylierung von Homocystein zu Methionin vermindert abläuft, steht nur unzureichend Methionin für Genexpression, Protein-, Myelin- und Neurotransmittersynthese zur Verfügung. Alternativ kann Homocystein über eine Reihe teilweise toxischer Zwischenprodukte hepatisch metabolisiert und renal ausgeschieden werden. Eine Hyperhomocysteinämie kann daher durch Mangel an Vitamin B12, Vitamin B6 oder Folsäure, durch pharmakologische Interferenzen (z. B. durch Alkohol, Nikotin, Koffein, Theophyllin, Phenytoin, Isoniazid und Methotrexat) und eine Niereninsuffizienz hervorgerufen werden (Hassan et al. 2003; Mato u. Lu 2005). Leichte Homocysteinanstiege wurden auch im höheren Lebensalter, in der Postmenopause und bei einer Hypothyreose registriert. Zusätzlich können Polymorphismen v. a. von zwei Enzymen zu einer Hyperhomocysteinämie führen:

- Ein autosomal-rezessiver Defekt der Cystathionin-β-Synthase (CBS) ist Ursache der Homocysteinurie I.
- Ein Polymorphismus der Methylentetrahydrofolat-Reduktase (MTHFR) mit einem Austausch von Alanin gegen Valin in Position 677 kann bei Heterozygote (C677T) zu einem 5–15%igen, bei Homozygotie (677TT) zu einem 30–40%igen Funktionsverlust des Enzyms mit einem konsekutiven Homocysteinanstieg führen (Homocysteinurie II). Folgen sind eine endotheliale Dysfunktion und vermehrte subkortikale vaskuläre Veränderungen (Hassan et al. 2003). Das Risiko eines Hirninfarkts ist erhöht (OR = 1,2; Kelly et al. 2002).

Grundsätzlich kann eine Hyperhomocysteinämie durch eine Veränderung der Disulfidbrücken zu einer fehlenden oder falschen Proteinfaltung im endoplasmatischen Retikulum führen. Ferner werden proinflammatorische Faktoren aktiviert und oxidativer Stress generiert.

Im Gefäßendothel entstehen durch die Reaktion der Sulfhydrylgruppen des Homocysteins mit Eisen und Kupfer reaktive Sauerstoffspezies (ROS) und Wasserstoffperoxid (H_2O_2). Es kommt zur Lipidperoxidation und zur Oxidation von Rezeptoren, Integrinen und anderen Oberflächenmolekülen. Die Expression vaskulärer Adhäsionsmoleküle wird gesteigert und die Thrombozytenaggregation, Thrombenbildung und Atherosklerose verstärkt. Durch Homocystein-Thiolacton werden die Bildung von LDL-Aggregaten (*low-density lipoprotein*) und weitere Entzündungsmechanismen begünstigt. Die endotheliale Synthase-Aktivität nimmt ab, wodurch weniger Stickstoffmonoxid zur vasomotorischen Regulation zur Verfügung steht. Homocystein-Thiolacton führt u. a. über eine Caspase-Aktivierung zur Apoptose und reagiert und mit Lysin und anderen Aminosäuren. Die β-Amyloid-Toxizität wird durch Homocystein gesteigert.

Homocystein ist ein Agonist an der Glutamatbindungsstelle der NMDA-Rezeptoren und ein partieller Antagonist an den Glycinbindungsstellen. Bei normaler Homocysteinkonzentration besteht der Netto-Effekt in einer Inhibition des NMDA-Rezeptors. Eine erhöhte Konzentration kann jedoch bei gleichzeitiger Schädigung der Blut-Hirn-Schranke (z. B. nach Infarkt, C2) zu einer Überstimulation des Glutamatrezeptors mit neurotoxischem Kalziumeinstrom in die Postsynapse führen.

Therapeutisch können Folsäure und Vitamin B12 eingesetzt werden (Ingrosso et al. 2003; Schwammenthal u. Tanne 2004). Die Gabe von Folat und Vitamin B12 kann angeblich sogar zu einer Verbesserung der kognitiven Leistung dementer Patienten beitragen (Nilsson et al. 2001).

peridon und 1,3% gegenüber 0,6% bei Aripiprazol. Unter Olanzapin-Therapie war sogar die Mortalität erhöht (3,5% gegenüber 1,5%). Daraufhin zogen die Hersteller ihre Behandlungsempfehlung für Verhaltensstörungen bei dementen Patienten zurück bzw. mahnten zu einer sorgfältigeren Abwägung von Nutzen und Risiko. Dieses Risiko geht nicht allein von modernen Atypika aus, sondern auch im gleichen Maße von konventionellen Neuroleptika (Gill et al. 2005; Herrmann et al. 2004).

Die zugrunde liegenden Pathomechanismen sind derzeit noch unklar. Neben der psychischen Beruhigung und der physischen Ruhigstellung der Patienten nach subjektiv erlebtem und ausagiertem Stress können u. a. folgende Faktoren eine Rolle spielen:

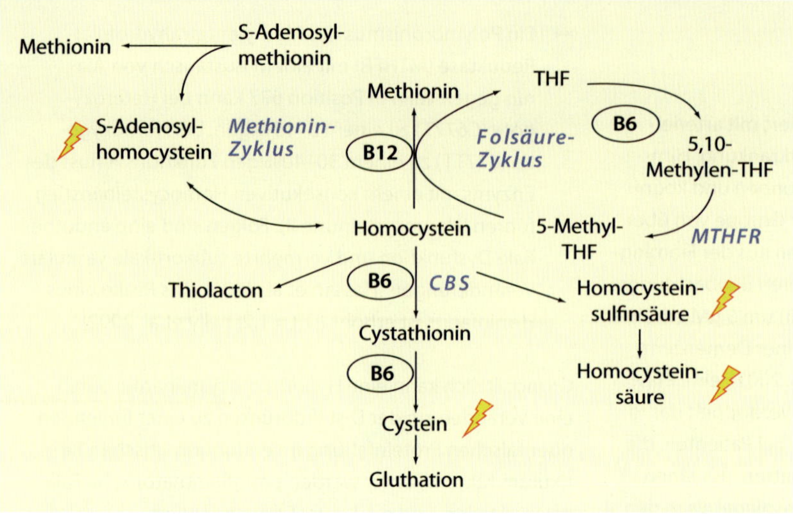

Abb. 5.23. Homocystein im Folsäure- und Methioninzyklus. Toxische Produkte sind mit einem *Blitz* markiert. *CBS* Cystathionin-β-Synthase, *MTHFR* Methylentetrahydrofolat-Reduktase, *THF* Tetrahydrofolat, *B6, B12* Brodmann-Areale (s. Text)

- Hyperprolaktinämie mit erhöhter Plättchenaggregation,
- orthostatische Hypotension bei Patienten mit vorbestehenden zerebrovaskulären Risiken (als Ursache der Verhaltensstörungen) und konsekutive Grenzzoneninfarkte,
- Muskarinantagonismus,
- Suppression von BDNF (*brain derived neurotrophic factor*) mit daher verminderter Kompensation der neurodegenerativen Hirnveränderungen; gleichzeitig existieren jedoch Hinweise auf eine Abschwächung der Amyloid-Toxizität durch Atypika (Wei et al. 2003).

Merkmale der Patienten mit schwer wiegenden Komplikationen waren:
- hohes Alter,
- stärker ausgeprägte kognitive Defizite,
- Benzodiazepingabe und Sedierung,
- somatische Komorbidität (pulmonale Erkrankungen, Dysfergie, Gewichtsverlust oder -zuwachs > 6%, Dehydrierung, Malnutrition).

5.9.3 Formen der vaskulären Demenz

Infarkte großer Hirngefäße können isolierte kognitive Defizite verursachen (Tab. 5.25). Multiple Infarkte bedingen ein Mosaik von Defiziten, die klinische Kriterien einer Demenz erfüllen können (**Multi-Infarkt-Demenz**). Einzelne Infarkte **strategisch** relevanter Hirnstrukturen, deren Funktion nicht durch andere Areale zu kompensieren sind, verursachen schwer wiegende alltagsrelevante Ausfälle (Tab. 5.25). Diese makroangiopathischen Veränderungen können isoliert oder gemeinsam mit Veränderungen kleiner Gefäße auftreten, die vorwiegend in Marklager und Stammganglien lokalisiert sind. Dabei handelt es sich entweder um multiple, abgrenzbare, kleine Lakunen, v. a. der Stammganglien, oder um diffuse, subkortikale oder periventrikuläre Marklagerveränderungen (**Leukoaraiose**). Im Allgemeinen weisen punktförmige Marklagerläsionen im Verlauf keine Progression auf; zumeist handelt es sich dabei um erweiterte, perivaskuläre Virchow-Robin-Räume, während konfluierende Läsionen über die Jahre zunehmen. Dies sind zunächst inkomplette

Tab. 5.25. Morphologie und Pathogenese vaskulärer Demenzen. (Mod. nach Haberl u. Schreiber 2001)

	Makroangiopathie		Mikroangiopathie	
Infarkttyp	Multiple territoriale Infarkte	Strategische territoriale Infarkte	Strategische lakunäre Infarkte	Multiple Mikroinfarkte
Pathogenese	Embolie (kardial, arterio-arteriell), Karotisstenosen, Hyperkoagulation	Embolie (arterioarteriell, kardial), lokale Thrombose	Hyalinose, Amyloidose, Vaskulitis, CADASIL, Morbus Binswanger	
Bildgebung	Multiple kortikale und subkortikale Infarkte	Isolierte kortikale (z. B. Gyrus angularis) oder subkortikale Infarkte (z. B. Thalamus)	Isolierte lakunäre subkortikale Infarkte	Periventrikuläre Dichteminderung, multiple Lakunen

arterioläre Infarkte, die bei fortschreitender Mikroangiopathie zu einem kompletten Verschluss führen (Schmidt et al. 2003). Ausgeprägte mikrovaskuläre Veränderungen sind meist mit einer Hippocampusatrophie assoziiert (Kril et al. 2002).

Die **subkortikale vaskuläre Enzephalopathie** (früher: subkortikale atherosklerotische Enzephalopathie, SAE, oder Morbus Binswanger) ist gekennzeichnet durch eine Verschlechterung der vorbestehenden Leistungsfähigkeit mit Beeinträchtigung komplexer sozialer Aktivitäten und weiterer anspruchsvoller Handlungsabläufe. Dabei besteht ein Dysexekutivsyndrom mit Defiziten in Zieldefinition, Initiative, Planung, Sequenzierung und Durchführung bei inkonstanter Motivation und Aufmerksamkeit. Während die Patienten imstande sind, zu lernen, zeigen sie Schwierigkeiten im Wiedererinnern, die jedoch bei geeigneten Hinweisen überwunden werden können (Tierney et al. 2001). Ferner sind die subkortikalen vaskulären Störungen durch psychomotorische Verlangsamung, Affektlabilität und depressive Verstimmungen gekennzeichnet (Bäzner et al. 2003; Prins et al. 2005). Mitunter wird bei dem Fehlen ausgeprägter kognitiver Störungen die Depression diagnostisch in den Vordergrund gerückt (**vaskuläre Depression**). Aufgrund der hohen Prävalenz beider Erkrankungen ist eine Koinzidenz nicht unwahrscheinlich, daneben sind vielfältige biologische und psychologische Interaktionen nachzuweisen und zusätzlich gemeinsame Substrate anzunehmen (Thomas et al. 2002, 2004).

Post-stroke dementia

Der Zusammenhang von ischämischem Infarkt und nachfolgender demenzieller Symptomatik war Gegenstand zahlreicher Studien. Das Risiko einer Demenz wird durch einen Hirninfarkt um etwa 70% gesteigert und durch mehrere Hirninfarkte etwa verdoppelt (Schneider et al. 2003b). Beim Vorliegen von Marklagerveränderungen hängt das Demenzrisiko zusätzlich vom Ausmaß sowohl der Hippocampus- als auch der Rindenatrophie ab (Fein et al. 2000). In einer finnischen Studie erfüllten 32% von 337 Patienten zwischen 35 und 85 Jahren nach einem Hirninfarkt Kriterien eines Demenzsyndroms, bei 26% dieser Patienten war ein Zusammenhang mit dem Infarkt zu erkennen (Pohjasvaara et al. 2000). Zwischen der Entwicklung einer Demenz und folgenden Einflussgrößen war eine signifikante Assoziation nachzuweisen:

- Infarktvolumen (OR = 1,1),
- linksseitige Lokalisation (OR = 1,2),
- Größe der Marklagerläsionen (OR = 1,3),
- kernspintomographisch festgestellte Mediotemporallappenatrophie (OR = 2,1) und
- Ausbildung des Patienten (OR = 0,9).

Eine Übersichtsarbeit der gleichen Autorengruppe fasst die Ergebnisse weiterer Studien zum Thema zusammen (Pohjasvaara et al. 2001); für die folgenden Faktoren wurde wiederholt ein Zusammenhang mit einer Postinfarktdemenz gezeigt:

- Alter,
- bereits vorbestehende kognitive Defizite,
- ausgeprägte kognitive Defizite nach dem Infarkt (Aphasie etc.),
- Größe des Infarkts,
- Lokalisation des Infarkts in der dominanten Hemisphäre,
- früherer Hirninfarkt,
- Hirnatrophie,
- internistische Komorbidität (z. B. Diabetes mellitus, Vorhofflimmern),
- geringes Ausbildungsniveau.

Vermehrt diskutiert wurden seither die Bedeutung vorbestehender leichter kognitiver Defizite im Sinne eines präklinischen Demenzstadiums und die besondere Bedeutung einer vorbestehenden Hippocampus- und Frontallappenatrophie als Ausdruck einer bislang subklinischen neurodegenerativen Hirnveränderung (z. B. Burton et al. 2003; Cordoliani-Mackowiak et al. 2003; Hénon et al. 2001; Mungas et al. 2001).

5.10 Zerebrale Multimorbidität im Senium – ein Ausblick

5.10.1 Zerebrale Multimorbidität

Alzheimer war 1906 beeindruckt, im Gehirn einer jungen Patientin jene neurodegenerativen und vaskulären Hirnveränderungen zu sehen, die im Senium als nahezu normal galten. Wir müssen uns erst wieder daran gewöhnen, dass sich das Gehirn, vor allem im Alter, nicht an die gewohnten Lehrbuchtexte hält, in denen aus didaktischen Gründen von prototypischen Erkrankungsformen die Rede ist, wie man sie gelegentlich bei jüngeren Patienten abstrahieren kann. Diese Entfernung der Theorie von der Natur ist zum Teil der Preis einer wissenschaftlich notwendigen Vereinfachung. Erschwert diese Sichtweise jedoch die praktische Diagnostik und Behandlung von Patienten, muss sie revidiert werden.

In einer epidemiologisch repräsentativen Bevölkerungsstichprobe waren bei jenen Personen, die eine Demenz entwickelten, in der autoptischen Untersuchung bei nahezu allen Patienten erhebliche Alzheimer-Veränderungen nachzuweisen, wobei nur 21% Plaques und Neurofibrillen ohne gleichzeitige vaskuläre Pathologie aufwiesen; eine kernspintomographische Untersuchung der Hirnschnitte ergab bei 91% der Dementen und Nichtdementen ausgedehnte Marklagerläsionen (Fernando u. Ince 2004). In einer anderen Stichprobe zeigte sich bei der neuropathologischen Untersuchung ein mehr als dreifach höherer Prozentsatz von Hirninfarkten als aufgrund der klinischen Angaben zu vermuten; Korrelationen ergaben sich zwischen Plaques und Neurofibrillen einerseits sowie einer kongophilen Amyloid-Angiopathie andererseits, ebenso wie zwischen Plaques und der Atheromatose großer Gefäße; ansonsten waren vaskuläre und neurodegenerative Hirnveränderungen voneinander statistisch unabhängig, aber hochprävalent (Honig et al. 2005). Inzwischen ließen sich viele Studien auflisten, die sich mit den überlagernden Pathologien unterschiedlicher neurodegenerativer, vaskulärer und anderer Hirnveränderungen befassen. Eine der bekanntesten ist die erste Ordensschwestern-Studie, in der u. a. nachgewiesen wurde, dass bei einer Komorbidität von Alzheimer- und vaskulärer Pathologie ein jeweils geringeres Ausmaß an Veränderungen ausreichte, um zu einer Demenz zu führen – und diese Komorbidität war häufig (Snowdon et al. 1997). Diese Erkenntnisse begründen nicht nur die Pflicht, in der Behandlung der Patienten auf sämtliche beeinflussbaren Faktoren einzugehen, sondern eröffnene auch die Chance, mehr Ansatzpunkte für eine Behandlung zu entdecken (Casserly u. Topol 2004).

5.10.2 Prävention und Therapie

Risikofaktoren

Nur ein Teil der heute bekannten Risikofaktoren einer Demenz ist beeinflussbar; ein noch kleinerer Teil wird bereits konsequent berücksichtigt. Die in früheren Lebensabschnitten gezeigte Intelligenz ist ein Prädiktor der kognitiven Leistung, die 50 Jahre später erbracht wird (Plassman et al. 1995). Ein hohes Ausbildungsniveau korreliert mit der Hirngröße und der neuronalen sowie kognitiven Reserve im Alter (le Carret et al. 2003; Coffey et al. 1999; del Ser et al. 1999). Diese Ergebnisse dürfen nicht in einer Weise uminterpretiert werden, als komme es nur auf die Intensität der Erziehung und Berufsgestaltung an, um das eigene kognitive Schicksal in die Hand zu nehmen. Diese und ähnliche Daten beweisen aber einen relevanten Zusammenhang zwischen Demenzrisiko einerseits und den in jüngerem Alter wahrgenommenen Ausbildungschancen andererseits. Das rechtzeitige Wahrnehmen dieser Möglichkeiten ist aber von zahlreichen Voraussetzungen abhängig: z. B. genetische Veranlagung zu Leistung und Motivation, wirtschaftliche und psychologische Unterstützung. Immerhin gibt es wichtige Anhaltspunkte dafür, dass nicht nur eine lange durchgehaltene körperliche, geistige und soziale Regsamkeit, sondern auch eine spät begonnene Aktivität günstige Auswirkungen auf kognitive und somatische Leistungen entfaltet (Oswald et al. 2001). Diese Chance muss selbstverantwortlich genutzt werden. Soziale Isolation ist mit einer wesentlichen Steigerung des Demenzrisikos im Alter assoziiert (z. B. Fratiglioni et al. 2000). Ältere Menschen, die verwitwen, entwickeln nicht nur depressive Störungen, sondern zeigen in der Folgezeit auch eine deutlichere kognitive Verschlechterung im Vergleich zu Personen, deren Partner erhalten bleibt (Aartsen et al. 2005).

Die schwer erfassbare Qualität der Kontakte ist von größerer Bedeutung als deren Quantität. Körperliche Aktivität reduziert das Risiko von Stürzen, dient der Stressminderung und vermindert das Risiko kognitiver Defizite im Alter (Laurin et al. 2001; Lindsay et al. 2002). Früheres Übergewicht steigert das Demenzrisiko Jahrzehnte später (Gustafson et al. 2003). Ungesättigte Fettsäuren senken, gesättigte steigern das Demenzrisiko (Morris et al. 2003). Moderater, regelmäßiger Alkoholkonsum senkt das Risiko (Ruitenberg et al. 2002; Truelsen et al. 2002), exzessiver Alkoholgebrauch steigert das Demenzrisiko (Anttila et al. 2004). Langjähriger Kaffeekonsum kann risikomindernd wirken (Maia u. de Mendonca 2002), ebenso wie hohe Dosen der antioxidativ wirkenden Vitamine C und E (Engelhart et al. 2002; Zandi et al. 2004). Niedrige Spiegel von Vitamin B12 (< 1150 pmol/l) und Folsäure (< 10 nmol/l) sind mit höheren Homocysteinkonzentrationen assoziiert und erhöhen das Demenzrisiko (Seshadri et al. 2002; Wang et al. 2001). Frühe Pubarche und späte Menarche wirken möglicherweise neuroprotektiv. Niedrigere endogene Östrogenspiegel im Senium sind mit kognitiven, Verhaltens- und anderen Störungen assoziiert (Senanarong et al. 2002). Initial günstige Ergebnisse einer Östrogen-Monotherapie (LeBlanc et al. 2001) konnten nicht einheitlich bestätigt werden (Shumaker et al. 2003). Es ist zu hoffen, dass in den nächsten Jahren vertiefte Erkenntnisse über den Stellenwert einzelner, noch kontroverser Faktoren gewonnen werden und dass eindeutige Empfehlungen zur Prävention altersassoziierter kognitiver Störungen formuliert werden können.

Manifeste Demenz

Bei manifester Demenz werden vor allem Interventionen auf Neurotransmitterebene eingesetzt, aber auch Versuche unternommen, die Hirnperfusion und -versorgung zu verbessern. Keine der verfügbaren Substanzen stellt jedoch eine »Therapie für« die AD, die Demenz bei MP, DLK, FTD oder der vaskulären Demenzen dar. Gelingt es dennoch, mit diesen symptomatischen – oder allenfalls sekundärprophylaktischen – Ansätzen eine vorgezeichnete klinische Verschlechterung zu verlangsamen, sie zeitweise aufzuhalten oder sogar kurzfristig eine symptomatische Verbesserung herbeizuführen, so ist dies angesichts der in diesem Stadium einer klinischen Manifestation bereits fortgeschrittenen neurobiologischen Veränderungen als bedeutender Erfolg zu werten.

Pharmakologie

Am besten untersucht sind derzeit die **Cholinesterasehemmer**, die den Abbau von Acetylcholin im synaptischen Spalt verlangsamen (Tab. 5.26). Drei Substanzen mit ver-

Tab. 5.26. Symptomatisch wirksame Antidementiva

	Donepezil	Galantamin	Rivastigmin	Memantin
Chemie	Piperidin	Phenanthren-alkaloloid	Phenylcarbamat	Aminoadamantin
Prinzip	Reversibler, selektiver AchE-I mit regional unterschiedlicher G1- bis G4-Affinität	Präsynaptisch nikotinerger Agonist, steigert ACh-Freisetzung; spezifischer AchE-I	Pseudoirreversible BuchE-I > AchE-I mit höherer Affinität zur G1-Form der ChE	Nichtkompetitiver NMDA-Antagonismus antioxidativ, steigert BDNF-Produktion
Rezeptoren	↑ Noradrenalin- und Dopaminverfügbarkeit	Allosterische Nikotinrezeptorstimulation	Keine Interaktionen	s. oben
Bioverfügbarkeit	99%	85–100%	40%	100%
T_{max} (h)	3–4	1–2	1	4–8
Plasmaproteinbindung	> 90%	18–34%	40%	42–45%
Metabolismus	CYP2D6, CYP3A4	CYP2D6, CYP3A4	Kein hepatischer Metabolismus	Kein hepatischer Metabolismus
Metaboliten	Aktiv	Aktiv	Inaktiv	Inaktiv
Renale Exkretion	17%	50%	> 99%	> 99%
Elimination $T_{1/2}$ (h)	70–80	5,5	0,6–2	60–100
Anfangsdosis (mg/Tag)	5	8	3	10
Zieldosis (mg/Tag)	10	24	12	20

gleichbarer klinischer Wirkung, aber abweichender Pharmakologie stehen zur Verfügung. Donepezil ist der klassische und einfach anzuwendende, spezifische Acetylcholinesterasehemmer. Galantamin steigert in erster Linie die Acetylcholinfreisetzung über eine Nikotinrezeptorstimulation an der Präsynapse. Rivastigmin hemmt die unspezifische Butyrylcholinesterase, die u. a. auch an der Oberfläche der Amyloid-Plaques zu finden ist. Differenzielle Indikationen konnten für die einzelnen Substanzen noch nicht überzeugend herausgearbeitet werden, wenngleich erste Ergebnisse vermuten lassen, dass bestimmte Cholinesterasehemmer tatsächlich Vorteile in bestimmten Behandlungssituationen reklamieren können. Insgesamt erweisen sich Cholinesterasehemmer erwartungsgemäß als besonders effektiv, wenn stark ausgeprägte cholinerge Defizite vorliegen, also bei Patienten mit fluktuierendem Verlauf, visuellen Halluzinationen (DLK), einer hohen EEG-Power im langsamen Frequenzbereich (Adler et al. 2004) und einem schmächtigen Nucleus basalis Meynert, der eventuell in absehbarer Zeit auch kernspintomographisch zu erkennen sein wird (Teipel et al. 2005). Möglicherweise besitzen Cholinesterasehemmer sogar neuroprotektive Nebeneffekte, dokumentierbar durch eine im Verlauf geringere Zunahme der Hirnatrophie (z. B. Rama Krishnan et al. 2003; Hashimoto et al. 2005).

Memantin ist ein nichtkompetitiver, moderater Antagonist des NMDA-Glutamatrezeptors, wodurch bei Überstimulation ein unphysiologisch hoher, deletärer Kalziumeinstrom in die Postsynapse verhindert wird. Die Wirksamkeit von Memantin wurde auch bei mittelschwerer und schwerer Demenz untersucht, und zwar wiederholt an Patienten, die sowohl Anzeichen einer neurodegenerativen als auch vaskulären Hirnveränderung aufwiesen. Die Kombination von Memantin und Cholinesterasehemmern führt in therapeutischer Dosierung zu keinen ungünstigen Interaktionen und kann die kognitive Leistung verbessern (Enz u. Gentsch 2004; Tariot et al. 2004). Diese Kombination ist pharmakologisch sinnvoll (Abb. 5.24).

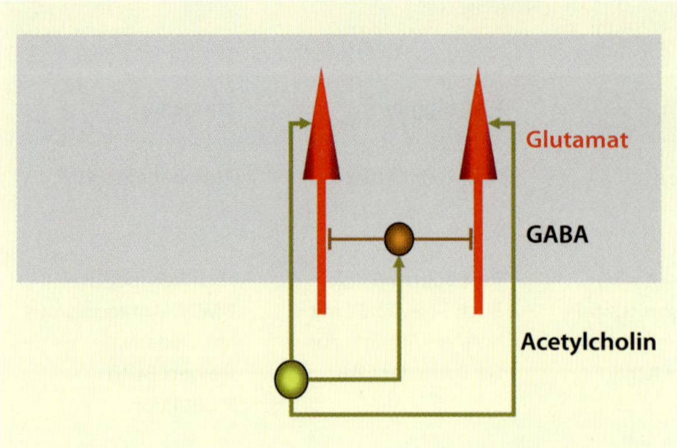

Abb. 5.24. Die Überaktivität noch funktionsfähiger neokortikaler und hippokampaler glutamaterger Pyramidenzellen (*rot*) kann durch den nichtkompetitiven NMDA-Rezeptorantagonisten Memantin gesenkt werden. Durch Cholinesterasehemmer steht trotz eines geschädigten cholinergen Systems (*gelb*) wieder mehr Acetylcholin im synaptischen Spalt zu Verfügung. Acetylcholin reduziert das K-Ruhepotenzial und steigert dadurch die neuronale Erregbarkeit. Dies betrifft jedoch nicht nur die glutamatergen Pyramidenzellen, sondern auch GABAerge Interneurone (*ocker*). Als Nettoeffekt führt die gesteigerte laterale Hemmung zu einem günstigeren Signal-Rausch-Verhältnis

Vergleichbar detaillierte Belege für Wirkmechanismen und Wirkstärken weiterer Substanzen (z. B. *Ginkgo biloba*, Pirazetam) stehen noch aus.

Die Effekte einer L-Dopa-Behandlung oder einer Therapie mit Dopaminagonisten bei Patienten mit kognitiven Störungen sind derzeit entweder Thema sehr fokussierter neuropsychologischer Studien oder von Berichten über psychopathologische Nebenwirkungen dieser Substanzen. Dies liegt in erster Linie daran, dass für einschlägige wissenschaftliche Studien möglichst charakteristische Patienten ausgewählt werden, die keine entsprechende Komorbidität aufweisen. In Klinik und Praxis finden sich jedoch mit der zunehmenden Alterung zahlreiche, schwer zu behandelnde Patienten mit MP, deren dopaminerge Therapie nicht ausreichend durch cholinerge Interventionen abgepuffert wird und deren Zustand deshalb zwischen Akinese und Rigor oder Wahnideen und Halluzinationen wechselt. Die serotonerg oder noradrenerg antidepressive Behandlung dementer Patienten kann wesentlich zu einer Milderung depressiver Verstimmungszustände führen, aber auch zur Verbesserung von Kognition und Verhalten beitragen; dies war bisher noch nicht Gegenstand größerer systematischer Untersuchungen.

Kardio-zerebro-vaskuläre Interventionen

Eine gegebenenfalls behutsame Blutdrucksenkung auf 130–150/70–90 mmHg mit Diuretika oder ACE-Hemmern wie Ramipril oder Perindopril kann zu einer Steigerung der kognitiven Leistung führen (z. B. Bosch et al. 2002; Forette et al. 1998, 2002; Tab. 5.27). Thrombozytenaggregationshemmer wie Acetylsalicylat oder Clopidogrel können bei Hinweisen auf eine Atherosklerose die zerebrale Perfusion verbessern. Antikoagulation ist zur Vermeidung zerebraler Embolie bei Vorhofflimmern zu erwägen. Größere Studien zu den Wirkungen und Nebenwirkungen einer Kombinationsbehandlung von Antidementiva, Antihypertensiva und Thrombozytenaggregationshemmern liegen jedoch nicht vor, obwohl diese Behandlungen in der Praxis ständig vorgenommen werden. Die (wissenschaftlich nicht ernst zu nehmende) Alltagserfahrung und eine kleine Untersuchung lassen vermuten, dass eine Kombinationsbehandlung mit Antidementiva und Antihypertensiva Vorteile für die kognitive Leistung aufweist (Rozzini et al. 2005)

Die Forschung zur Wirksamkeit **»nichtpharmakologischer« Verfahren** zur Behandlung dementer Patienten ist in einem beklagenswerten Zustand. Dies ist umso bedauerlicher, als die Pflege der Patienten in der Praxis vermutlich künftig eine noch bedeutendere Rolle spielen wird als eine Pharmakotherapie. Dass es zu wenige und zu schlechte Untersuchungen zu diesem Thema gibt, liegt auch an den besonderen Schwierigkeiten des Untersuchungsgegenstandes. Studien zum Nutzen kognitiver Stimulation (Berger et al. 2004) oder zum Realitätsorientierungstraining (ROT; Spector et al. 2000b) führten bisher zu verhalten positiven Resümees. Dagegen lieferten die Metaanalysen zur Wirksamkeit von Validation (Neal u. Briggs 2003), Reminiszenztherapie (Spector et al. 2000a), zum entspannenden *snoezelen* (Chung et al. 2002) und zur Lichttherapie (Forbes et al. 2004) negative Bewertungen. Dies bedeutet aber keineswegs, dass nahe liegende und gut strukturierte Behandlungsangebote, die z. B. einfache schlafhygienische Maßnahmen betreffen (McCurry et al. 2005; Montgomery u. Dennis 2004) oder affirmative biographische Arbeit (Romero u. Wenz 2002) ohne Erfolg blieben. Mitunter münden die Studien jedoch in der Erkenntnis, dass mehr und freundlichere Zuwendung auch noch bei Patienten mit schwerer Demenz positive Reaktionen hervorrufen (Kim u. Buschmann 1999). Innovative Ideen fehlen.

Künftige Strategien

Aufgrund positiver Erfahrungen mit der aktiven Immunisierung gegen **β-Amyloid** bei transgenen Mäusen wurde eine entsprechende Phase-II-Studie an Patienten mit AD durchgeführt, musste jedoch wegen Enzephalitiden, die sich bei 5% der Patienten entwickelten, abgebrochen werden (Hock et al. 2003; Lemere et al. 2003). Weiterentwicklungen dieses Verfahrens werden derzeit erprobt (Klyubin et al. 2005). Bei der Prozessierung des APP sind mehrere Manipulationen von der Stimulation der α-Sekretase-Aktivität, bis zur Hemmung der β- und γ-Sekretase-Aktivität denkbar. Zu gravierende Eingriffe können aber andere Störungen, etwa der Zelldifferenzierung, verursachen. *Beta-sheet breaker*, welche die stark aggregierende β-Faltblattstruktur des Amyloids verhindern oder sogar

Tab. 5.27. Interventionsstudien zu Hypertoniebehandlung und Kognition-Demenz-Inzidenz

Referenz	n	Alter (Jahre)	Intervention	Beobachtungszeit (Jahre)	Ergebnis
Systolic Hypertension in the Elderly Program (SEHP 1991)	4736	≥ 60	Chlorthalidon 12,5–25 mg (+ Atenolol 25–50 mg)	4,5	36%ige Reduktion der zerebralen Infarktinzidenz Kognition?
SYSR-EUR I (Forette et al. 1998)	2418	≥ 60	Nitrendipin 10–40 mg (+ Enalapril 5–20 mg) + Hydrochlorothiazid 12,5–25 mg)	2,0	50%ige Reduktion der Demenzinzidenz (inzidente Fälle: 32, davon 23 AD)
SYSR-EUR II (Forette et al. 2002)	3228	≥ 62	idem	3,9	55% reduziertes Risiko (Fälle: 64, davon 41 AD)
HOPE (Bosch et al. 2002)	9541	≥ 50	Ramipril 10 mg	4,5	32% weniger Hirninfarkte (? unabhängig von Risikofaktoren)
PROGRESS (2001/2003)	6105 nach TIA/ Hirninfarkt	~ 64	Perindopril 4 mg (+ Indapamid 2–2,5 mg)	3,9	19% weniger kognitive Verschlechterung
SCOPE (Lithell et al. 2003)	4937	70–89	Candesartan (ATA-Blocker) 8–16 mg	3,7	28% weniger nichtletale Hirninfarkte

Plaques auflösen (*plaque buster*), werden untersucht. Simultane Interventionen gegen die Amyloid- und Fibrillengenese, etwa durch ein Glykosaminoglykan, werden diskutiert (Geerts 2004).

Die GSK-3 trägt sowohl zur Entstehung von Amyloid als auch zur Hyperphosphorylierung von **Tau** und damit zur Neurofibrillenbildung bei. Lithium hemmt in therapeutischer Dosierung die GSK-3 (Klein u. Melton 1996). Ferner induziert Lithium im Tiermodell eine vermehrte hippokampale Neuroneogenese (Chen et al. 2000). In Nervenzellkulturen wirkt Lithium protektiv gegen die β-Amyloid-Toxizität (Alvarez et al. 1999) und apoptoseverzögernd (Nonaka et al. 1998a). Es führt zu einer verminderten Expression der proapoptotischen Bax- und p53-Gene bei gleichzeitig erhöhter Expression des zytoprotektiven Bcl2-Gens (Chen u. Chuang 1999). Ischämische Läsionen fallen im Tiermodell nach Gabe von Lithium geringer aus (Nonaka et al. 1999b). Ein künftiger Nutzen von *neurocognitive enhancers* bei manifester Demenz erscheint zweifelhaft, ist aber nicht sicher auszuschließen (Farah et al. 2004).

Dies sind nur einige der zahlreichen erfolgversprechenden Untersuchungsansätze, die derzeit verfolgt werden. Sicherheitshalber sollten vernünftige Präventions- und Prophylaxemaßnahmen einstweilen beibehalten werden (soziales, kognitives und körperliches Training, konsequente Behandlung von Erkrankungen, die zu einer zerebralen Schädigung beitragen können usw.).

Literatur

Aarsland D, Andersen K, Larsen JP, Lolk A, Kragh-Sorensen P (2003) Prevalence and characteristics of dementia in Parkinson disease: an 8-year prospective study. Arch Neurol 60: 387–392

Aarsland D, Perry R, Larsen JP et al (2005) Neuroleptic sensitivity in Parkinson's disease and Parkinsonian dementias. J Clin Psychiatry 66: 633–637

Aartsen MJ, van Tilburg T, Smits CHM et al (2005) Does widowhood affect memory performance of older persons? Psychol Med 35: 217–226

Abe K, Inokawa M, Kashiwagi A, Yanagihara T (1998) Amnesia after a discrete basal forebrain lesion. J Neurol Neurosurg Psychiatry 65: 126–130

Adlard PA, Cummings BJ (2004) Alzheimer's disease – a sum greater than its parts? Neurobiol Aging 25(6): 725–733

Adler G, Teufel M, Drach LM (2003) Pharmacological treatment of frontotemporal dementia: treatment response to the MAO-A inhibitor moclobemide. Int J Geriatr Psychiatry 18: 653–655

Adler G, Brassen S, Chwalek K et al (2004) Prediction of treatment response to rivastigmine in Alzheimer's dementia. J Neurol Neurosurg Psychiatry 75: 292–294

Alafuzoff I, Overmeyer M, Helisalmi S, Soninen H (2000) Lower counts of astroglia and activated microglia in patients with Alzheimer's disease with regular use of non-steroidal anti-inflammatory drugs. J Alzheimer Dis 2: 37–46

Alexander GE, Crutcher MD (1990) Functional architecture of basal ganglia circuits: neural substrates of parallel processing. Trends Neurosci 13: 266–271

Alvarez G, Munoz-Montano JR, Satrustegui J et al (1999) Lithium protects cultured neurons against beta-amyloid-induced neurodegeneration. FEBS Lett 453: 260–264

Alzheimer A (1898) Neuere Arbeiten über die Dementia senilis und die auf atheromatöser Gefässerkrankung basierenden Gehirnkrankheiten. Monatsschr Psychiat Neurol 3: 101–115

Alzheimer A (1899) Beitrag zur pathologischen Anatomie der Seelenstörungen des Greisenalters. Neurol Centralbl 18: 95–96

Alzheimer A (1911) Über eigenartige Krankheitsfälle des späteren Alters. Z Ges Neurol Psychiatrie 4: 356–385

Anttila T, Helkala E-L, Viitanen M et al (2004) Alcohol drinking in middle age and subsequent risk of mild cognitive impairment and dementia in old age: a prospective population based study. Br Med J 329: 539

Arendt T (2004) Neurodegeneration and plasticity. Int J Dev Neurosci 22: 507–514

Arnulf I, Konofal E, Merino-Andreu M et al (2002) Parkinson's disease and sleepiness. Neurology 58: 1019–1024

Ashford JW, Shih WJ, Coupal J et al (2000) Single SPECT measures of cerebral cortical perfusion reflect time-index estimation of dementia severity in Alzheimer's disease. J Nucl Med 41: 57–64

Ashworth A, Lloyd S, Brown J et al (1999) Molecular genetic characterisation of frontotemporal dementia on chromosome 3. Dement Geriatr Cogn Disord 10: 93–101

Atkinson RC, Shiffrin RM (1968) Human memory: a proposed system and its control processes. In: Spence KW (ed) The psychology of learning and motivation, vol 2. Academic Press, New York, pp 89–195

Baars BJ, Ramsoy TZ, Laureys S (2003) Brain, conscious experience and the observing self. Trends Neurosci 26: 671–675

Bacon AW, Bondi MW, Salmon DP, Murphy C (1998) Very early changes in olfactory functioning due to Alzheimer's disease and the role of apolipoprotein E in olfaction. Ann N Y Acad Sci 855: 723–731

Baddeley AD, Hitch G (1974) Working memory. In: Bower GA (ed) The psychology of learning and motivation, vol 8. Academic Press, New York, pp 47–89

Bailey CH, Kandel ER (2004) The persistence of long-term memory: a molecular approach to self-sustaining changes in learning-induced synaptic growth. Neuron 30(44): 49–57

Ballard C, Piggott M, Johnson M et al (2000) Delusions associated with elevated muscarinic binding in dementia with Lewy bodies. Ann Neurol 48: 868–876

Ballard CG, Aarsland D, McKeith I et al (2002) Fluctuations in attention. Neurology 59: 1714–1720

Barco A, Pittenger C, Kandel ER (2003) CREB, memory enhancement and the treatment of memory disorders: promises, pitfalls and prospects. Expert Opin Ther Targets 7: 101–114

Bartels C (2005) Demenz bei degenerativen Systemerkrankungen. In: Wallesch CW, Förstl H (Hrsg) Demenzen. Thieme, Stuttgart, S 195–209

Bäzner H, Daffertshofer M, Hennerici M (2003) Subkortikale vaskuläre Enzephalopathie. Aktuelle Neurol 30: 266–280

Berger G, Bernhardt T, Schramm U et al (2004) No effects of a combination of caregivers support group and memory training/music therapy in dementia patients from a memory clinic population. Int J Geriatr Psychiatry 19(3): 223–231

Bertram L, Tanzi R (2004) Alzheimer's disease: one disorder, too many genes? Hum Mol Genet 13: R135–R141

Bertram L, Tanzi R (2005) The genetic epidemiology of neurodegenerative disease. J Clin Invest 115(6): 1449–1457

Bickel H, Gradinger R, Kochs E et al (2004) Inzidenz und Risikofaktoren eines Delirs nach Hüftgelenkoperation. Psychiat Praxis 301: 360–365

Bird T, Knopman D, VanSwieten J et al (2003) Epidemiology and genetics of frontotemporal dementia/Pick's disease. Ann Neurol 54 (Suppl 5): 29–31

Birge SJ, McEwen BS, Wise PM (2001) Effects of estrogen deficiency on brain function. Implications for the treatment of postmenopausal women. Postgrad Med Spec No 11–16

Blanchard BJ, Konopka G, Russell M, Ingram VM (1997) Mechanism and prevention of neurotoxicity caused by beta-amyloid peptides: relation to Alzheimer's disease. Brain Res 776: 40–50

Blasko I, Grubeck-Loebenstein B (2003) Role of the immune system in the pathogenesis, prevention and treatment of Alzheimer's disease. Drugs Aging 20: 101–113

Bobinski M, De Leon MJ, Convit A, De Santi S (1999) MRI of entorhinal cortex in mild Alzheimer's disease. Lancet 353: 38–40

Bobinski M, De Leon MJ, Weigel J (2000) The histological validation of post mortem magnetic resonance imaging-determined hippocampal volume in Alzheimer's disease. Neurosci 95: 721–725

Boeve BF, Silber MH, Parisi JE et al (2003) Synucleinopathy pathology and REM sleep behavior disorder plus dementia or parkinsonism. Neurology 61: 40–45

Bohnen N I, Kaufer DI, Ivanco LS et al (2003) Cortical cholinergic function is more severely affected in parkinsonian dementia. Arch Neurol 60: 1745–1748

Boly M, Faymonville ME, Peigneux P et al (2004) Auditory processing in severely brain injured patients. Arch Neurol 61: 233–238

Bonhoeffer K (1912) Die Psychosen im Gefolge von akuten Infektionen, Allgemeinerkrankungen und inneren Erkrankungen. In: Aschaffenburg G (Hrsg) Handbuch der Psychiatrie. Spezieller Teil, 3. Abt, 1. Hälfte. Franz Deuticke, Leipzig Wien, S 106–107

Bookheimer SY, Strojwas MH, Cohen MS et al (2000) Patterns of brain activation in people at risk for Alzheimer's disease. N Engl J Med 343: 450–456

Borroni B, Agosti C, Brambilla C et al (2004) Is transient global amnesia a risk factor for amnestic mild cognitive impairment? J Neurol 251: 1125–1127

Bosch J, Yusuf S, Pogue J et al, on behalf of the HOPE Investigators (2002) Use of ramipril in preventing stroke: double blind randomised trial. BMJ 324: 1–5

Bogousslavsky J, Kaplan L (eds) (1995) Stroke syndromes. Cambridge University Press, Cambridge, MA

Bozeat S, Gregory CA, Lambon MA et al (2000) Which neuropsychiatric and behavioural features distinguish frontal and temporal variants of frontotemporal dementia from Alzheimer's disease? J Neurol Neurosurg Psychiatry 69: 178–186

Braak E, Arai K, Braak H (1999) Cerebellar involvement in Pick's disease: Affliction of mossy fibers, monodendritic brush cells, and dentate projection neurons. Exp Neurol 159: 153–163

Braak H, Braak E (1991) Neuropathological stageing of Alzheimer-related changes. Acta Neuropathol 82: 239–259

Braak H, Braak E (1996) Development of Alzheimer-related neurofibrillary changes in the neocortex inversely recapitulates cortical myelogenesis. Acta Neuropathol 92: 197–201

Braak H, Braak E (1998) Involvement of precerebellar nuclei in Pick's disease. Exp Neurol 153: 351–365

Braak H, Tredici KD, Rüb U et al (2003) Staging of brain pathology related to sporadic Parkinson's disease. Neurobiol Aging 24: 197–211

Branchimonte M, Einstein GO, McDaniel MA (1996) Prospective memory: Theory and applications. Lawrence Erlbaum, Mahwah, NJ

Breitbart W, Gibson C, Tremblay A (2002) The delirium experience. Psychosomatics 43: 183–194

Breitner JCS, Welsh KA, Helms MJ et al (1995) Delayed onset of Alzheimer's disease with nonsteroidal anti-inflammatory and histamine H2 blocking drugs. Neurobiol Aging 16: 523–530

Brettschneider S, Morgenthaler NG, Teipel SJ et al (2005) Decreased serum amyloid β_1-42 autoantibody levels in Alzheimer's disease, de-

5

termined by a newly developed immuno-precipitation assay with radiolabeled amyloid β_1-42 peptide. Biol Psychiatry 57: 813–816
Broe M, Hodges JR, Schofield E, Shepherd CE, Kril JJ, Halliday GM (2003) Staging disease severity in pathologically confirmed cases of frontotemporal dementia. Neurology 60: 1005–1011
Burn DJ, O'Brien JT (2003) Use of functional imaging in parkinsonism and dementia. Mov Disord 18: S88–S95
Burruss JW, Hurley RA, Taber KH et al (2000) Functional neuroanatomy of the frontal lobe circuits. Radiology 214: 227–230
Burton E, Ballard C, Stephens S et al (2003) Hyperintensities and fronto-subcortical atrophy on MRI are substrates of mild cognitive deficits after stroke. Dement Geriatr Cogn Disord 16: 113–118
Busse A, Bischkopf J, Riedel-Heller SG et al (2002) Mild cognitive impairment: prevalence and predictive validity according to current approaches. Acta Neurol Scand 108: 71–81
Busse A, Bischkopf J, Riedel-Heller SG et al (2003) Subclassifications for mild cognitive impairment: prevalence and predictive validity. Psychol Med 33: 1029–1038
Butterfield DA, Pocernich CB (2003) The glutametergic system and Alzheimer's disease. CNS Drugs 17: 641–652
Casserly I, Topol E (2004) Convergence of atherosclerosis and Alzheimer's disease: inflammation, cholesterol, and misfolded proteins. Lancet 363: 1139–1146
Caeiro L, Menger C, Ferro JM, Albuquerque R, Figueira ML (2005) Delirium in acute subarachnoid haemorrhage. Cerebrovasc Dis 19: 31–38
Campion D, Dumanchin C, Hannequin D et al (1999) Early-onset autosomal dominant Alzheimer disease: prevalence, genetic heterogenity, and mutation spectrum. Am J Hum Genet 65: 664–670
Caplan LR (1985) Transient global amnesia. Elsevier, Amsterdam
Celsis P (2000) Age-related cognitive decline, mild cognitive impairment, or preclinical Alzheimer's disease. Ann Med 32: 6–14
Centonze D, Gubellini P, Pisani A et al (2003) Dopamine, acetylcholine and nitric oxide systems interact to induce corticostriatal synaptic plasticity. Rev Neurosci 14: 207–216
Chan D, Fox NC, Jenkins R (2001a) Rates of global and regional cerebral atrophy in AD and frontotemporal dementia. Neurology 57: 1756–1763
Chan D, Fox NC, Scahill R et al (2001b) Patterns of temporal lobe atrophy in semantic dementia and Alzheimer's disease. Ann Neurol 49: 433–442
Chan D, Janssen JC, Whitwell JL et al (2003) Change in rates of cerebral atrophy over time in early-onset Alzheimer's disease: longitudinal MRI study. Lancet 362: 1121–1122
Chen RW, Chuang DM (1999) Long-term lithium treatment suppresses p53 and Bax expression but increases Bcl-2 expression. A prominent role in neuropretection against excitotoxicity. J Biol Chem 274: 6039–6042
Chen CP, Eastwood SL, Hope T, McDonald B, Francis PT, Esiri MM (2000a) Immunocytochemical study of the dorsal and median raphe nuclei in patients with Alzheimer's disease assessed for behavioural change. Neuropathol Appl Neurobiol 26: 347–355
Chen G, Rajkowska G, Du F et al (2000b) Enhancement of hippocampal neurogenesis by lithium. J Neurochem 75: 1729–1734
Chen P, Ratcliff G, Belle SH et al (2000c) Cognitive tests that best discriminate between presymptomatic AD and those who remain nondemented. Neurology 55: 1847–1853
Chetelat G, Eustache F, Viader F et al (2005) FDG-PET measurement is more accurate than neurospsychological assessments to predict global cognitive deterioration in patients with mild cognitive impairment. Neurocase 11(1): 14–25
Chodosh J, Reuben DB, Albert MS et al (2002) Predicting cognitive impairment in high-functioning community-dwelling older persons: MacArthur Studies of Successful Aging. J Am Geriatr Soc 50: 1051–1060
Chow TW, Mendez MF (2002) Goals in symptomatic pharmacologic management of frontotemporal lobar degeneration, Am J Alzheimer Dis Oth Dem 17: 267–272
Chow TW, Miller BL, Hayashi VN et al (1999) Inheritance of frontotemporal dementia. Arch Neurol 56: 817–822
Chung JC, Lai CK, Chung PM et al (2002) Snoezelen for dementia. Cochrane Database Syst Rev 4: CD003152
Clark CM, Karlawish JHT (2003) Alzheimer disease: current concepts and emerging diagnostic and therapeutic strategies. Ann Intern Med 138: 400–410
Clements JD, Lester RA, Tong G, Jahr CE, Westbrook GL (1992) The time course of glutamate in the synaptic cleft. Science 258: 1498–1501
Coffey CE, Saxton JA, Ratcliff G, Bryan RN, Lucke JF (1999) Relation of education to brain size in normal aging: implications for the reserve hypothesis. Neurology 53: 189–196
Cohen N, Squire L (1980) Preserved learning and retention of patterns analysing skills in amnesia: dissociation of knowing how from knowing that. Science 210: 207–210
Colangelo V, Schurr J, Balll MJ et al (2002) Gene expression profiling of 12.633 genes in Alzheimer hippocampal CA1: down-regulation and up-regulation of apoptotic and pro-inflammatory signalling. J Neurosci Res 70: 462–473
Collerton D, Burn D, McKeith I, O'Brien J (2003) Systematic review and meta-analysis show that dementia with Lewy bodies is a visual-perceptual and attentional-executive dementia. Dement Geriatr Cogn Disord 16: 229–237
Consensus recommendations for the postmortem diagnosis of Alzheimer's disease (1997) The National Institute of Aging, and Reagan Institute Working Group on Diagnostic Criteria for the Neuropathological Assessment of Alzheimer's Disease. Neurobiol Aging 18 (Suppl 4): 1–2
Cools R, Stefanova E, Barker RA et al (2002) Dopaminergic modulation of high-level cognition in Parkinson's disease: the role of the prefrontal cortex revealed by PET. Brain 125: 584–594
Cordoliani-Mackowiak M-A, Henon H, Pruvo J-P, Pasquier F, Leys D (2003) Poststroke dementia – influence of hippocampal atrophy. Arch Neurol 60: 585–590
Cruts M, van Duijin CM, Backhovens H et al (1998) Estimation of the genetic contribution of presenilin-1 and -2 mutations in a population based study of presenile Alzheimer disease. Hum Mol Genet 7: 43–51
Davis KL, Mohs RC, Marin DB et al (1999) Neuropeptide abnormalities in patients with early Alzheimer disease. Arch Gen Psychiatry 56: 981–987
de la Torre J (2004) Is Alzheimer's disease a neurodegenerative or a vascular disorder? Data, dogma, and dialectics. Lancet Neurology 3: 184–190
Dekker MC, Bonifati V, van Duijn CM (2003) Parkinson's disease – piecing together a genetic jigsaw. Brain 126: 1722–1733
DeKosky ST, Ikonomovic MD, Styren SD et al (2002) Upregulation of choline acetyltransferase activity in hippocampus and frontal cortex of elderly subjects with mild cognitive impairment. Ann Neurol 51: 145–155
del Ser T, Hachinski V, Merskey H, Munoz DG (1999) An autopsy-verified study of the effect of education on degenerative dementia. Brain 1222: 2309–2319
Dermaut P, Kumar-Singh S, Engelborghs S et al (2004) A novel presenilin 1 mutation associated with Pick's desease but not beta-amyloid plaques. Ann Neurol 55: 617–626
Desgranges B, Baron JC, De La Sayette V et al (1998) The neural substrates of memory systems impairment in Alzheimer's disease. A PET study of resting brain glucose utilization. Brain 121: 611–631
Devinsky O (1992) Behavioral Neurology. Arnold, London
Di Napoli M, Schwaninger M, Cappelli R et al (2005) Evaluation of C-reactive protein measurement for assessing the risk and prognosis

in ischemic stroke: a statement for health care professionals from the CRP Pooling Project members. Stroke 36(6): 1316–1329

Diehl J, Grimmer T, Drzezga A (2004) Cerebral metabolic patterns at early stages of frontotemporal dementia and semantic dementia. A PET study. Neurobiol Aging 25: 1051–1056

Diehl J, Monsch AU, Aebi C et al (2005) Frontotemporal dementia, semantic dementia, and Alzheimer's disease: the contribution of standard neuropsychological tests to differential diagnosis. J Geriatr Psychiatry Neurol 18: 39–44

Dodel RC, Du Y, Bales KR et al (2000) a-2 macroglobulin and the risk of Alzheimer's disease. Neurology 54: 438–445

Drzezga A, Grimmer T, Siebner H, Minoshima S, Schwaiger M, Kurz A (2002) Prominent hypometabolism of the right tempoparietal and frontal cortex in two left-handed patients with primary progressive aphasia. J Neurol 249: 1263–1267

Dubois B, Albert ML (2004) Amnestic MCI or prodromal Alzheimer's disease. Lancet Neurology 3: 246–248

Dubois B, Slachevsky A, Litvan I, Pillon B (2000) The frontal assessment battery at bedside. Neurology 55: 1621–1626

Duda JE (2004) Pathology and neurotransmitter abnormalities of dementia with Lewy bodies. Dement Geriatr Cogn Disord 17: 3–14

Duda JE, Giasson BI, Mabon ME et al (2002) Novel antibodies to synuclein show abundant striatal pathology in Lewy body diseases. Ann Neurol 52: 205–210

Eikelenboom P, Rozenmuller JM, van Muiswinkel FL (1998) Inflammation and Alzheimer's disease: relationships between pathogenic mechanisms and clinical expression. Exp Neurol 154: 89–98

Elias MF, Wolf PA, D'Agostino RB, Cobb J, White LR (1993) Untreated blood pressure level is inversely related to cognitive functioning: the Framingham Study. Am J Epidemiol 138: 353–364

Emre M, Aarsland D, Albanese A et al (2004) Rivastigmine for dementia associated with Parkinson's disease. N Engl J Med 351: 2509–2518

Engelhart MJ, Geerlings MI, Ruitenberg A et al (2002) Dietary intake of antioxidants and risk of Alzheimer disease. J Am Med Ass 287: 3223–3229

Enz A, Gentsch C (2004) Co-administration of memantine has no effect on the in vitro or ex vivo determined acetylcholinesterase inhibition of rivastigmine in the rat brain. Neuropharmacology 47: 408–413

Eriksen JL, Sagi SA, Smith TE et al (2003a) NSAIDs and enantiomers of flurbiprofen target γ-secretase and lower Aβ42 in vivo. J Clin Invest 112: 440–449

Eriksen, JL, Dawson TM, Dickson TW, Petrucelli L (2003b) Caught in the act: alpha-synuclein is the culprit in Parkinson's disease. Neuron 40: 453–456

Etminan M, Gill S, Samii A (2003) Effect of non-steroidal anti-inflammatory drugs on risk of Alzheimer's disease: systematic review and meta-analysis of observational studies. Br Med J 327: 128

Eustache F, Desgranges B, Laville P et al (1999) Episodic memory in transient global amnesia: encoding, storage, or retrieval deficit? J Neurol Neurosurg Psychiatry 66: 154

Farah MJ, Illes J, Cook-Deegan R et al (2004) Neurocognitive enhancement: what can we do and what should we do? Nature Neurosci 5: 421–425

Fein G, DiSclafani V, Tanabe J et al (2000) Hippocampal and cortical atrophy predict dementia in subcortical ischemic vascular disease. Neurology 55: 1626–1635

Fellgiebel A, Scheurich A, Siessmeier T, Schmidt LG, Bartenstein P (2003) Persistence of disturbed thalamic glucose metabolism in a case of Wernicke-Korsakow syndrome. Psychiatry Res Neuroimaging 124: 105–112

Fernando MS, Ince PG, MRC Cognitive Function and Ageing Neuropathology Study Group (2004) Vascular pathologies and cognition in a population-based cohort of elderly people. J Neurol Sci 226: 13–17

Fischer P, Assem-Hilger E (2003) Delir/Verwirrtheitszustände. In: Förstl H (Hrsg) Lehrbuch der Gerontopsychiatrie & -psychotherapie. Thieme, Stuttgart

Flechsig P (1927) Meine myelogenetische Hirnlehre. Julius Springer, Berlin

Forbes D, Morgan D, Bangma J et al (2004) Therapy for managing sleep, behaviour, and mood disturbances in dementia. Cochrane Database Syst Rev 2: CD003946

Ford JM, Askari N, Mathalon DH et al (2001) Event-related brain potential evidence of spared knowledge in Alzheimer's disease. Psychol Aging 16. 161–176

Forette F, Seux ML, Staessen JA et al, on behalf of the Syst-Eur Investigators (1998) Prevention of dementia in randomised double-blind placebo-controlled systolic hypertension in Europe (Syst-Eur) trial. Lancet 352: 1347–1351

Forette F, Seux ML, Staessen JA et al, for the Syst-Eur Investigators (2002) The prevention of dementia with antihypertensive treatment. New evidence from the sytolic Hypertension in Europe (Syst-Eur) Study. Arch Intern Med 162: 2046–2052

Förstl H (2004) Neurodegenerative und verwandte Erkrankungen. In: Förstl H (Hrsg) Frontalhirn – Funktionen und Erkrankungen, 2. Aufl. Springer, Berlin Heidelberg New York, S 144–175

Förstl H, Besthorn C, Hentschel F et al (1996) Frontal lobe degeneration and Alzheimer's disease: A controlled study on clinical findings, volumetric brain changes and quantitative electroencephalography data. Dementia 7: 27–34

Förstl H, Burns A, Zerfass R (2003) Alzheimer Demenz – Diagnose, Symptome und Verlauf. In: Förstl H (Hrsg) Lehrbuch der Gerontopsychiatrie und -psychotherapie. Thieme, Stuttgart, S 324–345

Fox NC, Schott JM (2004) Imaging cerebral atrophy: normal ageing to Alzheimer's disease. Lancet 363: 392–394

Fox NC, Warrington EK, Rossor MN (1999) Serial magnetic resonance imaging of cerebral atrophy in preclinical Alzheimer's disease. Lancet 353: 2125

Francis PT (2003) Glutamatergic systems in Alzheimer's disease. Int J Geriatr Psychiatry 18: 15–21

Fratiglioni L, Wang HX, Ericsson K, Maytan M, Winblad B (2000) Influence of social network on occurrence of dementia: a community-based longitudinal study. Lancet 355: 1315–1319

Gainotti G, Barbier A, Marra C (2003) Slowly progressive defect in recognition of familiar people in a patient with right anterior temporal atrophy. Brain 126: 793–803

Gallinat J, Moller HJ, Hegerl U (1999) Piracetam in anesthesia for prevention of postoperative delirium. Anasthesiol Intensivmed Notfallmed Schmerzther 34: 520–527

Galton CJ, Gomez-Anson B, Antoun N (2001) Temporal lobe rating scale: application to Alzheimer's disease and frontotemporal dementia. J Neurol Neurosurg Psychiatry 70: 165–173

Garrard P, Hodges JR (2000) Semantic dementia: clinical, radiological and pathological perspectives. J Neurol 247: 409–422

Geerts H (2004) NC-531 (Neurochem). Curr Opin Investig Drugs 5: 95–100

Gelb DJ, Oliver E, Gilman S (1999) Diagnostic criteria for Parkinson disease. Arch Neurol 56: 33–39

Giacino JT, Ashwal S, Childs N et al (2002) The minimally conscious state. Definition and diagnostic criteria. Neurology 58: 349–353

Giladi N, Shabtai H, Gurevich T et al (2003) Rivastigmine (Exelon) for dementia in patients with Parkinson's disease. Acta Neurol Scand 108: 368–373

Gill SS, Rochon PA, Herrmann N et al (2005) Atypical antipsychotic drugs and risk of ischaemic stroke: population based retrospective cohort study. Br Med J 330(7489): 445

Gislason TB, Sjögren M, Larsson L, Skoog I (2003) The prevalence of frontal variant frontotemporal dementia and the frontal lobe syndrome in a population based sample of 85 year olds. J Neurol Neurosurg Psychiatry 74: 867–871

Godbolt AK, Josephs KA, Revesz T (2005) Sporadic and familial dementia with ubiquitin-positive tau-negative inclusions: clinical features of one histopathological abnormality underlying frontotemporal lobar degeneration. Arch Neurol 62: 1097–1101

Goedert M, Jakes R (2005) Mutations causing neurodegenerative tauopathies. Biochim Biophys Acta 1739: 240–250

Goedert M, Spillantini MG, Jakes R, Rutherford D, Crowther RA (1989) Multiple isoforms of human microtubule-associated protein tau. Sequences and localization in neurofibrillary tangles of Alzheimer's disease. Neuron 3: 519–526

Goldman WP, Price JL, Storandt M et al (2001) Absence of cognitive impairment or decline in preclinical Alzheimer's disease. Neurology 56: 361–367

Gómez-Tortosa E, Gonzalo I, Fanjul S et al (2003) Cerebrospinal fluid markers in dementia with Lewy bodies compared with Alzheimer disease. Arch Neurol 60: 1218–1222

Gorwood P, Limosin F, Batel P et al (2003) The a9 allele of the dopamine transporter gene in associated with delirium tremens and alcohol-withdrawal seizure. Biol Psychiatry 53: 85–92

Gosche KM, Mortimer JA, Smith CD et al (2002) Hippocampal volume as an index of Alzheimer neuropathology. Neurology 58: 1476–1482

Graf P, Schacter DL (1985) Implicit and explicit memory for new associations in normal subjects and amnesic patients. J Exp Psychol Learn Mem Cogn 11: 501–518

Gregory CA, Lough S, Stone V et al (2002) Theory of mind in patients with frontal variant frontotemporal dementia and Alzheimer's disease: theoretical and practical implications. Brain 125: 752–764

Grimaldi LM, Casadei VM, Ferri C et al (2000) Association of early-onset Alzheimer's disease with an interleukin-I-alpha gene polymorphism. Ann Neurol 47: 361–365

Grimmer T, Diehl J, Drzezga A (2004) Region-specific decline of cerebral glucose metabolism in patients with frontotemporal dementia: a prospective 18F-FDG-PET study. Dement Geriatr Cogn Disord 18: 32–36

Grober E, Lipton RB, Hall C et al (2000) Memory impairment on free and cued selective reminding predicts dementia. Neurology 54: 827–832

Groenewegen HJ, Wright CI, Uylings HBM (1997) The anatomical relationships of the prefrontal cortex with limbic structures and the basal ganglia. J Psychopharmacol 11: 99–106

Gsell W, Jungkunz G, Riederer P (2004) Functional neurochemistry of Alzheimer's disease. Curr Pharm Design 10: 265–293

Guo Z, Fratiglioni L, Zhu L, Fastbom J, Winblad B, Viitanen M (1999) Occurrence and progression of dementia in a community population aged 75 years and older: relationship of antihypertensive medication use. Arch Neurol 56: 991–996

Gustafson D, Rothenberg E, Blennow K, Stehen B, Skoog I (2003) An 18-year follow-up of overweight and risk of Alzheimer disease. Arch Intern Med 163: 1524–1528

Haberl RL, Schreiber AK (2001) Binswanger und andere vaskuläre Demenzen. In: Förstl H (Hrsg) Demenzen in Theorie und Praxis. Springer, Berlin Heidelberg New York, S 63–82

Hajjar I, Schumpert J, Hirth V, Wieland D, Eleazer GP (2002) The impact of the use of statins on the prevalence of dementia and the progression of cognitive impairment. J Gerontol A Biol Sci Med Sci 57: M414–418

Hamann J, Liebetrau M (2002) Demenz bei zerebrovaskulären Erkrankungen. In: Beyreuther K, Einhäupl KM, Förstl H, Kurz A (Hrsg) Demenzen – Grundlagen und Klinik. Thieme, Stuttgart, S 221–244

Hamann J, Bickel H, Schwaibold H et al (2005) Postoperative confusional state in typical urologic population: incidence, risk factors, and strategies for prevention. Urology 65: 449–453

Hampel H, Bürger K, Pruessner JC et al (2005) Correlation of cerebrospinal fluid levels of tau phosphorylated at threonine 231 with rates of hippocampal atrophy in Alzheimer's disease. Arch Neurol 62: 770–773

Hashimoto M, Kazui H, Matsumoto K et al (2005) Does donepezil treatment slow the progression of hippocampal atrophy in patients with Alzheimer's disease? Am J Psychiatry 162: 676–682

Hassan A, Hunt BJ, O'Sullivan M et al (2003) Homocysteine is a risk factor for cerebral small vessel disease, acting via endothelial dysfunction. Brain 127: 212–219

Haupt WF, Rudolf J (1999) European brain death codes: a comparison of national guidelines. J Neurol 246: 432–437

Healy DG, Abou Sleiman PM, Wood NW (2004) PINK, PANK or PARK? A clinicians' guide to familial Parkinsonism. Lancet Neurology 3: 652–656

Hebb DO (1949) The organization of behavior. A neuropsychological theory. Wiley, Chichester

Hénon H, Durieu I, Guerouaou D, Lebert F, Pasquier F, Leys D (2001) Poststroke dementia – incidence and relationship to prestroke cognitive decline. Neurology 57: 1216–1222

Herrmann N, Mamdani M, Lanctot KL (2004) Atypical antipsychotics and risk of cerebrovascular accidents. Am J Psychiatry 161: 1113–1115

Hirono N, Mori E, Ishii K et al (2001) Neuronal substrates for semantic memory: a positron emission tomography study in Alzheimer's disease. Dement Geriatr Cogn Disord 12: 15–21

Hock C, Konietzko U, Streffer JR et al (2003) Antibodies against beta-amyloid slow cognitive decline in Alzheimer's disease. Neuron 38: 547–554

Hodges JR (2001) Frontotemporal dementia (Pick's disease): Clinical features and assessment. Neurology 56 (Suppl 4): S6–S10

Hodges JR, Warlow CP (1990a) Syndromes of transient amnesia: towards a classification: a study of 153 cases. J Neurol Neurosurg Psychiatry 53: 834–843

Hudges JR, Warlow CP (1990b) The aetiology of transient global amnesia: a case-control study of 114 cases with prospective follow-up. Brain 113: 639–657

Hodges JR, Davies RR, Xuereb JH et al (2004) Clinicopathological correlates in frontotemporal dementia. Ann Neurol 56: 399–406

Hofman A, Ott A, Breteler MMB et al (1997) Atherosclerosis, apolipoprotein E, and prevalence of dementia and Alzheimer's disease in the Rotterdam Study. Lancet 349: 151–154

Honig LS, Kukull W, Mayeux R (2005) Atherosclerosis and AD: analysis of data from the US National Alzheimer's Coordinating Center. Neurology 64: 494–500

Howell O, Atack JR, Dewar D, McKernan RM, Sur C (2000) Densitiy and pharmacology of α_5 subunit-containing GABA(A) receptors are preserved in hippocampus of Alzheimer's disease patients. Neuroscience 98: 669–675

Huang YY, Pittenger C, Kandel ER (2004) A form of long-lasting, learning-related synaptic plasticity in the hippocampus induced by heterosynaptic low-frequency pairing. Proc Natl Acad Sci USA 101: 859–864

Hutton M, Lendon C, Rizzu P et al (1998) Association of missense and 5'-splice-site mutations in tau with the inherited dementia FTDP-17. Nature 393: 702–705

Hyman BT, van Hoesen GW, Damasio AR, Barnes CL (1984) Alzheimer's disease: cell-specific pathology isolates the hippocampal formation. Science 225: 1168–1170

Hyman BT, van Hoesen GW, Damasio AR (1990) Memory-related neural systems in Alzheimer's disease: an anatomic study. Neurology 40: 1721–1730

Hyman BT, Augustinack JC, Ingelsson M (2005) Transcriptional and conformational changes of the tau molecule in Alzheimer's disease. Biochim Biophys Acta 1739: 150–157

Ibach B (2005) Frontotemporale Demenzen (mit ALS-Komplex). In: Wallesch CW, Förstl H (Hrsg) Demenzen. Thieme, Stuttgart, S 180–195

5

Ibach B, Koch H, Koller M et al (2003) Hospital admission circumstances and prevalence of frontotemporal lobar degeneration: a multicenter psychiatric state hospital study in Germany. Dement Geriatr Cogn Disord 16: 253–264

Ikeda M, Brown J, Holland AJ, Fukuhara R, Hodges JR (2002) Changes in appetite, food preference, and eating habits in frontotemporal dementia and Alzheimer's disease. J Neurol Neurosurg Psychiatry 73: 371–376

Ikeda M, Shigenobu K, Fukuhara R (2004) Efficacy of fluvoxamine as a treatment for behavioral symptoms in frontotemporal lobar degeneration patients. Dement Geriatr Cogn Disord 17: 117–121

Ingrosso D, Cimmino A, Perna AF et al (2003) Folate treatment and unbalanced methylation and changes of allelic expression induced by hyperhomocysteinaemia in patients with uraemia. Lancet 361: 1693–1698

Inouye S, Bogardus ST, Charpentier PA et al (1999) A multicomponent intervention to prevent delirium in hospitalized older patients. N Engl J Med 340: 669–676

in't Veld BA, Ruitenberg A, Hofman A, Stricker BH, Breteler MM (2001) Antihypertensive drugs and incidence of dementia: the Rotterdam Study. Neurobiol Aging 22: 407–412

Jacobs DM, Heberlein I, Vieregge A et al (2001) Personality traits in young patients with Parkinson's disease. Acta Neurol Scand 103: 82–87

Jahn T (2004) Neuropsychologie der Demenz. In: Lautenbacher S, Gauggel S (Hrsg) Neuropsychologie psychischer Störungen. Springer, Berlin Heidelberg New York, S 301–338

James W (1890/1950) The principles of psychology, chap IX: The stream of thought. Dover Publications, New York, pp 246–248

Johnson JK, Diehl J, Mendez MF et al (2005) Frontotemporal lobar degeneration : demographic characteristics of 353 patients. Arch Neurol 62(6): 925-930

Jones C, Griffiths RD, Humphris G (2000) Disturbed memory and amnesia related to intensive care. Curr Surg 8: 79–94

Jorm AF, Christensen H, Korten AE et al (2001) Memory complaints as a precursor of memory impairment in older people: a longitudinal analysis. Psychol Med 31: 441–449

Jorm AF, Masaki KH, Petrovitch H et al (2005) Cognitive deficits 3 to 6 years before dementia onset in a population sample: the Honolulu-Asia aging study. J Am Geriatr Soc 53(3): 452–455

Joyce JN, Myers AJ, Gurevich E (1998) Dopamine D2 receptor bands in normal human temporal cortex are absent in Alzheimer's disease. Brain Res 784: 7–17

Jungwirth S, Weissgram S, Zehetmayer S et al (2005) VITA: subtypes of mild cognitive impairment in a community-based cohort at the age of 75 years. Int J Geriatr Psychiatry 20: 452–458

Kado DM, Karlamangla AS, Huang MH et al (2005) Homocysteine versus the vitamins folate, B6, and B12 as predictors of cognitve function and decline in older high-functioning adults: Mac Arthur Studies of Successful Aging. Am J Med 118: 161–167

Kalbe E, Salmon E, Perani D et al (2005) Anosognosia in very mild Alzheimer's disease but not in mild cognitive impairment. Dement Geriatr Cogn Disord 19(5–6): 349–356

Kantarci K, Petersen RC, Boeve BF et al (2005) DWI predicts future progression to Alzheimer disease in amnestic mild cognitive impairment. Neurology 64(5): 902–904

Kaplan PW (2004) The EEG in metabolic encephalopathy and coma. J Clin Neurophysiol 21: 307–318

Kay G, Pollack BG, Romanzi LJ (2004) Unmasking anticholinergic load: when 1 + 1 = 3. CNS Spectr 9 (12 Suppl 15): 1–11

Kazui H, Matsuda A., Hirono N et al (2005) Everyday memory impairment of patients with mild cognitive impairment. Dement Geriatr Cogn Disord 19(5–6): 331–337

Kelly PJ, Rosand J, Kistler JP et al (2002) Homocysteine, MTHFR 677C – T polymorphism, and risk of ischemic stroke, results of a meta-analysis. Neurology 59: 529–536

Kessler H, Bleich S, Falkai P, Supprian T (2003) Homozystein und Demenzerkrankungen. Fortschr Neurol Psychiat 71: 150–156

Kilander L, Nyman H, Boberg M, Hansson L, Lithell H (1998) Hypertension is related to cognitive impairment. A 20-year follow-up of 999 men. Hypertension 31: 780–786

Kim EJ, Buschmann MT (1999) The effect of expressive physical touch on patients with dementia. Int J Nurs Stud 36: 235–243

Kivipelto M, Helkala E-L, Laakso M et al (2001) Midlife vascular risk factors and Alzheimer's disease in later life: longitudinal, polulation based study. Br Med J 322: 1447–1451

Klegeris A, McGeer PL (2005) Non-steroidal anti-inflammatory drugs (NSAIDs) and other anti-inflammatory agents in the treatment of neurodegenerative disease. Curr Alzheimer Res 2: 355–365

Klein PS, Melton DA (1996) A molecular mechanism for the effect of lithium on development. Proc Natl Acad Sci USA 93: 8455–8459

Klyubin I, Walsh DM, Lemere CA et al (2005) Amyloid beta protein immunotherapy neutralizes Abeta oligomers that disrupt synaptic plasticity in vivo. Nature Med 11: 556–561

Knecht S, Berger A (2004) Einfluss vaskulärer Faktoren auf die Entwicklung einer Demenz. Dtsch Ärztebl 101: C1760–C1764

Kogure D, Matsuda H, Ohnishi T et al (2000) Longitudinal evaluation of early Alzheimer's disease using brain perfusion SPECT. J Nucl Med 41: 1155–1162

Kordower JH, Chu Y, Stebbins GT et al (2001) Loss and atrophy of layer II entorhinal cortex neurons in elderly people with mild cognitive impairment. Ann Neurol 49:202–213

Korf ES, White LR, Scheltens P, Launer LJ (2004) Midlife blood pressure and the risk of hippocampal atrophy: the Honolulu Asia Aging Study. Hypertension 44: 29–34

Kornhuber J, Weller M (1997) Psychotogenicity and *N*-methyl-D-aspartate receptor antagonism: implications for neuroprotective pharmacotherapy. Biol Psychiatry 41: 135–144

Kotchoubey B, Lang S, Bostanov V, Birbaumer N (2002) Is there a mind? Electrophysiology of unconscious patients. News Physiol Sci 17: 38-42

Kril JJ, Patel S, Harding AJ, Halliday GM (2002) Patients with vascular dementia due to microvascular pathology have significant hippocampal neuronal loss. J Neurol Neurosurg Psychiatry 72: 747–751

Kumar R, Dear KB, Christensen H et al (2005) Prevalence of mild cognitive impairment in 60–64-year-old community-dwelling individuals: The Personality and Total Health through Life 60+ Study. Dement Geriatr Cogn Disord 19(2–3): 67–74

Kurz A (2002) Klinik der Alzheimer Demenz. In: Beyreuther K, Einhäupl KM, Förstl H, Kurz A (Hrsg) Demenzen – Grundlagen und Klinik. Thieme, Stuttgart, S 168–186

Lai MKP, Tsang SWY, Francis PT et al (2003) Reduced serotonin 5-HT_{1A} receptor binding in the temporal cortex correlates with aggressive behavior in Alzheimer disease. Brain Res 974: 82–87

Larrieu S, Letenneur L, Orgogozo JM et al (2002) Incidence and outcome of mild cognitive impairment in a population-based prospective cohort. Neurology 59: 1594–1599

Lashley KS (1929) Brain mechanisms and intelligence. University of Chicago Press, Chicago

Launer LJ (2005) The epidemiologic study of dementia: a life-long quest? Neurobiol Aging 26: 335–340

Launer LJ, Masaki K, Petrovitch H, Foley D, Havlik RJ (1995) The association between midlife blood pressure levels and late-life cognitive function. The Honolulu-Asia Aging Study. J Am Med Ass 274: 1846–1851

Laureys S, Goldman S, Phillips C et al (1999) Impaired effective cortical connectivity in vegetative state: Preliminary investigation using PET. NeuroImage 9: 377–382

Laureys S, Owen AM, Schiff ND (2004) Brain function in coma, vegetative state, and related disorders. Lancet Neurology 3: 537–546

Laurin D, Verreault R, Lindsay J, MacPherson K, Rockwood K (2001) Physical activity and risk of cognitive impairment and dementia in elderly persons. Arch Neurol 58: 498–504

Lautenschlager NT, Cupples LA, Rao VS et al (1996) Risk of dementia among relatives of Alzheimer's disease patients in the MIRAGE study: what is in store for the oldest old? Neurology 46: 641–659

Lautenschlager NT, Riemenschneider M, Drzezga A et al (2001) Primary degenerative mild cognitive impairment: Study population, clinical, brain imaging and biochemical findings. Dement Geriatr Cogn Disord 12: 379–386

Lavie N (2005) Distracted and confused: Selective attention under load. Trends Cogn Sci 9: 75–82

Laws SM, Clarnette RM, Taddei K et al (2002) APOE-ε4 and APOE-491A polymorphisms in individuals with subjective memory loss. Mol Psychiatry 7: 768–775

le Carret N, Lafont S, Mayo W, Fabrigoule C (2003) The effect of education on cognitive performances and its implication for the constitution of the cognitive reserve. Dev Neuropsychol 23: 317–337

LeBlanc ES, Janowsky J, Chan BK, Nelson HD (2001) Hormone replacement therapy and cognition: systematic review and meta-analysis. J Am Med Ass 285: 1489–1499

Leisman G, Koch P (2003) Synaptic strengthening and continuum activity-wave growth in temporal sequencing during cognitive tasks. Int J Neurosci 113: 181–204

Lemere CA, Spooner ET, Leverone JF et al (2003) Amyloid-beta immunization in Alzheimer's disease transgenic mouse models and wildtype mice. Neurochem Res 28: 1017–1027

Lemke MR, Ceballos-Baumann AO (2002) Depression bei Parkinson-Patienten. Dtsch Ärztebl 99: C2100–C2104

Leung BP, Sattar N, Crilly A et al (2003) A novel anti-inflammatory role for simvastatin in inflammatory arthritis. J Immunol 170: 1524–1530

Lewy FH (1913) Zur pathologischen Anatomie der Paralysis agitans. Dtsch Z Nervenheilkd 50: 50–55

Lewy FH (1923) Die Lehre vom Tonus und von der Bewegung. Zugleich systematische Untersuchung zur Klinik, Physiologie, Pathologie und Pathogenese der Paralysis agitans. Springer, Berlin

Lezoualc'h F, Robert SJ (2003) The serotonin 5-HT_4 receptor and the amyloid precursor protein processing. Exp Gerontol 38: 159–166

Lindsay J, Laurin D, Verreault R et al (2002) Risk factors for Alzheimer's disease: A prospective analysis from the Canadian Study of Health and Aging. Am J Epidemiol 156: 445–453

Lipowski ZJ (1990) Delirium-acute confusional states. Oxford University Press, Oxford

Lithell H, Hansson L, Skoog I et al, for the SCOPE Study Group (2003) The study on cognition and prognosis in the elderly (SCOPE): principal results of a randomized double-blind interventional trial. Hypertension 21: 875–886

Litvan I (2001) Therapy and management of frontal lobe dementia patients. Neurology 56 (Suppl 4): S41–S45

Lobotesis K, Fenwick JD, Phipps A et al (2001) Occipital hypoperfusion on SPECT in dementia with Lewy bodies but not AD. Neurology 56: 643–649

Londos E, Passant U, Gustafson L et al (2001) Neuropathological correlates to clinically defined dementia with Lewy bodies. Int J Geriatr Psychiatry 16: 667–679

Lopez OL, Becker JT, Sweet RA (2005) Non-cognitive symptoms in mild cognitive impairment subjects. Neurocase 11(1): 65–71

Lough S, Hodges JR (2002) Measuring and modifying abnormal social cognition in frontal variant frontotemporal dementia. J Psychosom Res 53: 639–646

Machulda MM, Ward HA, Borowski B et al (2003) Comparison of memory fMRI response among normal, MCI, and Alzheimer's patients. Neurology 61: 500–506

Magoun H (1958) The waking brain. Thomas, Springfield, p 70, Fig 32, pp 115–116

Maia L, de Mendonca A (2002) Does coffeine intake protect from Alzheimer's disease? Eur J Neurol 9: 377–382

Maidment ID, Fox C, Boustani M (2005) A review of studies describing the use of acetyl cholinesterase inhibitors in Parkinson's disease dementia. Acta Psychiatr Scand 111: 403–409

Mann DM, South PW, Snowden JS, Neary D (1993) Dementia of frontal lobe type: neuropathology and immunohistochemistry. J Neurol Neurosurg Psychiatry 56: 605–614

Markowitsch HJ (1998) The mnestic block syndrome: Environmentally induced amnesia. Neurol Psychiatry Brain Res 6: 73–80

Markowitsch HJ (2003) Psychogenic amnesia. Neuroimage 20: S132–S138S

Markowitsch HJ, Calabrese P (2003) Neuropsychologie des Gedächtnisses. In: Förstl H (Hrsg) Lehrbuch der Gerontopsychiatrie & -psychotherapie. Thieme, Stuttgart, S 75–86

Marquis S, Moore MM, Howieson DB et al (2002) Independent predictors of cognitive decline in healthy elderly persons. Arch Neurol 59:601–606

Martin PR, Singleton CK, Hiller-Sturmhöfel S (2003) The role of thiamine deficiency in alcoholic brain disease. Alcohol Res Health 27: 134–142

Mato JM, Lu SC (2005) Homocysteine, the bad thiol. Hepatology 41: 976–979

Mattson MP, Guo ZH, Geiger JD (1999) Secreted form of amyloid precursor protein enhances basal glucose and glutamate transport and protects against oxidative impairment of glucose and glutamate transport in synaptosomes by a cyclic GMP-mediated mechanism. J Neurochem 73: 532–537

McCurry SM, Gibbons LE, Logsdon RG et al (2005) Nighttime insomnia treatment and education for Alzeimer's disease: a randomized, controlled trial. J Am Geriatr Soc 53: 793–802

McKeith I, Mintzer J, Aarsland D et al (2004a) Dementia with Lewy bodies. Lancet Neurology 3: 19–28

McKeith IG, Wesnes KA, Perry E, Ferrara R (2004b) Hallucinations predict attentional improvements with rivastigmine in dementia with Lewy bodies. Dement Geriatr Cogn Disord 18: 94–100

McKhann GM, Albert MS, Grossman M et al (2001) Clinical and pathological diagnosis of frontotemporal dementia. Arch Neurol 58: 1803–1809

McKhann GM, Grega MA, Borowicz LM et al (2002) Encephalopathy and stroke after coronary artery bypass grafting. Arch Neurol 59: 1422–1428

Mega MS, Cummings JL (1994) Frontal-subcortical circuits and neuropsychiatric disorders. J Neuropsychiatry Clin Neurosci 6: 358–370

Mesulam MM (1990) Large-scale neurocognitive networks and distributed processing for attention, language, and memory. Ann Neurol 28: 597–613

Mesulam MM (1996) The systems-level organization of cholinergic innervation in the human cerebral cortex and its alterations in Alzheimer's disease. Prog Brain Res 109: 285–297

Mesulam MM (2001) Primary progressive aphasia. Ann Neurol 49: 425–432

Mileusnic R, Lancashire CL, Johnston ANB, Rose SPR (2000) APP is required during an early phase of memory formation. Eur J Neurosci 12: 4487–4495

Miller JW, Selhub J, Nadeau MR et al (2003) Effect of L-dopa on plasma homocysteine in PD patients. Neurology 60: 1125–1129

Minoshima S, Foster NL, Sima AAF et al (2001) Alzheimer's disease versus dementia with Lewy bodies: cerebral metabolic distinction with autopsy confirmation. Ann Neurol 50: 358–365

Minoshima S, Frey KA, Cross DJ, Kuhl DE (2004) Neurochemical imaging of dementias. Semin Nucl Med 34: 70–82

Mintzer J, Brawman-Mintzer O, Mirski DF et al (1998) Fenluramine challenge test as a marker of serotonin activity in patients with Alzheimer's dementia and agitation. Biol Psychiatry 44: 918–921

Mirenowicz J, Schultz W (1996) Preferential activation of midbrain dopamine neurons by appetitive rather than aversive stimuli. Nature 379: 449–451

Mirra SS, Heyman A, McKeel D et al (1991) The Consortium to Establish a Registry of Alzheimer's Disease (CERAD), Part II. Standardization of the neuropathological assessment of Alzheimer's disease. Neurology 41: 479–486

Mitchell TW, Mufson EJ, Schneider JA et al (2002) Parahippocampal tau pathology in healthy aging, mild cognitive impairment, and early Alzheimer's disease. Ann Neurol 51: 182–189

Modrego PJ, Fayed N, Pina MA (2005) Conversion from mild cognitive impairment to probable Alzheimer's disease predicted by brain magnetic resonance spectroscopy. Am J Psychiatry 162(4): 667–675

Montgomery P, Dennis J (2004) A systematic review of non-pharmacological therapies for sleep problems in later life. Sleep Med Rev 8(1): 47–62

Moretti R, Torre P, Antonello RM et al (2003) Frontotemporal dementia: paroxetine as a possible treatment of behaviour symptoms. A randomized, controlled, open 14-month study. Eur Neurol 49(1): 13–19

Morris MC, Evans DA, Bienias JL et al (2003) Dietary fats and the risk of incident Alzheimer disease. Arch Neurol 60: 194–200

Mufson EJ, Ikonomovic MD, Styren SD et al (2003) Preservation of brain nerve growth factor in mild cognitive impairment and Alzheimer disease. Arch Neurol 60: 1143–1148

Müller T (2005) Neurodegenerative Prozesse mit extrapyramidalen und dementiellen Symptomen. In: Förstl H (Hrsg) Demenzen – Perspektiven in Forschung und Praxis. Urban & Fischer, München, S 143–152

Mungas D, Reed BR, Ellis WG, Jagust WJ (2001) The effects of age on rate of progression of Alzheimer disease and dementia with associated cerebrovascular disease. Arch Neurol 58: 1243–1247

Munoz DG, Dickson DW, Bergeron C et al (2003) The neuropathology and biochemistry of frontotemporal dementia. Ann Neurol 54 (Suppl 5): 24–28

Munro C Saxton J, Butters MA (2001) Alcohol dementia: »cortical« or »subcortical« dementia? Arch Clin Neurosychol 16(6): 523-533

Murphy C (1999) Loss of olfactory function in dementing disease. Physiol Behav 66: 177–182

Neal M, Briggs M (2003) Validation therapy for dementia. Cochrane Database Syst Rev (3): CD001394

Neary D, Snowden JS, Northen B et al (1988) Dementia of frontal lobe type. J Neurol Neurosurg 51: 353–361

Nestor PJ, Fryer TD, Smielewski P et al (2003a) Limbic hypometabolism in Alzheimer's disease and mild cognitive impairment. Ann Neurol 54: 343–351

Nestor PJ, Graham NL, Fryer TD et al (2003b) Progressive non-fluent aphasia is associated with hypometabolism centred on the left anterior insula. Brain 126: 2406–2418

Nicholl DJ, Greenstone MA, Clark CE (2003) An English kindred with a novel recessive tauopathy and respiratory failure. Ann Neurol 54: 682–686

Nilsson K, Gustafson L, Hultberg B (2001) Improvement of cognitive functions after cobalamin/folate supplementation in elderly patients with dementia and elevated plasma homocysteine. Int J Geriatr Psychiatry 16: 609–614

Nitsch RM, Kim C, Growdon JH (1998) Vasopressin and bradykinin regulate secretory processing of the amyloid protein precursor of Alzheimer's disease. Neurochem Res 23: 807–814

Nonaka S, Chuang DM (1998) Neuroprotective effects of chronic lithium on focal cerebral ischemia in rats. Neuroreport 9: 2081–2084

Nonaka S, Hough CJ, Chuang DM (1998) Chronic lithium treatment robustly protects neurons in the central nervous system against excitotoxicity by inhibiting *N*-methyl-D-aspartate receptor-mediated calcium influx. Proc Natl Acad Sci USA 95: 2642–2647

Nordberg A (1996) Pharmacological treatment of cognitive dysfunction in dementia disorders. Acta Neurol Scand 168: 87–92

Odawara T, Shiozaki K, Iseki E, Hino H, Kosaka K (2003) Alterations of muscarinic acetylcholine receptors in atypical Pick's disease without Pick bodies. J Neurol Neurosurg Psychiatry 74: 965–967

Ostrosky-Solis F, Castaneda M, Perez M, Castillo G, Bobes MA (1998) Cognitive brain activity in Alzheimer's disease: electrophysiological response during picture semantic categorization. J Int Neuropsychol Soc 4: 415–425

Oswald WD, Hagen B, Rupprecht R (2001) Die SIMA-Studie: Training des Gedächtnisses und der Psychomotorik im Alter. In: Klauer KJ (Hrsg) Handbuch kognitives Training. Hofgrefe, Göttingen, S 467–490

Owen AM, Doyon J, Dagher A et al (1998) Abnormal basal ganglia outflow in Parkinson's disease identified with PET. Brain 121: 949–965

Palmer AM, DeKosky ST (1993) Monoamine neurons in aging and Alzheimer's disease. J Neural Transm 91: 135–159

Pandav R, Dodge HH, DeKosky ST, Ganguli M (2003) Blood pressure and cognitive impairment in India and the United States. A cross-national epidemiological study. Arch Neurol 60: 1123–1128

Pantel J, Kratz B, Essig M, Schröder J (2003) Parahippocampal volume deficits in subjects with aging-associated cognitive decline. Am J Psychiatry 160: 2

Papapetropoulos S, Gonzalez J, Lieberman A et al (2005) Dementia in Parkinson's disease: a post-mortem study in a population of brain donors. Int J Geriatr Psychiatry 20: 418–422

Parellada E, Baeza I, de Pablo J, Martinez G (2004) Risperidone in the treatment of patients with delirium. J Clin Psychiatry 65: 348–353

Parkinson J (1817) An essay on the shaking palsy. Sherwood, Neely & Jones, London, pp 33–34

Parnetti L, Ambrosoli L, Abate G et al (1995) Posatirelin for the treatment of late-onset Alzheimer's disease: a double-blind multi-centre study vs citcoline and ascorbic acid. Acta Neurol Scand 92: 135–140

Parvizi J, Damasio AR (2003) Neuroanatomical correlates of brainstem coma. Brain 126: 1524–1536

Patwardhan MB, McCrory DC, Matchar DB et al (2004) Alzheimer disease: operating characteristics of PET – A meta-analysis. Radiology 231: 73–80

Perneczky R, Mösch D, Neumann M et al (2005) The Alzheimer variant of Lewy body disease: A pathologically confirmed case-control study. Dement Geriatr Cogn Disord 20(2–3): 89–94

Perry E, McKeith I, Ballard C et al (2003) Butyrylcholine esterase and progression of cognitive deficits in dementia with Lewy bodies. Neurology 60: 1852–1853

Perry EK, Perry RH (1995) Acetylcholine and hallucinations: disease-related compared to drug-induced alterations in human consciousness. Brain Cogn 28: 240–258

Perry EK, Marshall E, Kerwin J et al (1990a) Evidence of a monoaminergic-cholinergic imbalance related to visual hallucinations in Lewy body dementia. J Neurochem 55: 1454–1456

Perry RH, Irving D, Blessed G et al (1990b) Senile dementia of Lewy body type. J Neurol Sci 95: 119–139

Perry EK, Morris CM, Court JA et al (1995) Alteration in nicotine binding sites in Parkinson's disease. Lewy body dementia and Alzheimer's disease: possible index of early neuropathology. Neuroscience 64: 385–395

Perry RJ, Miller BL (2001) Behavior and treatment in frontotemporal dementia. Neurology 56 (Suppl 4): S46–S51

Pezzoli G, Canesi M, Galli C (2004) An overview of parkinsonian syndromes: data from the literature and from an Italian data-base. Sleep Med 5: 181–187

Pick A (1904) Zur Symptomatologie der linksseitigen Schläfenlappenatrophie. Monatsschr Psychiat Neurol 16: 378–388

Plassman BL, Welsh KA, Helms M, Brandt J, Page WF, Breitner JC (1995) Intelligence and education as predictors of cognitive state in late life: a 50-year follow-up. Neurology 45: 1446–1450

5

Pohjasvaara T, Mäntylä R, Salonen O et al (2000) How complex interactions of ischemic brain infarcts, white matter lesions, and atrophy relate to poststroke dementia. Arch Neurol 57: 1295–1300

Pohjasvaara T, Vataja R, Leppävuori A, Erkinjuntti T (2001) Dementia poststroke. Psychogeriatrics 1: 88–99

Posner HB, Tang MX, Luchsinger J, Lantigua R, Stern Y, Mayeux R (2002) The relationship of hypertension in the elderly to AD, vascular dementia, and cognitive function. Neurology 58: 1175–1181

Price JL, Ko AI, Wade MJ et al (2001) Neuron number in the entorhinal cortex and CA1 in preclinical Alzheimer disease. Arch Neurol 58: 1395–1402

Prins ND, van Dijk EJ, den Heijer T et al (2005) Cerebral small-vessel disease and decline in information processing speed, executive function and memory. Brain (in press)

Procter AW, Qurne M, Francis PT (1999) Neurochemical features of frontotemporal dementia. Dement Geriatr Cogn Disord 10: 80–84

PROGRESS Collaborative Group (2001) Randomised trial of a perindopril-based blood-pressure-lowering regimen among 6105 individuals with previous stroke or transient ischaemic attack. Lancet 358: 1033–1041

PROGRESS Collaborative Group (2003) Effects of blood pressure lowering with perindopril and indapamide therapy an dementia and cognitive decline in patients with cerebrovascular disease. Arch Intern Med 163: 1069875–1075886

Przuntek H, Müller T, Riederer P (2004) Diagnostic staging of Parkinson's disease: Conceptual aspects. J Neural Transm 111: 201–216

Qiu C, von Strauss E, Fastbom J, Winblad B, Fratiglioni L (2003) Low blood pressure and risk of dementia in the Kungsholmen Project. Arch Neurol 60: 223–228

Raadscheer FC, van Heerikhuize JJ, Lucassen PJ, Hoogendijk WJG, Tilders FJH, Swaab DF (1995) Corticotropin-releasing hormone mRNA levels in the paraventricular nucleus of patients with Alzheimer's disease and depression. Am J Psychiatry 152: 1372–1376

Rama Krishnan KRR, Charles HC, Doraiswamy PM et al (2003) Randomized, placebo-controlled trial of the effects of Donepezil on neuronal markers and hippocampal volumes in Alzheimer's disease. Am J Psychiatry 160: 2003–2011

Ramage SN, Anthony IC, Carnie FW, Busutti A, Roberstson R, Bell JE (2005) Hyperphosphorylated tau and amyloid precurson protein deposition is increased in brains of young drug abusers. Neuropathol Appl Neurobiol 31: 439–448

Rankin KP, Kramer JH, Mychack P, Miller BL (2003) Double dissociation of social functioning in frontotemporal dementia. Neurology 60: 266–271

Raskind MA, Peskind ER, Holmes C, Goldstein DS (1999) Patterns of cerebrospinal fluid catechods support increased central noradrenergic responsiveness in aging and Alzheimer's disease. Biol Psychiatry 46: 756–765

Reischies FM, Neuhaus AH, Hansen ML et al (2005) Electrophysiological and neuropsychological analysis of a delirious state: The role of the anterior cingulate gyrus. Psychiatry Res Neuroimaging 138: 171–181

Remy P, Doder M, Lees AJ et al (2005) Depression in Parkinson's disease: loss of dopamine and noradrenaline innervation in the limbic system. Brain 128: 1314–1322

Ribot T (1883) Les maladies de la mémoire, 2ième edn. Baillière, Paris

Riederer P, Hoyer S (2005) Störungen der Neurotransmission bei Demenzen. In: Wallesch CW, Förstl H (Hrsg) Demenzen. Thieme, Stuttgart, S 27–43

Riemenschneider M, Wagenpfeil S, Diehl J et al (2002) Tau and Aß42 protein in CSF of patients with frontotemporal degeneration. Neurology 58: 1622–1628

Rocchi A, Pellegrini S, Siciliano G, Murri L (2003) Causative and susceptibility genes for Alzheimer's disease: a review. Brain Res Bull 61: 1–24

Rockwood K, Kirkland S, Hogan DB et al (2002) Use of lipid-lowering agents, indication bias, and the risk of dementia in community-dwelling elderly people. Arch Neurol 59: 223–227

Román GC, Sachdev P, Royall DR et al (2004) Vascular cognitive disorder: a new diagnostic category updating vascular cognitive impairment and vascular dementia. J Neurol Sci 226: 81–87

Romero B, Wenz M (2002) Concept and effectiveness of a treatment program for patients with dementia and their relatives. Results from the Bad Aibling Alzheimer Disease Therapy Center. Z Gerontol Geriatr 35: 118–1128

Rosen HJ, Perry RJ, Murphy J et al (2002a) Patterns of brain atrophy in frontotemporal dementia and semantic dementia. Neurology 58: 198–208

Rosen HJ, Gorno-Tempini ML, Goldman WP et al (2002b) Emotion comprehension in the temporal variant of frontotemporal dementia. Brain 125: 2286–2295

Rösler N, Wichart I, Jellinger KA (2001) Ex vivo lumbar and post mortem ventricular cerebrospinal fluid substance P-immunoreactivity in Alzheimer disease patients. Neurosci Lett 299: 117–120

Rozzini L, Chilovi BV, Bellelli G et al (2005) Effects of cholinesterase inhibitors appear greater in patients on established antihypertensive therapy. Int J Geriatr Psychiatry 20: 547–551

Ruitenberg A, van Swieten JC, Witteman JC et al (2002) Alcohol consumption and risk of dementia: the Rotterdam Study. Lancet 359: 281–286

Samii A, Nutt JG, Ransom B (2004) Parkinson's disease. Lancet 363: 1783–1792

Sander D, Kukla C, Klingelhöfer J et al (2000a) Relationship between circadian blood pressure patterns and progression of early carotid atherosclerosis. Circulation 102: 1536–1541

Sander D, Winbeck K, Etgen T, Knapp R, Klingelhofer J, Conrad B (2000b) Disturbance of venous flow patterns in patients with transient global amnesia. Lancet 356: 1982–1984

Sander D, Winbeck K, Klingelhöfer J et al (2004) Progression of early carotid atherosclerosis is only temporarily reduced after antibiotic treatment of *Chlamydia pneumoniae* seropositivity. Circulation 109: 1010–1015

Sander K, Sander D (2005) New insights into transient global amnesia: recent imaging and clinical findings. Lancet 4: 437–444

Sarter M, Bruno JP (1998) Cortical acetylcholine, reality distortion, schizophrenia, and Lewy body dementia: too much or too little cortical acetylcholine? Brain Cogn 38: 297–316

Sasaki Y, Matsuyama T, Inoue S et al (2003) A prospective, open-label, flexible-dose study of Quetiapine in the treatment of delirium. J Clin Psychiatry 64: 1316–1321

Sawabini KA, Watts RL (2004) Treatment of depression in Parkinson's disease. Parkinsonism Rel Disord 10: S37–S41

Schaafsma A, de Jong BM, Bams JL et al (2003) Cerebral perfusion and metabolism in resuscitated patients with severe post-hypoxic encephalopathy. J Neurol Sci 210: 23–30

Scheid R, Voigt H (2005) Arterielle Hypertonie und Demenz. Nervenarzt 76: 143–153

Scheltens P, Fox N, Barkhof F, De Carli C (2002) Structural magnetic resonance imaging in the practical assessment of dementia: beyond exclusion. Lancet Neurology 1: 13–21

Schiff ND, Ribary U, Moreno DR et al (2002) Residual cerebral activity and behavioural fragments can remain in the persistently vegetative brain. Brain 125: 1210–1234

Schillinger M, Exner M, Mlekusch W et al (2005) Inflammation and carotid artery-risk for atherosclerosis study (ICARAS). Circulation 111: 2203–2209

Schmidt R, Schmidt H, Curb JD et al (2002) Early inflammation and dementia: a 25-year follow-up of the Honolulu-Asia Aging Study. Ann Neurol 52: 168–174

Schmidt R, Enzinger C, Ropele S, Schmidt H, Fazekas F (2003) Progression of cerebral white matter lesions: 6-year results of the Austrian Stroke Prevention Study. Lancet 361: 2046–2048

Schneider K (1946) Klinische Psychopathologie. Thieme, Stuttgart

Schneider F, Habel U, Volkmann J et al (2003a) Deep brain stimulation of the subthalamic nucleus enhances emotional processing in Parkinson desease. Arch Gen Psychiatry 60: 296–302

Schneider JA, Wilson RS, Cochran EJ et al (2003b) Relation of cerebral infarctions to dementia and cognitive function in older persons. Neurology 60: 1082–1083

Schwammenthal Y, Tanne D (2004) Homocysteine, B-vitamin supplementation, and stroke prevention: from observational to interventional trials. Lancet Neurology 3: 493–495

Sedlaczek O, Hirsch JG, Grips E, et al (2004) Detection of delayed focal MR changes in the lateral hippocampus in transient global amnesia. Neurology 62: 2165–2170

Selkoe DJ (2000) The genetics and molecular pathology of Alzheimer's disease: roles of amyloid and the presenilins. Neurol Clin 18(4): 903–922

Selkoe DJ (2004) Alzheimer disease: Mechanistic unerstanding pedicts novel therapies. Ann Intern Med 140: 627–638

Semon R (1904) Die Mneme. Engelmann, Leipzig, S 20–21

Senanarong V, Vannasaeng S, Poungvarin N et al (2002) Endogenous estradiol in elderly individuals. Arch Neurol 59: 385–389

Sergeant N, Delacourte A, Buée L (2005) Tau protein as a differential biomarker of tauopathies. Biochim Biophys Acta 1739: 179–197

Seshadri S, Beiser A, Selhub J et al (2002) Plasma homocysteine as a risk factor for dementia and Alzheimer's disease. N Engl J Med 346: 476–483

SHEP Cooperative Research Group (1991) Prevention of stroke by antihypertensive drug treatment in older persons with isolated systolic hypertension. Final results of the Systolic Hypertension in the Elderly Program (SHEP). J Am Med Ass 265: 3255–3264

Shepherd J, Blauw GJ, Murphy MB et al; PROSPER Study Group (2002) PROspective Study of Pravastatin in the Elderly at Risk. Pravastatin in elderly individuals at risk of vascular disease (PROSPER): a randomised controlled trial. Lancet 360: 1623–1630

Shigenobu K, Ikeda M, Fukuhara R (2002) The stereotypy rating inventory for frontotemporal lobar degeneration. Psychiatry Res 110: 175–187

Shumaker SA, Logault C, Rapp SR et al (2003) Estrogen plus progestin and the incidence of dementia and mild cognitive impairment in postmenopausal women. The Women's Health Initiative Memory Study: a randomised controlled trial. J Am Med Ass 289: 2651–2662

Silveri MC, Salvigni BL, Cappa A et al (2003) Impairment of verb processing in frontal variant-frontotemporal dementia: a dysexecutive symptom. Dement Geriatr Cogn Disord 16: 296–300

Simons M, Keller P, Strooper B et al (1998) Cholesterol depletion inhibits the generation of beta-amyloid in hippocampal neurons. Proc Natl Acad Sci USA 95: 6460–6464

Simons M, Schwarzler F, Lutjohann D et al (2002) Treatment with simvastatin in normocholesterolemic patients with Alzheimer's disease: A 26-week randomized, placebo-controlled, double-blind trial. Ann Neurol 52(3): 346–350

Skoog I, Lernfelt B, Landahl S et al (1996) 15-year longitudinal study of blood pressure and dementia. Lancet 347: 1141–1145

Small SA, Tsai WY, DeLaPaz R et al (2002) Imaging hippocampal function across the human life span: Is memory decline normal or not? Ann Neurol 51: 290–295

Snowden JS, Bathgate D, Varma A et al (2001) Distinct behavioural profiles in fronto-temporal dementia and semantic dementia. J Neurol Neurosurg Psychiatry 70: 323–332

Snowden JS, Gibbons ZC, Blackshaw A et al (2003) Social cognition in frontotemporal dementia and Huntington's disease. Neuropsychologia 41: 688–701

Snowdon DA, Greiner LH, Mortimer JA, Riley KP, Greiner PA, Markesbery WR (1997) Brain infarction and the clinical expression of Alzheimer disease – the nun study. J Am Med Ass 277: 813–817

Sparks DL, Sabbagh MN, Connor DJ et al (2005) Atorvastatin for the treatment of mild to moderate Alzheimer disease: preliminary results. Arch Neurol 62:753–757

Spector A, Orrell M, Davies S et al (2000a) Reminiscence therapy for dementia. Cochrane Database Syst Rev CD001120

Spector A, Orrell M, Davies S et al (2000b) Reality orientation for dementia. Cochrane Database Syst Rev CD001119

St George-Hyslop PH, Tanzi RE, Polinski RJ et al (1987) The genetic defect causing familial Alzheimer's disease maps on chromosome 21. Science 235: 885–890

Stevens M, Van-Duijn CM, Kamphorst W et al (1998) Familial aggregation in frontotemporal dementia. Neurology 50: 1541–1545

Stone J, Griffiths TD, Rastogi S, Perry RH, Cleland PG (2002) Non-Picks forntotemporal dementia imitating schizophrenia in a 22-year-old man. J Neurol 250: 369–370

Stoub TR, Bulgakova M, Leurgans S et al (2005) MRI predictors of risk of incident Alzheimer disease: a longitudinal study. Neurology 64(9): 1520–1524

Summerfield C, Gómez-Ansón B, Tolosa E et al (2002) Dementia in Parkinson desease. Arch Neurol 59: 1415–1420

Sumpter PQ, Mann DM, Davies CA, Neary D, Snowden JS, Yates PO (1986) A quantitative study of the ultrastructure of pyramidal neurons of the cerebral cortex in Alzheimer's disease in relationship to the degree of dementia. Neuropathol Appl Neurobiol 12: 321–329

Sze C, Bi H, Kleinschmidt-DeMasters BK, Filley CM, Martin LJ (2001) *N*-Methyl-D-aspartate receptor submit proteins and their phosphorylation status are altered selectively in Alzheimer's disease. J Neurol Sci 182: 151–159

Tabert MH, Albert SM, Borukhova-Milov L et al (2002) Functional deficits in patients with mild cognitive impairment. Neurology 58: 758–764

Tanzi RE, Gusella JF, Watkins PC et al (1987) Amyloid beta protein gene: cDNA, mRNA distribution, and genetic linkage near the Alzheimer locus. Science 235: 880–884

Tariot PN, Farlow MR, Grossberg GT et al (2004) Memantine treatment in patients with moderate to severe Alzheimer disease already receiving donepezil: a randomized controlled trial. J Am Med Assoc 291: 317–324

Teipel SJ, Flatz WH, Heinsen H et al (2005) Measurement of basal forebrain atrophy in Alzheimer's disease using MRI. Brain (in press)

Tellez S, Colpaert F, Marien M (1999) α_2-Adrenoreceptor modulation of cortical acetylcholine release in vivo. Neuroscience 89: 1041–1050

Thal DR, Rüb U, Orantes M, Braak H (2002) Phases of Aβ-deposition in the human brain and its relevance for the development of AD. Neurology 58: 1791–1800

Thomas AJ, O'Brien JT, Davis S et al (2002) Ischemic basis for deep white matter hyperintensities in Major Depression. Arch Gen Psychiatry 59: 785–792

Thomas AJ, Kalaria RN, O'Brien JT (2004) Depression and vascular disease: what is the relationship? J Affect Disord 79: 81–95

Tierney MC, Black SE, Szalai JP et al (2001) Recognition memory and verbal fluency differentiate probable Alzheimer disease from subcortical ischemic vascular dementia. Arch Neurol 58: 1654–1659

Tiraboschi P, Hansen LA, Alford M et al (2000) The decline in synapses and cholinergic activity is asynchronous in Alzheimer's disease. Neurology 55:1278–1283

Tiraboschi P, Hansen LA, Alford M et al (2002) Early and widespread cholinergic losses differentiate dementia with Lewy bodies from Alzheimer disease. Arch Gen Psychiatry 59: 946–951

Tong XK, Hamel E (1999) Regional cholinergic denervation of cortical microvessels and nitric oxide synthase-containing neurons in Alzheimer's disease. Neuroscience 92: 163–175

Truelsen T, Thudium D, Gronbaek M (2002) Amount and type of alcohol and risk of dementia: the Copenhagen City Heart Study. Neurology 59: 1313–1319

Trzepacz PT(1999) Update on the neuropathogenesis of delirium. Dement Geriatr Cogn Disord 10: 330–334

Trzepacz PT (2000) Is there a final common neural pathway in delirium? Focus on acetylcholine and dopamine. Semin Clin Neuropsychiatry 5: 132–148

Tsai GE, Falk WE, Gunther J, Coyle JT (1999) Improved cognition in Alzheimer's disease with short-term D-cycloserine treatment. Am J Psychiatry 156: 467–469

Tulving E (1985) How many memory systems are there? Psychologist 60: 385–398

Tulving E (2002) Episodic memory: From mind to brain. Annu Rev Psychol 53: 1–25

Tuokko H, Morris C, Ebert P (2005) Mild cognitive impairment and everyday functioning in older adults. Neurocase 11(1): 40–47

Turner RS, D'Amato CJ, Chervin RD et al (2000) The pathology of REM sleep behavior disorder with comorbid Lewy body dementia. Neurology 55: 1730–1732

Uzan M, Albayram S, Dashti SGR et al (2003) Thalamic proton magnetic resonance spectroscopy in vegetative state induced by traumatic brain injury. J Neurol Neurosurg Psychiatry 74: 33–38

van der Hart O, Nijenhuis E (2001) Generalized dissociative amnesia: episodic, semantic and procedural memories lost and found. Aust N Z J Psychiatry 35: 589–600

van Duijn CM, Farrer LA, Cupples LA, Hofman A (1993) Genetic transmission of Alzheimer's disease among families in a Dutch population-based study of early-onset Alzheimer's disease. Nature Genet 7: 74–78

Verleger R, Koempf D, Neukaeter W (1992) Event-related EEG potentials in mild dementia of Alzheimer type. Electroencephalogr Clin Neurophysiol 84: 332–343

Vermeer SE, Hollander M, van Dijk EJ, Hofman A, Koudstaal PJ, Breteler MM, Rotterdam Scan Study (2003) Silent brain infarcts and white matter lesions increase stroke risk in the general population: the Rotterdam Scan Study. Stroke 34: 1126–1129

Verpillat P, Camuzat A, Hannequin D et al (2002) Apolipoprotein E gene in frontotemporal dementia: an association study and meta-analysis. Eur J Hum Genet 10: 399–405

Versijpt J, Van Laere KJ, Dumont F et al (2003) Imaging of the 5-HT_{2A} system: age-, gender-, and Alzheimer's disease-related findings. Neurobiol Aging 24: 553–561

Visser PJ, Verhey FRJ, Hofman PAM et al (2002) Medial temporal lobe atrophy predicts Alzheimer's disease in patients with minor cognitive impairment. J Neurol Neurosurg Psychiatry 72: 491–497

Waelti P, Dickinson A, Schultz W (2001) Dopamine responses comply with basic assumptions of formal learning theory. Nature 412: 43–48

Waite LM, Broe GA, Grayson DA, Creasey H (2001) Preclinical syndromes predict dementia: the Sydney older persons study. J Neurol Neurosurg Psychiatry 71: 296–302

Wang HX, Wahlin A, Basun H, Fastbom J, Winblad B, Fratiglioni L (2001) Vitamin B12 and folate in relation to the development of Alzheimer's disease. Neurology 56: 1188–1194

Weggen S, Eriksen JL, Das P et al (2001) A subset of NSAIDs lower amyloidogenic A-42 independently of cyclooxygenase activity. Nature 414: 212–216

Wei Z, Mousseau DD, Richardson JS, Dyck LE, Li X-M (2003) Atypical antipsychotics attenuate neurotoxicity of Beta-Amyloid (25-35) by modulating bax and Bcl-$X_{L/S}$ expression and localization. J Neurosci Res 74: 942–947

Wijdicks EFM, Atkinson JLD, Okazaki H (2001) Isolated medulla oblongata function after severe traumatic brain injury. J Neurol Neurosurg Psychiatry 70: 127–129

Wilkie F, Eisdorfer C (1971) Intelligence and blood pressure in the aged. Science 172: 959–962

Winbeck K, Etgen T, von Einsiedel HG, Rottinger M, Sander D (2005) DWI in transient global amnesia and TIA: proposal for an ischaemic origin of TGA. J Neurol Neurosurg Psychiatry 76: 438–441

Yaffe K, Lui LY, Grady D, Cauley, J, Kramer J, Cummings SR (2000) Cognitive decline in women in relation to non-protein-bound oestradiol concentrations. Lancet 356: 708–712

Yamaguchi S, Tsuchiya H, Yamagata S, Toyoda G, Kobayski S (2000) Event-related brain potentials in response to novel sounds in dementia. Clin Neurophysiol 111: 195–203

Yasui K, Nakaso K, Kowa H et al (2003) Levodopa-induced hyperhomocysteinaemia in Parkinson's disease. Acta Neurol Scand 108: 66–67

Yokota H, Ogawa S, Kurokawa A, Yamamoto Y (2003) Regional cerebral blood flow in delirium patients. Psychiatry Clin Neurosci 57: 337–339

Zandi PP, Anthony JC, Khachaturian AS et al (2004) Reduced risk of Alzheimer disease in users of antioxidant vitamin supplements: the Cache County Study. Arch Neurol 61: 82–88

Zeman A (2001) Consciousness. Brain 124: 1263–1289

Zhou L, Miller BL, McDaniel CH et al (1998) Frontotemporal dementia: neuropil spheroids and presynaptic terminal degeneration. Ann Neurol 44: 99–109

Sucht und Folgestörungen

Lutz G. Schmidt und Fred Rist

6.1 Einleitung

Im Jahr 1964 empfahl die WHO, den damals benutzten Begriff *addiction* (Sucht), als unwissenschaftlichen Terminus aufzugeben und ihn durch *dependence* (Abhängigkeit) zu ersetzen. Hintergrund der Empfehlung war zum einen die Mehrdeutigkeit des Suchtbegriffs, der z. B. auch in Wassersucht oder Gelbsucht verwendet wird; zum anderen konnte der Begriff der Abhängigkeit durch das Konzept der psychischen und physischen Abhängigkeit und durch Zusammenstellung mit der Nennung einer psychotropen Substanz als **stoffgebundene Abhängigkeit** spezifiziert werden. Dies eröffnete die Möglichkeit, die sogenannten **Tätigkeitssüchte**, wie Spielsucht (pathologisches Spielen) oder Formen sexueller Süchtigkeit abzugrenzen. Diese sind allerdings heute unter dem Begriff der Störungen der Impulskontrolle eingeordnet.

In den letzten Jahren wurden im Rahmen der Grundlagenforschung zur Entwicklung von Abhängigkeitserkrankungen und von Untersuchungen zur Wirksamkeit einzelner therapeutischer Maßnahmen viele Gemeinsamkeiten über die verschiedenen psychotropen Substanzen hinweg gefunden. Vor allem wird die psychische Abhängigkeit als das zentrale und gemeinsame Merkmal der verschiedenen Formen substanzbezogener Abhängigkeitserkrankungen angesehen (um diesen Sachverhalt zu verdeutlichen, wird deshalb auch heute vielfach noch an dem Begriff »Sucht« festgehalten). Man sah aber auch, dass teilweise erhebliche Unterschiede im Hinblick auf Merkmale körperlicher Abhängigkeit – wie Toleranzentwicklung und Entzugserscheinungen – zwischen den verschiedenen stoffgebundenen Abhängigkeiten bestehen.

Andererseits haben die epidemiologischen Untersuchungen der letzten Jahre gezeigt, dass es viele Personen gibt, die (noch) nicht die Kriterien einer Abhängigkeitsdiagnose erfüllen, aber dennoch schwere körperliche Erkrankungen, psychische Störungen, soziale Probleme oder andere typische substanzbezogene Folgestörungen aufweisen. Diese Gruppe ist erheblich größer als diejenige der eigentlichen Abhängigkeitskranken: Es wird geschätzt, dass es in Deutschland etwa 8 Millionen Personen mit schädlichem Gebrauch von Alkohol gibt, im Vergleich zu etwa 1,5 Millionen Alkoholabhängigen. Deshalb werden im Folgenden die verschiedenen Formen **substanzbezogener Störungen** insgesamt berücksichtigt.

6.2 Definitionen substanzbezogener Störungen

Bei folgenden Substanzen kommen nach ICD-10 (Weltgesundheitsorganisation WHO 2000) substanzbezogene psychische und Verhaltensstörungen vor:
- Alkohol,
- Opiate,
- Kokain,
- andere Stimulanzien (einschließlich Koffein; DSM IV nennt explizit Amphetamine),
- Halluzinogene,
- Tabak (bei DSM IV: Nikotin),
- Cannabinoide,
- Sedativa oder Hypnotika (DSM IV nennt in dieser Substanzklasse noch Anxiolytika),
- flüchtige Lösungsmittel (DSM IV: Inhalanzien wie Benzin oder Farbe, sofern sie zum Zwecke der Intoxikation eingesetzt werden),
- multiple Substanzen und andere psychotrope Substanzen (bei DSM IV wird z. B. noch Phencyclidin genannt).

Diese Substanzen führen zu den im Folgenden genannten Störungen **durch den Konsum** bzw. zu **substanzinduzierten** Störungen.

Substanzen wie Antidepressiva, Laxanzien, bestimmte Analgetika wie Aspirin, Antazida, Vitamine, Steroide oder Hormone sowie bestimmte pflanzliche oder Naturheilmittel können unter bestimmten Umständen auch missbraucht werden. Sie führen in diesen Fällen zwar zu körperlichen Störungen, rufen aber keine Abhängigkeit hervor und werden in der ICD-10 gesondert klassifiziert; deshalb werden sie im Folgenden nicht weiter betrachtet.

Risikoarmer Konsum ist ein Konsum unterhalb einer statistisch definierten »Harmlosigkeitsgrenze« oder »Gefährdungsgrenze«, die beispielsweise von der *British Medical Association* für Alkohol bei einer täglichen Trinkmenge von 30 g reinem Alkohol für Männer und 20 g für Frauen angegeben wurde (BMA 1995). Solche Empfehlungen sind mit Hinweisen zum Trinkmuster – z. B. Vermeidung von *binge drinking* (Trinkexzessen) am Wochenende – und der Trinksituation – z. B. Punktnüchternheit am Arbeitsplatz, im Straßenverkehr oder in der Schwangerschaft – zu kombinieren.

Mit **riskantem Konsum** oder **gefährlichem Gebrauch** wird ein Konsum oberhalb einer Gefährdungsgrenze angegeben, bei dem nach längerem Konsum ein (statistisch begründetes) erhöhtes Risiko gegeben ist, eine substanzbezogene Störung zu bekommen. Beispielsweise verdoppelt sich beim Mann bei 40 g Alkohol pro Tag das Risiko für eine Lebererkrankung, erhöhten Blutdruck und bestimmte Krebserkrankungen – wobei auch Rauchen dieses Risiko erhöht. Bei Frauen wird bei 20 g pro Tag generell das Risiko für eine Lebererkrankung und wahrscheinlich auch für Brustkrebs erhöht.

Schädlicher Gebrauch (nach ICD-10) bezeichnet ein Konsummuster psychotroper Substanzen, das zu einer Schädigung der physischen oder psychischen Gesundheit führt bzw. beim einzelnen Patienten geführt hat (wie z. B. eine Hepatitis durch Selbstinjektion von Heroin oder eine depressive Episode nach massivem Alkoholkonsum). Zu bedenken ist, dass schädliches Konsumverhalten häufig von verschiedenen Personen im Umfeld eines Betroffenen kritisiert wird und dieses auch häufig unterschiedliche negative soziale Folgen nach sich zieht. Die Ablehnung des Konsumverhaltens oder einer bestimmten Substanz von anderen Personen oder einer ganzen Gesellschaft ist nach ICD-10-Definition jedoch kein Beweis für den schädlichen Gebrauch, ebenso wenig wie etwa der Nachweis negativer sozialer Folgen, z. B. Inhaftierung oder Eheprobleme. Im Gegensatz dazu bezieht die Klassifikation des DSM IV bei der Definition des »**Substanzmissbrauchs**« die soziale Dimension explizit mit ein; danach ist das Hauptmerkmal des Substanzmissbrauchs ein fehlangepasstes Muster von Substanzgebrauch, das sich in wiederholten und deutlich nachteiligen Konsequenzen infolge des wiederholten Konsums manifestiert. Diese können u. a. sein: Wiederholtes Versagen bei wichtigen Verpflichtungen bei der Arbeit (z. B. Fehlzeiten), in der Schule (z. B. schlechte Leistungen wegen eines »Katers«) oder immer wieder auftretende soziale und zwischenmenschliche Probleme (z. B. Streit mit dem Ehegatten über die Folgen der Intoxikation, verbale oder körperliche Auseinandersetzungen). Einem Missbrauch liegt in der Regel der Wunsch zugrunde, mithilfe psychotroper Substanzen eine positive Befindlichkeit oder Gestimmtheit (bis zu Euphorie oder Rausch) herzustellen; dieser ist jedoch nicht (wie oft beim Abhängigkeitssyndrom ausgeprägt) übermäßig, unabweisbar oder unwiderstehlich.

Das Hauptmerkmal einer substanzinduzierten **Intoxikation** (»Vergiftung«) ist die Entwicklung eines reversiblen substanzspezifischen Syndroms, das auf die vorherige Einnahme (bzw. den Einfluss) einer Substanz zurückgeht (gilt nicht bei Nikotin). Die am häufigsten auftretenden Veränderungen betreffen Störungen der Wahrnehmung, der Aufmerksamkeit, der Urteilsfähigkeit, des Gedächtnisses, der psychomotorischen Leistung und des zwischenmenschlichen Verhaltens. (Wird der Begriff Intoxikation verwendet, steht meist die Benommenheit im Vordergrund, bei »Rausch« ist meist die stärkere Euphorie oder es sind Wahrnehmungsstörungen gemeint.) Dabei sind die zu beobachtenden Störungen unmittelbar auf die körperliche Wirkung der Substanz auf das zentrale Nervensystem zurückzuführen und entwickeln sich während oder kurz nach dem Gebrauch der Substanz. Die akute Intoxikation ist ein vorübergehender Zustand. Das Ausmaß der Vergiftung wird nach und nach geringer, und die Symptome verschwinden ohne erneute Substanzzufuhr nach einiger Zeit vollständig. Allerdings hängen diese Störungen sehr von der individuellen Person, der jeweiligen Substanz, von Toleranzbildung, Dosis, Zeitspanne seit der letzten Einnahme, Wirkungserwartungen an die Substanz und der Umgebung (*setting*) ab, in der die Substanz eingenommen wird. Die Vergiftungssymptome müssen nicht immer in der typischen Substanzwirkung bestehen: z. B. können dämpfende Substanzen auch Agitiertheit und Überaktivität hervorrufen, oder Stimulantzien können zu sozialem Rückzug und zu introvertiertem Verhalten führen. (Bei Cannabis und Halluzinogenen können die Wirkungen besonders unvorhersehbar sein.)

Kurz dauernde oder akute Intoxikationen können mit anderen Merkmalen und Symptomen einhergehen als anhaltende, chronische oder oft wiederholte Intoxikationen, für die sich Toleranz eingestellt hat. Beispielsweise können geringe Dosen von Kokain anfänglich zu einer Steigerung der Geselligkeit führen, wohingegen die gleiche Dosis bei häufiger Einnahme über Tage und Wochen hinweg sozialen Rückzug bewirken kann. Verschiedenartige Substanzen können wiederum identische Symptome erzeugen. Zum Beispiel kann ein hyperaktives Verhalten – begleitet von Tachykardie, Pupillendilatation, erhöhtem Blutdruck und Wechsel von Schweißausbrüchen und Kälteschauern – durch Amphetamin- oder Kokainintoxikationen bedingt sein.

Normalerweise besteht ein enger Zusammenhang zwischen der Schwere der Intoxikation bzw. der Störungen und der aufgenommenen Dosis. Bei vielen Substanzen hängt die unterschiedliche Wirkung auch von der aufgenommenen Menge ab: So entfaltet z. B. Alkohol bei niedriger Dosierung eine anregende Wirkung, bei höherer Dosierung kommt es zu Erregung und Aggressivität und bei sehr hohen Blutspiegeln zu Müdigkeit und Sedierung. Durch die Ausbildung von akuter Toleranz verändert sich die Alkoholwirkung auch bei konstanter Blutalkoholkonzentration. Bei Personen mit bestimmten organischen Erkrankungen, wie etwa Nieren- oder Leberinsuffizienz, können schon kleine Mengen unverhältnismäßig schwere Vergiftungen hervorrufen. Enthemmungen im sozialen Kontext, z. B. auf Parties oder beim Karneval, können ebenfalls die Substanzwirkung modifizieren.

Abhängigkeit wird im Sinne des »Abhängigkeitssyndroms« nach ICD-10 (Weltgesundheitsorganisation WHO 2000) bzw. der »Substanzabhängigkeit« (*American Psychiatric Association* APA DSM IV 1998) in beiden Klassifikationssystemen praktisch identisch verwendet. Psychische Abhängigkeit wird meist an einem typischen Beschaffungsverhalten (*drug seeking behavior*) und einem pathologischen Einnahmemuster erkennbar, während physische Abhängigkeit vor allem auf den körperlichen Wirkungen wiederholten Substanzkonsums beruht. Nach der ICD-10-Definition handelt es sich insgesamt um eine Gruppe körperlicher, Verhaltens- und kognitiver Phänomene, bei denen der Konsum einer Substanz oder einer Substanzklasse für die betroffene Person Vorrang hat gegenüber anderen Verhaltensweisen, die von ihr früher höher bewertet wurden. Als ein entscheidendes Charakteristikum der Abhängigkeit wird der oft starke, gelegentlich übermächtige Wunsch angesehen, Substanzen oder Medikamente (ärztlich verordnet oder nicht), Alkohol oder Tabak zu konsumieren. Eine **Abhängigkeit** von Alkohol im Sinne des **Abhängigkeitssyndroms** nach ICD-10 liegt dann vor, wenn irgendwann während des letzten Jahres drei oder mehr der folgenden Kriterien bei einem Patienten in Bezug auf den Konsum psychotroper Substanzen gleichzeitig vorhanden waren (WHO 2000):

- ein starker Wunsch oder eine Art Zwang zum Konsum (**Craving**),
- verminderte Kontrollfähigkeit bezüglich des Beginns, der Beendigung und der Menge des Konsums,
- ein körperliches Entzugssyndrom bei Beendigung oder Reduktion des Konsums,
- Nachweis einer Toleranz (um die ursprünglich durch niedrigere Dosen erreichten Wirkungen hervorzurufen, sind zunehmend höhere Dosen erforderlich; eindeutige Beispiele sind Tagesdosen, die bei Konsumenten ohne Toleranzentwicklung zu einer schweren Beeinträchtigung oder sogar zum Tode führen können),
- fortschreitende Vernachlässigung anderer Interessen zugunsten des Konsums, erhöhter Zeitaufwand, um die Substanz zu beschaffen, zu konsumieren oder sich von den Folgen zu erholen,
- anhaltender Substanzkonsum trotz Nachweis eindeutiger schädlicher Folgen, wie z. B. Leberschädigung durch exzessives Trinken, depressive Verstimmungen infolge starken Alkoholkonsums oder eine Verschlechterung der kognitiven Funktionen.

Ein eingeengtes Verhaltensmuster im Umgang mit einer psychotropen Substanz wurde ebenfalls als charakteristisches Merkmal beschrieben, z. B. die Tendenz, alkoholische Getränke werktags in gleicher Weise zu konsumieren wie an Wochenenden, ungeachtet des gesellschaftlich vorgegebenen Trinkverhaltens.

Verlaufstypisch und konstitutiv für das Abhängigkeitssyndrom ist die hohe **Rückfalltendenz** (»Reexpositionsvulnerabilität«). Zudem gibt es Hinweise darauf, dass die Merkmale des Abhängigkeitssyndroms bei einem Rückfall nach einer Abstinenzphase schneller auftreten als bei Nichtabhängigen. Gemeint ist das Phänomen, dass die Entwicklung einer Abhängigkeit bei einem Menschen in der Regel Jahre benötigt (bei Opiaten geht diese Entwicklung allerdings sehr viel schneller als z. B. bei Alkohol). Nach einem Rückfall bildet sich bei den Betroffenen das komplette Abhängigkeitssyndrom oft bereits innerhalb von Tagen oder Wochen, also in vergleichbar kürzerer Zeit, wieder aus (»Reinstatement-Phänomen«).

Ein klinisch bedeutsamer **Substanzentzug** liegt vor, wenn fehlangepasste Verhaltensweisen im Zusammenhang mit physiologischen und kognitiven Begleiterscheinungen auftreten, die auf die Beendigung oder Reduktion eines schweren und lang andauernden Substanzgebrauches zurückgehen. Nach ICD-10 (F10.3) handelt es sich um einen Symptomkomplex von unterschiedlicher Zusammensetzung und wechselndem Schweregrad nach dem absoluten oder relativen Entzug einer psychotropen Substanz, die wiederholt und zumeist über einen längeren Zeitraum in meist größerer Menge konsumiert worden ist. Dabei tritt ein Leidenszustand auf, oder es kommt zu Beeinträchtigungen in sozialen, beruflichen oder anderen wichtigen Funktionsbereichen. In diesen Situationen haben die meisten Personen den unwiderstehlichen Drang, die Substanz wieder einzunehmen, um die Entzugserscheinungen abzumildern. Oftmals sind die Entzugssymptome erscheinungsbildlich das Gegenteil derjenigen Symptome, die während der Intoxikation auftreten. Wie bei der Intoxikation variieren die Symptome des Entzugs mit der Art der Substanz, der Dosis und der Dauer des Gebrauchs, und sie hängen auch von der individuellen Person ab.

Das **Entzugssyndrom mit Delir** ist ein kurzdauernder, aber gelegentlich lebensbedrohlicher toxischer Verwirrtheitszustand mit körperlichen Störungen, der bei weniger als 5% der Patienten auftritt (APA 2002). Es kommt bei Alkoholabhängigen mit einer meist langen Vorgeschichte vor, beginnt in der Regel nach Absetzen des Alkohols oder deutlich reduziertem Konsum, kann aber auch während einer Episode schweren Trinkens auftreten. Etwa die Hälfte aller Delirien beginnt mit einem zerebralen Krampfanfall. Die typischen Frühzeichen sind Schlaflosigkeit, Zittern und Angst. Die klassischen Symptome sind (WHO 2000):

- Bewusstseinstrübung und Verwirrtheit,
- lebhafte Halluzinationen oder Illusionen jeglicher Wahrnehmungsqualität (besonders optischer Natur) und
- ausgeprägter Tremor.

Auch Wahnvorstellungen, Unruhe, Schlaflosigkeit oder Umkehr des Schlaf-Wach-Rhythmus und vegetative Übererregbarkeit sind oft vorhanden. Das Entzugssyndrom mit Delir und/oder zerebralem Krampfanfall dauert länger als das einfache Entzugssyndrom.

Substanzinduzierte Störungen bzw. Folgestörungen des Substanzkonsums können ferner psychotische, affektive und Angststörungen, amnestische, sexuelle Störungen oder Schlafstörungen sein. Kennzeichnend für die substanzinduzierte **psychotische Störung** nach ICD-10 (F.10.5) sind lebhafte Halluzinationen, typischerweise akustischer Art, die während oder unmittelbar z. B. nach Einnahme von Alkohol auftreten können. Zusätzlich können Sinnestäuschungen, Personenverkennungen, Wahn oder Beziehungsideen auftreten (z. B. **Alkoholhalluzinose**). Psychomotorische Störungen oder abnorme Affekte können ebenfalls vorhanden sein.

Typisch für das **amnestische Syndrom** sind nach ICD-10 (F10.6) ausgeprägte chronische Störungen des Kurzzeitgedächtnisses, wobei das Immediatgedächtnis erhalten und das Langzeitgedächtnis nur manchmal beeinträchtigt ist. Störungen des Zeitgefühls und des Zeitgitters sind meist deutlich, ebenso die Beeinträchtigung der Fähigkeiten, neues Lernmaterial aufzunehmen. Konfabulationen können ausgeprägt sein, sind jedoch nicht in jedem Fall vorhanden. Andere kognitive Funktionen sind meist gut erhalten, die amnestischen Störungen stehen gegenüber anderen Beeinträchtigungen eindeutig im Vordergrund. Speziell bekannt ist das amnestische Syndrom bzw. die **Korsakow-Psychose** bei Alkoholabhängigen, das bei bis zu 10% der Patienten auftritt und ein klinisch manifestes Demenzsyndrom mit ungünstiger Prognose darstellt. Vorstadium eines Korsakow-Syndroms ist häufig die akute Wernicke-Enzephalopathie. Sie ist ein relativ häufiges und potenziell lebensbedrohliches Krankheitsbild, das aus einem Thiamindefizit resultiert. Es kommt am häufigsten bei schwer Alkoholabhängigen vor, die sich mangelhaft ernähren. Die klassischen Zeichen Bewusstseinstörungen/Desorientiertheit, Augenmuskelstörungen und Gangataxie sind oft schwer von der aktuellen Trunkenheit abzugrenzen. Augensymptome kommen bei weniger als 50% der Fälle vor.

Unter einem **Restzustand und verzögert auftretender psychotischer Störung** versteht man nach ICD-10 (F10.7) eine Störung, bei der substanzbedingte Veränderungen der kognitiven Fähigkeiten, des Affektes, der Persönlichkeit oder des Verhaltens noch über den Zeitraum hinaus weiter bestehen, in welchem direkte Substanzwirkungen angenommen werden können.

Pharmakokinetisch oder -dynamisch bedingte **Modifikationen der Substanzwirkungen** können gegeben sein durch den Applikationsweg (z. B. intravenöse Applikation, Rauchen, Sniffen bei Kokain oder Heroin), die Halbwertszeit, die Rezeptoraffinität (z. B. bei Benzodiazepinen) oder den gleichzeitigen oder sequenziellen Mehrfachkonsum von Suchtmitteln. So nehmen beispielsweise Kokainabhängige häufig zusätzlich Alkohol, Anxiolytika oder Opiate ein, um den Rausch zu verstärken. Sie führen sich diese Substanzen oftmals aber auch zu, um langwierigen kokaininduzierten Angstsymptomen entgegenzuwirken. Wenn eine Person über einen Zeitraum von 12 Monaten wiederholt psychotrope Substanzen aus wenigstens drei Substanzgruppen konsumiert hat (nicht eingeschlossen sind Nikotin und Koffein), aber keine Substanz für sich allein dominiert, empfiehlt das DSM IV die Kategorie **Polytoxikomanie**. Die ICD-10 spricht von Störungen durch **multiplen Substanzgebrauch**, wenn die Substanzaufnahme chaotisch und wahllos verläuft oder wenn Bestandteile verschiedener Substanzen untrennbar vermischt sind.

6.3 Entwicklung und Aufrechterhaltung von Sucht/Abhängigkeit

6.3.1 Risiko- und Schutzfaktoren

Unbestritten ist, dass soziale, psychologische und biologische Faktoren zur Entwicklung von substanzbedingten Störungen und auch von Abhängigkeit beitragen; klar ist auch, dass genetische Einflüsse neben Umweltfaktoren – speziell z. B. Armut und Arbeitslosigkeit (oder Delinquenz) und allgemein die materielle und ideelle Verfügbarkeit einer Substanz – eine wichtige Rolle spielen.

Durch epidemiologische Untersuchungen, die vor allem zum Alkoholismus durchgeführt wurden, ist seit langem bekannt, dass diese Erkrankung familiär gehäuft vorkommt. Es wurde geschätzt, dass genetische Faktoren 40–60% des Risikos ausmachen. Für die Erblichkeit der Abhängigkeit von anderen Substanzen, wie Nikotin, Opiate oder Kokain, gelten ähnliche Raten (Nestler 2000). Dabei beeinflussen der genetische Hintergrund, die Verarbeitung der Droge und Umwelterfahrungen während besonderer Entwicklungszeiten im Kindes-, Jugend- oder Erwachsenenalter die Struktur und Funktion des Gehirns und können über stabile Veränderungen synaptischer Strukturen und nachgeschalteter Signaltransduktionsprozesse in Neuronen zu abhängigem Verhalten führen (▣ Abb. 6.1).

Um die verschiedenen Suchtmittelwirkungen beim Menschen zu verstehen, ist davon auszugehen, dass generell interindividuelle Unterschiede in der Ansprechbarkeit des Gehirns auf interne und externe Stimuli und in ihrer positiven wie negativen (aversiven) emotionalen Verarbeitung bestehen. Besondere prädisponierende Faktoren sind dafür verantwortlich, wann und warum ein Individuum mit Drogenkonsum beginnt. Andere Faktoren sind dafür verantwortlich, warum der Betreffende diesen Konsum steigert, einen gesteigerten Konsum dann konstant aufrechterhält bzw. nicht mehr davon loskommt und immer wieder rückfällig wird.

In die Veranlagung (**Vulnerabilität**) in Bezug auf Suchterkrankungen können auch bestimmte Persönlichkeits

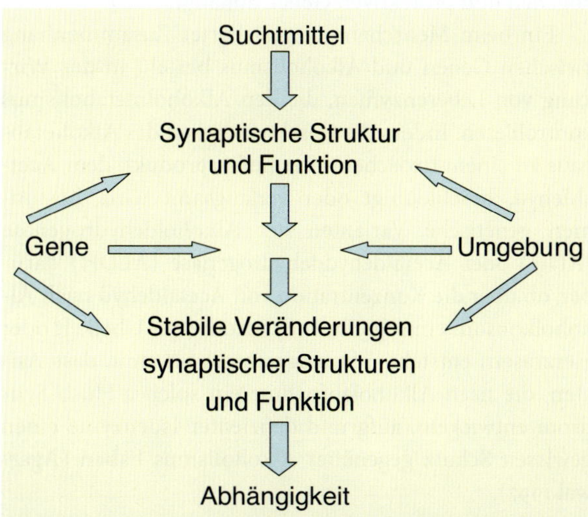

▣ **Abb. 6.1** Sucht als Ergebnis neuroplastischer Veränderungen des Gehirns aus dem Zusammenwirken von Risikogenen, Umwelterfahrungen und wiederholter Suchtmittelexposition. (Nach Nestler 2000)

charakteristika involviert sein, möglicherweise sogar im Zusammenhang mit komorbiden psychopathologischen Auffälligkeiten. Vor allem scheinen das Ausmaß an Neugierverhalten (*novelty seeking*) sowie an Hemmungen und Ängsten, ferner interpersonelle Faktoren wie intrafamiliäre Konflikte bei der Initiierung des Drogenkonsums eine wichtige Rolle zu spielen. Welche Suchtmittel dann im Einzelnen gewählt werden, hängt meist von der unmittelbaren Umgebung (**Peergroup**) ab. Für die Fortführung eines süchtigen Konsums sind eher intrapersonale Faktoren (psychopathologische oder psychobiologische Besonderheiten) verantwortlich.

Genetischer Hintergrund

Süchte als genetisch komplexe Erkrankungen

Seit den klassischen Arbeiten von Plutarch und Aristoteles ist gut bekannt, dass Suchterkrankungen, speziell der Alkoholismus, familiär gehäuft vorkommen. Neuere Untersuchungen an ein- und zweieiigen Zwillingen haben bestätigt, dass 50–60% des Risikos, alkoholkrank zu werden, genetisch bedingt sind; dies gilt für Männer wie für Frauen (Heath et al. 1991a,b; Sigvardsson et al. 1996; Prescott u. Kendler 1999). Ferner sind Umweltfaktoren zusammen mit Umwelt-Gen-Interaktionen dafür mitbestimmend, ob eine Suchterkrankung manifest wird oder nicht. In dieser Hinsicht unterscheidet sich die Alkoholabhängigkeit nicht vom Diabetes oder von Herzerkrankungen, die als genetisch komplexe Erkrankungen gelten – und die nicht, wie z. B. die zystische Fibrose, von einer oder zwei Mutationen eines Gens abhängen und bei denen die Umwelteinflüsse, wenn überhaupt, nur eine geringe Rolle spielen. Bei genetisch komplexen Erkrankungen sind die Effekte eines einzelnen Gens nur moderat wirksam, wobei das Risiko der Erkrankung bei verschiedenen Menschen wiederum vom Zusammenkommen einer Reihe von Risikogenen und protektiven Genen abhängt.

Ein beim Menschen gut gesicherter Zusammenhang zwischen Genen und Alkoholismus besteht in der Wirkung von Leberenzymen, die den Alkoholmetabolismus kontrollieren. Indem die Geschwindigkeit des Alkoholabbaus zu einem toxischen Intermediärprodukt, dem Acetaldehyd, beschleunigt oder verlangsamt wird, bestimmen genetische Varianten der Alkoholdehydrogenase (ADH) oder Acetaldehyddehydrogenase (ALDH) darüber, ob über die Konzentration von Acetaldehyd nach Alkoholkonsum ein sog. Flush-Syndrom (mit Übelkeit oder Herzrasen) entsteht. Seit längerem ist bekannt, dass Asiaten, die nach Alkoholaufnahme ein solches Flush-Syndrom entwickeln, aufgrund defizienter Isoenzyme einen gewissen Schutz gegenüber Alkoholismus haben (Agarwal 1997).

Ergebnisse der tierexperimentellen Forschung

Die tierexperimentelle Sucht- bzw. Alkoholismusforschung hat gezeigt, dass die verschiedenen Komponenten des Abhängigkeitssyndroms wie Alkoholpräferenz, Sensitivität, Neuroadaptation und Entzugsymptomatik oder Organschäden in genetischer und verhaltensbiologischer Hinsicht voneinander getrennt werden können (Crabbe et al. 1994). Für jedes Verhaltensmerkmal ist wahrscheinlich wiederum die Interaktion multipler Gene verantwortlich (Lander u. Schork 1994). Dabei sind die quantitativen Merkmalsorte (*quantitative trait loci*, QTL) im einzelnen weder hinreichend noch notwendig, da deren Effekte an der Ausprägung des Merkmals Substanzabhängigkeit mäßig bis gering ausfallen. Unter den Kandidatengenen, die in der Nähe solcher QTLs liegen, gibt es einige, die für Neurotransmitter oder für Neurotransmitterrezeptoren kodieren. So liegt z. B. **Neuropeptid Y** (NPY) – ein kleines Protein, das ubiquitär im Gehirn vorkommt und die Reaktion auf Alkohol bestimmt – bei der Ratte inmitten eines QTL für Alkoholpräferenz (Pandey et al. 2003). Für den Alkoholentzug scheint die $GABA_{\gamma 2}$-Variante von besonderer Bedeutung zu sein (Buck u. Hood 1998). Vor kurzem wurde gezeigt, dass sich alkoholpräferierende von nichtalkoholpräferierenden Ratten bezüglich der Expression des Gens für α-Synuclein unterscheiden – ein Protein, das für die Regulation der dopaminergen Transmission mitverantwortlich ist (Liang et al. 2003).

Neuere **Knock-out-Techniken** haben gezeigt, dass der von Suchtdrogen ausgehende positive Belohnungseffekt über bestimmte Strukturen vermittelt wird. Dies wurde belegt für den μ-Opiatrezeptor, den CB1-Rezeptor, den 5-HT1B-Rezeptor, die β_2-Untereinheit des nikotinergen Acetylcholinrezeptors und den Dopamintransporter. Außerdem wurde mit δ-Fos B ein Transkriptionsfaktor identifiziert, der relativ spezifisch nach chronischer, aber nicht nach akuter Gabe von Suchtmitteln gebildet wird und damit eng mit dem Suchtgeschehen in Verbindung steht (Nestler 2000). Vor kurzem wurde der Einfluss zirkadianer Rhythmen und entsprechender Rhythmusgene auf Reward und Sensitisierungsphänomene bei Kokain beschrieben (Abarca et al. 2002).

Genetische Studien beim Menschen

Entsprechende Befunde aus Tierversuchen haben geholfen, auch in Studien beim Menschen Gene zu identifizieren, die für den Hirnmetabolismus kodieren. Dabei hat die Forschung nahe gelegt, dass Gene, die den Neurotransmitterstoffwechsel von Serotonin und GABA (γ-Aminobuttersäure) regulieren, mögliche Kandidaten für ein Alkoholismusrisiko darstellen. Eine vorläufige Arbeit von Schuckit et al. (1999) ergab dann auch, dass Individuen, die als Söhne von alkoholkranken Vätern ein hohes Risiko hatten, später Alkoholismus zu entwickeln, und die gleichzeitig eine niedrige Sensitivität gegenüber den Wirkungen von Alkohol im Alter von 20 Jahren aufwiesen, Genträger bestimmter Varianten im Serotonintransportergen und im $GABA_A$-Clustergen waren. Eine andere Studie ergab, dass College-Studenten mit einer bestimmten

Variante des Serotonintransportergens mehr Alkohol bei bestimmten Gelegenheiten konsumierten und häufiger in sogenanntem *binge drinking* involviert waren als Studenten mit anderen Genvarianten (Herman et al. 2003). Allerdings sind die Zusammenhänge zwischen Neurotransmittergenen komplex und nicht alle diesbezüglichen Studienresultate einheitlich.

Aus der Stress- und Schmerzforschung kommen Hinweise, dass die individuelle Antwort auf Stressoren genetisch bedingt ist und das Risiko für psychiatrische Erkrankungen beeinflusst; dies gilt auch für den Alkoholismus. So wurde vor kurzem gefunden, dass eine genetisch bedingte Variante des Dopamin und Noradrenalin abbauenden Enzyms COMT (Catechol-*ortho*-Methyltransferase) die individuelle Schmerzschwelle bestimmt (Zubieta et al. 2003). Andere Forscher stellten fest, dass die gleiche Genvariante Angst bei Frauen beeinflusst; außerdem hatten Frauen mit dieser speziellen Variante höhere Angstscores und ein bestimmtes, für Angst und Alkoholismus typisches EEG-Muster (Enoch et al. 2003).

Mittels sogenannter Kopplungsuntersuchungen wurden unbekannte Genregionen identifiziert, die zur Alkoholismusvulnerabilität und zur Ausprägung alkoholismuskorrelierter Phänotypen wie Persönlichkeitsmerkmale, Blut- und EEG-Marker beitragen (Begleiter et al. 1998; Begleiter u. Porjesz 1999). Die stärksten Hinweise auf Kopplung wurden von der sog. COGA-Gruppe für Marker auf Chromosom 1, Chromosom 7 und einem mutmaßlich protektiven Lokus in enger Nachbarschaft mit den ADH-Genen auf Chromosom 4 gefunden (Reich et al. 1998); für schwere Abhängigkeitsformen wurde eine weitere Kopplung mit einer Region auf Chromosom 16 gefunden (Foroud et al. 1998). Der Kopplungsbefund auf Chromosom 1 (*anxiety-related disorders*) und auf Chromosom 5 würde auch die Bedeutung GABAerger-Mechanismen für Alkohol verständlich machen (Dick et al. 2002).

Eine weitere Kopplungsuntersuchung bei einer Gruppe amerikanischer Indianer (Long et al. 1998) beschreibt positive Kopplungsbefunde auf Chromosom 11p in der Nähe der D4-Dopaminrezeptor(DRD4)- und Tyrosinhydroxylase(TH)-Gene sowie benachbart mit dem $GABA_{\beta1}$-Rezeptorgen (auf Chromosom 4p). Hingegen wurde in einer finnischen Kohorte die Kopplung eines Polymorphismus im Intron 7 des Tryptophanhydroxylasegens mit Suizidalität bei Alkoholabhängigen gefunden (Nielsen et al. 1998).

Schließlich untersuchte die COGA-Gruppe das EEG, da das EEG-Muster individuell sehr charakteristisch ist und einem genetischen Einfluss unterliegt. Es wurde zum einen gefunden, dass bei Alkoholkranken eine nicht selten reduzierte P300-Welle (Ausdruck verminderter Aufmerksamkeitsfokussierung) mit chromosomalen Regionen gekoppelt ist, die als QTL diese P300-Welle bestimmen; zum anderen wurde festgestellt, dass das bei Alkoholkranken typische β-EEG (»Endophänotyp«) mit Regionen gekoppelt ist, die für den $GABA_A$-Rezeptor kodierende Gene enthalten (Porjesz et al. 2002).

Kürzlich wurde wiederholt repliziert, dass Variationen in der α_2-Untereinheit des $GABA_A$-Rezeptorgens (sog. SNPs, *single nucleotide polymorphisms*) gehäuft mit der Alkoholabhängigkeit assoziiert sind (Edenberg et al. 2004; Covault et al. 2004; Lappalainen et al. 2005).

Für die Nikotinabhängigkeit ist ebenfalls eine starke genetische Steuerung des Beginns und der Entwicklung des Rauchens belegt (Heath u. Madden 1998). Neben den schon erwähnten Studien, die eine Assoziation von komorbiden Angst- und antisozialen Verhaltensstörungen mit Alkoholismus bzw. den Subtypen zeigen, legen neuere Untersuchungen nahe, dass in Familien mit Alkoholismus auch Abhängigkeit von anderen Substanzen, wie Nikotin, Marihuana oder Kokain, gehäuft vorkommt (Bierut et al. 1998, Merinkangas et al. 1998; True et al. 1999). Dabei scheint es eine familiäre Transmission von allgemeinen wie substanzspezifischen Faktoren zu geben. Außerdem ist neben einem gemeinsamen genetischen Faktor auch ein umweltbezogener Faktor für illegale Drogen (Kokain, Cannabis, Halluzinogene, Sedativa, Stimulanzien, Opiate) wahrscheinlich, wobei die individuellen Umwelterfahrungen wohl die Wahl der speziellen Droge determinieren (Kendler et al. 2003).

Psychobiologische Vulnerabilität

Die Prädisposition zu einer Suchterkrankung kann in der Wirkung **genetischer** wie auch meist in der frühen Kindheit **erworbener** Faktoren bestehen. Bereits eine **pränatale Exposition** mit Suchtmitteln scheint ein Risikofaktor für die Entwicklung einer Abhängigkeit zu sein. 21 Jahre nach pränataler Exposition hatten betroffene Individuen häufiger einen späteren Alkoholismus entwickelt als erwartet (Baer et al. 2003). Anhand einer Kohortenuntersuchung in Kopenhagen (N: ca. 8000) wurde gezeigt, dass mütterliches Rauchen im letzten Drittel der Schwangerschaft mit erhöhten Raten von Substanzmittelabusus und Kriminalität bei den Kindern einhergeht. Typischerweise ist jedoch die Wirkung genetischer und verhaltensbezogener Faktoren in solchen Untersuchungen oft schwer zu trennen (Brennan et al. 2002). Ebenfalls bemerkenswert sind Tierversuche mit dem Ergebnis, dass bereits eine einmalige Kokainverabreichung über eine Dopaminausschüttung im ventralen tegmentalen Areal (VTA) zu veränderten glutamatergen Synapsen führt (Ungless et al. 2001).

Wichtige **psychologische Grundkonstellationen** scheinen in der Neigung zu Neugierverhalten wie auch Ängstlichkeit zu bestehen. Beides geht mit dem Risiko einher, suchtkrank – speziell von Alkohol – zu werden. Es ist davon auszugehen, dass bei Spannung/Erregung der Substanzkonsum durch Enthemmung impulsiver Handlungen positiv verstärkt wird, wohingegen bei Angst/Stress der Konsum durch wiederholte Vermeidung eine negative Verstärkung erfährt. Durch zunehmende Alkoholwirkung wird weiterhin die Auftretenswahrscheinlichkeit sowohl von Impulskontroll- als auch Angststörungen erhöht wie auch das Trinken selbst zwanghaft konditioniert (Koob 2003). Eine spezielle und zwangsweise in eine Abhängigkeitserkrankung führende sogenannte Persönlichkeitsstruktur gibt es nach Untersuchungen der Persönlichkeit Alkoholkranker nicht.

Soziale Dominanz scheint ein gewisser Schutzfaktor für Abhängigkeitserkrankungen zu sein, wie Kokain-Untersuchungen an Primaten gezeigt haben. Individuen, die zunächst keine Unterschiede im Dopaminstoffwechsel im PET hatten, nahmen bei Entwicklung einer sozial dominanten Position freiwillig weniger Kokain zu sich als Individuen in einer submissiven Rolle. Interessant ist, dass mit zunehmender sozialer Dominanz die Dopamin-D2-Rezeptorverfügbarkeit im PET zu- und die Wahrscheinlichkeit abnahm, später häufiger und mehr Kokain zu sich zu nehmen (Morgan 2002). Dies zeigt, wie Umweltbedingungen, z. B. soziale Isolation oder Leben in der Gemeinschaft, auf dem Hintergrund konstitutioneller Faktoren den Hirnstoffwechsel und konsekutiv das Verhalten modifizieren.

6

Aus Biographien psychiatrischer Patienten ist bekannt, dass **frühe Verlusterlebnisse** in der Familie und Erfahrungen physischer, sexueller und psychischer Traumatisierung oder von Missbrauch eine wichtige Rolle für die Entwicklung von Störungen im Kindes-, Jugend- und Erwachsenenalter spielen. Es gibt speziell Hinweise dafür, dass frühe psychosoziale Stressoren Funktionen der Stressachse (HPA-Achse, *hypothalamic-pituitary-adrenal axis*) das Serotoninsystems beeinträchtigen (Meaney et al. 1994, Heinz et al. 2002). Die damit verbundene hohe **Stresssensitivität** ermöglicht wiederum ausgeprägte **Stressdämpfungseffekte** durch Suchtdrogen, insbesondere von Alkohol, was die Entwicklung einer Abhängigkeit weiter zu begünstigen scheint (Finn u. Pihl 1987). Die genetische Komponente dieser besonderen Stresssensitivität und Stressdämpfung der HPA-Achse anhand der Ausschüttung von adrenokortikotropem Hormon (ACTH) konnte wiederum an Risikosöhnen nach Exposition mit einem sozialen Stressor und einem Alkoholprobetrunk belegt werden (Zimmermann et al. 2003).

Hyperkinetische Syndrome im Kindes- und Jugendalter, die mit Aufmerksamkeitsstörungen einhergehen und wiederum zu verschiedensten Teilleistungs-, emotionalen oder Verhaltensstörungen führen, erhöhen ebenfalls das Risiko für die Entwicklung von Abhängigkeitserkrankungen (bezüglich Nikotin, Psychostimulanzien, Alkohol). Dabei lassen sich Störungen der neuronalen Informationsverarbeitung vor allem in neuropsychologischen Leistungsdefiziten und neurophysiologischen Auffälligkeiten (Abflachung der P300-Amplitude in den evozierten Potenzialen, niedriges α-EEG) objektivieren.

Epidemiologische Studien sprechen dafür, dass bei Patienten mit **dissozialer oder antisozialer Persönlichkeitsstörung** häufig eine komorbide Alkohol- oder Drogenabhängigkeit vorkommt; Patienten mit affektiven Bipolar-I-Störungen entwickeln nicht selten eine alkoholbezogene Störung. **Depressionen** bei Alkoholkranken sind allerdings eher die Folge exzessiven Trinkens als deren Ursache.

Entscheidend bei der Umsetzung der genannten Risikofaktoren ist aber, dass der Konsum freiwillig erfolgt. Im Tierversuch beinhaltet dies die Möglichkeit, z. B. zwischen Wasser und Alkohollösungen in verschiedener Konzentration zu wählen. **Freiwilligkeit bzw. Wahlfreiheit** und die damit verbundene positive Wirkungserwartung an den Konsum ist eine allgemeine Voraussetzung für die Entwicklung einer psychischen Abhängigkeit. Dagegen führt eine zwangsweise Verabreichung beispielsweise von Opiaten zwar zu einer körperlichen, nicht aber zu einer psychischen Abhängigkeit (wie z. B. eine kontinuierliche Opiatgabe im Rahmen einer Schmerzbehandlung regelhaft auch keine psychische Abhängigkeit nach sich zieht). Freiwilligkeit in der Selbstapplikation führt entsprechend auch zu einem anderen Genexpressionsmuster als passive Applikation (Jacobs et al. 2002).

Untersuchungen zu sogenannten **Endophänotypen** als Vulnerabilitätsmarker für Suchterkrankungen an Risikopopulationen (meist Söhne alkoholabhängiger Männer) haben schließlich ergeben, dass bestimmte Merkmale Abhängiger bei risikobehafteten Individuen bereits vorkommen, bevor diese das typische Erkrankungsalter erreichen. So wurde die (verringerte) Amplitude der P3-ereigniskorrelierten Potenziale als prädisponierendes quantitatives Merkmal für den Alkoholismus beschrieben, das mit mehreren Genloci assoziiert ist (Begleiter et al. 1998). Eine gestörte, zu Disinhibition/Hyperexzitabilität neigende homöostatische Imbalanz wird nach Auffassung von Begleiter und Porjesz (1999) zunächst durch Alkohol ausgeglichen, was zu Konsumsteigerungen und in der Folge zum Alkoholismus führen kann. Diese Auffälligkeit findet sich auch nicht selten bei Kindern und Jugendlichen mit hyperkinetischem Syndrom, deren erhöhtes Risiko für Alkoholismus bereits genannt wurde.

Ferner wurde eine verminderte, familiär bedingte Responsivität auf Alkohol als Prädiktor für einen späteren Alkoholismus gefunden; diese besondere Vulnerabilität besteht im Hinblick auf abgeschwächte neuroendokrinologische (ACTH-, Prolaktin-, Kortisolsekretion; ◘ Abb. 6.2), neurologische (Ataxie) und subjektive euphorische Reaktionen auf Alkoholkonsum.

Vor allem bezüglich der aversiven Wirkungen von Alkohol scheint allerdings eine verminderte Sensitivität neurobiologischer Systeme eine wichtige Voraussetzung für die Entwicklung von Alkoholismus zu sein. Söhne aus alkoholismusbelasteten Familien erleben im Vergleich zu Söhnen aus nichtbelasteten Familien mäßige Intoxikationsdosen von Alkohol weniger intensiv. Diese niedrige Sensitivität auf Alkohol (*low sensitivity*) impliziert, dass entsprechend disponierte Menschen die aversiven Wir-

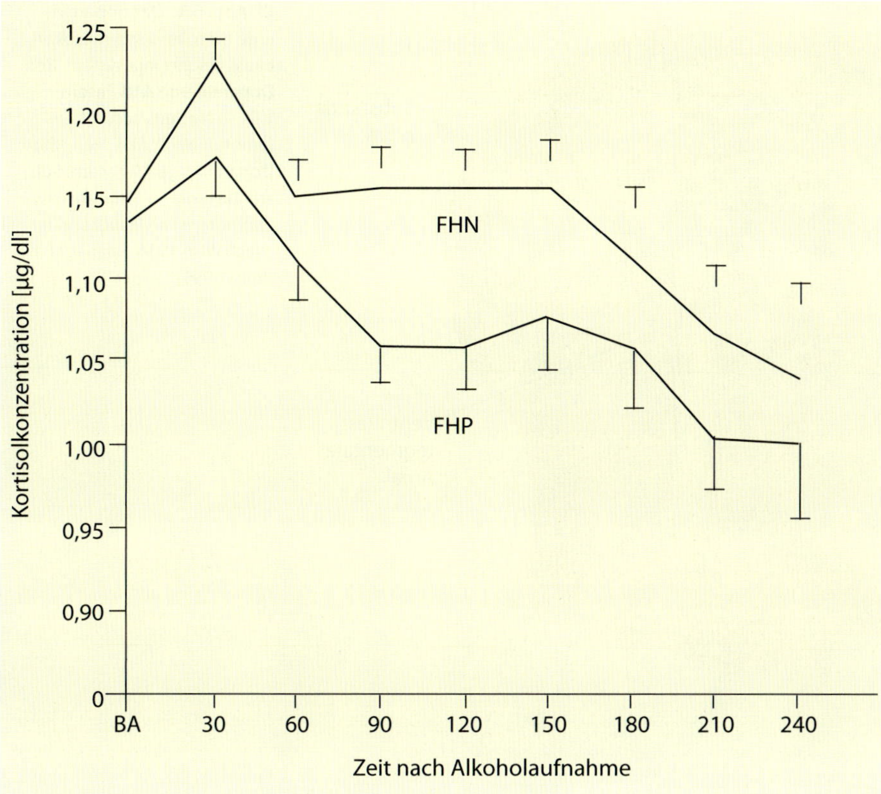

Abb. 6.2. Bei einem alkoholischen Probetrunk reagieren FHP-Probanden (Söhne mit positiver Familienanamnese bezüglich Alkohol) mit weniger Kortisolausschüttung als FHN-Probanden (keine familiäre Belastung); *FHN* family history-negative, *FHP* family history-positive. (Nach Schuckit 1994a)

kungen von Alkohol (wie z. B. Kopfschmerzen, Schwindel, Übelkeit) weniger spüren und eher geneigt sind, vermehrt zu trinken. In einer Gesellschaft, in der Alkohol leicht verfügbar und der Konsum sozial akzeptiert ist, ergibt sich weiter die Möglichkeit, Sozialkonakte bevorzugt mit anderen viel Trinkenden zu pflegen, so dass soziale Korrektive für die riskanten Mengen entfallen. Die niedrige Sensitivität könnte mit einer verminderten GABAergen Wirkung von Alkohol zusammenhängen (Schuckit et al. 1999).

6.3.2 Neuroanatomie von Belohnung/ Reward

Das mesokortikolimbische Dopaminsystem

Als primäres neuroanatomisches Substrat für Motivations- und Verstärkungsprozesse von Alkohol und anderen Drogen mit Abhängigkeitspotenzial wie z. B. Heroin, Kokain oder Nikotin gilt das mesokortikolimbische **Belohnungs- oder Verstärkersystem** (Gessa et al. 1985; DiChiara u. Imperato 1988). Das zentrale Modul dieses Systems leitet sich neuroanatomisch ab aus dem medialen Vorderhirnbündel mit seinen dopaminergen A10-Fasern, die ihren Ursprung in der Area tegmentalis ventralis haben und zum Großteil zum Nucleus accumbens und zu einem kleineren Teil zum präfrontalen Kortex projizieren (Abb. 6.3).

Zunächst einmal wird dieses System durch natürliche Stimuli wie Essen, Trinken und Sexualität aktiviert, wobei die Ausschüttung von Dopamin und Opioidpeptiden mit positiven Emotionen, einem Wohlbefinden oder Befriedigung verbunden ist. Dadurch wird die Sicherung des Überlebens des einzelnen Individuums und damit auch der Spezies gesichert. Sogar bei angenehmen Reizen wie Musik hören oder Erleben von Humor wird das Belohnungssystem aktiviert (Mobbs et al. 2003); die stärkste Aktivierung erfährt das Belohungssystem allerdings durch Suchtmittel, was als »High«, Euphorie oder Rausch erlebt wird.

Dabei wird die **Aktivierung dopaminerger Neurone** auf unterschiedliche Weise erreicht (Tab. 6.1). Während Kokain den Dopamintransporter blockiert (dessen physiologische Rolle die Einsparung von Dopamin durch Wiederaufnahme in die präsynaptische Terminale ist), führen Amphetamine zur Freisetzung von Dopamin aus präsynaptischen Vesikeln. Durch beide Drogen, die auch als Psychostimulanzien bezeichnet werden, wird pulsartig/ phasisch der synaptische Spalt mit Dopamin überflutet, und die postsynaptischen Dopaminrezeptoren werden stimuliert, was mit starker Euphorie einhergeht. Opiate wie Heroin führen hingegen zunächst über eine Aktivierung von µ-Opiatrezeptoren zu einer Disinhibition GABAerger Interneurone im VTA. Aufgrund der bidirektionalen Modulation des mesolimbischen dopaminergen Systems ergibt sich eine erhöhte Dopaminfreisetzung im Nucleus ac-

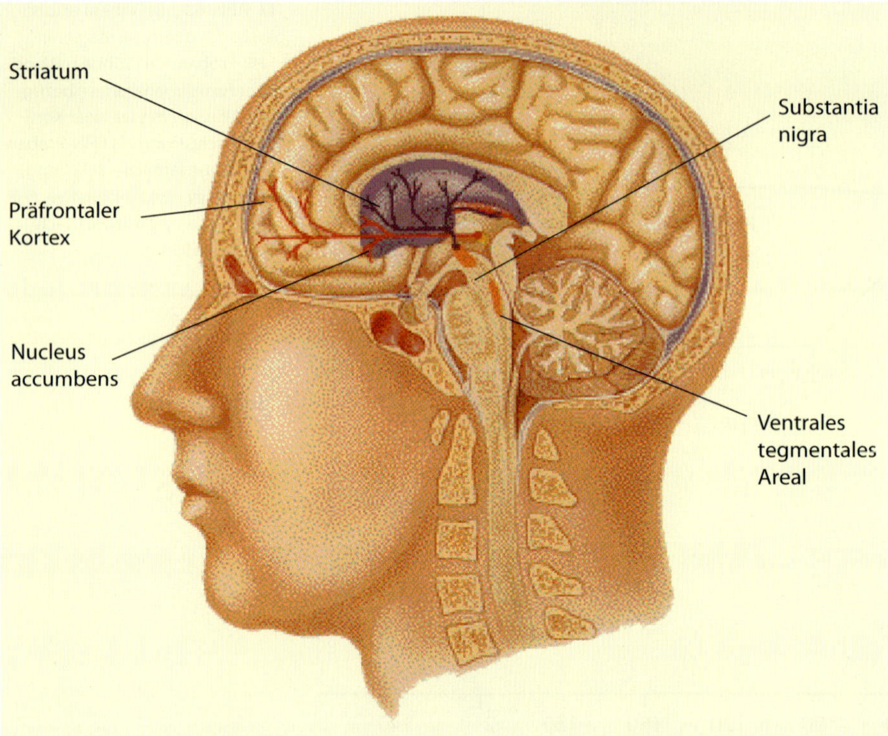

Abb. 6.3. Das dopaminerge mesolimbisch-mesokortikale Belohnungssystem. *Rot*: Dopaminerge A10-Fasern: VTA → Nucleus accumbens (emotionale Funktionen), *Blau*: Dopaminerge A9-Fasern: Substantia nigra → Striatum (psychomotorische Funktionen). (Nach Wise 1996; Spanagel u. Weiss 1999)

Tab. 6.1. Unterschiedliche Mechanismen der (akuten) Aktivierung des dopaminergen Belohnungssystems durch verschiedene Suchtmittel. (Nach Koob und Le Moal 2001)

Substanz	Akuteffekte auf das dopaminerge Belohnungssystem
Alkohol	Indirekt: Erhöhung der Feuerrate dopaminerger Neurone Direkt: Hemmung (der Inhibition) GABAerger Interneurone in Substantia nigra und VTA → Erhöhung der extrazellulären Dopaminkonzentration
Kokain	Blockade der Dopamintransporter → Erhöhung der extrazellulären Dopaminkonzentration
Amphetamin	Freisetzung von Dopamin aus präsynaptischen Vesikeln in den synaptischen Spalt
Opiate	Aktivierung von μ-Opiatrezeptoren → Hemmung GABAerger Interneurone im VTA → Aktivierung von A10-Neuronen und erhöhte Dopaminfreisetzung im Nucleus accumbens
Nikotin	Aktivierung prä- und postsynaptischer nikotinerger (nAchR) Rezeptoren → Ausschüttung von Dopamin (aber auch von GABA, Glutamat, Acetylcholin, Noradrenalin, Serotonin)
Cannabis	Aktivierung von Cannabinoid (CB1)-Rezeptoren → Ausschüttung von Dopamin in Nucleus accumbens und präfrontalem Kortex

cumbens, da die hemmende Wirkung des dynorphinergen Systems über κ-Rezeptoren weniger ins Gewicht fällt (Spanagel et al. 1992). Nikotin wiederum hat seinen direkten Wirkungsort in nikotinischen Acetylcholinrezeptoren, die sich auch auf A10-Neuronen befinden. Auch für Cannabis ist inzwischen ein dopaminerger Verstärkermechanismus belegt: Über die Aktivierung von G-Protein-gekoppelten Cannabinoid(CB1)-Rezeptoren durch Δ9-THC im Gehirn steigt die Dopaminausschüttung im Nucleus accumbens und im präfrontalen Kortex.

Je schneller die Dopaminkonzentration in der Synapse ansteigt, umso intensiver wird die **Euphorie** (das »High«) erlebt (Volkow u. Swanson 2003). Auch scheint die absolute Menge an Dopamin und damit die Anzahl postsynaptisch stimulierbarer Dopaminrezeptoren selbst eine wichtige Rolle zu spielen: So geht die starke subjektive Euphorie unter Kokain beispielsweise mit einer ca. 35-fachen Erhöhung der extrazellulären Dopaminkonzentration einher, Alkohol bewirkt lediglich eine Verdoppelung.

Während die dopaminerge Wirkung bei allen Suchtmitteln vorhanden ist, unterscheiden sich die einzelnen

Tab. 6.2. Neurochemische und neurolokalisatorische Wirkungen von Suchtmitteln. (Nach Koob u. Le Moal 2001)

Suchtmittel	Neurotransmitter	Hirnregion
Kokain und Amphetamine	Dopamin, Serotonin	Nucleus accumbens, Amygdala
Opiate	Dopamin, Opioide	Ventrales tegmentales Areal, Nucleus accumbens
Nikotin	Dopamin, Opioide	Ventrales tegmentales Areal, Nucleus accumbens, Amygdala
THC	Dopamin, Opioide	Ventrales tegmentales Areal
Alkohol	Dopamin, Opioide, Serotonin, GABA, Glutamat	Ventrales tegmentales Areal, Nucleus accumbens, Amygdala

Substanzen bezüglich anderer Wirkungskomponenten (Tab. 6.2). Alkohol hat außerdem multiple andere Neurotransmitterwirkungen, so z. B. auf das GABA-, das Glutamat- und das Serotoninsystem (und endogene Opioide), worauf weitere Substanzwirkungen, wie beispielsweise sedativ-hypnotische Effekte beruhen (Grace 2000). Auch das Tabakrauchen führt über die Stimulierung der nikotinergen Acetylcholinrezeptoren durch Nikotin zu einer Aktivierung fast aller Transmittersysteme, die je nach Art unterschiedliche Hirnregionen betreffen.

Neben der euphorisierenden Wirkung hat die Ausschüttung von Dopamin auch **motivierenden** Charakter für den Organismus, insofern als bestimmten sensomotorischen Prozessen im Nucleus accumbens und im ventralen Striatum ein emotionaler Gehalt (*hedonic value*) zugeteilt und eine reizorientierte Motivation (*incentive motivation*) generiert wird, die sich auf Konstellationen mit positivem Aufforderungscharakter bezieht. Dopaminerge und glutamaterge Neurone eines kortikosubkortikalen Regelkreises werden bei Reizen mit neuartigem (*novelty*) Charakter, bei Bewertung und Vorhersage primärer Belohnungen (bei der sog. *reward prediction*) aktiv, aber auch bei der Präsentation belohnungsanzeigender Reize (konditionierte Stimuli oder *Cues*) und dem Wechsel von Belohnungskontingenzen (*prediction error*, Schulz 1997). Bleiben Signale für Belohung oder konditionierte Stimuli aus, unterbleiben entsprechend dopaminerge Entladungen. Dopamin scheint also insgesamt eine doppelte Funktion zu haben (Self 2003): Da eine Dopaminausschüttung »Reward-Ereignissen« vorausgeht und zugleich auch folgt, muss von einer verhaltensmotivierenden und erfolgssignalisierenden Funktion ausgegangen werden. Während das ventrale Striatum nun als Ort der Generierung inzentiver Motivationsprozesse (des *wanting*; Robinson u. Berridge 1993) ein Ausgangsort für zielgerichtete Handlungen ist, wird im dorsalen Striatum eher die Konsolidierung von Lernprozessen (*habit learning*) umgesetzt (Everitt u. Wolf 2002).

Weitere von Suchtmitteln aktivierte Hirnregionen

Auf die Wirkung von Suchtmitteln reagiert das mesokortikolimbische Dopaminsystem jedoch nicht isoliert, sondern als Teil einer im basalen Vorderhirn lokalisierten Makrostruktur, die auch als erweiterte Amygdala (*extended amygdala*) bezeichnet wird. Diese besteht ferner aus dem opioiderg regulierten BNST (*bed nucleus* der Stria terminalis) und dem zentralem Kern der Amygdala (Koob u. LeMoal 2001). Damit ist dieses System eng mit dem Stresssystem und Antistress(Aversions)-System des Gehirns verbunden, das wiederum über die HPA-Achse autonom-vegetative, endokrine und verhaltensbezogene Adaptationsvorgänge auf (Entzugs-)Stress in die Körperperipherie hinaus veranlasst.

Über eine **kortikothalamostriatale Neuronenschleife** ist das Belohnungssystem mit dem Thalamus und dem Frontalhirn (orbitofrontaler Kortex, dorsolateraler präfrontaler Kortex, zingulärer Kortex) verbunden und steht selbst unter deren efferenter Stimulus-, Planungs- und Exekutionskontrolle. Suchtmittelbezogene Stimuli werden durch das anteriore und mediale Cingulum einer affektiven Bewertung unterzogen, erhalten hohe Aufmerksamkeitszuwendung und die Suchtmitteln typischerweise zukommende besondere Bedeutung (*salience*). Entscheidungsrelevante Suchterinnerungen sind ferner in dem üblicherweise als Arbeitsgedächtnis dienenden dorsolateralen Präfrontalkortex gespeichert. Diese können den orbitofrontalen Kortex als oberstes Kontrollorgan des Handelns unter »Suchtdruck« setzen; bei Versagen der exekutiven Kontrolle erfolgt Kontrollverlust. Beschaffungsverhalten kann schließlich über das motorische Outputsystem weitgehend automatisiert umgesetzt werden (Abb. 6.4).

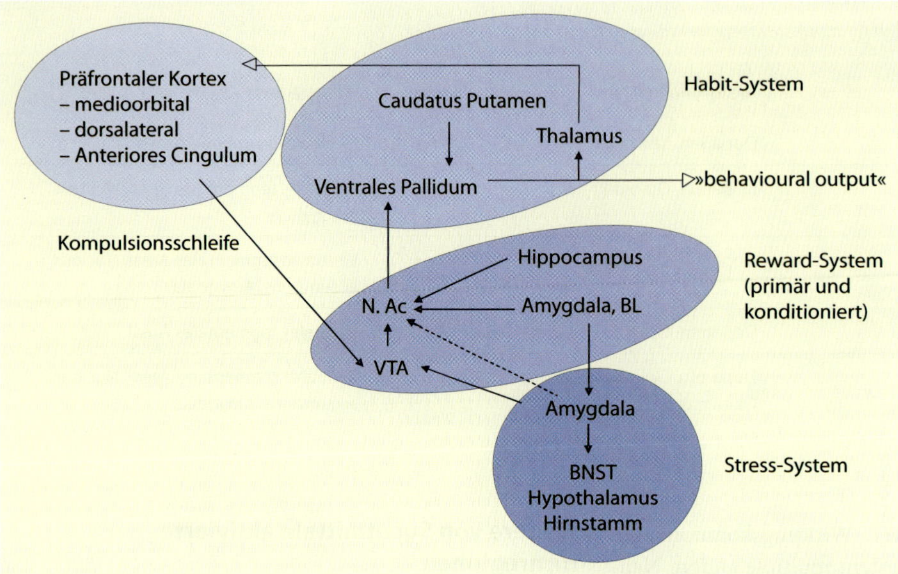

Abb. 6.4. Die im Rahmen des Abhängigkeitsprozesses zunehmend rekrutierten Schaltkreise. *N.A.* Nucleus accumbens, *VTA* ventrales tegmentales Areal, *BNST bed nucleus* der Stria terminalis (Mod. nach Koob u. LeMoal 2001; Everitt u. Wolf 2002; Gerrits et al. 2003)

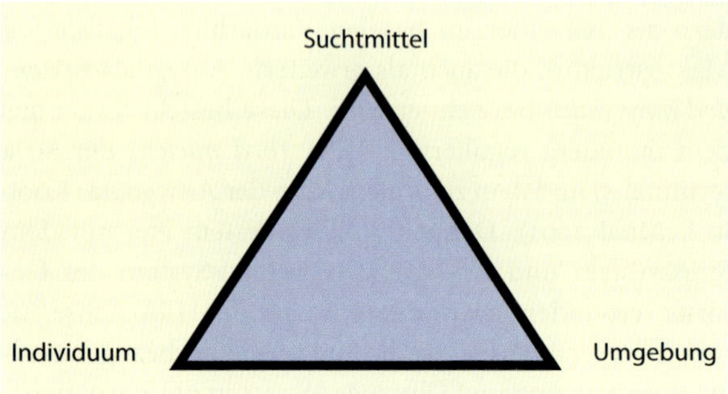

Abb. 6.5. Der bio-psycho-soziale Ansatz der Abhängigkeit

6.3.3 Entwicklung und Verlauf der Abhängigkeit

»Trias« und Spiralprozess der Sucht

Traditionell wird die Entwicklung des Abhängigkeitssyndroms nach dem sog. bio-psycho-sozialen Ansatz erklärt, dessen Komponenten

- spezifische Wirkungen des Suchtmittels,
- individuelle Merkmale der Person (psychologisch, biologisch),
- soziale Faktoren der Umgebung (kulturell, direktes Umfeld)

als »**Trias**« zusammenwirken (Abb. 6.5).

In neueren Konzeptionen wird die Entstehung einer Substanzabhängigkeit nach dynamischen Modellen beschrieben, in deren Mittelpunkt die **Entwicklung eines Spiralprozesses der Suchtentwicklung** mit drei zentralen Komponenten steht (Abb. 6.6; Koob u. Le Moal 2001).

Box

Der **Suchtzyklus** beginnt mit der Erwartung eines positiven Substanzeffekts (*preoccupation/anticipation*), der im Rahmen wiederholter und stärker werdender Konsumexzesse (*binge/intoxication*) mit Dosissteigerung durch positive Verstärkungsmechanismen konsolidiert wird. Wahrscheinlich wirken Suchtmittel bei Risikopersonen besonders belohnend und/oder besonders wenig aversiv (De Witt et al. 1989; Schuckit 1994b).

Die Steigerung des Konsums geht oft mit dem Vorgang der Verleugnung einher und führt zu körperlichen und sozialen Anpassungsphänomenen (Toleranz bzw. Vernachlässigung von Pflichten).

Konsum zur Vermeidung bzw. Beendigung aufkommender Entzugserscheinungen und damit verbundener negativer Affektzustände (*withdrawal/negative affect* mit Erleben von Craving) führt durch negative Verstärkung weiter in die Suchtmittelabhängigkeit.

Mit dem Entzugsstress ist eine zunehmende Rekrutierung des Stresssystems des Gehirns mit Aktivierung des CRF-Systems verbunden. Außerdem werden in diesem Stadium kortikothalamostriatale Neuronenverbände aktiviert, die den zwanghaften Suchtmittelkonsum und die verminderte Kontrolle über die Konsummengen erklären.

Während im Beginn der Abhängigkeitsentwicklung biologische Anpassungsvorgänge wie die Sensitisierung (*behavioral psychomotor sensitization*) eine vorrangige Rolle spielen, sind später eher Desensitisierungsvorgänge (*counteradaptation*, »Toleranz«) bei der Aufrechterhaltung der Abhängigkeit von großer Bedeutung.

▼

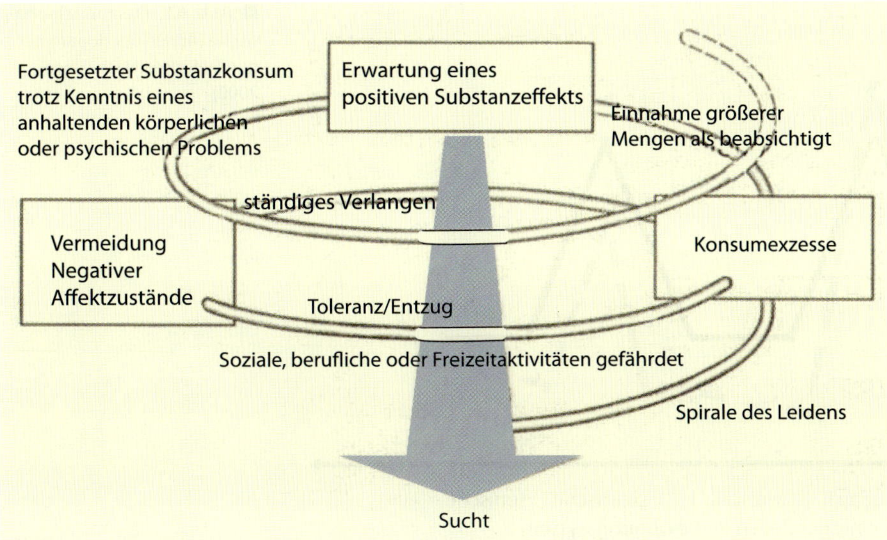

Abb. 6.6. Der Spiralpozess der Abhängigkeitsentwicklung. Kriterien für stoffgebundene Abhängigkeit nach DSM IV. (Nach Koob u. LeMoal 2001).

Der Übergang von kontrolliertem zu unkontrolliertem Konsum wird auch als *point of no return* verstanden, was u. a. in der AA-Terminologie als »Einmal-Alkoholiker–immer-Alkoholiker-Erkenntnis« reflektiert ist und bei den Anonymen Alkoholikern in der Empfehlung vollständiger Abstinenz resultiert. Rückfälle nach protrahierter Abstinenz sind jedoch für Abhängigkeitsentwicklungen typisch und werden vielfach durch situativ bedingtes Craving ausgelöst.

Die im Folgenden beschriebenen Merkmale der Abhängigkeit – Toleranz, Entzug, Craving und Rückfall – werden als Folgen neuroadaptiver Phänomene auf eine chronische Suchtmittelexposition angesehen. Diese Adaptation kommt auf intersystemischer, zellulärer und molekularer Ebene zustande. Lang andauernder Konsum (z. B. von Alkohol, Methamphetamin) kann schließlich durch neurotoxische Effekte auch zu oft irreversiblen hirnorganischen und psychischen Folgestörungen führen.

Toleranzentwicklung

Intrasystemisch: Imbalanz des tonischen und phasischen Dopaminsystems

Das dopaminerge Belohnungssystem unterliegt im Rahmen der Abhängigkeitsentwicklung bestimmten Funktionsveränderungen, die mit einer zunehmenden Imbalanz zwischen dem tonischen und dem phasischen Dopaminsystem erklärt werden können und vor allem auf die Wirkung der präsynaptischen dopaminergen Autorezeptoren zurückgehen. Diese wiederum werden in ihrer Aktivität von der wechselnden Dopaminkonzentration im synaptischen Spalt bestimmt (Grace 2000).

Dieses **tonisch-phasische Modell** der dopaminergen Synapse geht davon aus, dass die durch akute Drogenwirkung (wie z. B. Alkohol und Psychostimulanzien) phasisch bedingte Dopaminfreisetzung in den Synapsen des Belohnungssystems zunächst die postsynaptischen Dopaminrezeptoren stimuliert. Wiederholter, exzessiver Konsum führt zu weiteren phasischen Dopaminausschüttungen, wodurch es zu einer Akkumulation von Dopamin im extrazellulären Raum des Nucleus accumbens und damit auch zu einer tonischen Konzentrationserhöhung kommt. Diese wiederum blockiert die weitere phasische Dopaminausschüttung über die Stimulierung der präsynaptischen Autorezeptoren, womit sich das System selbst hemmt (Abb. 6.7). Diese zunehmende Limitierung des phasischen Dopaminsystems ist mit der von Suchtkranken berichteten Abnahme der euphorisierenden Wirkung kontinuierlich eingenommener Drogen und der Zunahme des **Craving** in Einklang zu bringen. Sie erklärt sowohl die Zunahme des Drogensuchverhaltens als auch die dann erforderlich werdende Dosissteigerung, mit der Suchtkranke wiederum mittels der phasisch bedingten Neuronenantwort dieses Belohnungsdefizit auszugleichen versuchen.

Sind Drogen jedoch nur begrenzt oder nicht mehr verfügbar, fällt nach Hemmung oder Ausfall der phasisch bedingten Aktivität auch die tonisch bedingte Dopaminkonzentration in der Synapse unter ein Ausgangsniveau. Diese Minderaktivierung des tonischen Dopaminsystems begünstigt ebenfalls ein Drogensuchverhalten, das aber wohl eher aus Anhedonie/Dysphorie oder Apathie resultiert.

Intersystemisch: Neuronale Adaptation (nach dem Modell der Allostase)

Zunächst tritt beim exzessiven Konsum von Suchtmitteln in der Regel eine pharmakokinetische Toleranz ein, die aus einem Entgiftungsmechanismus resultiert: Der Metabolismus des Organismus, z. B. in der Leber, stellt sich entsprechend um, damit die anfallenden Mengen an Suchtmitteln abgebaut werden können.

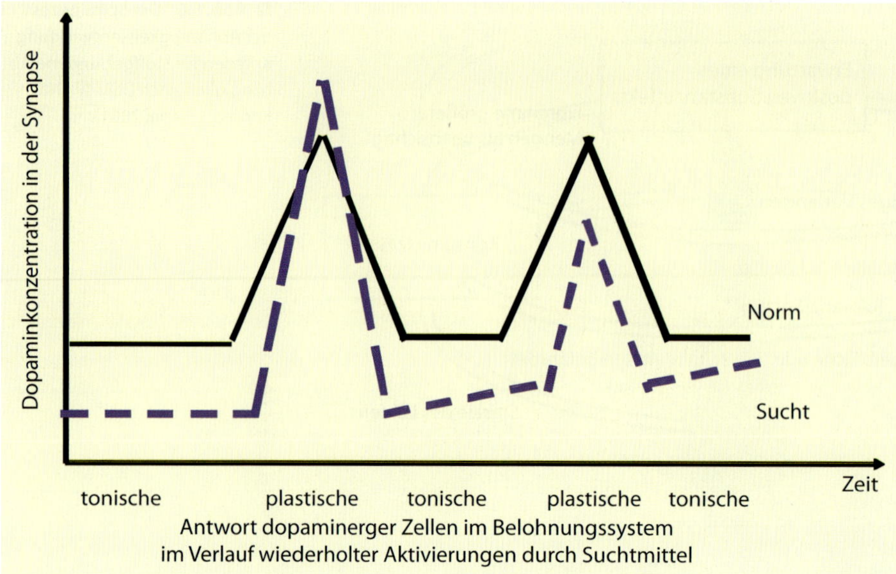

Abb. 6.7. Das tonisch-phasische Modell der dopaminergen Synapse. (Nach Grace 2000)

Wiederholte Suchtmittelwirkungen verändern aber vor allem im Gehirn zunehmend die Funktion der wesentlichen, bei Abhängigkeitsentwicklungen verstärkt rekrutierten Neuronenverbände des mesokortikolimbischen Belohnungssystems, des motorischen Outputsystems, des Stresssystems und der Kompulsionsschleife im Sinne des Modells der Allostase (Abb. 6.4).

Das **Modell der Allostase** geht zunächst vom Prinzip der in physiologischen Systemen herrschenden Homöostase aus. Dieses bedeutet, dass Stellgrößen des internen Milieus eines Organismus im Rahmen von Schwankungsbreiten nach Auslenkung wieder in ein Equilibrium rückgestellt werden, um das Überleben des Organismus zu gewährleisten. Dies gilt aufgrund des phasischen Charakters besonders für Stimmungsprozesse und bedeutet, dass um eine Normschwelle herum eine positive Auslenkung mit einem hedonischen oder euphorischen Zustand (im Sinne der Opponent-process-Theorie von Solomon und Corbit aus dem Jahre 1974 als *a-process* bezeichnet) einhergeht, der aber ein gegenläufiger negativ-hedonischer oder dysphorischer Zustand folgt (als *b-process* bezeichnet) (Abb. 6.8, oben).

Mit zunehmendem Substanzkonsum und damit verbundenen Affektschwankungen kommt es zu einer Verschiebung der Homöostaseschwelle, wodurch allostatische Zustände als Ausdruck beginnender Sucht/Abhängigkeit entstehen (Abb. 6.8, unten). So schildern Abhängige nicht selten, dass die Wirkung des Substanzkonsums immer weniger intensiv erlebt wird, dafür aber die Rebound- oder Entzugssymptome auf der psychischen Ebene immer intensiver werden. Durch Dosissteigerung, aber auch durch vielfältige Adaptationsprozesse, wird die Funktion des Affektsystems neuerlich stabilisiert. Dadurch bleibt die Belohnungsfunktion erhalten, wobei es zu einer Abweichung von der ursprünglichen Belohungsschwelle kommt.

Diese allostatische Anpassung wird jedoch zunehmend komplexer, bezieht schließlich das ganze Gehirn und den Körper ein, involviert Veränderungen der Hormone, Opioidpeptide und Neurotransmitter sowie Veränderungen der intraneuronalen Genregulation und geht damit weit über lokale Feedbackprozesse hinaus. Vor allem wird zunehmend das Stress- und das Antistresssystem sowie die sogenannte Kompulsionsschleife rekrutiert (Abb. 6.4). Führt schließlich die Zunahme chronischer Intoxikationen und Entzüge zur Dekompensation dieses allostatischen Zustandes, ist jener Krankheitszustand der Sucht/Abhängigkeit erreicht, der für den Betroffenen mit längerfristigen oder dauerhaften Lasten und Einschränkungen (in psychischer, körperlicher oder verhaltensbezogener Hinsicht) verbunden ist.

Molekulare Mechanismen: Sensitisierung und Desensitisierung

Es wird immer wieder berichtet, dass Suchtmittelkonsumenten zu Beginn der Abhängigkeitsentwicklung zunehmend positive Suchtmittelwirkungen registrieren. Eine solche verstärkte Antwort auf die wiederholte Präsentation eines Suchtmittels wird als **Sensitisierung** bezeichnet und meint den Zustand einer gesteigerten Ansprechbarkeit des dopaminergen mesolimbischen Belohnungssystems auf die Wirkung von Suchtmitteln. Dieser Zustand ist im Tierversuch an einer vermehrten psychomotorischen Aktivierbarkeit (Motilitätserhöhung oder *behavioral sensitization*) erkennbar. Besonders gut lässt sich dieser Zustand durch Gabe von Psychostimulanzien wie Kokain oder Amphetamin induzieren, in gewissem Ausmaß auch durch Alkohol. Er äußert sich ferner in einer Empfindlichkeitszunahme dieses Systems auf motivationale Effekte von zunächst kleinen Mengen von Suchtmitteln,

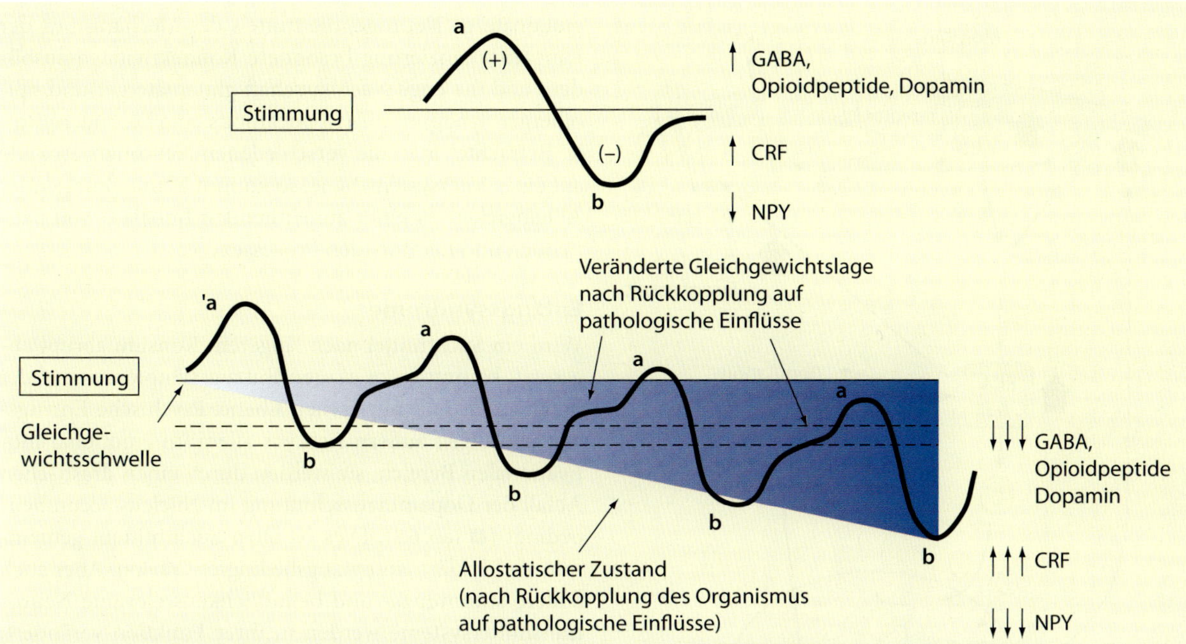

Abb. 6.8. Modell der Homoöstase (*oben*) und der Allostase (*unten*), affektive Antworten auf Suchtmittel und beteiligte neuronale Systeme; *oben*: initiale Antwort (Homöostase), *unten*: Antworten nach wiederholtem Konsum (Allostase). (Nach Koob u. LeMoal 2001)

was bedeutet, dass Suchtkranken der Wert dieser Substanzen (die sogenannte *incentive salience*) immer attraktiver erscheint. Mit zunehmender Sensitisierung nehmen nicht nur die euphorisierenden Wirkungen zu, sondern vor allem wird auch der von Alkohol, Drogen oder konsumassoziierten Stimuli ausgehende Anreizcharakter immer stärker wahrgenommen und verhaltensprägend. Damit wird das sensitisierte dopaminerge Belohnungssystem zum zentralen neuronalen Schaltkreis für Antizipations- und Bewertungsvorgänge alkohol- und drogenbezogener Schlüsselreize (sogenannter **Cues**); es verleiht diesen Stimuli, und besonders jenen, die diesen Schaltkreis aktiviert haben, hohe und mit zunehmendem Konsum immer größere Attraktivität. Dabei wird aus dem Wunsch (nach der Droge), dem sogenannten *wanting* ein unwiderstehliches Verlangen (**Craving**; Robinson u. Berridge 1993) mit einem konsekutiven, kompulsiven Drogensuchverhalten.

Im Hintergrund dieser suchtspezifischen Erlebens- und Verhaltensänderungen steht eine Vielzahl neuroadaptiver Veränderungen im dopaminergen mesokortikolimbischen Belohnungs- und Rezeptorsystem, die über veränderte nachgeschaltete intrazytoplasmatische und intranukleäre Prozesse eine veränderte Genexpression induzieren. Dies bedeutet eine längerfristige und möglicherweise persistierende Modulation genomischer Programme mit der Folge, dass der Arbeitsplan des Neurons durch Drogen umgeschaltet wird, mit Einfluss auf die Produktion von Hormonen, Neurotransmittern, Rezeptorsubtypen, Ionenkanälen, Zytoskelettbestandteilen etc. Dadurch verändern sich Zellproliferation, Aufgabendifferenzierung und Spezialfunktionen der Neurone langfristig (Abb. 6.9).

Als Nettoeffekt nach wiederholter Opiatexposition (in anfänglich nicht abhängigkeitsinduzierenden Dosen) stellt sich eine verstärkte Dopaminausschüttung ein, wobei bei diesen Umstellungs- bzw. Lernprozessen auch das glutamaterge System zunehmend einbezogen wird (Tab. 6.3).

Andererseits laufen im Belohnungssystem (aber nicht unbedingt in den gleichen Strukturen) unter dem Einfluss wiederholten Suchtmittelkonsums gegenläufige neuroadaptive Vorgänge ab, die als **Desensitierung** (klassischerweise als Toleranz bekannt) oder *counteradaptation* bezeichnet werden. Eine pharmakodynamische Toleranz stellt sich beispielsweise in Neuronen bei exzessivem Opiatkonsum ein und führt zu einer Entkopplung der G-Proteine vom Rezeptor durch Phosphorylierung, was eine Verschlechterung der transmembranären Signaltransduktion bedeutet. Ferner findet eine **Down-Regulation** der Rezeptoren durch Internalisierung statt, wodurch ebenfalls die Kommunikation zwischen den Neuronen erschwert wird. Exzessiver Alkoholkonsum führt beispielsweise zu einer Blockierung des Recyclings der internalisierten Opiatrezeptoren, wodurch dieser Transduktionsweg in seiner Funktion verschlechtert wird.

Da diese vielfältigen und auch nicht gleichsinnigen Veränderungen auf molekularer, zellulärer und intersystemischer Ebene nicht alle zeitgleich eintreten, dürfte der Übergang vom kontrollierten zum süchtigen Konsum im Sinne eines postulierten irreversiblen *point of no return*

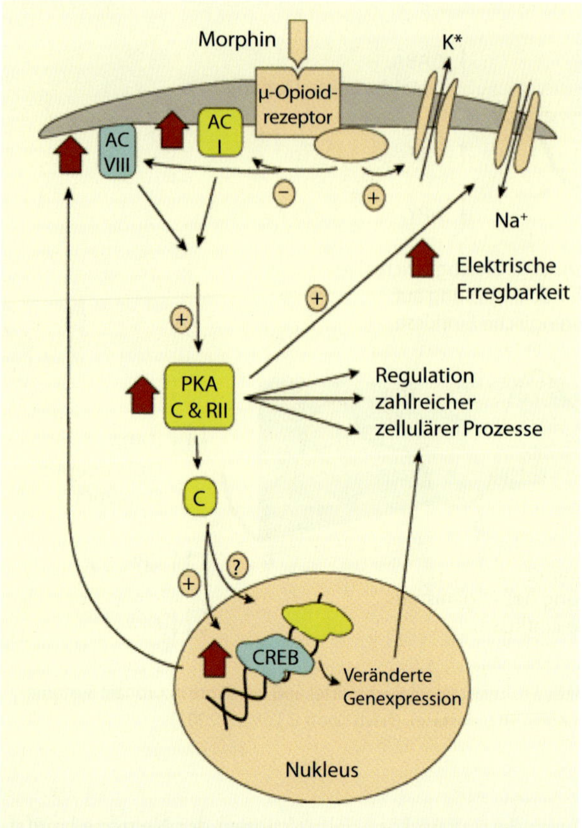

Abb. 6.9. Veränderungen der intraneuronalen Genexpression durch Suchtmittel im Sinne der Sensitisierung: akute Opiatgabe inhibiert den cAMP-Signalweg, chronische Gabe führt zur einer kompensatorischen Heraufregulierung und Bildung des Transkriptionsfaktors CREB; *AC* Adenylatzyklase, *G* G-Proteine, *PKA* Protein-Protein-Kinase A, *C* katalytischer Typ, *R II* regulatorischer Typ, CREB cAMP response binding protein. (Nach Nestler u. Aghajanian 1997)

kein diskretes Ereignis sein (Wolfgramm u. Heyne 1995), sondern eher ein kontinuierlicher Prozess.

Diese möglicherweise irreversiblen Veränderungen des Hirnstoffwechsels auf der Basis einer veränderten Genexpression durch Suchtdrogen könnten das molekulare Korrelat des sogenannten **Suchtgedächtnisses** darstellen. Bei seiner Entstehung spielen wahrscheinlich auch glutamaterge Neurone, die mittels des Mechanismus der Langzeitpotenzierung besondere Konnektivitäten ausbilden, und die enge Nachbarschaft glutamaterger und opioiderger Synapsen im Hippocampus eine besondere Rolle. Betrachtet man die verschiedenen Neuronenverbände auf einer Intersystemebene, so kommt es mit eintretender Abhängigkeit zu einer zunehmenden Imbalanz von bahnenden und hemmenden Prozessen.

Entzugssyndrome

Wird ein Suchtmittel nach längerem Konsum abrupt abgesetzt, kommt es zu akuten Entzugssymptomen auf der psychischen und physischen Ebene. Psychische Entzugserscheinungen äußern sich vor allem im emotional-motivationalen Bereich; sie werden durch einen drastischen Abfall der Dopaminausschüttung im Nucleus accumbens bedingt (Tab. 6.3). Dies ist allen Suchtmitteln gemeinsam und erklärt ein entzugsbedingtes **Craving**. Aber auch andere stimmungs- und befindlichkeitsrelevante Neurotransmittersysteme werden in ihrer Funktion verändert, wodurch Symptome wie Dysphorie, Depression, Schmerzen, Angst, Irritabilität und Stressgefühle aufkommen (Tab. 6.4).

Diese Symptome sind auch durch den Abfall der Ausschüttung von Opioidpeptiden, Serotonin, GABA und Neuropeptid Y und durch das zunehmend im Rahmen des chronischen Konsums rekrutierte Stresssystem der erweiterten Amygdala zu erklären, das durch den akuten Wegfall der Suchtmittel nicht mehr supprimiert wird und überschießend reagiert. Entsprechend überaktiv werden das Dynorphin- und das CRF-System sowie das glutamaterge und noradrenerge System – letztere vor allem beim Alkoholentzug.

Die im Entzug auftretenden physischen Entzugserscheinungen sind für die verschiedenen Suchtmittel durchaus unterschiedlich, d. h. suchtmittelspezifisch, und dadurch für den Praktiker diagnostisch von Bedeutung. Sie spielen für die Motivation zur weiteren Suchtmitteleinnahme und für die Progression der Sucht aber eine vergleichsweise irrelevante Rolle.

Tab. 6.3. Dopaminausschüttung im Nucleus accumbens bei natürlichen (belohnenden) Stimuli und Drogen. (Nach Spanagel u. Weiss 1999)

Reward	Akut	Repetitiv (Sensitisierung)	Entzug
Natürliche belohnende Stimuli	↑	–	–
Opiate	↑	↑↑	↓
Psychostimulanzien	↑	↑↑	↓
Alkohol	↑	↑	↓

↑ Anstieg, ↑↑ verstärkter (augmentierter) Anstieg, ↓ Abfall, – keine Veränderung

Tab. 6.4. Motivationale Neurotransmitterwirkungen im Entzug von Suchtmitteln. (Nach Koob u. Le Moal 2001)

Transmitter	Symptome
↓ Dopamin	»Dysphorie«
↓ Opioidpeptide	Schmerzen, »Dysphorie«
↑ Dynorphin	»Dysphorie«
↓ Serotonin	Schmerzen, »Dysphorie«, Depression
↓ GABA	Angst, Panik
↑ Kortikotropin-Releasing-Faktor (CRF)	Stress
↓ Neuropeptid Y	Stress

Protrahierte Abstinenz: Craving und Rückfall

Nach einem akuten Entzug setzt der Suchtkranke entweder unmittelbar den Suchtmittelkonsum fort, oder aber es gelingt ihm, eine Abstinenzperiode zu beginnen; im günstigen Fall ergibt sich eine protrahierte Abstinenz. Eine längerfristige Einhaltung der Abstinenz ist allerdings durch Rückfälle bedroht, die vielfach durch ein situativ bedingtes Suchtmittelverlangen (**konditioniertes Craving**) auf dem Hintergrund eines sensitisierten Belohnungssystems ausgelöst werden.

> **Exkurs**
> Das Phänomen des Craving wird allerdings unterschiedlich beurteilt. Manche Suchtforscher halten es aufgrund des völlig subjektiven Charakters für empirisch nicht untersuchbar und damit für überflüssig, für andere liegt Craving im Zentrum der Sucht und ist damit unverzichtbar. In den modernen Klassifikationssystemen ICD-10 und DSM IV hat das Phänomen »als ein starker Wunsch oder eine Art Zwang zum Konsum« diagnostischen Rang bekommen (im Jargon z.B. bei Alkoholkranken: »Trink- oder Saufdruck«; bei süchtigen Rauchern: »Jeepern« oder »Nikotinschmacht«; bei Heroinabhängigen: »Schussgeilheit«).

Craving ist ein komplexes Konstrukt. Je nach Konzeptbildung wird beispielsweise zwischen **Drang** (*urge*) und **Widerstand** (*resistance*, Flannery et al. 1999) unterschieden; andere Autoren trennen zwischen »Reward(**Belohnungs**)-Craving« (das dopaminerg/opioiderg vermittelt sein kann), »Relief(**Erleichterungs**)-Craving« (GABAerg/glutamaterg) und »Obsessive(**Zwangs**)-Craving« (serotonerg) (Verheul et al. 1999). Daraus wird verständlich, dass Craving sich nicht als verlässlicher Rückfallprädiktor erweist. Hinzu kommt, dass nach retrospektiven Berichten Abhängiger Rückfälle auch ohne erlebtes Craving auftreten können, nämlich dann, wenn keine Konsumhindernisse auftraten. So schildern Abhängige, dass sie beispielsweise nicht gemerkt hätten, wie sie die Schnapsflaschen im Supermarkt aus dem Regal nahmen oder wie sie sich auf dem Weg nach Hause plötzlich ohne Absicht an der Theke der Stammkneipe befanden. Der Hintergrund dafür ist wohl, dass süchtiges Verhalten vor allem auch gelernt und konditioniert ist und entsprechend automatisiert (subkortikal) gesteuert verläuft (Tiffany 1990).

Immerhin sind **Rückfälle** konstitutives Merkmal von Abhängigkeitserkrankungen und kommen bei allen Suchtmittelformen vor. Als Regel kann gelten, dass in den ersten drei Monaten nach einer Entgiftung beziehungsweise einem Entzug ca. 60–65% aller Alkohol-, Nikotin- oder Opiatabhängigen wieder rückfällig werden (Abb. 6.10). Unmittelbar nach einem akuten Entzug sind Suchtkranke also besonders vulnerabel.

Bildgebende Verfahren haben die in das Erleben von Craving involvierten Hirnareale sichtbar gemacht. Untersuchungen von Kokainabhängigen, die mit Bildern oder direkt mit konsumbezogenen Gerätschaften (*drug paraphernalia*) oder Skripten zur Imagination von Konsumszenen konfrontiert wurden, zeigten konsistente Aktivierungen

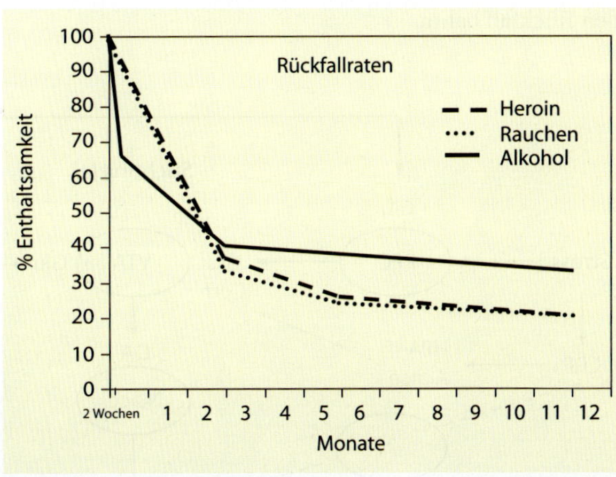

Abb. 6.10. Der zeitliche Verlauf von Rückfällen bei verschiedenen Suchtmittelformen

der Amygdala (als Ausdruck von Konditionierungen aversiver Stimuli), des anterioren Gyrus cinguli (Ort affektiver Bewertungen) und des orbitalen präfrontalen Kortex (▫ Abb. 6.11 und 6.17). Weniger konsistent waren der dorsolaterale präfrontale Kortex und das Striatum aktiviert.

Dabei wird die Aktivierung des dorsolateralen präfrontalen Kortex mit Prozessen der Entscheidungsfindung (Aktivierung des Arbeitsgedächtnisses als Voraussetzung für Entscheidungsprozesse, die zum Drogenkonsum führen), die des medialen orbitofrontalen Kortex eher mit der Ausübung von Kontrolle (hier: von *drug seeking behavior)* in Zusammenhang gebracht. Die Aktivierung des ventralen Striatum (mit enger Beziehung zum Nucleus accumbens) wird vor allem mit inzentiver Motivation (und *craving* bzw. *wanting*) und zielgerichteten Handlungsschemata (*goal-directed behavior*) in Verbindung gebracht, während die Aktivierung des dorsalen Striatum eher die Verankerung von automatisierten Handlungsschablonen (*habit-based learning*) reflektiert (Everitt u. Wolf 2002).

Als **Auslöser** für Rückfälle gelten vor allem drei Bedingungen (Self u. Nestler 1998):
- Situationen von Stress,
- Situationen, in denen der Betreffende mit suchtmitteltypischen Hinweisreizen (Cues) konfrontiert ist,
- Situationen, in denen Drogen zur Verfügung stehen und zuerst in kleinen (Priming-)Dosen eingenommen werden, auf die dann der Rückfall in Form der Einnahme größerer Suchtmittelmengen folgt.

Dabei sprechen die verschiedenen Auslöser durchaus unterschiedliche Hirnareale und Neurotransmittermechanismen an (▫ Abb. 6.11).

Wird ein Suchtkranker Stress ausgesetzt, so wird zum einen das zerebrale Stresssystem aktiviert. In der Folge wird die erweiterte sensitisierte Amygdala durch CRF, das VTA durch Aktivierung der Glukokortikoidrezeptoren stimuliert. Über den Kortex wird das Glutamatsystem aktiviert, das wiederum über das VTA zu einer kritischen Dopaminfreisetzung im Nucleus accumbens führt, welche den Rückfall bahnt.

Der Rückfall als eine gemeinsame Endstrecke kann speziell auch mit dem phasisch-tonischen Modell erklärt werden. Es ist davon auszugehen, dass die tonisch bedingte Dopaminkonzentration im basalen Vorderhirn unter einer afferenten glutamatergen Cortico-accumbens-Kontrolle steht. Werden nun suchtmittelbezogene Hinweisreize (Cues) verarbeitet oder Suchtdrogen in kleinen (Priming-)Dosen erlebt, kommt es zu einer tonisch bedingten Erhöhung der Dopaminkonzentration, die phasische Entladungen bremst. Das damit einhergehende »Craving« könnte den Rückfall auslösen, damit das phasische Signal durch die Initiierung oder Verstärkung des Konsums restauriert wird. Dabei bestehen zu Beginn des Rückfalls sicher noch Freiheitsmomente, den Konsum im Rückfall frühzeitig zu beenden. Bei zunehmenden Dosen (z. B. Opioide, Psychostimulanzien) werden Rausch und Euphorie intensiver, gleichzeitig wird durch die Intoxikation die Steuerungsfähigkeit durch neurotoxische Effekte im Frontalhirn zusätzlich beeinträchtigt.

6.4 Kognitive und motivationale Veränderungen bei Substanzkonsum

Die zuvor dargestellten Wirkungen von psychotropen Substanzen auf neurobiologische Systeme werden vom Menschen als Wirkungen auf das Befinden erlebt, die zumindest in initialen Phasen des habituellen und abhängigen Substanzkonsums als überwiegend positiv erfahren werden. Die Erfahrung der Substanzwirkung, das Erlernen des Konsumverhaltens und die Eingliederung des Verhaltens in den sonstigen Lebensvollzug verändern motivationale, attentionale und kognitive Prozesse so, dass weiterer Substanzkonsum erleichtert und Abstinenz erschwert wird. Diese Veränderungen des Erlebens sind bei ausgebildeter Abhängigkeit tief greifend und schwer rückbildbar, aber auch schon bei nichtabhängigem habituellem Gebrauch wirksam.

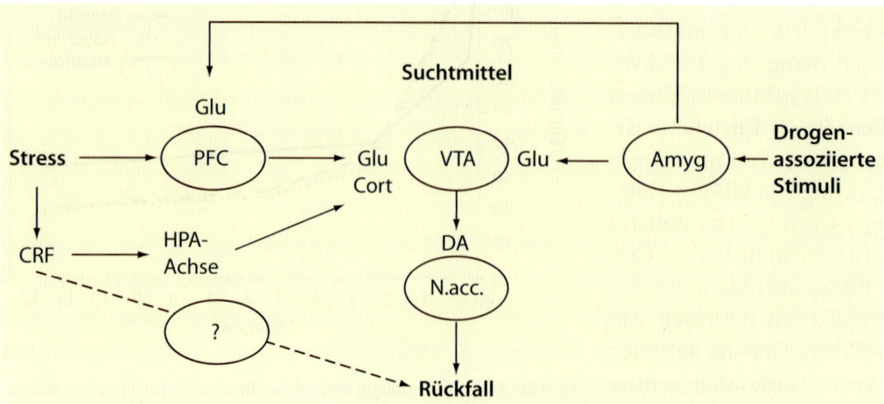

▫ **Abb. 6.11.** Auslösung von Rückfällen als Folge der Interaktion von Stress, drogenassoziierten Hinweisreizen (Cues) und Priming-Dosen von Suchtmitteln mit sensitisierten Hirnarealen und Einbezug verschiedener Neurotransmittersysteme. *PFC* präfrontaler Kortex, *VTA* ventrales tegmentales Areal, *Amyg* Amygdala, *N. acc.* Nucleus accumbens, *Glu Cort* Glukokortikoidrezeptoren, *DA* Dopamin, *CRF* Kortikotropin-Releasing-Faktor (Nach Self u. Nestler 1998)

6.4.1 Motive des Substanzkonsums

Umfragen bei Alkoholkonsumenten belegen übereinstimmend bestimmte Einstellungen und Motive zum **Alkoholkonsum**. In der »Repräsentativerhebung zum Gebrauch psychoaktiver Substanzen bei Erwachsenen in Deutschland 2000« (Kraus u. Augustin 2001) wurde häufig zugestimmt bei den Aussagen »Feiern ohne Alkohol kann ich mir nicht vorstellen« (22,4%) und »Trinken macht mich munter und beschwingt« (19,6%). Aber zwischen 5% und 10% der Befragten nennen als Motiv auch die Beeinflussung negativer Zustände, z. B. das Bekämpfen von Nervosität, die Steigerung von Selbstvertrauen und das Vertreiben trüber Stimmungen. Auch in einer kanadischen Studie war Trinken aus sozialen Gründen das häufigste Motiv in jeder Altersgruppe. Aufschlussreich war hier die Unterscheidung zwischen sozialen und nichtsozialen (persönlichen) Motiven, zu denen auch die eben erwähnten Motive des Trinkens zur Verbesserung dysphorischer Zustände zählen: Je mehr solcher persönlicher Motive genannt wurden, desto mehr tranken die Befragten (Eliany et al. 1992).

Generell gehen die folgenden **Trinkmotive** mit gesteigertem Alkoholkonsum einher:
- Bewältigung negativer Stimmungen,
- Förderung positiver Stimmung,
- soziale Erleichterung und
- Verbesserung des Selbstvertrauens.

In einer prospektiven Untersuchung war speziell die Bewältigung negativer Stimmungen als Trinkmotiv mit der Erfüllung von Abhängigkeitskriterien nach DSM IV ein Jahr nach der Erhebung der Trinkmotive bei ursprünglich noch nicht abhängigen Personen assoziiert. Trinken zur Förderung positiver Stimmung war weder mit Missbrauch noch mit Abhängigkeit prospektiv assoziiert (Carpenter u. Hasin 1998).

Für **Rauchen** wird als Motiv vorwiegend von Jugendlichen die Erleichterung sozialer Kontakte angegeben. Mit zunehmendem Alter überwiegen Motive der Befindensbeeinflussung: An erster Stelle wird Entspannung, an zweiter Stelle die Förderung geistiger Wachheit genannt. Unabhängig von solchen spezifischen Motiven gilt jedoch für die Aneignung von Rauch- und Trinkgewohnheiten in der Jugend das Motiv der Selbstdarstellung gegenüber der sozialen Umwelt, insbesondere den Gleichaltrigen: Mit Rauchen und Trinken wird eine Profilierung als unabhängige, eigenständige und risikofreudige Persönlichkeit angestrebt (Martin u. Leary 2001).

Erhebungen von Einstellungen und allgemeinen Motiven erfassen globale Produkte verschiedener kognitiver Prozesse wie Wirkungserwartungen, explizite und implizite Gedächtniseffekte und Veränderungen der Aufmerksamkeitslenkung. Am Beispiel des Alkoholkonsums veranschaulicht das Diagramm nach Cox und Klinger (2004) die Wechselwirkung von Wirkungserwartungen und anderen Einflussfaktoren auf die Entscheidung zum Substanzkonsum in einer bestimmten Situation (◘ Abb. 6.12). Ein wesentlicher Aspekt dieser Darstellung ist, dass Konsumentscheidungen von der Verfügbarkeit von Handlungsalternativen und deren potenziellem Ergebnis für das Individuum mitbestimmt sind. Die Entscheidung ist jedoch sowohl durch die neurobiologische Veränderung des Verstärkerwerts alkohol- und nichtalkoholbezogener Verhaltensweisen kompromittiert als auch durch substanzbedingte Störungen der kognitiven, insbesondere der frontal lokalisierten exekutiven Funktionen, die für Entscheidungsprozesse zuständig sind (Rist 2003).

6.4.2 Wirkungserwartungen

Bereits die Erwartung, eine psychoaktive Substanz verabreicht zu bekommen, verändert eine Vielzahl von Erlebens- und Verhaltensweisen, auch wenn tatsächlich ein Plazebo verabreicht wird. Solche Effekte sind mit einem zweifaktoriellen **Balanced-placebo-Versuchsplan** nachzuweisen, in dem die Substanzerwartung und die Substanzgabe unabhängig voneinander variiert werden: Eine Hälfte der Probanden erhält die Substanz, die andere Hälfte das Plazebo. Jede Gruppe wird nochmals geteilt; der einen Hälfte wird gesagt, sie erhalte die zu prüfende Substanz in wirksamer Dosis, der anderen Hälfte wird gesagt, dass sie die Substanz nicht bzw. eine nichtwirksame Dosis der Substanz erhält. Der Vergleich der resultierenden vier Gruppen ermöglicht die Erfassung der Drogenwirkung, der Instruktionswirkung und der Interaktion zwischen diesen beiden Faktoren.

Speziell die Effekte der Erwartung, Alkohol zu erhalten, wurden vielfach untersucht: Allein die **Annahme**, ein alkoholisches Getränk zu konsumieren, bewirkt
- vermehrtes Trinken,
- Abnahme von sozialer Angst,
- Zunahme von sexuellem Interesse und Aggression und
- die Beeinträchtigung psychomotorischer Leistungen.

Dabei entspricht die Richtung und die Stärke der beobachteten Veränderungen in der Regel den zuvor explizit erfassten Erwartungen der Probanden (vgl. Metaanalyse von McKay u. Schare 1999). Ähnliches gilt auch für Nikotinwirkungen: Bei Angst und Anspannung vor der Durchführung einer unangenehmen Aufgabe wird durch die Fehlinstruktion bei nikotinfreien Zigaretten dieselbe subjektive Abnahme der Angst erreicht wie durch nikotinhaltige Zigaretten (Juliano u. Brandon 2002; Perkins et al. 2003).

Die Wirkungserwartungen bezüglich einzelner Substanzen entsprechen jedoch oft nicht der pharmakologischen Wirkung und können dieser sogar entgegenge-

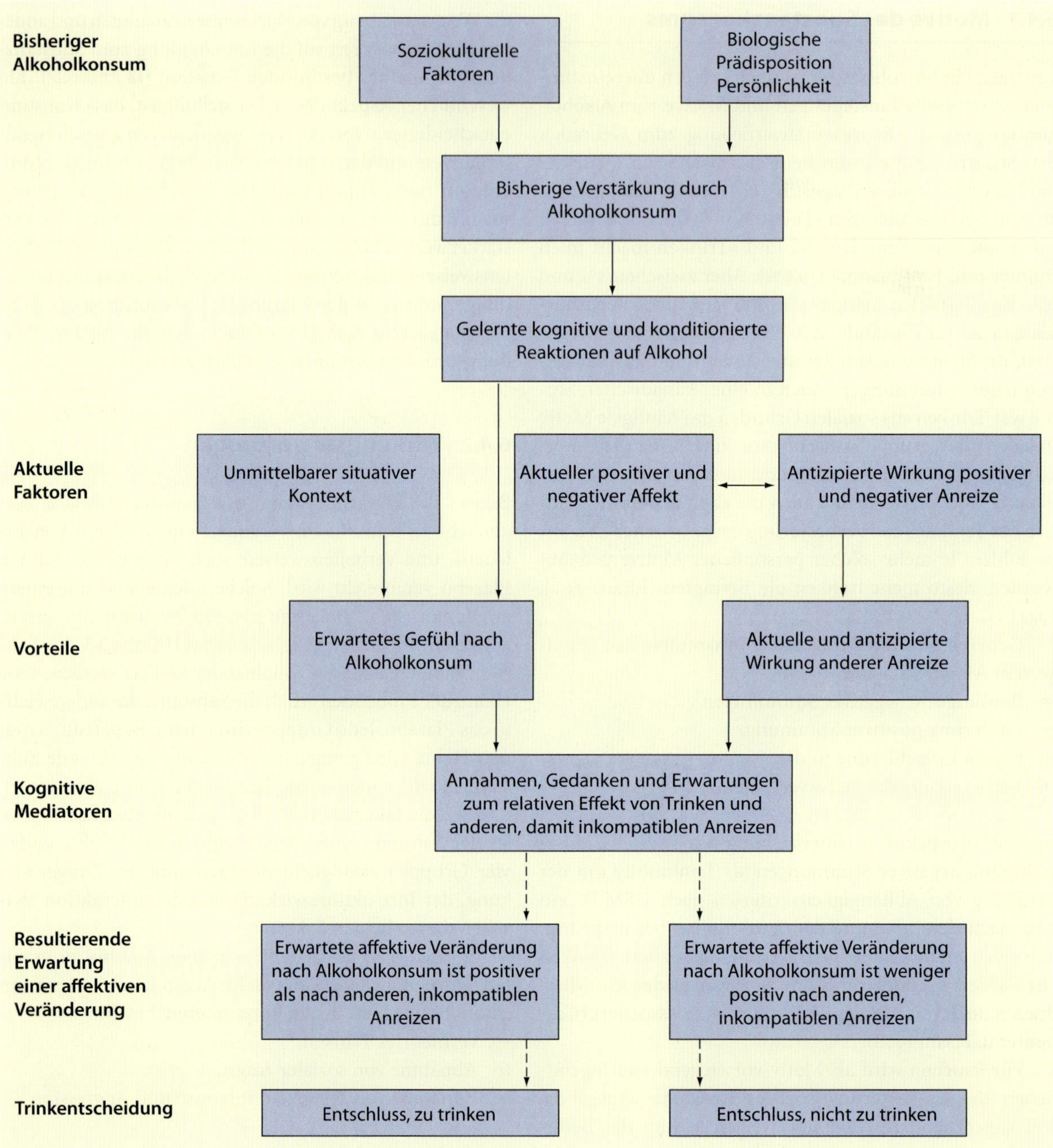

Abb. 6.12. Ein motivationales Modell der Initiierung von Alkoholkonsum. (Nach Cox u. Klinger 2004)

setzt sein: Eine Reihe von Untersuchungen zeigt die Diskrepanzen zwischen psychophysiologisch messbarer sexueller Aktivierung unter Alkohol und den expliziten Erwartungen von Alkoholkonsumenten. Für die Wirkung von Kokain geben Konsumenten neben Aktivierung auch eine spannungsreduzierende Wirkung an. Ferner immunisiert Vorerfahrung mit einer Substanz in den Balanced-placebo-Versuchen nicht gegen die Suggestionseffekte der Instruktion: Auch alkoholerfahrene Probanden können fälschlicherweise davon überzeugt sein, Alkohol erhalten zu haben. Dabei sind physiologische Reaktionen sogar stärker durch die Instruktion (im Vergleich zur Alkoholwirkung) beeinflussbar als psychomotorische Aufgaben und als Selbstaussagen (McKay u. Schare 1999). Schließlich können durch gezielte Instruktionen auch direkt subjektive Substanzwirkungseffekte induziert werden, die im Widerspruch zur pharmakologischen Wirkung stehen.

Die impliziten Wirkungserwartungen, die im Balanced-placebo-Versuch die Reaktionen der Probanden beeinflussen, können mit verschiedenen Fragebogen erfasst werden. Für Alkoholwirkungserwartungen haben Demmel und Hagen das Standardinstrument von Brown (*Al-*

cohol Expectancy Questionnaire (AEQ) (Brown et al. 1987) in einer Kurzform adaptiert (*Brief AEQ*, Demmel u. Hagen 2002). Sie stellen auch ein eigenes, davon unabhängig konstruiertes Instrument zur Verfügung (Inventar akuter Alkoholeffekte, Hagen u. Demmel 2002). In solchen Instrumenten stellen sich die erfassten Wirkungserwartungen, für habituell wie für süchtig Konsumierende, als relativ differenzierte Konstrukte dar. Im Unterschied zu den meist eindimensionalen Einstellungen und allgemeinen Motiven sind spezifische Wirkungserwartungen auf mindestens zwei Dimensionen differenzierbar, nämlich als positive und als negative Wirkungserwartungen. Zusammenhänge mit Konsumvariablen sind konsistent gezeigt worden: Die Stärke positiver Wirkungserwartungen für Nikotin wie auch für Alkohol kovariiert in einer Reihe von Studien mit der Konsummenge. Alkoholabhängige in Behandlung haben eine günstigere Prognose bei wenig ausgeprägten positiven und stark ausgeprägten negativen Wirkungserwartungen (Jones et al. 2001). Diese Zusammenhänge bestehen unabhängig von Indikatoren der Abhängigkeitsschwere, sie bilden also nicht lediglich im kognitiven Bereich bereits auf der Verhaltensebene bestehende Unterschiede ab. Als weitere Evidenz für den eigenständigen verhaltenssteuernden Beitrag von Wirkungserwartungen lässt sich anführen, dass Manipulationen, die zu einer Zunahme positiver oder negativer Wirkungserwartungen führen, auch kurzfristig den Konsum gleichsinnig beeinflussen (Jones et al. 2001). Durch eine direkt auf die Veränderung positiver Wirkungserwartungen abzielende therapeutische Anwendung, das *alcohol expectancy challenge*, das in mehreren Sitzungen durchgeführt wurde, konnten bei Probanden mit riskantem Konsum sowohl positive Alkoholwirkungserwartungen wie auch der Alkoholkonsum selbst reduziert werden (Wiers u. Kummeling 2004).

Dennoch ist fraglich, ob solche explizit abfragbaren Erwartungen bestimmter Substanzwirkungen direkt verhaltenssteuernd wirken. So ist der Zusammenhang von Konsum und positiven Erwartungen zwar konsistent belegt, allerdings können gleichzeitig ausgeprägte negative Erwartungen vorhanden sein, ohne das Verhalten zu beeinflussen (McCusker 2001). Ein Kennzeichen von Abhängigkeit ist ja, dass der Konsum einer Substanz weitergeführt wird **trotz** bekannter negativer Konsequenzen und trotz erklärter Absicht zur Abstinenz oder zur Mäßigung. In Situationen möglichen oder üblichen Konsums ist das Drogensuchverhalten und der Konsumakt stärker durch vorbewusste und unwillkürliche kognitive Abläufe bestimmt als durch retrospektiv erfragbare Wirkungserwartungen. Tiffany et al. (2004) zufolge läuft abhängiges Konsumverhalten hoch automatisiert ab, wesentliche Komponenten der Verhaltenssteuerung sind der Selbstbeobachtung nicht zugänglich. Erst Störungen dieses Ablaufs, z. B. durch einen Beschluss zum Konsumverzicht oder durch Nichtverfügbarkeit der Substanz, werden als Craving registriert.

Veränderungen kognitiver Abläufe in Richtung einer bevorzugten Verarbeitung von konsumbezogenen Reizen im vorbewussten Bereich sind inzwischen in einer Reihe von Studien und mit verschiedenen Methoden gezeigt worden. Eine Methode zur Prüfung impliziter Gedächtnisverzerrungen benutzt als Aufgabe Wortstämme, die auf verschiedene Weise zu sinnvollen Wörtern ergänzt werden können: Der Wortstamm aktiviert den Abruf von besonders leicht zugänglichen Gedächtnisinhalten. Dieser **Priming-Effekt** ist ein Indikator für einen impliziten Gedächtnisbias. Verstärktes Priming von alkohol- oder alkoholwirkungsbezogenen Wörtern wurde bei viel konsumierenden Trinkern und analog bei Rauchern gezeigt (Mc Cusker 2001. Auch beim freien Abruf von Assoziationen zu nichtsubstanzbezogenen Situations- und Zustandsbeschreibungen werden von Konsumenten bevorzugt alkohol- bzw. cannabisbezogene Wörter genannt. Das Ausmaß dieses Priming-Effekts variierte mit dem gegenwärtigen und vorangegangenen Konsumverhalten und sagte auch prospektiv den späteren Substanzkonsum voraus: Für die Vorhersage des späteren Alkohol- wie auch des Cannabiskonsums in einem Regressionsmodell trug das Maß des impliziten Gedächtnisbias mehr bei als die expliziten, vor dem Experiment abgefragten Wirkungserwartungen der Probanden, und zwar zusätzlich zum vorangegangenen Konsum als Prädiktor (Stacy 1997; Stacy et al. 1996). Vorstellungen von der Wirkung einer psychotropen Substanz beeinflussen also sowohl objektivierbare mentale und psychomotorische Leistungen als auch das Konsumverhalten und den Abstinenzverlauf bei behandelten Abhängigen. Dabei scheinen jedoch explizit abfragbare Wirkungserwartungen nur einen Teil der Zusammenhänge zu vermitteln. Implizite, nicht dem willentlichen Abruf zugängliche Gedächtnisinhalte wirken nachweislich ebenfalls auf das Drogensuchverhalten bzw. auf das Konsumverhalten.

6.4.3 Aufmerksamkeitsprozesse

Die Selektion relevanter Information aus einer Fülle verfügbarer externer und interner Reize ist eine wesentliche Voraussetzung für adaptives Verhalten. Das Aufmerksamkeitssystem steht in engem Zusammenhang mit den emotionalen Systemen, da wichtige, d. h. aversive oder appetitive Reize dadurch hervorgehoben und für kommende Aufgaben »inventarisiert« werden. Durch assoziatives Lernen erhalten zuvor unverbundene Reize **Signalwert** und bewirken als inzentive motivationale Reize selbst Vermeidungs- oder Annäherungsverhalten. Auf solche Reize mit motivationaler Bedeutung richtet sich die Aufmerksamkeit automatisch bzw. unwillkürlich. Gut untersucht sind solche Prozesse bei Reizen, die Vermeidungsverhalten auslösen: Sowohl die neurobiologischen Abläufe bei der Auslösung von Angst und Furcht (LeDoux 1998) als auch die kognitive Verarbeitung von Angstreizen sind mittlerweile aufgeklärt (Lang et al. 2000). Eine Verzerrung (**Bias**) der selektiven Aufmerksamkeit mit leicht auslösbarer Fokussierung auf Angstreize ist hierbei nachgewiesen. Dieser Bias wirkt auch vorbewusst und bewirkt Reaktionen auf subliminal dargebotene oder mehrdeutige Reize. Kognitive Abläufe bei der Verarbeitung appetitiver Stimuli sind weniger gut untersucht, aber etliche Befunde zeigen Parallelen zur Verarbeitung von Angstreizen: Die Verarbeitung von appetitiven Reizen hat Korrelate in hirnelektrischen Potenzialen und in der Schreckreflexmodulation und geht mit dem Abzug von Verarbeitungskapazität von anderen Verarbeitungsaufgaben einher (Franken 2003).

Ein Aufmerksamkeitsbias für drogenassoziierte Reize ist für Alkoholabhängige, Raucher, Kokain- und Opiatabhängige nachgewiesen (zusammenfassend: Franken 2003). Häufig wurde dafür eine Variante des Stroop-Tests verwendet, der sog. **Emotional-Stroop-Test**: Wie in der klassischen Stroop-Anordnung muss die Farbe von einzeln auf dem Monitor dargebotenen Wörtern benannt werden. Die Wörter sind jedoch keine Farbwörter, sondern entweder Wörter mit Bezug zum Konsum der Substanz (bei Alkohol z. B. Rausch) oder aber neutrale Wörter (z. B. Kleidung). Abhängige brauchen bei den konsumbezogenen Wörtern länger bis zur Farbantwort als Kontrollprobanden. Diese Störung der Aufgabe des Farbnennens ist ein Hinweis auf automatische kognitive Abläufe bei der Verarbeitung konsumrelevanter Information (McCusker 2001): Die unwillkürliche Aufmerksamkeitszuwendung zu den konsumrelevanten Reizen bindet Verarbeitungskapazität. Der Interferenzwert

$$(Rz_{\text{konsumrelevante Reize}} - Rz_{\text{neutrale Reize}})$$

erhöht sich in dem Maße, in dem die Aufmerksamkeit durch die konsumrelevanten Reize gebunden wird.

Wie zuvor bei den Wirkungserwartungen ist auch hier zu fragen, ob diese Interferenz nicht einfach ein Nebenprodukt des abhängigen Konsums ist oder ob diese Verzerrung der Aufmerksamkeit selbst funktional zur Aufrechterhaltung der Abhängigkeit beiträgt. Bei alkoholabhängigen Patienten in mehrwöchiger Behandlung wurde der modifizierte Stroop-Test mit alkoholbezogenen Wörtern bei Aufnahme und unmittelbar vor der Entlassung durchgeführt. Bei Patienten, die in den ersten drei Monaten nach der Behandlung rückfällig wurden, nahm der Interferenzwert von der ersten Messung von 10 ms auf 70 ms zu, bei erfolgreich behandelten Patienten nahm er von 40 ms auf 20 ms ab (Cox et al. 2002). Bei Rauchern, die eine Entwöhnungsbehandlung begannen, sagte die Stärke der Interferenz am ersten Tag nach dem Aufhören ebenfalls die Rückfälligkeit nach Behandlungsende voraus. Die Stroop-Interferenz verbesserte die Vorhersage über die bereits mit einem Maß des Craving mögliche Vorhersage hinaus (Waters et al. 2003).

Andere Nachweismethoden der unwillkürlichen Aufmerksamkeitszuwendung sind die *attentional cueing task* und der **Dot-probe-Versuch**: In der *attentional cueing task* wird ein neutrales oder ein drogenbezogenes Bild kurzzeitig auf dem Monitor dargeboten. Bei der Dot-probe-Anordnung werden ein drogenbezogenes und ein neutrales Bild gleichzeitig dargeboten. Nach dem Erlöschen der Bilder muss auf ein Reaktionszeitsignal geantwortet werden, das an Stelle eines der Bilder erscheint. Eine unwillkürliche Aufmerksamkeitszuwendung zu drogenassoziierten Reizen bewirkt in diesen Anordnungen eine beschleunigte Reaktionszeit, wenn das Signal auf einen konsumrelevanten Reiz statt auf einen neutralen Reiz folgt. Dieser Effekt wurde bei Opiatabhängigen und Alkoholabhängigen gefunden (Franken 2003).

In allen hier besprochenen Anordnungen geschieht die unwillkürliche Aufmerksamkeitszuwendung auf überschwellig dargebotene und bewusst wahrgenommene Reize hin. Analog zur Aufmerksamkeitszuwendung bei Angstreizen lösen jedoch auch unterschwellig dargebotene konsumbezogene Reize Orientierungsreaktionen aus. Bei kurzer (30 ms) und langer (130 ms) Darbietungszeit für alkoholbezogene und neutrale Bilder reagierten nur Alkoholabhängige mit stärkerer Herzfrequenzdezeleration auf die unterschwellige Darbietung alkoholbezogener Bilder. Bei längerer Darbietungszeit unterschieden sich die Orientierungsreaktionen nicht mehr (Ingjaldsson et al. 2003). Häufig, aber nicht durchgehend, wurden auch Korrelationen zwischen Maßen des Verlangens nach einer Substanz und solchen Indikatoren unwillkürlicher Aufmerksamkeitszuwendung berichtet (Franken 2003). Auf der Grundlage solcher Befunde und der Rolle von dopaminergen Prozessen in der Aktivierung von Aufmerksamkeitsprozessen schlägt Franken (2003) ein Modell des funktionalen Zusammenhangs zwischen Craving und Aufmerksamkeitsverzerrungen vor (◘ Abb. 6.13).

Welche Rolle hat die unwillkürliche Aufmerksamkeitszuwendung zu konsumbezogenen Reizen im Drogensuchverhalten? Die Wahrnehmung eines appetitiv konditionierten konsumrelevanten Reizes bewirkt eine Aktivierung des dopaminergen kortikostriatalen Belohnungssystems. Eine Dopaminausschüttung ist die Voraussetzung für die Aktivierung der Aufmerksamkeitszuwendung zu konsumrelevanten Reizen, diese wiederum ist die Voraussetzung für das Erleben von Craving. Prinzipiell sind bei der gegenwärtigen Befundlage allerdings drei Varianten des Zusammenhangs zwischen Aufmerksamkeitszuwendung und Craving möglich.

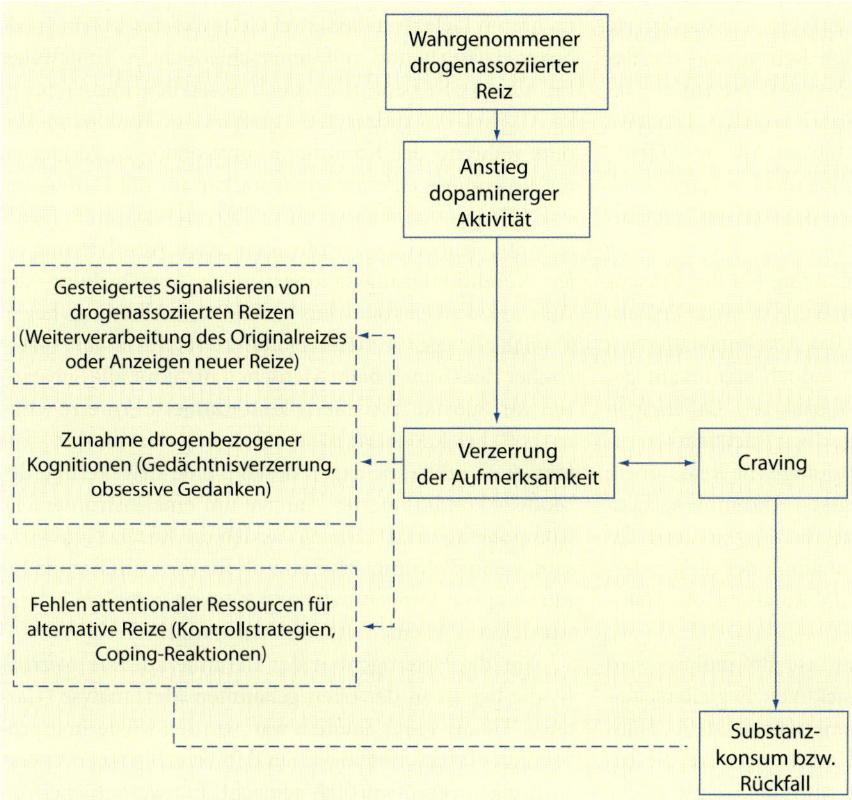

Abb. 6.13. Die Funktion von Aufmerksamkeitsverzerrungen bei Craving und Drogensuchverhalten. (Nach Franken 2003)

Zusammenhang Aufmerksamkeitszuwendung – Craving

Die bevorzugte Verarbeitung von konsumrelevanten Reizen kann süchtiges Verhalten aufrechterhalten: Relevante Reize werden leichter und häufiger wahrgenommen, und deren Wirkung als konditionierte appetitive Reize aktiviert Craving, Drogensuchverhalten und -konsum.

Wird ein substanzbezogener Reiz entdeckt, so wird die Aufmerksamkeit automatisch darauf gerichtet, gleichzeitig wird die Verarbeitung anderer Reize erschwert. Die exklusive Fokussierung auf den Reiz ermöglicht, dass kognitive Repräsentationen der Reizwirkung (Wirkungserwartungen, Gedächtnisverzerrungen) wirksam werden und das Drogenverlangen steigern.

Wegen der begrenzten Kapazität des Aufmerksamkeitssystems verhindert die automatische Fokussierung auf konsumrelevante Reize die Verarbeitung von Reizen, die mit dem Drogensuchverhalten inkompatibel sind. Beispielsweise ließe sich *binging* demnach als eine Störung in der Wahrnehmung von Sättigungsreizen erklären (Epstein et al. 1997).

In diesem Modell vermittelt die unwillkürliche Aufmerksamkeitsreaktion zwischen der Wahrnehmung konsumrelevanter Reize und der konditionierten Auslösung von Craving und Drogenkonsum. Der Aufmerksamkeitsbias ist während der kognitiven Verarbeitung der konsumrelevanten Reize wirksam. Er ist unwillkürlich und nicht steuerbar. Möglicherweise werden also appetitive konsumrelevante Reize »automatisch« verarbeitet, wie dies für Angstreize bereits nachgewiesen ist.

6.4.4 Cue reactivity und Craving

Das anhaltende oder plötzlich wieder auftretende Verlangen (**Craving**) nach einer bestimmten Substanzwirkung wird häufig als entscheidende motivationale Komponente des fortgesetzten Konsums oder der Rückfälligkeit nach Abstinenzzeiten angesehen. Im ▶ Abschnitt 6.3.3 (Protrahierte Abstinenz: Craving und Rückfall) wurde bereits auf die Vieldeutigkeit des Begriffs und die unklare Funktion bei der Auslösung von Rückfällen hingewiesen. Einerseits berichten Kasuistiken von eindrucksvollen vegetativen Reaktionen, die bei Abhängigen durch Umgebungsreize oder auch durch Stimmungen ausgelöst werden, mit denen habituell Substanzkonsum assoziiert war. In Untersuchungen mit standardisierten Instrumenten zur Erfassung von Rückfallumständen gibt dagegen nur ein Teil der Abhängigen Craving an, und die Zusammenhänge zwischen Craving und nachfolgendem Substanzkonsum bzw. Rückfällen scheinen wenig systematisch. Auch in experimentellen Untersuchungen der subjektiven und psychophysiologischen Reaktionen auf die standardisierte Exposition von konsumassoziierten Reizen sind die Befunde sehr unterschiedlich. Eine Metaanalyse zur *cue reactivity* erfasste N = 41 solcher experimentellen Untersuchungen, in denen von den Substanzen Alkohol, Tabak, Kokain oder Heroin Abhängige untersucht wurden (Carter u. Tiffany 1999). Für alle Formen der Abhängigkeit zusammengefasst wurden Effektstärken von d = 0,92 für die subjektiven Einschätzungen des Craving bei der Präsentation drogenassoziierter Reize im Vergleich zur Präsentation neutraler Reize gefunden. Bei Alkoholabhängigen war die Effektstärke mit d = 0,53 jedoch signifikant geringer als bei den von anderen Substanzen Abhängigen (d = 1,18 – 1,29). Vergleichsweise geringe Effektstärken ergaben sich dagegen für psychophysiologische Reaktionen: Über alle Gruppen von Abhängigen zusammengefasst wurden Effektstärken von d = 0,26 für die Zunahme der Herzfrequenz, d = 0,40 für die Zunahme der elektrodermalen Aktivität und d = 0,24 für die Abnahme der Hauttemperatur gefunden.

Als eine Erklärung für die diffuse Befundlage wird angegeben, dass Craving die subjektiven Begleiterscheinungen **konditionierter Entzugssysmptome** darstellt (Tiffany et al. 2004). Demnach sollen Umgebungsreize, die zusammen mit Entzugssymptomen auftraten, selbst solche Reaktionen auslösen können. Um diesen unangenehmen Zustand zu beseitigen, wird die Substanz konsumiert und wirkt als negativer Verstärker. Dieses Modell setzt jedoch eine körperliche Abhängigkeit voraus, ohne die sich Entzugssymptome nicht entwickeln können. Auch gibt es bislang keine Evidenz, dass speziell jene Umgebungsreize, die eindeutig mit Entzug gepaart sind – also z. B. eine Klinikumgebung – Craving auslösen. Eine Variante dieses Modells wurde aus den Untersuchungen zu konditionierten Toleranzreaktionen entwickelt (Tiffany et al. 2004). Hierbei wird angenommen, dass entzugsähnliche Effekte durch solche Reize ausgelöst werden, die nicht mit dem Entzug, sondern mit dem Konsum einer Substanz gepaart waren. Diese Reize lösen kompensatorische Reaktionen aus, die als unangenehm erlebt werden und dadurch Drogensuchverhalten bzw. die Fortsetzung des Konsums motivieren. Dagegen spricht vor allem, dass in den einschlägigen Untersuchungen psychophysiologische Reaktionsmuster selten kompensatorischen Reaktionen entsprechen.

Am besten scheint die Annahme konditionierter Anreize, die ihren motivationalen Wert durch klassische Konditionierungsprozesse erhalten, mit den vorhandenen Daten zum Craving vereinbar. Verhaltenssteuernd sind appetitive Eigenschaften eines solchen Reizkomplexes, nicht aversive, so dass keine Annahmen über kompensatorische oder Entzugsreaktionen gemacht werden müssen. Wie solche Reizkomplexe Anreizfunktionen ausbilden können, illustriert eine Untersuchung von Field und Duka (2002), die mit nichtabhängigen Alkoholkonsumenten durchgeführt wurde: Die Probanden tranken bei mehreren Gelegenheiten zwei Getränke aus unterschiedlichen Gläsern und mit unterschiedlichem Tonicwater. Ein Glas (CS+) enthielt jedoch zusätzlich immer 0,2 g/kg Alkohol, das andere (CS-) enthielt nur Tonicwater. Bereits während der Konditionierungssitzungen reagierten die Probanden elektrodermal stärker auf die Darbietung von CS+, zeigten mehr positive Cravingreaktionen (»entspannt«, »zufrieden«) und wiesen nach Absolvierung aller Konditionierungssitzungen eine Verschiebung des Aufmerksamkeitsfokus hin zu CS+ auf. Allerdings liegen ähnliche Belege für die Ausbildung appetitiver antizipatorischer Reaktionen beim Menschen nicht für alle Substanzen vor. Substanzassoziierte konditionierte Anreize wirkten z. B. bei Rauchern nicht stimmungsverbessernd. Tiffany et al. (2004) schlagen deshalb eine Erweiterung des Modells konditionierter Anreize um eine instrumentelle Komponente vor. Demnach werden die Anreize nur wirksam, wenn diskriminative Stimuli für die zielführende Initiierung von Drogensuch- und Konsumverhalten gelernt wurden und in einer Situation wirksam sind.

Für die Heterogenität der Befunde zur *cue reactivity*, die bereits in der oben genannten Metaanalyse (Carter u. Tiffany 1999) deutlich war, wurden wiederholt prozedurale Variationen zwischen den verschiedenen Untersuchungen verantwortlich gemacht. Ein wesentlicher Aspekt dabei scheint die Verfügbarkeit der Substanz zu sein (Wertz u. Sayette 2001): Probanden berichten in jenen Untersuchungen intensiveres Craving, in denen im Verlauf des Experiments auch der Konsum der Substanz vorgesehen ist und dies den Probanden angekündigt wird. Durchweg geben jene Probanden mehr Craving an, die habituell konsumieren – im Unterschied zu Probanden, die sich zur Abstinenz entschlossen haben bzw. während einer Entwöhnungsbehandlung untersucht werden. Dies gilt auch für psychophysiologische Maße und auch für die Ergebnisse von PET- und fMRI-Studien zur *cue reactivity*, wie aus einer Metaanalyse von Wilson, Sayette und Fiez (2004) deutlich wird: Aktivierungen des dorsolateralen präfrontalen und des orbitofrontalen Kortex werden überwiegend bei Probanden gefunden, die weiter Drogen konsumieren. Dagegen werden kaum entsprechende Aktivierungen bei Probanden gefunden, die aus stationären Behandlungsprogrammen rekrutiert wurden. Kognitive Faktoren der Absichtsbildung und Selbststeuerung scheinen also regulierend auf die Intensität affektiver Reaktionen bei der Wahrnehmung von drogen- bzw. konsumassoziierten Reizen einzuwirken.

6.4.5 Komplexe Verstärkerwirkungen

Die Einnahme einer Droge löst in den seltensten Fällen nur **eine** bestimmte, genau beschreibbare positive Wirkung aus. In der Regel treten verschiedene pharmakologische und in deren Folge physiologische, kognitive und emotionale Wirkungen gleichzeitig oder zeitlich versetzt auf. Zur Illustration sei auf die komplexen neurobiologischen Prozesse der Erzeugung psychotroper Effekte durch Alkohol (▶ 6.5.1) verwiesen:

- Durch die Hemmung von Glutamatrezeptoren bewirkt Alkohol eine allgemeine Sedierung und beeinträchtigt Gedächtnisprozesse.
- Die Erhöhung der Sensitivität von GABA-Rezeptoren induziert benzodiazepinähnliche anxiolytische Effekte.
- Die Erhöhung der dopaminergen Aktivität wirkt psychomotorisch stimulierend und erhöht das Interesse an bestimmten Umweltreizen.
- Schließlich bewirkt eine vermehrte Endorphinausschüttung Empfindungen, die vielleicht mit dem »natürlichen Hoch« nach einer sportlichen Leistung verglichen werden können.

Die dopaminerge Wirkung ist im Tierversuch am deutlichsten in den ersten 20 Minuten zu beobachten, anschließend sinkt der Dopaminspiegel unter das Niveau vor Beginn des Konsums ab. Die zeitliche Abfolge der weiteren Effekte ist schwer zu differenzieren: Im Humanexperiment können Probanden die unterschiedlichen Effekte einer ansteigenden im Vergleich zur anschließend abfallenden Blutalkoholkonzentration in einem speziellen Instrument zur Zustandsbeschreibung zuverlässig unterscheiden (Earleywine u. Erblich 1996). Eine erhöhte Empfindlichkeit für die euphorisierende Wirkung und eine reduzierte Empfindlichkeit für die nachfolgende sedierende Wirkung könnte nach einer systematischen Übersicht von Newlin und Thomson (1990) eine funktionale Besonderheit von Söhnen alkoholkranker Männer sein. Eine derartig andersartige Verstärkerwirkung von Alkohol bei diesen Probanden könnte erklären, wie das genetisch erhöhte Risiko zur Entwicklung von Alkoholmissbrauch und Alkoholabhängigkeit bei diesen Probanden beiträgt. In den **Alcohol-challenge-Untersuchungen** von Schuckit (1994a,b) zeigen sich ebenfalls unterschiedliche Reaktionen dieser Risikogruppe auf Alkohol, aber eher im Sinne einer verminderten Reaktion (▶ 6.3.1).

Die Verstärkerwirkung einer Substanz ist beim Menschen nicht allein durch die pharmakologische Wirkung bestimmt und kann durch andere Einflüsse verändert werden, so auch durch Verstärker, die mit der Substanzwirkung verbunden werden. Eine Untersuchung von Alessi et al. (2002) illustriert solche Veränderungen im Verstärkungswert. Über vier Sitzungen hinweg erhielten Probanden unter Doppelblindbedingungen entweder Diazepam oder ein Plazebo. In den nächsten fünf Sitzungen wählten die Probanden die Substanz selbst, wobei sich klare Präferenzen für Plazebo herausbildeten. Diazepam wirkte initial also eher aversiv, es wurde nicht spontan dem Plazebo vorgezogen. Im nächsten Abschnitt des Experiments wurden die vier Anfangssitzungen ohne Wahlfreiheit für die Substanz wiederholt, mit einer Zusatzbedingung: Die Probanden spielten nach der Substanzeinnahme ein Computerspiel, bei dem sie Geld gewinnen konnten. Dieses war jedoch so eingestellt, dass sie wenig gewannen, wenn sie ihre bevorzugte Substanz eingenommen, viel dagegen, wenn sie die nichtpräferierte Substanz gewählt hatten. Zur Feststellung von Präferenzänderungen dienten die nächsten fünf Sitzungen mit Wahlfreiheit der Substanz. Fünf von sechs Probanden hatten zuvor das Plazebo bevorzugt, wählten nach der Verstärkung durch die Gewinne im Computerspiel jedoch Diazepam. Diese Bevorzugung bildete sich auch in den subjektiven Wirkungsbeurteilungen ab – eine positive Einschätzung der Diazepamwirkung war also durch die Koppelung mit einem anderen Verstärker erreicht worden. Auch für Metamphetamin wurde gezeigt, dass Probanden ohne Vorerfahrung mit der Substanz eher negative als positive Wirkungsbeschreibungen abgeben, wobei bezeichnenderweise die wenigen positiven Wirkungen bei wiederholter Einnahme verschwanden, die negativen Wirkungen dagegen zunahmen (Comer et al. 2001).

Individuelle Vulnerabilität, soziale Umgebungseinflüsse und die wiederholte Erfahrung differentieller Substanzwirkungen scheinen beim Menschen Einfluss darauf zu nehmen, wie aus einem Komplex von Substanzwirkungen bestimmte Wirkungen als wünschenswert wahrgenommen und durch wiederholten Substanzkonsum angestrebt werden. Allgemeine soziokulturelle Faktoren, aber auch der direkte Einfluss der Gleichaltrigen im Jugendalter, können beim Menschen über Wirkungserwartungen die Fokussierung auf bestimmte Komponenten aus dem Komplex der pharmakologischen Wirkung erreichen.

Negative Verstärkung und Stresserleben

Drogen können das Such- und Einnahmeverhalten auch als **negative Verstärker** bekräftigen. Hier wird durch die Drogengabe ein aversiver Zustand beendet oder aufgeschoben. Diese unangenehmen Zustände können jedoch vielfältig sein und schließen unangenehme affektive Zustände dysphorischer, depressiver und ängstlicher Art, Schmerzen und auch Entzugssymptome ein. Dieselbe Droge kann in unterschiedlichen Situationen oder zu unterschiedlichen Phasen der Suchtentwicklung sowohl wegen der positiven als auch wegen der negativen Verstärkerwirkung eingenommen werden. Benzodiazepinmissbrauch z. B. kann sich in qualitativ unterschiedlichen Lernbedingungen entwickeln: Einmal aufgrund der negativen Verstärkungswirkung im Falle von »Selbstmedikation«, um die Beseitigung von Angstzuständen zu erreichen, aber auch durch die direkten positiven Verstärkungseffekte z. B. beim intravenösen Gebrauch. Die Möglichkeiten für negative Verstärkerwirkung von Substanzen sind vielfältig und können idiosynkratische Formen annehmen, da sie wesentlich vom Ausgangszustand eines

Individuums abhängen. Die hohe Komorbidität von Drogenmissbrauch und Abhängigkeit mit psychischen Störungen (z. B. Alkohol und Angststörungen) lässt sich häufig durch negative Verstärkungseffekte der verwendeten Substanz erklären.

Speziell Alkohol und Nikotin wurden vielfach unter dem Aspekt ihrer negativen Verstärkungswirkung in Stresssituationen untersucht. Die Konsumenten beider Substanzen geben als Motivation zum Konsum die Reduktion von Stressreaktionen an. Dieser Zusammenhang ist für Alkohol besonders gut untersucht. Bereits in den 1940er-Jahren wurde gezeigt, dass Versuchstiere in angstinduzierenden Situationen ein Vermeidungsverhalten unter Alkohol leichter überwinden als ohne Alkohol. Solche Befunde führten zur Formulierung der **Tension-reduction-Hypothese** (zusammenfassend s. Sayette 1993): Alkoholkonsum reduziert die Intensität von Angst. Dies verstärkt das Trinkverhalten, so dass die Wahrscheinlichkeit von Alkoholkonsum in angstinduzierenden Situationen steigt. In nachfolgenden Arbeiten wurde statt von *tension* auch direkt von »Angst« oder von »Stress«, oder allgemeiner von *stress-response dampening* gesprochen (Sayette 1993). So einleuchtend die Formulierung ist und so gut sie den allgemein von Patienten formulierten Trinkmotiven entspricht – die Befundlage dazu ist dennoch widersprüchlich. Zum einen tranken die Probanden in kontrollierten Untersuchungen nicht generell mehr, wenn sie belastenden Bedingungen ausgesetzt wurden. Zum anderen sind die Auswirkungen von Alkohol auf das Befinden, auf die Aktivierung des autonomen Nervensystems und auf das Verhalten häufig nicht einheitlich im Sinne einer **Stressreaktionsdämpfung** zu interpretieren. In Tierversuchen verstärkt Alkohol die Hormonausschüttung im Hypothalamus, in der Hypophyse und in der Nebennierenrinde und induziert somit selbst eine Stressreaktion, die anhand erhöhter Kortikosteronspiegel nachweisbar ist (Spencer u. McEwen 1990). Wenn Menschen also berichten, dass ihr Gefühl der Belastung unter Alkohol abnimmt, so müssen dafür indirekte Effekte des Alkoholkonsums verantwortlich sein.

Die Berücksichtigung von Aufmerksamkeitsprozessen hat für den Zusammenhang zwischen Stressreaktionen und Drogenkonsum zu neuen Überlegungen geführt. Im **Attention-allocation-Modell** von Josephs und Steele (1990) wird die Reduktion unangenehmer Anspannung durch Alkohol auf kognitive Prozesse zurückgeführt: Alkohol verengt den Aufmerksamkeitsfokus auf unmittelbar relevante Hinweisreize und wirkt umso eher spannungsreduzierend, je mehr Gelegenheit zur Ablenkung von einer Bedrohung gegeben ist. In mehreren Untersuchungen von Josephs und Steele reduzierte Alkohol das Angsterleben der Probanden, wenn eine Möglichkeit zu angenehm bewerteter **Ablenkung** (z. B. Cartoons beurteilen) gegeben war. Der Stressor war dabei entweder eine negative Rückmeldung über ein Testergebnis oder die Antizipation einer öffentlichen Rede. Ohne Ablenkungsmöglichkeit hatte Alkohol in diesen Versuchen keine angstreduzierende oder sogar eine angststeigernde Wirkung. Diese Befunde klären eine Reihe von Widersprüchen vorangegangener Arbeiten zur stressreaktionsdämpfenden Wirkung von Alkohol auf: In den meisten der Untersuchungen, die eine stressreaktionsdämpfende Wirkung belegen, waren Möglichkeiten zur Ablenkung gegeben. Sie stellen auch den Zusammenhang mit den Bedingungen alltäglichen Konsums her: Alkohol hilft bei der Abwendung von bedrohlichen und belastenden Gedanken nur dann, wenn gleichzeitig die Möglichkeit z. B. zum Fernsehen oder zur Unterhaltung gegeben ist – und das charakterisiert eine Vielzahl von Trinksituationen.

Ebenfalls bei der Vorbereitung auf eine belastende Redesituation vor unbekanntem Publikum fanden Kassel und Shiffman (1997), dass auch Raucher nur dann eine Angstreduktion durch Rauchen erfuhren, wenn gleichzeitig eine Ablenkungsmöglichkeit gegeben war. Bei Alkohol wie bei Nikotin scheinen also trotz unterschiedlicher pharmakologischer Wirkung Aufmerksamkeitsprozesse an der Erfahrung einer anxiolytischen Wirkung beteiligt zu sein. Eine Erklärung dieser Lenkung und Einengung der Aufmerksamkeit als Nebenprodukt einer allgemeinen kognitiven Beeinträchtigung scheidet aus, denn diese ist nur bei Alkohol evident, nicht aber bei Nikotin. Möglicherweise liegt den berichteten Effekten bei beiden Substanzen eine Veränderung basaler Aufmerksamkeitsprozesse, wie die Aufhebung einer latenten Hemmung, zugrunde.

Weitergehende Aussagen über den Wirkmechanismus der Stressreaktionsdämpfung durch Alkohol macht Sayette (1993) mit dem **Appraisal-disruption-Modell**: Alkohol bewirkt eine Störung der kognitiven Bewertung von belastenden Sachverhalten durch die Begrenzung der Aktivierung assoziierter Informationen im semantischen Netzwerk des Langzeitgedächtnisses. Das Modell macht einige präzise Vorhersagen, die zum Teil bestätigt wurden: Alkohol wirkt vor allem dann stressreaktionsdämpfend, wenn er bereits vor dem Eintreten der zu bewertenden Situation konsumiert wird. Entsprechend sind stressreaktionsdämpfende Wirkungen des Alkohols, wenn sie eintreten, unmittelbar bei der initialen Bewertung potenziell bedrohlicher Situationen feststellbar. Dagegen bewirkt Konsum nach dem Eintritt der belastenden Situation wenig: Hierbei kann die als unangenehm empfundene Anspannung nach Alkoholkonsum sogar zunehmen, wenn die Verminderung der eigenen Bewältigungsmöglichkeiten durch die alkoholbedingte kognitive Beeinträchtigung realisiert wird. Weiter wird der zu erwartende stressreaktionsdämpfende Effekt umso größer sein, je schwieriger der Stressor einzuschätzen ist. Und schließlich ist auch zu erwarten, dass der stressreaktionsdämpfende Effekt von Alkohol bei jenen Menschen besonders stark ist, bei denen Alkohol allgemein zu einer stärkeren Beeinträchtigung kognitiver Funktionen führt. Diese Aussagen sind sämtlich gut aus experimentellen Untersuchungen belegbar und erklären auch alltägliche Konsummuster, wie etwa das Trinken vor dem Besuch einer geselligen Veranstaltung. Hier besteht der Stressor in der Vorwegnahme der Bewertung durch andere Gäste, die Beschäftigung damit ist unbehaglich und führt zum Gefühl der Anspannung. Speziell soziale Stressoren sind diffus und aktivieren vielfältige assoziierte Erinnerungen und Bewertungen. Der Nachweis der stressreaktionsdämpfenden Wirkung von Alkohol ist deshalb besonders konsistent mit sozialen Stressoren gelungen. Da die Unterbrechung der kognitiven Bewertung als entscheidende Komponente der Alkoholwirkung formuliert wird, steht das Appraisal-disruption-Modell auch nicht im Widerspruch zu den oben vorgestellten Befunden von Josephs und Steele (1990), denn die dort hervorgehobene Wirkung der Ablenkung besteht aus Sicht von Sayette ebenfalls in der Störung von Bewertungsprozessen.

Indirekte Verstärkereffekte

Mit der Feststellung, dass eine Droge als positiver oder negativer Verstärker wirkt, ist noch nicht erklärt, wie diese Verstärkerwirkung zustande kommt. Für verhaltenstheoretische Überlegungen zum menschlichen Drogenkonsum und für jede Form der Prävention und der Intervention muss die **subjektive Verstärkerwirkung** einer Droge erfasst werden. So kann die Verstärkerwirkung einer Droge auch durch indirekte Effekte, etwa die Steigerung der Wirkung sozialer, affektiver oder sexueller Reize zustande kommen. Dies trifft z. B. auf die Wirkung von Cannabis beim Menschen zu, das im Tierversuch keine eindeutige Verstärkerwirkung hat. Psychomotorisch stimulierende Drogen wie Amphetamin und Kokain steigern die Wirkung konditionierter Reize, die nicht mit den Drogen, sondern mit primären Verstärkern wie Futter oder Wasser assoziiert waren (Altman et al. 1996). Für die Verstärkungswirkung können auch andere funktionale Effekte, z. B. die Beeinflussung von Gedächtnis- oder Aufmerksamkeitsprozessen, oder auch – wie im Fall der Halluzinogene – die Provokation neuer Wahrnehmungsphänomene wesentlich sein.

Bereits bei der Darstellung von Drogenwirkungen wurde herausgestellt, dass deren Wirkung häufig verschiedene Qualitäten umfasst. Eine Aktivierung des dopaminergen mesolimbischen Systems scheint nicht spezifisch an die hedonische Qualität von Ereignissen gebunden zu sein, sondern generell an die Verarbeitung von Reizen, auf die adaptiv reagiert werden muss: Aversive konditionierte und unkonditionierte Reize aktivieren dieses System ebenfalls (Joseph et al. 1996). Normalerweise führt die wiederholte Darbietung von neutralen Reizen zur Habituation einer Orientierungsreaktion und zum Aufbau einer **latenten Hemmung**. Dieser Vorgang ist adaptiv, denn offensichtlich bedeutungslose Reize belasten dadurch nicht die Kapazität informationsverarbeitender Systeme. Kündigen diese gewohnten Reize jedoch plötzlich aversive oder positive Konsequenzen an, so stört die latente Hemmung die Ausbildung konditionierter Reaktionen und die Verwendung dieser Reize als Signalreize. Neue Reize, auf die noch keine latente Hemmung ausgebildet wurde, werden schneller als Signalreize gelernt. Joseph et al. (1996) führen eine Reihe von Untersuchungen an, in denen dopaminerg wirkende Substanzen wie Nikotin und Amphetamin die latente Hemmung aufhoben und bereits bekannte Reize wie völlig neue Reize verarbeitet wurden. Die subjektive Entsprechung dieses Effekts ist die Zunahme von Neugier und Interesse und hat einen wesentlichen Anteil an Veränderungen des Bewusstseins.

Box

Die Verstärkungswirkung einer Droge ist also keine allein aus der pharmakologischen Wirkung und der Dosis ableitbare Konstante. Ihr Potenzial für die Entwicklung von Gebrauch, Missbrauch und Abhängigkeit hängt von den Komponenten der pharmakologischen Wirkung, von situativen Bedingungen und insbesondere von der »Lerngeschichte« des Organismus ab. Der motivationale Ausgangszustand des Organismus kann die Wirkung einer Substanz nicht nur in der Intensität, sondern auch in der Qualität modifizieren. Schließlich ändert sich die Wirkung wie auch das subjektive Erleben durch Toleranzveränderungen und Sensitisierungsvorgänge bei regelmäßigem Substanzgebrauch.
Auch diese Veränderungen sind im Tierversuch gut darstellbar (Wolffgramm 1996): Auf alkoholunerfahrene Ratten wirkt eine niedrige Alkoholdosis schwach stimulierend, eine höhere Dosis aktivitätsdämpfend. Nach einigen Wochen tritt die Sedierung erst bei hohen Dosen auf. Bei bereits alkoholsüchtigen Ratten ist die Wirkung paradox: Kleine Dosen führen hier zu einer Dämpfung, höhere Dosen wirken stimulierend. Dieser paradoxe Effekt ist jedoch nur dann zu beobachten, wenn das Tier nicht forciert, sondern in einer Anordnung mit Wahlmöglichkeit zwischen einer alkoholischen und einer nichtalkoholischen Substanz abhängig gemacht wurde.

6.4.6 Erlernte Toleranz

Werden bei gleich bleibender Dosis geringere Wirkungen erzielt bzw. muss die Dosis erhöht werden, um eine gleich bleibende Wirkung zu erzielen, so ist eine **Toleranzveränderung** eingetreten. Solche Verschiebungen eines Dosis-Reaktions-Gradienten können durch Anpassungsvorgänge unterschiedlicher Art bewirkt werden (► 6.3.1). Toleranzveränderungen treten mit wenigen Ausnahmen bei allen Drogen auf und werden auch bei den diagnostischen

Kriterien der Abhängigkeit aufgeführt. Neben Veränderungen auf dem Rezeptorniveau und bei Stoffwechselprozessen sind an Toleranzveränderungen auch Lernprozesse des klassischen Konditionierens und des instrumentellen Lernens beteiligt. Sie modifizieren quantitativ wie qualitativ das Erleben der Substanzwirkung beim Menschen und tragen darüber zur Konsumsteigerung und zur Entwicklung von Abhängigkeit bei.

Den Beitrag des instrumentellen Lernens zur Toleranzentwicklung belegen Arbeiten von Vogel-Sprott (1992), in denen Probanden durch finanzielle Belohnungen lernten, die Verminderung der Leistung in einer psychomotorisch anspruchsvollen Aufgabe zu kompensieren. Klassische Konditionierungsprozesse in der Entwicklung von Toleranz haben Siegel und Ramos (2002) in einer Reihe von Tierexperimenten nachgewiesen. Reize, die mit einer Drogeneinnahme zuverlässig assoziiert sind, lösen selbst einen Reaktionskomplex aus, der die Wirkungen der Substanz auf der physiologischen und auf der Verhaltensebene kompensiert (Siegel u. Ramos 2002). Solche konditionierten kompensatorischen Reaktionen unterschiedlicher Stärke wurden für eine Vielzahl von psychoaktiven Substanzen nachgewiesen, u. a. für Opiate, Alkohol, Benzodiazepine, Phencyclidin und Koffein. Diese Reaktionen vermindern die direkte Auswirkung der psychoaktiven Substanzen, ihr adaptiver Wert ist die Aufrechterhaltung der physiologischen Homöostase.

Die **konditionierte Toleranz** folgt genau den Vorhersagen der Theorie des klassischen Konditionierens:
- Sie ist situationsspezifisch, d. h. sie verschwindet bei Veränderung des Reizkomplexes, der die konditionierte Reaktion auslöst. Dazu genügt im Tierversuch bereits die Einführung z. B. eines neuen akustischen Reizes (Siegel et al. 1996) – ein Phänomen, das Pavlov als **externe Hemmung** kannte.
- Die Toleranzentwicklung kann durch die vorangehende wiederholte Darbietung der Reize, die bei der Substanzapplikation als konditionierte Reize ausgebildet wurden, vermindert werden (**latente Hemmung**).
- Eine bereits etablierte Toleranz verschwindet, wenn die konditionierten Reize wiederholt ohne Substanzapplikation dargeboten werden (**Extinktion**).

Einigen Kasuistiken zufolge können tödliche Überdosierungen mit einer Hemmung der konditionierten Toleranzreaktionen durch die Applikation einer sonst tolerierten Dosis in ungewohnter Umgebung zusammenhängen. Eine derartige Zunahme der Letalität durch Kontextveränderungen wurde für Heroin, Pentobarbital, Morphin und auch für Alkohol gezeigt (Altman et al. 1996). Eine Demonstration konditionierter kompensatorischer Reaktionen beim Menschen, die an bestimmte habituelle Formen der Subtanzaufnahme gebunden sind, gelang Remington et al. (1997). Alkoholerfahrene, jedoch moderat konsumierende Probanden erhielten dieselbe Dosis Alkohol entweder in einem üblichen alkoholischen Getränk oder in Mischung mit einer normalerweise nicht alkoholversetzten Flüssigkeit. Die Probanden beurteilten die Alkoholwirkung stärker, wenn Alkohol in der nichtvertrauten Zubereitung konsumiert worden war.

Die Entwicklung des habituellen Konsums einer psychotropen Substanz könnte durch konditionierte Toleranzreaktionen in der Weise erleichtert werden, dass bevorzugt aversive Wirkungen des Konsums abgeschwächt werden. Dies legt eine Untersuchung von Krank und O'Neill (2001) nahe: Ratten erhielten Alkohol über eine Magensonde entweder im vertrauten Käfig oder in einem Trainingskäfig. Alle Tiere lernten anschließend im Traningskäfig, per Hebeldruck eine süße Alkohollösung zu erhalten. Die Tiere, die sowohl die initiale Alkoholwirkung und das Training im Trainingskäfig erfuhren, hatten bereits nach der ersten Trainingsperiode eine höhere Responserate als die Kontrollgruppe, unabhängig von der Verstärkungsrate. Eine Umgebung, die mit der Alkoholwirkung assoziiert wird, steigert also die operante Responserate für den Verstärker Alkohol. Da dieser Effekt unabhängig von der Verstärkerrate selbst gefunden wurde, nehmen Krank und O'Neill (2001) eine Intensivierung der Verstärkerwirkung durch die Kompensation aversiver Wirkungen an.

6.5 Spezielle Neurobiologie substanzbezogener Störungen und ihrer Folgen

6.5.1 Alkohol (und Hypno-Sedativa)

Alkohol und andere Sedativa und Hypnotika, wie Barbiturate und Benzodiazepine, verursachen in der Regel **typische Zustände** von
- Euphorie,
- Enthemmung,
- Angstminderung,
- Sedierung und
- Schlafinduktion.

Es kann allerdings im Rahmen von **Alkoholintoxikationen** (oder im Rahmen sogenannter paradoxer Wirkungen bei den Hypno-Sedativa) auch während oder kurz nach der Alkoholaufnahme zu
- psychischen oder Verhaltensveränderungen, d. h. zu unangepasstem Aggressions- oder Sexualverhalten,
- Affektlabilität,
- beeinträchtigtem Urteilsvermögen oder
- Beeinträchtigungen im sozialen oder beruflichen Bereich kommen.

Bei **schweren Intoxikationen** treten zunächst oft auch
- eine verwaschene Sprache,
- ein unsicherer Gang und Koordinationsstörungen,

- Nystagmus,
- Aufmerksamkeits- oder Gedächtnisstörungen auf,
- bevor sich Stupor- und Komazustände ausbilden können.

Die Entwicklung eines **Alkoholabhängigkeitssyndroms** kann im Einzelfall zeitlich sehr variabel sein, hat bei vielen Abhängigen jedoch einen phasenhaften Verlauf (▫ Abb. 6.14; Schmidt 1997; Schuckit et al. 2001).

Phasen der Alkoholabhängigkeit

In der **präalkoholischen Phase** kommt es üblicherweise über ein Erleichterungstrinken zu vermehrten Trinkmengen.

Die **Prodromalphase** wird durch »Filmrisse« (Blackouts oder Palimpseste) eingeleitet, die immer Hinweis auf schwere Alkoholintoxikationen (oder schnelles Trinken größerer Mengen) und dadurch entstandene Gedächtnisstörungen sind.

Der Eintritt in die **kritische Phase** wird durch das Auftreten des Kontrollverlusts oder einer Kontrollminderung markiert.

In der **chronischen Phase** beginnt das morgendliche Trinken als Symptom körperlicher Abhängigkeit. Eine körperliche Abhängigkeit von Alkohol wird durch Hinweise auf eine Toleranzentwicklung und auf Entzugssymptome belegt.

Alkoholentzug ist durch die Entwicklung von Entzugssymptomen gekennzeichnet, die etwa 12 Stunden nach der Reduktion bei lang andauerndem starkem Alkoholkonsum entstehen. Weil der Alkoholentzug unangenehm und stark sein kann, trinken Menschen mit Alkoholabhängigkeit oft trotz der ungünstigen Folgen weiter, um Entzugssymptome zu vermeiden oder zu lindern. Eine ansehnliche Minderheit von Personen mit einer Alkoholabhängigkeit erlebt nie ein klinisch relevantes Ausmaß an Entzugssymptomen, und nur 5% der Alkoholabhängigen erfahren jemals ernsthafte Komplikationen beim Entzug (z. B. Delir, Grand-mal-Anfälle).

Ist ein **zwanghafter Alkoholkonsum** entstanden, verwenden Abhängige oft viel Zeit damit, alkoholische Getränke zu besorgen und zu konsumieren. Solche Personen trinken trotz vorhandener ungünstiger psychischer und körperlicher Folgen (z. B. Depressionen, Bewusstseinsstörungen, Leberschäden oder andere Folgeerscheinungen) weiter.

In der **Residualphase** kommt es vielfach zu einem sog. Toleranzbruch oder -abnahme, die meist durch pharmakokinetische und -dynamische Veränderungen des Organismus infolge lang andauernder Alkoholeinwirkung erklärt wird.

Es gibt Hinweise darauf, dass der Verlauf bei Frauen aufgrund der sozialen Tabuisierung schweren Trinkens (bei jungen Frauen) und biologischer Faktoren (z. B. Hormonwirkungen) anders ist als bei Männern. Frauen treten später in ein Stadium vermehrten Trinkens ein, trinken im Durchschnitt geringere Mengen, erreichen aber oft früher als alkoholkranke Männer den Zustand abhängigen Trinkens und dessen körperliche und zerebrale Folgenschäden (wie Hirnatrophie); dieses Phänomen ist auch als **Teleskop-Effekt** bezeichnet worden.

Alkoholabhängigkeit und Missbrauch sind oft mit Abhängigkeit oder Missbrauch anderer psychotroper Substanzen verbunden. Alkohol kann benutzt werden, um unerwünschte Wirkungen dieser anderen Substanzen zu lindern oder um diese zu substituieren, wenn sie nicht verfügbar sind. Symptome wie Depression, Angst und Schlaflosigkeit begleiten oft die Alkoholabhängigkeit und gehen ihr manchmal voraus. Alkoholbedingte Störungen sind mit einer erheblich erhöhten Unfallgefahr und einer gesteigerten Gewaltbereitschaft verbunden. Diese findet

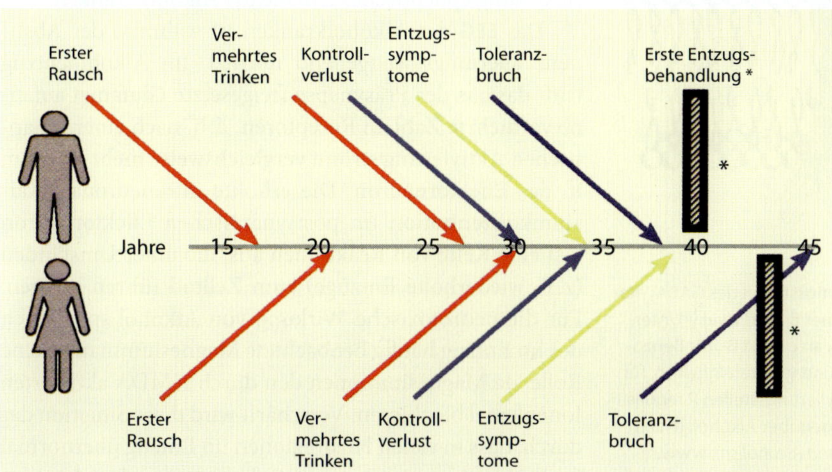

▫ **Abb. 6.14.** Entwicklung der Alkoholabhängigkeit bei Männern und Frauen. (Nach Schmidt 1997)

6

sich besonders bei Personen mit einer antisozialen Persönlichkeitsstörung. Schwere und chronische Alkoholintoxikationen führen auch zu Gefühlen der Niedergeschlagenheit und Erregbarkeit, was Selbstmordversuche und Suizide begünstigt.

Zur speziellen **neurobiologischen Wirkung** des Alkohols wurde früher lange angenommen, dass Alkohol aufgrund seiner physikochemischen Eigenschaften unspezifisch an den Lipidmembranen von Nervenzellen wirkt und dadurch seine anästhesierende und narkotisierende Wirkung entfaltet (Fluidisierungshypothese). Untersuchungen der letzten Jahre belegen jedoch, dass niedrige Konzentrationen von Alkohol (in der Größenordnung von 1–3‰) durchaus selektive Wirkungen auf neuronale Mechanismen haben. Betroffen sind insbesondere solche Rezeptoren, die mit Ionenkanälen verknüpft sind, wie $GABA_A$-Rezeptoren, der *N*-Methyl-D-Aspartat(NMDA)-Subtyp der Glutamatrezeptoren, 5-HT3-Rezeptoren, spannungsabhängige Kalziumkanäle vom L-Typ; Rezeptoren, die andere Übertragungsmechanismen stimulieren (G-Proteine), wie beispielsweise Dopaminrezeptoren, sind nur geringfügig weniger empfindlich.

Die anxiolytischen, sedierenden und hypnotischen Wirkungen sind mit der durch Alkohol verbundenen Verstärkung der GABAergen Hemmung verbunden (◼ Abb. 6.15). Insbesondere die anxiolytische Wirkung trägt beim Menschen vermutlich ganz wesentlich zu den Verstärkereigenschaften von Alkohol auf das Verhalten bei. Die adaptiven Veränderungen im Bereich des $GABA_A$-Rezeptorkomplexes auf Alkoholeinnahme führen zur Toleranzentwicklung gegenüber den sedierenden Wirkungen von Alkohol, ohne dass die unmittelbaren Wirkungen des Neurotransmitters GABA wesentlich beeinträchtigt würden.

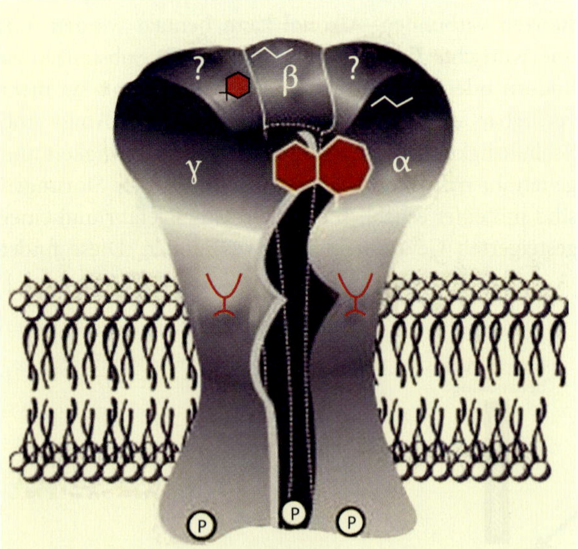

◼ **Abb. 6.15.** Zusammensetzung und Bindungsstellen des $GABA_A$-Rezeptors (Pentamer), der meist aus zwei α-, einer β- und zwei γ-Untereinheiten besteht. Bindungsstellen für GABA an α- und β-, für Benzodiazepine an α- und γ-, für Alkohol an α-, β- und γ-Untereinheiten, für Barbiturate nicht identifiziert. Die Phosphorylierungsstellen *P* regulieren die Rezeptoraktivität und Sensitivität gegenüber Alkohol. (Nach NIAAA – *National Institute on Alcohol Abuse and Alcoholism*: www.niaaa.nih.gov)

Außerdem vermindert Alkohol die elektrische Aktivität der Neurone durch Hemmung des **NMDA-Rezeptors** des exzitatorisch wirkenden glutamatergen Systems, das im übrigen integraler Bestandteil aller zentralnervösen Schaltkreise ist. Dadurch wird der Einstrom von Ca^{2+}-Ionen in die Zelle vermindert. Außerdem wird der Einstrom von Ca^{2+}-Ionen in die Zelle über die spannungsabhängigen Ca^{2+}-Kanäle sowohl am Zellkörper als auch an der Zellendigung verändert, wo Ca^{2+} für die Neurotransmitterfreisetzung notwendig ist.

NMDA-Rezeptorantagonisten (wie MK-801, Ketamin, Memantin und Phencylidin) wirken sedativ-hypnotisch, anxiolytisch und sehr selten auch halluzinogen und können nach längerem Gebrauch anhaltende kognitive Defizite produzieren. In Drogendiskriminierungsstudien generalisierten Tiere von Alkohol auf NMDA-Rezeptorantagonisten, d.h. Ratten, die »gelernt« hatten, wie Alkohol wirkt, nahmen an Stelle von Alkohol auch NMDA-Rezeptorantagonisten. Durch die Reduktion von NMDA-Rezeptor-vermittelten Ionenströmen in der postsynaptischen Membran führt akute Alkoholgabe über eine Reduzierung exzitatorischer Impulse zu einer deutlichen Abnahme der neuronalen Erregbarkeit.

Chronische Einnahme von Alkohol führt zu einer Zunahme der Anzahl an NMDA-Bindungsstellen (Hochregulierung, *up-regulation*). Gleichzeitig ändert sich durch die chronische Alkoholaufnahme auch die Zusammensetzung dieser heteromeren Struktur und damit ihre pharmakologische Ansprechbarkeit. Die Hochregulierung der glutamatergen Rezeptoren (Zunahme der Empfindlichkeit), die sowohl in vivo als auch in entsprechenden In-vitro-Präparationen nachgewiesen wurde, ist vermutlich auch die Ursache für die Erniedrigung der Schwelle zur Auslösung epileptischer Anfälle bei Alkoholkranken.

Das **EEG** des Alkoholkranken ist während der Abstinenz allerdings weitgehend normal. Im Alkoholentzug trifft das aus der Präsynapse freigesetzte Glutamat auf eine vermehrte Zahl an Rezeptoren, d.h. nach einer synaptischen Aktivierung strömt vergleichsweise mehr Kalzium in das Effektorneuron. Die erhöhte intraneuronale Kalziumkonzentration im postsynaptischen Effektorneuron löst eine Kette von Reaktionen aus, die unter Umständen (z.B. wiederholte Entzüge) zum Zelltod führen können. Für die neurotoxische Wirkung von Alkohol spielt auch der im Entzug häufig beobachtete Magnesiummangel eine Rolle, da Magnesiumionen den durch NMDA aktivierten Ionenkanal blockieren. Verschärft wird diese Situation dadurch, dass in vielen Hirnregionen im Entzug übernormal große Mengen an Glutamat freigesetzt werden. Im Entzug erfolgt außerdem ein exzessiver Anstieg an L-Tryptophan. Dies dürfte zu einer vermehrten Bildung des Metaboliten Chinolinsäure führen, der NMDA-Rezeptoren stimuliert und damit zusätzlich die Wirkung von Glutamat verstärkt. Die Normalisierung der Anzahl von NMDA-Rezeptoren scheint eng mit dem Verschwinden der Entzugskrämpfe gekoppelt zu sein. Die Zahl der spannungsabhängigen Kalziumkanäle vom L-Typ nimmt durch die chronische Alkoholeinnahme zu und ist deshalb während des Entzugs ebenfalls erhöht.

Die Vermehrung von NMDA-Rezeptoren und Kalziumkanälen im Zusammenhang mit Entzugskrämpfen hat wahrscheinlich Bedeutung für die neurodegenerativen Folgen des chronischen Alkoholkonsums. Dabei könnte der erhöhten Konzentration der Homocysteinsäure auch eine Rolle bei der Ausbildung der Alkoholdemenz bzw. der Hirnatrophie zukommen (Bleich et al. 2003). Deshalb wird bei chronisch Alkoholkranken Folsäure therapeutisch empfohlen, die die Konzentration von Homocystein senkt. Ansonsten ist die Stoffwechsellage durch oxidativen Stress und Bildung freier Radikale, Lipidoxidation und Aptoptoseinduktion mit Caspasenaktivierung gekennzeichnet (Freund 1994; Kruman et al. 2000).

Post-mortem- und Bildgebungsstudien des dopaminergen Systems bei Alkoholkranken (insbesondere beim Typ II) ergaben meist eine verminderte Verfügbarkeit von (striatalen) D2-Rezeptoren. Dieser Befund wurde als Ausdruck einer vorbestehenden Funktionsstörung gewertet, die die Betreffenden dazu veranlassen könnte, ein hypostasiertes Belohnungsdefizit durch Alkohol auszugleichen (Volkow et al. 2002). Eine Verminderung der Funktion des Belohnungssystems kann aber auch durch chronische Intoxikationseffekte zustande kommen oder eine Bedingung für eine besondere Rückfallneigung sein (Heinz et al. 1996); dabei scheint eine verminderte Verfügbarkeit von D2-Rezeptoren in PET-Studien auch mit Craving einherzugehen (Heinz et al. 2004). Alkoholassoziierte Hinweisreize aktivieren dabei speziell Anteile des Belohnungssystems (Schneider et al. 2001).

Das opioiderge System scheint sich in jüngsten PET-Studien überraschend anders zu verhalten. So wurde in der Postentzugsphase eine erhöhte μ-Opiatrezeptorverfügbarkeit im Bereich des ventralen Striatum und des Nucleus accumbens (sowie in beiden Amygdalae, frontalen Cortices und Thalami) gefunden, die auch mit höheren Craving-Werten in der *Obsessive Compulsive Drinking Scale* (OCDS; Heinz et al. 2005) korrelierte.

6.5.2 Opiate

Zu den Opiaten gehören natürliche Opiate (z. B. Morphin), halbsynthetische (z. B. Heroin) und synthetische Opiate mit morphinähnlicher Wirkung (z. B. Kodein, Hydromorphon, Methadon, Oxykodon, Meperidin, Fentanyl). Medikamente wie Pentazocin und Buprenorphin, die sowohl opiatagonistische als auch -antagonistische Effekte haben, zählen ebenfalls zu dieser Klasse, da ihre agonistischen Eigenschaften ähnliche physiologische und verhaltensbezogene Wirkungen entfalten.

Opiate verschrieben werden in Form von
- Analgetika,
- Anästhetika,
- Antidiarrhömitteln oder
- Hustensuppressoren.

Heroin ist eine der am häufigsten missbrauchten Drogen aus der Gruppe der Opiate und wird üblicherweise intravenös verwendet, obwohl es auch geraucht oder über die Nasenschleimhaut aufgenommen (»gesnifft«) werden kann, wenn sehr reines Heroin zur Verfügung steht. Fentanyl wird injiziert, wogegen Hustenmittel und Mittel gegen Durchfall oral eingenommen werden. Die anderen Opiate werden sowohl intravenös als auch oral appliziert.

Opiate werden wegen der unmittelbar nach dem Konsum einsetzenden Euphorie eingenommen, auch wenn viele Personen nach der erstmaligen Einnahme mit Dysphorie, Übelkeit und Erbrechen reagieren. Weitere Zeichen der **Intoxikation** sind Schläfrigkeit, verwaschene Sprache und Beeinträchtigung von Aufmerksamkeit und Gedächtnis. Das Ausmaß der Veränderungen hängt sowohl von der Dosis als auch von individuellen Charakteristika der Person ab, die Opiate eingenommen hat (z. B. Toleranz, Absorptionsrate, Chronizität des Gebrauchs). Die Symptome einer Opiatintoxikation halten in der Regel über eine Stunde lang an – ein zeitlicher Rahmen, der mit der Halbwertszeit der meisten Opiate übereinstimmt. Schwere Intoxikationen durch Opiatüberdosierungen können zu eingeschränkten respiratorischen Funktionen (infolge von Atemdepression) und Pupillendilatation infolge einer Anoxie führen; üblicherweise resultiert jedoch eine Pupillenkonstriktion (Stecknadelpupille). Eine Überdosierung kann zu Bewusstlosigkeit, Koma und schließlich Tod durch Atemversagen oder Herzstillstand führen.

Die **Opiatabhängigkeit** ist gekennzeichnet durch eine zwanghafte, langandauernde Einnahme von Opiaten, die nicht zur Behandlung von Erkrankungen dient oder bei der weit höhere Dosen eingenommen werden, als zur Schmerzbehandlung notwendig wäre. Die Steigerung der Dosis ist meist Ausdruck der sich einstellenden Toleranz. Opiatabhängige entwickeln meist ein derart gleichmäßiges Muster zwanghaften Drogenkonsums, dass Erwerb und Anwendung der Opiate gewöhnlich im Mittelpunkt der täglichen Aktivitäten stehen.

Der akute und chronische Konsum von Opiaten ist mit einer allgemeinen Verringerung der Sekretionsfunktionen verbunden, was zu Mundtrockenheit und Trockenheit der Nasenschleimhäute, einer Verlangsamung der gastrointestinalen Aktivität und zu Obstipation führt. Die Sehschärfe kann aufgrund der Pupillenkonstriktion eingeschränkt sein. Aufgrund beeinträchtigter Immunfunktionen kann es zur Reaktivierung früherer Infektionen kommen. Hinsichtlich der sexuellen Funktionen bestehen Probleme; Männer haben während einer Intoxikation oder bei chronischem Konsum Erektionsstörungen, bei Frauen bestehen üblicherweise Störungen der gesamten reproduktiven Funktionen sowie eine Unregelmäßigkeit der Menstruation. Opiatabhängigkeit ist mit einer sehr hohen Todesrate verbunden, die Folge der Infektionen, aber auch Folge von Überdosierung (nicht intendiert oder in suizidaler Absicht), Unfällen oder Verletzungen (oft gewalttätigen Ursprungs) sind.

Opiate werden üblicherweise auf dem Schwarzmarkt erworben, können aber auch durch Vortäuschen oder Übertreiben körperlicher Probleme oder gleichzeitige Verordnung durch mehrere Ärzte beschafft werden. Im Gesundheitswesen beschäftigte Personen mit Opiatabhängigkeit erhalten Opiate oftmals dadurch, dass sie sich selbst die Rezepte ausschreiben oder für Patienten verordnete oder aus Apothekenvorräten stammende Opiate entwenden.

Das **Opiatentzugssyndrom** stellt sich bei Beendigung (oder Reduktion) eines schweren und lang andauernden (d. h. einige Wochen oder länger) Opiatkonsums oder nach Einnahme eines Opiatantagonisten ein. Die ersten Symptome sind subjektiv und bestehen aus Beschwerden über

- Angst,
- Unruhe und
- ein **Schmerzgefühl**, das oftmals im Rücken und in den Beinen lokalisiert ist.

Neben Reizbarkeit und erhöhter Schmerzempfindlichkeit besteht der Drang, Opiate zu konsumieren (Craving), und es zeigen sich Verhaltensweisen, die auf die Beschaffung der Droge abzielen. Als weitere charakteristische Symptome des Opiatentzugs entwickeln sich

- eine dysphorische Stimmung,
- Übelkeit und Erbrechen,
- Muskelschmerzen,
- Tränenfluß oder Rhinorrhö,
- Pupillendilatation,
- Gänsehaut (*cold turkey*) oder Schwitzen,
- Diarrhö,
- Gähnen,
- Fieber und
- Schlaflosigkeit.

Bei den meisten Personen, die von kurzfristig wirksamen Drogen wie Heroin abhängig sind, treten Entzugssymptome innerhalb von 6–24 Stunden nach der letzten Einnahme auf. Sie erreichen ihren Höhepunkt normalerweise innerhalb von 1–3 Tagen und flauen dann schrittweise über einen Zeitraum von 5–7 Tagen wieder ab. Bei längerfristig wirksamen Opiaten wie Methadon treten die Symptome dagegen erst nach 2–4 Tagen auf und halten länger an als nach Entzug kurzwirksamer Opiate. Weniger akute Entzugssymptome wie Angst, Dysphorie, Anhedonie, Insomnie und das Verlangen nach der Droge können über Wochen und Monate anhalten.

Opiatabhängige haben ein besonderes Risiko für die Entwicklung kurzer, manchmal auch tiefergehender oder längerfristiger depressiver Symptome. Diese können als opiatinduzierte Störung oder auch Exazerbationen einer bereits vorbestehenden depressiven Störung auftreten. Sie kommen bei chronischen Intoxikationen oder im Zusammenhang mit psychosozialen Stressoren besonders häufig vor. Belastungs-, Entwicklungs- und Anpassungsstörungen in der Kindheit oder Adoleszenz sind bedeutsame Risikofaktoren für die Entwicklung einer Opiatabhängigkeit.

Schädlicher Gebrauch im Sinne der ICD-10-Kriterien oder **Opiatmissbrauch** im Sinne der DSM IV ist selten, da körperliche oder physische Probleme meist von zwanghaftem Konsumverhalten, Toleranzentwicklung oder Entzugserscheinungen begleitet sind, weshalb eher die Diagnose einer Opiatabhängigkeit in Betracht gezogen werden sollte.

Opiate wie Heroin führen hingegen zunächst über eine Aktivierung von μ-Opiatrezeptoren zu einer Disinhibition GABAerger Interneurone im VTA. Die Folge ist eine erhöhte Dopaminfreisetzung im Nucleus accumbens, da die hemmende Wirkung des dynorphinergen Systems über κ-Rezeptoren weniger ins Gewicht fällt. Dabei sind für den Belohnungseffekt neuronale Strukturen in VTA und Nucleus acumbens verantwortlich; es scheint aber dopaminabhängige und -unabhängige Mechanismen der Opiatwirkung zu geben. Entzugssymptome sind nach Wegfall der Opiate aufgrund dieser bidirektionalen Modulation des mesolimbischen dopaminergen Systems und dem Überwiegen des im Rahmen der chronischen Opiatintoxikation hochgeregelten Dynorphinsystems und des κ-Tonus im Nucleus accumbens gut zu erklären (▣ Abb. 6.16).

Bildgebende Verfahren ergaben zunächst eine globale Verminderung des zerebralen Glukosestoffwechsels durch Morphininjektion, die direkt durch die pharmakodynamische Wirkung der Substanz, aber auch mit durch die Verminderung der Atemfunktion zustande kommt; ein Zusammenhang mit der Euphorie wurde nicht gezeigt (London et al. 1990). Dagegen konnte eine Aktivierung der Durchblutung des Hippocampus im Rahmen des »High« bei Opiatkonsum nachgewiesen werden (Sell et al. 2000). Bei der Exposition mit entsprechenden Cues werden bei Opiatabhängigen Bereiche des mesokortikolimbischen Dopaminsystems aktiviert, wie der untere Frontallappen und der orbitofrontale Kortex, die in Belohnungs- und Konditionierungsvorgänge involviert sind.

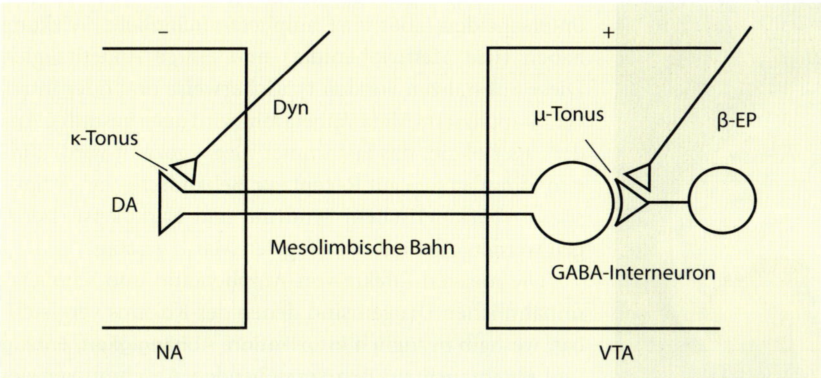

Abb. 6.16. Bidirektionale und gegensätzlich wirkende Modulation des Dopaminsystems zwischen Nucleus accumbens und venteralem tegmentalem Areal durch das opioiderge μ- und κ-System. *β-EP* Endorphin, *Dyn* Dynorphin, *DA* Dopamin, *NA* Nucleus accumbens, *VTA* ventrales tegmentales Areal. (Nach Spanagel et al. 1992)

6.5.3 Kokain

Kokain wird aus der Kokapflanze gewonnen und in verschiedenen Verarbeitungsformen konsumiert (z. B. Kokablätter, Kokapaste, Kokainhydrochlorid, Kokainalkaloid als »Crack«). Kokainhydrochloridpulver wird üblicherweise über die Nase **gesnifft** oder in Wasser aufgelöst und intravenös injiziert. Manchmal wird es mit Heroin gemischt, was als **Speedball** bekannt ist. **Crack** wird aus dem Hydrochloridsalz gewonnen, mit Natriumbikarbonat gemischt und in kleinen Brocken getrocknet; es verdampft leicht und ist inhalierbar, wodurch die psychotropen Effekte sehr schnell eintreten.

Die **Kokainintoxikation** entwickelt sich während oder kurz nach dem Konsum und führt zu
- einer starken Euphorie mit gesteigerter Vitalität (»High«),
- Geselligkeit,
- Hyperaktivität,
- Unruhe,
- Hypervigilanz,
- Empfindlichkeit im zwischenmenschlichen Bereich,
- Gesprächigkeit,
- Angst,
- Spannung,
- Wachheit,
- Grandiosität,
- stereotypen Verhaltensweisen,
- Ärger und beeinträchtigtem Urteilsvermögen

sowie bei **chronischer** Intoxikation zu affektiver Abstumpfung mit Müdigkeit oder Traurigkeit und sozialem Rückzug. Es können Wahrnehmungsstörungen mit und ohne Realitätsverlust vorkommen.

Dazu stellen sich körperliche Symptome ein in Form von
- Tachy- oder Bradykardie,
- Pupillendilatation,
- erhöhtem oder gesenktem Blutdruck,
- Schwitzen oder Kälteschauern,
- Übelkeit oder Erbrechen,
- Gewichtsverlust,
- psychomotorischer Erregung oder Hemmung,
- Muskelschwäche,
- Atemdepression,
- Brustschmerzen oder kardialen Arrhythmien,
- Verwirrtheit,
- Beklommenheit,
- Dyskinesien,
- Dystonien bis zum Koma.

Bei jungen und sonst gesunden Personen wurden Myokardinfarkte, zerebrale Krampfanfälle, plötzlicher Tod durch Atem- oder Herzstillstand und Schlaganfälle im Zusammenhang mit schweren Intoxikationen (wahrscheinlich aufgrund vasokonstriktorischer Wirkungen) beobachtet.

Aufgrund der extrem starken euphorisierenden Effekte kann sich bereits nach sehr kurzer Zeit eine **Kokainabhängigkeit** entwickeln. Ein frühes Zeichen liegt dann vor, wenn die Person es zunehmend schwierig findet, auf die Einnahme von Kokain zu verzichten. Wegen der kurzen Halbwertszeit muss Kokain häufig eingenommen werden, damit man high bleibt. Kokainabhängige geben oftmals in kürzester Zeit extrem viel Geld für die Droge aus, weshalb Betreffende um Gehaltsvorschüsse bitten oder sich in Diebstähle, Prostitution oder Drogenhandel verstricken. Oftmals muss der Konsum für einige Tage unterbrochen werden, damit der Betreffende sich erholen oder zusätzliche Geldmittel beschaffen kann. Bei chronischem Konsum sind psychische und körperliche Komplikationen wie Angst, Depression, Gewichtsverlust, Aggressionen bis zu Verfolgungsideen und gelegentlich auch Halluzinationen (z. B. in Form taktiler Phänomene als **Kokainwanzen**) typisch.

Akute **Kokainentzugssymptome** (auch als **Crash** bezeichnet) werden häufig nach Perioden wiederholten und hochdosierten Gebrauchs (sog. *runs* oder *binges*) beobachtet. Sie sind durch intensive, unangenehme Gefühle der Mattigkeit und Niedergedrücktheit gekennzeichnet, die üblicherweise einige Tage der Ruhe und Erholung erfordern. Depressiv-dysphorische Gefühle bis hin zu suizidalen Tendenzen sind typisch, ferner Schlaflosigkeit oder

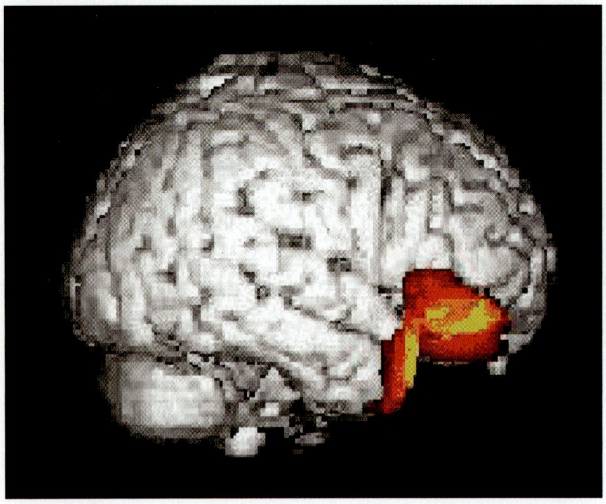

Abb. 6.17. Das »Gesicht« des Craving: Das funktionelle MRT, aufgenommen bei Kokainabhängigen während der Präsentation von Videos mit drogenbezogenen Hinweisreizen (Cues) zeigt eine Stimulierung sowohl des orbitofrontalen und temporalen Kortex als auch tiefer gelegener Belohnungsstrukturen des Gehirns. (Helmuth 2001)

Hypersomnie, Unruhe oder psychomotorische Verlangsamung und gesteigerter Appetit.

Kokainmissbrauch – in ICD-10 und DSM IV unterschiedlich definiert – könnte allgemein als eine Form des Substanzgebrauchs angesehen werden, die weniger intensiv, seltener und episodischer verläuft als die Abhängigkeit.

Kokain blockiert die Transporter aller drei Monoamine (Dopamin, Serotonin, Noradrenalin) und potenziert dadurch die monaminerge Transmission; außerdem kommt es zu einer Verstärkung der glutamatergen Transmission im Bereich postsynaptischer Dopaminneurone im VTA (Ungless et al. 2001), ähnlich den Langzeitpotenzierungsprozessen im Hippocampus. Als der entscheidende Ort für die Wirkung von Kokain wird das mesokortikolimbische Belohnungssystem angesehen, alle drei Dopaminrezeptorsysteme (D1-, D2-, D3-) sind in die verstärkenden Wirkungen von Kokain involviert. Bei Cue-Exposition (z. B. Darbietung von **Crackpfeifen**, Spiegeln mit **Kokainlinien**) kommt es zur Aktivierung des orbitofrontalen und des Temporalpols, was als Korrelat für Craving und zwanghaftes Handeln/Rückfall angesehen wird (Abb. 6.17).

6.5.4 Amphetamine

Die Gruppe der Amphetamine und amphetaminähnlichen Substanzen schließt alle Substanzen mit substituierter Phenylethylstruktur ein, wie z. B. Amphetamin, Dextroamphetamin und Metamphetamin (**Speed**), **Designerdrogen** wie 3,4-Methylen-Dioxy-Metamphetamin (MDMA oder **Ecstasy**) sowie Substanzen, die sich in ihrer Struktur unterscheiden, aber eine amphetaminähnliche Wirkung haben (wie Methylphenidat) und einige Appetitzügler. Diese Substanzen werden typischerweise oral oder intravenös appliziert (Metamphetamin wird auch gesnifft). Anders als Kokain, das fast immer illegal gekauft wird, können Stimulanzien auf Rezept zur Behandlung von Adipositas, hyperkinetischem Syndrom und Narkolepsie bezogen werden oder auf den illegalen Markt geraten.

Die meisten Effekte von Amphetamin und amphetaminähnlichen Drogen sind denen des Kokains vergleichbar, weshalb bezüglich **Intoxikation**, **Abhängigkeit**, **Entzug** und **Missbrauch** auf den vorstehenden Abschnitt verwiesen wird (► 6.5.3). Anders als Kokain zeigen diese Substanzen keine anästhetische Wirkung (Folge einer Ionenkanalwirkung); deshalb könnte ihr Risiko geringer sein, bestimmte Komplikationen (z. B. kardiale Arrhythmien und Krampfanfälle) zu induzieren. Die psychotropen Effekte der meisten amphetaminähnlichen Substanzen dauern länger als die des Kokains, und die peripheren sympathikomimetischen Effekte können intensiver sein.

Die biologischen Wirkungen der Amphetamine beruhen auf der freisetzenden Wirkung von Monaminen aus ihren Vesikeln (im Belohnungssystem) und einem reversiblen Transport in den synaptischen Spalt über die Transporterproteine. Dabei gibt es Hinweise für eine längerfristige Funktionsstörung des Dopaminsystems durch Metamphetamin; eine Reduktion dopaminerger Rezeptoren und Transporter könnte mit Gedächtnisstörungen, motorischen Problemen und einer abnehmenden Bewertung der Bedeutung von natürlichen Verstärkern zusammenhängen (Volkow et al. 2001).

6.5.5 Halluzinogene

Diese Gruppe schließt Substanzen wie Ergotin, verwandte Verbindungen wie Lysergsäurediethylamid (LSD), Phenylethylamin (Meskalin), Indolalkaloide (Psilocybin) und verschiedene andere Verbindungen ein. Manche Autoren rechnen 3,4-Methylen-Dioxy-Metamphetamin (MDMA oder Ecstasy) auch zu dieser Kategorie. Halluzinogene werden gewöhnlich oral eingenommen, manche geraucht, und es kann auch ein intravenöser Gebrauch vorkommen.

Die **Intoxikation** beginnt mit Ruhelosigkeit und vegetativer Erregung, Übelkeit kann auftreten. Es folgt eine Sequenz von Erlebnissen, wobei es zu einer subjektiven Intensivierung der Wahrnehmung kommt. Gefühle der Euphorie können rasch in Depressivität und Angst umschlagen. Anfänglich auftretende visuelle Illusionen und eine erhöhte sensorische Erlebnisfähigkeit können den Weg zu Halluzinationen im Zustand völliger Wachheit und Vigilanz bahnen. Synästhesien (Verschmelzung von Sinnesempfindungen) können sich ergeben, z. B. im Sinne des Sehens von Klängen. Die Halluzinationen sind gewöhnlich visueller Natur, häufig mit geometrischen Formen oder Figuren, manchmal auch von Personen oder Gegenständen. Viel seltener werden akustische oder taktile Halluzinationen erlebt. In den meisten Fällen ist die Realitätsprüfung intakt (d. h. der Betroffene weiß, dass die Wirkungen substanzinduziert sind). Höhere Dosierungen rufen intensivere Symptome hervor, so dass auch Depersonalisation und Derealisation resultieren kann. Daneben können deutliche Angstzustände und Depressionen auftreten, ferner Beziehungsideen, Furcht, den Verstand zu verlieren, paranoide Vorstellungen, eine beeinträchtigte Urteilsfähigkeit oder beeinträchtigte soziale und berufliche Funktionsfähigkeit. Bezüglich der körperlichen Symptome entwickeln sich Mydriasis (rascher Wechsel der Pupillenweite), Tachykardie, Schwitzen, Palpitationen (Herzklopfen), Verschwommensehen, Tremor und Koordinationsstörungen.

Die **Abhängigkeitskriterien** nach ICD-10 sind auf Halluzinogene nicht allgemein anwendbar. So wird von der Toleranzentwicklung berichtet, dass sie sich hinsichtlich der euphorisierenden und psychedelischen Wirkungen der Halluzinogene schnell entwickelt, nicht aber im Hinblick auf die vegetativen Effekte wie Mydriasis, Hyperreflexie, erhöhter Blutdruck, erhöhte Körpertemperatur, Gänsehaut und Tachykardie. So kann auch der Halluzinogenkonsum bei Personen, deren Zustandsbilder die Kriterien der Abhängigkeit vollständig erfüllen, auf einige Male pro Woche begrenzt sein. Diese relativ geringe Häufigkeit des Gebrauches (verglichen mit dem Konsum anderer Substanzen) könnte mit dem Wunsch der Betroffenen in Zusammenhang stehen, eine Toleranzentwicklung in Hinblick auf die psychischen Wirkungen zu verhindern. **Entzugssymptome** sind nicht berichtet worden, aber eindeutige Befunde von Craving sind nach Absetzen von Halluzinogenen bekannt.

Persistierende Wahrnehmungsstörungen (**Flashbacks**) können auch nach der Beendigung des Konsums von Halluzinogenen auftreten. Der Betreffende erlebt Wahrnehmungssymptome wieder, die während der Intoxikation aufgetreten waren, z. B.

- geometrische Halluzinationen,
- falsche Wahrnehmungen von Bewegungen im peripheren Gesichtsfeld,
- Farbblitze,
- intensivere Farben,
- Bilder eines Schweifs hinter sich bewegenden Objekten (wie in der Stroboskop-Photographie),
- positive Nachbilder (ein zurückbleibender gleich- oder komplementärfarbiger Schatten eines Objektes nach dessen Entfernung),
- Heiligenscheine um Objekte,
- Makropsie und Mikropsie.

Die Störungen kommen episodisch vor, können selbstinduziert sein (z. B. durch Gedanken an sie) oder durch Eintritt in eine dunkle Umgebung, verschiedene Drogen oder Medikamente, Angst, Erschöpfung oder andere Belastungen getriggert sein; die Realitätsprüfung bleibt meist erhalten. Der Betroffene leidet oft erheblich unter diesen Störungen und ist entsprechend beeinträchtigt. Die Episoden können nach mehreren Monaten abklingen, gelegentlich aber auch über Jahre anhalten.

Ecstasy (3,4- Methylendioxymethamphetamin, MOMA) und andere sogenannte Entaktogene (»im Inneren Berührung hervorrufend«) wie MDE (3,4-Methylendioxyethamphetamin, »Eve«) oder andere Designerdrogen werden heute in der Rave- und Technoszene häufig konsumiert. Als **entaktogen** wird ein subjektiv angenehmer psychotroper Effekt mit einem Gefühl der Nähe zu anderen Menschen, Entspannung, Glücksgefühlen und kommunikativer Offenheit beschrieben – im Gegensatz dazu wirken Psychostimulanzien vor allem aktivierend und Halluzinogene primär halluzinogen und anxiogen. Entaktogene vermitteln ihre Wirkung vor allem über die Freisetzung von Serotonin. Dabei werden bei längerfristigem Konsum von Ecstasy immer wieder psychische Störungen wie Depressivität, Ängstlichkeit, Impulsivität, emotionale Labilität, Schlaf- oder kognitive Störungen beobachtet.

Während LSD auf die 5-HT2-Rzeptoren wirkt, ist der Serotonintransporter der Zielort der Ecstasy-Wirkung; in beiden Fällen wird der Serotoninmetabolismus verstärkt. Inwieweit es bei Ecstasy zu Degenerationen serotonerger oder dopaminerger Terminalen sogar unter geringfügigen Dosen kommt, ist aktuell unklar (Ricaurte et al. 2002, 2003).

6.5.6 Nikotin

Nikotinabhängigkeit (so genannt im DSM IV, Tabakabhängigkeit in der ICD-10) kann durch alle Formen von Tabak (Zigaretten, Kautabak, Schnupftabak, Pfeife und Zigarren) entstehen. Typisch ist das Verlangen nach Tabakprodukten und das abhängige Rauchen, trotz der Kenntnis des Risikos von Lungenkrebs, Herzinfarkt oder Raucherbein. Die Feststellung, dass die Tabakprodukte früher als geplant ausgegangen sind (Vorratshaltung), ist Hinweis auf eine Kontrollminderung. Andere der allgemeinen Abhängigkeitskriterien scheinen auf Nikotin nicht so gut anwendbar zu sein; so bleiben Übelkeit, Schwindel und andere charakteristische Symptome bei Nikotintoleranz aus, obwohl eine erhebliche Menge Nikotin konsumiert wird, die sonst zu schweren Intoxikationszeichen führen würde.

Wichtigster klinischer Beleg für die Nikotinabhängigkeit ist die hohe Rückfallhäufigkeit: Obwohl 80% der Raucher den Wunsch äußern, mit dem Rauchen aufzuhören, und es ca. 35% jedes Jahr versuchen, schaffen es weniger als 5%. In der Bevölkerung rauchen ca. 30% der Menschen, davon 50–80% in abhängiger Weise. Patienten mit psychischen Störungen sind Risikogruppen mit hohem Konsum (es rauchen ca. 70% der Patienten mit bipolar-affektiven Störungen, 80% der Alkoholkranken und mehr als 85% der Opiatabhängigen oder der Schizophrenen).

Typisch für die Nikotinabhängigkeit sind Merkmale wie

- Rauchen kurz nach dem Aufwachen,
- Rauchen bei Krankheit,
- Schwierigkeiten, sich des Rauchens in bestimmten Situationen zu enthalten,
- die Angabe, dass die erste Zigarette diejenige ist, auf die am schwersten verzichtet werden kann,
- stärkeres Rauchen am Vor- als am Nachmittag.

Diese Merkmale sind unter anderem im *Fagerström Test for Nicotine Dependence* (FTND) als Indikatoren für die Stärke einer Nikotinabhängigkeit zusammengefasst.

Die Entwicklung der Abhängigkeit hängt zunächst mit den verschiedenen akuten physiologischen Wirkungen des Nikotins zusammen. Tabakrauchen ist stimulierend und erhöht die psychophysiologische Aktiviertheit. In hohen Dosen treten kokainähnliche Effekte auf: deutlich stimulierend, anorexiogen, stimmungsverbessernd, anxiolytisch (im Labor eher anxiogene Effekte), euphorisierend. Ferner sind analgetische und den REM-Schlaf beeinflussende Wirkungen beschrieben. Betrachtet man die Vielzahl der Wirkungen zusammenfassend, so ergeben sich sowohl aktivierende als auch hemmende Effekte, da Nikotin weder ein reines Stimulans noch ein Sedativum ist. Stress verstärkt die belohnende Wirkung von Nikotin. Konzentration und Lernleistung werden unter Nikotin zunächst verbessert.

Nikotin wirkt auf nikotinerge *n*-Acetylcholinrezeptoren, die zur Familie der ligandengesteuerten Ionenkanäle gehören (wie GABA, Glycin und 5-HT3-Rezeptoren). Agonisten wie Acetylcholin und Nikotin stabilisieren den offenen Ionenkanal, damit können Kalziumionen passieren. Der Rezeptor besteht aus der Kombination von fünf Untereinheiten; am häufigsten ist die Kombination aus der α_4- und der β_2-Untereinheit, die die höchste Affinität zu Nikotin hat.

Nikotin führt akut zu einer Konformationsänderung der Rezeptoren und über die Öffnung eines Kationenkanals zur Ausschüttung von Dopamin im Nucleus accumbens, wobei dieser Dopaminstoß mit dem belohnenden Charakter des Rauchens, der bereits wenige Sekunden nach dem Rauchen im Gehirn entsteht, in Zusammenhang gebracht wird (◘ Abb. 6.18).

Darüber hinaus kommt es aber auch über die Stimulierung präsynaptischer Rezeptoren zur Ausschüttung anderer Neurotransmitter wie GABA, Glutamat, Acetylcholin, Noradrenalin oder Serotonin oder zur Ausschüttung endogener Opioide. Nach der Akutwirkung am Rezeptor bewirkt Nikotin dann eine länger dauernde Desensitierung (Vergiftung) der Rezeptoren, in deren Folge es bei wiederholtem Rauchen zu pathologischen Veränderungen wie z. B. zur Entkopplung von Signaltransduktionsvorgängen und zur Vermehrung der Rezeptoren kommt, die wiederum die Basis für die Tabakabhängigkeit legen (Dani u. Heinemann 1996). Die nach Abfallen der Nikotinkonzentration schließlich sich wieder restituierenden Rezeptoren sind dann besonders responsiv, was sich in einem besonders befriedigendem Effekt nach längerer Rauchpause (z. B. morgens nach dem Aufstehen) ausdrückt.

Bildgebungsstudien zeigen eine Aktivierung der Basalganglien im Fluor-Dopa-PET (Salokangas et al. 2000) sowie des vorderen Cingulum, des Frontalhirns und des Hippocampus, bei höheren Dosen auch des Locus coeru-

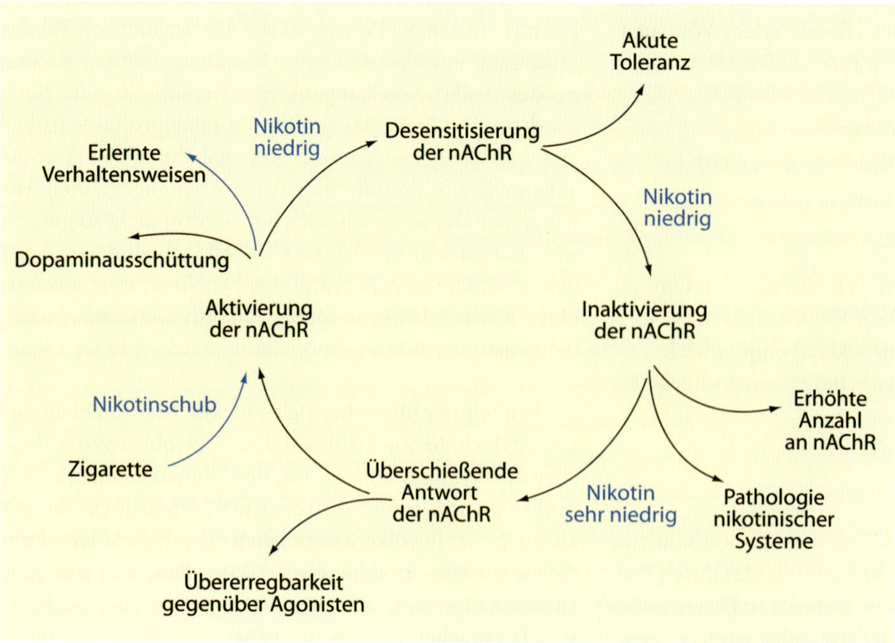

◘ **Abb. 6.18.** Der Spiralprozess der Nikotinabhängigkeit: Die Zunahme der nikotinergen Acetylcholinrezeptoren (*nAchR*) und die sich einstellenden pathologischen Funktionszustände des cholinergen Systems verstärken den zunehmendem Nikotinkonsum über das dopaminerge System. (Nach Dani u. Heinemann 1996)

leus; die Aktivität der Amygdala wird eher reduziert (Rose et al. 2003). Damit erklären sich ein unmittelbarer Einfluss des Nikotins auf Motivation, Verstärkungseffekte und Aufmerksamkeitsprozesse sowie verbesserte Leistungen bei der Konzentration, beim Lernen, im Arbeitsgedächtnis, aber auch Stimmungs- und Verhaltensänderungen.

Bei Beendigung eines täglichen, mindestens mehrere Wochen andauernden Nikotinkonsums entsteht ein gut definiertes **Entzugssyndrom**. Innerhalb von 24 Stunden entwickeln sich Symptome in Form von

- dysphorischer oder depressiver Stimmung,
- Schlaflosigkeit,
- Ablenkbarkeit,
- Enttäuschung oder Ärger,
- Angst,
- Konzentrationsschwierigkeiten,
- Unruhe,
- verminderter Herzfrequenz oder
- gesteigertem Appetit.

Craving ist ein wichtiges Merkmal des Nikotinentzugs und kann die Schwierigkeiten erklären, die Personen beim Beenden den Konsums von nikotinhaltigen Produkten haben. Andere Symptome, die mit dem Nikotinentzug in Verbindung stehen, sind ein Verlangen nach Süßigkeiten und eine beeinträchtigte Leistung bei Vigilanzaufgaben. Dadurch wird der Betroffene in seinem Befinden und seinen sozialen Funktionen bedeutsam beeinträchtigt.

Im Entzug findet man Beeinträchtigungen in der Performanz neuropsychologischer Tests und der Vigilanz, eine Verlangsamung im EEG und eine Abnahme der Katecholamin- und Cortisolausschüttung sowie REM-Schlaf Veränderungen. Neuere Arbeiten zeigen eine Abnahme der Dopaminfreisetzung unter eine kritische Belohnungsschwelle. Entzugserscheinungen werden ferner mit der unterschiedlichen Sensitivität der verschiedenen Rezeptorsubtypen erklärt.

6.5.7 Cannabis

Cannabinoide sind Substanzen, die aus der Cannabispflanze gewonnen werden. Werden die oberen Blätter, Spitzen und Stiele der Pflanze geschnitten, getrocknet und zu Zigaretten gerollt, nennt man das Produkt Marihuana. Haschisch ist das Harz, das von den Spitzen und Unterseiten der Cannabisblätter sickert. Cannabinoide werden gewöhnlich geraucht, können aber auch oral eingenommen werden und werden manchmal Tee oder Speisen zugesetzt.

Die **Cannabisintoxikation** tritt innerhalb von Minuten auf, wenn Cannabis geraucht wird. Sie beginnt in der Regel mit einem Hochgefühl, auf das Symptome folgen wie Euphorie mit unangemessenem Lachen, Gefühle der Großartigkeit, der Sedierung und der Lethargie. Dabei ist das Kurzzeitgedächtnis beeinträchtigt, es entstehen Schwierigkeiten bei der Lösung komplexer geistiger Aufgaben, das Urteilsvermögen ist beeinträchtigt, die Sinneswahrnehmungen sind verzerrt, motorische Leistungen verlangsamt, und es kommt das Gefühl auf, die Zeit vergehe langsamer. Die Wahrnehmungsstörungen betreffen die akustische, visuelle oder taktile Modalität – meist mit intakter Realitätsprüfung, es kann aber auch Realitätsverlust eintreten. Manchmal treten auch Angst, die sehr stark sein kann, Dysphorie oder sozialer Rückzug auf. An körperlichen Symptomen entwickelt sich oft eine konjunktivale Injektion, gesteigerter Appetit, Mundtrockenheit und Tachykardie. Die Wirkung dauert gewöhnlich 3–4 Stunden an.

Cannabisabhängigkeit besteht oftmals in Form eines zwanghaften Konsums, aber es entwickelt sich keine körperliche Abhängigkeit, was an der langen Halbwertszeit liegen kann (obwohl bei Personen, die Cannabis chronisch konsumieren, eine Toleranzentwicklung bezüglich der meisten Wirkungen berichtet wird). Abhängige konsumieren Cannabis häufig den ganzen Tag über und über Monate oder Jahre hinweg, wodurch es zur Akkumulation kommt; entsprechend sind soziale Funktionen oft erheblich beeinträchtigt. Trotz körperlicher (z. B. chronischer Husten) oder psychischer Probleme (starke Sedierung) halten Menschen mit Cannabisabhängigkeit an ihrem Konsum fest. Personen, die regelmäßig Cannabis konsumieren, berichten oft über körperliche wie psychische Lethargie und Anhedonie (Amotivationssyndrom).

Cannabismissbrauch – in der ICD-10 und im DSM IV unterschiedlich definiert – könnte allgemein als eine Form des Substanzgebrauchs angesehen werden, die weniger intensiv, seltener und episodischer verläuft als die Abhängigkeit.

Die psychotropen Effekte werden über das in den Cannabisprodukten enthaltene Δ9-Tetrahydrocannabinol (THC oder Δ9-THC) vermittelt. Als Wirkorte sind die Cannabinoid-1(CB1)-Rezeptoren identifiziert, die im Gehirn weit verbreitet sind und eigentlich die Wirkorte des endogenen Liganden Anandamid darstellen. Über ihre Aktivierung ist eine Dopaminausschüttung im Belohnungssystem nachgewiesen (Tanda u. Goldberg 2003).

6.6 Somato- und psychotherapeutische Konsequenzen

6.6.1 Medikamentöse Ansätze

Intoxikation und Entzug

In der Behandlung schwerer Intoxikationen mit Suchtmitteln oder ihren Entzugssyndromen sind die allgemeinen Prinzipien der Intensivmedizin anzuwenden. Dazu gehören die mögliche Entfernung der Substanz aus dem Körper und eventuell auch die Gabe von Antagonisten.

Im alkoholischen Prädelir sind GABAerg wirksame Substanzen wie Carbamazepin und Benzodiazepine nützlich; als Delirmittel ist Clomethiazol in Deutschland weit verbreitet.

Bei Opiaten kann in Fällen schwerer Intoxikation der μ-Opiatrezeptorantagonist Naloxon i. v. zur Verhinderung der atemdepressorischen und bewusstseinstrübenden Effekte appliziert werden. Bei schweren Entzügen kann der α_2-Rezeptoragonist Clonidin vegetative Symptome im Rahmen des sogenannten **Noradrenalinsturms** vermindern; vielfach wird auch das trizyklische Antidepressivum Doxepin zur Sedierung empfohlen. Mittels des vorübergehenden Einsatzes des partiellen Agonisten/Antagonisten Buprenorphin, der am μ- und κ-Rezeptor bindet, können auch unangenehme subjektive Entzugssymptome wie Craving vermindert werden.

Wenn sich unter akuter oder chronischer Intoxikation mit den Psychostimulanzien Kokain und den Amphetaminen psychotische Zustände eingestellt haben, sind entsprechend dopaminantagonistisch wirkende Antipsychotika indiziert; wegen der möglicherweise geringeren anhedonischen Wirkung werden vielfach Atypika empfohlen. In der Entzugssituation könnte Bupropion hilfreich sein. Diese Hemmsubstanz des Dopamin- und Noradrenalintransporters ist in Deutschland allerdings nur für den Nikotinentzug und damit für Raucherentwöhnung zugelassen.

Entwöhnung

Medikamentöse Maßnahmen zur Unterstützung der Langzeitrehabilitation von Suchtkranken umfassen folgende pharmakotherapeutische Strategien:

- **Schadensverminderung:** Substitution mit Agonisten/Partialagonisten,
- **Rückfallvermeidung:** Anwendung von Antagonisten, Anticraving-Substanzen, Aversiva, Impfstoffen (experimentelle Immunisierung bei Kokain).

Bei Alkoholabhängigkeit sind entsprechend dem vielfältigen Wirkmechanismus von Alkohol eine Reihe von klinischen Studien durchgeführt worden, wobei in Deutschland nur Acamprosat eine Zulassung erreichen konnte (▫ Tab. 6.5), aber es existieren auch in deutschen Untersuchungen Hinweise für die Wirksamkeit von Naltrexon (Kiefer et al. 2003). Während Acamprosat als Modulator glutamaterger Wirkungen vor allem bei Abstinenz zur Verminderung konditionierter Entzugssymptome seine Anticraving-Wirkung entfalten kann, führt Naltrexon im Falle geringfügigen Trinkens (*targeted use*) als Opiatantagonist wahrscheinlich über die Blockade einer überschießenden Verstärkung zur Verringerung süchtigen Trinkens (Heinala et al. 2001). Die aversiv wirkende Substanz Disulfiram ist nur bei zur Abstinenz hochmotivierten Personen empfehlenswert, da ihre Wirkung auf der Antizipation eines schweren Entzugssyndroms im Fall rückfälligen Trinkens beruht.

In der Behandlung der Heroinabhängigkeit ist es ebenfalls zu einer Diversifizierung der medikamentösen Langzeittherapie gekommen; vor allem Substitutionstherapien werden zunehmend untersucht und durchgeführt. Günstige Effekte insbesondere auf Mortalität und Komorbidität ist bei therapieresistenten Opiatabhängigen durch die sog. Heroinverschreibung zu erwarten. Unter stabiler Einnahme des langwirksamen μ-Agonisten **Methadon** kann eine Reduzierung des Heroinkonsums erreicht werden, ferner eine Normalisierung der Reaktionen der HPA-Achse auf Stress, eine Normalisierung der reproduktiven, immunologischen und gastrointestinalen Funktionen sowie

▫ Tab. 6.5. Ergebnisse der klinischen Prüfung von Anticraving-Substanzen bei Alkoholabhängigkeit

Substanz	Pharmakologisches Prinzip	Ergebnisse
Lisurid	Dopamin-D2-Antagonist	–
Flupentixol Tiaprid	Dopamin-D2-Antagonisten	– –oder 0?
Naltrexon	Opioidantagonist	+/–; + *targeted use*
Acamprosat Neramexane	Glutamatmodulatoren	+ – (+ bei höherem Blutspiegel)
Ritanserin Nefazodon	Serotoninagonisten	– + bei Typ A – bei Typ B
Galanthamin	Cholinesterasehemmer	–/weniger Konsum im Rückfall
SR 141716	Cannabinoid-(Rezeptor-) Antagonist	In Prüfung

– ungünstige (verstärkende) Wirkung auf das Trinkverhalten, 0 keine Wirkung, + günstige Wirkung (rückfallvermindernd oder trinkmengenvermindernd)

eine normale Schmerzantwort. Zunehmend wird auch der partielle Agonist/Antagonist Buprenorphin eingesetzt, dessen Wirkung bei Opiatabhängigen zwar weniger positiv ist, aber den Vorteil hat, dass er praktisch nicht überdosiert werden kann (Kakko et al. 2003). Nur bei hochmotivierten Opioidabhängigen (weniger als 10% der Patienten) ist eine Behandlung mit dem μ-Antagonisten Naltrexon empfehlenswert.

Bei der Raucherentwöhnung ist nach den Therapieempfehlungen nationaler und internationaler Gremien bei einem Konsum von täglich mehr als 10 Zigaretten der Einsatz von Nikotinersatzstoffen (Pflaster oder Kaugummi) oder von Bupropion in Tablettenform empfehlenswert, da dadurch die Erfolgschance verdoppelt wird (Jorenby et al. 1999).

Weitere experimentelle Studien sind u. a. mit dem Dopamin-D3-Partialagonisten BP-897, dem Opioidantagonisten Nalmefene, dem partiellen BZD-Agonisten RO 15-4513, dem BZD-Antagonisten Flumazenil, dem CB1-Antagonisten SR 141716A und dem Nikotinrezeptorantagonisten Mecamylamin durchgeführt worden.

Folgestörungen

Bei chronischem Alkoholkonsum kommen unter den Folgestörungen mit psychischen Symptomen vor allem die akute Wernicke-Enzephalopathie und das chronische Korsakow-Syndrom vor. Durch Akutgabe von Thiamin i. v. (Vitamin B1) können sich kognitive (und neurologische) Störungen zurückbilden, eine effektive Behandlung des Korsakow-Syndroms ist hingegen nicht bekannt. Die parenterale Gabe von Thiamin wird auch empfohlen bei Patienten mit alkoholbedingten amnestischen Störungen, da sich darunter Gedächtnisstörungen bessern können.

In Bezug auf Opiatabhängige haben sich in der letzten Zeit klinische und MRT-Berichte mit Leukenzephalopathien, insbesondere nach Inhalation von Heroin im Zusammenhang mit hypoxischen Zuständen, gehäuft. Es wurden vor allem neurologische Ausfälle wie Ataxien – speziell im Cerebellum – beschrieben, die gezielt mit Antioxidanzien behandelt wurden. Unter Kokain kann es ebenfalls aufgrund von Gefäßwirkungen zu neurologischen und psychiatrischen Syndromen kommen, die intensivmedizinisch zu behandeln sind.

Weitere medikamentöse Ansätze zur Behandlung spezifischer Langzeitfolgen mit kognitiven oder emotionalen Störungen sind bei Patienten mit Abhängigkeit von Kokain, den Amphetaminen, Ecstasy oder Cannabis nicht bekannt. In der Therapie der vielfältigen psychiatrischen Begleiterkrankungen sind Antidepressiva, Anxiolytika oder Antipsychotika jedoch häufig unverzichtbar.

6.6.2 Psychosoziale Behandlungen

Die gegenwärtig üblichen Behandlungsprogramme für die Entwöhnung alkoholabhängiger und opiatabhängiger Patienten sind in Deutschland überwiegend stationär und als Breitbandangebote konzipiert. Die Patienten sollen in dieser Zeit Änderungen ihrer Einstellung zum Konsum psychotroper Substanzen und zum Leben ohne diese erreichen sowie Kompetenz im Lösen der Probleme erlangen, die aufrechterhaltend für den Konsum waren und aus denen sich Rückfallrisiken ergeben können. Häufig sind jedoch auch körperliche und psychische Folge- und Begleiterkrankungen zu behandeln. Das Absolvieren von Therapieschritten und das Üben eines Lebens ohne Drogen in der Entwöhnungseinrichtung soll den Patienten zu einer Verbesserung ihres Selbstwerts verhelfen. Oft muss in dieser Zeit auch an der Beziehung zu wichtigen Bezugspersonen, insbesondere den Lebenspartnern, gearbeitet werden. Aber auch vergleichsweise einfache Probleme sind in dieser Zeit zu bewältigen: Verschuldung, unbeantwortete Schreiben von Behörden, Schritte zur Beschaffung oder Sicherung eines Arbeitsplatzes oder einer Wohnmöglichkeit.

Zentral in der Therapie Alkoholabhängiger in Deutschland ist nach wie vor die stationäre Entwöhnungsbehandlung. In der Behandlung opiatabhängiger Patienten kommt allerdings nicht der Entwöhnung, sondern der Methadonsubstitution die größte zahlenmäßige Bedeutung zu. Die verschiedenen therapeutischen Angebote in Entwöhnungsbehandlungen sind – mit Ausnahme weniger, vergleichsweise selten implementierter Behandlungskomponenten wie z. B. der Exposition drogenassoziierter Reize (*cue exposure*) – nicht durch eine neurobiologische Konzeption von Abhängigkeit begründet. Die meisten Behandlungskomponenten befassen sich mit einer Fülle von Begleitumständen, die Interventionen erfordern, um die Chance für ein Weiterleben ohne Abhängigkeit zu verbessern. Paradoxerweise ist gerade bei Tabakabhängigkeit, bei der soziale Schäden keine Rolle spielen und eine neurobiologisch begründete Maßnahme, die Nikotinsubstitution, zur Verfügung steht, die Rückfallrate jedoch nicht geringer als bei Opiatabhängigkeit (Batra 2002). Offensichtlich sind bei jeder Form von Substanzabhängigkeit immer Veränderungen des motivationalen Systems im Spiel, die mit der suchtbedingten Abwertung konsuminkompatibler Verhaltensweisen zusammenhängen.

Im Folgenden wird anhand von systematischen Reviews und Metaanalysen ein Überblick über den gegenwärtigen Kenntnisstand zur Effektivität von Behandlungen im Suchtbereich gegeben. Bedingt durch die zugrunde gelegten empirischen Studien konzentrieren sich diese Übersichten vorwiegend auf die Behandlung des Spektrums alkoholassoziierter Störungen, vom riskanten über den schädlichen Konsum bis zur Abhängigkeit.

6

Effektivität psychosozialer Behandlungen

In den letzten Jahren wurden vermehrt Anstrengungen unternommen, psychotherapeutische Interventionen bei psychischen Störungen in systematischen Reviews und Metaanalysen auf ihre Effektivität hin zu prüfen. Diesen Verfahren wurden auch die gängigen Behandlungen von Substanzabhängigen unterzogen, sofern dazu genügend Evidenz aus Studien vorlag, die methodische Mindestanforderungen erfüllten.

Eine umfassende bewertende Übersicht der Interventionen bei riskant Alkohol Konsumierenden, bei Alkoholabhängigen und bei Opiatabhängigen wurde im Auftrag der Schwedischen Regierung von einer dreizehnköpfigen Forschergruppe erstellt (Berglund et al. 2003). Die Literaturrecherchen wurden unabhängig von bestehenden Reviews durchgeführt, die Studien nach ihrer Qualität beurteilt und nach Evidenzkriterien bewertet oder, sofern möglich, durch metaanalytische Techniken zusammengefasst. Kriterium für die Aufnahme einer Arbeit war jedoch, dass eine Form von randomisiertem kontrolliertem Versuchsplan vorlag. Das heißt, eine Interventionsbedingung konnte mit einer unbehandelten Kontrollgruppe verglichen worden sein oder aber zwei oder mehr Interventionsbedingungen untereinander. Erfasst wurden im ersten Bericht Studien, die bis 1999 erschienen waren, die englische Ausgabe berücksichtigt eine zusätzliche Literatursuche für die Zeit von 1999 bis einschließlich 2002 (Berglund et al. 2003).

Psychosoziale Interventionen bei Alkoholabhängigkeit

Eine grobe Kategorisierung der Studien, die der Metaanalyse von Berglund et al. (2003) zugrunde lagen, ergibt eine Einteilung der beschriebenen Interventionen nach charakteristischen Zielbereichen. Innerhalb dieser Kategorien finden sich sehr unterschiedlich begründete Verfahren, deren Durchführungscharakteristika hier kurz dargestellt werden.

Interventionen bei Alkoholabhängigkeit

Schaffung von Änderungsmotivation: Patienten lernen Vor- und Nachteile des Alkoholkonsums zu beurteilen, kurz- und langfristige Konsequenzen einzuschätzen, änderungsbezogene Absichtsbildung, Risikosituationen für gefährliches Trinken und Alternativen zum Alkoholkonsum zu erkennen. Die Veränderung selbst bleibt in der Verantwortung des Patienten.

Direkte Veränderung des Konsumverhaltens: Die unter diesem Punkt zusammengefassten Verfahren beinhalten die systematische Identifizierung von Risikosituationen, Training zur Veränderung des problematischen Trinkens, Bewältigung innerer und äußerer Stressfaktoren, z. B. Craving. In der Regel sind diese Interventionen nach den Prinzipien kognitiv-behavioraler Therapie konstruiert.

Beeinflussung der innerpsychischen Determinanten des Trinkens: Gemeint sind hier psychodynamisch und tiefenpsychologisch orientierte Behandlungen mit ausführlicher Beachtung früh angelegter konflikthafter Haltungen der Patienten. Die Behandlung fokussiert jedoch auf aktuelle, interpersonale Probleme.

Allgemeine unterstützende Beratung: Hierunter fallen Angebote der Beratung und der Sozialarbeit, in US-amerikanischen Studien auch gelegentlich kombiniert mit Antabus. Die Variation nach Intensität, Dauer und Breite dieser Angebote ist groß, aber oft nicht hinreichend beschrieben. In vielen Studien ist jedoch eine derartige unterstützende Beratung als Standardbehandlung angeführt, mit der eine andere Intervention verglichen wird.

Einbezug des Partners und der Familie: Die Partner der Patienten werden in ein Programm mit einbezogen, das interpersonale Konflikte bearbeitet, die Kommunikation verbessert und nichtalkoholbezogene Aktivitäten verstärkt.

Interventionen der ersten drei Kategorien und auch der letzten Kategorie werden in der Literatur als »spezifisch« bezeichnet, im Unterschied zu »unspezifischen« Interventionen aus dem Umfeld der unterstützenden Beratung. Die Literatursuche zum Einsatz dieser Interventionen bei alkoholbezogenen Störungen ergab N = 139 (Stand 1999) randomisierte kontrollierte Untersuchungen (*randomized controlled trial*, **RCT**). Diese wurden zur Beantwortung unterschiedlicher metaanalytischer Fragen zu verschiedenen Untergruppen zusammengefasst. Bei der Beurteilung des Behandlungsergebnisses wurden sowohl Maße der Konsumreduktion (Menge, Trinktage) als auch die Häufigkeit von Abstinenz zu den Follow-up-Zeitpunkten beachtet. Metaanalysen zu den allgemeinen Fragen

- »Bewirkt eine Behandlung mehr als keine Behandlung?« und
- »Bewirken längere Behandlungen mehr als einzelne klinische Interviewsitzungen?«

erbrachten positive Ergebnisse, auch wenn für die nötigen Vergleiche nur wenige Studien geeignet waren: Vergleiche zwischen Behandlung und keiner Behandlung lieferten Effektstärken von d = 0,27 und, speziell im Vergleich zu Wartelistenkontrollgruppen, d = 0,66, und längere Behandlungen waren vereinzelten Gesprächen mit d = 0,22 überlegen. Dieser Befund aus der Zusammenfassung von sechs Einzelstudien hat eine langjährig bestehende Verunsicherung beseitigt, die auf eine einzelne (hier mit eingeschlossene) Untersuchung von Edwards et al. (1977) zurückging: Eine Gruppensitzung mit wichtigen Bezugspersonen der Patienten bewirkte auch nach einem Jahr noch höhere Abstinenzzahlen als die Standardbehandlung.

Spezielle Metaanalysen wurden zur Prüfung der Wirksamkeit spezifischer Interventionen durchgeführt. In der Kategorie der auf Veränderungsmotivation abzielenden Interventionen sind Kurzinterventionen mit der Gesprächstechnik des *motivational interviewing* (MI) wichtige Interventionen, die in der Anwendung bei riskant Alkohol konsumierenden Patienten wirksam sind. MI wurde bei alkoholabhängigen Patienten noch nicht als alleinige Intervention in einem RCT geprüft, aber in Kombination mit anderen Behandlungskomponenten scheint MI die Ergebnisse generell zu verbessern. Bei Patienten mit gering ausgeprägten Alkoholproblemen erreichen auch psychoedukative Maßnahmen wie die sog. **Bibliotherapie** (eigenverantwortliches Studium von Anleitungen zur Verhaltensänderung) nachweislich Effekte.

Zahlreiche Interventionen in den publizierten Studien sind direkt auf eine Veränderung des Trinkverhaltens gerichtet. Die größte Gruppe sind Interventionen im Rahmen der kognitiv-behavioralen Therapie (*cognitive behavioral therapy*, **CBT**). Dazu rechnet man Verfahren wie Trainingsprogramme zur Bewältigung von Stressoren – oft in Kombination mit Rollenspielen zum Erwerb sozialer Kompetenz in interpersonalen Stresssituationen –, Rückfallprophylaxe zur Identifizierung und Bewältigung von Situationen mit Rückfallrisiko, aber auch Trainings zur verbesserten Selbstkontrolle des Alkoholkonsums (Therapieziel »kontrolliertes Trinken«). Im Folgenden werden aus den einschlägigen Untersuchungen drei Gruppen von Interventionen von besonderem praktischem oder theoretischem Interesse herausgegriffen:

- Breitbandinterventionen auf CBT Basis,
- Selbstkontrolltraining und
- *cue exposure.*

Breitbandinterventionen beinhalten ein Spektrum von Interventionskomponenten, die von der direkten Kontrolle über den Alkoholkonsum bis zur Bewältigung psychosozialer Problemsituationen reichen, sofern diese funktional mit dem problematischen Alkoholkonsum zusammenhängen. Eine Metaanalyse über sechs Studien ergab eine Überlegenheit von solchen breit angelegten »Rückfallpräventions- oder Kompetenztrainings« gegenüber verschiedenen Standardbehandlungen (Effektstärke d = 0,73; Sechs-Monats-Follow-up).

Eine Überprüfung der Effektivität von **Selbstkontrollverfahren** wurde in elf RCTs vorgenommen. Die Maßnahmen konnten dabei sowohl direktes Trainieren von reduziertem Alkoholkonsum beinhalten als auch die Identifizierung, Vermeidung oder Bewältigung von Risikosituationen mit dem Ziel, einen bestimmten Wert der Blutalkoholkonzentration (BAK, z. B. 0,8‰) nicht zu überschreiten. Zumeist wurden nur Patienten mit eingeschränkter Alkoholproblematik für diese Studien rekrutiert. Foy et al. (1984) untersuchten jedoch Patienten mit eindeutiger Alkoholabhängigkeit. Alle Patienten erhielten kognitiv-behaviorale Interventionen, aber die Experimentalgruppe wurde zusätzlich zum kontrollierten Trinken angeleitet. Sechs Monate später hatte die Experimentalgruppe schlechtere Ergebnisse, zwölf Monate nach der Behandlung waren die Ergebnisse in beiden Gruppen gegenüber sechs Monaten verschlechtert, jedoch nicht mehr unterschiedlich. Es scheint, dass Selbstkontrolltraining bei dieser Gruppe kontraindiziert ist. In drei Studien wurde ein Selbstkontrolltraining mit einer Kontrollgruppe ohne Behandlung verglichen, wobei in zweien ein positiver Effekt gefunden wurde. Zwei weitere Studien verglichen ein Selbstkontrollprogramm mit einer Standardbehandlung, eine davon fand einen positiven Effekt für das Selbstkontrollprogramm. Auch beim Vergleich mit einer Aversionsbehandlung war das Ergebnis in einer der beiden Studien für das Selbstkontrollprogramm besser. Kein Unterschied wurde in vier Studien gefunden, in denen das Selbstkontrollprogramm als selbstgesteuertes bibliotherapeutisches Angebot mit einem Selbstkontrolltraining unter therapeutischer Anleitung verglichen wurde. Schließlich wurde noch ein Vergleich zwischen einem individuell und einem im Gruppensetting durchgeführten Selbstkontrollprogramm berichtet, ebenfalls ohne Überlegenheit für eine der beiden Umsetzungen. Festzuhalten ist, dass Selbstkontrolltraining in den meisten Studien nur mit Patienten mit geringer Alkoholproblematik versucht wurde, aber einen positiven Effekt gegenüber keiner Behandlung aufweist. Dabei haben die Art der Applikation und das Ausmaß der therapeutischen Anstrengung zur Vermittlung der Selbstkontrolltechniken keinen Einfluss auf den Erfolg.

In der Kategorie von Verfahren mit Fokus auf innerpsychische Determinanten des Trinkens fanden sich nur vier Studien. RCTs zu psychoanalytischen Verfahren, die auf die Interpretation von Abwehrmechanismen und Konfliktstrukturen abziehlen, fehlen gänzlich. In einer frühen Untersuchung (Olson et al. 1981) wurde in einer Bedingung eine Transaktionsanalyse (TA) durchgeführt, aber als eine Art einsichtsorientierte Psychotherapie beschrieben. Diese wurde mit Verhaltenstherapie, TA plus Verhaltenstherapie und mit Milieutherapie verglichen. Die Outcomes waren nach sechs und zwölf Monaten mit TA allein schlechter als mit einer der anderen spezifischen Behandlungen. In neueren Studien wurden zwar keine schlechteren Ergebnisse für tiefenpsychologisch orientierte Behandlungen gefunden, aber auch keine besseren Ergebnisse als in anderen spezifischen Behandlungen.

Metaanalytische Auswertungen der vorhandenen Studien berücksichtigen in der Regel nur randomisierte kontrollierte Studien. Damit wird allerdings der größte Anteil der Studien ausgeschlossen, die auf indirekte Weise doch Aussagen zur Evidenz von Verfahren machen. Häufig sind die vorliegenden Studien so heterogen, dass metaanalytische Zusammenfassungen nicht zielführend sind. Deshalb sind nach wie vor systematische Reviews unerlässlich. Sie haben nicht das Ziel einer Reduktion von Studienergebnissen auf Effektstärken, sondern versuchen, Rangreihen oder Ratings von Verfahren zu begründen.

Einschlägig ist die Übersicht der *Task Force on Promotion and Dissemination of Psychological Procedures* der *American Psychological Association* (APA; Chambless u. Ollendick 2001). Ein Vorteil dieser Übersicht ist, dass dieselben Kriterien für empirisch nachgewiesene Wirksamkeit auf Behandlungsverfahren zu allen psychischen Störungen angewendet werden, so dass auch Vergleiche der Wirksamkeit von Behandlungen bei unterschiedlichen Störungen vorgenommen werden können. Diese Projektgruppe hat besondere Sorgfalt auf die Konstruktion eines objektiven Standards im Sinne einer Schwelle verwandt, bei deren Überschreiten ein bestimmtes Behandlungsverfahren den Test auf Wirksamkeit bestanden hat. Dieser Standard ist dem der *Federal Drug Administration* nachgebildet, mit dem diese Institution festlegt, wann ein bestimmtes Medikament als sicher und wirksam einzustufen ist. Eine dafür nötige Einschränkung ist jedoch, dass nur Studien berücksichtigt werden, in denen das Behandlungsverfahren anhand von strukturierten Manualen für das therapeutische Vorgehen umgesetzt wird bzw. das Vorgehen ähnlich gut strukturiert und dokumentiert ist. Im letzten Bericht dieser Projektgruppe (Chambless u. Ollendick 2001) werden die Organisation der Projektgruppenarbeit und das Vorgehen beim Erfassen einschlägiger Originalarbeiten beschrieben, die Kriterien für die Einstufung der Verfahren detailliert dargestellt und schließlich die eigenen Bewertungen mit denen von fünf weiteren Projektgruppen zusammengeführt. Die Interventionen werden nach festgelegten Kriterien bewertet als

- »gut etabliert/wirksam und spezifisch« (A),
- »vermutlich wirksam« (B) und
- »aussichtsreich« (C).

Für Kategorie B ist der Nachweis erforderlich, dass Patienten sich in der Zeit der fraglichen Behandlung mehr verbessern als Patienten in einer unbehandelten Vergleichsgruppe. Für die Einstufung in Kategorie A muss die fragliche Behandlung wiederholt einer Plazebobedingung überlegen sein. Alternativ zur Grundform dieser Prüfungen, einem Vergleich zwischen Behandlungs- und Kontrollgruppe, werden für jede Kategorie jedoch alternative, methodisch weniger strenge, aber simultan zu erfüllende Kriterien aufgestellt. Anders als bei Berglund et al. (2003) können so auch Interventionen bewertet werden, wenn sie nicht in RCT, aber in anderen methodisch vernünftigen Untersuchungen geprüft wurden.

Insgesamt wurden 71 Verfahren als empirisch gestützt (*empirically supported*) eingestuft. Speziell als wirksam in der Behandlung von substanzassoziierten Störungen wurden nur wenige Verfahren herausgestellt, die in ◘ Tab. 6.6 aufgeführt sind.

Trotz der anderen Vorgehensweise stimmt diese Liste in vieler Hinsicht mit dem Ergebnis der rigorosen Metaanalysen von Berglund et al. (2003) überein, die nur RCT berücksichtigt hatten. Aber abgesehen vom Training der sozialen Kompetenz handelt es sich hier nicht um Verfahren, die in der Behandlung von Alkoholabhängigen im deutschsprachigen Raum verbreitet sind. Drei Einträge betreffen Varianten der Expositionsbehandlung mit kon-

◘ Tab. 6.6. Empirisch gestützte Behandlungsverfahren für Erwachsene mit der Diagnose Alkoholmissbrauch oder -abhängigkeit: Zusammenfassung eigener (APA) und anderer Reviews. (Nach Chambless u. Ollendick, 2001)

Behandlungsverfahren	Gut etabliert, wirksam und spezifisch	Vermutlich wirksam
Gemeindenahes Verstärkermodell (*community reinforcement*)	X	X
Reizexposition (*cue exposure therapy*)		X
Reizexposition + Bewältigung (*cue exposure therapy + urge-coping skills*)		X
Reizexposition + stationäre Entwöhnung) (*cue exposure + inpatient treatment*)		X
motivational interviewing	X	X
Kommunikations- und Partnerschaftstraining + Antabus (*Behavioral marital therapy + disulfiram*)	X	X
Training der sozialen Kompetenz + stationäre Entwöhnung (*social skills training + inpatient treatment*)	X	X

sumbezogenen Reizen (*cue exposure*), die nur in wenigen Einrichtungen systematisch angewendet werden. Das gemeindenahe Verstärkermodell (*community reinforcement*) wird als Routineverfahren im deutschsprachigen Raum nicht praktiziert, genauso wenig wie behaviorale Kommunikations- und Partnerschaftstherapie oder *motivational interviewing* (Demmel 2001). Viel genutzte Behandlungsmodalitäten oder Behandlungskomponenten wie indikative Gruppen aller Art, Informations- oder gruppentherapeutische Angebote tauchen in diesen Bewertungen nicht auf oder sind schlecht bewertet. Die hier gut bewerteten Verfahren sind in der Praxis, vielleicht mit Ausnahme des sozialen Kompetenztrainings, nicht verbreitet. Die positiv bewerteten Verfahren basieren durchweg auf lerntheoretischen Überlegungen und sind der Verhaltenstherapie oder der kognitiven Verhaltenstherapie zuzurechnen. Aber auch diese Verfahren erfüllen nur in Ausnahmefällen die Kriterien der Projektgruppe der APA für die Einstufung als »gut etabliert, wirksam und spezifisch«. Die aufgeführten Verfahren erbringen zwar klar bessere Ergebnisse, als sie in einer unbehandelten Kontrollgruppe zu finden sind. Aber bereits die Überlegenheit gegenüber angemessenen Plazebobedingungen ist nicht hinreichend gesichert, zumeist jedoch deshalb, weil Untersuchungen mit einer entsprechenden Fragestellung selten sind. Die Wirksamkeitsnachweise für psychotherapeutische Interventionen sind für eine Reihe anderer psychischer Störungen, insbesondere Angststörungen, erheblich konsistenter und die Effektstärken größer (Chambless u. Ollendick 2001).

Cue-exposure-Behandlung

Das Ziel von **Cue-exposure-Behandlungen** ist es, durch ausgedehnte Exposition allmählich eine Löschung jener affektiven und psychophysiologischen Reaktionen zu erreichen, die im Laufe langjährigen Konsums konditioniert wurden. Diese Behandlungsform steht als einzige in einem direkten Zusammenhang mit den in den vorangehenden Abschnitten diskutieren neurobiologischen Grundlagen der Sucht. Sie ist ableitbar aus den zahlreichen Untersuchungen zur *cue reactivity*, die bei unterschiedlichen Substanzkonsumstörungen die Auslösbarkeit von Craving und psychophysiologischen Reaktionen (Salivation, Hautwiderstands- und Herfrequenzänderungen) durch konsumassoziierte Reize zeigen. Aber nur wenige klinische Studien, davon nur drei RCTs, zur Wirksamkeit von *cue exposure* wurden durchgeführt (Drummond u. Glautier 1994; Monti et al. 1993; Sitharthan et al. 1997), die zudem einen geringen Umfang der verglichenen Gruppen und nur kurze Katamnesezeiträume haben. Allerdings berichten alle drei Studien positive Ergebnisse mit unterschiedlich schwer alkoholproblembelasteten Patienten, sowohl im Vergleich zu einem einfachen Entspannungstraining als auch im Vergleich zur Standardbehandlung und zu regulärer CBT. Berglund et al. (2003) kommen deshalb zur Einschätzung, dass diese Methode als viel versprechend anzusehen ist und weiter untersucht werden sollte. Eine Weiterentwicklung ist die Kombination der Expositionsbehandlung mit rückfallprophylaktischer Medikation. Einem simultanen Vergleich in einem 2 × 2-Versuchsplan zufolge profitieren alkoholabhängige Patienten von beiden Verfahren, wobei keine Interaktionen auftraten, aber jeweils andere Ergebnismaße positiv beeinflusst waren (Monti et al. 2001).

Literatur

Abarca C, Albrecht U, Spanagel R (2002) Cocaine sensitization and reward are under the influence of circadian genes and rhythm. Proc Natl Acad Sci USA 99: 9026–9030

Agarwal DP (1997) Molecular genetic aspects of alcohol metabolism and alcoholism. Pharmacopsychiatry 30: 79–84

Alessi SM, Roll JM, Reilly MP, Johanson CE (2002) Establishment of a diazepam preference in human volunteers following a differential-conditioning history of placebo versus diazepam choice. Exp Clin Psychopharmacol 10: 77–83

Altman J, Everitt BJ, Glautier S, Markou A (1996) The biological, social and clinical bases of drug addiction: Commentary and debate. Psychopharmacology 125: 285–345

American Psychiatric Association (APA) (1994) Diagnostic Criteria from DSM IV. Washington, DC

American Psychiatric Association (APA) (2002) Quick Reference to the American Psychiatric Association Practice Guidelines for the Treatment of Psychiatric Disorders. Compendium 2002, pp 57–82

Baer JS, Sampson, PD, Barr HM, Connor PD, Streissguth AP (2003) A 21-year longitudinal analysis of the effects of prenatal alcohol exposure on young adult drinking. Arch Gen Psychiatry 60: 377–385

Batra A (2002) Tabakabhängigkeit – evidenzbasierte Strategien der Behandlung. Ztsch ärztl Fortbildung Qualitätssicherung 96: 281–286

Begleiter H, Porjesz B (1999) What is inherited in the predisposition toward alcoholism? A proposed model. Alcohol Clin Exp Res 23: 1125–1135

Begleiter H, Porjesz B, Reich T et al (1998) Quantitative trait loci analysis of human event-related brain potentials. P3 voltage. Electroencephalogr Clin Neurophysiol 108: 244–245

Berglund M, Thelander S, Jonsson E (2003) Treating alcohol and drug abuse. An evidence-based review. Wiley-VCH, Weinheim

Berrettini WH, Ferraro TN, Alexander RC, Buchberg AM, Vogel WH (1994) Quantitative trait loci mapping of three loci controlling morphine preference using inbred mouse strains. Nature Genet 7: 54–58

Bierut LJ, Diwiddie SH, Begleiter H et al. (1998) Familial transmission of substance dependence: alcohol, marijuana, cocaine, and habitual smoking: a report from the Collaborative Study on the Genetics of Alcoholism. Arch Gen Psychiatry 55: 982–988

Bleich S, Bandelow B, Javaheripour K et al (2003) Hyperhomocysteinemia as a new risk factor for brain shrinkage in patients with alcoholism. Neurosci Lett 335: 179–182

Brennan PA, Grekin ER, Mortensen EL, Mednick SA (2002) Relationship of maternal smoking during pregnancy with criminal arrest and hospitalization for substance abuse in male and female adult offspring. Am J Psychiatry 159: 48–54

British Medical Association (1995) Alcohol: Guidelines on Sensible Drinking. BMA, London

Brown SA, Christiansen BA, Goldman MS (1987) The Alcohol Expectancy Questionnaire: An instrument for the assessment of adolescent and adult alcohol expectancies. J Stud Alcohol 48: 483–491

Buck KJ, Hood HM (1998) Genetic association of a GABA(A)-receptor γ_2 subunit variant with severity of acute physiological dependence on alcohol. Mamm Genome 9: 975–978

Carpenter KM, Hasin D (1998) A prospective evaluation of the relationship between reasons for drinking, and DSM-IV alcohol-use disorders. Addict Behav 23: 41–46

Carter BL, Tiffany ST (1999) Meta-analysis of cue-reactivity in addiction research. Addiction 94: 327–340

Chambless DL, Ollendick TH (2001) Empirically supported psychological interventions. Annu Rev Psychol 52: 685–716

Comer SD, Hart CL, Ward AS, Haney M (2001) Effects of repeated oral metamphetamine administration in humans. Psychopharmacology 155: 397–404

Covault J, Gelernter J, Hesselbrock V et al (2004) Allelic and haplotypic association of GABRA2 with alcohol dependence. Am J Med Genet 129B: 104–109

Cox M, Klinger E (2004) A motivational model of alcohol use: determinants of use and change. In: Cox M, Klinger E (eds) Handbbok of motivational counselling. Wiley, Chichester, pp 121–138

Cox WM, Hogan WM, Kristian MR, Race JH (2002) Alcohol attentional bias as a predictor of alcohol abusers´ treatment outcome. Drug Alcohol Depend 86: 237–243

Crabbe JC, Belknap JK, Buck KJ (1994) Genetic animal-models of alcohol and drug-abuse. Science 264: 1715–1723

Dani JA, Heinemann S (1996) Molecular and cellular aspects of nicotine abuse. Neuron 16: 905–908

De Witt H, Pierri J, Johanson CE (1989) Assessing individual differences in ethanol preference using a culmulative dosing procedure. Psychopharmacology 98: 113–119

Demmel R (2001) Motivational Interviewing: Ein Literaturüberblick. Sucht 47: 171–188

Demmel R, Hagen J (2002) Eine gekürzte deutschsprachige Version des Alcohol Expectancy Questionnaire (Brief AEQ-G). In: Glöckner-Rist A, Rist F, Küfner H (Hrsg) Elektronisches Handbuch zu Erhebungsinstrumenten im Suchtbereich (EHES). Version 2.00. Zentrum für Umfragen, Methoden und Analysen, Mannheim

Di Chiara G, Imperato A (1988) Drugs of abuse preferentially stimulate dopamine release in the mesolimbic system of freely moving rats. Proc Natl Acad Sci USA 85: 5274–5278

Diagnostisches und Statistisches Manual Psychischer Störungen: Diagnostische Kriterien DSM IV (1998) Hogrefe, Göttingen

Dick DM, Nurnberger J, Edenberg HJ et al (2002) Suggestive linkage on chromosome 1 for a quantitative alcohol-related phenotype. Alcohol Clin Exp Res 26: 1453–1460

Drummond DC, Glautier S (1994) A controlled trial of cue exposure treatment in alcohol dependence. J Consult Clin Psychol 62: 809–817

Earleywine M, Erblich J (1996) A confirmed factor structure for the Biphasic Alcohol Effects Scale. Exp Clin Psychopharmacol 4: 107–113

Edenberg HJ, Dick DM, Xuei X et al (2004) Variations in GABRA2, encoding the alpha2 subunit of the GABA(A) receptor, are associated with alcohol dependence and with brain oscillations. Am J Hum Genet 74: 705–714

Edwards G, Orford J, Egert S et al (1977) Alcoholism: a controlled trial of »treatment« and »advice«. J Stud Alcohol 38: 1004–1031

Eliany M, Giesbrecht N, Nelson M, Wellman B, Wortley S (1992) Alcohol and other drug use by Canadians: A national alcohol and other drugs survey (1998). Technical Report. Health and Welfare Canada, Ottawa

Enoch MA, Xu K, Ferro E et al (2003) Genetic origins of anxiety in women: a role for a functional catechol-O-methyltransferase polymorphism. Psychiatr Genet 13: 33–41

Epstein LH, Paluch R, Smith JD, Sayette M (1997) Allocation of attentional resources during habituation to food cues. Psychophysiology 34: 59–64

Everitt BJ, Wolf ME (2002) Psychomotor stimulant addiction: a neural systems perspective. J Neurosci 22: 3312–3320

Field M, Duka T (2002) Cues paired with a low dose of alcohol acquire conditioned incentive properties in social drinkers. Psychopharmacology 159: 325–334

Finn PR, Pihl RO (1987) Men at high risk for alcoholism: the effect of alcohol on cardiovascular response to unavoidable shock. J Abnorm Psychol 96: 230–236

Flannery BA, Volpicelli JR, Pettinati HM (1999) Psychometric properties of the Penn Alcohol Craving Scale. Alcohol Clin Exp Res 23: 1289–1295

Foroud T, Bucholz KK, Edenberg HJ et al (1998) Linkage of an alcoholism-related severity phenotype to chromosome 16. Alcohol Clin Exp Res 22: 2035–2042

Foy DW, Nunn LB, Rychtarik RG (1984) Broad-spectrum behavioral treatment for chronic alcoholics: Effects of training controlled drinking skills. J Consult Clin Psychol 52: 218–230

Franken IHA (2003) Drug craving and addiction: integrating psychological and neuropsychopharmacological approaches. Progr Neuro-Psychopharmacol Biol Psychol 27: 563–579

Freund G (1994) Apoptosis and gene expression: perspectives on alcohol-induced brain damage. Alcohol 11: 385–387

Gerrits MA, Lesscher HB, van Ree JM (2003) Drug dependence and the endogenous opioid system. Eur Neuropsychopharmacol 13: 424–434

Gessa GL, Muntoni F, Collu M, Vargiu L, Mereu G (1985) Low doses of ethanol activate dopaminergic neurons of the ventral tegmental area. Brain Res 348: 201–204

Grace AA (2000) The tonic/phasic model of dopamine system regulation and its implication for understanding alcohol and psychostimulant craving. Addiction 95: S119–128

Hagen J, Demmel R (2002) Inventar akuter Alkoholeffekte (IAA). In: Glöckner-Rist A, Rist F, Küfner H (Hrsg) Elektronisches Handbuch zu Erhebungsinstrumenten im Suchtbereich (EHES). Version 2.00. Zentrum für Umfragen, Methoden und Analysen, Mannheim

Heath AC, Madden PAF (1998) Statistical methods in genetic research on smoking. Stat Methods Med Res 7: 165–186

Heath AC, Meyer J, Eaves LJ, Martin NG (1991b) The inheritance of alcohol consumption patterns in a general population twin sample: I. Multidimensional scaling of quantity/frequency data. J Stud Alcohol 52: 345–352

Heath AC, Meyer J, Jardine R, Martin NG (1991a) The inheritance of alcohol consumption patterns in a general population twin sample: II. Determinants of consumption frequency and quantity consumed. J Stud Alcohol 52: 425–433

Heinala P, Alho H, Kiianmaa K, Longqyist J, Kuoppasalmi K, Sinclair JD (2001) Targeted use of naltrexone without prior detoxification in the treatment of alcohol dependence: a factorial double-blind, placebo-controlled trial. J Clin Psychopharmacol 21: 287–292

Heinz A, Dufeu P, Kuhn S et al (1996) Psychopathological and behavioral correlates of dopaminergic sensitivity in alcohol-dependent patients. Arch Gen Psychiatry 53: 1123–1128

Heinz A, Jones DW, Bissette G et al (2002) Relationship between cortisol and serotonin metabolites and transporters in alcoholism. Pharmacopsychiatry 35: 127–134

Heinz A, Siessmeier I, Wrase J et al. (2004) Correlation between dopamine D(2) receptors in the ventral striatum and central processing of alcohol cues and craving. Am J Pyschiatry 161: 1783–1789

Heinz A, Reimold J, Wrase J et al. (2005) Correlation of stable elevations in striatal (micro)-opioid receptor availability in detoxified alcoholic patients with alcohol craving: a positron emission tomography study using carbon 11-labeled carfentanil. Arch Gen Psychiatry 62: 57–64

Helmuth L (2001) Addiction. Beyond the pleasure principle. Science 294: 983–984

Herman AI, Philbeck JW, Vasilopoulos NL, Depetrillo PB (2003) Serotonin transporter promoter polymorphism and differences in al-

cohol consumption behaviour in a college student population. Alcohol Alcoholism 38: 446–449
Ingjaldsson JT, Thayer JF, Laberg JC (2003) Preattentive processing of alcohol stimuli. Scand J Psychol 44: 161–165
Jacobs EH, Spijker S, Verhoog CW, Kamprath K, deVries TJ, Smit AB, Schoffelmeer AN (2002) Active heroin administration induces specific genomic responses in the nucleus accumbens shell. FASEB J 16: 1961–1963
Jones BT, Corbin W, Fromme K (2001) A review of expectancy theory and alcohol consumption. Addiction 96: 57–72
Jorenby DE, Leischow SJ, Nids MA et al (1999) A controlled trial of sustained-release bupropion, a nicotine patch, or both for smoking cessation. N Engl J Med 340: 685–691
Joseph MH, Young A-MJ, Gray JA (1996) Are neurochemistry and reinforcement enough – can the abuse potential of drugs be explained by common actions on a dopamine reward system in the brain? Hum Psychopharmacol Clin Exp 11: S55–S63
Josephs RA, Steele CM (1990) The two faces of alcohol myopia: Attentional mediation of psychological stress. J Abnorm Psychol 99: 115–126
Juliano LM, Brandon TH (2002) Effects of nicotine dose, instructional set, and outcome expectancies on the subjective effects of smoking in the presence of a stressor. J Abnorm Psychol 111: 88–97
Kakko J, Svanborg KD, Kreek MJ, Heilig M (2003) 1-year retention and social function after buprenorphine-assisted relapse prevention treatment for heroin dependence in Sweden: a randomised, placebo-controlled trial. Lancet 361: 662–668
Kassel JD, Shiffman S (1997) Attentional mediation of cigarette smoking's effect on anxiety. Health Psychol 16: 359–368
Kendler KS, Jacobson KC, Prescott CA, Neale MC (2003) Specificity of genetic and environmental risk factors for use and abuse/dependence of cannabis, cocaine, hallucinogens, sedatives, stimulants, and opiates in male twins. Am J Psychiatry 160: 687–695
Kiefer F, Jahn H, Tamaske T et al (2003) Comparing and combining naltrexone and acamprosate in relapse prevention of alcoholism: a double-blind, placebo-controlled study. Arch Gen Psychiatry 60: 92–99
Koob GF (2003) Alcoholism: allostasis and beyond. Alcohol Clin Exp Res 27: 232–243
Koob GF, LeMoal M (2001) Drug addiction, dysregulation of reward, and allostasis. Neuropsychopharmacology 24: 97–129
Krank MD, O'Neill S (2002) Environmental context conditioning with ethanol reduces the aversive effects of ethanol in the acquisition of self-administration in rats. Psychopharmacology 159: 258–265
Kraus L, Augustin R (2001) Repräsentativerhebung zum Gebrauch psychoaktiver Substanzen bei Erwachsenen in Deutschland 2000. Sucht 47: S3–86
Kruman II, Culmsee C, Chan SL, Kruman Y, Guo Z, Penix L, Mattson MP (2000) Homocysteine elicits a DNA damage response in neurons that promotes apoptosis and hypersensitivity to excitotoxicity. J Neurosci 20: 6920–6926
Lander ES, Schork NJ (1994) Genetic dissection of complex traits. Science 265: 2037–2048
Lang PJ, Davis M, Öhmann A (2000) Fear and anxiety: animal models and human cognitive psychophysiology. J. Affect. Disorders 61: 137–159
Lappalainen J, Krupitsky E, Remizov M et al (2005) Association between alcoholism and gamma-amino butyric acid and alpha2 receptor subtype in a Russian population. Alc Clin Exp Res 29: 493–498
LeDoux P (1998) Fear and the brain: where have we been, and where are we going? Biol Psychiatry 44: 1229–1238
Liang T, Spence J, Liu L et al (2003) α-Synuclein maps to a quantitative trait locus for alcohol preference and is differentially expressed in alcohol-preferring and non-preferring rats. Proc Natl Acad Sci USA 100: 4609–4695
London ED, Brousolle EP, Links JM et al (1990) Morphine-induced metabolic changes in human brain. Studies with positron emission tomography and [fluorine 18] fluorodeoxyglucose. Arch Gen Psychiatry 47: 73–81
Long JC, Knowler WC, Hanson RL (1998) Evidence for genetic linkage to alcohol dependence on chromosomes 4 and 11 from an autosome-wide scan in an American-Indian population. Am J Med Genet 81: 216–221
Mann K (2003) μ-Opioid receptor availability in the ventral striatum/nucleus accumbens correlates with craving in alcoholics: a controlled in vivo [11C] carfentanil PET study. Alcohol Clin Exp Res 27,5; Suppl. 168A
Martin KA, Leary MR (2001) Self-presentational determinants of health risk behavior among college freshmen. Psychol Health 16: 7–27
McCusker CG (2001) Cognitive biases and addiction: An evolution in theory and method. Addiction 1996: 47–56
McKay D, Schare M (1999) The effects of alcohol and alcohol expectancies on subjective reports and physiological reactivity: A meta-analysis. Addict Behav 24: 633–647
Meaney MJ, Diorio J, Francis D et al (1994) Environmental regulation of the development of glucocorticoid receptor systems in the rat forebrain. The role of serotonin. Ann NY Acad Sci 746: 260–273
Merikangas KR, Stolar M, Stevens DE et al (1998) Familial transmission of substance use disorders. Arch Gen Psychiatry 55: 973–979
Mobbs D, Greicius MD, Abdel-Azim E, Menon V, Reiss AL (2003) Humor modulates the mesolimbic reward centers. Neuron 40: 1041–1048
Monti PM, Rohsenow DJ, Rubonis AV et al (1993) Cue exposure with coping skills treatment for male alcoholics: A preliminary investigation. J Consult Clin Psychol 61: 1011–1019
Monti PM, Rohsenow DJ, Swift RM et al (2001) Naltrexone and cue exposure with coping and communication skills training for alcoholics: Treatment process and 1-year outcomes. Alcoholism: Clin Exp Res. 25: 1634–1647
Morgan D (2002) Social dominance in monkeys: dopamine D2 receptors and cocaine self-administration. Nature Neurosci 5: 169–174
Nestler EJ (2000) Genes and addiction. Nature Genet 26: 277–281
Nestler AJ, Agjanian GK (1997) Molecular and cellular basis of addiction. Science 278: 58–63
Newlin DB, Thomson JB (1990) Alcohol challenge with sons of alcoholics: A critical review and analysis. Psychol Bull 108: 383–402
Nielsen DA, Virkkunen M, Lappalainen J et al (1998) A tryptophan hydroxylase gene marker for suicidality and alcoholism. Arch Gen Psychiatry 55: 593–602
Olson RP, Devine VT, Ganley R, Dorsey GC (1981) Long term effects of randomized versus insight-oriented therapy with inpatient alcoholics. J Consult Clin Psychol 49: 866–877
Pandey SC, Carr LG, Heilig M et al (2003) Neuropeptide Y and alcoholism: genetic, molecular, and pharmacological evidence. Alcohol Clin Exp Res 27: 149–154
Perkins K, Sayette M, Conklin C, Caggiula A (2003) Placebo effects of tobacco smoking and other nicotine intake. Nicotine Tobacco Res 5: 695–709
Porjesz B, Almasy L, Edenberg HJ et al (2002) Linkage disequilibrium between the beta frequency of the human EEG and a GABA A receptor gene locus. Proc Natl Acad Sci USA 99: 3729–3733
Prescott CA, Kendler KS (1999) Genetic and environmental contributions to alcohol abuse and dependence in a population-based sample of male twins. Am J Psychiatry 156: 34–40
Reich T, Edenberg HJ, Goate A et al (1998) Genome-wide search for genes affecting the risk for alcohol dependence. Am J Med Genet 81: 207–215
Remington B, Roberts P, Glautier S (1997) The effect of drink familiarity on tolerance to alcohol. Addict Behav 22: 45–53

Ricaurte GA, Yuan J, Hatzidimitriou G, Cord BJ, Mc Cann UD (2002) Severe dopaminergic neurotoxicity in primates after a common recreational dose regimen of MDMA (»ecstasy«). Science 297: 2260–2263 (retraction in Science (2003) 301: 1479)
Rist F (2003) Neuropsychologie der Alkoholabhängigkeit. In: Lautenbacher S, Gauggel S (Hrsg) Neuropsychologie psychischer Störungen. Springer, Berlin, Heidelberg, New York, S 249–274
Robinson TE, Berridge KC (1993) The neural basis of drug craving: an incentive-sensitization theory of addiction. Brain Res Rev 18: 247–291
Rose JE, Behm FM, Westman EC et al (2003) PET studies of the influences of nicotine on neural systems in cigarette smokers. Am J Psychiatry 160: 323–333
Salokangas RK, Vilkman H, Ilonen T et al. (2000) High levels of dopamine activity in the basal ganglia of cigarette smokers. Am J Psychiatry 157: 632–634
Sayette MA (1993) An appraisal-disruption model of alcohol's effects on stress responses in social drinkers. Psychol Bull 114: 459–476
Schmidt LG (1997) Frühdiagnostik und Kurzintervention beim beginnenden Alkoholismus. Dtsch Ärztebl 94: A-2905–2908
Schneider F, Habel U, Wagner M et al (2001) Subcortical correlates of craving in recently abstinent alcoholic patients. Am J Psychiatry 158: 1075–1083
Schuckit MA (1994a) A clinical model of genetic influences in alcohol dependence. J Stud Alcohol 55: 5–17
Schuckit MA (1994b) Low levels of response to alcohol as a predictor of future alcoholism. Am J Psychiatry 151: 184–189
Schuckit MA, Mazzanti C, Smith TL et al (1999) Selective genotyping for the role of 5-HT2A, 5-HT-2C, and GABA α_6 receptors and the serotonin transporter in the level of response to alcohol: A pilot study. Biol Psychiatry 45: 647–651
Schuckit MA, Smith TL, Danko GP, Bucholz KK, Reich T, Bierut L (2001) Five-year clinical course associated with DSM-IV alcohol abuse or dependence in a large group of men and women. Am J Psychiatry 158: 1084–1090
Schultz W (1997) Dopamine neurons and their role in reward mechanisms. Curr Opin Neurobiol 7: 191–197
Self D (2003) Neurobiology: dopamine as chicken and egg. Nature 422: 573–574
Self DW, Nestler EJ (1998) Relapse to drug-seeking: neural and molecular mechanisms. Drug Alcohol Depend 58: 49–60
Sell LA, Morris JS, Bearn J, Frackowiak RS, Friston KJ, Dolan RJ (2000) Neural responses associated with cue evoked emotional states and heroin in opiate addicts. Drug Alcohol Depend 60: 207–216
Siegel S, Larson SJ (1996) Disruption of tolerance to the ataxic effect of ethanol by an extraneous stimulus. Pharmacology 55: 125–130
Siegel S, Ramos B (2002) Applying laboratory research: Drug anticipation and the treatment of drug addiction. Exp Clin Psychopharmacol 10: 162–183
Sigvardsson S, Bohman M, Cloninger CR (1996) Replication of the Stockholm Adoption Study of Alcoholism. Confirmatory cross-fostering analysis. Arch Gen Psychiatry 53: 681–687
Sitharthan T, Sitharthan G, Hough MJ, Kavanagh DJ (1997) Cue exposure in moderation drinking: A comparison with cognitive-behavior therapy. J Consult Clin Psychol 65: 878–882
Spanagel R, Weiss F (1999) The dopamine hypothesis of reward: past and current status. Trends Neurosci 22: 521–527
Spanagel R, Herz A, Shippenberg TS (1992) Opposing tonically active endogenous opioid systems modulate the mesolimbic dopaminergic pathway. Proc Natl Acad Sci USA 89: 2046–2050
Spencer RL, McEwen BS (1990) Adaptation of the hypothalamic-pituitary-adrenal axis to chronic ethanol stress. Neuroendocrinology 52: 481–489
Stacy AW (1997) Memory activation and expectancy as prospective predictors of alcohol and marijuana use. J Abnorm Psychol 106: 61–73
Stacy AW, Ames SL, Sussmann S, Dent CW (1996) Implicit cognition in adolescent drug use. Psychol Addict Behav 10: 190–203
Tanda G, Goldberg SR (2003) Cannabinoids: reward, dependence, and underlying neurochemical mechanisms – a review of recent preclinical data. Psychopharmacology 169: 115–134
Tiffany ST (1990) A cognitive model of drug urges and drug-use behavior: role of automatic and nonautomatic processes. Psychol Rev 97: 147–168
Tiffany ST, Vrana SR (1995) Manipulation of smoking urges and affect through a brief-imagery procedure: Self-report, psychophysiological, and startle probe responses. Exp Clin Psychopharmacol 3: 156–162
Tiffany ST, Conklin CA, Shiffman S, Clayton RR (2004) What can dependence theories tell us about assessing the emergence of tobacco dependence? Addiction 99: 78–86
True WR, Xian H, Scherrer JF et al (1999) Common genetic vulnerability for nicotine and alcohol dependence in men. Arch Gen Psychiatry 56: 655–661
Ungless MA, Whistler JL, Malenka RC, Bonci A (2001) Single cocaine exposure in vivo induces long-term potentiation in dopamine neurons. Nature 411: 583–587
Verheul R, van den Brink W, Geerlings (1999) A three-pathway psychobiological model of craving for alcohol. Alcohol Alcoholism 34: 197–222
Vogel-Sprott M (1992) Alcohol tolerance and social drinking: Learning the consequences. Guilford Press, New York
Volkow ND, Swanson JM (2003) Variables that affect the clinical use and abuse of methylphenidate in the treatment of ADHD. Am J Psychiatry 160: 1909–1918
Volkow ND, Chang L, Wang GJ et al (2001) Loss of dopamine transporters in methamphetamine abusers recovers with protracted abstinence. J Neurosci 21: 9414–9418
Volkow ND, Wang GJ, Maynard L et al (2002) Effects of alcohol detoxification on dopamine D2 receptors in alcoholics: a preliminary study. Psychiatry Res 116: 163–172
Waters AJ, Shiffman S, Sayette MA (2003) Attentional bias predicts outcome in smoking cessation. Health Psychol 22: 378–387
Weltgesundheitsorganisation (WHO) (2000) Internationale Klassifikation psychischer Störungen. ICD-10 Kapitel (F). Klinisch-diagnostische Leitlinien, 4. Aufl, Huber, Bern
Wertz JM, Sayette MA (2001) A review of the effects of perceived drug use opportunity of self- reported urge. Exp Clin Psychopharmacol 9: 3–13
Wiers RW, Kummeling RHC (2004) An experimental test of an alcohol expectancy challenge in mixed gender groups of young heavy drinkers. Addict Behav 29: 215–220
Wilson SJ, Sayette MA, Fiez JA (2004) Prefrontal responses to drug cues: a neurocognitve analysis. Nature Neurosci 7: 211–214
Wise R (1996) Neurobiology of addiction. Curr Opin Neuobiol 6: 243–251
Wolffgramm J (1996) Die Bedeutung der Grundlagenforschung für die Behandlung von Abhängigen. In: Mann K (Hrsg) Sucht. Grundlagen, Diagnostik, Therapie. Fischer, Stuttgart, S 3–18
Wolfgramm J, Heyne A (1995) From controlled drug intake to loss of control: the irreversible development of drug addiction in the rat. Behav Brain Res 70: 77–94
Zimmermann U, Hundt W, Spring K, Grabner A, Holsboer F (2003) Hypothalamic-pituitary-adrenal system adaptation to detoxification in alcohol-dependent patients is affected by family history of alcoholism. Biol Psychiatry 53: 75–84
Zubieta JK, Heitzig MM, Smith YR et al (2003) COMT val158met genotype affects µ-opioide neurotransmitter responses to a pain stressor. Science 229: 1240–1243

Schizophrenie und verwandte Störungen

Schizophrenie und verwandte Störungen – Neurobiologie

Volker Arolt, Patricia Ohrmann und Matthias Rothermundt

7.1 Einleitung

»*Über den Ursachen der Dementia praecox schwebt heute noch ein undurchdringliches Dunkel*« (Emil Kraepelin, 1913). Obwohl die Ursachen schizophrener Erkrankungen bis heute als unbekannt angesehen werden müssen und damit die Feststellung Kraepelins noch 90 Jahre später einige Gültigkeit besitzt, hat die klinische, die epidemiologische und insbesondere die neurobiologische Forschung gerade in den letzten zwei Jahrzehnten zu einem beträchtlichen Erkenntnisgewinn geführt, der uns den Ursachen der Erkrankung wesentlich näher gebracht hat.

Die schizophrenen Erkrankungen stellen eine wahrscheinlich heterogene Gruppe von im Allgemeinen schwer wiegenden psychischen Störungen dar, die durch im zeitlichen Ablauf wechselhaft ausgeprägte und dabei erkrankungstypische Beeinträchtigungen des Erlebens, Befindens und Verhaltens gekennzeichnet sind. Einige dieser Störungen greifen derart gravierend, anhaltend und wenig beeinflussbar in elementare psychische Funktionen wie Aufmerksamkeit, Auffassung und Gedächtnisleistungen, Wahrnehmung und Verarbeitung von Sinnesreizen, Denken, Handlungsplanung und Handlungsausführung sowie soziale Interaktionen ein, dass in der Entwicklung der modernen psychiatrischen Wissenschaft schon frühzeitig biologische Veränderungen im Zentralnervensystem (ZNS) als wesentliche Krankheitsursachen postuliert wurden. Die moderne neurobiologische Forschung liefert eine erhebliche und weiterhin stetig zunehmende Anzahl an Befunden, die auf bestimmte, wenn nicht spezifische, mit Schizophrenie assoziierte Störungen in definierten biologischen Systemen schließen lassen.

Die im Rahmen schizophrener Erkrankungen auftretenden Symptome, subjektiven Befindlichkeiten und Verhaltensabweichungen sind ausgesprochen vielfältig, lassen aber in charakteristischer Kombination eine mindestens reliable Diagnosestellung zu. Es ist jedoch gerade diese Vielgestaltigkeit der äußeren Erscheinungsform, die die neurobiologische und ätiologisch/pathogenetisch ausgerichtete Forschung außerordentlich erschwert. In diesem Zusammenhang, und insbesondere angesichts des Ungleichgewichts zwischen bislang eher grober und fraglich valider klinisch-diagnostischer Zuordnung einerseits und hochpräzisen Labortechniken andererseits, erscheint es im Hinblick auf Forschungsaktivitäten geboten – neben der konventionellen Fixierung auf eine letztlich zu breite diagnostische Kategorie – auf Subtypen/Syndrome bzw. einzelne Symptome/Verhaltensauffälligkeiten/kognitive Parameter zu fokussieren.

Die Neurobiologie schizophrener Erkrankungen wird in diesem Beitrag nicht wie in ähnlichen Übersichten über den Einsatz bestimmter Untersuchungsmethoden wie z. B. elektrophysiologische oder bildgebende Verfahren beschrieben, sondern systematisch über verschiedene biologische Funktions- bzw. Strukturebenen aufgebaut: Von den klinischen Erscheinungsformen der Erkrankungsgruppe wird übergeleitet zu kognitiven Beeinträchtigungen im Zusammenhang mit Störungen funktionaler zerebraler Regelsysteme. Diese Thematik wird im vorliegenden Beitrag nur gestreift; auf sie nimmt im Wesentlichen der Beitrag von Jahn und Rockstroh Bezug (▶ Teilkapitel zur Neuropsychologie). Anschließend werden Mechanismen/Störungen der zellulären Kommunikation besprochen, danach die für die Schizophrenie möglicherweise relevanten interzellulären (molekulargenetischen) Mechanismen. Das Kapitel wird abgeschlossen durch einen kurzen Überblick über die Entwicklung integrativer Modelle zur Neurobiologie der Erkrankung.

Die Anzahl der für die Schizophrenieforschung bedeutsamen neurobiologischen Befunde ist derart umfangreich, dass der vorliegenden Darstellung bei allem Bemühen um eine sachgerechte und ausgewogene Präsentation unschwer der Vorwurf der Auslassung und perspektivischen Einengung gemacht werden kann. So konnte z. B. auf bestimmte intrazelluäre Signalwege oder auch auf Tiermodelle nicht eingegangen werden. Dennoch bleibt zu hoffen, dass wesentliche Forschungs- und Erkenntnislinien verdeutlicht werden können.

7.2 Klinik der schizophrenen Erkrankungen

7.2.1 Störungen psychischer Teilfunktionen und Störungen im Kontakt mit der Umwelt

Bei genauem Hinsehen erweist sich die Symptomatik der Schizophrenie(en) als äußerst komplex, insbesondere im Hinblick auf ihre zeitliche Variation. Allerdings hat sich hinsichtlich der Notwendigkeit einer validen Diagnostik in den modernen Klassifikationen DSM IV und ICD-10 ein Symptomcluster durchgesetzt, für den die »Symptome 1. Ranges« (Kurt Schneider) erhebliche Bedeutung haben:

- dialogische, kommentierende oder imperative Stimmen,
- Gedankenlautwerden,
- Gedankeneingebung, Gedankenentzug, Gedankenausbreitung, Willensbeeinflussung,
- Wahnwahrnehmung.

Diese Konzentration »auf Entfremdungserlebnisse im Sinne der Störung der Meinhaftigkeit im zeitlichen Querschnitt« (Mundt u. Lang 1987) bildet immer noch (als »Positivsymptome«) einen wesentlichen Bestandteil der Symptome der diagnosekonstituierenden Gruppe A im DSM-IV, neben

- desorganisierter Sprechweise/Zerfahrenheit,
- grob desorganisiertem oder katatonem Verhalten,

- negativen Symptomen, d. h. flachem Affekt, Alogie oder Willensschwäche,

von denen mindestens zwei über einen erheblichen Teil einer Zeitspanne von einem Monat vorliegen sollten (nur ein Symptom muss vorliegen, wenn der Wahn bizarr ist oder wenn fortlaufende Stimmenhalluzinationen bestehen). Diese so festgelegte diagnostische Konvention liefert bei aller Vorläufigkeit zumindest die Grundlage für eine weltweit reliable Diagnostik und stellt damit für die neurobiologische Forschung, aber auch für die Therapie der Erkrankung einen wesentlichen Fortschritt dar.

Vielfältige empirische Studien wurden mit dem Ziel unternommen, die komplexe Symptomatik schizophrener Psychosen zu gruppieren. In Überwindung der früheren, zu einfachen Unterteilung in sog. Positiv- und Negativsymtome (s. oben, und hieraus sogar abgeleiteten Erkrankungssubtypen, s. Andreasen u. Olsen 1982) haben sich für die neurobiologische Forschung korrelationsanalytische bzw. später faktorenanalytische Modelle als besonders nützlich herausgestellt. Bilder et al. (1985) identifizierte die drei Symptomcluster

- Desorganisiertheit mit Ablenkbarkeit, formalen Denkstörungen und bizarrem Verhalten,
- affektive Verflachung – Apathie – Anhedonie,
- Wahn und Halluzionationen,

die später von vielen Autoren im wesentlich bestätigt wurden und zu der heute verbreiteten Einteilung in

- Desorganisiertheit,
- Positivsymptomatik und
- Negativsymptomatik

geführt haben (s. Liddle 1987). Hierbei ist bemerkenswert, u. a. im Zusammenhang mit dem als Erkrankungssubtypus postulierten Defizitsyndrom (s. unten), dass Arndt et al. (1995) eine – aus der klinischen Beobachtung im übrigen evidente – erhebliche zeitliche Stabilität der Negativsymptomatik zeigen konnten. Darüber hinaus werden komplexere, z. B. die einander recht ähnlichen Fünf-Faktoren-Modelle mit

1. Positivsymptomatik,
2. Negativsysmptomatik,
3. Erregung/Feindseligkeit,
4. Kognition/Desorganisiertheit,
5. Angst/Depression

diskutiert, die eventuell eine noch bessere Differenzierung erlauben (Lindenmeyer et al. 1994; Marder et al. 1997).

Die neurobiologisch ausgerichtete Schizophrenieforschung bedarf als klinischem Pendant einer deskriptiv-empirischen Symptom-/Syndrombeschreibung und damit letztlich einer überwiegend nomothetisch bestimmten Krankheitsauffassung (*disorder*). Ein stärker hermeneutischer Zugang, wie er z. B. in der Formulierung der schizophenen Grundsymptome durch Bleuler (1911) zum Ausdruck kommt, die weniger einer möglichst reliablen Diagnostik als vor allem dem Verständnis der der Erkrankung der gesamten Persönlichkeit zugrunde liegenden psychologischen Besonderheiten dient, tritt in diesem Kontext (noch?) in den Hintergrund.

7.2.2 Subsyndrome schizophrener Erkrankungen

Die Einteilung der Schizophrenien in **Erkrankungssubtypen**, von denen die jeweiligen Personen betroffen sind, hat sich aufgrund ungenügender Zeitstabilität und teilweise überlappender Symptomatik als wenig valide erwiesen. Allein der Trennung eines paranoiden von einem desorganisierten (hebephrenen) Subtypus scheint eine gewisse empirische Validität zuzukommen (Fenton u. McGlashan 1991). Als wissenschaftlich angemessener und vermutlich fruchtbarer erweist sich die Abgrenzung von Subsyndromen im Sinne von Symptomclustern, die in charakteristischer Form auftreten, im zeitlichen Verlauf variieren können und sich dabei (evidenterweise) z. T. mit den Beschreibungen der »Subtypen« überlagern.

Wesentliche Subsyndrome schizophrener Erkrankungen

Paranoides Subsyndrom: Wahn und/oder Halluzinationen stehen gegenüber anderen Symptomen im Vordergrund.

Desorganisiertes Subsyndrom: Denken, Sprechen und/oder Verhalten sind deutlich desorganisiert (zerfahren) bei inadäquatem oder verflachtem Affekt.

Katatones Subsyndrom: Im Vordergrund stehen psychomotorische Störungen, sowohl Katalepsie und Stupor einerseits wie auch Erregungssturm andererseits, aber auch Bewegungs- und Sprachstereotypien, Manierismen, Echolalie, Echopraxie.

Residuales Subsyndrom: Nach einem akuten Schub entsteht ein überwiegend durch Negativsymptomatik bzw. Desorganisiertheit bestimmter Zustand mit affektivem und sozialem Rückzug, Motivationsarmut, Antriebsarmut, diskreten formalen Denkstörungen und anderen kognitiven Störungen (Konzentration, Merkfähigkeit).

Defizitsyndrom: Insbesondere Carpenter und Kirkpatrick beschreiben ein vermutlich zeitüberdauerndes Syndrom mit vorherrschender Defizit-/Negativsymptomatik (Affektverflachung, Anhedonie, Sprachverarmung, Interessenverarmung, Intentionalitätsverlust, sozialer Rückzug), das sie, auch aufgrund einer Vielzahl inzwischen publizierter Arbeiten (Übersicht: Kirkpatrick et al. 2001) als eigenständigen Erkrankungssubtypus verstanden wissen wollen und von einem »sekundären«, durch Umgebungs-, u. a. Behandlungseinflüsse, entstandenen Defizitsyndrom abgrenzen. Die Abgrenzung gegenüber depressiv getönten Residualsyndromen ist allerdings schwierig (Barnett et al. 1996).

Ein Beispiel für die Fruchtbarkeit dieses syndromatischen Ansatzes ist die Arbeit von Schröder (1997), in der drei psychopathologisch fassbare Subsyndrome (mit jeweils vorherrschender wahnhafter, asthenischer oder desorganisierter Symptomatik) im Zusammenhang mit neuropsychologischen und -biologischen Auffälligkeiten abgegrenzt werden konnten.

7.2.3 Erkrankungsverlauf

Nicht nur die Symptomatik im zeitlichen Querschnitt des akuten oder residualen Zustands der Erkrankung, sondern auch der Krankheitsverlauf der Schizophrenie(n) ist hoch variabel. Der Beginn ist etwa in nur einem Drittel der Fälle relativ akut, in zwei Dritteln chronisch. Etwa ein Drittel der Fälle verlaufen nach Ausbruch einer psychotischen Episode eher chronisch, etwa zwei Drittel schubförmig. Etwa jeweils ein Drittel weisen nach abgelaufenen Akutzuständen leichte, mittelschwere oder sogar schwere Restzustände auf (Häfner u. an der Heiden 2003). Die Dauer einer sich psychotisch entwickelnden, aber noch nicht behandelten Erkrankung (*duration of untreated illness* DUI) beträgt im Mittel etwa zwölf Monate, eher länger. Es ist durchaus umstritten, ob die DUI positiv mit einem ungünstigen weiteren Krankheitsverlauf korreliert (z. B. McGorry et al. 1996; Bottlender et al. 2000); neuere Befunde sprechen eher dagegen (Craig et al. 2000; Ho et al. 2000).

Aus neurobiologischer Sicht wäre eine solche Beobachtung insofern von großem Interesse, als dass im Rahmen der Progressions- bzw. Degenerationshypothese angenommen werden könnte, die DUI hätte einen protrahierten neurotoxischen Effekt zur Folge. Wäre dies der Fall, dann wäre vor allem eine positive Korrelation der DUI mit dem Ausmaß kognitiver Defizite zu erwarten; neuere Untersuchungen sprechen jedoch nicht hierfür (Hoff et al. 2000; Rund et al. 2004) wie auch gegen eine Korrelation mit morphologischen Veränderungen (Hoff et al. 2000; Ho et al. 2003). Eher ist ein Einfluss krankheitsbedingter, früher **sozialer** Einbußen auf die spätere Krankheitsentwicklung wahrscheinlich (Häfner 2000). Der ersten schizophrenen Episode vorauslaufende **Prodromalsymptome** bestehen im Mittel bereits etwa fünf Jahre vor dem offenen Krankheitsausbruch (an der Heiden u. Häfner 2000). Sie sind vielgestaltig und können sowohl

- affektiver (Irritabilität, Depressivität),
- kognitiver (Aufmerksamkeits-, Konzentrations- und Gedächtnistörung) wie
- subpsychotisch/produktiver Art sein (magisches Denken, Beziehungsideen, diskrete Wahrnehmungsstörungen).

Bestimmte subjektive kognitive Auffälligkeiten (Basissymptome im Sinne von Huber und Mitarbeitern, denen eine hohe Übergangswahrscheinlichkeit im Hinblick auf Symptome 1. Ranges zukommt), insbesondere

- Gedankeninterferenz,
- Gedankendrängen,
- Störungen der rezeptiven Sprache sowie
- Störungen der Diskriminierung von Vorstellungen und Wahrnehmungen

scheint eine besonders hohe prädiktive Validität zuzukommen (Klosterkötter et al. 2001). Eine mittlerweile umfangreiche Literatur legt nahe, dass kognitive Minderleistungen auf mehreren Ebenen dem Krankheitsverlauf weit vorausgehen und bis ins Kindesalter zurückreichen. Retrospektive Studien an Patienten, aber auch High-risk-Studien an Kindern schizophrener Eltern belegen die prognostische Validität kognitiver Auffälligkeiten für die Erkrankungswahrscheinlichkeit (▶ Teilkapitel zur Neuropsychologie).

7.2.4 Epidemiologie

Die Querschnittsprävalenz für Schizophrenie beträgt etwa 1–2%, die Lebenszeitprävalenz liegt bei etwa 2–3%. Frauen erkranken genauso häufig wie Männer, der Häufigkeitsgipfel für die Ersterkrankung liegt bei ihnen jedoch später (im Mittel fast fünf Jahre). Die psychopathologische Symptomatik und das soziale Funktionsniveau ist bei Frauen im Allgemeinen günstiger als bei Männern, abgesehen von der Spätschizophrenie (Erkrankungsbeginn nach dem 45. Lebensjahr). Als wesentliche, empirisch gesicherte Risikofaktoren können gelten (Übersicht: Jones 2002):

- Auftreten der Erkrankung in der Familie,
- Komplikationen bei der Geburt,
- Geburt im Frühjahr,
- niedriger IQ und verzögerte kindliche Entwicklung,
- städtisches Wohngebiet.

Die genetische Belastung stellt erwiesenermaßen den Hauptrisikofaktor dar und kann heute, mit zunehmendem Erkennen von Kandidatengenen, weiter spezifiziert werden. Als protektiver Faktor kann andererseits eine intakte Kommunikationsstruktur bzw. ein positives Beziehungsklima innerhalb der Familie gelten, wie insbesondere die finnische Adoptionsstudie belegt, zuletzt aus der Langzeitperspektive (Tienari et al. 2004). Epidemiologische Befunde müssen, wie auch in der übrigen Medizin, als Schlüsselbefunde für die Entwicklung neurobiologischer Forschungslinien angesehen werden.

7.3 Funktionale neuronale Regelkreise

Die beschriebenen klinischen Symptome und Verhaltensauffälligkeiten (▶ 7.2) werden ergänzt bzw. stehen in einem partiellen Konnex zu einer Vielfalt kognitiver Auffälligkeiten unterschiedlicher Modalität und Ausprägung. Hierbei sind Störungen der gerichteten Daueraufmerksamkeit, des Arbeitsgedächtnisses, insbesondere hinsichtlich verbaler Leistungen sowie räumlicher Zuordnung, besonders augenfällig. Obwohl die Beziehungen zwischen kognitiven Störungen einerseits und psychopathologischen Symptomen und Verhaltensauffälligkeiten andererseits nicht geklärt sind, scheinen insbesondere Verbindungslinien zur Negativsymptomatik und zum Defizitsyndrom zu bestehen. Wie die Negativsymptomatik, so sind kognitive Beeinträchtigungen von erheblicher Bedeutung hinsichtlich der sozialen/beruflichen Integration der betroffenen Kranken (Green 1996; Green et al. 2000).

Die neurobiologischen Grundlagen kognitiver Leistungen bilden neuronale Verbände in bestimmten Hirnregionen bzw. regionenübergreifenden Netzwerken dar. Ihre Funktionsfähigkeit kann mit hoher **zeitlicher** Auflösung mit Hilfe der Messung von elektrischen (Elektroenzephalographie EEG, evozierte Potenziale) bzw. magnetischen (Magnetenzephalographie MEG) Feldern und mit hoher **räumlicher** Auflösung mit bildgebenden Verfahren wie der funktionellen Magnetresonanztomographie (fMRT) charakterisiert werden. Mit Hilfe der Positronenemissionstomographie (PET) lässt sich sowohl die Aktivierung bestimmter Hirnareale, vor allem aber die Belegung von Rezeptoren im ZNS erkennen. Die zunehmend sensitivere und präzisere Charakterisierung der an kognitiven Verarbeitungsschritten beteiligten Hirnareale hat auch für die Schizophrenieforschung größte Bedeutung.

Die wichtigsten Ergebnisse dieser Forschungsrichtung sowie die sich hieraus ergebenden Schlussfolgerungen werden im nachstehenden Teilkapitel zur Neuropsychologie dargestellt. Wie auch dort ausgeführt wird, ist nicht nur die Charakterisierierung neuronaler Netzwerkarchitektur und -kommunikation in ihrer Verbindung zur Psychopathologie eine wichtige Zukunftsaufgabe, sondern auch die Aufklärung der zugrunde liegenden Mechanismen in der neuralen Matrix, also in zellulärer Kommunikation und intrazellulären Regulationsmechanismen.

Derartige Schritte werden zunehmend vollzogen, insbesondere im Zusammenhang mit sog. **genetischen Endophänotypen** (▶ 7.5.1). Hierbei handelt es sich um neurophysiologische oder kognitive Eigenschaften, die u. a. aufgrund ihres gehäuften Vorkommens in Familien Schizophrenieerkrankter und ihrer Kosegregation als vererbbar angesehen werden.

Die Gruppe um Weinberger konnte z. B. zeigen, dass zur Erbringung bzw. Aufrechterhaltung von Arbeitsgedächtnisleistungen (N-back-Test) bei Schizophreniekranken je nach Leistungsniveau in unterschiedlicher Weise präfrontale Areale rekrutiert werden (Calicott et al. 2003). Für entsprechende Leistungsdefizite werden seit längerem genetische Ursachen angenommen (s. unten). Kürzlich konnte gezeigt werden, dass ein einfacher Aminosäureaustausch (Valin gegen Methionin) im Exon 4 des Catechol-*O*-Methyltransferase(COMT)-Gens vermutlich über den Einfluss auf den Dopaminumsatz Einfluss auf die Performanz im N-back-Test hat, wobei bei Val/Val-Homozygotie die schlechtesten Leistungen auftreten (Goldberg et al. 2003). Die gleichen Zusammenhänge zeigten sich bei der Durchführung des *Wisconsin Card Sorting Test* (Egan et al. 2001). Eine Analyse von kognitiven Teilleistungen zeigte, dass vermutlich Enkodierungsfunktionen (*update*) und nicht lediglich Aufmerksamkeitsfunktionen die entscheidende Rolle spielen. Val/Val-Homozygotie geht mit höherer Enzymaktivität und verminderter dopaminerger Signalübertragung einher, die jedoch für zielgerichtetes Entscheiden/Enkodieren von Bedeutung ist. Zwar leistet dieser **genetische Polymorphismus**, wie zu erwarten, de facto nur einen geringen Beitrag zur Varianzaufklärung der kognitiven Leistungsminderung, er illustriert aber bei aller Vorläufigkeit die Fruchtbarkeit eines Brückenschlags zwischen kognitiven Störungen, den zugrunde liegenden neuronalen Netzwerken, zellulärer (dopaminerger) Kommunikation und intrazellulären Mechanismen (Proteinexpression durch das COMT-Gen).

7.4 Zelluläre Systemeigenschaften und Kommunikation

7.4.1 Strukturelle Systemeigenschaften: Neuroanatomie

Nachdem die ersten CT-Untersuchungen der 70er-Jahre des vorigen Jahrhunderts die pneumenzephalografischen Befunde einer Erweiterung der inneren und äußeren Liquorräume bei Patienten mit einer schizophrenen Psychose bestätigten (Johnstone et al. 1976), wurden allein in den letzten zehn Jahren über 200 MRI-Arbeiten zur Frage **volumetrischer Veränderungen** bei schizophrenen Psychosen publiziert. Trotz dieser großen Anzahl an Untersuchungen, die durch eine Reihe neuropathologischer Studien ergänzt wurden, konnten bisher weder spezifische volumetrische noch neuroanatomische Pathologien gefunden werden, anhand derer die Diagnosestellung einer schizophrenen Psychose erfolgen könnte. Der Überlappungsbereich morphologischer Befunde zu gesunden Gehirnen und zu anderen psychischen Erkrankungen (z. B. bipolaren Psychosen) ist sehr groß; außerdem ließen sich viele neuropathologische bzw. morphologische Befunde nicht replizieren. Diskutiert wird diese kontroverse Befundlage unter dem Aspekt der Heterogenität der schizophrenen Psychosen, der methodischen Differenzen sowie der weiterhin nicht endgültig beantworteten Frage eines progedienten Krankheitsverlaufs nach Erstmanifestation der akuten Symptomatik vs. einer ontogenetischen Entwicklungsstörung des Gehirns, die sich mit dem Auftreten psychotischer Symptome klinisch manifestiert. So ist es bisher nicht gelungen, die Frage des Verlaufs bzw. des Manifestationszeitraums morphologischer Veränderungen zu klären. Ebenso kontrovers diskutiert werden die Aspekte der **Lateralität** der Befunde bzw. die Frage der **Geschlechterspezifität**. Die neuroprotektiven Eigenschaften der Östrogene werden zwar als ein entscheidender Faktor für das höhere Erstmanifestationsalter bei Frauen diskutiert; die damit möglicherweise verbundenen morphologischen Korrelate bei schizophrenen Patientinnen sind bisher jedoch nicht bekannt.

Nachdem einige Jahre lang insbesondere spezifische Veränderungen des frontalen und temporalen Kortex sowie des limbischen Systems fokussiert wurden, werden inzwischen immer mehr Hinweise auf eine Pathologie parietaler Assoziationskortizes, subkortikaler und zerebellärer Strukturen gefunden. Diese Befunde unterstützen die Hypothese einer **funktionellen Diskonnektivität** als Grundlage der Pathophysiologie schizophrener Psychosen im Sinne einer frontotemporostriatothalamozerebellären Konnektivitätsstörung. Die damit verbundenen Modelle einer pränatalen neuronalen Entwicklungsstörung werden u. a. gestützt durch Gyrifikationsstörungen bei schizophrenen Psychosen, da die in der 20.–24. Schwangerschaftswoche erfolgende Gyrifikation durch externe Einflüsse postnatal so gut wie nicht mehr beeinflusst wird (Vogeley et al. 2000). Auf der anderen Seite haben Verlaufsuntersuchungen u. a. Hinweise auf eine progrediente Reduktion der grauen kortikalen Substanz ergeben (Cahn et al. 2002; Kasai et al. 2003; Thompson et al. 2001). In den neuropathologischen Untersuchungen wurde bisher kein Anhalt für eine Gliose im Sinne eines chronisch-degenerativen Prozesses bei schizophrenen Patienten gefunden, es wurden jedoch u. a. Veränderungen in Größe, Form und Ausrichtung insbesondere der Pyramidalzellen beschrieben; die Neuronenzahl scheint dagegen nicht vermindert zu sein.

Box

Aufgrund der großen Anzahl **volumetrischer Studien** mit häufig kleinen Fallzahlen wurde in verschiedenen Reviews versucht, die Befunde zusammenzufassen und zu bewerten bzw. zu gewichten (Davidson u. Heinrichs 2003; Kasai et al. 2002; Konick u. Friedman 2001; Lawrie u. Abukmeil 1998; McCarley et al. 1999; Nelson et al. 1998; Nisznikiewicz et al. 2003; Okubo et al. 2001; Pearlson u. Marsh 1999; Shapleske et al. 1999; Shenton et al. 2001; Wright et al. 2000; Woodruff et al. 1995). Während einige Autoren eine metaanalytische Bearbeitung der Daten aufgrund der großen Varianz der Untersuchungsmethoden sowie der klinischen Variablen ablehnen (Shenton et al. 2001; Pearlson u. Marsh 1999), wurden zu einzelnen Strukturen, wie z. B. dem Thalamus oder dem frontalen bzw. temporalen Kortex, Metaanalysen publiziert (Davidson u. Heinrichs 2003; Konick u. Friedman 2001; Nelson et al. 1998). Interessanterweise konnten Davidson und Heinrichs (2003) in ihrer Metaanalyse der Studien zum frontalen und temporalen Kortex keinen spezifischen Einfluss der volumetrischen Technik auf die Ergebnisse der morphologischen Untersuchungen nachweisen, obwohl methodische Differenzen bisher eines der Hauptargumente gegen metaanalytische Reviews waren.

Methodische Aspekte

Mit den ersten MRT-Untersuchungen im Jahr 1984 hat in der morphologischen Bildgebung eine methodische Weiterentwicklung begonnen, die es inzwischen ermöglicht, Strukturen mit einer Auflösung von bis zu 1 mm Kantenlänge darzustellen. Neben dieser räumlichen Hochauflösung kann außerdem durch Optimierungen der Pulsfolgen eine sehr gute Differenzierung von grauer und weißer Substanz erfolgen.

In den bisher üblichen volumetrischen Messungen wurden die interessierenden morphologischen Strukturen manuell umfahren. Seit kurzem stehen automatisierte Verfahren wie z.B die **voxelbasierte Morphometrie** (VBM) zur Verfügung, bei der eine Anpassung der zu untersuchenden Gehirne auf ein Normalhirn entsprechend der im SPM (*statistical parametric mapping*; s. http://www.fil.ion.ucl.ac.uk/spm) verwendeten Algorithmen erfolgt. Die **deformationsbasierte Morphometrie** (DBM) beruht auf der Minimierung anatomischer Unterschiede zwischen zwei Gehirnen durch die Anwendung nichtlinearer Deformationen (Gaser et al. 1999). Diese Methodik eignet sich besonders für volumetrische Verlaufsuntersuchungen. Beide Methoden haben die Auswertungszeiten drastisch verkürzt, wodurch es möglich wurde, das gesamte Hirn in die Untersuchung einzubeziehen. Leider wurden bisher nur wenige methodische Vergleichsstudien durchgeführt, so dass die Zuverlässigkeit der Untersuchungsergebnisse der VBM oder DBM noch weiterer Prüfungen bedarf.

Eine differenzierte Darstellung der Faserbahnen in der weißen Substanz war bis vor kurzem mit Routinesequenzen der MR-Bildgebung nicht möglich. Seit einiger Zeit lassen sich jedoch die Diffusionsbewegungen der Wassermoleküle, die zu einer Dephasierung des MR-Signals führen, mit bestimmten MR-Pulsfolgen darstellen (*Diffusion Tensor Imaging*). In der weißen Substanz ist die Diffusivität durch den Verlauf der Faserbahnen aufgrund der axonalen Struktur abhängig von Faserdichte und Myelinisiserung anisotrop, da die Mobilität von Wasser entlang der Axone größer ist als senkrecht zu ihrem Verlauf. Diese Diffusivität wird durch den Diffusionstensor beschrieben, der die molekulare Mobilität in alle Richtungen angibt. Durch die Ermittlung der Richtung der maximalen

Diffusion in aneinanderhängenden Voxeln kann der Verlauf der Faserbahnen im Gehirn sichtbar gemacht werden. Die erste Untersuchung schizophrener Patienten ergab eine verminderte Anisotropie in der frontalen und temporalen weißen Substanz bei Patienten im Vergleich zu Normalprobanden (Buchsbaum 1998). Seitdem wurden elf weitere Arbeiten zum Faserverlauf bzw. zur Anisotropie unterschiedlicher Hirnareale publiziert (▫ Tab. 7.1).

Die derzeitigen Methoden zur Nervenbahndarstellung (Traktographie) sind begrenzt durch Einschränkungen der räumlichen Auflösung, Probleme bei Faserkreuzungen sowie Signalverluste und -verzerrungen in Hirnarealen mit hohen Suszeptibilitätsunterschieden, wie z. B. in der Nähe der Schädelbasis bzw der Sinus. Trotzdem sind die diffusionsgewichteten MRI-Untersuchungen (DTI) aufgrund der Diskonnektivitätshypothesen in der Schizophrenieforschung von großem Interesse. Zur Zeit noch in Entwicklung befindliche, verbesserte Verfahren der Faserverlaufsberechnungen für die Traktographie lassen weniger fehleranfällige Resultate erwarten.

Im folgenden Abschnitt dienen die Ergebnisse des Reviews von Shenton et al. (2001) als Grundlage für eine aktuelle Zusammenfassung morphologischer Befunde. In dieser Arbeit wurden 193 Studien ausgewertet, die zwischen 1988

▫ **Tab. 7.1.** Übersicht über Studien mit *Diffusion Tensor Imaging*

Studie	Patienten/ Probanden	Neuroleptika (ja/nein)	Methodik/ Hirnareal	Korrelation mit	Ergebnis
Begre (2003) Neuroreport 14(5): 739–742	6 M, 1 F mA 22,6 Jahre ersterkrankte Patienten 7 NP	Ja, mit Ausnahme eines Patienten	1,5 T ROIs in bilateralen Hippocampi	EEG-Recordings: alpha-Banden (LORETA)	Keine Unterschiede in der FA zwischen Patienten und NP Negative Korrelation zwischen einer anterioren Verlagerung der α-Aktivität und der FA in den Hippocampi bds. bei Patienten, nicht bei NP
Burns (2003) Br J Psychiatry 182: 439–443	15 M, 15 F mA 36,4 Jahre 30 NP	Keine Angaben	1,5 T Fasciculus uncinatus/ arcuatus, anteriores Cingulum	–	Reduzierte FA im linken Fasciculus uncinatus und Fasciculus arcuatus
Minami (2003) Neuropsychobiology 47(3): 141–145	5 M, 7 F mA 30,8 Jahre 11 NP	Ja	1,5 T frontale, temporale, okzipitale und parietale weiße Substanz	Medikation	Signifikante FA-Reduktion der weißen Substanz, kein Unterschied zwischen rechts und links. FA links frontal korrelierte mit der Höhe der neuroleptischen Medikation
Wolkin (2003) Am J Psychiatry 160 (3): 572–574	10 M mA 41 Jahre keine NP	Ja	k.A. bilaterale frontale weiße Substanz	Negativem Affekt (SANS)	FA des inferioren Frontallappens war negativ korreliert mit dem Globalwert der SANS
Foong (2002) Neuroreport 13(3): 333–336	11 M, 3 F mA 38,4 Jahre 19 NP	Ja	1,5 T, voxel-based analysis	–	Keine Unterschiede gefunden
Hoptman (2002) Biol Psychiatry 52(1): 9–14	14 M mA 40,5 Jahre keine NP	ja	1,5 T Siemens 4 ROI, bilaterale frontale weiße Substanz	Aggression und Impulsivität	Niedrigere FA der weißen Substanz des rechten inferioren Frontallappens war mit einer höheren Impulsivität korreliert Höherer trace korrelierte mit Aggressivität
Kubicki (2002) Am J Psychiatry 159(5): 813–820	15 M mA 43 Jahre 18 NP	Ja	1,5 T Fasciculus uncinatus	Neuropsychologie	Asymmetrie der FA (links > rechts) in Probanden, aber nicht in Patienten Niedrigere FA rechts bzw. links korrelierte mit schlechteren kognitiven Leistungen

Tab. 7.1. (Fortsetzung)

Studie	Patienten/ Probanden	Neuroleptika (ja/nein)	Methodik/ Hirnareal	Korrelation mit	Ergebnis
Agartz (2001) Neuroreport 12(10): 2251–2254	11 M, 9 F mA 38,4 Jahre 24 NP	Ja, bis auf einen Patienten	1,5 T	-	FA war reduziert im Splenium des Corpus callosum und der angrenzenden okzipitalen weißen Substanz ohne Hinweis auf eine Volumenreduktion Insgesamt erhöhte Diffusion in der gesamten grauen und weißen Substanz
Steel (2001) Psychiatry Res 106(3): 161–170	5 M, 5 F mA 34 Jahre 10 NP	Ja	2 T + ^{1}HMRS der präfrontalen weißen Substanz	-	Reduktion von N-Acetylaspartat Keine Unterschiede in der DTI
Foong (2000) J Neurol Neurosurg Psychiatry 68 (2): 242–244	15 M, 5 F mA 37,6 Jahre 25 NP	Ja	1,5 T Corpus callosum	-	Diffusivität war erhöht, FA reduziert im Splenium, aber nicht im Genu corpus callosi, keine Unterschiede zwischen Männern und Frauen
Lim (1999) Arch Gen Psychiatry 56: 367–374	10 M mA 47,7 Jahre 10 NP	Ja	k.A. + Volumetrie	-	Reduktion der FA in der gesamten weißen Substanz ohne Volumenreduktion
Buchsbaum (1998) Neuroreport 9: 425–430	3 M, 2 F mA 34 Jahre 6 NP	Ja	1,5 T + PET-Untersuchung	-	Reduzierte Anisotropie der weißen Substanz des frontalen Kortex, außerdem geringere Korrelation zwischen frontalem und striatalem Metabolismus bei Patienten

M Männer, *F* Frauen, *mA* mittleres Alter, *NP* Normalprobanden, *T* Tesla, *FA* fraktionierte Anisotropie, *k.A.* keine Angabe, *ROI* region of interest

und 2000 publiziert wurden. Ergänzt werden diese Daten durch ein Nachfolgereview von Nisnikiewicz et al. (2003), in dem eine große Anzahl von Studien aus dem Zeitraum von August 2001 bis August 2002 zusammengefasst werden. Die Ergebnisse weiterer Reviews bzw. Metaanalysen, die wesentlichen Ergebnisse der von August 2002 bis Sommer 2003 publizierten Studien sowie wichtige neuropathologische Befunde wurden von Seiten der Autoren ergänzt.

Gesamthirnvolumina

Das Gesamthirnvolumen ist eine wichtige Basisgröße für alle umschriebenen Hirnvolumenbefunde, die sich, um reliabel zu sein, auf das Gesamthirn beziehen sollten. In den 50 von Shenton ausgewerteten Untersuchungen haben nur elf (22%) Unterschiede der Gesamthirnvolumina zwischen Normalprobanden und Patienten gefunden. Dieser geringe Prozentsatz wurde erklärt durch die Hypothese einer Patientensubgruppe, die durch zusätzliche, z. B. perinatale Hirnschädigungen gekennzeichnet ist, während sich die Mehrzahl der Patienten in ihrem Gesamthirnvolumen nicht unterscheiden. Methodisch hat sich in den letzten Jahren eine Segmentierung des Gesamthirnvolumens in graue und weiße Substanz durchgesetzt. Die damit erhobenen Befunde zeigen eine Reduktion der grauen Substanz in frontotemporalen und limbischen Hirnarealen. In verschiedenen Studien konnte ein Zusammenhang zwischen der Reduktion der grauen Substanz und der Schwere der Erkrankung gezeigt werden. Mitelman et al. (2003) konnten durch eine Differenzierung der kortikalen Areale nach Brodmann einen Zusammenhang zwischen der Schwere der Erkrankung und einer Verminderung der grauen Substanz des Temporallappens, nicht jedoch der frontalen Hirnareale nachweisen. Die Mehrzahl der Untersuchungen ergab keine signifikante Reduktion der weißen Substanz. Kürzlich erschien jedoch eine Studie über 35 männliche schizophrene Patienten, bei denen es nicht zu einer Reduktion des kortikalen Grau-Weiß-Verhältnisses kommt (Bartzokis et al. 2003). Diese Verhältnisreduktion rührt von einer physiologischen Verminderung der grauen und eine Zunahme der weißen Substanz her, die bei gesunden Probanden bis ins mittlere Lebensalter nachzuweisen ist, sodass diese Befunde einen indirekten Hinweis auf eine verringerte Volumenzunahme der weißen Substanz geben.

Untersuchungen des Ventrikelsystems

Schon in den ersten CT-Studien wurden in mehr als 75% der Fälle **Ventrikelvergrößerungen** beschrieben. Erweiterungen der Seitenventrikel können sowohl durch einen Verlust der umgebenden Substanz verursacht sein als auch auf eine zerebrale Entwicklungsstörung hinweisen. Ventrikelerweiterungen gelten als ein Prädiktor für den Langzeitverlauf schizophrener Erkrankung. Von ca. 55 erfassten MRI-Studien ergaben 80% erweiterte Ventrikel, einige Studien fanden zumindestens linkslateralisierte Temporalhornerweiterungen. In einer Metaanalyse von Raz (Raz u. Raz 1990) konnte für die lateralen Ventrikel eine Vergrößerung mit einer Effektstärke (Cohens d) von 0,70, d. h. ein Nichtüberlappungsbereich von 43% zwischen Patienten und Kontrollen, gezeigt werden. Eine ähnliche Effektstärke (d = 0,66) wurde für den III. Ventrikel angegeben. Diese Befunde stehen in Übereinstimmung mit morphometrischen Untersuchungen über reduzierte Volumina im Hippocampus-Amygdala-Bereich. Der III. Ventrikel hat insbesondere aufgrund seiner Nähe zum Thalamus eine große Bedeutung, von 33 Studien waren 24 (73%) positiv im Sinne einer Aufweitung des III. Ventrikels, während von den fünf Studien zum IV. Ventrikel nur eine einzige Arbeit einen pathologischen Befund zeigte. In einer der wenigen Verlaufsuntersuchungen über einen Zeitraum von zehn Jahren beschrieben Saijo et al. (2001) bei 15 chronisch kranken schizophrenen Patienten eine Zunahme des Ventrikelvolumens von 22,9%.

Untersuchungen des Kortex

Temporallappen

Der Temporallappen lässt sich anatomisch in Gyrus temporalis superior, medialis und inferior unterteilen. Im Review von Shenton et al. (2001) wurden insgesamt 137 MR-Studien ausgewertet. Von den 51 Studien, die das Gesamtvolumen des Temporallappens untersuchten, ergaben 31 (61%) eine Volumenreduktion bei den Patienten im Vergleich zu Normalprobanden. Untersuchungen der Seitendifferenzen des Temporallappens zeigen sowohl bei Patienten als auch bei Probanden einen Volumenunterschied (rechts > links).

Eine frühere Metaanalyse volumetrischer Temporallappenbefunde von Nelson et al. (1998) über 18 MR-Studien hatte eine Volumendifferenz von ca 4% zwischen Patienten und Kontrollen ergeben. Die Metaanalyse von Davidson und Heinrichs (2003) ergab für den gesamten Temporallappen sowie für den Hippocampus, die Amygdala und den Gyrus temporalis superior Effektstärken zwischen −0,29 bis −0,58; damit lagen die Überlappungsbereiche zwischen 61,8% und 78,7%.

Gyrus temporalis superior

Der Gyrus temporalis superior (STG) verläuft entlang dem Sulcus lateralis und weist auf seiner Oberfläche die transversal verlaufenden Heschl-Querwindungen auf, die den Sitz der primären Hörrinde ausmachen. Lateral angrenzend nimmt die sekundäre Hörrinde die Brodmann-Areale 22 und 42 ein; diese entsprechen auf der dominanten Seite dem Wernicke-Sprachzentrum. Ein Teil dieses Areals wiederum entspricht dem **Planum temporale** (PT), einer für die Sprachproduktion wichtigen Struktur.

Von den 15 in die Übersicht eingeschlossenen Studien fanden zehn Volumenreduktionen; in den zwölf Studien, die nur die graue Substanz untersuchten, waren es alle. Eine Asymmetrie (links > rechts) des PT ist bei gesunden Menschen mehrfach vorbeschrieben. Diese entwickelt sich bereits während der 29.–31. Schwangerschaftswoche.

In der Metaanalyse von Shapleske et al. (1999), die 21 Studien an Normalprobanden und sieben Studien bei Patienten mit einer schizophrenen Psychose auswertete, zeigte sich eine deutliche Reduktion der Asymmetrie (links > rechts), die durch ein größeres, rechtsseitiges PT der Patienten verursacht wurde. Volumenänderungen des PT sind bisher bei keiner anderen psychiatrischen Erkrankung beschrieben worden.

Medialer Temporallappen

Der mediale Temporallappen schließt den Hippocampus, die Amygdala und den Gyrus parahippocampalis mit ein. In der Mehrzahl der Untersuchungen werden Hippocampus und Amygdala als ein Komplex zusammengefasst, da es in den anatomischen MR-Schichten sehr schwierig ist, diese beiden Hirnareale zu trennen, obwohl insbesondere aufgrund der differenziellen funktionellen Bedeutung dieser beiden Kerngebiete eine Unterscheidung sinnvoll wäre. Von den 49 eingeschlossenen Studien zeigten 74% ein positives Ergebnis im Sinne einer Volumenreduktion. Viele Studien weisen auf eine mehr links lateralisierte Beeinträchtigung des medialen Temporallappens insbesondere männlicher Patienten hin. Die Bedeutung bilateraler im Vergleich zu lateralisierten Veränderungen ist unklar.

Die Metaanalyse von Wright et al. (2000), die 1588 Patienten einschloss, beschrieb folgende Volumenunterschiede zwischen Patienten und Kontrollen:

- 94% Amygdala beidseits, 94% links und 95% rechts für den Amygdala-Hippocampus-Komplex,
- 93% links und 95% rechts für den Gyrus parahippocampalis.

Niznikiewicz et al. (2003) ergänzten diese Befunde durch weitere Studien mit einem Schwerpunkt der Untersuchung von Familienangehörigen, wobei sowohl reduzierte Volumina der Hippocampi bzw Amygdalae beschrieben wurden, andererseits aber kein eindeutiger Hinweis auf eine genetische Disposition des hippokampalen Volumens gefunden wurde. Zwei weitere Studien untersuchten sowohl die Volumina als auch die Form des Hippocampus bzw. Amygdala-Hippocampus-Komplexes (Czernansky et al. 2002; Shenton et al. 2002). Beide Arbeiten fanden keine Volumenunterschiede, dafür aber Unterschiede in der

Form des Hippocampus sowie der Rechts-Links-Asymmetrie zwischen Patienten und Kontrollen. Während die Arbeitsgruppe von Crow (Highley et al. 2003; Walker et al. 2002) post mortem keine Unterschiede in der Dichte, Größe und Ausrichtung hippokampaler Neurone fand, ergaben andere Studien Hinweise auf eine verminderte neuronale Dichte, ein vermindertes neuronales Volumen sowie eine Störung der Zytoarchitektur sowohl der pyramidalen als auch der nichtpyramidalen Neurone (Heckers u. Konradi 2002). Diskutiert wurden diese Befunde unter dem Aspekt einer Störung der hippokampalen Konnektivität mit kortikalen Hirnarealen.

Frontallappen

Das wissenschaftliche Interesse am Frontallappen hat sich durch die neurokognitiven und behavioralen Befunde sowie durch fMRI-Untersuchungen kognitiver Aktivierungsparadigmen in den letzten Jahren noch einmal deutlich verstärkt. Im vorliegenden Review wurden 50 MRI-Studien ausgewertet, von diesen ergaben 30 (60%) ein positives Ergebnis. Nachdem zunächst überwiegend der Frontallappen als Ganzes untersucht worden war, wurden zunehmend funktionelle und anatomische Untereinheiten differenziert. Von besonderem Interesse ist dabei der **dorsolaterale präfrontale Kortex** als Teil eines heteromodalen Assoziationskortex, aber auch mediale Frontallappenanteile sowie Befunde des anterioren Cingulum, die für Störungen im Bereich der Emotionen und Affekte mitverantwortlich gemacht werden. Mehrfach konnten kognitive Funktionsstörungen mit Volumenreduktionen im Frontallappenbereich korreliert werden.

In ihrer Metanalyse gaben Wright et al. (2000) eine prozentuale Reduktion des Frontallappens auf 95% im Vergleich zu Normalprobanden bei einer Effektstärke (Cohen's d) von −0,34 bzw. −0,36 an. Davidson und Heinrichs (2003) kamen in ihrer Metaanalyse auf Effektstärken von −0,39 bzw −0,44 mit einem Überlappungsbereich von 72,6%. In den von Nisznikiewicz et al. (2003) ausgewerteten Studien wurde über eine Reduktion der weißen Substanz frontal sowie über eine Reduktion der grauen Substanz des Gyrus rectus berichtet; eine weitere Studie fand keine Unterschiede.

Neuropathologische Untersuchungen ergaben Hinweise auf eine erhöhte neuronale Dichte bei geringerer Neuronengröße insbesondere in den Laminae III und V. Diese Befunde lassen auf eine Reduktion des Neuropil und damit auf eine Störung axonaler und dendritischer Strukturen mit daraus folgender gestörter Konnektivität präfrontaler Strukturen schließen (Selemon u. Rajkowska 2003). Weiterhin konnte eine Reduktion der Axonendigungen der Chandelier-Neurone in Lamina III, über die eine Regulation der exzitatorischen Pyramidalzellen stattfindet, nachgewiesen werden (Pierri et al. 1999). In Lamina V wurde eine Reduktion der GFAP-reaktiven Gliazellen gefunden, die Mehrzahl der Untersuchungen der Astroglia ergaben allerdings negative Befunde (Rajkowska et al. 2002).

Parietallappen

Der Parietallappen besteht aus dem Gyrus postcentralis, dem Gyrus parietalis superior und dem Gyrus parietalis inferior, der wiederum in den Gyrus angularis und den Gyrus supramarginalis unterteilt werden kann. Diese beiden Gyri werden als Teil eines semantisch-lexikalischen Netzwerks angesehen und zeigen eine deutliche Asymmetrie (links > rechts).

Untersuchungen des Parietallappens existieren erst wenige. Von den ausgewerteten 15 Studien haben neun über Unterschiede berichtet, sechs fanden keine Differenzen zwischen Patienten und Kontrollen. Methodisch differieren diese Studien sehr, insbesondere fehlt eine Unterteilung des Parietallappens in anatomisch-funktionelle Areale. In den Studien, die die graue und die weiße Substanz des gesamten Gehirns erfassen und bezüglich spezifischer Hirnareale auswerten, berichtete bisher nur eine Studie von einer Reduktion der grauen Substanz im Gyrus supramarginalis (Goldstein et al. 1999).

Okzipitallappen

Von den neun Studien des Okzipitallappens ergaben vier eine Volumenreduktion; eine Unterteilung der anatomischen Subregionen wurde nicht durchgeführt. Bisher hat sich kein Anhalt dafür ergeben, dass dem Okziptallappen eine spezifische Bedeutung in der Pathologie der Schizophrenie zukommt.

Cerebellum

Die funktionelle Rolle des Cerebellum für die Kognition wird zunehmend besser verstanden, insbesondere die Verbindungen zwischen dem Cerebellum und den Assoziationskortizes sowie den limbischen Strukturen lassen eine Bedeutung bezüglich der Pathologie schizophrener Psychosen wahrscheinlich werden. 13 MR-Untersuchungen wurden ausgewertet, von denen vier über positive Befunde berichteten. Eine Verlaufsuntersuchung kindlicher Schizophrenien über ca. 3,5 Jahre zeigte eine signifikante Volumenreduktion des Cerebellum (Keller et al. 2003).

Untersuchungen an subkortikalen Hirnarealen

Basalganglien

Die Basalganglien bestehen aus fünf funktionell eng miteinander verknüpften subkortikalen Kerngebieten. Nucleus caudatus und Putamen bilden als Teile des Telenzephalons das Striatum; Globus pallidus, der subthalamische Kern und die Substantia nigra gehen aus dem Dienzephalon hervor. Sie spielen eine zentrale Rolle in der Feinabstimmung von Motorik, Sensorik und Kognition. Als Teil einer neuronalen Schleife erhalten sie Afferenzen aus dem frontalen Kortex, zu dem sie über thalamische Kerngebiete zurückprojizieren. Shenton et al werteten die Ergebnisse von 25 MR-Studien aus, von denen 17 (68%) einen signifikanten Volumenunterschied zu Normalprobanden beschrieben. Dabei wurde in 14 Studien eine Größenzunahme angegeben, in drei Studien jedoch eine Volumenabnahme. Für die Größenzunahme wurde bisher überwiegend die neuroleptische Medikation verantwortlich gemacht, wobei sich diese Befunde auf klassische Neuroleptika beziehen. In drei Arbeiten, in denen neuroleptikanaive Patienten untersucht wurden, waren die Volumina der Nuclei caudati reduziert. Gur et al. (1998) fanden allerdings keinen Unterschied zwischen nicht medikamentös behandelten Ersterkrankten und Normalprobanden.

Thalamus

Der Thalamus ist eines der zentralen Kerngebiete des Gehirns mit Afferenzen aus vielen kortikalen Arealen, dem Hirnstamm und dem limbischen System. Reziproke Verbindungen bestehen zwischen den mediodorsalen und anterioren ventralen Kerngebieten und dem präfrontalen Kortex. Zellverluste im mediodorsalen Kerngebiet des Thalamus lassen Rückschlüsse auf eine Störung frontaler kortikaler Strukturen zu. Die Abgrenzung thalamischer Kerngebiete ist schwierig. Von den zwölf referierten Arbeiten gaben fünf an, reduzierte Volumina des Thalamus gefunden zu haben. Zwischen beiden Thalami findet sich die **Adhesio interthalamica**, ein dünner Nervengewebekomplex, der die beiden Kerngebiete miteinander verbindet. Während Snyder et al. (1998) in ihrer MR- und Postmortem-Untersuchung zeigen konnten, dass diese besonders oft bei schizophrenen Patienten fehlt, fanden Meisenzahl et al. (2000) in einer Studie bei 30 männlichen Patienten keinen Unterschied.

Eine Metaanalyse von Konick et al. (2001) über Post mortem- und MR-volumetrische Thalamusbefunde, ergab eine Effektstärke von –0,29 für 15 Studien, bei denen der Thalamus nicht auf das Gesamthirnvolumen normalisiert worden war, und eine Effektstärke von –0,35 für 11 Studien, in denen diese Normalisierung durchgeführt worden war.

Danos et al. (2003) berichteten in ihrer Post-mortem-Untersuchung über zwölf Patienten von einer signifikanten Reduktion des linken medialen Pulvinars und der linkseitigen mediodorsalen Kerngebiete, während das Gesamtvolumen des Thalamus beidseits reduziert war. In einer MR-volumetrischen Arbeit von Kemether et al. (2003) wurden bei 41 schizophrenen Patienten signifikant kleinere Volumina des Pulvinar und der mediodorsalen Kerne gefunden. Die zentromedianen Kerngebiete waren bezogen auf das Gesamthirnvolumen bei den schizophrenen Patienten ebenfalls erniedrigt. Cullen et al. (2003) fanden dagegen in der bisher größten Post-mortem-Studie (21 Patienten) keine Größenunterschiede der Volumina bzw. der einzelnen Neurone zwischen Patienten und Kontrollen.

Corpus callosum

Eine Störung der Entwicklung des Corpus callosum weist auf eine beeinträchtigte interhemispherische Konnektivität hin und damit eventuell auch auf eine gestörte zerebrale Lateralität (Crow 1997). Von den eingeschlossenen 27 Studien ergaben 17 (63%) eine signifikante Volumenreduktion für die Patientengruppe; die methodischen Unterschiede der Studien waren jedoch sehr groß. Eine Metaanalyse über elf Studien von Woodruff et al. (1995) ergab eine Reduktion der midsagittalen Corpus-callosum-Fläche. Hulshoff Pol et al. (2004) untersuchten mit der voxelbasierten Morphometrie 159 schizophrene Patienten und fanden eine Reduktion der weißen Substanz im Bereich des Corpus und des Genu callosum.

Cavum septum pellucidum

Das Septum pellucidum trennt die beiden Vorderhörner der lateralen Ventrikel. In elf der zwölf eingeschlossenen Studien war ein Cavum septum pellucidum bei den schizophrenen Patienten signifikant häufiger als bei Kontrollen. Dies lässt sich als Folge einer Entwicklungsstörung insbesondere der angrenzenden Strukturen (u. a. des Hippocampus) ansehen.

Verlaufsuntersuchungen

Die Progression morphologischer Pathologika lässt sich durch longitudinale Studien am besten untersuchen. In den von Shenton ausgewerteten Studien der Arbeitsgruppen um DeLisi, Gur und Rapaport, deren Verlaufszeiträume bis zu vier Jahre betrugen, ergaben sich zunächst nur Hinweise auf eine geringe Zunahme der Ventrikelgrößen sowie eine geringe Abnahme des Volumens der frontotemporalen Hinrareale. Erst in den letzten Jahren wurden eine Reihe longitudinaler Studien publiziert, die den Verdacht einer **progredienten Volumenreduktion** insbesondere kortikaler Strukturen erhärteten. Interessanterweise wurde in der zahlenmäßig größten Studie eine zunehmende Reduktion der frontalen weißen Substanz gefunden (Ho et al. 2003), während die Mehrzahl der Arbeiten eine progrediente Reduktion der kortikalen grauen Substanz beschrieb (Cahn et al. 2002; Kasai et al. 2003; Pantelis et al. 2003).

Ersterkrankungsstudien

Die Anzahl der Untersuchungen ersterkrankter Patienten hat in den letzten Jahren deutlich zugenommen, zusammenfassend finden sich Volumenreduktionen in allen auch bei chronisch kranken Patienten beschriebenen Hirnarealen. Grundsätzlich zu bedenken ist aber, dass die Untersuchungen nicht zum Zeitpunkt des ersten Auftretens der Symptome erfolgen, sondern erst, wenn das Ausmaß der Symptomatik zu einem stationären Krankenhausaufenthalt führt. Prodromalsymptome lassen sich dann oft einige Jahre zurückverfolgen; die Medikamentenfreiheit ist allerdings ein großer Vorteil dieser Untersuchungen. In den nächsten Jahren werden sehr interessante Befunde aus den Verlaufsuntersuchungen von Risikopatienten zu erwarten sein (z. B. *Edinburgh High Risk Study, Personal Assessment and Crisis Evaluation (PACE) Clinic* in Melbourne), die bereits erste Hinweise auf kortikale Volumenreduktionen vor Beginn der Symptomatik ergeben haben (Lawrie et al. 2003; Pantelis et al. 2003).

Minimale physische Auffälligkeiten als Hinweis auf ektodermale Entwicklungsstörungen

Unter dem Begriff »minimale physische Auffälligkeiten« (*minor physical anomalities* MPA) werden leichte Besonderheiten des Körperbaus im Bereich des Kopfes, der Hände und der Füße zusammengefasst. Derartige Auffälligkeiten kommen nicht nur bei Menschen mit Schizophrenien vor, sondern auch im Zusammenhang mit anderen Störungen wie Lernbehinderung, Zustand nach fetalem Alkoholsyndrom, Autismus und weiteren. Die Beobachtung einer überzufälligen Assoziation mit diesen Krankheitsbildern steht im Kontext mit der Annahme, dass MPA äußere Kennzeichen von fetalen Entwicklungsdefiziten darstellen, die aufgrund von verschiedenen Schädigungsmechnismen im 1. und 2. Schwangerschaftstrimenon entstanden sind, und damit in den Trimena, die für die Hirnentwicklung entscheidend sind (Green et al. 1994a). MPA treten aufgrund von Schädigungen des Ektoderms auf, also der embryonalen Zellstruktur, aus der sich auch das Gehirn entwickelt.

Bei Menschen mit Schizophrenie treten folgende Merkmale gegenüber Gesunden wahrscheinlich gehäuft auf (Lane et al. 1997; Lohr und Flynn 1993; Green et al. 1994b):

- vergrößerter Kopfumfang,
- Epikanthus medialis (sichelförmige Hautfalte vor beiden Augenlidern),
- Hypertelorismus (überweiter Augenabstand),
- tiefsitzende Ohren,
- eng anliegende, kleine Ohrmuscheln,
- hoher Gaumen (häufigste Auffälligkeit!),
- nach innen gebogener fünfter Finger sowie
- über den zweiten Zeh hinaus reichender dritter Zeh.

MPA scheinen weder mit psychopathologischen Merkmalen noch mit kognitiven Leistungen zu korrelieren. Ebenfalls scheint keine Korrelation zu den bei Patienten mit Schizophrenie regelhaft zu beobachtenden dezenten neurologischen Dysfunktionen vorzuliegen (Ismail et al. 2000). Zwischen Geburtskomplikationen und dem Vorkommen von MPA scheint jedoch ein Zusammenhang zu bestehen (Cantor-Graae et al. 2000; Mc Neil et al. 2000). Bisher vorliegende Studien zu möglichen genetischen Einflüssen auf Ausbildung von MPA bei später an Schizophrenie Erkrankten haben uneinheitliche Ergebnisse gezeigt. Neuere Studien ergaben Hinweis auf eine allenfalls geringe intrafamiliäre Weitergabe von MPA. Im Gegensatz hierzu scheinen jedoch leichte neurologische Auffälligkeiten (s. unten) mit hoher Wahrscheinlichkeit einer Vererbung zu unterliegen (Gourion et al. 2003, 2004).

7.4.2 Zelluläre Kommunikation: Biologische Systeme und ihre Funktionsstörungen

Bei Menschen, die an Schizophrenie erkrankt sind, kommen **dezente körperliche Auffälligkeiten** in verschiedenen physiologischen Systemen signifikant häufiger vor als bei Gesunden. Bei diesen Besonderheiten handelt es sich um eine Gruppe von körperlichen Merkmalen, die den Körperbau, vor allem aber die (senso)motorischen Funktionen und die verschiedenen Qualitäten der Wahrnehmung betreffen.

Wahrnehmung

Bei Menschen mit Schizophrenien finden sich eine Vielzahl von z. T. sehr diskreten Störungen der verschiedenen Wahrnehmungsmodalitäten. Im Hinblick auf das visuelle, das auditorische und das olfaktorische System liegen eine Anzahl von aufschlussreichen Erkenntnissen vor, die zeigen, dass nicht nur die höher organisierte Wahrnehmung im Sinne eines Abgleichs zwischen primärem visuellem Eindruck und bereits gespeichertem Wahrnehmungskonzept für Menschen mit Schizophrenie erschwert scheint, sondern dass bereits in primären Wahrnehmungssystemen offenbar basale Dysfunktionen vorliegen.

Visuelles System

Die verschiedenen, funktional eng miteinander verbundenen, dem Sehen dienenden sensorischen und motorischen Systeme weisen bei Menschen mit Schizophrenien eine Anzahl diskreter Dysfunktionen auf, die auf eine bereits auf basalen Ebenen fehlerhafte Signalverarbeitung hindeuten. Derartige Störungen beziehen sich sowohl auf vielfältige motorische Dysfunktionen (s. unten) als auch auf sensorische Fähigkeiten.

Die Reizverarbeitung von der Retina über das Corpus geniculatum laterale zum primären visuellen Kortex ist retinotrop organisiert und erfolgt über zwei unterschiedliche neuronale Kommunikationssysteme:

1. Das **magnozelluläre System** (mS) wird von größeren, schnell leitenden Neuronen gebildet, die ihre Informationen überwiegend von den retinalen Stäbchen erhalten und auf den dorsalen visuellen Kortex projizieren. Das mS dient insbesondere der Wahrnehmung von Bewegungen und mit dem Hintergrund kontrastierenden Objekten.
2. Demgegenüber wird das **parvozelluläre System** (pS) von Neuronen mit kleineren Zellkernen gebildet, die ihre Informationen überwiegend von den retinalen Zapfen erhalten und auf den ventralen visuellen Kortex projizieren. Das pS dient der Wahrnehmung von

fixen oder langsam bewegten Objekten, insbesondere deren struktureller Details und Farben.

Die vorliegenden Studien an Menschen mit Schizophrenien lassen überwiegend eine Intaktheit des parvozellulären Systems erkennen, sprechen aber für eine **Fehlfunktion des magnozellulären Systems**.

Schon seit längerem ist bekannt (Brody et al. 1980; Braff u. Saccuzzo 1981), dass die schnelle visuelle Reizaufnahme bei Menschen mit Schizophrenie durch einen maskierenden Zweitreiz erheblich gestört werden kann (*backward masking*). Erst wenn das Interstimulusintervall verlängert wird, gelingt eine bessere Identifikation des Zielreizes. Diese vermutlich schizophrenietypische (wenn nicht spezifische), zeitstabile Dysfunktion (Suslow u. Arolt 1998) scheint auf einer Fehlfunktion des mS im Sinne einer verminderten Aktivität/Aktivierbarkeit zu beruhen (Butler et al. 2001; Schechter et al. 2003). In die gleiche Richtung weist auch die Arbeit von Braus et al. (2002), die nach visueller Stimulation (bewegtes Schachbrettmuster) bei neuroleptisch nicht vorbehandelten, ersterkrankten Patienten u. a. eine Hypoaktivierung im Lobus parietalis inferior fanden, durch den magnozelluläre Bahnen verlaufen.

Es gibt aber noch weitere Hinweise auf eine Fehlfunktion des mS: Die Geschwindigkeitswahrnehmung ist vermutlich (Chen et al. 1999a) in ähnlicher Weise beeinträchtigt, wie dies durch eine experimentelle Schädigung des mS erreicht werden kann. Auch scheint die Diskriminierung von Objekteigenschaften (pS) im *Backward Masking Test* in normaler Weise zu gelingen, die räumliche Lokalisierung von Objekten dagegen deutlich schlechter (Cadenhead et al. 1998). Von besonderem Interesse sind Studien, die zeigen, dass die Dysfunktion des mS auch bei Verwandten 1. Grades von Menschen mit Schizophrenie zu beobachten ist (Chen et al. 1999b; Green et al. 1997; Keri et al. 2000; Bedwell et al. 2003), und die damit auf eine genetisch bedingte Dysfunktion hinweisen, auch wenn entsprechende Ergebisse an Hochrisikoadoleszenten nicht erhoben werden konnten (Lieb et al. 1996). Eine wichtige Querverbindung ergibt sich in diesem Zusammenhang aus einem Experiment der Arbeitsgruppe von Holzman (Chen et al. 1999a), mit der ein enger Zusammenhang zwischen einer gestörten Geschwindigkeitswahrnehmung und der beeinträchtigten Qualität der **langsamen Augenfolgebewegung** (einem mit hoher Wahrscheinlichkeit mit der genetischen Vulnerabilität für Schizophrenie vererbten Merkmal, ▶ 7.5.1) gezeigt werden konnte. Auch wenn die Störung der langsamen Augenfolgebewegung vermutlich komplex determiniert ist, so scheint doch die Dysfunktion des mS bereits auf der Ebene des primären sensorischen Systems **vor** der motorischen Antwort eine Rolle zu spielen.

Neben diesen Bottom-up-Auffälligkeiten in der Informationsverarbeitung scheinen bei Menschen mit Schizophrenien außerdem Dysfunktionen in der Top-down-Analyse von visuellen Signalen zu bestehen. Hierbei spielen zum einen immer Aufmerksamkeit und Merkfähigkeit eine Rolle und damit Leistungen, die bei den meisten Probanden mit Schizophrenie gegenüber Gesunden vermindert sind, insbesondere in der Akutphase der Erkrankung. Darüber hinaus liegen aber auch eine Fülle von Hinweisen auf spezifische Defizite im (kontinuierlichen) Abgleich von unmittelbarer Wahrnehmung mit bereits Bekanntem und entsprechend Konzeptualisiertem vor. So konnten z. B. Dreben et al. (1995) zeigen, dass bei tachistoskopischen Aufgaben globale Anforderungen (Linien unter Distraktionsbedingungen zählen) schlechter als lokale (verschiedenartige Linien zählen) bewältigt wurden und in einem Kartensortierexperiment das Regellernen schlechter ausfiel als die Identifizierung einzelner Kartendetails.

Überhaupt zeigen Menschen mit Schizophrenien im *Wisconsin Card Sorting Test*, einem Test zur Überprüfung der Fähigkeit zum Generieren und Lernen von Regeln, generell geringere Fähigkeiten als Gesunde, wobei zu beachten ist, dass die Fähigkeit zur Konzeptbildung erheblich variiert und sich offenbar unauffällige Patienten von lernenden und nicht lernfähigen unterscheiden lassen (Wiedl et al. 2001). Auch ist die Fähigkeit, aus der Darbietung von Einzelstimuli eine Objektgestalt zu erkennen, reduziert (Silverstein et al. 1996). In einem jüngeren Experiment der gleichen Arbeitsgruppe konnte außerdem gezeigt werden, dass die Fähigkeit zum Gestalterkennen um so schlechter wurde, je weniger symmetrisch die optischen Einzelreize angeordnet und je weiter sie voneinander entfernt waren (Silverstein et al. 2000). Letzteres Phänomen ist möglicherweise jedoch (auch?) auf eine Fehlintegration verschiedener Areale des primären visuellen Kortex in der Sehrinde zurückzuführen und damit doch eher als »Bottom-up-Dysfunktion« zu interpretieren (Cauller 1995; Kovács 2000), was wiederum das enge Ineinandergreifen beider Wahrnehmungsverarbeitungsprozesse nahe legt.

Auditorisches System

Von den peripheren Rezeptorzellen (Haarzellen) im Hörorgan (Cochlea) erfolgt die Weiterleitung auditorischer Reizinformationen über die Pars cochlearis des Nervus statoacusticus (VIII. Hirnnerv). Die Hauptbahnen verlaufen für jedes Ohr kontralateral. Die erste Synapse liegt in der Medulla oblongata, von wo aus in mehreren Kerngebieten (Olive, Lemniscus lateralis, Colliculus inferior, Corpus geniculatum mediale) jeweils Umschaltungen bis zum primären auditorischen Kortex im Temporallappen in der Tiefe der Sylvischen Furche erfolgen. Der primäre wird vom sekundären auditorischen Kortex umgeben. Wie der primäre visuelle Kortex ist auch der auditorische säulenförmig mit aufeinander bezogenen Neuronen organisiert. Sowohl in der Cochlea wie in den weiteren Strukturen bis zum primären auditorischen Kortex ist die Reizverarbeitung tonotop gegliedert, worin sich wiederum Parallelen zur retinotropen Organisation des visuellen Systems zeigen.

Neuroanatomische Studien weisen auf diskrete Auffälligkeiten in kortikalen Regionen hin, in die das Hörsystem eingebettet ist, so z. B. Auffälligkeiten in Form und Volumen (Minderung) des Temporallappens mit Betonung der linken Hemisphäre oder des Planum temporale.

Hinsichtlich der Funktion des Hörsystems liegt eine große Vielfalt von Befunden zur Reizverarbeitung in der auditorischen Modalität bei Patienten mit Schizophrenien vor (Übersicht: Engelien et al. 2001). Die bisherige Datenlage zeigt, dass kortikale wie subkortikale Strukturen bei der Verarbeitung von auditorischen Informationen bei Schizophrenien beeinträchtigt sind.

McKay und Mitarbeiter (McKay et al. 2000) führten eine systematische audiologische Untersuchung mit insgesamt neun Testverfahren zur auditorischen Perzeption durch, wobei jeweils eine Gruppe Schizophrenieerkrankter mit und ohne akustische Halluzinationen in der Anamnese einer gesunden Kontrollgruppe gegenübergestellt wurde. Hierbei zeigten sich (erwartungsgemäß) eine hohe Variabilität der Befunde in den beiden Schizophreniegruppen sowie deutliche Auffälligkeiten gegenüber Gesunden bei erstaunlich wenigen Differenzen zwischen den beiden Schizophreniegruppen. Die Befunde deuten auf eine ungestörte Verarbeitung auditorischer Informationen im primären auditorischen Kortex sowie im tieferen Hirnstamm hin. Hingegen zeigte sich eine Dysfunktion insbesondere linkshemisphärischer, tiefer gelegener Areale im mesialen Temporallappen im Zusammenhang mit einer Störung des inter- und intrahemisphärischen Informationstransfers. Die verbale Informationsverarbeitung erwies sich als besonders stark beeinträchtigt. Auch legt diese Untersuchung nahe, dass die beobachteten Auffälligkeiten einen zustandsunabhängigen (Trait-) Charakter haben.

Mit modernen bildgebenden Verfahren, insbesondere mit Positronenemissionstomographie (PET) und Einzelphotonentomographie (SPECT, *single-photon emission computed tomography*) wurde versucht, die Hirnareale darzustellen, die bei **akustischen Halluzinationen** aktiviert sind. Zusammengenommen zeigten sich hierbei uneinheitliche Befunde bzw. komplexe Aktivierungsmuster (Silbersweig et al. 1995; Silbersweig u. Stern 1996). So fanden Silbersweig und Mitarbeiter bilaterale Aktivierungen der Thalami und parahippokampalen Areale während des Auftretens von akustischen Hallzinationen. In der Arbeit von Dierks et al. (1999) konnte mit fMRT gezeigt werden, dass während der Halluzinationen der Heschlsche Gyrus, und damit wahrscheinlich der primäre auditorische Kortex, aktiviert wurde. In einer neueren Studie mit fMRT, deren Auswertung zeitlich genauer auf die Epochen der Halluzination bezogen werden konnte (Shergill et al. 2000), wurden ausgesprochen komplexe Aktivierungsmuster gefunden. Beteiligt waren das inferiore, frontale Inselgebiet, das anteriore Cingulum, der temporale Kortex (beidseitig rechts > links), der rechte Thalamus und der inferiore Colliculus sowie der linke Hippocampus und der parahippokampale Kortex. Diese Arbeit lässt auch den Schluss zu, dass Befunde zu weniger komplexen Aktivierungsmustern vermutlich nur einen selektiven, zeitlichen Querschnitt abbilden konnten.

Auditorische Halluzinationen scheinen auch mit strukturellen Besonderheiten verbunden zu sein: Mit Hilfe einer neuen morphometrischen Technik (*deformation-based morphometry*) konnten Gaser et al. (2004) zeigen, dass die Intensität auditorischer Halluzinationen hoch korrelierte mit einer Volumenminderung im
- linkstemporalen Heschlschen Gyrus,
- im linken inferioren supramarginalen Gyrus und
- im mittleren inferioren rechten präfrontalen Gyrus.

Die Bedeutung dieser Befunde liegt u. a. darin zu zeigen, dass zeitüberdauerende, **strukturelle Defizite in einem frontotemporalen auditorischen Netzwerk** mit der Auftretenswahrscheinlichkeit für akustische Halluzinationen zusammenhängen.

Im Hinblick auf die passive oder aktive Verarbeitung akustischer Reize liegt eine große Fülle von Daten vor, die insbesondere mit elektrophysiologischen Methoden (EEG) generiert wurden (▶ Teilkapitel zur Neuropsychologie). Besondere Aufmerksamkeit hat die Beobachtung erregt, dass bei einfacher Darbietung eines (Signal-) Tons als Target, dem ein Warnreiz (*prepulse*) vorausgeht, die durch den Warnreiz üblicherweise abgeschwächte Signalantwort im primären auditorischen Kortex (P50) bei Schizophreniekranken unvermindert generiert wird. Ein solches Defizit der *prepulse inhibition* fand sich auch bei einer Anzahl von Verwandten, und es konnte gezeigt werden, dass dieser putative »Endophänotyp« an einen Abschnitt auf Chromosom 15 (15q14) gekoppelt ist, wahrscheinlich an das Gen, das den α_7-nikotinergen Rezeptor exprimiert (Freedman et al. 1997). Funktionelle Polymorphismen in der Promotorregion dieses Gens sind mit Schizophrenie, aber auch mit einer Verminderung der P50-Antwort assoziiert (Übersicht: Freedman et al. 2003). Diese Beobachtungen stehen im Kontext mit dem Postulat eines **präattentiven sensorischen Filterdefizits** i.S. einer verminderten Diskrimination von wichtigen und unwichtigen Stimuli (nicht konstant reproduziert!) sowie der Bedeutung dieser Eigenschaft bei der Aufklärung der Genetik der Erkrankung.

Auch und gerade bei komplexeren und aktiven auditorischen Aufgaben zeigen Schizophreniekranke deutlich defiziente Verarbeitungen auditorischer Signale:
- Auditorische Kontextinformationen, die eine Trennung von relevanten und irrelevanten auditorischen Stimuli erleichtern, können von Schizophrenie-

kranken schlechter genutzt werden (Silverstein et al. 1996).

- Tondiskriminationsaufgaben werden überhaupt deutlich schlechter bewältigt, und diese Leistungsminderung scheint mit einem veränderten Aktivierungsmuster nicht nur temporaler, sondern auch anteriorer und präfrontaler Areale verbunden zu sein (Engelien et al. 2001).

Diese Beobachtungen weisen auf funktionelle Defizienzen der Top-down-Verarbeitung von Hörsignalen hin.

Insgesamt muss davon ausgegangen werden, dass die Verarbeitung akustischer Reize bei Schizophreniekranken in komplexer Weise beeinträchtigt ist. Neben der Beteiligung des primären auditorischen Kortex finden sich sowohl morphologisch wie funktionell vielfältige Hinweise auf Dysfunktionen in einem komplexen neuronalen Netzwerk, in dem nichtprimären auditorischen Kortexarealen, mesialen Temporallappenstrukturen sowie (prä)frontalen Hirnarealen besondere Bedeutung zuzukommen scheint.

Olfaktorisches System

Die Axone der Riechsinneszellen verlaufen gebündelt durch die Siebbeinplatte zum Bulbus olfactorius und haben somit direkten Zugang zu einem Teil des Gehirns. Die Axone der Mitralzellen des Bulbus olfactorius ziehen als Tractus olfactorius zunächst zum Riechhirn im Paläokortex und dann weiter sowohl zum limbischen System (Hippocampus, Amygdala), zum Hypothalamus (vegetative Kerngebiete) und der Formatio reticularis als auch zum Neokortex (Cortex praepiriformis).

Obwohl es angesichts der vielfältigen Hinweise auf eine Dysfunktion temporolimbischer Strukturen bei Menschen mit Schizophrenie nahe liegend scheint, neben z. B. Gedächtnis- und Aufmerksamkeitsfunktionen auch die Riechfunktion dieser Patienten zu untersuchen, wurde entsprechenden Forschungsstrategien bisher relativ wenig Beachtung geschenkt (Übersichten: Arnold et al. 1998; Rupp 2003). Dabei bietet gerade die Untersuchung des olfaktorischen Systems Vorteile:

- Zwischen den peripheren Riechzellen und dem primären olfaktorischen Kortex liegt nur eine Synapse (in den Glomeruli des Bulbus olfactorius),
- die primären Projektionsbahnen verlaufen ipsilateral,
- viele Areale des primären und sekundären olfaktorischen Kortex sind für die Schizophrenieforschung bereits aufgrund anderer Untersuchungsstartegien und Befunde von großem Interesse (z. B. der entorhinale Kortex).

Die der **gestörten Geruchswahrnehmung** bei Menschen mit Schizophrenie zugrunde liegende neuronale Dysfunktion ist nicht geklärt. Immerhin scheinen die zellulären Strukturen des Riechorgans selbst intakt zu sein, während bisher vorliegende Studien mit bildgebenden Verfahren auf den primären und sekundären olfaktorischen Kortex, und hier insbesondere auf temporolimbische Strukturen und den orbitofrontalen Kortex, deuten.

Moberg und Mitarbeiter (1999) führten eine Metaanalyse über 18 Studien durch, mit Hilfe derer sich zeigte, dass Menschen mit Schizophrenie hinsichtlich der Identifikation von Gerüchen, der Wahrnehmungsschwelle, der Geruchsdifferenzierung und auch der Geruchserinnerung insensitiver bzw. schlechter abschnitten als gesunde Probanden, wobei allerdings einige Heterogenität der Befunde auffällt. Widersprüchlich bleiben auch Befunde zu einer möglichen Geschlechterdifferenz.

Ein gut handhabbares, zeitstabiles und reliables Verfahren zur Geruchsidentifikation scheint der *University of Pennsylvania Smell Identification Test* (UPSIT) darzustellen, bei dessen Anwendung vier Testbooklets mit jeweils zehn Items (*scratch and sniff*) ausgewertet werden. Mit diesem Verfahren konnte die Arbeitsgruppe um Dolores Malaspina zeigen, dass Patienten mit einem Defizitsyndrom, also einer stabilen (»primären«) Negativsymptomatik, eine besonders ausgeprägte Geruchsidentifizierungsstörung hatten, außerdem besonders ausgeprägte Störungen der langsamen Augenfolgebewegung (Malaspina et al. 2002; Goudsmit et al. 2003). Bei einer eingehenderen Analyse der Beziehung zwischen Merkmalen des Defizitsyndroms bzw. der Negativsymptomatik zeigte sich, dass insbesondere soziales Interesse und Engagement mit der Geruchsidentifizierungsstörung korrelierten (Malaspina u. Coleman 2003). Auch die Störung der Geruchsidentifizierung hat möglicherweise einen genetischen Hintergrund (Kopala et al. 1998, 2001)

Somatosensorisches System

Als somatosensorisches System wird die Einheit von drei Wahrnehmungssystemen der Körperempfindung bezeichnet:

1. Über das **exterorezeptive System** werden äußere Reize wahrgenommen.
2. Das **propriorezeptive System** dient der Wahrnehmung der aufeinander bezogenen Lagezustände der Körperteile.
3. Das **enterorezeptive System** dient der Wahrnehmung von Zuständen des Körperinneren.

Diese Systeme integrieren die Wahrnehmung aus drei Sinnesmodalitäten:

- Berührung,
- Schmerz und
- Temperatur.

Obwohl E. Bleuler schon vor über 50 Jahren Veränderungen der Extero- und Enterozeption bei Menschen mit Schizophrenien beschrieben hatte, liegen bis heute vergleichsweise wenige Arbeiten hinsichtlich möglicher Dysfunktionen des somatosensorischen Systems vor. Es existieren wenige und nur gering aussagekräftige experimentelle Arbeiten zu proprio- und exterozeptiven Wahrnehmungsexperimenten (Lenzenwenger 1998).

In neueren Arbeiten konnte dagegen bei Menschen mit ausgeprägten schizotypen Zügen (Lenzenweger 2000) und bei Verwandten von Schizophrenieerkrankten (Chang u. Lenzenweger 2001) eine **erhöhte Diskriminationsschwelle für taktile Reize** im Vergleich zu Gesunden demonstriert werden. Die Messung somatosensorischer kortikaler Potenziale nach taktiler Stimulation erbrachte uneinheitliche Ergebnisse, die eher auf Aufmerksamkeitsdefizite als auf eine qualitative Veränderung der systemischen Reizverarbeitung schließen lassen (Böning et al. 1989; Furlong et al. 1990; Allen et al. 1991). Andererseits ergaben insbesondere die Arbeiten von Shagass (1977) unter Anwendung eines Stimulationsexperiments am N. medianus Hinweise auf eine stärkere frühe Potenzialantwort und abgeschwächte spätere (< 100 ms) Potenziale. Diese Beobachtungen unterstützen die Annahme gestörter Filterfunktionen, die später mit den Arbeiten der Gruppe um Freedman zur auditorischen P50 (s. oben) im Wesentlichen bestätigt wurde. Die möglicherweise zugrunde liegende fehlerhafte Filterfunktion u. a. des Thalamus wurde kürzlich durch die Beobachtung einer verzögerten Generation hochfrequenter (~600 Hz) Oszillationen (HFO) untermauert. HFO scheinen den zeitlichen Ablauf der Reizverabeitung zwischen Thalamus und sinnesreizspezifischen kortikalen Arealen zu reflektieren (Norra et al. 2004). Aber auch der somatosensorische Kortex scheint Besonderheiten aufzuweisen (Reite et al. 2003). In einem Fingerberührungsexperiment mit Magnetenzephalographie zeigten Schizophreniekranke im Vergleich zu Gesunden eine umgedrehte Asymmetrie der Reizverarbeitung sowie eine linkshemisphärische Verlagerung der Antwortquelle (M50) in anteriore und inferiore Richtungen.

Ein besonders interessantes Experiment wurde von Peled und Mitarbeitern (Peled et al. 2003) durchgeführt. Bei der sog. **Gummihand-Illusion** (*rubber hand illusion*, Botvinick u. Cohen 1998) wird die linke Hand hinter einen Sichtschutz gelegt, vor dem eine gleich große Gummihand liegt. Der zweite Finger beider Hände wird dann konstant mit einem Pinsel bestrichen. Die Illusion besteht darin, dass die Versuchsperson die Gummihand für ihre eigene hält. Wie Peled und Mitarbeiter zunächst zeigen konnten, unterlagen an Schizophrenie Erkrankte dieser Illusion leichter als Gesunde. Ein zweites Experiment, das die Ableitung (somatosensorisch) evozierter Potenziale einschloss, erbrachte, dass der zeitliche Abstand zwischen den vor und während der Illusion ausgelösten Potenzialen über den entsprechenden parietalen Arealen (C3, C4) bei Menschen mit Schizophrenie konstant, d. h. über alle zeitlichen Komponenten, vermindert war. Die Autoren schließen hieraus auf eine Dysfunktion der neuralen Organisation assoziativer Systeme. Diese Befunde könnten bedeuten, dass auch im exterorezeptiven somatosensorischen System (Berührung) eine gewisse Bahnung für Wahrnehmungsstörungen im Sinne von Illusion-Halluzination besteht. In eine ähnliche Richtung geht eine Falldarstellung von Bar et al. (2002), in der gezeigt wurde, dass während einer schmerzhaften Leibhalluzination in einem Bein insbesondere ein Areal im medialen parietalen Kortex aktiviert wurde.

Diese Beispiele stellen eine interessante Parallele zu den Befunden einer kortikalen Aktivierung während auditorischer Halluzinationen dar. Die wenigen und auch noch wenig einheitlichen Befunde zur Funktion des somatosensorischen Systems bei Schizophrenie lassen darauf schließen, dass sowohl thalamische wie kortikale Signalverarbeitungsprozesse sowie möglicherweise deren physiologische Lateralisation gestört sind.

! Vielfältige Störungen der Wahrnehmungssysteme sind bei Schizophreniekranken beschrieben worden. Hierbei zeigen sich sowohl Störungen der basalen Informationsverarbeitung in primären Strukturen (visuelle Wahrnehmung) als auch in den jeweiligen primären kortikalen und subkortikalen Arealen. Es ist jedoch zu beachten, dass die jeweiligen primären Areale in höchst komplexer Weise mit anderen kortikalen und subkortikalen Arealen interagieren und durch diese modifiziert werden. Es wird noch einige experimentelle Arbeit erforderlich sein, um die jeweiligen Zusammenhänge besser zu verstehen, aber neue bildgebende Verfahren, insbesondere die Kombination von Verfahren mit hoher räumlicher (funktionelles MRT) und hoher zeitlicher Auflösung (MEG) lassen hier Fortschritte erwarten.

Motorik

Bereits E. Bleuler (1911) und E. Kraepelin (1904) haben bei Menschen mit schizophrenen Psychosen motorische Störungen beschrieben, wobei nicht nur abnorme Posituren, sondern auch Steifigkeit der Bewegungen und vor allem motorische Ungeschicklichkeiten auffielen. Bis heute wurden anhand von empirischen Untersuchungen vielfältige motorische bzw. sensomotorische Dysfunktionen beschrieben (Übersichten: Jahn 1999; Boks et al. 2000). Diese verhältnismäßig gut objektivierbaren und zeitüberdauernden Auffälligkeiten weisen auf das definitive Vorliegen von Störungen zerebraler Funktionseinheiten hin.

Schon in der eingehenden Erhebung des neurologischen Status lassen sich zwei Gruppen von Auffälligkeiten unterscheiden: Bei den »harten« neurologischen Zeichen (*neurological hard signs* NHS) handelt es sich um alle diejenigen eindeutigen klinisch-neurologischen Befunde, die auf eine lokalisierbare Läsion im Zentralnervensystem hinweisen. Sehr viel häufiger kommen jedoch sowohl bei der Normalbevölkerung wie bei Menschen mit Schizophrenien »weiche« neurologischen Zeichen (*neurological soft signs* NSS) vor. Hierbei handelt es sich um relativ diskrete, aber dennoch konstant nachweisbare Fehlfunktionen, die nicht primär auf lokalisierbare zerebrale

Läsionen schließen lassen. Wie bei NHS so lassen sich auch bei NSS aus systemneurologischer Sicht fünf Gruppen von Merkmalen unterscheiden. Diese betreffen
- die motorische Koordination,
- die Sequenz motorischer Abläufe,
- die sensomotorische Integration,
- Primitivreflexe sowie
- andere Merkmale.

Neurologische Auffälligkeiten wurden in den verschiedenen Studien in oft recht unterschiedlicher Weise erhoben, sowohl durch einfache klinisch-neurologische Untersuchung als auch durch eine Untersuchung, die sich an standardisierten Verfahren orientiert. Die Vielfalt der Untersuchungstechniken, aber auch der untersuchten Auffälligkeiten, erschwert definitive Aussagen über mit Schizophrenie assoziierte neurologische Befunde. Als standardisierte Verfahren werden angewendet:
- die *Neurological Evaluation Scale* (am häufigsten angewandtes Verfahren, Buchanan u. Heinrichs 1989),
- die *Condensed Neurological Examination* (Rossi et al. 1990) und
- die Heidelberger Neurologische Soft-Signs-Skala (Schröder et al. 1991).

In einer Übersicht über 17 Studien konnten Boks und Mitarbeiter zeigen, dass eine Vielzahl von motorischen Funktionen bei Patienten mit Schizophrenie im Vergleich zu Gesunden gestört waren (Boks et al. 2000). So unterschieden sich Patienten mit Schizophrenie von Gesunden insbesondere hinsichtlich der Koordination (z. B. Dysdiadochokinese, Tandemgang, Finger-Daumen-Opposition und Finger-Nase-Versuch) und des Funktionsablaufs (z. B. Faust, Handkante-Handfläche-Versuch). In einer Vielzahl von Studien wurden auch Primitivreflexe erfasst (z. B. Blickreflex, Palmomentalreflex, Schnauzreflex, Greifreflex), die bei Patienten mit Schizophrenie etwa 4- bis 10-mal häufiger pathologisch ausfielen. Im Vergleich zu Patienten mit affektiven Störungen, die ebenfalls – wenn auch mit deutlich geringererer Häufigkeit – Auffälligkeiten gegenüber Gesunden aufwiesen, ergab sich bei Patienten mit Schizophrenie allerdings kein typisches oder gar spezifisches Muster.

Die Gruppe der NSS wurde u. a. aufgrund ihres häufigeren Vorkommens wesentlich besser hinsichtlich ihrer vielfältigen Beziehungen zur Psychopathologie, Genetik und Neurobiologie untersucht als die NHS. NSS liegen bei etwa 20–100% aller Menschen mit Schizophrenie vor, verglichen mit 5–50% bei gesunden Kontrollen. Nahezu alle Untersuchungen erbrachten bei Menschen mit Schizophrenie im Vergleich zu Gesunden eine signifikant **höhere Prävalenz von NSS**, wobei diese Rate jedoch erheblich variiert. Die Ursache für die Variation liegt zum einen in der Verwendung unterschiedlicher Erfassungsmethoden, zum anderen aber auch in der typischerweise höheren Varianz bezogen auf die Mittelwerte in den jeweiligen Schizophreniestichproben.

Bei Menschen mit schizophrenen Ersterkrankungen kommen NSS eindeutig häufiger vor als bei Gesunden (Dazzan u. Murray 2002) und scheinen ebenso häufig zu sein wie bei chronisch Erkrankten (Flyckt et al. 1999). Auch bei niemals mit Neuroleptika behandelten Patienten ist die Rate von NSS erhöht (Venkatasubramanian et al. 2003; Shibre et al. 2002). Mohr et al. (2003) konnten zeigen, dass Patienten mit einem hohen NSS-Score gegenüber einer Vergleichsgruppe mit niedrigem Score global schlechtere Leistungen in einer neuropsychologischen Testbatterie zeigten, wobei jedoch das Leistungsprofil beider Gruppen einander im Wesentlichen entsprach.

Ein Anteil an neurologischen Auffälligkeiten scheint **Zeitstabilität** aufzuweisen, während andere Auffälligkeiten mit dem klinischen Befund variieren. Die bisher vorliegenden Ergebnisse sind jedoch nicht homogen. Schröder et al. (1991) konnten in einer ersten Untersuchung, in die auch eine Gruppe gesunder Kontrollpersonen eingeschlossen wurde, zeigen, dass sich die NSS nach Remission des psychotischen Akutzustands signifikant besserten. Keine Besserung der NSS ergab sich demgegenüber in anderen Untersuchungen, sondern eher das Gegenteil (Chen et al. 2000). Ausgehend von Ersterkrankungen haben Madsen und Mitarbeiter (1999) die Zeitstabilität von neurologischen Auffälligkeiten (wobei nicht zwischen NSS und NHS unterschieden wurde!) über einen Zeitraum von fünf Jahren untersucht, mit ausgesprochen heterogenen Ergebnissen. Bei einigen Patienten nahmen die Auffälligkeiten ab, oder sie blieben gleich, bei anderen nahmen sie jedoch im Krankheitsverlauf zu. Diese Zunahme war assoziiert mit Geburtskomplikationen, eher chronischem Verlaufstypus und männlichem Geschlecht. Ebenfalls ausgehend von Ersterkrankten konnten Whitty et al. (2003) zeigen, dass sich nach sechs Monaten Behandlung im Zuge der Besserung des psychopathologischen Befundes auch ein Teil der NSS in ihrem Ausprägungsgrad gebessert hatte, während die NHS an Schweregrad eher zugenommen hatten. Diese Ergebnisse lassen sich dahingehend zusammenfassen, dass vermutlich bei schwerer und chronischer Kranken neurologische Auffälligkeiten eher persistieren oder zunehmen, wobei dies wiederum eher die »härteren« Auffälligkeiten betrifft.

Die Unterschiedlichkeit der angewandten Untersuchungsmethoden und die Heterogenität der Stichproben erschweren Versuche, eine Verbindung zwischen neurologischen Auffälligkeiten einerseits und hirnstrukturellen Auffälligkeiten andererseits herzustellen. Eine Gruppe ersterkrankter Patienten mit einer hohen Rate von neurologischen Auffälligkeiten wies im Vergleich zu Patienten mit einer niedrigen Rate eine Reihe von **hirnstrukturellen Unterschieden** auf. Sowohl bei NHS als auch bei NSS der Gruppe »motorische Koordination« zeigten sich u. a. eine verminderte Dichte der grauen Substanz im linken Putamen und Globus pallidus. Für Defizite in der sensorischen Integration ergaben sich Substanzdefizite in verschiedenen Gehirnregionen (Dazzan et al. 2004)

Obwohl moderne bildgebende Verfahren einen Einblick in die zerebralen Regelkreise erlauben, die in einzelne neurologische Fehlfunktionen involviert sind, wurde z. B. das funktionelle MRT erstaunlich wenig im Zusammenhang mit NSS bei Schizophrenien eingesetzt. Bei der Durchführung einzelner NSS – Wechsel zwischen Pronation und Supination bzw. Finger-Daumen-Opposition – zeigte sich eine verminderte Aktivierung der sensomotorischen Kortizes und in geringerem Ausmaß der supplementärmotorischen Areale (Schröder et al. 1995, 1999).

Bei Verwandten von schizophren erkrankten Patienten liegt die Häufigkeit von NSS zwischen der von Patienten und Gesunden (Rossi et al. 1990; Ismail et al. 1998). Bei für Schizophrenie diskordanten, monozygoten Zwillingen fand sich ebenfalls eine erhöhte Rate (Mosher et al. 1971; Niethammer et al. 2000). Der NSS-Score (Heidelberg-Skala) war sowohl bei den an Schizophrenie Erkrankten wie auch bei den nichterkrankten Zwillingen erhöht, wobei er im letzteren Fall signifikant niedriger ausfiel (Niethammer et al. 2000). Während diese Befunde auf eine genetische (Mit)Determination von NSS hinweisen, scheinen aber auch epigenetische Faktoren, insbesondere perinatale Traumen, eine Rolle als prädisponierende Faktoren zu spielen (Cantor-Graae et al. 1994; Lane et al. 1996).

Eine besondere motorische Auffälligkeit stellt eine charakteristische **Ungeschicklichkeit in den Bewegungsabläufen** (*clumsiness*) dar, die sogar schon im Kindesalter bei Menschen beobachtet werden kann, die später an Schizophrenie erkranken. Aufmerksamkeit hat in diesem Zusammenhang die Untersuchung von Walker et al. (1990) erregt. Hierbei wurden nicht vorinformierten Zuschauern (13 Psychologiestudenten, 6 klinisch Tätige) Filmaufnahmen von Kindern aus einer Zeitspanne von 5–8 Kindheitsjahren gezeigt, mit der Aufforderung, zwischen den Kindern zu unterscheiden, die später an Schizophrenie erkrankten, und solchen, die gesund blieben. Diese Unterscheidung gelang den Zuschauern mit erstaunlich hoher Präzision. Die Verhaltensbeobachtung zeigt, dass als entscheidungsbegründende Merkmale neben verminderter (positiver) affektiver Resonanz und Augenkontakt insbesondere eine unbeholfenere motorische Koordination herausgestellt wurde.

Eine vor kurzem durchgeführte, systematisch über drei Experimente aufgebaute Untersuchung lässt darauf schließen, dass bei der Durchführung komplexer Bewegungsabläufe die motorischen Auffälligkeiten i.S. einer Dysmetrie (die auch als »Ungeschicklichkeit« imponieren kann) vermutlich nicht mit einer verminderten prädiktiven Wahrnehmung von Bewegungsanforderungen zusammenhängen, sondern eher mit einer verminderten Fähigkeit zur flüssigen Sequenzierung von motorischen Leistungen (Delevoye-Turrell et al. 2003). Diese Beobachtung passt gut zu der von Andreasen entwickelten Annahme eines gestörten kortikozerebellar-thalamokortikalen Regelkreises als Grundlage einer Beeinträchtigung der Synchronizität motorischer und kognitiver Leistungen (Andreasen 1999).

Exkurs

Okulomotorik

Auch die verschiedenen okulomotorischen Auffälligkeiten bei Menschen mit Schizophrenien können im Zusammenhang mit der Gruppe motorischer Auffälligkeiten gesehen werden. Möglicherweise stellen verschiedene Störungen der Augenbewegung, insbesondere der **langsamen Augenfolgebewegung** (*smooth pursuit*), neurologische Soft Signs auf der Ebene der Okulomotorik dar. Gerade bei der Ausführung von *smooth pursuit* wird ein Mangel an Flüssigkeit der Bewegungen bei etwa 50–80% aller Patienten mit Schizophrenien deutlich.

Diese motorische Auffälligkeit ist seit der weithin beachteten Arbeit von Holzman et al. (1973) für die Schizophrenieforschung aus mehreren Gründen von besonderem Interesse: Zum einen kann ein genetischer Hintergrund der Störung angenommen werden. Zum anderen ist sie aber auch mit großer Präzision messbar und erlaubt daher sowohl auf der Ebene der experimentellen Neurophysiologie wie auch auf der Ebene der Kombination von Augenbewegungsparadigmen mit moderner Bildgebung ungewöhnlich gute Einblicke in ihre Pathophysiologie.

Die Störung der langsamen Augenfolge (*eye tracking dysfunction* ETD) liegt bei etwa der Hälfte aller Menschen mit Schizophrenien und etwa 40% der Angehörigen 1. Grades vor; sie tritt weit überzufällig häufig in Familien mit Schizophrenien auf (Grove et al. 1991; Lencer et al. 1999). Mit größter Wahrscheinlichkeit repräsentiert sie einen sog. **phänotypischen genetischen Marker**, eine phänotypische Eigenschaft (»Endophänotyp«), die eine genetische Prädisposition für eine bestimmte Erkrankung anzeigt (Übersichten u. a. in Arolt et al. 1993; Calkins u. Iacono 2000; Holzman 2000). Bereits seit längerem liegt ein Kopplungsbefund an einen chromosomalen Locus auf Chromosom 6 vor (Arolt et al. 1996, 1999), der unlängst bestätigt wurde (P.S. Holzman, persönliche Mitteilung), ohne dass bisher ein entsprechendes Kandidatengen (im entsprechenden Chromosomenabschnitt, z. B. TNF-α oder Dysbindin) plausibel gemacht werden konnte. Assoziationsstudien aus der Gruppe von Rybakowski (2001, 2002) haben noch zu reproduzierende Assoziationen von mangelhafter Smooth-pursuit-Qualität und Polymorphismen u. a. an zwei Genorten ▼

(DRD3, COMT) gezeigt, die auf eine Dysfunktion des Dopaminsystems bei dieser Störung hindeuten (▶ 7.5.1).
Die langsame Augenfolge ist mit hoher Präzision messbar und kann daher im Hinblick auf Komponenten bzw. mögliche Ursachen der Störung inzwischen gut analysiert werden. So hat sich gezeigt, dass die langsame Augenbewegung bei Schizophenen während der Bewegungsausführung immer wieder hinter dem Zielpunkt zurückbleibt und daher zur Aufrechterhaltung des Zielpunktes in prädominanter Weise **Aufholsakkaden** ausgeführt werden müssen. Eine Ursache für diese Störung könnte in einer schlechteren Geschwindigkeitswahrnehmung bei den Betroffenen aufgrund einer Dysfunktion der an der Sehfunktion beteiligten temporalen Kortexareale (Area MT/MST) bestehen (Chen et al. 1999a). Studien mit neurophysiologischen Paradigmen (Sweeney et al. 1998), aber auch mit bildgebenden Verfahren wie PET (Ross et al. 1995; O'Driscoll et al. 1999) sowie neuerdings auch mit fMRT (Tregellas et al. 2004) weisen u. a. auf eine verminderte Aktivierung der frontalen Augenfelder im Zusammenhang hin, die als verminderte Fähigkeit zur sensomotrischen Integration bei Smooth-pursuit-Bewegungen gedeutet werden kann. Insbesondere diese Untersuchung von Tregellas ist aufschlussreich, da sich außer dieser Beobachtung vor allem ein Netzwerk von Hirnregionen mit verminderter und auch vermehrter Aktivität zeigte. So war bei Patienten mit Schizophrenie gegenüber Gesunden auch eine vermehrte Aktivierung insbesondere im Gyrus fusiformis rechts und in den posterioren Anteilen des Hippocampus erkennbar – ein Befund, der von den Autoren als im Zusammenhang mit einer für Schizophrenie schon länger diskutierten verminderten inhibitorischen Funktion dieser Regionen gesehen wird. In der Tat zeigt ja eine detaillierte Analyse der langsamen Augenfolgewegungen bei Schizophrenen auch ein vermehrtes Auftreten anderer (z. B. antizipatorischer) Sakkadentypen i.S. von Intrusionen, sodass sich bei den betroffenen Schizophrenen eine komplexe Bewegungsstörung mit insgesamt deutlich instabilierem Bewegungsmuster zeigt.
Auch sakkadische Augenbewegungen sind bei Menschen mit Schizophrenien häufig gestört. Unabhängig von neuroleptischer Medikation ist eine erhöhte Fehlerrate bei der Ausführung von sog. **Antisakkaden** (Sakkaden entgegen der Richtung eines abrupt ausgelenkten Zielpunkts) beobachtet worden, die sich insbesondere in Form einer mangelhaften Unterdrückung einer automatischen gleichsinnigen Mitbewegung der Augen zeigt. Diese verminderte Inhibition der automatischen Mitbewegung ist vermutlich mit einer frontalen Dysfunktion assoziiert. In einer kürzlich durchgeführten Studie mit fMRT (Raemaekers et al. 2002) konnte gezeigt werden, dass die erhöhte Fehlerrate mit einer selektiven Minderaktivierung des Striatum assoziiert war. Die Unterdrückung automatischer Augenbewegungen scheint ein intaktes frontostriatales Netzwerk vorauszusetzen.
Doch auch andere sakkadische Bewegungen zeigen Beeinträchtigungen. So treten auch bei intern generierten Sakkaden, bei denen eine Sakkade aus der Erinnerung in eine vorgebene Richtung ausgeführt wird, oder bei Sakkaden, die aufgrund mündlicher Anweisung in eine Richtung ausgeführt werden sollen, erhöhte Fehlerraten auf. Die verminderte Präzision von einfachen, reflexiven Sakkaden ist hingegen vermutlich auf die neuroleptische Behandlung zurückzuführen und scheint eine Form der Frühdyskinesie darzustellen. Werden die motorischen/attentiven Beeinträchtigungen der Smooth-pursuit- und der sakkadischen Steuerung gemeinsam bewertet, zeigt sich eine hohe Diskriminationsfähigkeit zwischen Menschen mit Schizophrenie und Gesunden (Arolt et al. 1998).

! Auch bei den verschiedenen Systemen der Steuerung von Augenbewegungen bestehen diffizile motorische Auffälligkeiten, die zu einer verminderten Präzision in der Ausführung motorischer Aufgaben führen.

7.4.3 Neurochemische Systeme

Neurotransmittersysteme

Einen wichtigen Beitrag zum Verständnis pathophysiologischer Zusammenhänge schizophrener Erkrankungen lieferte die Untersuchung der Wirkungsweise antipsychotischer Medikamente im Gehirn. So führte die Beobachtung von Carlsson und Lindquist (1963), dass die Gabe von Neuroleptika bei Labortieren eine Erhöhung des Dopaminumsatzes bewirkt, zur Formulierung der Dopaminhypothese. Diese Hypothese beeinflusste über mehrere Jahrzehnte maßgeblich die Schizophrenieforschung. Neuere Befunde legen jedoch nahe, dass die dopaminerge Dysfunktion nur einen Teil der komplexen Interaktionen zwischen verschiedenen Neurotransmittern (Serotonin, Noradrenalin, Glutamat, GABA) darstellt. Obwohl jeder dieser Transmitter möglicherweise nicht direkt für die Krankheitsentstehung verantwortlich ist, kommt dem Verständnis der veränderten Transmitterinteraktionen eine große Bedeutung zu für die Aufklärung pathogenetischer Zusammenhänge und die Entwicklung neuer Behandlungs- und Präventionsstrategien.

Dopamin

Dopamin ist einer der Haupttransmitter im Gehirn. Dopaminerge Bahnen verlaufen von der Substantia nigra und vom ventralen Tegmentum zu mesolimbischen, mesokortikalen und striatalen Regionen des Gehirns. Eine separate tuberoinfundibuläre Bahn erstreckt sich vom Hypothalamus zur Hypophyse. Die Familie der **Dopaminrezeptoren** unterteilt sich in D1- (D1 und D5) und D2-artige (D2, D3, D4). Darüber hinaus wurden eine lange und eine kurze Isoform des D2-Rezeptors identifiziert, die in verschiedenen Hirnregionen lokalisiert sind. Kortikale und striatale Regionen unterscheiden sich bezüglich Dopaminkonzentration, Rezeptorregulation und -dichte (Lidow et al. 1998; Strange 2001). Die D1-Familie vermittelt über GTP-bindende Transduktionsproteine (G-Proteine) eine Stimulation von Adenylatzyklasen als Second-messenger-System und regt damit die cAMP-Bildung in der Zelle an. Die Rezeptoren der D2-Familie hingegen sind an ein inhibitorisches G-Protein (G_i) gekoppelt und hemmen daher die Adenylatzyklase und die cAMP-Bildung.

7

Effektive Antipsychotika verfügen sämtlich über eine **D2-antagonistische Wirkung**. Allerdings ist die früher verbreitete Ansicht, eine möglichst hohe Rezeptorbelegung im Sinne einer guten therapeutischen Wirksamkeit sei erstrebenswert und extrapyramidalmotorische sowie hormonelle Nebenwirkungen (Hyperprolaktinämie) müssten in Kauf genommen werden, überholt. So konnte bei Patienten, die klinisch nicht auf die medikamentöse Therapie respondierten, im SPECT eine D2-Blockade von über 90% nachgewiesen werden, während andere Patienten, die eine Besserung zeigten, eine bemerkenswert niedrige Rezeptorblockade aufwiesen (Pilowsky et al. 1993). Außerdem erwies sich bei vielen schizophrenen Patienten eine Behandlung mit dem atypischen Antipsychotikum Clozapin derjenigen mit typischen Antipsychotika überlegen, obwohl unter Clozapin D2-Rezeptorblockaden von lediglich 20–60% gemessen wurden (Pilowsky et al. 1992). Da viele Atypika eine hohe Affinität zum 5-HT2A-Rezeptor zeigten, eine reine 5-HT2A-Blockade jedoch für eine antipsychotische Wirkung nicht ausreichend erschien, wurde postuliert, das Verhältnis zwischen 5-HT2A- und D2-Blockade sei relevant für die Wirksamkeit atypischer Antipsychotika (Kapur et al. 1999).

In Post-mortem-Studien wurden erhöhte D2-Rezeptordichten im Striatum Schizophrener nachgewiesen. Der Wert dieser Befunde wurde jedoch in Frage gestellt, da die untersuchten Gehirne von langjährig antipsychotisch behandelten Patienten stammten und eine klassische, antipsychotische Therapie ihrerseits eine Hochregulation der D2-Rezeptoren verursacht (Übersicht: Jones u. Pilowsky 2002). In Imaging-Studien (PET) konnte der Post-mortem-Befund nicht vollständig bestätigt werden (Übersicht: Frankle u. Laruelle 2002). Nach Gabe von Amphetamin zeigte die Gruppe der Schizophrenen jedoch einen doppelt so hohen Dopaminanstieg wie die gesunde Vergleichsgruppe (Laruelle et al. 1996; Breier et al. 1997). Dieser Anstieg wurde sowohl für medikamentös behandelte wie niemals zuvor medikamentös behandelte Patienten nachgewiesen und nur im Stadium der akuten Exazerbation beoachtet, während remittierte Patienten eine normale Dopaminantwort demonstrierten (Laruelle et al. 1999). In einer Langzeitstudie konnten Knable und Mitarbeiter (1998) zeigen, dass eine Verschlechterung der Defizitsymptome nicht medikamentös behandelter Schizophrener mit einer verminderten endogenen Dopaminaktivität verbunden war. Moore und Mitarbeiter (1999) formulierten auf Basis dieser und anderer Imaging-Befunde ein Modell, das folgendes besagt:

- Eine gesteigerte, phasisch-dopaminerge Wirkung im limbischen System führt zu einer Fehlinterpretation harmloser äußerer Einflüsse mit Wahnbildung und eine defekte Filterung von Wahrnehmungen zu Halluzinationen. Eine D2-Blockade in diesen Hirnregionen würde daher diese Symptome positiv beeinflussen.
- In frontalen und präfrontalen kortikalen Regionen hingegen ist die tonische Dopamintransmission bei Schizophrenen in ihrer Aktivität vermindert, wodurch kognitive Störungen, eine Verarmung des Denkens und der Sprache, eine Verminderung des Antriebs und der Motivation entstehen. Eine D2-Blockade in diesen Regionen würde die negativen Symptome nur verstärken.

Diese Hypothese wird gestützt durch die differenzielle Belegung der D2-Rezeptoren in verschiedenen Hirnregionen unter **atypischen Antipsychotika** (Lidow et al. 1998; Meltzer et al. 1999; Stephenson et al. 2000; Xiberas et al. 2001). Atypika mit mittlerer Affinität zum D2-Rezeptor (z. B. Clozapin, Quetiapin) greifen in verschiedenen klinisch relevanten Dosierungen primär an Rezeptoren im temporalen Kortex (Amygdala und Hippocampus) an. Atypische Antipsychotika mit höherer Affinität zum D2-Rezeptor (z. B. Risperidon) hingegen haben eine dosisabhängige limbische Selektivität (Bressan et al. 2003). Kapur und Seeman (2001) schlossen aus diesen Daten, dass die niedrige Affinität mancher Atypika zum D2-Rezeptor dadurch bedingt ist, dass sie schnell wieder vom Rezeptor wegdissoziieren. Medikamente mit einer höheren Rezeptoraffinität könnten einen ähnlichen Effekt erzielen, wenn sie schnell durch die Synapse beseitigt werden oder in geringen Konzentrationen an den Synapsen vorliegen (Strange 2001). Hier könnten **partielle Dopaminantagonisten**, die differenziell bei Hyperaktivität antagonisierend und bei Hypoaktivität agonistisch wirken, einen therapeutischen Fortschritt bedeuten. Der verzögerte Wirkungseintritt von Antipsychotika kann dadurch jedoch nicht erklärt werden. Hierfür könnten durch Antipsychotika induzierte, neuroplastische Effekte mit Synapsenneubildung verantwortlich sein (Konradi u. Heckers 2001).

Glutamat

Hinweise aus tierexperimentellen Studien sowie die Beobachtung, dass die fortgesetzte Einnahme des NMDA-Rezeptorantagonisten Phencyclidin (PCP, *angel dust*) bei Menschen schizophreniforme Psychosen mit positiven wie negativen Symptomen auslöst, legen eine Beteiligung des Glutamatsystems an der Pathogenese der Schizophrenie nahe.

Glutamat ist ein Neurotransmitter der Pyramidenzellen, kann in ca. 40% der Synapsen nachgewiesen werden und kommt insbesondere im gesamten Kortex und im Hippocampus vor. Das System projiziert auf das limbische System, die Basalganglien und den Kortex. Kortikofugale, glutamaterge Neurone kontrollieren monoaminerge Neurone: Direkt verschaltet aktivieren sie dopaminerge, noradrenerge und serotonerge Neurone. Wird jedoch ein GABAerges Interneuron zwischengeschaltet, wirkt Glutamat hemmend auf die monoaminergen Neurone. Diese **zweizügelige Wirkungsweise** ermöglicht über negative Feedbackmechanismen eine differenzierte Steuerung der Monoamine.

Glutamateffekte werden über zwei verschiedene membranständige Rezeptorklassen vermittelt: **Metabotrope** Rezeptoren regulieren G-Protein-vermittelt die Phospholipase C oder die Adenylatzyklase. **Ionotrope** Rezeptoren bewirken Ionenflüsse an der Zellmembran und Änderungen des Membranpotenzials. Nach der präferenziellen Affinität bestimmter Agonisten werden die ionotropen Glutamatrezeptoren in drei Hauptklassen unterteilt:

- NMDA-Rezeptoren,
- AMPA-Rezeptoren und
- Kainatrezeptoren.

Die Ionenkanäle der AMPA- und Kainatrezeptoren lassen im Wesentlichen monovalente Ionen passieren, während NMDA-Rezeptoren den Einstrom sowohl von Na^+- als auch von Ca^{2+}-Ionen erlauben. Zur Aktivierung des NMDA-Rezeptors müssen gleichzeitig zwei Agonisten vorhanden sein: Glutamat und Glycin oder D-Serin.

Eine **Blockade der NMDA-Rezeptoren** z. B. durch PCP führt zu einer gesteigerten Dopaminfreisetzung nach Amphetamingabe. Bei lokaler Blockade im Striatum werden positive Symptome ausgelöst, bei systemischer Gabe eines NMDA-Antagonisten mit Blockade kortikaler Rezeptoren verstärken sich negative Symptome. Die Gabe des Glutamatagonisten D-Serin als Add-on-Medikament bei Schizophrenie führte zu einer Reduktion positiver und negativer Symptome sowie zu einer Verbesserung der kognitiven Leistungsfähigkeit (Tsai et al. 1998). Bei remittierten Schizophrenen löst die Gabe des NMDA-Antagonisten Ketamin das Wiederauftreten der psychotischen Symptome aus, die der Betreffende während einer vorangegangenen psychotischen Episode erlebt hatte (Adler et al. 1999). Bereits 1980 wurde eine verminderte Konzentration von Glutamat im Liquor Schizophrener berichtet (Kim et al. 1980), was im Folgenden jedoch nicht bestätigt werden konnte. In Post-mortem-Hirngewebe schizophrener Patienten ist die Glutamatkonzentration erniedrigt und die Dichte der glutamatergen NMDA-Rezeptoren erhöht, was als eine kompensatorische Heraufregulation bei verminderter glutamaterger Neurotransmission interpretiert wird (Tsai u. Coyle 2002; Aparicio-Legarza et al. 1998; Gao et al. 2000). Der endogene NMDA-Antagonist Kynureninat wurde im Hippocampus Schizophrener in erhöhter Konzentration gefunden (Schwarcz et al. 2001).

! Die vorliegenden Befunde legen nahe, dass derjenige Teil der NMDA-Rezeptoren, der auf kortikolimbischen, GABAergen Interneuronen lokalisiert ist, bei Schizophrenen einen Defekt aufweist. Dadurch ist innerhalb des Regelkreises der hemmende Schenkel geschwächt, was u. a. zu einer vermehrten Dopaminausschüttung führt.

Während eine physiologische Stimulation des Glutamatrezeptors für Neurone günstig ist, kann eine exzessive Stimulation (**Exzitotoxizität**) die Lebensfähigkeit durch Beeinträchtigung der strukturellen und funktionalen Integrität verringern. Eine exzessive Aktivierung des NMDA-Rezeptors kann einen nicht mehr beeinflussbaren Na^+- und Cl^--Einstrom nach sich ziehen, der über einen Anstieg des osmotischen Drucks zur Zellruptur führt. Falls die Zelle den nekrotischen Tod verhindert, kann ein verzögerter, apoptotischer Tod durch irreversible intrazelluläre Ca^{2+}-Erhöhung initiiert werden. Durch den Ca^{2+}-Anstieg bricht das mitochondriale Membranpotenzial zusammen, wodurch die ATP-Konzentration abnimmt und damit die Energieversorgung nicht mehr ausreicht. Dadurch kann das Ca^{2+} nicht mehr aus der Zelle transportiert werden, was den Teufelskreis verstärkt. Außerdem aktiviert Ca^{2+} den Arachidonsäurestoffwechsel, wodurch freie Radikale gebildet werden, die die zelluläre Funktion und die Membranintegrität beeinträchtigen, indem sie Proteine und Nukleinsäuren angreifen und eine Lipidperoxidation der Zellmembranen fördern (Übersicht: Konradi u. Heckers 2003).

Serotonin

Aus der Beobachtung, dass das sowohl serotoninagonistisch als auch -antagonistisch wirkende Halluzinogen LSD (Lysergsäurediethylamid) psychotische Symptome hervorrufen kann, die in Teilen denen einer Schizophrenie ähnlich sind, wurde geschlossen, Serotonin (5-HT) könnte an der Pathogenese der Schizophrenie beteiligt sein. Das verstärkte Aufkommen atypischer Antipsychotika, die sämtlich eine unterschiedlich ausgeprägte antagonistische Wirkung auf den **5-HT2A-Rezeptor** entfalten, verstärkte die wissenschaftlichen Bemühungen zur Abbildung der Relevanz des Serotoninsystems für die Pathogenese der Schizophrenie.

Serotonerge Neurone sind lokalisiert in den Raphekernen im Hirnstamm, von wo Verbindungen in den gesamten Kortex und das Striatum verlaufen. Es besteht eine ausgeprägte Verbindung über den Thalamus zum Hippocampus. 5-HT1A-Rezeptoren sind über G_i-Proteine inhibitorisch an die Adenylatzyklase gekoppelt und senken die cAMP-Konzentration. Durch Stimulation der 5-HT2A-Rezeptoren wird über G_q-Proteine die Phospholipase C aktiviert.

In Post-mortem-Studien konnte eine verminderte Dichte an 5-HT2A-Rezeptoren im dorsolateralen präfrontalen Kortex Schizophrener nachgewiesen werden. In verschiedenen Tierexperimenten wurde gezeigt, dass die Applikation von Antipsychotika mit **5-HT2A-antagonistischer Wirkung** (z. B. Clozapin) zu einer Verminderung der Rezeptoren führte. Eine langjährige Antipsychotikabehandlung muss daher zumindest als starker konfundierender Faktor beachtet werden (Übersicht: Dean 2003). In PET-Untersuchungen an nicht medikamentös behandelten Patienten mit Schizophrenie demonstrierten vier Studien keine Verminderung des 5-HT2A-Rezeptors (Trichard et al. 1998; Lewis et al. 1999; Okubo et al. 2000; Verhoeff et al. 2000), während eine Studie an niemals neuroleptisch behandelten Patienten eine verringerte Dichte fand (Ngan et al. 2000).

Die Suche nach Polymorphismen (*single-nucleotide polymorphisms* SNPs) des 5-HT2A-Rezeptors verlief bisher ergebnislos. Auch die Bestimmung der Konzentrationen von Serotonin und 5-Hydroxyindolessigsäure (5-HIAA, einem Stoffwechselprodukt des Serotonins) in Liquor und Gehirn erbrachte widersprüchliche Ergebnisse. Allerdings fand sich in mehreren Studien eine Korrelation zwischen erniedrigten 5-HIAA-Konzentrationen im Liquor und einer Hirnsubstanzminderung bei Schizophrenen (Übersicht: Bleich et al. 1988).

Klinisch-funktionell stellt der Antagonismus des 5-HT2A-Rezeptors ein wichtiges Element der therapeutischen Wirkung atypischer Antipsychotika dar. Aus Experimenten mit spezifischen 5-HT2A-Rezeptorantagonisten wurde jedoch auch deutlich, dass sich aus einer Blockade des Serotoninrezeptors allein keine antipsychotische Wirkung ergibt (de Paulis 2001).

Serotoninrezeptoren entfalten jedoch noch weiter reichende Wirkungen, die für die Pathogenese der Schizophrenie von Relevanz sind. Sie spielen eine wichtige Rolle bei **neuroplastischen** Prozessen. Der 5-HT2A-Rezeptor steuert die Glykogenolyse in Astrozyten und erhöht das intrazelluläre Kalzium in Neuronen. Dies führt zu einer Destabilisierung des Zytoskeletts und stößt dadurch Zellproliferation, Synaptogenese und Apoptose an. Der 5-HT1A-Rezeptor hingegen fördert die Sekretion des Proteins S100B aus Astrozyten und eine Reduktion der cAMP-Konzentration in Neuronen. Dadurch wird das intrazelluläre Zytoskelett stabilisiert, was Proliferationsvorgänge beendet und eine Zelldifferenzierung fördert (Azmitia 2001). In verschiedenen Post-mortem-Untersuchungen wurde eine um 15–80% erhöhte Dichte der 5-HT1A-Rezeptoren im präfrontalen Kortex Schizophrener berichtet. Die pathophysiologische Relevanz dieses Befundes ist zwar noch nicht geklärt, die Lokalisation der Rezeptoren auf Pyramidenzellen weist jedoch auf eine Rolle im Glutamatnetzwerk hin. 5-HT1A-Agonisten führen im Tierexperiment zu einer erhöhten Dopaminausschüttung im präfrontalen Kortex, was klinisch eine Besserung von Negativsymptomen bewirken könnte (Bantick et al. 2001). Die detailliertere Untersuchung der **5-HT1A-agonistischen Wirkung** moderner Atypika wie Ziprasidon, Quetiapin und Aripiprazol könnte zukünftig Auskunft über die klinische Bedeutung dieses Rezeptorsystems beim Menschen geben.

Noradrenalin

Bereits 1952 wurde Noradrenalin eine Rolle in der Pathophysiologie der Schizophrenie zugedacht. Die Vorstellung war, dass endogenes Noradrenalin methyliert wird und so ein meskalinartiges Halluzinogen bildet (»Transmethylierungshypothese«). Stein und Wise brachten 1971 Noradrenalin erstmals in Verbindung mit Anhedonie und Antriebsmangel bei Schizophrenen.

Noradrenerge Fasern verlaufen vom in der dorsolateralen Pons liegenden Locus coeruleus in große Teile des ZNS, so zu Thalamus, Hypothalamus, dem gesamten Kortex, zur Amygdala, den Nuclei septales und zum Bulbus olfactorius. Die Signalübertragung an β-noradrenergen Rezeptoren verläuft über G-Proteine. Sie bewirken eine Aktivitätssteigerung der Adenylatzyklase mit in der Folge vermehrter cAMP-Bildung. α_1-Rezeptoren aktivieren über G-Proteine die Phospholipase C, was zur Bildung von Inositoltriphosphat und Diacylglycerin führt.

In Post-mortem-Untersuchungen wurden wiederholt erhöhte Noradrenalinkonzentrationen im Nucleus accumbens paranoid Schizophrener berichtet. In späteren Studien, in die ante mortem erhobene kognitive Fähigkeiten mit einbezogen wurden, zeigte sich eine Korrelation zwischen erniedrigter Noradrenalinkonzentration und kognitiver Insuffizienz (Übersicht: Friedman et al. 1999).

Im Liquor wurden erhöhte Noradrenalinkonzentrationen sowohl bei chronisch kranken Schizophrenen als auch bei nicht medikamentös behandelten Akutkranken beschrieben, wobei hier eine Korrelation zur Negativsymptomatik bestand (Pickar et al. 1990; Van Kammen et al. 1990). Diese prima vista widersprüchlichen Befunde könnten dadurch bedingt sein, dass präsynaptische α_2-Rezeptoren die noradrenerge Aktivität verringern, während postsynaptische α_2-Rezeptoren stimulierend wirken (Friedman et al. 1999).

GABA (γ-Amino-Buttersäure)

GABAerge Neurone dominieren die neuronale Zellpopulation im Gehirn derart, dass es kaum vorstellbar erscheint, GABA könnte an einem Regelkreis nicht beteiligt sein. Sie bilden die kleinen Interneurone im Kortex. Der $GABA_A$-Rezeptor vermittelt ionenkanalgekoppelt eine Zunahme der Membranleitfähigkeit für Cl^--Ionen, der G-Protein-gekoppelte $GABA_B$-Rezeptor bedingt eine Abnahme der Membranleitfähigkeit für Ca^{2+}-Ionen, aktiviert den Kalziumkanal und hemmt die Adenylatzyklase.

In Post-mortem-Untersuchungen wurde eine Reduktion GABAerger Neurone im limbischen System und im präfrontalen Kortex sowie eine erhöhte Dichte an $GABA_A$-Rezeptoren beschrieben. Die Hochregulation der Rezeptoren könnte durch eine verminderte Funktion der Interneurone bedingt sein (Benes 2000). Möglicherweise liegt auch eine Dysfunktion der kleinen Neurone vor, da eine Verringerung der RNA für die Glutamatdecarboxylase, dem Syntheseenzym von GABA, im präfrontalen Kortex gezeigt wurde, wobei die Anzahl der Neurone nicht verändert war (Akbarian et al. 1995). Darüber hinaus sind GABAerge Neurone besonders empfindlich gegenüber Glukokortikoiden und glutamaterger Exzitotoxizität. Eine GABAerge Dysfunktion könnte sich im Erwachsenenalter entwickeln oder in utero bzw. neonatal als Folge von Geburtskomplikationen oder anderen Stressfaktoren entstehen. Dies könnte einen zerstörerischen Einfluss auf die Interneurone haben mit der Folge einer dauerhaft erhöhten Sensitivität (Carlsson et al. 2001).

Endokrine Systeme

Die Hypothese, Hormone könnten ätiologisch oder pathogenetisch bedeutsame Faktoren der Schizophrenie darstellen, lenkte das Interesse der Wissenschaftler zunächst auf die Hormone des vorderen Hypophysenlappens (Wachstumshormon oder Somatotropin, Prolaktin) aufgrund der Vorstellung, dass diese unter direktem regulatorischem Einfluss des ZNS stehen. Hinzu kamen die Hormone des hinteren Hypophysenlappens (ACTH mit Kortison, Oxytozin, Vasopressin). Die Geschlechtsunterschiede in Epidemiologie und Verlauf der Schizophrenie lenkten den Fokus schließlich auf die Geschlechtshormone, insbesondere Östrogen (Übersicht: Marx u. Lieberman 1998).

Somatotropin (GH) unterliegt einer phasischen Stimulation durch Dopamin über den Wachstumshormon-Releasing-Faktor (*growth hormone releasing factor* GHRF), der die Ausschüttung des Antagonisten Somatostatin hemmt und so zu einer erhöhten Freisetzung von GH führt, während Prolaktin tonisch-dopaminerg gehemmt wird. Zusätzlich werden GABAerge, serotonerge und noradrenerge Einflüsse auf die Regulation von GH diskutiert. Auch **Prolaktin** wird dopaminerg reguliert. Hohe Dopaminkonzentrationen bewirken eine Reduktion des Prolaktinspiegels, niedrige Dopaminkonzentrationen (wie z. B. auch unter Therapie mit Antipsychotika) eine erhöhte Prolaktinausschüttung. Tierexperimentelle Untersuchungen bezüglich der Wirkung von Dopamin auf die Vasopressin- und Oxytozinsekretion sind widersprüchlich. Für beide Hormone wurden sowohl sekretionsfördernde wie -hemmende Effekte beschrieben. Im Serum und im Liquor Schizophrener wurden erniedrigte Vasopressin- und erhöhte Oxytozinspiegel nachgewiesen. Unter Therapie mit Antipsychotika kam es zu einer Erhöhung oder zu keiner Veränderung der Vasopressinkonzentration. In ◻ Tab. 7.2 sind die Befunde der hypophysären Hormone und der Kortikoide bei Schizophrenie zusammengefasst. Insgesamt liegen nur wenige reproduzierte Ergebnisse vor, und viele Befunde sind widersprüchlich.

Die unterschiedlichen Krankheitsverläufe bei Frauen und Männern lösten in letzter Zeit verstärkte wissenschaftliche Anstrengungen aus, die den Einfluss von **Geschlechtshormonen** auf die Ätiopathogenese der Schizophrenie fokussierten. Zwar konnte Häfner in seiner aktuellen Studie (2003) die zuvor mehrfach berichteten diagnostischen und psychopathologischen Unterschiede (weniger Negativsymptome bei Frauen) nicht mehr bestätigen, an Schizophrenie leidende Frauen zeigen in dieser Studie im Vergleich zu Männern jedoch

- einen späteren Erkrankungsbeginn,
- einen günstigeren Krankheitsverlauf,
- kürzere und seltenere Hospitalisierungen,
- eine bessere Response auf Antipsychotika,
- eine geringere Suizidrate und
- eine geringere soziale Beeinträchtigung.

Östradiol-17β spielt eine wichtige Rolle in der Entwicklung des embryonalen Gehirns, indem es die physiologische und behaviorale Differenzierung sowie die Regulation des dopaminergen und des serotonergen Systems beeinflusst. So haben Frauen eine höhere D2-Rezeptordichte als gleichaltrige Männer. Östradiol-17β entfaltet eine protektive Wirkung auf neuronale Zellen durch eine Erhöhung des *cAMP-response-element-binding*(CREB)-Transkriptionsfaktors, was z. B. zu einer verstärkten Transkription des Neurotrophins BDNF (*brain-derived neurotrophic factor*) führt, durch Regulation der Kalziumhomöostase und durch antioxidative Aktivität. Außerdem moduliert es die dopaminerge Aktivität durch Steuerung der Freisetzung und des Metabolismus von Dopamin sowie des prä- und postsynaptischen Dopaminrezeptors und -transporters. Tierexperimentelle Befunde legen auch eine Beeinflussung der serotonergen Aktivität nahe, was die Effizienz atypischer Antipsychotika günstig beeinflussen könnte (Übersicht: Halbreich u. Kahn 2003; Rao u. Kölsch 2003).

! Die Fokussierung auf zellbiologische Mechanismen unter dem Einfluss von Östrogen und die Einbeziehung neuroplastischer Vorgänge erbrachte konsistente Befunde und stellt einen erfolgversprechenden Weg in der Untersuchung pathogenetischer Einflüsse von Hormonen dar.

Tab. 7.2. Endokrine Parameter bei Schizophrenie

Hormon	Basaler Serumspiegel	24-Stunden-Sekretion	Stimulation	Differenzierung, sonstige Befunde, Bewertung
Somatotropin (GH)	+/0		Dopaminerge, serotonerge, GABAerge, α_2-adrenerge, GHRF-Stimulation: +/0/–	Diverse Assoziationen mit Psychopathologie und Verlaufsparametern, jedoch kaum reproduzierte Befunde Möglicherweise beeinträchtigte GH-Regulation bei Schizophrenie
Prolaktin	0 bei antipsychotikanaiven Patienten + 2 Wochen nach letzter Antipsychotikaeinnahme	+ vor und nach dem Einschlafen, vermehrte Prolaktinpulse	Dopaminerge Stimulation: 0 antidopaminerge Stimulation: + serotonerge Stimulation: +/–	Diverse Assoziationen von Prolaktindysregulation und Rückfallrisiko, Dyskinesien, therapeutischem Ansprechen auf Antipsychotika, jedoch überwiegend nicht replizierte Ergebnisse
Vasopressin	–		Nach dopaminerger Stimulation Vasopressinanstieg: –	Vasopressinausstoß nach dopaminerger Stimulation: +
Oxytozin	+		Nach dopaminerger Stimulation Oxytozinanstieg: –	
Kortisol ACTH	+/0/– möglicherweise durch Antipsychotika beeinflusst		Nach Stressinduktion: +/0 Nach dopaminerger Stimulation: 0/–	Nach Dexamethasonhemmtest überwiegend erhöhte Zahl der Non-Suppressoren

+ Erhöhung, – Erniedrigung, 0 keine Veränderung

Immunologische Systeme

Angestoßen durch verschiedene epidemiologische Befunde, die ein verstärktes fetales Infektionsrisiko mit einer erhöhten Erkrankungswahrscheinlichkeit für Schizophrenie assoziierten, wurden in den letzten 25 Jahren vermehrt wissenschaftliche Anstrengungen unternommen, um eine mögliche Beteiligung von Infektionen und des Immunsystems an der Pathogenese der Schizophrenie zu ergründen.

Für verschiedene geographische Regionen konnte gezeigt werden, dass Menschen, die **im Frühjahr geboren** werden, ein erhöhtes Erkrankungsrisiko für Schizophrenie besitzen. Eine Erklärung dieses Phänomens könnte darin liegen, dass diese Menschen im 2. Trimenon der Fetalentwicklung einem erhöhten **intrauterinen Infektionsrisiko** ausgesetzt sind, da in den Wintermonaten verstärkt Erkältungskrankheiten auftreten (Torrey et al. 1997). Diese Hypothese wird gestützt durch die vielfältig reproduzierte Beobachtung, dass Menschen, die sich während einer Influenzaepidemie im 2. Trimenon ihrer Fetalentwicklung befanden, ebenfalls eine erhöhte Wahrscheinlichkeit zur Erkrankung an einer Schizophrenie aufweisen (Munk-Jorgensen u. Ewald 2001). Diese indirekten Befunde wurden ergänzt durch den direkten Nachweis von erhöhten Antikörpertitern gegen verschiedene Viren im Blut Schizophrener oder durch den Nachweis des Virusantigens selbst. Gegenwärtig diskutierte Viren umfassen insbesondere die Herpesfamilie, das Bornavirus sowie diverse endogene Retroviren (Pearce 2001; Karlsson 2003).

Unter der Vorstellung, dass eine akute oder latente Infektion für die Schizophrenie pathogenetisch bedeutsam sein könnte, und vor dem Hintergrund, dass die Prävalenzraten für Schizophrenie weltweit gleich sind, kann nur ein ubiquitär vorkommendes infektiöses Agens mit einer hohen Durchseuchungsrate in Betracht kommen. Hier schließt sich unmittelbar die Frage an, warum nur ein kleiner Teil der Infizierten schließlich an Schizophrenie erkrankt, während die große Mehrzahl gesund bleibt.

Hierbei spielen genetische Faktoren, möglicherweise im Zusammenhang mit infektiösen/immunologischen Mechanismen, eine Rolle.

Verschiedene wissenschaftliche Ansätze haben Ergebnisse geliefert, die auf eine Pathologie des Immunsystems bzw. die Reaktion des Immunsystems auf ein infektiöses Agens hinweisen (Arolt et al. 2002). So konnte in Post-mortem-Untersuchungen eine Aktivierung der Mikrogliazellen im Gehirn nachgewiesen werden, was auf ein diskretes entzündliches Geschehen hinweist. Die Tatsache, dass im Gehirn Schizophrener generell keine Gliose als Folgeerscheinung einer klassischen Inflammation gefunden wird, entkräftet diese Befunde nicht. Neben klassisch-inflammatorischen Vorgängen existieren apoptotische Mechanismen, die zum Untergang von Zellteilen oder ganzen Zellen führen, ohne eine gliotische Reaktion auszulösen (Übersicht: Rothermundt et al. 2003a,b).

Die quantitative Untersuchung immunkompetenter, peripherer Zellen erbrachte insgesamt recht uneinheitliche und damit kaum weiterführende Befunde, wohingegen die Analyse der Funktion und Aktivität der Zellen weiteren Aufschluss gab. Eine Möglichkeit der Funktionsprüfung liegt in der In-vitro-Aktivierung von Lymphozyten durch Immunstimulanzien wie Phytohämagglutinin oder *Newcastle Disease Virus*.

Zytokine und **Interferone** sind Signalproteine mit para- und autokrinen Effekten, die von immunkompetenten Zellen freigesetzt werden und das Immunsystem regulieren. Bei akuten Entzündungsvorgängen finden sich zu Beginn regelhaft erhöhte Serumkonzentrationen von sog. »proinflammatorischen« Zytokinen aus verschiedenen Zytokin- bzw. Zellsystemen (z. B. IL-1β, IL-6, IL-2, IFN-γ, IL-12), bei der Rückbildung der Infektion werden erhöhte Konzentrationen von »antiinflammatorischen« Zytokinen (IL-4, IL-10) gefunden. Die Zytokinkonzentrationen im Serum sind z. T. ausgesprochen variabel und von zahlreichen konfundierenden Faktoren (z. B. Rauchen) abhängig, die bei Schizophrenieerkrankten berücksichtigt werden müssen (Haack et al. 1999; Pollmächer u. Hinze-Selch 1998).

Bei der Untersuchung von Zytokinsystemen bei Schizophrenie erwiesen sich Messungen von proinflammatorischen Zytokinen im Serum als wenig aufschlussreich, da überwiegend Normalwerte bzw. sehr uneinheitliche Ergebnisse gefunden wurden. Die mit Hilfe von Stimulationsverfahren durchgeführten Untersuchungen der zellulären Kapazität zur Produktion von IL-2 und IFN-γ erbrachten hingegen fast konstant reproduzierbare Befunde. So weisen akut psychotische, schizophrene Patienten eine erniedrigte IL-2- und IFN-γ-Produktion auf (Arolt et al. 2000; Rothermundt et al. 2000). Schizophrene im Residualzustand hingegen zeigten eine normale Produktion, ebenso Familienangehörige 1. Grades (Arolt et al. 1997). Als ebenfalls aussagekräftig erwies sich die Bestimmung verschiedener Proteine, die auf Entzündungsvorgänge hindeuten, z. B. des löslichen IL-2-Rezeptors (sIL-2R), dessen Konzentration den Aktivierungsgrad der T-Helferzellen anzeigt. Eine große Zahl von unabhängigen Studien wies bei an Schizophrenie leidenden Patienten erhöhte Serumkonzentrationen dieses Rezeptors nach, gefolgt von einer mit der klinischen Besserung einhergehenden Normalisierung (Übersicht: Müller et al. 2000; Rothermundt et al. 2001).

Innerhalb des T-Zell-gebundenen Abwehrsystems bestehen gegenregulatorisch wirkende Subsysteme, die jeweils abhängig von entsprechenden Entzündungsvorgängen in ihrem Gleichgewicht verschoben sind. So wird das proinflammatorisch wirksame Th1(T-Helferzellen-1)-Subsystem durch das antiinflammatorisch wirksame Th2-System antagonisiert. Einige Befunde, insbesondere die von Th2-Zellen induzierte (und bei Schizophrenie in unterschiedlicher Weise beobachtete) Antikörperproduktion, könnten dafür sprechen, dass mit der Herunterregulierung der Th1-Aktivität eine Verlagerung der immunologischen Aktivität auf die Th2-Achse und ihre Funktionen (*Th2 shift*) einhergeht (Schwarz et al. 2001). Andererseits scheinen die Th2-Botenstoffe IL-4 und IL-10 nicht verstärkt produziert zu werden (Rothermundt et al. 1996; Wilke et al. 1996).

Eine andere Überlegung betont die augenfällige Ähnlichkeit der bei Patienten mit Schizophrenie gefundenen Zytokinmuster mit denjenigen bei verschiedenen Autoimmunerkrankungen (Arolt et al. 2000). Neben den Befunden im Zytokinsystem sprechen die Aktivierung von Mikroglia, unspezifische Inflammationsmarker, Antikörper gegen hirneigenes Gewebe sowie erhöhte Spiegel proinflammatorischer Zytokine im Liquor cerebrospinalis vor einem akuten Schub für diese Annahme. Kritisch muss jedoch angemerkt werden, dass die Befunde sowohl zu Antikörpern als auch zum Liquor recht uneinheitlich ausfallen.

Immunologische Hypothesen zur Pathogenese der Schizophrenie

Die **Autoimmunhypothese** der Schizophrenie besagt, dass beispielsweise durch ein infektiöses Agens wie ein Virus die Bildung von Antikörpern durch das Immunsystem angestoßen wird, die dann über eine Kreuzreaktion gegen körpereigene Substrate (z. B. Neurone, Gliazellen) aktiv werden und eine Autoimmunreaktion auslösen. Dieser Prozess könnte durchaus viele Jahre vor Ausbruch der Erkrankung in Gang gesetzt worden sein, so z. B. bereits während der fetalen und frühkindlichen Gehirnentwicklung, was eine neuronale Entwicklungsstörung zur Folge hätte.

Die **Virushypothese** betont weniger die Reaktion des Immunsystems als viel mehr die direkte zerstörerische Aktivität von neurotropen Viren als pathogenetische

▼

Aktivität. Dabei werden insbesondere Viren verdächtigt, die eventuell über Jahre eingebaut im menschlichen Genom ruhen, um dann durch Veränderungen z. B. im Laufe der Pubertät aktiviert zu werden und ihre pathogene Wirkung zu entfalten. Eine Schwächung des Immunsystems, beispielsweise bedingt durch eine Dysbalance der Zytokine, könnte diesen Prozess befördern (Übersicht: Rothermundt et al. 2001). Auch wurde bereits überlegt, inwiefern in das fetale Gehirn im Rahmen einer Infektion übertretende mütterliche Zytokine oder andere Proteine sowie eine möglicherweise im Feten selbst ausgelöste Immunreaktion dessen Gehirnentwicklung nachhaltig beeinträchtigt. In diesem Zusammenhang sind zwei neuere Experimente mit Tiermodellen von besonderem Interesse, bei den gezeigt werden konnte, dass nach Verabreichung von Immunstimulanzien an Rattenmütter (in einem Zeitraum, der etwa dem 2. Trimenon entsprach) eine Zytokininduktion auch im Feten erfolgt – mit dem überraschenden Ergebnis, dass mit Beginn der Geschlechtsreife die für Schizophrenie charakteristische Verminderung der *prepulse inhibition* bzw. *latent inhibition* (► 7.4.2) auftrat, die jedoch durch Behandlung mit Haloperidol bzw. Clozapin normalisiert wurde (Borell et al. 2002; Zuckerman et al. 2003). Zuckerman et al. konnten außerdem ein ganzes Muster an biologischen Veränderungen zeigen, deren humanes Analogon bei Menschen mit Schizophrenien regelhaft nachweisbar ist (Zuckerman et al. 2003).

Neuroplastizität

Erkenntnisse aus neuropathologischen (post mortem) und seriellen strukturellen Bildgebungsstudien legen nahe, dass neben einer gestörten neuronalen Entwicklung auch **neuronale Veränderungen im Krankheitsverlauf** für die Pathogenese der Schizophrenie relevant sind. So wurde wiederholt eine regionale Verminderung der Hirnsubstanz mit fortschreitender Krankheitsdauer beschrieben (z. B. Gur et al. 1998; DeLisi et al. 1999; Pearlson u. Marsh 1999; Shenton et al. 2001). Ein klassischer neurodegenerativer Mechanismus, durch den es zu einem Untergang von Neuronen gefolgt von gliotischer Narbenbildung kommt, erscheint jedoch eher unwahrscheinlich. In neuropathologischen Untersuchungen wurde nämlich keine Verringerung der Neuronenanzahl und Narbenbildung, sondern eine Schrumpfung der Neurone mit Verringerung von Dendriten und Synapsen sowie eine Rarifizierung der Glia beschrieben (z. B. Harrison 1999; Selemon u. Goldman-Rakic 1999). Außerdem wurden Veränderungen von synaptischen Proteinen und deren Genexpression nachgewiesen (z. B. Harrison u. Eastwood 2001; Mirnics et al. 2001b; Stefansson et al. 2002).

Auf Basis dieser Befunde wurden diverse Hypothesen formuliert (z. B. Bartzokis 2002; Lieberman et al. 1997; Mirnics et al. 2001a; Woods 1998), welche neuronale und gliäre Umbauvorgänge als bedeutsam für die Pathogenese der Schizophrenie ansehen. Die derzeit stärkste Evidenz existiert für die Hypothese, Schizophrenie stelle eine **Erkrankung der Synapsen** dar (Mirnics et al. 2001a). Diese besagt, dass durch Defekte in der Genexpression synaptischer Proteine bereits während der neuronalen Entwicklung die synaptische Transmission beeinträchtigt ist. Durch das relative Überangebot an synaptischen Verbindungen in frühen Jahren kann dieser Defekt zunächst kompensiert werden. Während Pubertät und Adoleszenz kommt es zu einer physiologischen, selektiven Reduktion der Synapsen. Eine Dysfunktion der synaptischen Aktivität könnte dabei einerseits zu einer übermäßigen Reduktion der Kontakte, andererseits zu ungenügenden Kompensationsmöglichkeiten durch vorzeitige unphysiologische und übermäßige Reduktion der Synapsen führen. Diese Konstellation könnte dann zum Ausbruch der Erkrankung führen. Die Befunde zu Neuregulin (Stefansson et al. 2002, 2003) und S100B (Übersicht: Rothermundt et al. 2003a, b), zweier Peptide, die in die Regulation der Proliferation und Differenzierung von Neuronen und Gliazellen involviert sind, stützen diese Hypothese. Allerdings sind weitergehende Experimente notwendig, um diese Zusammenhänge zu erhärten.

7.5 Intrazelluläre Kommunikation

Intrazelluläre Mechanismen sind auch für die Neurobiologie der Schizophrenie von großem Interesse. Aufgrund ihrer besonderen Bedeutung wird in diesem Kapitel auf die molekulare Genetik der Schizophrenie und im Ansatz auf hiermit zusamenhängende biologische Mechanismen eingegangen.

7.5.1 Molekulare Genetik schizophrener Erkrankungen

Die Ergebnisse genetisch-epidemiologischer Untersuchungen weisen darauf hin, dass die Vererbung einer **Prädisposition** den bisher stärksten bekannten Risikofaktor für die Entstehung schizophrener Erkrankungen darstellt. Genetische Faktoren erklären etwa 60% der Varianz in der Entstehung schizophrener Erkrankungen (Cannon et al. 1998; McGue u. Gottesman 1991). Auf umweltbedingte Risikofaktoren entfällt damit allerdings auch ein nicht ganz unbedeutender Anteil. Zwillingsstudien zeigen probandenweise Konkordanzraten von im Mittel etwa 50–60% für monozygote Zwillinge, hingegen nur etwa 10–20% für dizygote. Letztere Konkordanzrate entspricht auch in etwa der Erkrankungsrate für Angehörige 1. Grades. Gegenüber genetischen Faktoren haben Einflüsse aus der familiären Umgebung vergleichsweise geringe Bedeutung. Die Ergebnisse von Zwillings-, Adoptions- und Familienstudien haben dazu ermutigt, molekulargenetische Techniken bei der Suche nach Prädispositionsgenen für schizophrene Erkrankungen einzusetzen. Erschwert werden diese inzwischen weltweit mit hohem Einsatz geleisteten Arbeiten durch den Sachverhalt, dass bei Schizophrenien ein komplexer, nichtmendelscher Erbgang vorliegt – wie auch z. B. bei Diabetes mellitus Typ I oder dem Mammakarzinom. Es existiert also kein einzelnes kausales Gen, sondern es ergibt sich eine Prädisposition aus dem Zusammenwirken einer Anzahl von Genen, wobei die Effekte einzelner Gene vermutlich eher gering sind.

Prädispositionsgene

Definition des Phänotypus

Alle Strategien, die im Rahmen der Suche nach Prädispositionsgenen angewendet werden, sind in besonderer Weise von der Definition des Krankheitsbildes (i.S. des genetischen Phänotypus) abhängig. Im Hinblick auf die Schizophrenie wird diese Definition wie bei anderen psychiatrischen Krankheitsbildern dadurch erschwert, dass lediglich auf eine psychopathologische Symptomatik zurückgegriffen werden kann, nicht jedoch auf erkrankungsspezifische, biologische oder neurophysiologische Merkmale. Die derzeitigen diagnostischen Konventionen (▶ 7.1) könnten eine mehr oder weniger heterogene Erkrankungsgruppe beschreiben mit der Konsequenz, dass die Aussagekraft einer genetischen Analyse durch hohe Stichprobenheterogenität geschwächt würde. Eine Präzisierung der Phänotypdefinition kann eventuell durch Fokussierung auf Subsysndrome oder schizophrenieassoziierte, biologische/neurophysiologische Merkmale (»Endophänotypen«, s. unten) erfolgen.

Diese Situation wird nicht erleichtert durch den Umstand, dass offenbar gleiche oder sehr ähnliche Genträgerschaft zu sehr unterschiedlichen phänotypischen Eigenschaften führen kann. Genetisch-epidemiologische Untersuchungen haben u. a. in Familien ein **Schizophreniespektrum** von psychopathologischen Auffälligkeiten gezeigt. Dieses Spektrum reicht von Schizophrenien im engeren Sinne über schizoaffektive Psychosen zu schizotypen Persönlichkeiten und über schizoide Persönlichkeitszüge bis zu psychiatrisch gänzlich unauffälligen Familienmitgliedern. Gerade die »Verdünnung« der schizophrenietypischen Symptomatik bis in die Nichterkennbarkeit hinein führt bei Kopplungsstudien (s. unten) zwangsläufig zum Ausschluss falsch-negativer Familienmitglieder und reduziert damit die Wahrscheinlichkeit eines signifikanten Kopplungsergebnisses.

Suchstrategien

Bei der genomweiten Suche nach Prädispositionsgenen werden im Wesentlichen zwei Verfahren – allerdings mit unterschiedlicher Zielsetzung und unterschiedlichen Möglichkeiten (s. Maier et al. 1999) – angewandt:
- Kopplungsstudien und
- Assoziationsstudien

Mit Hilfe von **Kopplungsstudien** kann geprüft werden, ob ein polymorpher genetischer Marker, dessen chromosomale Lokalisation bekannt ist, strikt oder zumindest überzufällig häufig gemeinsam mit dem Vorkommen einer Erkrankung (Phänotypus) innerhalb einer mehrfach betroffenen Familie vererbt wird. Ist dies der Fall, so ist zu erwarten, dass der entsprechende Marker im oder in der Nähe eines Prädispositionsgens lokalisiert ist. Die Irrtumswahrscheinlichkeit für einen Kopplungsbefund wird mit Hilfe des sog. LOD (*logarithm of the odds*) score angegeben; ein LOD score von 3 bedeutet eine Irrtumswahrscheinlichkeit von 1:1000 und wird als hinweisgebend für eine Kopplung angesehen. Kopplungsstrategien sind für Gene mit hoher Varianzaufklärung, also z. B. bei klassischer Mendelscher Vererbung aufgrund einer Mutation in einem singulären Gen, hoch sensitiv und wurden daher mit großem Erfolg bei der Aufklärung seltener Erkrankungen, wie Muskelerkrankungen, eingesetzt. Je schwächer jedoch der Einfluss eines einzelnen Gens etwa im Rahmen komplexer, multigener Vererbung ausgeprägt ist, desto geringer ist die Sensitivität der Methode. Die Spezifität ist allerdings im Vergleich zu Assoziationsstudien (s. unten) höher.

Mit Hilfe der Kopplungsstrategie wurden eine Anzahl von sog. **Genomscans** durchgeführt, im Rahmen derer das gesamte Genom von Individuen einer Vielzahl von Familien gleichmäßig mit etwa 300–400 Markern abgedeckt wird. Bisher durchgeführte Genomscans haben Hinweise auf eine Anzahl von Kandidatenregionen erbracht, innerhalb derer Prädispositionsgene liegen könnten. Die Kopplungsstrategie kann aber auch im Rahmen der **Kandidatengenmethode** eingesetzt werden, mit Hilfe derer geprüft wird, ob ein genetischer Polymorphismus in einem oder beiden Allelen eines bestimmten Gens mit den Erkrankungen in den entsprechenden Familien kosegregiert. Als Kandidatengene gelten Gene, die für Proteine kodieren, die in einem plausiblen Zusammenhang mit der Ätiologie der Erkrankung stehen, im Fall der Schizophrenie sind dies z. B. die Dopaminrezeptorgene.

Die Kandidatengenmethode wird aber vor allem im Rahmen von **Assoziationsstudien** angewendet. Hierbei handelt es sich aus methodischer Sicht um Fall-/Kontrollstudien, mit deren Hilfe geprüft wird, ob Polymorphismen von einem oder beiden Allelen eines Gens überzufällig häufig bei den Fällen im Vergleich zu Kontrollen vorkommen. Assoziationsstudien weisen eine vergleichsweise hohe Sensitivität und eine geringe Spezifität auf. Die Wahrscheinlichkeit falsch-positiver Befunde ist also höher als bei Kopplungsstudien. Hieraus ergibt sich eine noch höhere Notwendigkeit für unabhängige Reproduktionen der Studienergebnisse.

Eine aktuelle und zunehmend erfolgversprechende Anwendungsform der Fall-/Kontrollmethodik in der psychiatrischen Genetik ergibt sich in der **Microarray-Technologie**. Mit Hilfe von Genchips kann die **Expression**, also die Menge der produzierten Proteine, von mehr als 1000 Genen simultan beurteilt werden. Wird hierbei Post-mortem-Hirngewebe von Schizophreniekranken verwendet, kann gezeigt werden, ob in einem Hirnareal bestimmte Gene oder Gengruppen bezüglich ihrer Expression gegenüber Kontrollgewebe von Nichtbetroffenen herauf- oder herunterreguliert sind. Bei der Beurteilung der Ergebnisse ist es jedoch besonders wichtig zu prüfen, ob die als signifikant befundenen Gene/Gengruppen in einem plausiblen Zusammenhang mit der vermuteten Ätiologie der Erkrankung stehen, da die Möglichkeit bedacht werden muss, dass der gefundene statistische Zusammenhang nicht auf einem inhaltlichen Zusammenhang basiert, dass also zugrunde liegende funktionelle Genpolymorphismen nichts mit der zu entschlüsselnden Ätiologie der Erkrankung zu tun haben. Als konfundierende Variablen müssen gelten:

- Qualität der mRNA (oft variierend),
- Art der Gewebepräparation,
- Todesart,
- Einflüsse von Umgebungsvariationen bzw. Krankheitsverhalten auf die Genexpression prae mortem.

Endophänotypen

Gerade die mit einer rein psychopathologisch basierten Definition des Phänotyps verbundenen Unsicherheiten – insbesondere die Beobachtung, dass es offenbar Genträger gibt, die psychopathologisch wenig oder gänzlich unauffällig sind – haben gerade in jüngerer Zeit zu einer zunehmenden Beschäftigung mit sog. **Endophänotypen** geführt. Hierbei handelt es sich um biologische Merkmale, die als Trait-Marker gelten können, da sie nahezu stets gemeinsam mit dem Krankheitsbild vorkommen, für dieses nahezu spezifisch sind und eine hohe Zeitstabilität aufweisen (Gershon u. Goldin 1986). Als potenzielle Endophänotypen können Trait-Marker dann aufgefasst werden, wenn sie als genetisch determiniert angesehen werden müssen, also innerhalb von Familien möglichst konstant gemeinsam mit der Erkrankung auftreten und bei eineiigen Zwillingspaaren eine höhere Konkordanz aufweisen als bei zweieiigen. Ein wesentlicher methodischer Vorteil derartiger psychophysiologischer bzw. neurobiologischer Parameter besteht in ihrer vergleichsweise exakten Messbarkeit. Im Hinblick auf die Genetik schizophrener Erkrankungen wurden bisher eine größere Anzahl entsprechender Auffälligkeiten diskutiert, wobei die aus genetischer Sicht wichtigsten Befunde derzeit insgesamt drei Merkmale betreffen.

Endophänotypen

Eine **Störung der langsamen Augenfolgebewegung** *(eye tracking dysfunction* ETD) liegt bei Menschen mit Schizophrenie bzw. ihren Angehörigen typischerweise in der Form vor, dass die langsame, kontinuierliche Verfolgung (*smooth pursuit*) eines durch den Raum bewegten Ziels nicht gelingt, da das Auge die foveale Fixierung nicht halten kann, häufig hinter der Targetbewegung zurückfällt und mit dem Einsatz von Aufholsakkaden (Catch-up-Sakkaden) Korrekturbewegungen vornehmen muss (► 7.4.2, Abschnitt »Motorik«). ETD ist der am besten untersuchte Endophänotyp für Schizophrenie (Holzman 2000)

Eine **verminderte P50-Inhibition** kann als Indikator für eine verminderte sensorische Filterfunktion angesehen werden. Sie wird geprüft, indem im Anschluss an einen (auditorischen) Bahnungsreiz ein Testreiz erfolgt. Während Gesunde auf den Testreiz mit einem gegenüber dem Bahnungsreiz signifikant reduzierten evozierten Potential (bei 500 ms) reagieren (»inhibieren«), fehlt diese Inhibition bei vielen Probanden mit Schizophrenie bzw. ihren Verwandten.

Störungen des Arbeitsgedächtnisses sind sowohl bei Menschen mit Schizophrenie sowie bei ihren Angehörigen (durch Familien- und Zwillingsstudien) nachgewiesen. Als biologische Basis sind Dysfunktionen im dorsolateralen präfrontalen Kortex und/oder Hippocampus anzunehmen. In beiden Strukturen fanden sich aufgrund von Post-morten-Studien zelluläre Abnormitäten.

Bei den genannten neurophysiologischen/neuropsychologischen Auffälligkeiten handelt es sich um die derzeit »aussichtsreichsten« Kandidaten für Endophänotypen. Es werden darüber hinaus jedoch eine Reihe weiterer Kandidaten geprüft, zu denen noch widersprüchliche Ergebnisse vorliegen (Übersicht: Zobel u. Maier 2004).

Lokalisation von Kandidatengenen

Mittlerweile existieren aufgrund von Kopplungs- und Assoziationsstudien vielfache und in unabhängigen Stichproben reproduzierte Hinweise auf mehrere chromosomale Abschnitte, in denen Prädispositionsgene für schizophrene Erkrankungen lokalisiert sein könnten (Übersichten: Prasad et al. 2002; Waterworth et al. 2002; Harrison u. Owen 2003). Im Folgenden werden die Lokalisationen besprochen, für die zum Zeitpunkt dieser Übersicht die am besten gesicherten Befunde vorliegen. Es muss hierbei jedoch die Tatsache berücksichtigt werden, dass der Kenntnisstand bezüglich der molekularen Genetik schizophrener Erkrankungen in raschem Fortschritt begriffen ist.

7

Chromosom 1

Für die **Region 1q21–23** liegen drei miteinander zu vereinbarende, unabhängige Kopplungsbefunde aus Familien mit gehäuftem Vorkommen von Schizophrenien vor (Brzustowicz et al. 2000; Shaw et al. 1998; Gurling et al. 2001). Brzustowicz und Mitarbeiter fanden für die Region 1q21–23 in 22 kanadischen Familien den höchsten Lod score (6,5), der bisher in Kopplungsstudien für Schizophrenie gefunden wurde. Der hinweisgebende Charakter der Studien wird dadurch verstärkt, dass in allen drei Untersuchungen ähnliche und enge Definitionen des Phänotyps zugrunde gelegt wurden. In den entsprechenden Regionen wurden bisher drei Gene untersucht, bei denen es sich möglicherweise um Kandidatengene handeln könnte. Das hKCa3/KCNN3-Kaliumkanalgen enthält zwei polymorphe CAG-Repeat-Sequenzen. Obwohl Chandy und Mitarbeiter (1998) einen positiven Assoziationsbefund für Allele mit einem höheren Repeat-Anteil fanden, der auch mehrfach bestätigt wurde, liegen etwa ähnlich viele Untersuchungen vor, in denen eine Assoziation nicht gezeigt werden konnte (z. B. Bonnet-Brilhault et al. 1999; Meissner et al. 1999). Brzustowicz und Mitarbeiter (2002) haben inzwischen ein »Finemapping« der von ihnen beschriebenen Region auf Chromosom 1q22 durchgeführt. Hierbei zeigte sich das Vorhandensein einer 81kb-Tandemduplikation, die mehrere Gene enthielt, hierunter IgG-Rezeptorgene und zwei Gene (HSPA6 und HSPA7), die zur Familie der Heat-shock-70-Gene gehören und für das Heat-shock-Protein 70 (HSP-70) kodieren. Dieser Befund ist im Hinblick auf verschiedene, z. B. immunologische Mechanismen (► 7.4.3) von Bedeutung, die hinsichtlich der Pathogenese der Schizophrenien diskutiert werden. HSP-70 hat eine neuroprotektive Wirkung bei oxdativem, thermalem und ischämischem Stress. Außerdem reduziert es die toxische Wirkung von Polyglutaminaggregationen. Von besonderem Interesse ist das RGS4-Gen (*regulator G-protein signaling-4*) auf 1q21–22, dessen Expression bei Schizophrenie möglicherweise herunterreguliert ist (► 7.5.1, Abschnitt »Aktuelle Kandidatengene«).

Kopplungsbefunde liegen auch für die Region um Chromosom 1q41 vor (z. B. Ekelund et al. 2000). Interessant ist in diesem Zusammenhang eine Studie an monozygoten und dizygoten Zwillingen von Gasperoni et al. (2003), in der eine komplexe neuropsychologische Testbatterie benutzt wurde und sich zeigte, dass der *Visual Span Test* des Wechsler-Gedächtnistests – und damit ein Maß für die Leistung des visuellen Arbeitsgedächtnisses – eine hochsignifikante Kopplung bzw. Assoziation an einen Marker auf Chromosom 1q41 ergab.

Einen wichtigen Befund stellt auch die balancierte Translokation zwischen Chromosom 1 und Chromosom 11 (**1q42.1** gegen **11q14.3**) dar, die mit dem Auftreten von Schizophrenien in einer großen schottischen Familie kosegregiert (Blackwood et al. 2001). Von der Translokation sind zwei einander überlappende Gene DISC1/DISC2 (*disrupted-in-schizophrenia* 1 und 2) betroffen, wobei DISC2 das Antisense-Gen von DISC1 darstellt. Es gibt mehrere Kopplungsstudien (z. B. Hovatta et al. 1999), die auf Linkage in der Nähe von DISC1 (s. unten) verweisen, nicht nur im Hinblick auf Schizophrenie, sondern auch im Hinblick auf bipolare Erkrankungen. Von Interesse ist prinzipiell auch die korrespondierende Region auf Chromosom 11 (s. unten).

Chromosom 2

Es finden sich Hinweise auf eine Kopplungsregion auf Chromosom **2q12–13**. Während Moises et al. (1995) im ersten Schritt ihrer Studie einen Hinweis auf diesen Locus fanden, konnte dieser im zweiten Schritt nicht bestätigt werden. Hinweise auf diesen Genort finden sich zuletzt bei De Lisi et al. (2002). Die kürzlich durchgeführte, größte Metaanalyse über 20 Genomscans liefert jedoch Anlass zu der Annahme einer Kopplungsregion auf Chromosom 2q (Lewis et al. 2003). Hierbei handelt es sich immerhin um den stärksten Befund der Metaanalyse.

Chromosom 5

Straub und Mitarbeiter (1997) errechneten einen Lod score von 3,5 für die Lokalisation **5q22–31**. Ähnliche Resultate wurden in zwei finnischen Familienstudien (zuletzt: Paunio et al. 2001) gefunden. Das Resultat konnte jedoch von einer großen Multicenterstudie (*Schizophrenia Linkage Collarborative Group*) nicht bestätigt werden (Levinson et al. 2000). Die Region in 5q zeigt auch in der Genomscanmetaanalyse (GSMA) einen signifikanten Befund. Auch für den Chromosomenabschnitt **5 p14–13** liegen zwei positive Kopplungsbefunde vor (Silverman 1996; Gurling et al. 2001).

Chromosom 6

Die Region **6p22–24** gehört zu den am häufigsten untersuchten chromosomalen Regionen. Frühe Kopplungsbefunde (Straub et al. 1995; Schwab et al. 1995; Moises et al. 1995) wurden in jüngerer Zeit erneut bestätigt (Bailer et al. 2000; Schwab et al. 2000). In anderen Linkage-Studien konnte diese Genregion nicht bestätigt, aber auch nicht ausgeschlossen werden. Mehrere Datensätze sowohl aus Linkage- wie aus Assoziationsstudien sprechen für das Vorhandensein mehrerer interessanter Regionen auf Chromosom 6p, wobei eine Region distal der HLA-Region liegt, eine weitere offenbar innerhalb der HLA-Region (HLA: humanes Leukozytenantigen). Hierzu existieren mehrere Assoziationsstudien, die eine positive signifikante Assoziation zwischen dem HLA-DQBI-Locus und Schizophrenie zeigten, wobei diese Assoziation in einer Kopplungsstudie bestätigt werden konnte (Schwab et al. 2000). Das **NOTCH4-Gen** liegt in der Nähe der HLA-Region. Eine britische Studie fand eine starke Assoziation zu Fällen von Schizophrenie (Wei u. Hemmings 2000), während in einer anderen Studie (Ujike et al. 2001) diese Assoziation nicht nachvollzogen werden konnte. Eine ähnliche Situation fand sich für das TNFα-Gen, das ebenfalls in diesem Locus liegt (TNF: Tumornekrosefaktor). Während zunächst eine Assoziation beschrieben wurde (Boin et al. 2001), wurde diese in weiteren Studien nicht mehr gefunden (Riedel et al. 2002). Von besonderem Interesse ist jedoch das **Dysbindingen** auf Chromosom 6p22.3, das als aussichtsreiches Kandidatengen gilt (s. unten).

Schon in der Studie von Moises et al. (1995) hatte sich ein signifikanter Hinweis auf einen Locus im Bereich 6p21–23 ergeben, jedoch zentromerisch der HLA-Region. An ähnlicher Stelle fanden Arolt et al. (1996, 1999) eine signifikante Kopplung von DNA-Markern mit ETD (*eye tracking dysfunctions*). Dieser Befund konnte vor kurzem von Matthysse et al. (2004) bestätigt werden. Interessant war dabei die Beobachtung, dass auch ein Kopplungshinweis für die psychopathologischen Phänotypusdefinitionen aus dem Schizophreniespektrum gefunden wurden, das Kopplungssignal für ETD war jedoch ungleich stärker. Parallelen zu den Befunden zur P50-Inhibition sind unverkennbar (s. unten, Chromosom 15)

Chromosom 8

Mehrere Studien ergaben bereits frühzeitig einen Kopplungsbefund für die Region **8p21–22**, wobei sich diese Hinweise jedoch auf eine recht breite Region beziehen (Pulver et al. 1995; Kendler et al. 1996; Blouin et al. 1998). Als viel versprechend hat sich der Versuch herausgestellt, die psychopathologische Heterogenität der Stichproben zu berücksichtigen. Sowohl die Berücksichtigung von Schizophreniespektrumstörungen und insbesondere der paranoiden Persönlichkeitsstörung (Pulver et al. 2000) als auch die Fokussierung einzelner Negativsymptome (Kendler et al. 2000) führte zu einer deutlichen Zunahmen der Signifikanz der Kopplungsbefunde.

Chromosom 10

Für die Region **10p11–15** gibt es drei auf der Grundlage unabhängiger Stichproben erarbeitete Kopplungsbefunde (Faraone et al. 1999; DeLisi et al. 2002; Schwab et al. 2000).

Chromosom 13

Für die Region **13q32–34** existieren zwei unabhängige Befunde (Blouin et al. 1998; Brzustowicz et al. 2000) auf signifikante Kopplung mit DNA-Markern, die einander benachbart sind und damit auf einen Locus hinweisen, der bisher nicht weiter untersucht wurde.

Chromosom 15

Mehrere Gruppen konnten Kopplungsbefunde hinsichtlich Markern auf Chromosom **15q14** zeigen, sowohl in Familien mit gehäuftem Auftreten von Schizophrenien (Freedman et al. 1997; Kaufman et al. 1998) als auch von bipolaren Störungen. Interessant an diesen Befunden ist zum einen der Umstand, dass die defizitäre P50-Inhibition auch bei Patienten mit bipolaren Störungen vorkommt. Vor allem aber ist die Beobachtung bemerkenswert, dass für Linkage des DNA-Markers D15S1360 (der von der Arbeitsgruppe um Freedman entwickelt wurde) mit der P50-Inhibition ein deutlich höherer Lod score gefunden wurde als für Linkage mit Fällen von Schizophrenie. Diese Situation entspricht der von Arolt et al. (1996, 1999) berichteten Beobachtung für Linkage von ETD bzw. Schizophrenie mit Markern auf Chromosom 6p21.

Chromosom 22

Für die Region **22q11–12** liegen mehrere positive Linkage-Befunde vor (z. B. Blouin et al. 1998; DeLisi et al. 2002). Bemerkenswert ist auch, dass ein positiver Kopplungsbefund für diese Region mit einem Endophänotypus gefunden wurde, bei dem neben der verminderten P50-Inhibition auch Antisakkaden einbezogen wurden (Myles-Worsley et al. 1999). Diese Region ist auch insofern von Interesse, als dass sie das Catechol-*O*-Methyltransferase(COMT)-Gen beherbergt, das inzwischen als Kandidatengen angesehen wird (s. unten).

Aktuelle Kandidatengene

Dopaminsystem. Die in den Dopaminstoffwechsel involvierten Gene waren zunächst erstrangige Kandidatengene, insbesondere aufgrund der therapeutischen Wirksamkeit von D2-Rezeptor-blockierenden Substanzen. Die Suche nach funktionellen Polymorphismen verlief jedoch sowohl hinsichtlich der unterschiedlichen Dopaminrezeptoren als auch des Dopamintransporters insgesamt enttäuschend. Eine wichtige Ausnahme stellt das für den D3-Rezeptor kodierende **DRD3-Gen** dar. Hierfür liegen eine Reihe von Assoziationsstudien vor sowie zwei Metaanalysen (Williams et al. 1998; Dubertret et al. 1998), die darauf schließen lassen, dass ein Basenaustausch in Exon 1 (Ser/Gly) funktionell sein könnte. Darüber hinaus liegen Befunde zu einer möglichen Assoziation dieser Auffälligkeit mit tardiver Dyskinesie vor. Auch Befunde zum **Catechol-*O*-Methyltransferase(COMT)-Gen** auf Chromosom 22q11–12 sind bemerkenswert, wenn auch widersprüchlich hinsichtlich einer möglichen Assoziation eines Polymorphismus (Val/Met-Basenaustausch) mit Schizophrenie. Es könnte allerdings sein, dass Schizophrenie mit einer verminderten COMT-m-RNA Konzentration einhergeht, und dass eine Assoziation zur 3′Region des COMT-Gens besteht (Bray et al. 2003). Von besonderem Interesse sind auch Zusammenhänge zwischen kognitiven Funktionen (Handlungsplanung, Arbeitsgedächtnis) und dem Val/Met-Polymorphismus, die vermutlich auf einem präfrontal veränderten Dopaminmetabolismus beruhen (► 7.1; Egan et al. 2001; Goldberg et al. 2003).

Serotoninsystem. Für die Gene des Serotoninsystems, die ebenfalls aufgrund der Wirkung von Pharmaka, aber auch psychomimetischer Substanzen als nahe liegende Kandidatengene erschienen, ergab sich eine insgesamt ebenfalls enttäuschende Situation. Sowohl die verschiedenen Serotoninrezeptorgene sowie Gene, die in Synthese, Speicherung, Transport und Abbau von Serotonin involviert sind, wurden untersucht – bislang mit wenig richtungweisenden Ergebnissen. Lediglich eine Variante im 5-HT2A-Gen (**HTR2A**) auf Chromosom 13q14 konnte als mit Schizophrenie assoziiert beschrieben werden, wobei dieses Ergebnis jedoch durch variierende Allelfrequenzen in den verschiedenen Kontrollgruppen (vermutlich aufgrund von ethnischen Unterschieden) infrage gestellt wird.

RGS4-Gen auf Chromosom 1q21–22

Eine Genexpressionsstudie mit Hilfe der Microarray-Technologie konnte eine vermehrte Expression des **G-Protein-Regulator-4-Gens**, jedoch keiner anderen G-Protein-Regulatorgene, zeigen (Mirnics et al. 2001b). Daraufhin konnte die gleiche Arbeitsgruppe eine Assoziation (allerdings verschiedener Haplotypen) mit Schizophrenie nachweisen. Auf die entsprechende Genregion war außerdem bereits durch eine Linkage-Studie (Brzustowicz et al. 2000) hingewiesen worden (s. oben); Chowdari et al. (2002) fanden zumindest Hinweise auf eine Assoziation (allerdings verschiedener Haplotypen) mit Schizophrenie, die kürzlich in unabhängigen Stichproben bestätigt werden konnten (Morris et al. 2004; Williams et al. 2004). RGS4 dämpft die Funktion verschiedener G-Protein-gekoppelter Neurotransmitterrezeptoren und wird im gesamten ZNS exprimiert. Angesicht z. B. der postulierten Überaktivität des Dopaminumsatzes im Gehirn Schizophrener sind Veränderungen der Struktur und Funktion von RGS4 von einigem Interesse.

DISC1(disrupted-in-schizophrenia 1)-Gen auf Chromosom 1q42

Die in schottischen Familien gefundene und mit Schizophrenie kosegregierende Dislokation führt zu einer mutierten (unvollständigen) Proteinvariante. Das reguläre DISC1-Protein bindet an Proteine, die für die Funktion des Zytoskeletts von Bedeutung sind; die genannte Mutation scheint hierzu nicht oder weniger in der Lage zu sein und damit u. a. das Neuritenwachstum negativ zu beeinflussen (Miyoshi et al. 2003).

DTNBP1(Dysbindin)-Gen auf Chromosom 6p22

Im Rahmen eines systematischen Gen-Mappings der bekannten Kandidatenregion auf Chromosom 6p22 konnten Straub und Mitarbeiter (Straub et al. 2002) in irischen Familien Assoziationen zwischen Haplotypen bzw. SNPs in der Umgebung des Gens, das für dystrophinbindendes Protein (DTNBP1) kodiert, und Schizophrenie finden. Dieses Ergebnis wurde von einer deutschen Arbeitsgruppe bestätigt (Schwab et al. 2003). Die Funktion des an α- und β-Dystrophin bindenden **Dysbindin** im ZNS ist nicht genau bekannt; sie betrifft vermutlich die Funktion von zytoplasmatischen Organellen. Sein Vorkommen in Axonen und vor allem in Endigungen von Mooszellen in Cerebellum und Hippocampus könnte auf seine Beteiligung an (glutamatergen) synaptischen Funktionen schließen lassen (Benson et al. 2001; Silitoe et al. 2003).

NRG1(Neuregulin 1)-Gen auf Chromosom 8p12–p21

Verschiedene Haplotypen in der Nähe des NRG1-Gens haben sich als mit Schizophrenie assoziiert gezeigt; derzeit liegen vier Studien aus unterschiedlichen Stichproben vor, die übereinstimmend auf die Bedeutung von NRG1 hinweisen (Maier et al. 2003). Neuregulin-1-Proteine und ihre ErbB-Rezeptoren spielen eine wichtige Rolle für die Entwicklung des Nervensystems während der Embryogenese und tragen auch zu neuralen Funktionen im Gehirn Erwachsener sowohl im Hinblick auf neuronale Migration wie auf synaptische Plastizität bei. Die Neuregulin-ErbB-Rezeptorsignalübertragung scheint insbesondere für die Funktion von myelinisierenden und nichtmyelinisierenden Schwann-Zellen und damit die Funktion von Axonen größeren und kleineren Querschnitts (Zusammenhang zu motorischen und sensorischen Funktionen) von Bedeutung zu sein. Störungen dieser Signalübertragung können offenbar zu sensorischen Dysfunktionen führen (Chen et al. 2003).

G72 auf Chromosom 13q22–34

Chumakov et al. (1999) konnten einen Zusammenhang zwischen zwei überlappenden Genen, G32 und G72, und Schizophrenie zeigen. G72 kodiert für ein Protein (PLG72), das mit der D-Aminosäureoxidase (DAO) interagiert, deren Funktion nicht genau bekannt ist. Bemerkenswert ist jedoch, dass DAO offenbar D-Serine moduliert, welche wiederum ein physiologischer Aktivator von NMDA-Rezeptoren sind. G72 ist auch mit bipolaren Störungen assoziiert (derzeit eine Kopplungsstudie, zwei Assoziationsstudien, s. auch Schumacher et al. 2004) sowie mit Angsterkrankungen (J. Deckert, persönliche Mitteilung). Dieser Befund spricht dafür, dass das Gen für ein Protein kodieren könnte, das bei der Regulation des Angsterlebens eine Rolle spielt.

COMT(Catechyl-O-Methyltransferase)-Gen auf Chromosom 22q11–12

Das COMT-Gen ist insofern von besonderem Interesse, als es ein Schlüsselenzym für den Abbau von Dopamin darstellt. Ein auf einem Basenaustausch beruhender Polymorphismus (Val/Met) hat sich als funktionell herausgestellt, da er zu einer etwa 4-fachen Zunahme der Enzymaktivität führt. Assoziationsstudien haben ergeben, dass die genetische Weitergabe des Val-Allels vermutlich mit einem höheren Schizophrenierisiko assoziiert ist (Übersicht: Weinberger u. Laruelle 2001). Aus der Arbeitsgruppe um Weinberger liegen zwei Studien mit hoher Fallzahl vor, die eine Assoziation zwischen dem Val/Met-Polymorphismus und kognitiven Fähigkeiten zeigen (s. oben).

Gewichtung der molekulargentischen Befunde und Forschungsperspektive

Gerade die Entwicklung der letzten fünf Jahre erbrachte eine erhebliche Zunahme von Erkenntnissen. Nachdem mit Beginn der 90er-Jahre des vorigen Jahrhunderts zunächst in großen Umfang Linkage- und Assoziationsstudien unternommen wurden und sich gleichzeitig nahe liegende Kandidatengene (Dopamin-/Serotoninsystem) als weitgehend enttäuschend erwiesen, hat sich die Situation in jüngster Zeit qualitativ verändert, denn es zeichnen sich zunehmend klare Hinweise auf die Beteiligung bislang nicht bekannter bzw. mit Schizophrenie nicht in Verbindung gebrachter Gene ab.

Box

Die genetische Forschung in Deutschland lag im Hinblick auf psychiatrische Fragestellungen aufgrund historisch bedingter Vorbehalte noch bis etwa 1995 weit hinter dem Niveau insbesondere der USA zurück. Die Gründung des DFG-Schwerpunktprogramms »Genetische Faktoren bei psychiatrischen Erkrankungen« (Sprecher: P. Propping und H. Hippius) war im Jahr 1991 ein mutiger Schritt mit damals noch ungewissem Ausgang. In der Zwischenzeit hat sich jedoch gezeigt, dass dieser sechsjährige Förderungszeitraum die Etablierung der psychiatrischen Genetik in Deutschland auf internationalem Niveau wesentlich beeinflusst hat.

Die Suche nach Kandidatengenen

Forschungsstrang 1: Fokussiert werden die in jüngster Zeit herausgearbeiteten Kandidatengene, die für Proteine kodieren, welche wesentlich an der **Hirnentwicklung**, aber auch an **zerebralen Funktionen im Erwachsenenalter** beteiligt sind. Besonderes Gewicht kommt diesbezüglich gegenwärtig **NRG1, DTNBP1, G72** und eventuell auch **DISC1** zu. Bei diesen Genen wird es darauf ankommen, die Beziehung funktioneller Veränderungen in der DNA zur Schizophrenie darzustellen und die Beziehung der jeweils exprimierten Gene zur Pathophysiologie der Schizophrenie verstehen zu lernen.
Forschungsstrang 2: Dieser ist im Hinblick auf die zunehmende Bedeutung von **Endophänotypen** als Strategie zur Suche von Kandidatengenen erkennbar. Die Aufklärung der Beziehung zwischen einem chromosomalen Locus oder sogar einem (funktionellen) ▼ **Polymorphismus**, der einerseits in einem formalgenetisch zu vermutenden Zusammenhang zur Schizophrenie und andererseits einem Endophänotypen steht, birgt folgenden Vorteil: Auf diese Weise können vermutlich einfacher erkennbare und genetisch einfacher vererbte Stoffwechselabweichungen als neurobiologische Grundlage psychophysiologischer Anomalien herausgearbeitet werden als bei komplexen und lediglich psychopathologisch definierten Entitäten wie »Schizophrenie«. Diese Vermutung ist insbesondere dahingehend plausibel, dass es als eher unwahrscheinlich gelten kann, ein komplexer Phänotypus wie »Schizophrenie« sei Ausdruck lediglich einer Art von Erkrankung; vielmehr ist das Vorliegen einer Reihe bisher schwer abgrenzbarer **Subtypen** wahrscheinlich. Gerade angesichts dieser Unklarheiten, die für die genetische Forschung ausgesprochen hinderlich sind, werden die Möglichkeiten zur präzisen Erfassung möglicher Endophänotypen immer besser, u. a. durch den Einsatz bildgebender Verfahren. Hiervon ist zu erwarten, dass sich im gleichen Maße wie sich ein endophänotypisches Merkmal herausarbeiten lässt, auch ein besseres Verständnis der zugrunde liegenden Neurophysiologie der entsprechenden Dysfunktionen ergeben wird.
Forschungsstrang 3: Dieser Ansatz bei der Suche nach neuen Kandidatengenen wird von den Möglichkeiten der Microarray-Technologie eröffnet, die bei aller Berücksichtigung der sich im Rahmen von Post-mortem-Studien ergebenden Probleme zum Erkennen völlig **neuer Genorte/Gencluster** und damit auch pathophysiologischer Funktionsabläufe führen kann. Eine vermutlich bedeutsame Forschungsperspektive liegt in der Verknüpfung von Microarray-Studien an Tiermodellen (z. B. unter Anwendung bestimmter Challenge-Paradigmen) mit der Suche nach den analogen Genen/Gengruppen beim Menschen, die sich möglicherweise als Kandidatengene herausstellen (*convergent functional genomics*; Niculescu u. Kelsoe 2001).

7.6 Zusammenfassung, theoretische Konsequenzen, Ausblick

Die vorliegende Darstellung neurobiologischer Korrelate schizophrener Erkrankungen oder sogar putativer pathogenetischer Faktoren zeigt u. a., dass eine extrem **komplexe Befundlage** auf verschiedenen biologischen Systemebenen besteht, wobei sowohl die Ebenen selbst wie auch die Einzelbefunde untereinander noch ungenügend integriert sind. Dieser **Mangel an Integration**, aber auch die Heterogenität bis hin zur Widersprüchlichkeit der Einzelbefunde, ist geradezu charakteristisch für die neurobiologische Schizophrenieforschung und wird vermutlich durch Faktoren verursacht, die sowohl krankheitsimmanent als auch methodenabhängig sind:

1. Zwar drängt sich suggestiv der Eindruck von einer Gruppe der Schizophrenien anstelle einer einzigen homogenen Erkrankungsform auf, eine fundierte Einteilung von Subgruppen aufgrund von Merkmalen auf verschiedenen Beobachtungsebenen existiert jedoch nicht. Stichprobenhomogenität bleibt also, bei aller Mühe, letztlich noch Fiktion.
2. Im Rahmen üblicher Fall-/Kontrollstudien werden Mittelwertdifferenzen von Stichproben ermittelt, wobei fast immer eine deutlich höhere Variation in der Stichprobe der Schizophreniekranken zu beobachten ist. Mittelwertdifferenzen sind einerseits notwendige Beurteilungsparameter, andererseits verschleiern sie eine eventuell bedeutsame, weil nicht nur zufällige, sondern biologisch potenziell bedeutsame Heterogenität der Stichprobe.
3. Viele neurobiologische Untersuchungen basieren auf Stichproben, die so klein sind, dass sie statistische Aussagen nur in eingeschränkter Form zulassen und deren Repräsentativität (für welche Subgruppe?) damit fragwürdig ist.
4. Meist werden Befunde nur auf einer einzelnen biologischen Ebene erhoben, Beziehungen zu anderen Ebenen und damit möglicherweise plausible Systemzusammenhänge werden nicht hergestellt.
5. Insbesondere aufwändige und nicht automatisierbare bzw. standardisierte Untersuchungsmethoden weisen über verschiedene Labors eine methodische Heterogenität auf, die zu unterschiedlichen Ergebnissen führen muss. Selbst ein nahe liegender Verdacht auf methodische Insuffizienz ist meist nicht nachzuweisen und führt in der üblichen Zusammenstellung von Ergebnissen in Übersichtsarbeiten und Metaanalysen zu Heterogenität bis zum Aussageverlust.

Die Kombination dieser Faktoren, gerade im Hinblick auf eine augenscheinlich neurobiologisch derart komplexe Erkrankung wie die Schizophrenie, sollte in der Theoriebildung zur Zurückhaltung Anlass geben. Die kaleidoskopartige, oft fragmentiert wirkende Vielgestaltigkeit wird durch simplifizierende theoretische Erklärungsmodelle, die sich z. B. auf die putative Fehlfunktion einer Hirnregion oder eines Rezeptors bzw. einer Rezeptorgruppe beziehen, nicht adäquat erklärt.

Es wurden jedoch **komplexere Modellvorstellungen zur Pathogenese der Schizophrenie** entwickelt, die sich gegenwärtig in der Diskussion behaupten. Die Grundlinie dieser Diskussion bewegt sich seit etwa 20 Jahren – im Prinzip jedoch schon seit Jahrzehnten (Church et al. 2002) – zwischen zwei Polen, die meist als gegensätzliche Annahmen aufgefasst werden:

1. Genetische und andere biologische Einflüsse führen zu frühen (embryonalen) Fehlentwicklungen im ZNS, die zu einer Vulnerabilität für die Erkrankung führen, wobei nach bzw. durch das Auftreten der Erkrankung keine bedeutsamen biologischen Veränderungen mehr auftreten (**neurobiologische Entwicklungshypothese**).
2. Auch wenn eine biologische (durch Gene und frühe Umwelteinflüsse bedingte) Vulnerabilität vorliegt, treten im Wesentlichen während oder sogar aufgrund der Erkrankung progressive, degenerative zerebrale Veränderungen auf (**Degenerationshypothese**).

Die **neurobiologische Entwicklungshypothese** (*neurodevelopmental hypothesis*) wurde in jüngerer Zeit wesentlich von Weinberger und Mitarbeitern (Weinberger 1987; Marenco u. Weinberger 2000) entwickelt und vertreten. Die Hypothese in der gegenwärtigen Form stützt sich im Wesentlichen auf folgende Argumente:

1. Der genetische Einfluss auf die Krankheitsentstehung ist nicht nur überwältigend groß, sondern gerade die sich neuerdings als Kandidaten abzeichnenden Gene scheinen für Proteine zu kodieren, die in die Gehirnentwicklung involviert sind.
2. Zeichen für frühe neuronale Fehlentwicklungen bei später Schizophreniekranken sind die bereits im Kindesalter erkennbaren Abnormitäten der sensorischen, motorischen und kognitiven Entwicklung.
3. Entsprechende Beobachtungen liegen auch bei neurologischen Erkrankungen und im Tiermodell vor.
4. Morphometrische Untersuchungen mit bildgebenden Verfahren haben keinen progressiven Verlust von grauer Substanz bei Schizophreniekranken belegen können, bzw. die Ergebnisse neuerer MRT-Untersuchungen, in denen solche Beobachtungen berichtet werden, unterschätzen die Einflüsse konfundierender Variablen und der Neuroplastizität aufgrund von Umwelteinflüssen (Weinberger u. McClure 2002).
5. Aus Post-mortem-Studien liegen keinerlei Hinweise auf degenerative Prozesse vor, weder auf Entzündungsvorgänge, die mit einer nachweisbaren Gliose einhergehen müssten, noch auf Neuronenverlust durch Apoptose, die aufgrund von Gliaaktivierung oder durch die Expression entsprechender Gene nachweisbar sein müsste.

Eine kürzlich von Moises et al. (2002) entwickelte Hypothese (*growth factor deficiency and synaptic destabilization hypothesis*) betont im Rahmen eines neurobiologischen Entwicklungsmodells Befunde, die darauf hinweisen, dass aufgrund genetischer Bedingungen sowie früher Umwelteinflüsse gliale bzw. von Gliazellen produzierte Wachstumsfaktoren vermindert produziert werden und zu einer verminderten Stabilität und Effizienz synaptischer Verbindungen führen.

Im Zusammenhang mit der neurobiologischen Entwicklungshypothese kann auch die Hypothese von Feinberg (1982/83) zur Bedeutung des *synaptic pruning* gesehen werden (s. auch Keshavan et al. 1994). Diese Hypothese geht von dem bekannten Befund aus, dass im Sinne eines Hirnreifungsprozesses mit Eintreten der Pubertät ein bedeutsamer, physiologischer Verlust von synaptischen Bindungsstellen stattfindet. Eine Störung des *synaptic pruning* könnte möglicherweise dafür verantwortlich sein, dass sich das Erkrankungsrisiko in der Pubertät dramatisch erhöht. Feinberg bezieht sich u. a. auf die Interpretation E. Bleulers (1911), wonach bei erhaltenen Grundfunktionen die psychopathologischen und kognitiven Defizite Schizophreniekranker auf einem Mangel an Integration beruhten. In der Tat lässt sich heute dieser »Integrationsmangel« auf neurobiologischer Ebene in den vielfältigen, relativ diskreten Störungen der sensorischen Reizverarbeitung, der Motorik und kognitiver Qualitäten finden. Feinberg kann aufgrund des damaligen Wissensstandes keine Annahme darüber machen, ob »... *the brain defect in schizophrenia indeed results from deranged synaptic pruning during adolescence, the abnormality is due to the elimination of too many or too few synapses or from the wrong ones*«. Inzwischen wurden recht eindeutige Belege dafür gefunden, dass bei Schizophreniekranken zumindest in bestimmten Hirnarealen (z. B. präfrontaler Kortex) eine Verminderung des Neuropils, der zwischen den Neuronen gelegenen Neuronen- und Gliazellfortsätze, und damit auch der synaptischen Querverbindungen zwischen den Neuronen vorliegt, die auch mit einer verminderten Expression von synaptischen Proteinen einhergeht. Weiterhin ist die Anzahl GABAerger Interneurone vermindert (Übersicht: Costa et al. 2003; Scherk et al. 2003; Selemon u. Rajkowska 2003). Im Zusammenhang mit neueren Befunden zum Verlust von grauer Substanz erscheint es damit möglich, dass bei Schizophreniekranken in der frühen Adoleszenz ein gesteigertes *pruning* stattfindet.

Bereits die frühe Benennung der Erkrankung als Dementia praecox weist auf pathogenetische Vorstellungen hin, die sich heute in der **Degenerationshypothese** (*neurodegenerative hypothesis*) wiederfinden. E. Kraepelin ging aufgrund seiner präzisen klinischen Beobachtung von progressiven, verfrüht in »eigenartige Schwächezustände« einmündende Prozesse aus, wobei sich insbesondere beim hebephrenen Typus ein tief greifender geistiger Schwächezustand herausbilde. (Kraepelin hat im übrigen äußerst vorsichtig und unter Betonung von Vorläufigkeit formuliert.) Nicht nur die klinische Erfahrung, sondern auch empirische Befunde aus der Verlaufsbeobachtung stützen die Vermutung, dass sich bei mindestens einem Drittel der Erkrankungen ein defizitärer Ausgang mit auch erheblichen kognitiven Einschränkungen entwickelt. Diese Beobachtungen, verbunden mit neurobiologischen Befunden zu hirnstrukturellen und hirnmorphologischen Auffälligkeiten, haben zur Weiterentwicklung der neurodegenerativen Theorie geführt (Lieberman 1999). Lange schon wurde vermutet, dass ein unbekannter, aber dauerhaft wirksamer biologischer Pathomechanismus im Sinne einer Krankheitsaktivität diesem Phänomen zugrunde liegt. Ein wesentliches Argument für einen derartigen Degenerationsprozess liefern sich in jüngster Zeit mehrende und insgesamt kaum zu widerlegende morphometrische MRT-Befunde, die einen progredienten Verlust von grauer Substanz über einige Jahre nachweisen (Übersicht: Schmitt et al. 2001). Besonders bei frühem Erkrankungsbeginn zeigt sich diesbezüglich eine erhebliche Dynamik, wobei der Verlust der grauen Substanz einer bestimmten Progressionsregel unterworfen sein könnte: nämlich vom parietalen Kortex in den temporalen und präfrontalen Kortex (Thomson et al. 2001).

Box

Insgesamt zeigt sich, dass die neurobiologische Entwicklungshypothese im Hinblick auf ihr Postulat der Statik (oder zumindest pathogenetischer/-plastischer Bedeutungslosigkeit) hirnmorphologischer Zustände kaum aufrecht erhalten werden kann. Hierzu besteht auch insofern wenig Notwendigkeit, als empirische Befunde neben einer kaum bestreitbaren frühen Entwicklungsstörung auf den Einfluss später, in der Pubertät und im Erwachsenenalter modulierender Vorgänge hinweisen: Ein primär bereits vulnerables Gehirn wird später durch teils vermutlich physiologische wie möglicherweise auch pathologische, neurobiologische (aber eventuell auch entwicklungspsychologische) Prozesse so weit beeinträchtigt, dass es zum Ausbruch der Psychose kommt. Die **Two-hit-Hypothese** scheint geeignet, eine Brücke zwischen entwicklungsbedingten und degenerativen Aspekten zu bilden (Maynard et al. 2001). Außerdem kann überlegt werden, ob sich die jeweiligen hypothesenkonstituierenden Befunde – gerade angesichts ihrer im Vergleich zu Gesunden beachtlichen Variation – nicht auf unterschiedliche Schizophrenieformen beziehen. Auch wenn im Rahmen dieses Kapitels der Raum für eine detaillierte Diskussion fehlt, so wird doch gerade in Anbetracht der sich rasant entwickelnden molekulargenetischen Befundlage deutlich, dass offenbar eine Vielfalt von z. T. noch im Detail wie selbst im Groben unbekannten Mechanismen ineinander greifen und zur Pathogenese der Erkrankung beitragen. Bei genauerer Betrachtung bleiben bei aller Anschaulichkeit der Formulierungen die tatsächlich wirksamen Pathomechanismen und ihr Ineinandergreifen noch unklar. Nutzbringend bleibt daher die Beschränkung auf Modellvorstellungen zu einzelnen neurobiologischen Mechanismen im Zusammenhang mit kognitiven/psychopathologischen Merkmalen mit dem

▼

Verständnis, vermutlich nur für einen Teil der schizophrenen Erkrankungen Aussagen machen zu können. Aufgabe bleibt auch, die derzeit diskutierten Erklärungsmodelle als vorläufige Integrationsversuche einer in weiten Teilen noch unbekannten Wirklichkeit aufzufassen und sie beständig am hinzukommenden Tatsachenwissen zu messen.

Literatur

Adler CM, Malhotra AK, Elman I, Goldberg T, Egan M et al (1999) Comparison of ketamine-induced thought disorder in healthy volunteers and thought disorder in schizophrenia. Am J Psychiatry 156: 1646–1949

Akbarian S, Smith MA, Jones EG (1995) Editing for an AMPA receptor subunit RNA in prefrontal cortex and striatum in Alzheimer's disease, Huntington's disease and schizophrenia. Brain Res 699: 297–304

Allen JE, Jenner A, Stevens JC (1991) Early cortical tactile-evoked potentials, laterality and schizophrenia. Br J Psychiatry 158: 529–533

an der Heiden W, Hafner H (2000) The epidemiology of onset and course of schizophrenia. Eur Arch Psychiatry Clin Neurosci 250: 292–303

Andreasen NC (1999) A unitary model of schizophrenia: Bleuler's »fragmented phrene« as schizencephaly. Arch Gen Psychiatry 56: 781–787

Andreasen NC, Olson S (1982) Negative versus positive schizophrenia: definition and validation. Arch Gen Psychiatry 39: 789–794

Aparicio-Legarza MI, Davis B, Hutson PH, Reynolds GP (1998) Increased density of glutamate/*N*-methyl-D-aspartate receptors in putamen from schizophrenic patients. Neurosci Lett 241: 143–146

Arndt S, Andreasen NC, Flaum M, Miller D, Nopoulos P (1995) A longitudinal study of symptom dimensions in schizophrenia. Prediction and patterns of change. Arch Gen Psychiatry 52: 352–360

Arnold SE, Smutzer GS, Trojanowski JQ, Moberg PJ (1998) Cellular and molecular neuropathology of the olfactory epithelium and central olfactory pathways in Alzheimer's disease and schizophrenia. Ann NY Acad Sci 855: 762–775

Arolt V, Steege D, Nolte A (1993) Störungen der Augenbewegungen bei Schizophrenen – Kritische Übersicht und zukünftige Perspektiven. Fortschr Neurol Psychiatr 61: 90–105

Arolt V, Lencer R, Nolte A et al (1996) Eye tracking dysfunction is a putative phenotypic susceptibility marker of schizophrenia and maps to a locus on chromosome 6p in families with multiple occurrence of the disease. Am J Med Genet 67: 564–579

Arolt V, Weitzsch C, Wilke I, Nolte A, Pinnow M, Rothermundt M, Kirchner H (1997) Production of interferon-γ in families with multiple occurrence of schizophrenia. Psychiatry Res 66: 145–152

Arolt V, Teichert HM, Steege D, Lencer R, Heide W (1998) Distinguishing schizophrenic patients from healthy controls by quantitative measurement of eye movement parameters. Biol Psychiatry 44: 448–458

Arolt V, Lencer R, Purmann S, Schurmann M, Muller-Myhsok B, Krecker K, Schwinger E (1999) Testing for linkage of eye tracking dysfunction and schizophrenia to markers on chromosomes 6, 8, 9, 20, and 22 in families multiply affected with schizophrenia. Am J Med Genet 88: 603–606

Arolt V, Rothermundt M, Wandinger KP, Kirchner H (2000) Decreased in vitro production of interferon-γ and interleukin-2 in whole blood of patients with schizophrenia during treatment. Mol Psychiatry 5: 150–158

Arolt V, Rothermundt M, Peters M, Leonard B (2002) Immunological research in clinical psychiatry: report on the consensus debate during the 7th Expert Meeting on Psychiatry and Immunology. Mol Psychiatry 7: 822–826

Azmitia EC (2001) Modern views on an ancient chemical: serotonin effects on cell proliferation, maturation, and apoptosis. Brain Res Bull 56: 413–424

Bailer U, Leisch F, Meszaros K et al (2000) Genome scan for susceptibility loci for schizophrenia. Neuropsychobiology 42: 175–182

Bantick RA, Deakin JF, Grasby PM (2001) The 5-HT1A receptor in schizophrenia: a promising target for novel atypical neuroleptics? J Psychopharmacol 15: 37–46

Bar KJ, Gaser C, Nenadic I, Sauer H (2002) Transient activation of a somatosensory area in painful hallucinations shown by fMRI. Neuroreport 13: 805–808

Barnett W, Mundt C, Richter P (1996) Primäre und sekundäre Negativsymptome: eine nützliche Differenzierung? Eine empirische Studie. Nervenarzt 67: 558–563

Bartzokis G (2002) Schizophrenia: Breakdown in the well-regulated lifelong process of brain development and maturation. Neuropsychopharmacology 27: 672–683

Bartzokis G, Nuechterlein KH, Lu PH, Gitlin M, Rogers S, Mintz J (2003) Dysregulated brain development in adult men with schizophrenia: a magnetic resonance imaging study. Biol Psychiatry 53: 412–421

Bedwell JS, Brown JM, Miller LS (2003) The magnocellular visual system and schizophrenia: what can the color red tell us? Schizophr Res 63: 273–284

Benes FM (2000) Emerging principles of altered neural circuitry in schizophrenia. Brain Res Rev 31: 251–269

Benson MA, Newey SE, Martin-Rendon E, Hawkes R, Blake DJ (2001) Dysbindin, a novel coiled-coil-containing protein that interacts with the dystrobrevins in muscle and brain. J Biol Chem 276: 24 232–24 241

Bilder RM, Mukherjee S, Rieder RO, Pandurangi AK (1985) Symptomatic and neuropsychological components of defect states. Schizophr Bull 11: 409–419

Blackwood DH, Fordyce A, Walker MT, St Clair DM, Porteous DJ, Muir WJ (2001) Schizophrenia and affective disorders – cosegregation with a translocation at chromosome 1q42 that directly disrupts brain-expressed genes: clinical and P300 findings in a family. Am J Hum Genet 69: 428–433

Bleich A, Brown SL, Kahn R, van Praag HM (1988) The role of serotonin in schizophrenia. Schizophr Bull 14: 297–315

Bleich S, Bleich K, Wiltfang J, Maler JM, Kornhuber J (2001) Glutamaterge Neurotransmission bei Schizophrenien. Fortschr Neurol Psychiatr 69: 56–61

Bleuler E (1911) Dementia praecox oder die Gruppe der Schizophrenien. In: Aschaffenburg G (Hrsg) Handbuch der Psychiatrie, spezieller Teil, 4. Abteilung, 1. Hälfte. Deuticke, Leipzig

Blouin JL, Dombroski BA, Nath SK et al (1998) Schizophrenia susceptibility loci on chromosomes 13q32 and 8p21. Nature Genet 20: 70–73

Boin F, Zanardini R, Pioli R, Altamura CA, Maes M, Gennarelli M (2001) Association between G308A tumor necrosis factor alpha gene polymorphism and schizophrenia. Mol Psychiatry 6: 79–82

Boks MP, Russo S, Knegtering R, van den Bosch RJ (2000) The specificity of neurological signs in schizophrenia: a review. Schizophr Res 43: 109–116

Böning J, Drechsler F, Neuhauser B (1989) Somatosensory event-related potentials and selective attention impairment in young chronic schizophrenics. Neuropsychobiology 21: 146–151

Bonnet-Brilhault F, Laurent C, Campion D et al (1999) No evidence for involvement of KCNN3 (hSKCa3) potassium channel gene in familial and isolated cases of schizophrenia. Eur J Hum Genet 7: 247–250

Borrell J, Vela JM, Arevalo-Martin A, Molina-Holgado E, Guaza C (2002) Prenatal immune challenge disrupts sensorimotor gating in adult rats. Implications for the etiopathogenesis of schizophrenia. Neuropsychopharmacology 26: 204–215

Bottlender R, Strauss A, Moller HJ (2000) Impact of duration of symptoms prior to first hospitalization on acute outcome in 998 schizophrenic patients. Schizophr Res 44: 145–150

Botvinick M, Cohen J (1998) Rubber hands »feel« touch that eyes see. Nature 391: 756

Braff DL, Saccuzzo DP(1981) Information processing dysfunction in paranoid schizophrenia: a two-factor deficit. Am J Psychiatry 138: 1051–1056

Braus DF, Weber-Fahr W, Tost H, Ruf M, Henn FA (2002) Sensory information processing in neuroleptic-naive first-episode schizophrenic patients: a functional magnetic resonance imaging study. Arch Gen Psychiatry 59: 696–701

Bray NJ, Buckland PR, Williams NM, Williams HJ, Norton N, Owen MJ, O'Donovan MC (2003) A haplotype implicated in schizophrenia susceptibility is associated with reduced COMT expression in human brain. Am J Hum Genet 73: 152–161

Breier A, Su TP, Saunders R et al (1997) Schizophrenia is associated with elevated amphetamine-induced synaptic dopamine concentrations: evidence from a novel positron emission tomography methods. Proc Natl Acad Sci USA 94: 2569–2574

Bressan RA, Erlandsson K, Jones HM et al (2003) Optimising limbic selective D_2/D_3 receptor occupancy by risperidone – a 1231 epidepride SPECT study. J Clin Psychopharmacol 23: 5–14

Brody D, Saccuzzo DP, Braff DL (1980) Information processing for masked and unmasked stimuli in schizophrenia and old age. J Abnorm Psychol 89: 617–622

Brzustowicz LM, Hodgkinson KA, Chow EW, Honer WG, Bassett AS (2000) Location of a major susceptibility locus for familial schizophrenia on chromosome 1q21–q22. Science 288: 678–682

Brzustowicz LM, Hayter JE, Hodgkinson KA, Chow EW, Bassett AS (2002) Fine mapping of the schizophrenia susceptibility locus on chromosome 1q22. Hum Hered 54: 199–209

Buchanan RW, Heinrichs DW (1989) The Neurological Evaluation Scale (NES): a structured instrument for the assessment of neurological signs in schizophrenia. Psychiatry Res 27: 335–350

Butler PD, Schechter I, Zemon V, Schwartz SG, Greenstein VC (2001) Dysfunction of early-stage visual processing in schizophrenia. Am J Psychiatry 158: 1126–1133

Cadenhead KS, Serper Y, Braff DL (1998) Transient versus sustained visual channels in the visual backward masking deficits of schizophrenia patients. Biol Psychiatry 43: 132–138

Cahn W, Hulshoff Pol HE, Lerns EB et al (2002) Brain volume changes in first-episode schizophrenia: a 1-year follow-up study. Arch Gen Psychiatry 59: 1002–1010

Calkins ME, Iacono WG (2000) Eye movement dysfunction in schizophrenia: a heritable characteristic for enhancing phenotype definition. Am J Med Genet 97: 72–76

Callicott JH, Mattay VS, Verchinski BA, Marenco S, Egan MF, Weinberger DR (2003) Complexity of prefrontal cortical dysfunction in schizophrenia: more than up or down. Am J Psychiatry 160: 2209–2215

Cannon TD, Kaprio J, Lonnqvist J, Huttunen M, Koskenvuo M (1998) The genetic epidemiology of schizophrenia in a Finnish twin cohort. A population-based modeling study. Arch Gen Psychiatry 55: 67–74

Cantor-Graae E, McNeil TF, Rickler KC, Sjostrom K, Rawlings R, Higgins ES, Hyde TM (1994) Are neurological abnormalities in well discordant monozygotic co-twins of schizophrenic subjects the result of perinatal trauma? Am J Psychiatry 151: 1194–1199

Cantor-Graae E, Ismail B, McNeil TF(2000) Are neurological abnormalities in schizophrenic patients and their siblings the result of perinatal trauma? Acta Psychiatr Scand 101: 142–147

Carlsson A, Lindqvist M (1963) Effect of chlorpromazine or haloperidol on the formation of 3-methoxytyramine and normetanephrine in mouse brain. Acta Pharmacol 20: 140–144

Carlsson A, Waters N, Holm-Wolters S, Tedroff J, Nilsson M, Carlsson ML (2001) Interactions between monoamines, glutamate and GABA in schizophrenia: New evidence. Annu Rev Pharmacol Tocxicol 41: 237–260

Cauller L (1995) Layer I of primary sensory neocortex: where top-down converges with bottom-up. Behav Brain Res 71: 163–170

Chandy KG, Fantino E, Wittekindt O et al (1998) Isolation of a novel potassium channel gene hSKCa3 containing a polymorphic CAG repeat: a candidate for schizophrenia and bipolar disorder? Mol Psychiatry 3: 32–37

Chang BP, Lenzenweger MF (2001) Somatosensory processing in the biological relatives of schizophrenia patients: a signal detection analysis of two-point discrimination. J Abnorm Psychol 110: 433–442

Chen Y, Levy DL, Nakayama K, Matthysse S, Palafox G, Holzman PS (1999a) Dependence of impaired eye tracking on deficient velocity discrimination in schizophrenia. Arch Gen Psychiatry 56: 155–161

Chen Y, Nakayama K, Levy DL, Matthysse S, Holzman PS (1999b) Psychophysical isolation of a motion-processing deficit in schizophrenics and their relatives and its association with impaired smooth pursuit. Proc Natl Acad Sci USA 96: 4724–4729

Chen EY, Kwok CL, Au JW, Chen RY, Lau BS (2000) Progressive deterioration of soft neurological signs in chronic schizophrenic patients. Acta Psychiatr Scand 102: 342–349

Chen S, Rio C, Ji RR, Dikkes P, Coggeshall RE, Woolf CJ, Corfas G (2003) Disruption of ErbB receptor signaling in adult non-myelinating Schwann cells causes progressive sensory loss. Nature Neurosci 6: 1186–1193

Chowdari KV, Mirnics K, Semwal P et al (2002) Association and linkage analyses of RGS4 polymorphisms in schizophrenia. Hum Mol Genet 11: 1373–1380

Chumakov I, Blumenfeld M, Guerassimenko O et al (2002) Genetic and physiological data implicating the new human gene G72 and the gene for D-amino acid oxidase in schizophrenia. Proc Natl Acad Sci USA 99: 13 675–13 680

Church SM, Cotter D, Bramon E, Murray RM (2002) Does schizophrenia result from developmental or degenerative processes? J Neural Transm Suppl 63: 129–147

Costa E, Grayson DR, Mitchell CP, Tremolizzo L, Veldic M, Guidotti A (2003) GABAergic cortical neuron chromatin as a putative target to treat schizophrenia vulnerability. Crit Rev Neurobiol 15: 121–142

Craig TJ, Bromet EJ, Fennig S, Tanenberg-Karant M, Lavelle J, Galambos N (2000) Is there an association between duration of untreated psychosis and 24-month clinical outcome in a first-admission series? Am J Psychiatry 157: 60–66

Crow TJ (1997) Temporolimbic or transcallosal connections: where is the primary lesion in schizophrenia and what is its nature? Schiz Bull 23(3): 521–523

Csernansky JG, Wang L, Jones D et al (2002) Hippocampal deformities in schizophrenia characterized by high dimensional brain mapping. Am J Psychiatry 159: 2000–2006

Cullen TJ, Walker MA, Parkinson N, Craven R, Crow TJ, Esiri MM, Harrison PJ (2003) A post mortem study of the mediodorsal nucleus of the thalamus in schizophrenia. Schizophr Res 60: 157–166

Danos P, Baumann B, Kramer A et al (2003) Volumes of association thalamic nuclei in schizophrenia: a post mortem study. Schizophr Res 60: 141–155

Davidson LL, Heinrichs RW (2003) Quantification of frontal and temporal lobe brain-imaging findings in schizophrenia: a meta-analysis. Psychiatry Res 15: 69–87

Dazzan P, Murray RM (2002) Neurological soft signs in first-episode psychosis: a systematic review. Br J Psychiatry Suppl 43: 50–57

Dazzan P, Morgan KD, Orr KG et al (2004) The structural brain correlates of neurological soft signs in AESOP first-episode psychoses study. Brain 127: 143–153 de Paulis T (2001) M-100907 (Aventis). Curr Opin Invest Drugs 2: 123–132

Dean B (2003) The cortical serotonin$_{2A}$ receptor and the pathology of schizophrenia: a likely accomplice. J Neurochem 85: 1–13

Delevoye-Turrell Y, Giersch A, Danion JM (2003) Abnormal sequencing of motor actions in patients with schizophrenia: evidence from grip force adjustments during object manipulation. Am J Psychiatry 160: 134–141

DeLisi LE (1999) Defining the course of brain structual change and plasticity in schizophrenia. Psychiatry Res Neuroimaging 92: 1–9

DeLisi LE, Shaw SH, Crow TJ et al (2002) A genome-wide scan for linkage to chromosomal regions in 382 sibling pairs with schizophrenia or schizoaffective disorder. Am J Psychiatry 159: 803–812

Dierks T, Linden DE, Jandl M, Formisano E, Goebel R, Lanfermann H, Singer W (1999) Activation of Heschl's gyrus during auditory hallucinations. Neuron 22: 615–621

Dreben EK, Fryer JH, McNair DM (1995) Perceptual and conceptual information processing in schizophrenia and depression. Percept Mot Skills 80: 447–465

Dubertret C, Gorwood P, Ades J, Feingold J, Schwartz JC, Sokoloff P (1998) Meta-analysis of DRD3 gene and schizophrenia: ethnic heterogeneity and significant association in Caucasians. Am J Med Genet 81: 318–322

Egan MF, Goldberg TE, Kolachana BS et al (2001) Effect of COMT Val108/158 Met genotype on frontal lobe function and risk for schizophrenia. Proc Natl Acad Sci USA 98: 6917–6922

Ekelund J, Hovatta I, Parker A et al (2000) Chromosome 1 loci in Finnish schizophrenia families. Hum Mol Genet 10: 1611–1617

Engelien A, Stern E, Silbersweig D (2001) Functional neuroimaging of human central auditory processing in normal subjects and patients with neurological and neuropsychiatric disorders. J Clin Exp Neuropsychol 23: 94–120

Faraone SV, Meyer J, Matise T et al (1999) Suggestive linkage of chromosome 10p to schizophrenia is not due to transmission ratio distortion. Am J Med Genet 88: 607–608

Fenton WS, McGlashan TH (1991) Natural history of schizophrenia subtypes. I. Longitudinal study of paranoid, hebephrenic, and undifferentiated schizophrenia. Arch Gen Psychiatry 48: 969–977

Feinberg I (1982–83) Schizophrenia: caused by a fault in programmed synaptic elimination during adolescence? J Psychiatry Res 17: 319–334

Flyckt L, Sydow O, Bjerkenstedt L, Edman G, Rydin E, Wiesel FA (1999) Neurological signs and psychomotor performance in patients with schizophrenia, their relatives and healthy controls. Psychiatry Res 86: 113–129

Frankle WG, Laruelle M (2002) Neuroreceptor imaging in psychiatric disorders. Ann Nucl Med 16: 437–446

Freedman R, Coon H, Myles-Worsley M et al (1997) Linkage of a neurophysiological deficit in schizophrenia to a chromosome 15 locus. Proc Natl Acad Sci USA 94: 587–592

Freedman R, Olincy A, Ross RG, Waldo MC, Stevens KE, Adler LE, Leonard S (2003) The genetics of sensory gating deficits in schizophrenia. Curr Psychiatry Rep 5: 155–161

Friedman JI, Temporini H, Davis KL (1999) Pharmacologic stategies for augmenting cognitive performance in schizophrenia. Biol Psychiatry 45: 1–16

Furlong P, Barczak P, Hayes G, Harding G (1990) Somatosensory evoked potentials in schizophrenia. A lateralisation study. Br J Psychiatry 157: 881–887

Gao XM, Sakai K, Roberts RC et al (2000) Ionotropic glutamate receptors and expression of *N*-methyl-D-aspartate receptor subunits in subregions of human hippocampus: effects of schizophrenia. Am J Psychiatry 157: 1141–1149

Gaser C, Volz HP, Kiebel S, Riehemann S, Sauer H (1999) Detecting structural changes in whole brain based on nonlinear deformations-application to schizophrenia research. Neuroimage 10: 107–113

Gaser C, Nenadic I, Volz HP, Buchel C, Sauer H (2004) Neuroanatomy of »hearing voices«: a frontotemporal brain structural abnormality associated with auditory hallucinations in schizophrenia. Cerebr Cortex 14: 91–96

Gasperoni TL, Ekelund J, Huttunen M et al (2003) Genetic linkage and association between chromosome 1q and working memory function in schizophrenia. Am J Med Genet B Neuropsychiatr Genet 11: 8–16

Gershon ES, Goldin LR (1986) Clinical methods in psychiatric genetics. I. Robustness of genetic marker investigative strategies. Acta Psychiatr Scand 74: 113–118

Goldberg TE, Egan MF, Gscheidle T et al (2003) Executive subprocesses in working memory: relationship to catechol-*O*-methyltransferase Val158Met genotype and schizophrenia. Arch Gen Psychiatry 60: 889–896

Goldstein JM, Goodman JM, Seidman LJ et al (1999) Cortical abnormalities in schizophrenia identified by structural magnetic resonance imaging. Arch Gen Psychiatry 56: 537–547

Goudsmit N, Coleman E, Seckinger RA et al (2003) A brief smell identification test discriminates between deficit and non-deficit schizophrenia. Psychiatry Res 120: 155–164

Gourion D, Goldberger C, Bourdel MC, Bayle FJ, Millet B, Olie JP, Krebs MO (2003) Neurological soft signs and minor physical anomalies in schizophrenia: differential transmission within families. Schizophr Res 63: 181–187

Gourion D, Goldberger C, Olie JP, Loo H, Krebs MO (2004) Neurological and morphological anomalies and the genetic liability to schizophrenia: a composite phenotype. Schizophr Res 67: 23–31

Green MF (1996) What are the functional consequences of neurocognitive deficits in schizophrenia? Am J Psychiatry 153: 321–330

Green MF, Bracha HS, Satz P, Christenson CD (1994a) Preliminary evidence for an association between minor physical anomalies and second trimester neurodevelopment in schizophrenia. Psychiatry Res 53: 119–127

Green MF, Satz P, Christenson C (1994b) Minor physical anomalies in schizophrenia patients, bipolar patients, and their siblings. Schizophr Bull 20: 433–440

Green MF, Nuechterlein KH, Breitmeyer B (1997) Backward masking performance in unaffected siblings of schizophrenic patients. Evidence for a vulnerability indicator. Arch Gen Psychiatry 54: 465–472

Green MF, Kern RS, Braff DL, Mintz J (2000) Neurocognitive deficits and functional outcome in schizophrenia: are we measuring the »right stuff«? Schizophr Bull 26: 119–136

Grove WM, Lebow BS, Clementz BA, Cerri A, Medus C, Iacono WG (1991) Familial prevalence and coaggregation of schizotypy indicators: a multitrait family study. J Abnorm Psychol 100: 115–121

Gur RE, Cowell P, Turetsky BI, Gallacher F, Cannon T, Bilker W, Gur RC (1998) A follow-up magnetic resonance imaging study of schizophrenia. Arch Gen Psychiatry 55: 145–152

Gurling HM, Kalsi G, Brynjolfson J et al (2001) Genomewide genetic linkage analysis confirms the presence of susceptibility loci for schizophrenia, on chromosomes 1q32.2, 5q33.2, and 8p21–22 and provides support for linkage to schizophrenia, on chromosomes 11q23.3–24 and 20q12.1–11.23. Am J Hum Genet 68: 661–673

Haack M, Hinze-Selch D, Fenzel T, Kraus T, Kuhn M, Schuld A, Pollmacher T (1999) Plasma levels of cytokines and soluble cytokine receptors in psychiatric patients upon hospital admission: effects of confounding factors and diagnosis. J Psychiatry Res 33: 407–418

Häfner H (2000) Onset and early course as determinants of the further course of schizophrenia. Acta Psychiatr Scand 407 (Suppl 102): 44–48

Häfner H (2003) Gender differences in schizophrenia. Psychoneuroendocrinology 28: 17–54

Häfner H, an der Heiden W (2003) Course and outcome of schizophrenia. In: Hirsch SR, Weinberger D (eds) Schizophrenia 2nd edn. Blackwell, Oxford, pp 101–141
Halbreich U, Kahn LS (2003) Hormonal aspects of schizophrenias: an overview. Psychoneuroendocrinology 28: 1–16
Harrison PJ (1999) The neuropathology of schizophrenia. A critical review of the data and their interpretation. Brain 122: 593–624
Harrison PJ, Eastwood SL (2001) Neuropathological studies of synaptic connectivity in the hippocampal formation in schizophrenia. Hippocampus 11: 508–519
Harrison PJ, Owen MJ (2003) Genes for schizophrenia? Recent findings and their pathophysiological implications. Lancet 361: 417–419
Heckers S, Konradi, C (2002) Hippocampal neurons in schizophrenia. J Neural Transm 109: 891–905
Highley JR, Walker MA, McDonald B, Crow TJ, Esiri MM (2003) Size of hippocampal pyramidal neurons in schizophrenia. Br J Psychiatry 183: 414–417
Ho BC, Andreasen NC, Flaum M, Nopoulos P, Miller D (2000) Untreated initial psychosis: its relation to quality of life and symptom remission in first-episode schizophrenia. Am J Psychiatry 157: 808–815
Ho BC, Alicata D, Ward J, Moser DJ, O'Leary DS, Arndt S, Andreasen NC (2003a) Untreated initial psychosis: relation to cognitive deficits and brain morphology in first-episode schizophrenia. Am J Psychiatry 160: 142–148
Ho BC, Andreasen NC, Noploulos P, Arndt S, Magnotta V, Flaum M (2003b) Progressive structural brain abnormalities and their relationship to clinical outcome: a longitudinal magnetic resonance imaging study early in schizophrenia. Arch Gen Psychiatry 60: 585–594
Hoff AL, Sakuma M, Razi K, Heydebrand G, Csernansky JG, DeLisi LE (2000) Lack of association between duration of untreated illness and severity of cognitive and structural brain deficits at the first episode of schizophrenia. Am J Psychiatry 157: 1824–1828
Holzman PS (2000) Eye movements and the search for the essence of schizophrenia. Brain Res Brain Res Rev 31: 350–356
Holzman PS, Proctor LR, Hughes DW (1973) Eye-tracking patterns in schizophrenia. Science 181: 179–181
Hovatta I, Varilo T, Suvisaari J et al (1999) A genomewide screen for schizophrenia genes in an isolated Finnish subpopulation, suggesting multiple susceptibility loci. Am J Hum Genet 65: 1114–1124
Hulshoff Pol HE, Schnack HG, Mandl RC, Cahn W, Collins DL, Evans AC, Kahn RS (2004) Focal white matter density changes in schizophrenia: reduced inter-hemispheric connectivity. Neuroimage 21: 27–35
Ismail B, Cantor-Graae E, McNeil TF (1998) Neurological abnormalities in schizophrenic patients and their siblings. Am J Psychiatry 155: 84–89
Ismail B, Cantor-Graae E, McNeil TF(2000) Minor physical anomalies in schizophrenia: cognitive, neurological and other clinical correlates. J Psychiatry Res 34: 45–56
Jahn T (1999) Diskrete motorische Störungen bei Schizophrenie. Belz PVU, Weinheim
Johnstone EC, Crow TJ, Frith CD, Husband J, Kreel L (1976) Cerebral ventricular size and cognitive impairment in chronic schizophrenia. Lancet 2(7992): 924–926
Jones PB (2002) Risk factors for schizophrenia in childhood an youth. In: Häfner H (ed) Risk and protective factors in schizophrenia: towards a conceptual model of the disease process. Steinkopff, Darmstadt, pp 141–162
Jones HM, Pilowsky (2002) Dopamine and antipsychotic drug action revisited. Br J Psychiatry 181: 271–275
Kapur S, Seeman P (2001) Does fast dissocation from the dopamine D2 receptor explain the action of atypical antipsychotics? A new hypothesis. Am J Psychiatry 158: 360–369
Kapur S, Zipursky R, Remington G (1999) Clinical and theoretical implications of 5-HT2 and D2 receptor occupancy of clozapine, risperidone and olanzapine in schizophrenia. Am J Psychiatry 156: 286–293
Karlsson H (2003) Viruses and schizophrenia, connection of coincidence? Neuroreport 14: 535–542
Kasai K, Iwanami A, Yamasue H (2002) Neuroanatomy and neurophysiology in schizophrenia. Neurosci Res 43: 110
Kasai K, Shenton ME, Salisbury DF et al (2003) Progressive decrease of left superior temporal gyrus gray matter volume in patients with first-episode schizophrenia. Am J Psychiatry 160: 156–164
Kaufmann CA, Suarez B, Malaspina D et al (1998) NIMH Genetics Initiative Millenium Schizophrenia Consortium: linkage analysis of African-American pedigrees. Am J Med Genet 81: 282–289
Keller A, Castellanos FX, Vaituzis AC, Jeffries NO, Giedd JN, Rapoport JL (2003) Progressive loss of cerebellar volume in childhood-onset schizophrenia. Am J Psychiatry 160: 128–133
Kemether EM, Buchsbaum MS, Byne W et al (2003) Magnetic resonance imaging of mediodorsal, pulvinar, and centromedian nuclei of the thalamus in patients with schizophrenia. Arch Gen Psychiatry 60: 983–991
Kendler KS, MacLean CJ, O'Neill FA et al (1996) Evidence for a schizophrenia vulnerability locus on chromosome 8p in the Irish Study of High-Density Schizophrenia Families. Am J Psychiatry 153: 1534–1540
Kendler KS, Myers JM, O'Neill FA et al (2000) Clinical features of schizophrenia and linkage to chromosomes 5q, 6p, 8p, and 10p in the Irish Study of High-Density Schizophrenia Families. Am J Psychiatry 157: 402–408
Keri S, Antal A, Szekeres G, Benedek G, Janka Z (2000) Visual information processing in patients with schizophrenia: evidence for the impairment of central mechanisms. Neurosci Lett 293: 69–71
Keshavan MS, Anderson S, Pettegrew JW (1994) Is schizophrenia due to excessive synaptic pruning in the prefrontal cortex? The Feinberg hypothesis revisited. J Psychiatry Res 28: 239–265
Kim JS, Kornhuber HH, Schmid-Burgk W, Holzmüller B (1980) Low cerebrospinal fluid glutamate in schizophrenic patients and a new hypothesis on schizophrenia. Neurosci Lett 20: 379–382
Kirkpatrick B, Buchanan RW, Ross DE, Carpenter WT Jr (2001) A separate disease within the syndrome of schizophrenia. Arch Gen Psychiatry 58: 165–171
Klosterkötter J, Hellmich M, Steinmeyer EM, Schultze-Lutter F (2001) Diagnosing schizophrenia in the initial prodromal phase. Arch Gen Psychiatry 58: 158–164
Knable MB, Kleinman JE, Weinberger DR (1998) Neurobiology of schizophrenia: genetic studies. The American Psychiatric Press textbook of psychopharmacology 2nd edn. pp 589–599
Konick LC, Friedman L (2001) Meta-analysis of thalamic size in schizophrenia. Biol Psychiatry 49: 28–38
Konradi C, Heckers S (2001) Antipsychotic drugs and neuroplasticity: insights into the treatment and neurobiology of schizophrenia. Biol Psychiatry 50: 729–749
Konradi C, Heckers S (2003) Molecular aspects of glutamate dysregulation: implications for schizophrenia and its treatment. Pharmacol Therapeutics 97: 153–179
Kopala LC, Good KP, Torrey EF, Honer WG (1998) Olfactory function in monozygotic twins discordant for schizophrenia. Am J Psychiatry 155: 134–146
Kopala LC, Good KP, Morrison K, Bassett AS, Alda M, Honer WG (2001) Impaired olfactory identification in relatives of patients with familial schizophrenia. Am J Psychiatry 158: 1286–1290
Kovács I (2000) Human development of perceptual organization. Vision Res 40: 1301–1310
Kraepelin E (1904) Psychiatrie. Ein Lehrbuch für Studierende und Ärzte, 7. Aufl. Barth, Leipzig
Lane A, Colgan K, Moynihan F, Burke T, Waddington JL, Larkin C, O'Callaghan E (1996) Schizophrenia and neurological soft signs:

7

gender differences in clinical correlates and antecedent factors. Psychiatry Res 64: 105–114

Lane A, Kinsella A, Murphy P et al (1997) The anthropometric assessment of dysmorphic features in schizophrenia as an index of its developmental origins. Psychol Med 27: 1155–1164

Laruelle M, Abi-Dargham A, van Dyck CH et al (1996) Single-photon emission computerized tomography imaging of amphetamine-induced dopamine release in drug-free schizophrenic subjects. Proc Natl Acad Sci USA 93: 9235–9240

Laruelle M, Abi-Dargham A, Gil R, Kegeles L, Innis R (1999) Increased dopamine transmission in schizophrenia: relationship to illness phases. Biol Psychiatry 46: 56–72

Lawrie SM, Abukmeil SS (1998) Brain abnormality in schizophrenia. Br J Psychiatry 173: 110–120

Lawrie SM, Whalley HC, Job DE, Johnstone EC (2003) Structural and functional abnormalities of the amygdala in schizophrenia. Ann NY Acad Sci 985: 445–460

Lencer R, Malchow CP, Krecker K et al (1999) Smooth pursuit performance in families with multiple occurrence of schizophrenia and nonpsychotic families. Biol Psychiatry 45: 694–703

Lenzenweger MF (1998) Schizotypy and schizotypic psychopathology: mapping an alternative expression of schizophrenia liability. In: Lenzenweger MF, Dworkin RH (eds) Origins and developement of schizophrenia: Advances in experimental psychopathology. American Psychological Asssociation, Washington DC, pp 93–121

Lenzenweger MF (2000) Two-point discrimination thresholds and schizotypy: illuminating a somatosensory dysfunction. Schizophr Res 42: 111–124

Levinson DF, Holmans P, Straub RE et al (2000) Multicenter linkage study of schizophrenia candidate regions on chromosomes 5q, 6q, 10p, and 13q: schizophrenia linkage collaborative group III. Am J Hum Genet 67: 652–663

Lewis CM, Kapur S, Jones C et al (1999) Serotonin 5-HT2 receptors in schizoprhenia: a PET study using [18F]setoperone in neuroleptic-naive patients and normal subjects. Am J Psychiatry 156: 72–78

Lewis CM, Levinson DF, Wise LH et al (2003) Genome scan meta-analysis of schizophrenia and bipolar disorder, Part II: Schizophrenia. Am J Hum Genet 73: 34–48

Liddle P (1987) The symptoms of chronic schizophrenia. A reexamination of the positive-negative dichotomy. Br J Psychiatry 151: 147–151

Lidow MS, Williams GV, Goldman-Rakic PS (1998) The cerebral cortex a case for a common site of action of antipsychotics. Trends Pharmacol Sci 19: 136–140

Lieb K, Denz E, Hess R, Schüttler R, Kornhuber HH, Schreiber H (1996) Preattentive information processing as measured by backward masking and texton detection tasks in adolescents at high genetic risk for schizophrenia. Schizophr Res 21: 171–182

Lieberman JA (1999) Is schizophrenia a neurodegenerative disorder? A clinical and neurobiological perspective. Biol Psychiatry 46: 729–739

Lieberman JA, Sheitman BB, Kinon BJ (1997) Neurochemical sensitization in the pathophysiology of schizophrenia: Deficits and dysfunction in neuronal regulation and plasticity. Neuropsychopharmacology 17: 205–229

Lindenmayer JP, Bernstein-Hyman R, Grochowski S (1994) Five-factor model of schizophrenia. Initial validation. J Nerv Ment Dis 182: 631–638

Lohr JB, Flynn K (1993) Minor physical anomalies in schizophrenia and mood disorders. Schizophr Bull 19: 551–556

Madsen AL, Vorstrup S, Rubin P, Larsen JK, Hemmingsen R (1999) Neurological abnormalities in schizophrenic patients: a prospective follow-up study 5 years after first admission. Acta Psychiatr Scand 100: 119–125

Maier W, Lichtermann D, Rietschel M, Held T, Falkai P, Wagner M, Schwab S (1999) Genetik schizophrener Störungen – Neuere Konzepte und Befunde. Nervenarzt 70: 955–969

Maier W, Zobel A, Rietschel M (2003) Genetics of schizophrenia and affective disorders. Pharmacopsychiatry 36: 195–202

Malaspina D, Coleman E (2003) Olfaction and social drive in schizophrenia. Arch Gen Psychiatry 60: 578–584

Malaspina D, Coleman E, Goetz RR et al (2002) Odor identification, eye tracking and deficit syndrome schizophrenia. Biol Psychiatry 51: 809–815

Marder SR, Davis JM, Chouinard G (1997) The effects of risperidone on the five dimensions of schizophrenia derived by factor analysis: combined results of the North American trials. J Clin Psychiatry 58: 538–546

Marenco S, Weinberger DR (2000) The neurodevelopmental hypothesis of schizophrenia: following a trail of evidence from cradle to grave. Dev Psychopathol 12: 501–527

Marx CE, Lieberman JA (1998) Psychoneuroendocrinology of schizophrenia. Psychoneuroendocrinology 21: 413–434

Matthysse S, Holzmann PS, Gusella JF et al (2004) Linkage of eye movement dysfunction to chromosome 6p in schizophrenia: additional evidence. Am J Med Genet B Neuropsychiatr Genet 128: 30–36

Maynard TM, Sikich L, Lieberman JA, LaMantia AS (2001) Neural development, cell-cell signaling, and the »two-hit« hypothesis of schizophrenia. Schizophr Bull 27: 457–476

McCarley RW, Wible CG, Frumin M, Hirayasu Y, Levitt JJ, Fischer IA, Shenton ME (1999) MRI anatomy of schizophrenia. Biol Psychiatry 1: 1099–1119

McGorry PD, Edwards J, Mihalopoulos C, Harrigan SM, Jackson HJ (1996) EPPIC: an evolving system of early detection and optimal management. Schizophr Bull 22: 305–326

McGue M, Gottesman II (1991) The genetic epidemiology of schizophrenia and the design of linkage studies. Eur Arch Psychiatry Clin Neurosci 240: 174–181

McKay CM, Headlam DM, Copolov DL (2000) Central auditory processing in patients with auditory hallucinations. Am J Psychiatry 157: 759–766

McNeil TF, Cantor-Graae E, Ismail B (2000) Obstetric complications and congenital malformation in schizophrenia. Brain Res Brain Res Rev 31: 166–178

Meisenzahl EM, Frodl T, Zetzsche T et al (2000) Adhesio interthalamica in male patients with schizophrenia. Am J Psychiatry 157: 823–825

Meissner B, Purmann S, Schurmann M et al (1999) hSKCa3: a candidate gene for schizophrenia? Psychiatr Genet 9: 91–96

Meltzer HY, Park S, Kessler R (1999) Cognition, schizophrenia and the atypical antipsychotic drugs. Proc Natl Acad Sci USA 96: 13 591–13 593

Mirnics K, Middleton FA, Lewis DA, Levitt P (2001a) Analysis of complex brain disorders with gene expression microarrays: schizophrenia as a disease of the synapse. Trends Neurosci 24: 479–486

Mirnics K, Middleton FA, Stanwood GD, Lewis DA, Levitt P (2001b) Disease-specific changes in regulator of G-protein signaling 4 (RGS4) expression in schizophrenia. Mol Psychiatry 6: 293–301

Mitelman SA, Shihabuddin L, Brickman AM, Hazlett EA, Buchsbaum MS (2003) MRI assessment of gray and white matter distribution in Brodmann's areas of the cortex in patients with schizophrenia with good and poor outcomes. Am J Psychiatry 160: 2154–2168

Miyoshi K, Honda A, Baba K et al (2003) Disrupted-In-Schizophrenia 1, a candidate gene for schizophrenia, participates in neurite outgrowth. Mol Psychiatry 8: 685–694

Moberg PJ, Agrin R, Gur RE, Gur RC, Turetsky BI, Doty RL(1999) Olfactory dysfunction in schizophrenia: a qualitative and quantitative review. Neuropsychopharmacology 21: 325–340

Mohr F, Hubmann W, Albus M et al (2003) Neurological soft signs and neuropsychological performance in patients with first episode schizophrenia. Psychiatry Res 121: 21–30

Moises HW, Yang L, Kristbjarnarson H et al (1995) An international two-stage genomewide search for schizophrenia susceptibility genes. Nature Genet 11: 321–324

Moises HW, Zoega T, Gottesman II (2002) The glial growth factors deficiency and synaptic destabilization hypothesis of schizophrenia. BMC Psychiatry 2: 8

Moore H, West AR, Grace AA (1999) The regulation of forebrain dopamine transmission: relevance to the pathophysiology and psychopathology of schizophrenia. Biol Psychiatry 46: 40–55

Morris DW, Rodgers A, McGhee KA et al (2004) Confirming RGS4 as a susceptibility gene for schizophrenia. Am J Med Genet 125B: 50–53

Mosher LR, Pollin W, Stabenau JR (1971) Identical twins discordant for schizophrenia. Arch Gen Psychiatry 24: 422–430

Müller N, Riedel M, Gruber R, Ackenheil M, Schwarz MJ (2000) The immune system and schizophrenia. An integrative view. Ann NY Acad Sci 917: 456–467

Mundt C, Lang H (1987) Die Psychopathologie der Schizophrenie. In: Kisker KP, Lauter H, Meyer JE, Müller C, Strömgren E (Hrsg) Psychiatrie der Gegenwart 3. Aufl. Springer, Berlin Heidelberg New York, S 39–70

Munk-Jörgensen P, Ewald H (2001) Epidemiology in neurobiological research: exemplified by the influenza-schizophrenia theory. Br J Psychiatry 178: S30–S32

Myles-Worsley M, Coon H, McDowell J et al (1999) Linkage of a composite inhibitory phenotype to a chromosome 22q locus in eight Utah families. Am J Med Genet 88: 544–550

Nelson MD, Saykin AJ, Flashman LA, Riordan HJ (1998) Hippocampal volume reduction in schizophrenia as assessed by magnetic resonance imaging. Arch Gen Psychiatry 55: 433–440

Ngan ET, Yatham LN, Ruth TJ, Liddle PF (2000) Decreased serotonin 2A receptor densities in neuroleptic-naive patients with schizophrenia: a PET study using [(18)F]setoperone. Am J Psychiatry 157: 1016–1018

Niculescu AB 3rd, Kelsoe JR (2001) Convergent functional genomics: application to bipolar disorder. Ann Med 33: 263–271

Niethammer R, Weisbrod M, Schiesser S et al (2000) Genetic influence on laterality in schizophrenia? A twin study of neurological soft signs. Am J Psychiatry 157: 272–274

Niznikiewicz MA, Kubicki M, Shenton ME (2003) Recent structural and functional imaging findings in schizophrenia. Curr Opin Psychiatry 16: 123–147

Norra C, Waberski TD, Kawohl W et al (2004) High-frequency somatosensory thalamocortical oscillations and psychopathology in schizophrenia. Neuropsychobiology 49: 71–80

O'Driscoll GA, Benkelfat C, Florencio PS, Wolff AL, Joober R, Lal S, Evans AC (1999) Neural correlates of eye tracking deficits in first-degree relatives of schizophrenic patients: a positron emission tomography study. Arch Gen Psychiatry 56: 1127–1134

Okubo Y, Suhara T, Suzuki K, Kobayashi K et al (2000) Serotonin 5-HT2 receptors in schizophrenic patients studied by positron emission tomography. Life Sci 66: 2455–2464

Okubo Y, Saijo T, Oda K (2001) A review of MRI studies of progressive brain changes in schizophrenia. J Med Dent Sci 48: 61–67

Pantelis C, Velakoulis D, McGorry PD et al (2003) Neuroanatomical abnormalities before and after onset of psychosis: a cross-sectional and longitudinal MRI comparison. Lancet 361: 281–288

Paunio T, Ekelund J, Varilo T et al (2001) Genomewide scan in a nationwide study sample of schizophrenia families in Finland reveals susceptibility loci on chromosomes 2q and 5q. Hum Mol Genet 10: 3037–3048

Pearce BD (2001) Schizophrenia and viral infection during neurodevelopment: a focus on mechanisms. Mol Psychiatry 6: 634–646

Pearlson GD, Marsh L (1999) Structural brain imaging in schizophrenia: A selective review. Biol Psychiatry 46: 627–649

Peled A, Pressman A, Geva AB, Modai I (2003) Somatosensory evoked potentials during a rubber-hand illusion in schizophrenia. Schizophr Res 64: 157–163

Pickar D, Breier A, Hsiao JK, Doran AR, Wolkowitz OM, Pato CN, Konicki PE (1990) Cererbrospinal fluid and plasma monoamine metabolites and their relation to psychosis. Implications for regional brain dysfunction in schizophrenia. Arch Gen Psychiatry 47: 641–648

Pierri JN, Chaudry AS, Woo T-UW, Lewis DA (1999) Alterations in chandelier neuron axon terminals in the prefrontal cortex of schizophrenia subjects. Am J Psychiatry 156: 1709–1719

Pilowsky LS, Costa DC, Ell PJ et al (1992) Clozapine, single-photon emission tomography and the D2 dopamine receptor blockade hypothesis of schizophrenia. Lancet 340: 199–202

Pollmacher T, Hinze-Selch D (1998) Factors confounding studies of circulating soluble interleukin-2 receptor levels in schizophrenia. Schizophr Res 33: 123–124

Pilowsky LS, Costa DC, Ell PJ et al (1993) Antipsychotic medication, D2 dopamine receptor blockade and clinical response – a 1231 IBZM SPET (single photon emission tomography) study. Psychol Med 23: 791–799

Prasad S, Semwal P, Deshpande S, Bhatia T, Nimgaonkar VL, Thelma BK (2002) Molecular genetics of schizophrenia: past, present and future. J Biosci 27: 35–52

Pulver AE, Lasseter VK, Kasch L et al (1995) Schizophrenia: a genome scan targets chromosomes 3p and 8p as potential sites of susceptibility genes. Am J Med Genet 60: 252–260

Pulver AE, Mulle J, Nestadt G et al (2000) Genetic heterogeneity in schizophrenia: stratification of genome scan data using co-segregating related phenotypes. Mol Psychiatry 5: 650–653

Raemaekers M, Jansma JM, Cahn W et al (2002) Neuronal substrate of the saccadic inhibition deficit in schizophrenia investigated with 3-dimensional event-related functional magnetic resonance imaging. Arch Gen Psychiatry 59: 313–320

Rajkowska G, Miguel-Hidalgo JJ, Makkos Z, Meltzer H, Overholser J, Stockmeier C (2002) Layer-specific reductions in GFAP-reactive astroglia in the dorsolateral prefrontal cortex in schizophrenia. Schizophr Res 57: 127–138

Rao ML, Kölsch H (2003) Effects of estrogen on brain development and neuroprotection – implications for negative symptoms in schizophrenia. Psychoneuroendocrinology 28: 83–96

Raz S, Raz N (1990) Structural brain abnormalities in the major psychoses: a quantitative review of the evidence from computerized imaging. Psychol Bull 108(1): 93–108

Reite M, Teale P, Rojas DC, Benkers TL, Carlson J (2003) Anomalous somatosensory cortical localization in schizophrenia. Am J Psychiatry 160: 2148–2153

Riedel M, Kronig H, Schwarz MJ et al (2002) No association between the G308A polymorphism of the tumor necrosis factor-α gene and schizophrenia. Eur Arch Psychiatry Clin Neurosci 252: 232–234

Ross DE, Thaker GK, Holcomb HH, Cascella NG, Medoff DR, Tamminga CA (1995) Abnormal smooth pursuit eye movements in schizophrenic patients are associated with cerebral glucose metabolism in oculomotor regions. Psychiatry Res 58: 53–67

Rossi A, De Cataldo S, Di Michele V, Manna V, Ceccoli S, Stratta P, Casacchia M (1990) Neurological soft signs in schizophrenia. Br J Psychiatry 157: 735–739

Rothermundt M, Arolt V, Weitzsch C, Eckhoff D, Kirchner H (1996) Production of cytokines in acute schizophrenic psychosis. Biol Psychiatry 40: 1294–1297

Rothermundt M, Arolt V, Weitzsch C, Eckhoff D, Kirchner H (1998) Immunological dysfunction in schizophrenia: a systematic approach. Neuropsychobiology 37: 186–193

Rothermundt M, Arolt V, Leadbeater J, Peters M, Rudolf S, Kirchner H (2000) Cytokine production in unmedicated and treated schizophrenic patients. NeuroReport 11: 3385–3388

Rothermundt M, Arolt V, Bayer TA (2001) Review of immunological and immunopathological findings in schizophrenia. Brain Behav Immun 15: 319–339

Rothermundt M, Peters M, Prehn JHM, Arolt V (2003a) S100B in brain damage and neurodegeneration. Microsc Res Tech 60: 614–632

Rothermundt M, Ponath G, Arolt V (2003b) S100B in schizophrenic psychosis. Int Rev Neurobiol 59: 445–470

Rund BR, Melle I, Friis S et al (2004) Neurocognitive dysfunction in first-episode psychosis: correlates with symptoms, premorbid adjustment and duration of untreated psychosis. Am J Psychiatry 161: 466–472

Rupp CI (2003) Dysfunctions in olfactory processing in schizophrenia. Curr Opin Psychiatry 16: 181–185

Rybakowski JK, Borkowska A, Czerski PM, Hauser J (2001) Dopamine D3 receptor (DRD3) gene polymorphism is associated with the intensity of eye movement disturbances in schizophrenic patients and healthy subjects. Mol Psychiatry 6: 718–724

Rybakowski JK, Borkowska A, Czerski PM, Hauser J (2002) Eye movement disturbances in schizophrenia and a polymorphism of catechol-*O*-methyltransferase gene. Psychiatry Res 113: 49–57

Saijo T, Abe T, Someya Y et al (2001) Ten year progressive ventricular enlargement in schizophrenia: an MRI morphometrical study. Psychiatry Clin Neurosci 55: 41–47

Schechter I, Butler PD, Silipo G, Zemon V, Javitt DC (2003) Magnocellular and parvocellular contributions to backward masking dysfunction in schizophrenia. Schizophr Res 64: 91–101

Scherk H, Vogeley K, Falkai P(2003) Die Bedeutung von Interneuronen bei affektiven und schizophrenen Erkrankungen. Fortschr Neurol Psychiatr 1: 27–32

Schmitt A, Weber-Fahr W, Jatzko A, Tost H, Henn FA, Braus DF (2001) Aktueller Überblick ber strukturelle Magnetresonanztomographie bei Schizophrenie. Fortschr Neurol Psychiatr 69: 105–115

Schröder J (1997) Subsyndrome der chronischen Schizophrenie. Untersuchungen mit bildgebenden Verfahren zur Heterogenitt schizophrener Psychosen (Monographien aus dem Gesamtgebiete der Psychiatrie Bd 85). Springer, Heidelberg Berlin New York

Schröder J, Essig M, Baudendistel K et al (1999) Motor dysfunction and sensorimotor cortex activation changes in schizophrenia: A study with functional magnetic resonance imaging. Neuroimage 9: 81–87

Schröder J, Niethammer R, Geider FJ, Reitz C, Binkert M, Jauss M, Sauer H (1991) Neurological soft signs in schizophrenia. Schizophr Res 6: 25–30

Schumacher J, Jamra RA, Freudenberg J et al (2004) Examination of G72 and D-amino acid oxidase as genetic risk factors for schizophrenia and bipolar affective disorder. Mol Psychiatry 9: 203–207

Schwab SG, Albus M, Hallmayer J et al (1995) Evaluation of a susceptibility gene for schizophrenia on chromosome 6p by multipoint affected sib-pair linkage analysis. Nature Genet 11: 325–327

Schwab SG, Hallmayer J, Albus M et al (2000) A genomewide autosomal screen for schizophrenia susceptibility loci in 71 families with affected siblings: support for loci on chromosomes 10p and 6. Mol Psychiatry 5: 638–649

Schwab SG, Knapp M, Mondabon S et al (2003) Support for association of schizophrenia with genetic variation in the 6p22.3 gene, dysbindin, in sib-pair families with linkage and in an additional sample of triad families. Am J Hum Genet 72: 185–190

Schwarcz R, Rassoulpour A, Wu HQ et al (2001) Increased cortical kynureninate content in schizophrenia. Biol Psychiatry 50: 521–530

Schwarz MJ, Chiang S, Muller N, Ackenheil M (2001) T-helper-1 and T-helper-2 responses in psychiatric disorders. Brain Behav Immun 4: 340–370

Selemon LD, Goldman-Rakic PS (1999) The reduced neuropil hypothesis: A circuit based model of schizophrenia. Biol Psychiatry 45: 17–25

Selemon LD, Rajkowska G (2003) Cellular pathology in the dorsolateral prefrontal cortex distinguishes schizophrenia from bipolar disorder. Curr Mol Med 3: 427–436

Shagass C, Straumanis JJ Jr, Roemer RA, Amadeo M (1977) Evoked potentials of schizophrenics in several sensory modalities. Biol Psychiatry 12: 221–235

Shapleske J, Rossell SL, Woodruff PW, David AS (1999) The planum temporale: a systematic, quantitative review of its structural, functional and clinical significance. Brain Res Brain Res Rev 29: 26–49

Shaw SH, Kelly M, Smith AB et al (1998) A genomewide search for schizophrenia susceptibility genes. Am J Med Genet 81: 364–376

Shenton ME, Dickey CC, Frumin M, McCarley RW (2001). A review of MRI findings in schizophrenia. Schizophr Res 49: 1–52

Shenton ME, Gerig G, McCarley RW, Szekely G, Kikinis R (2002) Amygdala-hippocampal shape differences in schizophrenia: the application of 3D shape models to volumetric MR data. Psychiatry Res 115: 15–35

Shergill SS, Brammer MJ, Williams SC, Murray RM, McGuire PK (2000) Mapping auditory hallucinations in schizophrenia using functional magnetic resonance imaging. Arch Gen Psychiatry 57: 1033–1038

Shibre T, Kebede D, Alem A et al (2002) Neurological soft signs (NSS) in 200 treatment-naive cases with schizophrenia: a community-based study in a rural setting. Nord J Psychiatry 56: 425–431

Silbersweig D, Stern E (1996) Functional neuroimaging of hallucinations in schizophrenia: toward an integration of bottom-up and top-down approaches. Mol Psychiatry 1: 367–375

Silbersweig DA, Stern E, Frith C et al (1995) A functional neuroanatomy of hallucinations in schizophrenia. Nature 378: 176–179

Sillitoe RV, Benson MA, Blake DJ, Hawkes R (2003) Abnormal dysbindin expression in cerebellar mossy fiber synapses in the mdx mouse model of Duchenne muscular dystrophy. J Neurosci 23: 6576–6585

Silverman JM, Greenberg DA, Altstiel LD et al (1996) Evidence of a locus for schizophrenia and related disorders on the short arm of chromosome 5 in a large pedigree. Am J Med Genet 67: 162–171

Silverstein SM, Knight RA, Schwarzkopf SB, West LL, Osborn LM, Kamin D (1996a) Stimulus configuration and context effects in perceptual organization in schizophrenia. J Abnorm Psychol 105: 410–420

Silverstein SM, Matteson S, Knight RA (1996b) Reduced top-down influence in auditory perceptual organization in schizophrenia. J Abnorm Psychol 105: 663–667

Silverstein SM, Kovács I, Corry R, Valone C (2000) Perceptual organization, the disorganization syndrome, and context processing in chronic schizophrenia. Schizophr Res 43: 11–20

Snyder PJ, Bogerts B, Wu H, Bilder RM, Deoras KS, Lieberman JA (1998) Absence of the adhesio interthalamica as a marker of early developmental neuropathology in schizophrenia: an MRI and post mortem histologic study. J Neuroimaging 8: 159–163

Stefansson H, Sigurdsson E, Steinthorsdottir V et al (2002). Neuregulin 1 and susceptibility to schizophrenia. Am J Hum Genet 71: 877–892

Stefansson H, Sarginson J, Kong A et al (2003) Association of neuregulin 1 with schizophrenia confirmed in a Scottish population. Am J Hum Genet 72: 83–87

Stein L, Wise CD (1971) Possible etiology of schizophrenia: progressive damage to the noradrenergic reward system by 6-hydroxydopamine. Science 171: 1032–1036

Stephenson CME, Bigliani V, Jones HM et al (2000) Striatal and extrastriatal d2/D3 receptor occupancy by quetiapine in vivo [$^{123}{}_{1}$] epidepride single photon emission tomography (SPET) study. Br J Psychiatry 177: 408–415

Strange PG (2001) Antipsychotic drugs: importance of dopamine receptors for mechanisms of therapeutic actions and side effects. Pharmacol Rev: 53: 119–133

Straub RE, MacLean CJ, O'Neill FA et al (1995) A potential vulnerability locus for schizophrenia on chromosome 6p24–22: evidence for genetic heterogeneity. Nature Genet 11: 287–293

Straub RE, MacLean CJ, O'Neill FA, Walsh D, Kendler KS (1997) Support for a possible schizophrenia vulnerability locus in region 5q22–31 in Irish families. Mol Psychiatry 2: 148–155

Straub RE, Jiang Y, MacLean CJ et al (2002) Genetic variation in the 6p22.3 gene DTNBP1, the human ortholog of the mouse dysbindin gene, is associated with schizophrenia. Am J Hum Genet 71: 337–348

Suslow T, Arolt V (1998) Backward masking in schizophrenia: time course of visual processing deficits during task performance. Schizophr Res 33: 79–86

Sweeney JA, Luna B, Srinivasagam NM, Keshavan MS, Schooler NR, Haas GL, Carl JR (1998) Eye tracking abnormalities in schizophrenia: evidence for dysfunction in the frontal eye fields. Biol Psychiatry 44: 698–708

Thompson PM, Vidal C, Giedd JN et al (2001) Mapping adolescent brain change reveals dynamic wave of accelerated gray matter loss in very early-onset schizophrenia. Proc Natl Acad Sci USA 98: 11650–11655

Tienari P, Wynne LC, Sorri A et al (2004) Genotype-environment interaction in schizophrenia-spectrum disorder: Long-term follow-up study of Finnish adoptees. Br J Psychiatry 184: 216–222

Torrey EF, Miller J, Rawlings N, Yolken RH (1997) Seasonality of birth in schizophrenia and bipolar disorder: a review of the literature. Schizophr Res 28: 1–38

Tregellas JR, Tanabe JL, Miller DE, Ross RG, Olincy A, Freedman R (2004) Neurobiology of smooth pursuit eye movement deficits in schizophrenia: an FMRI study. Am J Psychiatry 161: 315–321

Trichard C., Paillere-Martinot ML, Attar-Levy D, Blin J, Feline A, Martinot JL (1998) No serotonin 5-HT2A receptor density abnormality in the cortex of schizophrenic patients studied with PET. Schizophr Res 31: 13–17

Tsai G, Coyle JT (2002) Glutamatergic mechanisms in schizophrenia. Annu Rev Pharmacol Toxicol 42: 165–179

Tsai G, Yang P, Li-Chen C, Lange N, Coyle JT (1998) D-Serine added to antipsychotics for the treatment of schizophrenia. Biol Psychiatry 44: 1081–1089

Ujike H, Takehisa Y, Takaki M et al (2001) NOTCH4 gene polymorphism and susceptibility to schizophrenia and schizoaffective disorder. Neurosci Lett 301: 41–44

van Kammen DP, Peters J, Yao J, van Kammen WB, Neylan T, Shaw D, Linnoila M (1990) Norepinephrine in acute exacerbations of chronic schizophrenia. Negative symptoms revisited. Arch Gen Psychiatry 47: 161–168

Venkatasubramanian G, Latha V, Gangadhar BN, Janakiramaiah N, Subbakrishna DK, Jayakumar PN, Keshavan MS (2003) Neurological soft signs in never-treated schizophrenia. Acta Psychiatr Scand 108: 144–146

Verhoeff NP, Meyer JH, Kecojevic A et al (2000) A voxed-by-voxed analysis of [18F]setoperone PET data shows no substantial serotonin 5-HT (2A) receptor changes in schizophrenia. Psychiatry Res 99: 123–135

Vogeley K, Schneider-Axmann T, Pfeiffer U et al (2000) Disturbed gyrification of the prefrontal region in male schizophrenic patients: A morphometric postmortem study. Am J Psychiatry 157: 34–39

Walker E, Lewine RJ (1990) Prediction of adult-onset schizophrenia from childhood home movies of the patients. Am J Psychiatry 147: 1052–1056

Walker MA, Highley JR, Esiri MM, MacDonald B, Roberts HC, Evans SP, Crow TJ (2002) Estimated neuronal populations and volumes of the hippocampus and its subfields in schizophrenia. Am J Psychiatry 159: 821–828

Wei J, Hemmings GP (2000) The NOTCH4 locus is associated with susceptibility to schizophrenia. Nature Genet 25: 376–377

Weinberger DR (1987) Implications of normal brain development for the pathogenesis of schizophrenia. Arch Gen Psychiatry 44: 660–669

Weinberger DR, Laruelle M (2001) Neurochemical and neuropharmacological imaging in schizophrenia. In: Davis KL, Charney DS, Coyle JT, Nemeroff C (eds) Neuropharmacology – The fifth generation of progress. Lippincott, Williams & Wilkins, Philadelphia

Weinberger DR, McClure RK(2002) Neurotoxicity, neuroplasticity, and magnetic resonance imaging morphometry: what is happening in the schizophrenic brain? Arch Gen Psychiatry 59: 553–558

Whitty P, Clarke M, Browne S et al (2003) Prospective evaluation of neurological soft signs in first-episode schizophrenia in relation to psychopathology: state versus trait phenomena. Psychol Med 33: 1479–1484

Wiedl KH, Wienobst J, Schottke HH, Green MF, Nuechterlein KH (2001) Attentional characteristics of schizophrenia patients differing in learning proficiency on the Wisconsin Card Sorting Test. Schizophr Bull 27: 687–695

Wilke I, Arolt V, Rothermundt M, Weitzsch C, Hornberg M, Kirchner H (1996) Investigations of cytokine production in whole blood cultures of paranoid and residual schizophrenic patients. Eur Arch Psychiatry Clin Neurosci 246: 279–284

Williams J, Spurlock G, Holmans P et al (1998) A meta-analysis and transmission disequilibrium study of association between the dopamine D3 receptor gene and schizophrenia. Mol Psychiatry 3: 141–149

Williams NM, Preece A, Spurlock G et al (2004) Support for RGS4 as a susceptibility gene for schizophrenia. Biol Psychiatry 55: 192–195

Woodruff PW, McManus IC, David AS (1995) Meta-analysis of corpus callosum size in schizophrenia. J Neurol Neurosurg Psychiatry 58: 457–461

Woods BT (1998) Is schizophrenia a progressive neurodevelopmental disorder? Toward a unitary pathogenetic mechanism. Am J Psychiatry 155: 1661–1670

Wright IC, Rabe-Hesketh S, Woodruff PW, David AS, Murray RM, Bullmore ET (2000) Meta-analysis of regional brain volumes in schizophrenia. Am J Psychiatry 157: 16–25

Xiberas X, Martinot JL, Mallet L et al (2001) Extrastriatal and striatal D2 dopamine receptor blockade with haloperidol or new antipsychotic drugs in patients with schizophrenia. Br J Psychiatry 179: 503–508

Zobel A, Maier W(2004) Endophänotypen – ein neues Konzept zur biologischen Charakterisierung psychischer Störungen. Nervenarzt 75: 205–214

Zuckerman L, Rehavi M, Nachman R, Weiner I (2003) Immune activation during pregnancy in rats leads to a postpubertal emergence of disrupted latent inhibition, dopaminergic hyperfunction, and altered limbic morphology in the offspring: a novel neurodevelopmental model of schizophrenia. Neuropsychopharmacology 28: 1778–1789

7

Schizophrenie und verwandte Störungen – Neuropsychologie

Thomas Jahn und Brigitte Rockstroh

7.7 Einleitung

Die Symptomatik schizophrener Psychosen ist so vielfältig, dass es bisher nicht gelungen ist, diese phänotypische Heterogeneität aus genotypischen, neurobiologischen und psychopathologischen Faktoren befriedigend zu erklären. Nachdem im vorstehenden Teilkapitel die neurobiologischen Grundlagen schizophrener Störungen aus medizinischer Perspektive vorgestellt wurden, geht dieses Kapitel der Frage nach, inwieweit neuropsychologische und psychophysiologische Befunde zum Verständnis abweichender Hirnfunktionen als Korrelate, Mediatoren oder Ursachen schizophrener Psychopathologie und damit auch zu einem neuropsychologischen Modell schizophrener Störungen beizutragen vermögen. Daneben stellt sich die Frage, welche diagnostischen und therapeutischen Konsequenzen oder Nutzanwendungen sich aus den vorliegenden neuropsychologischen und psychophysiologischen Befunden ergeben.

7

Aus kognitiv-neurowissenschaftlicher Perspektive liegt es nahe, die charakteristische, nach ICD oder DSM diagnoseleitende Symptomatik schizophrener Psychosen auf psycho**pathologische**, d. h. gegenüber Gesunden **abweichende** kognitive, emotionale oder handlungssteuernde Prozesse zu beziehen und diese wiederum auf Abweichungen derjenigen Hirnfunktionen, die als deren Korrelate oder ihnen zugrunde liegend angenommen werden (Callaway u. Naghdi 1982; Frith u. Done 1988; Gray et al. 1991; Kathmann 2001). Diese Betrachung lässt sich mit aktuell diskutierten ätiologischen Modellen verbinden, die schizophrene Störungen als neuronale Entwicklungsstörungen (Weinberger u. Marenco 2003; Basset et al. 2001) bzw. als Konsequenz genetisch angelegter und erworbener Vulnerabilität (Maynard et al. 2001) beschreiben, bei der polygenetisch und/oder pränatal bedingte strukturelle Abweichungen das reifende Gehirn für Fehler in der Architektur und der Funktion neuronaler Netzwerke anfällig machen. Die dynamische Interaktion zwischen Abweichungen in den sich entwickelnden neuronalen Verschaltungen und Erfahrungen während der Hirnreifung legen über mangelhafte (*disconnection*, Friston 1999) oder fehlerhafte (*misconnection*, Crow 1997; Friston 1999) Verbindungen zwischen Hirnarealen die Grundlage für daraus folgende Abweichungen sowohl der Hirnfunktionen wie des Verhaltens. Aus diesen Modellannahmen folgt, dass Beeinträchtigungen in nahzu **allen** psychischen Funktionen wie Aufmerksamkeit, Gedächtnis, Denken, Emotionen und Handlungskontrolle zu erwarten sind. Ebenso legt die Annahme einer dynamischen Interaktion zwischen ursächlichen Faktoren, Hirnentwicklung und Erfahrungen die Erwartung ausgeprägter interindividueller phänotypischer Heterogenität nahe.

Die Mehrzahl der nachfolgend diskutierten Befunde zu neuropsychologischen Defiziten, insbesondere aber zu psychophysiologischen Korrelaten oder Grundlagen schizophrener Symptomatik, lassen sich mit solchen Modellannahmen vereinbaren. Allerdings bedingt die methodische Schwierigkeit, pathologische Zustände und Prozesse **direkt auf der Ebene neuronaler Netzwerkarchitektur und -kommunikation** zu beobachten, dass die meisten Studien von psychischen Funktionen ausgehen, für die hirnfunktionelle Korrelate bei Gesunden bekannt sind, um dann Normabweichungen in diesen psychischen Funktionen als Psychopathologie zu beschreiben. So werden z. B. **Positivsymptome** wie Halluzinationen, formale Denkstörungen, Wahn oder desorganisiertes Verhalten aus Störungen der Aufmerksamkeit, des Arbeitsgedächtnisses, der Handlungsplanung und -kontrolle etc. erklärt, **Negativsymptome** wie Affektverflachung, Anhedonie oder Alogie aus Störungen der Aufmerksamkeit oder der emotionalen Verarbeitung. Rückschlüsse bleiben somit auf die Ebenen der Psychopathologie und der elektrokortikalen oder funktionellen **Korrelate** psychischer Funktion beschränkt und betreffen nur hypothetisch die Ebene neuronaler Funktionen.

7.8 Experimentelle und psychometrische neuropsychologische Untersuchungen

Experimentalpsychologische Methoden kamen in der Untersuchung kognitiver Störungen bei schizophrenen Patienten zum Einsatz, noch ehe standardisierte und an gesunden Vergleichspopulationen normierte psychometrische Tests in die psychiatrische Psychodiagnostik Eingang fanden. Lange Zeit konzentrierte sich die experimentalpsychologische Schizophrenieforschung dabei auf Aufmerksamkeitsstörungen, die mit elaborierten Reaktionszeitaufgaben untersucht wurden (▶ Exkurs: Historische Entwicklung). Auch wenn sich der Schwerpunkt der neuropsychologischen Schizophrenieforschung inzwischen von experimentellen zu psychometrischen Untersuchungsparadigmen verlagerte, sind die experimentell gewonnenen Erkenntnisse weiterhin gültig und die durch sie aufgeworfenen Fragen keineswegs befriedigend beantwortet.

7.8.1 Aufmerksamkeitsdefizite: Klassische experimentelle Reaktionszeitparadigmen

In der klassischen Reaktionszeituntersuchung von Rodnick und Shakow (1940) wurden experimentell zwei Faktoren variiert:

1. die Länge des Vorbereitungsintervalls zwischen einem Warnsignal und einem imperativen Signal und

Exkurs

Historische Entwicklung der experimentalpsychologischen Schizophrenieforschung

Das nahezu exklusive Interesse, das die psychologische Schizophrenieforschung mehrere Jahrzehnte lang Defiziten der Aufmerksamkeit entgegenbrachte, resultierte in historischer Perspektive aus einer Koinzidenz nosologischer und methodischer Fortschritte während der Gründerzeit der modernen Psychiatrie: So hatten bereits E. Kraepelin (1899) und E. Bleuler (1911) im Rahmen ihrer bahnbrechenden Beschreibungen der Dementia praecox bzw. der Schizophrenien auf die Bedeutung spezifischer kognitiver Beeinträchtigungen und deren mögliche Erklärungskraft für das Zustandekommen der außerordentlich vielfältigen psychopathologischen Ausgestaltungen dieser Erkrankungsgruppe hingewiesen (Störungen von Denken und Aufmerksamkeit als nicht nur akzessorische Symptome; Bleuler 1911). Gleichzeitig gehörten Reaktionszeituntersuchungen, die sich im Sinne einer »mentalen Chronometrie« (Posner 1978) für das Studium basaler Informationsverarbeitungsprozesse beim Menschen besonders gut eignen, schon früh zum Methodenarsenal der empirisch-experimentellen Psychologie (Donders 1868; Wundt 1887). So war es nahe liegend, beides zusammenzubringen, wie vom Wundt-Schüler Kraepelin bereits 1896 gefordert (»Der psychologische Versuch in der Psychiatrie«). Von einigen Vorläufern abgesehen, wurden allerdings erst die Studien aus der Worcester-Gruppe um David Shakow und die einflussreichen Untersuchungen von Samuel Sutton und Joseph Zubin paradigmatisch für die systematische Untersuchung von Aufmerksamkeitsstörungen bei schizophrenen Patienten.

2. die Regularität, mit der Vorbereitungsintervalle bestimmer Länge aufeinander folgen (regelmäßige vs. unregelmäßige Folgen).

Die Reaktionszeiten gesunder Probanden sind bei regelmäßiger Abfolge meist kürzer als bei unregelmäßiger Abfolge, unabhängig von der Dauer der Vorbereitungsintervalle. Dies gilt bei schizophrenen Patienten nur für Vorbereitungsintervalle bis etwa 3 s Dauer. Bei längeren Vorbereitungsintervallen reagieren Patienten schneller, wenn die Abfolge der Intervalle **unregelmäßig** ist. Die charakteristische Überschneidung der Reaktionszeitkurven schizophrener Patienten in diesem sequenziellen Reaktionszeitparadigma wurde als *crossover effect* (COE) bezeichnet.

Das von Sutton et al. (1961) erstmals in die Schizophrenieforschung eingeführte Reaktionszeitparadigma ist noch einfacher: In einer einzigen Sequenz folgten imperative, d. h. zu einer Reaktion auffordernde Stimuli aus zwei Sinnesmodalitäten (rotes oder grünes Licht, hoher oder tiefer Ton) in leicht variierenden Zeitintervallen und unvorhersehbarer Abfolge aufeinander (spätere Untersucher haben die Aufgabe noch weiter vereinfacht: Ton vs. Licht). Typischerweise fallen Reaktionszeiten (RZ) nach Reizwechsel (**crossmodale** Reaktionszeiten: Ton–RZ–Licht–RZ oder Licht–RZ–Ton–RZ) länger aus als nach gleichbleibender Reizfolge (**ipsimodale** Reaktionszeiten: Ton–RZ–Ton–RZ oder Licht–RZ–Licht–RZ). Diese bei Gesunden als »crossmodale Retardierung« (CMR) bekannte Reaktionszeitverlangsamung fällt bei schizophrenen Patienten wesentlich deutlicher aus, was als *modality shift effect* (MSE) bezeichnet wird.

Ergebnisse einer eigenen Untersuchung illustriert Abb. 7.1. Schizophrene Patienten zeigten – bei insgesamt größerer Heterogenität (Binnengruppenvarianz) – einen deutlichen COE und eine stärker ausgeprägte (akustische) CMR als gesunde Kontrollprobanden. Mit Ausnahme von Gruppe x Regularität im COE-Versuch und von Gruppe x Modalität im MSE-Versuch sind alle Haupt- und Wechselwirkungseffekte signifikant; Varianzanalyse (ANOVAS): $6{,}74 \leq$ F-Wert $\leq 98{,}93$; $p \leq 0{,}01$).

Beide Reaktionszeiteffekte avancierten bald nach ihrer Entdeckung zu den am häufigsten erörterten Phänomenen der experimentalpsychologischen Schizophrenieforschung. Bis Anfang der 90er-Jahre des vorigen Jahrhunderts wurden zahlreiche Replikationen, experimentelle Varianten und theoretische Abhandlungen veröffentlicht (zusammenfassend: Jahn 1991; Rist u. Cohen 1991). Was den COE und den MSE neuropsychologisch so interessant macht, ist neben ihrer robusten Replizierbarkeit die Annahme, dass sich in ihnen fundamentale Probleme bei der Verarbeitung und motorischen Beantwortung selbst einfachster Reizkonstellationen niederschlagen:

- im Hinblick auf den COE etwa die Unfähigkeit, eine angemessene Reaktionsbereitschaft aufzubauen und/oder über mehrere Sekunden aufrechtzuerhalten (*Segmental Set Theory*, Shakow 1979) oder
- im Hinblick auf den MSE die Schwierigkeit, eben noch gültige Reiz-Reaktions-Verknüpfungen zu lösen und neue Bahnungen zu etablieren (*Neural Trace Theory* sensu Zubin in der erweiterten Fassung von Rist u. Cohen 1987).

In den letzten Jahren wurden nur noch wenige Untersuchungen zum COE bzw. MSE veröffentlicht (Ferstl et al. 1994; Rey et al. 1995), darunter nur eine einzige Studie, in der beide Reaktionszeiteffekte zugleich und gemeinsam mit einem dritten Indikator für ein fundamentales Aufmerksamkeitsdefizit schizophrener Patienten – dem abnormen Habituationsverlauf der elektrodermalen Orientierungsreaktion – untersucht wurden (Jahn 1991; Jahn u. Rey 1993). Abgesehen davon, dass die theoretische Interpretation dieser sequenziellen Reaktionszeiteffekte trotz jahrzehntelanger Anstrengungen zu ihrer experimentel-

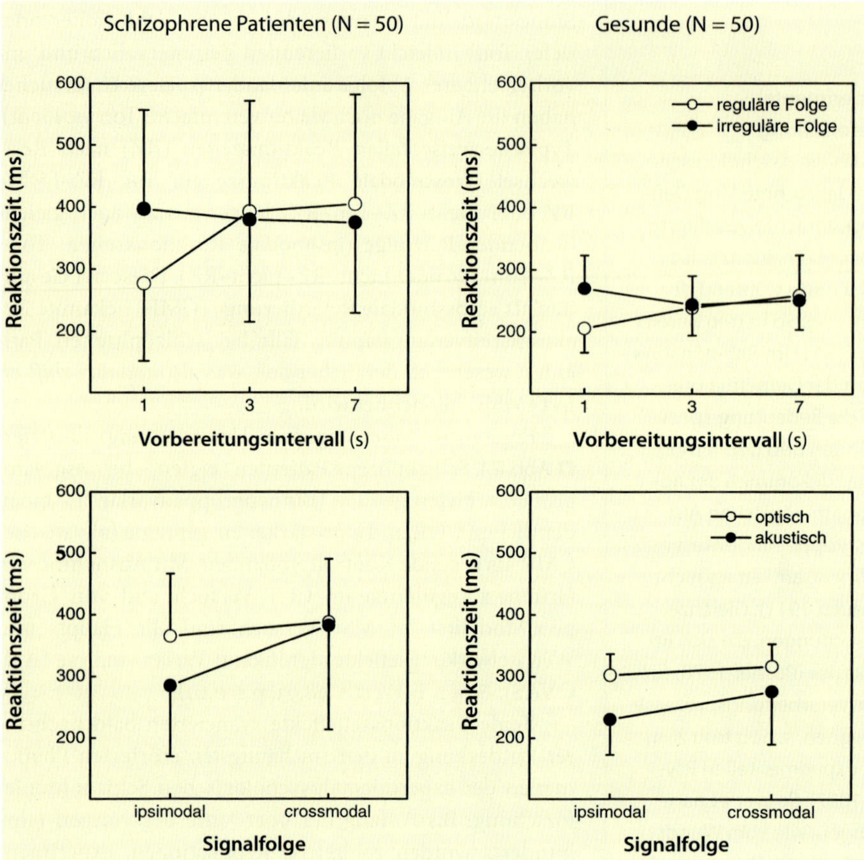

Abb. 7.1. Untersuchung basaler Aufmerksamkeitsdefizite schizophrener Patienten anhand zweier experimenteller Reaktionszeitparadigmen. Dargestellt sind Gruppenmittelwerte und Standardabweichungen der Reaktionszeitmediane von N = 50 schizophrenen Patienten (*linke Spalte*) im Vergleich zu N = 50 nach Alter und Geschlecht parallelisierten gesunden Kontrollprobanden (*rechte Spalte*) im Shakow-Paradigma (*obere Reihe*: Crossover-Effekt COE) bzw. im Zubin-Paradigma (*untere Reihe*: Modality-shift-Effekt MSE). (Mod. nach Jahn 1991)

7

len Aufklärung immer noch umstritten ist (Hanewinkel u. Ferstl 1996), wurden bisher kaum Versuche unternommen, diese Effekte in den größeren Korpus neuropsychologischer Befunde zu integrieren (▶ 7.8.2). Dies ist bedauerlich, weil beide Ansätze – der experimentelle und der psychometrische – jeweils spezifische Vorzüge bieten, die sich kombinieren ließen, z. B. experimentell die bessere Isolierbarkeit einzelner Aspekte fundamentaler kognitiver Prozesse, psychometrisch die normative Leistungsbeurteilung über ein weites Spektrum relativ alltagsnaher kognitiver Anforderungen. In diesem Sinne steht eine echte Integration der experimentellen und psychometrischen neuropsychologischen Schizophrenieforschung und ihrer jeweiligen Befunde weiterhin aus (Serper u. Harvey 1994; Strauss u. Summerfelt 1994).

7.8.2 Psychometrische Befunde zum Spektrum neuropsychologischer Leistungsdefizite

In den vergangenen Jahren wurde eine Vielzahl standardisierter psychometrischer Tests eingesetzt, um ein breites Spektrum neuropsychologischer Defizite bei schizophrenen Erkrankungen zu erfassen. Viele dieser auch in anderen Anwendungsbereichen der klinischen Psychodiagnostik bewährten Testverfahren lassen sich ebenfalls als Experiment auffassen (Beispiel: Stroop-Paradigma); es bestehen jedoch wichtige Unterschiede zu rein experimentellen Versuchsanordnungen wie dem COE- und MSE-Paradigma.

Wesentliche Kennzeichen psychometrischer Leistungstests

- Psychometrische Leistungstests im engeren Sinne zielen auf die quantifizierende Erfassung solcher Merkmalsausprägungen ab, die einerseits im Kontext allgemeinpsychologischer Theoriebildung als bewährte hypothetische Elemente kognitiver Prozesse etabliert sind (Konstruktvalidität) **und** die zugleich eine gewisse Nähe zu komplexen Alltagsanforderungen aufweisen (ökologische Validität).
- Psychometrische Tests sind auf der Basis expliziter Prinzipien der mathematischen Testtheorie konstruiert und werden in aller Regel vor ihrem praktischen Einsatz hinsichtlich relevanter Gütekriterien (Objektivität, Reliabilität, Validität) überprüft.

▼

- Psychometrische Tests erlauben eine normorientierte Leistungsbeurteilung durch Vergleich der individuellen Testergebnisse mit einer (idealerweise bevölkerungsrepräsentativen) Referenzstichprobe, wobei kritische Moderatorvariablen wie Alter, Geschlecht, Ausbildungsstand usw. berücksichtigt werden können.
- Die genannten Aspekte tragen dazu bei, dass mit psychometrischen Tests gewonnene Ergebnisse über neuropsychologische Defizite schizophrener Patienten sowohl im Einzelfall als auch bei gruppenstatistischer Betrachtung auf universelle Theorien der menschlichen Informationsverarbeitung, auf kognitive Anforderungen alltäglicher Situationen sowie auf Leistungsprofile ganz unterschiedlicher Referenzgruppen bezogen werden können.

Die wachsende Zahl psychometrischer Untersuchungen zu neuropsychologischen Defiziten schizophrener Patienten wurde bereits in mehreren narrativen Literaturübersichten gewürdigt (z. B. Blanchard u. Neale 1994; Crowe 1998; David u. Cutting 1994; Frith 1992; Goldberg u. Gold 1995; Heinrichs 1993; Kathmann 2001; Randolph et al. 1993; Rist 1995; Straube u. Oades 1992; Hoff u. Kremen 2003; Watzl u. Rist 1996). Etliche davon berücksichtigen aber nur bestimmte kognitive Funktionsbereiche. Eine solche Selektivität weisen auch zwei neuere Metaanalysen speziell zu mnestischen Funktionsstörungen (Aleman et al. 1999) und zu exekutiven Funktionsstörungen (Johnson-Selfridge u. Zalewski 2001) auf. Einzig Heinrichs und Zakzanis (1998; s. auch Zakzanis et al. 1999) bearbeiteten metaanalytisch das gesamte Spektrum neuropsychologischer Beeinträchtigungen schizophrener Patienten. Da Metaanalysen weit mehr als narrative Literaturübersichten die Integration und quantitative Beschreibung wesentlicher Ergebnisse eines Forschungsgebietes erlauben (► Exkurs: Metaanalysen), stützen wir uns im Folgenden auf die umfangreiche Metaanalyse von Zakzanis und Mitarbeitern (► Box: Metaanalyse zum Spektrum kognitiver Funktionsstörungen).

Exkurs

Metaanalysen: Von Primärstudienergebnissen zu mittleren Effektstärken

Der Begriff »Metaanalyse« bezeichnet eine Klasse statistischer Verfahren, mit denen sich Ergebnisse mehrerer empirischer Untersuchungen zu einem Thema so zusammenfassen lassen, dass verallgemeinernde **quantitative** Aussagen zum Ausmaß von Unterschieden (zwischen Gruppen) bzw. von Zusammenhängen (zwischen Variablen) möglich werden. Bezeichnet man die Erstauswertung einer empirischen Untersuchung als **Primäranalyse**, so stellt die Metaanalyse eine Sonderform der **Sekundäranalyse** dar, deren Ziel die quantitative Integration von Daten aus – u. U. zahlreichen – Primärstudien ist. (Im weiteren Sinne versteht man unter »Metaanalyse« das gesamte, dafür notwendige strukturierte Vorgehen von der Literatursuche bis zur Ergebnisdarstellung).

Im Gegensatz zu herkömmlichen Sammelreferaten werden bei der Metaanalyse die interessierenden Fragestellungen und die Qualitätsmerkmale der Primärstudien expliziter definiert. Darüber hinaus ermöglicht die quantitative Integration der Einzelergebnisse, deren Robustheit und Homogenität zu bestimmen und auf ihre Abhängigkeit von spezifischen Probanden- und Studienmerkmalen hin zu untersuchen. Diese können als **Moderatorvariablen** der interessierenden Effekte (Gruppenunterschiede, Variablenzusammenhänge) aufgefasst werden, deren Einfluss in weiteren Primärstudien gezielter untersucht werden kann. Insofern erfüllen Metaanalysen neben einer forschungs**integrierenden** zunehmend auch eine forschungs**leitende** Funktion.

Zentraler Bestandteil jeder Metaanalyse ist die Berechnung **mittlerer Effektstärken** aus Einzelstudienergebnissen. Der in Primärstudien üblicherweise berichtete p-Wert als Maß der statistischen Signifikanz eines Ergebnisses dient zwar dessen zufallskritischer Absicherung (Irrtumswahrscheinlichkeit im Sinne des Fehlers 1. Art), sagt aber als solcher nichts über die Größe eines Unterschiedes oder die Enge eines Zusammenhangs aus, da er u. a. von der – gerade in klinischen Studien oft ungenügenden – Stichprobengröße abhängig ist. Demgegenüber sind Effektstärken von der Stichprobengröße unabhängige **quantitative Maße** für die Enge eines Zusammenhangs oder die Größe eines Gruppenunterschiedes. Effektstärkemaße sind so definiert, dass sie von der konkreten Operationalisierung einer Variable abstrahieren und deshalb über zahlreiche Studien aggregiert werden können.

Sollen beispielsweise die Ergebnisse mehrerer Studien zusammengefasst werden, in denen eine bestimmte kognitive Leistung in hinreichend vergleichbarer Weise sowohl bei schizophrenen Patienten als auch bei gesunden Kontrollprobanden quantifiziert wurde, so kann die Effektstärke des Gruppenunterschiedes hinsichtlich der gemessenen Variable in jeder einzelnen Primärstudie berechnet werden als:

$$\text{Cohens d} = \frac{M_1 - M_2}{(SD_1 + SD_2)/2}$$

bei Teilstichproben gleichen Umfangs ($N_1 = N_2$) bzw.

$$\text{Cohens d} = (M_1 - M_2) / \sqrt{\frac{(N_1 - 1)\,SD_1^2 + (N_2 - 1)\,SD_2^2}{N_1 + N_2 - 2}}$$

▼

bei Teilstichproben ungleichen Umfangs ($N_1 \neq N_2$).
In beiden Fällen wird die Differenz der beiden Gruppenmittelwerte M_1 und M_2 kalibriert auf die **gemeinsame** (gepoolte) Streuung (SD = Standardabweichung) der beiden Teilstichproben der betreffenden Primärstudie.
Auf diese Weise liefert jede Variable jeder Studie eine Effektstärke für die Größe des interessierenden Gruppenunterschiedes. Diese einzelnen Effektstärken sind das eigentliche Datenmaterial der Metaanalyse. Auf Einzelheiten der Mittelung und Homogenitätsanalyse von Effektstärken kann an dieser Stelle ebensowenig eingegangen werden wie auf die zahlreichen Möglichkeiten, Effektstärken anstatt aus (häufig nicht mitgeteilten) deskriptiven Studienkennwerten aus inferenzstatistischen Testergebnissen (z. B. t-Werte, F-Werte, Signifikanzniveaus u. a.) zu bestimmen. Zu beachten ist, dass neben Cohens d eine ganze Reihe weiterer Effektstärkemaße sowohl für Gruppenunterschiede wie auch für Variablenzusammenhänge in Gebrauch sind, die sich zwar ineinander überführen lassen, die man aber dennoch beim direkten Vergleich der Ergebnisse verschiedener Metaanalysen unterscheiden muss, um nicht zu falschen Schlussfolgerungen zu gelangen.
Für die Verwendung von Cohens d als bevorzugtes Effektstärkemaß in der Klinischen Neuropsychologie – wie auch in der Metaanalyse von Heinrichs und Zakzanis (1998) bzw. Zakzanis et al. (1999) (▶ Box: Metaanalyse zum Spektrum kognitiver Funktionsstörungen) – sprechen zwei Gründe:

1. Cohens d berücksichtigt, dass Messwerte in Patientenstichproben fast immer wesentlich stärker streuen als in Stichproben Gesunder (d. h. es existiert keine Varianzhomogenität). Daduch erlaubt dieses Effektstärkemaß im Vergleich zu anderen Effektstärkemaßen (z. B. Hedges g, bei dem die Mittelwertdifferenz zweier Teilstichproben auf die Streuung in der Kontrollgruppe kalibriert wird) eine eher konservative Schätzung des **Populationseffekts**.
2. Für Cohens d bzw. für die daraus gebildeten mittleren Effektstärken lässt sich auf der Grundlage idealisierter Populationsverteilungen (Cohen 1988) die durchschnittliche prozentuale Überschneidung zweier Verteilungen angeben. Dadurch kann abgeschätzt werden, wie viele Patienten außerhalb der Messwerteverteilung gesunder Vergleichsprobanden liegen; mit anderen Worten: wie hoch die diagnostische Sensitivität bzw. Spezifität der gemessenen Variable ist.

Beispielsweise beträgt bei d = 0,5 die Überlappung der Werteverteilungen zweier Gruppen (**näherungsweise Verteilungsüberlappung** NVÜ) 66,6%; im o. g. Beispiel würden zwei Drittel der Patienten Werte im Streuungsbereich Gesunder aufweisen. Bei d = 1,0 ist NVÜ = 44,6%, bei d = 2,0 ist NVÜ = 18,9%, und selbst bei d = 3,0 beträgt NVÜ noch 7,2%. Bei einer Effektstärke von Null beträgt NVÜ 100%, d. h. beide Werteverteilungen überlagern einander ununterscheidbar (ausführliche Tabellierung bei Zakzanis 2001, S. 658). Weitere Einzelheiten zu Metaanalysen und ihrer kritischen Bewertung finden sich u. a. bei Cooper und Hedges (1994), Khan et al. (2004), Rosenthal und DiMatteo (2001) und Rustenbach (2003).

Box

Metaanalyse zum Spektrum kognitiver Funktionsstörungen bei schizophrenen Patienten (Heinrichs u. Zakzanis 1998; Zakzanis et al. 1999)

Die Autoren identifizierten für den Zeitraum von 1980 – dem Jahr der Einführung des operationalen psychiatrischen Diagnosesystems DSM III – bis 1997 alle englischsprachig veröffentlichten Studien, in denen schizophren erkrankte Patienten mit standardisierten psychometrischen Testverfahren neuropsychologisch untersucht worden waren. Die Testabnahme durfte nur durch Psychologen oder durch Untersucher vorgenommen worden sein, die von Psychologen trainiert und supervidiert worden waren. Nur solche Studien wurden berücksichtigt, bei denen die Diagnose einer Schizophrenie anhand eines standardisierten psychiatrischen Interviews nach DSM III (bzw. den Nachfolgesystemen DSM III-R oder DSM IV) gestellt und eine adäquate Kontrollgruppe gesunder Probanden mituntersucht worden war. Untersuchungen, die neben schizophrenen auch schizoaffektive oder schizophreniforme Patienten in ein gemischtes Patientenkollektiv integrierten, blieben ebenso unberücksichtigt wie Untersuchungen, die nicht die notwendigen statistischen Angaben enthielten, um Effektstärken – hier Cohens d für den Unterschied zwischen schizophrenen und gesunden Probanden (▶ Exkurs: Metaanalysen) – überhaupt berechnen zu können.
204 Studien mit insgesamt 7420 schizophren erkrankten Patienten und 5865 gesunden Kontrollprobanden erfüllten die genannten Einschlusskriterien. Die schizophrenen Patientenstichproben (Altersstreuung 18,1–56,5 Jahre; M = 34,2; SD = 9,4; 162 Studien) waren durch einen deutlichen Überhang an Männern (82,4%) sowie einen überwiegend chronischen Status gekennzeichnet, wobei allerdings nur wenige Veröffentlichungen konkrete Angaben zum Krankheitsverlauf enthielten (Alter bei Krankheitsbeginn in Jahren:
▼

M = 22,4; SD = 3,2; Streubreite 17,5–28,0; 31 Studien/Krankheitsdauer in Jahren: M = 12,8; SD = 7,5; Streubreite 3,0–29,6; 30 Studien/Anzahl stationärer Aufnahmen: M = 3,9; SD = 7,5; Streubreite 2,1–9,5; 25 Studien). Nur 13 (6%) der 204 Studien berichteten Ergebnisse von nichtmedizinierten Patientenstichproben.

Die Ergebnisse dieser Metaanalyse für sieben übergeordnete psychische Funktionsbereiche illustriert ◘ Abb. 7.2. Die Zuordnung einzelner Tests bzw. Testvariablen zu diesen Funktionsbereichen berücksichtigte faktorenanalytische Ergebnisse zum Zusammenhang neuropsychologischer Leistungsparameter ebenso wie theoriegeleitete Überlegungen und A-priori-Klassifikationen. Von links nach rechts geordnet nach der Höhe der berechneten mittleren Effektstärken, also dem Ausmaß des beobachteten durchschnittlichen Gruppenunterschiedes schizophrener Patienten im Vergleich zu Gesunden:

- Lernen und Gedächtnis: Verzögerter Abruf (bezogen auf freie oder gestützte Wiedergabe und Wiedererkennen von verbalem und nichtverbalem Lernmaterial einschließlich Altgedächtnis),
- Manumotorik und manuelle Geschicklichkeit (Fingertapping, Sortieraufgaben, Griffkraft),
- visuelle und konstruktive Fähigkeiten (diverse visuoperzeptive, visuokognitive und visuokonstruktive Leistungen sowie Handlungs-IQ nach Wechsler),
- kognitive Flexibilität und Abstraktion (generell: exekutive Funktionen einschließlich Konzeptbildung, Planen, strategisches Denken und Problemlösen),
- Aufmerksamkeit und Konzentration (einschließlich Selektion und Vigilanz),
- Lernen und Gedächtnis: Akquisition (einschließlich Lernkapazität, unmittelbares Behalten und Wiedergeben von verbalem wie nichtverbalem Lernmaterial),
- verbale Fähigkeiten (u. a. Verbal-IQ nach Wechsler, Sprachverständnis, Nomination, semantische und phonematische Wortflüssigkeit, Leseleistung).

Mit durchschnittlichen Effektstärken von d = 0,89 (verbale Fähigkeiten) bis d = 1,39 (Lernen und Gedächtnis: verzögertes Erinnern) weicht das kognitive Leistungsvermögen schizophren erkrankter Patienten stärker von dem gesunder Kontrollprobanden ab, als dies beispielsweise bei Patienten mit leicht- bis mittelgradigem Schädel-Hirn-Trauma der Fall ist ($0{,}44 \leq d \leq 0{,}72$; 12 Studien aus den Jahren 1980–1997 mit insgesamt 952 Patienten und 495 gesunden Kontrollprobanden). Dabei streuen auch die Leistungsdefizite der schizophrenen Patienten ohne erkennbaren Schwerpunkt über das gesamte Spektrum neuropsychologischer Funktionsbereiche. Anders sieht das Leistungsprofil von Patienten mit leichter bis mittelgradiger Alzheimer-Demenz aus (199 Studien aus den Jahren 1984–1997 mit insgesamt 7156 Patienten und 8772 gesunden Kontrollprobanden): Bei diesen führt die initial vor allem den medialen Temporallappen mit angrenzendem Hippocampuskomplex erfassende Neurodegeneration zu einem besonders stark ausgeprägten Leistungseinbruch bei den Gedächtnisleistungen, insbesondere dem verzögerten Erinnern. Die drei Patientengruppen unterscheiden sich also sowohl hinsichtlich des Niveaus wie auch hinsichtlich der Form des Effektstärkenprofils sehr deutlich voneinander.

! Dieses Ergebnis bestätigt die schon von vielen Autoren geäußerte Vermutung, dass schizophren erkrankte Patienten – als diagnostische Gruppe in toto betrachtet – ein breites Spektrum kognitiver Beeinträchtigungen zeigen, ohne Anhaltspunkte für ein dominantes und damit vielleicht auch ätiopathogenetisch oder wenigstens psychopathologisch zentrales Defizit.

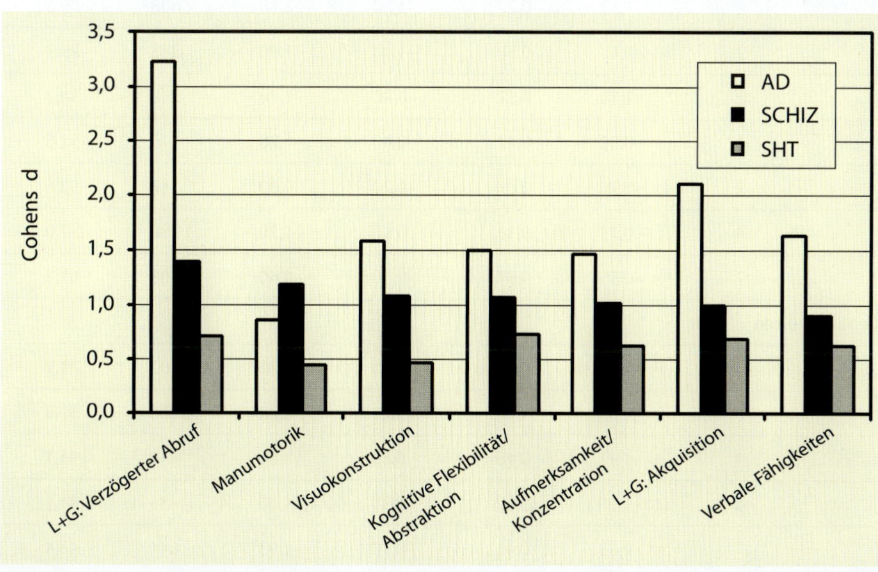

◘ **Abb. 7.2.** Mittlere Effektstärken (Cohens d) für den Unterschied zwischen schizophrenen Patienten (*SCHIZ*) und gesunden Kontrollprobanden, *von links nach rechts* abnehmend geordnet (*L + G* Lernen und Gedächtnis). Zum Vergleich sind auch die entsprechenden mittleren Effektstärken von **neurologischen** Patienten mit leichter bis mittelgradiger Alzheimer-Demenz (*AD*) bzw. mit leichten bis mittelgradigen Schädel-Hirn-Traumen (*SHT*) dargestellt. Die negativen Effektstärken wurden für die Darstellung positiv gepolt. (Abbildung nach Daten aus der Metaanalyse von Zakzanis et al. 1999)

Angesichts des hohen Abstraktionsniveaus der metaanalytischen Betrachtungsweise sei jedoch daran erinnert, dass einzelne schizophrene Patienten oft ganz unterschiedliche kognitive Leistungsprofile aufweisen, die zudem mit dem Verlauf der Erkrankung stark variieren können. Auf diese jedem Kliniker bekannte, zum Teil dramatische inter- und intraindividuelle Heterogenität schizophrener Störungen verweist auch ◘ Abb. 7.3: Die meisten Effektstärken liegen nahe um d = 1,0, was bedeutet, dass zwischen schizophrenen und gesunden Probanden eine näherungsweise Verteilungsüberlappung (NVÜ, ► Exkurs: Metaanalysen) von etwa 45% besteht. Knapp die Hälfte der schizophrenen Patienten erbringt demnach in einschlägigen Untersuchungen neuropsychologische Leistungen, die im Streubereich gesunder Vergleichsprobanden liegen, während etwas mehr als die Hälfte der Patienten Leistungen außerhalb dieses Streubereichs und damit eindeutige Defizite zeigen.

Betrachtet man nun **einzelne** neuropsychologische Tests bzw. Testvariablen, wie in ◘ Tab. 7.3 aufgelistet, so

◘ Tab. 7.3. Effektstärken (Cohens d) für den Vergleich schizophrener Patienten mit gesunden Kontrollprobanden. (Mod. nach Zakzanis et al. 1999)

Neuropsychologischer Test bzw. Testwert	N(d)	M(d)	SD(d)	Min.(d)	Max.(d)	Nfs	NVÜ (%)
Lernen und Gedächtnis: Verzögerter Abruf							
WMS-R Visual Reproduction II delayed recall	1	−2,17	–	−2,17	−2,17	216	15,7
WMS-R Memory Quotient	4	−1,83	0,67	−1,16	−2,40	728	22,6
Rey-Osterrieth Complex Figure delayed reproduction	3	−1,65	0,19	−1,50	−1,86	492	24,6
RAVLT long delay	5	−1,62	0.78	−0,40	−2,40	805	26,9
CVLT long delay free recall	4	−1,48	0,94	−0,60	−2,80	588	29,3
CVLT long delay cued recall	1	−1,20	–	−1,20	−1,20	119	37,8
CVLT intrusions	2	−1,18	0,34	0,80	2,00	234	37,8
WMS-R Logical Memory II delayed recall	5	−1,10	0,82	−0,10	−2,20	545	41,1
Luria Nebraska Memory Scale	1	−1,10	–	−1,10	−1,10	109	41,1
CVLT recognition discriminability	2	−0,77	0,30	−0,55	−0,98	152	52,6
WAIS-R Information	1	−0,20	–	−0,20	−0,20	19	85,3
Manumotorik und manuelle Geschicklichkeit							
Purdue Pegboard bilateral	4	−1,53	0,22	−1,30	−1,80	608	29,3
Grooved Pegboard right hand	2	−1,45	0,50	−1,10	−1,80	288	29,3
Grooved Pegboard left hand	2	−1,30	0,57	−0,90	−1,70	258	34,7
Finger Tapping Test right hand	4	−0,80	0,37	−0,40	−1,20	316	52,6
Purdue Pegboard left hand	2	−0,75	0,07	−0,70	−0,80	148	52,6
Finger Tapping Test left hand	4	−0,73	0,33	−0,50	−1,20	288	57,0
Purdue Pegboard right hand	2	−0,55	0,07	−0,50	−0,60	108	61,8
Visuell-räumliche und konstruktive Fähigkeiten							
WAIS-R Performance IQ	14	−1,44	0,80	−0,50	−3,30	2002	31,9
Benton Finger Localization	16	−1,39	1,90	−0,20	−8.30	2208	31,9
WAIS-R Digit Symbol	4	−1,11	0,40	0,55	1,80	440	41,1
Judgement of Line Orientation	4	−1,10	0,62	−0,30	−1,80	436	41,1
Benton Facial Recognition	7	−0,93	0,46	−0,10	−1,93	644	48,4

■ **Tab. 7.3.** (Fortsetzung)

Neuropsychologischer Test bzw. Testwert	N(d)	M(d)	SD(d)	Min.(d)	Max.(d)	Nfs	NVÜ (%)
WAIS-R Block Design	10	–0,79	0,64	–0,10	–2,10	780	52,6
WAIS-R Picture Completion	2	–0,60	0,42	–0,25	–0,86	118	61,8
Rey-Osterrieth Complex Figure copy	2	–0,60	0,05	–0,58	–0,63	11	61,8
WAIS-R Object Assembly	1	–0,42	–	–0,42	–0,42	41	72,6
Kognitive Flexibilität und Abstraktionsvermögen							
Controlled Oral Word Association Test (CO-WAT)	17	–1,19	0,52	–0,20	-6.40	2006	37,8
Trail Making Test Part B	13	–1,11	0,43	0,50	1,88	1430	41,1
WCST perseverative responses	10	–1,08	0,53	0,20	1,96	1070	41,1
WCST categories achieved	24	–1,06	0,50	–0,10	–2,20	2520	41,1
Stroop interference	7	–1,04	0,94	–0,20	–2,50	721	44,6
WAIS-R Similarities	1	–1,03	–	–1,03	–1,03	102	44,6
WCST perseverative errors	23	–1,01	0,37	0,60	1,30	2300	44,6
WCST correct responses	12	–0,98	0,57	0,00	1,70	1164	44,6
WCST total errors	15	–0,95	0,20	0,60	1,30	1410	44,6
Tower of Hanoi	4	–0,93	0,35	0,50	1,30	368	48,4
WCST non-perseverative errors	9	–0,79	0,30	0,20	1,10	702	52,6
Ravens Progressive Matrices	2	–0,75	0,50	–0,40	–1,10	148	52,6
WCST failure to maintain set	6	–0,67	0,32	0,00	0,70	396	57,0
Aufmerksamkeit und Konzentration							
Continuous Performance Test	12	–1,14	0,48	–0,40	–1,90	1356	41,1
Trail Making Test Part A	10	–0,95	0,32	0,40	1,30	940	44,6
Stroop color reading	2	–0,50	0,57	–0,10	–0,90	98	66,6
Stroop word reading	2	–0,50	0,57	–0,10	–0,90	98	66,6
Lernen und Gedächtnis: Akquisition							
RAVLT trial 5	1	–2,10	–	–2,17	–2,17	216	15,7
RAVLT short delay	1	–2,00	–	–2,00	–2,00	199	18,9
CVLT list A trials 1–5	4	–1,68	0,81	–0,60	–2,30	668	24,6
CVLT list A trial 5	1	–1,54	–	–1,54	–1,54	153	29,3
CVLT short delay cued recall	1	–1,52	–	–1,52	–1,52	151	29,3
Rey-Osterrieth Complex Figure immediate recall	3	–1,39	0,61	–0,70	–1,86	414	31,9
CVLT short delay free recall	2	–1,27	0,38	–1,00	–1,54	252	34,7
WMS-R Logical Memory I immediate recall	6	–1,23	0,80	–0,40	–2,40	732	37,8
Buschke's SRT total recall	2	–1,20	0,57	–0,80	–1,60	238	37,8
Mattis Demtemtia Rating Scale memory scale	1	–1,10	–	–1,10	–1,10	109	41,1

7

Tab. 7.3. (Fortsetzung)

Neuropsychologischer Test bzw. Testwert	N(d)	M(d)	SD(d)	Min.(d)	Max.(d)	Nfs	NVÜ (%)
WMS-R Paired Associates I	1	–1,10	–	–1,10	–1,10	109	41,1
RAVLT trial 1	2	–0,90	0,42	–0,60	–1,20	178	48,4
CVLT list B	1	–0,89	–	–0,89	–0,89	88	48,4
WAIS-R digit span backwards	7	–0,82	0,32	–0,30	–1,25	567	52,6
CVLT list A trial 1	2	–0,73	0,39	–0,45	–1,00	144	57,0
WMS-R Visual Reproduction I immediate recall	2	–0,70	0,28	–0,50	–0,90	138	57,0
WAIS-R digit span forward	10	–0,69	0,44	–0,10	–1,01	680	57,0
Benton Visual Retention Test number of errors	4	–0,62	0,51	0,10	1,30	244	61,8
Verbale Fähigkeiten							
Semantic fluency	4	–1,52	1,20	–0,80	–2,00	604	29,3
Token Test	7	–1,35	0,94	–0,18	–2,70	938	31,9
Peabody Picture Vocabulary Test	2	–1,00	0,42	–0,70	–1,30	198	44,6
WAIS-R Comprehension	3	–0,99	0,59	–0,60	–1,67	294	44,6
WAIS-R Verbal IQ	24	–0,99	0,68	0,00	–2,80	2352	44,6
National Adult Reading Test (NART)	16	–0,73	0,48	0,00	–1,60	1152	57,0
WAIS-R Vocabulary	28	–0,67	0,47	0,10	1,20	1848	57,0
Mill-Hill Vocabulary	5	–0,58	0,39	–0,05	–0,90	285	61,8
Luria-Nebraska Comprehension Scale	2	–0,50	0,28	–0,30	–0,70	98	66,6
Wide Range Achievement Test	1	–0,30	–	–0,30	–0,30	29	78,7
Boston Naming Test	3	–0,25	0,15	–0,05	–0,40	72	78,7
Allgemeines intellektuelles Funktionsniveau							
WAIS-R Full-Scale IQ	23	–1,33	0,84	–0,11	–3,20	3036	34,7
Shipley Scale (IQ)	9	–0,53	0,30	–0,10	–0,96	468	66,6
Wonderlic Personnel Test (IQ)	2	–0,10	0,00	–0,10	–0,10	18	92,3

In jedem kognitiven Funktionsbereich sind die einzelnen neuropsychologischen Tests bzw. Testwerte nach abnehmender (mittlerer) Effektstärke geordnet. Da Übersetzungen angloamerikanischer Testbezeichnungen in vielen Fällen nicht üblich sind und die Angaben in der Tabelle ausschließlich auf englischsprachigen Publikationen beruhen, wurden die Test- und Variablennamen im Original belassen.

N(d) Anzahl der zugrunde gelegten Effektstärken, *M(d)* mittlere Effektstärke, *SD(d)* Standardabweichung der Effektstärken, *Min.(d)* kleinste beobachtete Effektstärke, *Max.(d)* größte beobachtete Effektstärke, *Nfs Fail Safe, N* hypothetische Anzahl unveröffentlichter Studien mit Effektstärken um Null, die nötig wären, um die jeweils aus der Literatur berechnete mittlere Effektstärke als zufälliges Ergebnis (hier: $p > 0{,}01$) erscheinen zu lassen, *NVÜ* näherungsweise Verteilungsüberlappung zwischen schizophrenen und gesunden Probanden (approximativ unter Annahme idealisierter Verteilungsbedingungen, nach Cohen 1988)

CVLT *California Verbal Learning Test*, RAVLT *Rey Auditory Verbal Learning Test*, WAIS-R *Wechsler Adult Intelligence Scale Revised*, WCST *Wisconsin Card Sorting Test*, WMS-R *Wechsler Memory Scales Revised*

Die Autoren danken Frau cand.-psych. Susanne Hitzenberger für ihre Hilfe bei der Zusammenstellung dieser Tabelle.

wird deutlich, dass deren Effektstärken innerhalb jedes Funktionsbereichs erhebliche Streuungen aufweisen. Die Variabilität der Effektstärken sogar für ein- und denselben Testkennwert aus verschiedenen Primärstudien (z. B. WAIS-R Gesamt-IQ: $-3{,}20 \leq d \leq -0{,}11$ in 23 Studien) belegt eindrücklich die Heterogenität der neuropsychologischen Leistungsfähigkeit schizophrener Patienten. Die in Tab. 7.3 aufgeführten Ergebnisse erlauben dennoch einige Feststellungen, die sowohl das oben dargestellte Gesamtbild präzisieren als auch einige in der Forschungsliteratur verbreitete Auffassungen relativieren:

Lernen und Gedächtnis, verzögerter Abruf. Defizite beim verzögerten Abruf von Lernmaterial gehören zu den stärksten neuropsychologischen Beeinträchtigungen, die sich bei schizophrenen Patienten finden lassen. Das Verhältnis der verzögerten Wiedererkennensleistung (*CVLT recognition discriminability*: d = –0,77; NVÜ = 54%) zur verzögerten freien Wiedergabe des gleichen verbalen Lernmaterials (*CVLT long delay free recall*: d = –1,48; NVÜ = 30%) spricht dafür, dass gestörte Gedächtnisleistungen weniger Folge von Problemen bei der Enkodierung des Lernmaterials als eines erschwerten Zugriffs auf den Langzeitspeicher sind. Weiter ist die verzögerte Wiedergabe von **verbalem** Lernmaterial weniger beeinträchtigt (über mehrere Testvariablen gemittelt: d = –1,35) als die verzögerte Wiedergabe von **nonverbalem** Lernmaterial (d = –1,91), und die Effektstärken für Kennwerte der verzögerten Wiedergabe verbalen Materials sind heterogener als die für nonverbales Material. Geht man von einer ausgeprägteren linkshemisphärischen neuroanatomischen Abnormität schizophrener Patienten aus (Heinrichs 1993), so musste bisher verwundern, weshalb so viele Studien keine klaren Unterschiede zwischen visuellen und verbalen Gedächtnisleistungen finden konnten. Die geringere Reliabilität verzögerter verbaler Wiedergabeleistungen könnte hierfür eine Erklärung sein. Das semantische Altgedächtnis schizophrener Patienten scheint weitgehend intakt, wie beispielsweise eine Effektstärke von nur d = –0,20 für den WAIS-R-Subtest »Information« nahe legt.

Motorik. Motorische Funktionsstörungen sind bei schizophrenen Patienten ebenfalls häufig und ausgeprägt (s. auch Jahn 2004). Die Ergebnisse zu psychometrisch untersuchten motorischen Defiziten in der Metaanalyse von Zakzanis und Kollegen korrespondiert dabei mit den Ergebnissen zahlreicher Untersuchungen zu Störungen der manumotorischen Koordinationsfähigkeit im Sinne diskreter neurologischer Soft Signs (Schröder et al. 1992; Jahn et al. 2005a; zusammenfassend: Heinrichs u. Buchanan 1988; Jahn 1999). Beeinträchtigungen in »frontalen« Bewegungsaufgaben (z. B. Oseretzki-Test, Faust-Kante-Ballen-Probe nach Lurija) treten häufiger auf als Beeinträchtigungen in einfachen »zerebellären« Bewegungsaufgaben (unilaterale Pronation-Supination, Jahn et al. 2005b). An diesem Beispiel wird allerdings auch die Problematik der Zusammenfassung einzelner Tests zu übergeordneten Funktionsbereichen deutlich: abgesehen von einfachen motorischen Abläufen insbesondere repetitiver Natur (motorische Automatismen) ist Motorik fast immer auch mit kognitiv-exekutiven Prozessen verbunden (Bewegungsentwurf, Monitoring, Fehlerkorrektur), so dass die Einteilung in motorische vs. exekutive Funktionen letzten Endes ebenso problematisch erscheint wie die strikte Trennung anderer Aspekte kognitiver Prozesse (Lezak 1995).

Zu beachten ist, dass der neuropsychologische Funktionsbereich »Manumotorik und manuelle Geschicklichkeit« in der Metaanalyse von Zakzanis et al. (1999) lediglich durch zwei feinmotorische Sortieraufgaben (*Purdue Pegboard* und *Grooved Pegboard*) sowie uni- bzw. bilaterales Fingertapping repräsentiert ist. Zwei Ergebnisse sind besonders hervorzuheben: schizophrene Patienten schneiden bei **bilateralen** Leistungsanforderungen deutlich schlechter ab als bei **unilateralen** Leistungen, wobei die unilaterale Ausführung **komplexerer** Aufgaben (*Grooved Pegboard*) etwa so gut gelingt wie die bilaterale Ausführung **weniger komplexer** Aufgaben (*Purdue Pegboard*). Im Vergleich zu Gesunden sind schizophrene Patienten also besonders bei beidhändiger Ausführung komplexer manumotorischer Tätigkeiten beeinträchtigt, wobei die Effektstärkeanalyse keinen Anhaltspunkt für eine Seitenspezifität der manumotorischen Defizite liefert (speziell zu Tapping-Studien bei schizophrenen Patienten, s. Jahn u. Klement 2004).

Visuell-räumliche und konstruktive Fähigkeiten. Die größte Effektstärke im visuell-räumlichen und konstruktiven Funktionsbereich weist der aus zahlreichen Einzelfunktionen resultierende Handlungs-IQ des Wechsler-Intelligenztests (WAIS-R) auf. Mit d = –1,44 (NVÜ = 31,9%) liegt dieses Maß deutlich über dem ebenfalls zusammenfassenden Verbal-IQ des gleichen Tests (▫ Tab. 7.3, Funktionsbereich »Verbale Fähigkeiten«: d = –0,99; NVÜ = 44,6%). Möglicherweise spiegelt sich darin der häufige prämorbide Entwicklungsknick später schizophren erkrankter Personen wider (▶ 7.8.5).

Exekutive Funktionen. Die metaanalytischen Ergebnisse hierzu relativieren die langjährige Debatte um eine »Hypofrontalität« als **zentrales** neurokognitives Substrat schizophrener Symptomatik, die durch Untersuchungen vor allem zum *Wisconsin Card Sorting Test* (WCST) und die für diesen Test angenommene kritische Rolle des dorsolateralen präfrontalen Kortex genährt wurde (Weinberger et al. 1986). In ▫ Tab. 7.3 rangieren die verschiedenen Testkennwerte des WCST nahe um d = 1,0 oder sogar deutlich darunter, gleiches gilt für andere »frontal-sensitive« Tests wie *Trail Making B*, Stroop-Test, Turm von Hanoi. Demnach wären entgegen vorherrschender Meinung exekutive Funktionsstörungen bei schizophrenen Patienten zumindest nicht stärker ausgeprägt als mnestische

Defizite oder Störungen der motorischen Koordination (s. oben).

Im Detail aufschlussreich ist hier ein Vergleich der beiden Versionen des *Trail Making Test*, die jeweils unter Zeitdruck auszuführen sind: Während in der A-Version lediglich Zahlen in aufsteigender Reihenfolge verbunden werden, muss in der B-Version ständig zwischen Zahlen und Buchstaben alterniert werden. Beide Versionen verlangen für eine optimale Bewältigung eine möglichst intakte selektive Aufmerksamkeit, eine hohe visuelle Explorationsgeschwindigkeit, Zugriff auf das deklarative Langzeitgedächtnis, eine präzise Auge-Hand-Koordination und feinmotorisches Geschick. **Zusätzlich** stellt aber Version B erhöhte Anforderungen an die kognitive Flexibilität, weshalb diese Version sensitiver als Version A exekutive Funktionsstörungen (einschließlich Störungen des Arbeitsgedächtnisses) anzeigen soll. Ein Vergleich der mittleren Effektstärken der beiden Versionen des *Trail Making Test* in ◘ Tab. 7.3 zeigt aber nun, dass beide Testversionen etwa gleich gut zwischen schizophrenen Patienten und Gesunden differenzieren (A-Version: d = 0,95; B-Version: d = 1,11; näherungsweise Verteilungsüberlappungen: 41,1% ≤ NVÜ ≤ 48,4%). Was durchschnittlich mehr als der Hälfte schizophrener Patienten erhebliche Schwierigkeiten bereitet, dürften also die oben genannten **allgemeinen** Anforderungen dieses Tests sein. Höhere Anforderungen speziell an die kognitive Flexibilität während der Testbearbeitung (B-Version gegenüber A-Version) verursachen zumindest keine **zusätzlichen** Leistungsminderungen bei den schizophrenen Patienten. Die spezielle deutschsprachige Variante des *Trail Making Test*, die nur die A-Version realisiert (ZVT, Oswald u. Roth 1987), liefert ein reliables und valides Maß für die globale zentralnervöse Informationsverarbeitungsgeschwindigkeit. Es korreliert hoch mit fluiden Intelligenzleistungen und reagiert außerordentlich sensitiv auf Hirnfunktionsbeeinträchtigungen ganz unterschiedlicher Genese.

Aufmerksamkeit und Konzentration. Dieser Funktionsbereich steht entsprechend der Höhe seiner mittleren Effektstärke erst an fünfter Stelle der bei schizophrenen Patienten nachweisbaren kognitiven Beeinträchtigungen. Dies überrascht im Hinblick auf den zentralen Stellenwert, der Aufmerksamkeitsstörungen bei der neuropsychologischen Erklärung schizophrener Verhaltensabnormitäten seit der Kraepelin-Ära eingeräumt wird. Die relativ höchste Effektstärke weist hier der *Continuous Performance Test* (CPT) auf (d = –1,14). In seinen verschiedenen Varianten fordert der CPT insbesondere die Daueraufmerksamkeit, die damit im Vergleich zu Gesunden bei immerhin 60% der schizophrenen Patienten eindeutig defizitär ist (NVÜ = 40%). Der *Trail Making Test* in der Variante A (TMT-A) scheint ähnlich sensitiv, obwohl beide Tests sehr unterschiedlich sind und ihrerseits nicht mit den experimentellen Aufgaben zu sequenziellen Reaktionszeiteffekten verglichen werden können (COE und MSE, ► 7.8.1). Interessant wäre hier die direkte Gegenüberstellung mittlerer Effektstärken aus psychometrischen und experimentellen Untersuchungen zu Aufmerksamkeitsstörungen schizophrener Patienten, doch liegen dazu noch keine Metaanalysen vor.

Lernen und Gedächtnis, Akquisition. Die zahlreichen Testkennwerte, welche die unmittelbare Behaltensleistung und den Lernzuwachs in der Akquisitionsphase von Gedächtnisaufgaben widerspiegeln, zeigen kein einheitliches Bild, doch scheinen diese mnestischen Teilfunktionen bei schizophrenen Patienten im Vergleich zu Gesunden insgesamt weniger beeinträchtigt als der verzögerte Abruf von Lernmaterial (s. oben). Hervorzuheben ist, dass unmittelbare **verbale** Behaltensleistungen stärker beeinträchtigt sind als unmittelbare **nonverbale** Behaltensleistungen, was sich insbesondere beim Vergleich der entsprechenden Subtests der *Wechsler Memory Scale* zeigt (*WMS-R logical memory I immediate recall*: d = –1,23 vs. *WMS-R visual reproduction I immediate recall*: d = –0,70). Dieses Ergebnis impliziert eine Dysfunktion der **linken** Hemisphäre für die Akquisition und unmittelbare Behaltensleistung von Lernmaterial, während Leistungen des verzögerten Abrufs eher auf eine Dysfunktion der **rechten** Hemisphäre hinweisen. Zusammengenommen legen diese Befunde ausgeprägte bilaterale Dysfunktionen der für mnestische Prozesse relevanten medialen Temporallappensysteme nahe.

Verbale Fähigkeiten. Dieser Funktionsbereich ist bei schizophrenen Patienten am wenigsten beeinträchtigt, obwohl auch hier einzelne Testleistungen erhebliche Defizite offenlegen. So ist die semantische Wortflüssigkeit und auch das Verständnis verbaler Anweisungen (Token-Test) bei rund zwei Dritteln der untersuchten schizophrenen Patienten defizitär. Wortschatz und Bennenleistungen (z. B. *Boston Naming Test*) scheinen demgegenüber weitgehend intakt.

7.8.3 Patientenmerkmale und Neuroleptika als Moderatorvariablen

»*In terms of moderator variables, the published literature on neurocognition in schizophrenia is suprisingly limited and often inadequate*« (Heinrichs u. Zakzanis 1998, S. 436); d. h., selbst grundlegende soziodemographische Merkmale von Untersuchungsteilnehmerinnen und -teilnehmern wie Alter, Ausbildung und Geschlecht werden nicht in allen Studien mitgeteilt – geschweige denn klinische Patientenmerkmale wie Ersterkrankungsalter, Krankheitsdauer, Zahl und Dauer vorangegangener Hospitalisierungen, aktuelle Psychopathologie sowie Art und Höhe der Behandlung mit Neuroleptika. Diese klinischen Merkmale seien »*... so underreported that we were able to* *conduct only a limited correlational study of potential moderators, with many correlations missing statistical significance because of inadequate power«* (Heinrichs u. Zakzanis 1998, S. 436). Die Autoren beziehen sich hier nicht auf Korrelationen innerhalb der Primärstudien (die selbst Gegenstand einer Metaanalyse sein könnten), sondern auf Korrelationen zwischen soziodemographischen und klinischen Stichprobenmerkmalen einerseits und neurokognitiven Effektstärken andererseits.

Die wenigen von Heinrichs und Zakzanis (1998) gefundenen Assoziationen sind:

- jeweils tendenzielle Zusammenhänge zwischen Effektstärken für verbale Gedächtnisleistungen und mittlerem Stichprobenalter ($r = -0{,}25$, $p > 0{,}05$; 33 Studien), männlichem Geschlecht ($r = 0{,}58$, $p > 0{,}05$; 9 Studien) und Ausbildungsjahren ($r = -0{,}41$, $p > 0{,}05$; 9 Studien);
- Zusammenhänge zwischen WCST-Effektstärken und Zahl der Hospitalisierungen ($r = 0{,}36$, $p > 0{,}05$; 29 Studien), vor allem aber zwischen WCST-Effekstärken und WAIS-R-Gesamt-IQ ($r = -0{,}54$, $p > 0{,}01$; 33 Studien) bzw. dessen mittleren Effektstärken ($r = 0{,}56$, $p > 0{,}005$; 33 Studien);
- **keine** signifikanten Korrelationen zwischen IQ-Effektstärken und potenziellen Moderatorvariablen wie mittleres Alter und Geschlechtszusammensetzung der Stichproben, Ausbildungsniveau, Alter bei Ersterkrankung oder neuroleptischer Tagesdosis;
- **keine** Korrelationen zwischen Effektstärken für expressive und rezeptive Sprachleistungen mit soziodemographischen oder klinischen Stichprobenmerkmalen, mit Ausnahme eines deutlichen Zusammenhangs zwischen Effektstärken speziell für Wortflüssigkeitsaufgaben und mittlerer neuroleptischer Tagesdosis ($r = -0{,}75$, $p > 0{,}05$; 13 Studien).

Die eher geringen Assoziationen zwischen verbalen Gedächtnisleistungen und Alter, Geschlecht und Ausbildungsniveau kennzeichnen auch gesunde Kontrollstichproben, sind also kein Spezifikum schizophrener Patienten. Die Zusammenhänge zwischen WCST-Effektstärken und IQ-Niveau bzw. IQ-Effektstärken implizieren, dass schizophrene Patienten besonders dann schlechtere Ergebnisse als Gesunde im WCST produzieren, wenn sie sich auch hinsichtlich des Gesamt-IQ von den Kontrollprobanden unterscheiden. Damit wären schlechtere WCST-Ergebnisse zumindest teilweise ein Korrelat verringerter allgemeiner intellektueller Leistungsfähigkeit und nicht alleine Ausdruck einer speziellen exekutiven Funktionsstörung. Die **negative** Korrelation zwischen Effektstärken für Wortflüssigkeitsaufgaben und neuroleptischer Tagesdosis korrespondiert mit anderen Befunden (s. unten), wonach Neuroleptika kognitive Defizite schizophrener Patienten tendenziell verbessern.

Hinweise auf Zusammenhänge zwischen exekutiven Funktionsstörungen schizophrener Patienten (WCST, TMT-B, Stroop-Test u. a.) und klinischen Moderatorvariablen wie Chronizität, Psychopathologie und neuroleptische Tagesdosis liefert auch die Metaanalyse von Johnson-Selfridge und Zalewski (2001). Wie ◘ Tab. 7.4 zeigt, korreliert vor allem die Anzahl stationärer Behandlungen negativ mit dem aktuellen exekutiven Leistungsniveau der Patientenstichproben, weniger die bloße Krankheitsdauer als solche.

Bemerkenswert ist, dass der Summenscore der *Brief Psychiatric Rating Scale* (BPRS) als Globalmaß psychopathologischer Belastung **nicht** mit den mittleren Effektstärken korreliert, während dies durchaus für **negative** Krankheitssymptome (*Scale for the Assessment of Negative Symptoms*, SANS) bzw. für **positive** Krankheitssymptome (*Scale for the Assessment of Positive Symptoms*, SAPS) gilt. Möglicherweise ist die Erklärung hierfür, dass in die Ge-

◘ Tab. 7.4. Zusammenhänge (Rangkorrelationen r_s nach Spearman) zwischen Effektstärken exekutiver Funktionsstörungen (Glass Δ für den Vergleich zwischen schizophrenen Patienten und gesunden Kontrollprobanden) einerseits und klinischen Merkmalen der Patientenstichproben andererseits. (Mod. nach Johnson-Selfridge u. Zalewski 2001)

Klinisches Merkmal	r_s	Anzahl Effektstärken	Anzahl Studien
Krankheitsdauer	–0,25	65	34
Anzahl Hospitalisierungen	–0,68*	50	20
BPRS	–0,11	29	15
SANS	–0,69*	33	10
SAPS	–0,67*	30	9
CPÄ	0,04	47	24

BPRS *Brief Psychiatric Rating Scale*, SANS *Scale for the Assessment of Negative Symptoms*, SAPS *Scale for the Assessment of Positive Symptoms*
CPÄ Chlorpromazinäquivalente neuroleptischer Tagesdosen
*$p < 0{,}05$ (zweiseitige Testung)

samtbeurteilung des psychopathologischen Status anhand der BPRS neben positiven und negativen Symptomen i.e.S. auch andere Symptome eingehen, die nicht mit der kognitiven Leistungsfähigkeit assoziiert sein müssen – wie Depression, Angst, Schuldgefühle oder Feindseligkeit.

Während die durchschnittliche Menge eingenommener Neuroleptika (Chlorpromazinäquivalente CPÄ, ◘ Tab. 7.4) nicht mit den Effektstärken für exekutive Funktionsstörungen korreliert ist (zur Berechnung von CPÄ neuroleptischer Tagesdosen s. Jahn u. Mussgay 1989), fanden Johnson-Selfridge und Zalewski (2001) für **nichtmedizinierte** Patientenstichproben deutlich stärkere exekutive Funktionsbeeinträchtigungen (Glass $\Delta = -1{,}99$; 9 Studien mit 11 Vergleichsgruppen, $N = 709$) als für **medizinierte** Patientenstichproben (Glass $\Delta = -1{,}30$; 37 Studien mit 39 Vergleichsgruppen, $N = 2904$). Dies ist ein klarer Hinweis darauf, dass Neuroleptika die exekutive kognitive Leistungsfähigkeit schizophren erkrankter Patienten **verbessern**, diese aber nicht **verursachen**. Entsprechend können neuroleptikanaive schizophrene Patienten ebenso ausgeprägte kognitive Defizite aufweisen wie Patienten unter Neuroleptikabehandlung (Torrey 2002), insbesondere dann, wenn es sich um konventionelle Neuroleptika handelt, die nach Ansicht mancher Autoren kaum positive Effekte auf neuropsychologische Defizite schizophrener Patienten zeitigen (Mortimer 1997). Dies gilt möglicherweise nicht für atypische Neuroleptika (► 7.10.2).

7.8.4 Diagnostische Spezifität neuropsychologischer Befunde

Die Frage nach der diagnostischen Spezifität neuropsychologischer Defizite schizophrener Patienten betrifft sowohl die Binnendifferenzierung schizophrener Störungen als auch den Vergleich mit anderen psychiatrischen Erkrankungen.

Binnendifferenzierung schizophrener Störungen

Zalewski et al. (1998) geben einen Überblick über die Ergebnisse von 32 Studien aus 20 Jahren (1975–1995), in denen kognitive Leistungsunterschiede zwischen Patienten mit und ohne paranoide Symptomatik anhand standardisierter neuropsychologischer Tests (einschließlich allgemeiner Intelligenztests) untersucht worden waren. Nicht erhärten ließ sich die These, Patienten mit paranoider Symptomatik seien intelligenter als nichtparanoide Patienten. Auch verbale und visuell-räumliche Fähigkeiten unterscheiden die beiden diagnostischen Subtypen nicht. Einige Studienergebnisse stimmten lediglich darin überein, dass paranoide Patienten besser abschneiden hinsichtlich Aufmerksamkeit, exekutiver Funktionen, Gedächtnis und Motorik. Allerdings waren auch hier die Ergebnisse, bezogen auf den gesamten Korpus der Primärstudien, eher inkonsistent. Zalewski et al. (1998) diskutieren die Befunde vor dem Hintergrund verschiedener methodischer Unzulänglichkeiten der von ihnen gesichteten Forschungsliteratur, zu denen insbesondere eine oft viel zu geringe statistische Power gehört (bei Stichprobengrößen meist um 12–15 Patienten pro Subgruppe; Streubreite: $8(!) \leq N \leq 140$). Aber auch in einer hinreichend großen Untersuchung an ersterkrankten Patienten mit schizophrenen Spektrumsstörungen (Kernschizophrenien: $N = 124$; schizophreniforme Störungen: $N = 120$; andere Spektrumdiagnosen wie Wahnhafte Störung, Psychotische Episode u. a.: $N = 64$) konnten – trotz breit angelegter psychometrischer Testbatterie – keine signifikanten Subgruppenunterschiede nachgewiesen werden (Addington et al. 2003).

Andere Untersucher betrachteten neuropsychologische Leistungsbereiche vor dem Hintergrund mehrdimensionaler Modelle zur Beschreibung psychopathologischer Subsyndrome schizophrener Psychosen, wie der Unterscheidung eines wahnhaften, eines negativen und eines desorganisierten Subsyndroms von Liddle (Liddle 1987; Peralta et al. 1992). Mit Bezug auf dieses Modell untersuchten beispielsweise Schröder et al. (1996) bei 50 schizophrenen Patienten mit remittierendem oder chronischem Krankheitsverlauf verschiedene Aspekte des deklarativen, des prozeduralen und des Arbeitsgedächtnisses. Während Patienten mit vorwiegend wahnhaftem Subsyndrom beim verzögerten Wiedererkennen von Lernmaterial beeinträchtigt waren, zeigten Patienten mit vorherrschend negativem Subsyndrom deutliche Defizite schon bei der verzögerten freien Reproduktion. Beiden Subsyndromen gemeinsam waren Beeinträchtigungen des prozeduralen Gedächtnisses. Das desorganisierte Subsyndrom schließlich war mit den schlechtesten Arbeitsgedächtnisleistungen assoziiert. Aufmerksamkeitsdefizite und der bisherige Krankheitsverlauf konnten diese Unterschiede nicht erklären. Die Ergebnisse sprechen gegen ein globales Gedächtnisdefizit schizophrener Patienten, vielmehr scheinen abgrenzbare psychopathologische Subsyndrome mit unterschiedlich akzentuierten Gedächtniseinbußen assoziiert zu sein. Zu einer ähnlichen Einschätzung gelangten Hildebrandt et al. (1998) anhand einer clusteranalytischen Einteilung von 41 Patienten mit akuter Exazerbation einer chronischen schizophrenen Störung, wobei die Erfassung verschiedener verbaler Lern- und Behaltensleistungen anhand einer vorläufigen deutschsprachigen Version des *California Verbal Learning Test* (CVLT) erfolgte.

Vergleich mit anderen psychiatrischen Erkrankungen

In ◘ Abb. 7.3 wird – analog zu ◘ Abb. 7.2 – nochmals das Effektstärkeprofil neuropsychologischer Defizite schizophrener Patienten aus dem Vergleich mit gesunden Kontrollprobanden (Cohens d aus der Metaanalyse von Zakzanis et al. 1999; ► Box: Metaanalyse zum Spektrum kognitiver Funktionsstörungen) gezeigt, dem aber hier die

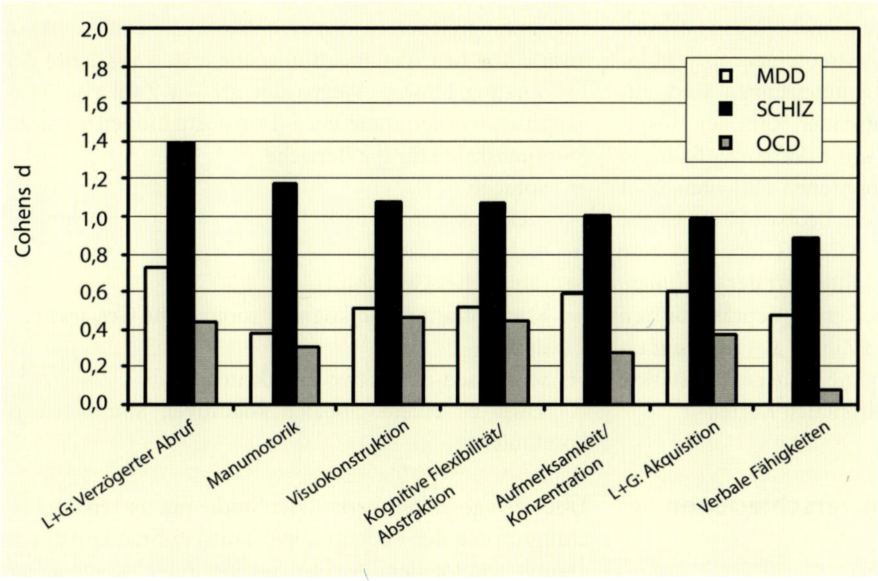

Abb. 7.3. Mittlere Effektstärken (Cohens d) für den Unterschied zwischen schizophrenen Patienten (*SCHIZ*) und gesunden Kontrollprobanden, *von links nach rechts* abnehmend geordnet (*L + G* Lernen und Gedächtnis). Zum Vergleich sind auch die entsprechenden mittleren Effektstärken von psychisch kranken Patienten mit unipolaren Depressionen (*major depressive disorder* MDD) bzw. mit Zwangsstörungen (*obsessive compulsive disorder* OCD) dargestellt. Die negativen Effektstärken wurden für die Darstellung positiv gepolt. (Abbildung nach Daten aus der Metaanalyse von Zakzanis et al. 1999)

entsprechenden Effektstärkeprofile von Patienten mit unipolaren Depressionen (*major depressive disorder* MDD; **keine** Dysthymien oder bipolare Störungen) bzw. mit Zwangsstörungen (*obsessive compulsive disorder* OCD) gegenüber gestellt wurden. Das kognitive Leistungsvermögen schizophren erkrankter Patienten ist in allen Funktionsbereichen im Vergleich zu gesunden Kontrollprobanden wesentlich stärker beeinträchtigt, als dies bei depressiven oder bei zwangsgestörten Patienten der Fall ist (Depression: $0{,}38 \leq d \leq 0{,}73$; 22 Studien aus den Jahren 1980–1997 mit insgesamt 726 Patienten und 795 gesunden Kontrollprobanden; Zwang: $0{,}08 \leq d \leq 0{,}46$; 12 Studien aus den Jahren 1980–1997 mit insgesamt 340 Patienten und 268 gesunden Kontrollprobanden). Aufgrund der zu geringen Zahl methodisch gut kontrollierter Untersuchungen konnten keine anderen psychischen Störungen in diese Metaanalyse integriert werden.

Nur wenige neuropsychologische Untersuchungen verglichen schizophrene Patienten **direkt** mit Patienten anderer psychiatrischer Diagnosen. Moritz et al. (2002) untersuchten exekutive Funktionsleistungen bei je 25 sorgfältig diagnostizierten schizophrenen, unipolar depressiven und zwangserkrankten Patienten sowie bei 70 gesunden Kontrollprobanden (WCST, Stroop-Test, TMT-A und TMT-B, Zahlenspanne vorwärts und rückwärts sowie eine spezielle Aufgabe zur verbalen Flüssigkeit). Besondere Sorgfalt wurde darauf verwandt, Symptomüberschneidungen zwischen den psychiatrischen Stichproben auszuschließen. Mit Ausnahme der Zahlenspanne vorwärts (ein einfaches Maß für die Intaktheit des Immediatgedächtnisses) zeigten schizophrene und depressive Patienten im Vergleich zu Gesunden signifikant schlechtere Leistungen in allen untersuchten Aspekten; sie unterschieden sich aber nicht voneinander. Die Zwangspatienten zeigten ein heterogeneres Leistungsprofil. Keine Normabweichungen fanden sich im WCST, den Zahlenspannen und dem Stroop-Test, wohl aber in den beiden TMT-Versionen sowie in der kreativen Wortflüssigkeitsaufgabe. Speziell im Test »Zahlenspanne rückwärts« und im Stroop-Test schnitten Zwangspatienten signifikant besser ab als schizophrene und depressive Patienten. Diese Ergebnisse an Patienten mit minimaler Symptomüberlappung legen nahe, dass sich schizophrene und depressive Patienten **nicht** hinsichtlich der hier geprüften exekutiven Funktionen unterscheiden – ein offensichtlicher Widerspruch zu den metaanalytischen Ergebnissen von Zakzanis et al. (1999). Möglicherweise, so spekulieren Moritz et al. (2002), schlage sich in den untersuchten Testleistungen eine eher globale Vulnerabilität für psychische Erkrankungen nieder, oder die Testleistungen seien psychologisch immer noch zu komplex, als dass sich damit feinere Unterschiede in der Neurokognition dieser drei Patientengruppen (mit ihrer jeweils unterstellten besonderen Affinität zu frontalen Hirnfunktionsstörungen) abbilden ließen.

Eine alternative Erklärung könnte sein, dass breit gestreute neuropsychologische Defizite bei schizophrenen wie depressiven Patienten das Ergebnis einer gemeinsamen »neurokognitiven Endstrecke« der teilweise unterschiedlichen, teilweise überlappenden neurobiologischen Abnormitäten in präfrontalen, limbischen und temporalen Arealen sowie in den Basalganglien beider Patientengruppen sind. Zu dieser Auffassung gelangten Zihl et al. (1998), die bei jeweils N = 100 schizophrenen und depressiven Patienten in elf neuropsychologischen Testkennwerten kaum Unterschiede feststellen konnten; die einzige Ausnahme waren signifikant mehr perseverative und Gesamtfehler der schizophrenen Patienten im modifizierten WCST nach Nelson (1976). Die Autoren vermuten, dass vor allem Defizite im Arbeitsgedächtnis und die damit verbundene globale attentionale Kapazitätsminderung ursächlich für das breit gestreute neuropsychologische Defizitmuster beider Patientengruppen sind, zumal Alter, Geschlecht, Krankheitsdauer, Zahl der Hospitalisierungen und Medikation keine Varianzaufklärung lieferten. Die bei 84% der schizophrenen Patienten, aber nur bei 7% der depressiven Patienten beobachtete spezielle Fehlerleistung im modifizierten WCST (Grenzwert: eine Standardabweichung unter dem Mittelwert der gesunden, allerdings kleinen und nicht bevölkerungsrepräsentativen Referenzstichprobe) attribuierten Zihl et al. (1998) auf eine bei schizophrenen Patienten möglicherweise stärker ausgeprägte Dysfunktion im präfrontalen Kortex.

7.8.5 Kognitive Defizite in verschiedenen Krankheitsstadien

Mehrere psychometrisch breit angelegte Untersuchungen an **ersterkrankten** schizophrenen Patienten bestätigen, dass neuropsychologische Defizite schon in frühen Krankheitsstadien vorhanden und in Umfang und Ausprägung durchaus denjenigen Beeinträchtigungen vergleichbar sind, die sich bei **chronifizierten** schizophrenen Patienten nachweisen lassen (Addington et al. 2003; Bilder et al. 2000; Hutton et al. 1998; Mohamed et al. 1999b).

Albus et al. (1996; s. auch Sobizack et al. 1999) verglichen nach Alter, Geschlecht, Schulbildung und sozioökonomischem Status der Herkunftsfamilie parallelisierte ersterkrankte und chronifizierte schizophrene Patienten miteinander sowie mit einer ebenfalls parallelisierten Kontrollgruppe Gesunder hinsichtlich einer Vielzahl kognitiver Leistungen. Die mittleren z-Wert-Profile der beiden Patientengruppen waren – bei relativer Überlegenheit der ersterkrankten Patienten – insgesamt recht ähnlich und rangierten −0,5 bis −2,5 Standardabweichungen unterhalb des Leistungsniveaus Gesunder. Ebenso wie die chronischen Patienten wiesen die ersterkrankten Patienten relative Leistungsminderungen besonders in den kognitiven Funktionsbereichen »Verbales Lernen und Gedächtnis« sowie »Visuomotorische Prozesse und Aufmerksamkeit« auf. Im letztgenannten Funktionsbereich sowie speziell im modifizierten WCST waren jedoch die chronischen Patienten deutlich stärker beeinträchtigt. Die Autoren schließen daraus, dass die kognitiven Beeinträchtigungen, die frontalen Dysfunktionen zugeschrieben werden, entweder im Krankheitsverlauf zunehmen oder Prädiktoren für einen ungünstigen Krankheitsverlauf darstellen.

Licht auf derartige Fragen können nur Untersuchungen werfen, welche die neuropsychologische Leistungsfähigkeit schizophrener Patienten **longitudinal** – möglichst über längere Zeiträume hinweg – wiederholt überprüfen. Hoff et al. (1999) untersuchten 42 erstmals hospitalisierte Patienten mit schizophrenen und schizophreniformen Psychosen und 16 gesunde Kontrollprobanden mittels einer umfangreichen neuropsychologischen Testbatterie in etwa jährlichen Abständen über die ersten 2–5 Jahre der Erkrankung hinweg. Wegen der großen Zahl von Testvariablen wurden diese via z-Transformationen zu sechs Summenskalen für die Bereiche

- Sprache,
- exekutive Funktionen,
- verbales Gedächtnis,
- räumliches Gedächtnis,
- Konzentration und kognitiv-motorische Geschwindigkeit,
- sensorisch-perzeptive Fähigkeiten

sowie zu einem globalen kognitiven Summenscore kombiniert.

Über den gesamten Verlauf der Studie rangierten die Leistungsprofile der Patienten konstant 1–2 Standardabweichungen unter dem Niveau der gesunden Kontrollprobanden. Bei Patienten, die dennoch eine gewisse Verbesserung erkennen ließen, war diese mit einer Abnahme positiver Symptomatik assoziiert. Kein Zusammenhang bestand zwischen kognitivem Leistungsverlauf und ebenfalls mehrfach wiederholten anatomischen Kernspinaufnahmen.

Über eine wesentlich umfangreichere Untersuchung an – allerdings nicht ersterkrankten – 142 ambulant behandelten schizophrenen Patienten und 206 gesunden Vergleichsprobanden berichteten Heaton et al. (2001). In dieser Studie wurden ebenfalls jährliche neuropsychologische Untersuchungen über unterschiedlich lange Zeiträume (durchschnittlich 3 Jahre, maximal 10 Jahre) realisiert. Die schizophrene Stichprobe war deutlich stärker beeinträchtigt als die gesunde, wies in den untersuchten Testvariablen aber ähnlich gute Retest-Reliabilitäten sowohl über kürzere als auch längere Zeitintervalle auf. Verschiedene Unterteilungen der Patientenstichprobe nach Alter, Geschlecht, Ersterkrankungsalter, Krankheitsdauer, initialer neuropsychologischer Beeinträchtigung, Veränderung positiver oder negativer Symptome sowie nach dem Auftreten tardiver Dyskinesien blieben ohne Effekt auf die zeitlich relativ stabile neuropsychologische Leistungsfähigkeit.

Einen methodisch interessanten Ansatz zur Verlaufsuntersuchung neuropsychologischer Defizite wählten Heinrichs und Mitarbeiter, indem sie zunächst in einer Stichprobe von 104 weitgehend remittierten, ambulant behandelten schizophrenen Patienten mittels Clusteranalyse fünf »kognitive Subtypen« abzugrenzen versuchten (Heinrichs u. Awad 1993):

- einen »**exekutiven** Subtyp« mit selektiven Beeinträchtigungen im *Wisconsin Card Sorting Test* (WCST: Anzahl richtig erkannter Kategorien),
- einen »**motorischen** Subtyp« mit Beeinträchtigungen nur in einer bimanuellen Geschicklichkeitsaufgabe (*Purdue Pegboard Test*),

- einen »**exekutiv-motorischen** Subtyp« mit beeinträchtigten Leistungen im WCST **und** *Purdue Pegboard Test*,
- einen »**dementen** Subtyp« mit deutlich ausgeprägten, generalisierten Defiziten in allen geprüften Funktionen (einschließlich WAIS-R-Gesamt-IQ und Gedächtnisleistungen im CVLT) sowie
- einen »**normalen** Subtyp« mit insgesamt intakter kognitiver Leistungsfähigkeit.

Nach drei Jahren wurde die Stabilität dieser neurokognitiven Typologie in einer Teilstichprobe der Patienten (N = 55) diskriminanzanalytisch untersucht (Heinrichs et al. 1997). Der Prozentsatz der zu beiden Zeitpunkten identisch klassifizierten Patienten variierte zwischen 27% (exekutiver Subtyp) und 80% (exekutiv-motorischer Subtyp) mit einem Gesamt-Kappa von 0,45. Patienten der stärker beeinträchtigten Subtypen (exekutiv-motorisch bzw. dement) wechselten kaum in weniger beeinträchtigte Subtypen (motorisch bzw. normal), Patienten der weniger beeinträchtigten Subtypen zumindest nicht zum am stärksten beeinträchtigen Subtyp (dement). Mit Ausnahme des WCST zeigten alle für die neurokognitive Typologie herangezogenen Testvariablen eine adäquate bis hohe Retest-Reliabilität. Die ausführlichere neuropsychologische Untersuchung der Patienten zum zweiten Untersuchungszeitpunkt und Korrelationen mit klinischen Variablen bestätigten die Validität insbesondere des dementen, des exekutiv-motorischen und des normalen Subtyps, die sich interessanterweise nicht psychopathologisch, wohl aber in verschiedenen Aspekten der sozialen und beruflichen Anpassung und allgemeinen Lebensbewältigung unterschieden.

! Longitudinale Befunde belegen, dass neuropsychologische Defizite bereits in frühen Krankheitsstadien der Schizophrenie sehr ausgeprägt sein können und häufig im weiteren Verlauf persistieren. Entsprechend der Heterogenität neuropsychologischer Defizite bei schizophrenen Patienten scheinen jedoch auch zeitlich relativ stabile Subgruppen von Patienten mit nur partiellen oder gar keinen kognitiven Defiziten zu existieren.

Niemi et al. (2003) folgern aus 16 prospektiven Verlaufsuntersuchungen an Kindern schizophrener Eltern, dass insbesondere neuromotorische, aber auch kognitive Defizite zu den frühesten und mehr oder minder persistierenden Merkmalen dieser genetischen »High-risk-Populationen« gehören. Da mehrere dieser außerordentlich aufwändigen Verlaufsuntersuchungen inzwischen schon drei oder gar vier Lebensjahrzehnte überblicken (z. B. *Copenhagen High-Risk Study*, *New York High-Risk Study*, *Israeli High Risk Study*; Niemi et al. 2003), sind heute relativ gesicherte Aussagen darüber möglich, dass und in welchem Umfang frühe neuromotorische und kognitive Entwicklungsanomalien bzw. über Kindheit und Adoleszenz persistierende Defizite eine spätere schizophrene Spektrumsstörung prognostizieren können. In der *New York High-Risk Study* beispielsweise identifizierten Aufmerksamkeitsstörungen (insbesondere Störungen der Vigilanz, Ablenkbarkeit) 58% der Risikokinder, die im Erwachsenenalter tatsächlich an einer schizophrenen oder schizophreniformen Psychose erkrankten (Erlenmeyer-Kimling u. Cornblatt 1992; Erlenmeyer-Kimling et al. 2000). Defizite des verbalen Kurzzeit- und Arbeitsgedächtnisses charakterisierten sogar 83% der später psychotisch erkrankten Personen. Andere kognitive Beeinträchtigungen, die in verschiedenen High-risk-Studien unter genetisch definierten Risikokindern im Vergleich zu alters- und geschlechtsparallelisierten Kontrollkindern auffallend häufig waren, betrafen Aspekte der Konzentrationsfähigkeit, die Fähigkeit zur Abschirmung gegenüber aufgabenirrelevanten Stimuli, sprachliche und mathematische Fähigkeiten, exekutive Funktionen, diverse Gedächtnisfunktionen sowie allgemein die Lernkapazität. Altersdeviante Intelligenzquotienten wurden demgegenüber weniger konsistent berichtet (eine ausführliche Darstellung der High-risk-Befunde zur motorischen Entwicklung und der herausgehobenen Bedeutung persistierender neurologischer Soft Signs als potenzielle Vulnerabilitätsindikatoren findet sich in Jahn 1999).

! Insgesamt kann festgehalten werden, dass motorische Soft Signs und Störungen der Daueraufmerksamkeit als konsistente phänotypische Indikatoren einer erhöhten Vulnerabilität gegenüber schizophrenen Erkrankungen gelten können.

Die Ergebnisse der prospektiven High-risk-Studien werden durch Familienuntersuchungen an Verwandten schizophrener Patienten (Byrne et al. 2003; Faraone et al. 1999), durch **psychometrische** High-risk-Studien insbesondere zur Schizotypie (Jahn et al. 2001; Vollema u. Postma 2002), durch neuropsychologische Untersuchungen an Cluster-A-Persönlichkeitsstörungen (Raine et al. 2002) sowie – ausgehend von bereits erkrankten schizophrenen Patienten – durch methodisch gut kontrollierte **retrospektive** Studien gestützt. Ein Beispiel dafür liefern Fuller et al. (2002), welche die im US-Bundesstaat Iowa landesweit üblichen, standardisierten Schulleistungstests in den Klassenstufen 4, 8 und 11 dazu benutzten, den schulischen Leistungsverlauf von 70 später schizophren erkrankten Personen zu rekonstruieren und mit dem Landesdurchschnitt zu vergleichen. Die mittleren schulischen Leistungen der späteren Patienten bewegten sich in allen Fächern und allen drei Klassenstufen unterhalb des 50. Perzentils. Allerdings wichen nur verbale Fähigkeiten einschließlich Lesekompetenz, der Umgang mit Informationsquellen sowie ein zusammenfassendes globales Leistungsmaß in der 11. Schulstufe signifikant von der landesweiten Norm ab.

Über die gesamte Schullaufbahn war eine Abnahme insbesondere sprachlicher Fähigkeiten zu verzeichnen. Mit dem Einsetzen der Pubertät zwischen der 8. und 11. Klassenstufe (13.–16. Lebensjahr) zeigte sich gerade hier bei vielen späteren Patienten ein deutlicher Leistungsknick. Interessanterweise waren die schulischen Leistungswerte der 11. Klassenstufe mit dem während der ersten Hospitalisierung der Patienten erhobenen Wechsler-Gesamt-IQ, der verbalen Flüssigkeit und mit Werten aus dem *Rey Auditory Verbal Learning Test* korreliert. Entsprechend folgern Fuller et al. (2002, S. 1183): »*Poor or declining scholastic performance may be a precursor to the cognitive impairment seen during the first episode of illness*«.

! Die vorliegenden neuropsychologischen (experimentellen wie psychometrischen) Forschungsergebnisse zeigen, dass schizophren erkrankte Patienten – als diagnostische Gruppe in toto betrachtet – sowohl initial als auch im Krankheitsverlauf ein sehr breites Spektrum kognitiver Beeinträchtigungen aufweisen. Dementsprechend lässt sich kein eindeutig dominantes Defizit erkennen, das eine ätiopathogenetisch oder psychopathologisch zentrale Rolle spielen könnte.

Auf neuropsychologischer Betrachtungsebene erscheint die Schizophrenie somit als eine diffuse Funktionsabweichung des gesamten Gehirns, ihr langfristiger Verlauf als eine Art »Multisystemerkrankung« in wechselnden Intensitätszuständen.

Ob und welche kognitiven Defizite im Erkrankungsverlauf auftreten, scheint intra- und interindividuell sehr verschieden zu sein. Anscheinend existieren Subgruppen von Patienten, die kaum bzw. solche, die erhebliche Leistungseinbußen aufweisen. Insbesondere persistierende kognitive Defizite haben aber erhebliche Vorhersagekraft für den Verlauf der Erkrankung. Die Heterogenität und die prognostische Validität neuropsychologischer Befunde unterstreichen beide gleichermaßen die Notwendigkeit, in die klinische Routineversorgung schizophrener Patienten neuropsychologische Diagnostik zu integrieren, um auf den jeweiligen Einzelfall zugeschnittene Rehabilitationsmaßnahmen ergreifen und drohende Unter- wie Überforderungen vermeiden zu können.

7.9 Elektromagnetische und funktionell-bildgebende neuropsychologische Untersuchungen

Mehr als drei Jahrzehnte psychophysiologischer Grundlagenforschung haben Methoden und Erkenntnisse bereitgestellt, um Funktionsweisen des Gehirns während kognitiver, perzeptiver, emotionaler und behavioraler Prozesse bei schizophrenen Psychosen zu untersuchen. Es mag als Hinweis auf die Vielschichtigkeit schizophrener Psychopathologie oder auch als Indiz unzureichender neurowissenschaftlicher Modellbildung kritisiert werden, dass Studien zu nahezu jeder psychischen Funktion und zu nahezu jedem Hirnfunktionsmaß vorliegen. Beides mag bedingen, dass innerhalb oder zwischen den Stichproben viele der bereits oben behandelten klinischen Moderatorvariablen wie diagnostischer Subtyp, Chronizität, Medikation, Krankheitsdauer und -schwere variieren. Angesichts einer fast unüberschaubaren Anzahl und Vielfalt von Studien konzentriert sich die folgende Übersicht (die Variation durch klinische Moderatorvariablen bewusst vernachlässigend) auf konsistente und aktuelle bzw. repräsentative Ergebnisse, die die Ebene neuronaler Funktionen und Funktionsabweichungen beschreiben.

Funktionell-bildgebende Verfahren bilden entweder die elektromagnetische Aktivität von Nervenzellverbänden in der Großhirnrinde (EEG, MEG) ab oder die diese neuronale Aktivität begleitenden Veränderungen in Metabolismus (z. B. Glukoseumsatz, PET) und Blutfluss (bzw. Sauerstoffumsatz; fMRT). Aus der Variation der elektromagnetischen oder metabolischen Aktivität mit der experimentell variierten Aktivierung psychischer Funktionen wird auf den korrelativen oder steuernden Zusammenhang zwischen Hirnaktivität und psychischen Funktionen geschlossen. Während die hohe zeitliche Auflösung von EEG und MEG (im Millisekundenbereich) eine zeitgenaue Abbildung psychischer **Prozesse** erlaubt, haben bildgebende Verfahren wie fMRT und PET den Vorteil, die am aktivierten Prozess beteiligten Neuronenverbände genauer **lokalisieren** und räumlich eingrenzen zu können. Die indirekte Messung neuronaler Aktivität über begleitende metabolische Prozesse bedingt eine gewisse zeitliche, die Erfassung der über Volumenleitung von kortikalen neuronalen Netzwerken zur Kopfoberfläche geleiteten elektrischen Aktivität eine gewisse räumliche Verschmierung. Zur genaueren Darstellung der einzelnen Methoden sei auf Überblicksarbeiten wie etwa von Elbert et al. (2001) oder Rockstroh und Elbert (1998) verwiesen.

7.9.1 Spontan-EEG/MEG

Auch ohne bestimmte kognitive oder emotionale Reizverarbeitung zeigt das **Wach-EEG** schizophrener Patienten Normabweichungen. Übereinstimmend wurden reduzierte Aktivität im alpha-Frequenzband (8–12 Hz) und erhöhte Aktivität in schnellen (beta- Frequenzband: >20 Hz) und langsamen (delta- Frequenzband: 0,5–4 Hz und theta- Frequenzband: 4–7 Hz) Frequenzbereichen berichtet (Überblick: Winterer u. Herrmann 1995; Herrmann u. Winterer 1996). Die Lokalisation von Generatorstrukturen dieser spontanen elektromagnetischen Aktivität deckt auf, dass diese Abweichungen vor allem in bestimmten Hirnregionen ausgeprägt sind. So finden sich bei schizophrenen Patienten (gegenüber gesunden und psychiatrischen Kon-

Exkurs

Psychophysiologische Verfahren zur Bildgebung von Hirnfunktionen

Elektroenzephalographie und Magnetenzephalographie greifen im Wesentlichen die Informationsübertragung und -verarbeitung der ca. 10^9–10^{10} Neurone im Kortex ab. Zu einer Zeit kann eine Nervenzelle Informationen von 100–1000 anderer Nervenzellen erhalten, und sie sendet bei Aktivierung Informationen an 5000–10.000 weitere Zellen aus. Die Zahl der Synapsen beträgt häufig 7000–8000. Jedes Neuron ist ungefähr nach zwei Schritten wieder mit sich selbst verbunden. Die Mehrzahl der Synapsen ist exzitatorischer, d.h erregender Natur, nur bei etwa 10% handelt es sich um inhibitorische Synapsen. Betrachtet man quantitative Eigenschaften der Verschaltung (Synapsen/Axon: 180/mm; Axonlänge/Neuron: 4 cm, Länge aller Axone innerhalb eines Kubikmillimeters: 4 km) oder die Verteilung der unterschiedlichen Zelltypen in verschiedenen Kortexbereichen, so unterscheiden sich die verschiedenen Areale nicht qualitativ hinsichtlich ihrer Architektur.

In ihrer Summe resultieren die auf Austritt und Wiederaufnahme von Ladungen in den Extrazellulärraum basierenden Stromflüsse in sog. volumengeleiteten Potenzialen. Das heißt, die Ströme werden durch die verschiedenen Gewebe, Knochen, Haut, zerebrospinale Flüssigkeit (CSF) an die Körper- oder Kopfoberfläche geleitet und als **EEG** abgegriffen – allerdings mit den Verlusten der Volumenleitung, denn beim Durchtritt durch verschiedene Gewebe mit verschiedenen Leitfähigkeiten wird das Signal erheblich verzerrt, so dass die räumliche Lokalisation von Aktivitätsquellen aus dem EEG unpräzise bleibt.

Der den Stromkreislauf schließende intrazelluläre Stromfluss von den Dendriten zum Soma produziert ein Magnetfeld, das als **MEG** sichtbar gemacht werden kann. Die räumliche Präzision des MEG ist gegenüber dem EEG besser, zum einen weil das von intrazellulären Strömen hervorgerufene Magnetfeld senkrecht zur Körperoberfläche steht und im Vergleich zu den volumengeleiteten extrazellulären Strömen nicht von entfernter liegenden Quellen überlagert oder verzerrt werden kann. Zum anderen ist der Körper quasi transparent für biomagnetische Felder. Allerdings liegt die Intensität des Magnetfeldes, die sog. Amplitude, mit etwa 10^{-12} Tesla fast acht Größenordnungen unter der des Erdmagnetfeldes. Die MEG-Messung beruht auf der quantenmechanischen Interruption eines Stromflusses durch äußere Magnetfelder (Josephson-Effekt) und ermöglicht es, extrem schwache Signale wie die der Gehirnaktivität zu messen. Dies funktioniert allerdings nur, indem die Sensoren in einem Vakuum nahe dem absoluten Nullpunkt installiert sind.

Bei der Positronenemissionstomographie **PET** werden Blutfluss und Stoffwechselparameter im Gehirn gemessen über die Verteilung intravenös injizierter oder mit der Atemluft inhalierter radioaktiv markierter Substanzen (z. B. Glukose oder Sauerstoff). Der Blutfluss im Gehirn in Ruhe oder während einer psychischen Tätigkeit wird so sehr ortsgenau abgebildet. Um die Strahlenbelastung für die Person möglichst niedrig zu halten, werden Isotope mit rascher Zerfallszeit verwendet. Dies hat zur Folge, dass Messintervalle von Minuten erforderlich sind, um ein einigermaßen scharfes Abbild der räumlichen Blut- bzw. Isotopenverteilung zu erhalten. Abgesehen davon, dass dieses Verfahren wegen der Strahlenbelastung invasiv ist, kann die Aktivität in Gehirnstrukturen nur mit der Geschwindigkeit des Blutflusses dargestellt werden, die weitaus geringer ist als die Geschwindigkeit, mit der Prozesse im Gehirn ablaufen.

Funktionelle Magnetresonanztomographie **fMRT** misst – nichtinvasiv – die Aktivität und die Energieverteilung im Gehirn über die Verteilung der sauerstoffbeladenen roten Blutkörperchen, genauer über den Anteil von sauerstoffbeladenem und verbrauchtem Blut. Diese Bestimmung ist ebenfalls ortsgenau und wird zunehmend zeitgenau, sie hängt jedoch wiederum im Wesentlichen von der Durchblutung ab, die zwar in mehr oder weniger systematischer Beziehung zu der elektrischen Aktivität der Nervenzellen steht, jedoch nicht identisch mit neuronaler Aktivität ist.

trollpersonen) vermehrt Quellen der MEG-delta-Aktivität in temporoparietalen (Canive et al. 1998; Wienbruch et al. 2003; Mientus et al. 2002) und anterioren Arealen (Pascual-Marquis et al. 1999; Winterer et al. 2000). Linkstemporal konzentrierte delta-Aktivität korreliert mit Wahn- und Halluzinationssymptomatik (Wienbruch et al. 2003), frontal konzentrierte mit Negativsymptomatik (Winterer et al. 2000). Abweichungen betreffen damit Areale, für die auch strukturelle (Bogerts et al. 1997; Shenton et al. 2001) Abweichungen berichtet werden.

Als Maß für die Verknüpfung von Neuronenverbänden in funktionellen Netzwerken wird die **Kohärenz** der Oszillationsmuster im Spontan-EEG zwischen Ableitorten (Hirnarealen) gewertet. Im Vergleich zu Kontrollpersonen weisen schizophrene Patienten vor allem reduzierte Kohärenz (wiederum v. a. in langsamen Frequenzbändern) zwischen frontalen und temporalen Arealen auf (Knott et al. 2002; Ford et al. 2002; Winterer et al. 2001). Die reduzierte Kohärenz wiederum erscheint besonders ausgeprägt bei Patienten mit halluzinatorischer Symptomatik (Ford et al. 2002; Lawrie et al. 2002). Solche Abweichungen in Kohärenzmustern der Spontanaktivitat (die durch entsprechende Befunde aus bildgebenden fMRT-Studien ergänzt werden; Meyer-Lindenberg et al. 2001; Spence et al. 2000) werden im Rahmen der »Disconnection-Hypothese« als Hinweis auf gestörte Aktivierbarkeit frontotemporaler Netzwerke diskutiert.

Ein dritter Aspekt spontaner Hirnaktivität betrifft die **Komplexität** der raum-zeitlichen Dynamik oszillatorischer Aktivität. Auch in diesen Maßen nichtlinearer Dynamik (Elbert et al. 1992) weichen schizophrene Patienten von gesunden Kontrollpersonen ab, indem sie u. a. eine geringere Komplexität der oszillatorischen Muster aufweisen (Kotini u. Anninos 2002; Na et al. 2002; Rockstroh et al. 1997a).

! Zusammenfassend lassen sich Abweichungen im **Spontan-EEG/MEG** – da meist unter Ruhebedingungen erhoben – einerseits nicht direkt als Korrelate psychischer Funktionen beschreiben, andererseits tragen sie aber zur Beschreibung der neurobiologischen Ebene der Pathologie bei, die nachgeschaltete Ebenen der Psychopathologie und Symptomatik beeinflussen dürfte. Auf bestimmte Areale konzentrierte langsame Oszillationen und geringere Kohärenzen können als Hinweis auf von der Kommunikation mit anderen abgeschnittene neuronale Netzwerke gedeutet werden.

7

Wie es zu dieser gestörten Netzwerkarchitektur und -kommunikation kommt, kann aus den neurophysiologischen Befunden nicht abgeleitet werden. Stassen et al. (1999) beobachteten bei monozygoten, hinsichtlich der Störung konkordanten oder diskordanten Zwillingspaaren eine deutlich geringere Ähnlichkeit im EEG-Muster als bei gesunden Zwillingspaaren, die unabhängig vom Krankheitszustand besteht. Sie folgern daraus, dass in Abweichungen des Spontan-EEG ein störungsinhärenter Faktor sichtbar wird.

7.9.2 Reizkorrelierte Aktivität in EEG und MEG

Im gemittelten ereigniskorrelierten Potenzial (EKP) oder Magnetfeld auf distinkte Stimuli prägt sich eine Sequenz von Wellen negativer und positiver Polarität aus, deren Variation hinsichtlich Latenz, Amplitude und Topographie im Rahmen experimenteller Untersuchungsparadigmen der Kognitiven Psychophysiologie dazu genutzt werden kann, einzelne Schritte in der Informationsverarbeitung und Handlungsvorbereitung zu differenzieren (Tab. 7.5, Rockstroh et al. 1997b). Entsprechend können diese Komponenten als hirnfunktionelle Korrelate kognitiver und exekutiver Funktionen gedeutet werden. Entsprechende Abweichungen der Amplitude, Latenz oder Topographie dieser Komponenten bei schizophrenen Patienten wären dann Ausdruck psychischer Dysfunktionen, psychopathologischer Symptome, möglicherweise sogar neuropathologischer Zustände oder Prozesse.

Die Vielfalt der Befunde lässt sich anhand eines zentralen Merkmals zusammenfassen: Mit zwei Ausnahmen weisen alle untersuchten Komponenten bei schizophrenen Patienten gegenüber Kontrollgruppen niedrigere

Tab. 7.5. EEG-/MEG-Komponenten und hypothetisch zugeordnete psychische Funktionen

Komponente	Typische Reizanordnung	Psychische Funktion
P50	Akustische Doppelreizaufgabe	Ausblenden irrelevanter Reize, *sensory gating*
N100/P100	Akustische/visuelle Reize	Aufmerksame Reizaufnahme
N200/MMN	Physikalisch deviante Reize in einer Standardserie	Präattentive Differenzierung
N150/ERN	Korrekte/inkorrekte Reaktion	Fehlermonitoring
P200	Reizklassendifferenzierung	Reizerkennung
P300	Oddball-Paradigma	Arbeitsgedächtnis
N400/LAN	Semantisch inkongruentes Wort am Satzende	Sprachverständnis
P600	Grammatikalisch inkorrekte Sätze	Syntaxerkennung
BP (1,5–0,5 s)	Willentliche Bewegung	Motorische Vorbereitung
CNV (0,5–6 s)	2-Stimulus-Design	Reaktionsvorbereitung
PINV (0,5–2 s)	2-Stimulus-Design	Handlungsevaluation

P positive und *N* negative Polarität der Abweichung von der Grundlinie, *dahinter stehende Ziffer* (50, 100 etc.) Latenz zum auslösenden Stimulus
MMN *mismatch negativity*, ERN *error-related negativity*, LAN *left-anterior negativity*, BP *Bereitschaftspotenzial*, CNV *kontingente negative Variation*, PINV *postimperative negative Variation*

Amplituden auf. Natürlich ist diese pauschale Aussage zu relativieren und zu präzisieren, wenn klinische Merkmale (Symptomatik, Krankheitsphase oder -dauer, Medikation etc.) oder die Variation der experimentellen Anordnung bzw. Aufgaben berücksichtigt werden. Dennoch erscheinen die Stabilität und Diskriminationsfähigkeit dieser Amplitudenabweichung bemerkenswert (Winterer et al. 2000). Im Einzelnen (und nur beispielhaft herausgegriffen) betreffen Komponenten, die bei schizophrenen Patienten im Mittel gegenüber Kontrollpersonen kleinere Amplituden aufweisen, folgende Prozesse:

Sensorische Reizaufnahme. Die P100 auf visuelle Reize (Doniger et al. 2002) oder die elektrische N100 im EEG bzw. die magnetische N100m im MEG (Rockstroh et al. 2001; Gallinat et al. 2002; Brown et al. 2002; Kayser et al. 2001) gelten als Korrelat der ersten bewussten visuellen oder akustischen Informationsaufnahme, die entsprechend bei schizophrenen Patienten beeinträchtigt wäre. Als Indikator eines (noch vorbewussten) sensorischen Filters wird ferner der sog. P50-Suppressionseffekt gedeutet, eine reduzierte Amplitude der P50 auf einen Reiz, der unmittelbar auf einen gleichen Reiz folgt. Eine für schizophrene Patienten reliabel berichtete geringere P50-Suppression (d. h. das EKP ist auf beide sukzessiven Reize gleich ausgeprägt; Blumenfeld u. Clementz 2001; Kisley et al. 2003) wird als Indiz für einen mangelhaften sensorischen Filter gedeutet.

Vorbewusste Aufmerksamkeit. Physikalisch (in Dauer oder Frequenz) abweichende (meist akustische) Stimuli in einer Serie von Reizen lösen eine stärkere Negativierung im Latenzbereich um 200 ms aus. Dieses als »Mismatch-Negativierung« bezeichnete Differenzpotenzial fällt bei schizophrenen Patienten (insbesondere bei Abweichungen der Reizdauer; Michie et al. 2000) geringer aus (Pekkonen et al. 2002), was ebenfalls als mangelhafte vorbewusste Differenzierung von relevanten und irrelevanten Reizen in Korrelation mit Positivsymptomatik (Youn et al. 2003) gedeutet wird.

Arbeitsgedächtnis. Die P300 gilt als Indikator für die Wahrnehmung reaktionsrelevanter Zielreize im Sinne des Abgleichs mit gespeicherten Gedächtnisinhalten. Ihre Amplitude ist in den meisten Studien, insbesondere bei akustischer Stimulation, bei schizophrenen Patienten reduziert (Ford 1999; Mathalon et al. 2000; Ford et al. 2001; Williams et al. 2000; Brown et al. 2002; Higashima et al. 2003; Jeon u. Polich 2001; Guillem et al. 2003; Knott et al. 1999). Eine Korrelation dieser P300-Reduktion mit der Dauer der Erkrankung (Mathalon et al. 2000; Ford 1999) wird als Ausdruck progressiver Pathologie gewertet, eine Korrelation mit Positivsymptomatik (Higashima et al. 2003; Guillem et al. 2003) als Hinweis auf die Variation der Gedächtnisleistung mit zunehmenden formalen Denkstörungen.

Komplexere Funktionen wie Gedächtnisprozesse lassen sich nicht mehr ausschließlich einer EKP-Komponente zuordnen. So werden z. B. bei schizophrenen Patienten reduzierte N400-Amplituden in impliziten und expliziten Gedächtnisaufgaben (Guillem et al. 2001) als Hinweis auf entsprechende Defizite gedeutet. Werden explizit Anforderungen an das Arbeitsgedächtnis variiert, so fallen schizophrene Patienten gegenüber Kontrollpersonen weniger hinsichtlich geringerer P300 auf als hinsichtlich geringerer CNV (s. unten) während des Speicherintervalls (Löw et al. 2000).

Sprachverarbeitung. Auffälligkeiten in der Sprache werden bei schizophrenen Patienten meist als Ausdruck der zugrundeliegenden Denkstörungen interpretiert. Experimentalanordnungen etwa zu semantischem Priming, lexikalischer Entscheidung oder Wortklassendifferenzierung sollten jedoch spezifische Dysfunktionen in Assoziationsbildung oder lexikalischem Gedächtnis aufdecken. Diese Aspekte werden allgemein mit der N400-Komponente zu prüfen versucht. Die Definition der N400 als Ausdruck der zur Integration von Wörtern in ein gegebenes semantisches Netzwerk erforderlichen Aktivität impliziert insofern sowohl Gedächtnisprozesse (lexikalisches, kontextuelles Gedächtnis) als auch Assoziationsbildung. Geringere Amplituden der N400 bei schizophrenen Patienten in Anordnungen zu semantischem Priming (Mathalon et al. 2002; Sitnikova et al. 2002; Spitzer et al. 1997), Kontextgedächtnis bzw. -nutzung (Salisbury et al. 2002; McCarley et al. 1999) oder lexikalischer Entscheidung (Hokama et al. 2003; Endrass et al. 2003) werden daher wiederum als Hinweis auf undifferenzierte Aktivierungsausbreitung in Netzwerken diskutiert (McCarley et al. 1999; Spitzer et al. 1997; Mathalon et al. 2002).

Erwartung und Vorbereitung. Als elektrokortikaler Indikator für die Vorbereitung einer motorischen Reaktion gilt das Bereitschaftspotenzial (BP), eine über 500–1500 ms vor Reaktionsbeginn langsam ansteigende Negativierung über zentralen Arealen. Erfolgt die Reaktion nicht willentlich und zeitlich selbst initiiert, sondern nach einem signalisierten Vorbereitungsintervall in Reaktion auf einen imperativen Reiz, so prägt sich im Intervall zwischen Signal- und imperativem Reiz die kontingente negative Variation (CNV) aus, die somit neben der motorischen Vorbereitung auch kognitive Prozesse der kurzzeitigen Speicherung der Reizkontingenz abbildet (Rockstroh et al. 1997b, 1999). Da bei schizophrenen Patienten sowohl die Amplituden des BP als auch der CNV (Rockstroh et al. 1997b, 1999; Löw et al. 2000) reduziert sind, liegt die Folgerung nahe, dass verschiedene Grundfunktionen (Arbeitsgedächtnis, Kontingenzwahrnehmung, Aufmerksamkeit, motorische Vorbereitung) beeinträchtigt sind.

Diese übereinstimmend gegenüber Kontrollgruppen geringere Ausprägung von EKP-Amplituden wird mit unterschiedlicher Umschreibung auf kortikale Prozesse bezogen: als Ausdruck reduzierter kortikaler Aktivierung, als erhöhtes Signal-Rausch-Verhältnis, als Ausdruck diffuser neuronaler Netzwerkaktivierung, undifferenziert schneller Erregungsausbreitung in neuronalen Netzwerken, aber auch als Korrelat von Einschränkungen in nahezu allen kognitiven und exekutiven Funktionen. Gegen diese Deutung sprechen zunächst die Ausnahmen von der Regel niedrigerer EKP-Amplituden, eine oftmals größere P200 (im Oddball-Paradigma auf Standardreize, Brown et al. 2002; Williams et al. 2000; bei Satzverständnis auf Inhaltswörter, Takashima et al. 2001) sowie eine im Anschluss an eine motorische oder kognitive Reaktion über 500–1500 ms hinweg erhöhte langsame Negativierung, die sog. postimperative negative Variation (PINV). Während die PINV bei gesunden Personen durch die Undurchschaubarkeit oder Ambiguität der Kontingenz zwischen reaktionsrelevantem Reiz, Reaktion und deren Konsequenz moduliert werden kann, ist sie bei schizophrenen Patienten unabhängig von experimentellen Variationen und Reaktionsgüte immer stärker ausgeprägt als bei Kontrollgruppen (Rockstroh et al. 1999). Dies führte zur Deutung der PINV als Ausdruck einer anhaltenden (aktivierenden) Reflexion der Angemessenheit der eigenen Reaktion. Unklar bleibt, inwieweit dies als Konsequenz schlechterer Reizverarbeitung und Vorbereitung (angezeigt durch geringere Amplituden der der PINV vorausgehenden EKP) zu bewerten wäre oder als störungscharakteristische Unfähigkeit, einen Prozess (Netzwerkaktivierung) zu beenden.

Emotionale Prozesse. Bei der Suche nach (neurobiologischen) Grundlagen typischer affektiver Symptomatik wurden meist Aufgaben zu Ausdruckserkennen und -kategorisieren oder affektives Bildmaterial eingesetzt. Ein erstes Problem besteht hierbei in der Uneinheitlichkeit der Befunde (Sweet et al. 1998; Myin-Germeys et al. 2000; Höschel u. Irle 2001), die mit der Diskussion einhergehen, inwieweit Testleistungen eine Störung der der emotionalen Verarbeitung zugeschriebenen Hirnregionen abbilden (Kurcharska-Pietura u. Klimkowski 2002) oder als Konsequenz einer kognitiven Störung auftreten (Silver u. Shlomo 2001; Baudouin et al. 2002; Whittacker et al. 2001; Johnston et al. 2001; Burbridge u. Barch 2002; Loughland et al. 2002).

Inwieweit die geringeren Amplituden der EKP um 200 ms während des Erkennens emotionaler Mimik (Streit et al. 2001a,b) oder in Reaktion auf emotionale (Ärger) Gesichtsaudrücke (Horley et al. 2001) hier Aufschluss geben, ist fraglich. Eher weisen erste MEG-Studien, die bei schizophrenen Patienten nicht wie bei Kontrollpersonen eine stärkere Reaktion auf aversives und angenehmes Bildmaterial fanden (sondern auf neutrales; Streit et al. 2001a,b; Keil et al. 2002), auf eine veränderte emotionale Verarbeitung hin.

7.9.3 EEG und EKP als State- oder Trait-Variable

Zur Klärung der Frage, inwieweit Abweichungen in Spontan-EEG und EKP neurobiologische Grundlagen schizophrener Psychopathologie aufdecken, werden immer wieder Vergleiche zwischen psychiatrisch unauffälligen Personen mit ähnlicher genetischer Vulnerabilität herangezogen. Relevant erscheinen Befunde, die Abweichungen im EEG-Frequenzspektrum als **zustandsabhängig** (*state*), Abweichungen im Kohärenzmuster jedoch als **zustandsunabhängig** (*trait*) ausweisen (Winterer et al. 2001). Auch können ähnliche EKP bei schizophrenen Patienten und unbehandelten Personen mit schizotypischer Persönlichkeit (etwa der PINV; Klein et al. 1998) als Hinweis auf mit der Störung assoziierte Trait-Variablen gewertet werden. Eine weitere Möglichkeit, Krankheitsmerkmale von Zustandskorrelaten zu trennen, bieten Longitudinalstudien, in denen Symptomatik und Hirnfunktionsindikator in unterschiedlichen Krankheitsstadien korreliert wurden. Higashima und Mitarbeiter (Higashima et al. 2003; Yamamoto et al. 2001) weisen der akustischen P300 aufgrund der Korrelation der Amplitude mit Positivsymptomatik die Bedeutung eines Zustandsindikators zu, während Ford (1999) der P300 aufgrund von deren invarianter Amplitudenerniedrigung State- **und** Trait-Markerfunktion zuschreibt. Schließlich diente der Vergleich medizinierter und nichtmedizinierter Patienten wiederholt zur Differenzierung störungs(*trait*)- und medikations(*state*)-bedingter Charakteristika der Hirnfunktionen. Aus einer Zusammenfassung von 65 Studien an nichtmedizinierten Patienten folgert (Torrey 2002), dass hirnfunktionelle Merkmale als krankheitsinhärent und nicht als medikationsbedingt zu betrachten seien.

Welche Aussagen zu neurobiologischen Grundlagen schizophrener Psychopathologie lassen diese Befunde zu?

- Zunächst bilden EKP das elektrokortikale Korrelat einer hypothetisch durch die experimentelle Anordnung aktivierten psychischen Funktion ab. Entsprechend ziehen die meisten Autoren zumindest hypothetisch den Schluss von der niedrigeren EKP-Amplitude auf Beeinträchtigungen der jeweiligen psychischen Funktion. Zusammenhänge zwischen EKP-Amplitude und (der ebenfalls meist geringeren) Leistung in der jeweiligen experimentellen Aufgabe oder mit Symptomkennwerten (Youn et al. 2003) stützen einen solchen Schluss nur bedingt.
- Eine weitere Folgerung erlaubt die in jüngeren Studien häufiger ergänzte Lokalisation der kortikalen

Quellen einzelner EKP-Komponenten, die aus MEG, bildgebenden Verfahren oder der Kombination aus EEG/MEG und MRT zuverlässiger möglich ist als aus dem EEG. Berücksichtigt man, dass z. B. die Quellen von N100/N1m und MMN/MMF im akustischen Kortex im Temporallappen (Pantev et al. 1998) und im anterioren Gyrus cinguli (Gallinat et al. 2002) bzw. die Quellen der ERN im rostralen anterioren Gyrus cinguli (Laurens et al. 2003) lokalisiert werden, so könnten niedrigere Amplituden der entsprechenden Komponenten als Hinweis auf Dysfunktionen in eben jenen Arealen gedeutet werden.

- Schließlich bestätigt Quellenlokalisation eine gegenüber Kontrollen reduzierte oder sogar umgekehrte Asymmetrie der N100m zwischen den Hirnhemisphären bei (insbesondere männlichen) schizophrenen Patienten (Reite 1990; Rockstroh et al. 2001), was im Verbund mit strukturellen Befunden die Folgerung einer temporokortikalen Dysfunktion (und Diskonnektion; Huang et al. 2003) stützt. Dennoch erlauben EKP-Befunde nur begrenzte Aussagen über neurobiologische Grundlagen schizophrener Psychopathologie.

7.9.4 Funktionelle Magnetresonanztomographie (fMRT) und Positronenemissionstomographie (PET)

Bildgebende Verfahren wie fMRT und PET erfassen Veränderungen des Sauerstoffverbrauchs oder des Glukoseumsatzes während der Aktivierung einzelner Hirnareale durch bzw. bei psychischen Tätigkeiten. Diese metabolischen Prozesse sind unmittelbar verknüpft mit neuronalen Prozessen, verlaufen jedoch mit größerer Trägheit und erlauben die Darstellung von Funktionen nur mit einer zeitlichen Auflösung im Sekunden- bis Minutenbereich. Daraus ergeben sich Anforderungen an die Messbedingungen (gleichmäßige Aktivierbarkeit/Aktivierung eines bestimmen mentalen Vorgangs über die entsprechende Zeit hinweg) und an die Interpretation. Der Erkenntnisgewinn durch bildgebende Verfahren gegenüber EKP besteht in der besseren Eingrenzung von Arealen, die durch die entsprechenden experimentellen Anordnungen aktiviert werden und in denen schizophrene Patienten entsprechend abweichende Aktivierung aufweisen.

In den meisten Studien mit schizophrenen Patienten wurden die zur Aktivierung bestimmter psychischer Funktionen entwickelten und aus EEG-/EKP-Studien bekannten Experimentalanordnungen an die messmethodischen Anforderungen angepasst. Im Wesentlichen ergänzen und präzisieren die Ergebnisse bildgebender Studien die zuvor skizzierten Ergebnisse der EEG-/MEG-Methodik hinsichtlich geringerer Aktivierbarkeit/Aktivierung bestimmter Hirnregionen bei bestimmten psychischen (Dys)Funktionen.

Vorbewusste und bewusste sensorische Reizaufnahme. Geringere Aktivierung im superioren temporalen Gyrus im akustischen Mismatch-Design (Wible et al. 2001) und geringere Aktivierung des linken akustischen Kortex bei einfachen akustischen Stimuli (Braus et al. 2002) bei gleichzeitig normaler Aktivierung im primären visuellen Kortex durch einfache visuelle (Schachbrett)Stimulation werden als spezifische Dysfunktion im akustischen Kortex gedeutet.

Arbeitsgedächtnis. Auf eine gestörte Funktion des dorsolateralen präfrontalen Kortex (DLPFC) bei schizophrenen Patienten (Barch et al. 2003; Perlstein et al. 2003; Menon et al. 2001; Hofer et al. 2003) ebenso wie bei symptomfreien Geschwistern von Patienten (Callicott et al. 2003; Keshavan et al. 2002) wird aus einer gegenüber Kontrollen reduzierten Aktivierung (im N-back-Design und bei Wortabruf) geschlossen. Die bereits bei gesunden Geschwistern und Nachkommen schizophrener Patienten abweichenden Aktivierungsmuster im DLPFC bei Aktivierung des Arbeitsgedächtnisses lassen auf einen genetischen Beitrag zur schizophrenen Vulnerabilität schließen.

Sprachfunktionen. Wortenkodierung (Hofer et al. 2003), Lippenlesen (Surguladze et al. 2001) und verbale Deutungen von Rorschach-Bildern (Kircher et al. 2001) aktivieren temporale Areale (insbesondere links), aber auch präfrontale und dorsolaterale Areale bei Patienten weniger als bei Kontrollen. Auch geringere Lateralisierung sprachlicher Funktionen lassen sich im fMRT während einer Verbgenerierungsaufgabe nachweisen (Sommer et al. 2001).

Emotionale Verarbeitung. In Anordnungen zu Emotionserkennung oder -diskrimination wurden bildgebende Verfahren insbesondere mit dem Ziel eingesetzt, die Aktivierung limbischer Strukturen zu untersuchen. Wiederum wird bei schizophrenen Patienten gegenüber Kontrollpersonen vor allem eine geringere Aktivierung berichtet, und dies vor allem im anterioren Gyrus cinguli, im Hippocampus-Amygdala-Komplex (Gur et al. 2002; Hempel et al. 2003) oder im lateralen Gyrus fusiformis (Quintana et al. 2003). In Reaktion auf affektives Bildmaterial aktivieren schizophrene Patienten präfrontale Areale stärker und limbische Areale schwächer als Kontrollen (Taylor et al. 2002).

Funktionelle Bildgebung ergänzt damit strukturelle MRT hinsichtlich Abweichungen in Architektur und Kommunikation in temporalen neuronalen Netzwerken: strukturelle MRT-Befunde zeigen z. B. reduziertes Volumen im Temporallappen bzw. im anterioren Amygdala-

Hippocampus-Komplex (Übersichten bei Shenton et al. 2001; Lawrie et al. 2003; Anderson et al. 2002).

7.10 Diagnostische und therapeutische Konsequenzen

Aus den berichteten neuropsychologischen und psychophysiologischen Normabweichungen schizophrener Patienten ergeben sich die im Folgenden dargestellten Konsequenzen für die Diagnose und Behandlung schizophrener Psychosen.

7.10.1 Diagnostische Konsequenzen

Die neuropsychologische Untersuchung schizophren erkrankter Menschen dient nicht nur Forschungszwecken (im Hinblick auf die Verfeinerung ätiologischer Modelle), sondern gerade auch im Einzelfall einem möglichst optimalen *case management*. Immer mehr Untersuchungen belegen, dass neuropsychologische Defizite mehr als psychopathologische Symptome dazu geeignet sind, den langfristigen Krankheits- und Rehabilitationsverlauf schizophrener Psychosen vorherzusagen. Green und Mitarbeiter (Green et al. 2000; s. auch Green 1996) referieren 37 quer- und längsschnittliche Studien, die (mit nur einer Ausnahme) seit 1990 veröffentlicht wurden. Die Vielzahl der in diesen Studien verwendeten neuropsychologischen Testvariablen fassen die Autoren zu sieben kognitiven Funktionsbereichen zusammen:

- Immediatgedächtnis,
- Langzeitgedächtnis,
- Vigilanz,
- exekutive Funktionen (meist WCST),
- verbale Flüssigkeit,
- Visuoperzeption und
- psychomotorische Fähigkeiten.

Ebenso teilen sie die Vielzahl der verwendeten Outcome-Maße in drei Bereiche ein:

- in Erfolgsmaße für strukturierte Trainingsprogramme zur gezielten Verbesserung basaler psychosozialer Fähigkeiten, aber auch unmittelbar behandlungsrelevanter Einstellungen und Verhaltensweisen (z. B. Kommunikation, Freizeitaktivitäten, Umgang mit Symptomen und Gebrauch von Medikamenten),
- in Kennwerte der sozialen Kompetenz und der interpersonellen Problemlösefähigkeit (erhoben meist im Rahmen laborexperimenteller Analogstudien z. B. unter Verwendung von standardisierten Videosequenzen) sowie
- in Selbst- und Fremdbeurteilungsskalen für die Selbstständigkeit in der Lebensführung, die Teilnahme an sozialen Aktivitäten, die Wiedereingliederung in Schule, Ausbildung oder Beruf, die soziale und berufliche Belastbarkeit bzw. die aktuelle Leistungsfähigkeit, den Umfang der sozialen Partizipation (in der Familie, der Nachbarschaft) oder die Größe und Qualität des bestehenden sozialen Netzwerks.

Die Analyse aller Befunde (anhand der Zahl erfolgter Replikationen, der Box-score-Methode sowie partieller Metaanalysen) zeigt, dass zeitgleich oder zurückliegend erfasste neurokognitive Beeinträchtigungen zwischen 20% und 60% der Varianz in den Outcome-Maßen aufklären. Die am häufigsten replizierten, signifikanten Beziehungen zwischen neurokognitiven Beeinträchtigungen und Rehabilitationsverlauf verdeutlicht ■ Abb. 7.4.

Weitere longitudinale Forschungsergebnisse unterstreichen die prognostische Bedeutung neurokognitiver Defizite (z. B. Addington u. Addington 2000; Velligan et al. 2000). In einer Untersuchung (Fujii u. Wylie 2002) determinierte sogar nur ein einziges Gedächtnismaß (WMS-Subtest »Logisches Gedächtnis«) rund 50% der Varianz in einem globalen Maß für das psychosoziale Anpassungsniveau schizophrener Patienten 15 Jahre später (die retrospektiv identifizierbaren Testleistungen stammten allerdings nur von 26 Patienten). Beeindruckend sind auch die Ergebnisse von Bell und Bryson (2001), die ein speziell auf die berufliche Wiedereingliederung abzielendes, sechsmonatiges strukturiertes Rehabilitationsprogramm an 33 ambulant behandelten schizophrenen und schizoaffektiven Patienten evaluierten, wobei die Verbesserungsraten in fünf beruflichen und sozialen Leistungsaspekten (u. a. Motivation, Kooperationsfähigkeit, Arbeitsqualität) überraschend deutlich durch vor Beginn des Trainings erhobene neuropsychologische Testergebnisse vorhergesagt werden konnten (multiple Regressionsanalysen: $27 \leq {}^2 \leq 0{,}79$). Im Unterschied dazu erlaubten positive und negative Krankheitssymptome keine solche Vorhersage.

Derartige Ergebnisse untermauern die Bedeutung neuropsychologischer Befunde für die Krankheitsprognose und damit potenziell auch für die Gestaltung der Schizophreniebehandlung. Green et al. (2000) geben zu bedenken, dass sehr wahrscheinlich eine noch genauere Prognose möglich wäre, wenn neuropsychologische Untersuchungen nicht – wie so häufig – auf die Inventarisierung vorliegender Defizite beschränkt blieben, sondern explizit auch erhaltene Leistungen, insbesondere im Sinne des globalen Lernpotenzials, fokussieren würden. Unter Rekurs auf historische Vorarbeiten von Vigotsky und Zubin unterstreichen Green et al. (2000) die Notwendigkeit, Methoden des dynamischen Testens anzuwenden, um das Lernpotenzial schizophrener Patienten auszuloten (z. B. Wiedl u. Schöttke 1995). Die metaanalytische Nachauswertung gebräuchlicher Kennwerte für das (verbale) Langzeitgedächtnis, die dem dynamischen Testansatz ähneln, ergab tatsächlich einen engeren Zusammen-

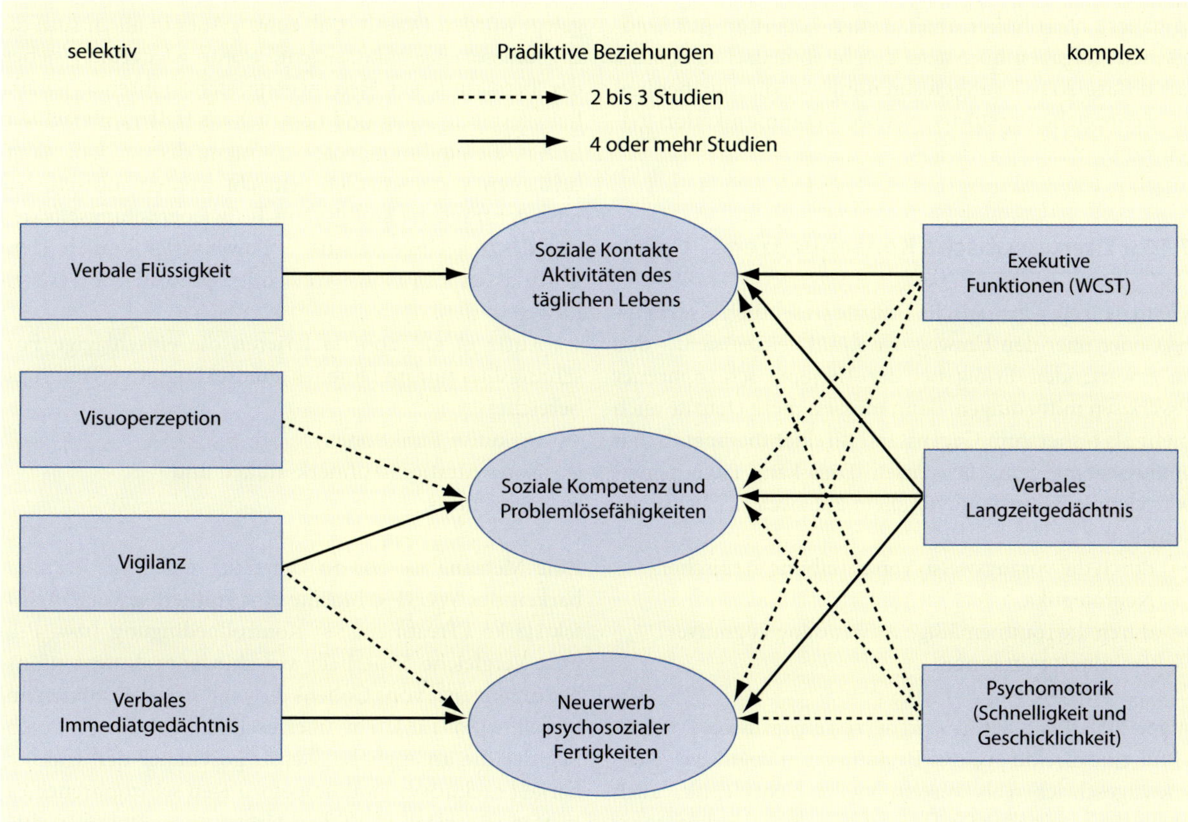

Abb. 7.4. Zusammenfassende schematische Darstellung des gegenwärtigen Wissenstandes zu neurokognitiven Prädiktoren der psychosozialen Rehabilitation (*functional outcome*) schizophrener Psychosen. (Abbildung nach Daten aus Green et al. 2000)

hang mit Outcome-Maßen als die Nachauswertung eher »statischer« Gedächtniskennwerte (gewichtete mittlere Korrelationskoeffizienten von $r = 0{,}42$ vs. $r = 0{,}24$). Daraus schließen die Autoren wohl zu Recht auf die noch unerschlossenen Möglichkeiten, welche die Anwendung von Methoden des dynamischen Testens für die Vorhersage des Krankheits- und Rehabilitationsverlaufs schizophrener Psychosen bieten könnte.

Zwei einschränkende Feststellungen sind hier am Platz:

1. Die Korrelationen zwischen neurokognitiven Beeinträchtigungen und (späteren) Rehabilitationserfolgen fallen in den wenigsten Studien so hoch aus, dass eine Prognose **im Einzelfall** erlaubt wäre. Dies begrenzt derzeit noch die praktische Anwendbarkeit der oben erläuterten Erkenntnisse im klinischen Alltag, etwa bei der Frage, welche Art von Rehabilitationsprogramm für welchen Patienten am ehesten erfolgversprechend ist.
2. Derzeit ist noch weitgehend unbekannt, über welche kausalen Mechanismen die inzwischen gut bestätigten Zusammenhänge zwischen neuropsychologischen Defiziten und Outcome-Variablen zustande kommen (Green u. Nuechterlein 1999; Spaulding et al. 1999). **Eine** Rolle dabei könnten – im Sinne eines zentralen Moderatoreffektes – Zusammenhänge zwischen persistierenden neuropsychologischen Defiziten einerseits und mangelnder Krankheitseinsicht und Behandlungs-Compliance andererseits spielen, die in einer Reihe jüngerer Studien bei schizophrenen Patienten insbesondere hinsichtlich exekutiver und mnestischer Funktionsstörungen nachgewiesen werden konnten (Lysaker et al. 2002; Marks et al. 2000; Mohamed et al. 1999a; Sartory et al. 2001; Smith et al. 2000; Young et al. 1998), wobei allerdings auch hier die empirische Evidenz uneinheitlich ist (Arduini et al. 2003; Cuesta u. Peralta 1994; Kim et al. 2003).

Diagnostische Konsequenzen aus **psychophysiologischen** Befunden sind aus unterschiedlicher Perspektive zu betrachten. Als störungsspezifische Merkmale ließen sich sicher die genannten EKP und die genannten funktionellen Indikatoren einsetzen. Eine Diagnostik der neurobiologischen Pathologie würde dagegen die Präzisierung und Validierung von Hypothesen zur neurobiologischen Ebene (dysfunktionaler) Netzwerkkommunikation voraussetzen. Diese scheint bisher am ehesten für Kennwerte dysfunktionaler »Disconnected-Hirnregionen« im Spontan-EEG/MEG möglich (Paulus u. Braff 2003; Huang et al. 2003). Demgegenüber lassen niedrigere EKP-Amplituden in nahezu allen bisher untersuchten kognitionspsychologischen Aufgaben höchstens den hypothetischen Schluss auf diffuse Aktivierungsausbreitung zu, die nur bedingt als Kennzeichen gestörter Netzwerkkommunikation gelten kann.

7.10.2 Therapeutische Konsequenzen

Wenn neuropsychologische Defizite wesentlich – sei es direkt oder über den Umweg der Krankheitseinsicht – den zu erwartenden Erfolg bei der **Therapie** schizophrener Psychosen mitbedingen, dann müssen diese Defizite auch mehr als bisher zum Gegenstand direkter **therapeutischer Einflussnahme** gemacht werden. Dies kann nach gegenwärtigem Wissensstand vor allem auf zweierlei Weise geschehen:

- durch die vorzugsweise Verschreibung atypischer Neuroleptika,
- durch die routinemäßige Anwendung kognitiver Trainingsprogramme.

Atypischen Neuroleptika wird derzeit ein größeres Potenzial für eine direkte positive Beeinflussung kognitiver Defizite zugeschrieben als konventionellen Neuroleptika, auch wenn die empirische Evidenz hierfür noch vergleichsweise begrenzt ist. So identifizierten Keefe et al. (1999) unter Anwendung relativ strenger methodischer Anforderungen lediglich 15 zwischen 1990 und 1998 veröffentlichte Studien, in denen die Wirkung von Atypika (überwiegend Clozapin und Risperidon) auf neuropsychologische Testvariablen im direkten Vergleich zu konventionellen Neuroleptika untersucht worden war. Selbst von diesen 15 Studien mit Behandlungszeiträumen zwischen 7 Tagen und 16 Monaten waren nur drei Studien randomisiert und doppelblind durchgeführt worden. In den drei kontrollierten Studien zeigten sich signifikant positive Effekte der Atypika v. a. hinsichtlich Aufmerksamkeit, exekutiver Funktionen und visuell-räumlicher Leistungen, in den offenen Studien hinsichtlich exekutiver Funktionen, Arbeitsgedächtnis, visuell-räumlicher Leistungen, verbaler Flüssigkeit und feinmotorischer Koordination. Die Funktionsbereiche Lernen und Gedächtnis profitierten insgesamt am wenigsten. Dieses Muster legt einen günstigen Effekt atypischer Neuroleptika insbesondere auf kognitive Leistungen **unter Zeitdruck** (*speed power tests*) nahe. Der größere therapeutische Nutzen atypischer Neuroleptika für die Behandlung kognitiver Defizite schizophrener Patienten wird durch neuere Studien weiter erhärtet, auch wenn in der Regel keine Normalisierung der betroffenen Funktionen auf das Niveau Gesunder möglich ist.

Die Verbesserung neuropsychologischer Beeinträchtigungen schizophrener Patienten durch **kognitive Trainingsprogramme** ist der zweite gewichtige Therapieansatz, zu dem in den vergangenen Jahren zahlreiche Studien vorgelegt wurden (Vauth et al. 2000). Alles in allem sind die Ergebnisse eher inkonsistent, wofür wiederum – neben der beträchtlichen Heterogenität schizophrener Krankheitszustände selbst und natürlich auch den unterschiedlichen Behandlungsansätzen – methodische Unzulänglichkeiten verantwortlich gemacht werden müssen, wie etwa der fragliche Einfluss von Testwiederholungseffekten und die zu geringe statistische Power vieler Studien. Dennoch lassen sich einige vorsichtig optimistische Feststellungen treffen.

Kurtz et al. (2001) referieren die einschlägige Forschungsliteratur im Hinblick auf drei kognitive Trainingsbereiche:

- exekutive Funktionen,
- Konzentration/Aufmerksamkeit und
- Gedächtnis.

Eine Metaanalyse von 10 Untersuchungen zur Trainierbarkeit des WCST erbrachte eine mittlere gewichtete Effektstärke (Treatment vs. Kontrollbedingung bzw. Prä-post-Vergleiche innerhalb verschiedener Interventionsbedingungen) von Cohens $d = 0{,}98$ (95%-Konfidenzintervall: 0,80–1,16), ein überraschend deutliches Ergebnis, das die anfängliche Skepsis gegenüber der Trainierbarkeit exekutiver Funktionsstörungen schizophrener Patienten widerlegt. Die Effektstärken waren über verschiedene WCST-Leistungsparameter und verschiedene Trainingsbedingungen (u. a. ausführlichere Instruktionen, kontingente Verstärkung, Regelwiederholung, unmittelbares Feedback) relativ homogen. Die meisten Untersuchungen konnten allerdings über die längerfristige Stabilität der erzielten Leistungsverbesserungen keine Aussagen machen. Wurden Patienten nur dazu angehalten, die Regeln, nach denen sie die Karten zu sortieren versuchten, explizit zu verbalisieren, so hielten die Verbesserungen kaum 24 Stunden an; mit anderen Interventionen wurden vereinzelt Verbesserungen bis zu 6 Wochen erzielt.

Ergebnisse von Evaluationsstudien zu den anderen beiden Trainingsbereichen wurden von Kurtz et al. (2001) dahingehend zusammengefasst, dass basale Aufmerksamkeitsprozesse wie serielles visuelles Scanning durch unterstützende Instruktionen und auch durch positive Verstärkung verbessert werden können. Für die signifikante Verbesserung von Vigilanzleistungen durch übungsintensives Aufmerksamkeitstraining finden sich ebenfalls, allerdings weniger konsistente, Hinweise. Besonders ermutigend sind die Ergebnisse einiger Studien zur Trainierbarkeit von Gedächtnisleistungen: die Vermittlung relativ einfacher semantischer und affektiver Strategien zur vertieften Enkodierung kann die Leistung schizophrener Patienten beim Erlernen von Wortlisten bis auf das Niveau gesunder Probanden anheben. Ähnliche Enkodierungsstrategien, kombiniert mit gezieltem Vigilanztraining, können zu einer substanziellen Verbesserung der Verarbeitung relevanter Schlüsselreize in komplexen sozialen Interaktionen führen. Kritisch muss angemerkt werden, dass in vielen Studien dieselben Verhaltensvariablen, die direkter Gegenstand der Trainingsmaßnahmen waren, auch zur Evaluation des Trainingserfolges herangezogen wurden, so dass unklar bleibt, ob und in welchem Umfang die erzielten Verbesserungen auch auf andere Situationen oder auf alltagsrelevantes Verhalten generalisieren.

Dass zumindest in gewissem Umfang Generalisierung stattfindet, belegt eine Metaanalyse von Krabbendam und Aleman (2003). Die Autoren analysierten zwölf sorgfältig kontrollierte Evaluationsstudien zu verschiedenen kognitiven Trainingsverfahren mit insgesamt N = 543 schizophrenen Patienten (Anzahl der Trainingssitzungen zwischen 1 und 78). Als Erfolgsmaße waren nur Aufgaben verwendet worden, die **nicht** direkt Gegenstand der Übungsmaßnahmen gewesen waren. Sie fanden eine mittlere gewichtete Effektstärke von Cohens d = 0,45 (95%-Konfidenzintervall: 0,26–0,64) für den Vergleich zwischen trainierten und nichttraininerten Patientengruppen. Interessanterweise waren Trainingsmaßnahmen, die einen eher kompensatorischen Ansatz verfolgten (z. B. Strategielernen), wirksamer als Ansätze, die eher auf Restitution (z. B. durch massierte Übung) abzielten. Überraschenderweise hatte die Zahl der Trainingsstunden keinerlei Einfluss.

Kraemer und Heldmann (2001) werteten die Ergebnisse von 15 kontrollierten Untersuchungen aus, in denen speziell **computergestützte** Trainingsprogramme evaluiert worden waren, darunter spezifische Aufmerksamkeits- und Gedächtnistrainings, aber auch komplexere, auf eine Vielzahl von kognitiven Funktionen abzielende Trainingsprogramme. Die Autorinnen kommen zu dem Schluss, dass sich auch mit sehr spezifischen Trainingsprogrammen keine konsistenten Verbesserungen basaler kognitiver Leistungen erzielen lassen; andererseits würden jedoch so viele positive Veränderungen in basalen Leistungsparametern berichtet, dass nicht davon ausgegangen werden könne, nur komplexe Leistungen seien trainierbar. Besonders heben die Autorinnen ein eher unerwartetes, jedoch überraschend konsistentes Ergebnis hervor: In fast allen Studien, in denen psychopathologische Symptome erhoben worden waren, zeigten die computergestützt trainierten Patientengruppen im Vergleich zu den (randomisierten) klinischen Kontrollgruppen eine signifikante Verbesserung fremdbeurteilter Negativsymptomatik, teilweise auch eine Verbesserung der Positivsymptomatik. Kraemer und Heldmann (2001) vermuten, die in den Trainingssitzungen durch den Computer stattfindende, nicht in komplexe soziale Interaktionen eingebettete Rückmeldung und Korrektur dysfunktionaler kognitiver Prozesse könnte ein entscheidender Wirkfaktor sein.

Therapeutische Konsequenzen aus **psychophysiologischen** Indikatoren neurobiologischer Grundlagen schizophrener Störungen hängen zum einen davon ab, inwieweit EKP und Bildgebung so klare Aussagen über neurobiologische Grundlagen schizophrener Psychopathologie erlauben, dass eine Korrektur über pharmakologische oder psychotherapeutische Maßnahmen möglich wäre. Hierzu fehlen die Präzisierung und Eingrenzung gestörter Netzwerkarchitektur und -kommunikation ebenso wie experimentelle Hinweise zu deren Modifikation. Zum anderen kann aus der Veränderung von EKP und Hirnfunktionsmaßen unter therapeutischer Intervention auf neurobiologische Grundlagen der Symptomatik geschlossen werden – und entsprechende Maße qualifizieren sich damit für die Therapieevaluation und Prognose eines Therapieerfolgs. Die meisten Studien berichten beispielsweise eine Tendenz zur »Normalisierung« abweichender psychophysiologischer Reaktionen mit neuroleptischer Behandlung. Normalisierung betrifft dabei z. B. den Anstieg regionaler Durchblutung (Miller et al. 2001; Nahas et al. 2003), erhöhte interregionale Konnektivität (Schlosser et al. 2003; Stephan et al. 2001) oder die Zunahme von EKP-Amplituden (Schall et al. 1998; Ford et al. 1994). Letzteres wird auch nach Psychotherapie berichtet (Wykes et al. 2002). Dabei ist jedoch eine parallele Verbesserung von Symptomatik und Funktionsbeeinträchtigung zu berücksichtigen, was den direkten Schluss von Pharmakaeffekten auf biochemische Grundlagen der Psychopathologie ebenso wie den Schluss auf eine medikamentöse Beeinflussung der Neuropathologie erschwert. Nur wenige Studien (z. B. Schall et al. 1998) differenzierten zwischen Effekten atypischer Neuroleptika auf Symptomatik und auf Testleistungen (z. B. zu exekutiven Funktionen, s. oben). Schließlich ergibt sich ein weiterer Nutzen psychophysiologischer Indikatoren möglicherweise für die Prognose des Therapieerfolgs bzw. für das Ansprechen auf Neuroleptika: So fanden Schall et al. (1999) einen Zusammenhang zwischen Ansprechen auf atypische Neuroleptika und »Normalisierung« abweichender EKP (P3); einen Zusammenhang zwischen Rückfallhäufigkeit (trotz Erhaltungsmedikation) und abweichenden EKP (N2, P3) beschrieben Matsuoka et al. (1999) .

7.11 Zusammenfassung und Ausblick

Trotz des im Detail differenzierten Bildes ergibt sich aus dem umfangreichen Korpus neuropsychologischer und psychophysiologischer Untersuchungsbefunde insgesamt der Eindruck breit gestreuter neuropsychologischer Beeinträchtigungen und reduzierter Aktivierung bzw. Aktivierbarkeit kognitiver Funktionen, sichtbar in funktionellen und elektrokortikalen Korrelaten. Zum Verständnis neurobiologischer Grundlagen schizophrener Psychopathologie und Symptomatik trägt dies insofern bei, als sehr grundlegende psychische Prozesse (Aufmerksamkeit, Gedächtnis) und sehr grundlegende neurophysiologische Prozesse (neuronale Netzwerkarchitektur und -kommunikation) ins Zentrum der Hypothesen- und Modellbildung rücken. Inwieweit kognitive Leistungsdefizite, geringere EKP-Amplituden oder Aktivierungsindizes dabei eher aus diffuser Aktivierungsausbreitung zwischen neuronalen Netzwerken oder aus genuiner Dysfunktion der beteiligten Regionen resultieren, bleibt zu prüfen.

Der Erklärungswert neuropsychologischer und psychophysiologischer Befunde muss begrenzt bleiben, da die Aktivierung psychischer Funktionen in experimentellen psychophysiologischen Messanordnungen auch beim Vergleich von Untergruppen mit prominenter Positiv- und Negativsymptomatik oder bei korrelativen Beziehungen immer nur indirekte Schlüsse und keine Differenzierung von Korrelat und Ursache erlaubt. Eine Absicherung solcher Hypothesen, die eine kausale Beziehung »Symptom – Funktion« sowie »Funktion – neurobiologisches Substrat« implizieren, müsste z. B. die Messung von Hirnfunktionen **während** aktuell erlebter Symptomatik einschließen. Angesichts offenkundiger praktischer Probleme wurde dieser Ansatz bisher noch zu wenig realisiert (Beispiele bei Tiihonen et al. 1992; Silbersweig et al. 1995). Diese Studien bestätigen eine mit dem subjektiven Erleben zeitgleiche Aktivierung im akustischen Kortex und damit den Temporalkortex als wahrscheinliches Areal funktioneller Abnormität.

7

! Die Bedeutung neuropsychologischer und psychophysiologischer Befunde liegt in der Beschreibung zweier zentraler, **intermediärer** Ebenen schizophrener Psychopathologie, wobei angenommen wird, dass verschiedene ätiologische Bedingungen (genetische Prädisposition, intrauterine Noxen, Geburtskomplikationen) zu neuronalen Entwicklungsanomalien führen, die beim Zusammentreffen mit ungünstigen externen Einflüssen (frühkindliche Krankheiten, traumatische Erfahrungen, soziale und berufliche Überforderung, Stress) die Entwicklung schizophrener Psychopathologie begünstigen (Maynard et al. 2001). Gerade die so auffallend breit gestreuten neuropsychologischen Defizite und psychophysiologischen Abnormitäten legen die Hypothese nahe, dass mit diesen Momentaufnahmen der Hirnaktivität und ihrer Verhaltenseffekte die Ebene neuronaler Dysfunktion abgebildet wird. Diese Hypothese lässt sich mit ätiologischen Modellen, die »Vulnerabilität« als neuronale Entwicklungsanomalie spezifizieren (Weinberger u. Marenco 2003), ebenso vereinbaren wie mit bildgebenden Befunden, die Temporalkortex und limbische Areale als von Vulnerabilität und Pathologie besonders betroffene Areale bestätigen (Shenton et al. 2001).

Den Autoren ist in diesem Kapitel in erster Linie daran gelegen, die empirische Befundlage zu neuropsychologischen und psychophysiologischen Defiziten bei schizophrenen Patienten und deren Konsequenzen für die psychiatrische Diagnostik und Therapie darzustellen und dabei thematische Lücken und methodische Probleme der Forschung kenntlich zu machen. Skeptisch stehen wir theoretischen Erklärungsmodellen gegenüber, die von einer mehr oder weniger »zentralen« kognitiven Abnormität dieser immer noch enigmatischen Erkrankung ausgehen – seien es nun ältere Modelle wie die eingangs erwähnte *Segmental Set Theory* (Shakow 1979) oder neuere wie die Theorie defizitären Handlungsmonitorings aufgrund unvollständiger oder fehlender Efferenzkopien (Frith 1992; Blakemore u. Frith 2003) oder die Theorie kognitiver Dysmetrie aufgrund beeinträchtigter kortikothalamozerebellärer Regelkreise (Andreasen et al. 1999). Nach der hier dargestellten Befundlage kommt Modellen dieser Art vermutlich nur begrenzte Erklärungskraft für Teilaspekte der Beziehung zwischen neurobiologischen, neuropsychologischen und psychopathologischen Faktoren schizophrener Erkrankungen zu. Am ehesten vereinbar mit den geschilderten breit gestreuten neuropsychologischen und psychophysiologischen Abnormitäten scheint die schon von Meehl (1962, 1989, 1990) vorgeschlagene Idee einer ubiquitär das Nervensystem kennzeichnenden, diskret-diffusen **funktionalen** Neuropathologie, die sich unter Stress verstärken und über negative Rückkopplungseffekte mit der sozialen Umwelt schließlich zu einer psychotischen Dekompensation führen kann. Die von Meehl entwickelte, außerordentlich facettenreiche Konzeptualisierung dieser basalen Funktionsstörung als erhöhtes *synaptic slippage* mit dem daraus resultierenden Phämonen der *hypocrisia* neuronaler Informationsverarbeitung stellt bis heute einen der faszinierendsten Modellentwürfe dar, welche die ätiologische Schizophrenieforschung kennt, ist aber beispielsweise kaum mit der enormen Spezifität der verschiedenen Transmittersysteme des Gehirns in Einklang zu bringen. So sieht sich auch dieses Modell mit erheblichen Schwierigkeiten konfrontiert (s. ausführlicher Jahn 1999, S. 108–125).

Dennoch kann die hier referierte neuropsychologische und psychophysiologische Evidenz zur weiteren Hypothesenbildung und notwendigen Präzisierung der neurobiologischen Ebene schizophrener Pathologie und Dysfunktion im Sinne gestörter neuronaler Netzwerkarchitektur und -kommunikation beitragen. Unabhängig davon ist der praktische Nutzen neuropsychologischer Diagnostik für die individuelle Therapieplanung und Verlaufsprognose hervorzuheben.

Literatur

Addington J, Addington D (2000) Neurocognitive and social functioning in schizophrenia: A 2.5 year follow-up study. Schizophr Res 44: 47–56

Addington J, Brooks BL, Addington D (2003) Cognitive functioning in first episode psychosis: Initial presentation. Schizophr Res 62: 59–64

Albus M, Hubmann W, Ehrenberg C et al (1996) Neuropsychological impairment in first-episode and chronic schizophrenic patients. Eur Arch Psychiatry Clin Neurosci 246: 249–255

Aleman A, Hijman R, de Haan EHF, Kahn RS (1999) Memory impairment in schizophrenia: A meta-analysis. Am J Psychiatry 156: 1358–1366
Anderson JE, Wible CG, McCarley RW, Jakab M, Kasai K, Shenton ME (2002) An MRI study of temporal lobe abnormalities and negative symptoms in chronic schizophrenia. Schizophr Res 58: 123–134
Andreasen NC, Nopoulos P, O'Leary DS, Miller DD, Wassink T, Flaum M (1999) Defining the phenotype of schizophrenia: Cognitive dysmetria and its neural mechanisms. Biol Psychiatry 46: 908–920
Arduini L, Kalyvoka A, Stratta P, Rinaldi O, Daneluzzo E, Rossi A (2003) Insight and neuropsychological function in patients with schizophrenia and bipolar disorder with psychotic features. Can J Psychiatry 48: 338–341
Barch DM, Sheline YI, Csernansky JG, Snyder AZ (2003) Working memory and prefrontal cortex dysfunction: specificity to schizophrenia compared with major depression. Biol Psychiatry 53: 376–384
Bassett AS, Chow EW, O'Neill S, Brzustowicz LM (2001) Genetic insights into the neurodevelopmental hypothesis of schizophrenia. Schizophr Bull 27: 417–430
Baudouin JY, Martin F, Tiberghien G, Velrut I, Franck N (2002) Selective attention to facial emotion and identity in schizophrenia. Neuropsychologia 40: 503–511
Bell MD, Bryson G (2001) Work rehabilitation in schizophrenia: Does cognitive impairment limit improvement? Schizophr Bull 27: 269–279
Bilder RM, Goldman RS, Robinson D et al (2000) Neuropsychology of first-episode schizophrenia: Initial characterization and clinical correlates. Am J Psychiatry 157: 549–559
Blakemore S-J, Frith C (2003) Self-awareness and action. Curr Opin Neurobiol 13: 219–224
Blanchard JJ, Neale JM (1994) The neuropsychological signature of schizophrenia: Generalized of differential deficit. Am J Psychiatry 151: 40–48
Bleuler E (1911) Dementia praecox oder Gruppe der Schizophrenien. Deuticke, Leipzig
Blumenfeld LD, Clementz BA (2001) Response to the first stimulus determines reduced auditory evoked response suppression in schizophrenia: single trials analysis using MEG. Clin Neurophysiol 112: 1650–1659
Bogerts B (1997) The temporolimbic system theory of positive schizophrenic symptoms. Schizophr Bull 23: 423–435
Braus DF, Weber-Fahr W, Tost H, Ruf M, Henn FA (2002) Sensory information processing in neuroleptic-naïve first-episode schizophrenic patients: a functional magnetic resonance imaging study. Arch Gen Psychiatry 59: 696–701
Brown KJ, Gonsalvez CJ, Harris AW, Williams LM, Gordon E (2002) Target and non-target ERP disturbances in first episode vs chronic schizophrenia. Clin Neurophysiol 113: 1754–1763
Burbridge JA, Barch DM (2002) Emotional valence and reference disturbance in schizophrenia. J Abnorm Psychol 111: 186–191
Byrne M, Clafferty BA, Cosway R et al (2003) Neuropsychology, genetic liability, and psychotic symptoms in those at high risk of schizophrenia. J Abnorm Psychol 112: 38–48
Callaway E, Naghdi S (1982) An information processing model for schizophrenia. Arch Gen Psychiatry 39: 339–347
Callicott JH, Egan MF, Mattay VS, Bertolino A, Bone AD, Verchinsk B, Weinberger DR (2003) Abnormal fMRI response of the dorsolateral prefrontal cortex in cognitively intact siblings of patients with schizophrenia. Am J Psychiatry 160: 709–719
Canive JM, Lewine JD, Edgar JC, Davis JT, Miller GA, Torres F, Tuason VB (1998) Spontaneous brain magnetic activity in schizophrenic patients treated with aripiprazole. Psychopharmacol Bull 34: 101–105
Cohen J (1988) Statistical power analysis for the behavioral sciences, 2nd edn. Academic Press, New York
Crow TJ (1997). Schizophrenia as a failure of hemispheric dominance for language. Trends Neurosci 20: 339–343
Crowe SF (1998) Neuropsychological effects of the psychiatric disorders. Harwood, Amsteldijk
Cuesta MJ, Peralta V (1994) Lack of insight in schizophrenia. Schizophr Bull 20: 359–366
David AS, Cutting JC (1994) The neuropsychology of schizophrenia. Lawrence Erlbaum, East Sussex
Donders FC (1868) Over de Snelheid van Psychische Processen. Onderzoekingen Gedaan in het Physiologisch Laboratorium der Utrechtsche Hoogeschool. Tweede Reeks 2: 92–120
Doniger GM, Foxe JJ, Murray MM, Higgins BA, Javitt DC (2002) Impaired visual object recognition and dorsal/ventral stream interaction in schizophrenia. Arch Gen Psychiatry 59: 1011–1020
Elbert T, Lutzenberger W, Rockstroh B, Berg P, Cohen R (1992) Physical aspects of the EEG in schizophrenics. Biol Psychiatry 32: 595–606
Elbert T, Junghöfer M, Rockstroh B, Roth WT (2001) Psychophysiologische Grundlagen und Meßmethoden der Hirnaktivität. In: Rösler F (Hrsg) Grundlagen und Methoden der Psychophysiologie (Enzyklopädie der Psychologie, Serie Biologische Psychologie, Bd 4). Hogrefe, Göttingen, S 179–236
Endrass T, Mohr B, Rockstroh B, Hauk O (2003) ERP evidence for impaired interhemispheric transfer of lexical information in schizophrenia patients. Schiz Res 63: 63–72
Erlenmeyer-Kimling L, Cornblatt B (1992) A summary of attentional findings in the New York High-Risk Project. J Psychiatr Res 26: 405–426
Erlenmeyer-Kimling L, Rock D, Roberts S et al (2000) Attention, memory, and motor skills as childhood predictors of schizophrenia-related psychoses: The New York High-Risk Project. Am J Psychiatry 157: 1416–1422
Faraone SV, Seidman LJ, Kremen WS, Toomey R, Pepple JR, Tsuang MT (1999) Neuropsychological functioning among the nonpsychotic relatives of schizophrenic patients: A 4-year follow-up study. J Abnorm Psychol 108: 176–181
Ferstl R, Hanewinkel R, Krag P (1994) Is the modality-shift effect specific for schizophrenia patients? Schizophr Bull 20: 367–373
Ford JM (1999) Schizophrenia: the broken P300 and beyond. Psychophysiology 36: 667–682
Ford JM, White PM, Csermansky JG, Faustman WO, Roth WT, Pfefferbaum A (1994) ERPs in schizophrenia: effects of antipsychotic medication. Biol Psychiatry 36: 153–170
Ford JM, Mathalon DH, Kalba S, Marsh L, Pfefferbaum A (2001) N1 and P300 abnormalities in patients with schizophrenia, epilepsy, and epilepsy with schizophrenialike features. Biol Psychiatry 49: 848–860
Ford JM, Mathalon DH, Whitfield S, Faustman WO, Roth WT (2002) Reduced communication between frontal and temporal lobes during talking in schizophrenia. Biol Psychiatry 51: 485–492
Friston KJ (1999) Schizophrenia and the disconnection hypothesis. Acta Psychiatr Scand Suppl 396: 68–79
Frith CD (1992) The cognitive neuropsychology of schizophrenia. Lawrence Erlbaum, Hove
Frith CD, Done DJ (1988) Towards a neuropsychology of schizophrenia. Br J Psychiatry 153: 437–443
Fujii DE, Wylie AM (2002) Neurocognition and community outcome in schizophrenia: Long-term predictive validity. Schizophr Res 59: 219–223
Fuller R, Nopoulos P, Arndt S, O'Leary D, Ho B-C, Andreasen NC (2002) Longitudinal assessment of premorbid cognitive functioning in patients with schizophrenia through examination of standardized scholastic test performance. Am J Psychiatry 159: 1183–1189
Gallinat J, Mulert C, Bajbouj M et al (2002) Frontal and temporal dysfunction of auditory stimulus processing in schizophrenia. Neuroimage 17: 110–127
Goldberg TE, Gold JM (1995) Neurocognitive deficits in schizophrenia. In: Hirsch SR, Weinberger DR (eds) Schizophrenia. Blackwell, Oxford, pp 146–162

Gray JA, Feldon J, Rawlins JNP, Hemsley DR, Smith AD (1991) The neuropsychology of schizophrenia. Behav Brain Sci 14: 1–84
Green MF (1996) What are the functional consequences of neurocognitive deficits in schizophrenia? Am J Psychiatry 153: 321–330
Green MF, Nuechterlein KH (1999) Should schizophrenia be treated as a neurocognitive disorder? Schiz Bull 25: 309–318
Green MF, Kern RS, Braff DL, Mintz J (2000) Neurocognitive deficits and functional outcome in schizophrenia: Are we measuring the »right stuff«? Schizophr Bull 26: 119–136
Guillem F, Bicu M, Hooper R et al (2001) Memory impairment in schizophrenia: a study using event-related potentials in implicit and explicit tasks. Psychiatry Res 104: 157–173
Guillem F, Bicu M, Pampoulova T et al (2003) The cognitive and anatomo-functional basis of reality distortion in schizophrenia: A view from memory event-related potentials. Psychiatry Res 117: 137–158
Gur RE, McGrath C, Chan RM et al (2002) An fMRI study of facial emotion processing in patients with schizophrenia. Am J Psychiatry 159: 1992–1999
Hanewinkel R, Ferstl R (1996) Effects of modality shift and motor response shift on simple reaction time in schizophrenia patients. J Abnorm Psychol 105: 459–463
Heaton RK, Gladsjo JA, Palmer BW, Kuck J, Marcotte TD, Jeste DV (2001) Stability and course of neuropsychological deficits in schizophrenia. Arch Gen Psychiatry 58: 24–32
Heinrichs RW (1993) Schizophrenia and the brain: Conditions for a neuropsychology of madness. Am Psychologist 48: 221–233
Heinrichs RW, Awad AG (1993) Neurocognitive subtypes of chronic schizophrenia. Schizophr Res 9: 49–58
Heinrichs DW, Buchanan RW (1988) Significance and meaning of neurological signs in schizophrenia. Am J Psychiatry 145: 11–18
Heinrichs RW, Zakzanis KK (1998) Neurocognitive deficit in schizophrenia: A quantitative review of the evidence. Neuropsychology 12: 426–445
Heinrichs RW, Ruttan L, Zakzanis KK, Case D (1997) Parsing schizophrenia with neurocognitive tests: Evidence of stability and validity. Brain Cogn 35: 207–224
Hempel A, Hempel E, Schonknecht P, Stippich C, Schröder J (2003) Impairment in basal limbic function in schizophrenia during affect recognition. Psychiatry Res 122: 115–124
Herrmann WM, Winterer G (1996) Electroencephalography in psychiatry – current status and outlook. Nervenarzt 6: 348–359
Higashima M, Nagasawa T, Kawasaki Y, Oka T, Sakai N, Tsukada T, Koshino Y (2003) Auditory P300 amplitude as a state marker for positive symptoms in schizophrenia: cross-sectional and reptrospective longitudinal studies. Schizophr Res 59: 147–157
Hildebrandt H, Brand A, Mahler A, Kleen IK, Spannhuth K (1998) Gedächtnisstörungen bei psychopathologischen Untergruppen schizophrener Störungen. Ztsch Klin Psychol 27: 41–50
Hofer A, Weiss EM, Golaszewski SM, Siedentopf CM, Brinkhoff C, Kremser S, Fleischhacker WW (2003) An fMRI study of episodic encoding and recognition of words in patients with schizophrenia in remission. Am J Psychiatry 160: 911–918
Hoff AL, Kremen WS (2003) Neuropsychology in schizophrenia: An update. Curr Opin Psychiatry 16: 149–155
Hoff AL, Sakuma M, Wieneke M, Horon R, Kushner M, DeLisi LE (1999) Longitudinal neuropsychological follow-up study of patients with first-episode schizophrenia. Am J Psychiatry 156: 1336–1341
Hokama H, Hiramatsu K-I, Wang J, O'Donnell BF, Ogura C (2003) N400 abnormalities in unmedicated patients with schizophrenia during a lexical decision task. Int J Psychophysiol 48: 1–10
Horley K, Gonsalvez C, Williams L, Lazzaro I, Bahmramali H, Gordon E (2001) Event-related potentials to threat-related faces in schizophrenia. Int J Neurosci 107: 113–120
Höschel K, Irle E (2001) Emotional priming of facial affect identification in schizophrenia. Schiz Bull 27: 317–327
Huang MX, Edgar JC, Thomas RJ et al (2003) Predicting EEG responses using MEG sources in superior temporal gyrus reveals source asyncrhony in patients with schizophrenia. Clin Neurophysiol 114: 835–850
Hutton SB, Puri BK, Duncan L-J, Robbins TW, Barnes TRE, Joyce EM (1998) Executive function in first-episode schizophrenia. Psychol Med 28: 463–473
Jahn T (1991) Aufmerksamkeit und Schizophrenie. Theoretische Darstellung und empirische Untersuchung sequentieller Reaktionszeiteffekte und elektrodermaler Aktivität als Indikatoren gestörter Informationsverarbeitungsprozesse schizophren erkrankter Patienten. Peter Lang, Frankfurt
Jahn T (1999) Diskrete motorische Störungen bei Schizophrenie (Fortschritte der psychologischen Forschung Bd 40). Beltz/Psychologie Verlags Union, Weinheim
Jahn T (Hrsg) (2004) Bewegungsstörungen bei psychischen Erkrankungen. Springer, Berlin Heidelberg New York
Jahn T, Klement U (2004) Defizitäres Fingertapping bei schizophrenen Patienten. In: Jahn T (Hrsg) Bewegungsstörungen bei psychischen Erkrankungen. Springer, Berlin Heidelberg New York, S 147–174
Jahn T, Mussgay L (1989) Die statistische Kontrolle möglicher Medikamenteneinflüsse in experimentalpsychologischen Schizophreniestudien: Ein Vorschlag zur Berechnung von Chlorpromazinäquivalenten. Ztsch Klin Psychol 14: 257–267
Jahn T, Rey E-R (1993) Relationship between crossover and modality shift effects in sequential reaction time performance of schizophrenic patients. Eur Arch Psychiatry Clin Neurosci 243: 199–204
Jahn T, Klein C, Andresen B, Rockstroh B (2001) Gibt es vergleichbare neurologische Zeichen bei Schizophrenie und Schizotypie? In: Andresen B, Maß R (Hrsg) Schizotypie. Psychometrische Entwicklungen und biopsychologische Forschungsansätze. Hogrefe, Göttingen, S 435–454
Jahn T, Cohen R, Hubmann W et al (2005a) The Brief Motor Scale (BMS) for the assessment of motor signs in schizophrenic psychoses and other psychiatric disorders. Psychiatry Res (in press)
Jahn T, Hubmann W, Karr M et al (2005b) Motoric neurological soft signs and psychopathological symptoms in schizophrenic psychoses. Psychiatry Res (in press)
Jeon YW, Polich J (2001) P300 asymmetry in schizophrenia: A meta-analysis. Psychiatry Res 104: 61–74
Johnson-Selfridge M, Zalewski C (2001) Moderator variables of executive functioning in schizophrenia: Meta-analytic findings. Schizophr Bull 27: 305–316
Johnston PJ, Katsikitis M, Carr VJ (2001) A generalized deficit can account for problems in facial emotion recognition in schizophrenia. Biol Psychol 58: 203–227
Khan KS, Kunz R, Kleijnen J, Antes G (2004) Systematische Übersichten und Meta-Analysen. Ein Handbuch für Ärzte in Klinik und Praxis sowie Experten im Gesundheitswesen. Springer, Berlin Heidelberg New York
Kathmann N (2001) Neurokognitive Grundlagen schizophrener Symptome: Ein Überblick. Ztsch Klin Psychol Psychother 30: 241–250
Kayser J, Bruder GE, Tenke CE, Stuart BK, Amador XF, Forman JM (2001) Event-related brain potentials (ERPs) in schizophrenia for tonal and phonetic oddball tasks. Biol Psychiatry 15: 832–847
Keefe RSE, Silva SG, Perkins DO, Lieberman JA (1999) The effects of atypical antipsychotic drugs on neurocognitive impairment in schizophrenia: A review and meta-analysis. Schizophr Bull 25: 201–222
Keil A, Junghöfer M, Saleptsi E, Streit M, Neuner F, Rockstroh B, Elbert T (2002) MEG parameters of affective processing in schizophrenia and posttraumatic stress disorder. Vortrag, Tagung der Arbeitsgemeinschaft Psychophysiologischer Methodik, Tübingen
Keshavan MS, Diwadkar VA, Spencer SM, Harenski KA, Luna B, Sweeney JA (2002) A preliminary functional magnetic resonance imaging study in offspring of schizophrenic parents. Prog Neuropsychopharmacol Biol Psychiatry 26: 1143–1149

Kim C-H, Jayathilake K, Meltzer HY (2003) Hopelessness, neurocognitive function, and insight in schizophrenia: Relationship to suicidal behavior. Schizophr Res 60: 71–80

Kircher TT, Liddle PF, Brammer MJ, Williams SC, Murray RM, McGuire PK (2001) Neural correlates of formal thought disorder in schizophrenia. Arch Gen Psychiatry 58: 769–774

Kisley MA, Olincy A, Robbins E, Polk SD, Adler LE, Waldo MC, Freedman R (2003) Sensory gating impairment associated with schizophrenia persists into REM sleep. Psychophysiology 40: 29–38

Klein C, Andresen B, Berg P, Krüger H, Rockstroh B (1998) Topography of CNV and PINV in schizotypal personality. Psychophysiology 35: 272–2282

Knott V, Mahoney C, Labelle A, Ripley C, Cavazzoni P, Jones B (1999) Event-related potentials in schizophrenic patients during a degraded stimulus version of the visual continuous performance task. Schizophr Res 35: 263–278

Knott VJ, Labelle A, Jones B, Mahoney C (2002) EEG coherence following acute and chronic clozapine in treatment-resistant schizophrenics. Exp Clin Psychopharmacol 10: 435–444

Kotini A, Anninos P (2002) Detection of non-linearity in schizophrenic patients using magnetoencephalography. Brain Topogr 15: 107–113

Krabbendam L, Aleman A (2003) Cognitive rehabilitation in schizophrenia: A quantitative analysis of controlled studies. Psychopharmacology 169: 376–382

Kraemer S, Heldmann B (2001) Klinische Studien zur spezifischen Wirksamkeit computergestützter kognitiver Trainingsverfahren für schizophrene Patienten. Nervenheilkunde 20: 96–103

Kraepelin E (1896) Der psychologische Versuch in der Psychiatrie. In: Kraepelin E (Hrsg) Psychologische Arbeiten Bd 1. Engelmann, Leipzig, S 1–91

Kraepelin E (1899) Psychiatrie. Ein Lehrbuch für Studierende und Ärzte, 6. Aufl, Bd 1 und 2. Barth, Leipzig

Kucharska-Pietura K, Klimkowski M (2002) Perception of facial affect in chronic schizophrenia and right brain damage. Acta Neurobiol Exp 62: 33–43

Kurtz MM, Moberg PJ, Gur RC, Gur RE (2001) Approaches to cognitive remediation of neuropsychological deficits in schizophrenia: A review and meta-analysis. Neuropsychol Rev 11: 197–210

Laurens KR, Ngan ET, Bates AT, Kiehl KA, Liddle PF (2003) Rostral anterior cingulate cortex dysfunction during error processing in schizophrenia. Brain 126: 610–622

Lawrie SM, Buechel C, Whalley HC, Frith CD, Friston KJ, Johnstone EC (2002) Reduced frontotemporal functional connectivity in schizophrenia associated with auditory hallucinations. Biol Psychiatry 51: 1008–1011

Lawrie SM, Whalley HC, Job DE, Johnstone EC (2003) Structural and functional abnormalities of the amygdala in schizophrenia. Ann NY Acad Sci 985: 445–460

Lezak MD (1995) Neuropsychological assessment, 3rd ed. Oxford University Press, New York

Liddle PF (1987) The symptoms of chronic schizophrenia. A re-examination of the positive-negative dichotomy. Br J Psychiatry 151: 145–151

Löw A, Rockstroh B, Harsch S, Berg P, Cohen R (2000) Event-related potentials in a working memory task in schizophrenic patients and controls. Schizophr Res 46: 175–186

Loughland CM, Williams LM, Gordon E (2002) Visual scanpaths to positive and negative facial emotions in an outpatient schizophrenia sample. Schizophr Res 55: 159–170

Lysaker PH, Bryson GJ, Lancaster RS, Evans JD, Bell MD (2002) Insight in schizophrenia: Associations with executive function and coping style. Schizophr Res 59: 41–47

Marks KA, Fastenau PS, Lysaker PH, Bond GR (2000) Self-Appraisal of Illness Questionnaire (SAIQ): Relationship to researcher-rated insight and neuropsychological function in schizophrenia. Schizophr Res 45: 203–211

Maynard TM et al (2001) Neural development, cell-cell signaling, and the »two-hit« hypothesis of schizophrenia. Schizophr Bull 27: 457–476

Mathalon DH, Ford JM, Rosenbloom M, Pfefferbaum A (2000) P300 reduction and prolongation with illness duration in schizophrenia. Biol Psychiatry 47: 413–427

Mathalon DH, Faustman WO, Ford JM (2002) N400 and automatic semantic processing abnormalities in patients with schizophrenia. Arch Gen Psychiatry 59: 641–648

Matsuoka H, Matsumoto K, Yamazaki H et al (1999) Delayed visual NA potential in remitted schizophrenia: a new vulnerability marker for psychotic relapse under low-dose medication. Biol Psychiatry 45: 107–115

McCarley RW, Niznikiewics MA, Salisbury DF et al (1999) Cognitive dysfunction in schizophrenia: unifying basic research and clinical aspects. Eur Arch Psychiatry Clin Neurosci 249: 69–82

Meehl PE (1962) Schizotaxia, schizotypy, schizophrenia. Am Psychologist 17: 827–838

Meehl PE (1989) Schizotaxia revisited. Arch Gen Psychiatry 46: 935–944

Meehl PE (1990) Toward an integrated theory of schizotaxia, schizotypy, and schizophrenia. J Personality Dis 4: 1–99

Menon V, Anagnoson RT, Mathalon DH, Glover GH, Pfefferbaum A (2001) Functional neuroanatomy of auditory working memory in schizophrenia: relation to positive and negative symptoms. Neuroimage 13: 433–446

Meyer-Lindenberg A, Poline JB, Kohn PD, Holt JL, Egan MF, Weinberger DR, Berman KF (2001) Evidence for abnormal cortical functional connectivity during working memory in schizophrenia. Am J Psychiatry 158: 1809–1817

Michie PT, Budd TW, Todd J, Rock D, Wichmann H, Box J, Jablensky AV (2000) Duration and frequency mismatch negativity in schizophrenia. Clin Neurophysiol 111: 1054–1065

Mientus S, Gallinat J, Wuebbich Y et al (2002) Cortical hypoactivation during resting EEG in schizophrenics but not depressives and schizotypal subjects as revealed by low resolution electromagnetic tomography (LORETA). Psychiatry Res 116: 95–111

Miller DD, Andreasen NC, O'Leary DS, Watkins GL, Boles Ponto LL, Hichwa RD (2001) Comparison of the effects of risperidone and haloperidol on regional cerebral blood flow in schizophrenia. Biol Psychiatry 49: 704–715

Mohamed S, Fleming S, Penn DL, Spaulding W (1999a) Insight in schizophrenia: Its relationship to measures of executive functions. J Nerv Ment Dis 187: 525–531

Mohamed S, Paulsen JS, O'Leary D, Arndt S, Andreasen N (1999b) Generalized cognitive deficits in schizophrenia. A study of first-episode patients. Arch Gen Psychiatry 56: 749–754

Moritz S, Birkner C, Kloss M, Jahn H, Hand I, Haasen C, Krausz M (2002) Executive functioning in obsessive-compulsive disorder, unipolar depression, and schizophrenia. Arch Clin Neuropsychol 17: 477–483

Mortimer AM (1997) Cognitive function in schizophrenia – do neuroleptics make a difference? Pharmacol Biochem Behav 56: 789–795

Myin-Germeys I, Delespaul PA, deVries MW (2000) Schizophrenia patients are more emotionally active than is assumed based on their behavior. Schizophr Bull 26: 847–854

Na SH, Jin SH, Kim SY, Ham BJ (2002) EEG in schizophrenic patients: Mutual information analysis. Clin Neurophysiol 113: 1954–1960

Nahas Z, George MS, Horner MD et al (2003) Augmenting atypical antipsychotics with a cognitive enhancer (donepezil) improves regional brain activity in schizophrenia patients: a pilot double-blind placebo controlled BOLD fMRI study. Neurocase 9: 274–282

Nelson HE (1976) A modified card sorting test sensitive to frontal lobe defects. Cortex 12: 313–324

Niemi LT, Suvisaari JM, Tuulio-Henriksson A, Lönnqvist JK (2003) Childhood developmental abnormalities in schizophrenia: Evidence from high-risk studies. Schizophr Res 60: 239–258

Oswald WD, Roth E (1987) Der Zahlen-Verbindungs-Test (ZVT), 2. Aufl. Hogrefe, Göttingen

Pantev C, Ross B, Berg P, Elbert T, Rockstroh B (1998) Study of the human auditory cortices using a whole-head magnetometer: Left vs. right hemisphere and ipsi- vs. contralateral stimulation. Audiol Neuro-Otol 3: 183–190

Pascual-Marqui R, Lehmann D, König T, Kochi K, Merlo MC, Hell D, Koukkou M (1999) Low resolution brain electromagnetic tomography (LORETA) functional imaging in acute, neuroleptic-naive, first-episode, productive schizophrenia. Psychiatry Res 90: 169–179

Paulus MP, Braff DL (2003) Chaos and schizophrenia: does the method fit the madness? Biol Psychiatry 53: 3–11

Pekkonen E, Katila H, Ahveninen J, Karhu J, Houtilainen M, Tuhonen J (2002) Impaired temporal lobe processing of preattentive auditory discrimination in schizophrenia. Schizophr Bull 28: 467–476

Peralta V, deLeon J, Cuesta MJ (1992) Are there more than two syndromes in schizophrenia? A critique of the positive-negative dichotomy. Br J Psychiatry 161: 335–343

Perlstein WM, Dixit NK, Carter CS, Noll DC, Cohen JD (2003) Prefrontal cortex dysfunction mediates deficits in working memory and prepotent responding in schizophrenia. Biol Psychiatry 53: 25–38

Posner MI (1978) Chronometric explorations of mind. Erlbaum, Hillsdale

Quintana J, Wong T, Ortiz-Portillo E, Marder SR, Mazziotta JC (2003) Right lateral fusiform gyrus dysfunction during facial information processing in schizophrenia. Biol Psychiatry 53: 1099–1112

Raine A, Lencz T, Yaralian P, Bihrle S, LaCasse L, Ventura J, Colletti P (2002) Prefrontal structural and functional deficits in schizotypal personality disorder. Schizophr Bull 28: 501–513

Randolph C, Goldberg TE, Weinberger DR (1993) The neuropsychology of schizophrenia. In: Hielman KM, Valenstein E (eds) Clinical neuropsychology, 3rd edn. Oxford Univerity Press, New York

Reite M (1990) Magnetoencephalography in the study of mental illness. In: Sato S (ed) Magnetoencephalography. Raven, New York, pp 207–222

Rey E-R, Jahn T, Grundmann J, Platz M (1995) Zur Gültigkeit des »Crossover-Effektes« in Reaktionszeituntersuchungen schizophrener Patienten. Ztsch Klin Psychol 24: 252–262

Rist F (1995) Psychologische Beiträge zum Verständnis schizophrener Störungen. In: Häfner H (Hrsg) Was ist Schizophrenie? Fischer, Stuttgart, S 147–170

Rist F, Cohen R (1987) Effects of modality shift on event-related potentials and reaction time of chronic schizophrenics. In: Johnson R, Rohrbaugh JW, Parasuraman R (eds) Current trends in event-related potential research (EEG Suppl 40). Elsevier, Amsterdam, pp 738–745

Rist F, Cohen R (1991) Sequential effects in the reaction times of schizophrenics: Crossover and modality shift effects. In: Steinhauer SR, Gruzelier JH, Zubin J (eds) Handbook of schizophrenia Vol 5: Neuropsychology, psychophysiology, and information processing. Elsevier, Amsterdam, pp 241–271

Rockstroh B, Elbert T (1998) Neurophysiologische Aspekte. In: Baumann U, Perrez M (Hrsg) Lehrbuch Klinische Psychologie-Psychotherapie. Huber, Bern, S 187–201

Rockstroh B, Watzl H, Kowalik Z, Cohen R, Sterr A, Müller M, Elbert T (1997a) Dynamical Aspects of the EEG in Schizophrenics in an Interview Situation. Schizophr Res 28: 77–85

Rockstroh B, Elbert T, Berg P (1997b) Die Untersuchung von Strukturen und Funktionen des Gehirns in der experimentellen Psychopathologie am Beispiel der Schizophrenien. In: Rockstroh B, Elbert T, Watzl H (Hrsg) Impulse für die Klinische Psychologie. Hogrefe, Göttingen, S 1–29

Rockstroh B, Cohen R, Hauk O, Dobel C, Berg P, Horvath J, Elbert T (1999) Topography of the postimperative negative variation in schizophrenic patients and controls obtained from high-resolution ERP-maps. In: Barber C, Celesia CG, Hashimoto I, Kakigi R (eds) Functional evoked potentials and magnetic fields. Elsevier, Amsterdam, pp 210–214

Rockstroh B, Kissler J, Lommen U et al (2001) Altered hemispheric asymmetry of auditory magnetic fields to tones and syllables in schizophrenia. Biol Psychiatry 49: 694–703

Rodnick EH, Shakow D (1940) Set in the schizophrenic as measured by composite reaction time index. Am J Psychiatry 97: 214–225

Rosenthal R, DiMatteo MR (2001) Meta-Analysis: Recent developments in quantitative methods for literature reviews. Annu Rev Psychol 52: 59–82

Rustenbach SJ (2003) Metaanalyse. Eine anwendungsorientierte Einführung (Methoden der Psychologie Bd 16). Huber, Bern

Salisbury DF, Shenton ME, Nestor PG, McCarley RW (2002) Semantic bias, homograph comprehension, and event-related potentials in schizophrenia. Clin Neurophysiol 113: 383–195

Sartory G, Thom A, Griese J, Young D, Butorac M, Pokraja-Bulian A, Sendula M (2001) Lack of insight and concomitant neuropsychological deficits in schizophrenia. Ztsch Neuropsychol 12: 54–60

Schall U, Catts SV, Chaturvedi S, Liebert B, Redebacj J, Karayanidis F, Ward PB (1998) The effect of clozapine therapy in frontal lobe dysfunction in schizophrenia: neuropsychology and event-related potential measures. Int J Neuropsychopharmacol 1: 19–29

Schall U, Catts SV, Karayanidis F, Ward PB (1999) Auditory event-related potential indices of fronto-temporal information processing in schizophrenia syndromes: valid outcome prediction of clozapine therapy in a three-year follow-up. Int J Neuropsychopharmacol 2: 83–93

Schlosser R, Gesierich T, Kaufmann B, Vucurevic G, Hunsche S, Gawehn J, Stoeter P (2003) Altered effective connectivity during working memory performance in schizophrenia: a study with fMRI and structural equation modeling. NeuroImage 19: 751–763

Schröder J, Niethammer R, Geider FJ, Reitz C, Binkert M, Jauss M, Sauer H (1992) Neurological soft signs in schizophrenia. Schizophr Res 6: 25–30

Schröder J, Tittel A, Stockert A, Karr M (1996) Memory deficits in subsyndromes of chronic schizophrenia. Schizophr Res 21: 19–26

Serper MR, Harvey PD (1994) The need to integrate neuropsychological and experimental schizophrenia research. Schizophr Bull 20: 1–11

Shakow D (1979) Adaptation in schizophrenia. The theory of segmental set. Wiley, New York

Shenton ME, Dickey CC, Frumin M, McCarley RW (2001) A review of MRI findings in schizophrenia. Schizophr Res 49: 1–52

Silbersweig DA, Stern E, Frith C et al (1995) A functional neuroanatomy of hallucinations in schizophrenia. Nature 378: 176–179

Silver H, Shlomo N (2001) Perception of facial emotions in chronic schizophrenia does not correlate with negative symptoms but correlates with cognitive and motor dysfunction. Schizophr Res 52: 265–273

Sitnikova T, Salisbury DF, Kuperberg G, Holcomb PI (2002) Electrophysiological insights into language processing in schizophrenia. Psychophysiology 39: 851–860

Smith TE, Hull JW, Israel LM, Willson DF (2000) Insight, symptoms, and neurocognition in schizophrenia and schizoaffective disorder. Schizophr Bull 26: 193–200

Sobizack N, Albus M, Hubmann W, Mohr F, Binder J, Hecht S, Scherer J (1999) Neuropsychologische Defizite bei ersterkrankten schizophrenen Patienten. Vergleich zu chronisch schizophrenen Patienten. Nervenarzt 70: 408–415

Sommer IE, Ramsey NF, Kahn RS (2001) Language lateralization in schizophrenia, an fMRI study. Schizophr Res 52: 57–67

Spaulding WD, Fleming SK, Reed D, Sullivan M, Storzbach D, Lam M (1999) Cognitive functioning in schizophrenia: Implications for psychiatric rehabilitation. Schizophr Bull 25: 275–289

Spence SA, Liddle PF, Stefan MD et al (2000) Functional anatomy of verbal fluency in people with schizophrenia and those at genetic risk. Focal dysfunction and distributed disconnectivity reappraised. Br J Psychiatry 176: 52–60

Spitzer M, Weisbrod M, Winkler S, Maier S (1997) Ereigniskorrelierte Potentiale bei semantischen Sprachverarbeitungsprozessen schizophrener Patienten. Nervenarzt 68: 212–225

Stassen HH, Coppoloa R, Gottesman I, Torrey EF, Kuny S., Rickler KC, Hell D (1999) EEG differences in monozygotic twins discordant and concordant for schizophrenia. Psychophysiology 36: 109–117

Stephan KE, Magnotta VA, White T, Arndt S, Flaum M, O'Leary DS, Andreasen NC (2001) Effects of olanzapine on cerebellar functional connectivity in schizophrenia measured by fMRI during a simple motor task. Psychol Med 31: 1065–1078

Straube ER, Oades RD (1992) Schizophrenia: Empirical research and findings. Academic Press, San Diego

Strauss ME, Summerfelt A (1994) Response to Serper and Harvey. Schizophr Bull 20: 13–21

Streit M, Wölwer W, Brinkmeyer J, Ihl R, Gäbel W (2001a) EEG-correlates of facial affect recognition and categorization of blurred faces in schizophrenic patients and healthy volunteers. Schizophr Res 49: 145–155

Streit M, Ioannides A, Sinnemann T, Wölwer W, Dammers J, Zilles K, Gaebel W (2001b) Disturbed facial affect recognition in patients with schizophrenia associated with hypoactivity in distributed brain regions: a magnetoencephalographic study. Am J Psychiatry 158: 1429–1436

Surguladze SA, Calvert GA, Bramner MJ, Campbell R, Bullmore ET, Giampietro V, David AS (2001) Audio-visual speech perception in schizophrenia: An fMRI study. Psychiatry Res: Neuroimaging Section 106: 1–14

Sutton S, Hakarem G, Zubin J, Portnoy M (1961) The effect of shift of sensory modality on serial reaction time: A comparison of schizophrenics and normals. Am J Psychol 74: 224–232

Sweet LH, Primeau M, Fichtner CG, Lutz G (1998) Dissociation of affect recognition and mood state from blunting in patients with schizophrenia. Psychiatry Res 81: 301–308

Takashima A, Ohta K, Matsushima E, Toro M (2001) The event-related potentials elicited by content and function words during the reading of sentences by patients with schizophrenia. Psychiatry Clin Neurosci 55: 611–618

Taylor SF, Liberzon I, Decker LR, Koeppe RA (2002) A functional anatomic study of emotion in schizophrenia. Schizophr Res 58: 159–172l

Tiihonen J, Hari R, Naukkarinen H, Rimon R, Jousmaki V, Kajola M (1992) Modified activity of the human auditory cortex during auditory hallucinations. Am J Psychiatry 149: 255–257

Torrey EF (2002) Studies of individuals with schizophrenia never treated with antipsychotic medication: A review. Schizophr Res 58: 101–115

Vauth R, Dietl M, Stieglitz R-D, Olbrich HM (2000) Kognitive Remediation. Eine neue Chance in der Rehabilitation schizophrener Störungen? Nervenarzt 71: 19–29

Velligan DI, Bow-Thomas CC, Mahurin RK, Miller AL, Halgunseth LC (2000) Do specific neurocognitive deficits predict specific domains of community function in schizophrenia? J Nerv Ment Dis 188: 518–524

Vollema MG, Postma B (2002) Neurocognitive correlates of schizotypy in first degree relatives of schizophrenia patients. Schizophr Bull 28: 367–377

Watzl H, Rist F (1996) Schizophrenie. In: Hahlweg H, Ehlers A (Hrsg) Psychologische Störungen und ihre Behandlung (Enzyklopädie der Psychologie, Themenbereich D, Serie 2, Bd 2). Hogrefe, Göttingen, S 1–154

Weinberger DR, Marenco S (2003) Schizophrenia as a neurodevelopmental disorder. In: Hirsch SR, Weinberger DR (eds) Schizophrenia. Blackwell, Malden, pp 326–348

Weinberger DR, Berman KF, Zec RF (1986) Physiologic dysfunction of dorsolateral prefrontal cortex in schizophrenia: 1. Regional cerebral blood flow evidence. Arch Gen Psychiatry 43: 114–124

Whittaker JF, Deakin JF, Tomenson B (2001) Face processing in schizophrenia: defining the deficit. Psychol Med 31: 499–507

Wible CG, Kubicki M, Yoo SS et al (2001) A functional magnetic resonance imaging study of auditory mismatch in schizophrenia. Am J Psychiatry 158: 938–943

Wiedl KH, Schöttke H (1995) Dynamic aspects of selective attention in schizophrenic subjects: The analysis of intraindividual variability of performance. In Carlson JS (ed) Advances in cognition and educational practice. JAI Press, Greenwich, pp 185–208

Wienbruch C, Moratti S, Vogel U et al (2003) Source distribution of neuromagnetic slow wave activity in different psychiatric disorders. Clin Neurophysiol 114: 2052–2060

Williams LM, Gordon E, Wright J, Bahramali H (2000) Late component ERPs are associated with three syndromes in schizophrenia. Int J Neurosci 105: 37–52

Winterer G, Herrmann WM (1995) Über das Elektroenzephalogramm in der Psychiatrie: Eine kritische Bewertung. Ztsch Elektroenz Elektromyogr Verw Geb 26: 19–37

Winterer G, Ziller M, Dorn H, Frick K, Mulert C, Wuebben Y, Herrmann WM (2000) Frontal dysfunction in schizophrenia – a new electrophysiological classifier for research and clinical applications. Eur Arch Psychiatry Clin Neurosci 250: 207–214

Winterer G, Egan MF, Radler T, Hyde T, Coppola R, Weinberger DR (2001) An association between reduced interhemispheric EEG coherence in the temporal lobe and genetic risk for schizophrenia. Schizophr Res 49: 129–143

Wundt W (1887) Grundzüge der Physiologischen Psychologie Bd I und II. Engelmann, Leipzig

Wykes T, Brammer M, Mellers J, Bray P, Reeder C, Williams C, Corner J (2002) Effects on the brain of a psychological treatment: cognitive remediation therapy: functional magnetic resonance imaging in schizophrenia. Br J Psychiatry 181: 144–152

Yamamoto M, Morita K, Waseda Y, Ueno T, Maeda H (2001) Changes in auditory P300 with clinical remission in schizophrenia: effects of facial-affect stimuli. Psychiatry Clin Neurosci 55: 347–352

Youn T, Park HJ, Kim JJ, Kwon JS (2003) Altered hemispheric asymmetry and positive symptoms in schizophrenia: equivalent current dipole of auditory mismatch negativity. Schizophr Res 59: 253–260

Young DA, Zakzanis KK, Bailey C, Davila R, Griese J, Sartory G, Thom A (1998) Further parameters of insight and neuropsychological deficit in schizophrenia and other chronic mental disease. J Nerv Ment Dis 186: 44–50

Zakzanis KK (2001) Statistics to tell the truth, the whole truth, and nothing but the truth: Formulae, illustrative numerical examples, and heuristic interpretation of effect size analyses for neuropsychological researchers. Arch Clin Neuropsychol 16: 653–667

Zakzanis KK, Leach L, Kaplan E (1999) Neuropsychological differential diagnosis. Swets & Zeitlinger, Lisse

Zalewski C, Johnson-Selfridge MT, Ohriner S, Zarrella K, Seltzer JC (1998) A review of neuropsychological differences between paranoid and nonparanoid schizophrenia patients. Schizophr Bull 24: 127–145

Zihl J, Grön G, Brunnauer A (1998) Cognitive deficits in schizophrenia and affective disorders: Evidence for a final common pathway disorder. Acta Psychiatr Scand 97: 351–357

Affektive Störungen

Affektive Störungen – Neuropsychologie – 447

Martin Hautzinger

Affektive Störungen – Neurobiologie

Ulrich Hegerl und Rainer Rupprecht

8.1 Definition

Affektive Störungen sind jene psychischen Erkrankungen, bei denen Beeinträchtigungen der Stimmung, der Gefühlswelt, des Antriebs und der Interessen wesentliche Kennzeichen sind; insbesondere fasst man darunter **Depressionen und Manien**. Zählt man mildere Ausprägungen depressiver und maniformer Auffälligkeiten mit, dann sind diese affektiven Störungen vermutlich die häufigsten und in allen Lebensabschnitten vorkommenden psychischen Beeinträchtigungen. Da Traurigkeit, Verstimmung, Gereiztheit, gehobene Stimmung, Unruhe, Ängstlichkeit usw. zum normalen emotionalen Erleben eines Menschen gehören, ist die Abgrenzung quantitativ bzw. qualitativ verschiedener, Krankheitswert besitzender und eine Behandlung nahe legender Störungen eine zentrale diagnostische Aufgabe. Wann und wodurch die Grenze zwischen normalen Reaktionen und den als klinisch auffällig betrachteten Symptomen überschritten wird, gehört nach wie vor zu den ungelösten Fragen der Erforschung affektiver Störungen (Hautzinger 1998).

8

8.2 Symptomatik affektiver Störungen

8.2.1 Depression

Neben der umgangssprachlichen Anwendung des Begriffs »Depression« auf Verstimmtheitszustände im Bereich normalen Erlebens wird von Depressionen im Bereich psychischer Störungen zum einen **auf symptomatologischer Ebene**, wenn es um Einzelsymptome wie z.B. Traurigkeit oder Niedergeschlagenheit geht, und zum anderen **auf syndromaler Ebene** als einem als zusammenhängend angenommenen Merkmalskomplex mit emotionalen, kognitiven, motorischen (behavioralen, interaktionalen), motivationalen, physiologischen, endokrinologischen Komponenten gesprochen.

8.2.2 Manie

Bei Manien ist die Stimmung gehoben, expansiv oder gereizt. Dabei ist die Stimmungsveränderung situationsunangemessen und kann zwischen sorgloser Heiterkeit, Gereiztheit und heftiger Erregung, Reizbarkeit und sogar Aggressivität schwanken. Der Antrieb ist vermehrt, die Aktivität gesteigert und das Schlafbedürfnis deutlich reduziert. Überaktivität, Gesprächigkeit, Ruhelosigkeit, Geselligkeit, Ablenkbarkeit, leichtsinniges Verhalten, überschießendes Temperament, Unkontrolliertheit, Unkonzentriertheit, Rededrang, Gedankendrängen, Taktlosigkeit, Zudringlichkeit, Größenideen, Selbstüberschätzung, Fehlen sozialer Hemmungen, Rücksichtslosigkeit, Vernachlässigung der Nahrungsaufnahme, motorische Unruhe und grenzenloser Optimismus sind mögliche Auffälligkeiten einer Manie. Die gleichen Symptome gelten auch für die Hypomanie, allerdings in schwächerer Ausprägung.

8.2.3 Affektiv gestörte Episoden

Zur Operationalisierung und Objektivierung der Diagnostik affektiver Störungen wurden empirisch gewonnene Kriterien zur Abgrenzung krankhafter Zustände vorgeschlagen. Die beiden gegenwärtig gültigen diagnostischen Klassifikationssysteme (ICD-10 und DSM IV) definieren affektive Störungen durch eine gewisse Anzahl an gleichzeitig vorhandenen Symptomen, die über eine gewisse Zeit andauern müssen und nicht durch andere Erkrankungen bzw. Umstände erklärbar sind. Zur Diagnose einer der affektiven Störungen ist es zunächst erforderlich, die beiden möglichen Dimensionen affektiver Störungen – die depressive (■ Tab. 8.1) und die manische (■ Tab. 8.2) Episode – zu definieren.

8.2.4 Diagnostische Kategorien affektiver Störungen

Mittels der beiden möglichen Formen affektiver Episoden lassen sich dann verschiedene Diagnosen affektiver Störungen ein- und abgrenzen (s. Übersicht »Diagnostische Kategorien«). Dabei werden neben den Symptomen außerdem der Verlauf (uni- bzw. bipolar, einmalig bzw. rezidivierend oder chronisch), die Schwere (leicht, mittelgradig, schwer) und die besondere Ausprägung der Symptomatik (z.B. somatisch, psychotisch) zur Definition der diagnostischen Kategorien herangezogen.

Diagnostische Kategorien affektive Störungen (nach ICD-10)

- Manische Episode (F30)
- Bipolare Störung (F31)
  - hypomanische Episode
  - manische Episode
  - mit psychotischen Symptomen
  - ohne psychotische Symptome
- Depressive Episode (F32)
  - ohne somatische Symptome
  - mit somatischen Symptomen
  - ohne psychotische Symptome
  - mit psychotischen Symptomen
- Rezidivierende depressive Störung (F33)
  - mit/ohne somatische Symptome
  - mit/ohne psychotische Symptome

▼

Tab. 8.1. Definition einer depressiven Episode nach zwei Diagnosesystemen

	ICD-10	DSM IV
Stimmung	Fast täglich mindestens 2: – Depressive Stimmung – Interessenverlust oder Verlust der Freude – Verminderter Antrieb oder gesteigerte Ermüdbarkeit	Fast täglich mindestens 1: – Depressive Stimmung – Interessenverlust oder Verlust der Freude
Dauer	Mindestens 2 Wochen	Mindestens 2 Wochen
Erforderliche Symptome	Mindestens 1 weiteres Symptom	Mindestens 4 weitere Symptome
Liste möglicher Symptome	Verlust des Selbstvertrauens oder des Selbstwertgefühls Unbegründete Selbstvorwürfe oder unangemessene Schuldgefühle Wiederkehrende Gedanken an den Tod, Suizidgedanken bis hin zu suizidalem Verhalten Verminderte Denk-, Konzentrations- oder Entscheidungsfähigkeit Psychomotorische Unruhe oder Verlangsamung (subjektiv oder objektiv)[a] Schlafstörungen Appetitverlust oder gesteigerter Appetit (mit entsprechenden Gewichtsveränderungen)	Gefühl von Wertlosigkeit oder unangemessene Schuldgefühle Wiederkehrende Gedanken an den Tod, Suizidgedanken bis hin zu suizidalem Verhalten Verminderte Denk-, Konzentrations- oder Entscheidungsfähigkeit Psychomotorische Unruhe oder Verlangsamung (nicht nur subjektiv) Schlafstörungen Gewichtsverlust oder -zunahme oder verminderter bzw. gesteigerter Appetit Müdigkeit oder Energieverlust
Art der psychosozialen Beeinträchtigung	Veränderung in der Lebensführung mit klinisch bedeutsamen Beeinträchtigungen	Veränderung in der Lebensführung mit klinisch bedeutsamen Beeinträchtigungen
Ausschlusskriterien	Falls psychotische Symptome, dann jedoch keine für Schizophrenie typische wie z.B. Ich-Störungen oder akustische Halluzinationen Nicht substanzinduziert oder nicht durch einen allgemeinen medizinischen Krankheitsfaktor bzw. nicht organisch bedingt	Keine reine Trauerreaktion (d.h. länger als 2 Monate nach Todesfall persistierend) Nicht substanzinduziert oder nicht durch einen allgemeinen medizinischen Krankheitsfaktor bzw. nicht organisch bedingt

[a] Dieses Kriterium steht in den Forschungskriterien zum ICD-10, Kapitel V. In den Leitlinien hingegen heißt es »negative und pessimistische Zukunftsperspektiven«, was in den Leitlinien fehlt

- Anhaltende affektive Störung (F34)
  - Zyklothymie
  - Dysthymie
- Sonstige affektive Störungen (F38)
- Andere affektive Störungen NNB (F39)
- Anpassungsstörung (F43.2)
- Postpartum Depression (F53.0)
- Organische affektive Störung (F06.3)

8.3 Prävalenz und Inzidenz

Depressionen sind häufige psychische Störungen, die zudem in den letzten Jahrzehnten offensichtlich häufiger werden und immer jüngere Altersgruppen erfassen (Kessler 2002; Garber u. Horowitz 2002; Lewinsohn u. Essau 2002; WHO 2004). Es liegen eine ganze Reihe repräsentativer epidemiologischer Studien vor, die unter Anlegen der Kriterien operationaler Diagnostik (DSM IV, ICD-10) recht übereinstimmende Schätzungen der Häufigkeit und der Risikofaktoren erlauben. Bezogen auf Europa muss davon ausgegangen werden, dass im zurückliegenden Jahr etwa 20 Millionen Menschen an einer affektiven Störung erkrankt waren (Wittchen u. Jacobi 2005). Berücksichtigt man die subklinischen Zustände (sog. *minor depression*), deren Relevanz für die Entwicklung eines Vollbildes einer affektiven Störung hoch ist (2- und 9-fache Risikoerhöhung; Cuijpers u. Smit 2004), dann liegen die Zahlen mehr als doppelt so hoch.

Die Punktprävalenz (Jahreszeitraum) für unipolare depressive Störungen liegt zwischen 5% und 7% (Kessler et al. 2005; Wittchen u. Jacobi 2005). Bezieht man subdiagnostische Symptomatik mit ein, dann liegen die Prävalenzen bei 10–14% (Wittchen et al. 2000). Die Lebenszeitprävalenz dieser Störungen beträgt zwischen 14% und 20% (Kessler 2002; Kessler et al. 2003, 2005a). Das Morbiditätsrisiko für bipolare affektive Störungen liegt bezogen auf die Einjahresprävalenz bei 0,2–1,1%, und das Lebenszeitrisiko wird auf 1% geschätzt (Jacobi et al. 2004; Kessler et al. 2005a). Die Inzidenzen (Neuerkrankungen pro

Tab. 8.2. Definition von Episoden der Hypomanie und der Manie nach zwei Diagnosesystemen

	ICD-10	**ICD-10**	**DSM IV**	**DSM IV**
Episode	Hypomanie	Manie	Hypomanie	Manie
Stimmung	Abgrenzbare Periode mit deutlich gehobener oder gereizter Stimmung	Abgrenzbare Periode mit deutlich gehobener, expansiver oder gereizter Stimmung	Abgrenzbare Periode mit deutlich gehobener, expansiver oder gereizter Stimmung	Abgrenzbare Periode mit deutlich gehobener, expansiver oder gereizter Stimmung
Dauer	Mindestens 4 Tage	Mindestens 1 Woche	Mindestens 4 Tage	Mindestens 1 Woche
Anzahl erforderlicher Symptome	Mindestens 3 weitere Symptome	Mindestens 3 weitere Symptome (reizbar: 4)	Mindestens 3 weitere Symptome (reizbar: 4)	Mindestens 3 weitere Symptome (reizbar: 4)
Liste möglicher Symptome	– Gesteigerte Aktivität oder motorische Ruhelosigkeit – Gesteigerte Gesprächigkeit – Konzentrationsschwierigkeiten oder Ablenkbarkeit – Vermindertes Schlafbedürfnis – Gesteigerte Libido – Übertriebene Einkäufe oder andere Arten von leichtsinnigem oder verantwortungslosem Verhalten – Gesteigerte Geselligkeit oder übermäßige Vertrautheit	– Gesteigerte Aktivität oder motorische Ruhelosigkeit – Gesteigerte Gesprächigkeit – Ablenkbarkeit oder andauernder Wechsel von Aktivitäten oder Plänen – Ideenflucht oder subjektives Gefühl von Gedankenrasen – Vermindertes Schlafbedürfnis – Gesteigerte Libido oder sexuelle Taktlosigkeit – Tollkühnes oder leichtsinniges Verhalten, dessen Risiken nicht beachtet werden – Überhöhte Selbsteinschätzung oder Größenideen – Verlust sozialer Hemmungen, was zu unangemessenem Verhalten führen kann	– Gesteigerte Aktivität oder motorische Ruhelosigkeit – Gesteigerte Gesprächigkeit – Erhöhte Ablenkbarkeit – Ideenflucht oder subjektives Gefühl von Gedankenrasen – Vermindertes Schlafbedürfnis – Übermäßige Beschäftigung mit angenehmen Aktivitäten, die mit hoher Wahrscheinlichkeit unangenehme Konsequenzen nach sich ziehen – Überhöhte Selbsteinschätzung oder Größenideen	– Gesteigerte Aktivität oder motorische Ruhelosigkeit – Gesteigerte Gesprächigkeit – Erhöhte Ablenkbarkeit – Ideenflucht oder subjektives Gefühl von Gedankenrasen – Vermindertes Schlafbedürfnis – Übermäßige Beschäftigung mit angenehmen Aktivitäten, die mit hoher Wahrscheinlichkeit unangenehme Konsequenzen nach sich ziehen – Überhöhte Selbsteinschätzung oder Größenideen
Art der psychosozialen Beeinträchtigung	Veränderung in der Lebensführung mit leichten Beeinträchtigungen	Veränderung in der Lebensführung mit schweren Beeinträchtigungen	Veränderung in der Lebensführung und Symptome für andere beobachtbar	Veränderung in der Lebensführung mit schweren Beeinträchtigungen

Jahr) für eine depressive Episode liegen bei zwei Neuerkrankungen auf 100 Personen (2%).

8.4 Verlauf und Prognose

8.4.1 Verlauf und Outcome

Alle Verlaufsstudien kommen zu dem Schluss, dass die Verläufe von depressiven und manisch-depressiven Syndromen eine große **interindividuelle Variabilität** aufweisen (Boland u. Keller 2002). Heute gilt als gesichert, dass etwa drei Viertel der Menschen mit einer Depression mindestens eine weitere oder gar mehrere Episoden erleben werden (Keller u. Boland 1998). Bei bipolaren affektiven Störungen ist diese Wahrscheinlichkeit sogar noch höher (Johnson u. Kizer 2002). Natürliche Verlaufsbeobachtungen (Angst 1986; Keller et al. 1992) zeigen, dass etwa 70% der (unipolar) depressiven Patienten innerhalb eines Jahres remittieren. Von denjenigen, die dann noch symptomatisch sind, verbleiben viele (ca. zwei Drittel) auch im zweiten Beobachtungsjahr im depressiven Zustand. Am Ende des zweiten Jahres sind etwa 80% remittiert, und am Ende eines 5-jährigen Beobachtungszeitraums haben etwa 85% die Indexepisode hinter sich gelassen. Auch unter Berücksichtigung multipler Episoden zeigen sich ähnliche Zahlen. Wie Solomon et al. (1997) schätzen, gilt für jede depressive Episode, dass bezogen auf einen Fünfjahreszeitraum, mindestens 10% über die gesamte Zeitstrecke erkrankt sind (◘ Abb. 8.1).

Die **Zykluslänge** (depressive Episode und depressionsfreie Phase) liegt im Median bei unipolaren Erkrankungen bei 4–5 Jahren und bei bipolaren Formen bei etwa 1–2 Jahren (Angst 1986; Judd et al. 2003; Johnson u. Kizer 2002; Meyer u. Hautzinger 2004). Bezogen auf einen Zweijahreszeitraum weisen 40% der unipolar Depressiven ein Rezidiv auf, nach 5 Jahren bereits 60% und nach 10 Jahren etwa 80% (Keller u. Boland 1998). Die Zykluslänge verkürzt sich mit zunehmender Episodenanzahl. So lässt sich zeigen, dass die Zykluslänge bei wiederholten unipolar-depressiven Krankheitsepisoden bei 1,5 Jahren und ohne Erkrankungsvorgeschichte bei 4 Jahren liegt (Keller u. Boland 1998). Erkrankungen im höheren Lebensalter führen meist zu abnehmenden Zeiten der Beschwerdefreiheit, d.h. auch hier nehmen die Zykluslängen ab.

Übereinstimmend wird für etwa 20–30% der unipolaren und der bipolaren Erkrankungen eine Chronifizierung (Minimaldauer der Beschwerden trotz angemessener Behandlung über 2 Jahre) gefunden. Diese Rate scheint für ältere Personen höher zu sein und auch mit einsetzenden bzw. parallel bestehenden körperlichen Erkrankungen zu korrelieren. Spätremissionen auch bei langen Phasen und solchen in hohem Lebensalter wurden wiederholt gefunden. Es konnte ferner gezeigt werden, dass sich soziale Benachteiligung ungünstig auf die Remissionsraten auswirkt.

Darüber hinaus besteht gegenüber Nichtdepressiven eine erhöhte **Morbitität** für und Mortalität aufgrund von körperlichen Erkrankungen. Einigen neueren epidemiologischen Arbeiten zufolge (Vaillant 1998; Wulsin et al. 1999; Ariyo et al. 2000; Kinder et al. 2004) ist das Risiko Depressiver, folgende Erkrankungen zu erleiden, signifikant erhöht:
- arteriosklerotische Herzerkrankungen,
- vaskuläre Läsionen des Zentralnervensystems,
- Asthma bronchiale,
- Heuschnupfen (Allergien),
- Ulcus pepticum,
- Diabetes mellitus,
- metabolisches Syndrom (◘ Abb. 8.2)
- Infektionserkrankungen,
- Krebserkrankungen.

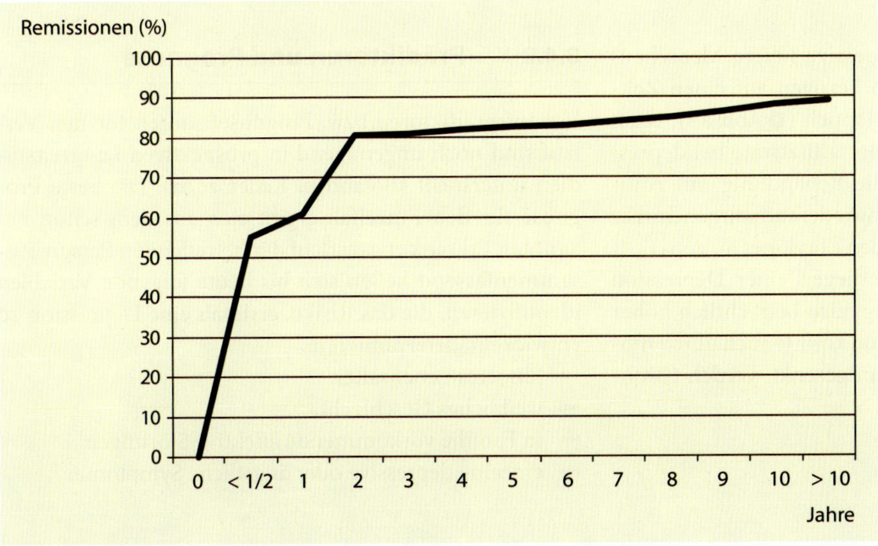

◘ **Abb. 8.1.** Zeit bis zur Remission von einer depressiven Indexepisode. Aufgetragen sind die kumulativen Wahrscheinlichkeiten für das Erreichen der Remission nach Krankheitsbeginn (von < 0,5 bis > 10 Jahre). (Nach Boland u. Keller 2002)

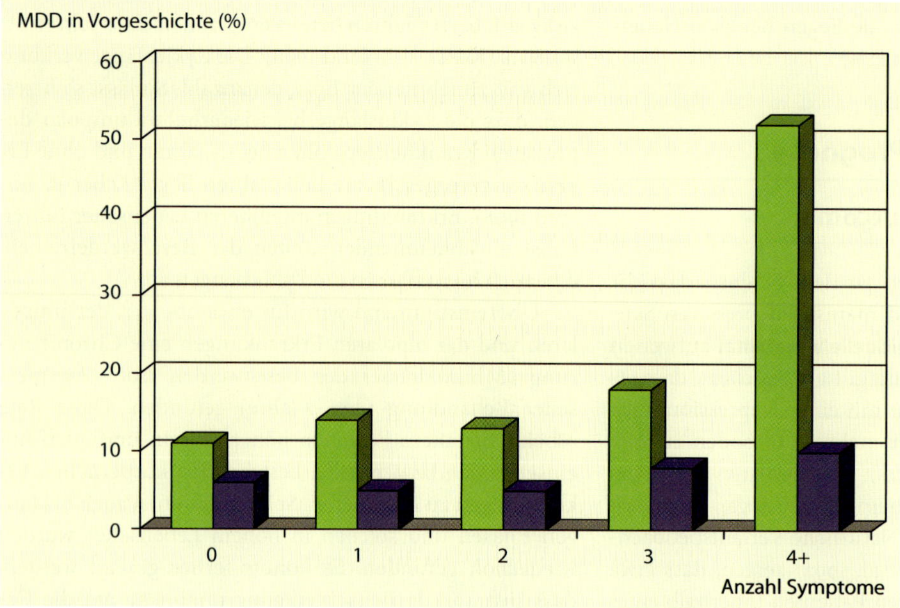

Abb. 8.2. Entwicklung eines metabolischen Syndroms in Abhängigkeit einer Depression (*major depressive disorder, MDD*) in der Vorgeschichte bei Frauen (*grün*) und Männern (*blau*). (Nach Kinder et al. 2004)

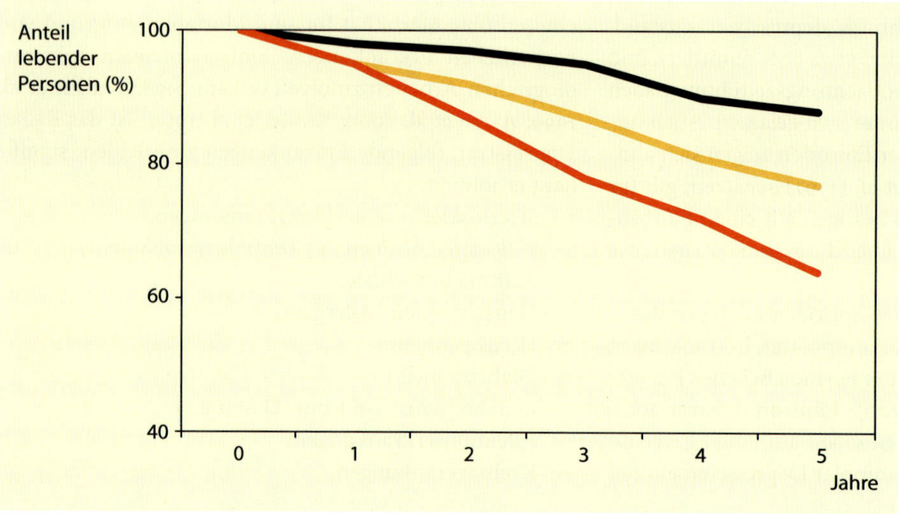

Abb. 8.3. Mortalität über fünf Jahre unter Berücksichtigung des Vorliegens einer Depression (*major depressive disorder* MDD) zu Beginn des Beobachtungszeitraums, getrennt für Männer mit MDD (*rot*) und Frauen mit MDD (*orange*); Kontrollen ohne MDD (*schwarz*); Stichprobengröße: 3056 Personen zwischen 55 und 85 Jahre in den Niederlanden. (Nach Penninx et al. 1999)

Die **Mortalitätsrate** für Depressive (ältere Menschen) ist gegenüber Nichtdepressiven bezogen auf einen Zeitraum von 4 Jahren nahezu verdoppelt (Abb. 8.3). Nach neuesten Befunden kann die Mortaltitätsrate bei depressiven Infarktpatienten durch die Behandlung mit Antidepressiva (selektive Serotoninwiederaufnahmehemmer SSRI) bedeutend reduziert werden (Taylor et al. 2005).

Der Ausgang **Suizid** bei Vorliegen einer Depression wird auf etwa 15% geschätzt, liegt also beträchtlich höher als in der Normalbevölkerung und konnte auch durch moderne Behandlungsformen kaum gesenkt werden (Bronisch 2003).

8.4.2 Prädiktoren und Prognose

Verlaufsprädiktoren bzw. Prognosefaktoren für den Verlauf sind noch ungenügend in prospektiven Langzeitstudien untersucht (Boland u. Keller 2002). Die beste Prognose für den Einzelfall ergibt sich aus dem schon bekannten Erkrankungsverlauf der betreffenden Person. Zusammenfassend ließen sich bis heute folgende Variablen identifizieren, die das Risiko, **erstmals** eine Depression zu entwickeln, determinieren:

- jüngeres Lebensalter,
- weibliches Geschlecht,
- in Familie vorkommende affektive Störungen,
- einzelne depressive oder ängstliche Symptome.

Die Wahrscheinlichkeit, nach Remission **erneut** eine depressive Episode zu erleiden (Wiedererkrankung, Chronifizierung), wird bestimmt durch:

- Vorliegen früherer manischer, hypomanischer bzw. depressiver Episoden,
- Anzahl früherer Erkrankungsepisoden,
- weibliches Geschlecht,
- höheres Lebensalter,
- residuale depressive Symptomatik,
- komorbide körperliche bzw. psychischer Störungen,
- sog. *double depression* (Dysthymie plus depressive Episode),
- Behandlungscompliance.

Interessanterweise ist der Einfluss antidepressiver bzw. psychotherapeutischer Behandlung auf den längerfristigen Verlauf (über 3 Jahre hinaus) noch kaum untersucht. Dennoch gibt es inzwischen Hinweise, dass die längerfristige Einnahme von antidepressiver bzw. phasenprophylaktischer Medikation (Kupfer et al. 1992; Berghöfer et al. 1996) bzw. der (zusätzliche bzw. alleinige) Einsatz von Psychotherapie (Hollon et al. 2005; deJong-Meyer et al. 2005) das Rückfallrisiko reduziert.

8.5 Neurobiologische Erklärungsansätze der Depression

Eine Erklärung für depressive Störungen kann auf der physiologischen oder auf der psychologischen Beschreibungsebene gesucht werden. Diese beiden Beschreibungsebenen stehen nicht in einem reziproken oder konkurrierenden Verhältnis zueinander, wie z.B. durch die früher übliche Einteilung in psychogene (neurotische) vs. endogene Depressionen nahe gelegt wurde, sondern in einem komplementären, ähnlich den zwei Seiten einer Medaille. Immer muss auf beiden Seiten nach Vulnerabilitätsfaktoren, Auslösern, Gründen für den depressiven Zustand selbst und Therapieansätzen gesucht werden. Bei dem gegenwärtigen Wissensstand scheinen jedoch manche Depressionen eher psychologischen, andere mehr physiologischen Erklärungsansätzen zugänglich zu sein. Eine reaktive Depression nach Verlusterlebnissen beispielsweise ist auf der psychologischen Ebene besser erklärbar als auf der physiologischen. Zum jetzigen Zeitpunkt ist die Forschung noch sehr weit davon entfernt, die neurobiologischen Korrelate von affektiv-kognitiven Prozessen, wie sie z.B. bei einer Trauerreaktion auftreten, in ihrer Komplexität nachvollziehen zu können.

Eine Reihe von Besonderheiten depressiver Störungen geben jedoch Anlass zu der Hoffnung, dass möglicherweise doch gut umschreibbare zentralnervöse, pathogenetische Faktoren zu finden sind, die die Entstehung depressiver Störungen teilweise erklären und einen Rahmen für gezielte Therapiestrategien bilden. Hierfür spricht z.B.

- das prompte und oft beeindruckende Ansprechen auf Schlafentzug,
- die jahreszeitliche Bindung einiger Depressionen,
- der bei einigen Patienten abrupte, bis auf die Stunde bestimmbare Erkrankungsbeginn,
- das Auftreten von *rapid cycling* oder gar *ultra-rapid cycling* mit dem Umkippen von Depression in Manie im 24-Stunden-Rhythmus (Juckel et al. 2000),
- die Wirksamkeit von Antidepressiva oder
- das Auftreten von depressiven Syndromen nach körperlichen Erkrankungen oder Stimulation zentralnervöser Strukturen.

Trotz intensiver biologisch-psychiatrischer Forschung in den letzten 50 Jahren ist bisher jedoch kein wirklich überzeugendes biologisches Erklärungsmodell der Depression vorgelegt worden. Fortschrittshemmend wirkt die **pathogenetische Heterogenität** depressiver Störungen. Es ist davon auszugehen, dass sich nicht nur depressive Syndrome im Rahmen bipolarer affektiver Störungen, unipolarer affektiver Störungen oder Dysthymien hinsichtlich ihrer Pathogenese unterscheiden, sondern dass auch innerhalb dieser ICD-10-Diagnosen Untergruppen mit verschiedenen Pathomechanismen vorliegen. Von E. Kraepelin war beispielsweise noch versucht worden, die Depression mit spätem Erkrankungsbeginn (Involutionsmelancholie) als eine vom manisch-depressiven Irresein getrennte Krankheit aufzufassen, und auch in älteren Ausgaben der internationalen Klassifikationssysteme wurde eine Involutionsdepression als eigenständige Diagnose geführt. Insgesamt stehen jedoch die Gemeinsamkeiten zwischen Depressionen mit frühem und spätem Erkrankungsbeginn im Vordergrund. In neueren Ausgaben der internationalen Klassifikationssysteme (ICD-10 oder DSM III bzw. DSM IV) wird die Involutionsdepression deshalb nicht mehr als eigenständige Erkrankung geführt.

Das **Fehlen überzeugender Tiermodelle** für depressive Störungen erschwert weiter die Erforschung der biologischen Grundlagen dieser Erkrankungen (Holsboer u. Barden 1996). Der *Porsolt Forced Swimming Test*, die olfaktorische Bulbektomie oder der *Elevated Maze Test* sind Modelle, die zu depressionsähnlichen Verhaltensänderungen bei den Tieren führen und eine gewisse prädiktive Validität hinsichtlich der Wirksamkeit von Antidepressiva aufweisen und damit für die Entwicklung neuer Antidepressiva eingesetzt werden können. Die ätiologische Validität oder Konstruktvalidität dieser Modelle ist jedoch offensichtlich gering, sodass sie weniger für die Aufklärung der pathogenetischen Mechanismen depressiver Störungen geeignet sind.

Andere Modelle gehen davon aus, dass **Anhedonie** ein zentrales psychologisches, aber auch biologisch fassbares Phänomen der Depression ist. Als pathophysiologische Grundlage der Anhedonie wird ein verändertes Ansprechen auf positive Verstärker diskutiert, wobei die intrakranielle Selbststimulation (ICSS), z.B. im Bereich des medialen Vorderhirnbündels, als starker künstlicher Verstärker verwendet wird. Die ICSS-Schwelle kann dann genutzt werden, um Dysfunktionen im dienzephalen »Belohnungssystem« als Grundlage anhedoner Zustände zu erfassen.

Gelernte Hilflosigkeit durch Exposition von Tieren gegenüber einer für sie nicht prädizierbaren und kontrollierbaren Umwelt führt bei einem Teil der Tiere zu depressionsähnlichen Verhaltensänderungen wie passivem zurückgezogenem Verhalten und Lernstörungen.

Diese Verhaltensänderungen weisen jedoch deutliche Unterschiede zu Depressionen beim Menschen auf – z. B. kommt es nach 2–3 Tagen spontan zu einer Remission – sodass die Übertragbarkeit der hier gewonnenen Befunde auf die Situation beim Menschen begrenzt ist. Dies gilt umso mehr, als auch der Erklärungswert des Konzeptes der gelernten Hilflosigkeit hinsichtlich depressiver Erkrankungen beim Menschen umstritten ist (Überblick: Henkel et al. 2002).

8

Die Trennung von Jungtieren von ihrer Mutter führt bei einigen Tieren zu Passivität und Rückzugsverhalten. Derartige **soziale Trennungsmodelle** sind von Interesse, um zu untersuchen, über welche Mechanismen frühe Umweltfaktoren dauerhafte neurophysiologische Änderungen induzieren und so eine Vulnerabilität hinsichtlich einer späteren depressiven Störung setzen können.

Genetische Verhaltensmodelle der Depression werden durch die Beobachtung nahe gelegt, dass im Rahmen der Tiermodelle jeweils nur einige der Tiere eine depressionsähnliche Symptomatik entwickeln. Es konnten z.B. Rattenstämme mit einer verstärkten zentralen cholinergen Neurotransmission gezüchtet werden, die eine besondere Vulnerabilität hinsichtlich der Entwicklung depressionsähnlicher Symptome aufweisen. Zudem stehen seit einigen Jahren Techniken zur Verfügung, die die gezielte Veränderung des Genoms der Maus ermöglichen. So können zum Beispiel gezielt einzelne Gene ausgeschaltet werden, die für die Pathogenese der Depression bedeutsam sein könnten, und die resultierenden Effekte auf das Verhalten und die Physiologie untersucht werden (Holsboer u. Barden 1996).

Diskutiert werden gegenwärtig zahlreiche biologische Erklärungsansätze (▪ Abb. 8.4) depressiver Störungen, die zum Teil relativ unverbunden nebeneinander stehen, auf ausreichende empirische Belege warten oder nur Teilaspekte der Pathogenese depressiver Störungen betreffen. Ordnungsstiftend ist die Unterscheidung, ob die diskutierten biologischen Faktoren im Rahmen der Modelle

- die **Vulnerabilität** hinsichtlich einer depressiven Störung erklären (z.B. Genetik, Hirnentwicklungsstörung),
- **Auslöser** einer depressiven Episode sind (z.B. stresskorrelierte biologische Reaktionen) oder
- **zustandsabhängig ein Korrelat bzw. neurobiologische Grundlage** der aktuellen depressiven Symptomatik sind.

8.6 Neuromodulatoren

Neurochemische Dysfunktionen werden als Vulnerabilitätsfaktoren, als Auslöser und als physiologisches Korrelat depressiver Episoden diskutiert. Eine besondere Rolle kommt hier den großen **zentralnervösen neuromodulatorischen Systemen** zu. In Verbindung mit der Entwicklung der Antidepressiva wurde zuerst

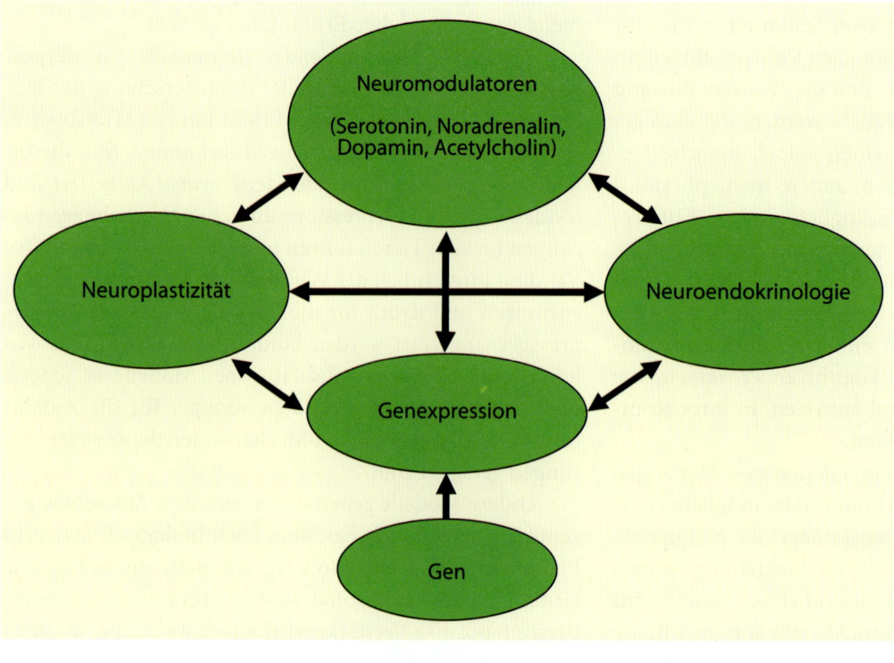

▪ **Abb. 8.4.** Die gegenwärtig am meisten diskutierten neurobiologischen Erklärungsansätze zur Pathogenese der Depression

- dem noradrenergen, dann auch
- dem serotonergen,
- dem dopaminergen und
- dem cholinergen System

eine wichtige Rolle bei der Pathogenese depressiver Störungen zugeschrieben.

Besonderes Gewicht gewannen diese Erklärungsansätze durch die Tatsache, dass alle gängigen **Antidepressiva** eines oder mehrere dieser neuromodulatorischen Systeme beeinflussen und sie eine Leitfunktion bei der gezielten Entwicklung von Antidepressiva einnahmen. Während in früheren Erklärungsansätzen der Blick jeweils stärker isolierend auf eines dieser Systeme fokussiert wurde, wird heute gefordert, der Tatsache Rechnung zu tragen, dass diese neuromodulatorischen Systeme in sich eine große Komplexität aufweisen, zudem untereinander in einer engen Wechselwirkung stehen und deshalb eine einfache Dysfunktion in einem dieser Systeme als Erklärung für eine Depression unwahrscheinlich ist. Als Beispiel für die große Komplexität bereits eines dieser neuromodulatorsichen Systeme sei genannt, dass das serotonerge System aus mehreren Untersystemen mit mehr als 15 zurzeit bekannten Rezeptortypen besteht. Auch erschweren die ubiquitären autoregulatorischen Mechanismen einfache Interpretationen von biologischen Befunden. Jedoch sind Erklärungsmodelle, die einerseits dieser Komplexität Rechnung tragen und andererseits noch überschaubar und heuristisch wertvoll bleiben, nicht in Sicht.

Ein großes Problem bei der Überprüfung der aufgestellten Modelle ist das Fehlen valider **Indikatoren** für den Funktionszustand der neurochemischen Systeme beim Menschen. Die Forschung muss sich auf indirekte Hinweise stützen. In den letzten Jahrzehnten wurden häufig periphere biochemische Parameter wie die Konzentration der Neuromodulatoren oder ihrer Abbauprodukte im Blut, Urin oder Liquor als mögliche Indikatoren verwendet, deren Validität hinsichtlich verhaltensrelevanter zentralnervöser Effekte dieser Neuromodulatoren jedoch sehr fraglich ist (Murphy 1990). Auch endokrine Stimulationstests, in denen die endokrine Antwort auf serotonerge oder dopaminerge Substanzen untersucht wird, weisen eine fragliche Validität sowie eine Reihe von Interpretationsproblemen auf.

Diese Faktoren mögen mit verständlich machen, dass sich die neurochemischen Erklärungsmodelle – trotz 50-jähriger intensivster Forschung – nicht überzeugend durchgesetzt haben, aber bisher auch nicht verworfen wurden.

8.6.1 Serotonerges System

Das zentrale Serotoninsystem gehört zu den phylogenetisch und ontogenetisch ältesten neuromodulatorischen Systemen. Die Zellkörper liegen in den Raphekernen im Hirnstamm. Es handelt sich hier um eine vergleichsweise sehr kleine Zahl von Neuronen (ca. 250.000 im Nucleus raphe dorsalis), die jedoch einen extrem hohen Verzweigungsgrad aufweisen und so gut wie das gesamte Zentralnervensystem (ZNS) innervieren. Die Aktivität dieser Neurone weist zwar eine Beziehung zum Schlaf-Wach-Zyklus auf, ist im aktiven Wachzustand jedoch durch eine große Stabilität und Regelmäßigkeit der Entladungsrate gekennzeichnet. Bei Depolarisation des serotonergen Neurons wird das Serotonin (5-HT) nur z.T. in einen synaptischen Spalt und zum großen Teil ohne synaptischen Kontakt in den Extrazellulärraum freigesetzt. Aufgrund dieser und anderer Eigenschaften ist das serotonerge System gut geeignet, eine tonisch modulierende Funktion auf so gut wie alle Bereiche des Zentralnervensystems auszuüben. Zu bedenken ist,

- dass das serotonerge System in sich heterogen ist,
- dass die serotonerge Neurotransmission über eine Vielzahl von Rezeptoren erfolgt, und
- dass enge Wechselwirkungen zwischen dem serotonergen System und anderen neuromodulatorischen Systemen wie dem dopaminergen oder dem noradrenergen bekannt sind.

Von den bisher mehr als 15 bekannten **5-HT-Rezeptoren** sind am besten untersucht

- die 5-HT1A-Rezeptoren, die sowohl präsynaptisch als somatodentritische Autorezeptoren als auch postsynaptisch lokalisiert sind,
- die 5-HT1D-Rezeptoren (präsynaptisch als terminale Autorezeptoren, auch postsynaptisch) und
- die postsynaptischen 5-HT2-Rezeptoren, die in 5-HT2A- und 5-HT2C-Rezeptoren (früher 5-HT1C) unterteilt werden (Jacobs u. Azmitta 1992).

Das nach wie vor starkste Argument für die pathogenetische Rolle einer serotonergen Dysfunktion bei Depressionen ist die antidepressive Wirksamkeit von **Serotoninwiederaufnahmehemmern.** Hierzu zählen Clomipramin und eine Reihe weiterer trizyklischer Antidepressiva (TZA) sowie die selektiven Serotoninwiederaufnahmehemmer (SSRI), die mit einer größeren Selektivität als die TZA auf das serotonerge System wirken. Diese Substanzen hemmen einen spezifischen und hochaffinen Membrantransporter, durch den der Großteil des in den synaptischen Spalt und den Extrazellulärraum freigesetzten Serotonins wieder in das präsynaptische Neuron aufgenommen und damit aus dem Wirkbereich entfernt wird. Es ist zu erwarten, dass es durch Hemmung dieser Serotoninwiederaufnahme zu einer Zunahme der Serotoninkonzentration im synaptischen Spalt und damit zu einer verstärkten serotonergen Neurotransmission kommt. Gegenregulatorische Effekte über die 5-HT1A- und 5-HT1D-Autorezeptoren wirken dem jedoch zunächst entgegen und können über eine Abnahme der Entladungsrate serotonerger Neurone sogar zu einer initialen Abnahme der serotonergen Neurotransmission nach Gabe von Serotoninwiederaufnahmehemmern führen (Blier u. de Montigny 1994). Erst nach längerfristiger Gabe von Serotoninwiederaufnahmehemmern kommt es dann zu einer deutlicheren Zunahme der extrazellulären Serotoninkonzentration, möglicherweise weil die somatodendritischen (5-HT1A-Rezeptoren) oder die terminalen Autorezeptoren (beim Menschen 5-HT1D-Rezeptoren) unempfindlich werden und ihre gegenregulatorische hemmende Wirkung auf die Entladungsrate verlieren. Derartige adaptive Prozesse könnten die Wirklatenz der Antidepressiva teilweise erklären.

Die gut belegte antidepressive Wirksamkeit auch selektiver **Serotoninagonisten** legt die Vermutung nahe, dass bei depressiven Patienten eine serotonerge Funktionsstörung vorliegt. Überzeugende Belege hierfür fehlen jedoch bisher. Zu bedenken ist, dass auch selektiv serotonerge Substanzen indirekt zahlreiche andere Neurotransmittersysteme und Hirnfunktionen beeinflussen, die ihrerseits die antidepressive Wirksamkeit erklären könnten. Es gibt jedoch einige indirekte Hinweise, dass zumindest bei einem Teil der depressiven Patienten eine **serotonerge Hypofunktion** pathogenetisch bedeutsam ist:

- Der **Tryptophandepletionstest** erlaubt, über diätetische Maßnahmen die Aufnahme von Tryptophan in das ZNS und damit das zentralnervöse Angebot an Serotonin zu reduzieren (Review bei Reilly et al 1997). In z.T. doppelblinden, plazebokontrollierten Studien an remittierten depressiven Patienten konnte nach einer Tryptophanmangeldiät bei einem Teil der Patienten eine ausgeprägte, vorübergehende depressive Verstimmung festgestellt werden. Dies galt vornehmlich für Patienten, die mit einem SSRI behandelt wurden, und weniger für die mit einem noradrenergen Antidepressivum behandelten (z.B. Smith et al. 1997). Ein aktive serotonerge Neurotransmission scheint demnach für die Wirksamkeit einer SSRI-Behandlung bedeutsam zu sein. Bei nicht medizinisch behandelten depressiven Patienten sind die Ergebnisse weniger konsistent, und bei Gesunden ist durch diese Serotoninverknappung meist keine Depression auszulösen. Als Hinweis auf genetische Vulnerabilitätsfaktoren ist von Interesse, dass vermehrt depressiogene Effekte des Tryptophandepletionstests bei Personen mit familiärer Belastung hinsichtlich Depressionen gefunden wurden (Benkelfat et al. 1994; Ellenbogen et al. 1996).
- Eine niedrige Konzentration im Liquor von 5-Hydroxyindolessigsäure (**5-HIAA**), dem Hauptmetaboliten des Serotonins, wurde in einigen Studien und zumindest bei Untergruppen depressiver Patienten gefunden. Eine niedrige 5-HIAA-Konzentration wurde auch mit (auto)aggressivem Verhalten sowie mit Suiziden und Suizidversuchen in Verbindung gebracht, wobei die diesbezügliche Literatur jedoch keinesfalls konsistent ist (Demling 1996; Bronisch et al. 2001).
- In präklinischen und klinischen Studien konnte gezeigt werden, dass der primäre akustische Kortex eine sehr hohe serotonerge Aktivität aufweist und dass dessen Reizantwort auf Stimuli unterschiedlicher Lautstärke, gemessen mit der Lautstärkeabhängigkeit **akustisch evozierter Potenziale** (LDAEP), als Indikator der zentralen serotonergen Aktivität geeignet ist (Hegerl u. Juckel 1993; Juckel et al. 1997, 1999; Pogarell et al. 2004). Eine starke LDAEP charakterisiert Patienten mit einer eher niedrigen zentralen serotonergen Aktivität und guter Response auf serotonerge Antidepressiva (Hegerl et al. 2001; Gallinat et al. 2000; Juckel et al. 2004; Linka et al. 2004).
- Relativ konsistent (> 10 Studien) wurde ein reduziertes B_{max} (maximale Bindungskapazität) für 5-HT2A-Rezeptoren gefunden (Überblick: Garlow et al. 1999). Für eine mögliche Bedeutung dieses Rezeptors spricht weiter, dass Antidepressiva wie Trazodon, Mianserin und Nefazodon 5-HT2A-Rezeptorantagonisten sind und dass andere Antidepressiva (nicht jedoch Elektrokrampftherapie) tierexperimentell zu einer Down-Regulation führen.

8.6.2 Noradrenerges System

Die noradrenerge Innervation des ZNS erfolgt durch monosynaptische Projektionen noradrenerger Neurone aus dem Locus coeruleus. Auch hier handelt es sich um vergleichsweise wenige Neurone mit einem hohen Verzweigungsgrad. Die noradrenergen Neurone im Locus coeruleus zeigen im Gegensatz zu den serotonergen Neuronen eine rasche, phasische Zunahme ihrer Entladungsrate in Abhängigkeit von sensorischen Ereignissen, was eine Funktion im Rahmen von »Arousal-Reaktionen« nahe legt.

Ursprünglich war die Hypothese formuliert worden, Depression gehe mit einem Mangel und Manie mit einer verstärkten noradrenergen Neurotransmission einher. Diese Hypothese wurde in Folge der Beobachtung generiert, dass eine Entleerung noradrenerger Speicher durch das in der Hochdruckbehandlung eingesetzte Reserpin häufig mit der Entwicklung depressiver Syndrome verbunden war. Weitere Unterstützung erhielt diese Hypothese durch die in vitro nachgewiesene Hemmung des Rückaufnahmemechanismus für Noradrenalin durch die klassischen Antidepressiva. Hierdurch ist eine erhöhte noradrenerge Neurotransmission durch vermehrtes Angebot an Noradrenalin im synaptischen Spalt zu erwarten. Während die TZA noch zahlreiche andere neurochemische Systeme beeinflussen und die meisten beispielsweise auch die Rückaufnahme von Serotonin hemmen, konnte neuerdings auch die antidepressive Wirksamkeit eines spezifischen Noradrenalinwiederaufnahmehemmers (Reboxetin) belegt und damit die Bedeutung des noradrenergen Systems für die Therapie und vermutlich auch die Pathogenese der Depression gestützt werden.

Die Situation ist jedoch ähnlich wie in Bezug auf die Serotonin-Hypothese der Depression: Über die nähere Beschreibung der noradrenergen Dysfunktion bei depressiven Patienten besteht trotz intensiver 30-jähriger Forschung weiterhin Unklarheit (Überblick: Garlow et al. 1999), obwohl einige indirekte Hinweise zu nennen sind:

- Quantitative neuropathologische Untersuchungen ergaben Hinweise auf Neuronenverlust im Bereich des Nucleus coeruleus bei den Patienten mit Demenz vom Alzheimer-Typ, die zusätzlich depressive Symptomatik aufwiesen (Förstl et al. 1992).
- Bei euthymen Patienten mit bekannter majorer Depression wurde eine Katecholamindepletion durch Gabe von α-Methylparatyrosin (Hemmer der Tyrosinhydroxylase) durchgeführt und ein transientes Auftreten von depressiver Symptomatik beobachtet (Berman et al. 1999). Der *Hamilton Depressions Score* stieg im Mittel um 21 Punkte, dagegen nur um 6 Punkte nach Gabe einer Kontrollsubstanz. In einer anderen Studie wurde ein Wiederauftreten der depressiven Symptomatik nur bei mit noradrenergen, nicht dagegen mit serotonergen Antidepressiva vorbehandelten Patienten beobachtet (Miller et al. 1996). Bei Personen ohne depressive Episoden in der Vorgeschichte und ohne familiäre Belastung wurden in anderen Arbeiten jedoch keine Stimmungseinbrüche nach α-Methylparatyrosin beobachtet. Die katecholaminerge Funktionsstörung scheint demnach nur bei vulnerablen Personen von pathophysiologischer depressiogener Bedeutung zu sein und, für sich genommen, keine suffiziente biologische Erklärung für depressive Symptomatik darzustellen. Dies wird durch eine neuere Studie an nicht medizinisch behandelten depressiven Patienten bestätigt, in der es durch eine simultane Beeinträchtigung der serotonergen und katecholaminergen Funktion (Tryptophandepletion und α-Methylparatyrosin) zu keiner Verschlechterung der depressiven Symptomatik kam (Berman et al. 2002).
- Im Plasma wurden von einigen, jedoch nicht allen Arbeitsgruppen bei unipolaren Depressionen insbesondere vom somatischen Typ erhöhte Noradrenalinkonzentrationen gefunden. Diese ist jedoch vermutlich Folge einer vermehrten peripheren Sympathikusaktivierung. Die Befunde zur Plasmakonzentration von 3-Methoxy-4-Hydroxyphenylglycol (MHPG), dem Hauptmetaboliten des Noradrenalins, sind widersprüchlich und hinsichtlich ihrer Aussagekraft bezüglich der zentralnervösen noradrenergen Aktivität unklar. Ähnliches gilt für Liquoruntersuchungen. Die Konzentration von Noradrenalin im Liquor kovariiert eng mit derjenigen im Plasma und hängt vermutlich teilweise von der Aktivität des sympathischen Nervensystems ab. Dies gilt verstärkt für MHPG, das die Blut-Hirn-Schranke gut durchquert. Vielfach untersucht wurde auch die MHPG-Konzentration im Urin. Es wird geschätzt, dass ca. 20–30% des MHPG im Urin aus dem ZNS stammen. Auch zu MHPG im Urin ist die Literatur inkonsistent. Ferner haben Untersuchungen von noradrenergen Rezeptoren an Blutzellen oder pharmakologische Stimulationstests keine konsistenten Befunde erbracht.

8.6.3 Dopaminerges System

Die dopaminergen Neurone werden eingeteilt in das nigrostriatale, das tuberoinfundibuläre und das mesokortikolimbische System.

Für eine pathogenetische Rolle sprechen Befunde, die das dopaminerge System mit einem **Belohnungssystem** (Reward-System) in Verbindung bringen und einen Zusammenhang zwischen dopaminerger Dysfunktion und Anhedonie herstellen. Als Belohnungssystem wird die vom ventralen Tegmentum zum ventralen Striatum (Nucleus accumbens) ziehende Bahn bezeichnet. Tierexperimentelle Befunde sprechen für eine Bedeutung dieses Systems für Motivation und Verhaltensverstärkung, da Verhalten, das zu einer Aktivierung dieses Systems führt (z.B. intrakranielle Selbsstimulation), verstärkt wird (Heinz et al. 1994). Zudem gibt es weitere Hinweise auf eine dopaminerge Dysfunktion bei depressiven Störungen aus neuroendokrinologischen Untersuchungen (Pitchot et al. 1992; Pitchot 2001) oder aus der Darstellung von Dopaminrezeptoren mit IBZM-SPECT (Jodbenzamid-Einzelphotonentomographie; Überblick: Ebert u. Lammers 1997). Unterschiede zwischen Patienten mit psychomotorischer Hemmung vs. Agitiertheit legen jedoch die Vermutung nahe, dass diese Befunde mit den motorischen und weniger mit den affektiven Aspekten depressiver Erkrankungen in Verbindung stehen.

Das Auftreten von Anhedonie und Depression unter einer Behandlung mit Neuroleptika spricht ebenfalls für eine mögliche Beteiligung des dopaminergen Systems an der Pathogenese der Depression. Neuere Befunde weisen jedoch darauf hin, dass diese dopaminerge Aktivität nicht unmittelbar als Korrelat für Lustempfinden anzusehen ist. Eine Aktivierung dieser Bahnen tritt nach Reizen auf, die potenziell Angenehmes erwarten lassen, nicht unbedingt aber nach dem angenehmen Ereignis selbst. Dies führte zu der Vorstellung, dass die dopaminerge Dysfunktion zu einer Störung der Motivation, nicht jedoch des Lustempfindens führen könnte (Überblick: Berridge u. Robinson 2003)

Anders als für serotonerge und noradrenere Substanzen ist für dopaminerge Substanzen die stimmungsaufhellende Wirksamkeit weniger belegt, obwohl günstige Effekte auf die psychomotorische Hemmung im Rahmen depressiver Störungen beschrieben sind.

Psychostimulanzien wie Amphetamin oder Methylphenidat erhöhen sowohl die dopaminerge als auch die noradrenerge Neurotransmission. Für die euphorisierende Wirkung scheint jedoch die dopaminerge Neurotransmission verantwortlich zu sein, da diese durch Dopaminrezeptorblockade, nicht aber durch Noradrenalinrezeptorblockade zu antagoniseren sind. Der Stellenwert von Psychostimulanzien im Rahmen einer Monotherapie oder einer Augmentationsstrategie bei der Behandlung depressiver Störungen wird kontrovers diskutiert. In einer plazebokontrollierten Studie wurde die antidepressive Wirksamkeit von Methylphenidat bei der Altersdepression belegt, während die Ergebnisse anderer Studien widersprüchlich waren (Wallace et al. 1995).

Über mögliche antidepressive Effekte der **Antiparkinson-Medikamente** bei Parkinson-Patienten besteht keine Klarheit. Bei derartigen Untersuchungen müssten sekundäre Effekte über die Besserung der motorischen Beeinträchtigung von direkten stimmungsbeeinflussenden Aspekten getrennt werden. Für L-DOPA liegen widersprüchliche Ergebnisse vor. Da viele medizinisch behandelte Patienten mit Parkinson-Syndrom unter einer manifesten Depression oder einer subsyndromalen depressiven Verstimmung und Anhedonie leiden, ist bedeutsam, dass die tägliche klinische Erfahrung nicht für eine generelle und deutliche stimmungsaufhellende Wirkung der Antiparkinson-Mittel spricht.

Insgesamt sprechen die aufgeführten Argumente doch dafür, dass eine Dysfunktion des dopaminergen mesokortikolimbischen Systems eine mögliche pathogenetische Rolle bei depressiven Störungen spielt und Teilaspekte wie die Anhedonie und pschomotorische Hemmung erklären könnte.

8.6.4 Cholinerges System

Cholinerge Neurone sind weniger umschrieben lokalisiert als die serotonergen und noradrenergen Neurone. Die wichtigesten cholinergen Kerngruppen liegen im basalen Vorderhirn. Zu ihnen zählt der Nucleus basalis Meynert, der Hauptausgangspunkt der kortikalen cholinergen Innervation ist. Das cholinerge System beeinflusst vor allem über Rezeptoren vom Muskarintyp die zentralnervöse Aktivität.

Argumente für eine mögliche Rolle des zentralen cholinergen Systems bei der Pathogenese depressiver Störungen basieren u.a. auf der Beobachtung,

- dass durch Cholinagonisten depressive Symptome provoziert werden konnten,
- dass schizophrene Negativsymptomatik, die ähnliche Symptome wie depressive Störungen aufweist, mit einer cholinergen Überaktivität in Verbindung gebracht wurde,
- dass Rattenstämme mit einer Überaktivität des cholinergen Systems auf der physiologischen Ebene (REM-Schlaf-Veränderungen, Überaktivität der Hypophysen-Hypothalamus-Nebennierenrinden-Achse) und der Verhaltensebene (reduziertes Gewicht, Hypoaktivität, Lernschwierigkeiten) Ähnlichkeiten mit depressiven Patienten aufweisen.

Insgesamt ist hier die Datenlage jedoch weniger überzeugend als bei den anderen neuromodulatorischen Systemen (s. Janowsky u. Overstreet 1995).

8.6.5 Neuere Ansätze

In den letzten Jahren hat sich das Forschungsinteresse ausgehend von den oben genannten neuromodulatorischen Systemen verstärkt auf andere Neurotransmittersysteme und verschiedenste Aspekte der intrazellulären Signaltransduktionskaskaden, wie sie durch die Rezeptorenaktivierungen ausgelöst werden, ausgedehnt. Diskutiert wird z.B. die mögliche pathogenetische Rolle von **Substanz P** (Kramer et al. 1998; Nutt 1998). Hierbei handelt es sich um ein im ZNS weit verbreitetes Neurokinin, dessen Rezeptoren (NK1-Rezeptoren) insbesondere auch in Hirnstrukturen mit Bedeutung für affektives Verhalten und Stressreaktionen sowie hoher serotonerger bzw. noradrenerger Innervation exprimiert werden. Dies legt enge Wechselwirkungen zwischen diesen monaminergen Systemen und Substanz P ebenso nahe wie die Beobachtung, dass einige Serotonin bzw. Noradrenalin enthaltende Zellen ebenfalls Substanz P exprimieren. Zudem wurde tierexperimentell gefunden, dass nach wiederholter Gabe von Antidepressiva die Biosynthese von Substanz P in einigen Hirnstrukturen herunterreguliert wird. Alle diese Befunde führten zu der Hypothese, dass Substanz P eine Rolle in der Pathogenese der Depression spielen könnte und dass Substanz-P-Rezeptorantagonisten (NK1-Rezeptorantagonisten) als Antidepressiva geeignet sein könnten. Gestützt wurde diese Hypothese durch tierexperimentelle Hinweise, dass durch Substanz-P-Rezeptorantagonisten die Verhaltensantwort auf sozialen Stress in ähnlicher Weise unterdrückt wird, wie durch gängige Antidepressiva.

In einer randomisierten, doppelblinden und plazebokontrollierten Studie mit Patienten mit majorer Depression und nur mäßiger Angstsymptomatik ließ sich die antidepressive Wirksamkeit eines Substanz-P-Rezeptorantagonisten belegen (Kramer et al. 1998), ein Ergebnis, das jedoch in einer späteren Studie nicht repliziert werden konnte (Kramer 2002). Präklinische Studien weisen darauf hin, dass Substanz-P-Rezeptorantagonisten ihre Wirkung über andere Mechanismen als Monoaminooxidase(MAO)-Hemmer oder andere klassische Antidepressiva entfalten und damit einen völlig neuen Therapieansatz darstellen würde. Allerdings wurde kürzlich einem Substanz-P-Antagonisten die Zulassung durch die FDA (*Food and Drug Administration*) in den USA versagt.

8.7 Neuroendokrinologische Dysfunktionen

8.7.1 Das hypothalamisch-hypophysär-adrenale (HHA-)System bei Depressionen

Stress im Sinne von psychosozialen Belastungen geht oft als Auslöser depressiven Episoden voraus (Kendler et al. 1995), und die depressive Episode ist ohne Zweifel selbst ein äußerst stresshafter Zustand. Das HHA-System stellt das wichtigste stressadaptive System dar, welches Anforderungen, die von innen oder von außen auf den Organismus einwirken, begegnet. Es unterliegt einem komplexen Regulationsgefüge, das gleichermaßen von zentralnervösen wie peripheren Faktoren beeinflusst wird. Das im Nucleus paraventricularis des Hypothalamus gebildete Kortikotropin-Releasing-Hormon (**CRH**) gelangt über das portale Gefäßsystem zur Hypophyse und stimuliert in deren Vorderlappen zusammen mit Vasopressin die Sekretion von Adrenokortikotropin (**ACTH**), welches seinerseits die Ausschüttung von Kortikosteroiden (beim Menschen **Kortisol**) aus der Nebennierenrinde bewirkt. Kortikosteroide ihrerseits hemmen im Sinne eines negativen Rückkopplungsprozesses die Produktion und Freisetzung von ACTH und CRH durch Interaktion mit hypophysären, hypothalamischen und vermutlich auch hippokampalen Glukokortikoid- und Mineralokortikoidrezeptoren.

Weiterhin üben eine Vielzahl von Neurotransmittern und Immunopeptiden hemmende (z.B. GABA) und stimulierende (z.B. Interleukine und Interferon) Einflüsse auf den verschiedenen Ebenen des HHA-Systems aus (Holsboer u. Barden 1996). Somit darf die Regulation des HHA-Systems keinesfalls isoliert betrachtet werden; vielmehr ist die Rolle des HHA-Systems als Mediator zwischen Neurotransmitter- und Immunsystem hervorzuheben.

Überaktivität und veränderte Reaktionsbereitschaft der HHA-Achse sind bei Patienten mit depressiven Störungen vielfach beschreiben worden. Einige dieser Auffälligkeiten werden im Folgenden dargestellt.

Erhöhte Aktivität des HHA-Systems bei Depression

Etwa 60% der depressiven Patienten mit einer *major depressive episode* nach DSM III-R weisen Veränderungen der CRH-, ACTH-, oder Kortisolsekretion auf. Eine Reihe von Untersuchungen beschrieb erhöhte Kortisolspiegel bei depressiven Patienten (Holsboer u. Barden 1996), wobei detaillierte Analysen des 24-Stunden-Profils eine erhöhte Frequenz der ACTH-Peaks sowie eine erhöhte Amplitude der Kortisol-Peaks erbrachten, die sich nach klinischer Remission der Depression zurückbildeten (Linkowski et al. 1987).

Während die Erhöhung der Kortisolspiegel während depressiver Phasen relativ eindeutig ist, sind die Veränderungen der ACTH-Sekretion weniger eindrucksvoll. Ein verstärktes Ansprechen der Kortisolsekretion der Nebennierenrinde bei depressiven Patienten erbrachte Hinweise auf eine leichte funktionelle Hyperplasie der Nebennierenrinde (Holsboer u. Barden 1996), die sich im Verlauf einer depressiven Erkrankung allmählich entwickelt. Ferner wurde eine Vergrößerung der Nebennieren bei depressiven Patienten computertomographisch nachgewiesen, was ebenfalls für eine derartige funktionelle Hyperplasie spricht (Holsboer u. Barden 1996).

Patienten mit Cushing-Syndrom weisen ebenfalls eine Überaktivität des HHA-Systems sowie eine Reihe von psychopathologischen Symptomen auf, die denen depressiver Patienten durchaus ähnlich sind (Starkmann u. Schteingart 1981). Anders als beim Cushing-Syndrom, welches meist durch einen Tumor im Bereich der Hypophyse oder der Nebenniere bedingt ist, wird als Ursache der erhöhten Sekretion von ACTH und Kortisol bei depressiven Patienten eine vermehrte Sekretion von hypothalamischem CRH vermutet. Hierfür spricht auch eine Hypersekretion von CRH im Liquor cerebrospinalis depressiver Patienten (Nemeroff et al. 1984).

Dexamethason-Suppressionstest

Während bei gesunden Probanden die Gabe von 1–2 mg Dexamethason um 23 Uhr zu einer kompletten Suppression der Kortisolspiegel am darauffolgenden Tag führt, findet man bei depressiven Patienten in etwa 50% der Fälle eine unzureichende Suppression des Kortisols (Rupprecht u. Lesch 1989). Anfänglich wurde dieser sog. Dexamethason-Suppressionstest (DST) als hoch spezifisch für bestimmte Depressionsformen angesehen. Mittlerweile jedoch lässt sich eine differenzialdiagnostische Spezifität dieses Tests aufgrund einer Reihe von intervenierenden Variablen nicht mehr aufrechterhalten (Rupprecht u. Lesch 1989). Am ehesten scheint der DST als sog. State-Marker geeignet zu sein. So konnten einige Untersuchungen zeigen, dass sich der DST im Verlauf einer klinischen Befindlichkeitsverbesserung normalisiert, während ein weiterbestehendes pathologisches Testergebnis häufig einem klinischen Rückfall vorausging (Holsboer u. Barden 1996).

Eine wesentliche Rolle für das DST-Ergebnis spielt auch der Metabolismus der Testsubstanz. Erniedrigte Dexamethasonplasmaspiegel bei Patienten mit abnormalem DST-Ergebnis wurden mehrfach beschrieben (Holsboer u. Barden 1996; Rupprecht u. Lesch 1989). Diese weisen auf eine beschleunigte Elimination oral gegebenen Dexamethasons bei diesen Patienten hin. Bei intravenöser Gabe fanden sich jedoch keine Unterschiede in der Pharmakokinetik von Dexamethason zwischen Patienten mit normalem und abnormem DST-Ergebnis. Daher sind metabolische Veränderungen alleine nicht geeignet, die Ursache der unzureichenden Kortisolsuppression durch Dexamethason bei einigen der depressiven Patienten zu erklären.

CRH-Stimulationstests

CRH-Stimulationstests haben eine besondere Bedeutung für das Verständnis der Physiologie und Pathophysiologie des HHA-Systems bei Depressionen. Untersuchungen mit humanem (Holsboer u. Barden 1996) oder bovinem CRH (Gold et al. 1986) erbrachten eine deutlich verminderte ACTH-Antwort bei unbeeinträchtigter Kortisolstimulation bei depressiven Patienten. Nach Blockade des endogenen Kortisols durch den 11β-Hydroxylasehemmer Metyrapon war jedoch die ACTH-Sekretion nach CRH-Stimulation bei depressiven Patienten normal (von Bardeleben et al. 1988). Diese Befunde zeigen, dass eine erhöhte adrenale Kortisolsekretion bei depressiven Patienten zumindest teilweise die abgeschwächte ACTH-Antwort auf CRH-Stimulation bedingt. Andere Mechanismen, z.B. eine differenzielle Metabolisierung und Speicherung der Produkte des hypophysären ACTH-Vorläuferpeptids Proopiomelanokortin (POMC) sind in diesem Zusammenhang ebenfalls von Bedeutung (Rupprecht et al. 1989).

8

Dexamethason-CRH-Test

Im Rahmen von Untersuchungen mit kombinierter Gabe von Dexamethason (DEX) und CRH (DEX-CRH-Test) blockiert die Vorbehandlung mit 1,5 mg Dexamethason den CRH-induzierten ACTH-Anstieg bei gesunden Probanden vollständig, während es bei ca. 60–80% der depressiven Patienten paradoxerweise zu einer Verstärkung der ACTH-Ausschüttung kommt (Holsboer u. Barden 1996). Im Zuge einer klinischen Remission normalisiert sich diese überschießende Sekretion jedoch wieder (Holsboer u. Barden 1996). Allerdings scheint dies nicht nur ein State-Marker zu sein, da sich bei einem Teil gesunder Angehöriger 1. Grades von depressiven Patienten auffällige Ergebnisse im DEX-CRH-Test fanden (Krieg et al. 1990). Dies weist auf eine genetisch bedingte erhöhte Vulnerabilität im Zusammenhang mit einer abnormen neuroendokrinen Regulation bei solchen sog. »Hochrisikoprobanden« hin. Eine persistierende Kortisolhypersekretion im DEX-CRH-Test trotz klinischer Remission ist ein Indikator für ein erhöhtes **Rückfallrisiko** während der nächsten Monate (Zobel et al. 1999). Pathophysiologisch spielen jedoch subtile Veränderungen im Bereich hippokampaler und/oder hypophysärer Steroidrezeptoren sowie des CRH-Vasopressin-Synergismus für die Dysregulation des HHA-Systems im Verlauf des DEX-CRH-Tests eine wichtige Rolle.

Ist die Blockade der zentralen CRH-Wirkung antidepressiv wirksam?

Eine besondere pathogenetische Bedeutung hinsichtlich der depressiven Symptomatik könnte dem CRH zukommen. CRH entfaltet seine Wirkungen nicht nur innerhalb der HHA-Achse, sondern beeinflusst über CRH_1-Rezeptoren auch limbische und andere Hirnstrukturen und kann depressionsähnliches Verhalten (Schlafstörungen, Abnahme von Futteraufnahme und sexueller Aktivität) hervorrufen (Dunn u. Berridge 1990). Die Applikation von CRH in Gehirne von Tieren führte zu Appetit- und Libidoabnahme, Rückzugstendenzen und ängstlichem Verhalten. Erhöhte CRH-Spiegel, wie sie im Liquor depressiver Patienten gefunden wurden, könnten möglicherweise das Auftreten depressiver Symptome erklären. Passend hierzu wurde unter einer Behandlung mit Antidepressiva oder unter einer Elektrokrampfbehandlung eine Normalisierung der CRH-Spiegel beobachtet.

Diese Überlegungen haben zu der Entwicklung von **CRH-Rezeptorblockern** geführt. Ob sich die Hoffnung, hier einen neuen antidepressiven Therapieansatz jenseits der monaminergen Systeme gewonnen zu haben, bestätigt, bleibt abzuwarten. Plazebokontrollierte Studien zum Wirksamkeitsnachweis sind bisher nicht publiziert, und eine derartige Studie musste wegen Verträglichkeitsproblemen abgebrochen werden.

Steroidresistenz

Studien zur Veränderung der Reagibilität verschiedener endokriner Systeme auf Glukokortikoide (Rupprecht et al. 1989) deuten im Zusammenhang mit der klinischen Beobachtung, dass depressive Patienten trotz des teilweise nicht unerheblichen Hyperkortisolismus keine somatischen Cushing-Symptome aufweisen, auf eine leichte Steroidresistenz in vivo hin, die vermutlich über eine Dysfunktion von Steroidrezeptoren vermittelt wird .

Weitere Hinweise für eine Steroidresistenz und eine mögliche Dysfunktion des Glukokortikoidrezeptors auch auf zellulärer Ebene ergaben sich aufgrund von In-vitro-Untersuchungen an Lymphozyten. Der Zusatz von Glukokortikoiden in vitro ist in der Lage, die mitogeninduzierte Lymphozytenproliferation dosisabhängig zu hemmen. Eine verminderte Hemmbarkeit derselben nach In-vitro-Zusatz von Dexamethason bei Personen mit pathologischem DST-Ausfall sowie eine verminderte Reagibilität der Lymphozytenproliferation auf In-vivo-Manipulation des HHA-Systems (Rupprecht et al. 1991a) wurde bei depressiven Patienten beobachtet. Die bislang vorliegenden Studien zur Pharmakologie des Glukokortikoidrezeptors bei depressiven Patienten erbrachten eine verminderte Dichte an Glukokortikoidbindungsstellen in Lymphozyten und eine verminderte Plastizität, d.h. eine beeinträchtigte Regulations- und Adaptionsfähigkeit des Glukokortikoidrezeptors (Rupprecht et al. 1991b). Dies zeigt sich darin, dass im Gegensatz zu gesunden Probanden bei depressiven Patienten keine Hochregulation der Glukokortikoidbindungsstellen in Lymphozyten nach Metyrapongabe erfolgt.

Sind die neuroaktiven Steroide ein Ansatzpunkt für Psychopharmakotherapie?

Das klassische Modell der Steroidhormonwirkung geht davon aus, dass Steroide durch passive Diffusion in das Zellinnere gelangen und dort an spezifische intrazelluläre Rezeptorproteine binden. Die Hormonbindung bewirkt eine Konformationsänderung der Rezeptoren durch Abdissoziation von umgebenden Proteinen, sog. Heatshock-Proteinen. Die Hormonrezeptorkomplexe translozieren in den Zellkern und binden dort als Dimere an sog. Response-Elemente, welche spezifische Erkennungssequenzen auf den Promotoren steroidregulierter Gene darstellen (Evans 1988). Steroidrezeptoren beeinflussen somit entscheidend die **Genexpression**, indem sie als Transkriptionsfaktoren wirken (Evans 1988) .

In den letzten Jahren fanden sich jedoch vermehrt Hinweise, dass bestimmte Steroide auch die neuronale Erregbarkeit über membranäre Prozesse durch Interaktion mit entsprechenden Neurotransmitterrezeptoren modulieren können (Rupprecht u. Holsboer 1999). Für Steroide mit diesen speziellen Eigenschaften wurde die Bezeichnung »**neuroaktive Steroide**« eingeführt. Während die Wirkungen von Steroiden auf genomischer Ebene Zeiträume von Minuten bis Stunden beanspruchen, die letztendlich von der Geschwindigkeit der Proteinbiosynthese bestimmt werden, spielt sich die modulatorische Wirkung neuroaktiver Steroide im Bereich von Millisekunden bis Sekunden ab. Somit stellen genomische und nongenomische Wirkungen im ZNS die molekulare Basis für ein breites Wirkungsspektrum dieser Steroide für neuronale Funktionen und Plastizität dar.

Verschiedene neuroaktive Steroide können vom Gehirn selbst ohne Zuhilfenahme peripherer endokriner Organe aus Cholesterin synthetisiert werden (Baulieu 1996).

1986 wurde erstmals gezeigt, dass die neuroaktiven Steroide Allotetrahydroprogesteron (THP) und Allotetrahydrodeoxykortikosteron (THDOC) die neuronale Exzitabilität über eine Interaktion mit dem $GABA_A$-Benzodiazepin-Rezeptorkomplex modulieren können.

Während 3α-reduzierte neuroaktive Steroide wie THP und THDOC als positive allosterische Modulatoren des **$GABA_A$-Rezeptors** gelten, besitzen Dehydroepiandrosteron (DHEA)-Sulfat und Pregnenolonsulfat funktionell-antagonistische Eigenschaften (Baulieu 1996). Somit üben endogene 3α-reduzierte neuroaktive Steroide möglicherweise funktionell bedeutsame positiv-allosterische Wirkungen am $GABA_A$-Benzodiazepin-Rezeptorkomplex aus, die sich vielleicht auch therapeutisch nutzen lassen.

SSRI greifen in das Gleichgewicht endogener neuroaktiver Steroide ein, indem sie die Konzentrationen 3α-reduzierter GABA-agonistischer Steroide erhöhen (Rupprecht 2003). Möglicherweise trägt dieser Effekt zum Wirkprofil von SSRI z.B. auch bei Angsterkrankungen bei.

! Zu den Auffälligkeiten im HHA-System lässt sich feststellen, dass sich diese bisher nicht zu einem stimmigen Konzept hinsichtlich der Pathogenese depressiver Störungen zusammenfügen lassen. Sie stellen weder eine hinreichende noch notwendige Bedingung für das Auftreten von depressiven Störungen dar. Auch die Frage, inwieweit die beschriebenen Auffälligkeiten eher Folge des »stresshaften Zustandes« Depression als deren Ursache sind, steht nach wie vor im Raum. Die Veränderungen der HHA-Achse weisen zum einen eine hohe Zustandsabhängigkeit auf, zum anderen gibt es aber auch Hinweise, dass sie nicht nur Folge oder Epiphänomen der depressiven Symptomatik sind. Hierfür spricht, dass die Normalisierung der Funktion (z.B. Abnahme erhöhter Kortisolwerte) der klinischen Besserung vorausgeht und eine Pathologisierung (z.B. DEX-CRH-Test) oft einem Rezidiv vorausgeht. Zudem wurden Auffälligkeiten der HHA-Achse auch bei Verwandten 1. Grades depressiver Patienten gefunden (Krieg et al. 2001). Tierexperimentelle Untersuchungen legen weiter die Vermutung nahe, dass die Reagibilität dieses Systems dauerhaft durch sehr frühe stresshafte Ereignisse (z.B. Trennung neugeborener Ratten von der Mutter) verändert und damit die Stressresistenz im späteren Leben vermindert werden kann. Ähnliche Befunde wurden bei Affen erhoben. Derartige Faktoren könnten ebenso wie genetische Aspekte zu einer erhöhten Stressempfindlichkeit und Vulnerabilität hinsichtlich depressiver Störungen führen.

Auch wenn ein stimmiges Modell über die Rolle des HHA-Systems in der Pathogenese depressiver Störungen aussteht, so gibt es doch erste Ansätze, die Befunde als Ausgangspunkt für die Suche nach neuen psychopharmakologischen Behandlungsansätzen zu nutzen.

8.7.2 Das hypothalamisch-hypophysär-thyreoidale (HHT-)System bei Depressionen

Veränderte Regulation des HHT-Systems bei Depression

Hinsichtlich der Regulation des HHT-Systems wurden ebenfalls Auffälligkeiten bei depressiv Erkrankten gefunden.

Low-T_3-Syndrom

Auffällig ist, dass bei depressiven Patienten gelegentlich ein sog. »Low-T_3-Syndrom« besteht, welches durch erniedrigte T_3- bei erhöhten Reverse-T_3-Konzentrationen gekennzeichnet ist (Linnoila et al. 1983; Rupprecht u. Lesch 1989).

In therapeutischer Hinsicht hat sich der Einsatz von T_3 (Trijodthyronin) als Augmentationstherapie zu Standardantidepressiva in diesem Zusammenhang in mehreren Studien als wirksam erwiesen (Earle 1970; Rupprecht u. Lesch 1989; Sullivan et al. 1997).

Ein Low-T_3-Syndrom kann jedoch auch durch Glukokortikoide induziert werden und ist somit möglicherweise durch die erhöhte Aktivität des HHA-Systems bei depressiven Patienten bedingt (Rupprecht et al. 1989).

Ferner wird auch TSH (Thyreoidea-stimulierendes Hormon) durch Glukokortikoide supprimiert. Bei depressiven Patienten ist jedoch die Supprimierbarkeit von TSH durch das Glukokortikoid Dexamethason analog zu den Befunden innerhalb des HHA-Systems deutlich abgeschwächt (Rupprecht et al. 1989). Somit ist die verminderte Reagibilität auf Glukokortikoide bei depressiven Patienten nicht auf das HHA-System beschränkt, sondern betrifft auch andere endokrine Achsen. Auch diese Befunde sind mit einer generellen Dysfunktion des Glukokortikoidrezeptors bei depressiven Patienten vereinbar.

8

TRH-Stimulationstest

In Stimulationstests mit Thyreotropin-Releasing-Hormon (TRH) fand man relativ häufig eine abgeschwächte Stimulierbarkeit von TSH und Prolaktin bei depressiven Erkrankungen. Diese Veränderungen sind jedoch nicht so häufig und nicht so stark ausgeprägt wie die Regulationsstörungen innerhalb des HHA-Systems und auch nicht so konsistent reproduzierbar (Loosen u. Prange 1982; Lesch u. Rupprecht 1989). Wie die Veränderungen der Aktivität des HHA-Systems dürfen auch die Veränderungen des HHT-Systems keinesfalls als spezifisch für depressive Störungen angesehen werden. So findet man eine verminderte Aktivität des HHT-Systems nicht nur bei depressiven, sondern auch bei schizophrenen Patienten oder bei Essstörungen (Hudson u. Hudson 1984).

8.7.3 Das hypothalamisch-hypophysär-somatotrope (HHS-)System bei Depressionen

Veränderte Regulation des HHS-Systems bei Depression

Die Regulation des HHS-Systems weist bei depressiven Patienten ebenfalls Veränderungen auf. Untersuchungen des 24-Stunden-Profils ergaben jedoch inkonsistente Befunde (Linkowski et al. 1987; Voderholzer et al. 1993). Eine Reihe von Stimulationstests mit Desmethylimipramin, Clonidin (Lesch u. Rupprecht 1989) und Wachstumshormon-Releasing-Hormon (GHRH) (Lesch u. Rupprecht 1989) erbrachten Hinweise für eine verminderte Responsivität von Wachstumshormon (*growth hormone*, GH) bei depressiven Patienten. Möglicherweise spielen erhöhte Konzentrationen von IGF-1 (*insulin-like growth factor-1*) in diesem Zusammenhang eine Rolle (Rupprecht u. Lesch 1989; Lesch u. Rupprecht 1989). Allerdings war die abgeschwächte Stimulierbarkeit von GH nach Gabe von GHRH nicht so konsistent reproduzierbar wie die verminderte ACTH-Antwort nach CRH-Stimulation.

Relativ häufig kommen bei depressiven Patienten Störungen der Schlafarchitektur mit einer Verminderung des Tiefschlafanteils und einer verkürzten REM-Latenz vor. Da GHRH tiefschlaffördernd wirkt, CRH dagegen den Tiefschlaf unterdrückt, spielt möglicherweise eine Störung der Balance zwischen der Aktivität des HHS- und des HHA-Systems mit einer Unterfunktion des HHS- und einer Überfunktion des HHA-Systems für die Genese der Schlafstörung von depressiven Patienten eine Rolle.

8.7.4 Das hypothalamisch-hypophysär-gonadale (HHG-)System bei Depressionen

Im Vergleich zu anderen endokrinen Systemen wurde das HHG-System bei depressiven Erkrankungen weniger häufig untersucht. Studien zur basalen Sekretion von gonadalen Steroiden erbrachten keine ausgeprägten Veränderungen (Rupprecht u. Lesch 1989). Auch die Stimulationsuntersuchungen mit Gonadotropin-Releasing-Hormon (GnRH) wiesen weniger Auffälligkeiten auf als die Stimulationstests anderer endokriner Achsen (Rupprecht u. Lesch 1989; Lesch u. Rupprecht 1989).

Auffallend ist jedoch das in der **Postpartalzeit** gehäufte Auftreten von depressiven Verstimmungen sowie von psychotischen Episoden. In dieser Zeitspanne kommt es zu einem rapiden Abfall der Östrogen- und Progesteronsekretion innerhalb weniger Tage. Somit scheint ein plötzlicher Abfall gonadaler Steroide einen Risikofaktor für das Auftreten psychiatrischer Störungen darzustellen. 17β-Östradiol wurde erfolgreich zur Behandlung postpartaler Depressionen als Augmentation einer Therapie mit Standardantidepressiva in einer offenen Studie eingesetzt (Gregoire et al. 1996). Kontrollierte Doppelblindstudien sowie Untersuchungen zur therapeutischen Wirksamkeit bei anderen Depressionsformen stehen bislang jedoch noch aus.

8.8 Neuroplastizität, Neurogenese

Die neuronale Plastizität wurde vor allem als biologisches Korrelat von Gedächtnis- und Lernprozessen untersucht. Neuroplastizität ist jedoch ein fundamentaler Prozess, der nicht nur Reifung und Altern im Rahmen der Ontogenese zugrunde liegt, sondern die als flexible Reaktion auf jeweils neue Lebenssituationen erfolgt. Störungen dieser Prozesse werden deshalb zurzeit als mögliche pathogenetische Faktoren bei affektiven Störungen diskutiert. Im Zentrum des Interesses steht in diesen Überlegungen der **Hippocampus**. Diese Struktur steht in einer engen Feedbackregulation mit der HHA-Achse, der serotonergen Neurotransmission und limbischen Strukturen, die bei der Affektregulation bedeutsam sind.

Zudem konnte in einer Teilstruktur des Hippocampus, dem Gyrus dentatus, eine **Neubildung** von Nervenzellen durch Zellteilung bis ins höhere Alter belegt werden – ein Phänomen, das auch für den Bulbus olfactorius beschrieben worden ist.

Bei depressiven Patienten wurde von einigen Autoren eine Verminderung des Gesamtvolumens oder der grauen Substanz des Hippocampus berichtet. Diese Veränderungen waren in einer Studie umso ausgeprägter, je länger die kumulative Zeitdauer war, in der sich der jeweilige Patient in einer depressiven Episode befand. Eine Zusatzanalyse ergab zudem, dass dieser Zusammenhang besonders deutlich ausfiel, wenn nur die Zeitdauer der Erkrankung berücksichtigt wurde, in der der Patient nicht mit Antidepressiva behandelt worden war (Sheline et al. 1996, 1999). Die Befundlage ist jedoch nicht konsistent, da z.B. auch bei ersterkrankten depressiven Patienten oder nur bei bestimmten Untergruppen (Altersdepression, Patienten mit chronisch verlaufender Depression) entsprechende Hippocampusveränderungen gefunden wurden.

Diese Befunde sind vor dem Hintergrund folgender tierexperimenteller Befunde von Interesse:

1. Durch wiederholten physikalischen oder psychosozialen Stress sowie auch chronische Glucokortikoidgabe atrophieren hippokampale Neurone in der CA3-Region des Hippocampus. Es kommt zu einer Abnahme der Zahl und Länge apikaler Dentriten (Sapolsky 2000; Wooley et al. 1990; Magarinos et al. 1996; Duman et al. 2000).
2. Durch akuten Stress oder Glukokortikoide geht die Neubildung von Neuronen zurück . Möglicherweise spielen hierbei stressinduzierter Hyperkortisolismus, neurotoxische Effekte einer Überaktivität exzitatorischer Neurotransmitter (Glutamat), verringerte Verfügbarkeit von Serotonin (Gould et al. 1998) oder andere Faktoren eine Rolle (Sapolsky 2000; Duman et al. 2000). Einschränkend ist jedoch anzumerken, dass im Tiermodell depressionsanaloges Verhalten nicht mit einer veränderten Neurogenese assoziiert war (Henn u. Vollmayr 2004).
3. Der Botenstoff Serotonin spielt bei der Neurogenese im Nucleus dendatus im Erwachsenenalter eine große Rolle. Die Erhöhung der Serotoninspiegel durch Antidepressiva führt zur Verstärkung der Proliferationsrate von Granularzellvorstufen (Jacobs et al. 1998).

Eine bedeutende Rolle spielen in diesem Zusammenhang die **neurotrophen Faktoren**. Diese haben bei der Hirnentwicklung eine Steuerungsfunktion, und ihre Bedeutung für die Neuroplastizität wird mehr und mehr deutlich. Gut untersucht ist der Faktor **BDNF** (*brain-derived neurotrophic factor*), der eine weite Verteilung im Gehirn aufweist und für die Differenzierung und das Überleben von Neuronen bedeutsam ist. Durch Stress konnte eine Verminderung der BDNF-Expression im Hippocampus induziert werden; verschiedene Antidepressiva wiederum verstärken die BDNF-Expression (Duman et al. 2000). Zudem konnte durch BDNF-Infusionen direkt in den Hippocampus, speziell in den Gyrus dentatus oder die CA3-Region, tierexperimentell ein antidepressiver Effekt im *Porsolt Forced Swimming Test* und im *Learned Helplessness Test* gezeigt werden, der nach Einmalgabe mit einer Latenz von drei Tagen auftrat und über zehn Tage anhielt. Falls die Effekte von Antidepressiva auf BDNF für den therapeutischen Wirkmechanismus relevant sind, so könnte hierüber auch die Wirklatenz von Antidepressiva erklärt werden.

Das Konzept der Neuroplastizität und Neurogenese ist eng verzahnt mit dem Stressmodell der Depression. Auch eine Verknüpfung mit dem monoaminergen Modell besteht. Von Serotonin ist bekannt, dass es ein mitogener Faktor im peripheren Gewebe ist. Für Serotoninagonisten wie Fenfluramin konnten auch mitogene Effekte auf die granuläre Zellschicht des Gyrus dentatus des Hippocampus nachgewiesen werden, ein Effekt, der möglicherweise über 5-HT1A-Rezeptoren vermittelt wird, da er hierüber blockierbar ist. Auch nach dreiwöchiger Fluoxetingabe konnte eine deutliche Zunahme der Neurogenese im Gyrus dentatus der Ratte beobachtet werden.

Die in Verbindung mit Stress und möglicherweise auch depressiven Erkrankungen auftretenden Veränderungen im Hippocampus könnten ein Korrelat der bei depressiven Störungen zu beobachtenden kognitiven Auffälligkeiten sein. Hierzu passend wurde von Shah et al. (1998) eine Korrelation zwischen Volumenreduktion des Hippocampus und kognitiven Störungen (einem schlechteren Abschneiden im verbalen Lernen) gefunden.

Wie bereits erwähnt, wurden jedoch auch bei ersterkrankten depressiven Patienten Volumenminderungen des Hippocampus gefunden (Frodl et al. 2002), sodass die Frage, ob es sich dabei um eine Ursache oder eine Folge der Depression handelt, offen ist. Für eine mögliche kausale Rolle hirnstruktureller Veränderungen im Sinne eines Vulnerabilitätsfaktors spricht der Befund aus Studien an Affen, dass die Varianz des Hippocampusvolumens mehr durch genetische Faktoren als durch Umweltfaktoren erklärt wird (Schatzberg 2002).

Volumetrische Untersuchungen (kraniale Computertomographie CCT, Magnatresonanztomographie MRT) bei Patienten mit affektiven Störungen ergaben keine konsistenten Hinweise auf Volumenminderungen im Frontallappen (lediglich bei älteren unipolar depressiven Patienten) oder im Temporallappen. Bei unipolaren Depressionen wurde jedoch ein reduziertes Volumen nicht nur der Hippocampi, sondern auch der Basalganglien und des Cerebellum beschrieben. Die Interpretation wird nicht nur durch die offene Frage erschwert, ob diese Veränderungen State- oder Trait-Merkmale sind, sondern auch dadurch, dass T1-gewichtete Bestimmungen des Volumens oder voxelbasierte Analysen von der Zusammensetzung der Gewebeflüssigkeit abhängen, die wiederum durch Ernährung, Elektrokrampftherapie oder Lithiumbehandlung beeinflusst wird.

Bemerkenswert ist hierzu eine MRT-Verlaufsuntersuchung bei depressiven Patienten und gesunden Probanden (Frodl et al. 2004b). Im Einjahresverlauf konnten nahezu identische Hippocampus- und Amygdalavolumina in der Stichprobe gefunden werden. Interessanterweise wiesen die Patienten, die bereits in der Anfangsuntersuchung einen kleineren Hippocampus hatten, einen schlechteren Krankheitsverlauf auf und waren nach einem Jahr häufiger noch oder erneut depressiv.

8.9 Genetik

Genetische Faktoren kommen als Vulnerabilitätsfaktoren in Frage. Durch Familienuntersuchungen, Zwillings- oder Adoptionsstudien ist gut belegt, dass genetische Faktoren die Vulnerabilität hinsichtlich einer depressiven Störung beeinflussen können. Diese scheinen bei rezidivierenden depressiven Störungen und Dysthymien mit frühem Erkrankungsbeginn eine größere Rolle zu spielen als bei Depressionen mit späterem Erkrankungsbeginn. Auch ist der genetische Einfluss bei bipolaren deutlicher als bei unipolaren affektiven Störungen nachweisbar. Bisher konnte jedoch kein für affektive Erkrankungen verantwortlicher einzelner Genort identifiziert werden. Viel versprechende Befunde aus früheren Studien ließen sich häufig nicht replizieren.

In einer Population in Quebec wurde kürzlich ein Suszeptibilitätslocus für das Vorliegen einer bipolaren Störung auf Chromosom 5 identifiziert (Shink et al. 2002); die Generalisierbarkeit dieses Befundes bzw. die Reproduzierbarkeit an einer unabhängigen Stichprobe bleibt jedoch noch abzuwarten. Die meisten publizierten Befunde beziehen sich auf die Fall-/Kontrollanalyse von Einzelpolymorphismen bzw. auf die Analyse von Einzelpolymorphismen im Hinblick auf das Ansprechen auf eine antidepressive Therapie. Dies wird im Folgenden anhand des Beispiels des Angiotensin-converting-enzyme-Gens verdeutlicht, welches in den letzten Jahren vermehrt Aufmerksamkeit gefunden hat:

Angiotensin I converting enzyme (**ACE**) ist als Bestandteil der Renin-Angiotensin-Regulationskaskade an der Blutdruckregulation beteiligt, indem es die Umwandlung von Angiotensin I in Angiotensin II katalysiert. Zusätzlich kommt es in verschiedensten Geweben, u.a. auch im zentralen Nervensystem (ZNS) vor. Im ZNS findet man ACE in Nervenzellen, die auch **Substanz P** (SP) enthalten. Der Nachweis gelang bislang hauptsächlich in den Basalganglien und im Hypothalamus (Arregui et al. 1980; Bardelay et al. 1989). Da ACE in hohem Maße auch in Gehirnregionen exprimiert wird, in denen keine spezifischen Angiotensin-II-Rezeptoren vorkommen, wird als Hauptfunktion der Abbau von Neuropeptiden einschließlich SP angenommen. SP spielt nach neuesten Erkenntnissen wahrscheinlich bei der Pathogenese und der Behandlung von Depressionen eine wichtige Rolle. Die antidepressiven Eigenschaften von SP-Antagonisten (Kramer et al. 1998; Maubach et al. 1999; Rupniak u. Kramer 1999), die verringerten zentralnervösen SP-Konzentrationen nach Einnahme von antidepressiv wirksamen MAO-Hemmern (Brodin et al. 1987; Shirayama et al. 1996) und die erhöhte periphere SP-Konzentrationen bei depressiven Patienten im Vergleich zu gesunden Kontrollpersonen (Bondy et al. 2003) weisen auf diesen Zusammenhang hin. Die Verminderung zentralnervöser SP-Konzentrationen könnte zur Wirksamkeit verschiedener antidepressiv wirksamer Therapiemaßnahmen beitragen (Nutt 1998). Da die periphere ACE-Plasmakonzentration zu ca. 50% von einem Insertions-Deletions(I/D)-Polymorphismus determiniert wird und das D-Allel mit höheren ACE-Plasmaspiegeln assoziiert ist (Jeunemaitre 1998; Rigat et al. 1990; Tsukada et al. 1997), könnte dies einen Einfluss auf die Entstehung und Behandelbarkeit depressiver Erkrankungen haben.

Nachdem veränderte Signaltransduktionsmechanismen in der Pathophysiologie depressiver Erkrankungen eine Rolle zu spielen scheinen (Hudson et al. 1993; Rasenick et al. 1996), liegt es nahe anzunehmen, dass auch genetische Polymporphismen, welche Einfluss auf Signaltransduktionskaskaden haben können, mit affektiven Störungen assoziiert sind oder Einfluss auf den Therapieverlauf dieser Erkrankungen haben können. Für eine genetische Variante in Exon 10 der 3-Untereinheit **trimerer G-Proteine**, die bislang vor allem mit arterieller Hypertonie (Siffert et al. 1998) und erhöhtem kardiovaskulärem Risiko (Siffert 2001) in Verbindung gebracht wurde, konnte auch ein Zusammenhang mit affektiven Störungen gezeigt werden (Zill et al. 2000).

So erhöht das kombinierte Vorliegen einer Homozygotie für das T-Allel des G3-Polymorphismus und des D-Allels des ACE-(I/D)-Polymorphismus das Risiko, an einer majoren Depression zu erkranken auf mehr als das Fünffache (Bondy et al. 2002). Ferner fanden sich Hinweise für eine signifikant schnellere Reduktion der Depression bei Patienten, welche ein D-Allel trugen. Diese Patienten wiesen in dieser Studie nach einer vierwöchigen antidepressiven Therapie signifikant niedrigere Werte der Hamilton Depressionsskala (HAM-D17) auf, zeigten häufiger eine Remission der Depression und waren insgesamt im Mittel deutlich kürzer hospitalisiert (Baghai et al. 2001).

Es ist heute davon auszugehen, dass für die große Mehrheit der depressiven Patienten nicht ein einzelnes Hauptgen, sondern mehrere, möglicherweise untereinander und mit Umweltfaktoren interagierende Gene für eine erhöhte Vulnerabilität hinsichtlich depressiver Störungen verantwortlich sind. Von Kendler et al. (1995) konnten im Rahmen von Zwillingsuntersuchungen Hinweise auf eine Interaktion zwischen Genetik und belastenden Lebensereignissen bei der Auslösung depressiver Episoden geliefert werden, wobei das Ausmaß der genetischen Belastung hinsichtlich Depression nicht nur das mit belastenden Lebensereignissen verbundene Erkrankungsrisiko erhöhten, sondern auch das Auftreten dieser belastender Lebensereignisse selbst.

Die Möglichkeit der Identifizierung derartiger komplexer Zusammenhänge kann auch bei multinationalen Forschungskooperationen aus statistischen Gründen rasch an natürliche Grenzen stoßen. Es bleibt abzuwarten, ob vor diesem Hintergrund die Entwicklung neuer Technologien zur Genotypisierung, so z.B. der Einsatz von High-throughput-Verfahren mittels multipler SNP-Analyse (SNP: *single-nucleodtide polymorphism*), zu einem raschen und klinisch relevanten Wissensfortschritt führt.

Familien-, Zwillings- und Adoptionsstudien weisen darauf hin, dass genetische Faktoren auch die Suizidalität bei depressiven Patienten beeinflussen. Bei Suiziden in der Verwandschaft ist ebenso ein erhöhtes Risiko, insbesondere hinsichtlich drastischer Suizidversuche, festgestellt worden wie bei monozygoten vs. dizygoten Zwillingen. Diskutiert wird, ob u.a. genetische Einflüsse auf die Impulskontrolle die erhöhte Suizidalität vermitteln könnten.

Genetische Faktoren können möglicherweise die **Geschlechtsunterschiede** in der Prävalenz depressiver Störungen erklären. Während in der Präadoleszenz depressive Störungen bei beiden Geschlechtern gleichverteilt sind bzw. im männlichen überwiegen, ist ab der Adoleszenz bis zum mittleren Erwachsenenalter ein deutliches Überwiegen bei Frauen festzustellen. In einer Arbeit von Silberg et al. (1999) wurde im Rahmen einer Zwillingsuntersuchung gefunden, dass eine stärkere genetische Belastung und eine damit verbundene größere Empfindlichkeit hinsichtlich belastender Lebensereignisse für die häufigere Entwicklung depressiver Störungen bei Mädchen in der Adoleszenz und deren Persistenz im Erwachsenenalter mitverantwortlich sein erklären könnte.

8.10 Genexpression

Durch in den synaptischen Spalt freigesetzte Neurotransmitter werden über Rezeptoren vermittelt intrazelluläre Signaltransduktionskaskaden getriggert, die zu Änderungen der Genexpression und damit der Proteinsynthese führen können. Durch moderne molekulargenetische Verfahren hat sich hier in den letzten Jahren ein weites, auch für die biologische Psychiatrie interessantes Forschungsfeld eröffnet. Diese intrazellulären Prozesse werden durch Stress und Antidepressiva beeinflusst. Eine wichtige Rolle für die Wirkung der Antidepressiva spielt möglicherweise die Signaltransduktionskaskade und insbesondere der *second messenger* **cAMP** (zyklisches Adenosinmonophosphat), dessen Bildung durch verschiedene Serotonin- und Noradrenalin-Rezeptorsubtypen angestoßen wird. Durch cAMP wird u.a. die Proteinkinase A aktiviert (PKA). PKA wiederum aktiviert den Transkriptionsfaktor **CREB** (*cAMP-responsive element binding protein*), der über die Transkriptionsrate die Expression von Zielgenen und damit die Proteinsynthese in der betreffenden Zelle moduliert. Dieser Prozess sowie der Transport und Einbau der Proteine in die Zellarchitektur benötigen Zeit und könnten die Wirklatenz der Antidepressiva erklären. Tierexperimentell konnte gezeigt werden, dass es nach einer chronischen, nicht jedoch nach einer akuten Gabe von Antidepressiva zu einer verstärkten CREB-Aktivierung kommt (Thome et al. 2002).

Über diesen Mechanismus könnte auch die gefundene Assoziation zwischen den Volumenverminderungen im Hippocampus und dem Polymorphismus in der Promotorregion des Gens für den Serotonintransporter (5-HTTLPR) erklärt werden (Frodl et al. 2004a,b). Patienten mit L/L-Genotyp wiesen kleinere Hippocampusvolumina auf. In In-vitro- und In-vivo-Untersuchungen konnte nachgewiesen werden, dass der L/L-Genotyp mit einer erhöhten Serotoninwiederaufnahme einhergeht. Über die daraus resultierenden verminderten Serotoninspiegel konnte dauerhaft eine niedrigere CREB-Aktivierung erfolgen.

Derartige Wirkungen von Antidepressiva können z.B. zu einer vermehrten Bildung von BDNF oder anderen neurotrophen Faktoren führen und über diesen Weg die Neuroplastizität bei depressiven Erkrankungen verbessern.

Die Vielzahl und Komplexität der postsynaptischen Prozesse ist jedoch erschlagend, sodass dieser relativ junge Forschungsansatz mehr spannende Ausblicke als klare Aussagen zur Pathogenese der Depression liefert (Holoubek et al. 2004).

8.10.1 Molekulare Pharmakologie von Antidepressiva

Das klassische Konzept der Wirkung von Antidepressiva, welches für die meisten auf dem Markt befindlichen Präparate nach wie vor Gültigkeit hat, besagt, dass Antidepressiva wirksam sind, indem sie die **Wiederaufnahme von Monoaminen** (Serotonin und/oder Noradrenalin) in die Nervenendigungen durch Blockade der entsprechenden Transporter hemmen. Dies führt dann über Anreicherung der entsprechenden Monoamine zu einer Aktivierung nachgeschalteter Signaltransduktionswege.

So bewirkt die Gabe von Antidepressiva eine Akkumulation beispielsweise von cAMP, welches über eine Aktivierung der Proteinkinase A zu einer Phosphorylierung des Transkriptionsfaktors **CREB** führt. Phosphoryliertes CREB ist in der Lage, die Genexpression einer Fülle von cAMP-abhängigen Genen zu regulieren, da sich ein entsprechendes CRE (*CREB-responsive element*) in den Promotoren einer Vielzahl von Genen findet. In den letzten Jahren konnte gezeigt werden, dass sowohl die chronische Gabe von Antidepressiva als auch eine Elektrokonvulsionstherapie im Tiermodell sowohl zu einer vermehrten Phosphorylierung von CREB als auch zu einer generellen Hochregulation dieses Transkriptionsfaktors im Hippocampus führt (Duman et al. 1997), wobei der Stellenwert einer generellen Steigerung der CREB-Expression unklar ist. Eine Steigerung der CRE-abhängigen Gentranskription sowie der Phosphorylierung von CREB in mehreren limbischen Gehirnarealen wurde durch die Behandlung transgener Mäuse, welche ein CRE-abhängiges Reporterkonstrukt trugen, mit Antidepressiva gezeigt. Verschiedene Klassen von Antidepressiva waren in der Lage, die cAMP-abhängige Genexpression auch in diesem Tiermodell zu steigern (Thome et al. 2002). Da auch neurotrophe Faktoren, z.B. BDNF, einer cAMP-abhängigen Genexpression unterliegen, ist dieser Signaltransduktionsweg möglicherweise auch für die Steigerung der Expression neurotropher Faktoren nach Gabe von Antidepressiva verantwortlich (Duman et al. 1997).

Antidepressiva sind jedoch auch in der Lage, die Aktivität des HHA-Systems im Tiermodell zu verringern. So führt die längerfristige Gabe von Antidepressiva zu einer Abnahme der Expression von CRH im Hypothalamus sowie zu einer Veränderung der Expression von Steroidrezeptoren (Brady et al. 1991; Holsboer u. Barden 1996). Ferner bewirkte die Gabe von Antidepressiva bei transgenen Mäusen, bei denen durch Inkorporation einer Antisense-RNA gegen den **Glukokortikoidrezeptor** eine Überfunktion des HHA-Systems erzeugt worden war, eine Abschwächung dieser Überaktivität über eine Hochregulation von Glukokortikoidrezeptoren (Holsboer u. Barden 1996). Weiterhin wurde bereits nach kurzzeitigem Zusatz von Antidepressiva eine vermehrte Expression von Glukokortikoidrezeptoren in zellulären Systemen (Holsboer u. Barden 1996) sowie eine verstärkte Translokation von Glukokortikoidrezeptoren, welche ebenfalls als Transkriptionsfaktoren wirksam sind, beschrieben (Pariante et al. 2004). Die Wirkung von Antidepressiva auf die Translokation des Glukokortikoidrezeptors wurde dabei teilweise über eine Konkurrenz von Steroiden und Antidepressiva am P-Glykoprotein erklärt (Pariante et al. 2003). Die Präsenz von P-Glykoprotein in der Blut-Hirn-Schranke ist von entscheidender Bedeutung für die Gehirnkonzentrationen von Antidepressiva (Uhr et al. 2003). Ferner könnten genetische Variabilitäten im P-Glykoprotein für das Ansprechen bzw. die Nonresponse bestimmter Patienten auf Antidepressiva, welche Substrate des P-Glykoproteins sind, mitverantwortlich sein.

Antidepressiva, insbesondere **SSRI**, können auch indirekt ligandengesteuerte Ionenkanäle in ihrer Funktion modulieren, indem sie in das Gleichgewicht endogener neuroaktiver Steroide eingreifen. So führen beispielsweise SSRI durch eine Beeinflussung der Kinetik der 3α-Hydroxysteroidoxidoreduktase zu einer vermehrten Produktion 3α-reduzierter neuroaktiver Steroide, welche als positive allosterische Modulatoren von $GABA_A$-Rezeptoren wirken (Griffin u. Mellon 1999; Rupprecht 2003). Eine derartige Beeinflussung der Funktion von $GABA_A$-Rezeptoren könnte beispielsweise für die anxiolytische Wirksamkeit von SSRI bei Depressionen und Angsterkrankungen von Bedeutung sein. Kürzlich konnte jedoch gezeigt werden, dass Antidepressiva auch direkt die Funktion ligandengesteuerter Ionenkanäle beeinflussen können (Eisensamer et al. 2003). So sind beispielsweise trizyklische Antidepressiva, aber auch selektive Serotoninwiederaufnahmehemmer bzw. selektive Noradrenalinaufnahmehemmer nichtkompetitive funktionelle Antagonisten am Serotonin-Typ-3-Rezeptor, einem ligandengesteuerten Ionenkanal mit beträchtlicher Homologie zu $GABA_A$-Rezeptoren.

! Es ist nicht ausreichend, sich bei der Charakterisierung pharmakologischer Wirkungen ausschließlich auf die Bindungsaffinität von Antidepressiva zu bestimmten Rezeptoren oder Transporterproteinen zu beziehen, sondern funktionelle allosterische Mechanismen müssen zunehmend in Betracht gezogen werden. Ferner stellen solche Befunde das Konzept einer Spezifität, insbesondere für die neueren Antidepressiva, für bestimmte Rezeptor- oder Transporterproteine infrage.

Box

Fazit

Angesprochen wurden einige der am breitesten diskutierten neurobiologischen Erklärungsansätze der Depression. Diese stellen nur einen Auszug aus der großen Zahl zur Zeit diskutierter pathogenetischer Modelle und bedeutsamer physiologischer Faktoren bei depressiven Störungen dar. Auf welche Aspekte der Pathophysiologie der Depression gerade das Licht des Forschungsinteresses fällt und die Forschungsresourcen fokussiert werden, hängt von zahlreichen Faktoren ab, die von der Konsistenz der bereits bestehenden Datenlage über die Kommunizierbarkeit und die Prima-vista-Plausibilität der theoretischen Modelle bis zu Zufälligkeiten reicht. Die große Zahl an Erklärungsansätzen ist Ausdruck dafür, dass bisher kein ausreichend umfassendes und stimmiges ▼

Erklärungsmodell für die Vulnerabilität hinsichtlich depressiver Störungen, die Auslösung depressiver Episoden und die physiologischen Grundlagen depressiver Syndrome vorgelegt worden ist. Die gegenwärtige Forschungslage reflektiert möglicherweise auch die Tatsache, dass zahlreiche diagnosenunspezifische Faktoren zusammenwirken müssen, um in ein depressives Syndrom einzumünden.

Literatur

Angst J (1986) Verlauf und Ausgang affektiver und schizoaffektiver Erkrankungen. In: Huber G (Hrsg) Zyklothymie. Tropon (Band 41), Köln

Arregui A, Mackay AV, Spokes EG, Iversen LL (1980) Reduced activity of angiotensin-converting enzyme in basal ganglia in early onset schizophrenia. Psychol Med 10: 307–313

Ariyo AA, Haan M, Tangen CM, Rutledge JC, Cushman M, Dobs A, Furberg CD (2000) Depressive symptoms and risks of coronary heart disease and mortality in elderly Americans. Circulation 102: 1773–1779

Baghai, TC, Schule C, Zwanzger P et al (2001) Possible influence of the insertion/deletion polymorphism in the angiotensin I-converting enzyme gene on therapeutic outcome in affective disorders. Mol Psychiatry 6: 258–259

Bardelay C, Mach E, Worcel M, Hunt P (1989) Angiotensin-converting enzyme in rat brain and extraneural tissues visualized by quantitative autoradiography using 3H trandolaprilate. J Cardiovasc Pharmacol 14: 511–518

Bardeleben U von, Stalla GK, Müller OA, Holsboer F (1988) Blunting of corticotropin response to corticotropin-releasing hormone in depressed patients is avoided by metyrapone pretreatment. Biol Psychiatry 24: 782–786

Baulieu EE (1996) Dehydroepiandrosterone (DHEA): a fountain of youth? J Clin Endocrinol Metab 81: 3147–3151

Benkelfat C, Ellenbogen MA, Dean P, Palmour RM, Young SN (1994): Mood-lowering effect of tryptophan depletion. Enhanced susceptibility in young men at genetic risk for major affective disorders. Arch Gen Psychiatry 51: 687–697

Berghöfer A, Kossmann B, Müller-Oerlinghausen B (1996) Course of illness and pattern of recurrence in patients with affective disorders during longterm lithium prophylaxis. A retrospective analysis over 15 years. Acta Psychiatr Scand 93: 349–354

Berman RM, Sanacora G, Anand A et al (2002) Monoamine depletion in unmedicated depressed subjects. Biol Psychiatry 51: 469–473

Berman RM, Narasimhan M, Miller HL et al (1999) Transient depressive relapse induced by catecholamine depletion: potential phenetypic vulnerability marker? Arch Gen Psychiatry 56: 395–403

Berridge KC, Robinson TE (2003) Parsing reward. Trends Neurosci 26: 507–513

Blier P, Montigny C (1994): Current advances and trends in the treatment of depression. Trends Pharmacol 15: 220–225

Boland RJ, Keller MB (2002) Course and outcome of depression. In: Gotlib IH, Hammen CL (eds) Handbook of depression. Guilford, New York, pp 43–60

Bondy B, Baghai TC, Zill P et al (2002) Combined action of the ACE D- and the G-protein β-3 T-allele in major depression: a possible link to cardiovascular disease? Mol Psychiatry 7: 1120–1126

Bondy B, Baghai TC, Minov C et al (2003) Substance P serum levels are increased in major depression: preliminary results. Biol Psychiatry 53: 538–542

Brodin E, Ogren SO, Theodorsson-Norheim E (1987) Effects of subchronic treatment with imipramine, zimelidine and alaproclate on regional tissue levels of substance P- and neurokinin A/neurokinin B-like immunoreactivity in the brain and spinal cord of the rat. Neuropharmacology 26: 581–590

Bronisch T (2003) Suizidalität. In: Möller HJ, Laux G, Kapfhammer HP (Hrsg) Psychiatrie und Psychotherapie, 2 Aufl. Springer, Berlin Heidelberg New York

Bronisch T, Felber W, Wolfersdorf M (Hrsg) (2001) Neurobiologie suizidalen Verhaltens. Roderer, Regensburg

Cuijpers P, Smit F (2004) Subthreshold depression as a risk indicator for major depressive disorder: A systematic review of prospective studies. Acta Psychiatr Scand 109: 325–331

de Jong-Meyer R, Hautzinger M, Kühner C, Schramm E (2005) Psychotherapie der Depression. Behandlungsleitlinien erstellt im Auftrag der Fachgruppe Klinische Psychologie und Psychotherapie in der Deutschen Gesellschaft für Psychologie. www.klinische-psychologie-psychotherapie.de

Demling J (1996) Neurobiochemie suizidalen Verhaltens. In: Wolfersdorf M, Kaschka P (Hrsg) Suizidalität – Die biologische Dimension. Springer, Berlin Heidelberg New York, S 47–72

Duman RS, Heninger GR, Nestler EJ (1997) A molecular and cellular theory of depression. Arch Gen Psychiatry 54: 597–606

Duman RS, Malberg J, Nakagawa S, D'Sa C (2000) Neuronal plasticity and survival in mood disorder. Biol Psychiatry 48: 732–739

Dunn AJ, Berridge CW (1990) Physiological and behavioral responses to corticotropin-releasing factor administration: is CRF a mediator of anxiety or stress responses? Brain Res Rev 15: 71–100

Earle BV (1970) Thyroid hormone and tricyclic antidepressants in resistant depressions. Am J Psychiatry 126: 143–145

Ebert D, Lammers CH (1997) Das zentrale dopaminerge System und die Depression. Nervenarzt 68: 545–555

Eisensamer B, Rammes G, Gimpl G et al (2003) Antidepressants are functional antagonists at the serotonin type 3 (5-HT_3) receptor. Mol Psychiatry 8: 994–1007

Ellenbogen MA, Young SN, Dean P, Palmour RM, Benkelfat C (1996) Mood response to acute tryptophan depletion in healthy volunteers: sex differences and temporal stability. Neuropsychopharmacology 15: 465–474

Evans RM (1988) The steroid and thyroid hormone receptor superfamily. Science 240: 889–895

Förstl H, Burns A, Luthert P, Cairns N, Lantos P, Levy R (1992) Clinical and neuropathological correlates of depression in Alzheimer's disease. Psychol Med 22(4): 877–884

Frodl T, Meisenzahl EM, Zetzsche T et al (2002) Hippocampal changes in patients with a first episode of major depression. Am J Psychiatry 159: 1112–1118

Frodl T, Meisenzahl E, Zill P et al (2004a) Reduced hippocampal volumes associated with the long variant of the serotonin transporter polymorphism in major depression. Arch Gen Psychiatry 61: 177–183

Frodl T, Meisenzahl EM, Zetzsche T et al (2004b) Hippocampal and amygdala changes in patients with major depression and healthy controls during a one-year follow-up. J Clin Psychiatry 65:492–499

Gallinat J, Bottlender R, Juckel G et al (2000) The loudness dependency of the auditory evoked N1/P2-component as a predictor of the acute SSRI response in depression. Psychopharmacology 148: 404–411

Garber J, Horowitz JL (2002) Depression in Children. In: Gotlib IH, Hammen CL (eds) Handbook of depression. Guilford, New York, pp 510–540

Garlow SJ, Musselman DL, Nemeroff CB (1999) The neurochemistry of mood disorders: clinical studies. In: Charney DS, Nestler EJ, Bunney BS (eds) Neurobiology of mental illness. Oxford University Press, Oxford, pp 348–364

Gold PW, Loriaux DL, Roy A et al (1986) Responses to corticotropin-releasing hormone in the hypercortisolism of depression and Cushing's disease. N Engl J Med 314: 1329–1335

Gould E, Tanapat P, McEwen BS, Flugge G, Fuchs E (1998) Proliferation of granule cell precursors in the dentate gyrus of adult monkeys is diminished by stress. Proc Natl Acad Sci USA 95: 3168–3171

Gregoire AJ, Kumar R, Everitt B, Henderson AF, Studd JW (1996) Transdermal estrogen for treatment of severe postnatal depression. Lancet 347(9006): 930–933

Griffin LD, Mellon SH (1999) Selective serotonin reuptake inhibitors directly alter activity of neurosteroidogenic enzymes. Proc Natl Acad Sci USA 96(23): 13512–1357

Hautzinger M (1998) Depression. Fortschritte der Psychotherapie Bd 4. Hogrefe, Göttingen

Hegerl U, Juckel G (1993) Intensity dependence of auditory evoked potentials as indicator of central serotonergic neurotransmission – A new hypothesis. Biol Psychiatry 33: 173–187

Hegerl U, Gallinat J, Juckel G (2001) Event-related potentials: do they reflect central serotonergic neurotransmission and do they predict clinical response to serotonin agonists? J Affect Disord 62: 93–100

Heinz A, Schmidt LG, Reischies FM (1994) Anhedonia in schizophrenic, depressed, or alcohol-dependent patients – neurobiological correlates. Pharmacopsychiatry Suppl 1: 7–10

Henkel V, Bussfeld P, Möller HJ, Hegerl U (2002) Cognitive-behavioural theories of helplessness/hopelessness: valid models of depression? Eur Arch Psychiatry Clin Neurosci 252: 240–249

Henn FA, Vollmayr B (2004) Basic pathophysiological mechanisms in depression: what are they and how might they affect the course of the illness? Pharmacopsychiatry 37: S152–S156

Hollon SD, DeRubeis RJ, Shelton RC et al (2005) Prevention of relapse following cognitive therapy versus medications in moderate to severe depression. Arch Gen Psychiatry 62: 417–426

Holoubek G, Nöldner M, Treiber K, Müller WE (2004) Effect of chronic antidepressant treatment on β-receptor coupled signal transduction cascade. Which effect matters most? Pharmacopsychiatry 37: S113–S119

Holsboer F, Barden N (1996) Antidepressants and hypothalamic-pituitary-adrenocortical regulation. Endocr Rev 17: 187–205

Hudson JI, Hudson MS (1984) Endocrine dysfunction in anorexia nervosa and bulima: comparison with abnormalities in other psychiatric disorders and disturbances due to metabolic factors. Psychiatry Dev 2: 237–272

Hudson CJ, Young LT, Li PP, Warsh JJ (1993) CNS signal transduction in the pathophysiology and pharmacotherapy of affective disorders and schizophrenia. Synapse 13: 278–293

Jacobi F, Wittchen HU, Hölting C, Höfler M, Pfister H, Müller N et al. (2004) Prevalence, co-morbidity and correlates of mental disorders in the general population: Results from the German Health Interview and Examination Survey. Psychol Med 34: 597–611

Jacobs BL, Azmitia EC (1992) Structure and function of the brain serotonin system. Physiol Rev 72: 165–229

Jacobs BL, Tanapat P, Reeves AJ, Gould E (1998) Serotonin stimulates the production of new hippocampal granule neurons via the $5HT_{1A}$ receptor in the adult rat. Soc Neurosci Abs 24: 1992

Janowsky DS, Overstreet DH (1995) The role of acetylcholine mechanisms in mood disorders. In: Bloom FE, Kupfer DJ (eds) Psychopharmacology: The fourth generation of progress. Raven Press, New York, pp 945–956

Jeunemaitre X (1998) Genetic polymorphisms in the renin-angiotensin system. Therapie 53: 271–277

Johnson SL, Kizer A (2002) Bipolar and unipolar depression. Comparisons of course, symptoms, and psychosocial predictors. In: Gotlib IH, Hammen CL (eds) Handbook of Depression. Guilford, New York, pp141–166

Juckel G, Molnár M, Hegerl U, Csepe V, Karmos G (1997) Auditory-evoked potentials as indicator of brain serotonergic activity – first evidence in behaving cats. Biol Psychiatry 41: 1181–1195

Juckel G, Hegerl U, Molnár M, Csepe V, Karmos G (1999) Auditory evoked potentials reflect serotonergic neural activity – a study in behaving cats administered drugs acting on 5-HT1a autoreceptors in the dorsal raphe nucleus. Neuropsychopharmacology 21: 710–716

Juckel G, Hegerl U, Mavrogiorgou P et al (2000) Clinical and biological findings in a case with 48-hour bipolar ultra-rapid cycling before and under valproate treatment. J Clin Psychiatry 61: 585–593

Juckel G, Mavrogiorgou P, Bredemeier S et al (2004) Auditory evoked dipole source as predictors of outcome to prophylactic lithium treatment. Pharmacopsychiatry 37: 46–51

Judd LL, Akiskal HS, Schettler PJ et al (2003) A prospective investigation of the natural history of the long-term weekly symptomatic status of bipolar disorder. Arch Gen Psychiatry 60: 261–269

Keller MB, Boland RJ (1998) Implications of failing to achieve successful long-term maintenance treatment of recurrent unipolar major depression. Biol Psychiatry 44(5):348–360

Keller MB, Lavori PW, Mueller TI et al (1992) Time to recovery, chronicity, and levels of psychopathology in major depression. A 5-year prospective follow-up of 431 subjects. Arch Gen Psychiatry 49(10):809–816

Kendler KS, Kessler RC, Walters EE, MacLean C, Neale MC, Heath AC, Eaves LJ (1995) Stressful life events, genetic liability and onset of an episode of major depression in women. Am J Psychiatry 152: 833–842

Kessler RC (2002) Epidemiology of Depression. In: Gotlib IH, Hammen CL (eds) Handbook of depression. Guilford, New York, pp 23–42

Kessler RC, Berglund P, Demler O, Jin R, Walters EE, Wang PS (2003) The epidemiology of major depressive disorder. Results form the NCS-R. J Am Med Ass 289: 3095–3105

Kessler RC, Berglund P, Demler O, Jin R, Merikangas KR, Walters EE (2005) Lifetime prevalence and age-of-onset distributions of DSM-IV disorders in the NCS-R. Arch Gen Psychiatry 62: 593–602

Kinder LS, Carnethon MR, Palaniappan LP, King AC, Fortman SP (2004) Depression and the metabolic syndrome in young adults. Findings from the 3rd national health and nutrition examination survey. Psychosom Med 66: 316–322

Kramer MS (2002) Clinical update: substance P antagonists in patients with major depression. Eur Psychiatry 17: 10

Kramer MS, Cutler N, Feighner J et al (1998) Distinct mechanism for antidepressant activity by blockade of central substance P receptors. Science 281: 1640–1645

Krieg JC, Lauer CJ, Hermle L, von Bardeleben U, Pollmacher T, Holsboer F (1990) Psychometric, polysomnographic, and neuroendocrine measures in subjects at high risk for psychiatric disorders: preliminary results. Neuropsychobiology 23(2): 57–67

Krieg JC, Lauer CJ, Schreiber W, Modell S, Holsboer F (2001) Neuroendrocine, polysomnographic and psychometric observations in healthy subjects at high familial risk for affective disorders: the current state of the „Munich vulnerability study" J Affect Disord 62: 33–37

Kupfer, DJ, Frank E, Perel JM et al (1992) Five year outcome for maintenance therapies in recurrent depression. Arch Gen Psychiatry 49: 769–774

Lesch KP, Rupprecht R (1989) Psychoneuroendocrine research in depression: II. Hormonal responses to releasing hormones as a probe for hypothalamic-pituitary-endorgan dysfunction. J Neural Transm 75: 179–194

Lewinsohn PM, Essau CA (2002) Depression in Adolescents. In: Gotlib IH, Hammen CL (eds) Handbook of depression. Guilford, New York, pp 541–559

Linka T, Müller BW, Bender S, Sartory G (2004) The intensity dependence of the auditory evoked N1 component as a predictor of response to Citalopram treatment in patients with major depression. Neurosci Lett 367: 375–378

Linkowski P, Mendlewicz J, Kerkhofs M et al (1987) 24-hour profiles of adrenocorticotropin, cortisol, and growth hormone in major depressive illness: effect of antidepressant treatment. J Clin Endocrinol Metab 65: 141–152

Linnoila M, Cowdry R, Bror-Axel L, Makinen T, Rubinow D (1983) CSF triiodothyronine (rT3) levels in patients with affective disorders. Biol Psychiatry 18: 1489–1492

Loosen PT, Prange Jr AJ (1982) Serum thyreotropin response to thyreotropin-releasing hormone in psychiatric patients: a review. Am J Psychiatry 139: 405–415

Magarinos AM, McEwen BS, Flugge G, Fuchs E (1996) Chronic psychosocial stress causes apical dendritic atrophy of hippocampal CA3 pyramidal neurons in subordinate tree shrews. J Neurosci 16: 3534–3540

Maubach KA, Rupniak NM, Kramer MS, Hill RG (1999) Novel strategies for pharmacotherapy of depression. Curr Opin Chem Biol 3: 481–488

Meyer TD Hautzinger M (2004) Manisch-depressive Störungen. Kognitiv-verhaltenstherapeutisches Behandlungsmanual. Beltz/PVU, Weinheim

Miller HL, Delgado PL, Salomon RM, Berman R, Krystal JH, Heninger GR, Charney DS (1996) Clinical and biochemical effects of catecholamine depletion on antidepressant-induced remission of depression. Arch Gen Psychiatry 53: 117–128

Murphy DL (1990): Peripheral indices of central serotonin function in humans. Ann NY Acad Sci 600: 282–296

Nemeroff CB, Widerlöv E, Bisette G et al (1984) Elevated concentrations of CSF corticotropin-releasing factor-like immunoreactivity in depressed patients. Science 226: 1342–1343

Nutt D (1998) Substance-P antagonists: a new treatment for depression? Lancet 352: 1644–1646

Pariante CM, Thomas SA, Lovestone S, Makoff A, Kerwin RW (2004) Do antidepressants regulate how cortisol affects the brain? Psychoneuroendocrinology 29(4): 423–427

Penninx BWJH, Geerlings SW, Deeg DJH, van Eijk JTM, van Tilburg W, Beekman ATF (1999) Minor and major depression and the risk of death in older persons. Arch Gen Psychiatry 56:889–898

Pitchot W (2001) Reduced dopaminergic activity in depressed suicides. Psychoneuroendocrinology 26: 331–335

Pitchot W Ansseau M, Gonzales Moreno A, Hansenne M, von Frenckell R (1992) Dopaminergic function in panic disorder: comparison with major and minor depression Biol Psychiatry 32: 1004–1011

Pogarell O, Tatsch K, Juckel G et al (2004) Serotonin and dopamine transporter availabilities correlate with the loudness dependence of auditory evoked potentials in patients with obsessive-compulsive disorder. Neuropsychopharmacology 29: 1910–1917

Rasenick MM, Chaney KA, Chen J (1996) G protein-mediated signal transduction as a target of antidepressant and antibipolar drug action: evidence from model systems. J Clin Psychiatry 57: 49–55

Reilly JG, McTavish SFB, Young AH (1997) Rapid depletion of plasma tryptophan: a review of studies and experimental methodology. J Psychopharmacol 11: 381–392

Rigat B, Hubert C, Alhenc-Gelas F, Cambien F, Corvol P, Soubrier F (1990) An insertion/deletion polymorphism in the angiotensin -converting enzyme gene accounting for half the variance of serum enzyme levels. J Clin Invest 86: 1343–1346

Rupniak NM, Kramer MS (1999) Discovery of the antidepressant and anti-emetic efficacy of substance P receptor (NK1) antagonists. Trends Pharmacol Sci 20: 485–490

Rupprecht R (2003) Neuroactive steroids: mechanisms of action and neuropsychopharmacological properties. Psychoneuroendocrinology 28: 139–168

Rupprecht R, Holsboer F (1999) Neuroactive steroids: mechanisms of action and neuropsychopharmacological perspectives. Trends Neurosci 22: 410–416

Rupprecht R, Lesch KP (1989) Psychoneuroendocrine research in depression: I. Hormone levels of different neuroendocrine axes and the dexamethasone suppression test. J Neural Transm 75: 167–178

Rupprecht R, Rupprecht C, Rupprecht M, Noder M, Mahlstedt J (1989) Triiodothyronine, thyroxine and TSH response to dexamethasone in depressed patients and normal controls. Biol Psychiatry 25: 22–32

Rupprecht R, Kornhuber J, Wodarz N et al (1991a) Disturbed glucocorticoid receptor autoregulation and corticotropin release to dexamethasone in depressives pretreated with metyrapone. Biol Psychiatry 29: 1099–1109

Rupprecht R, Wodarz N, Kornhuber J et al (1991b) In vivo and in vitro effects of glucocorticoids on lymphocyte proliferation in depression. Eur Arch Psychiatry Clin Neurosci 214: 35–40

Sapolsky RM (2000) Glucocorticoids and hippocampal atrophy in neuropsychiatric disorders. Arch Gen Psychiatry 57: 925–935

Schatzberg AF (2002) Major depression: causes or effects? Am J Psychiatry 159: 1078–1079

Shah PJ, Ebmeier KP, Glabus MF, Goodwin GM (1998) Cortical grey matter reductions associated with treatment-resistant chronic unipolar depression. Controlled magnetic resonance imaging study. Br J Psychiatry 172: 527–532

Sheline YI, Wang PW, Gado MH, Csernansky JG, Vannier MW (1996) Hippocampal atrophy in recurrent major depression. Proc Natl Acad Sci USA 93: 3908–3913

Sheline YI, Sanghani M, Mintan MA, Gado MH (1999) Depression duration but not age predicts hippocampal volume loss in medically healthy woman with recurrent major depression. J Neurosci 19: 5034–5043

Shink E, Morissette J, Villeneuve A et al (2002) Support for the presence of bipolar disorder susceptibility loci on chromosome 5: heterogeneity in a homogeneous population in Quebec. Prog Neuropsychopharmacol Biol Psychiatry 26: 1273–1277

Shirayama Y, Mitsushio H, Takashima M, Ichikawa H, Takahashi K (1996) Reduction of substance P after chronic antidepressant treatment in the striatum, substantia nigra and amygdala of the rat. Brain Res 739: 70–78

Siffert W (2001) Molecular genetics of G-proteins and atherosclerosis risk. Basic Res Cardiol 96: 606–611

Siffert W, Rosskopf D, Siffert G et al (1998) Association of a human G-protein β3 subunit variant with hypertension. Nature Genet 18: 45–48

Silberg J, Pickles A, Rutter M et al (1999) The influence of genetic factors and life stress on depression among adolescent girls. Arch Gen Psychiatry 56: 225–232

Smith KA, Fairburn GG, Cowen PJ (1997) Relapse of depression after rapid depletion of tryptophan. Lancet 349: 915–919

Solomon DA, Keller MB, Leon AC (1997) Recovery from major depression. A 10-year prospective follow-up across multiple episodes. Arch Gen Psychiatry 54: 1001–1006

Starkmann MM, Schteingart DE (1981) Neuropsychiatric manifestations of patients with Cushing's syndrome. Relationship to cortisol and adrenocorticotropic hormone levels. Arch Internat Med 141: 215–219

Sullivan PF, Wilson DA, Mulder RT, Joya VR (1997) The hypothalamus-pituitary-thyroid axis in major depression. Acta Psychiatr Scand 95: 370–378

Thome J, Duman RS, Henn FA (2002) Molekulare Aspekte antidepressiver Therapie. Nervenarzt 73: 595–599

Tsukada K, Ishimitsu T, Tsuchiya N, Horinaka S, Matsuoka H (1997) Angiotensin converting enzyme gene polymorphism and cardiovascular endocrine system in coronary angiography patients. Jpn Heart J 38: 799–810

Uhr M, Grauer MT, Holsboer F (2003) Differential enhancement of antidepressant penetration into the brain in mice with abcb1ab (mdr1ab) P-glycoprotein gene disruption. Biol Psychiatry 54: 840–846

Vaillant GE (1998) Natural history of male psychological health. Relationship of mood disorder vulnerability to physical health. Am J Psychiatry 155: 184–191

Wallace AE, Kofoed LL, West AN (1995) Double-blind placebo-controlled trial of methylphenidate in older, depressed, medically ill patients. Am J Psychiatry 152: 929–931

WHO (2004) Prevalence, severity, and unmet need for treatment of mental disorders in the world health organization. World mental health surveys. J Am Med Ass 291:2581–2590

Wittchen HU, Jacobi F (2005) Size and burden of mental disorders in Europe. A critical review and appraisal of 27 studies. Eur Neuropsychopharmacol 15:357–376

Wittchen H-U, Winter S, Höfler M et al (2000) Häufigkeiten und Erkennungsrate von Depressionen in der hausärztlichen Praxis. Fortschr Med 118 (Sonderheft 1/2000): 22–30

Wooley CS, Gould E, McEwen BS (1990) Exposure to excess glucocorticoids alters dendritic morphology of adult hippocampal pyramidal neurons. Brain Res 531: 225–231

Wulsin LW, Vaillant GE, Wells VE (1999) A systematic review of the mortality of depression. Psychosom Med 61: 6–17

Zill P, Baghai TC, Zwanzger P et al (2000) Evidence for an association between a G-protein β3-gene variant with depression and response to antidepressant treatment. Neuroreport 11: 1893–1897

Zobel AW, Yassouridis A, Frieboes RM, Holsboer F (1999) Prediction of medium-term outcome by cortisol response to the combined dexamethasone-CRH test in patients with remitted depression. Am J Psychiatry 156: 949–951

Affektive Störungen – Neuropsychologie

Martin Hautzinger

Psychologische Überlegungen zur Entstehung und zum Verlauf affektiver Störungen sind vielfältig (Hautzinger 1998), doch sie sollen hier, u. a. wegen fraglicher wissenschaftlicher Evidenzen, nicht wiederholt werden. Es erscheint eher sinnvoll, Risikofaktoren (Vulnerabilität) bzw. Schutzbedingungen (Immunität) zu betrachten. Als **ätiologisch relevante psychobiologische Bedingungen** dürfen angenommen werden:

- Geschlecht,
- Lebensalter,
- Persönlichkeit,
- soziale Bedingungen,
- Stress und Traumatisierungen,
- genetische Ausstattung sowie
- psychophysiologische,
- neuropsychologische,
- endokrinologische und
- neuroanatomische Besonderheiten.

Es liegen dazu vielfältige experimentelle Studien, Labor- und Felduntersuchungen, Quer- und Längsschnitterhebungen vor, die inzwischen eine bestätigende Evidenz erbringen (Gotlib u. Hammen 2002; Davidson et al. 2002b; Hasler et al. 2004), wenngleich längst nicht alles geklärt – geschweige denn verstanden – ist.

8.11 Geschlechtszugehörigkeit

Frauen weisen in nahezu allen (Quer- und Längsschnitt) Untersuchungen ein doppelt so hohes Erkrankungsrisiko für unipolare Depressionen auf wie Männer (Kessler 2003; Kühner 2003). Neuere Studien (Nolen-Hoeksema 2002; Angold et al. 1999; Cyranowski et al. 2000; Keenan u. Hipwell 2005), insbesondere unter Berücksichtigung jüngerer Stichproben und mehrerer Indikatoren, lassen vermuten, dass das Erkrankungsrisiko für Mädchen und junge Frauen früher liegt und außerdem im Jugendalter bzw. im frühen Erwachsenenalter steiler ansteigt als für Jungen (Nolen-Hoeksema u. Girgus 1994; Hankin et al. 1998; Kessler et al. 2001). Diese geschlechtstypische Entwicklung depressiver Symptomatik illustriert ◻ Abb. 8.5. Zudem zeichnen sich Frauen durch eine höhere Rückfallneigung für weitere depressive Phasen aus.

Diese Geschlechtsunterschiede variieren zwar über die Lebensspanne, doch selbst im höheren Lebensalter findet sich unverändert eine höhere Depressionsrate bei Frauen (Jacobi et al. 2004; Kessler 2003). Bei den bipolaren affektiven Erkrankungen lassen sich in der Regel keine bedeutsamen Geschlechtsunterschiede feststellen (Kessler et al. 2005a). Überlegungen, die Geschlechtsunterschiede bei Depressionen seien das Ergebnis methodischer Artefakte (z.B. Bereitschaft, depressive Beschwerden zuzugeben, Rollenstereotypien, kulturelle Einflüsse), konnten ausgeräumt werden bzw. den Geschlechtereffekt nur zu geringen Anteilen erklären (Hautzinger 1991).

Zur Erklärung für das **höhere Depressionsrisiko bei Frauen** wurden verschiedene Faktoren vorgeschlagen (Nolen-Hoeksema 2002; Kühner 2003; ▶ Übersicht »Depressionsfördernde Faktoren bei Frauen«): Die empirischen Befunde dafür sind z.T. widersprüchlich, in jedem Fall lückenhaft und meist unzureichend.

Depressionsfördernde Faktoren bei Frauen

- Hormonelle Faktoren (Testosteron, Östrogen, Progresteron, Wachstumshormon, Oxytozin)
- Stresssensitivität (dysregulierte Hypothalamus-Hypophysen-Nebennieren-Achse)
- Traumatisierungen (physische und sexuelle Gewalt)
- Chronische Belastungen (Armut, sexuelle Belästigungen, partnerschaftliche Belastungen und Disharmonie)
- Interpersonale Orientierung (Bindungsbedürfnis, Abhängigkeit, Rückversicherung und Anständigkeit, Soziotropie, Verluste, Konflikte)
- Selbstzweifel und negativer Selbstwert (Rumination, moralische Standards, Schuld, Selbstabwertungen)
- Geschlechtstypische Sozialisationserfahrungen (Rollenzuweisung, weniger Anerkennung für Selbstständigkeit und für Erfolge)

Den Einfluss hormoneller Veränderungen in der Pubertät auf die Entwicklung depressiver Störungen konnten Angold et al. (1999) an einer repräsentativen Stichprobe von 4500 Mädchen im Alter zwischen 9 und 15 Jahren aufzeigen. Verantwortlich für die Zunahme depressiver Störungen waren nicht die von außen sichtbaren körperlichen Veränderungen oder andere Pubertätsmerkmale, sondern allein die Veränderungen des Testosterons und des Östrogens. Die Odd‹s Ratio für Testosteron erreichte einen Wert von 4,4 und für Östradiol einen Wert von 2,0 (◻ Abb. 8.6).

Diese Hypothesen integrierend, haben Cyranowski und Mitarbeiterinnen (2000) ein **multifaktorielles Modell** vorgeschlagen (◻ Abb. 8.7), das die bereits genannten Entwicklungsbedingungen einschließt und illustrieren soll, wie es zu den immer wieder gefundenen Geschlechtseffekten kommen könnte. Entsprechend der unbefriedigenden Befundlage kann dieses Modell bestenfalls ein Rahmenkonzept für weitere Forschungsbemühungen abgeben.

Mit der Frage, ob es **geschlechtsspezifische Vorläufer** depressiver Entwicklungen gibt, beschäftigen sich Keenan und Hipwell (2005). Sie liefern Belege dafür, dass sich Mädchen von früh an (längst vor Eintritt in die Pubertät) in drei psychologischen Konstrukten deutlich von Jungen unterscheiden:

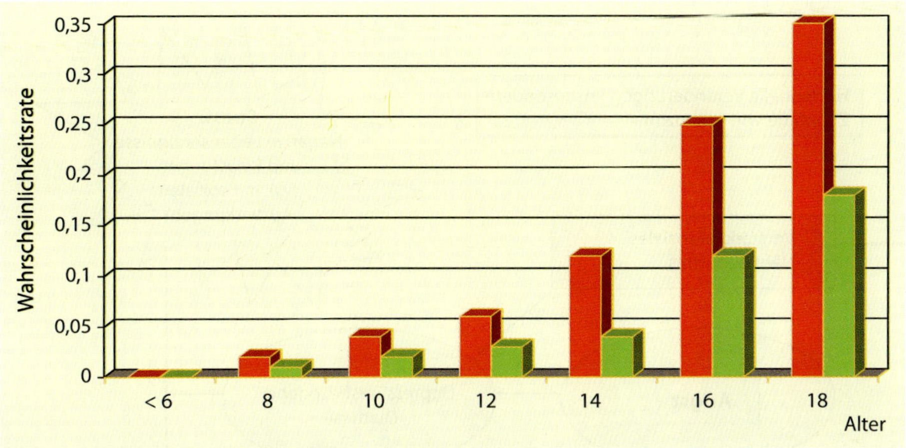

Abb. 8.5. Anstieg der Wahrscheinlichkeit für depressive Symptomatik und Depressionsdiagnosen über die Kindheit und das Jugendalter, getrennt für Mädchen (*rot*) und Jungen (*grün*). (Nach Lewinsohn u. Essau 2002)

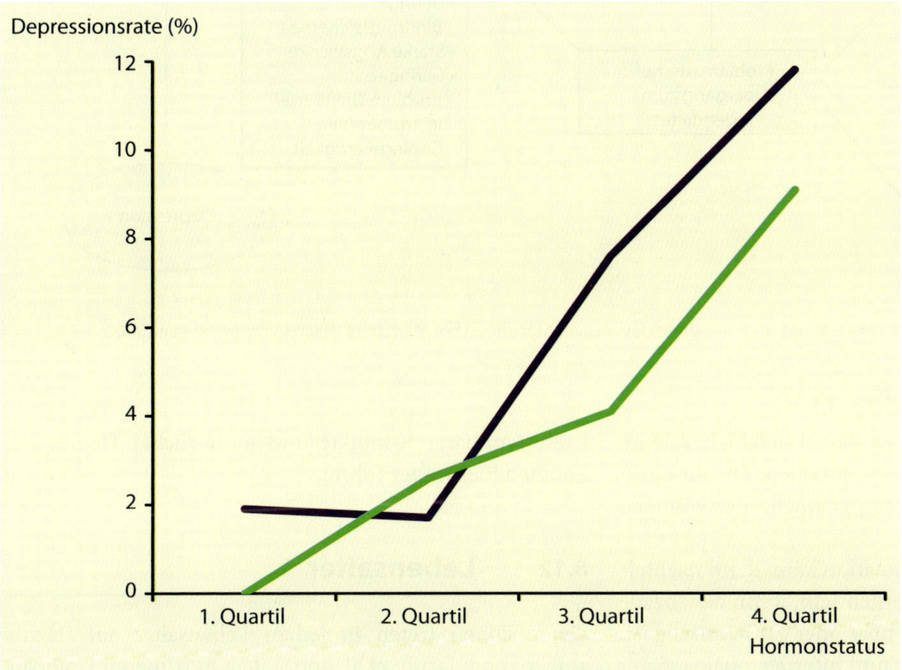

Abb. 8.6. Hormonelle Effekte auf Depression bei Mädchen im Alter zwischen 9 und 15 Jahren; Testosteron (*violett*) und Östrogen (*grün*). (Nach Angold et al. 1999)

1. Empathie,
2. Compliance,
3. Emotionsregulation.

Ein Übermaß an **Empathie**, Einfühlungsvermögen, Gefühl der Verantwortlichkeit für andere und deren Wohlbefinden, Freundlichkeit und Mitgefühl unterscheidet bereits in den ersten Lebensjahren, dann im Kindergarten und der Schule die Mädchen von den Jungen (Zahn-Waxler et al. 1991). Empathie ist offensichtlich beeinflusst von geschlechtstypischen Sozialisationspraktiken, doch auch durch Vererbung (Zhou et al. 2002).

Ein Übermaß an **Compliance** oder Suchen nach Rückversicherung, Soziotropie, interpersonelle Dependenz, Selbstunsicherheit, Gehorsam und Abhängigkeit (Joiner u. Metalsky 2001; Joiner 2002) unterscheidet Mädchen von Jungen bereits ab dem zweiten Lebensjahr in verschiedenen Kulturen (Briggs-Gowan et al. 2001; Mistry et al. 2002). Aus zahlreichen Studien folgt, dass Selbstunsicherheit und exzessive Compliance über die gesamte Lebensspanne mit depressiver Symptomatik korreliert sind.

Die Tatsache, intensive Emotionen – darunter auch intensive negative Emotionen – zu erleben, ist nicht per se problematisch. Gelingt jedoch die **Emotionsregulation** nicht, werden Personen zu schnell, zu heftig, zu lange von negativen Emotionen erfasst, dann hat das ungünstige Auswirkungen auf die Entwicklung und das Funktionieren. Studien belegen, dass bereits im Kleinkindalter Unterschiede im emotionalen Reagieren und der Emotionsregulation zwischen Mädchen und Jungen bestehen (Zahn-Waxler et al. 2000; Schraedley et al. 1999). Mädchen regulieren ihre eher und stärker erlebten Emotionen

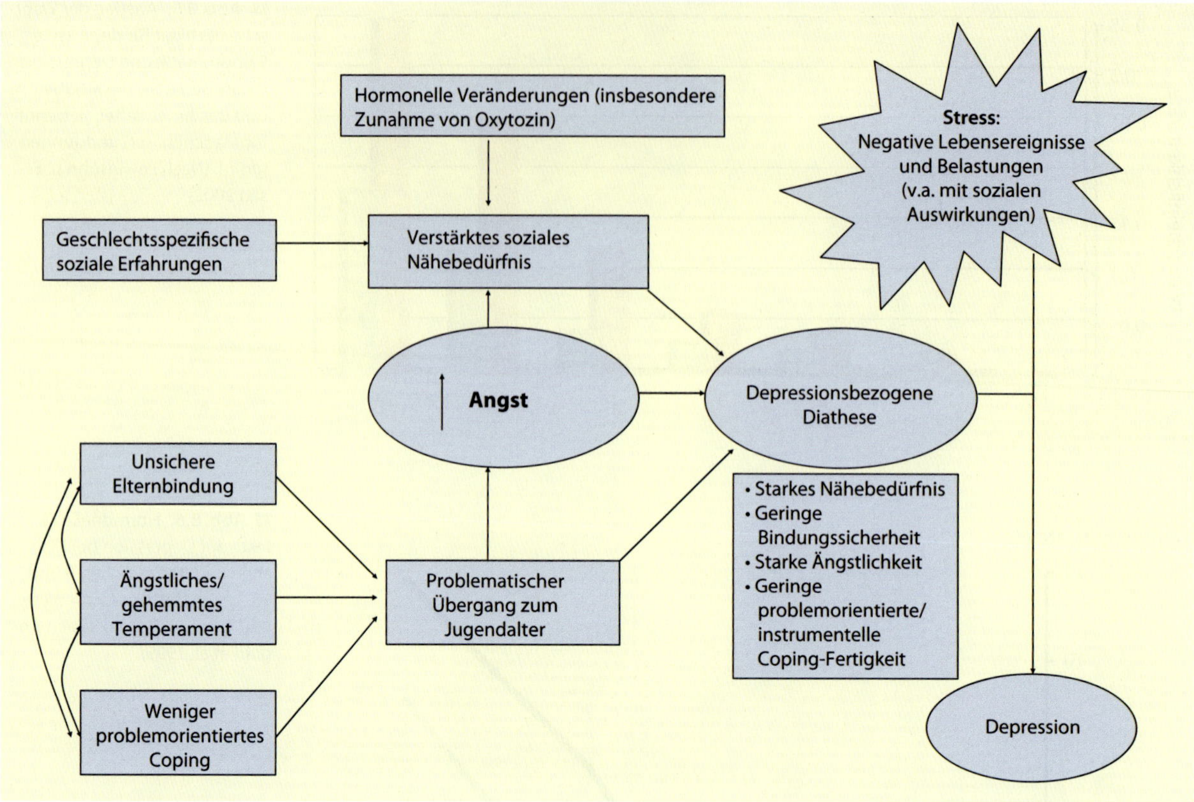

Abb. 8.7. Erklärungsmodell für die Entwicklung und Zunahme depressiver Störungen bei Mädchen. (Nach Cyranowski et al. 2000)

meist dadurch, dass sie anderen davon erzählen, andere um Hilfe angehen bzw. sie mit einbeziehen. Für ihr emotionales Wohlbefinden sind interpersonelle Beziehungen zentraler.

Diese Art der Emotionsregulation kann dann nachteilig und somit depressionsförderlich sein, wenn das soziale System suboptimal, unberechenbar oder gar feindselig ist. Entsprechend tragen familiäre und interpersonale (später eheliche) Konflikte bei Mädchen sehr viel stärker zur Depressionsentstehung bei, als dies bei Jungen und Männern der Fall ist. Ein weiterer geschlechtsspezifischer Depressionsfaktor ist das Vorliegen depressiver Störungen bei der Mutter. Zwar konnte gezeigt werden, dass mütterliche Depression generell für die kindliche Entwicklung und Anpassungsleistung ungünstig ist, doch ist der Zusammenhang insbesondere signifikant für die Entwicklung von Depressionen bei den Töchtern (Hops 1996; Davis et al. 2000). Dabei spielen sowohl genetische als auch nichtgenetische Faktoren eine Rolle, wobei letztere möglicherweise sogar relevanter sind (Ellis u. Garber 2000).

Die Autorinnen betonen, ihre theoretischen Überlegungen würden zwar durch verschiedenste entwicklungspsychologische und klinische Studien gestützt, doch diese Belege seien indirekter Natur und erst prospektive Studien unter Berücksichtigung der drei Konstrukte (Emapthie, Compliance, Emotionsregulation) sowie der Kontrolle familiärer Konflikte und mütterlicher Depression könnten hier weiter führen.

8.12 Lebensalter

Depressionen treten in jedem Lebensalter auf (Hautzinger 2000; Jacobi et al. 2004). Lag in früheren Untersuchungen der **Ersterkrankungsgipfel** zwischen dem 30. und 40. Lebensjahr, so zeigen neuere Studien eine Vorverlagerung dieses Altersgipfels zwischen das 20 und 30. Lebensjahr (Hagnell et al. 1982; Kessler et al. 2005a). Lediglich ein Viertel der Patienten entwickelt die erste depressive Episode nach dem 40. Lebensjahr (Jacobi et al. 2004; Kessler et al. 2005). Bei den Dysthymien kann über die Lebensspanne zunächst eine stetige Zunahme, dann jedoch ab dem 30. Lebensjahr eine allmähliche und ab dem 65. Lebensjahr eine deutliche Abnahme festgestellt werden. Für die bipolaren affektiven Störungen liegt das typische Ersterkrankungsalter im frühen Erwachsenenalter (16 – 25 Jahre). Untersuchungen an Kindern und Jugendlichen (Ciccetti u. Toth 1998; Garber u. Horowitz 2002, Lewinsohn u. Essau 2002; Groen u. Petermann 2002) legen nahe, dass sich der Erkrankungsbeginn bzw. das Auftreten subdiagnostischer Symptomatik noch weiter nach vorne verlagern dürfte.

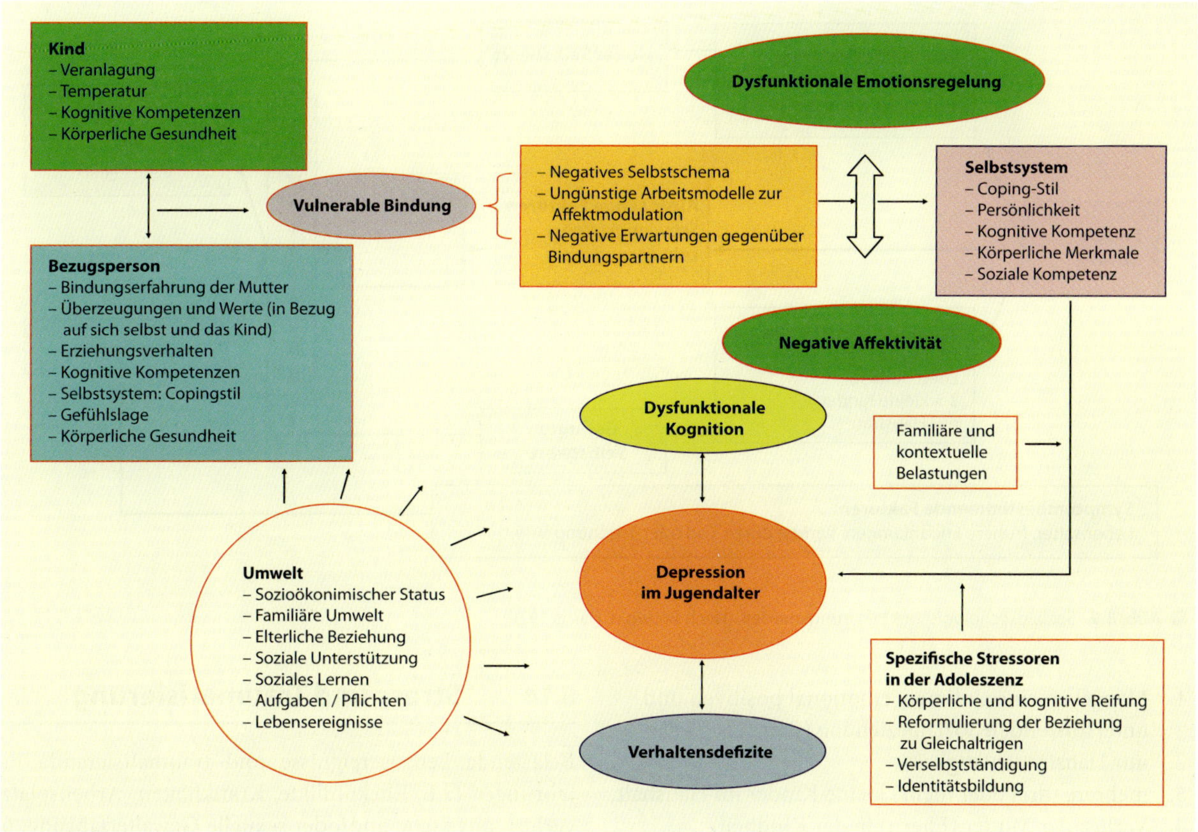

Abb. 8.8. Erklärungsmodell für die Entstehung depressiver Störungen im Jugendalter. (Nach McCauley 2001)

McCauley und Mitarbeiter (McCauley 2001) haben ein integrierendes **Modell zur Entwicklung depressiver Störungen im Jugendalter** vorgeschlagen (Abb. 8.8). Ein Jugendlicher bzw. junger Erwachsener steht (mehr als in jedem anderen Lebensabschnitt) vor einer Fülle von sozialen Entwicklungsaufgaben sowie biologischen und psychologischen Anpassungsleistungen, die vor dem Hintergrund (Diathese) vulnerabler Bindungserfahrungen zu sehen sind, welche wiederum über Bedingungen der Bezugspersonen und des Kindes (einschließlich Temperament, Veranlagung, kognitiver Kompetenz) bestimmt werden. Werden diese Anforderungen durch dysfunktionale Emotionsregulation, ein defizitäres Selbstsystem und weitere (aktuelle) kontextuelle (Familie, Umwelt) Bedingungen belastet, dann kommt es zu Depressionen, die sich über dysfunktionale Verarbeitungsmuster und Verhaltensdefizite sowie weitere aversive Umweltbedingungen stabilisieren können.

8.13 Soziale Faktoren

Unter den sozialen Faktoren sind Familienstand und Vorhandensein bzw. Fehlen einer vertrauensvollen persönlichen Beziehung sowie die Zugehörigkeit zur unteren bzw. oberen sozialen Schicht als Risiko- bzw. Protektionsfaktoren bei unipolaren Depressionen gesichert (Brown u. Harris 1978; Hautzinger 1979, 1998; Jacobi et al. 2004): Die Arbeitsgruppe um Brown konnte das in Abb. 8.9 dargestellte **sozialpsychologische Modell** empirisch begründen. Es wurde inzwischen durch andere Gruppen weitgehend bestätigt (Brown u. Harris 1989).

Das Modell nimmt an, dass die Entwicklung einer Depression (hier eingegrenzt auf Frauen) durch auslösende Faktoren, durch Vulnerabilitätsfaktoren und durch symptombestimmende Einflüsse gesteuert wird:

- Die auslösenden Faktoren legen fest, wann eine Depression auftritt.
- Die Vulnerabilitätsfaktoren stellen distale und proximale Hintergrundfaktoren dar, die bestimmen, ob ein auslösendes Ereignis depressive Wirkung entfalten kann.
- Die symptomformenden Einflüsse determinieren die Schwere und den Ausprägungsgrad einer Depression.

Als wesentliche **Auslöser** gelten aversive Lebensereignisse, chronische Belastungen und Lebensschwierigkeiten. Diese aversiven, belastenden Bedingungen treten gehäuft in unteren sozialen Schichten auf, sodass diese ungünstige Hintergrundbedingung die Häufigkeit und die Chronizität von Belastungen mit bestimmt. Vier **Vulnerabilitätsfaktoren** finden sich gehäuft bei Depressionen:

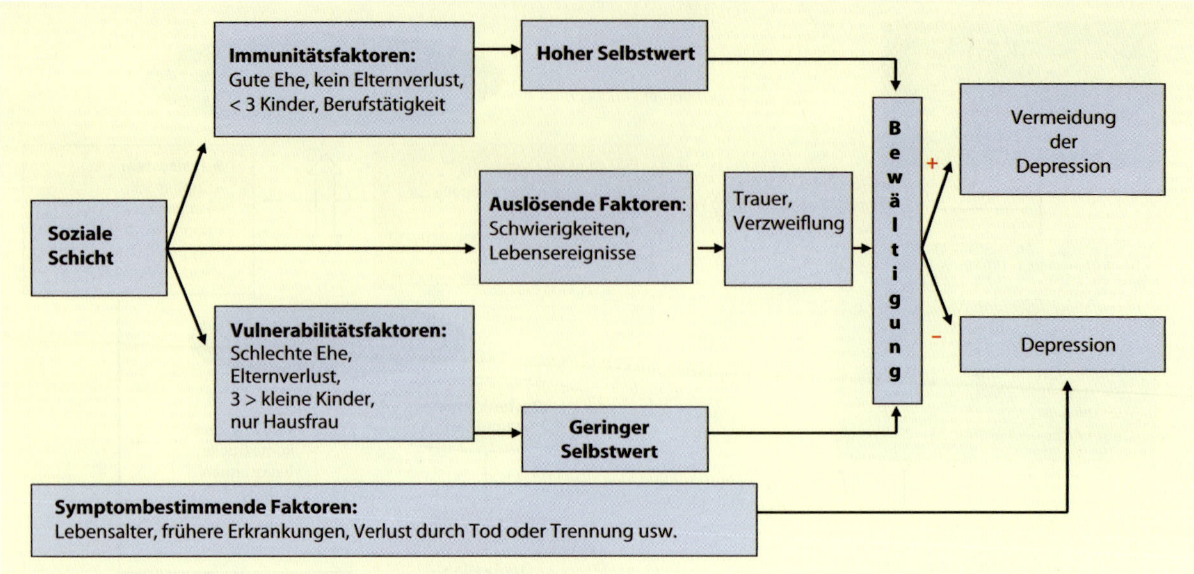

Abb. 8.9. Sozialpsychologisches Erklärungsmodell. (Nach Brown u. Harris 1978)

1. Mangel an einer intimen, emotional positiven und unterstützenden Sozialbeziehung (Partnerschaft),
2. nur Hausfrauentätigkeit,
3. mehrere (drei oder mehr) kleine Kinder im Haushalt,
4. Verlust der Mutter (Eltern) in der Kindheit.

Als wichtigste Größe unter diesen Faktoren wird die unterstützende Sozialbeziehung (Partnerschaft) angesehen.

Die vier Vulnerabilitätsbedingungen sind wiederum eng mit der Zugehörigkeit zu sozial benachteiligten Schichten gekoppelt. Beim Zusammenwirken von auslösenden Faktoren, Vulnerabilitäten und symptomformenden Faktoren nehmen Verarbeitungsmuster, insbesondere der Selbstbewertung und der Selbstwirksamkeit, moderierend Einfluss. Personen mit ungünstiger sozialer Herkunft und vulnerablen Bedingungen entwickeln ein geringes Selbstwertgefühl und eine Einstellung der Machtlosigkeit, sodass auftretende aversive Auslöser (kritische Ereignisse) zu einem Zustand der Hilf- und Hoffnungslosigkeit führen, es dann zu fehlschlagenden Bewältigungsversuchen kommt und sich so eine Depression entwickelt.

Getrennte und geschiedene Personen und solche ohne vertraute Kontaktpersonen erkranken eher, was offensichtlich für uni- **und** für bipolare affektive Störungen gilt (Joiner 2002; Monroe u. Hadjiyannakis 2002). Als wichtige protektive Faktoren erwiesen sich positive Sozialbeziehungen (Brown u. Harris 1989; Hahlweg 1991; Hautzinger 1998), aber auch der berufliche Bereich und das Wohnumfeld. Verheiratete Personen, Personen mit höherer Bildung und beruflicher (sicherer) Anstellung sowie ein Wohn- und Lebensraum in eher ländlich-kleinstädtischer Umgebung zeigen die niedrigsten Depressionsraten (Kessler et al. 2005b).

8.14 Stress und Traumatisierung

Belastende Lebensereignisse und traumatisierende Erfahrungen (z.B. Ehekonflikte, Krankheiten, Arbeitsplatzverlust, physische und/oder sexuelle Gewalterfahrung, finanzielle Krisen, Misserfolge usw.) kommen in der Vorgeschichte bzw. im Vorfeld depressiver Episoden gehäuft vor (Hautzinger 1979; Kessler 1997; Brown u. Harris 1989; Goodman 2002; Allen u. Badcock 2003; Batten et al. 2004; Jaffee et al. 2004). Dies gilt für personenabhängige, aber auch für unabhängige (nicht durch die Krankheit oder den Patienten selbst herbeigeführte) Ereignisse. **Belastende Ereignisfolgen** in Zeiträumen, in denen keine Erholung von den früheren Belastungen eintreten kann, scheinen besonders kritisch zu sein (Kessler 2003).

Alltägliche Ereignisse beeinflussen unsere Stimmung und führen zu kurzfristigen Befindensveränderungen. Bei belastenden Ereignissen (sog. *daily hassles*) pendelt die Stimmung ins Negative. Diese **erhöhte Negativität** begünstigt depressive Entwicklungen. Es konnte gezeigt werden (Peeters et al. 2003), dass bei symptomfreien Depressiven dieser Effekt stärker bzw. länger andauernd ist. Bei bipolar-affektiven Störungen weisen soziale und sozioökonomische Faktoren weniger Einfluss auf. Lebensereignisse und sozialer Stress scheinen jedoch über die Störung des Schlaf-Wach-Rhythmus zur neurobiologischen Destabilisierung des Organismus beizutragen und somit auf das erstmalige und wiederholte Auftreten der bipolaren affektiven Störung Einfluss zu nehmen (Ehlers et al. 1988; Judd et al. 2003; Meyer u. Hautzinger 2004).

Stress im Sinne einer von außerhalb des Organismus kommenden Belastung kann bereits während der Entwicklung im Mutterleib auf den Feten einwirken. Untersuchen an Tieren und bei Menschen belegen, dass mütterlicher Stress während der Schwangerschaft das Risiko für eine Reihe von Verhaltensauffälligkeiten bei den Kindern signifikant erhöht. Dabei zeigen Tiere wie Menschen nach **pränataler Stresserfahrung**

- ein niedrigeres Geburtsgewicht,
- verzögerte motorische und kognitive Reifung,
- weniger Explorationsverhalten,
- auffälliges Sozialverhalten und
- eine defizitäre Regulation der Hypothalamus-Hypophysen-Nebennierenachse (HHN-Achse)

(Graham et al. 1999; Schneider et al. 1999; Huizink et al. 2004). Diese Effekte auf die Kinder fallen deutlicher aus, wenn die mütterliche Belastung früh in der Schwangerschaft stattfindet.

Während der Schwangerschaft und über ein Jahr nach der Geburt wurden prospektiv 160 depressive und 160 gesunde Mütter sowie deren Kinder untersucht. Es ging um die Frage nach dem Einfluss der pränatalen und postnatalen Depression der Mutter auf die physische Entwicklung (Gewicht, Größe) des Neugeborenen (Rahman et al. 2004). Nach der Kontrolle von Geburtsgewicht und sozioökonomischen Einflüssen ergab sich, dass die mütterliche Depression (vor allem dann, wenn sie chronisch war) das relative Risiko für geringes Wachstum, langsamere Entwicklung und Magen-Darm-Probleme (Durchfall) der Kinder 6 und 12 Monate nach der Geburt um den Faktor 4 erhöht.

Als mögliche Mechanismen dafür werden diskutiert:

- neuroendokrine Störungen durch die Exposition mit mütterlichem Kortisol bzw. CRH (Kortikotropin-Releasing-Hormon) (Glover 1997),
- Durchblutungsstörungen der Plazenta und damit des heranwachsenden Feten,
- wenig achtsames Gesundheitsverhalten der Mutter (Ernährung, Schlaf, Nikotin, Alkohol) sowie
- Einnahme von antidepressiven Medikamenten.

Wie Tiermodelle zeigen, geht (unkontrollierbarer) **Stress während der frühen Lebensphase** mit neurobiologischen Veränderungen und Verhaltensauffälligkeiten einher. Die Trennung von der Mutter produziert bei jungen Tieren eine zuverlässig erhöhte Stressachsenaktivität, reduziert die Neurogenese, dezimiert hippokampale Strukturen und führt zu Lerndefiziten und passivem Verhalten, das depressivem Verhalten stark ähnelt (Sapolsky 2000; Fuchs 2005; Alfonso et al. 2005; Karten et al. 2005). Entsprechende Effekte lassen sich für abweisendes bzw. vernachlässigendes Erziehungs- und Interaktionsverhalten, unberechenbares, inkonsistentes, bedrohendes und aversives Elternverhalten, Elternverlust sowie Erfahrungen von Missbrauch (physisch und sexuell) für die Entwicklung von Depressionen beim Menschen nachweisen. So haben Heim et al. (2000) zeigen können, dass erwachsene Frauen mit Missbrauchserfahrungen in der Kindheit noch Jahrzehnte nach der traumatischen Erfahrung in einer stressreichen Situation (Leistungstest) mit heftigen Kortisolausschüttungen, ACTH-Anstieg und heftiger Herzratenbeschleunigung reagieren. Frauen mit Gewalt- und Missbrauchserfahrungen in der Kindheit zeigen jedoch nicht nur heftige physiologische Reaktionen im Labor, sondern weisen ein erhöhtes Risiko für depressive Störungen, Suizidhandlungen, Alkoholprobleme und Angststörungen auf (Nelson et al. 2002). Dabei wurde der genetische Hintergrund dadurch kontrolliert, dass nur eine Stichprobe monozygoter Zwillinge einbezogen wurde.

Elternverlust hat langfristigen negativen Einfluss auf Kinder (O'Connor et al. 2000). Dabei spielt das Lebensalter und die Dauer der Unterbringung ohne Elternersatz (Adoption) offensichtlich eine entscheidende Rolle. Ältere Kinder und solche, die längere Zeit im Heim nach Elternverlust lebten, wiesen noch (bis zu sieben) Jahre nach der Adoption Stresssymptome und Depressionen auf.

Kendler und Gardner (2001) untersuchten monozygote, für depressive Störungen diskordante Zwillingspaare. Sie konnten zeigen, dass sich aus der Fülle untersuchter Variablen stressreiche Erfahrungen (aktuelle Lebensereignisse, Scheidung, finanzielle Schwierigkeiten, zwischenmenschliche Konflikte) als besonders trennscharf herausstellten. Untersucht man eine repräsentative Stichprobe Jugendlicher bis ins junge Erwachsenenalter (13–23 Jahre), dann lässt sich nachweisen (Turner u. Lloyd 2004), dass das Ausmaß, negativen Erfahrungen ausgesetzt zu sein, die Entwicklung einer Depression vorhersagt. Dieser signifikante Effekt bleibt bestehen, wenn man für Psychopathologie in der Vorgeschichte, für Geschlecht und für kulturellen bzw. ethnischen Hintergrund kontrolliert.

Als **Mechanismen** zum Verständnis des Einflusses von Stress auf den Organismus werden diskutiert (Goodman 2002):

- die Sensitivität des vegetativen Nervensystems,
- die Reagibilität des endokrinen Systems,
- eine genetische Vulnerabilität,
- Emotionsregulationsstörungen und
- Persönlichkeitsfaktoren (Selbstwert, Schuldattributionen, kognitive Verarbeitungsmuster).

Wie von Ehlert et al. (2001) sowie Jatzko et al. (2005) zusammengestellt, aktiviert Stress sowohl den Sympathikus (Herzrate) als auch v.a. die HHN-Achse. Über das Nebennierenmark werden Katecholamine und über die Nebennierenrinde Glukokortikoide (Kortisol) ausgeschüttet. Heftiger, doch insbesondere chronischer und unkontrollierbarer Stress führt zu einer Dysregulation dieser endokrinen Systeme, was das Immunsystem schwächt, das Herz-Kreislauf-System beeinträchtigt und Hirnareale (Hippocampus) schrumpfen lässt. Bei Depressionen liegt eine Tendenz zum Hyperkortisolismus auf der Grundlage einer Hypofunktion der Feedback-Schleifen der Stressachse vor.

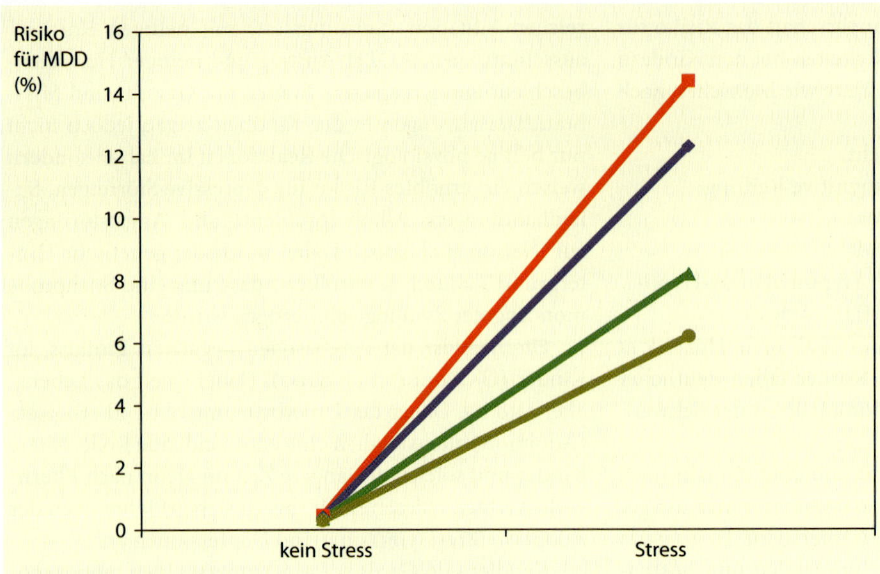

Abb. 8.10. Risiko einer depressiven Störung (MDD) in Abhängigkeit von der genetischen Bereitschaft, (definiert über erkrankte bzw. nichterkrankte Zwillingsgeschwister) und belastender Lebensereignisse. N = 2060 weibliche Zwillinge; *rot*: depressive monozygote, *blau*: depressive dizygote, *oliv*: nichtdepressive monozygote, *grün*: nichtdepressive dizygote Zwillingsgeschwister. (Nach Kendler et al. 1995)

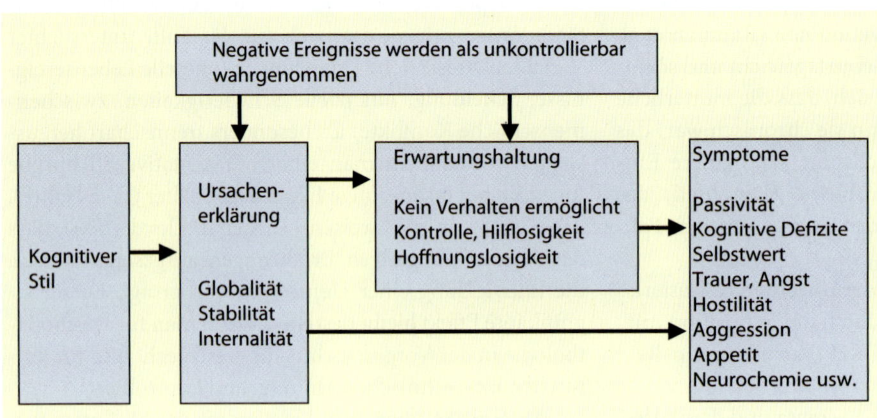

Abb. 8.11. Konzept der erlernten Hilflosigkeit in der kognitionpsychologischen Erweiterung. Aversive, nicht kontrollierbare Erfahrungen wirken sich dann »verheerend« aus, wenn sie internal, global und stabil attribuiert werden. Dabei entwickelt sich ein derartig depressogener Attributionsstil durch Sozialisationserfahrungen. (Nach Abramson et al. 1978)

Die Beteiligung genetischer Faktoren beim Wirken von Stress legen Untersuchungen von Kendler und Mitarbeitern nahe (Kendler et al. 1995, 1999). Diese Arbeiten demonstrieren zum einen, dass Stress eine ursächliche Bedingung für die Auslösung einer affektiven Episode (Depression) ist (Odd's Ratio je nach Stressart zwischen 2,3 und 25,4 im Monat des Ereignisses). Zum anderen zeigen sie jedoch auch, dass Stress ganz besonders stark bei für Depressionen anfälligen (vulnerablen) Personen wirkt. Dazu hat diese Arbeitsgruppe Zwillingspaare untersucht und findet bei hoher genetischer Bereitschaft sowohl bei den dizygoten als auch den monozygoten Zwillingen höhere Depressionsraten, wobei die monozygoten Zwillinge nochmals deutlichere Effekte zeigen (Abb. 8.10).

In der Tradition des Konzepts der **erlernten Hilflosigkeit** (Seligman 1975; Abramson et al. 1978) entwickeln sich durch die Erfahrung des Kontrollverlusts und der Nichtkontrolle über aversive, belastende Ereignisse Hilflosigkeit, Hoffnungslosigkeit und schließlich depressive Symptomatik. Diese Prozesse bzw. deren negative Konsequenzen lassen sich bei Tieren, bei Kleinkindern (ab dem zweiten Lebensjahr) und durch alle Lebensphasen hindurch beim Menschen nachweisen (Abramson et al. 2002). Dabei wird für den Menschen angenommen, dass es weniger die aversiven, stressreichen Erfahrungen direkt sind, die ein Individuum hilflos machen, sondern ungeschickte kognitive Vermittlungsprozesse, Kausalattributionen, die zu Hoffnungslosigkeit und Depression führen (Abb. 8.11).

Depression wird danach bedingt durch eine vorausgehende Erfahrung der Nichtkontrolle über subjektiv bedeutsame negative Ereignisse und die sich daraus entwickelnde Erwartung, auch zukünftig ohne Kontrolle, d.h. hilflos, zu sein. Entscheidend ist die subjektiv-kognitive Variable der Erwartung, hilflos zu sein, selbst wenn objektiv in einer neuen Situation Kontrolle besteht. Die erlernte Erfahrung wird auf andere, neue zukünftige Situationen generalisiert. Die Erfahrung von Misserfolg und Nichtkontrolle führt dazu, dass Personen nach dem Grund dieser Hilflosigkeit fragen. Die Art der Ursachenzuschreibung bestimmt nun die weitere Entwicklung, die Stabilität und Universalität der emotionalen, motivationalen, motorischen, vegetativen und kognitiven Veränderungen. Es ist also nicht einfach die mangelnde Kontrolle, sondern der subjektive Prozess kognitiver Verarbeitung, der dem zu kontrollierenden Ereignis Bedeutung beimisst und der das Misslingen der Kontrolle der eigenen Person zuschreibt.

Die Ursachenzuschreibung wird auf drei Dimensionen vorgenommen:

1. internal-external,
2. stabil-variabel,
3. global-spezifisch.

Das (tier)experimentell Interessante am Konzept der erlernten Hilflosigkeit sind die Parallelen dieser Stresserfahrung (keine Kontrolle über aversive Reize) zum klinischen Bild, zu den psychologischen und physiologischen Auswirkungen und sogar zur Therapie bzw. Prävention der Depression (◘ Tab. 8.3).

Das ursprüngliche Hilflosigkeitsparadigma (Seligman 1975) spielt daher heute in der Labor- und tierexperimentellen Forschung eine wichtige Rolle (Holsboer 1999). Es hat mit Bezug zu den Auswirkungen von Stress und dem unterschiedlichen Ausmaß von Kontrolle über die aversiven Bedingungen vielfältige Bestätigung erfahren. An nichtklinischen Stichproben und für nur leicht depressive Symptomatik lässt sich die prädiktive Relevanz von Hoffnungslosigkeit und negativen Kausalattributionsmustern in Quer- und Längsschnittstudien belegen (Ingram et al. 1998; Hankin et al. 2001 und unveröffentlichte Ergebnisse aus dem Jahr 2002). Schwieriger, uneinheitlicher, ja unklarer wird das Bild bei der Anwendung dieses theoretischen Konzepts auf affektive Störungen, insbesondere wenn damit das volle klinische Bild einer Depression gemeint ist (Henkel et al. 2002).

8.15 Persönlichkeit und Kognition

8.15.1 Neurotizismus und Dependenz

Soziale Abhängigkeit, auch als **interpersonelle Dependenz** oder **Soziotropie** bezeichnet, gilt neben den Aspekten des anankastischen Perfektionismus und Neurotizismus als für Depressionen typisch und stellt einen ungünstigen Entwicklungsfaktor dar (Marneros u. Philipp 1992; Clark

◘ **Tab. 8.3.** Parallelen von Nichtkontrollerfahrungen, die zur erlernten Hilflosigkeit führen, und depressiven Störungen, bezogen auf die Symptomatik, die Ätiologie, die Therapie und die Prävention. (Nach Miller et al. 1977)

Hilflosigkeit	Depression
Symptomatik: Passivität Schwierigkeiten, zu Lernen Mangel an Aggression Gewichtsverlust Appetitmangel Ulzeration Libidoverlust Stressreaktion (HHNA *overdrive*) Katecholaminmangel Dopaminmangel Immunschwäche	Symptomatik: Passivität, Antriebsmangel Verlangsamtes Lernen Mangel an Initiative Gewichtsverlust Appetitmangel Schmerzen (u.a. Kopf, Bauch) Libidoverlust Stressreaktion (HHNA *overdrive*) Katecholaminmangel Serotoninmangel Immunschwäche
Ätiologie: Lernen, dass eigenes Verhalten und Verhaltenskonsequenzen unabhängig sind (»Egal was ich tue, es hat keine Wirkung.«) Genetik	Ätiologie: Überzeugung, dass alles keinen Sinn hat, dass man machtlos ist, dass man schuldig ist, dass man nichts machen kann Genetik
Therapie: Erzwungene Reaktionen (mehrfach) Elektroschockbehandlung Antidepressiva Abwarten (Zeit)	Therapie: (Erzwungene) Erfahrung der Kontrolle Elektrokrampfbehandlung Antidepressiva Abwarten (Zeit) Kognitive Verhaltenstherapie
Prävention: Kontrollerfahrung Modelle Bindung und Unterstützung Immunität (genetisch)	Prävention: Kontrollerfahrung Modelleffekte Soziale Unterstützung Bewältigungsfertigkeiten Immunität (genetisch, psychologisch)

HHNA Hypothalamus-Hypophysen-Nebennieren-Achse

u. Watson 1999; Klein 1999; Klein et al. 2002; Joiner 2002). Interpersonelle Dependenz meint ein starkes Bedürfnis nach Verstandenwerden, nach emotionaler Unterstützung und Hilfe durch andere, ebenso das Aufsuchen von engen Bindungen und Intimität sowie erhöhte Angst vor Zurückweisung, Trennung und Verlust im zwischenmenschlichen Bereich.

In einer Längsschnittstudie an mehreren tausend Rekruten (Angst et al. 1989) fand sich bei den in dem 12-jährigen Untersuchungszeitraum an einer bipolaren affektiven Störung erkranken Personen keine auffällige prämorbide Persönlichkeit, während die an einer unipolaren Depression erkrankten Personen prämorbid emotional labiler (Neurotizismus) waren. An einer großen Stichprobe von 30- bis 40-jährigen Personen ohne Vorgeschichte depressiver Auffälligkeiten konnten Hirschfeld et al. (1989) über einen Zeitraum von 6 Jahren zeigen, dass allein Neurotizismus das erstmalige Auftreten einer Depression vorhersagte. Neurotizismus, gemessen im Alter von 18 Jahren, sagte in einer neuseeländischen Stichprobe die Entwicklung einer Depression im Alter von 21 Jahren vorher (Krueger (1999). Caspi et al. (1996) konnten anhand der Charakterisierung von 3-jährigen Kindern als sozial zurückhaltend, gehemmt, scheu und leicht verunsichert prospektiv die Entwicklung einer Depression bis zum 21. Lebensjahr vorhersagen. Dabei waren diese Persönlichkeitszüge spezifisch für Depressionen und sagten nicht die Entwicklung von Angststörungen oder Substanzmissbrauch vorher. Ähnliche Befunde berichten van Os et al. (1997), indem sie anhand dieser Merkmale im Alter von 7 Jahren die depressive Entwicklung im Jugendalter vorhersagen konnten.

Bei bipolaren affektiven Störungen ist der Einfluss prämorbider Persönlichkeitszüge weniger eindeutig. Clayton et al. (1994) fanden bei jungen Männern, die später eine bipolare Störung entwickelten, keine Unterschiede in den Persönlichkeitsausprägungen verglichen mit denjenigen, die gesund blieben. Es gibt jedoch Hinweise, allerdings aus Querschnittstudien, dass sich Neurotizismus und negative Affektivität ungünstig auf den Verlauf bipolarer Störungen auswirken (Depue et al. 1987; Hecht et al. 1998).

8.15.2 Dysfunktionale Informationsverarbeitung

Dysfunktionale kognitive Schemata stellen dispositionelle Verarbeitungsmuster dar, die sich durch Sozialisation, Modellwirkung und aversive (stressreiche) Erfahrungen entwickelt haben. Ein derartiger Erklärungsansatz vermutet an der Basis einer Depression eine **kognitive Störung** (dysfunktionale kognitive Schemata) infolge früherer belastender, ungünstiger Erfahrungen und Lernprozesse. Das Hauptmerkmal depressogener kognitiver Prozesse ist, dass sie die Realität in unterschiedlichem Maße verzerren. Inhaltlich lässt sich bei Depressiven eine negative Sicht der Welt, der eigenen Person und der Zukunft festmachen. Typische kognitive Verzerrungen und dysfunktionale Kognitionen sind tabellarisch zusammengefasst in der ▶ Übersicht »Dysfunktionale kognitive Schemata«.

Dysfunktionale kognitive Schemata bei Depression

- Willkürliche Schlussfolgerung
- Selektive Abstraktionen
- Personalisieren
- Übergeneralisieren
- Magnifizieren negativer Erfahrungen
- Minimieren positiver, erfolgreicher Erfahrungen
- Moralisch-absolutistisches Denken
- Ungenaues Benennen

Formal sind die Kognitionen von unfreiwilliger, automatischer, perseverierender, plausibel erscheinender Art. Informationstheoretisch sind sie als Schemata recht stabile, überdauernde Muster der selektiven Wahrnehmung, Kodierung und Bewertung von Reizen. Diese Schemata entstehen durch belastende Erfahrungen des Sozialisationsprozesses, durch aktuelle stressreiche oder traumatische Erfahrungen oder durch die Akkumulation subtraumatischer, negativer Erfahrungen. Mit dem Entstehen der depressiven Schemata setzt ein zirkuläres Feedback-Modell (Rumination) ein, wodurch es zur Verfestigung, Vertiefung und Aufrechterhaltung der Depression und der damit kausal verknüpften Kognition kommt (Hautzinger 1998; Ingram et al. 1998; Abramson et al. 2002; Papageorgiou u. Wells 2004).

Bei derartigen kognitiven Modellen (▣ Abb. 8.12) werden »**automatische Gedanken**« als situationsnahe, in Verbindung mit einer konkreten Erfahrung rasch automatisiert ausgelöste kognitive Verarbeitungen, die emotionale Erfahrungen in einem konkreten Zusammenhang bedingen, unterschieden. Diese automatisierten kognitiven Verarbeitungen sind durch vielfältige Erfahrungen und zahlreiche Anwendungen hoch überlernt und zunächst schwer wahrnehmbar. Hinter automatischen Gedanken, auf einer hierarchisch höheren Ebene, werden **Grundüberzeugungen** (*core beliefs*) erkennbar, die auch als Werthaltungen, Überzeugungen, Oberpläne, Regeln, kognitive Stile oder Schemata bezeichnet wurden. Diese Grundüberzeugungen sind generellere, situationsübergreifende Verarbeitungsprinzipien einer Person, die deren Ziele, Ansprüche, Selbstbeurteilungen und Handlungspläne und damit das Verhalten und (automatisierte) Denken in konkreten Zusammenhängen determinieren.

Die empirischen Untersuchungen zur Überprüfung dieser kognitiven Annahmen zeigen durchweg signifikante Zusammenhänge zwischen Depression bzw. depressiven Symptomen und dysfunktionalen Einstellungen. Es

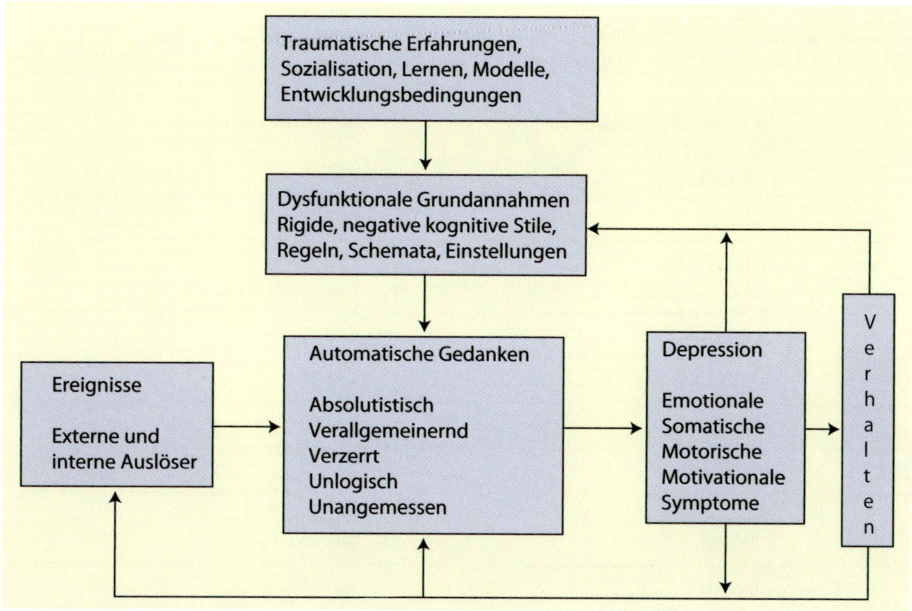

Abb. 8.12. Kognitive Modellvorstellungen zur Entwicklung depressiver Störungen

existieren zahlreiche experimentelle Belege und mehrere Metaanalysen zu den kognitiven Hypothesen depressiver Störungen (Ehlers u. Luer 1996; Gotlib 1997; Williams et al. 1997; Rusting 1998). Sie kommen alle zu dem Schluss, dass der Zusammenhang zwischen ungünstigen Attributions- bzw. Denkstilen und Depression als gesichert gelten kann (Alloy et al. 2000; Abramson et al. 2002). Als insbesondere spezifisch für depressive Störungen gilt ein rascher Gedächtniszugang für negative Erinnerungen, die durch negative Umweltreize provoziert werden. Dabei geht mit Depression außerdem eine verzerrte Aufmerksamkeitsausrichtung auf negative Reize einher (Mineka u. Sutton 1992; Joormann u. Siemers 2004). Depressive erinnern bevorzugt negative Selbstbeschreibungen, negative Erlebnisse und Ereignisse; Erinnerungen an positive Ereignisse sind eher globaler Natur, während bei negativen Ereignissen die Erinnerungen sehr viel elaborierter sind (Ehlers u. Lüer 1996).

Umstritten ist die Frage der kausalen Bedeutung dieser kognitiven Prozesse bei der Depressionsgenese, wenngleich es einige Längsschnittstudien (meist an Schülern und Studenten, doch inzwischen auch an klinischen Gruppen bzw. als High-risk-Ansatz) gibt, die zeigen können, dass durch die Kenntnis der (dysfunktionalen) Verarbeitungsmuster (z.B. Attributionsmuster, dysfunktionale Einstellungen, Hoffnungslosigkeit) die Entwicklung depressiver Beschwerden (Zunahme der Symptome) immerhin über einen Zeitraum von 3 Jahren vorausgesagt werden kann (Gotlib 1997; Reilly-Harrington et al. 1999; Alloy et al. 1999, 2001).

8.16 Familiäre Belastung und Genetik

Bei allen affektiven Erkrankungen erweist sich die familiäre Belastung mit affektiven Störungen als die mächtigste Risikovariable. Angehörige 1. Grades von Patienten mit einer bipolar-affektiven Erkrankung weisen ein Erkrankungsrisiko für affektive Störungen (alle Formen) von 25–30%, Angehörige unipolar depressiv Erkrankter von 15–20% und Angehörige gesunder Kontrollpersonen von 7–10% auf (Schumacher et al. 2002). Für bipolare affektive Störungen wird die Erblichkeit auf 85% geschätzt (McGuffin et al. 2003). Die Konkordanzraten für affektive Störungen liegen bei monozygoten Zwillingen bei 60% und bei dizygoten Zwillingen bei 20% (Craddock u. Jones 1999).

Gegenwärtig sind zahlreiche **Chromosomenregionen** in der Diskussion, die eine Bedeutung für affektive Störungen haben (Tsuang et al. 2004; Schumacher et al. 2002). Tab. 8.4 fasst den gegenwärtigen Kenntnisstand dazu anhand von Kopplungsstudien zusammen.

Kein Wissenschaftler geht heute mehr davon aus, dass es gelingen könnte, ein bestimmtes Gen oder eine bestimmte Chromosomenregion allein für Depressionen bzw. bipolare affektive Störungen verantwortlich machen zu können. Vielmehr wird angenommen, dass affektive Störungen sog. komplexe Störungen sind, die durch verschiedene genetische Faktoren beeinflusst werden, die zu unterschiedlichen Zeitpunkten der Entwicklung aktiv sind bzw. durch unterschiedliche Bedingungen aktiviert werden (Abb. 8.13).

Mehrere Untersuchungen in den letzten Jahren haben diese Annahme bestätigt. So konnten bereits Kendler et al. (1995) an einem großen Kollektiv von Zwillingen dieses Zusammenwirken von stressreichen Lebensereignissen,

Tab. 8.4. Chromosomenregionen, die aufgrund von Kopplungsstudien hohe Relevanz für affektive Störungen besitzen. LOD/MOD-Scores drücken die Stärke der Beziehung aus, wobei Werte ab 3 allgemein als signifikant gelten. (Nach Tsuang et al. 2004)

Chromosomenregion	Affektive Störungsart	LOD/MOD-Score
1q31	Unipolar	5,12
1q31–q32	Bipolar	2,67
4p16	Bipolar Unipolar/bipolar	4,8 1,12
9q	Unipolar	1,68
10q25–26	Bipolar	3,12
10p13	Bipolar	2,44
10p14	Bipolar	2,5
12q23–24	Unipolar/bipolar Bipolar	2,1 3,4
13q32	Bipolar	3,5
16p13	Bipolar	2,52
18p11.2	Bipolar	2,32
18q12	Bipolar	4,03
18q22	Bipolar	4,06
20p11.2–q11.2	Bipolar	4,34
21q22	Bipolar	3,4
22q11–q13	Bipolar	3,8

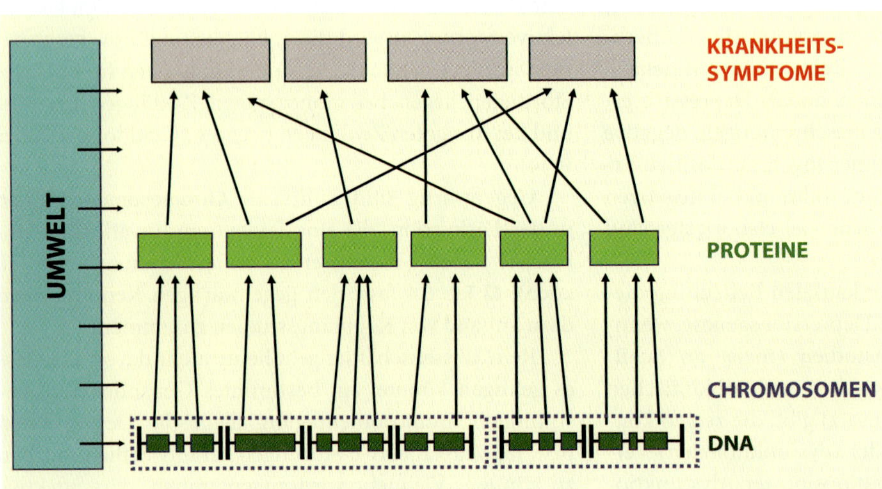

Abb. 8.13. Ebenen und Zusammenhänge genetischer Informationen (DNA, Chromosomen), deren Expression (Proteine) und Krankheitssymptome (z.B. Depression) unter Einflussnahme von Umwelt- und Lebensbedingungen. (Nach Schumacher et al. 2002)

genetisch bedingter Anfälligkeit und Auftreten von Depressionen bei Frauen nachweisen. Diese Arbeitsgruppe fand bei geringem genetischem Risiko für Depression (Zwilling gesund) ein Depressionsrisiko von 1,1 bei ungünstigen Lebensereignissen, während bei hohem genetischem Risiko für Depression (Zwilling depressiv krank) bei Vorliegen ungünstiger Lebensereignisse das Risiko für die Entwicklung einer Depression auf 14,6 anstieg. Dies wurde inzwischen in zwei prospektiven Längsschnittstudien an einer großen Stichprobe von Jungen (Caspi et al. 2002) und einer repräsentativen Bevölkerungsstichprobe (Caspi et al. 2003) konkretisiert und bestätigt.

Es wurde ein **funktioneller Polymorphismus in der Promotorregion des Serotonintransportergens** (5-HTTPR) ge-

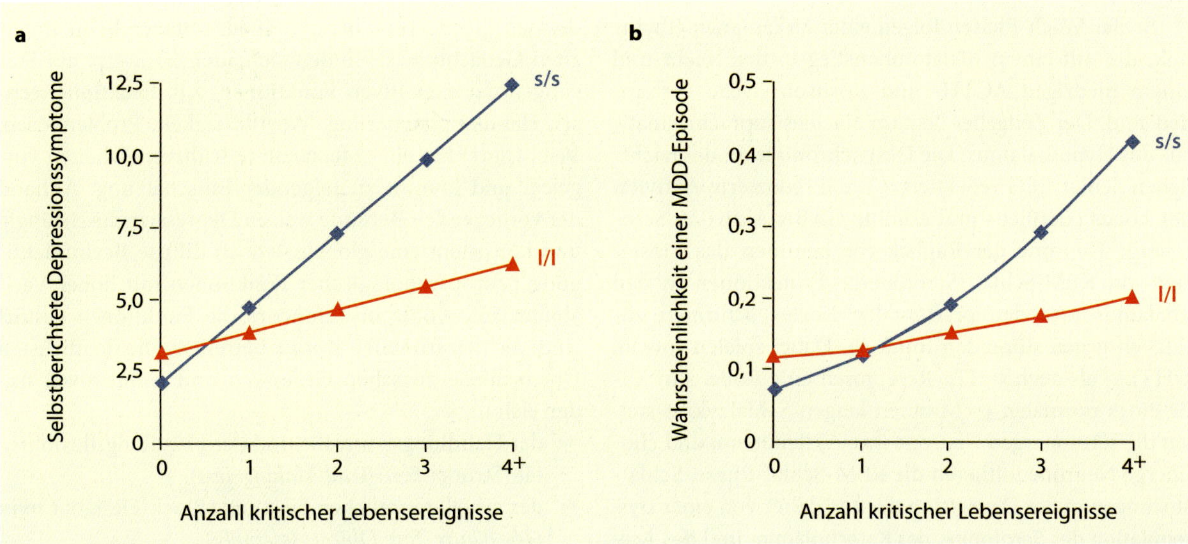

Abb. 8.14. Der Einfluss ungünstiger Lebensereignisse auf Depression, in Abhängigkeit des Polymorphismus in der Promotorregion des Serotonintransportergens; **a** Selbstbericht, **b** Diagnose. *s/s* zwei Kopien des kurzen Allels, *l/l* zwei Kopien des langen Allels des 5-HTT-Promotorpolymorphismus. (Nach Caspi et al. 2003)

funden, der den Einfluss von stressreichen Lebensereignissen auf die Depressionsentstehung moderiert. Personen mit einer oder zwei Kopien des kurzen Allels des 5-HTTPR entwickeln unter Stress eher Depressionen, Suizidideen und Suizidhandlungen als Personen, die homozygot für das lange Allel sind (Abb. 8.14). Wie sich zeigen lässt, entwickelt der Genotyp mit kurzem Allel bei zunehmender Anzahl stressreicher Lebensereignisse immer mehr Depressionen, was bei dem Genotyp mit langem Allel nicht der Fall ist.

Eine neuere Arbeit von Kendler et al. (2005) konnte dies bestätigend replizieren. Hariri et al. (2005) konnten weiterführend zeigen, dass eine Variante des Serotonintransportergens (Polymorphismus 5-HTTLPR) in der Promotorregion SLC6A4 für die Zunahme der Amygdalaaktivität bei experimentell erzeugter Belastung (Bedrohung) verantwortlich ist. Dieser Befund bei gesunden Probanden zeigt, wie eine genetische Variante als Vulnerabilität für affektive Störungen fungieren kann, indem unter (bestimmtem) Stress die Amygdala empfindlicher ist und (über)aktiv reagiert.

8.17 Psychophysiologische und endokrinologische Besonderheiten

Veränderungen bzw. Störanfälligkeiten des endokrinen Systems (Holsboer et al. 1995; Angold et al. 1999; Ehlert et al. 2001; Thase et al. 2002), der Schlafphysiologie (Giles et al. 1998; Rao et al. 2002), des Verhaltensaktivierungssystems (Kasch et al. 2002), des serotonergen, des noradrenergen und des dopaminergen Stoffwechselsystems (Huizink et al. 2004) sowie der intrazellulären Kommunikation und Signaltransmission (Manji et al. 2001, 2003) tragen zur Risikoerhöhung für die Ersterkrankung und für die Wiedererkrankung an affektiven Episoden bei. Dabei gibt es Hinweise, dass jedes System bzw. dessen Störung für sich als Risikofaktor wirkt, doch viel häufiger und wahrscheinlich ist es, dass diese Systeme miteinander interagieren und sich wechselseitig potenzieren (Kendler u. Gardner 2001; Nelson et al. 2002, Chang et al. 2004). Da die meisten dieser psychophysiologischen und endokrinologischen Vorgänge im Teilkapitel Neurobiologie von Hegerl und Rupprecht besprochen und gewürdigt werden, soll hier nur auf die Schlafphysiologie eingegangen werden.

8.17.1 Schlafphysiologie

Personen zeigen mit Beginn einer depressiven Episode Auffälligkeiten in der Schlafphysiologie, im Schlaf-Wach-Rhythmus, in der Schlafqualität und im Schlafverhalten (Nofzinger et al. 1999; Thase et al. 2002). Besonders auffallend ist der **Verlust von Tiefschlaf** (*slow-wave sleep* oder delta-Phasen im Schlaf) und die **verkürzte REM-Latenz** (frühes Einsetzen der ersten Phase mit schnellen Augenbewegungen nach dem Einschlafen). Diese Besonderheiten der Schlafphysiologie sind z.T. genetisch kontrolliert (Ehlers et al. 1988), gehen dem Beginn einer depressiven Episode voraus und persistieren über die Symptomremission hinaus (Kupfer u. Ehlers 1989). Vermehrte REM-Schlaf-Phasen (*REM density*) gehen einher mit anderen, meist symptom- und zustandsabhängigen Auffälligkeiten der Depression.

Schlaf-Wach-Phasen folgen einer zirkadianen Rhythmik, die mit einem Melatoninanstieg in der Nacht und einem niedrigen ACTH- und Kortisol-Niveau verbunden sind. Der Zeitgeber liegt im Nucleus suprachiasmaticus des Hypothalamus. Die Desynchronisation des nächtlichen Schlaf-EEG reflektiert z.T. die reduzierte Aktivität des Locus coeruleus und erhöhte GABA-Aktivität. Serotonerge Neurone der Raphekerne hemmen das Einsetzen von REM-Schlaf. Serotonerge Projektionen in den Thalamus und den präfrontalen Kortex schirmen zusätzlich gegen störenden Input ab. Dabei spielen sowohl 5-HT1A- als auch 5-HT2-Rezeptoren eine Rolle. Am Ende eines normalen 90 Minuten langen Schlafzyklus stellen die serotonergen Neurone ihre Aktivität ein, und cholinerge Neurone initiieren die REM-Schlaf-Phase. Schlafstörungen in der Depression dürften daher von einer **Dysregulation des Serotonin-, des Katecholamin- und des Acetylcholinstoffwechsels** herrühren. Erhöhte Glukokortikoidaktivität nimmt außerdem ungünstigen Einfluss auf den Schlaf. Schlafunterbrechungen erhöhen ihrerseits das Glukokortikoidniveau. Eine überaktive HHN-Achse, ein dysregulierter Serotoninstoffwechsel und gestörter Schlaf schaukeln sich im Sinne einer positiven Feedback-Schleife wechselseitig auf, was für die depressive Symptomatik weiter verschlimmernd wirkt.

Etwa 40% der depressiven Patienten zeichnen sich durch eine derartige gestörte Schlafphysiologie aus, wobei diese Auffälligkeit offensichtlich mit der Schwere der Erkrankung, dem Lebensalter und dem Geschlecht der Patienten kovariiert (Thase et al. 1997). Jüngere Patienten zeigen selten derartige Auffälligkeiten; außerdem sind depressive Frauen davon später betroffen als depressive Männer. Patienten mit schlafphysiologischen Auffälligkeiten sind, aufgrund nachträglicher Auswertungen im Rahmen von zwei Psychotherapiestudien, offensichtlich schlechte Kandidaten (Non-Responder) für Psychotherapie (Thase et al. 1998). Da die Erfassung der Schlafphysiologie mit viel Aufwand verbunden ist, fehlen bislang prospektive Studien zur Beurteilung großer Gruppen von Patienten.

Die beschriebenen Auffälligkeiten der Schlafphysiologie sind außerdem nicht spezifisch für (primäre) depressive Störungen, sondern relativ häufig bei anderen psychischen Erkrankungen wie Schizophrenie, Alkoholabhängigkeit (noch Monate nach Entgiftung), Essstörungen und Borderline-Störungen. Dazu fehlen bislang angemessene Studien.

8.18 Neuropsychologische Auffälligkeiten

Neuropsychologische Defizite bei affektiven Störungen wurden mehrfach beschrieben (Miller 1995; Beblo 2004). Die Studien erbrachten vor allem Defizite im episodischen Gedächtnis, beim Lernen, seltener beim impliziten Gedächtnis. Es finden sich auch Hinweise auf Störungen der exekutiven Funktionen, z.B. Reaktionswechsel, Handlungssteuerung, Wortflüssigkeit, Problemlösen. Veiel (1997) hat eine Metaanalyse früherer Arbeiten vorgelegt und kommt zu folgender Einschätzung: Anhand der vorliegenden Befunde weisen Depressive durchgängig und konsistent eine globale, jedoch diffuse Beeinträchtigung neuropsychologischer Funktionen mit hoher Variabilität auf, wobei insbesondere die Funktionen gestört sind, die den frontalen Kortex betreffen. Die deutlichsten Unterschiede zwischen Gesunden und Depressiven finden sich in

- der Handlungskontrolle und der Handlungsflexibilität (Stroop-Test, *Trail Making Test*),
- der visuell räumlichen Leistung (Block-Design, *Complex Figure Test*, *Object Assembly*),
- der verbalen Flüssigkeit (Wortassoziationen),
- der Visuomotorik (*Trail Making Test*, *Digit Symbol Test*),
- beim episodischen Gedächtnis und
- bei der Reaktionsgeschwindigkeit (*tapping*).

Kaum Unterschiede zu Gesunden zeigten sich bei Aufmerksamkeits- und Konzentrationsleistungen. Die bislang gefundenen neuropsychologischen Funktionsstörungen sind in Tab. 8.5 zusammengefasst.

Tab. 8.5. Neuropsychologische Auffälligkeiten bei affektiven Störungen. (Nach Beblo 2004; Gauggel u. Rathgeber 2002)

Neuropsychologische Funktionen	Depression	Manie
1. Exekutive Funktionen		
Kognitive Flexibilität	++	+/–
Reaktionsinhibition	+	++
Planen/Problemlösen	+	+
2. Gedächtnis		
Lernen/Abruf (*recall*)	+	+
Wiedererkennen	+	+
(*recognition*)	+	+
Arbeitsgedächtnis	+/–	–
Kurzzeitgedächtnis		
3. Aufmerksamkeit		
Reaktionsgeschwindigkeit	+	+/–
Selektive Aufmerksamkeit	+	+
Vigilanz	+	+
Geteilte Aufmerksamkeit	+	–
4. Visuoräumliche Funktionen		
Konstruktionen	+/–	–
Wahrnehmung	+/–	+/–

++ wiederholt gefundene Defizite, + gefundene Defizite, +/– unklare, widersprüchliche Befundlage, – keine oder negative Befunde

Bei bipolar-affektiven Störungen finden sich neuropsychologische Defizite

- in der verbalen Flüssigkeit,
- in der Flexibilität beim Kategorienwechsel (*Wisconsin Card Sorting Test* WCST, *Trail Making Test*) und
- bei der Handlungskontrolle (Turm von Hanoi).

Trotz der vielen methodischen Probleme betonen Murphy und Sahakian (2001), dass die Auffälligkeiten bei den **Exekutivfunktionen**, den **Gedächtnis- und Lernleistungen** sowie bei der **Aufmerksamkeit** echte und dauerhafte, nichtzustandsabhängige Defizite der bipolaren Patienten sind. Diese neuropsychologischen Besonderheiten fallen besonders bei älteren Patienten und bei Patienten mit multiplen Episoden deutlich aus. Murphy und Mitarbeiter (Murphy et al. 1999) haben depressive, manische und gesunde Personen untersucht. Dazu wurden Tests unter Affektansprache durchgeführt. Die Aufgabe war es, emotionale Reize zu beantworten oder zu unterdrücken. Es zeigte sich, dass Depressive bei positiven Emotionsworten signifikant langsamer reagierten, während Maniker bei negativen Worten verlangsamt waren. Die erforderliche Unterdrückung der Reaktion gelang Manikern generell schlechter. Diese Leistungsdefizite deuten darauf hin, dass den affektiven Störungen eine globale Beeinträchtigung in frontostriären und in frontotemporalen Systemen zugrundeliegt.

Es gibt Hinweise, dass auch außerhalb einer akuten Erkrankungsphase (meist depressive Episoden) die neuropsychologischen Defizite bestehen bleiben. So haben Clark und Mitarbeiter (Clark et al. 2002) bei euthymen Patienten mit einer bipolar-affektiven Störung deren Aufmerksamkeitsleistungen und Exekutivfunktionen untersucht. Die weitgehend gebesserten Patienten zeigten sich beeinträchtigt, wenn die Verlagerung der Aufmerksamkeit, Daueraufmerksamkeit und verbale Gedächtnisleistungen verlangt wurden. Nach Kontrolle für affektive Symptomatik erwies sich lediglich die Daueraufmerksamkeit als unverändert signifikant, was sich mit Befunden von Wilder-Willis et al. (2001) deckt. Die Autoren sehen daher in diesem neuropsychologischen Defizit einen »Vulnerabilitätsmarker« für bipolare Störungen.

Nach Austin et al. (Austin 2001) können die dargestellten neuropsychologischen Auffälligkeiten nicht als Epiphänomene der affektiven Störungen betrachtet werden. Dabei ist es jedoch bislang schwer, die Spezifität der Befunde zu belegen (Hoff et al. 1990; Harrison 2002), denn auch andere Patientengruppen zeigen viele dieser Einschränkungen. Ferner ist die ätiologische Bedeutung dieser Defizite für affektive Störungen völlig unklar, da prospektive Studien fehlen (Gauggel u. Rathgeber 2002). Weitere methodische Probleme schränken die Aussagekraft der bislang vorliegenden Arbeiten ein; so sind offensichtlich das Lebensalter und der Schweregrad der Erkrankung konfundierende bzw. möglicherweise relevantere Größen als die affektive Störung. Bei älteren Patienten ist die Abgrenzung von demenziellen Prozessen schwierig, zumal wenn man die enge Korrelation von affektiven Störungen und Herz-Kreislauf-Störungen bedenkt (Penninx et al. 1999). Geerlings et al. (2000) konnten in weiteren prospektiven Studien zeigen, dass depressive Patienten ein erhöhtes Risiko für die Entwicklung einer Demenz vom Alzheimer-Typus hatten. Ferner ist die Motivation bei depressiven Patienten eingeschränkt; sie sind häufig mediziniert, stationär untergebracht oder zuvor mit Elektrokrampftherapie (EKT) behandelt worden.

Baker und Mitarbeiter (Baker et al. 1997) untersuchten bei gesunden Probanden den Zusammenhang von positiver, neutraler und negativer Stimmung, kognitiver Flexibilität (Wortflüssigkeit) und Stoffwechselveränderungen in neuronalen Systemen (mit Hilfe der Positronenemissionstomographie PET). Es zeigte sich, dass die Interaktion von Aufgabenbearbeitung und induzierter aktueller Stimmung signifikant wurde. Sowohl bei positiver als auch bei negativer Stimmung konnten gegenüber der neutralen Bedingung Durchblutungs- und Stoffwechselveränderungen festgestellt werden. Bei negativer Stimmung waren die Areale im linken präfrontalen Kortex, im anterioren Cingulum und im Thalamus weniger durchblutet. Beblo (2004) sieht in diesen und weiteren Befunden (► 8.19) die Basis für neuropsychologische Defizite bei affektiven Störungen.

8.19 Neuroanatomie

Depressive und gesunde Vergleichspersonen weisen in der Regel vergleichbare Gesamthirnvolumina auf (Hoge et al. 1999). **Strukturelle Veränderungen** bei affektiven Störungen wurden berichtet (Andreasen 1997; Wang u. Ketter 2005) für

- erweiterte Seitenventrikel,
- erweiterte kortikale Sulci,
- erweiterte III. Ventrikel,
- vermehrte subkortikale Hyperintensität,
- frontale (präfrontale) Volumenabnahme,
- zerebelläre Volumenabnahme.

In einer kritischen Übersicht kommen Bearden et al. (2001) sowie Wang und Ketter (2005) zu dem Schluss, dass die Befundlage für diese Veränderungen nicht eindeutig und z.T. widersprüchlich ist, die Befunde oft von unbekannter Reliabilität und v.a. selten spezifisch sind. Ferner stehen die Befunde in unklarem Bezug zur möglichen Ätiologie affektiver Störungen. Es fehlen insbesondere Modellvorstellungen (Theorien), wie Abweichungen einzuordnen und zu interpretieren sind.

Vier Hirnregionen (◻ Abb. 8.15) wurden besonders intensiv im Hinblick auf ihre Beteiligung an affektiven Störungen untersucht und in ersten Versuchen zu einem **theo-**

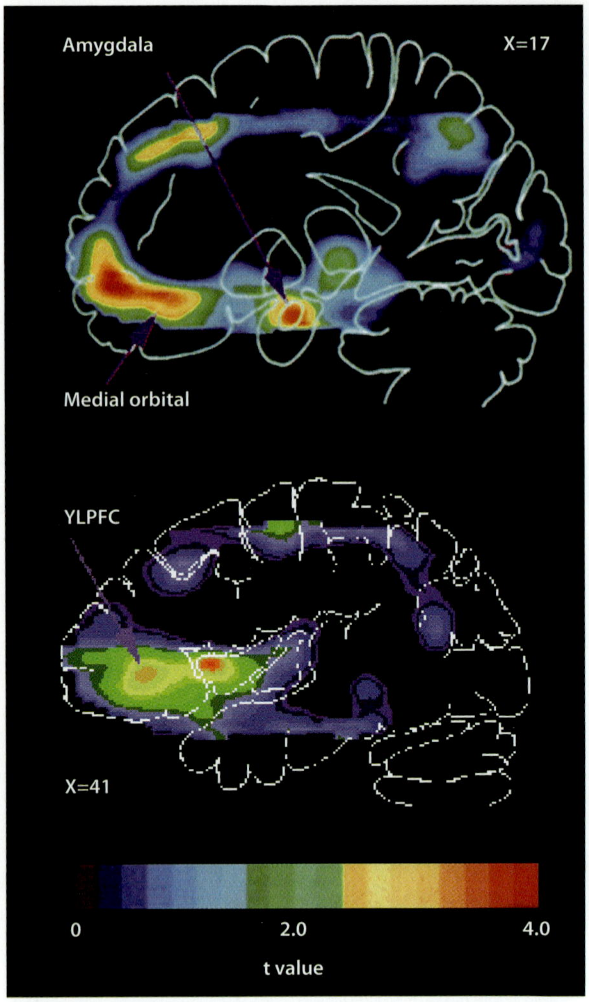

Abb. 8.15. Bei affektiven Erkrankungen zeigt die Positronenemissionstomographie eine veränderte Perfusion bzw. einen veränderten Glukosemetabolismus im dorsalen und orbitofrontalen Präfrontalkortex, im Gyrus cinguli und im Mandelkern (Drevets et al. 1997). Nach Abklingen der Symptomatik sind Veränderungen weitgehend reversibel. (Aus Schneider u. Fink 2006)

retischen Modell integriert (Mayberg 1997; Soares u. Mann 1997; Drevets 1998, 2000, 2001; Davidson et al. 2002a):

1. der präfrontale Kortex (PFC),
2. der anteriore zinguläre Kortex (ACC),
3. der Hippocampus,
4. die Amygdala.

8.19.1 Präfrontaler Kortex

Der präfrontale Kortex (PFC) ist an den Prozessen beteiligt, die unsere Persönlichkeit ausmachen. Dazu gehören Werthaltungen, Ziele und das Verhalten steuernde Prinzipien. Es kann als gesichert gelten, dass beiden Hälften des PFC unterschiedliche Funktion zukommt:

- Die **linke** Seite des PFC beherbergt positive Ziele, aufsuchendes Verhalten und positive Emotionen.
- Die **rechte** Seite des PFC repräsentiert Vermeidung, negative Ziele und Emotionen.

Diese Lateralisierung ist bereits beim Kleinkind nachweisbar und gehört im Erwachsenenalter zu den stabilen Persönlichkeitsmerkmalen (Davidson 2000; Miller u. Cohen 2001). Menschen unterscheiden sich im Ausmaß, in dem sie habituell schneller bzw. stärker linkshemisphärisch oder rechthemisphärisch aktiviert sind. Entsprechend erleben sie dispositionell eher positive bzw. eher negative Emotionen, und es lassen sich situativ eher negative bzw. positive Gefühle auslösen. Es scheint so, als ob der rechte PFC generell reagibler sei.

Man kann nun zeigen, dass bei depressiven Menschen der linke PFC (absolut und relativ) **unteraktiviert** ist (Debener et al. 2000; Brody et al. 2001; Nolan et al. 2002). Dies korrespondiert mit einem Mangel an positiven Gefühlen und einer wenig aktivierten zielführenden, aktiven Handlungsbereitschaft (Antrieb). Depressive haben Schwierigkeiten, ihre automatisierten negativen Emotionen, Grübeleien und Vermeidungstendenzen zu überwinden und an deren Stelle aktives Verhalten zu setzen. Das Erleben von Angst, das oft mit Depression einhergeht, ist ebenfalls rechtshemisphärisch im PFC, wenngleich eher posterior verortet. Personen mit stärkerer bzw. ausgedehnterer (habitueller) Aktivierung des rechten PFC könnten somit Kandidaten für vermehrte Komorbidität zwischen Angst und Depression, in jedem Fall negativer Affektivität, darstellen.

Weitere Teile des PFC (orbitale und ventrale Teilstrukturen) sind am Erleben von Belohnung bzw. Bestrafung beteiligt. Neurone des rechten ventralen PFC feuern insbesondere bei aversiven Stimuli und bei Strafreizen (Kawasaki et al. 2001), während die linke (mediale) Region des PFC für belohnende Reize ausgelegt ist (O'Doherty et al. 2001). Dysphorische im Vergleich zu nichtdysphorischen Studenten reagierten hirnphysiologisch (PFC) nur auf Bestrafung, nicht jedoch auf Belohnung. Dieser Unterschied verschwand nach Abklingen der dysphorischen Symptomatik. Dies konnte auch für erfolgreich mit Antidepressiva behandelte Patienten gezeigt werden, indem im Zustand der Remission der linke dorsolaterale PFC wieder reagierte (Kennedy et al. 2000; Davidson et al. 2002). Personen mit einer starken habituellen Überaktivierung des rechten PFC sprechen schlechter auf Antidepressiva (SSRI) an (Bruder et al. 2001).

In verschiedenen Studien konnte gezeigt werden (Drevets et al. 1997; Öngyr et al. 1998;), dass die präfrontale Hypoaktivität mit einer **Volumenreduktion** (große Neurone, Gliazellen) des PFC einhergeht. Dabei war die Atrophie bei den Personen besonders ausgeprägt, in deren Familie weitere depressive Erkrankungen vorlagen. Rajkowska (2000) vermutet, diese Atrophie sei eher durch Nichtbenutzung als durch Zellverlust bedingt, was die Perspektive für eine Regeneration durch Therapie eröffnet. Bei Familien mit bipolaren Störungen konnte eine Volumenreduktion des PFC bereits bei den Kindern aus diesen Familien (Chang et al. 2004) bzw. bei Kindern mit einer bipolaren affektiven Störung (Dickstein et al. 2005) nachgewiesen werden.

Die berichteten und viele weitere publizierte Befunde sind bislang allesamt korrelativer Natur. Es muss noch offen bleiben, ob eine verringerte Aktivität bzw. ein verringertes Volumen des PFC eine Diathese für die Depressionsgenese darstellt oder eine Folge des depressiven Krankheitsgeschehens im Sinne z.B. der Nichtbenutzung ist. Denkbar ist auch, dass beide Prozesse zutreffen und dass es, je nach individueller (genetischer bzw. lebensgeschichtlich bedingter) Ausstattung, mehr oder weniger Belastungen (Auslöser) braucht, um diese strukturellen und funktionellen Veränderungen im PFC zu bewirken und darüber zur Entstehung einer affektiven Erkrankung beizutragen.

8.19.2 Anteriores Cingulum

Der anteriore zinguläre Kortex (ACC) integriert viszerale, affektive und im Fokus der Aufmerksamkeit liegende sensorische sowie kognitive Vorgänge. Der ACC trägt damit bei

- zur Anpassung,
- zur Selbstregulation,
- zur selektiven Aufmerksamkeit,
- zum emotionalen Erleben und
- zum sozialen Verhalten

(Davidson et al. 2002a). Der ACC kann in mehrere Regionen unterteilt (◘ Abb. 8.16) werden und wurde bereits früh als wichtige Struktur für depressive Störungen erkannt (Mayberg 1997; Blumberg et al. 2000).

Die **affektive und vegetative Region** (rostral und ventral gelegen, u.a. die Brodmann-Areale BA24, BA25, BA32, BA33) unterhält enge Verbindungen zum limbischen System, zur Amygdala, zum Nucleus accumbens, zum Hirnstamm, zur vorderen Insula und damit zum autonomen Nervensystem, zum endokrinen System und zur Regulation von Emotionsausdruck bzw. sozialen Verhaltensweisen.

Es liegen zahlreiche experimentelle Studien zur gezielten Aktivierung des ACC vor (Davidson et al. 2002a), die konsistent die Zuständigkeit der affektiven Region des ACC für die Beurteilung und Bewertung von Handlungen, von inneren Zuständen, von Belohnung bzw. Bestrafung sowie bei Misserfolgen zeigen. Aufgrund der engen Verbindung mit dem lateralen Hypothalamus wird das subgenuale Areal (BA25) als die wichtigste Region zur Steuerung autonomer Funktionen betrachtet. Es hat bei chronischen, vegetativ dominierten depressiven Störungen offensichtlich eine hohe Relevanz (Mayberg et al. 2005).

Die **kognitive Region** (dorsal gelegen) steht in engem Austausch mit dem dorsolateralen PFC, dem motorischen Kortex und damit den Exekutivfunktionen und der Regulation aufmerksamkeitsfordernder Prozesse der Informationsverarbeitung. Durch die enge Verbindung zum dorsolateralen PFC ist der ACC an der Handlungssteuerung (Aufrechterhaltung), der Abschirmung gegenüber konkurrierenden Handlungen, der Hemmung alternativer bzw. inkompatibler Reaktionen beteiligt und trägt somit zum Belohnungsaufschub bei. Die dorsale Region des ACC ist im depressiven Zustand »deaktiviert« (Beauregard et al. 1998).

Der ACC ist insgesamt immer beteiligt bei Konfrontation mit kognitiv bzw. motivational uneindeutigen, konflikthaften, mehrdeutigen Anforderungen, wenn Entscheidungen zu treffen sind, wenn ein Risiko einzugehen ist bzw. Ungewissheit zu ertragen (Binder u. Iskandar 2000; MacDonald et al. 2000; Critchley et al. 2001). Immer dann wird der ACC besonders aktiviert, wenn Inkonsistenzen zwischen gleichzeitig ablaufenden Prozessen auftreten. Der ACC sorgt dafür, dass Verarbeitungsressourcen (neuronale Strukturen und Funktionskreise, Arbeitsgedächtnis, PFC) bereitgestellt werden.

Bei Depressiven ist der ACC notorisch **unteraktiviert** (Drevets et al. 1997), was sich nach Remission offensichtlich wieder erholt (Buchsbaum et al. 1997; Mayberg et al. 1999; Brody et al. 2001; Goldapple et al. 2004). Bezogen auf zahlreiche Befunde der funktionellen Bildgebung ergibt sich, dass Dysfunktionen der Subregionen des ACC mit verschiedensten psychischen Störungen korrespondieren (Pizzagalli et al. 2001):

- Hypoaktivität im dorsalen ACC führt zur Beeinträchtigung der Aufmerksamkeit und der Exekutivfunktionen.
- Hypoaktivität im ventralen ACC führt zur Beeinträchtigung des affektiven Erlebens (z.B. Anhedonie), des Antriebs, der Entscheidungssicherheit, der Bewältigungsfähigkeiten.
- Hyperaktivität im ventralen ACC führt zu gesteigertem Arousal, Furcht, Angst, kognitiven und affektiven Stereotypien.
- Hyperaktivität im rostralen ACC führt zu erhöhter Sensivität für affektive Konflikte bzw. Widersprüche zwischen eigenem Befinden und erforderlichem Verhalten in einer bestimmten Situation.

In manischen Episoden (bei bipolaren affektiven Störungen) wurde eine erhöhte Aktivität des ACC (links) und des Nucleus caudatus (links) gefunden (Blumberg et al. 2000, 2003), was auf eine Dysfunktion in Strukturen des präfrontalen und subkortikalen neuronalen Systems hinweist.

! Der ACC wird in Verbindung mit dem PFC zu einer zentralen Struktur, deren genaue Funktionen, v.a. das Zusammenspiel der verschiedenen Teilsysteme, noch nicht vollständig geklärt ist. Depressive reagieren aufgrund des be-

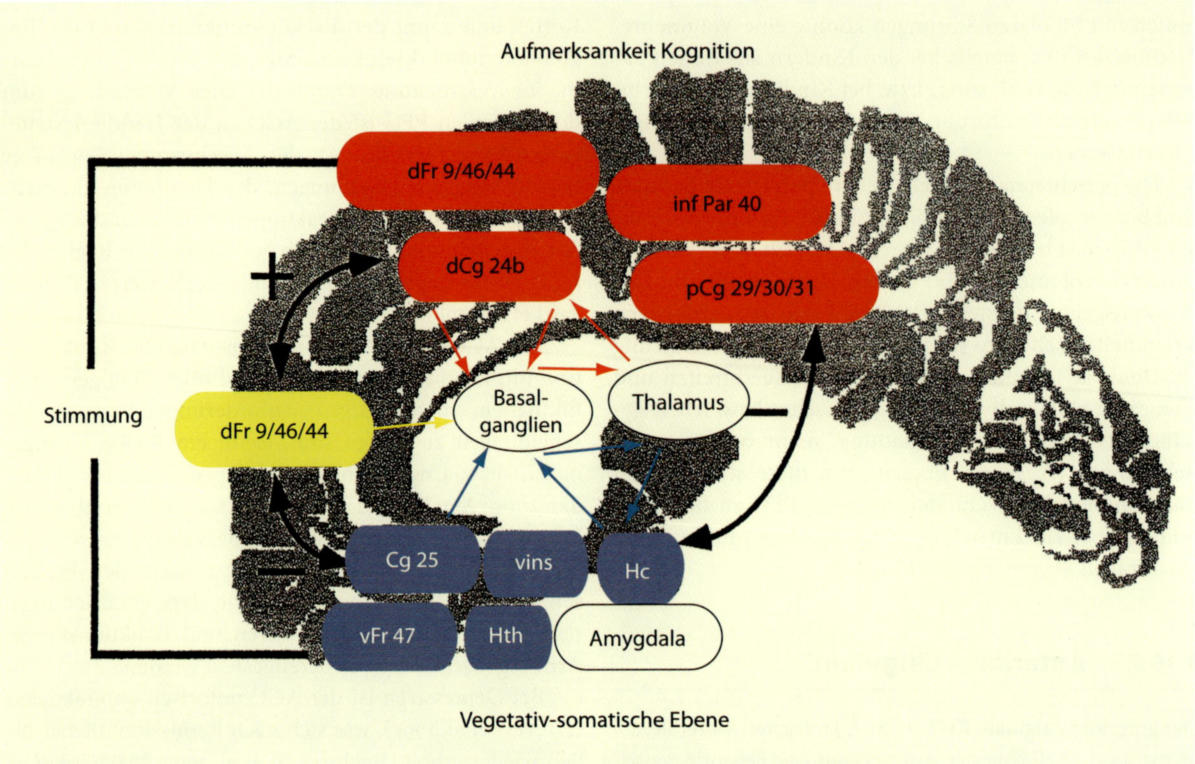

Abb. 8.16. Neuroanatomisches Netzwerkmodell der Depression als Störung des Zusammenwirkens von hypoaktiven Arealen des dorsolateralen und präfrontalen Kortex (*dFr*), des inferioren Parietallappens (*infPar*), des dorsalen anterioren Cingulum (*dCg*), des posterioren Cingulum (*pCg*) und hyperaktiver Areale des Hippocampus (*Hc*), der Amygdala, des subgenualen Cingulum (*Cg*), der Inselregion (*vIns*), des ventralen Frontallappens (*vFr*), des Hypothalamus (*Hth*). Dem rostralen anterioren Cingulum (*raCg24a*) kommt eine Schlüsselfunktion bei der Aufrechterhaltung des dynamischen Gleichgewichts zu. (Nach Mayberg 1997)

einträchtigten ACC nicht alert, wenn etwas nicht in Ordnung ist oder gerade schiefgeht; sie mobilisieren nicht alle Ressourcen, um an der bestehenden Situation etwas zu ändern. Die Hypoaktivität des ACC zeigt, dass sie resigniert haben, dass sie nicht bei der Sache sind und nicht aktiv an der Problembewältigung beteiligt. Offen bleibt, ob die Hypoaktivität des ACC möglicherweise auf den hemmenden Einfluss des hyperaktiven rechten dorsolateralen PFC zurückgeht. Es ist ferner unklar, ob bei allen depressiven Störungen der PFC **und** der ACC beeinträchtigt sind oder ob es spezifische ACC-Depressionen bzw. PFC-Depressionen gibt.

Bei manischen Zuständen führt die Hyperaktivität des ACC in Verbindung mit den gestörten Funktionen des PFC insofern zu Beeinträchtigungen, als die Betroffenen nun hyperalert sind, dadurch jedoch die zentralen Aufgaben dieser Strukturen auf Überwachung, Aufmerksamkeitslenkung, Integration und Bereitstellung von Ressourcen nicht gelingt. Das System schießt über, macht gravierende Fehler, und zielgerichtetes, organisiertes, situationsangemessenes Handeln bzw. emotionales Erleben gelingen nicht. Auch hier gilt, dass diese Überlegungen noch stark spekulativen Charakter haben (Blumberg et al. 2000; Hasler et al. 2004)

8.19.3 Hippocampus

Der Hippocampus spielt eine entscheidende Rolle beim episodischen, deklarativen, kontextuellen und räumlichen Lernen und Behalten (Gedächtnis). Ferner ist er zentral für die Regulation der Stressachse (ACTH-Sekretion), die Furchtkonditionierung, die Verarbeitung kontextueller Informationen, die Steuerung kontextgerechter Emotionen und affektiven Verhaltens, autobiographische Erinnerungen und die damit verbundenen Emotionen (Davidson et al. 2002a). Es bestehen enge Verbindungen zwischen Amygdala und hippokampalen Strukturen.

Bei Depressiven ist die hippokampale Struktur geschrumpft (Volumenreduktion zwischen 8% und 20%), was jedoch auch für bipolare affektive Störungen, für posttraumatische Belastungsstörungen und für Boderline-Störungen gefunden wurde (Bremner et al. 2000; Driesen et al. 2000; Davidson et al. 2000; Sapolsky 2000; Sheline 2000; Noga et al. 2001; MacQueen et al. 2003; Jatzko et al. 2005). Bei allen diesen Störungen ist die **Atrophie** des Hippocampus die Folge von traumatischen Erfahrungen, schweren Belastungen und lang anhaltendem Stress (Sapolsky 2000; McEwen 2005). Der Hippocampus besitzt eine hohe Dichte von Glukokortikoidrezeptoren, die ihn besonders empfindlich für die (dauerhafte) Erhöhung des Stresshormons Kortisol machen. Bei Depressionen ist das Kortisolniveau jedoch, durch eine Störung der über den Hippocampus vermittelten Rückkoppelungsschleife, dauerhaft erhöht (Pariante u. Miller 2001). Die Volumenreduktion des Hippocampus kann durch Verlust sowohl von Neuronen als auch von Gliazellen als Folge des dauerhaft hohen Kortisolspiegels zustande kommen. Der genaue Mechanismus ist noch unklar, doch sprechen viele Befunde dafür, dass bei Depressiven vor allem unkontrollierbarer, psychosozialer Stress (Verluste, Missbrauch, Gewalterfahrung) dafür verantwortlich zu machen ist (Fuchs 2005; Karten et al. 2005).

Diese Annahme wird dadurch unterstützt, dass antidepressive Medikamente, doch auch Psychotherapie, zur Neubildung von Neuronen im Hippocampus beitragen (Jacobs et al. 2000; Alfonso et al. 2005). Alle bislang existierenden Befunde erlauben jedoch auch die Hypothese, die betroffenen Personen seien bereits vor Ausbruch einer Depression mit einem kleineren Hippocampus ausgestattet gewesen, und dieses strukturelle Defizit begünstige die Entwicklung einer Depression. Bezüglich der Entwicklung von posttraumatischen Belastungsstörungen gibt es Zwillingsbefunde (Gilbertson et al. 2002), die in diese Richtung weisen.

8.19.4 Amygdala

Die Amygdala ist zuständig für die kontinuierliche Bewertung eingehender Reize. Sie lenkt die Aufmerksamkeit auf emotional-motivational wichtige Reize (z.B. Überleben, bedrohliche Reize, überraschende, uneindeutige und ungewisse Situationen) und sorgt für kortikale Erregungssteigerung, motorische Reaktion (z.B. Flucht) und negativen Affekt (LeDoux 2000; Davidson et al. 2002a). Bei Depressiven ist die Amygdala meist **hyperaktiv** und in der Folge **vergrößert** (Drevets 2001). Es gibt neuerdings auch Hinweise, dass bei Depressiven (in symptomatischem und remittiertem Zustand) die Amygdala verkleinert ist (Drevets et al. 2004), was damit erklärt wird, dass die chronische Hyperaktivität zur Atrophie beitrage (Siegle et al. 2003). Als Folge der Dysfunktion der Amygdala sind Depressive durch negative Reize (z.B. Gesichter mit negativem Emotionsausdruck) leichter aktivierbar (Yurgelun-Todd et al. 2000). Amgydalahyperaktivität und Hypersensitivität gegenüber Negativität findet sich auch bei Angehörigen Depressiver, bei bipolar-affektiven Störungen und bei den Angststörungen (Drevets 2001). Die Hyperaktivität der Amygdala führt zu einer »**kognitiven Verschiebung**«, welche insbesondere die Aufmerksamkeitsausrichtung und das Abrufen von Gedächtnisinhalten, doch auch die Enkodierung von Erfahrungen betrifft. Die depressiven Grübeleien und kognitiven Idiosynkrasien sind nach diesem Verständnis durch die enge Verbindung der hyperaktiven Amygdala und dem (atrophierten) Hippocampus vorstellbar. Die überaktive Amygdala erzeugt eine dispositionelle Bereitschaft für negative Affektivität, tangiert jedoch nicht die positiven Affekte. Stress nimmt über die HHN-Achse Einfluss auf die Kortisolausschüttung und das noradrenerge Stoffwechselgeschehen, was sowohl auf die Amygdala als auch den Hippocampus zurückwirkt. Die beeinträchtigte Funktion des ACC erlaubt außerdem nicht die angemessene Regulation (Integration) konflikthafter, sich widersprechender Grübeleien (Gedächtnis) und sensorischer Informationen der Umwelt. Der PFC moduliert seinerseits die Aktivität der Amygdala (LeDoux 2000), was die zeitliche Variabilität bzw. Stabilität der beteiligten Strukturen und Funktionen erklären könnte (Schaefer et al. 2000).Wie Davidson et al. (2002b) betonen, sind diese wechselseitigen Einflussnahmen höchst wahrscheinlich, doch bislang unzureichend bzw. überhaupt nicht überprüft.

! Das Gehirn ist bei Vorliegen einer Depression, doch möglicherweise auch dispositionell (dauerhaft davor und danach) stark in Mitleidenschaft gezogen. Die für eine Depression als strukturell und funktionell wichtig angenommenen Hirnregionen gelten als zentrale Bereiche bei der Auseinandersetzung mit der Umwelt. Das Gehirn ist per se darauf spezialisiert, sensorische Informationen aus der Umwelt zu verarbeiten und dem Organismus das Überleben, die Entwicklung und die Integrität zu sichern. Unter dem Einfluss von Lebenserfahrungen (Lernen) ist das Gehirn Depressiver in den Zustand gebracht worden, in dem es sich bei Beginn depressiver Symptome befindet.
Ohne Zweifel wird die Entwicklung einer Person immer auch von deren genetischer Ausstattung bestimmt, doch es braucht konkrete (vermutlich sogar sehr spezifische) Lebenserfahrungen, um die für eine affektive Störung relevanten Gene zu exprimieren (Hariri et al. 2005; Kendler et al. 2005). In dem **neuroanatomischen Modell der Depression** spielen als Diathesefaktoren ein hypoaktiver anteriorer zingulärer Kortex, ein geschädigter Hippocampus, eine hyperaktive Amygdala und ein rechtseitig dominierender präfrontaler Kortex die entscheidende Rolle. Diese neuronalen Dysfunktionen stellen Prädispositionen und Vulnerabilitäten dar, deren Ursachen sehr unterschiedlich sein können, doch offensichtlich durch entsprechende Erfahrungen (Therapie) veränderbar sind (Wang u. Ketter 2005; Nemeroff et al. 2003; Schatzberg et al. 2005).

8.20 Psychobiologische Modelle

Beim Versuch, die bisherigen Darstellungen und die wissenschaftlichen Erkenntnisse in ein Konzept zu integrieren, wird spätestens deutlich, dass es sehr vielfältige, sich wechselseitig beeinflussende »Ursachen« für die Entwicklung einer Depression gibt. Dies war auch schon bei den früheren integrierenden Modellvorschlägen von Akiskal und McKinney (1975), Lewinsohn et al. (1985), Hautzinger (1991), Aldenhoff (1997) oder Meyer und Hautzinger (2004) erkennbar geworden.

8.20.1 Psychobiologisches Phasenmodell affektiver Störungen

Aldenhoff (1997) fasst neurobiologische und entwicklungspsychologische Befunde zu einem psychobiologischen Phasenmodell (◘ Abb. 8.17) zusammen. Er geht bei den später affektiv erkrankenden Menschen von einem »**frühen Trauma**« aus. Dabei soll dieser Begriff eine sehr heterogene Ausgangsbedingung darstellen wie

- frühkindliche Deprivation,
- Vernachlässigung,
- Missbrauch,
- Veränderungen der Rezeptorstruktur durch Virusinfektionen,

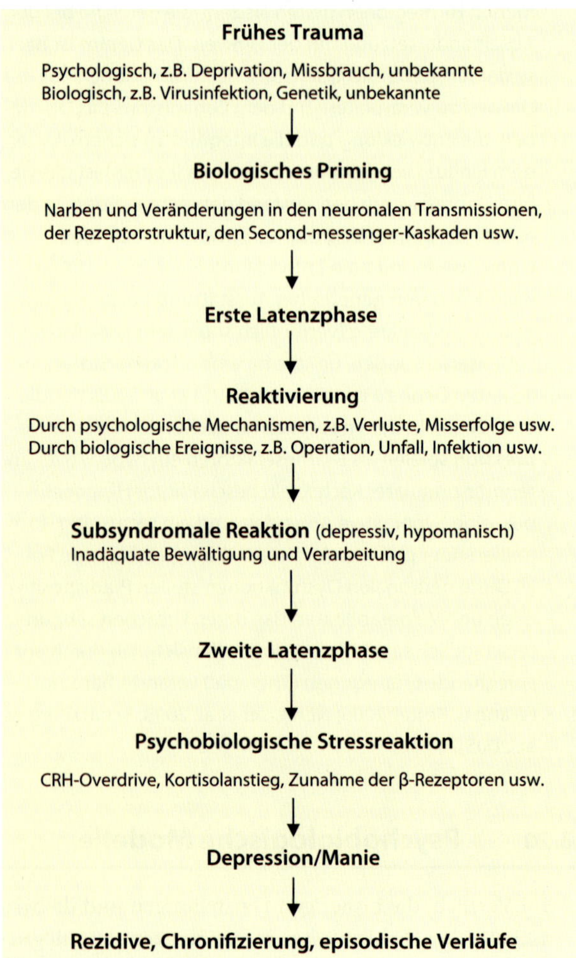

◘ **Abb. 8.17.** Psychobiologisches Modell der Entwicklung affektiver Störungen. (Nach Aldenhoff 1997)

- genetische Aberrationen
- und noch bislang unbekannte Mechanismen.

Die Adaptation an diese »Traumen« erfolgt im Sinne eines biologischen *priming*, welches

- neurobiologische Veränderungen bewirkt,
- der Depression lange vorausgeht,
- persönlichkeitsbildend wirkt und
- an Lebensbedingungen (Lebensereignissen) Anteil hat.

In diesem Anpassungszustand, der über Jahre unbemerkt bestehen kann (Latenzphase), ist das Individuum empfindlich für depressions- bzw. manieauslösende Bedingungen. Durch entsprechende psychologische oder/und biologische Ereignisse kommt es zu einer Reaktivierung mit einer möglichen ersten, subsyndromalen bzw. unerkannten affektiven Reaktion, die nach inädaquater Bewältigung und damit einhergehender affektiv-kognitiver Dissoziation in eine zweite Latenzphase mündet. Nun wird das Individuum anfälliger und befindet sich in einem Zustand der »psychobiologischen Stressreaktion«; episodisch und durch geringfügige Ereignisse ausgelöst, kommt es zu manischen bzw. depressiven Phasen, also dem syndromalen Bild einer affektiven Störung.

8.20.2 Psychobiologie bipolarer Störungen

Zum Verständnis des Verlaufs und der Behandlung bipolarer affektiver Störungen schlagen Meyer und Hautzinger (2004) eine pychobiologische Heuristik vor (◘ Abb. 8.18), die von einer dominierend biologisch bedingten Instabilität und Dysregulation des Schlaf-Wach-Rhythmus, des verhaltensaktivierenden Systems, der zirkadianen Rhythmen und anderer bevorzugt auf den Antrieb wirkender Systeme ausgeht. Hinzu kommen jedoch aktuelle bzw. chronische Belastungen (Lebensereignisse, Konflikte, Veränderungen), Lebensgewohnheiten und Verhalten (z.B. Drogenkonsum, Tagesgestaltung usw.), Bewältigungsressourcen, soziale Unterstützung sowie Krankheitsverständnis und kognitive Verarbeitungsmuster (z.B. Hoffnungslosigkeit, dysfunktionale Informationsverarbeitung usw.). Ein solches Verständnis erfordert neben der notwendigen phasenprophylaktischen medikamentösen Therapie immer auch psychologische Maßnahmen. Entsprechend sind die **Ziele einer adjuvanten Psychotherapie** bei bipolaren Störungen

- der Aufbau eines realistischen Krankheitskonzepts,
- die angemessene Selbststeuerung und Problembewältigung,
- die stabile Alltagsgestaltung sowie
- der Abbau von Interaktionskonflikten durch Aufbau von sozialem Verhalten und

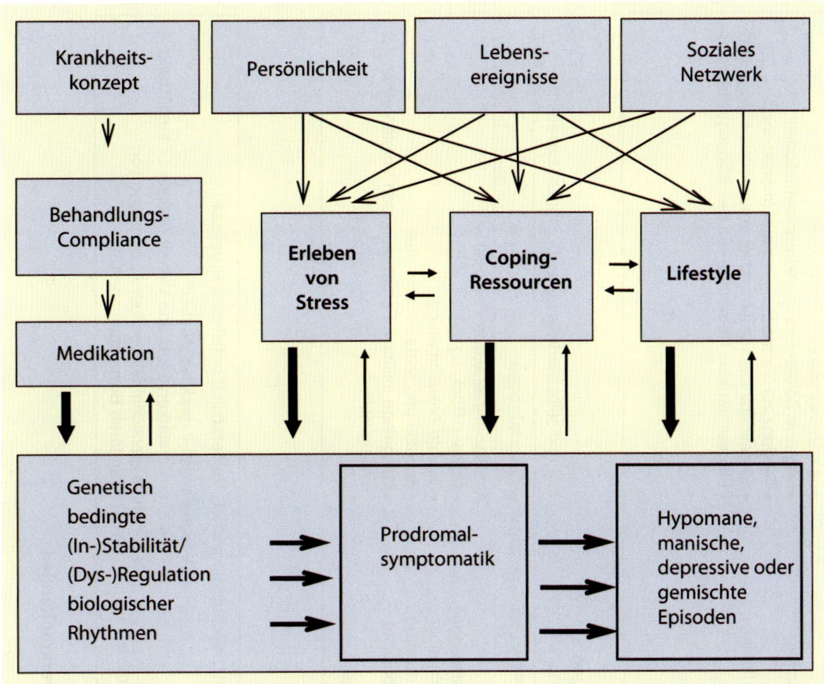

Abb. 8.18. Psychobiologisches Modell bipolar affektiver Störungen. (Nach Meyer u. Hautzinger 2004)

- die Korrektur dysfunktionaler, überfordernder bzw. überschätzender Kognitionen.

8.20.3 Multifaktorielles Modell der Entwicklung affektiver Störungen

In Fortschreibung und Erweiterung des Final-common-pathway-Modells (Akiskal u. McKinney 1975) integriert deJong-Meyer (2005) alle relevanten und zum größten Teil auch empirisch bestätigten Befunde in ein komplexes, multifaktorielles Modell affektiver Störungen. Den Anspruch an ein theoretisches Modell, es müsse empirisch prüfbar und prinzipiell falsifizierbar sein, kann ein derart komplexes Modell (Abb. 8.19) nicht erfüllen. Dennoch ist es nützlich, um Entwicklungspfade und vielfältige Interaktionen nachzuzeichnen, Einzelbefunde zu integrieren, Widersprüche zu entdecken und Kenntnislücken zu erkennen. Es ist hilfreich für Behandlungsüberlegungen, Ansatzpunkte von Interventionen, die Entdeckung möglicher Wirkmechanismen, ja selbst für die Entwicklung von psychoedukativem Material, um Patienten über ihre Erkrankung zu informieren und die individuellen Entwicklungsbedingungen zu integrieren.

8.21 Psychotherapie

Unter »Psychotherapie« werden hier verschiedene moderne interpersonale, kognitive und behaviorale Therapieansätze zusammengefasst, die insbesondere auf die Arbeiten von Beck (Beck et al. 1979; Clark et al. 1999), Lewinsohn (Lewinsohn et al. 1979) sowie Klerman und Weisman (Klerman et al. 1984) zurückgehen und sich in verschiedensten aktuellen Behandlungsprogrammen (Mc Cullough 2000; Segal et al. 2002; Schramm 2003; Hautzinger 2003; Meyer u. Hautzinger 2004) wiederfinden.

8.21.1 Elemente einer Psychotherapie bei affektiven Störungen

Die o.g. Autoren gehen, mit unterschiedlichem Schwerpunkt, von den im Folgenden erläuterten Elementen aus:

Informationen und Krankheitswissen (Psychoedukation). Diese Elemente sind für die Motivation zu Therapie, für den Umgang mit der Erkrankung, für die Kooperation und Compliance wesentlich. Dabei geht es darum, in Abhängigkeit vom Krankheitsbild, dessen bisherigem Verlauf, den belastenden und traumatischen Erfahrungen und dem vom Patienten eingebrachten Krankheitsbild ein Konzept der eigenen Erkrankung zu erarbeiten, das verfügbares Wissen verständlich integriert, auf die persönliche Situation des Patienten passt sowie Zielformulierungen und Interventionsstrategien für die Behandlung abzuleiten erlaubt. Ohne die Akzeptanz eines von Patient und Therapeut geteilten Krankheits- und Therapiekonzepts ist ein Behandlungserfolg erschwert, ja unwahrscheinlich. Es existieren inzwischen dazu die unterschiedlichsten Hilfen in Form von Broschüren, Ratgebern und Materialien.

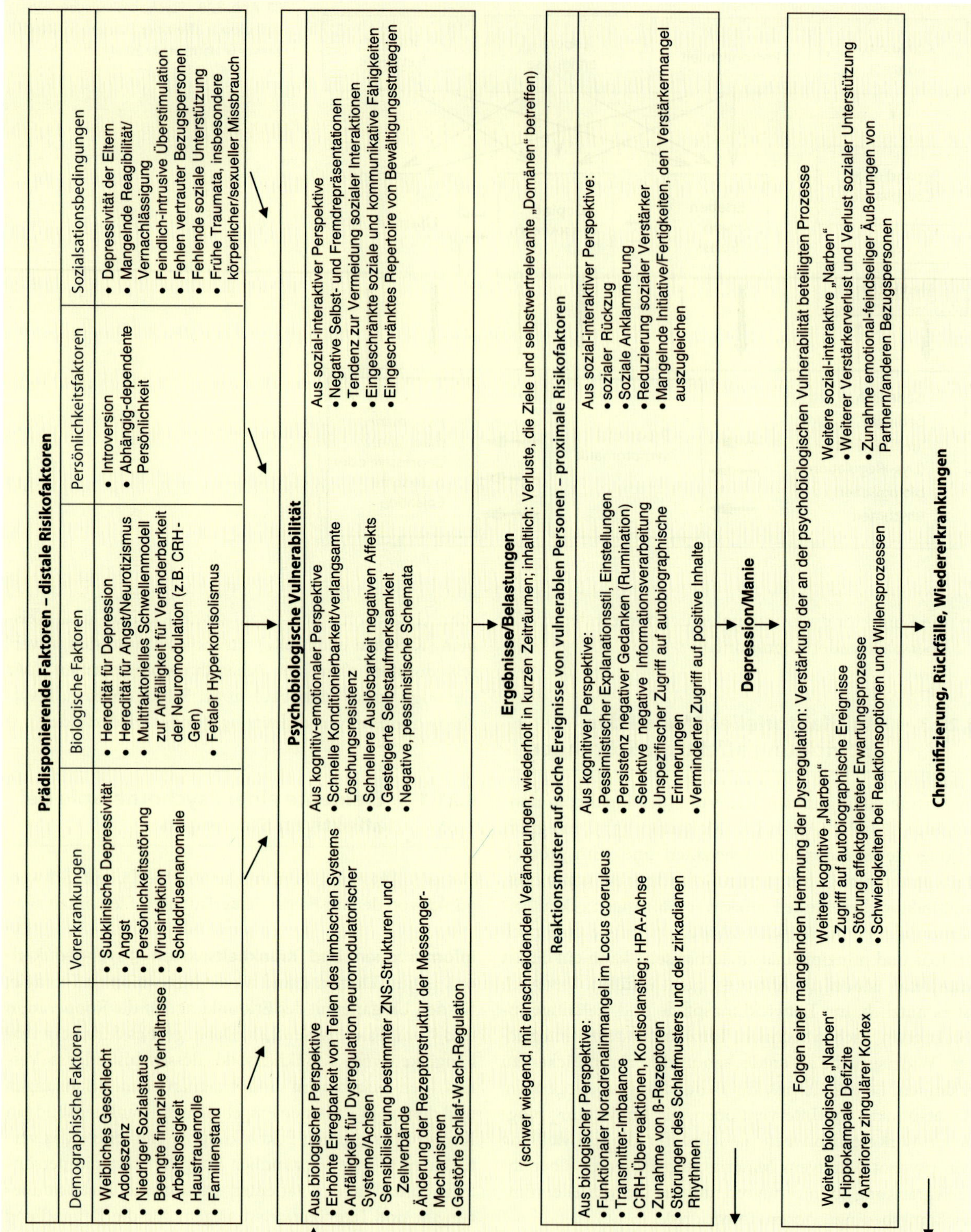

Abb. 8.19. Zusammenfassung von Faktoren, Strukturen, Funktionen und Bedingungen, die für die Entwicklung und Aufrechterhaltung affektiver Störungen relevant sind und empirische Bestätigung erfahren haben. (Nach de Jong-Meyer 2005)

Selbstbeobachtung und Problemanalyse. Diese Elemente sind für die Erarbeitung eines persönlichen und angemessenen Krankheitsverständnisses, für das Erkennen von Ansatzpunkten einer Therapie und für die Konkretisierung von Behandlungszielen wichtig. Dabei kann diese genaue Problemanalyse sehr formal mit Selbstbeobachtungsprotokollen (inzwischen sogar schon als Handcomputer, sog. »palmtops« verfügbar) über unterschiedlich lange Zeiträume (von wenigen Wochen bis zu Monaten) oder häufiger weniger formal mit einfachen Aufzeichnungen (z.B. Tagebücher) erfolgen. In jedem Fall ist eine detaillierte, die konkreten Abläufe des Erlebens, der Situation, der Interaktionspersonen berücksichtigende Analyse für die Behandlungsplanung hilfreich.

Kognitionen. Gedanken, Vorstellungen, Erwartungen, Wahrnehmungsstile haben einen Einfluss auf emotionales Befinden. Bezogen auf die Therapie lautet die grundlegende Annahme: Wenn Patienten lernen, ihre in depressiven Zeiten typischen Verzerrungen in der Wahrnehmung und Verarbeitung gegenwärtiger und vergangener Erfahrungen zu erkennen, zu überprüfen und zu relativieren, dann nehmen die negativen Gefühle ab, und sie können alltägliche Anforderungen wieder besser bewältigen. In diesem Rahmen stellen auch die Annäherung an und die Verarbeitung von traumatischen Erfahrungen, von Verlusten, von Misshandlungen; von nicht erreichten Wünschen und Zielen, von Altwerden, von Behinderung bzw. Leben mit einer chronischen Erkrankung (z.B. affektiven Störungen) eine therapeutische Aufgabe dar.

Aktivitäten bzw. ein angemessenes Aktivitätsniveau. Angenehme bzw. belastende Aktivitäten und ungeschickt strukturierte, wenig genussvolle Alltagsgestaltung sind für die Befindensregulation, die körperlichen Funktionen (Schlaf, Appetit) und die Hilflosigkeitsüberwindung zentral. Aktivierende und den Alltag strukturierende Komponenten werden vorwiegend aus dem Verstärkerverlustmodell der Depression abgeleitet. Das Ziel besteht darin, ein angemessenes Aktivitätsniveau mit einer ausgewogenen Balance zwischen angenehmen, positiv erlebbaren Aktivitäten und »Pflichten« bzw. Aktivitäten, die als neutral oder unangenehm erlebt werden, aufzubauen. Außerdem findet der Aufbau von körperlicher Aktivität (Bewegung) und von genussvollen Erfahrungen statt. Durch diese Therapiekomponenten werden depressionstypische Verhaltensweisen (wie z.B. grübeln, vermeiden, sich zurückziehen) reduziert und durch Alternativen ersetzt.

Verhaltensprobleme und Fertigkeitendefizite. Interpersonelle, selbstsichere, kommunikative, problemlösende, stressreduzierende Maßnahmen nehmen bei der Depressionsentwicklung und -aufrechterhaltung in verschiedenen Konzepten eine zentrale Rolle ein. Fehlende Ressourcen, ungeschickte Bewältigungsstrategien und ein Mangel an Fertigkeiten, z.B. bei der Problemlösung, bei der Emotionsregulation, bei der Stressbewältigung, bei der zwischenmenschlichen Kommunikation, bedürfen im Rahmen der Therapie der Kompensation, um Bedürfnisse zu befriedigen, Ziele zu erreichen, Belastungen zu reduzieren und das Depressionsrisiko zu senken.

Familie bzw. Lebenspartner. Sie sind zur Überwindung interaktioneller Probleme mit in die Behandlung einzubeziehen. Affektive Erkrankungen sind nicht nur für die Betroffenen eine schwere Belastung, sondern die Verhaltensäußerungen der Erkrankung beeinträchtigen immer auch das soziale Umfeld, die Familie und die Lebenswelt. Darüber können sich Interaktionsmuster und soziale Verwerfungen ergeben, die für Chronifizierung und Rückfallrisiko einer affektiven Störung relevant sind. Die Bearbeitung dieses Problembereichs ist daher wesentlich für Behandlungsfortschritte und dauerhafte Behandlungseffekte.

Krisenmanagement, Notfallplanung. Der Umgang mit und die Vorbereitung auf zukünftige Krankheitsepisoden stellen einen wichtigen Teil einer angemessenen Psychotherapie affektiver Störungen dar. Da affektive Störungen ein hohes Rezidivrisiko aufweisen, sind der Umgang mit Belastungen, mit Anforderungen bzw. das Erkennen von Frühsymptomen und das Umgehen mit einer beginnenden Episode eine Aufgabe in jeder Therapie. Dazu gehört auch die Bereitschaft zur längerfristigen Behandlung (sog. Erhaltungstherapie und Phasenprophylaxe), was insbesondere psychotherapeutische Interventionen (ergänzend zur Pharmakotherapie) sinnvoll machen.

Diese Psychotherapie ist bei akuten Episoden meist eine strukturierte, problemorientierte Kurzzeittherapie mit einer empfohlenen Dauer zwischen 10 (leichtere Depressionen) und 35 (mittelschwere und schwere Depressionen) Sitzungen verteilt auf 3–9 Monate. Bei bipolaren, rezidivierenden, chronifizierten und komplexen Depressionen, doch auch bei Vorliegen von Komorbidität (z.B. zusätzliche Persönlichkeitsstörungen, generalisierte Ängste usw.) werden auch längere Behandlungen (bis zu 2 Jahren) mit geringerer Dichte der Sitzungen empfohlen.

8.21.2 Effektivität von Psychotherapie

Ambulante Psychotherapien sind inzwischen gut untersucht. Es liegen weit über 100 kontrollierte Therapiestudien bei depressiven Patienten vor (Segal et al. 2001; Hollon et al. 2002; de Jong-Meyer et al. 2005). In der Akutbehandlung **unipolarer Depression** liegen kontrollierte Vergleiche zu Warte-, Plazebo- oder unterstützenden bzw. Clinical-Management-Bedingungen, zu anderen Formen von psychologischen Interventionen (Entspannung, Bibliotherapie usw.) sowie zu unterschiedlichsten antidepressiven Psychopharmaka vor. Die Ergebnisse mehrerer

Metaanalysen zur Wirksamkeit der **kognitiven Verhaltenstherapie** (z.B. Gloaguen et al. 1998; Jorgensen et al. 1998; Wampold et al. 2002) unterstreichen das Erreichen der nach verschiedenen Kriterienkatalogen höchstmöglichen Evidenzstufe. Die Prä-post-Vergleiche für Psychotherapie erreichen Effektstärken zwischen 1,5 und 2,3 (Jorgensen et al. 1998; Hautzinger 2003). Die zwischen verschiedenen Bedingungen vergleichenden Effektstärken belegen eine Überlegenheit der Psychotherapie gegenüber Kontrollbedingungen mit d = 0,82 (20 Studien), gegenüber Medikation mit d = 0,38 (17 Studien). Dies wird durch die Analyse von Jorgensen et al. (1998) bei Berücksichtigung von z.T. anderen Studien bestätigt. Durch diese Psychotherapie wird eine um 30% höhere Erfolgsrate erreicht als in diversen Kontrollbedingungen und eine um 15% höhere Erfolgsrate als durch antidepressive Medikation.

Obwohl die Ergebnisse der amerikanischen Multizenterstudie (Elkin et al. 1989) insbesondere im hohen Schwerebereich der Depression gewisse Aussageeinschränkungen nahe legen, so gilt aufgrund der Ergebnisse der überwiegenden Mehrzahl gut kontrollierter Studien, dass die ambulante Psychotherapie im gesamten Schwerespektrum zu ähnlich guten Effekten führt wie medikamentöse Therapie (Hautzinger u. de Jong-Meyer 1996; DeRubeis et al. 1999).

Nach den Katamneseergebnissen einer Reihe größerer kontrollierter Studien (Evans et al. 1992; Shea et al. 1992; Hautzinger u. de Jong-Meyer 1996; De Rubeis u. Crits-Cristoph 1998; Hollon et al. 2005) und der Metaanalyse von Gloaguen et al. (1998) liegt ein wesentlicher Vorteil der Psychotherapie in ihrer **längerfristigen Effektivität**. Die Akutbehandlung mit Psychotherapie (allein oder in Kombination mit Medikamenten) senkt die Rückfallraten im Nachbehandlungsintervall deutlicher als medikamentöse Akutbehandlung allein (26% vs. 64%) (De Rubeis u. Crits-Christoph 1998; Hollon et al. 2005). Gloaguen et al.(1998) errechneten aus Studien mit mindestens 12-monatigem Follow-up, dass nach Akuttherapie mit Antidepressiva 60% der Patienten Rückfälle erlitten, nach kognitiver Verhaltenstherapie jedoch nur durchschnittlich 29,5% (Jorgensen et al. 1998; DeRubeis et al. 1999; Wampold et al. 2002; Hollon et al. 2005).

Die bislang größte, multizentrische Therapiestudie speziell bei **chronischen** Depressionen (Keller et al. 2000) verglich an ambulanten Patienten (N = 681) eine psychologische Therapie mit antidepressiver Pharmakotherapie (SSRI) und mit einer Kombination aus beiden Therapien. Der psychotherapeutische Ansatz vereint interpersonelle, kognitive und behaviorale Strategien. Entsprechend der Annahme von McCullough (2000), chronisch depressive Patienten seien für Konsequenzen und Feedback ihrer Umgebung nicht erreichbar, weil ihre Wahrnehmung von der Umwelt entkoppelt sei, zielen die eingesetzten Techniken in erster Linie auf sozial-interpersonelles Lernen ab. Zu den Haupttechniken gehören die Situationsanalyse, anhand derer der Patient eine kausale Beziehung zwischen seinen Verhaltens- und Denkmustern und den jeweiligen Konsequenzen herstellen soll. Mit Hilfe der interpersonellen Techniken soll der Patient zwischen vertrauten dysfunktionalen Beziehungsmustern und dem Verhalten des Therapeuten oder anderer Personen unterscheiden und negative Interaktionsmuster dadurch verändern. Der Aufbau von Verhaltensfertigkeiten stellt einen weiteren wichtigen Teil der Therapie dar.

Beide **Monotherapien** (SSRI, Psychotherapie) waren hinsichtlich der Symptomreduktion am Ende der akuten Behandlungsphase mit jeweils 48% Response gleich effektiv, während die **Kombination** beider Verfahren einen klinisch bedeutsamen additiven Effekt (73% Response) zeigte. Während die Effekte unter Medikamenten schneller einsetzten als unter Psychotherapie, erzielte Psychotherapie größere Veränderungen in späteren Behandlungsphasen. Diese unterschiedlichen Effektverläufe ließen sich in der Kombinationsbehandlung integrieren und verstärken. In der Kombination waren auch Angstsymptomatik (Ninan et al. 2002), sexuelle Dysfunktionen (Zajecka et al. 2002) und soziale Funktionsfähigkeit (Hirschfeld et al. 2002) deutlicher gebessert als in den jeweiligen Monotherapien. Patientinnen mit Kindheitstraumata (körperlicher oder sexueller Missbrauch, früher Elternverlust, familiäre und soziale Vernachlässigung) profitierten besonders von der Psychotherapie (◘ Abb. 8.20). In dieser Gruppe waren die SSRI sogar deutlich schlechter als Psychotherapie, während die Kombinationstherapie kaum besser als Psychotherapie alleine abschnitt (Nemeroff et al. 2003).

Die **Gruppenpsychotherapien** bei Depressionen entsprechen denen, die auch in der Einzeltherapie erfolgreich eingesetzt werden. Im deutschen Sprachraum sind verschiedene Psychotherapiemanuale zu über 8–16 doppelstündige Sitzungen gehenden Programmen für unterschiedliche Zielgruppen publiziert (Hautzinger 2000; Hautzinger u. Kischkel 2001; Kühner u. Weber 2001; Ihle u. Herrle 2003).

Zur Effektivität von Gruppentherapien bei Depression existieren systematische Reviews und Metanalysen (Cuijpers 1998; McDermut et al. 2001; Kühner 2003) sowie Studien zu spezifischen Patientengruppen (Ayen u. Hautzinger 2004; Hautzinger u. Welz 2004). Studien und Übersichten bescheinigen den ambulanten psychotherapeutischen Gruppenbehandlungen bei leichteren und mittelschweren Depressionen gute kurzzeitige Wirkung. Metaanalysen zeigen, dass die erzielten kurzzeitigen Effekte auch über die Katamnese hinweg (bis zu 2 Jahren) stabil bleiben. Bei schwereren Depressionen sind die Effekte weniger eindeutig. Alle Übersichten betonen, dass die bislang vorliegenden kontrollierten Studien positive Ergebnisse erbringen. Es fehlen jedoch noch größere Studien zu verschiedenen Rahmenbedingungen und zu bestimmten Untergruppen Depressiver, insbesondere im höheren Schwerebereich. Forschungsbedarf besteht ferner bezüg-

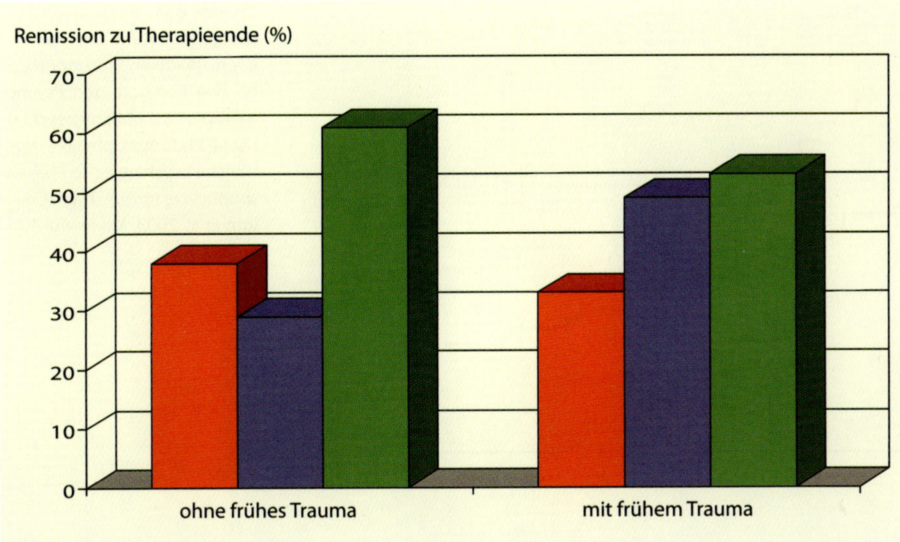

Abb. 8.20. Differenzielle Effekte von Psychotherapie (*blau*) und Pharmakotherapie (SSRI, *rot*) sowie der Kombination von Psychotherapie und Pharmakotherapie (*grün*) bei chronischen Depressionen mit bzw. ohne Traumatisierungen in der Kindheit. (Nach Nemeroff et al. 2003)

lich des Vergleichs mit Antidepressiva bzw. zur Frage, inwieweit eine Kombination aus Medikation und Gruppenpsychotherapie additive Effekte erzielt.

Stationäre Behandlung affektiver Störungen wird dann erforderlich, wenn

- die Sicherheit eines Patienten (Suizidrisiko) bedroht ist,
- Krisenintervention und Entlastung erforderlich sind,
- eine sehr schwere (u.a. psychotische) Symptomatik vorliegt bzw. eine ständige Verschlechterung der Symptomatik stattfindet,
- eine ambulante Therapie nicht verfügbar ist oder wenig erfolgreich war
- oder auch bei fehlendem bzw. zusammenbrechendem sozialem und familiärem Netz.

Unter diesen erschwerenden Rahmenbedingungen ist Psychotherapie nicht immer sofort indiziert, sie sollte jedoch ab etwa der zweiten Woche begleitend zu den sonstigen stationären Maßnahmen begonnen werden. Positive Erfahrungen mit Psychotherapie (im Einzel- und im Gruppensetting) liegen vor (Hautzinger u. deJong-Meyer 1996); dennoch fehlen für dieses spezielle Setting angemessene Studien (Jorgensen et al. 1998). Es lassen sich für schwerste Formen der Depression im stationären Rahmen bislang keine Aussagen zur alleinigen Anwendung von Psychotherapie machen.

Bei **bipolaren affektiven Störungen** hat sich inzwischen die Psychotherapie als sinnvolle und notwendige Ergänzung der phasenprophylaktischen Medikation mit dem Schwerpunkt der Verhinderung bzw. dem Hinausschieben neuer Krankheitsepisoden bewährt (Meyer u. Hautzinger 2004). Fasst man mehrere aktuelle Studien (Lam et al.; 2003; Miklowitz et al. 2003; Colom et al. 2003) zusammen (Meyer u. Hautzinger 2002), dann zeigt sich, dass durch die Kombination ein zusätzlicher Effekt von d = 0,39 gegenüber der üblichen psychiatrischen Phasenprophylaxe erreichbar ist. Insbesondere die Zeit bis zu einer erneuten Hospitalisierung kann durch Psychotherapie deutlich (d = 0,71) hinausgeschoben werden (Abb. 8.21).

8.21.3 Wirkmechanismen von Psychotherapie

Die genauen Wirkungsweisen für Psychotherapie sind ebenso wenig geklärt wie die Wirkmechanismen der antidepressiven Pharmakotherapie. Vor dem Hintergrund ihrer Überlegungen zur Neurogenese spekulieren Jacobs et al. (2000), Psychotherapie wirke stressreduzierend, worüber es zur Beruhigung des HHNA *overdrive*, zur Stärkung der Immunkompetenz, zur Beruhigung des vegetativen Nervensystems, zur Normalisierung der Neurotransmission (Serotonin) und letztlich zur gesteigerten Neurogenese (Entstehung neuer Synapsen und neuronaler Netze) komme.

Erste Untersuchungen bei affektiven Störungen (Goldapple et al. 2004) zeigen, dass Psychotherapie auf relevante neuronale Funktionen und Strukturen einwirkt und es bei Behandlungserfolg (Remission depressiver Symptomatik) zur Erholung zuvor defizitärer Strukturen kommt (Abb. 8.22). Diese PET-Studie schloss 27 depressive Patienten ein, davon wurden 14 mit Psychotherapie behandelt, während 13 einen SSRI einnahmen. Vor und nach der jeweiligen Therapie wurden PET-Untersuchungen durchgeführt. Erfolgreiche Patienten (Remission der depressiven Symptomatik) **unter Psychotherapie** zeigen folgende Veränderungen:

- zunehmender Stoffwechsel im Hippocampus und im dorsalen Cingulum (BA24),
- abnehmender Stoffwechsel im dorsalen (BA9, BA46), medialen (BA9, BA10, BA11) und ventralen (BA47, BA11) frontalen Kortex.

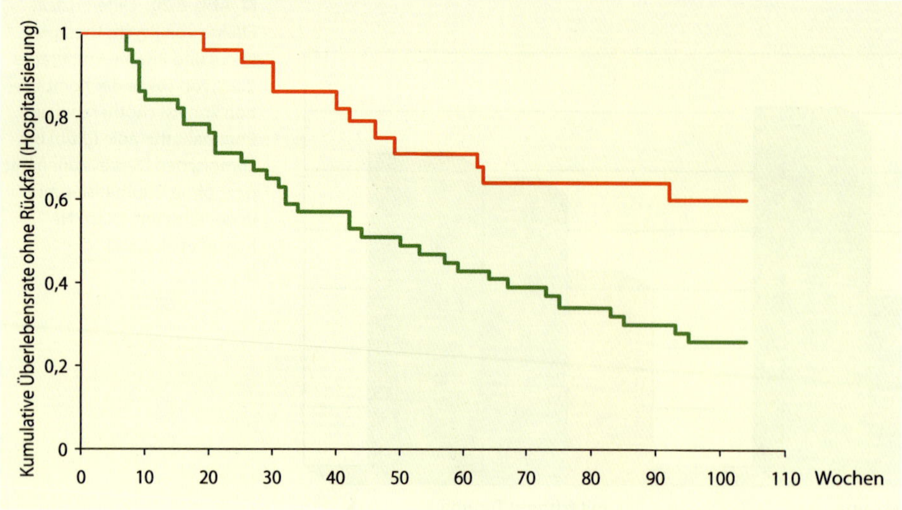

Abb. 8.21. Rückfallverlauf (Hospitalisierung) bei bipolaren affektiven Störungen unter zwei Bedingungen: Psychotherapie plus übliche psychiatrische Phasenprophylaxe (*rot*), übliche psychiatrische Phasenprophylaxe (*grün*). (Nach Colom et al. 2003; Miklowitz et al. 2003)

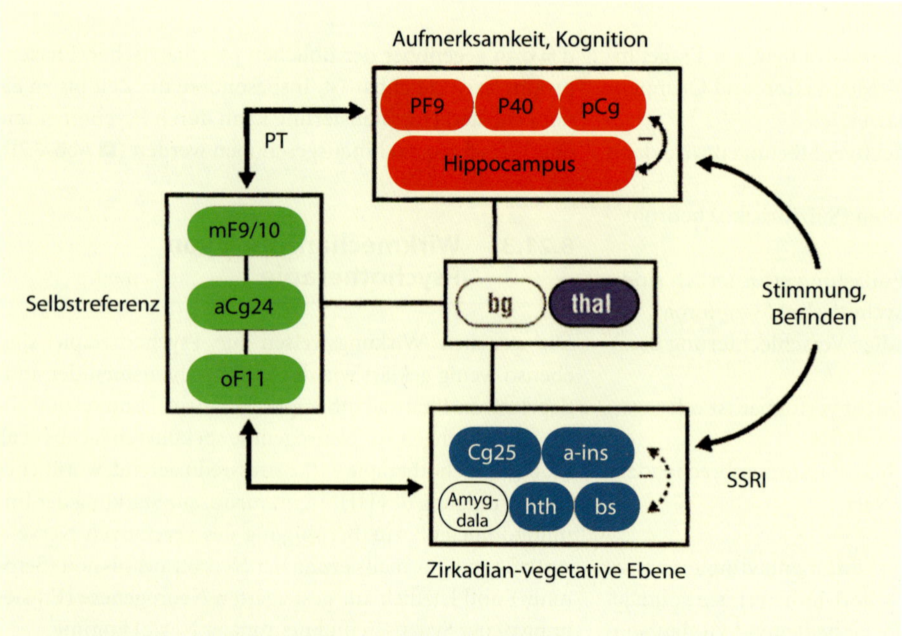

Abb. 8.22. Wirkmechanismen von Psychotherapie und Pharmakotherapie bei Depressionen. Die Regionen *PF9, P40, pCg* und Hippocampus wurden von beiden Therapieformen in gleicher Weise beeinflusst und werden daher als für eine Remission zentral angesehen. Die Regionen *mF9/10, oF11* und *aCg24* wurden vor allem durch Psychotherapie (PT) verändert, während *thal, hth, bs, a-ins* und *Cg25* durch SSRI beeinflusst wurden. (Nach Goldapple et al. 2004)

Erfolgreiche Patienten **unter SSRI** zeigten

- einen zunehmenden Stoffwechsel in präfrontalen Strukturen,
- einen abnehmenden Stoffwechsel im Hippocampus, im Thalamus, im ventralem Cingulum, in 25, in ventralen und lateralen Strukturen des Kortex.

Es ist sicherlich zu früh, weitreichende Schlussfolgerungen aus dieser unkontrollierten Studie zu ziehen, doch wird plausibel, dass Psychotherapie, wie auch Pharmakotherapie, auf für Depression relevante neuronale Strukturen und Funktionen einwirkt und darüber Besserungen erreicht.

Nimmt man dies zu den anwachsenden Belegen der neurobiologischen Wirkung von Psychotherapie bei posttraumatischen Belastungsstörungen, bei Zwangsstörungen, bei generalisierten Angststörungen, bei Phobien, bei sozialen Ängsten, bei Essstörungen und bei somatoformen Störungen (Baxter et al. 1992; Bremner et al., 1995; Brody et al. 2001; Martin et al. 2001; Furmark et al. 2002; Moser et al. 2003; Paquette et al. 2003; Nakatani et al. 2003; Bremner et al. 2002; Lamprecht et al. 2004; Gaab et al. 2005; Pönicke et al. 2005; Böhmelt et al. 2005; Jatzko et al. 2005; Milak et al. 2005) hinzu, dann ist Psychotherapie in der Tat »**Neuropsychotherapie**« (Grawe 2004).

8.22 Perspektiven und Entwicklungen

Der bislang erzielte Erkenntnisstand bezüglich der Ursachen und m.E. auch bezüglich der Behandlung affektiver Störungen ist vermutlich u.a. deshalb unbefriedigend, weil die in Studien einbezogenen Diagnosen und Patientengruppen zu heterogen sind. Es erscheint erfolgversprechender, zu anderen Einteilungen und Phänotypen zu kommen, die an den hier diskutierten Besonderheiten und Auffälligkeiten depressiver und manischer Patienten orientiert sind. Dafür ist es hilfreich, die affektiven Phänotypen in zentrale **psychopathologische** (z.B. negative Stimmung, Anhedonie, Lern- und Gedächtnisdefizite, beeinträchtigte Exekutivfunktionen, vegetative Symptome, Tagesschwankungen, psychomotorische Veränderungen, Stresssensitivität) und **biologische** (z.B. strukturelle und funktionelle neuroanatomische Veränderungen, Rezeptorbindungspotenziale, Neurotransmitterveränderungen, CRH und Kortisoldysfunktion, intrazelluläre Signalübertragung) Phänotypen zu unterteilen.

Bezogen auf depressive Störungen und deren genetische Bedingung fassen Hasler et al. (2004) diese möglichen **Endophänotypen** und die dazu vorhandene wissenschaftlichen Evidenzen zusammen (◘ Tab. 8.6). Abgesehen von der letzten Spalte, der »theoretischen Plausibilität«, fällt auf, dass bislang lediglich Anhedonie, erhöhte Stressempfindlichkeit, reduzierte Exekutivfunktionen, Schlafarchitektur (REM), Tryptophanmangel, CRH-Reaktion, erhöhte Amygdalaaktivität, hippokampale Volumenreduktion und ACC-Dysfunktion eine gewisse empirische Evidenz unterschiedlichen Ausmaßes besitzen. Die für die ätiologische Theoriebildung wichtige Unabhängigkeit der Merkmale vom akut kranken (depressiven bzw. manischen) Zustand dieser Endophänotypen ist noch am klarsten belegt.

Aus psychologischer Sicht (◘ Abb. 8.19) sind weitere Kandidaten, die möglicherweise unterschiedliche Endophänotypen affektiver Störungen mit unterschiedlicher Ätiologie, unterschiedlichem Verlauf und unterschiedlichen optimalen Behandlungen bedingen:
- lebensgeschichtlich frühe Traumatisierung,
- dysfunktionale kognitive Verarbeitungsmuster,
- neuropsychologische Auffälligkeiten (Gedächtnis, Exekutivfunktion),
- Hoffnungslosigkeit, Hilflosigkeit und Nichtkontrolle,
- Neurotizismus (Ängstlichkeit),
- Episodenanzahl,
- Ersterkrankungsalter.

Aus genetischer Sicht (◘ Tab. 8.4) ist in Kürze außerdem mit weiteren Kandidatengenen bzw. Clustern von genetischer Information sowie speziell für eine bestimme Patientengruppe (Endophänotyp) passenden Medikamenten zu rechnen, die diese Überlegungen bestätigen, erweitern oder auf den Kopf stellen.

In diesem Teilkapitel sollte deutlich gemacht werden, wie kompliziert die Materie ist und dass viele Mechanismen und Entwicklungsbedingungen noch unzureichend erforscht sind. Erfreulich ist, dass die verschiedenen Perspektiven (biologische, psychologische) konvergieren und kein Teilmodell mehr für sich beansprucht, auf alles eine Antwort zu haben.

◘ **Tab. 8.6.** Mögliche Endophänotypen der Depression und die dazu vorliegenden empirischen Evidenzen. (Nach Hasler et al. 2004)

Endophänotypen	Spezifisch	Zustandsunabhängig	Hereditär	Familiär	Plausibel gehäuft	Total
Psychopathologisch						
Depressive Stimmung	+	+	–	+	+++	6
Anhedonie (Verstärkungsdefizit)	+	+	+	++	+++	8
Beeinträchtigung im Lernen/Gedächtnis	+/–	+	–	–	+	2
Appetit/Gewicht Veränderung	–	+/–	+	+	++	4
Tagesschwankungen	++	+	+	–	++	6
Exekutivfunktion beeinträchtigt	+	+	++	+	+	6
Psychomotorische Veränderung	–	–	–	–	+	1
Erhöhte Stresssensitivität	–	+	++	++	+++	8

Tab. 8.6. (Fortsetzung)

Endophänotypen	Spezifisch	Zustandsunabhängig	Hereditär	Familiär	Plausibel gehäuft	Total
Biologisch						
REM-Schlaf-Abnormität	+/–	+	+	++	++	6
Erhöhte Amygdalaaktivität	++	+	–	–	+++	6
Reduzierte PFC-Aktivität	+	+	–	–	+++	5
ACC (links) Volumenreduktion	+	++	–	++	++	7
Hippocampus Volumenreduktion	–	++	+	+	++	6
Serotoninrezeptorbindungspotenzial	+	++	+	–	+++	7
Tryptophanmangel	+++	+++	++	++	+++	13
Katecholaminmangel	+	+++	–	–	+++	7
Dexamethason/CRH-Test reduziert	+/–	++	++	++	+++	9
CRH-Dysfunktion	+	+	+	–	+++	6

– fehlende Befunde oder keine empirische Unterstützung,
+/– gleiche Anzahl an Studien, die unterstützende und nichtunterstützende Befunde liefern,
+ eine Studie liefert unterstützende Befunde,
++ zwei Studien liefern unterstützende Befunde,
+++ drei Studien liefern unterstützende Befunde
PFC präfrontaler Kortex, *ACC* anteriorer zingulärer Kortex, *CRH* Kortikotropin-Releasing-Hormon

Literatur

Abramson LY, Seligman MEP, Teasdale JD (1978) Learned helplessness in humans. Critique and reformulation. J Abnorm Psychol 87: 49–74

Abramson LY, Alloy LB, Hankin BL, Haeffel GJ, MacCoon DG, Gibb BE (2002) Cognitive vulnerability-stress models of depression in a self-regulatory and psychobiological context. In: Gotlib IH, Hammen CL (eds) Handbook of depression. Guilford, New York, pp 268–294

Akiskal HS, McKinney WT (1975) Overview of recent research in depression. Integration of ten conceptual models into a comprehensive clinical frame. Arch Gen Psychiatry 32(3): 285–305

Aldenhoff J (1997) Überlegungen zur Psychobiologie der Depression. Nervenarzt 68: 379–389

Allen NB, Badcock PBT (2003) The social risk hypothesis of depressed mood. Evolutionary, psychosocial, and neurobiological perspectives. Psychol Bull 129: 887–913

Alfonso J, Frasch AC, Flugge G (2005) Chronic stress, depression, and antidepressants: Effects on gene transcription in the hippocampus. Neuroscience 16: 43–56

Alloy LB, Reilly-Harrington N, Fresco DM, Whitehouse WG, Zechmeister JS (1999) Cognitive styles and life events in subsyndromal unipolar and bipolar disorders: Stability and prospective prediction of depressive and hypomanic mood swings. J Cogn Psychother: Int Quart 13: 21–40

Alloy LB, Abramson LY, Hogan ME et al (2000) The Temple-Wisconsin cognitive vulnerability to depression project: Lifetime history of axis I psychopathology in individuals at high and low cognitive risk for depression. J Abnorm Psychol 109: 403–418

Alloy LB, Abramson LY, Tashman NA et al (2001) Developmental origins of cognitive vulnerability to depression. Parenting, cognitive, and inferential feedback style of the parents of individuals at high and low cognitive risk for depression. Cogn Ther Res 25: 397–424

Andreasen NC (1997) Linking mind and brain in the study of mental illnessness. Science 275: 1586–1593

Angold A, Costello EJ, Erkanli A, Worthman CM (1999) Pubertal changes in hormone levels and depression in girls. Psychol Med 29: 1043–1053

Angst J, Vollrath M, Merikangas KR, Ernst C (1989) The Zurich cohort study of young adults. Comorbidity of anxiety and depression. In: Maser JD, Cloninger CR (eds) Comorbidity of mood and anxiety disorders. American Psychiatric Press, Washington DC, pp 123–137

Austin MP, Mitchell P, Gooewin GM (2001) Cognitive deficits in depression. Possible implications for functional neuropathology. Br J Psychiatry 178: 200–206

Ayen I, Hautzinger M (2004) Kognitive Verhaltenstherapie bei Depressionen im Klimakterium. Eine kontrollierte, randomisierte Interventionsstudie. Ztsch Klin Psychol Psychother 33: 290–299

Baker SC, Frith CD, Dolan RJ (1997) The interaction between mood and cognitive function studied with PET. Psychol Med 27: 565–578

Batten SV, Aslan M, Maciejewski PK, Mazure CM (2004) Childhood maltreatment as a risk factor for adult cardiovascular desease and depression. J Clin Psychiatry 65: 249–254

Baxter LR, Schwartz JM, Bergman KS, Szuba MP, Guze BH, Mazziotta JC (1992) Caudate glucose metabolic rate changes with both drug and behaviour therapy for obsessive-compulsive disorder. Arch Gen Psychiatry 49: 681–689

Bearden CE, Hoffman KM, Cannon TD (2001) The neuropsychology and neuroanatomy of bipolar affective disorder: A critical review. Bipolar Dis 3: 106–150

Beauregard M, Leroux JM, Bergman S, Arzoumanian Y, Beaudoin G, Bourgouin P, Stip E (1998) The functional neuraanatomy of major depression. An fMRI study using an emotional activation paradigm. NeuroReport 9: 3253–3258

Beblo T (2004) Neuropsychologie affektiver Störungen. In: Lautenbacher S, Gauggel S (Hrsg) Neuropsychologie psychischer Störungen. Springer, Berlin Heidelberg New York, S 178–197

Beck AT, Rush AJ, Shaw BF, Emery G (1979) Cognitive therapy of depression. Guilford, New York

BinderDK, Iskandar BJ (2000) Modern neurosurgery for psychiatric disorders. Neurosurgery 47: 9–21

Blumberg HP, Stern E, Martinez D et al (2000) Increased anterior cingulated and caudate activity in bipolar mania. Biol Psychiatry 48:1045–1052

Blumberg HP, Leung HC, Skudlarski P, Lacadie CM, Krystal JH, Peterson BS (2003) A functional magnetic resonance imaging study of bipolar disorder. State and trait related dysfunction in ventral prefrontal cortices. Arch Gen Psychiatry 60: 601–609

Böhmelt A, Nater UM, Franke S, Hellhammer D, Ehlert U (2005) Basal and stimulated hypothalamic-pituitary adrenal axis activity in patients with functional gastrointestinal disorders and healthy controls. Psychoneuroendocrinology. Psychosom Med 67(2): 288–294

Brady LS, Whitfield HJ Jr, Fox RJ, Gold PW, Herkenham M (1991) Long-term antidepressant administration alters corticotropin-releasing hormone, tyrosine hydroxylase, and mineralocorticoid receptor gene expression in rat brain. Therapeutic implications. J Clin Invest 87(3): 831–837

Bremner JD, Randall P, Scott TM, Bronen RA, Seibyl JP, Southwick SM (1995) MRI-based measurement of hippocampal volume in patients with posttraumat stress disorder. Am J Psychiatry 152: 973–981

Bremner JD, Narayan M, Anderson ER, Staib LH, Miller HL, Charney DS (2000) Hippocampal volume rduction in major depression. Am J Psychiatry 157: 115–118

Bremner JD, Vythilingam M, Vermetten E, Nazeer A, Adil J, Khan S (2002) Reduced volume in orbitofrontal cortex in major depression. Biol Psychiatry 51: 273–279

Briggs-Gowan MJ, Carter AS, Skuban M, Horowitz M (2001) Prevalence of social-emotional and behavioural problems in a community sample of 1- and 2-year old children. J Am Acad Child Adoles Psychiatry 40: 811–819

Brody AL, Saxena S, Stoessel P et al. (2001) Regional brain metabolic changes in patients with major depression treated with either paroxetine or interpersonal therapy. Arch Gen Psychiatry 58: 631–640

Brown GW, Harris T (1978) Social origin of depression. A study of psychiatric disorders in women. Tavistock, London

Brown GW, Harris T (1989) Life events and illness. Guilford, New York

Bruder GE, Stewart JW, Tenke CE et al (2001) Electroencephalographic and perceptual asymmetry differences between responders and non-responders to an SSRI antidepressant. Biol Psychiatry 49: 416–425

Buchsbaum MS, Wu J, Siege, BV, Hackett E, Trenary M, Abel L, Reynolds C (1997) Effect of sertraline on regional metabolic rate in patients with affective disorder. Biol Psychiatry 41: 15–22

Caspi A, Moffitt TE, Newman DL, Silva PA (1996) Behavioral observation at age 3 years predict adult psychiatric disorders. Arch Gen Psychiatry 53: 1033–1039

Caspi A, McClay J, Moffitt TE et al (2002) Role of genotype in the cycle of violence in maltreated children. Science 297: 851

Caspi A, Sugden K, Moffitt TE et al (2003) Influence of life stress on depression: Moderation by a polymorphism in the 5-HTT Gene. Science 301: 386–389

Chang K, Adleman NE, Dienes K, Simeonova DI, Menon V, Reiss A (2004) Anomalous prefrontal-subcortical activation in familial pediatric bipolar disorder. Arch Gen Psychiatry 61: 781–792

Ciccetti D, Toth SL (1998) The development of depression in children and adolescents. Am Psychologist 53: 221–241

Clark LA, Watson D (1999) Temperament. A new paradigm for trait psychology. In: Pervin LA, John OP (eds) Handbook of personality, 2nd edn. Guilford, New York, pp 399–423

Clark L, Iversen SD, Goodwin GM (2002) Sustained attention deficit in bipolar disorder. Br J Psychiatry 180: 313–319

Clayton PJ, Ernst C, Angst J (1994) Premorbid personality traits of men who develop unipolar or bipolar disorders. Eur Arch Psychiatry Clin Neurosci 243: 340–346

Colom F, Vieta E, Martinez-Aran A et al (2003) A randomized trial on the efficacy of group psychoeducation in the prophylaxis of recurrences in bipolar patients whose disease is in remission. Arch Gen Psychiatry 60(4): 402–407

Craddock N, Jones I (1999) Genetics of bipolar disorder. J Med Genet 36: 585–594

Critchley HD, Mathias CJ, Dolan RJ (2001) Neural activity in the human brain relating to uncertainty and arousal during anticipation. Neuron 29: 537–545

Cuijpers P (1998) A psychoeducational approach to the treatment of depression: A meta-analysis of Lewinsohn's „coping with depression" course. Behav Ther 29(3): 521–533

Cyranowski JM, Frank E, Young E, Shear MK (2000) Adolescent onset of the gender difference in lifetime rates of major depression. Arch Gen Psychiaty 57: 21–27

Davidson RJ (2000) Affective style, psychopathology, and resilience. Brain mechanisms and plasticity. Am Psychologist 55: 1193–1214

Davidson RJ, Marshall JR, Tomarken AJ, Henriques JB (2000) While a phobic waits: Regional brain electrical and autonomic activity in social phobics during anticipation of public speaking. Biol Psychiatry 47: 85–95

Davidson RJ, Pizzagalli D, Nitschke JB, Putnam K (2002a) Depression: Perspectives from affective neuroscience. Ann Rev Psychol 53: 545–574

Davidson RJ, Pizzagalli D, Nitschke JB (2002b) The representation and regulation of emotion in depression. Perspectives from affective neuroscience. In: Gotlib IH, Hammen CL (eds) Handbook of depression. Guilford, New York, pp 219–244

Davis B, Sheeber L, Hops H, Tildesley E (2000) Adolescent response to depressive parental behaviours in problem solving interactions. Implications for depressive symptoms. J Abnorm Child Psychol 28: 451–465

Debener S, Beauducel A, Nessler D, Brocke B, Heilemann H, Kayser J (2000) Is resting anterior EEG alpha asymmetry a trait marker for depression? Findings for healthy adults and clinically depressed patients. Neuropsychobiology 41: 31–37

de Jong-Meyer R (2005) Depressive Störungen: Ätiologie. In Baumann U, Perrez M (Hrsg): Lehrbuch Klinische Psychologie – Psychotherapie, 3. Aufl. Huber, Bern

de Jong-Meyer R, Hautzinger M, Kühner C, Schramm E (2005) Psychotherapie der Depression. Behandlungsleitlinien erstellt im Auftrag der Fachgruppe Klinische Psychologie und Psychotherapie in der Deutschen Gesellschaft für Psychologie. www.klinische-psychologie-psychotherapie.de

Depue RA, Krauss SP, Spoont MR (1987) A two-dimensional threshold model of seasonal bipolar affective disorders In: Magnuson D, Ohman A (eds) Psychopathology: An international perspective. Academic Press, San Diego, pp 95–123

8

DeRubeis RJ, Crits-Christoph P (1998) Empirically supported individual and group psychological treatments for adult mental disorders. J Consult Clin Psychol 66: 37–52

DeRubeis RJ, Gelfand LA, Tang TZ, Simons, AD (1999) Medications versus cognitive behavior therapy for severely depressed outpatients: mega-analysis of four randomized comparisons. Am J Psychiatry 156: 1007–1013

Dickstein DP, Milham MP, Nugent AC, Drevets WC, Charney DS, Pine DS, Leibenluft E (2005) Frontotemporal alterations in pediatric bipolar disorder. Arch Gen Psychiatry 62: 734–741

Drevets WC (1998) Functional neuroimaging studies of depression. The anatomy of melancholia. Annu Rev Med 49: 341–358

Drevets WC (2000) Neuroimaging studies of mood disorders. Biol Psychiatry 48: 813–829

Drevets WC (2001) Neuroimaging and neuropathological studies of depression. Implications for the cognitive-emotional features of mood disorders. Curr Opin Neurobiol 11: 240–249

Drevets WC, Price JL, Simpson JR, Todd RD, Reich T, Vannier M, Raichle ME (1997) Subgenual prefrontal cortx abnormalities in mood disorders. Nature 386: 824–827

Drevets WC, Sills R, Nugent AC, Bain E, Neumeister A, Price J (2004) Volumetric assessment of the amygdale in mood disorders using high resolution 3T MRI. Biol Psychiatry 55: 182S

Driessen M, Herrmann J, Stahl K, Meie S, Hill A, Osterheider M, Petersen D (2000) Magnetic resonance imaging volumes of the hippocampus and the amygdala in women with borderline personality disorder and early traumatization. Arch Gen Psychiatry 57: 1115–1122

Ehlers A, Luer G (1996) Pathologische Prozesse der Informationsverarbeitung. In: Ehlers A, Hahlweg K (Hrsg) Enzyklopädie der Psychologie, Klinische Psychologie Bd 1: Grundlagen der Klinischen Psychologie. Hogrefe, Göttingen, S 351–403

Ehlers CL, Frank E, Kupfer F (1988) Social zeitgebers and biological rhythms. A unified approach to understanding the etiology of depression. Arch Gen Psychiatry 45: 948–952

Ehlert U, Gaab J, Heinrichs M (2001) Psychoneuroendocrinological contributions to the etiology of depression, posttraumatic stress disorder, and stress-related bodily disorders: the role of the hypothalamus-pituitary-adrenal axis. Biol Psychol 57: 141–152

Elkin I, Shea T, Watkins JT et al (1989) National institute of mental health treatment of depression collaborative research program general effectiveness of treatments. Arch Gen Psychiatry 46: 971–982

Ellis BJ, Garber J (2000) Psychosocial antecedents of variation in girl's pubertal timing. Maternal depression, stepfather presence, marital and family stress. Child Devel 71: 485–501

Evans MD, Hollon SD, DeRubeis RJ et al (1992) Differential relapse following cognitive therapy and pharmacotherapy for depression. Arch Gen Psychiatry 49: 802–808

Fuchs E (2005) Social stress in tree shrews as an animal model of depression: An example of behavioural model as a CNS disorder. CNS Spectrum 10: 182–190

Fuhrmark T, Tillfors M, Marteinsdottir I, Fischer H, Pissioty A, Langstrom B (2002) Common changes in cerebral bood flow in patients with social pobia treated with citalopram or cognitive-behavioral therapy. Arch Gen Psychiatry 59: 425–433

Gaab J,Jucker P, Staub F, Ehlert U (2005) Mind over matter: Psychobiologische Effekte einer Konfrontationstherapie bei Spinnenangst. Ztsch Klin Psychol Psychother 34: 121–132

Garber J, Horowitz JL (2002) Depression in Children. In: Gotlib IH, Hammen CL (eds) Handbook of depression. Guilford, New York, pp 510–540

Gauggel S, Rathgeber K (2002) Neuropsychologie affektiver Störungen: Eine selektive Übersicht. Ztsch Neuropsychol 13: 301–312

Geerlings MI, Schoevers RA, Beekman AT (2000) Depression and risk of cognitive decline and Alzheimer's disease. Results of two prospective community-based studies in the Netherlands. Br J Psychiatry 176: 568–575

Gilbertson MW, Shenton ME, Ciszweski A, Kasai K, Lasko NB, Orr SP (2002) Smaller hippocampal volume predicts pathologic vulnerability in psychological trauma. Nature Neurosci 5: 1242–1247

Giles DE, Kupfer DJ, Rush AJ, Roffwarg HP (1998) Controlled comparison of electrophysiological sleep in families of probands with unipolar depression. Am J Psychiatry 155: 192–199

Gloaguen V, Cottraux J, Cucherat M, Blackburn I (1998) A meta-analysis of the effects of cognitive therapy in depressed patients. J Affect Dis 49: 59–72

Glover V (1997) Maternal stress or anxiety in pregnancy and emotional development of the child. Br J Psychiatry 171: 105–109

Goldapple K, Segal Z, Garson C, Lau M, Bieling M, Kennedy S, Mayberg H (2004) Modulation of cortical-limbic pathways in major depression. Treatment specific effects of cognitive behavioural therapy. Arch Gen Psychiatry 61: 34–41

Goodman SH (2002) Depression and early adverse experience. In: Gotlib IH, Hammen CL (eds) Handbook of depression. Guilford, New York, pp 245–267

Gotlib IH (1997) The cognitive psychology of depression. Cognition & Emotion (special issue). Psychology Press, Hove

Gotlib IH, Hammen CL (2002) Handbook of Depression. Guilford, New York

Graham YP, Heim C, Goodman SH, Miller AH, Nemeroff CB (1999) The effects of neonatal stress on brain development. Implications for psychopathology. Devel Psychopathol 11: 545–565

Grawe K (2004) Neuropsychotherapie.Hogrefe, Göttingen

Groen G, Petermann F (2002) Depressive Kinder und Jugendliche. Hogrefe, Göttingen

Hagnell O, Lanke J, Rorsman B, Öjesjö L (1982) Are we entering an age of melancholy? Depressive illnesses in a prospective epidemiological study over 25 years. The Lundy study, Sweden. Psychol Med 12: 279–289

Hahlweg K (1991) Interpersonelle Faktoren bei depressiven Erkrankungen. In: Mundt C, Fiedler P, Lang H, Kraus A (Hrsg) Depressionskonzepte heute: Psychopathologie oder Pathopsychologie. Springer, Berlin Heidelberg New York

Hankin BL, Abramson LY, Moffitt TE, Silva PA, McGee R, Angell KE (1998) Development of depression from preadolescence to young adulthood: emerging gender differences in a 10-year longitudinal study. J Abnorm Psychol 107: 128–140

Hankin BL, Abramson LY, Siler M (2001) A prospective test of the hopelessness theory of depression in adolescence. Cogn Ther Res 25: 607–632

Hariri AR, Drabant EM, Munoz KE, Kolachana BS, Mattay VS, Egan MF, Weinberger DR (2005) A susceptibility gene for the affective disorders and the response of the human amygdala. Arch Gen Psychiatry 62: 146–152

Harrison PJ (2002) The neuropathology of primary mood disorder. Brain 125: 1428–1449

Hasler G, Drevets WC, Manji HK, Charney DS (2004) Discovering endophenotypes for major depression. Neuropsychopharmacology 29: 1765–1781

Hautzinger M (1979) Depression und Umwelt. Otto Müller, Salzburg

Hautzinger, M (1991) Geschlechtsunterschiede bei Depressionen. Ztsch Klin Psychol Psychopathol Psychother 39: 219–239

Hautzinger M (1991) Perspektiven für ein psychologisches Konzept der Depression. In: Mundt C, Fiedler P, Lang H, Kraus A (Hrsg) Depressionskonzepte heute. Psychopathologie oder Pathopsychologie. Springer, Berlin Heidelberg New York

Hautzinger M (1998) Depression. Fortschritte der Psychotherapie Bd 4. Hogrefe, Göttingen

Hautzinger M (2000) Depression im Alter. Beltz/PVU, Weinheim

Hautzinger M (2003) Kognitive Verhaltenstherapie bei Depressionen, 6. Aufl. Beltz/PVU, Weinheim

Hautzinger M, de Jong-Meyer R (1996) Depression (Themenheft zu zwei Therapiestudien). Ztsch Klin Psychol 26: 76–160

Hautzinger M, Kischkel E (2001) Psychotherapeutisches Behandlungsprogramm für Depression (Handbuch und Materialien). www.kompetenznetz-depression.de

Hautzinger M, Welz S (2004) Kognitive Verhaltenstherapie bei Depressionen im Alter. Ergebnisse einer kontrollierten Vergleichsstudie. Ztsch Gerontol Geriat 37: 427–435

Hecht H, van Calker D, Berger M, von Zerssen D (1998) Personality in patients with affective disorders and their relatives. J Affect Dis 51: 33–43

Heim C, Newport DJ, Heit S, Graham J, Wilcox M, Bonsall R (2000) Pituitary-adrenal and automatic response to stress in women after sexual and physical abuse in childhood. J Am Med Ass 284: 592–597

Henkel V, Bussfeld P, Möller HJ, Hegerl U (2002) Cognitive-behavioural theories of helplessness/hopelessness: Valid models of depression? Eur Arch Psychiatry Clin Neuosci 252: 240–249

Hirschfeld RMA, Klerman GL, Lavori P, Keller MB, Griffith P, Coryell W (1989) Premorbid personality assessment of first onset major depression. Arch Gen Psychiatry 46: 345–350

Hirschfeld RMA, Dunner DL, Keitner G et al. (2002) Does psychosocial functioning improve independent of depressive symptoms? A comparison of nefazodone, psychotherapy, and their combination. Biol Psychiatry 51(2): 123–133

Hoff AL, Shukla S, Aronson T et al (1990) Failure to differentiate bipolar disorder from schizophrenia on measures of neuropsychological function. Schizophr Res 28: 253–260

Hoge EA, Friedman L, Schulz SC (1999) Meta-analysis of brain size in bipolar disorder. Schizophr Res 37: 177–181

Hollon SD, Thase ME, Markowitz JC (2002) Treatment and prevention of depression. Psychol Sci 3: 39–77

Hollon SD, DeRubeis RJ, Shelton RC et al (2005) Prevention of relapse following cognitive therapy versus medications in moderate to severe depression. Arch Gen Psychiatry 62: 417–426

Holsboer F (1999) Animal models of mood disorders. In: Charney DS, Nestler EJ, Bunny BS (eds) Neurobiology of mental illness. Oxford University Press, New York, pp 317–332

Holsboer F, Lauer CJ, Schreiber W, Krieg JC (1995) Altered hypothalamic pituitary-adrenocortical regulation in healthy subjects at high familial risk for affective disorders. Neuroendocrinology 62: 340–347

Hops H (1996) Intergenerational transmission of depressive symptoms. Gender and developmental considerations. In: Mundt C, Goldstein MJ, Hahlweg K, Fiedler P (eds) Interpersonal factors in the origin and course of affective disorders. Gaskell, London, pp 113–129

Huizink AC, Mulder EJH, Buitelaar JK (2004) Prenatal stress and risk for psychopathology: Specific effects or induction of general susceptibility. Psychol Bull 130: 115–142

Ihle W, Herrle J (2003) Stimmungsprobleme bewältigen. Ein kognitiv-verhaltenstherapeutisches Gruppenprogramm zur Prävention, Behandlung und Rückfallprophylaxe depressiver Störungen im Jugendalter nach Clarke und Lewinsohn. DGVT, Tübingen

Ingram RE, Miranda J, Segal ZV (1998) Cognitive vulnerability to depression. Guilford, New York

Jacobi F, Wittchen HU, Hölting C, Höfler M, Pfister H, Müller N et al. (2004) Prevalence, co-morbidity and correlates of mental disorders in the general population: Results from the German Health Interview and Examination Survey. Psychol Med 34: 597–611

Jacobs BL, van Praag H, Gage FH (2000) Adult brain neurogenesis and psychiatry: A novel theory of depression. Mol Psychiatry 5: 262–269

Jaffee SR, Caspi A, Moffitt TE, Taylor A (2004) Physical maltreatment victims to antisocial child. Evidence of an environmentally mediated process. J Abnorm Psychol 113: 44–55

Jatzko A, Schmitt A, Kordon A, Braus DF (2005) Neuroimaging Befunde bei Posttraumatischen Belastungsstörungen: Literaturübersicht. Fortschr Neurol Psychiatr 73: 377–391

Joiner TE (2002) Depression in its interpersonal context. In: Gotlib IH, Hammen CL (eds.): Handbook of depression. Guilford, New York, pp 295–313

Joiner TE, Metalsky GI (2001) Excessive reassurance seeking. Delineating a risk factor involved in the development of depressive symptoms. Psychol Sci 12: 371–378

Joormann J, Siemers M (2004) Memory accessibility, mood regulation, and dysphoria: Difficulties in repairing sad mood with happy memories. J Abnorm Psychol 113: 179–188

Jorgensen BM, Dam H, Bolwig TG (1998) The efficacy of psychotherapy in non-bipolar depression. A review. Acta Psychiatr Scand 98: 1–13

Judd LL, Akiskal HS, Schettler PJ et al (2003) A prospective investigation of the natural history of the long-term weekly symptomatic status of bipolar disorder. Arch Gen Psychiatry 60: 261–269

Karten YJ, Olariu A, Cameron HA (2005) Stress in early life inhibits neurogenesis in adulthood. Trends Neurosci 28: 171–172

Kasch KL, Rottenberg J, Arnow BA, Gotlib IH (2002) Behavioral activation and inhibition systems and the severity and course of depression. J Abnorm Psychol 111: 589–597

Kawasaki H, Adophs R, Kaufman O et al (2001) Single-neuron responses to emotional visual stimuli recorded in human ventral prefrontal cortex. Nature Neurosci 4: 15–16

Keenan K, Hipwell AE (2005) Preadolescent clues to understanding depression in girls. Clin Child Fam Psychol Rev 8: 89–105

Keller MB, McCullough JP, Klein DN et al (2000) A comparison of nefazodone, the cognitive behavioral-analysis system of psychotherapy, and their combination for the treatment of chronic depression. N Engl J Med 342(20):1462–1470

Kendler KS, Kessler RC, Walters EE, MacLean C, Neale MC, Heath AC, Eaves LJ (1995) Stressful life events, genetic liability, and onset of an episode of major depression in women. Am J Psychiatry 152:833–842

Kendler KS, Karkowski LM, Prescott CA (1999) Causal relationship between stressful life events and the onset of major depression. AmJ Psychiatry 156:837–841

Kendler KS, Gardner CO (2001) Monozygotic twins discordant for major depression: A preliminary exploration of the role of environmental experiences in the aetiology and course of illness. Psychol Med 31:411–423

Kendler KS, Kuhn JW, Vittum J, Prescott CA, Riley B (2005) The interaction of stressful life events and a serotonin trasporter polymorphism in the prediction of episodes of major depression. Arch Gen Psychiatry 62:529–535

Kessler RC (1997) The effect of stressful life events on depression. Ann Rev Psychol 48: 191–214

Kessler RC (2003) Epidemiology of women and depression. J Affect Dis 74: 5–13

Kessler RC, Avenevoli S, Merikangas SK (2001) Mood disorders in children and adolescents. An epidemiological perspective. Biol Psychiatry 49: 1002–1014

Kessler RC, Berglund P, Demler O, Jin R, Merikangas KR, Walters EE (2005a) Lifetime prevalence and age-of-onset distributions of DSM-IV disorders in the NCS-R. Arch Gen Psychiatry 62: 593–602

Kessler RC, Chiu WT, Demler O, Walters EE (2005b) Prevalence, severity, and comorbidity of 12-month DSM-IV disorders in the NCS-R. Arch Gen Psychiatry 62: 617–627

Klein DN (1999) Depressive personality in the relatives of outpatients with dysthymic disorder and episodic major depressive disorder and normal controls. J Affect Dis 55: 19–27

Klein DN, Durbin E, Shankman SA, Santiago NJ (2002) Depression and Personality. In: Gotlib IH, Hammen CL (eds) Handbook of depression. Guilford, New York, pp 115–140

Klerman GL, Weissman M, Rounsaville BJ, Chevron ES (1984) Interpersonal Psychotherapy of Depression. Basic Books, New York

Krueger RF (1999) Personality traits in late adolescence predict mental disorders in early adulthodd. A prospective-epidemiological study. J Person 67: 39–65

Kühner C (2003) Gender differences in unipolar depression: an update of epidemiological findings and possible explanations. Acta Psychiatr Scand 108(3): 163–174

Kühner C (2003) Das Gruppenprogramm „Depression bewältigen" und seine Varianten: Eine aktualisierte Meta-Analyse. Verhaltenstherapie 13: 254–262

Kühner C, Weber I (2001) Depressionen vorbeugen. Ein Gruppenprogramm nach R.F. Munoz. Hogrefe, Göttingen

Kupfer DJ, Ehlers CL (1989) Two roads to rapid eye movement latency. Arch Gen Psychiatry 46: 945–948

Lam DH, Watkins ER, Hayward P et al (2003) A randomized controlled study of cognitive therapy for relapse prevention for bipolar affective disorder: outcome of the first year. Arch Gen Psychiatry 60(2): 145–152

Lamprecht F, Kohnke C, Lampa W, Sack M, Matzke M, Munte TF (2004) Event related potentials and EMDR treatmeent of post-traumatic stress disorder. Neurosci Res 49: 267–272

LeDoux J (2000) Emotion circuits in the brain. Annu Rev Neurosci 23: 155–184

Lewinsohn PM, Hobermann HM, Hautzinger M (1985) An integrative theory of depression. In: Reiss S, Bootzin RR (eds) Theoretical issues in behavior therapy. Academic Press, New York

Lewinsohn PM, Munoz R, Youngren MA, Zeiss A(1979) Coping with depression. Castalia Press, Eugene

Lewinsohn PM, Essau CA (2002) Depression in Adolescents. In: Gotlib IH, Hammen CL (eds) Handbook of depression. Guilford, New York, pp 541–559

MacDonald AW, Cohen JD, Stenger VA, Carter CS (2000) Dissociating the role of the dorsolateral prefrontal and anterior cingulated cortex in cognitive control. Science 288: 1835–1838

MacQueen GM, Campbell S, McEwen BS et al (2003) Course of illness, hippocampal function, and hippocampal volume in major depression. Proc Natl Acad Sci USA 100: 1387–1392

Manji HK, Drevets WC, Charney DS (2001) The cellular neurobiology of depression. Nature Med 7: 541–547

Manji HK, Quiroz JA, Sporn J, Payne JL, Denicoff KN (2003) Enhancing neuronal plasticity and cellular resilience to develop novel improved therapeutics for difficult to treat depression. Biol Psychiatry 53: 707–742

Marneros A, Philipp M (1992) Persönlichkeit und psychische Erkrankungen. Springer, Berlin Heidelberg New York

Martin SD, Martin E, Santoch SR, Richardson MA, Royall R, Eng S (2001) Brain blood flow changes in depressed patient treated with interpersonal psychotherapy or venlafaxine hydrochloride. Arch Gen Psychiatry 58: 641–648

Mayberg HS (1997) Limbic-cortical dysregulation: A proposed model of depression. J Neuropsychiatry Clin Neurosci 9:471–481

Mayberg HS, Lozano AM, Voon V et al (2005) Deep brain stimulation for treatment resistant depression. Neuron 45:651–660

McCauley E (2001) Developmental precursors of depression. The child and the social environment. In: Goodyer IM (ed) Depressed child and adolescent, 2nd edn. Cambridge University Press, New York, pp 46–78

McCullough JP (2000) Treatment for chronic depression. Cognitive behavioral analysis system of psychotherapy. Guilford, New York

McDermut W, Miller IW, Brown RA (2001) The Efficacy of Group Psychotherapy for Depression: A Meta-analysis and Review of the Empirical Research. Clin Psychol: Sci Pract 8(1): 98–116, 8(1), 98–116

McEwen BS (2005) Glucocorticoids, depression, and mood disorders: Structural remodelling in the brain.. Metabolism 54: 20–23

McGuffin P, Rijsdijk F Andrew M, Sham P, Katz R, Cardno A (2003) The heritability of bipolar affective disorder and the genetic relationship to unipolar depression. Arch Gen Psychiatry 60: 497–502

Meyer TD, Hautzinger M (2002) Kognitive Verhaltenstherapie als Ergänzung der Pharmakotherapie manisch-depressiver Störungen. Nervenarzt 73:620–628

Meyer TD Hautzinger M (2004) Manisch-depressive Störungen. Kognitiv-verhaltenstherapeutisches Behandlungsmanual. Beltz/PVU, Weinheim

Miklowitz DJ, George EL, Richards JA, Simoneau TL, Suddath RL (2003) A randomized study of family-focused psychoeducation and pharmacotherapy in the outpatient management of bipolar disorder. Arch Gen Psychiatry 60(9): 904–912

Milak MS, Parsey RV, Keilp J, Oquendo MA, Malone KM, Mann JJ (2005) Neuroanatomic correlates of psychopathologic components of major depressive disorder. Arch Gen Psychiatry 62:397 408

Miller GA (1995) How we think about cognition, emotion, and biology in psychopathology. Psychophysiology 33: 615–628

Miller EK, Cohen JD (2001) An integrative theory of prefrontal cortex function. Annual Rev Neurosci 24 167–200

Miller WR, Rosellini RA, Seligman MEP (1977) Learned helplessness and depression. In: Maser JD, Seligman MEP (eds) Psychopathology: Experimental models. Freeman, San Francisco, pp 104–130

Mineka S, Sutton SK (1992) Cognitive biases and the emotional disorders. Psychol Sci 3: 65–69

Mistry RS, Vandewater EA, Huston AC, McLoyd V (2002) Economic wellbeing and children's social adjustment. The role of family process in an ethnically diverse low-income sample. Child Devel 73 935–951

Monroe SM, Hadjiyannakis K (2002) The social environment and depression. Focusing on severe life stress. In: Gotlib IA, Hammen CA (eds) Handbook of depression.: Guilford, New York, pp 314–340

Moser DJ, Benjamin ML, Bayless JD et al (2003) Neuropsychological functioning pre-treatment and posttreatment in an inpatient eating disorder program. Int J Eating Dis 33:64–70

Murphy FC, Sahakian BJ, Rubinsztein JS, Rogers MRD, Robbins TW, Paykel ES (1999) Emotional bias and inhibitory control processes in mania and depression. Psychol Med 29:1307–1321

Murphy FC, Sahakian BJ (2001) Neuropsychology of bipolar disorder. Br J Psychiatry 178:120–127

Nakatani E, Nakgawa A, Ohara Y, Goto S, Uozumi N, Iwakiri M (2003) Effects of behaviour therapy on regional cerebral bood flow in obsessive compulsive disorders. Psychiatry Res 124 113–120

Nelson EC, Heath A, Madden PAF et al (2002) Association between self-reported childhood sexual abuse and adverse psychosocial outcome. Arch Gen Psychiatry 59: 139–145

Nemeroff CB, Heim CM, Thase ME et al (2003) Differential responses to psychotherapy versus pharmacotherapy in patients with chronic forms of major depression and childhood trauma. Proc Natl Acad Sci USA 100(24): 14293–14296

Ninan PT, Rush AJ, Crits-Christoph P et al (2002) Symptomatic and syndromal anxiety in chronic forms of major depression: effect of nefazodone, cognitive behavioral analysis system of psychotherapy, and their combination. J Clin Psychiatry 63(5): 434–441

Nofzinger EA, Keshavan M, Buysse DJ, Moore RY, Kupfer DJ, Reynolds CF (1999) The neurobiology of sleep in relation to mental illness. In: Charney DS, Nestler EJ, Bunny BS (eds) Neurobiology of mental illness. Oxford University Press, New York, pp 915–930

Noga JT, Vladar K, Torrex EF (2001) A volumetric magnetic resonance imaging study of monozygotic twins discordant for bipolar disorder. Psychiatry Res Neuroimaging 106: 25–34

Nolan CL, Moore GJ, Madden R et al (2002) Prefrontal cortical volume in childhood-onset major depression. Arch Gen Psychiatry 59: 173–179

Nolen-Hoeksema S (2002) Gender differences in depression. In: Gotlib IH, Hammen CL (eds) Handbook of depression. Guilford, New York, pp 492–509

Nolen-Hoeksema S, Girgus JS (1994) The emergence of gender differences in depression in adolescence. Psychol Bull 115: 424–443

O'Connor TG, Rutter M et al. (2000) Attachment disorder behavior following early severe deprivation. Extension and longitudinal follow-up. J Am Acad Child Adoles Psychiatry 39: 703–712

O'Doherty J, Kringelbach ML, Rolls ET, Hornak J, Andrews C (2001) Abstract reward and punishment representations in the human orbitofrontal cortex. Nature Neurosci 4: 95–102

Öngür D, Drevets WC, Price JL (1998) Glial reduction in the subgenual prefrontal cortex in mood disorders. Proc Natl Acad Sci USA 95:13290–13295

Papageorgiou C, Wells A (2004) Depressive rumination. Nature, theory, and treatment. Wiley, Chichester

Paquette V, Levesque J, Mensour B, Leroux JM, Beaudoin G, Bourgouin P (2003) Change the mind and and you change the brain. Effects of cognitive behaviour therapy on the neural correlates of spider phobia. Neuroimage 18:401–409

Pariante CM, Miller AH (2001) Glucocorticoid receptors in major depression. Relevance to pathophysiology and treatment. Biol Psychiatry 49:391–404

Peeters F, Nicolson NA, Berkhof J, Delespaul P, deVries M (2003) Effects of daily events on mood states in major depression. J Abnorm Psychol 112:203–211

Penninx BWJH, Geerlings SW, Deeg DJH, van Eijk JTM, van Tilburg W, Beekman ATF (1999) Minor and major depression and the risk of death in older persons. Arch Gen Psychiatry 56:889–898

Pizzagalli D, Pascual-Marqui RD, Oakes TR et al (2001) Anterior cingulated activity as a predictor of degree or treatment response in major depression. Evidence from brain electrical tomography analysis. Am J Psychiatry158:405–415

Pönicke J, Albacht B, Leplow B (2005) Kognitive Veränderungen beim Fasten. Ztsch Klin Psychol Psychother 34:86–93

Rahman A, Iqbal Z, Bunn J, Lovel H, Harrington R (2004) Impact of maternal depression on infant nutritional status and illness. Arch Gen Psychiatry 61:946–952

Rajkowska G (2000) Postmortem studies in mood disorders indicate altered numbers of neurons in glial cells. Biol Psychiatry 48:766–777

Rao U, Dahl RE, Ryan ND t al (2002) Heterogeneity in EEG sleep findings in adolescent depression. Unipolar versus bipolar clinical course. J Affect Dis 70: 273–280

Reilly-Harrington NA, Alloy LB, Fresco MA, Whitehouse WG (1999) Cognitive styles and life events interct to predict bipolar and unipoalr symptomatology. J Abnorm Psychol 108(4): 567–578

Rusting CL (1998) Personality, mood, and cognitive processing of emotional information. Three conceptual frameworks. Psychol Bull 124: 165–196

Sapolsky RM (2000) Glucocorticoids and hippocampal atrophy in neuropsychiatric disorders. Arch Gen Psychiatry 57: 925–935

Schaefer SM, Abercrombie HC, Lindgren KA et al (2000) Six month test-retest reliability of MRI-defined PET measures of regional cerebral glucose metabolic rate in selected subcortical structures. Hum Brain Mapping 10: 1–9

Schatzberg AF, Rush AJ, Arnow BA et al (2005) Chronic depression. Medication or psychotherapy is effective when the other is not. Arch Gen Psychiatry 62: 513–520

Schneider F, Fink GR (2006) Funktionelle MRT in Psychiatrie und Neurologie. Springer, Berlin Heidelberg New York, im Druck

Schneider ML, Roughton EC, Koehler AJ, Lubach GR (1999) Growth and development following prenatal stress exposure in primates. An examination of ontogenetic vulnerability. Child Devel 70: 263–274

Schraedley PK, Gotlib IH, Hayward C (1999) Gender difference in correlated risk factors of depressive symptoms in adolescents. J Adoles Health 25: 98–108

Schramm E (2003) Interpersonelle Psychotherapie, 2. Aufl. Schattauer, Stuttgart

Schumacher J, Cichon S, Rietschel M, Nöthen MM, Propping P (2002) Genetik bipolar affektiver Störungen. Gegenwärtiger Stand der Arbeiten zur Identifikation von Dispositionsgenen. Nervenarzt 73: 581–594

Segal ZV, Whitney DK, Lam RW (2001) Clinical guidelines for the treatment of depressive disorders: 3. Psychotherapy. Can J Psychiatry 46 (Suppl 1): 29–37

Segal ZV, Williams JMG, Teasdale JD (2002) Mindfulness-based cognitive therapy for depression. Guilford, New York

Seligman MEP (1975) Learned helplessness. Freeman, San Francisco

Shea MT, Elkin I, Imber SD et al (1992) Course of depressive symptoms over follow-up. Findings from the National Institute of Mental Health Treatment of Depression Collaborative Research Program. Arch Gen Psychiatry 49(10): 782–787

Sheline YJ (2000) 3D MRI studies of neuranatomic changes in unipolar major depression. The role of stress and medical comorbidity. Biol Psychiatry 48: 791–800

Siegle,GJ, Konecky RO, Thase ME, Carter CS (2003) Relationships between amygdale volume and activity during emotional information processing tasks in depressed and never-depressed individuals. An fMRI investigation. Ann NY Acad Sci 985: 481–484

Soares JC, Mann JJ (1997) The anatomy of mood disorders. Review of structural neuroimaging studies. Biol Psychiatry 41: 86–106

Thase ME Buysse DJ, Frank E, Cherry CR, Cornes CL, Mallinger AG, Kupfer DJ (1997) Which depressed patients will respond to interpersonal psychotherapy? The role of abnormal EEG sleep profiles. Am J Psychiatry 154:502–509

Thase ME, Fasiczka AL, Berman SR, Simons AD, Reynolds AF (1998) EEG-sleep profiles before and after cognitive behaviour therapy of depression. Arch Gen Psychiatry 55: 138–144

Thase ME, Jindal R, Howland RH (2002) Biological aspects of depression. In: Gotlib IH, Hammen CL (eds) Handbook of depression. Guilford, New York, pp 192–218

Taylor CB, Youngblood ME, Catellier D et al (2005) Effects of antidepressant medication on morbidity and mortality in depressed patients after myocardial infarction. Arch Gen Psychiatry 62: 792–798

Tsuang MT, Taylor L, Faraone SV (2004) An overview of the genetics of psychotic mood disorders. J Psychiatr Res 38: 3–15

Turner RJ, Lloyd DA (2004) Stress burden and the lifetime incidence of psychiatric disorder in young adults. Arch Gen Psychiatry 61: 481–488

van Os J, Jones PB, Lewis G, Wadsworth M, Murray R (1997) Developmental precursors of affective illness in a general population birth cohort. Arch Gen Psychiatry 54: 625–631

Veiel HO (1997) A preliminary profile of neuropsychological deficits associated with major depression. J Clin Exp Neuropsychol 19: 587–603

Voderholzer U, Laakmann G, Wittmann R, Daffner-Bujia C, Hinz A, Haag C, Baghai T (1993) Profiles of spontaneous 24-hour and stimulated growth hormone secretion in male patients with endogenous depression. Psychiatry Res 47(3): 215–227

Wampold BE, Minami T, Baskin TW, Tierney SC (2002) A meta-(re)analysis of the effects of cognitive therapy versus „other therapies" for depression. J Affect Dis 68: 159–165

Wang PW, Ketter TA (2005) Neuroanatomie affektiver Prozesse. In: Bauer M, Berghöfer A, Adli M (Hrsg) Akute und therapieresistente Depressionen. Springer, Berlin Heidelberg New York, S 128–148

Wilder-Willis KE, Sax KW, Rosenberg HL, Fleck DE, Shear PK, Strakowski SM (2001) Persistent attentional dysfunction in remitted bipolar disorder. Bipolar Dis 3:58–62

Williams JMG, Watts FN, MacLeod C, Matthews A (1997) Cognitive psychology and emotional disorders, 2nd edn. Wiley, New York

Yurgelun-Todd DA, Gruber SA, Kanayama G, Killgore DS, Baird AA, Young AD (2000) fMRI during affect discrimination in bipolar affective disorder. Bipolar Dis 2: 237–248

Zahn-Waxler C, Cole PM, Barrett KC (1991) Guilt and empathy. Sex differences and implications for the development of depression. In: Garber J, Dodge KA (eds) The development of emotion regulation and dysregulation. Cambridge University Press, New York, pp 243–272

Zahn-Waxler C, Klimes-Dougan B, Slattery MJ (2000) Internalizing problems of childhood and adolescence. Prospects, pitfalls, and progress in understanding the development of anxiety and depression. Dev Psychopathol 28: 443–466

Zajecka J, Dunner DL, Gelenberg AJ et al (2002) Sexual function and satisfaction in the treatment of chronic major depression with nefazodone, psychotherapy, and their combination. J Clin Psychiatry 63(8): 709–716

Zhou Q, Eisenberg N, Losoya SH et al (2002) The relations between parental warmth and positive expressiveness to children's empathy related responding and social functioning. A longitudinal study. Child Dev 73: 893–915

Angst

Angst – Neurobiologie

Borwin Bandelow und Dirk Wedekind

9.1 Einleitung

Die Angststörungen gehören zu den häufigsten psychiatrischen Erkrankungen. Einen Überblick über die Charakteristika der verschiedenen Angststörungen gibt die nachstehende Übersicht.

Die Ätiologie der Angststörungen wurde früher kontrovers diskutiert. Heute geht man davon aus, dass Angststörungen durch ein Diathese-Stress-Modell erklärbar sind. Danach entstehen Angsterkrankungen durch das Zusammenspiel einer genetisch bedingten Vulnerabilität – die sich in neurobiologischen Gehirnveränderungen manifestiert – mit belastenden Lebenserfahrungen (z. B. frühkindliche Traumata oder spätere emotionale Belastungen) (Bandelow 2001).

Von allen Angststörungen ist die Panikstörung am besten im Hinblick auf neurobiologische Veränderungen untersucht. Studien zu den anderen Angststörungen sind dagegen selten, obwohl in der letzten Zeit auch die soziale Angststörung, die generalisierte Angststörung, die posttraumatische Belastungsstörung und die Zwangsstörung zunehmend das Interesse der neurobiologischen Forschung gewonnen haben. Die beiden letztgenannten Erkrankungen werden an anderer Stelle in diesem Buch besprochen (▶ Kap. 5 und 10).

Charakteristika der Angststörungen

- **Panikstörung:** Anfallsartig auftretende Angstattacken mit psychischen und körperlichen Symptomen wie Tachykardie, Luftnot, Schwindel, Schwitzen, Zittern u. a., in zwei Dritteln der Fälle mit einer Agoraphobie einhergehend.
- **Agoraphobie:** Furcht vor oder Vermeiden von Menschenmengen, öffentlichen Plätzen, Reisen allein oder mit weiter Entfernung von zu Hause.
- **Generalisierte Angststörung:** Anhaltende, nicht auf spezifische Situationen begrenzte Angst mit psychischen und körperlichen Symptomen; häufige Sorgen, dass Verwandten ein Unglück zustoßen könnte.
- **Soziale Angststörung:** Furcht vor oder Vermeiden von sozialen Situationen, bei denen die Gefahr besteht, im Zentrum der Aufmerksamkeit zu stehen (Reden in der Öffentlichkeit, Konferenzen, Parties, Essen vor Anderen).
- **Spezifische (isolierte) Phobie:** Furcht vor oder Vermeiden von speziellen Situationen oder Objekten, wie z. B. Höhen, Unwetter, Tiere wie z. B. Spinnen, Insekten, Katzen, Anblick von Blut oder Verletzungen.

Trotz detaillierter Erkenntnisse über die Hirnstrukturen, die pathologische Angst vermitteln, besteht heute immer noch kein allgemeiner Konsens über die neurobiologischen Vorgänge, die krankhafte Ängste bedingen.

Folgende Untersuchungsmethoden werden im Wesentlichen angewendet, um die neurobiologischen Hintergründe der Angststörungen zu erforschen:

- Vergleiche neurobiologischer Parameter zwischen Angstpatienten und gesunden Kontrollpersonen,
- Angstprovokation mit panikogenen Substanzen (Challenge-Tests) bei Patienten und gesunden Kontrollen,
- Anwendung bildgebender Verfahren unter Ruhe- und Stimulationsbedingungen bei Patienten und gesunden Kontrollen,
- neurophysiologische Untersuchungsmethoden,
- molekularbiologische und genetische Untersuchungen,
- Untersuchungen der Wirkung anxiolytischer Medikamente.

9.2 Verarbeitung angstauslösender Reize

Wie werden eingehende Gefahrenreize im Gehirn verarbeitet? Sensorische Inputs wie der Anblick, das Geräusch oder die Witterung eines angreifenden Tieres werden über den anterioren Thalamus zur **Amygdala** weitergeleitet (LeDoux et al. 1990). Aber nicht nur Reize der Außenwelt, sondern auch Informationen über den Zustand innerer Organe können Angst auslösen. Der Nucleus solitarius erhält viszerosensorische Inputs (z. B. pH-Wert- oder Blutdruckveränderungen) von Pressorezeptoren im Sinus caroticus und Chemorezeptoren in der ventralen Medulla (Coplan u. Lydiard 1998). Diese viszerosensorischen Informationen werden an den Nucleus parabrachialis weitergeleitet (Hsiao u. Potter 1990). Dieses Kerngebiet sammelt und integriert viszerale, autonome und endokrine Informationen und steuert den viszerosensorischen Input zur Amygdala. Eingänge aus den peripheren viszeralen Organen werden auch über den Nucleus paragigantocellularis (NPGi) und den Nucleus solitarius im Hirnstamm zum Locus coeruleus verschaltet und von dort zum Thalamus oder direkt zur Amygdala weitergeleitet (◻ Abb. 9.1) (Coplan u. Lydiard 1998).

9.2.1 Der schnelle und der langsame Weg

In einer Gefahrensituation werden **zwei Notfallschaltkreise** aktiviert: **ein schneller**, der für eine Sofortreaktion sorgt, sowie **ein langsamer**, der eine Gefahrensituation genau analysiert.

Die schnelle Verbindung, die den Kortex umgeht, kann Reaktionen hervorrufen, bevor der angstauslösende Stimulus überhaupt bewusst wird (Charney u. Bremner

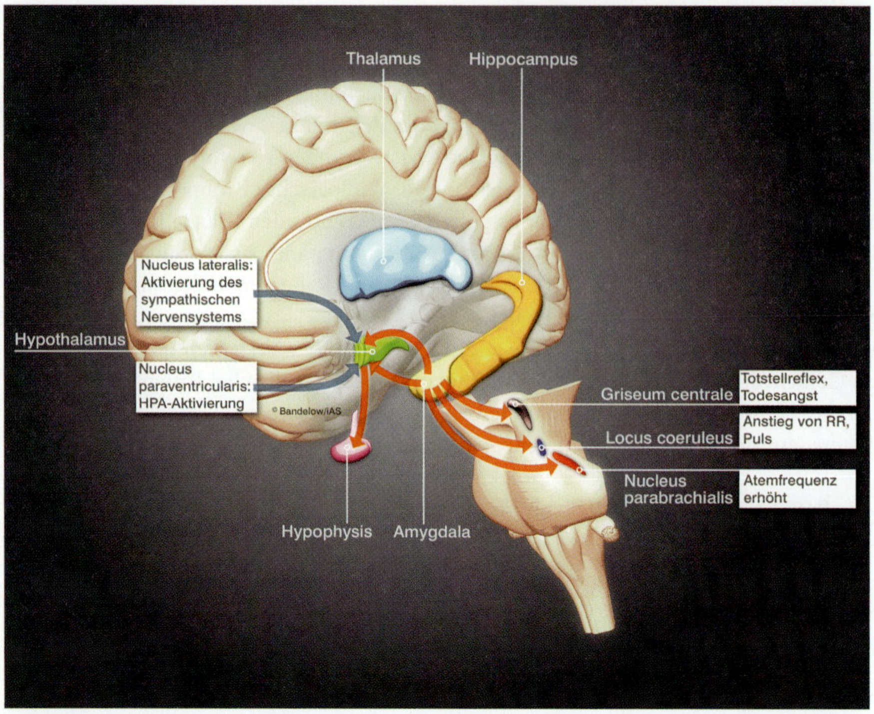

Abb. 9.1. Neuroanatomie der Angst. Die Amygdala nimmt eine zentrale Rolle in der Auslösung von Angst ein. Eine äußere Bedrohung wird wahrgenommen; die visuellen und anderen sensorischen Informationen werden über den Thalamus an die Amygdala weitergeleitet. Viszerosensorische Informationen (z. B. über den Zustand des kardiorespiratorischen Systems) erreichen die Amygdala über den Nucleus solitarius, den Nucleus parabrachialis und den Thalamus teilweise direkt, teilweise auf Umwegen. Auch der Locus coeruleus erhält viszerosensorische Informationen über den Nucleus solitarius und den Nucleus paragigantocellularis. (Aus Bandelow 2001; Nachdruck mit freundlicher Genehmigung des Springer-Verlags Wien)

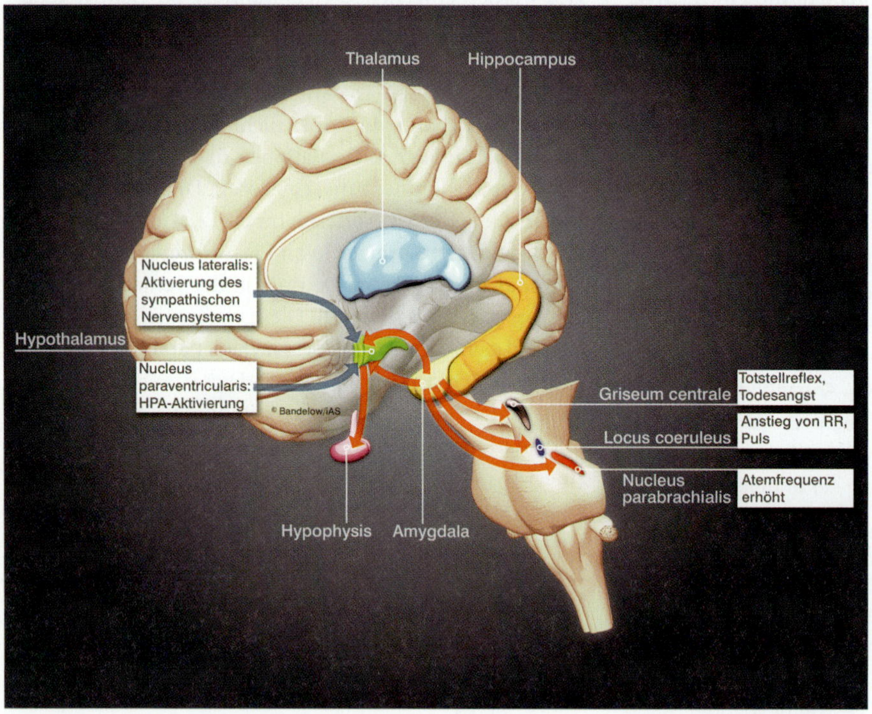

Abb. 9.2. Auslösung von Furcht- und Angstreaktionen. Von der Amygdala ausgehende Efferenzen lösen in Gebieten wie dem Nucleus lateralis und dem Nucleus paraventricularis des Hypothalamus, dem Locus coeruleus, dem Nucleus parabrachialis und dem periaquäduktalen Grau (PAG, Griseum centrale) Symptome aus, die einer Panikattacke entsprechen. (Aus Bandelow 2001; Nachdruck mit freundlicher Genehmigung des Springer-Verlags Wien)

1999; Gorman et al. 2000). Der rasche, direkte Weg über die Amygdala hat eine überlebenswichtige Schutzfunktion. Von der Amygdala verlaufen Efferenzen zu verschiedenen Regionen, die bei Aktivierung die körperlichen Angstreaktionen auslösen (Abb. 9.2; Davis 1997):

- Durch Stimulation des Locus coeruleus kommt es zu Blutdruck- und Pulsanstieg.
- Im periaquäduktalen Grau wird der Totstellreflex ausgelöst (De Oca et al. 1998).
- Im Nucleus parabrachialis wird die Atemfrequenz erhöht.
- Im Nucleus paraventricularis des Hypothalamus wird die Hypothalamus-Hypophysen-Nebennierenrinden-Achse (HPA-Achse) aktiviert.

- Im Nucleus lateralis des Hypothalamus wird das sympathische Nervensystem aktiviert.
- Die motorischen Reaktionen, die zur Flucht notwendig sind, werden geplant und ausgeführt, bevor die Gefahrensituation vollständig analysiert und eingeschätzt werden kann.

Amygdala und Hippocampus arbeiten eng zusammen. Der Hippocampus gleicht eine Gefahrensituation mit Vorerfahrungen ab und führt damit eine Bewertung der Relevanz dieser Situation durch (Gorman et al. 2000).

Der zweite Notfallschaltkreis arbeitet langsamer, da er eine genaue Analyse der Gefahrensituation vornimmt, indem er sie mit früheren Sinneseindrücken und Gedächtnisinhalten vergleicht:

- Eine wahrgenommene Situation oder ein interner Stimulus wird über den Thalamus zu den primären sensorischen Rindenfeldern weitergeleitet.
- Dann werden die Informationen zu den sekundären Rindenfeldern (Assoziationsgebieten) weitergeleitet und mit früher gespeicherten Informationen (Erinnerungen) verglichen (Charney u. Bremner 1999). Sie sind im Okzipitallappen (visuell), im Temporallappen (auditorisch) und im orbitofrontalen Kortex (olfaktorisch) lokalisiert.
- Der Hippocampus bildet mit der Amygdala eine Gedächtniseinheit. Der Hippocampus gleicht eine neue Situation mit in den Assoziationsgebieten gespeicherten Vorerfahrungen ab, in dem er eine Abfrage an die sekundären Rindenfelder sendet (Coplan u. Lydiard 1998).
- Er erreicht über die kortikalen Assoziationsgebiete und den Nucleus basalis und den Nucleus lateralis der Amygdala (◻ Abb. 9.3).

Der schnelle Notfallweg sorgt dafür, dass jemand, der im Dschungel eine Schlange vor sich sieht, unwillkürlich eine rasche Fluchtbewegung vollzieht. Mit einer gewissen Verspätung kann aber die Abgleichung mit den sekundären Rindenfeldern ergeben, dass es sich nicht um eine Schlange handelte, sondern nur um eine Liane – worauf eine »Entwarnung« erfolgt. Es ist jedoch überlebenswichtig, dass in einer Gefahrensituation eine sofortige Reaktion erfolgt.

Im Falle einer tatsächlichen Gefahr wird eine Rückmeldung über den entorhinalen Kortex zum basolateralen Nucleus der Amygdala gegeben.

9.3 Reale Angst, konditionierte Angst und Phobien

Furcht, Flucht, Vermeidungsverhalten und panikähnliche Reaktionen sind in der Tierwelt ubiquitär. Viele der Erkenntnisse über die Entstehung stammen aus Tierversuchen, in denen die Tiere realen Gefahren ausgesetzt werden. Aus diesen **Tiermodellen** können jedoch lediglich Rückschlüsse auf die Gehirnstrukturen gewonnen werden, die für **Realängste** bei Menschen zuständig sind, nicht aber für die unrealistischen Ängste bei Panikattacken oder Phobien. Andere Modelle zur Erforschung von Ängsten beruhen auf dem **Paradigma der**

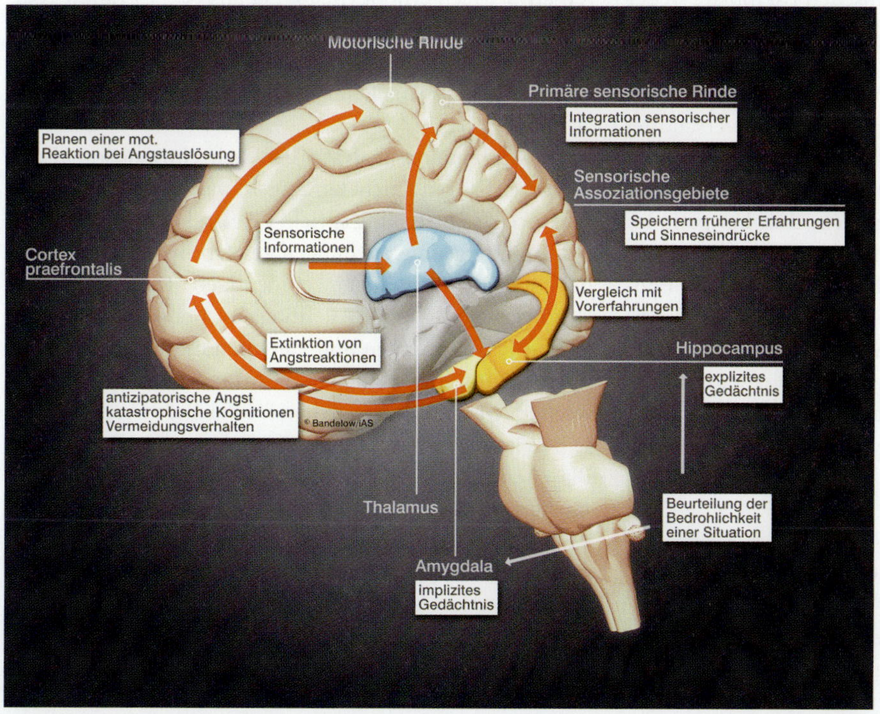

◻ **Abb. 9.3.** Abgleichung einer Gefahrensituation mit früheren Sinneseindrücken und Gedächtnisinhalten. Wenn eine harmlose Situation von diesem Gedächtnissystem fälschlicherweise als bedrohlich wahrgenommen wird, kommt es zu einer Panikattacke oder phobischer Angst. (Aus Bandelow 2001; Nachdruck mit freundlicher Genehmigung des Springer-Verlags Wien)

> **Exkurs**
>
> **Der biologische Sinn von Angst**
>
> Spinnen, Insekten, Katzen, Vögel, Schlangen, enge Räume, Gewitter, Sturm, tiefes Wasser, Dunkelheit – was haben diese Dinge gemeinsam, dass ausgerechnet sie Phobien auslösen und andere Dinge (z. B. Steckdosen) nicht? In der Urzeit, als unsere Vorfahren im heutigen Äthiopien lebten, gab es noch Gründe, vor diesen Dingen Angst zu haben. Es gab tödlich giftige Spinnen und Schlangen, und aggressive Raubkatzen wie der Säbelzahntiger konnten ihnen erhebliche Verletzungen zufügen. Mäusen und Ratten konnten tödliche Infektionen übertragen. In Höhlen konnte man verschüttet werden und ersticken. In der Dunkelheit konnte man Raubtieren zum Opfer fallen. Im Unwetter konnte man von Ästen oder vom Blitz erschlagen werden. Wer vor diesen Dingen keine Angst hatte, überlebte nicht, und nur Menschen, die diese Ängste in den Genen mit sich trugen, konnten sich über die Jahrtausende fortpflanzen. Die Familien der Nichtängstlichen starben dagegen aus. Es handelt sich bei den Phobien also zum Urängste, die heute zum Teil überflüssig geworden sind. Andere Ängste – wie zum Beispiel die Angst vor Höhen oder vor Verletzungen – sichern auch heute noch das Überleben. Wahrscheinlich haben alle Menschen bestimmte vorprogrammierte Ängste. Das Gehirn scheint nach der »Preparedness-Theorie« von (Seligman 1971) darauf vorbereitet zu sein, auf bestimmte Gegebenheiten der Natur eher eine Phobie zu entwickeln. Dass bei manchen Menschen diese Ängste krankhafte Züge annehmen, hängt möglicherweise mit einer überempfindlichen Einstellung eines Bewertungszentrums für Gefahren zusammen.

konditionierten Furcht, das von Pavlov entwickelt wurde (Pavlov 1927).

Weder die Realangst einer Ratte vor einer anderen angriffslustigen Ratte noch die konditionierte Angst des Tieres vor einem Elektroschockkäfig sind mit den übertriebenen oder unrealistischen **phobischen Ängsten** der Menschen vergleichbar, denn diese Phobien sind weder durch eine tatsächliche Gefahr begründbar und noch durch Konditionierung entstanden. Eine Höhenangst entsteht nicht durch die traumatische Erfahrung eines tiefen Sturzes (Menzies u. Clarke 1993), eine Hundephobie nicht nach einem Hundebiss (DiNardo et al. 1988). In Deutschland kann man praktisch keine negativen Erfahrungen mit Spinnen machen, da die heimischen Exemplare weder stechen noch beißen. Dennoch haben die meisten Deutschen Angst vor Spinnen. Eine Agoraphobie entwickelt sich praktisch nie auf dem Boden einer früheren traumatischen Erfahrung – wie z. B. in einer Höhle verschüttet worden, in einem Fahrstuhl stecken geblieben oder in einer Massenpanik verletzt worden zu sein.

Es gibt also Gründe anzunehmen, dass bei pathologischen phobischen Ängsten andere Mechanismen ablaufen als bei Angst vor realen Gefahren. Menschen mit Phobien sind auch nicht allgemein ängstlich, sondern durchaus in der Lage, reale Gefahrensituationen zu meistern. Es wäre zu einfach, dies mit »kontraphobischem Verhalten« zu erklären. Plausibler ist die Erklärung, dass Realangst und phobische Angst voneinander mehr oder weniger unabhängig sind.

9.4 Neurobiologie der Panikstörung

Von allen Angststörungen ist die Panikstörung am besten untersucht. Eine Zusammenfassung der neurobiologischen Befunde zur Panikstörung findet sich in ▣ Tab. 9.1.

9.4.1 Genetische Faktoren

Es besteht Konsens über einen bedeutsamen Beitrag genetischer Faktoren bei der Entstehung der Panikstörung (Finn u. Smoller 2001). Zahlreiche Familienuntersuchungen zeigten konstant deutlich höhere Erkrankungsraten bei Verwandten 1. Grades von Patienten mit einer Panikstörung (Bandelow et al. 2002a). Die Konkordanzrate bei monozygoten Zwillingen ist deutlich höher als bei dizygoten (Kendler et al. 1993; Perna et al. 1997; Skre et al. 1993; Torgersen 1983).

Die Konkordanzrate für die Auslösbarkeit von Panikattacken durch Kohlendioxid war bei monozygoten Paaren etwa 5-fach erhöht (Bellodi et al. 1998; Cavallini et al. 1999; Perna et al. 1996), bei Verwandten 1. Grades fand sich allerdings keine stark ausgeprägte Vulnerabilität für eine Auslösung von Panikattacken durch CO_2 (Nardi et al. 2002).

In Segregationsanalysen ließ sich ein autosomal-dominanter Erbgang nicht bestätigen, was eher für eine multifaktorielle Entstehung spricht (Vieland et al. 1996).

Kopplungsuntersuchungen zeigten bisher für die Panikstörung allein keine eindeutigen **Kandidatengene** (Knowles et al. 1998). Allerdings ist bei einer Subgruppe von Panikpatienten und Patienten mit bipolarer affektiver Störung ein Genlocus auf Chromosom 18q postuliert worden (MacKinnon et al. 1998). Repliziert werden konnte bereits der Befund für Panikstörung und Nieren- und Blasenerkrankungen in Bezug auf einen Locus auf Chromosom 13q (Hamilton et al. 2003; Weissman et al. 2000). Auch Zusammenhänge zwischen Panikstörung einerseits und Mitralklappenprolaps mit einer Überdehnbarkeit der Gelenke andererseits wurden beschrieben und mit einer Duplikation auf Chromosom 15q in Verbindung gebracht (Gratacos et al. 2001; Martin-Santos et al. 1998).

Tab. 9.1. Neurobiologie der Angsterkrankungen

Störung		Auffällige Befunde
Panikstörung	Genetik	Familiäre Häufung von Panikerkrankungen; erhöhte Konkordanzrate bei monozygoten Zwillingen; keine eindeutigen Kopplungs- und Assoziationsuntersuchungen
	Serotonin	Hinweise für Störungen des serotonergen Systems; Wirksamkeit serotonerger Medikamente
	Noradrenalin	Hinweise für Störungen des noradrenergen Systems; evtl. Wirksamkeit noradrenerger Medikamente
	Adrenalin	Nur vorläufige Hinweise für die Beteiligung von Adrenalin
	Dopamin	Nur vorläufige Hinweise für die Beteiligung von Dopamin
	GABA-Benzodiazepin-Rezeptor	Hinweise für veränderte Sensitivität des GABA-Benzodiazepin-Rezeptorkomplexes
	HPA-Achse	Hinweise für Dysfunktionen der HPA-Achse
	Immunsystem	Nur wenige Hinweise auf gestörte Immunfunktionen
	Provokationstests	Überempfindlichkeit für Laktat, CCK, Natriumbikarbonat, CO_2, Hyperventilation, Adrenalin, Noradrenalin, Koffein
	CO_2-Sensoren	Überempfindlichkeit von CO_2-Sensoren
	EEG	EEG-Veränderungen bei einem Teil der Patienten
	Bildgebung	Neuroanatomische Veränderungen im CT nachweisbar (z. B.Temporallappen); Veränderungen des zerebralen Blutflusses in Gebieten des Angstnetzwerks (fMRT); inkonsistente Befunde zur Iomazenilbindung (SPECT)
Generalisierte Angststörung	Genetik	Familiäre Häufung der GAS; inkonsistente Zwillingsuntersuchungen
	Serotonin	Vereinzelte Befunde zu einer Störung des Serotoninsystems; Wirksamkeit serotonerger Medikamente
	Katecholaminsystem	Keine eindeutige Störung des Katecholaminsystems; Hyposensitivität bzw. eine Verminderung der Zahl der α_2-Adrenorezeptoren; Wirksamkeit noradrenerger Medikamente
	GABA-Benzodiazepin-Rezeptor	Hinweise für veränderte Sensitivität des GABA-Benzodiazepin-Rezeptorkomplexes
	HPA-Achse	Keine eindeutigen Veränderungen der HPA-Achse; Nonsuppression im Dexamethasontest nicht von Depression unterscheidbar
	Provokationstests	Laktat wirkt schwächer als bei Panikpatienten; keine Panikattacken nach CO_2; auf CCK-Agonisten ähnliche Reaktion wie bei Panikstörung
	Immunsystem	Veränderungen der Immunfunktion, die einem chronischem Stresszustand entsprechen
	Bildgebung	Inkonsistente Befunde hinsichtlich des regionalen Blutflusses; unspezifische Veränderungen im CCT; widersprüchliche Befunde im PET

Tab. 9.1. (Fortsetzung)

Störung		Auffällige Befunde
Soziale Angststörung	Genetik	Familiäre Häufung; wahrscheinlich erhöhte Konkordanzrate bei monozygoten Zwillingen; Hinweise für eine Erblichkeit der »Schüchternheit«; Assoziationsuntersuchungen zeigten keine Auffälligkeiten
	Serotonin	Hinweise für Dysfunktion des serotonergen Systems im Sinne einer postsynaptischen Rezeptorüberempfindlichkeit; Korrelation der 5-HT2-Rezeptorendichte mit dem Schweregrad der SAS; Hinweise auf Beteiligung des Serotoninsystems aus bildgebenden Verfahren (s. unten)
	Noradrenalin	Hinweise auf abgeschwächte postsynaptische α_2-Funktion bei noradrenerger Überfunktion
	Provokationsstudien	Panikreaktion auf CO_2 wie bei Panikstörung, auf CCK geringerere Reaktion; keine Reaktion auf Laktat und Flumazenil
	HPA-Achse	Normales freies Kortisol im Urin; keine Nonsuppression im Dexamethasontest; unter Stressbedingungen erhöhtes Kortisol, aber normales CRH
	EEG	bei phobischer Antizipation ausgeprägte Aktivierung des rechten Frontallappens
	Bildgebung	Putamen-Volumenreduktion im MRT; Aktivierung der Amygdala und anderer Gebiete im fMRT unter phobischer Stimulation; geringere metabolische Aktivität in Bereichen der Basalganglien in der Magnetresonanzspektroskopie; verminderte Dichte von Dopaminwiederaufnahmestellen und verminderte D2-Bindungskapazität; Hinweise auf Beteiligung des Serotoninsystems durch Veränderungen nach erfolgreicher Behandlung mit SSRI (SPECT, PET); unter phobischer Stimulation Veränderung des Blutflusses in verschiedenen Hirnregionen (PET)
Spezifische Phobie	Genetik	Familiäre Häufung; erhöhte Konkordanzrate bei monozygoten Zwillingen
	HPA-Achse	Nach Konfrontation mit phobischen Stimuli inkonsistente Kortisolreaktion (Blut, Urin); erhöhte Saliva-Kortisolwerte bei Konfrontation bei Autofahrphobie
	Bildgebung	Vorläufige Befunde zu Aktivitätsveränderungen nach phobischer Stimulation im SPECT und PET

CCK Cholezystokinin, *(C)CT* (kraniale) Computertomographie, *CRH* Kortikotropin-Releasing-Hormon, *EEG* Elektroenzephalogramm, *GABA* γ-Aminobuttersäure, *(f)MRT* (funktionelle) Magnetresonanztomographie, *PET* Positronenemissionstomographie, *SPECT Single-Photon Emission Computed Tomography* (Einzelphotonentomographie), *SSRI* selektiver Serotoninwiederaufnahmehemmer

9

Die Ergebnisse von Assoziationsuntersuchungen lassen bisher nur vorläufige Schlüsse zu. Bei der Suche nach Kandidatengenen konzentrierte man sich auf die bekannten neurobiologischen Veränderungen, die bei Angstpatienten gefunden wurden. Eine Vielzahl von Kandidatengenen für angstassoziiertes Verhalten, die mit Neurotransmitter- und Rezeptorfunktionen sowie intrazellulären Regulationsvorgängen in Verbindung stehen, wurden in Linien transgener Mäuse untersucht (Wood u. Toth 2001). Positive Assoziationen in Humanstudien fanden sich zu folgenden Genen:

- dem Adenosin$_{A2a}$-Rezeptorgen (Deckert et al. 1998),
- dem Cholezystokiningen (Garvey et al. 1998),
- dem Cholezystokinin-B-Rezeptorgen (Kennedy et al. 1999),
- dem Cholezystokinin-A-Gen (Ise et al. 2003),
- dem Monoaminooxidase(MAO)-A-Gen,
- dem Catechol-*O*-Methyltransferase(COMT)-Gen (Woo et al. 2002) mit Locus auf Chromosom 22 (Hamilton et al. 2003) und
- dem Östrogen-1-Rezeptorgen (Sand et al. 2002).

Für das COMT- und das Serotonintransportergen fand sich in Kopplungsanalysen bei Panikpatienten ohne komorbide bipolare Störung eine höhere Frequenz als bei komorbiden Patienten (Rotondo et al. 2002).

Direkte Assoziationen zum Serotonintransportergen (Deckert et al. 1997; Hamilton et al. 1999; Heils et al. 1996) und zum Noradrenalintransportergen (Sand et al. 2002) konnten nicht gefunden wurden.

In unabhängigen Stichproben ließ sich bisher nur die MAO_A-Gen-Assoziation replizieren (Deckert et al. 1999). Monozygotie ist demnach bei Frauen mit einem 1,8-fach erhöhten Erkrankungsrisiko verbunden.

In einer spektakulären Studie konnten (Hariri et al. 2002) mit Hilfe der funktionellen Magnetresonanztomographie (fMRT) bei Trägern eines 5-HT-Transportergenpolymorphismus mit doppelter Form des kurzen Allels eine stärkere Aktivierung der Amygdala assoziieren. Hiermit wurde immerhin ein Zusammenhang einer genetischen Prädisposition mit einer veränderten Hirnfunktion gezeigt.

! Eine Vielzahl von Untersuchungen weist auf eine wesentliche Beteiligung genetischer Faktoren bei der Panikstörung hin. Es ist von einem multifaktoriellen Vorgang auszugehen. Neben familiären Häufungen könnten interessante Kandidatengene möglicherweise auf eine Dysregulation monoaminerger Transmittersysteme bei diesem Störungsbild hinweisen.

9.4.2 Serotonin und Angst

Von den Raphekernen gehen **serotonerge Bahnen** aus. Sie erreichen mit ihren Projektionen verschiedene Strukturen des limbischen Systems, des präfrontalen Kortex und des Hirnstamms. Die höchsten Serotoninkonzentrationen außerhalb der Raphekerne werden

- im Hippocampus,
- im Gyrus cinguli,
- in der Amygdala,
- im präfrontalen Kortex,
- in der Substantia nigra,
- in den Basalganglien,
- im Hypothalamus und
- in der Substantia innominata

gefunden (Grove et al. 1997). Damit erreichen die serotonergen Bahnen die Gebiete, die mit der **Verarbeitung von Angstreizen** in Verbindung gebracht werden. Man nimmt an, dass eine Verbesserung der serotonergen Neurotransmission in diesen Bahnen durch Medikamente dazu führt, dass die Erregung der Gebiete des Angstnetzwerks abgeschwächt wird (▶ 9.8.1).

Die aus Tierversuchen gewonnenen Erkenntnisse zum serotonergen System sind jedoch widersprüchlich. Die akute **Erhöhung des Serotoninspiegels im Gehirn** führte in den meisten Tierversuchen verstärkt zu Angst und Vermeidungsverhalten (Handley 1995). Wenn der Nucleus raphe medianus stimuliert wird, kommt es bei den Tieren zu *behavioural inhibition*, einem Angstäquivalent. Dieser Effekt kann durch die Injektion von Serotonin (5-HT) in die Raphe oder durch die Gabe von *p*-Chlorophenylalanin blockiert werden (Thiebot et al. 1982). Setzt man Versuchstiere unter Stress, treten Veränderungen der Serotoninfunktionen ein. Es erfolgt eine Zunahme des Serotonin-Turnovers im medialen präfrontalen Kortex, im Nucleus accumbens, in der Amygdala und im lateralen Hypothalamus, wobei während konditionierter Angst hauptsächlich im medialen präfrontalen Kortex eine Ausschüttung stattfindet (Inoue et al. 1994). Es muss in dieser Hinsicht zwischen dem dorsalen (DRN) und dem medialen Raphekern (MRN) unterschieden werden (Törk u. Hornung 1990). Der DRN wird durch noradrenerge Innervation vom Locus coeruleus und vom Hypothalamus stimuliert. Im Gegensatz zum DRN sind die MRN-Afferenzen vom lateralen Hypothalamus und vom Locus coeruleus anscheinend inhibitorisch. Der MRN wird daher während einer Periode mit hohem Arousal, autonomer Hyperaktivität oder Bedrohung inhibiert (Coplan u. Lydiard 1998).

In den letzten Jahren wird vermehrt mit **Knockout-Mäusen** gearbeitet, bei denen genetisch bestimmte Rezeptoren ausgeschaltet werden. Der Nachteil dieser Untersuchungstechnik ist allerdings, dass die Veränderungen bei den Mäusen ein Leben lang bestehen bleiben – im Gegensatz zu den kurzzeitigen Veränderungen, die durch medikamentöse Eingriffe erreicht werden. Durch einen genialen Trick konnten (Gross et al. 2002) diesen Nachteil kompensieren. Knockout-Mäuse, die keinen 5-HT1A-Rezeptor haben, zeigen vermehrtes Angstverhalten. Gross und Mitarbeiter züchteten Mäuse, bei denen der 5-HT1A-Rezeptor nicht komplett eliminiert war, sondern durch Gabe des Antibiotikums Doxycyclin nach Belieben aus- und angeschaltet werden konnte. Außerdem züchteten sie Mäuse, die selektiv im Hippocampus und im zerebralen Kortex 5-HT1A-Rezeptoren aufwiesen, aber nicht auf den serotoninsensitiven Neuronen der Raphekerne. Im Vergleich zu Tieren, bei denen der Serotoninrezeptor ganz abgeschaltet war, zeigten diese Mäuse keine Angst – ein Zeichen dafür, dass anscheinend nur die Rezeptoren im Hippocampus und im Kortex für die Angst bedeutsam sind.

Das serotonerge System bei der Panikstörung

Die Basalwerte von Serotonin oder des Serotoninmetaboliten 5-Hydroxyindolessigsäure (5-HIES) im Serum bzw. Liquor waren bei Panikpatienten nicht konsistent verändert. Dagegen führte eine erfolgreiche medikamentöse Therapie mit serotonerg wirksamen Mitteln zu einer Reduktion von 5-HIES im Liquor (Eriksson et al. 1991; Schneider et al. 1987). Signifikant geringere nächtliche Melatoninwerte weisen ebenfalls auf eine **Dysfunktion des serotonergen Systems** hin (McIntyre et al. 1989).

Während der Serotoningehalt von Thrombozyten bei Panikpatienten normal war, ergaben Studien zur Bindung von markierten Serotoninwiederaufnahmehemmern widersprüchliche Resultate (Johnson et al. 1995). Die 5-HT2-Rezeptordichte in Thrombozyten war erwartungsgemäß erhöht.

Die Gabe der Serotoninvorstufen Tryptophan oder 5-Hydroxytryptophan (5-HTP) führte zusammenfassend weder zu abnormen neurobiologischen Reaktionen noch zu einer Besserung der Symptomatik. Im Gegensatz zur Depression löst eine Tryptophandepletion keine Angstsymptome aus (Goddard et al. 1994). Eine Studie konnte aber zeigen, dass der Benzodiazepinantagonist Flumazenil nach einer raschen Senkung des Serotoninspiegels im Gehirn durch Tryptophandepletion verstärkt Paniksymptome auslösen kann (Bell et al. 2002).

Die Aktivierung von axonalen **5-HT1A-Rezeptoren** und postsynaptischen **5-HT2C-Rezeptoren** ruft verschiedene gegensätzliche Effekte bei Angstpatienten hervor. Eine Störung des Gleichgewichts dieser Rezeptortypen kann zu einer erhöhten Angstbereitschaft beitragen. Patienten mit einer Panikstörung reagieren empfindlicher als gesunde Kontrollen auf den direkten Serotoninagonisten *meta*-Chlorophenylpiperazin (*m*-**CPP**) (Broocks et al. 2000) – ein Hinweis auf eine Hypersensibilität des 5-HT2C–Rezeptors. Dieser Effekt lässt sich durch den 5-HT2A/2C-Antagonisten Ritanserin blockieren (Seibyl et al. 1991). Fenfluramin, ein indirekter Serotoninagonist, führt zu einer präsynaptischen Freisetzung von Serotonin. Bei Panikpatienten kam es nach Fenfluramingabe häufiger zu Panikattacken als bei gesunden Kontrollen (Targum 1992). 5-HT1A-Agonisten wie Ipsapiron verursachen bei Patienten eine abgeschwächte Sekretion von Kortisol und ACTH (adrenkortikotropes Hormon oder Kortikotropin) sowie ein weniger ausgeprägtes Absinken der Körpertemperatur (Broocks et al. 2000; Lesch et al. 1992). Daher wurde vermutet, dass Patienten mit einer Panikstörung subsensitive 5-HT1A-Rezeptoren haben. Interessanterweise sind aber diese Befunde durch eine erfolgreiche Behandlung mit einem serotonerg wirksamen Antidepressivum (Clomipramin) z. T. reversibel (Broocks et al. 2000).

Die eindeutigsten Hinweise für die Bedeutung des Serotoninsystems im Zusammenhang mit den Angststörungen liefern Therapiestudien mit Medikamenten, die dieses System beeinflussen. Vor allem eine Hemmung der Serotoninwiederaufnahme scheint eine positive Wirkung zu haben, während Serotoninrezeptoragonisten und -antagonisten uneindeutige Befunde lieferten (▶ 9.8.1, Abschnitt »Serotoninrezeptoragonisten und -antagonisten«).

! Obwohl Untersuchungen zu serotonergen Metaboliten keine einheitlichen Ergebnisse zeigten, geht man von einer Hypersensitivität von 5-HT2C- und einer Hyposensitivität von 5-HT1A-Rezeptoren aus. Die Effektivität serotonerg wirksamer Medikamente ist allerdings der eindeutige Hinweis für eine Dysfunktion dieses Transmittersystems bei der Panikstörung.

9.4.3 Noradrenalin

Auch dem noradrenergen System des Gehirns wurde eine Rolle bei der Furchtkonditionierung zugeschrieben (Charney u. Deutch 1996; Sullivan et al. 1998). Neuere Untersuchungen zeigen, dass bei der Panikstörung weniger die Funktionen des peripheren Nervensystems verändert sind als vielmehr **zentrale Systeme**, die den Sympathikotonus steuern (Wilkinson et al. 1998). Vor allem unkontrollierbare Stresssituationen, die im Tierversuch zu erlernter Hilflosigkeit führen, verursachen regionale Anstiege des Noradrenalin-Turnovers im Locus coeruleus, im limbischen System und im zerebralen Kortex (Bremner et al. 1996a,b). Eine Noradrenalininfusion führte bei Patienten mit Agoraphobie zu Panikattacken (Pyke u. Greenberg 1986).

Basale Plasmanoradrenalinwerte zeigten inkonsistente Ergebnisse; die Noradrenalinausscheidung im Urin scheint dagegen bei der Panikstörung konsistent erhöht zu sein (Bandelow et al. 1997, 2000b; Dajas et al. 1986; Kuboki u. Suematsu 1992; Nesse et al. 1985a), obwohl die Noradrenalinausscheidung im Urin nur ein schwacher Marker für den zentralen Noradrenalinstoffwechsel ist. Der Noradrenalinmetabolit 3-Methoxy-4-Hydroxyphenylglycol (**MHPG**) im Urin ist bei Panikpatienten zwar signifikant erniedrigt (Hamlin et al. 1983), erwies sich aber in Plasma und Liquor als normal (Eriksson et al. 1991; Gurguis et al. 1991; Pohl et al. 1987).

Eine Behandlung mit Fluoxetin normalisierte den MHPG-Stoffwechsel bei Panikpatienten (Tiller et al. 1999). Alprazolam senkt basale Werte und schwächt durch Yohimbin induzierte Erhöhungen ab (Zwanzger et al. 2003).

Die noradrenalininduzierte Thrombozytenaggregation, die α_2-Rezeptorendichte in den Thrombozyten sowie die β-Rezeptorendichte in den Lymphozyten waren bei Panikpatienten im Vergleich zu gesunden Kontrollen erhöht. Bei den Patienten normalisierten sich diese Werte nicht durch eine Behandlung mit Clomipramin oder Lofepramin (Butler et al. 1992). Clonidin, ein α_2-Rezeptoragonist, wirkt aber nicht gegen Panikattacken (Uhde et al. 1989) und hat uneinheitliche Einflüsse auf MHPG-Spiegel (Abelson et al. 1992; Charney u. Heninger 1986; Coplan et al. 1995b; Johnson u. Lydiard 1995). Imipramin, ein gemischter Noradrenalin- und Serotoninwiederaufnahmehemmer, der bei der Panikstörung effektiv ist, reduziert die Entladungsrate des Locus coeruleus (Svensson u. Usdin 1978).

Bei Panikpatienten kommt es im Vergleich zu Kontrollpersonen nach Clonidininfusion zu einer abgeschwächten Wachstumshormonausschüttung (Abelson et al. 1992;

Charney u. Heninger 1986; Coplan et al. 1995a; Nutt 1989; Uhde et al. 1986). Charney und Mitarbeiter vermuteten aufgrund dieser Befunde bei der Panikstörung eine Hypersensitivität der präsynaptischen α_2-Rezeptoren oder einer Hyposensitivität der hypothalamischen postsynaptischen α_2-Rezeptoren. Durch das Versagen der Feedbackhemmung kann die Neurotransmission von Noradrenalin verstärkt werden (Charney u. Heninger 1985; Charney et al. 1992). Yohimbin, ein α_2-Rezeptorantagonist, kann eine Entladung des Locus coeruleus und Paniksymptome hervorrufen (Albus et al. 1992; Charney et al. 1984, 1987a; Gurguis u. Uhde 1990), die sich nach der Behandlung mit dem SSRI Fluvoxamin abschwächt (Goddard et al. 1993). Durch Isoproterenol, einen nichtselektiven β-adrenergen Agonisten, der allerdings kaum die Blut-Hirn-Schranke durchdringt, können ebenfalls Panikattacken ausgelöst werden (Rainey et al. 1984a,b). Es wurde sowohl eine Hypersensitivität von β-Rezeptoren sowie eine β-Downregulation postuliert (Nesse et al. 1984; Pohl et al. 1988).

9.4.4 Adrenalin

Bisher liegen nur wenige Befunde vor, die für eine kausale Beteiligung von Adrenalin bei der Panikstörung sprechen. Adrenalin hat allerdings auch eine sehr kurze Halbwertszeit im Plasma, und valide Messungen sind schwierig.

Bisherige Untersuchungen erbrachten unterschiedliche Ergebnisse. Basale Adrenalinplasmawerte erwiesen sich als normal (Braune et al. 1994) bis leicht erhöht (Villacres et al. 1987). Die Adrenalinausscheidung ist ebenfalls höher als bei Kontrollen (Bandelow et al. 1997). Laktatinfusionen lassen Adrenalinwerte bei Patienten und Gesunden gleichermaßen ansteigen (Carr et al. 1986), führen aber bei Patienten signifikant häufiger zu Panikattacken (Veltman et al. 1996).

9.4.5 Dopamin

Es gibt nur wenige Befunde, die eine Beteiligung des Dopaminsystems bei Angststörungen vermuten lassen. Angst kann bei Versuchstieren im präfrontalen Kortex zu einem Dopaminanstieg führen (Yoshioka et al. 1996). Akuter Stress erhöht die Dopaminausschüttung in manchen Gehirnregionen. Vor allem der mediale präfrontale Kortex scheint besonders sensitiv für Stress zu sein, verglichen mit dem mesolimbischen und nigrostriatalen Dopaminsystem (Deutch u. Young 1995).

Roy-Byrne et al. (1986b) fanden bei Panikpatienten im Vergleich zu Kontrollen erhöhte Plasmaspiegel des Dopaminmetaboliten Homovanillinsäure (HVA). Eriksson et al. (1991) stellten jedoch keine Veränderung des HVA-Spiegels im Liquor fest. Nach Gabe des Dopaminagonisten Apomorphin kam es bei Panikpatienten nicht zu einem höheren Anstieg des Wachstumshormonspiegels als bei den Kontrollen (Pichot et al. 1995). Zwar können Antipsychotika, die dopaminantagonistisch wirken, in niedrigeren Dosen eine anxiolytische Wirkung ausüben, dies kann aber auch auf einer unspezifisch-sedierenden Wirkung der antihistaminischen Komponente dieser Medikamente beruhen.

! Verschiedene Untersuchungen weisen auf eine Beteiligung des noradrenergen Systems bei der Panikstörung hin. Noradrenerge Agonisten können z. T. Paniksymptome auslösen, und man geht am ehesten von einer Hypersensitivität von β-Rezeptoren bzw. einer β-Down-Regulation aus. Die adrenerge und dopaminerge Aktivität kann nach bisherigen Untersuchungen nicht als grundsätzlich verändert beschrieben werden.

9.4.6 Der GABA-Benzodiazepin-Rezeptorkomplex

Die am raschesten anxiolytisch wirkenden Medikamente sind die **Benzodiazepine**, die an den GABA(γ-Aminobuttersäure)-Benzodiazepin-Rezeptorkomplex binden. GABA ist der wichtigste inhibitorische Neurotransmitter im Gehirn, der bei etwa einem Drittel der Gehirnsynapsen beteiligt ist. Die GABA-Wirkung wird durch Benzodiazepine verstärkt (Ashton 1994). $GABA_A$- und $GABA_B$-Rezeptoren finden sich in hoher Dichte im Kortex, im Kleinhirn, im basolateralen und lateralen Amygdalakern, im Locus coeruleus und im Hippocampus (Coplan u. Lydiard 1998). Die für Angst relevanten Benzodiazepinrezeptoren befinden sich vorwiegend im Hippocampus. GABA-Projektionen inhibieren serotonerge, noradrenerge und dopaminerge Bahnen.

Zahlreiche Tierexperimente lassen darauf schließen, dass antagonistische Wirkungen am GABA-Benzodiazepin-Rezeptorkomplex Angst auslösen. Bei Tieren wirkt die direkte Applikation von Benzodiazepinen in die Amygdala anxiolytisch; dies kann durch den Benzodiazepinrezeptorantagonisten Flumazenil abgeschwächt werden (Coplan u. Lydiard 1998).

GABA-Plasma- und Liquorspiegel waren bei Patienten mit Panikstörung nicht verändert; allerdings zeigte sich in spektroskopischen Untersuchungen im okzipitalen Kortex eine deutlich reduzierte GABA-Konzentration (Goddard et al. 2001a). Die GABA-Rezeptoren scheinen bei Patienten mit einer Panikstörung weniger sensitiv zu sein (Roy-Byrne et al. 1996). Die Anzahl der peripheren Benzodiazepinrezeptoren in den Thrombozyten ist bei Panikpatienten reduziert (Marazziti et al. 1994).

Ein inverser Agonist am Benzodiazepinrezeptor, das β-Carbolin FG 7142, löst schwere Angstanfälle aus (Dorow et al. 1983). In zwei von drei Studien wurden nach Flumazenil bei Panikpatienten im Vergleich zu Plazebo

Angstgefühle beobachtet, nicht aber bei gesunden Kontrollpersonen (Nutt et al. 1990; Ströhle et al. 1998; Woods et al. 1991). Patienten, die nach einer Behandlung mit dem SSRI Paroxetin gebessert waren, bekamen nach Flumazenilgabe keine Panikattacken mehr (Nutt et al. 1999).

Benzodiazepinrezeptorbindungsstudien mit bildgebenden Verfahren ergaben inkonsistente Befunde (► 9.4.13). Auch wenn einige Befunde auf Veränderungen der Benzodiazepinrezeptoren bei Patienten mit einer Panikstörung schließen lassen, so ist es unwahrscheinlich, dass solche Veränderungen die direkte Ursache der Panikstörung sind.

9.4.7 Die Hypothalamus-Hypophysen-Nebennierenrinden (HPA)-Achse

Glukokortikoide spielen eine wichtige Rolle in der biologischen Reaktion eines Organismus auf Stress bzw. auf Anpassungsvorgänge (Munck et al. 1984). In akuten Situationen ist die Ausschüttung sinnvoll; eine länger dauernde und gesteigerte Sekretion kann aber maladaptiv sein (Herman et al. 1996).

Die Kaskade der HPA-Achse besteht aus folgenden Etappen:

- Sie beginnt im Nucleus paraventricularis des Hypothalamus.
- Als Reaktion auf verschiedenartige Stimuli wird vom Hypothalamus Kortikotropin-Releasing-Hormon (CRH, auch CRF oder Kortikotropin-Releasing-Faktor) ausgeschüttet.
- CRH gelangt über das portale Gefäßsystem zur Hypophyse und führt dort zu einer Sekretion von ACTH (adrenkortikotropes Hormon oder Kortikotropin).
- Dadurch wird wiederum Kortisol aus der Nebennierenrinde ausgeschüttet.
- Dort steigert es die Wirkung von Adrenalin und Noradrenalin, die vom Nebennierenmark sezerniert werden.
- Dieser Kortisolausschüttung folgt eine Inhibition der eigenen Aktivationskaskade im Hypothalamus, aber auch im Hypophysenvorderlappen.

Signale zur Steuerung der HPA-Achse kommen aus dem Hippocampus-Amygdala-Komplex und dem Interstitialkern der Stria terminalis (NIST) (Gorman et al. 2000). Auch serotonerge Neurone von den dorsalen Nuclei raphes haben vielfältige Verbindungen zum Nucleus paraventricularis. **Serotonin** scheint komplexe Wirkungen auf die HPA-Achse zu haben, wobei inhibitorische und exzitatorische Effekte möglich sind (Huether u. Ruther 2000).

Das neuroaktive Peptid **Kortikotropin-Releasing-Hormon** (CRH) lässt sich in Hirnregionen nachweisen, die an der Regulation emotionaler Zustände beteiligt sind (z. B. Hypothalamus, Eminentia media, limbisches System, Mittelhirn und Hirnstamm) (Nieuwenhuys et al. 1991). CRH erhöht die Entladungsrate des Locus coeruleus, was zu einer erhöhten Noradrenalinausschüttung in kortikalen und subkortikalen Gebieten führt (Curtis et al. 1997; Smagin et al. 1995).

Mehrere Befunde lassen darauf schließen, dass CRH anxiogen wirkt (Martins et al. 2000). Die intrathekale Gabe eines CRH-Antagonisten führte bei Ratten zur Anxiolyse (Aloisi et al. 1999; Griebel et al. 1998). Die Mikroinjektion in das periaquäduktale Grau bei Ratten hatte dagegen keine direkten Auswirkungen auf das Angstniveau (Martins et al. 2000). Auch die **Kontrolle von Furchtkonditionierungsprozessen** im Hippocampus scheint von CRH beeinflusst zu werden. Injektion von CRH in den dorsalen Hippocampus führte bei Ratten zu einer Verbesserung von Lernvorgängen in einem Furchtkonditionierungsparadigma. Dies wird wahrscheinlich durch den CRH_{R1}-Rezeptor vermittelt, denn durch den unspezifischen CRH-Antagonisten Astressin konnte dieser Effekt aufgehoben werden, nicht aber durch den selektiven CRH_{R2}-Rezeptorantagonisten Antisauvagin-30 (Radulovic et al. 1999). Die Stimulation von CRH-Rezeptoren im lateralen intermediären Septum schwächte die Furchtkonditionierung ab (Radulovic et al. 1999). Bei transgenen Mäusen, denen der CRH_{R1}-Rezeptor fehlt, ist das Nebennierenmark atrophiert und die ACTH- und Kortikosteronausschüttung vermindert. Diese Mäuse sind weniger ängstlich (Timpl et al. 1998). Wegen der offensichtlichen Beteiligung der CRH-Rezeptoren an der Auslösung von Angst wurde daher sogar überlegt, Angststörungen mit CRH-Antagonisten zu behandeln (Holsboer 1999).

Frühe postnatale negative Erfahrungen verändern die Genexpression für CRH (Heim et al. 1997; Liu et al. 1997; Plotsky u. Meaney 1993). Eine dauerhafte Erhöhung der Glukokortikoide bei unkontrollierbarem Stress hat bei Versuchstieren schädliche Auswirkungen auf Areale des Hippocampus, die irreversibel sein können und zu einem Neuronenverlust führen (McEwen 1999a,b).

Die HPA-Achse bei der Panikstörung

Untersuchungen der HPA-Achse bei Patienten mit einer Panikstörung zeigten zum Teil inkonsistente Ergebnisse. Basale **Kortisolwerte** erwiesen sich als normal (Brambilla et al. 1992) oder erhöht (Wedekind et al. 2000). Erhöhte Werte wurden vor allem nachts sowie bei schwerer erkrankten Patienten beobachtet (Abelson u. Curtis 1996; Bandelow et al. 2000b). ACTH und CRH waren unter Ruhebedingungen unauffällig (Brambilla et al. 1992; Gurguis et al. 1991), CRH-Werte im Liquor waren bei Panikpatienten ebenfalls nicht abnorm verändert (Fossey et al. 1996).

Werden gesunde Personen unter Stress gesetzt, kommt es konsistent zu einem Kortisolanstieg. Bei spontanen, natürlichen Panikattacken zeigte sich in deren Verlauf ein signifikanter Kortisolanstieg (Bandelow et al. 2000a). Bei chemisch induzierten Panikattacken wurde dagegen eine Aktivierung der HPA-Achse nicht konsistent gefunden. Panikattacken unter Laktatinfusionen führten in den meisten Studien nicht zur Erhöhung von ACTH oder Kortisol (Gorman et al. 1989; Ströhle et al. 1998; Targum 1992). CO_2-Inhalation verursacht bei Panikpatienten keinen Kortisolanstieg (Gorman et al. 1989), wohl aber bei gesunden Personen (Argyropoulos et al. 2002). Yohimbin und Fenfluramin ziehen bei Panikpatienten eine stärkere Aktivierung der HPA-Achse nach sich als bei Kontrollpersonen (Charney et al. 1987a; Targum u. Marshall 1989). Koffein und *m*-CPP führen bei Patienten und Kontrollpersonen in gleichem Maße zu einer Erhöhung (Charney et al. 1985, 1987b).

Nach Gabe von CRH wurde im Vergleich zu Kontrollen eine signifikant geringere Kortisol- und ACTH-Reaktionen bzw. eine verminderte ACTH-Reaktion bei normaler Kortisolfreisetzung gefunden (Holsboer et al. 1992; Roy-Byrne et al. 1986a). Eine Kortisol-Nonsuppression nach Dexamethason wurde zumindest bei einigen Patienten beobachtet (Avery et al. 1985; Brambilla et al. 1992; Coryell et al. 1989; Goldstein et al. 1987; Westberg et al. 1991).

Es ist allerdings noch nicht klar, ob eine Dysfunktion der HPA-Achse die Ursache der erhöhten Angstsensitivität bei Panikpatienten ist oder ob die beobachteten Veränderungen lediglich eine Folge der Störung eines anderen ZNS-Systems sind. Offen ist weiterhin die Frage, ob die beobachteten Veränderungen auf überdauernden Dysfunktionen (*trait*) beruhen, die mit dem fluktuierenden Verlauf der Symptomatik der Angststörung assoziiert sind und eventuell prognostische Aussagen ermöglichen, oder als akute Stressreaktionen (z. B. auf rezidivierende Panikattacken) zu verstehen sind (*state*).

Natriuretische Peptide

Atriales natriuretisches Peptid (ANP) ist ein neuroaktives Peptid, das in den Muskelzellen der Herzvorhöfe sezerniert wird, aber auch in bestimmten Gehirnregionen, in denen sich spezifische Bindungsstellen finden: im Hypothalamus, im Locus coeruleus und in der Amygdala – also in wesentlichen Strukturen des Angstnetzwerks.

ANP inhibiert die CRH-stimulierte ACTH-, Prolaktin- und Kortisolausschüttung und zeigt im Tierversuch bei intraventrikulärer Applikation anxiolytische Effekte (Bhattacharya et al. 1996). Auch bei Menschen konnte eine Abschwächung CCK-induzierter Panikattacken gezeigt werden (Ströhle et al. 2001). Dasselbe gilt auch für Atriopeptin II, einem ANP-Residualpeptid (Ströhle et al. 1997). Im Gegensatz hierzu erzeugt das c-Typ-natriuretische Peptid (CNP) bei intraventrikulärer Applikation anxiogene Effekte (Montkowsky et al. 1998), die durch CRH-Rezeptorantagonisten blockierbar sind. Es konnten weitere CRH-Rezeptorliganden mit inhibierendem oder stimulierendem Charakter (Urocortin, Astressin) entdeckt werden (Dautzenberg u. Hauger 2002).

9.4.8 Andere endokrine Marker

Unter Stress kommt es bei gesunden Personen zu einem Abfall der **Testosteronwerte** (Cameron u. Nesse 1988), ebenso wie unter laktatinduzierten Panikattacken (Appleby et al. 1981). Über einen gewissen Zeitraum erwies sich die nächtliche urinäre Testosteronaussscheidung bei Panikpatienten aber als unverändert (Bandelow et al. 1997).

Weibliche Hormone können psychische Befindlichkeiten beeinflussen. **Östrogen** scheint die Neurotransmission von Serotonin zu fördern. Dem Hormon wurden stimmungsaufhellende Eigenschaften zugeschrieben. Progesteron wurde dagegen häufig mit dysphorischen und stimmungsdestabilisierenden Effekten in Verbindung gebracht (Übersicht bei Pigott 1999). Einige Studien fanden während der Schwangerschaft eine Besserung einer Panikstörung, während es in der Post-partum-Periode manchmal zu einer rapiden Verschlechterung bzw. einem Neuauftreten einer Panikstörung kommt. Diese Verschlechterung koinzidiert zum Teil mit dem massiven Abfall der Hormonwerte in den ersten Tagen nach der Geburt (Bandelow et al., unveröffentlliche Ergebnisse).

9.4.9 Immunsystem

Während akuter Stress eine Aktivierung des Immunsystems bewirkt, geht chronischer Stress meist mit einer Beeinträchtigung der Immunfunktionen einher. Angst bewirkt eine sympathische Aktivierung und eine vorübergehende vermehrte Katecholaminausschüttung, die zu Lympho- und Leukozytose führen kann (Benshop et al. 1996). Ebenso ist eine erhöhte Funktion von T-Zellen und natürlichen Killerzellen auf eine angstbedingte (aber unspezifische) Aktivierung des sympathischen Nervensystems zurückzuführen (Maddon u. Felten 1995).

Bei der Panikstörung kommt es trotz verstärkter ACTH- und Kortisolantwort auf Dexamethason zu einer normalen Stimulation der T-Lymphozyten durch Mitogene (Brambilla u. Maggioni 1998). Auch eine CRH-Gabe inhibiert bei Panikpatienten nicht die T-Zell-Proliferation und demzufolge auch nicht die Zytokinspiegel. Veränderungen der Interleukin-2-Spiegel bei Frauen mit einer Panikstörung lassen sich möglicherweise auf ein gestörtes Verhältnis unter den T-Helferzellen zurückführen (Müller u. Schwarz 2003).

Patienten mit einer Panikstörung und einer sozialen Angststörung weisen vermehrt natürliche Killerzellen auf. Bei Panikpatienten finden sich zusätzlich vermehrt B-Lymphozyten, außerdem vermehrt HLA-DR-präsentierende Zellen und B-Lymphozyten mit HLA-DR$^+$-Expression, einem Aktivierungsmarker des Immunsystems (Müller u. Schwarz 2003). Rapaport (1998) fand bei Panikpatienten im Vergleich zu Kontrollen Veränderungen der zirkulierenden Lymphozytenprofile und der B-Zell-Aktivierung. Von den Immunglobulinen war lediglich IgA erhöht; die Übrigen blieben im Normbereich.

9.4.10 Panikogene Substanzen

Die lange Liste von Substanzen mit unterschiedlichsten biologischen Eigenschaften, die Panikattacken nur bei Panikpatienten, nicht aber in gesunden Kontrollpersonen auslösen, umfasst u. a.:
- Natriumlaktat,
- CO_2,
- Yohimbin,
- Fenfluramin,
- Koffein,
- *m*-CPP,
- Noradrenalin,
- Adrenalin,
- hypertone NaCl-Lösung,
- Cholezystokininanaloga.

Es ist unwahrscheinlich, dass diese Substanzen, die sich durch sehr unterschiedliche Angriffspunkte auszeichnen, eine gemeinsame Endstrecke haben. Panikogene verursachen wahrscheinlich an verschiedenen Stellen eine unspezifische Aktivierung des Angstnetzwerks. Auch ist vorstellbar, dass Panikogene gar nicht auf molekularem Wege wirken, sondern unspezifisch eine kognitive Kaskade auslösen, da jedes Panikogen akut zu unangenehmen körperlichen Sensationen führt.

Cholezystokinin

Cholezystokinin (CCK) ist ein Neuropeptid, das **Bindungsstellen in angstrelevanten Hirnregionen** wie
- dem zerebralen Kortex,
- der Amygdala,
- dem Hippocampus,
- dem PAG und
- den Raphekernen

aufweist, aber auch peripher im Gastrointestinaltrakt vorkommt. Es wird bei Stressreaktionen vermehrt freigesetzt (Kandel 1999; Krystal et al. 1996). Eine hohe Dichte von CCK-Rezeptoren findet sich möglicherweise im oder in der Nähe des Nucleus solitarius (Coplan u. Lydiard 1998).

CCK kommt in verschiedenen molekularen Formen mit variabler Aminosäurekettenlänge vor. Fragmente dieses Peptids, das CCK-Oktapeptid (**CCK-8**) und das CCK-Tetrapeptid (**CCK-4**), verursachen bei Ratten eine Erregung der tiefen pyramidalen Neurone im Kortex und im Hippocampus (Dodd u. Kelly 1979). Die durch CCK-4 ausgelösten Panikattacken ähneln sehr stark echten Panikattacken, wobei allerdings, verglichen mit natürlichen Attacken, verstärkt Übelkeit auftritt (Bradwejn et al. 1991). Auch Pentagastrin, ein selektiver CCK_B-Rezeptoragonist, kann bei Panikpatienten ebenso wie bei gesunden Kontrollpersonen Angst auslösen (Abelson u. Nesse 1994). Panikattacken können hiermit auch im Schlaf ausgelöst werden, was dagegen spricht, dass grundsätzlich ein erhöhtes Arousal oder Stress zur Auslösung einer Panikattacke nötig ist (Geraci et al. 2002).

Benzodiazepinrezeptoragonisten antagonisieren selektiv die CCK-induzierte Aktivierung der hippokampalen pyramidalen Neurone (Bradwejn u. de Montigny 1984). Die CCK-Antagonisten Devazapid und L-365,260 entfalten bei Mäusen einen anxiolytischen Effekt (Hendrie et al. 1993). Die Behandlung von Patienten mit einer Panikstörung mit CCK-Antagonisten war jedoch nicht erfolgreich. Obwohl die Vorbehandlung mit dem CCK-Antagonisten L-365,260 CCK-4-induzierte Panikattacken verhinderte (Bradwejn et al. 1994), zeigte sich in einer Doppelblindstudie bei Panikpatienten keine therapeutische Wirkung (Kramer et al. 1995). Auch der CCK_B-Antagonist CI-988 konnte CCK-induzierte Panikattacken bei gesunden Freiwilligen nicht abschwächen (Bradwejn et al. 1995) und war bei der Panikstörung nicht wirksam (van Megen et al. 1997). Der anxiogene Effekt von CCK-4 kann auch durch Imipramin antagonisiert werden (Bradwejn u. Koszycki 1994; Bradwejn et al. 1991), ebenso wie durch Propranolol (Bradwejn u. Koszycki 1994). Nach einer Behandlung mit dem SSRI Citalopram war die Panikauslösung durch CCK-4 im Vergleich zu vor der Behandlung abgeschwächt (Shlik et al. 1997). Die CCK-8-Konzentrationen in den Lymphozyten wurde bei Panikpatienten vor und nach einer Therapie mit dem Benzodiazepin Alprazolam gemessen. Nach der Behandlung waren die CCK-8-Werte niedriger als bei Kontrollpersonen (Brambilla et al. 1993). Im Liquor von Panikpatienten fand sich eine abnorm niedrige CCK-8-Konzentration (Lydiard et al. 1992).

Bradwejn et al. (1991) vermuten eine Hypersensitivität der CCK_B-Rezeptoren als Ursache der Panikstörung. Möglicherweise führt CCK aber auch nur zu einer unspezifischen Aktivierung des Angstnetzwerks.

Neuropeptid Y

Neuropeptid Y ist ein Peptid, das mit dem noradrenergen System im ZNS in Verbindung gebracht wurde. Es kann bei zentraler Applikation in Tiermodellen anxiolytisch wirken. Die anxiogene Wirkung von CRH kann durch Neuropeptid Y aufgehoben werden (Britton et al. 2000). Bei Panikpatienten wurden erhöhte Neuropeptid-Y-Spiegel gefunden (Boulenger et al. 1996).

Endogene Opioide

Im Locus coeruleus finden sich neben noradrenergen Neuronen auch zahlreiche Opioidrezeptoren. Endogene

Opioide, die bei der ACTH-Synthese aus Proopiomelanokortin (POMC) in der Hypophyse entstehen, haben hemmende Effekte auf den Locus coeruleus. Die wenigen Untersuchungen, die sich mit der Bedeutung endogener Opioide für die Pathogenese der Panikstörung beschäftigten, konnten aber noch keine klaren Zusammenhänge aufzeigen. Zum Beispiel konnten durch die Blockade von Opiatrezeptoren mit Naltrexon Panikattacken ausgelöst werden (Maremmani et al. 1998), jedoch nicht durch den Opiatantagonisten Naloxon (Liebowitz et al. 1984).

Natriumlaktat- und natriumbikarbonatinduzierte Panikattacken

Dass **Natriumlaktatinfusionen** Panikattacken auslösen können (Pitts u. McClure 1967), wurde mehrfach zuverlässig unter doppelblinden Bedingungen repliziert (Gorman u. Uy 1987; Papp et al. 1993a; Targum 1990). Selbst durch Laktatinfusionen während des Schlafes kam es bei den Patienten, die zuvor Panikattacken erlitten, zu stärkeren Herzfrequenzzunahmen und zu höherer Sauerstoffsättigung als bei Kontrollpersonen (Koenigsberg et al. 1994) – ein Zeichen dafür, dass nicht einfach kognitive, sondern **chemische** Vorgänge für die Angstauslösung verantwortlich sind.

In den meisten Studien kam es nach Laktatinfusion nicht zu einer Aktivierung der HPA-Achse (▶ 9.4.7) oder zu einer vermehrten Ausschüttung von Wachstumshormon (Carr et al. 1986). Es erfolgt aber eine Sekretion von ANP (s. oben), das die CRH-Ausschüttung und die HPA-Funktion hemmt (Ströhle et al. 2003). Adrenalin und Noradrenalin steigen nach Laktatinfusionen bei Panikpatienten und Kontrollen gleichermaßen an (Carr et al. 1986). Der Spiegel des Noradrenalinmetaboliten MHPG durch laktatinduzierte Panikattacken fällt bei Patienten und Kontrollen gleichermaßen ab (Carr et al. 1986), oder er bleibt gleich (Pohl et al. 1987). Die Gabe des Benzodiazepins Alprazolam verminderte die neuroendokrine Reaktion und die Angstauslösung nach Laktatinfusion (Carr et al. 1986; Cowley et al. 1991).

Es ist noch unklar, durch welchen Mechanismus Laktat Panikattacken auslösen kann. Verschiedene Theorien, die eine Beteiligung von CO_2, Hypokalziämie, Alkalose oder einen direkten Transport ins Gehirn vermuten, konnten widerlegt werden (Coplan et al. 1992a,b; Dager et al. 1990; George et al. 1995; Gorman et al. 1989). Eine Theorie basiert auf der Tatsache, dass eine systemische Alkalose zu einer Vasokonstriktion von Gehirngefäßen führt (Charney u. Bremner 1999). Möglicherweise ist die Panikauslösung durch Laktat auch durch eine unspezifische Stimulation des »Angstnetzwerks« bedingt.

Auch Natriumbikarbonat kann Panikattacken auslösen, allerdings in schwächerem Maße als Laktat (Gorman et al. 1989).

Kohlendioxidinhalation und Hyperventilation

Eine **Hyperkapnie** (Erhöhung des Partialdrucks von Kohlendioxid, pCO_2) kann Panikattacken provozieren. Durch CO_2-Inhalation werden bei Panikpatienten Attacken ausgelöst (Bellodi et al. 1998; Coplan et al. 1994; Gorman et al. 1984, 1994; Welkowitz et al. 1999; Woods et al. 1988a). Dies kann entweder langsam durch Rückatmung einer 5–7%igen oder rasch durch eine 35%ige **CO_2-Inhalation** geschehen. Schon ein einziger Atemzug mit 35% CO_2 kann eine Panikattacke bei 70% der Panikpatienten und bei 10% der gesunden Versuchspersonen auslösen (Griez et al. 1990). Die Reaktion der HPA-Achse nach Inhalation von 35% CO_2 ist bei Patienten und Kontrollen nicht unterschiedlich (Argyropoulos et al. 2002).

Nach einer Theorie von Papp et al. (1993b) führen erhöhte CO_2-Werte zu einer Aktivierung des N. vagus, der über den Nucleus solitarius den Locus coeruleus stimuliert und Hyperventilation verursacht. Ein gesteigertes Atemvolumen regelt den pCO_2 herunter, was zu einer verstärkten respiratorischen Alkalose und Paniksymptomen führt. Hyperaktive Chemorezeptoren führen zu einer **Hyperventilation**, um den pCO_2 niedrig zu halten. Diese Theorie ist mit der »False-suffocation-alarm-Hypothese« von Klein (1993) vereinbar. Die Panikauslösung durch CO_2 scheint nicht ganz spezifisch für Patienten mit einer Panikstörung zu sein. Interessanterweise reduziert die Anwesenheit einer vertrauten Person aber die Chance, unter CO_2-Inhalation eine Panikattacke zu bekommen (Carter et al. 1995), was wiederum für eine unspezifische Ansprache des Angstnetzwerks sprechen könnte.

Auch durch Hyperventilation von normaler Raumluft können Panikattacken ausgelöst werden. Die anxiogene Wirkung ist jedoch schwächer als bei CO_2-Inhalation (Gorman et al. 1984, 1994).

Adrenalin und Noradrenalin

Sowohl Adrenalin- als auch Noradrenalininfusionen können bei Menschen Panikattacken auslösen. Panikpatienten scheinen aber hierfür im Vergleich zu gesunden Kontrollen wesentlich empfindlicher zu sein (Carr et al. 1986; Pyke u. Greenberg 1986).

Koffein

Panikpatienten berichten häufig, der übermäßige Genuss von Kaffee, Tee und Cola könne bei ihnen Panikattacken auslösen (Boulenger et al. 1984; Breier et al. 1986). **Methylxanthine** wie Koffein oder Theophyllin haben eine ZNS-stimulierende Wirkung. In hohen Dosen kann Koffein Symptome wie Zittern, Angst und Reizbarkeit auslösen. Diese stimulierenden Wirkungen der Methylxanthine korrelieren mit der Eigenschaft dieser Substanzen, die Bindung von Cyclohexyladenosin an Adenosinrezeptoren zu inhibieren. Koffein hemmt allerdings auch die Bindung von ^{3}H-Imipramin an Benzodiazepinrezeptoren (Boulenger et al. 1982). Die Gabe von Koffein löste bei Panikpatienten signifikant stärker psychische und körperliche Angstsymptome aus als bei Kontrollpersonen (Charney et al. 1985). Auch Klein et al. (1991) zeigten, dass Koffein bei Panikpatienten eher zu Panikattacken führen kann als bei Kontrollpersonen. Koffein löste bei Patienten und Kontrollpersonen gleichermaßen einen Anstieg des Noradrenalinmetaboliten MHPG aus.

! Zahlreiche Substanzklassen können bei Menschen Panikattacken auslösen. Zumeist sind die benötigten Konzentrationen bei Panikpatienten deutlich geringer. Durch solche Stimulationsversuche lassen sich Erkenntnisse über Pathomechanismen bei diesem Störungsbild gewinnen, ebenso wie sie Grundlage für Therapiestudien mit anxiolytischen Substanzen sein können.

9.4.11 False-suffocation-alarm-Hypothese

Donald F. Klein formulierte eine »False-suffocation-alarm-Hypothese« (**Hypothese des falschen Erstickungsalarms**), die Panikattacken auf **überempfindliche CO_2-Sensoren** zurückführt (Klein 1993). Nach dieser Theorie meldet ein CO_2-Sensor einen »falschen Alarm« und suggeriert einen Sauerstoffmangel. Dieser führt zu Hyperventilation, Panik und Fluchttendenz. Nach einer Hypothese von Coplan u. Lydiard (1998) existiert eine »viszerosensorische Bahn«, die den Nucleus solitarius, den Nucleus parabrachialis, den dorsalen motorischen Kern des Vagus, den Nucleus paraventricularis des Hypothalamus und das periaquäduktale Grau (PAG) verbindet. Diese Bahn könnte besonders für die Untergruppe der Panikpatienten relevant sein, die nach Laktat oder CO_2 Panikattacken bekommen und die nach Kleins Hypothese »chronische Hyperventilierer« sind. Sie wird durch kardiorespiratorische Stimuli aktiviert und führt im PAG zu einem Erstickungsalarm. Studien mit bildgebenden Verfahren zeigten, dass eine Reduktion der arteriellen CO_2-Konzentration durch metabolische Alkalose (wie sie bei den genannten metabolischen Panikogenen auftritt) eine Vasokonstriktion bei Panikpatienten hervorruft (Dager u. Swann 1996). Diese Vasokonstriktion kann durch den dann entstehenden Sauerstoffmangel in bestimmten Hirnarealen eine parenchymale metabolische Azidose verursachen. Diese metabolische Azidose wird wie ein lebensbedrohlicher Stimulus wahrgenommen und erklärt, warum Panikpatienten nach einer experimentell induzierten metabolischen Alkalose hyperventilieren. Paradoxerweise führt die Hyperventilation zu einer weiteren Abnahme des arteriellen CO_2 und zu einer Zunahme der Vasokonstriktion und der metabolischen Azidose.

Kleins Hypothese könnte aber auch in eine allgemeine »Falscher-Alarm-Hypothese« integriert werden, die sich nicht nur auf Erstickungsangst bezieht, sondern davon ausgeht, dass allgemein viszerosensorische Informationen im Angstnetzwerk fälschlicherweise als bedrohlich bewertet werden.

9.4.12 EEG-Veränderungen bei Panikpatienten

Obwohl die Panikstörung primär als ein psychiatrisches Krankheitsbild angesehen wird, wurde auch die Hypothese aufgestellt, es könnte sich zumindest bei einem Teil der Patienten bei Panikattacken um ein Anfallsäquivalent handeln, das möglicherweise auf einer **Dysfunktion im Bereich des Temporallappens** beruht (Dantendorfer et al. 1996; Jabourian et al. 1992). Es ist jedoch unwahrscheinlich, dass dies für die Mehrzahl der Patienten gilt.

Es gibt jedoch Patienten, die nicht nur unter epileptischen Anfällen, sondern auch unter Panikattacken leiden. Diese Angstsymptome können möglicherweise dadurch erklärt werden, dass bei einer Temporallappenepilepsie Gebiete geschädigt sind, die an der Auslösung von Angstsymptomen beteiligt sind. Der Hippocampus ist die am meisten krampfbereite Struktur im Gehirn. In einem Drittel der Fälle sind Temporallappenanfälle auf Amygdala und Hippocampus beschränkt (Quesney 1986). Angst ist das häufigste Symptom bei Temporallappenanfällen. Bei Epilepsiepatienten konnte durch EEG-Ableitungen das zeitgleiche Auftreten von Angst und neuronaler Aktivität in limbischen Strukturen gezeigt werden (Devinsky et al. 1989; Gloor et al. 1982). Die elektrische Stimulation der Amygdala bei nichtbewusstlosen Patienten, die manchmal zur Diagnose der Temporallappenepilepsie durchgeführt wird, kann zu starken viszeralen und emotionalen Angstreaktionen führen, ähnlich wie sie im Rahmen einer Aura vor einem epileptischen Anfall auftreten (Fish et al. 1993). In manchen Fällen konnten Epilepsien durch eine Amygdalektomie behandelt werden.

9.4.13 Bildgebende Verfahren

Bildgebende Verfahren haben zunehmende Bedeutung in Untersuchungen zur Pathogenese der Angststörungen erlangt. Die Untersuchung der Gebiete, die für die Auslösung von Angst relevant sein könnten, ist allerdings von vornherein aufgrund ihrer anatomische Lage und ihrer geringen Größe mit Schwierigkeiten behaftet. Werden Panikattacken durch Laktat oder andere Panikogene provoziert, ist mit Artefakten zu rechnen, da es zu einer Vasokonstriktion kommen kann (Ball u. Shekhar 1997).

Computertomographie und Magnetresonanztomographie

Die Computertomographie (CT) und die Magnetresonanztomographie (MRT, Kernspintomographie) konnte in einigen Untersuchungen mit kleinen bis mittleren Fallzahlen einige bestimmte strukturelle Veränderungen bei Panikpatienten aufzeigen. Diese decken sich zum Teil mit den Hirnbereichen, denen eine Rolle bei der Angstentstehung zugeschrieben wird. Zum Teil sind sie aber unspezifisch (erweiterte Ventrikel, leichte Atrophien, Gehirn-Ventrikel-Verhältnis oder lakunäre Infarkte) (Lauer u. Krieg 1992; Lepola et al. 1990; Uhde et al. 1987). Bei Panikpatienten wurden Veränderungen in den **Temporallappen** (Ontiveros et al. 1989; Fontaine et al. 1990) im präfrontalen Kortex (Wurthmann et al. 1997) und im septohippokampalen Bereich (Dantendorfer et al. 1996) gefunden. Eine neuere Untersuchung weist bei Patienten mit Panikstörung auf eine deutlich reduzierte Dichte der grauen Substanz im linken Hippocampus hin (Massana et al. 2003). Insgesamt sind Veränderungen im Bereich der Temporallappen ein solider Befund (Übersicht: Brambilla et al. 2002).

Funktionelle Magnetresonanztomographie

Mit der funktionellen Magnetresonanztomographie (fMRT) können auch Aktivierungen in Hirnregionen demonstriert werden. Mit dieser Methode wurde während eines Furchtkonditionierungversuchs bei gesunden Versuchspersonen eine **Aktivierung der Amygdala** und der umgebenden Strukturen nachgewiesen (LaBar et al. 1998). Eine Untersuchung mit gesunden Probanden zeigte eine Aktivierung der Amygdala während der Präsentation negativ-affektgeladener oder angstbesetzter Stimuli (Grodd et al. 1995). Nach Angstauslösung durch CCK-Infusionen kommt es zu einer Zunahme des extrazerebralen Blutflusses im Gebiet der A. temporalis superficialis (Benkelfat et al. 1995). Die Autoren vermuteten daher, dass regionale Anstiege des Blutflusses, die in anderen Untersuchungen gemessen worden waren, zum Teil vaskulär oder muskulär bedingt waren. Mit Hilfe einer hochauflösenden MRT-Technik konnte eine verminderte GABA-Konzentration im okzipitalen Kortex gemessen werden (Goddard et al. 2001b) (► 9.4.6).

Positronenemissionstomographie

Positronenemissionstomographie(PET)-Studien bei gesunden Versuchspersonen zeigten in einem klassischen Konditionierungsexperiment eine Zunahme des Blutflusses in subkortikalen Strukturen, die mit der Auslösung von Angst in Verbindung gebracht werden (Thalamus, Hypothalamus, PAG), sowie im somatosensorischen und im Assoziationskortex und im Gyrus cinguli. Allerdings konnte überraschenderweise keine Aktivierung der Amygdala festgestellt werden (Fredrikson et al. 1995; Furmark et al. 1997; Morris et al. 1996).

Zwei Studien untersuchten den basalen **Blutfluss** bei Patienten mit einer Panikstörung. In einer ^{18}FDG-PET-Untersuchung (^{18}Fluordesoxyglukose-PET) wurde eine im Vergleich zu Kontrollen niedrigere metabolische Rate im linken Lobus parietalis inferior gefunden (Nordahl et al. 1990). Bei Panikpatienten war der Blutfluss im posterioren temporalen, im unteren parietalen und im zerebellären Kortex bilateral vermindert (Malizia et al. 1998). Eine Studie zeigte eine vermehrte Durchblutung im linken Hippocampus (Bisaga et al. 1998).

Untersuchungen zum regionalen Blutfluss unter Stimulationsbedingungen zeigten bei laktatsensitiven Patienten eine Zunahme des Blutflusses im rechten Hippocampus und im parahippokampalen Gebiet. Eine beidseitige Blutflusszunahme

- in den temporalen Polen,
- in Claustrum, Pallidum und Insula,
- in den Colliculi superiores sowie
- im linken Vermis

wurde bei Patienten gefunden, die unter Stimulationsbedingungen tatsächlich eine Panikattacke erlebt hatten (Reiman et al. 1984, 1986, 1989). In einer PET-Studie wurde die antizipatorische Angst vor einer Pentagastrininfusion untersucht. Nach Stimulation zeigte sich im Gegensatz zu vorher im Hypothalamus keine übermäßige Steigerung des zerebralen Blutflusses (CBF) mehr sowie eine Steigerung der zuvor reduzierten Aktivität der rechten Amygdala (Boshuisen et al. 2002).

Die Bindung von ^{11}C-Flumazenil an Benzodiazepinrezeptoren im PET war bei Patienten im Vergleich zu Kontrollen generell vermindert, besonders in der rechten Inselregion und im rechten orbitofrontalen Kortex (Malizia et al. 1998).

SPECT

Der Blutfluss nach Auslösung von Panikattacken mit Laktat oder Yohimbin wurde mit Hilfe der Einzelphotonentomographie (*Single-Photon Emission Computed Tomography*, SPECT) untersucht. In einer Studie mit Tc-^{99m}HMPAO-SPECT (Tc-^{99m}HMPAO: technetiummarkiertes ^{99m}Hexamethyl-Propylenaminoxim) wurden sieben laktatsensitive Panikpatienten und fünf Kontrollen verglichen (De Cristofaro et al. 1993). Bei den Patienten fand man im rechten orbitofrontalen Kortex einen verstärkten Blutfluss, weiterhin eine Blutflusszunahme im linken okzipitalen Kortex sowie eine bilaterale Abnahme im Hippocampus und den Amygdalae. Im ^{133}Xe-SPECT war bei Kontrollpersonen und den Panikpatienten, die nach Laktat keine Attacke bekamen, der hemisphärische Blutfluss nach Laktatinfusion erhöht (Stewart et al. 1988). Dies war bei den Patienten, die nach Laktat eine Panikattacke bekamen, nicht der Fall – möglicherweise wegen einer Hyperventilation, die zu einer Abnahme des Blutflusses führt. Außerdem zeigten die Patienten, die eine Panikattacke erlitten, eine Zunahme des Blutflusses im Okzipitallappen.

Nach yohimbininduzierter Angst kam es zu zerebraler Vasokonstriktion. Panikpatienten zeigten im Vergleich zu Kontrollen im HMPAO-SPECT eine abgeschwächte Aktivierung des frontalen Kortex (Woods et al. 1988b).

In einer Reihe von Studien wurde die ^{123}I-Iomazenil-SPECT zur Untersuchung der Benzodiazepinrezeptorbindung verwendet; diese Untersuchungen zeigten jedoch keine große Übereinstimmung. In einer Studie wurden Panikpatienten mit Epilepsiepatienten verglichen: Bei den Panikpatienten fand sich eine geringere Iomazenilaufnahme im frontalen, okzipitalen und temporalen Kortex (Schlegel et al. 1994). Bei einem Vergleich von Patienten mit Panikstörung und gleichzeitiger Depression mit Dysthymiepatienten, die alle unter antidepressiver Medikation standen, zeigte sich bei den Panikpatienten eine verminderte Iomazenilbindung in beiden unteren lateralen Temporallappen, im linken medialen unteren Temporallappen und in beiden unteren Frontallappen (Kaschka et al. 1995). Kuikka et al. (1995) stellten beim Vergleich von unmedizinierten Panikpatienten und gesunden Kontrollpersonen eine Zunahme des Iomazenilsignals beidseitig im temporalen Kortex und im mittleren und unteren, rechten, lateralen, frontalen Gyrus fest. Brandt et al. (1998) verglichen unmedizinierte Panikpatienten und Kontrollen. Im rechten supraorbitalen Kortex fand sich eine Zunahme der Iomazenilbindung.

9

In einer Untersuchung mit der Tc-^{99m}HMPAO-SPECT wurde bei Panikpatienten bilateral in den frontalen Regionen eine Abnahme, in den rechten medialen und superioren frontalen Regionen eine Zunahme des regionalen Blutflusses gefunden. Eine Asymmetrie des Blutflusses mit Betonung der rechten Seite korrelierte mit dem Schweregrad, gemessen mit der Bandelow-Panik- und Agoraphobieskala (Eren et al. 2003).

Magnetresonanzspektroskopie und PEPSI

Eine Laktatinfusion führt zu einer Erhöhung der Laktatkonzentration im Gehirn, die mit Magnetresonanzspektroskopie messbar und bei Panikpatienten stärker ausgeprägt ist als bei Kontrollen. Dies konnte auch mit einer anderen Technik, dem *Proton Echo Planar Spectroscopic Imaging* (PEPSI) gezeigt werden. Spezielle Regionen, in denen der Anstieg größer ausfällt als in anderen, konnten nicht identifiziert werden (Dager et al. 1999).

! Ergebnisse von Studien mit bildgebenden Verfahren unterstützen bei Panikpatienten weitgehend die Theorie der Existenz eines Angstnetzwerks. Unter unterschiedlichen Stimulationsbedingungen zeigen sich Veränderungen in der Aktivität bestimmter limbischer, temporaler und frontaler Hirnstrukturen, die mit der Entstehung von Panik in Verbindung gebracht wurden. Weitere Untersuchungen sind aufgrund der Unterschiedlichkeit der Resultate aber noch notwendig.

9.4.14 Integrierende Hypothese zur Pathogenese von Panikattacken und Agoraphobie

Wie in anderen Bereichen der Psychiatrie ist ein **Diathese-Stress-Modell** am plausibelsten: Patienten mit einer Panikstörung haben demnach eine ererbte Vulnerabilität oder eine konstitutionelle Disposition für das Auftreten von Angst. Ein **Erbfaktor** kann als gesichert gelten. Allerdings zeigen die genetischen Befunde auch gleichzeitig, dass das Auftreten einer Panikstörung nicht ausschließlich durch Vererbung erklärt werden kann. Man kann aber davon ausgehen, dass zumindest bei einem Teil der Panikpatienten eine Diathese, also eine gewisse Angstsensitivität (Stein et al. 1999), vererbt wird und in den meisten Fällen andere Faktoren hinzukommen müssen, damit die Angsterkrankung zum Ausbruch kommt. Neuroanatomisch manifestiert sich gesteigerte Empfindlichkeit in einem **»Angstnetzwerk«**, das

- den Nucleus centralis der Amygdala,
- den Hippocampus,
- den Thalamus,
- den Hypothalamus und
- das PAG

umfasst (Gorman et al. 2000). Es wird vermutet, dass es eine Instanz gibt, die das Ausmaß der Bedrohlichkeit eines konditionierten aversiven Stimulus bewerten soll; dabei könnte es sich um den **Amygdala-Hippocampus-Komplex** handeln (Deakin u. Graeff 1991).

Von der Amygdala verlaufen Efferenzen zu verschiedenen Regionen, die bei Aktivierung Reaktionen auslösen, die den Symptomen einer Panikattacke beim Menschen sehr stark ähneln (Davis 1997). Wenn z. B. eine harmlose Situation oder ein physiologisches Symptom fälschlicherweise als bedrohlich wahrgenommen wird, kann es zu einer Panikattacke kommen. Denkbar wäre allerdings auch, dass pathologische Ängste nicht durch ein überempfindliches Kontrollzentrum, sondern durch eine mangelnde Suppression des Angstnetzwerks entsteht: Der präfrontale Kortex unterhält Projektionen zur Amygdala, die eine Suppression der Reaktion der Amygdala auf Angststimuli bewirken. Eine Dysfunktion dieses Gebiets könnte zu einer mangelhaften Löschung von Angststimuli führen (Charney u. Bremner 1999; Morgan u. LeDoux 1995).

Obwohl die Amygdala einen direkten sensorischen Input von Hirnstammstrukturen und vom sensorischen Thalamus bezieht, um eine rasche Reaktion auf potenziell bedrohliche Stimuli zu ermöglichen, erhält sie auch Afferenzen von kortikalen Regionen, die in die Verarbeitung und Bewertung von sensorischen Informationen involviert sind. Ein mögliches neurokognitives Defizit in diesen kortikalen Verarbeitungsbahnen kann zu einer Fehlinterpretation sensorischer Information (körperliche Stimuli) führen. Dies könnte über einen fehlgeleiteten exzitatorischen Input in die Amygdala eine inadäquate Aktivierung des Angstnetzwerks verursachen.

Ein Reiz erreicht über die kortikalen Assoziationsgebiete und den entorhinalen Kortex den Nucleus basalis und den Nucleus lateralis der Amygdala und löst eine Reaktion des Nucleus ventralis aus. Über eine Bahn zum PAG wird dort Panik ausgelöst (Coplan u. Lydiard 1998) (◘ Abb. 9.1–9.3).

Bei stark gesteigerten Anforderungen, d. h. bei einer sehr starken Aktivität des Angstnetzwerks, kann die Kontrolle von den präfrontalen »exekutiven Zentren« zu primordial niedrigeren Zentren wie der Amygdala übergehen (Arnsten 1998). Die präfrontalen kortikalen Funktionen werden unter diesen Umständen außer Kraft gesetzt. Es kommt zu einem zeitweiligen Verlust höherer kognitiver Fähigkeiten und zu einem Durchbruch archaischen Verhaltens. Emotional gesteuerte Schaltkreise führen dann zu einer Einengung des Denkens und Verhaltens, und eine Panikattacke kann voll durchbrechen.

9.5 Neurobiologie der generalisierten Angststörung

Die Daten zur Neurobiologie der generalisierten Angststörung GAS sind deutlich spärlicher als zur Panikstörung (Nutt 2001), obwohl epidemiologische Befunde eine ähnliche Häufigkeit vermuten lassen. Dies mag zum einen damit zusammenhängen, dass das Störungsbild erst in den letzten Jahren vermehrt erforscht wurde, zum anderen aber auch damit, dass die GAS in universitären Angstzentren deutlich seltener gesehen wird als die Panikstörung.

Wegen der hohen Komorbidität der GAS mit Depression ist die Beurteilung der Spezifität neurobiologischer Veränderungen manchmal problematisch.

9.5.1 Genetische Faktoren

Genetische Faktoren spielen bei der GAS eine Rolle, aber scheinbar in geringerem Maße als bei anderen Angststörungen wie z. B. der Panikstörung.

In einer Familienuntersuchung fanden sich unter Verwandten 1. Grades deutlich mehr Personen mit GAS als in einer gesunden Kontrollgruppe (19,5% vs. 3,5%; Noyes et al. 1987).

Die Ergebnisse von **Zwillingsstudien** sind inkonsistent: Skre et al. (1993) untersuchten 20 monozygote und 29 dizygote Zwillinge mit GAS und lieferten nur für Patienten, bei denen anamnestisch nicht nur eine GAS, sondern auch gleichzeitig eine affektive Störung bekannt war, einen Beweis für die Erblichkeit. Torgersen (1983) fand für monozygote Zwillinge sogar eine geringere Konkordanzrate (0%) als für dizygote (5%). Auch Andrews et al. (1990) ermittelten zwischen mono- und dizygoten Zwillingen keine signifikanten Unterschiede in den Konkordanzraten. Kendler et al. (1995) untersuchten in einer großen Studie (»Virginia-Studie«) 1033 weibliche Zwillingspaare und berechneten einen signifikanten, aber im Vergleich zu anderen psychischen Erkrankungen wie der Depression geringer ausgeprägten Erbfaktor von 30% für die GAS. In einer schwedischen Studie wurden 1802 Zwillingspaare untersucht. In dieser Untersuchung wurde die Erblichkeit der GAS auf 49,0% geschätzt. In einer anderen Studie mit 3100 Zwillingen aus einer Bevölkerungsstichprobe fand sich nur eine geringgradige familiäre Aggregation der Symptome einer GAS von 15–20%. Geschlechtsspezifische Unterschiede konnten nicht festgestellt werden (Hettema et al. 2001). Es wurde eine hohe genetische Korrelation zwischen GAS und Depression gefunden (Roy et al. 1995).

9.5.2 Das serotonerge System

Die Wirksamkeit von Medikamenten, die die Neurotransmission von Serotonin verbessern, führte zu Überlegungen, dass eine Störung zentraler Serotoninsysteme an der Pathogenese der GAS beteiligt sei – allerdings gibt es nur wenige Befunde, die in diese Richtung weisen. Im Liquor von Patienten mit GAS wurden verminderte Serotoninspiegel gefunden (Brawman-Mintzer u. Lydiard 1997). Die Bindung des Serotoninwiederaufnahmehemmers ^{3}H-Paroxetin in Thrombozyten war bei Patienten mit GAS reduziert (Iny et al. 1994). *m*-CPP, ein Serotoninrezeptoragonist, kann bei Patienten mit GAS stärkere Angst auslösen als bei gesunden Kontrollen (Germine et al. 1992).

9.5.3 Das Katecholaminsystem

Untersuchungen des Katecholaminspiegels im Serum von Patienten mit GAS zeigen keine eindeutigen Veränderungen. Insgesamt wurde eine Hyposensitivität bzw. eine Verminderung der Zahl der **α_2-Adrenozeptoren** vermutet (Nutt 2001). Mathew et al. (1980) fanden bei Patienten mit GAS im Vergleich zu gesunden Kontrollpersonen erhöhte Spiegel der Katecholamine Adrenalin und Noradrenalin im Blut, konnten dies später aber nicht replizieren (Mathew et al. 1982). Munjack et al. (1990) konnten keine Unterschiede der Basalwerte von Adrenalin und Noradrenalin zwischen Patienten mit GAS und Kontrollen feststellen. Auch die Spiegel der Enzyme, die die Katecholamine abbauen, wie z. B. MAO, unterschieden sich bei Patienten mit GAS nicht von gesunden Personen.

Adrenerge Funktionen lassen sich durch die Gabe von Clonidin oder Yohimbin untersuchen. Bei Patienten mit GAS ist die Wachstumshormon-Response auf die Gabe von Clonidin abgeschwächt – ein Hinweis für eine verminderte Sensitivität der α_2-Rezeptoren (Abelson et al. 1991). Auch eine Verminderung der α_2-Adrenozeptorbindungsstellen wurde gefunden (Cameron et al. 1990; Sevy et al. 1989).

Yohimbingabe führte allerdings bei Patienten mit GAS im Vergleich zu Kontrollen nicht zu unterschiedlichen Reaktionen im Hinblick auf Blutdruck, Herzfrequenz, Kortisolplasmaspiegel oder Auftreten von Angstgefühlen (Charney et al. 1989). Es kam allerdings zu einem abgeschwächten Anstieg des Noradrenalinmetaboliten MHPG – ein Hinweis für eine präsynaptische α_2-Rezeptorhyposensitivität.

In einer Studie zeigten Jugendliche mit GAS in einem psychischen Stressversuch eine signifikant stärkere Erhöhung der Puls- und Blutdruckwerte, jedoch konstante Adrenalin- und Noradrenalinwerte. Vor der Stimulation waren keine Unterschiede zu Kontrollen erkennbar. Eine Hyperreagibilität des noradrenergen Systems bei der GAS wurde von den Autoren postuliert (Gerra et al. 2000).

9.5.4 GABA-Benzodiazepin-Rezeptorkomplex

Benzodiazepine werden bei GAS häufig therapeutisch eingesetzt; daher wurde überlegt, ob pathologische Veränderungen der Benzodiazepinrezeptoren die Störung verursachen könnten. In einigen Untersuchungen wurde eine Verminderung von Benzodiazepinbindungsstellen beschrieben, die sich nach Benzodiazepingabe normalisierte (Ferrarese et al. 1990; Rocca et al. 1991; Roy-Byrne et al. 1990; Weizman et al. 1987).

9.5.5 HPA-Achse

Die basalen Kortisolplasmawerte sind bei Patienten mit GAS nicht erhöht (Rosenbaum et al. 1983). Fossey et al. (1996) untersuchten CRH im Liquor und fanden keine Unterschiede zwischen Patienten mit GAS, Zwangsstörung, Panikstörung und normalen Kontrollen. Der Dexamethason-Suppressionstest, auf den einmal große Hoffnungen hinsichtlich seiner Verwendung als spezifischer Marker für Depressionen gesetzt wurden, ist bei Patienten mit GAS ebenso verändert: Avery et al. (1985) fanden eine Nonsuppressionsrate von 38% bei Patienten mit GAS. Dies unterschied sich nicht signifikant von depressiven Patienten (13%). Tiller et al. (1988) fanden eine Nonsuppressionsrate von 27%.

9.5.6 Provokationstests

Bei Patienten mit GAS, die niemals Panikattacken erlebt hatten, kam es nach Laktatinfusion seltener zu Panikattacken (11%) als bei Panikpatienten (41%); allerdings berichteten die Patienten mit GAS häufiger über Angstgefühle als normale Personen (Cowley et al. 1988). Nach CO_2-Inhalation erlitten Patienten mit GAS – im Gegensatz zu Panikpatienten – keine Panikattacken (Gorman et al. 1988; Holt u. Andrews 1989; Perna et al. 1999; Verburg et al. 1995). CCK ist ein im Gehirn weit verbreiteter Peptid-Neurotransmitter, der mit Angststörungen in Verbindung gebracht worden ist. Die intravenöse Gabe des CCK-B-Agonisten Pentagastrin kann bei Patienten mit GAS – wie auch bei Panikpatienten – Panikattacken auslösen (s. Brawman-Mintzer u. Lydiard 1997).

9.5.7 Immunsystem

Bei Patienten mit GAS werden Veränderungen der Immunfunktion gefunden, die einem chronischen Stresszustand entsprechen. Eine vermehrte Produktion von Interleukin-1, Interleukin-6 und Tumornekrosefaktor α induziert über eine CRH-Stimulation im Hypothalamus eine Hochregulierung der HPA-Achse (Dantzer 2001), die allerdings noch nicht konsistent bei der GAS nachgewiesen werden konnte. Ein Zusammenhang zu der verminderten Expression von Benzodiazepinrezeptoren auf Lymphozyten wäre denkbar.

9.5.8 Bildgebende Verfahren

In einem kleinen Kollektiv von GAS- und Panikpatienten wiesen einige der Patienten geringgradige, unspezifische Veränderungen im CCT auf, wie z. B. erweiterte Ventrikel (Lauer u. Krieg 1992). Im Gegensatz zu Kindern mit Panikstörung wurde bei Kindern mit GAS ein größeres Verhältnis von grauer zu weißer Substanz im oberen Temporallappen gefunden. Auch zeigte sich eine Asymmetrie zu Ungunsten der rechten Seite. Im Thalamus und frontalen Kortex fanden sich keine Auffälligkeiten (De Bellis et al. 2002).

Erst in jüngerer Zeit beginnen Befunde mit bildgebenden Verfahren bei GAS differenziertere Aussagen über Unterschiede des **regionalen Blutflusses** zuzulassen (Nutt 2001). Im Ruhezustand wurden keine konsistenten Veränderungen gefunden. Unter psychologischem Stress war jedoch eine Reduktion des Blutflusses beobachtet worden (Nutt 2001). Mittels der Xenoninhalationstechnik konnte ein negativer Zusammenhang zwischen Angst und zerebralem Blutfluss gezeigt werden. Unter Ruhebedingungen ergaben sich aber keine Unterschiede zu Kontrollpersonen (Mathews u. Wilson 1987).

In der PET zeigte sich okzipital, temporal, frontal und zerebellär in Ruhe ein stärkerer Metabolismus sowie ein geringerer Blutfluss in den Basalganglien bei Patienten nach Präsentation einer angstaktivierenden Aufgabe (Wu et al. 1991). In den Basalganglien wurde eine verstärkte Aktivität gemessen (Buchsbaum et al. 1987).

Die Neurobiologie der GAS ist weitaus weniger gut untersucht als die der Panikstörung. Genetische Faktoren scheinen eine geringere Rolle zu spielen. Es gibt ernsthafte Hinweise für eine Dysfunktion monoaminerger Systeme und des GABA-Systems. Resultate von Stimulationstests mit panikogenen Substanzen lassen Unterschiede zur Panikstörung erkennen, ebenso wie in den wenigen Untersuchungen unter Einsatz bildgebender Verfahren Aktivierungsmuster erkannt werden, die sich von anderen Angststörungen unterscheiden.

9.6 Neurobiologie der sozialen Angststörung

Eine Übersicht über neurobiologische Faktoren bei der sozialen Angststörung (SAS) findet sich bei van Ameringen u. Mancini (2004).

Während es für Panikattacken oder spezifische Phobien keine adäquaten **Tiermodelle** gibt, kann sozial ängstliches Verhalten an Tieren untersucht werden. Eine Übersicht über die Erforschung der Neurobiologie sozialen Verhaltens bei Primaten geben Mathew u. Coplan (2004). Tiere mit bilateralen Amygdalaläsionen zeigen, im Gegensatz zu sozial ängstlichen Tieren, sozial enthemmtes Verhalten bzw. weniger soziale Angst und ein geringeres Ansprechen auf unbelebte Objekte (Amaral 2002). Bei jungen Ratten erwies sich, dass nur in früher Kindheit gesetzte Läsionen der Amygdala bzw. des ventralen Hippocampus zu einer späteren Verminderung der sozialen Angst führten (Daenen et al. 2002).

9.6.1 Genetische Faktoren

Zeitgemäße Modelle sehen die Entwicklung einer SAS am ehesten als eine **Kombination aus genetischen und Umweltfaktoren** (Rosenbaum et al. 1992). Genetische Faktoren spielen eine wichtige Rolle – wenngleich in geringerem Maß als bei der Panikstörung (Ollendick u. Hirshfeld-Becker 2002).

Mehrere Studien beschreiben konsistent eine größere Häufigkeit sozialer Phobien bei den Verwandten von Patienten mit sozialer Phobie (Bandelow et al. 2004; Fyer et al. 1993; Fyer et al. 1995; Last et al. 1991; Reich u. Yates 1988). Auch scheint nicht nur ein »allgemeiner Neurosefaktor« übertragen zu werden, sondern eine spezielle Disposition für soziale Phobie. Fyer et al. (1995) stellten z. B. bei den Verwandten von Sozialphobiepatienten ein höheres Risiko für soziale Phobie als für spezifische oder Agoraphobie fest. Reich u. Yates (1988) fanden wiederum bei den Verwandten von Patienten mit SAS ein höheres Risiko für Sozialphobie und ein geringeres für GAS oder Panikstörung als bei den Verwandten von Patienten mit einer Panikstörung. Last et al. (1991) dagegen berichten kein erhöhtes Risiko für eine Sozialphobie bei den Verwandten von Kindern mit einer Sozialphobie, verglichen mit Kindern ohne Sozialphobie. In dieser Studie war die Anzahl der untersuchten Kinder mit Sozialphobie (n = 9) jedoch zu klein, um das Risiko eines Typ-II-Fehlers auszuschließen. Auch Stemberger et al. (1995) fanden keine Häufung sozialer Ängste in den Verwandten von Patienten mit sozialer Phobie.

Andrews et al. (1990) führten eine große Befragung bei Zwillingspaaren durch. Die Stichprobe enthielt auch 33 Patienten mit sozialer Phobie. Nach dieser Studie ergaben sich keine Hinweise für eine spezielle Vererbbarkeit der sozialen Phobie; vielmehr scheinen die Ergebnisse nach Andrews für eine allgemeine Erblichkeit eines generellen Neurosefaktors zu sprechen. Nach einer anderen Zwillingsstudie ergaben sich jedoch Hinweise für spezifische genetische Faktoren bei sozialer Phobie (Kendler et al. 1992). In dieser Studie mit 2163 weiblichen Zwillingspaaren fanden die Autoren für monozygote Zwillingspaare eine höhere Konkordanzrate (24%) als bei dizygoten Zwillingen (15%). Nach dieser Untersuchung konnten 21% der Varianz durch einen speziellen genetischen Faktor für soziale Phobie erklärt werden und 10% durch einen Faktor, der allgemein für alle Phobien gilt. 68% der Varianz wurde in dieser Studie Milieufaktoren zugeschrieben. Der Einfluss genetischer Faktoren scheint bei Männern stärker als bei Frauen zu sein.

Andere Studien beschäftigten sich nicht mit einer nach den heutigen diagnostischen Kriterien definierten sozialen Phobie, sondern mit »**Schüchternheit**«. In einer Adoptionsstudie wurden adoptierte und nichtadoptierte Kinder 12 und 24 Monate nach der Geburt untersucht (Daniels u. Plomin 1985). Bei den nichtadoptierten Kindern wurde eine Korrelation zwischen der Schüchternheit der Mütter und der Kinder festgestellt, nicht aber zwischen der Schüchternheit der adoptierten Kinder und derjenigen der Pflegemütter. Zwei Zwillingsstudien zeigten bei sozialen Ängsten und Schüchternheit eine höhere Konkordanz bei monozygoten als bei dizygoten Zwillingen (Rose u. Ditto 1983; Torgersen 1979).

Assoziationsuntersuchungen mit SAS-Patienten sind noch selten. Die aufgrund von Untersuchungen mit bildgebenden Verfahren vermutete Störung dopaminerger striataler Bahnen bei SAS (s. unten) konnte durch genetische Untersuchungen nicht untermauert werden. Es zeigten sich bei Patienten mit SAS keine Polymorphismen für D2-, D3- und D4-Rezeptorgene sowie das Dopamintransportergen (Kennedy et al. 2001).

Umweltfaktoren in der **Kindheit und Adoleszenz** scheinen einen Einfluss auf die Entstehung der Erkrankung zu haben. Im Vergleich zu gesunden Kontrollpersonen berichteten Patienten mit SAS häufiger über frühkindliche Traumata wie Trennungen von den Eltern, aber auch über ungünstigere Erziehungsstile der Eltern. Beachtet man allerdings die komplexen Korrelationen zwischen frühkindlichen Traumata, Erziehungsstilen und familiärer Disposition für Angsterkrankungen, so relativieren sich die direkten Einflüsse exogener Faktoren zugunsten eines genetischen Faktors: Nach einer logistischen Regression stellten sich familiäre Angsterkrankungen als bedeutendster ätiologischer Faktor heraus, während Separationserlebnisse deutlich weniger relevant waren und sich der Einfluss des elterlichen Erziehungsverhaltens als vernachlässigbar herausstellte (Bandelow et al. 2004).

9.6.2 Serotonerges System

Serotoninfunktionen stellten sich in Primatenversuchen als neurobiologisches Korrelat der sozialen Rangordnung und Kompetenz dar (Highley et al. 1996; Raleigh et al. 1985).

Bei Individuen mit SAS erfolgt nach Gabe des 5-HT-Agonisten Fenfluramin eine verminderte Kortisolsekretion – was für eine Dysfunktion des serotonergen Systems im Sinne einer postsynaptischen Rezeptorüberempfindlichkeit sprechen könnte (Potts et al. 1996; Tancer et al. 1993). Zwar zeigte sich bei Patienten keine signifikante Erhöhung der 5-HT2-Rezeptoren in den Thrombozyten, jedoch korrelierte deren Dichte mit dem Schweregrad der Störung (Chatterjee et al. 1997). Stein et al. (1995) fanden bei Patienten mit SAS keine Unterschiede in der ^{3}H-Paroxetinbindung in Thrombozyten im Vergleich zu Panikpatienten und Kontrollen. Ebenso zeigten sich keine Unterschiede in neuroendokrinen und Verhaltensvariablen als Reaktion auf Gabe des SSRI Citalopram bei SAS und Gesunden (Shlik et al. 1997).

In einer Doppelblindstudie wurde gesunden Versuchspersonen der Serotoninwiederaufnahmehemmer Paroxetin gegeben. Unter dieser Behandlung zeigte sich eine Veränderungen des sozialen Verhaltens (Reduzierung von Aggressivität und Besserung des Gemeinschaftssinns) (Knutson et al. 1998).

9.6.3 Katecholaminsystem

Bei Reden vor Publikum reagieren Patienten mit SAS nicht wie Gesunde mit einer verstärkten Adrenalinsekretion. Auch die Gabe von Adrenalin provoziert bei ihnen keine Angstsymptome. Bei orthostatischem Stress kommt es allerdings zu höheren Noradrenalinspiegeln als bei Kontrollpersonen (Stein et al. 1992). Nach Gabe von Yohimbin ist die Ausscheidung des Noradrenalinmetaboliten MHPG erhöht (Bayle et al. 1999; Potts et al. 1996).

Puls- und Blutdruckwerte unterscheiden sich bei Patienten mit SAS nicht von gesunden Kontrollen (Levin et al. 1993); die Patienten zeigen aber eine empfindlichere Reagibilität des autonomen Nervensystems bei normalen Plasmanoradrenalinwerten (Stein et al. 1994). Zwar war der Blutdruckabfall bei Orthostase nach Liegen gemindert, dies war aber nicht mit erhöhten Noradrenalinwerten verbunden (Coupland et al. 1995).

Auf die Gabe von Clonidin reagierten die Patienten im Vergleich zur gesunden Kontrollgruppe mit einer abgeschwächten Wachstumshormonausschüttung (Tancer et al. 1993). Diese Befunde sind vergleichbar mit Daten von Patienten mit Panikstörung, Depression und GAS und zeigen vermutlich eine abgeschwächte postsynaptische α_2-Funktion bei noradrenerger Überfunktion an.

9.6.4 Provokationsstudien

Ähnlich wie Menschen mit einer Panikstörung zeigen Patienten mit SAS bei **CO_2-Inhalation** eine deutliche Hypersensitivität im Vergleich zu gesunden Kontrollen (Caldirola et al. 1997; Gorman et al. 1988). Eine höhere Empfindlichkeit gegenüber Laktatinfusionen – wie bei der Panikstörung – konnte nicht nachgewiesen werden (Liebowitz et al. 1985). Nach **Koffeinstimulation** traten bei Patienten mit SAS verstärkt Angstsymptome auf, während die Laktat-Response normal war (Tancer et al. 1994). Eine Provokation mit Pentagastrin, einem CCK_B-Agonisten, löste bei Menschen mit SAS wie bei Panikpatienten Panikattacken aus, allerdings in geringerem Ausmaß (van Vliet et al. 1994). McCann et al. (1997) fanden allerdings nach Pentagastrininfusion eine ähnliche Panikattackenhäufigkeit bei Patienten mit SAS und Panikstörung. Die erlebte Angst unterschied sich qualitativ aber von der Angst, die in sozialen Interaktionen auftritt. Im Gegensatz zur Panikstörung konnte durch Stimulation mit dem Benzodiazepinantagonisten Flumazenil bei Patienten mit SAS keine verstärkte Paniksymptomatik erreicht werden (Coupland 2001).

9.6.5 HPA-Achse

Es konnte keine vermehrte Ausscheidung des freien Kortisols im Urin im Vergleich zu Kontrollpersonen festgestellt werden (Uhde et al. 1994). Im Dexamethason-Suppressionstest zeigten sich keine pathologischen Veränderungen (Potts et al. 1996). Nachdem Patienten mit SAS unter psychischen Stress gesetzt wurden (*Trier Social Stress Test*) konnte im Vergleich zu einer Kontrollgruppe ein höherer Plasmakortisolspiegel bestimmt werden, wobei allerdings die CRH-Werte unverändert waren (Condren et al. 2002).

9.6.6 EEG-Untersuchungen

Die einzige vorliegende EEG-Untersuchung konnte zeigen, dass bei der SAS bei phobischer Antizipation eine signifikant deutlicher ausgeprägte Aktivierung des rechten Frontallappens auftritt, die mit der subjektiven Angstbewertung korrelierte (Davidson et al. 2000).

9.6.7 Bildgebende Verfahren

Ein ausführliche Darstellung der Befunde mit bildgebenden Verfahren bei SAS findet sich bei Fredrikson u. Furmark (2004).

Potts et al. (1996) beobachteten in der Kernspintomographie (MRT) eine Volumenreduktion des Putamen im Vergleich zu Kontrollen. Birbaumer et al. (1998) zeigten mit der fMRT bei Patienten mit SAS eine Aktivierung der Amygdala unter phobischer Stimulation. Stein et al. (2002) beschreiben einen Signalanstieg im fMRT bei SAS in Amygdala, Uncus und Gyrus parahippocampalis nur bei Präsentation von Gesichtern mit negativem Affektausdruck. In gepaarten Konditionierungsversuchen – d. h. bei gleichzeitiger Präsentation eines konditionierten Stimulus (neutraler Gesichtsausdruck) und eines unkonditionierten Stimulus (neutraler oder aversiver Geruch) – ergab sich im Gegensatz zu einem Abfall in der Kontrollgruppe bei Patienten mit SAS eine deutliche Aktivitätssteigerung in Amygdala und Hippocampus (Schneider et al. 1999).

Von Kagan wurde ein Phänomen des Kindesalters beschrieben, das als »**behaviorale Inhibition**« bezeichnet wird und durch eine Vermeidung neuartiger Stimuli wie Personen, Objekte oder Situationen gekennzeichnet ist. Erwachsene, die in ihrem zweiten Lebensjahr als »inhibiert« diagnostiziert wurden, weisen bei Präsentation unbekannter Gesichter im fMRT eine stärkere Aktivierung der Amygdala auf (Schwartz et al. 2003).

Davidson et al. (1993) und Tupler et al. (1997) konnten unterschiedliche Verteilungsmuster für verschiedene Aminosäuren mit Hilfe der Magnetresonanzspektroskopie z. B. im Thalamus und Nucleus caudatus von SAS-Patienten aufzeigen. Aus diesen Untersuchungen wurde auf eine geringere metabolische Aktivität in Bereichen der Basalganglien sowie der weißen und grauen Substanz geschlossen. In der Magnetresonanzspektroskopie zeigte sich bei Patienten, bei denen es unter Fluoxetin zu einer klinischen Besserung gekommen war, eine vermehrte Anreicherung des Medikaments in bestimmten Bereichen des Gehirns (Miner et al. 1995).

Neuere Theorien vermuten eine Störung des Dopaminsystems bei Patienten mit SAS. Mit Hilfe des Kokainanalogons ^{123}I-beta-CIT (^{123}I-2β-Carbomethoxy-3β-[4-Iodophenyl]Tropan) konnte bei Sozialphobiepatienten eine verminderte Dichte von Dopaminwiederaufnahmestellen gefunden werden (Tiihonen et al. 1997). Im IBZM-SPECT (IBZM: Jodbenzamid) fand sich bei Personen mit SAS eine geringere D2-Bindungskapazität (Schneier et al. 2000).

Eine SPECT-Studie erbrachte keine Unterschiede zwischen SAS und Kontrollen bezüglich des regionalen zerebralen Blutflusses (Stein u. Leslie 1996). Miner et al. (1995) fanden in SPECT-Untersuchungen bei Sozialphobiepatienten, die unter einer Therapie mit Fluoxetin gebessert wurden, eine stärkere Anreicherung des Medikaments – ein weiterer Hinweis für eine Beteiligung des Serotoninsystems. Eine erfolgreiche Pharmakotherapie reduzierte im HMPAO-SPECT die Aktivität im linken Temporallappen, im linken frontalen Kortex und im linken Cingulum (van der Linden et al. 2000).

Bei SAS-Patienten, die unter einer Behandlung mit dem SSRI Citalopram oder kognitiver Verhaltenstherapie gebessert waren, zeigte sich in der PET nach phobischer Stimulation ein im Vergleich zur Situation vor Behandlungsbeginn weniger stark ausgeprägter **zerebraler Blutfluss** (CBF) in der Amygdala beidseits, im Hippocampus und im paraamygdaloiden, im rhinalen und im parahippokampalen Kortex. Die Reduktion korrelierte hoch mit der klinischen Besserung und unterschied sich auch deutlich von den Daten der unbehandelten Kontrollgruppe (Furmark et al. 2002). Nach einer Provokation durch phobische Stimuli kam es in der PET zu einem Signalanstieg im rechten dorsolateralen präfrontalen Kortex und im linken parietalen Kortex (Malizia et al. 1997). Dieses Phänomen zeigte sich nicht bei phobischer Antizipation bei Kontrollen.

Patienten mit SAS wurden in einem Zustand antizipatorischer Angst vor einer Rede vor Publikum im PET auf Veränderungen des CBF untersucht. Es zeigte sich ein verstärkter CBF im rechten dorsolateralen präfrontalen Kortex, im linken inferioren temporalen Kortex, und im linken Hippocampus-Amygdala-Komplex, außerdem eine Abnahme des CBF im linken Temporalpol und beiderseits im Kleinhirn. Während bzw. nach der Stimulationsbedingung zeigten Patienten mit SAS insgesamt eine vermehrte subkortikale CBF-Steigerung im Vergleich zu Gesunden, die mit verstärktem kortikalem CBF reagierten (Tillfors et al. 2002). Ähnliche Steigerungen des CBF bei der generalisierten SAS in Thalamus, Mittelhirn, im lateralen, präfrontalen, mittleren Cingulum und im sensomotorischen, anterotemporalen Kortex wurden auch von Reiman (1997) bestätigt. Unter Stimulationsbedingungen konnte ein Aktivitätsabfall im visuellen und im mediofrontalen Kortex gefunden werden (van Ameringen et al. 1998).

In einer offenen Behandlungsstudie (Kelsy et al. 2000) mit Nefazodon zeigten sich vor Behandlungsbeginn Korrelate sozialer Angst unter Stimulationsbedingen bilateral in Kortex, mittlerem Temporallappen, Nucleus caudatus, Frontallappen und lateralem, orbitofrontalem Kortex. Der CBF im mittleren Frontallappen korrelierte hoch negativ mit der erlebten Angst. Nach der Behandlung ergaben sich noch CBF-Änderungen im Zusammenhang mit sozialer Angst im rechten, mittleren orbitofrontalen Kortex und im anterioren Cingulum.

Nach einem neuroanatomischen Model von Li et al. (2001) wird vermutet, dass bei der SAS eine Störung eines kortikostriatothalamischen Netzwerks besteht. Nach dieser Theorie übernimmt der parietale Kortex die Evaluation der Körperposition und auch des »sozialen Raums«. Vermittelt durch die Verbindung zwischen Basalganglien und Thalamus findet eine verstärkte Signaltransmission zum frontalen Kortex statt. Als Folge entsteht eine zu negative Beurteilung sozialer Situationen und ihre Vermeidung. Veit et al. (2002) vermuten ein überaktives frontolimbisches System, das zu kognitiven Fehlinterpretationen potenziell angstauslösender Stimuli führt.

! Aufgrund geeigneter Tiermodelle können gerade für die soziale Angststörung unterschiedliche Störungsmodelle generiert werden. Genetische Faktoren scheinen auch hier eine wichtige Rolle zu spielen, ebenso familiäre Angsterkrankungen. Bezüglich der monoaminergen Systeme gibt es einige Hinweise auf eine serotonerge postsynaptische Überfunktion sowie auf eine noradrenerge Überfunktion; die Befunde sind aber weniger solide als bei der Panikstörung. Obwohl Menschen mit einer sozialen Angststörung oft Panikattacken erleben, sind die Ergebnisse von Stimulationsstudien mit anxiogenen Substanzen weniger eindrücklich als bei der Panikstörung. Daten von Untersuchungen unter Einsatz bildgebender Verfahren sind allerdings umfangreich und weisen auf eine Störung im kortikostriatothalamischen Netzwerk hin.

9

9.7 Neurobiologie der spezifischen Phobien

Die Befürchtungen von Patienten mit einer spezifischen (isolierten) Phobie beziehen sich auf einzelne Objekte oder Situationen. Eine Sonderform – auch aus neurobiologischer Sicht – stellt die **Blut- und Verletzungsphobie** dar, da sie im Gegensatz zu allen anderen Angststörungen zu echten Synkopen führen kann, wenn der Betroffene mit dem Anblick von Verletzungen konfrontiert wird. Die Patienten mit spezifischen Phobien melden sich nur selten zur Behandlung, da sie durch die Vermeidung der Angstobjekte meist nicht wesentlich in ihrer Lebensqualität eingeschränkt werden. Nur in wenigen Fällen kommt es zu deutlichen psychosozialen Einschränkungen.

Wie oben bereits erwähnt, können spezifische Phobien nicht einfach durch vorausgegangene traumatische Erfahrungen mit dem phobischen Objekt erklärt werden (► 9.2). Neben Fehlkonditionierungen – basierend auf einer *preparedness* des Organismus – werden genetische Faktoren als mitverursachend angesehen. Die neurobiologischen Hintergründe der isolierten Phobien sind bisher noch kaum untersucht worden, was zum Teil daran liegen mag, dass sich solche Patienten selten einer Behandlung unterziehen.

9.7.1 Genetische Faktoren

Da spezifische Phobien sich, wie eingangs erwähnt, auf Gegebenheiten der Natur beziehen, die vor Hunderttausenden von Jahren gefährlich waren, es heute aber nicht mehr sind, drängt sich die Vermutung auf, dass die Furcht vor diesen Objekten auf genetischem Wege übertragen wird. In der Tat gibt es Hinweise auf die **Erblichkeit spezifischer Phobien**. Nach Familienuntersuchungen haben Verwandte 1. Grades von Patienten mit einer spezifischen Phobie ein 3,3-fach höheres Risiko für eine spezifische Phobie (Fyer et al. 1990). Nach Zwillingsuntersuchungen wurde die Erblichkeit von spezifischen Phobien auf bis zu 30% geschätzt. Sie ist bei Tierphobien am stärksten ausgeprägt (Kendler et al. 1992). Die Vererbbarkeit der Furchtkonditionierung wurde nach einer Zwillingsstudie auf 35–45% geschätzt (Hettema et al. 2003).

Es wird diskutiert, ob ein spezieller Erbfaktor für spezifische Phobien existiert oder ob die genetische Übertragung der Phobien auf einem unspezifischen Angst-Diathese-Faktor beruht, der unter dem Einfluss von Umweltfaktoren zur Ausbildung unterschiedlicher Phobien führen kann (Smoller u. Tsuang 1998). Nach Taylor (1998) existieren sowohl allgemeine als auch spezifische Faktoren; letztere seien relevant für Agoraphobie, situative Ängste und die soziale Angststörung, während für Tierphobien angeborene Faktoren im Sinne einer allgemeinen phobischen Prädisposition angenommen werden.

In einer nichtklinischen Stichprobe war ein erblicher Angstsensitivitätsfaktor nur **bei Frauen** nachweisbar und erklärte immerhin 37–48% der Varianz, während bei Männern die Verursachung durch Umweltfaktoren im Vordergrund stand (Jang et al. 1999). Dies könnte erklären, warum Phobien, insbesondere Tierphobien, bei Frauen häufiger auftreten (Fredrikson et al. 1996), da soziale Rollenerwartungen allein keine Erklärung sein können (Cornelius u. Averill 1983).

Geschlechtsspezifische Effekte konnten außerdem für die Agoraphobie, für situative Ängste und die Verletzungsphobie gezeigt werden, aber nicht für die Tierphobie (Kendler et al. 2002).

Kopplungsuntersuchungen fanden Marker für spezifische Phobien auf dem Chromosom 14 (Gelernter et al. 2003).

9.7.2 HPA-Achse

Die Untersuchung der HPA-Achse bei Menschen mit spezifischer Phobie führte zu inkonsistenten Ergebnissen. Nach Konfrontation mit phobischen Stimuli kam es nicht in allen Studien zu einer Kortisolreaktion (Alpers et al. 2003; Curtis et al. 1976; Nesse et al. 1985b). Patienten mit einer Autofahrphobie zeigten bei Exposition (Fahren auf einer vollen Autobahn) eine starke Erhöhung der Saliva-Kortisolwerte (Alpers et al. 2003).

9.7.3 Bildgebende Verfahren

Im SPECT ergab sich bei Patienten mit spezifischen Phobien unter phobischer Stimulation eine Reduzierung der Traceraufnahme in posterioren Regionen (O'Carroll et al. 1993).

Bei Patienten mit spezifischen Phobien wurde im ^{15}O-PET bei phobischer Stimulation eine deutliche Aktivierung von Amygdala, Thalamus und Striatum gemessen (Wik et al. 1997). Bei Patienten mit Angststörungen, von denen nur ein Teil spezifische Phobien aufwies, wurden in der PET regionale Unterschiede des CBF mit Aktivierungen im rechten frontalen Kortex, im rechten posteromedialen orbitofrontalen Kortex, beidseits im insulären Kortex und beidseits im Nucleus lenticularis und im Hirnstamm gefunden (Rauch et al. 1995). Es ist zu bedenken, dass in PET-Studien Artefakte durch die angstinduzierte Hyperventilation entstehen können (Mountz et al. 1989).

Reiman (1997) ordnen in einer Übersichtsarbeit über Korrelate pathologischer Emotionen auf der Basis von PET-Untersuchungen bestimmten Gehirnbereichen gewissen Funktionen zu:

- Der anteriore Temporallappen ist danach für Evaluationsprozesse zuständig, die exterozeptiven sensorischen Informationen eine emotionale Komponente zuordnen.
- Anteriore Insulabereiche weisen nach dieser Darstellung potenziell bedrohlichen kognitiven und sensorischen Informationen eine negative Emotion zu.
- Cingulum, Kleinhirnwurm und Mittelhirnbereiche werden bei normaler und pathologischer Angst aktiviert.
- Orbitofrontaler Kortex, anteriore Insula und anteriores Cingulum scheinen besonders relevant zu sein, da sie bei allen phobischen Störungen auffällig sind (Malizia et al. 1997).

! Spezifische Phobien sind neurologisch noch wenig erforscht. Eine wesentliche genetische Beteiligung ist evident und lässt Unterschiede bei verschiedenen phobischen Stimuli erkennen. Bildgebende Verfahren wiesen bisher auf unspezifische Veränderungen in Teilen des Angstnetzwerks hin.

9.8 Pharmakotherapie der Angststörungen

Vierzig Jahre nach den ersten systematischen Behandlungsstudien mit Antidepressiva (Klein 1964) hat sich die pharmakologische Behandlung der Angststörungen etabliert.

Die Pharmakotherapie sollte durch eine Verhaltenstherapie ergänzt werden. Direkte Vergleichsuntersuchungen zeigten im Wesentlichen, dass **Pharmako- und Psychotherapie** gleich wirksam sind und eine Kombination beider Verfahren oft besser wirkt als beide Modalitäten allein. Eine Übersicht über wirksame Behandlungsmethoden mit einer vollständigen Aufstellung der relevanten Studien findet sich bei Bandelow et al. (2002b). In ◘ Tab. 9.2 sind die derzeit in der Angstbehandlung verwendeten Medikamente zusammengestellt.

Aus der Wirksamkeit von Medikamenten bei den Angststörungen können Rückschlüsse auf die Ätiologie dieser Erkrankungen gezogen werden. Diese Rückschlüsse sind jedoch nur indirekt. Ebenso, wie es falsch wäre, bei der Parkinson-Krankheit aus der Wirksamkeit der Anticholinergika zu schließen, die Erkrankung beruhe auf einer Dysfunktion der cholinergen Systems, kann die Wirksamkeit serotonerger Medikamente nicht als endgültiger Beweis dafür angesehen werden, dass eine Störung des Serotoninsystems Ursache der Angsterkrankungen ist.

9.8.1 Substanzen mit Wirkung auf Serotonin- und Noradrenalinbahnen

Warum wirken serotonerge Medikamente anxiolytisch?

Die **SSRI** gelten heute als Mittel der ersten Wahl bei allen Angststörungen. SSRI hemmen das Protein, das Serotonin nach der Ausschüttung in den synaptischen Spalt wieder in die präsynaptische Zelle aufnimmt. Man nimmt an, dass dadurch die Neurotransmission in den von den Raphekernen ausgehenden serotonergen Bahnen verbessert wird. Diese Bahnen hemmen die Gebiete im Gehirn, die für die Auslösung von Angstreaktionen verantwortlich sind.

Da die Wiederaufnahmehemmung sofort einsetzt, die anxiolytische Wirkung aber erst nach 2–6 Wochen, wurde überlegt, dass nicht die Wiederaufnahmehemmung die direkte Ursache der anxiolytischen Wirkung darstellt, sondern sekundäre **Adaptationsprozesse von Rezeptoren.** Nach dieser Theorie führt die Erhöhung der Serotoninkonzentration im synaptischen Spalt zu einer Aktivierung der inhibitorischen präsynaptischen 5-HT1B/D- und der somatodendritischen 5-HT1A-Rezeptoren und damit zunächst zu einer Abnahme der Entladungsrate des serotonergen Neurons. Erst nach etwa drei Wochen kommt es wieder zu einer Zunahme der Entladungsrate, weil die präsynaptischen und die somatodendritischen inhibitorischen Rezeptoren desensibilisiert worden waren (Nutt et al. 1999).

Tab. 9.2. Bei Angststörungen wirksame Medikamente

Medikamentengruppe	Beispiele	Anmerkungen
Serotonerge/noradrenerge Medikamente		
Selektiver Serotoninwiederaufnahmehemmer (SSRI)	Citalopram Escitalopram Fluvoxamin Fluoxetin Paroxetin Sertralin	Mittel der ersten Wahl bei allen Angststörungen Nebenwirkungen: Unruhe und Übelkeit zu Beginn der Behandlung; u. a. sexuelle Dysfunktionen bei längerer Behandlung
Selektiver Serotonin-Noradrenalin-Wiederaufnahmehemmer (SSNRI)	Venlafaxin	Mittel der ersten Wahl bei GAS und SAS Nebenwirkungen: Unruhe und Übelkeit zu Beginn der Behandlung; u. a. sexuelle Dysfunktionen bei längerer Behandlung
Trizyklische Antidepressiva	Clomipramin Imipramin	Sehr gute Wirksamkeit bei Angststörungen (außer bei SAS) Nebenwirkungen: anticholinerge Wirkungen, Sedierung, Gewichtszunahme; insgesamt mehr Nebenwirkungen als SSRI/SSNRI, daher Mittel der zweiten Wahl
Trizyklisches Anxiolytikum	Opipramol	Nur vorläufige Daten bei GAS Nebenwirkungen: anticholinerge Wirkungen, Sedierung, Gewichtszunahme u. a.
Irreversible MAO-Hemmer	Phenelzin Tranylcypromin	Phenelzin: sehr gute Wirkung bei Panikstörung und SAS Tranylcypromin: einige wenige Studien zeigen gute Wirksamkeit bei SAS Insgesamt mehr Nebenwirkungen als bei SSNRI/SSNRI; potenziell gefährliche Wechselwirkungen, daher Mittel der dritten Wahl
Reversibler MAO_A-Hemmer	Moclobemid	Nur bei SAS wirksam Nebenwirkungen: Unruhe, Schlafstörungen u. a.; insgesamt benignes Nebenwirkungsprofil
Azapiron	Buspiron	Nur bei GAS wirksam Nebenwirkungen: Schwindel, Kopfschmerzen u. a.
Anderer Angriffspunkt		
Benzodiazepine	Alprazolam u. a.	Sehr gute Wirkung; wegen Suchtgefahr Mittel der zweiten oder dritten Wahl Nebenwirkungen: Sedierung, Reaktionszeitverlängerung u. a.
Antihistaminika	Hydroxyzin	Nur vorläufige Daten bei GAS Nebenwirkungen: Schwindel, Tachykardie, EKG-Veränderungen u. a.

Projektionen der serotonergen Rapheneurone zum PAG modifizieren das Kampf-, Unterlegenheits- oder Fluchtverhalten bei Tieren. Die Stimulation des Nucleus raphe dorsalis führt zu einer starken Serotoninausschüttung in der dorsalen PAG-Region, was zu einer verminderten Aktivität des PAG führt (Viana et al. 1997). Dies stützt die Theorie von Deakin u. Graeff (1991), dass serotonerge Projektionen von den dorsalen Raphekernen durch ihren inhibitorischen Einfluss auf das PAG Kampf- oder Fluchtreaktionen modulieren. Bei Panikpatienten könnte der Einfluss auf das PAG zu einer Abnahme der Todesangst führen.

Die chronische Behandlung von Ratten mit SSRI führt zu einer Reduktion der CRH-Ausschüttung im Hypothalamus (Brady et al. 1992). Eventuell geschieht dies über eine Veränderung der zentralen Gluko- und Mineralokortikoidrezeptoren, die im Tierversuch nach einer Woche adäquater Behandlung evident ist und hypothalamische CRH-Neurone inhibiert (Holsboer u. Barden 1996). Serotonerge Antidepressiva verbessern die negative Rückkopplungskapazität der HPA-Achse und nehmen auch direkten Einfluss auf Enzyme, die im Metabolismus neuroaktiver Peptide, z. B. Tetrahydroprogesteron (TPH), beteiligt sind (Griffin u. Mellon 1999). TPH hat GABA-agonistische Effekte. Bei der Panikstörung zeigen sich bezüglich der Basalwerte von TPH und der Beeinflussbarkeit durch SSRI Unterschiede zur Depression (Ströhle et al. 2002). Unter experimentell induzierten Panikattacken steigen bestimmte neuroaktive Peptide, die mit einem reduzierten GABA-Tonus einhergehen, deutlich an, was bei erhöhten Basalwerten von TPH bei diesen Individuen für einen protektiven Effekt von TPH vor Panikattacken sprechen könnte (Ströhle et al. 2003).

SSRI können auch einen direkten Effekt auf die Amygdala ausüben. Es gibt direkte Projektionen von den dorsalen und medialen Raphekernen zur Amygdala über das mediale Vorderhornbündel (Törk u. Hornung 1990). Serotonin moduliert den sensorischen Input am Nucleus lateralis der Amygdala, indem exzitatorische Inputs von glutamatergen thalamischen und kortikalen Bahnen inhibiert werden (Stutzmann u. LeDoux 1999). Die Amygdala kann somit ein Hauptangriffspunkt der SSRI sein, indem eine Serotoninerhöhung exzitatorische Inputs von Kortex und Thalamus, die die Amygdala aktivieren, abschwächt.

Ob die Wirklatenz der SSRI durch Adaptionsmechanismen der 5-HT-Autorezeptoren oder andere der dargestellten Mechanismen erklärt werden kann, ist noch nicht abschließend geklärt.

Serotonin oder Noradrenalin?

Die Noradrenalinwiederaufnahmehemmung war in den letzten Jahren nicht als relevanter Wirkmechanismus anxiolytischer Medikamente angesehen worden. Die Wirkung der trizyklischen Antidepressiva (TZA) Imipramin und Clomipramin bei Angsterkrankungen könnte sowohl auf der Wiederaufnahmehemmung von Serotonin wie von Noradrenalin beruhen. Auch ist die anxiolytische Wirkung des SSNRI Venlafaxin mit der der SSRI vergleichbar. Der relativ selektive Noradrenalinwiederaufnahmehemmer Desipramin war jedoch bei der Panikstörung nur mäßig wirksam; das fast rein noradrenerge Maprotilin war weniger wirksam als Fluvoxamin (den Boer u. Westenberg 1988; Lydiard et al. 1993; Sasson et al. 1999). Es könnte daher vermutet werden, eine serotonerge Komponente sei eine notwendige Bedingung für die anxiolytische Wirkung. Da aber auch der SSNRI Reboxetin bei der Panikstörung wirksam ist (Versiani et al. 2002), bleibt diese Hypothese weiterhin unbestätigt.

Das serotonerge und das adrenerge System sollten allerdings nicht unabhängig voneinander gesehen werden. Die zum Locus coeruleus führenden serotonergen Neurone sind generell inhibitorisch und führen zu einer Abnahme der noradrenergen Aktivität (Aston-Jones et al. 1991). Eine Behandlung mit Fluoxetin führte nach zwölf Wochen zu verminderten Plasmaspiegeln des Noradrenalinmetaboliten MHPG (Coplan et al. 1997). Das heißt, dass die Verstärkung der serotonergen Neurotransmission sekundär zu einer Abnahme noradrenerger Aktivität führt.

Monoaminoxidasehemmer

Die MAO-Hemmer inhibieren das Enzym, das das wiederaufgenommene Serotonin zu 5-Hydroxyindolessigsäure (5-HIES) abgebaut. Es steht somit mehr Serotonin zur Wiederaufnahme in die Vesikel bereit. In den Vesikeln ist Serotonin vor dem Abbau durch die MAO geschützt. Im Endeffekt haben also alle Antidepressiva die gleiche Wirkung: Die Verfügbarkeit von Serotonin im synaptischen Spalt wird erhöht.

Serotoninrezeptoragonisten und -antagonisten

Der 5-HT1A-Agonist Buspiron gehört zu der Gruppe der Azapirone und ist bei der GAS wirksam; bei anderen Angststörungen wirkt er jedoch nicht besser als Plazebo (Bandelow et al. 2002b).

Gepiron, ein anderes Azapiron, hatte bei GAS nur geringe Effekte (Rickels et al. 1997). Der 5-HT1A-Agonist Flesinoxan wirkte in einer offenen Pilotstudie sogar anxiogen (van Vliet et al. 1996). Der direkte Serotoninagonist *m*-CPP und der indirekte Serotoninagonist Fenfluramin lösen ebenfalls Angstgefühle aus (Broocks et al. 2000).

Das Antidepressivum Trazodon ist ein 5-HT2-Antagonist. Ein Hauptmetabolit von Trazodon ist *m*-CPP. Die therapeutischen Ergebnisse mit Trazodon waren widersprüchlich (Charney et al. 1986; Mavissakalian et al. 1987). Durch Gabe des 5-HT2-Antagonisten Ritanserin kommt es nicht zu einer Besserung, sondern sogar zu einer Exazerbation mancher Symptome (den Boer u. Westenberg 1990).

9.8.2 Benzodiazepine/GABAerge Substanzen

Die Wirkung der Benzodiazepine und anderer GABAerger Substanzen wird weiter oben erklärt (▶ 9.4.6). GABAerge Substanzen wirken im Gegensatz zu den serotonergen und noradrenergen Substanzen recht **unspezifisch**. Während es nur ca. 15.000 noradrenerge und ca. 350.000 serotonerge Neurone im ZNS gibt, ist GABA an ungefähr der

Hälfte der ungefähr 10^{18} (eine Trilliarde!) Gehirnsynapsen beteiligt. Die Verstärkung der GABAergen Transmission führt zu einer allgemeinen Hemmung von synaptischen Vorgängen. Dies erklärt, warum GABAerge Substanzen sedierende, angstlösende, amnestische, antikonvulsive und muskelrelaxierende Eigenschaften haben. Es wäre sehr spekulativ, aus der Wirkung der Benzodiazepine bei Angst auf eine Störung dieses Rezeptorkomplexes als Ursache der Angststörungen zu schließen.

Zu den Substanzen, die am GABA-Rezeptor wirken, gehören
- Alkohol,
- Barbiturate,
- Benzodiazepine und
- einige Antikonvulsiva.

Die angstlösende Wirkung des Alkohols ist wahrscheinlich der Hauptgrund für seine weite Verbreitung und häufige missbräuchliche Anwendung.

Während die Behandlung von Angstzuständen mit Barbituraten heute als obsolet gilt, sind die **Benzodiazepine** in der Angstbehandlung etabliert (Bandelow et al. 2002b). Im Gegensatz zu Antidepressiva setzt die anxiolytische Wirkung von Benzodiazepinen unmittelbar ein. Aufgrund der bekannten Abhängigkeits- und Toleranzentwicklung und möglicher Absetzprobleme sollten die Benzodiazepine aber nicht Mittel der ersten Wahl sein. Vielmehr sollte ihr Einsatz zur Überbrückung der Phase der Wirklatenz von Antidepressiva bei schweren Fällen oder bei Therapieresistenz auf andere Substanzen beschränkt bleiben.

Die Ergebnisse mit GABAergen Antikonvulsiva sind uneinheitlich. Valproat war in einigen Studien bei Angstpatienten wirksam, während Carbamazepin keine Wirkung hatte. Gabapentin zeigte sich nur bei schwerer kranken Patienten signifikant wirksamer als Plazebo (Bandelow 2001).

9.8.3 Antipsychotika

In Europa wurden vor allem in den 80-er und 90-er Jahren des vorigen Jahrhunderts Antipsychotika bei Angstpatienten eingesetzt. Einige Studien liegen vor, die Effekte niedrig dosierter Antipsychotika bei nichtpsychotischer Angst zeigten, doch orientieren sich diese zumeist nicht an den heute gebräuchlichen Diagnosekriterien. Wegen möglicher Spätwirkungen (tardive Dyskinesien) werden sie heute nicht mehr empfohlen (Bandelow et al. 2002b). Über den Mechanismus, durch den Antipsychotika eine anxiolytische Wirkung ausüben, ist wenig bekannt. Die Neuroleptika scheinen nicht nur wegen ihrer durch die Antihistaminwirkung vermittelten sedierenden Effekte, sondern auch wegen ihrer dopaminergen Eigenschaften anxiolytisch zu wirken. Nach vorläufigen Studien können in Zukunft die atypischen Antipsychotika, bei denen weniger extrapyramidalmotorische Früh- und Spätwirkungen zu erwarten sind, eine Rolle in der Angstbehandlung spielen.

! Serotonerge Medikamente sind Mittel der ersten Wahl bei Angststörungen. Benzodiazepine haben ebenfalls gute anxiolytische Eigenschaften, sind aber aufgrund von Abhängigkeits- und Toleranzentstehung in der Anwendung beschränkt. Bei der Panikstörung gibt es einzelne Hinweise auf die Effektivität bestimmter noradrenerger Substanzen, ebenso wie für einige Pharmaka, die ursprünglich zur Epilepsiebehandlung entwickelt wurden. Nachdem einige Antipsychotika lange zur Behandlung von Angst eingesetzt wurden, kann man heute sagen, dass diese Substanzklasse in diesem Bereich nicht indiziert ist.

9.8.4 Zukünftige pharmakologische Strategien in der Angstbehandlung

Eine Reihe von neuen Substanzen mit potenziell anxiolytischer Wirkung werden zurzeit in klinischen Studien untersucht. Das Ziel dieser Studien ist es, neue Medikamente zu entwickeln, die weniger Nebenwirkungen haben, vor allem aber nicht zur Abhängigkeit führen und besser bzw. rascher wirken als die zur Zeit zur Verfügung stehenden Präparate.

Angriffspunkt: GABA-Benzodiazepin-Rezeptor

Die Antikonvulsiva Vigabatrin und Tiagabin werden seit Jahren in der Epilepsiebehandlung eingesetzt, ohne dass eine Abhängigkeitsentwicklung beschrieben wurde. Der GABA-Transaminasehemmer Vigabatrin war in einer offenen Studie bei Panikstörung wirksam (Zwanzger et al. 2001). Auch Tiagabin wirkte in einer Fallstudie anxiolytisch (Zwanzger et al. 2001).

Möglicherweise können in der Zukunft Medikamente entwickelt werden, die selektiv an die Subtypen der GABA-Rezeptoren binden, um gezielter die gewünschte Wirkung zu erzielen. Durch Versuche mit Knockout-Mäusen konnte gezeigt werden, dass die Sedierung und Amnesie durch die α_1-Untereinheit und die anxiolytische und muskelrelaxierende Wirkung durch die α_2-Untereinheit vermittelt wird (Mohler et al. 2002; Rupprecht u. Zwanzger 2003).

CCK-Antagonisten

Cholezystokinine sind Neuropeptide, die im zerebralen Kortex, in der Amygdala und im Hippocampus vorkommen, aber auch peripher im Gastrointestinaltrakt. CCK-4 induziert panikähnliche Symptome bei Panikpatienten stärker als bei Normalpersonen (Bradwejn et al. 1991). Daher wurden CCK-Antagonisten auf ihre Wirkung bei Panikstörung untersucht. Die akute Gabe des CCK_B-Antagonisten CI-988 konnte die anxiogenen Effekte von

Tab. 9.3. Neue Substanzen mit möglicher anxiolytischer Wirkung

Angriffspunkt	Bezeichnung	Substanz
Serotonin	5-HT1A-Agonisten	BMY-14802 F 11440 Flesinoxan Flibanserin Gepiron Lesopitron
	5-HT2C-Agonist	ORG 12962
	5-HT2-Antagonisten	Deramciclan Flibanserin SR 46 349
	5-HT3-Antagonisten	Lesopitron
Noradrenalin	Noradrenalinwiederaufnahmehemmer	Reboxetin
CCK	Antagonisten	CI-988 L-365,260
GABA-Benzdiazepin-Bindungsstelle	GABA-Transaminasehemmer	Vigabatrin Tiagabin
	Ligand an GABA-α_2-,α_3- und α_5-Rezeptoren	L 838,417
	α_2/α_3-Agonist, partieller α_1-Agonist	SL 651 498
α_2-Untereinheit der spannungsabhängigen Kalziumkanäle		Pregabalin Gabapentin
Sigma-Rezeptorliganden		BMY-14802 Diotolylguanidin (DTG) Lu 28-179 Lu 33-108 Pentazozin
Tachykinin-Rezeptorantagonisten	NK_1-Antagonisten (Substanz-P-Antagonisten)	Cam-2445 MK-869 (Aprepitant) Vofopitant Ezlopitant
	NK_2-Antagonisten	Nepadutant Saredutant SR-144190 UK-290795 GR159897
	NK_3-Agonisten	Osanetant Talnetant Senktid
Glutamatrezeptor	Antagonisten	LY-326325
Weitere Substanzen mit potenzieller anxiolytischer Wirkung	Neuropeptid-Y-Agonisten	
	CRH_1-Rezeptor-Antagonisten	
	Analoga des natriuretischen Peptids	
	Nitroflavanoide	

CCK-4 bei akuten Panikattacken allerdings nicht aufheben (van Megen et al. 1997). Der selektive CCK_B-Antagonist L-365,260 war in einer Doppelblindstudie ebenfalls nicht wirksam (Kramer et al. 1995). Der CCK_B-Antagonist CI-988 zeigte keine Wirkung bei GAS (Adams et al. 1995; Goddard et al. 1999; Sramek et al. 1994).

Weitere potenziell anxiolytische Mechanismen

Die neu entwickelte Substanz **Pregabalin** greift nicht am GABA-Rezeptor an, obwohl sie von der chemischen Struktur her GABA ähnelt und die Namensgebung eine Verbindung assoziiert. Die Substanz wirkt auf die α_2-Untereinheit der spannungsabhängigen Kalziumkanäle. Sie war in einigen Studien bei generalisierter und sozialer Angststörung wirksam (Bandelow 2003).

Inositol ist ein Glukoseisomer und ein natürlicher Bestandteil der Nahrung. Es durchdringt die Blut-Hirn-Schranke. Da Phosphatinositol als *second messenger* für einige Serotoninrezeptoren (aber auch für noradrenerge α_1-Rezeptoren) dient, wurde eine Panik-Behandlungsstudie mit Inositol durchgeführt: Im doppelblinden Crossover-Vergleich mit Plazebo zeigte sich eine signifikante Besserung (Benjamin et al. 1995). Diese Befunde bedürfen einer Replikation.

Das atriale natriuretische Peptid (**ANP**) wirkt anxiolytisch. Auch wenn ein entsprechender synthetischer Agonist zurzeit nicht verfügbar ist, ist hier ein möglicher Ansatzpunkt für zukünftige Anxiolytika vorstellbar (Ströhle et al. 2001).

Die **Tachykinine** greifen an den Neurokinin(NK)-Rezeptoren an. Antagonisten an den NK-Rezeptoren waren in Tierversuchen anxiolytisch. Substanz P ist ein NK-1 Agonist, der oft an noradrenergen und serotonergen Neuronen lokalisiert ist (Pelletier et al. 1981). Substanz P spielt, nach Tierversuchen zu urteilen, eine wesentliche Rolle bei Angstverhalten. Erste klinische Untersuchungen mit MK869 (Aprepitant) bei Depression zeigten viel versprechende, aber uneinheitliche Ergebnisse. Untersuchungen zur Panikstörung sind noch nicht abschließend beurteilbar.

Neuropeptid Y ist ein neuroaktives Peptid, dass eine wichtige Funktion bei der Regulation zentralnervöser noradrenerger Aktivität und bei der Modulation von CRH-Neuronen im Hypothalamus hat (Herman et al. 1996). Neuropeptid-Y-Liganden, die als potenzielle Anxiolytika infrage kommen könnten, stehen allerdings noch nicht zur Verfügung.

Anxiolytische Wirkungen könnten auch von **Glukokortikoidrezeptorantagonisten**, die bei Depression wirksam waren, erwartet werden (Murphy et al. 1993). CRH-Antagonisten zeigten unter unterschiedlichen Versuchsbedingungen anxiolytische Effekte bei Tieren (Liebsch et al. 1999). Diese Substanzen kommen als potenzielle Anxiolytika in Frage. Substanzen wie DMP696, CP-154 526 und R121919 befinden sich in der Erprobung (Keck u. Holsboer 2001; Li et al. 2003; Seymour et al. 2003).

Die vorstehende Tabelle (Tab. 9.3) enthält neben den genannten Medikamenten weitere Substanzen mit möglicher anxiolytischer Wirksamkeit. Von den ersten Phase-I-Studien bis zur Marktreife ist es allerdings ein langer Weg. Wahrscheinlich werden nur wenige der hier aufgeführten Substanzen alle Hürden der präklinischen und klinischen Überprüfung überwinden.

! Zukünftige Entwicklungen in der Pharmakotherapie von Angststörungen zielen auf eine bessere Effektivität bei besserer Verträglichkeit und schnellerem Wirkungseintritt ab. Eine gezieltere Beeinflussung des serotonergen und GABAergen Systems steht ebenso im Fokus des Interesses wie die Entwicklung von anxiolytisch wirksamen Liganden unterschiedlicher Neuropeptidrezeptoren, Modulatoren des glutamatergen Systems und der HPA-Achse.

Es ist zu hoffen, dass die Aufklärung der biologischen Ursachen der Angst dazu führt, in Zukunft besser wirksame und nebenwirkungsärmere Medikamente zu entwickeln, um die Lebensqualität der Patienten mit Angststörungen zu verbessern.

Literatur

Abelson JL, Curtis GC (1996) Hypothalamic-pituitary-adrenal axis activity in panic disorder – 24-hour secretion of corticotropin and cortisol. Arch Gen Psychiatry 53: 323–331

Abelson JL, Nesse RM (1994) Pentagastrin infusions in patients with panic disorder. I. Symptoms and cardiovascular responses. Biol Psychiatry 36: 73–83

Abelson JL, Glitz D, Cameron OG, Lee MA, Bronzo M, Curtis GC (1991) Blunted growth hormone response to clonidine in patients with generalized anxiety disorder. Arch Gen Psychiatry 48: 157–162

Abelson JL, Glitz D, Cameron OG, Lee MA, Bronzo M, Curtis GC (1992) Endocrine, cardiovascular, and behavioral responses to clonidine in patients with panic disorder. Biol Psychiatry 32: 18–25

Adams JB, Pyke RE, Costa J et al (1995) A double-blind, placebo-controlled study of a CCK-B receptor antagonist, CI-988, in patients with generalized anxiety disorder. J Clin Psychopharmacol 15: 428–434

Albus M, Zahn TP, Breier A (1992) Anxiogenic properties of yohimbine. I. Behavioral, physiological and biochemical measures. Eur Arch Psychiatry Clin Neurosci 241: 337–344

Aloisi AM, Bianchi M, Lupo C, Sacerdote P, Farabollini F (1999) Neuroendocrine and behavioral effects of CRH blockade and stress in male rats. Physiol Behav 66: 523–528

Alpers GW, Abelson JL, Wilhelm FH, Roth WT (2003) Salivary cortisol response during exposure treatment in driving phobics. Psychosom Med 65: 679–687

Amaral DG (2002) The primate amygdala and the neurobiology of social behavior: implications for understanding social anxiety. Biol Psychiatry 51: 11–17

Andrews G, Stewart G, Allen R, Henderson AS (1990) The genetics of six neurotic disorders: a twin study. J Affect Disord 19: 23–29

Appleby I, Klein D, Sachar E, Levitt M (1981) Biochemical indices of lactate-induced panic: a preliminary report. Raven Press, New York

Argyropoulos SV, Bailey JE, Hood SD et al (2002) Inhalation of 35% CO(2) results in activation of the HPA axis in healthy volunteers. Psychoneuroendocrinology 27: 715–729

Arnsten AF (1998) The biology of being frazzled. Science 280: 1711–1712

Ashton H (1994) Guidelines for the rational use of benzodiazepines. When and what to use. Drugs 48: 25–40

Aston-Jones G, Akaoka H, Charlety P, Chouvet G (1991) Serotonin selectively attenuates glutamate-evoked activation of noradrenergic locus coeruleus neurons. J Neurosci 11: 760–769

Avery DH, Osgood TB, Ishiki DM, Wilson LG, Kenny M, Dunner DL (1985) The DST in psychiatric outpatients with generalized anxiety disorder, panic disorder, or primary affective disorder. Am J Psychiatry 142: 844–848

Ball S, Shekhar A (1997) Basilar artery response to hyperventilation in panic disorder. Am J Psychiatry 154: 1603–1604

Bandelow B (2001) Panik und Agoraphobie – Ursachen, Diagnose und Behandlung. Springer, Wien

Bandelow B (2003) Angst- und Panikerkrankungen. UNI-MED, Bremen

Bandelow B, Sengos G, Wedekind D et al (1997) Urinary excretion of cortisol, norepinephrine, testosterone, and melatonin in panic disorder. Pharmacopsychiatry 30: 113–117 (published erratum p 278)

Bandelow B, Wedekind D, Pauls J, Broocks A, Hajak G, Rüther E (2000a) Salivary cortisol in panic attacks. Am J Psychiatry 157: 454–456

Bandelow B, Wedekind D, Sandvoss V et al (2000b) Diurnal variation of cortisol in panic disorder. Psychiatry Res 95: 245–250

Bandelow B, Späth C, Álvarez Tichauer G, Broocks A, Hajak G, Rüther E (2002a) Early traumatic life events, parental attitudes, family history, and birth risk factors in patients with panic disorder. Compr Psychiatry 43: 269–278

Bandelow B, Zohar J, Hollander E, Kasper S, Möller HJ (2002b) World Federation of Societies of Biological Psychiatry (WFSBP) guidelines for the pharmacological treatment of anxiety, obsessive-compulsive and posttraumatic stress disorders. World J Biol Psychiatry 3: 171–199

Bandelow, Charimo Torrente A, Broocks A, Hajak G, Rüther E (2004) Early traumatic life events, parental rearing styles, family history of mental disorders, and birth risk factors in patients with social anxiety disorder. Eur Arch Psychiatry Clin Neurosci 254(6): 397–405

Bayle FJ, Millet B, Andre C (1999) Biologie des phobies sociales. L'encéphale 25: 345–352

Bell C, Forshall S, Adrover M et al (2002) Does 5-HT restrain panic? A tryptophan depletion study in panic disorder patients recovered on paroxetine. J Psychopharmacol 16: 5–11

Bellodi L, Perna G, Caldirola D, Arancio C, Bertani A, Di Bella D (1998) CO_2-induced panic attacks: a twin study. Am J Psychiatry 155: 1184–1188

Benjamin J, Levine J, Fux M, Aviv A, Levy D, Belmaker RH (1995) Double-blind, placebo-controlled, crossover trial of inositol treatment for panic disorder. Am J Psychiatry 152: 1084–1086

Benkelfat C, Bradwejn J, Meyer E, Ellenbogen M, Milot S, Gjedde A, Evans A (1995) Functional neuroanatomy of CCK4-induced anxiety in normal healthy volunteers. Am J Psychiatry 152: 1180–1184

Benshop RJ, Jacobs R, Sommer B, Schürmeyer TH, Schmidt RE, Schedlowski M (1996) Propranolol and alprazolam differentially affect immunological changes induced by acute emotional stress. FASEB J 10: 517–524

Bhattacharya SK, Chakrabarti A, Sandler M, Glover V (1996) Anxiolytic activity of intraventricularly administered atrial natriuretic peptide in the rat. Neuropsychopharmacology 15: 199–206

Birbaumer N, Grodd W, Diedrich O et al (1998) fMRI reveals amygdala activation to human faces in social phobics. Neuroreport 9: 1223–1226

Bisaga A, Katz JL, Antonini A, Wright CE, Margouleff C, Gorman JM, Eidelberg D (1998) Cerebral glucose metabolism in women with panic disorder. Am J Psychiatry 155: 1178–1183

Boshuisen ML, Ter Horst GJ, Paans AM, Reinders AA, den Boer JA (2002) rCBF differences between panic disorder patients and control subjects during anticipatory anxiety and rest. Biol Psychiatry 52: 126–135

Boulenger J, Patel J, Marangos P (1982) Effects of caffeine and theophylline on adenosine and benzodiazepine receptors in human brain. Neurosci Lett 30: 161–166

Boulenger JP, Uhde TW, Wolff EA, Post RM (1984) Increased sensitivity to caffeine in patients with panic disorders. Preliminary evidence. Arch Gen Psychiatry 41: 1067–1071

Boulenger JP, Jerabek I, Jolicoeur FB, Lavallee YJ, Leduc R, Cadieux A (1996) Elevated plasma levels of neuropeptide Y in patients with panic disorder. Am J Psychiatry 153: 114–116

Bradwejn J, de Montigny C (1984) Benzodiazepines antagonize cholecystokinin-induced activation of rat hippocampal neurones. Nature 312: 363–364

Bradwejn J, Koszycki D (1994) Imipramine antagonism of the panicogenic effects of cholecystokinin tetrapeptide in panic disorder patients. Am J Psychiatry 151: 261–263

Bradwejn J, Koszycki D, Shriqui C (1991) Enhanced sensitivity to cholecystokinin tetrapeptide in panic disorder. Clinical and behavioral findings. Arch Gen Psychiatry 48: 603–610

Bradwejn J, Koszycki D, Couetoux du Tertre A, van Megen H, den Boer J, Westenberg H (1994) The panicogenic effects of cholecystokinin-tetrapeptide are antagonized by L-365,260, a central cholecystokinin receptor antagonist, in patients with panic disorder. Arch Gen Psychiatry 51: 486–493

Bradwejn J, Koszycki D, Paradis M, Reece P, Hinton J, Sedman A (1995) Effect of CI-988 on cholecystokinin tetrapeptide-induced panic symptoms in healthy volunteers. Biol Psychiatry 38: 742–746

Brady LS, Gold PW, Herkenham M, Lynn AB, Whitfield HJ Jr. (1992) The antidepressants fluoxetine, idazoxan and phenelzine alter corticotropin-releasing hormone and tyrosine hydroxylase mRNA levels in rat brain: therapeutic implications. Brain Res 572: 117–125

Brambilla F, Maggioni M (1998) Blood levels of cytokines in elderly patients with major depressive disorder. Acta Psychiatr Scand 97: 309–313

Brambilla F, Bellodi L, Perna G et al (1992) Psychoimmunoendocrine aspects of panic disorder. Neuropsychobiology 26: 12–22

Brambilla F, Bellodi L, Perna G, Garberi A, Panerai A, Sacerdote P (1993) Lymphocyte cholecystokinin concentrations in panic disorder. Am J Psychiatry 150: 1111–1113

Brambilla P, Barale F, Caverzasi E, Soares JC (2002) Anatomical MRI findings in mood and anxiety disorders. Epidemiol Psichiatr Soc 11: 88–99

Brandt CA, Meller J, Keweloh L, Hoschel K, Staedt J, Munz D, Stoppe G (1998) Increased benzodiazepine receptor density in the prefrontal cortex in patients with panic disorder. J Neural Transm 105: 1325–1333

Braune S, Albus M, Frohler M, Hohn T, Scheibe G (1994) Psychophysiological and biochemical changes in patients with panic attacks in a defined situational arousal. Eur Arch Psychiatry Clin Neurosci 244: 86–92

Brawman-Mintzer O, Lydiard RB (1997) Biological basis of generalized anxiety disorder. J Clin Psychiatry 58: 16–26

Breier A, Charney DS, Heninger GR (1986) Agoraphobia with panic attacks. Development, diagnostic stability, and course of illness. Arch Gen Psychiatry 43: 1029–1036

Bremner JD, Krystal JH, Southwick SM, Charney DS (1996a) Noradrenergic mechanisms in stress and anxiety: I. Preclinical studies. Synapse 23: 28–38

Bremner JD, Krystal JH, Southwick SM, Charney DS (1996b) Noradrenergic mechanisms in stress and anxiety: II. Clinical studies. Synapse 23: 39–51

Britton KT, Akwa Y, Spina MG, Koob GF (2000) Neuropeptide Y blocks anxiogenic-like behavioral action of corticotropin-releasing factor in an operant conflict test and elevated plus maze. Peptides 21: 37–44

Broocks A, Bandelow B, George A et al (2000) Increased psychological responses and divergent neuroendocrine responses to m-CPP and ipsapirone in patients with panic disorder. Int Clin Psychopharmacol 15: 153–161

Buchsbaum MS, Wu JC, DeLisi LE, Holcomb HH, Hazlett E, Cooper-Langston K, Kessler R (1987) Positron emission tomography studies of basal ganglia and somatosensory cortex neuroleptic drug effects: differences between normal controls and schizophrenic patients. Biol Psychiatry 22: 479–494

Butler J, O'Halloran A, Leonard BE (1992) The Galway Study of Panic Disorder. II: Changes in some peripheral markers of noradrenergic and serotonergic function in DSM III-R panic disorder. J Affect Disord 26: 89–99

Caldirola D, Perna G, Arancio C, Bertani A, Bellodi L (1997) The 35% CO_2 challenge test in patients with social phobia. Psychiatry Res 71: 41–48

Cameron OG, Nesse RM (1988) Systemic hormonal and physiological abnormalities in anxiety disorders. Psychoneuroendocrinology 13: 287–307

Cameron OG, Smith CB, Lee MA, Hollingsworth PJ, Hill EM, Curtis GC (1990) Adrenergic status in anxiety disorders: platelet alpha$_2$-adrenergic receptor binding, blood pressure, pulse, and plasma catecholamines in panic and generalized anxiety disorder patients and in normal subjects. Biol Psychiatry 28: 3–20

Carr DB, Sheehan DV, Surman OS et al (1986) Neuroendocrine correlates of lactate-induced anxiety and their response to chronic alprazolam therapy. Am J Psychiatry 143: 483–494

Carter MM, Hollon SD, Carson R, Shelton RC (1995) Effects of a safe person on induced distress following a biological challenge in panic disorder with agoraphobia. J Abnorm Psychol 104: 156–163

Cavallini MC, Perna G, Caldirola D, Bellodi L (1999) A segregation study of panic disorder in families of panic patients responsive to the 35% CO_2 challenge. Biol Psychiatry 46: 815–820

Charney D, Bremner D (1999) The neurobiology of anxiety disorders. In: Charney D (ed). Neurobiology of mental illness . Oxford University Press, Oxford, pp 494–517

Charney DS, Deutch A (1996) A functional neuroanatomy of anxiety and fear: implications for the pathophysiology and treatment of anxiety disorders. Crit Rev Neurobiol 10: 419–446

Charney DS, Heninger GR (1985) Noradrenergic function and the mechanism of action of antianxiety treatment. I. The effect of long-term alprazolam treatment. Arch Gen Psychiatry 42: 458–467

Charney DS, Heninger GR (1986) Abnormal regulation of noradrenergic function in panic disorders. Effects of clonidine in healthy subjects and patients with agoraphobia and panic disorder. Arch Gen Psychiatry 43: 1042–1054

Charney DS, Heninger GR, Breier A (1984) Noradrenergic function in panic anxiety. Effects of yohimbine in healthy subjects and patients with agoraphobia and panic disorder. Arch Gen Psychiatry 41: 751–763

Charney DS, Heninger GR, Jatlow PI (1985) Increased anxiogenic effects of caffeine in panic disorders. Arch Gen Psychiatry 42: 233–243

Charney DS, Woods SW, Goodman WK et al (1986) Drug treatment of panic disorder: the comparative efficacy of imipramine, alprazolam, and trazodone. J Clin Psychiatry 47: 580–586

Charney DS, Woods SW, Goodman WK, Heninger GR (1987a) Neurobiological mechanisms of panic anxiety: biochemical and behavioral correlates of yohimbine-induced panic attacks. Am J Psychiatry 144: 1030–1036

Charney DS, Woods SW, Goodman WK, Heninger GR (1987b) Serotonin function in anxiety. II. Effects of the serotonin agonist MCPP in panic disorder patients and healthy subjects. Psychopharmacology 92: 14–24

Charney DS, Woods SW, Heninger GR (1989) Noradrenergic function in generalized anxiety disorder: effects of yohimbine in healthy subjects and patients with generalized anxiety disorder. Psychiatry Res 27: 173–182

Charney DS, Woods SW, Krystal JH, Nagy LM, Heninger GR (1992) Noradrenergic neuronal dysregulation in panic disorder: the effects of intravenous yohimbine and clonidine in panic disorder patients. Acta Psychiatr Scand 86: 273–282

Chatterjee S, Sunitha TA, Velayudhan A, Khanna S (1997) An investigation into the psychobiology of social phobia: personality domains and serotonergic function. Acta Psychiatr Scand 95: 544–550

Condren RM, O'Neill A, Ryan MC, Barrett P, Thakore JH (2002) HPA axis response to a psychological stressor in generalised social phobia. Psychoneuroendocrinology 27: 693–703

Coplan JD, Lydiard RB (1998) Brain circuits in panic disorder. Biol Psychiatry 44: 1264–1276

Coplan JD, Liebowitz MR, Gorman JM et al (1992a) Noradrenergic function in panic disorder. Effects of intravenous clonidine pretreatment on lactate induced panic. Biol Psychiatry 31: 135–146

Coplan JD, Sharma T, Rosenblum LA, Friedman S, Bassoff TB, Barbour RL, Gorman JM (1992b) Effects of sodium lactate infusion on cisternal lactate and carbon dioxide levels in nonhuman primates. Am J Psychiatry 149: 1369–1373

Coplan JD, Pine D, Papp LA, Martinez J, Klein DF, Gorman JM (1994) CO_2-induced panic and lack of cortisol response. In: American Psychiatric Association (ed) New Research Abstracts. American Psychiatric Association, Philadelphia

Coplan JD, Papp LA, Martinez J et al (1995a) Persistence of blunted human growth hormone response to clonidine in fluoxetine-treated patients with panic disorder. Am J Psychiatry 152: 619–622

Coplan JD, Pine D, Papp L, Martinez J, Cooper T, Rosenblum LA, Gorman JM (1995b) Uncoupling of the noradrenergic-hypothalamic-pituitary-adrenal axis in panic disorder patients. Neuropsychopharmacology 13: 65–73

Coplan JD, Papp LA, Pine D et al (1997) Clinical improvement with fluoxetine therapy and noradrenergic function in patients with panic disorder. Arch Gen Psychiatry 54: 643–648

Cornelius RR, Averill JR (1983) Sex differences in fear of spiders. J Pers Soc Psychol 45: 377–383

Coryell W, Noyes R, Schlechte J (1989) The significance of HPA axis disturbance in panic disorder. Biol Psychiatry 25: 989–1002

Coupland NJ (2001) Social phobia: etiology, neurobiology, and treatment. J Clin Psychiatry 62: 25–35

Coupland NY, Bailey JE, Potokar JP (1995) Abnormal cardioascular responses to standing in panic disorder and social phobia. J Psychopharmacol 9: A73

Cowley DS, Dager SR, McClellan J, Roy-Byrne PP, Dunner DL (1988) Response to lactate infusion in generalized anxiety disorder. Biol Psychiatry 24: 409–414

Cowley DS, Dager SR, Roy Byrne PP, Avery DH, Dunner DL (1991) Lactate vulnerability after alprazolam versus placebo treatment of panic disorder. Biol Psychiatry 30: 49–56

Curtis G, Buxton M, Lippman D, Nesse R, Wright J (1976) »Flooding in vivo« during the circadian phase of minimal cortisol secretion: anxiety and therapeutic success without adrenal cortical activation. Biol Psychiatry 11: 101–107

Curtis AL, Lechner SM, Pavcovich LA, Valentino RJ (1997) Activation of the locus coeruleus noradrenergic system by intracoerulear microinfusion of corticotropin-releasing factor: effects on discharge rate, cortical norepinephrine levels and cortical electroencephalographic activity. J Pharmacol Exp Ther 281: 163–172

Daenen EW, Wolterink G, Gerrits MA, Van Ree JM (2002) Amygdala or ventral hippocampal lesions at two early stages of life differentially affect open field behaviour later in life; an animal model of neurodevelopmental psychopathological disorders. Behav Brain Res 131: 67–78

Dager SR, Swann AC (1996) Advances in brain metabolism research: toward a moving picture of neural activity. Biol Psychiatry 39: 231–233

Dager SR, Rainey JM, Kenny MA, Artru AA, Metzger GD, Bowden DM (1990) Central nervous system effects of lactate infusion in primates. Biol Psychiatry 27: 193–204

Dager SR, Friedman SD, Heide A et al (1999) Two-dimensional proton echo-planar spectroscopic imaging of brain metabolic changes during lactate-induced panic. Arch Gen Psychiatry 56: 70–77

Dajas F, Nin A, Barbeito L (1986) Urinary norepinephrine excretion in panic and phobic disorders. J Neural Transm 65: 75–81

Daniels D, Plomin R (1985) Origins of individual differences in infant shyness. Devel Psychol 21: 118–121

Dantendorfer K, Prayer D, Kramer J et al (1996) High frequency of EEG and MRI brain abnormalities in panic disorder. Psychiatry Res 68: 41–53

Dantzer R (2001) Cytokine-induced sickness behavior: mechanisms and implications. Ann NY Acad Sci 933: 222–234

Dautzenberg FM, Hauger RL (2002) The CRF peptide family and their receptors: yet more partners discovered. Trends Pharmacol Sci 23: 71–77

Davidson JR, Krishnan KR, Charles HC, Boyko O, Potts NL, Ford SM, Patterson L (1993) Magnetic resonance spectroscopy in social phobia: preliminary findings. J Clin Psychiatry 54: 19–25

Davidson RJ, Marshall JR, Tomarken AJ, Henriques JB (2000) While a phobic waits: regional brain electrical and autonomic activity in social phobics during anticipation of public speaking. Biol Psychiatry 47: 85–95

Davis M (1997) Neurobiology of fear responses: the role of the amygdala. J Neuropsychiatr Clin Neurosci 9: 382–402

De Bellis MD, Keshavan MS, Shifflett H et al (2002) Superiortemporal gyrus volumes in pediatric generalized anxiety disorder. Biol Psychiatry 51: 553–562

De Cristofaro MT, Sessarego A, Pupi A, Biondi F, Faravelli C (1993) Brain perfusion abnormalities in drug-naive, lactate-sensitive panic patients: a SPECT study. Biol Psychiatry 33: 505–512

De Oca BM, DeCola JP, Maren S, Fanselow MS (1998) Distinct regions of the periaqueductal gray are involved in the acquisition and expression of defensive responses. J Neurosci 18: 3426–3432

Deakin JWF, Graeff FG (1991) 5-HT and mechanisms of defence. J Psychopharmacol 5: 305–315

Deckert J, Catalano M, Heils A et al (1997) Functional promoter polymorphism of the human serotonin transporter: lack of association with panic disorder. Psychiatr Genet 7: 45–47

Deckert J, Nothen MM, Franke P et al (1998) Systematic mutation screening and association study of the A1 and A2a adenosine receptor genes in panic disorder suggest a contribution of the A2a gene to the development of disease. Mol Psychiatry 3: 81–85

Deckert J, Catalano M, Syagailo YV et al (1999) Excess of high activity monoamine oxidase A gene promoter alleles in female patients with panic disorder. Hum Mol Genet 8: 621–624

den Boer JA, Westenberg HG (1988) Effect of a serotonin and noradrenaline uptake inhibitor in panic disorder; a double-blind comparative study with fluvoxamine and maprotiline. Int Clin Psychopharmacol 3: 59–74

den Boer JA, Westenberg HG (1990) Serotonin function in panic disorder: a double blind placebo controlled study with fluvoxamine and ritanserin. Psychopharmacology 102: 85–94

Deutch AY, Young CD (1995) A model of the stress-induced activation of prefrontal cortical dopamine systems: coping and the development of prost-traumatic stress disorder. In: Friedman MJ, Charney DS, Deutch AY (eds) Neurobiological and clinical consequences of stress. Lippincott-Raven, Philadelphia, pp 163–175

Devinsky O, Sato S, Theodore WH, Porter RJ (1989) Fear episodes due to limbic seizures with normal ictal scalp EEG: a subdural electrographic study. J Clin Psychiatry 50: 28–30

DiNardo PA, Guzy LT, Jenkins JA, Bak RM, Tomasi SF, Copland M (1988) Etiology and maintenance of dog fears. Behav Res Ther 26: 241–244

Dodd J, Kelly JS (1979) Excitation of CA1 pyramidal neurones of the hippocampus by the tetra- and octapeptide C-terminal fragments of cholecystokinin. J Physiol 295: 61P–62P

Dorow R, Horowski R, Paschelke G, Amin M (1983) Severe anxiety induced by FG 7142, a beta-carboline ligand for benzodiazepine receptors. Lancet 2: 98–99

Eren I, Tukel R, Polat A, Karaman R, Unal S (2003) Evaluation of regional cerebral blood flow changes in panic disorder with Tc99m-HMPAO SPECT. Psychiatry Res 123: 135–143

Eriksson E, Westberg P, Alling C, Thuresson K, Modigh K (1991) Cerebrospinal fluid levels of monoamine metabolites in panic disorder. Psychiatry Res 36: 243–251

Ferrarese C, Appollonio I, Frigo M, Perego M, Piolti R, Trabucchi M, Frattola L (1990) Decreased density of benzodiazepine receptors in lymphocytes of anxious patients: reversal after chronic diazepam treatment. Acta Psychiatr Scand 82: 169–173

Finn CT, Smoller JW (2001) The genetics of panic disorder. Curr Psychiatry Rep 3: 13–137

Fish DR, Gloor P, Quesney FL, Olivier A (1993) Clinical responses to electrical brain stimulation of the temporal and frontal lobes in patients with epilepsy. Pathophysiological implications. Brain 116: 397–414

Fontaine R, Breton G, Dery R, Fontaine S, Elie R (1990) Temporal lobe abnormalities in panic disorder: an MRI study. Biol Psychiatry 27: 304–310

Fossey MD, Lydiard RB, Ballenger JC, Laraia MT, Bissette G, Nemeroff CB (1996) Cerebrospinal fluid corticotropin-releasing factor concentrations in patients with anxiety disorders and normal comparison subjects. Biol Psychiatry 39: 703–707

Fredrikson M, Furmark T (2004) Brain imaging studies in social anxiety disorder. In: Bandelow B, Stein DJ (eds). Social anxiety disorder. Marcel Dekker, New York

Fredrikson M, Wik G, Fischer H, Andersson J (1995) Affective and attentive neural networks in humans: a PET study of Pavlovian conditioning. Neuroreport 7: 97–101

Fredrikson M, Annas P, Fischer H, Wik G (1996) Gender and age differences in the prevalence of specific fears and phobias. Behav Res Ther 34: 33–39

Furmark T, Fischer H, Wik G, Larsson M, Fredrikson M (1997) The amygdala and individual differences in human fear conditioning. Neuroreport 8: 3957–3960

Furmark T, Tillfors M, Marteinsdottir I, Fischer H, Pissiota A, Langstrom B, Fredrikson M (2002) Common changes in cerebral blood flow in patients with social phobia treated with citalopram or cognitive-behavioral therapy. Arch Gen Psychiatry 59: 425–433

Fyer AJ, Mannuzza S, Gallops MS et al (1990) Familial transmission of simple phobias and fears. A preliminary report. Arch Gen Psychiatry 47: 252–256

Fyer AJ, Mannuzza S, Chapman TF, Liebowitz MR, Klein DF (1993) A direct interview family study of social phobia. Arch Gen Psychiatry 50: 286–293

Fyer AJ, Mannuzza S, Chapman TF, Martin LY, Klein DF (1995) Specificity in familial aggregation of phobic disorders. Arch Gen Psychiatry 52: 564–573

Garvey MJ, Crowe RR, Wang Z (1998) An association of NAG levels and a mutation of the CCK gene in panic disorder patients. Psychiatry Res 80: 149–153

Gelernter J, Page GP, Bonvicini K, Woods SW, Pauls DL, Kruger S (2003) A chromosome 14 risk locus for simple phobia: results from a genomewide linkage scan. Mol Psychiatry 8: 71–82

George DT, Lindquist T, Nutt DJ et al (1995) Effect of chloride or glucose on the incidence of lactate-induced panic attacks. Am J Psychiatry 152: 692–697

Geraci M, Anderson TS, Slate-Cothren S, Post RM, McCann UD (2002) Pentagastrin-induced sleep panic attacks: panic in the absence of elevated baseline arousal. Biol Psychiatry 52: 1183–1189

Germine M, Goddard AW, Woods SW, Charney DS, Heninger GR (1992) Anger and anxiety responses to m-chlorophenylpiperazine in generalized anxiety disorder. Biol Psychiatry 32: 457–461

Gerra G, Zaimovic A, Zambelli U, Timpano M, Reali N, Bernasconi S, Brambilla F (2000) Neuroendocrine responses to psychological stress in adolescents with anxiety disorder. Neuropsychobiology 42: 82–92

Gloor P, Olivier A, Quesney LF, Andermann F, Horowitz S (1982) The role of the limbic system in experiential phenomena of temporal lobe epilepsy. Ann Neurol 12: 129–144

Goddard AW, Woods SW, Sholomskas DE, Goodman WK, Charney DS, Heninger GR (1993) Effects of the serotonin reuptake inhibitor fluvoxamine on yohimbine-induced anxiety in panic disorder. Psychiatry Res 48: 119–133

Goddard AW, Sholomskas DE, Walton KE et al (1994) Effects of tryptophan depletion in panic disorder. Biol Psychiatry 36: 775–777

Goddard AW, Woods SW, Money R et al (1999) Effects of the CCK(B) antagonist CI-988 on responses to mCPP in generalized anxiety disorder. Psychiatry Res 85: 225–240

Goddard AW, Brouette T, Almai A, Jetty P, Woods SW, Charney D (2001a) Early coadministration of clonazepam with sertraline for panic disorder. Arch Gen Psychiatry 58: 681–686

Goddard AW, Mason GF, Almai A et al (2001b) Reductions in occipital cortex GABA levels in panic disorder detected with 1h-magnetic resonance spectroscopy. Arch Gen Psychiatry 58: 556–561

Goldstein S, Halbreich U, Asnis G, Endicott J, Alvir J (1987) The hypothalamic-pituitary-adrenal system in panic disorder. Am J Psychiatry 144: 1320–1323

Gorman JM, Uy J (1987) Respiratory physiology and pathological anxiety. Gen Hosp Psychiatry 9: 410–419

Gorman JM, Askanazi J, Liebowitz MR, Fyer AJ, Stein J, Kinney JM, Klein DF (1984) Response to hyperventilation in a group of patients with panic disorder. Am J Psychiatry 141: 857–861

Gorman JM, Fyer MR, Goetz R et al (1988) Ventilatory physiology of patients with panic disorder. Arch Gen Psychiatry 45: 31–39

Gorman JM, Battista D, Goetz RR et al (1989) A comparison of sodium bicarbonate and sodium lactate infusion in the induction of panic attacks. Arch Gen Psychiatry 46: 145–150

Gorman JM, Papp LA, Coplan JD et al (1994) Anxiogenic effects of CO_2 and hyperventilation in patients with panic disorder. Am J Psychiatry 151: 547–553

Gorman JM, Kent JM, Sullivan GM, Coplan JD (2000) Neuroanatomical hypothesis of panic disorder, revised. Am J Psychiatry 157: 493–505

Gratacos M, Nadal M, Martin-Santos R et al (2001) A polymorphic genomic duplication on human chromosome 15 is a susceptibility factor for panic and phobic disorders. Cell 106: 367–379

Griebel G, Perrault G, Sanger DJ (1998) Characterization of the behavioral profile of the non-peptide CRF receptor antagonist CP-154,526 in anxiety models in rodents. Comparison with diazepam and buspirone. Psychopharmacology 138: 55–66

Griez E, de Loof C, Pols H, Zandbergen J, Lousberg H (1990) Specific sensitivity of patients with panic attacks to carbon dioxide inhalation. Psychiatry Res 31: 193–199

Griffin LD, Mellon SH (1999) Selective serotonin reuptake inhibitors directly alter activity of neurosteroidogenic enzymes. Proc Natl Acad Sci USA 96: 13512–135217.

Grodd W, Schneider F, Klose U, Nagele T (1995) Functional magnetic resonance tomography of psychological functions exemplified by experimentally induced emotions. Radiologe 35: 283–289

Gross C, Zhuang X, Stark K et al (2002) Serotonin1A receptor acts during development to establish normal anxiety-like behaviour in the adult. Nature 416: 396–400

Grove G, Coplan JD, Hollander E (1997) The neuroanatomy of 5-HT dysregulation and panic disorder. J Neuropsychiatry Clin Neurosci 9: 198–207

Gurguis GN, Uhde TW (1990) Plasma 3-methoxy-4-hydroxyphenylethylene glycol (MHPG) and growth hormone responses to yohimbine in panic disorder patients and normal controls. Psychoneuroendocrinology 15: 217–224

Gurguis GN, Mefford IN, Uhde TW (1991) Hypothalamic-pituitary-adrenocortical activity in panic disorder: relationship to plasma catecholamine metabolites. Biol Psychiatry 30: 502–506

Hamilton SP, Heiman GA, Haghighi F et al (1999) Lack of genetic linkage or association between a functional serotonin transporter polymorphism and panic disorder. Psychiatr Genet 9: 1–6

Hamilton SP, Fyer AJ, Durner M, et al (2003) Further genetic evidence for a panic disorder syndrome mapping to chromosome 13q. Proc Natl Acad Sci USA 100: 2550–2555

Hamlin CL, Lydiard RB, Martin D, Dackis CA, Pottash AC, Sweeney D, Gold MS (1983) Urinary excretion of noradrenaline metabolite decreased in panic disorder. Lancet 2: 740–741

Handley SL (1995) 5-Hydroxytryptamine pathways in anxiety and its treatment. Pharmacol Ther 66: 103–148

Hariri AR, Mattay VS, Tessitore A et al (2002) Serotonin transporter genetic variation and the response of the human amygdala. Science 297: 400–403

Heils A, Teufel A, Petri S, Stober G, Riederer P, Bengel D, Lesch KP (1996) Allelic variation of human serotonin transporter gene expression. J Neurochem 66: 2621–2624

Heim C, Owens MJ, Plotsky PM, Nemeroff CB (1997) Persistent changes in corticotropin-releasing factor systems due to early life stress: relationship to the pathophysiology of major depression and posttraumatic stress disorder. Psychopharmacol Bull 33: 185–192

Hendrie CA, Neill JC, Shepherd JK, Dourish CT (1993) The effects of CCKA and CCKB antagonists on activity in the black/white exploration model of anxiety in mice. Physiol Behav 54: 689–693

Herman JP, Prewitt CM, Cullinan WE (1996) Neuronal circuit regulation of the hypothalamo-pituitary-adrenocortical stress axis. Crit Rev Neurobiol 10: 371–394

Hettema JM, Prescott CA, Kendler KS (2001) A population-based twin study of generalized anxiety disorder in men and women. J Nerv Ment Dis 189: 413–420

Hettema JM, Annas P, Neale MC, Kendler KS, Fredrikson M (2003) A twin study of the genetics of fear conditioning. Arch Gen Psychiatry 60: 702–708

Highley JD, King ST, Hasert MF, Champux M, Suomi SJ, Linnoila M (1996) Stability of interindividual differences in serotonin function and its relationship to severe aggression and competent social behaviour in rhesus macaque females. Neuropsychopharmacology 14: 67–76

Holsboer F (1999) The rationale for corticotropin-releasing hormone receptor (CRH-R) antagonists to treat depression and anxiety. J Psychiatr Res 33: 181–214

Holsboer F, Barden N (1996) Antidepressants and hypothalamic-pituitary-adrenocortical regulation. Endocr Rev 17: 187–205

Holsboer F, Spengler D, Heuser I (1992) The role of corticotropin-releasing hormone in the pathogenesis of Cushing's disease, anorexia nervosa, alcoholism, affective disorders and dementia. Prog Brain Res 93: 385–417

Holt PE, Andrews G (1989) Provocation of panic: three elements of the panic reaction in four anxiety disorders. Behav Res Ther 27: 253–261

Hsiao JK, Potter WZ (1990) Mechanisms of action of antipanic drugs. In: Ballenger C (ed). Clinical aspects of panic disorder. Alan Liss, New York, pp 239–317

Huether G, Ruther E (2000) Das serotonerge System. Uni-med, Bremen

Inoue T, Tsuchiya K, Koyama T (1994) Regional changes in dopamine and serotonin activation with various intensity of physical and psychological stress in the rat brain. Pharmacol Biochem Behav 49: 911–920

Iny LJ, Pecknold J, Suranyi Cadotte BE, Bernier B, Luthe L, Nair NP, Meaney MJ (1994) Studies of a neurochemical link between depression, anxiety, and stress from [3H]imipramine and [3H]paroxetine binding on human platelets. Biol Psychiatry 36: 281–291

Ise K, Akiyoshi J, Horinouchi Y, Tsutsumi T, Isogawa K, Nagayama H (2003) Association between the CCK-A receptor gene and panic disorder. Am J Med Genet 118B: 29–31

Jabourian AP, Erlich M, Desvignes C, el Hadjam M, Bitton R (1992) Panic attacks and 24-hour ambulatory EEG monitoring. Ann Med Psychol 150: 240–245

Jang KL, Stein MB, Taylor S, Livesley WJ (1999) Gender differences in the etiology of anxiety sensitivity: a twin study. J Gend Specif Med 2: 39–44

Johnson MR, Lydiard RB (1995) The neurobiology of anxiety disorders. Psychiatr Clin N Am 18: 681–725

Johnson MR, Lydiard RB, Ballenger JC (1995) Panic disorder. Pathophysiology and drug treatment. Drugs 49: 328–344

Kandel ER (1999) Biology and the future of psychoanalysis: a new intellectual framework of psychiatry revisited. Am J Psychiatry 156: 505–524

Kaschka W, Feistel H, Ebert D (1995) Reduced benzodiazepine receptor binding in panic disorders measured by iomazenil SPECT. J Psychiatr Res 29: 427–434

Keck ME, Holsboer F (2001) Hyperactivity of CRH neuronal circuits as a target for therapeutic interventions in affective disorders. Peptides 22: 835–844

Kelsy JE, Selvig AL, Knight BT (2000) Treatment of generalized anxiety disorder social phobia with the 5HT2 antagonist nefazodone. Anxiety disorders of America´s 20th annual conference, Washington DC

Kendler KS, Neale MC, Kessler RC, Heath AC, Eaves LJ (1992) The genetic epidemiology of phobias in women. The interrelationship of agoraphobia, social phobia, situational phobia, and simple phobia. Arch Gen Psychiatry 49: 273–281

Kendler KS, Neale MC, Kessler RC, Heath AC, Eaves LJ (1993) Panic disorder in women: a population-based twin study. Psychol Med 23: 397–406

Kendler KS, Walters EE, Neale MC, Kessler RC, Heath AC, Eaves LJ (1995) The structure of the genetic and environmental risk factors for six major psychiatric disorders in women. Phobia, generalized anxiety disorder, panic disorder, bulimia, major depression, and alcoholism. Arch Gen Psychiatry 52: 374–383

Kendler KS, Jacobson KC, Myers J, Prescott CA (2002) Sex differences in genetic and environmental risk factors for irrational fears and phobias. Psychol Med 32: 209–217

Kennedy JL, Bradwejn J, Koszycki D, King N, Crowe R, Vincent J, Fourie O (1999) Investigation of cholecystokinin system genes in panic disorder. Mol Psychiatry 4: 284–285

Kennedy JL, Neves-Pereira M, King N, Lizak MV, Basile VS, Chartier MJ, Stein MB (2001) Dopamine system genes not linked to social phobia. Psychiatr Genet 11: 213–217

Klein D (1964) Delineation of two drug-responsive anxiety syndromes. Psychopharmacology 5: 397–408

Klein DF (1993) False suffocation alarms, spontaneous panics, and related conditions. An integrative hypothesis. Arch Gen Psychiatry 50: 306–317

Klein E, Zohar J, Geraci MF, Murphy DL, Uhde TW (1991) Anxiogenic effects of m-CPP in patients with panic disorder: comparison to caffeine's anxiogenic effects. Biol Psychiatry 30: 973–984

Knowles JA, Fyer AJ, Vieland VJ et al (1998) Results of a genome-wide genetic screen for panic disorder. Am J Med Genet 81: 139–147

Knutson B, Wolkowitz OM, Cole SW et al (1998) Selective alteration of personality and social behavior by serotonergic intervention. Am J Psychiatry 155: 373–379

Koenigsberg HW, Pollak CP, Fine J, Kakuma T (1994) Cardiac and respiratory activity in panic disorder: effects of sleep and sleep lactate infusions. Am J Psychiatry 151: 1148–1152

Kramer MS, Cutler NR, Ballenger JC et al (1995) A placebo-controlled trial of L-365,260, a CCKB antagonist, in panic disorder. Biol Psychiatry 37: 462–466

Krystal JH, Niehoff Deutsch D, Charney DS (1996) The biological basis of panic disorder. J Clin Psychiatry 57: 23–33

Kuboki T, Suematsu H (1992) Panic disorder. Nippon Rinsho 50: 2773–2782

Kuikka JT, Pitkanen A, Lepola U et al (1995) Abnormal regional benzodiazepine receptor uptake in the prefrontal cortex in patients with panic disorder. Nucl Med Commun 16: 273–280

LaBar KS, Gatenby JC, Gore JC, LeDoux JE, Phelps EA (1998) Human amygdala activation during conditioned fear acquisition and extinction: a mixed-trial fMRI study. Neuron 20: 937–945

Last CG, Hersen M, Kazdin A, Orvaschel H, Perrin S (1991) Anxiety disorders in children and their families. Arch Gen Psychiatry 48: 928–934

Lauer CJ, Krieg JC (1992) Sleep electroencephalographic patterns and cranial computed tomography in anxiety disorders. Compr Psychiatry 33: 213–219

LeDoux JE, Cicchetti P, Xagoraris A, Romanski LM (1990) The lateral amygdaloid nucleus: sensory interface of the amygdala in fear conditioning. J Neurosci 10: 1062–1069

Lepola U, Nousiainen U, Puranen M, Riekkinen P, Rimon R (1990) EEG and CT findings in patients with panic disorder. Biol Psychiatry 28: 721–727

Lesch KP, Wiesmann M, Hoh A et al (1992) 5-HT1A receptor-effector system responsivity in panic disorder. Psychopharmacology 106: 111–117

Levin AP, Saoud J, Struaman T, Gorman JM, Fyer AJ, Crawford R, Liebowitz MR (1993) Responses of generalized and discrete social phobics during public speaking. J Anxiety Disord 7: 207–221

Li D, Chokka P, Tibbo P (2001) Toward an integrative understanding of social phobia. J Psychiatry Neurosci 26: 190–202

Li YW, Hill G, Wong H et al (2003) Receptor occupancy of nonpeptide corticotropin-releasing factor 1 antagonist DMP696: correlation with drug exposure and anxiolytic efficacy. J Pharmacol Exp Ther 305: 86–96

Liebowitz MR, Gorman JM, Fyer AJ, Dillon DJ, Klein DF (1984) Effects of naloxone on patients with panic attacks. Am J Psychiatry 141. 995–997

Liebowitz MR, Fyer AJ, Gorman JM et al (1985) Specificity of lactate infusions in social phobia versus panic disorders. Am J Psychiatry 142: 947–950

Liebsch G, Landgraf R, Engelmann M, Lorscher P, Holsboer F (1999) Differential behavioural effects of chronic infusion of CRH 1 and CRH 2 receptor antisense oligonucleotides into the rat brain. J Psychiatr Res 33: 153–163

Liu D, Diorio J, Tannenbaum B et al (1997) Maternal care, hippocampal glucocorticoid receptors, and hypothalamic-pituitary-adrenal responses to stress. Science 277: 1659–1662

Lydiard RB, Ballenger JC, Laraia MT, Fossey MD, Beinfeld MC (1992) CSF cholecystokinin concentrations in patients with panic disorder and in normal comparison subjects. Am J Psychiatry 149: 691–693

Lydiard RB, Morton WA, Emmanuel NP et al (1993) Preliminary report: placebo-controlled, double-blind study of the clinical and metabolic effects of desipramine in panic disorder. Psychopharmacol Bull 29: 183–188

MacKinnon DF, Xu J, McMahon FJ, Simpson SG, Stine OC, McInnis MG, DePaulo JR (1998) Bipolar disorder and panic disorder in families: an analysis of chromosome 18 data. Am J Psychiatry 155: 829–831

Maddon KS, Felten DL (1995) Experimental basis for neuroimmune interactions. Physiol Rev 75: 77–106

Malizia AL, Wilson SJ, Bell CM, Nutt DJ, Grasby PM (1997) Neural correlates of anxiety provocation in social phobia. Neuroimage 5: 301–305

Malizia AL, Cunningham VJ, Bell CJ, Liddle PF, Jones T, Nutt DJ (1998) Decreased brain GABA(A)-benzodiazepine receptor binding in panic disorder: preliminary results from a quantitative PET study. Arch Gen Psychiatry 55: 715–720

Marazziti D, Rotondo A, Martini C et al (1994) Changes in peripheral benzodiazepine receptors in patients with panic disorder and obsessive-compulsive disorder. Neuropsychobiology 29: 8–11

Maremmani I, Marini G, Fornai F (1998) Naltrexone-induced panic attacks. Am J Psychiatry 155: 447

Martin-Santos R, Bulbena A, Prta M, Gago J, Molina L, Duró JC (1998) Association between joint hypermobility syndrome and panic disorder. Am J Psychiatry 155: 1578–1583

Martins AP, Marras RA, Guimaraes FS (2000) Anxiolytic effect of a CRH receptor antagonist in the dorsal periaqueductal gray. Depress Anxiety 12: 99–101

Massana G, Serra-Grabulosa JM, Salgado-Pineda P, Gasto C, Junque C, Massana J, Mercader JM (2003) Parahippocampal gray matter density in panic disorder: a voxel-based morphometric study. Am J Psychiatry 160: 566–568

Mathew S, Coplan JD (2004) Animal models of social anxiety. In: Bandelow B, Stein DJ (eds) Social anxiety disorder. Marcel Dekker, New York

Mathew RJ, Ho BT, Kralik P, Taylor D, Semchuk K, Weinman M, Claghorn JL (1980) Catechol-O-methyltransferase and catecholamines in anxiety and relaxation. Psychiatry Res 3: 85–91

Mathew RJ, Ho BT, Francis DJ, Taylor DL, Weinman ML (1982) Catecholamines and anxiety. Acta Psychiatr Scand 65: 142–147

Mathews AM, Wilson WH (1987) Cerebral blood flow changes. Psychiatry Res 23: 285–294

Mavissakalian M, Perel J, Bowler K, Dealy R (1987) Trazodone in the treatment of panic disorder and agoraphobia with panic attacks. Am J Psychiatry 144: 785–787

McCann UD, Morgan CM, Geraci M, Slate SO, Murphy DL, Post RM (1997) Effects of the 5-HT3 antagonist, ondansetron, on the behavioral and physiological effects of pentagastrin in patients with panic disorder and social phobia. Neuropsychopharmacology 17: 360–369

McEwen B (1999a) The effects of stress on structural and functional plasticity in the hippocampus. In: Charney D (ed) Neurobiology of mental illness. Oxford University Press, Oxford, pp 475–493

McEwen BS (1999b) Stress and the aging hippocampus. Front Neuroendocrinol 20: 49–70

McIntyre IM, Judd FK, Marriott PM, Burrows GD, Norman TR (1989) Plasma melatonin levels in affective states. Int J Clin Pharmacol Res 9: 159–164

Menzies RG, Clarke JC (1993) The etiology of fear of heights and its relationship to severity and individual response patterns. Behav Res Ther 31: 355–365

Miner CM, Davidson JR, Potts NL, Tupler LA, Charles HC, Krishnan KR (1995) Brain fluoxetine measurements using fluorine magnetic resonance spectroscopy in patients with social phobia. Biol Psychiatry 38: 696–698

Mohler H, Fritschy JM, Rudolph U (2002) A new benzodiazepine pharmacology. J Pharmacol Exp Ther 300: 2–8

Montkowsky A, Jahn H, Ströhle A et al (1998) C-type natriueretic peptide exerts opposing effecs to atrial natriuretic peptide on anxiety-related behaviour in rats. Brain Res 792: 358–360

Morgan MA, LeDoux JE (1995) Differential contribution of dorsal and ventral medial prefrontal cortex to the acquisition and extinction of conditioned fear in rats. Behav Neurosci 109: 681–688

Morris JS, Frith CD, Perrett DI, Rowland D, Young AW, Calder AJ, Dolan RJ (1996) A differential neural response in the human amygdala to fearful and happy facial expressions. Nature 383: 812–815

Mountz JM, Modell JG, Wilson MW, Curtis GC, Lee MA, Schmaltz S, Kuhl DE (1989) Positron emission tomographic evaluation of cerebral blood flow during state anxiety in simple phobia. Arch Gen Psychiatry 46: 501–504

Müller N, Schwarz MJ (2003) Immunology in anxiety and depression. In: Kasper S, Sitsen JM (eds) Handbook of depression and anxiety. Marcel Dekker, New York, pp 267–288

Munck A, Guyre PM, Holbrook NJ (1984) Physiological functions of glucocorticoids in stress and their relation to pharmacological actions. Endocr Rev 5: 25–44

Munjack DJ, Baltazar PL, DeQuattro V et al (1990) Generalized anxiety disorder: some biochemical aspects. Psychiatry Res 32: 35–43

Murphy BE, Filipini D, Ghadirian AM (1993) Possible use of glucocorticoid receptor antagonists in the treatment of major depression: preliminary results using RU 486. J Psychiatry Neurosci 18: 209–213

Nardi AE, Nascimento I, Valenca AM, Lopes FL, Zin WA, Mezzasalma MA, Versiani M (2002) A breath-holding challenge in panic disorder patients, their healthy first-degree relatives, and normal controls. Respir Physiol Neurobiol 133: 43–47

Nesse RM, Cameron OG, Curtis GC, McCann DS, Huber Smith MJ (1984) Adrenergic function in patients with panic anxiety. Arch Gen Psychiatry 41: 771–776

Nesse RM, Cameron OG, Buda AJ, McCann DS, Curtis GC, Huber Smith MJ (1985a) Urinary catecholamines and mitral valve prolapse in panic-anxiety patients. Psychiatry Res 14: 67–75

Nesse RM, Curtis GC, Thyer BA, McCann DS, Huber-Smith MJ, Knopf RF (1985b) Endocrine and cardiovascular responses during phobic anxiety. Psychosom Med 47: 320–332

Nieuwenhuys R, Voogd J, van Huijzen C (1991) Das Zentralnervensystem des Menschen. Springer, Berlin Heidelberg New York

Nordahl TE, Semple WE, Gross M et al (1990) Cerebral glucose metabolic differences in patients with panic disorder. Neuropsychopharmacology 3: 261–272

Noyes R Jr., Clarkson C, Crowe RR, Yates WR, McChesney CM (1987) A family study of generalized anxiety disorder. Am J Psychiatry 144: 1019–10124

Nutt DJ (1989) Altered central alpha$_2$-adrenoceptor sensitivity in panic disorder. Arch Gen Psychiatry 46: 165–169

Nutt DJ (2001) Neurobiological mechanisms in generalized anxiety disorder. J Clin Psychiatry 62: 22–28

Nutt DJ, Glue P, Lawson C, Wilson S (1990) Flumazenil provocation of panic attacks. Evidence for altered benzodiazepine receptor sensitivity in panic disorder. Arch Gen Psychiatry 47: 917–925

Nutt DJ, Forshall S, Bell C, Rich A, Sandford J, Nash J, Argyropoulos S (1999) Mechanisms of action of selective serotonin reuptake inhibitors in the treatment of psychiatric disorders. Eur Neuropsychopharmacol 9: S81–86.

O'Carroll RE, Moffoot AP, Van Beck M, Dougall N, Murray C, Ebmeier KP, Goodwin GM (1993) The effect of anxiety induction on the regional uptake of 99mTc-exametazime in simple phobia as shown by single photon emission tomography (SPET). J Affect Disord 28: 203–210

Ollendick TH, Hirshfeld-Becker DR (2002) The developmental psychopathology of social anxiety disorder. Biol Psychiatry 51: 44–58

Ontiveros A, Fontaine R, Breton G, Elie R, Fontaine S, Dery R (1989) Correlation of severity of panic disorder and neuroanatomical changes on magnetic resonance imaging. J Neuropsychiatr Clin Neurosci 1: 404–408

Papp LA, Klein DF, Gorman JM (1993a) Carbon dioxide hypersensitivity, hyperventilation, and panic disorder. Am J Psychiatry 150: 1149–1157

Papp LA, Klein DF, Martinez J et al (1993b) Diagnostic and substance specificity of carbon-dioxide-induced panic. Am J Psychiatry 150: 250–257

Pavlov IP (1927) Conditioned reflexes: an investigation of the physiological activity of the cerebral cortex. Edited by Anrep GV (1960). Boyer, New York

Pelletier G, Steinbusch HW, Verhofstad AA (1981) Immunoreactive substance P and serotonin present in the same dense-core vesicles. Nature 293: 71–72

Perna G, Bertani A, Caldirola D, Bellodi L (1996) Family history of panic disorder and hypersensitivity to CO_2 in patients with panic disorder. Am J Psychiatry 153: 1060–1064

Perna G, Caldirola D, Arancio C, Bellodi L (1997) Panic attacks: a twin study. Psychiatry Res 66: 69–71

Perna G, Bussi R, Allevi L, Bellodi L (1999) Sensitivity to 35% carbon dioxide in patients with generalized anxiety disorder. J Clin Psychiatry 60: 379–384

Pichot W, Hansenne M, Gonzalez Moreno A, Ansseau M (1995) Growth hormone response to apomorphine in panic disorder: comparison with major depression and normal controls. Eur Arch Psychiatry Clin Neurosci 245: 306–308

Pigott TA (1999) Gender differences in the epidemiology and treatment of anxiety disorders. J Clin Psychiatry 60: 4–15

Pitts F, McClure J (1967) Lactate metabolism in anxiety neurosis. New Engl J Med 277: 1329–1340

Plotsky PM, Meaney MJ (1993) Early, postnatal experience alters hypothalamic corticotropin-releasing factor (CRF) mRNA, median eminence CRF content and stress-induced release in adult rats. Brain Res Mol Brain Res 18: 195–200

Pohl R, Ettedgui E, Bridges M, Lycaki H, Jimerson D, Kopin I, Rainey JM (1987) Plasma MHPG levels in lactate and isoproterenol anxiety states. Biol Psychiatry 22: 1127–1136

Pohl R, Yeragani V, Balon R et al (1988) Isoproterenol-induced panic attacks. Biol Psychiatry 42: 891–902

Potts NL, Book S, Davidson JR (1996) The neurobiology of social phobia. Int Clin Psychopharmacol 11: 43–48

Pyke RE, Greenberg HS (1986) Norepinephrine challenges in panic patients. J Clin Psychopharmacol 6: 279–285

Quesney LF (1986) Clinical and EEG features of complex partial seizures of temporal lobe origin. Epilepsia 27: S27–45

Radulovic J, Ruhmann A, Liepold T, Spiess J (1999) Modulation of learning and anxiety by corticotropin-releasing factor (CRF) and stress: differential roles of CRF receptors 1 and 2. J Neurosci 19: 5016–5025

Rainey JM Jr., Pohl RB, Williams M, Knitter E, Freedman RR, Ettedqui E (1984a) A comparison of lactate and isoproterenol anxiety states. Psychopathology 17: 74–82

Rainey M Jr., Ettedgui E, Pohl B, Balon R, Weinberg P, Yelonek S, Berchou R (1984b) The beta-receptor: isoproterenol anxiety states. Psychopathology 17: 40–51

Raleigh MJ, Brammer GL, McGuire MT, Yuwiler A (1985) Dominant social status facilitates the behavioural effects of serotonergic agonists. Brain Res 348: 274–282

Rapaport MH (1998) Circulating lymphocyte phenotypic surface markers in anxiety disorder patients and normal volunteers. Biol Psychiatry 43: 458–463

Rauch SL, Savage CR, Alpert NM et al (1995) A positron emission tomographic study of simple phobic symptom provocation. Arch Gen Psychiatry 52: 20–28

Reich J, Yates W (1988) Family history of psychiatric disorders in social phobia. Compr Psychiatry 29: 72–75

Reiman EM (1997) The application of positron emission tomography to the study of normal and pathologic emotions. J Clin Psychiatry 58: 4–12

Reiman EM, Raichle ME, Butler FK, Herscovitch P, Robins E (1984) A focal brain abnormality in panic disorder, a severe form of anxiety. Nature 310: 683–685

Reiman EM, Raichle ME, Robins E, Butler FK, Herscovitch P, Fox P, Perlmutter J (1986) The application of positron emission tomography to the study of panic disorder. Am J Psychiatry 143: 469–477

Reiman EM, Raichle ME, Robins E et al (1989) Neuroanatomical correlates of a lactate-induced anxiety attack. Arch Gen Psychiatry 46: 493–500

Rickels K, Schweizer E, DeMartinis N, Mandos L, Mercer C (1997) Gepirone and diazepam in generalized anxiety disorder: a placebo-controlled trial. J Clin Psychopharmacol 17: 272–277

Rocca P, Ferrero P, Gualerzi A, Zanalda E, Maina G, Bergamasco B, Ravizza L (1991) Peripheral-type benzodiazepine receptors in anxiety disorders. Acta Psychiatr Scand 84: 537–544

Rose RJ, Ditto WB (1983) A developmental-genetic analysis of common fears from early adolescence to early adulthood. Child Devel 54: 361–368

Rosenbaum AH, Schatzberg AF, Jost FA, Cross PD, Wells LA, Jiang NS, Maruta T (1983) Urinary free cortisol levels in anxiety. Psychosomatics 24: 835–837

Rosenbaum JF, Biederman J, Bolduc EA, Hirshfeld DR, Faraone SV, Kagan J (1992) Comorbidity of parental anxiety disorders as risk for childhood-onset anxiety in inhibited children. Am J Psychiatry 149: 475–481

Rotondo A, Mazzanti C, Dell'Osso L et al (2002) Catechol *o*-methyltransferase, serotonin transporter, and tryptophan hydroxylase gene polymorphisms in bipolar disorder patients with and without comorbid panic disorder. Am J Psychiatry 159: 23–29

Roy MA, Neale MC, Pedersen NL, Mathe AA, Kendler KS (1995) A twin study of generalized anxiety disorder and major depression. Psychol Med 25: 1037–1049

Roy-Byrne PP, Uhde TW, Post RM, Gallucci W, Chrousos GP, Gold PW (1986a) The corticotropin-releasing hormone stimulation test in patients with panic disorder. Am J Psychiatry 143: 896–899

Roy-Byrne PP, Uhde TW, Sack DA, Linnoila M, Post RM (1986b) Plasma HVA and anxiety in patients with panic disorder. Biol Psychiatry 21: 849–853

Roy-Byrne PP, Cowley DS, Greenblatt DJ, Shader RI, Hommer D (1990) Reduced benzodiazepine sensitivity in panic disorder. Arch Gen Psychiatry 47: 534–538

Roy-Byrne PP, Wingerson DK, Radant A, Greenblatt DJ, Cowley DS (1996) Reduced benzodiazepine sensitivity in patients with panic disorder: comparison with patients with obsessive-compulsive disorder and normal subjects. Am J Psychiatry 153: 1444–1449

Rupprecht R, Zwanzger P (2003) Significance of GABA-A receptors for the pathophysiology and therapy of panic disorders. Nervenarzt 74: 543–551

Sand PG, Mori T, Godau C et al (2002) Norepinephrine transporter gene (NET) variants in patients with panic disorder. Neurosci Lett 333: 41–44

Sasson Y, Iancu I, Fux M, Taub M, Dannon PN, Zohar J (1999) A double-blind crossover comparison of clomipramine and desipramine in the treatment of panic disorder. Eur Neuropsychopharmacol 9: 191–196

Schlegel S, Steinert H, Bockisch A, Hahn K, Schloesser R, Benkert O (1994) Decreased benzodiazepine receptor binding in panic disorder measured by IOMAZENIL-SPECT. A preliminary report. Eur Arch Psychiatry Clin Neurosci 244: 49–51

Schneider P, Evans L, Ross Lee L, Wiltshire B, Eadie M, Kenardy J, Hoey H (1987) Plasma biogenic amine levels in agoraphobia with panic attacks. Pharmacopsychiatry 20: 102–104

Schneider F, Weiss U, Kessler C et al (1999) Subcortical correlates of differential classical conditioning of aversive emotional reactions in social phobia. Biol Psychiatry 45: 863–871

Schneier FR, Liebowitz MR, Abi-Dargham A, Zea-Ponce Y, Lin SH, Laruelle M (2000) Low dopamine D(2) receptor binding potential in social phobia. Am J Psychiatry 157: 457–459

Schwartz CE, Wright CI, Shin LM, Kagan J, Rauch SL (2003) Inhibited and uninhibited infants »grown up«: adult amygdalar response to novelty. Science 300: 1952–1953

Seibyl JP, Krystal JH, Price LH, Woods SW, D'Amico C, Heninger GR, Charney DS (1991) Effects of ritanserin on the behavioral, neuroendocrine, and cardiovascular responses to meta-chlorophenylpiperazine in healthy human subjects. Psychiatry Res 38: 227–236

Seligman MEP (1971) Phobias and preparedness. Behav Ther 2: 307–320

Sevy S, Papadimitriou GN, Surmont DW, Goldman S, Mendlewicz J (1989) Noradrenergic function in generalized anxiety disorder, major depressive disorder, and healthy subjects. Biol Psychiatry 25: 141–152

Seymour PA, Schmidt AW, Schulz DW (2003) The pharmacology of CP-154, 526, a non-peptide antagonist of the CRH1 receptor: a review. CNS Drug Rev 9: 57–96

Shlik J, Aluoja A, Vasar V, Vasar E, Podar T, Bradwejn J (1997) Effects of citalopram treatment on behavioural, cardiovascular and neuroendocrine response to cholecystokinin tetrapeptide challenge in patients with panic disorder. J Psychiatry Neurosci 22: 332–340

Skre I, Onstad S, Torgersen S, Lygren S, Kringlen E (1993) A twin study of DSM-III-R anxiety disorders. Acta Psychiatr Scand 88: 85–92

Smagin GN, Swiergiel AH, Dunn AJ (1995) Corticotropin-releasing factor administered into the locus coeruleus, but not the parabrachial nucleus, stimulates norepinephrine release in the prefrontal cortex. Brain Res Bull 36: 71–76

Smoller JW, Tsuang MT (1998) Panic and phobic anxiety: defining phenotypes for genetic studies. Am J Psychiatry 155: 1152–1162

Sramek JJ, Costa JF, Adams JB, Macpherson A, Cutler NR (1994) Single-site findings in a study of the safety and efficacy of a CCKB receptor antagonist, CI-988, in the treatment of generalized anxiety disorder. Anxiety 1: 242–243

Stein MB, Leslie WD (1996) A brain single photon-emission computed tomography (SPECT) study of generalized social phobia. Biol Psychiatry 39: 825–828

Stein MB, Tancer ME, Uhde TW (1992) Heart rate and plasma norepinephrine responsivity to orthostatic challenge in anxiety disorders. Comparison of patients with panic disorder and social phobia and normal control subjects. Arch Gen Psychiatry 49: 311–317

Stein MB, Asmundson GJ, Chartier M (1994) Autonomic responsivity in generalized social phobia. J Affect Disord 31: 211–221

Stein MB, Delaney SM, Chartier MJ, Kroft CD, Hazen AL (1995) [3H]paroxetine binding to platelets of patients with social phobia: comparison to patients with panic disorder and healthy volunteers. Biol Psychiatry 37: 224–228

Stein MB, Jang KL, Livesley WJ (1999) Heritability of anxiety sensitivity: a twin study. Am J Psychiatry 156: 246–251

Stein MB, Goldin PR, Sareen J, Zorrilla LT, Brown GG (2002) Increased amygdala activation to angry and contemptuous faces in generalized social phobia. Arch Gen Psychiatry 59: 1027–1034

Stemberger RT, Turner SM, Beidel DC, Calhoun KS (1995) Social phobia: an analysis of possible developmental factors. J Abnorm Psychol 104: 526–531

Stewart RS, Devous MD Sr., Rush AJ, Lane L, Bonte FJ (1988) Cerebral blood flow changes during sodium-lactate-induced panic attacks. Am J Psychiatry 145: 442–449

Ströhle A, JAhn H, Montkowki A et al (1997) Central and peripheral administration of atriopeptin is anxiolytic in rats. Neuroendocrinology 65: 210–215

Ströhle A, Kellner M, Yassouridis A, Holsboer F, Wiedemann K (1998) Effect of flumazenil in lactate-sensitive patients with panic disorder. Am J Psychiatry 155: 610–612

Ströhle A, Kellner M, Holsboer F, Wiedemann K (2001) Anxiolytic activity of atrial natriuretic peptide in patients with panic disorder. Am J Psychiatry 158: 1514–1516

Ströhle A, Romeo E, di Michele F, Pasini A, Yassouridis A, Holsboer F, Rupprecht R (2002) GABA(A) receptor-modulating neuroactive steroid composition in patients with panic disorder before and during paroxetine treatment. Am J Psychiatry 159: 145–147

Ströhle A, Romeo E, di Michele F et al (2003) Induced panic attacks shift gamma-aminobutyric acid type A receptor modulatory neuroactive steroid composition in patients with panic disorder: preliminary results. Arch Gen Psychiatry 60: 161–168

Stutzmann GE, LeDoux JE (1999) GABAergic antagonists block the inhibitory effects of serotonin in the lateral amygdala: a mechanism for modulation of sensory inputs related to fear conditioning. J Neurosci (Online) 19: RC8.

Sullivan GM, Coplan JD, Gorman JM (1998) Psychoneuroendocrinology of anxiety disorders. Psychiatr Clin N Am 21: 397–412

Svensson T, Usdin T (1978) Feedback inhibition of brain noradrenaline neurons by tricyclic antidepressants α_2 receptor mediation. Science 202: 1089–1091

Tancer ME, Stein MB, Uhde TW (1993) Growth hormone response to intravenous clonidine in social phobia: comparison to patients with panic disorder and healthy volunteers. Biol Psychiatry 34: 591–595

Tancer ME, Stein MB, Uhde TW (1994) Lactic acid response to caffeine in panic disorder: comparison with social phobics and normal controls. Anxiety 1: 138–140

Targum SD (1990) Differential responses to anxiogenic challenge studies in patients with major depressive disorder and panic disorder. Biol Psychiatry 28: 21–34

Targum SD (1992) Cortisol response during different anxiogenic challenges in panic disorder patients. Psychoneuroendocrinology 17: 453–458

Targum SD, Marshall LE (1989) Fenfluramine provocation of anxiety in patients with panic disorder. Psychiatry Res 28: 295–306

Taylor S (1998) The hierarchic structure of fears. Behav Res Ther 36: 205–214

Thiebot MH, Hamon M, Soubrie P (1982) Attenuation of induced-anxiety in rats by chlordiazepoxide: role of raphe dorsalis benzodiazepine binding sites and serotoninergic neurons. Neuroscience 7: 2287–2294

Tiihonen J, Kuikka J, Bergstrom K, Lepola U, Koponen H, Leinonen E (1997) Dopamine reuptake site densities in patients with social phobia. Am J Psychiatry 154: 239–242

Tiller JW, Biddle N, Maguire KP, Davies BM (1988) The dexamethasone suppression test and plasma dexamethasone in generalized anxiety disorder. Biol Psychiatry 23: 261–270

Tiller JW, Bouwer C, Behnke K (1999) Moclobemide and fluoxetine for panic disorder. International Panic Disorder Study Group. Eur Arch Psychiatry Clin Neurosci 249: S7–10

Tillfors M, Furmark T, Marteinsdottir I, Fredrikson M (2002) Cerebral blood flow during anticipation of public speaking in social phobia: a PET study. Biol Psychiatry 52: 1113–1119

Timpl P, Spanagel R, Sillaber I et al (1998) Impaired stress response and reduced anxiety in mice lacking a functional corticotropin-releasing hormone receptor 1110. Nature Genet 19: 162–166

Torgersen S (1979) The nature and origin of common phobic fears. Br J Psychiatry 134: 343–351

Torgersen S (1983) Genetic factors in anxiety disorders. Arch Gen Psychiatry 40: 1085–1089

Törk I, Hornung JP (1990) Raphe nuclei and the serotonergic system. In: Paxinos G, Orlando FL (eds) The human nervous system. Academic Press, San Diego, pp 1001–1022

Tupler LA, Davidson JR, Smith RD, Lazeyras F, Charles HC, Krishnan KR (1997) A repeat proton magnetic resonance spectroscopy study in social phobia. Biol Psychiatry 42: 419–424

Uhde TW, Vittone BJ, Siever LJ, Kaye WH, Post RM (1986) Blunted growth hormone response to clonidine in panic disorder patients. Biol Psychiatry 21: 1081–1085

Uhde TW, Berrettini WH, Roy Byrne PP, Boulenger JP, Post RM (1987) Platelet [3H]imipramine binding in patients with panic disorder. Biol Psychiatry 22: 52–58

Uhde TW, Stein MB, Vittone BJ, Siever LJ, Boulenger JP, Klein E, Mellman TA (1989) Behavioral and physiologic effects of short-term and long-term administration of clonidine in panic disorder. Arch Gen Psychiatry 46: 170–177

Uhde TW, Tancer ME, Gelernter CS, Vittone BJ (1994) Normal urinary free cortisol and postdexamethasone cortisol in social phobia: comparison to normal volunteers. J Affect Disord 30: 155–161

van Ameringen M, Mancini C (2004) The promise of neurobiology in social anxiety disorder. In: Bandelow B, Stein DJ (eds) Social anxiety disorder. Marcel Dekker, New York

van Ameringen M, Mancini C, Oakman JM, Kamath M, Nahmias C, Szechtman HA (1998) Pilot study of PET in social phobia. Biol Psychiatry 43: 31–37

van der Linden GJ, Stein DJ, van Balkom AJ (2000) The efficacy of the selective serotonin reuptake inhibitors for social anxiety disorder (social phobia): a meta-analysis of randomized controlled trials. Int Clin Psychopharmacol 15: S15–23

van Megen HJ, Westenberg HG, den Boer JA, Slaap B, van Es Radhakishun F, Pande AC (1997) The cholecystokinin-B receptor antagonist CI-988 failed to affect CCK-4 induced symptoms in panic disorder patients. Psychopharmacology 129: 243–248

van Vliet I, den Boer JA, Westenberg HGM (1994) Psychopharmacological treatment of social phobia – a double blind placebo controlled study with fluvoxamine. Psychopharmacology 115: 128–134

van Vliet IM, Westenberg HG, den Boer JA (1996) Effects of the 5-HT1A receptor agonist flesinoxan in panic disorder. Psychopharmacology 127: 174–180

Veit R, Flor H, Erb M, Hermann C, Lotze M, Grodd W, Birbaumer N (2002) Brain circuits involved in emotional learning in antisocial behavior and social phobia in humans. Neurosci Lett 328: 233–236

Veltman DJ, van Zijderveld GA, van Dyck R (1996) Epinephrine infusions in panic disorder: a double-blind placebo-controlled study. J Affect Disord 39: 133–140

Verburg K, Griez E, Meijer J, Pols H (1995) Discrimination between panic disorder and generalized anxiety disorder by 35% carbon dioxide challenge. Am J Psychiatry 152: 1081–1083

Versiani M, Cassano G, Perugi G, Benedetti A, Mastalli L, Nardi A, Savino M (2002) Reboxetine, a selective norepinephrine reuptake inhibitor, is an effective and well-tolerated treatment for panic disorder. J Clin Psychiatry 63: 31–37

Viana MB, Graeff FG, Loschmann PA (1997) Kainate microinjection into the dorsal raphe nucleus induces 5-HT release in the amygdala and periaqueductal gray. Pharmacol Biochem Behav 58: 167–172

Vieland VJ, Goodman DW, Chapman T, Fyer AJ (1996) New segregation analysis of panic disorder. Am J Med Genet 67: 147–153

Villacres EC, Hollifield M, Katon WJ, Wilkinson CW, Veith RC (1987) Sympathetic nervous system activity in panic disorder. Psychiatry Res 21: 313–321

Wedekind D, Bandelow B, Broocks A, Hajak G, Ruther E (2000) Salivary, total plasma and plasma free cortisol in panic disorder. J Neural Transm 107: 831–837

Weissman MM, Fyer AJ, Haghighi F et al (2000) Potential panic disorder syndrome: clinical and genetic linkage evidence. Am J Med Genet 96: 24–35

Weizman R, Tanne Z, Granek M, Karp L, Golomb M, Tyano S, Gavish M (1987) Peripheral benzodiazepine binding sites on platelet membranes are increased during diazepam treatment of anxious patients. Eur J Pharmacol 138: 289–292

Welkowitz LA, Papp L, Martinez J, Browne S, Gorman JM (1999) Instructional set and physiological response to CO_2 inhalation. Am J Psychiatry 156: 745–748

Westberg P, Modigh K, Lisjo P, Eriksson E (1991) Higher postdexamethasone serum cortisol levels in agoraphobic than in nonagoraphobic panic disorder patients. Biol Psychiatry 30: 247–256

Wik G, Fredrikson M, Fischer H (1997) Evidence of altered cerebral blood-flow relationships in acute phobia. Int J Neurosci 91: 253–263

Wilkinson DJ, Thompson JM, Lambert GW et al (1998) Sympathetic activity in patients with panic disorder at rest, under laboratory mental stress, and during panic attacks. Arch Gen Psychiatry 55: 511–520

Woo JM, Yoon KS, Yu BH (2002) Catechol *O*-methyltransferase genetic polymorphism in panic disorder. Am J Psychiatry 159: 1785–1787

Wood SJ, Toth M (2001) Molecular pathways of anxiety revealed by knockout mice. Mol Neurobiol 23: 101–119

Woods SW, Charney DS, Goodman WK, Heninger GR (1988a) Carbon dioxide-induced anxiety. Behavioral, physiologic, and biochemical effects of carbon dioxide in patients with panic disorders and healthy subjects. Arch Gen Psychiatry 45: 43–52

Woods SW, Koster K, Krystal JK, Smith EO, Zubal IG, Hoffer PB, Charney DS (1988b) Yohimbine alters regional cerebral blood flow in panic disorder. Lancet 2: 678

Woods SW, Charney DS, Silver JM, Krystal JH, Heninger GR (1991) Behavioral, biochemical, and cardiovascular responses to the benzodiazepine receptor antagonist flumazenil in panic disorder. Psychiatry Res 36: 115–127

Wu J, Buchsbaum M, Hershey T, Hazlett E, Sciotte N, Johnson J (1991) PET in generalized anxiety disorder. Biol Psychiatry 29: 1181–1199

Wurthmann C, Bogerts B, Gregor J, Baumann B, Effenberger O, Dohring W (1997) Frontal CSF enlargement in panic disorder: a qualitative CT-scan study. Psychiatry Res 76: 83–87

Yoshioka M, Matsumoto M, Togashi H, Saito H (1996) Effect of conditioned fear stress on dopamine release in the rat prefrontal cortex. Neurosci Lett 209: 201–203

Zwanzger P, Baghai TC, Schule C, Minov C, Padberg F, Moller HJ, Rupprecht R (2001) Tiagabine improves panic and agoraphobia in panic disorder patients. J Clin Psychiatry 62: 656–657

Zwanzger P, Eser D, Aicher S et al (2003) Effects of alprazolam on cholecystokinin-tetrapeptide-induced panic and hypothalamic-pituitary-adrenal-axis activity: a placebo-controlled study. Neuropsychopharmacology 28: 979–984

Angst – Neuropsychologie

Georg W. Alpers, Andreas Mühlberger und Paul Pauli

9.9 Psychobiologische Charakteristika von Angst

Angesichts realer Gefahren kann Angst funktional sein und helfen, negative Konsequenzen abzuwenden. Von pathologischer Angst spricht man, wenn die Angstreaktion in Stärke und/oder Dauer nicht angemessen ist, andauernd oder wiederholt über einen längeren Zeitraum auftritt, das Individuum keine Möglichkeiten zur Erklärung, Reduktion oder Bewältigung der Angst besitzt und aufgrund der Angst unter einer deutlichen Einschränkung in der Lebensführung leidet. Angstpatienten erkennen im Allgemeinen auch, dass ihre Angst übertrieben oder unbegründet ist.

Im tier- und humanexperimentellen Kontext wird **Angst** als eine ungerichtete peripherphysiologische, zentralnervöse und subjektive Überaktivierung bei der Wahrnehmung von Gefahr definiert. **Furcht** dagegen stellt eine spezifische motorische, physiologische und subjektive Reaktion bei Identifikation der Gefahr und bei Auslösung der entsprechenden Bewältigungsmechanismen dar (Bouton et al. 2001). In dieser Terminologie ist Angst typisch für Patienten mit Panikattacken. Für die Panikattacken gibt es keine konkreten Auslöser, die Patienten haben Angst vor Konsequenzen in der Zukunft, vor dem Wiederauftreten der Panik. Furchtreaktionen sind dagegen typisch für Phobiker. Die Konfrontation mit phobischen Objekten (beispielsweise einer Spinne) oder Situation (dem Fliegen) lösen bei ihnen Furchtreaktionen aus; zur Bewältigung der Situation reagieren sie meistens mit Fluchtverhalten. Im klinischen Kontext wird normalerweise nicht zwischen Angst und Furcht differenziert, sondern generell von Angststörungen gesprochen.

Angstreaktionen können in drei Systemen erfasst werden (Lang 1968):
1. dem verbal-kognitiven,
2. dem motorischen und
3. dem physiologischen System.

Häufig besteht zwischen diesen drei Systemen nur ein loser Zusammenhang. Die drei Systeme können unterschiedliche Aspekte der Angst ausdrücken (*discordance*) oder sich über die Zeit unterschiedlich verändern (*desynchrony*) (Hodgson u. Rachman 1974; Rachman u. Hodgson 1974). Enge Zusammenhänge zwischen den Systemen (*concordance*) bestehen vor allem bei starken emotionalen Reaktionen. Eine experimentelle Untersuchung von Angst und Angststörungen sollte immer eine Erfassung der drei Systeme berücksichtigen, wobei biopsychologische Untersuchungen den Schwerpunkt auf physiologische und motorische Reaktionen legen. Mit welchen Methoden die Reaktionen erfasst werden, hängt unter anderem vom theoretischen Ansatz ab.

Kategoriale Emotionstheorien gehen davon aus, dass Angst eine von mehreren biologisch angelegten Basisemotionen ist (Ekman 1999), deren evolutionäre Bedeutung in der Vorbereitung von Bewältigungsverhalten und der Kommunikation von ablaufenden Motivationen liegt. Die Differenzierung von anderen Basisemotionen erfolgt über Befragung (subjektive Verhaltensebene), Erfassung des Gesichtsausdrucks (motorische Ebene) und peripherphysiologische oder gehirnphysiologische Registrierungen (z. B. Damasio et al. 2000; Pelletier et al. 2003).

Gemäß den **dimensionalen Emotionstheorien** werden Emotionen als Verhaltensdispositionen verstanden (Lang 1995), die sich aufgrund ihrer Valenz (angenehm – unangenehm, Lust – Unlust) und dem Ausmaß der Erregung (keine – hohe, Ruhe – Erregung) beschreiben lassen (Russell 1980). Jede Emotion kann somit in einem zweidimensionalen Modell dargestellt werden (◘ Abb. 9.4). Unangenehme Emotionen motivieren zu Vermeidungsverhalten, angenehme Emotionen zu Annäherungsverhalten. Das Erregungsniveau bestimmt die Stärke der Verhaltensdisposition. Angst, eine unangenehme Emotion mit hohem Erregungsniveau, motiviert stark zu Vermeidungsverhalten. Beide Emotionsdimensionen (Valenz und Arousal) können durch Befragung (subjektive Verhaltensebene), Verhaltensbeobachtung (motorische Verhaltensebene) und peripherphysiologische oder zentralnervöse Registrierungen erfasst werden (Lang 1995). Als physiologische Maße zur Erfassung der Valenzdimension eignen sich der Schreckreflex, die Herzrate und die Gesichtsmuskelaktivität (M. zygomaticus; M. corrugator). Zur Erfassung der Erregungsdimension eigenen sich die Hautleitfähigkeit und die ereigniskorrelierten Gehirnpotenziale (EKP).

In diesem Kapitel wird die Psychobiologie von Angststörungen vorwiegend anhand der spezifischen Phobien (Furcht) und der Panikstörung (Angst) behandelt. Diese Auswahl bildet die eigenen Forschungsinteressen ab, hat aber auch objektive Gründe. Diese beiden Störungen re-

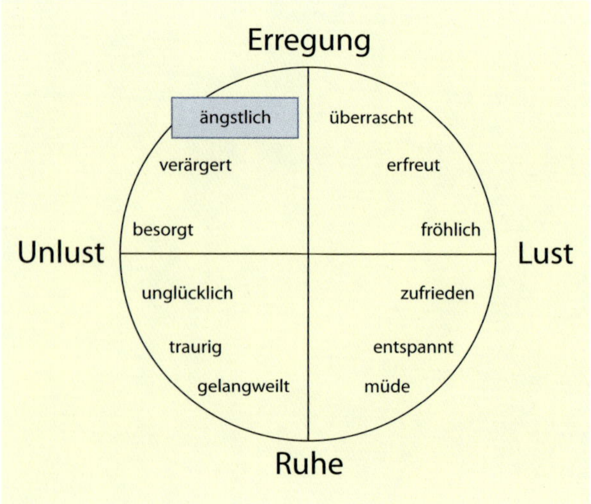

◘ **Abb. 9.4.** Emotionen: Dimensionaler Ansatz. (Mod. nach Russell 1980)

präsentieren zum einen grundlegende Angstreaktionen, über die relativ viel biopsychologisches Grundlagenwissen vorliegt. Zum anderen sind beide Störungen für die klinische Forschung besonders relevant, weil die spezifische Phobie unter den Angststörungen die höchste allgemeine Prävalenz hat und die Panikstörung die größte »praktische Häufigkeit«, d. h. Panikpatienten suchen besonders häufig eine Therapie auf. Die Fokussierung auf diese beiden Störungen soll aber nicht implizieren, es handele sich hierbei um »Modellstörungen« und die diskutierten Befunde seien direkt auf die anderen Angststörungen (generalisierte Angststörung, soziale Phobie, Zwangsstörung, posttraumatische Belastungsstörung PTBS) übertragbar.

In einem ersten Schritt werden die Angstreaktionen von Phobikern und Panikpatienten, wie sie sich in den verschiedenen Reaktionssystemen abbilden lassen, dargestellt. Der Schwerpunkt liegt hier auf Angstparametern, deren Erfassung für biopsychologische Untersuchungen besonders wichtig ist. Die lerntheoretischen und kognitiv-behavioralen Ansätze zu Angststörungen lassen sich heute nicht mehr strikt trennen, werden aber aufgrund unterschiedlicher Forschungstraditionen nacheinander vorgestellt. Die lerntheoretischen Ansätze haben ihre Wurzeln in der psychologischen Lerntheorie und in tierexperimentellen Arbeiten zur klassischen und operanten Konditionierung. Die kognitiv-behavioralen Ansätze dagegen verwenden experimentelle Untersuchungsmethoden, die aus der Allgemeinen Psychologie stammen und einen rein humanexperimentellen Hintergrund aufweisen. Beide Ansätze gehören zu einer biopsychologischen Perspektive, da sie mittlerweile sowohl evolutionsbiologische Überlegungen und Befunde zur Angst integrieren als auch neuere neurowissenschaftliche Befunde über zentralnervöse Charakteristika von Angstpatienten. Abschließend wird argumentiert, dass eine erfolgreiche Behandlung von Angststörungen diese Modelle berücksichtigen und Veränderungen in allen Reaktionssystemen, also in physiologischen Reaktionen, im Verhalten sowie im kognitiven Bereich, bewirken muss.

9.9.1 Selbstauskunft der Angstpatienten

Es stehen eine Vielzahl von Instrumenten zur Beurteilung von Symptomatik und Verlauf von Angststörungen zur Verfügung (s. Angenendt et al. 2000; Margraf u. Bandelow 1997). Weit verbreitet sind Fragebogen zum allgemeinen Angstniveau, sowohl als *trait* (Persönlichkeitseigenschaft Ängstlichkeit) als auch als *state* (Zustandsangst), und Inventare zur Erfassung angstauslösender Reize oder von Situationen mit typischen Angstauslösern (z. B. *Fear Survey Schedule*, Schulte 1976). Neben der symptombezogenen Diagnostik liegen auch Fragebogen für angsttypische Kognitionen und befürchtete Konsequenzen der Angst vor, was vor allem bei der Panikstörung therapierelevante Informationen liefern kann (*Agoraphobic Cognitions Questionnaire* und *Body Sensations Questionnaire*, deutsch: Ehlers et al. 1993).

Ein ernst zu nehmendes Problem bei der Angstdiagnostik liegt jedoch darin, dass retrospektive Befragungen oft zu einer ungenauen Beschreibung der Problematik führen, da in der Erinnerung häufig die Frequenz und der Schweregrad von Symptomen überschätzt wird. Dem kann am besten mit Tagebuchaufzeichnungen der Probanden über einen längeren Zeitraum hinweg entgegengewirkt werden. Grundsätzlich sind dabei zwei Möglichkeiten zu unterscheiden:

1. Es werden zu regelmäßigen Zeitpunkten die gegenwärtige Angst und möglicherweise bedeutsame Randbedingungen notiert.
2. Es werden die Notizen immer dann vorgenommen, wenn die Angst tatsächlich auftritt.

Wenn es die technische Ausstattung erlaubt, können solche Protokolle elektronisch erfasst und durch ambulatorische Messungen peripherphysiologischer Reaktionen begleitet werden (Wilhelm et al. 2001).

Nicht nur die Panikstörung, sondern auch die Angstreaktionen bei allen anderen Angststörungen sind von charakteristischen körperlichen Symptomen gekennzeichnet (s. unten). Auch Phobiker berichten, dass sie bei der Konfrontation mit phobischen Reizen Panikattacken erleben, die wie bei Panikpatienten von typischen körperlichen Symptomen begleitet sind (Craske 1991).

Körperliche Symptome bei starker Angst oder bei Panikattacken

- Palpitationen, beschleunigter Herzschlag
- Schwitzen
- Zittern, Beben
- Kurzatmigkeit, Atemnot, Erstickungsgefühle
- Schmerzen oder Beklemmungsgefühle in der Brust
- Übelkeit, Magen-Darm-Beschwerden
- Schwindel, Benommenheit, Ohnmachtsgefühle
- Parästhesien, Hitzewallungen, Kälteschauer

Obwohl heute auch die gängigen Klassifikationsschemata psychischer Störungen (Dilling et al. 1999; Saß et al. 1998) die körperlichen Symptome bei phobischer Angst und Panikattacken auflisten, werden diese im diagnostischen Prozess meist ausschließlich durch verbale Äußerungen – und damit durch subjektiv beeinflussbare Beschreibungen – erfasst und nicht apparativ gemessen.

9.9.2 Peripherphysiologische Messungen der Angstsymptome

Angst geht mit der Aktivierung des autonomen Nervensystems einher, die sich auf eine Vielzahl von Organsystemen auswirkt, an denen Veränderungen erfasst werden können (Wiedemann u. Mühlberger 2002; Zahn 1986, Hugdahl 1988). Die Aktivierung des autonomen Nervensystems, dessen zentralnervöse Verschaltung weiter unten dargestellt wird (◘ Abb. 9.10), erfolgt im Zusammenspiel des sympathischen und parasympathischen Arms. Im Folgenden werden die wichtigsten physiologischen Korrelate charakteristischster **Angstsymptome** dargestellt.

Schwitzen. Schwitzen schlägt sich in Veränderungen der Hautleitfähigkeit nieder. Man unterscheidet bei dieser elektrodermalen Aktivität (EDA) ein tonisches Maß, die länger dauernde erhöhte Leitfähigkeit (Niveau), von phasischen Maßen, die Fluktuationen der Leitfähigkeit, die sowohl spontan auftreten, als auch als Reaktion auf diskrete Reize. Die Spontanfluktuationen der Hautleitfähigkeit gelten als besonders sensibles Maß für Angst (Boucsein 1988). Gelingt es, wirkliche Ruhebedingungen herzustellen, weisen Probanden mit spezifischen Phobien keine Anomalien der Hautleitfähigkeit auf, aber sie zeigen starke **Hautleitfähigkeitsreaktionen** auf die jeweils phobierelevanten Stimuli, auch wenn lediglich Bilder davon präsentiert werden oder die Stimuli in der Imagination betrachtet werden. Diese Reaktionen können selbst bei tachistoskopischer Präsentation (Öhman u. Soares 1993) und semantischem Material (Wörtern) (Van den Hout et al. 2000) beobachtet werden. Eine Ausnahme bildet die Blut-Injektions-Verletzungsphobie, bei der bei Konfrontation mit dem phobischen Reiz keine erhöhte Hautleitfähigkeit auftritt (Hamm et al. 1997). Patienten mit Panikstörung mit Agoraphobie dagegen reagieren deutlich weniger auf angstspezifische Reize, weisen aber erhöhte Ruhe- oder antizipatorische Hautleitfähigkeitsveränderungen auf, was dem unspezifischen Charakter der ständigen Angst und Sorgen vor dem weiteren Auftreten von Panikattacken entspricht.

Herzrasen. Die **Herzfrequenz** wird vielfach als das geeignetste physiologische Maß zur Erfassung von Angst angesehen (Nesse 1985). Bei spezifischen Phobien tritt eine Erhöhung der Herzrate auf phobierelevante Reize auf. Es fand sich beispielsweise ein hoch signifikanter linearer Trend in der Beziehung von Herzfrequenzanstieg und Stufen der Angsthierarchie bei Konfrontation mit angstauslösenden Stimuli (Lang et al. 1970). Eine Ausnahme bildet auch hier die spezifische Phobie vom Blut-Injektions-Verletzungstyp, bei der nach einem kurzen initialen Anstieg eine Herzratendezeleration folgt, die in Verbindung mit dem Blutdruckabfall häufiger zu Ohnmacht führt (Curtis u. Thyer 1983). Bei der Panikstörung mit Agoraphobie kann nur ein geringerer reizspezifischer Herzratenanstieg, aber eine unspezifische, allgemeine Erhöhung der Herzrate festgestellt werden. Bei der sozialen Phobie findet sich eine starke Erhöhung der Herzrate vor und in angstauslösenden Situationen, die allerdings häufig auch bei Kontrollpersonen gefunden wird, da diese Situationen typischerweise mit körperlicher oder kognitiver Aktivität verbunden sind (z. B. eine Rede halten, McNeil et al. 1993). Es gibt allerdings Hinweise, dass bei einer eng umschriebenen sozialen Phobie höhere Herzratenanstiege mit weniger Angst einhergehen, während bei sozialer Phobie vom generalisierten Typus stärkere subjektive Angst, aber eine geringere Herzratenerhöhung in Angstsituationen auftritt (Heimberg et al. 1990). Befunde, die auf einen erhöhten Ruhepuls hinweisen, sind wahrscheinlich auf antizipatorische Angst zurückzuführen (Larsen et al. 1998). Bei der Panikstörung zeigen sich vor und besonders während einer Panikattacke Herzratenzunahmen, die im Mittel 5–10 Schläge betragen (Margraf 1990); es konnten aber immer wieder einzelne Panikattacken mit starken Reaktionen der Herzrate beobachtet werden. Die nachstehende Abbildung zeigt die Herzratenanstiege während zweier Panikattacken einer Panikpatientin bei der Konfrontation mit einer typischen agoraphobischen Situation, einer Autofahrt über eine Brücke, die sich klar von den Effekten körperlicher Aktivität abgegrenzen lassen (◘ Abb. 9.5).

Zusätzlich wurden erhöhte Ruheherzraten gefunden, die wahrscheinlich mit der antizipatorischen Angst zusammenhängen. Bei der PTBS treten ebenfalls verstärkte Herzratenreaktionen bei Imagination der traumatischen Ereignisse, aber auch bei allgemein erschreckenden Reizen (z. B. lauten Tönen) auf (Shalev et al. 2000), Zusätzlich zeigt sich eine verminderte Habituation auf die erschreckenden Reize. Während die Herzfrequenz durch beide Arme des autonomen Nervensystems geregelt wird, können andere Maße die sympathische Komponente (T-Wellen-Amplitude) und die parasympathische (respiratorische Sinusarrhythmie) getrennt erfassen.

Atemnot. Besonders bei der Panikstörung wird **respiratorischen Parametern** eine besondere Bedeutung zugewiesen. Durch die bei Panikattacken auftretende Hyperventilation werden körperliche Symptome induziert, die nach gängigen Theorien der Panikstörung zu einem positiven Feedback und einer Erhöhung der Angst führen (Ley 1998). Bei Panikattacken, die im Feld aufgezeichnet wurden, ließ sich meist keine Hyperventilation nachweisen (Garssen et al. 1996), was jedoch mit neueren und validen Messverfahren möglich ist (Alpers et al. 2000a). Andererseits reagieren Panikpatienten besonders stark auf die für alle Menschen aversive Inhalation von Gasmischungen, die mit CO_2 angereichert wurden (z. B. 7% CO_2), also einen unmittelbaren Lufthunger induziert. Da selbst Verwandte von Panikpatienten, die nicht unter Panikattacken leiden, stark auf diesen Stressor reagieren, geht die »**Erstickungsalarm-**

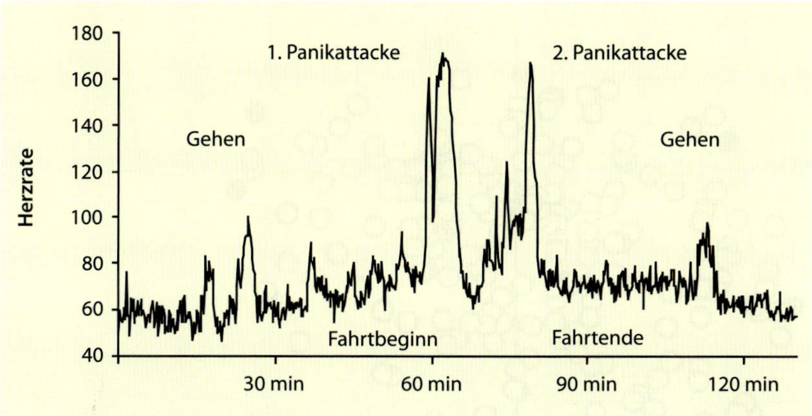

Abb. 9.5. Herzrate bei Panikattacken einer Panikpatientin bei der Konfrontation mit einer agoraphobischen Situation, einer Autofahrt über eine Brücke (s. Alpers et al. 1999). Während der gesamten Autofahrt bewegte sich die Patientin wenig. Die Herzratenanstiege während der klar abgrenzbaren Panikattacken gehen in diesem Fall weit über die Aktivierung hinaus, die durch moderate körperliche Aktivität hervorgerufen wird (Gehen in der Klinik und zum Auto)

Theorie« davon aus, dass die Sensoren für Erstickungssignale bei Panikpatienten aufgrund eines biologischen Defekts hypersensibel sind (Klein 1993). Ein wichtiger Kritikpunkt daran ist jedoch, wie aus anderen Studien geschlossen werden kann, dass der erhöhte CO_2-Partialdruck ein allgemeiner, unspezifischer Stressor und Angstauslöser zu sein scheint, der nur bei einer katastrophalen kognitiven Interpretation zu einer Panikattacke führt. Dennoch wird deutlich, dass Dysregulationen der Atmungsaktivität, z. B. unregelmäßig auftretende häufige Seufzer, typisch für Panikpatienten sind (Abelson et al. 2001).

Anspannung. Durch die Erfassung von Muskeltätigkeit mittels Elektromyogramm (EMG) können Hinweise über Spannungszustände erfasst werden, die bei der generalisierten Angststörung im Gegensatz zu autonomen Reaktionen verstärkt auftreten (Hazlett et al. 1994; Hoehn-Saric et al. 1989). Bei anderen Angststörungen kann kein einheitliches Muster von erhöhtem oder erniedrigtem Muskeltonus gefunden werden.

! Obwohl die körperlichen Symptome der Angst als unangenehm und vielfach auch als bedrohlich erlebt werden, wird auch aus der obigen Schilderung deutlich, dass die peripherphysiologischen Korrelate der Angst nicht als gesundheitsbedrohlich einzuschätzen sind. Im Gegenteil, die Symptome können zusammenfassend am besten als ein Aktivierungszustand des Organismus verstanden werden, der auf körperliche Leistung vorbereitet und damit das Überleben des Organismus in Gefahrensituationen schützt. Dieser Zusammenhang wurde schon früh als Fight-or-Flight Reaktion (Kampf/Flucht) beschrieben (Cannon 1915).

9.9.3 Emotionale Schreckreflexmodulation

Angst und Furcht sind Verhaltensdispositionen für Kampf-/Fluchtreaktionen und verstärken daher protektive Reflexe (Lang et al. 1990). Dies gilt auch für den Schreckreflex, der durch unerwartete Reize hoher Intensität (z. B. ein plötzlicher lauter Ton oder ein Lichtblitz) ausgelöst wird. Der damit einhergehende protektive Lidschluss kann beim Menschen mittels der Amplitude der EMG-Aktivität am M. orbicularis oculi zur Quantifizierung der Schreckreaktion herangezogen werden.

Die Auslösung der Schreckreaktion erfolgt im zentralen Nervensystem auf sehr direktem Wege über den Nucleus reticularis pontis caudalis (Davis 1989). Eine Modulation der Schreckreaktion über die Einflüsse der Amygdala und des Nucleus accumbens auf den Nucleus reticularis pontis caudalis ist aber möglich. Tier- und humanexperimentell sehr gut dokumentiert ist, dass die Schreckreaktion durch negative Emotionen verstärkt und durch positive Emotionen reduziert wird. Im Humanbereich hat sich der Einsatz von **standardisierten Bildreizen** zur Untersuchung der Emotionsmodulation der Schreckreaktion bewährt (Lang 1995; Abb. 9.6).

Bei den verschiedenen Angststörungen unterscheidet sich diese **Modulation der Schreckreaktion** (Abb. 9.7). Bei spezifischen Phobien mit Angst vor evolutionär relevanten Objekten (Spinnen, Schlangen etc.) ist eine deutlich erhöhte Schreckreaktion zu beobachten, wenn diese Reize vorhanden sind (Abb. 9.7, Spinnenphobiker). Dies gilt auch für die Phobien vom Blut-Injektions-Verletzungsphobietypus. Bezieht sich die phobische Angst auf Reize, die evolutionär bedeutungslos sind (Flugphobie), so fällt die Erhöhung der Schreckreaktion geringer aus (Abb. 9.7, Flugphobiker). Bei der Panikstörung mit oder ohne Agoraphobie sowie der Agoraphobie ist im Vergleich zu Kontrollpersonen keine veränderte Modulation der Schreckreaktion zu beobachten (Abb. 9.7, rechte Seite). Allerdings wurde bei der Panikstörung ein generell erhöhtes Niveau der Schreckreaktion festgestellt, was jedoch auf die Antizipationsangst vor der Untersuchung zurückgeführt werden kann. Panikpatienten weisen sogar reizungsspezifisch stärkere Reaktionen als Personen mit einer PTBS auf, bei denen das klinische Bild schon eine erhöhte Schreckreaktion erwarten ließe (Lang et al. 1998). Einen

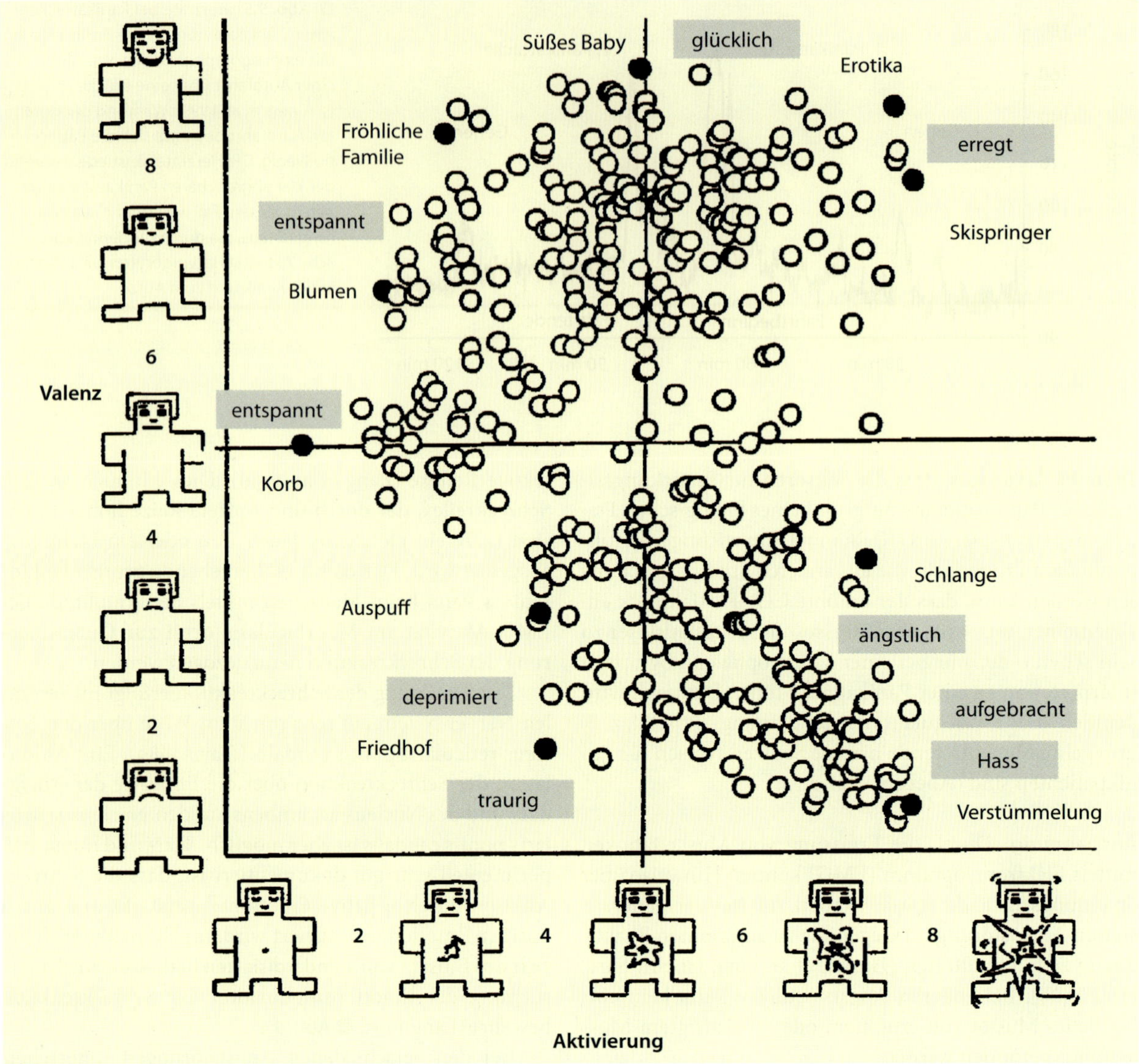

Abb. 9.6. Inhalte von Bildbeispielen (*volle schwarze Punkte*) aus dem *International Affective Picture System* IAPS (Lang et al. 1999). Die Einschätzungen der durch die Bilder hervorgerufenen Befindlichkeit (*blau*) wurden auf den Dimensionen Aktivierung und Valenz unter Zuhilfenahme der sogenannten *Self Assessment Manikin* erhoben. Die beiden Dimensionen sind nicht vollkommen unabhängig voneinander; Bilder mit extremer Ausprägung der Valenz, d. h. sehr unangenehme und sehr angenehme Bilder, rufen meist auch eine hohe Aktivierung hervor. (Mod. nach Lang 1995)

umfassenderen Überblick über die Untersuchungen der Schreckreaktion bei Angststörungen, insbesondere Studien zur Kontextangst, zur PTBS und zur Neurobiologie, gibt Grillon (2002).

9.9.4 Maße der Gehirnaktivität

Ereigniskorrelierte Potenziale (EKP) haben eine hohe zeitliche Auflösung und eignen sich daher besonders zur Erfassung emotionaler Reaktionen, die – im Gegensatz zu Gefühlen – normalerweise nur sehr kurz (3 s) andauern. EKP-Aufzeichnungen sind außerdem nicht invasiv (wie z. B. PET: Positronenemissionstomographie) und nicht belastend oder stressauslösend (wie z. B. MRI: *magnetic resonance imaging* oder Magnetresonanztomographie), sodass die zu untersuchenden emotionalen Prozesse kaum durch die Untersuchungsmethode kontaminiert werden. Da die verschiedenen Komponenten eines EKP perzeptiven und kognitiven Verarbeitungsprozessen zugewiesen werden können, eignet sich die EKP-Untersuchung auch dazu, den zeitlichen Verlauf der Reizverarbeitung sowie spezifische Störungen bei der Reizverarbeitung genauer zu untersuchen.

Die durch emotionale Bild- und Wortreize ausgelösten ereigniskorrelierten Potenziale sind durch eine **erhöhte Positivierung**, beginnend 300 ms nach Reizkonfron-

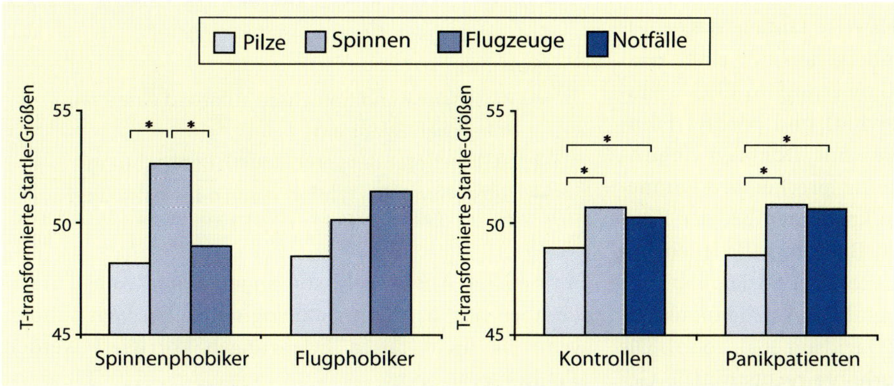

Abb. 9.7. Schreckreaktionen von Phobikern, Panikpatienten und gesunden Kontrollpersonen während der Betrachtung von störungsspezifischen und -unspezifischen Bildreizen. Da es sich um T-transformierte Werte handelt, sind nur relative Modulationsveränderungen sichtbar, absolute Unterschiede in der Stärke der Schreckreaktion sind nicht zu erkennen. (Mod. nach Mühlberger et al. 2003b; Amrhein et al. 2002)

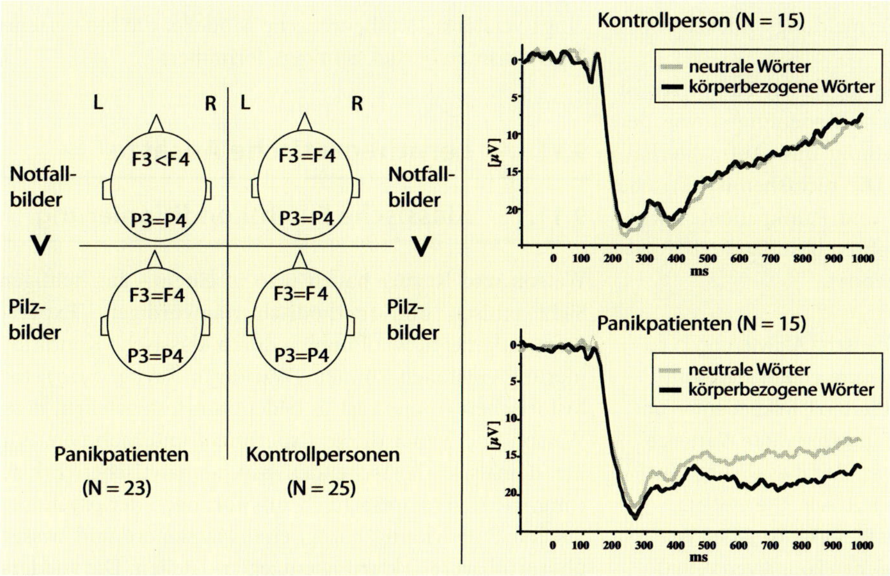

Abb. 9.8. Angstrelevante Notfallbilder lösen im Spontan-EEG bei Panikpatienten eine erhöhte rechtsfrontale im Vergleich zur linksfrontalen (F3 < F4) Aktivierung aus (*rechts*), beeinflussen die parietale Aktivierung aber nicht (P3 = P4). Neutrale Pilzbilder dagegen beeinflussen weder die frontale (F3 = F4) noch die parietale Aktivierung (P3 = P4). Angstrelevante körperbezogene Wortreize bedingen nur bei Panikpatienten eine erhöhte Positivierung im EKP (*links*) von 300–1000 ms nach Wortpräsentation (*linkes Teilbild*: nach Wiedemann et al. 1999; *rechtes Teilbild*: nach Pauli et al. 1997)

tation, charakterisiert. Diese erhöhte Positivierung ist aber nicht angstspezifisch, sondern tritt generell nach emotional bedeutsamen (positiven oder negativen) Reizen auf. Die erhöhte Positivierung ist vermutlich ein elektrophysiologisches Korrelat verstärkter Aufmerksamkeits- und elaborierter Verarbeitungsprozesse, die durch emotional bedeutsame Reize in Gang gesetzt werden. Reize, die eine erhöhte Positivierung in diesem Zeitbereich auslösen, werden auch besonders gut erinnert. Studien an Panikpatienten (Pauli et al. 1997) (Abb. 9.8, rechte Seite) und Phobikern (Miltner et al. 2002) konnten erhöhte Positivierungen, ausgelöst durch störungsspezifische Angstreize, nachweisen. Die in einer fMRI-Studie bei Panikpatienten beobachtete erhöhte, durch angstrelevante Wortreize ausgelöste Aktivität im linken posterioren zingulären Kortex und im linken dorsolateralen präfrontalen Kortex werden ebenfalls als Zeichen einer elaborierten Verarbeitung dieser Reize interpretiert (Maddock et al. 2003). Offene Fragen sind aber noch, ob diese elektrophysiologischen Charakteristika differenzialdiagnostisch bedeutsam und als Trait- oder State-Marker anzusehen sind.

Mit bildgebenden Verfahren wurde bei Patienten mit spezifischen Phobien keinerlei Veränderung im PET festgestellt, wenn sie kurz vor der Aufzeichnung mit einem angstauslösenden Reiz konfrontiert wurden (Mountz et al. 1989). Erfolgte die Reizkonfrontation während der Aufzeichnung, so zeigte sich eine **Zunahme des Blutflusses** im visuellen Assoziationskortex und in thalamischen Gehirnregionen (Fredrikson 1993) sowie im orbitofrontalen Kortex und in der Amygdala (Dilger et al. 2003). Eine rechtsfrontale Überaktivierung der Phobiker ist vermutlich Ausdruck einer metakognitiven Strategie der Phobiker, die Angstreaktion zu regulieren, da sie nur zu beobachten ist, wenn die angstrelevanten Reize keine extreme Angst (Panikattacken) auslösen (Johanson et al. 1998). Diese Überaktivierung verschwindet nach einer erfolgreichen kognitiven Verhaltenstherapie (Paquette et al. 2003).

Asymmetrien in der frontalen Gehirnaktivität können durch das Spontan-EEG quantifiziert und basierend auf einem dimensionalen Emotionsverständnis als Indikatoren für das Vorherrschen einer negativen oder positiven Emotion interpretiert werden (Davidson 1992). Davidson und Mitarbeiter beispielsweise fanden, dass emotional negative Filmszenen einhergehen mit einer relativ stärkeren rechtsfrontalen Aktivierung im EEG (reduzierte rechtsfrontale alpha-Aktivität) und positive Filmszenen mit einer relativ stärkeren linksfrontalen Gehirnaktivität (Davidson et al. 1990). Entsprechende Asymmetrien fanden sich auch bei Panikpatienten bei der Konfrontation mit angstassoziierten Bildreizen (Wiedemann et al. 1999) (Abb. 9.8, linke Seite). Bei Sozialphobikern zeigt sich die Asymmetrie während der Antizipationsphase vor dem Halten einer Rede (Davidson et al. 2000). Die in beiden Studien gefundene erhöhte rechtsfrontale Gehirnaktivierung während Angstphasen wird als neurobiologisches Zeichen für das Vorliegen einer negativen Emotion und der Aktivität eines Vermeidungs-Rückzugs-Systems interpretiert.

Auch für diese elektrophysiologischen Parameter ist aber die differenzialdiagnostische Bedeutung sowie der prädiktive Wert für die Entstehung und Aufrechterhaltung der Störung unbekannt. Die rechtshemisphärische Überaktivierung der Phobiker und Panikpatienten wurde auch mit bildgebenden Verfahren bestätigt (z. B. Maddock et al. 2003; Paquette et al. 2003).

9

! Da die erhöhte rechtshemisphärische Aktivierung in parahippokampalen Regionen bei unbehandelten, symptomatischen sowie bei remittierten Panikpatienten unter Ruhe und als Reaktion auf angstrelevante Wortreize auftritt (Maddock et al. 2003), scheint dies ein überdauerndes Persönlichkeitsmerkmal zu sein. Die erhöhte rechtsfrontale Aktivierung der Phobiker dagegen verschwindet nach einer erfolgreichen kognitiven Verhaltenstherapie, ist also eher ein Zustandsmerkmal.

9.10 Viele Wege führen zu Angststörungen

In einer klassischen Übersicht hat **Stanley Rachman** (1977) drei wesentliche Entstehungsbedingungen für Phobien aufgezeigt: Die klassische Konditionierung durch eine traumatische Erfahrung, stellvertretendes Lernen durch Beobachtung und die Entstehung durch Information oder Instruktion (meist durch Erziehende oder auch durch Medien).

Empirische Evidenz für diese Entstehungsbedingungen liegt vor (s. unten.). Gleichzeitig zeigt sich aber, dass diese Entstehungsbedingungen zur Erklärung von Phobien nicht ausreichen. Aus einer biopsychologischen Perspektive ergibt sich, dass durch die Evolution einerseits bestimmte Reizkonfigurationen angelegt sind, die besonders gut mit Angst assoziiert werden, sowie andererseits typische kognitive Verarbeitungsmechanismen, die die Entstehung einer Angststörung begünstigen.

Entstehungsbedingungen für Phobien (Rachman 1977)

- Klassische Konditionierung aufgrund einer traumatischen Erfahrung
- Stellvertretendes Lernen durch Beobachtung
- Entstehung durch Information oder Instruktion

Ein neuerer Ansatz geht von **angeborenen** Ängsten aus, die aber nur dann zu pathologischen Phobien führen, wenn sie nicht durch Erfahrungen korrigiert werden (Poulton et al. 2001).

Auch für die Panikstörung, die bisher meist durch biologische Abnormalitäten erklärt wurde, werden neuerdings verstärkt lerntheoretische Modelle, die biologische Mechanismen berücksichtigen, formuliert.

9.11 Lerntheoretische Ansätze

9.11.1 Klassische Furchtkonditionierung

Watson und Rayner haben 1920 in einem – aus heutiger Sicht ethisch und methodisch fragwürdigen – Experiment aufgezeigt, wie Phobien durch klassische Konditionierung entstehen können (Watson u. Rayner 1920). Im historischen Kontext ist es bedeutsam festzustellen, dass Watson und Ryner dieses Experiment unternahmen, um der damals vorherrschenden psychoanalytischen Erklärung, die sich hauptsächlich auf Störungen der psychosexuellen Entwicklung bezog, eine sparsamere und besser überprüfbarere Erklärung entgegenzustellen. Die wiederholte gemeinsame Präsentation eines unkonditionierten Stimulus (Schreckreiz, lauter Ton) mit einem neutralen Stimulus (Ratte) führte zu einer stabilen Furchtreaktion bei der Präsentation des konditionierten Stimulus (Ratte). Schon in diesem Experiment ließ sich eine Generalisierung der Angst nachweisen, d. h. die Furchtreaktion wurde auch durch Objekte ausgelöst, die dem konditionierten Stimulus (CS) ähnelten (Kaninchen), aber niemals selbst mit dem unkonditionierten Stimulus (UCS) gemeinsam präsentiert wurden.

Tatsächlich lässt sich bei einem Teil der Phobien eine **vorausgehende traumatische Lernerfahrung** identifizieren. Beispielsweise zeigte sich bei Überlebenden von schweren Autounfällen, die wegen der Unfallfolgen in medizinischer Behandlung waren, dass 35–47% eine starke Abneigung gegenüber dem Autofahren entwickelt hatten, 2–11% eine deutlich ausgeprägte Autofahrphobie und 40% eine PTBS (Blaszczynski et al. 1998). Zu beachten ist, dass solche Lernerfahrungen nicht unbedingt zu subjektivem Angstempfinden (verbal-kognitiver Kanal) führen, auch wenn furchttypische autonome Aktivierung gemessen werden kann. Die meisten Phobiker, die von einem Hund gebissen worden waren, zeigten bei der Konfrontation mit einem Hund den typischen Anstieg der Herzrate, aber nur ein Teil berichtete auch von starker Angst (Di Nardo et al. 1988).

Das für Angststörungen charakteristische Vermeidungsverhalten wird durch das sogenannte **Zwei-Prozesse-Modell** erklärt, welches klassische Konditionierung und Aspekte des operanten Konditionierens integriert (Mowrer 1947). Nach einer klassischen Konditionierung löst der CS eine Furchtvermeidungsreaktion aus, die den CS beendet. Dabei wird aber nicht nur die aversive Konsequenz vermieden, sondern auch die Erwartungsangst reduziert. Dieses Flucht- und Vermeidungsverhalten wird also durch sog. Verstärkung aufrechterhalten. Vermeidung ist aber längerfristig ein dysfunktionaler Bewältigungsversuch, da eine Löschung der klassischen Konditionierung verhindert wird, die angstauslösende Wirkung des CS bleibt also erhalten.

Folgende Befunde lassen sich aber durch einfache Konditionierungsmodelle nicht erklären:

- Patienten erinnern sich häufig nicht an ein Konditionierungsereignis. So erinnerten sich Tierphobiker, bei denen die Störung ihren Beginn meist in der Kindheit hatte, nur zu einem Drittel an ein furchterregendes traumatisches Erlebnis (Kendler et al. 2002).
- Außerdem gibt es Personen, die trotz eines traumatischen Erlebnisses keine Angst entwickeln. Auch sind für klassische Konditionierungen normalerweise mehrere Lerndurchgänge notwendig, während traumatische Erlebnisse meist einmalig sind.
- Schließlich sind Phobien auf bestimmte Reizklassen beschränkt (z. B. Tiere, Höhe, Enge), während andere Reizklassen trotz möglicher klassischer Konditionierung (Geräte, Waffen) nicht zu phobischen Reizen werden.

9.11.2 Diathese-Stress-Modell

Angststörungen treten in Familien gehäuft auf, und ein erblicher Anteil des Erkrankungsrisikos wird auf 30–40% geschätzt (Kendler et al. 1992). Diathese-Stress-Modelle gehen davon aus, dass beim Vorliegen einer biologischen Veranlagung (Diathese) Lernprozesse aufgrund traumatischer Ereignisse (Stress) die Phobieentstehung besonders wahrscheinlich machen.

In einer großen Stichprobe mit 7500 Zwillingen (*Virginia Twin Registry*) wurde ein Diathese-Stress-Modell der Entstehung von Phobien direkt getestet (Kendler et al. 2002). Erhoben wurden Neurotizismus, Phobieerkrankung (fünf Subtypen) und mögliche Entstehungsursachen. Es wurde jeweils untersucht, ob sich ein Proband, der eine Störung aufweist (»Indexperson«), und sein Zwillingsgeschwister an eine Ursache oder einen Auslöser für die Störung erinnert. Wenn die phobische Indexperson **keine** Ursache für die Phobie erinnern kann (und man daher annehmen muss, dass eine genetische Veranlagung vorliegt), sollte das Zwillingsgeschwister ein **erhöhtes** Risiko für eine Phobie haben. Wenn die phobische Indexperson eine traumatische Ursache **erinnert**, dann sollte das Zwillingsgeschwister, das nicht von einem Trauma berichtet, ein **reduziertes** Risiko für eine Phobie haben (da hier kein Stressor als Auslöser wirkt). Das Persönlichkeitsmerkmal Neurotizismus als Diathese sollte in phobischen Zwillingen besonders ausgeprägt sein, die kein Trauma als Auslöser erinnern, und besonders gering in denen, die ein Trauma erinnern. Es ließ sich aber keine der drei Hypothesen bestätigen.

Andererseits gibt es starke Evidenz dafür, dass bestimmte Persönlichkeitseigenschaften existieren, die das Risiko für das Entstehen einer Panikstörung begünstigen. Als **Angstsensitivität** wird eine übermäßige Angst vor unangenehmen körperlichen und kognitiven Symptomen oder peinlichen Reaktionen bezeichnet (»Angst vor der Angst«). Dieses Konstrukt lässt sich mit einer kurzen Skala, dem Angstsensitivitätsindex, erfassen (ASI, Peterson u. Reiss 1993; deutsche Version: Alpers u. Pauli 2002). Gesunde Personen mit hohen Werten auf dieser Skala haben ein erhöhtes Risiko, eine Panikstörung zu entwickeln (Maller u. Reiss 1992). Evidenz für ein Diathese-Stress-Modell ergab sich aus einer prospektiven Studie, bei der das Zusammentreffen von Angstsensitivität und Stressoren das Entstehen einer Panikstörung vorhersagte (Schmidt et al. 1997). Rekruten mit hoher Angstsensitivität, die jedoch noch keine Panikstörung hatten, entwickelten im Laufe eines sehr anstrengenden Militärtrainings mit deutlich größerer Wahrscheinlichkeit eine Panikstörung als solche mit niedriger Angstsensitivität; es wird angenommen, dass dies an der Art und Weise liegt, in der sie auf die Stresssymptome während des Trainings reagierten.

9.11.3 Modelllernen und Lernen durch Information

In retrospektiven Studien gab ein Teil der Patienten an, die Angst durch Beobachtung von anderen oder aufgrund von Informationen entwickelt zu haben (Kendler et al. 2002). Diese nahe liegende Wirkung eines ängstlich reagierenden Vorbildes ließ sich auch experimentell bestätigen (Gerull u. Rapee 2002). Eine Gruppe von Kleinkindern beobachtete, ob die eigenen Mütter mit positivem (fröhlich, ermutigend) oder negativem (Furcht, Ekel) emotionalem Ausdruck auf Schlangen- oder Spinnenmodelle reagierten. Beide Reize wurden sofort und 10 min später nochmals dargeboten und die emotionale Reaktion der Kinder bewertet: Nach negativer Reaktion der Mütter ließen sich bei den Kindern stärkere Furcht- und Vermeidungsreaktionen beobachten als bei positiver Reaktion der Mütter. Es zeigte sich bei den Kindern also typisches phobisches Verhalten, ohne dass sie selbst eine negative Erfahrung mit dem furchtauslösenden Objekt gemacht hatten. Die Wirkung des Modellverhaltens war bei Kindern beider Geschlechter signifikant, stärker ausgeprägt aber bei den **Mädchen**, was sowohl an der unterschiedlichen (genetischen) Prädisposition als auch an der stärkeren Identifikation zwischen Mutter und Tochter liegen kann. Interessant ist, dass die Übernahme des modellierten Verhaltens sehr schnell und nach einmaliger Beobachtung auftrat. Retrospektive Studien zeigen, dass dieses Lernen am Modell auch bei Kindern von Panikpatientinnen zu beobachten ist. Sie übernehmen typische, störungsfördernde Interpretationsmuster von ihren Müttern (Schneider et al. 2002).

Bei Lernexperimenten mit Menschen kann die vorangegangene Lerngeschichte niemals kontrolliert werden. Mit Affen, die isoliert im Labor aufgezogen wurden, sind hingegen sogenannte **Kaspar-Hauser-Experimente** möglich. Das Erlernen einer Furcht kann untersucht werden, ohne dass das Tier Vorerfahrungen mit dem Reizmaterial hatte (Mineka et al. 1984). Auch diese Tiere lernen, mit Furcht auf Reize zu reagieren, wenn sie ein Modell beobachten können, das ängstlich auf diese Reize reagiert. Es zeigt sich in solchen Experimenten jedoch, dass sich auch ohne vorherige Erfahrung nicht alle Objekte gleichermaßen als Hinweisreize für erlernte Furcht eignen. Vermutlich spielt hier evolutionär vorbereitetes Lernen (*preparedness*) eine entscheidende Rolle (s. unten).

Neben Modelllernen durch direkte Verhaltensbeobachtung sollte nach Rachman (1977) auch abstrakte sprachlich transportierte Information über Reizeigenschaften zur Furchtentstehung beitragen können, ohne dass die Furcht oder das Verhalten direkt an einem Modell beobachtet wurde. Es ist nur eine relativ kleine Gruppe von Patienten, die berichtet, ihre Phobie ginge auf solche Informationen zurück (Kendler et al. 2002). Methodisch gute Studien hierzu sind selten, da Erwartungseffekte induziert durch den Versuchsleiter (*demand characteristic*) schwer zu kontrollieren sind. Neue prospektive Studien bestätigen, dass negative sowie positive Informationen starke und entgegengesetzte Effekte auf subjektive furchtbezogene Überzeugungen haben, das Vermeidungsverhalten beeinflussen und sich in impliziten Maßen, d. h. dem Bewusstsein nicht zugänglichen Einstellungen, widerspiegeln (Field u. Lawson 2003). In dieser Studie wurden 6- bis 9-jährigen britischen Kindern drei unbekannte Tiere gezeigt (die australischen Tiere Quoll, Quokka und Cuscus), und jedem Kind wurde eine Geschichte über zwei Tiere erzählt, die jeweils über ein Tier positive Informationen enthielt und über das andere negative. Fragebogenmaße und vor allem auch Verhaltensbeobachtung (*touch box*) und der IAT (*Implicit Association Test*) spiegelt die Furcht vor denjenigen Tieren wider, über die die negative Information erzählt wurde. Über klinisch bedeutsame Furcht und über die Stabilität solcher Effekte von Information ist hingegen wenig bekannt.

9.11.4 Evolutionär vorbereitete Furchtreize

Ältere Konditionierungstheorien gingen davon aus, dass jeder Hinweisreiz durch Konditionierung zum Angstauslöser werden könnte (Äquipotenz der Reize). Die **Preparedness-Theorie** hingegen postuliert, dass Lernprozesse für **phylogenetisch relevante Reize** Besonderheiten aufweisen (Seligman 1971). Die typischen phobischen Reize (z. B. Spinnen) sind evolutionär relevante Reize, da diese in der Entwicklungsgeschichte des Menschen häufig eine Gefahr darstellten. Für phylogenetisch vorbereitete Furchtreize wird eine rasche Aneignung von (phobischem) Furcht- und Vermeidungsverhalten oft bereits nach **einmaliger** Konfrontation (*ease of acquisition*) und eine erhöhte **Extinktionsresistenz** (*resistance to extinction*) erwartet. Solche vorbereiteten Assoziationen werden als primitive, **nichtkognitive Lernform** interpretiert, die durch kognitive Instruktionen wenig beeinflusst werden können (*irrationality*).

Experimentell konnte sowohl beim Tier als auch beim Menschen gezeigt werden, dass beim Modelllernen und bei der klassischen Konditionierung bestimmte Objekte leichter mit einer Furchtreaktion assoziierbar sind als andere. Bei Affen war beispielsweise ein Spielzeugkrokodil einem Spielzeughasen überlegen (Cook u. Mineka 1989; ◘ Abb. 9.9).

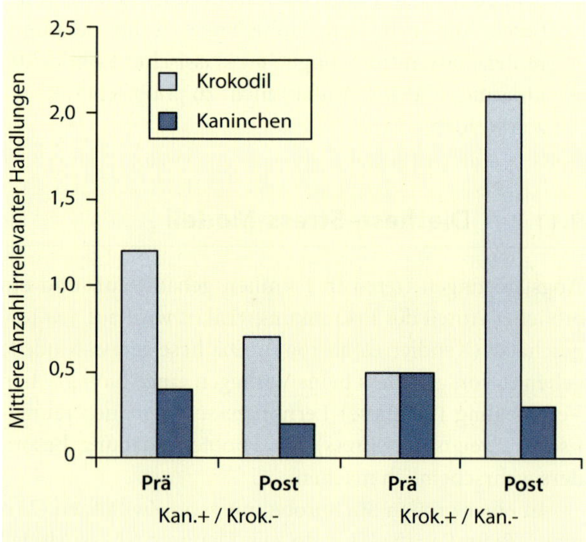

◘ **Abb. 9.9.** Ein sogenanntes Kaspar-Hauser-Experiment mit Affen, die im Labor aufwuchsen. Die Affen betrachteten Modelle, die sich gegenüber einem Spielzeug furchtvoll, gegenüber einem anderen furchtlos verhielten (Krokodil oder Kaninchen). War das Krokodil mit Furcht gepaart (*Krok.+*), zeigten die Versuchstiere viele irrelevante Handlungen, bevor sie sich trauten, nach dem Futter zu greifen. Dies lässt sich im Sinne von evolutionär vorbereitetem Lernen erklären, da sich das Beobachten von Furcht vor dem Kaninchen nicht auf das Verhalten auswirkte. (Mod. nach Cook u. Mineka 1989)

Auch bei Menschen ließ sich ein konditionierter Anstieg der physiologischen Reaktionen durch klassische Konditionierung schneller herstellen, wenn typische phobische Reize der CS^+ waren (z. B. wenn das Bild einer Giftschlange oder einer Spinne einen elektrischen Reiz ankündigte), und bei wiederholter Darbietung der Bilder ohne aversiven Reiz hielt die konditionierte Reaktion länger an, d. h. sie war löschungsresistenter (Öhman 1993). Dies ist vor allem deshalb interessant, weil die Probanden keine Vorerfahrungen mit Schlangen oder Spinnen hatten. Bilder von Bügeleisen, scharfen Messern oder Waffen waren deutlich weniger löschungsresistent, obwohl diese in unserer heutigen Umwelt wesentlich gefährlicher sind.

9.11.5 Verlernen angeborener Furcht

Wie die Preparedness-Theorie geht auch dieses Modell nicht von der Äquipotenz möglicher Furchtreize aus. Im Unterschied zur Preparedness-Theorie wird aber nicht angenommen, dass Lernprozesse Besonderheiten aufweisen, sondern dass evolutionär relevante Reize **biologisch angelegt** sind, Furcht auszulösen (*prepotency*). Phobien entstehen, wenn während kritischer Phasen in der Ontogenese nicht ausreichend Gelegenheit zur Exposition bestand oder aufgrund individueller Unterschiede eine ungenügende Habituation bei der Exposition stattgefunden hat. Diese Theorie stützt sich vor allem auf die Überlegung, dass bestimmte Ängste protektiv sind, indem sie den Organismus vor Gefahren schützen. Steht ein Mensch beispielsweise vor einem tiefen Abgrund, wäre extreme Furchtlosigkeit eine »Hypophobie«, die das Individuum einer besonderen Gefährdung aussetzen würde.

Auch Rhesusaffen, die im Labor aufgewachsen sind und dort keine Erfahrung mit Schlangen hatten, zögern, wenn sie Futter in der Nähe einer Schlange angeboten bekommen (Nelson et al. 2003). Selbst bei den Tieren, die mit starker Furcht reagieren, habituiert diese sehr schnell, wenn sie wiederholt ohne negative Konsequenzen mit der Schlange konfrontiert werden. Im Humanbereich erbrachte eine prospektive Studie (Poulton u. Menzies 2002) an 1000 Kindern, die von Geburt an mehrfach untersucht wurden, ebenfalls hypothesenkonforme Ergebnisse. Bezüglich der Zahnarztphobie, bei der die typischen Angstreize keine evolutionäre Grundlage haben können, zeigte sich das erwartete Muster des Modells der klassischen Konditionierung. Die Häufigkeit von Karies bis zum Alter von 15 Jahren – und damit einhergehend wahrscheinlich negative Erfahrungen mit dem Zahnarzt – war ein Prädiktor für die Angst im Alter von 18 Jahren. Ganz anders verhielt es sich bei der Höhenphobie, die durch evolutionär vorbereitete Reize ausgelöst werden sollte: Stürze mit Brüchen, Verrenkungen und anderen ernsthaften Verletzungen bis zum Alter von 9 Jahren waren mit einer geringeren Wahrscheinlichkeit einer Phobie im 18. Lebensjahr assoziiert. Dieser Befund widerspricht dem einfachen klassischen Konditionierungsmodell, nach dem Stürze die Entstehung von Höhenangst fördern sollen. Erklärbar sind diese Befunde dadurch, dass Kinder mit Stürzen »hypophobisch« sind, also keine Furcht vor Höhen haben und auch keine Phobien entwickeln. Eine Höhenphobie entwickeln die Kinder, die die angeborene Angst vor der Höhe in einer sensiblen Phase nicht verlernen (nicht schaukeln, nicht klettern etc.). Unklar waren die Ergebnisse der Studie in Bezug auf die Wasserphobie, von der ebenfalls angenommen wurde, sie sei eine evolutionär veranlagte Angst. Berichte von aversiven Schwimmerlebnissen bis zum 9. Lebensjahr waren nicht mit der Wahrscheinlichkeit einer Wasserphobie im 18. Lebensjahr assoziiert.

9.11.6 Lerntheorie zur Panikstörung

Während frühere Theorien, die der klassischen Konditionierung eine Rolle bei der Entstehung der Panikstörung zusprachen, stark kritisiert wurden (z. B. McNally 1990), gibt es neuerdings wieder ein größeres Interesse an Konditionierungsprozessen. Vor allem die Einbeziehung neuerer lerntheoretischer Befunde aus Tierstudien erlaubt die Anwendung auf die Panikstörung (Bouton et al. 2001). Demnach führt das Erleben spontaner Panikattacken zur **konditionierten Angstreaktion** auf äußere Hinweisreize (agoraphobische Situationen) sowie auf Hinweisreize, die in der Person selbst liegen (z. B. harmlose körperliche Empfindungen). Schon nach wenigen Konditionierungsdurchgängen macht die konditionierte Angstreaktion das Auftreten weiterer Panikattacken immer wahrscheinlicher. Interessant ist dabei vor allem, dass Patienten mit Panikstörung nach diesem Modell lernen, relativ schwache Anzeichen von Paniksymptomen mit einer voll ausgeprägten Panikattacke zu assoziieren. Es wird angenommen, dass die Panikstörung dann das Resultat eines Aufschaukelungsprozesses ist. Bouton und Kollegen negieren dabei nicht, dass explizite kognitive Aspekte wie Erwartungen über den UCS einen Einfluss auf die Lernvorgänge haben, aber sie argumentieren, dass assoziatives Lernen dafür sparsamere Erklärungen bietet als die sogenannten kognitiven Theorien der Panikstörung (z. B. Clark 1988).

9.11.7 Reizverarbeitung im zentralen Nervensystem

Die neuronalen Grundlagen der Furchtkonditionierung wurden systematisch in tierexperimentellen Studien herausgearbeitet (Davis 1998). Inzwischen gibt es auch viele Belege dafür, dass beim Menschen weitgehend dieselben Hirnareale an der Verarbeitung von angstassoziierten Reizen beteiligt sind (z. B. Phelps et al. 2001). Die **Amygdala** (Mandelkern) konnte als zentrale neuronale Schaltstelle bei der Fruchtkonditionierung identifiziert werden. Konditionierte und angeborene Furchtreize aktivieren die Amygdala, und es werden behaviorale (*freezing*, Kampf-/Fluchtverhalten) und physiologische (z. B. Blutdruck- und Herzratenanstieg) Furchtreaktionen sowie eine erhöhte Schreckbereitschaft ausgelöst (◘ Abb. 9.8). Die Amygdala stellt die assoziative Verbindung zwischen sensorischen Elementen eines aversiven Reizes und dessen biologischer Bedeutsamkeit her. Eine Zerstörung der Amygdala eliminiert konditionierte emotionale Reaktionen vollständig.

Im Tierversuch mit Ratten konnte nachgewiesen werden, dass eine klassische Furchtkonditionierung auf einen Ton als konditioniertem Reiz bei intakter Amygdala auch ohne auditorischen Kortex möglich ist, jedoch nicht ohne auditorischen Thalamus. Daher erscheinen zwei Wege der Furchtkonditionierung möglich.

- Der Furchtreiz ist im Thalamus zwar nicht in allen Einzelheiten repräsentiert, aber die wesentlichen Merkmale genügen, um schnell und direkt die Amygdala zu aktivieren. Dieser **schnelle** Verarbeitungsweg dient vermutlich dazu, ohne Zeitverlust Defensivreaktionen einzuleiten und/oder durch Projektionen zum Kortex die Aufmerksamkeit auf die relevanten Reize zu lenken (Amaral et al. 1992) oder die Amygdala auf den bevorstehenden Input durch die kortikale Verarbeitung vorzubereiten (*priming*).
- Für eine **langsamere**, aber gründlichere Analyse der sensorisch-diskriminativen Bedeutung des Reizes wird die Reizinformation nach den Thalamuskernen noch in den entsprechenden Assoziationsarealen im Neokortex analysiert. Notwendig ist diese Analyse beispielsweise bei diskriminativen Furchtkonditionierungen. Diese »langsame und genaue« kortikoamygdaloide Verbindung konvergiert dann mit der »schnellen und ungenauen« thalamoamygdaloiden Verbindung in der lateralen Amygdala (◘ Abb. 9.10).

Der laterale Amygdalakern enthält die CS-UCS-Informationen, seine Zellen reagieren sowohl auf CS- wie UCS-Reize.

9

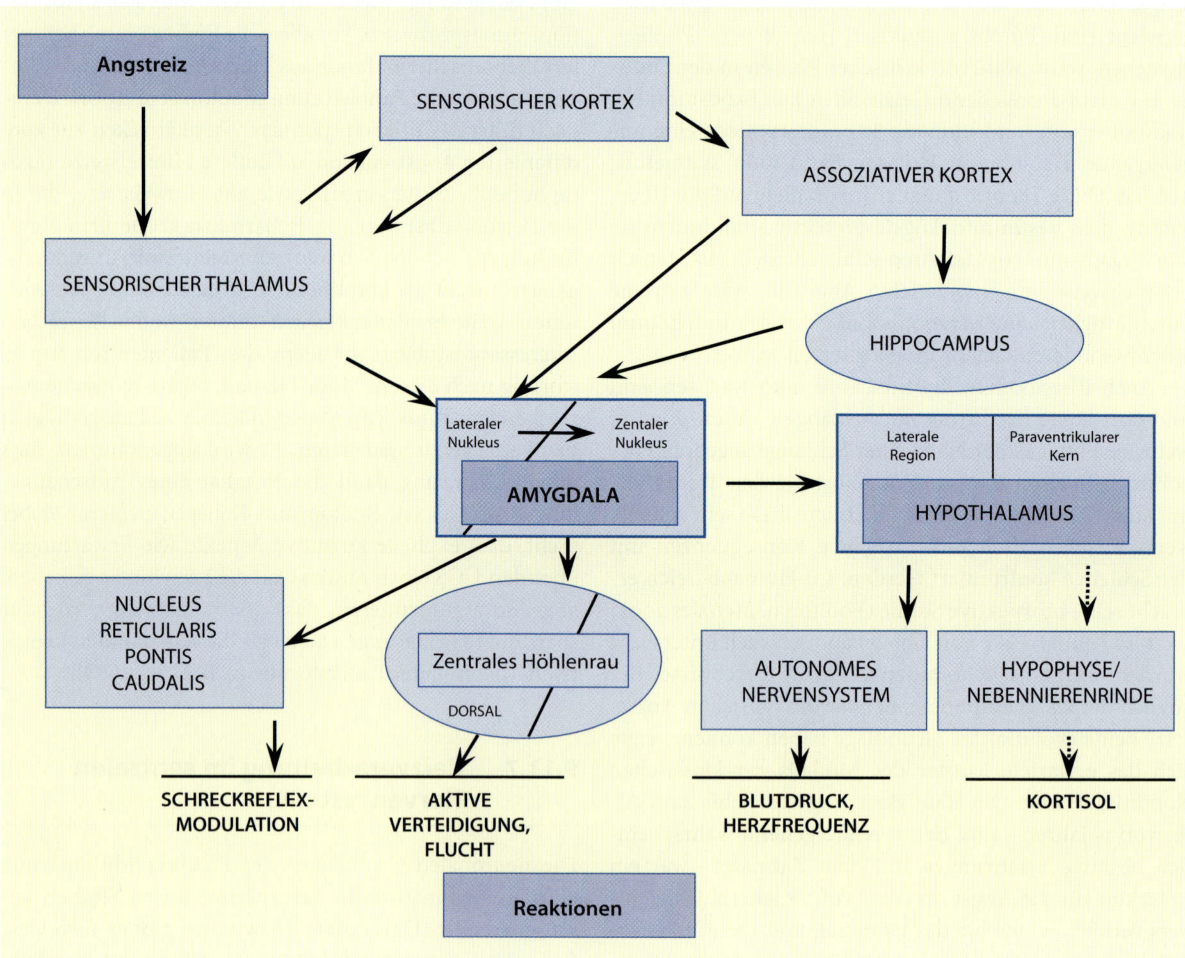

◘ **Abb. 9.10.** Vereinfachtes integriertes Modell nach LeDoux (1996). Ein Angstreiz wird im sensorischen Thalamus verarbeitet. Von dort bestehen Verknüpfungen zur Amygdala (*low road*) und zum sensorischen Kortex (*high road*). In der *unteren Reihe* sind typische Angstreaktionen aufgelistet

Innerhalb der Amygdala wird die Information vom lateralen über den basolateralen und den basomedialen zum zentralen Kern geleitet (Lang et al. 2000). Die Aktivierung des zentralen Amygdalakerns bedingt dann die spezifischen emotionalen Reaktionen. Patienten mit Amygdalaläsionen zeigen bei der Furchtkonditionierung keine physiologischen konditionierten Reaktionen (Bechara et al. 1995), können die Kontingenzen aber benennen. Patienten mit Hippocampusläsionen dagegen zeigen zwar konditionierte physiologische Furchtreaktionen, erkennen die Kontingenzen aber nicht, da der Hippocampus für das Erlernen deklarativer Gedächtnisinhalte notwendig ist (Squire 1987). Zusätzlich spielt der Hippocampus die entscheidende Rolle beim Konditionieren von Furchtreaktionen auf Kontext- bzw. Umgebungsreize (Amaral et al. 1992). Die Bedeutung angstbezogener Kontextinformationen (z. B. nicht die Spinne selbst, sondern der dunkle Keller, in dem sich eine Spinne finden könnte) wird dort gespeichert.

Das bewusste Erleben von Furcht erfolgt bei gleichzeitiger Aktivierung des Furchtsystems – besonders der Amygdala – **und** des Arbeitsgedächtnisses. Präfrontale Bereiche, besonders der dorsolaterale präfrontale Kortex, sind hier in Interaktion mit sensorischen und Langzeitspeichersystemen involviert (D'Esposito et al. 1995). Furcht kann daher sowohl durch aktuell präsentierte Reize als auch durch Repräsentationen aus dem Langzeitspeicher im Arbeitsgedächtnis aktiviert werden. Obwohl die Amygdala nicht direkt zum dorsolateralen Kortex projiziert, bestehen Verbindungen über das anteriore Cingulum zum orbitofrontalen Kortex und zu anderen unspezifischen Bereichen, die gemeinsam die kortikale Aktivierung regulieren.

Bei der Furchtkonditionierung mit unmaskierten vorbereiteten Reizen ist mit der PET zwar eine rechtsfrontale Aktivierung feststellbar (Fischer et al. 2002), Tier- und Humanstudien belegen aber, dass die Furchtkonditionierung nicht auf eine bewusste Wahrnehmung der konditionierten Reize angewiesen ist. Auch bei einem kortikal blinden Patienten, bei dem aufgrund eines Hirnschlages das Sehzentrum zerstört war, konnte eine Furchtkonditionierung mit visuellen konditionierten Reizen durchgeführt werden. Die konditionierten Furchtreize konnten von dem Patienten nicht erkannt werden, bedingten aber eine verstärkte Startle-Reaktion (Hamm et al. 2003).

! Für das Erlernen eines instrumentellen Vermeidungsverhaltens ist zunächst eine Verarbeitung vom lateralen Kern über den basalen Kern der Amygdala verantwortlich. Ist ein habituelles Vermeidungsverhalten aber etabliert, ist keine Amygdalaaktivität mehr notwendig, um es in Gang zu setzen (Parent et al. 1992). Vermeidungsverhalten wird am Anfang zum Teil willentlich ausgeführt, aber in der weiteren Entwicklung einer Angststörung mehr und mehr unwillkürlich.

Bei der **Löschung** einer konditionierten Furchtreaktion (CS wird wiederholt ohne UCS dargeboten) spielt die Modulation der Amgydalaaktivität durch den **medialen präfrontalen Kortex** eine entscheidende Rolle (Morgan u. LeDoux 1995). Nach einer Löschung lösen die konditionierten Reize keine Furchtreaktionen mehr aus. Vieles deutet aber darauf hin, dass die zuvor konditionierten Assoziationen nicht wieder aufgehoben werden, sondern dass neue Assoziationen gespeichert werden, die die Furchtreaktionen blockieren. Bei bestimmten Angststörungen ist möglicherweise eine Fehlfunktion dieses präfrontalen Hemmsystems mitverantwortlich für löschungsresistente Furchtreaktionen (s. Bishop et al. 2004). Ein weiteres Problem ist, dass Furchtkonditionierung leicht generalisiert, während die Information, die bei der Löschung gelernt wird, sehr stark auf Kontextreize der Lernsituation angewiesen ist (Bouton 2002). Dadurch sind Rückfälle bei veränderten Kontextbedingungen sehr wahrscheinlich.

9.12 Kognitiv-behaviorale Ansätze

Ein zentrales Charakteristikum der kognitiv-behavioralen Ansätze ist die Annahme, dass Angst mit verzerrten oder abnormalen Kognitionen einhergeht. Die Grundlage solcher verzerrter kognitiver Prozesse ist ein sog. **adaptiver Konservatismus** (s. Mineka 1992). Da angst- bzw. furchtauslösende Reize eine potenzielle Bedrohung signalisieren, erniedrigt es die Überlebenswahrscheinlichkeit eines Organismus, wenn solche Reize übersehen oder als nicht bedrohlich eingeschätzt werden. Gleichzeitig wird die Überlebenswahrscheinlichkeit kaum beeinflusst, wenn nicht bedrohliche Reize irrtümlich als bedrohlich eingeschätzt werden. Im Verlauf der natürlichen Selektion hat sich daher vermutlich eine Verzerrung (**Bias**) von kognitiven Prozessen bei der Verarbeitung angstrelevanter Reize herausgebildet. Dies zeigt sich zum einen in einer Verarbeitungspriorität von angstrelevanten Reizen und zum anderen in einer Überschätzung der Bedrohlichkeit von angstrelevanten Reizen.

Verzerrte kognitive Prozesse (*cognitive biases*) im Zusammenhang mit Angst und Furcht wurden in Humanstudien bisher für Aufmerksamkeit und Wahrnehmung, Gedächtnis sowie Erwartungen und Kontingenzschätzungen untersucht. Da ihre Funktion darin besteht, die Emotion zu bestätigen, zu verstärken und/oder aufrechtzuerhalten, können sie zur Entstehung und/oder zur Aufrechterhaltung von Angststörungen beitragen.

9.12.1 Selektive Aufmerksamkeit und Wahrnehmung

Für Angstpatienten wird vermutet, dass sie automatisch und wahrscheinlich auch unbewusst die Aufmerksamkeit auf potenziell bedrohliche Reize fokussieren. Zur experimentellen Untersuchung dieser Annahme wurden vorwiegend das emotionale Stroop-Paradigma (Williams et al. 1996) und das Dot-Probe-Deployment-Paradigma (McLeod et al. 1986) eingesetzt.

Beim **emotionalen Stroop-Test** handelt es sich um eine Interferenzaufgabe. Testreize sind Wörter, die farbig geschrieben sind. Verzögerungen in der Benennung der Schriftfarbe in Abhängigkeit von der Wortbedeutung werden als Hinweis selektiver Aufmerksamkeit für diese Wortreize interpretiert. In einer ersten Studie mit diesem Paradigma konnte Watts (1986) zeigen, dass Spinnenphobiker für die Farbbenennung bei spinnenassoziierten Wörtern länger brauchen als bei neutralen Wörtern. Vergleichbare Befunde liegen mittlerweile für Patienten mit spezifischer Phobie, Sozialphobie, Panikstörung und generalisierter Angststörung vor, wobei die Interferenzeffekte umso deutlicher sind, je spezifischer die Wörter für die jeweilige Störung sind und je stärker die persönliche Relevanz für die Probanden ist (s. Williams et al. 1996). Diese Stroop-Effekte treten aber nicht nur bei Angstpatienten oder angstassoziierten Reizen auf, sondern sind generell für Informationen mit persönlicher Relevanz (z. B. auch bei positiven Wörtern mit persönlicher Relevanz) beobachtbar. Außerdem bleibt unklar, ob der emotionale Stroop-Test tatsächlich verzerrte Aufmerksamkeitsprozesse widerspiegelt, da die verlangsamten Reaktionszeiten bei der Farbnennung auch durch eine Reaktionshemmung, induziert durch die angstrelevanten Wortreize, bedingt sein könnten.

Beim **Dot-Probe-Deployment-Paradigma** werden ein angstrelevanter und ein angstirrelevanter Reiz (Wörter oder Bilder) gleichzeitig, aber räumlich nicht überlappend dargeboten. Die Reaktionszeit auf einen Testreiz (ein kleiner Punkt), der unmittelbar nach Verschwinden dieser beiden Hinweisreize erscheint und einen der Hinweisreize ersetzt, gibt Aufschluss darüber, auf welchen Hinweisreiz die Aufmerksamkeit gerichtet war. Eine erste Studie von McLeod et al. (1986) fand, dass Angstpatienten auf den Testreiz schneller reagieren, der angstrelevante im Vergleich zu neutralen Wörtern ersetzt. Auch dieser Befund wurde mittlerweile für Patienten mit spezifischer Phobie, Sozialphobie, Panikstörung oder generalisierter Angststörung zuverlässig repliziert. Die Spezifität dieser Befunde ist aber noch fraglich, da zumindest teilweise auch selektive Aufmerksamkeitsprozesse zugunsten positiver Information nachgewiesen wurden. Unklar bleibt auch, ob diese Befunde tatsächlich eine schnelle und effektive selektive Aufmerksamkeitszuwendung auf angstrelevante Reize widerspiegeln oder eine verlangsamte Abwendung der Aufmerksamkeit von angstrelevanten Reizen anzeigen (s. Koster et al. 2004).

Basierend auf dem Dot-Probe-Deployment-Paradigma wurde auch der kausale Zusammenhang zwischen selektiven Aufmerksamkeitsprozessen und einer Vulnerabilität für emotionale Stressreaktionen untersucht (s. Mathews u. MacLeod 2002). In der Trainingsphase, die aus bis zu 6000 Trainingstrials bestand, lernten gesunde Probanden, ihre Aufmerksamkeit gezielt auf angstrelevante Hinweisreize zu richten, indem der Testreiz immer auf den angstrelevanten Hinweisreiz folgte. In den nachfolgenden Testdurchgängen war dies nicht mehr der Fall. Trotzdem blieb die Aufmerksamkeit weiterhin selektiv auf angstrelevante Hinweisreize gerichtet, auch wenn unbekannte, nicht trainierte angstrelevante Hinweisreize präsentiert wurden. Die Probanden hatten also eine **Aufmerksamkeitslenkung** erlernt, wie sie für Angstpatienten charakteristisch ist. Besonders bedeutsam ist der weitergehende Befund, dass die trainierten Personen in einem nachfolgenden Stresstest verstärkt reagierten. Verzerrte Aufmerksamkeitsprozesse scheinen also kein Epiphänomen von Angst bzw. Angststörungen zu sein, sondern können kausal die Entstehung von Angstreaktionen und damit eventuell auch von Angststörungen fördern.

Angstpatienten scheinen auch durch **veränderte Wahrnehmungsschwellen** für angstrelevante, störungsspezifische Reize charakterisiert zu sein. Pauli (1997) und später Lundh (1999) haben Panikpatienten störungsrelevante und störungsirrelevante Wortreize an einer zuvor bestimmten Wahrnehmungsschwelle präsentiert und für die störungsspezifischen Wörter im Vergleich zu neutralen Wörtern eine bessere Erkennungsleistung gefunden (◘ Abb. 9.11).

Die verzerrte Verarbeitung von angstrelevanten Reizen bei Angstpatienten zeigt sich auch in den ausgelösten ereigniskorrelierten Potenzialen. Diese sind bei Angstpatienten durch eine erhöhte Positivierung ab 300 ms nach Reizpräsentation charakterisiert (Miltner et al. 2002; Pauli et al. 1997). Besonders auffällig ist eine späte langsame Positivierung, ausgelöst durch angstrelevante Reize, die vermutlich eine elaborierte und intensive Verarbeitung anzeigt. Eine außerdem zu beobachtende Asymmetrie in der frontalen Gehirnaktivität, ausgelöst durch angstrelevante Hinweisreize oder angstrelevante Situationen, spricht zudem für eine dominante Aktivität eines Vermeidungs-Rückzugs-Systems bei Angstpatienten (Davidson et al. 2000; Wiedemann et al. 1999).

! Insgesamt sprechen diese Befunde dafür, dass angstrelevante Reize bei Angstpatienten in kortikalen Netzwerken repräsentiert sind, die sich durch enge und erregende Verknüpfungen auszeichnen. Angstassoziierte Reize lösen aufgrund der engen erregenden Verknüpfung sehr schnell und effektiv eine Gesamtaktivierung des Netzwerkes aus.

Besonders interessant ist mit Blick auf die Entstehung von Angststörungen, dass eine präferierte Verarbeitung aversiver Reize bereits auf einer sehr basalen Ebene im visu-

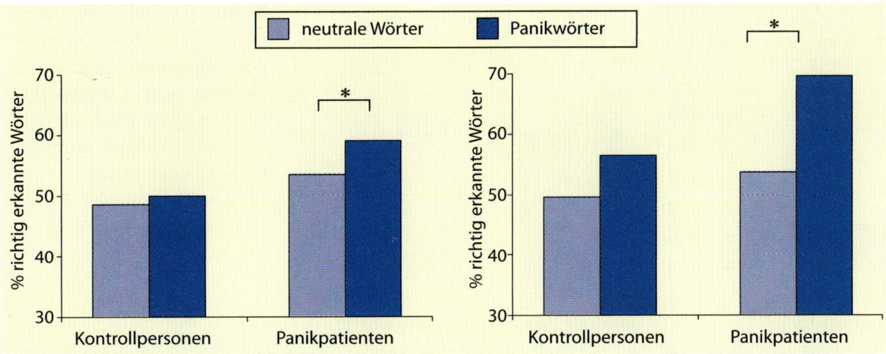

Abb. 9.11. Korrektes Erkennen von kurz dargebotenen neutralen Wörtern oder Panikwörtern. Nur Panikpatienten erkennen Panikwörter signifikant besser als neutrale Wörter (*linkes Teilbild*: mod. nach Pauli et al. 1997; *rechtes Teilbild*: mod. nach Lundh et al. 1999)

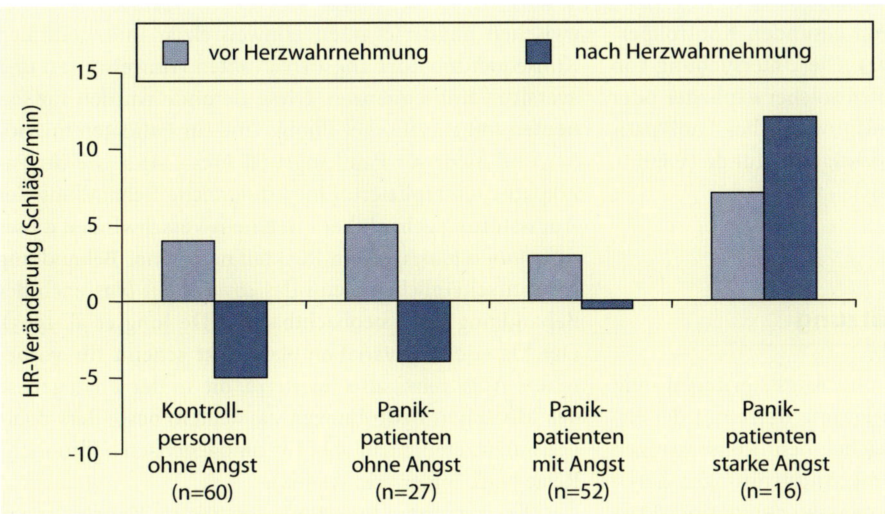

Abb. 9.12. Veränderungen der Herzrate, bevor Patienten ihre Herzaktivität spürten, und nach dieser Wahrnehmung. Vor der Herzwahrnehmung nimmt die Herzrate in allen Bedingungen um ungefähr fünf Schläge pro Minute zu, Unterschiede zwischen Kontrollpersonen und Panikpatienten bestehen hier nicht. Nach der Herzwahrnehmung nimmt die Herzrate der Kontrollpersonen wieder ab, ebenso bei Panikpatienten, wenn die Herzwahrnehmung keine Angst ausgelöst hat. Herzwahrnehmungen mit Angst oder starker Angst treten nur bei Panikpatienten auf und bedingen, dass die Herzrate nicht wieder abnimmt (Angst) oder deutlich weiter zunimmt (starke Angst). Bei Panikpatienten besteht also ein linearer Zusammenhang zwischen der Stärke der Angst, ausgelöst durch eine Herzwahrnehmung, und der nachfolgenden Veränderung in der Herzrate. Je mehr Angst ausgelöst wird, desto stärker nimmt die Herzrate zu. (Mod. nach Pauli et al. 1991)

ellen System in wenigen Konditionierungsdurchgängen gelernt werden kann (Alpers et al. 2005)

Panikpatienten scheinen auch **interozeptive** Reize, vor allem den eigenen Herzschlag, verstärkt wahrzunehmen (Ehlers u. Breuer 1992). Bei einem Teil der Panikpatienten wirken diese interozeptiven Wahrnehmungen angstauslösend oder angstverstärkend (Pauli et al. 1991). Bei denjenigen Patienten, die mit der stärksten Angst auf solche Herzwahrnehmungen reagierten, zeigte sich in der Folge der Wahrnehmung eine weitere Erhöhung der Herzrate (Abb. 9.12). Diese positive Rückkopplung zwischen viszeraler Aktivität und interozeptiver Wahrnehmung trägt vermutlich zur Entstehung und Aufrechterhaltung der Panikstörung in einem sogenannten **Teufelskreis** bei.

9.12.2 Verzerrte Gedächtnisprozesse

Für Angstpatienten wird vermutet, dass sie diese angstrelevanten Reize besonders gut erinnern. Die experimentellen Untersuchungen hierzu haben Unterschiede zwischen Angstpatienten und gesunden Probanden hinsichtlich En- und Dekodierung von angstrelevanten und angstirrelevanten Wörtern untersucht. Verzerrte **implizite** Gedächtnisprozesse konnten für die meisten Angststörungen nachgewiesen werden. Verzerrte **explizite** Gedächtnisprozesse dagegen wurden nur für die Panikstörung (Abb. 9.13) und teilweise auch für die posttraumatische Belastungsstörung und die Zwangsstörung gefunden, insbesondere wenn die Information elaboriert enkodiert worden war. Patienten mit Sozialphobie oder generalisierter Angststörung dagegen unterscheiden sich in der Gedächtnisleistung für angstrelevante oder angstirre-

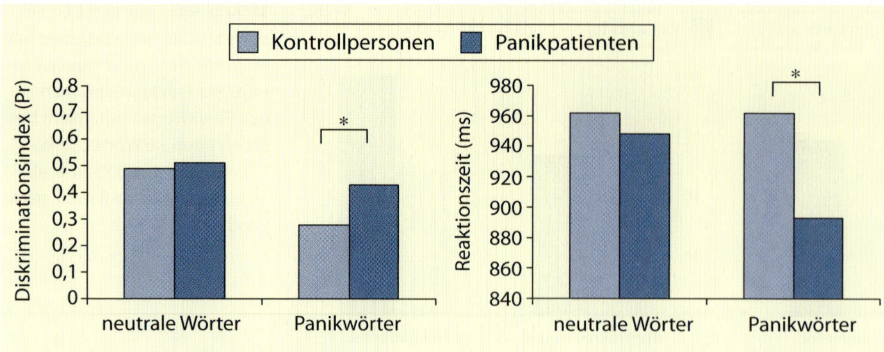

Abb. 9.13. Panikpatienten sind besser (höherer Diskriminationsindex *Pr*) und schneller (Reaktionszeit) im Wiedererkennen von Panikwörtern als Kontrollpersonen. Beide Gruppen unterscheiden sich aber nicht beim Wiedererkennen von neutralen Wörtern. (Mod. nach Pauli et al. 2005)

levante Informationen nicht von gesunden Kontrollpersonen (Coles u. Heimberg 2002). Die Untersuchung von elektrophysiologischen Korrelaten solcher expliziter oder impliziter verzerrter Gedächtnisprozesse bei Panikpatienten erbrachte aber keine eindeutigen Befunde (Pauli u. Birbaumer 2003; Pauli et al. 2005).

9

9.12.3 Erwartung und Kontingenzschätzung

Im Zusammenhang mit Angst und Angststörungen stellt sich auch die Frage, ob angstrelevante Reize mit der Erwartung von aversiven, unangenehmen Konsequenzen einhergehen und ob Patienten mit Angststörungen durch **verzerrte Erwartungshaltungen** charakterisiert sind. Dass solche Erwartungshaltungen genügen, um objektivierbare Furchtreaktionen auszulösen, zeigten Phelps et al. (2001). In dieser Studie ging die Erwartung einer unangenehmen Konsequenz (leichter elektrischer Reiz) auf einen spezifischen Hinweisreiz (Quadrat in einer bestimmten Farbe) mit Angstgefühlen, mit erhöhten Hautleitfähigkeitsreaktionen und mit einer im Kernspin nachweisbaren Aktivierung der Amygdala (Furchtzentrum) einher. Solche Erwartungen können wiederum die Effektivität klassischer Konditionierungen beeinflussen (Hugdahl u. Öhman 1977).

Von einer verzerrten Kontingenzwahrnehmung (*covariation bias*) spricht man, wenn spezifisch die Kovariation zwischen angstrelevanten Hinweisreizen und negativen, unangenehmen Konsequenzen entgegen den erlebten objektiven Kontingenzen überschätzt wird. Ein *covariation bias* bei Angstpatienten wurde erstmals von Tomarken et al. (1989), basierend auf dem **Paradigma der illusorischen Korrelation**, nachgewiesen. Der Versuchsaufbau ähnelt einer differenziellen Konditionierungsprozedur; auf angstrelevante und angstirrelevante Hinweisreize folgen aversive oder neutrale Konsequenzen, wobei die Kontingenzen objektiv zufällig sind. Personen mit Spinnen- oder Schlangenangst überschätzen spezifisch die Kovariation zwischen angstrelevanten Hinweisreizen und unangenehmen Konsequenzen, nicht aber die Kovariationen zwischen angstrelevanten Hinweisreizen und neutralen Konsequenzen oder angstirrelevanten Hinweisreizen und aversiven Konsequenzen. Diese Befunde wurden für Patienten mit spezifischer Phobie und für Patienten mit hoher und niedriger Panikangst (Abb. 9.14) sowie für Panikpatienten repliziert. Eine erfolgreiche Behandlung der Angststörung geht einher mit einem Verschwinden dieses *covariation bias*, und ein Rückfall nach einer Behandlung ist wahrscheinlicher, wenn das *covariation bias* nach der Behandlung noch beobachtbar ist (De Jong et al. 1995). Der klassische **Covariation-bias-Effekt** scheint für vorbereitete Angstreize, also für Reize, die in der Phylogenese des Menschen Bedrohungen darstellten, besonders deutlich aufzutreten, nicht aber für ontogenetisch bedrohliche Reize (z. B. Bilder von Waffen).

Die verzerrte Erwartung aversiver Konsequenzen nach angstrelevanten Hinweisreizen hat als elektrophysiologisches Korrelat eine veränderte langsame Hirnwelle (*contingent negative variation* CNV). Panikpatienten beispielsweise zeigen nach Betrachtung eines angstrelevanten Hinweisreizes kurz vor einer möglichen unangenehmen Konsequenz eine erhöhte kortikale Negativierung, die bei angstrelevanten Hinweisreizen kurz vor einer zu erwartenden vergleichbaren Konsequenz nicht zu beobachten ist (Amrhein et al. 2005).

In Zusammenhang mit dem Covariation-bias-Phänomen stehen auch Befunde über die Konsequenzerwartungshaltung bei Konditionierungsexperimenten (**UCS-Erwartungen**). Davey und Kollegen konnten in einer Serie von Experimenten zeigen, dass a priori die Erwartung besteht, angstrelevante Reize zögen aversive Konsequenzen nach sich, unabhängig davon, ob die angstrelevanten Reize phylo- oder ontogenetisch relevant sind (Davey 1995; Davey u. Craigie 1997). Hier bleibt aber unklar, ob diese Erwartungen vor und während Konditionierungsexperimenten in kausalem Zusammenhang stehen mit den durch physiologische Reaktionen verifizierten Lernprozessen (Öhman u. Mineka 2001).

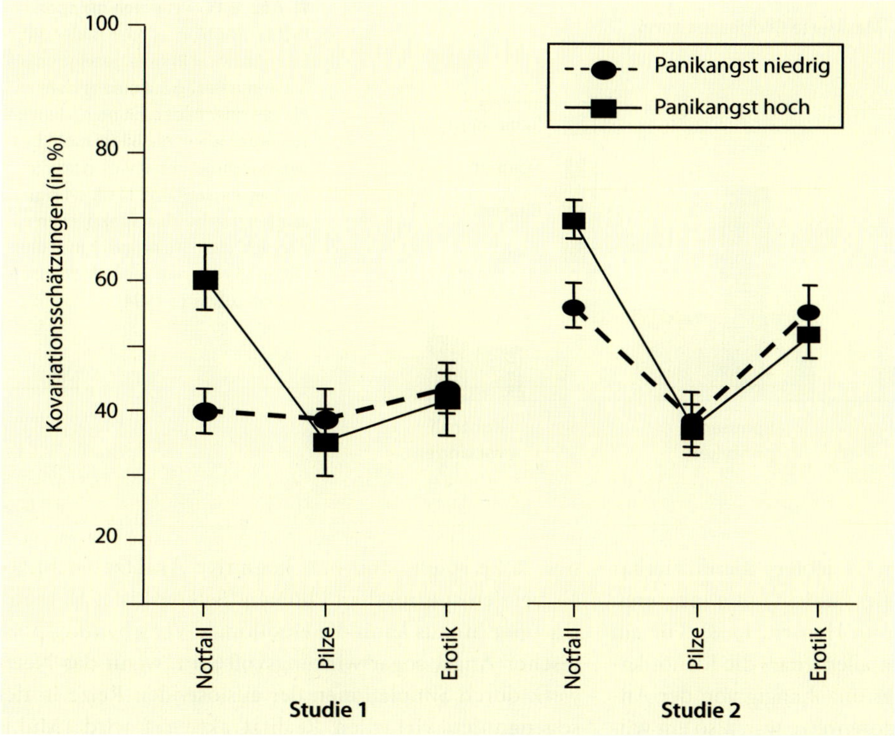

Abb. 9.14. Verzerrung der Kontingenzeinschätzung zwischen Bildkategroien (Notfall, Pilze, Erotika) und einem unangenehmen Ton. Personen mit hoher Panikangst überschätzen im Vergleich zu Personen mit niederer Panikangst spezifisch den Zusammenhang zwischen panikrelevanten Notfallbildern und aversiven Konsequenzen. Für störungsirrelevante Bildreize bestehen keine Gruppenunterschiede. (*Studie 1*: modifiziert nach Pauli et al 1996; *Studie 2*: modifiziert nach Pauli et al. 1999)

9.12.4 Automatische und unbewusste Reizverarbeitung

Emotionale Reaktionen können beobachtet werden, ohne dass eine bewusste Verarbeitung des Stimulusmaterials vorliegt. Traub-Werner beschrieb zwei Panikpatienten (Traub-Werner 1989), die unabhängig voneinander aus für sie unerklärlichen Gründen zum selben Zeitpunkt die stärksten Panikattacken (extrem starke Angst, Herzklopfen, Schweissausbruch) seit Jahren erlebt hatten. Zufällig wurde nachträglich festgestellt, dass sich zum Zeitpunkt der Panikattacken ein schwaches Erdbeben ereignet hatte. Obwohl die Patienten das Erdbeben nicht bewusst wahrgenommen hatten (keine explizite Wahrnehmung), war es Auslöser der Panikattacken.

Automatische und unbewusste verzerrte Verarbeitungsprozesse zugunsten von angstrelevanten Informationen bei Angstpatienten konnten durch den Einsatz von **subliminalen Reizpräsentationen** nachgewiesen werden. Hierzu werden die Reize sehr kurz und gefolgt von einer Maske dargeboten, sodass eine bewusste Erkennung nicht möglich ist. Untersucht werden dann physiologische Reaktionen auf diese Reize und/oder deren Einfluss auf andere Aufgaben. Öhman und Kollegen konnten beispielsweise nachweisen, dass Bilder von Schlangen, Spinnen, Blumen oder Pilzen bei einer maskierten Darbietungszeit von bis zu 30 ms nicht erkannt werden können (Öhman u. Soares 1994; ◘ Abb. 9.15). Force-choice-Antworten, bei denen die Probanden raten müssen, was sie gesehen haben, zeigen nur zufällige Trefferraten an. Gleichwohl lassen sich auf diese subliminal dargebotenen Reize störungsspezifische physiologische Reaktionen nachweisen. Phobiker beispielsweise reagieren spezifisch mit Hautleitfähigkeitsreaktionen auf die subliminale Darbietung der für sie angstrelevanten Reize, nicht aber auf angstirrelevante Reize.

In Folgestudien konnten Öhman und Soares außerdem zeigen, dass eine subliminale Darbietung von einem zuvor mit einer aversiven Konsequenz assoziierten angstrelevanten Reiz einhergeht mit einer verlangsamten Extinktion, ähnlich wie bei supraliminal dargebotenen Reizen (Öhman u. Soares 1998). Schließlich gibt es eine Reihe von Studien, die die oben berichteten Interferenzeffekte im emotionalen Stroop-Test (► 9.12.1) auch für subliminal präsentierte Worte aufzeigen konnten (Mogg et al. 1993). Diese Befunde von subliminal präsentierten angstrelevanten Reizen sprechen dafür, dass diese Reize von Angstpatienten automatisch und unbewusst verarbeitet werden und auch physiologische Reaktionen auslösen.

Bisher noch nicht endgültig geklärt ist aber, ob angstrelevante Reize auch präattentional, also ohne selektive Aufmerksamkeit, identifiziert werden können und/oder ob solche präattentionalen Prozesse für Angstpatienten charakteristisch sind. Für das Vorliegen präattentionaler Prozesse spricht es, wenn Zielreize sehr schnell und effektiv, unabhängig von der Anzahl der gleichzeitig vorliegenden Distraktoren identifiziert werden können. Man spricht hier auch vom **Pop-out-Phänomen**, die Zielreize springen ins Auge. In einer ersten Studie von Hansen und Hansen konnte beispielsweise gezeigt werden, dass ein wütendes Gesicht, also ein angstrelevanter Zielreiz, schnel-

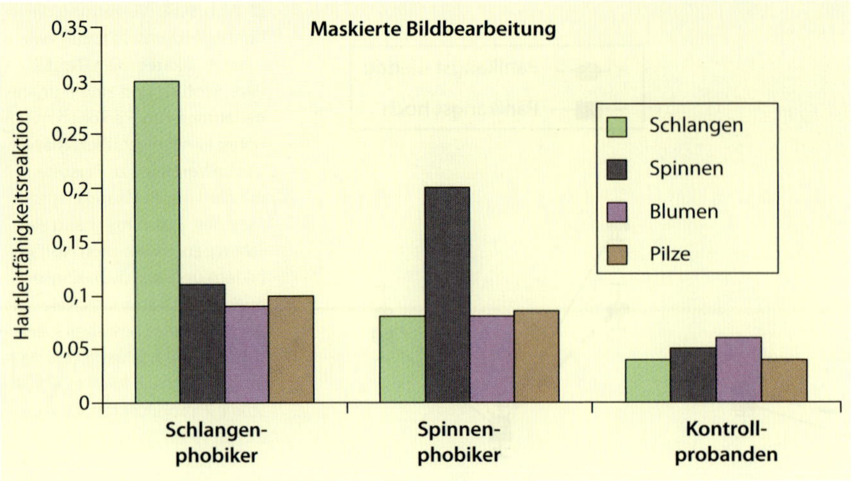

Abb. 9.15. Patienten mit spezifischen Phobien wurden Bilder mit Bezug zu ihrer Phobie gezeigt oder Bilder mit Bezug auf eine andere Phobie oder Bilder mit neutralem Bezug. Auch wenn die Bilder nicht bewusst wahrnehmbar waren (kurze Darbietungszeit und Maskierung), zeigten sich bei den spezifischen Phobiebildern mehr spontane Hautleitfähigkeitsreaktionen. (Mod. nach Öhman u. Soares 1994)

9

ler unter mehreren glücklichen Gesichtern identifizierbar war als umgekehrt ein glückliches Gesicht unter mehreren wütenden Gesichtern (Hansen u. Hansen, 1988). Für ein Pop-out-Phänomen spricht vor allem, dass die Identifikation des angstrelevanten Reizes unabhängig von der Anzahl der vorhandenen Distraktorenreize war, also ein wütendes Gesicht gleich schnell unter sechs oder unter zwölf glücklichen Gesichtern entdeckt wird. Öhman und Kollegen konnten diese Ergebnisse replizieren und vergleichbar für die Identifikation von angstrelevanten Spinnen- und Schlangenbildern nachweisen (Öhman et al. 2001a,b).

! Besonders wichtig ist der Befund, dass das Pop-out-Phänomen bei Phobikern spezifisch für den phobierelevanten Reiz auftritt, also Spinnenphobiker sehr effektiv Bilder von Spinnen unter einer Reihe von Blumenbildern entdecken, nicht aber Bilder von Schlangen.

9.13 Implikationen für die Psychotherapie

Basierend auf den oben geschilderten Ansätzen bewirkt die **Konfrontationstherapie** eine Löschung erlernter Assoziationen und/oder eine Normalisierung verzerrter Kognitionen aufgrund der neuen Erfahrungen. Bei Angststörungen ist die Konfrontation mit den angstauslösenden Reizen wegen der gründlich nachgewiesenen Wirksamkeit und ihrer Praktikabilität die Intervention der Wahl (Barlow et al. 1998; DeRubeis u. Crits-Christoph 1998; Emmelkamp 1994).

Behaviorale Therapieansätze können nicht nur einen Abbau des Vermeidungsverhaltens bewirken, sondern sie können auch die Kognitionen verändern. Ebenso bewirken kognitive Interventionen kognitive Veränderungen und Verhaltensänderungen (Newman et al. 1994). Da bei der Panikstörung die kognitive Bewertung der vermeintlichen Gefahrenreize eine besonders wichtige Rolle spielt, sind hier kognitive Ansätze wichtiger als bei den spezifischen Phobien (Salkovskis et al. 1999). Darüber hinaus kann die emotionale Verarbeitung phobischer Angst sogar wirkungsvoll sein, wenn das Netzwerk durch Simulationen der auslösenden Reize in der sogenannten virtuellen Realität aktiviert wird (Mühlberger et al. 2001). Psychologische Interventionen verändern aber nicht nur verbal-kognitive Angstreaktionen, sondern auch die damit einhergehenden physiologischen Korrelate (z. B. Alpers et al. 2003, 2000b). Für einen langfristigen Therapieerfolg scheint eine Normalisierung der physiologischen Angstreaktionen besonders wichtig. Wichtige Aspekte, die bei Diagnostik und Therapie von Angststörungen berücksichtigt werden müssen, sind *discordance* und *desynchrony* von Angstreaktionen verschiedener Systeme; ob sie jedoch eine differenzielle Therapieindikation ermöglichen, ist bislang noch nicht geklärt (Öst et al. 1984).

Zum Teil sind verhaltenstherapeutische Interventionen schon bei minimalem Zeitaufwand sehr erfolgreich. Es liegen z. B. positive Katamnesen für eine Phobiebehandlung mit einer einzigen Therapiesitzung vor (Mühlberger et al. 2003a; Öst et al. 2001). Sicher gewährleistet aber nur stetig wiederholte Konfrontation ein **Überlernen** (Automatisierung der funktionalen Reaktionen) und damit einen anhaltenden Therapieeffekt. Bei kurzen Interventionen ist daher darauf zu achten, dass die Übungen eigenständig weiter ausgeführt werden. Dies ist auch aufgrund theoretischer Überlegungen notwendig. **Löschung** ist Neulernen; die konditionierten Angstreaktionen und ihre neuronale Repräsentation bleibt trotz dieser neuen Informationen erhalten (Rescorla 2001). Dies mag auch ein Grund dafür sein, dass Rückfälle trotz erfolgreicher Therapie nicht auszuschließen sind. Wegen der oben dargestellten Kontextabhängigkeit der Informationen, die bei der Extinktion gelernt wurden, ist es wichtig, die Konfrontation auch in möglichst vielfältigen Umgebungen und unter unterschiedlichen Bedingungen durchzuführen.

Um die Wahrscheinlichkeit zu reduzieren, dass die Angst nach einer erfolgreich abgeschlossenen Psychotherapie wiederkehrt, wurden verschiedene Variationen der Konfrontationstherapie vorgeschlagen (Lang u. Craske 2000). Dabei ist vor allem auf die **Generalisierung** der neuen Lernerfahrungen zu achten. Basierend auf der Annahme des adaptiven Konservatismus ist es plausibel, dass angstauslösende Reize leicht generalisiert werden, während Löschungsprozesse hinsichtlich angstauslösenden Reizen nur schwer generalisieren.

! Die (vergleichende) Therapieerfolgsmessung gewinnt zunehmend an Bedeutung, was sich z. B. in vergleichenden Metaanalysen niederschlägt (s. Grawe et al. 1994). Nach wie vor verlassen sich die Forschungsbemühungen jedoch zum überwiegenden Teil auf verbal erhobene Merkmale für die Diagnose und die Beurteilung des Therapieerfolges, obwohl eine erfolgreiche Therapie Veränderungen in allen Indikatoren der Angst herbeiführen sollte (z. B. Hodgson u. Rachman 1974). Eine multimodale biopsychologische Verlaufsdiagnostik wird immer wieder mit Nachdruck gefordert, jedoch selten realisiert. Zum Teil liegt dies daran, dass die erforderlichen Instrumentarien nicht zur Verfügung stehen oder noch nicht ausreichend evaluiert wurden. Die Weiterentwicklung biopsychologischer Forschungsmethoden im klinischen Setting ist daher besonders wichtig.

Literatur

Abelson JL, Weg JG, Nesse RM, Curtis GC (2001) Persistent respiratory irregularity in patients with panic disorder. Biol Psychiatry 49(7): 588–595

Alpers GW, Pauli P (2002) Angstsensitivitäts-Index. PsychScience, Würzburg

Alpers GW, Wilhelm FH, Roth WT (1999) Repeated exposure to automobile driving. Psychophysiology 36 (Suppl 1): S25

Alpers GW, Wilhelm FH, Roth WT (2000a) A new ambulatory measure of hyperventilation in anxiety disorders. Biol Psychol 53: 80

Alpers GW, Wilhelm FH, Roth WT (2000b) Psychophysiological measures can index change in behavior therapy. Psychophysiology 37 (Suppl 1): S8

Alpers GW, Abelson JL, Wilhelm FH, Roth WT(2003) Salivary cortisol response during exposure treatment in driving phobics. Psychosom Med 65(4): 679–687

Alpers GW, Ruhleder M, Walz N, Mühlberger A, Pauli P (2005) Binocular rivalry between emotional stimuli: a validation using conditioned stimuli and EEG. Int J Pschophysiol 57: 25–32

Amaral DG, Price JL, Pitkänen A, Carmichael ST (1992) Anatomical organization of the primate amygdaloid complex. In: Aggleton JP (ed) The amygdala: neurobiological aspects of emotion, memory, and mental dysfunction. Wiley-Liss, New York, pp 1–66

Amrhein C, Pauli P, Wiedemann G, Kostorz S, Dengler W (2002) Psychophysiological correlates of emotional responses in panic disorder patients. J Psychophysiol 16: 227

Amrhein C, Pauli P, Dengler W, Wiedemann G (2005) Covariation bias and its physiological correlates in panic disorder patients. J Anxiety Dis 19(2): 177–191

Angenendt J, Frommberger U, Trabert W, Stiglmayr C, Berger M (2000) Angststörungen. In: Berger M (Hrsg) Psychiatrie und Psychotherapie. Urban & Fischer, München, S 567–618

Barlow DH, Esler JL, Vitali AE (1998) Psychosocial treatments for panic disorders, phobias, and generalized anxiety disorder. In: Nathan PE, Gorman JM (eds) A guide to treatments that work. Oxford University Press, New York, pp 288–318

Bechara A, Tranel D, Damasio H, Adolphs R, Rockland C, Damasio AR (1995) Double dissociation of conditioning and declarative knowledge relative to the amygdala and hippocampus in humans. Science 269(5227): 1115–1118

Bishop S, Duncan J, Brett M, Lawrence AD (2004) Prefrontal cortical function and anxiety: controlling attention to threat-related stimuli. Nature Neurosci 7(2): 184–188

Blaszczynski A, Gordon K, Silove D, Sloane D, Hillman K, Panasetis P (1998) Psychiatric morbidity following motor vehicle accidents: a review of methodological issues. Compr Psychiatry 39(3): 111–121

Boucsein W (1988) Elektrodermale Aktivität. Grundlagen, Methoden und Anwendungen. Springer, Berlin Heidelberg New York

Bouton ME (2002) Context, ambiguity, and unlearning: sources of relapse after behavioral extinction. Biol Psychiatry 52(10): 976–986

Bouton ME, Mineka S, Barlow DH (2001) A modern learning theory perspective on the etiology of panic disorder. Psychol Rev 108(1): 4–32

Cannon WB (1915) Bodily changes in pain, hunger, fear and rage. Appleton, New York

Clark DM (1988) A cognitive model of panic attacks. In: Rachman ES, Jack E, Maser D (eds) Panic: psychological perspectives. Erlbaum, Hillsdale, NJ, pp 71–89

Coles ME, Heimberg RG (2002) Memory biases in the anxiety disorders: current status. Clin Psychol Rev 22(4): 587–627

Cook M, Mineka S (1989) Observational conditioning of fear to fear-relevant versus fear-irrelevant stimuli in rhesus monkeys. J Abnorm Psychol 98(4): 448–459

Craske MG (1991) Phobic fear and panic attacks: the same emotional states triggered by different cues? Clin Psychol Rev 11: 599–620

Curtis GC, Thyer BA (1983) Fainting on exposure to phobic stimuli. Am J Psychiatry 140(6): 771–774

Damasio AR, Grabowski TJ, Bechara A, Damasio H, Ponto LL, Parvizi J, Hichwa RD (2000) Subcortical and cortical brain activity during the feeling of self-generated emotions. Nature Neurosci 3(10): 1049–1056

Davey GCL (1995) Preparedness and phobias: specific envolved associations or a generalized expectancy bias? Behav Brain Sci 18: 289–325

Davey GCL, Craigie P (1997) Manipulation of dangerousness judgements to fear-relevant stimuli: effects on a priori UCS expectancy and a posteriori covariation assessment. Behav Res Ther 35: 607–617

Davidson RJ (1992) Emotion and affective style: hemispheric substrates. Psychol Sci 3: 39–43

Davidson RJ, Ekman P, Saron CD, Senulis JA, Friesen WV (1990) Approach-withdrawal and cerebral asymmetry: emotional expression and brain physiology I. J Pers Soc Psychol 58: 330–341

Davidson RJ, Marshall JR, Tomarken AJ, Henriques JB (2000) While a phobic waits: regional brain electrical and autonomic activity in social phobics during anticipation of public speaking. Biol Psychiatry 47: 85–95

Davis M (1989) Neural systems involved in fear-potentiated startle. Ann NY Acad Sci 563: 165–183

Davis M (1998) Are different parts of the extended amygdala involved in fear versus anxiety? Biol Psychiatry 44: 1239–1247

De Jong PJ, Van den Hout MA, Merckelbach H (1995) Covariation bias and the return of fear. Behav Res Ther 33: 211–213

DeRubeis RJ, Crits-Christoph P (1998) Empirically supported individual and group psychological treatments for adult mental disorders. J Consult Clin Psychol 66(1): 37–52

D'Esposito M, Detre JA, Alsop DC, Shin RK, Atlas S, Grossman M (1995) The neural basis of the central executive system of working memory. Nature 378(6554): 279–281

Di Nardo PA, Guzy LT, Bak RM (1988) Anxiety response patterns and etiological factors in dog-fearful and non-fearful subjects. Behav Res Ther 26(3): 245–251

Dilger S, Straube T, Mentzel HJ et al (2003) Brain activation to phobia-related pictures in spider phobic humans: an event-related functional magnetic resonance imaging study. Neurosci Lett 348(1): 29–32

Dilling H, Mombour W, Schmidt MH (1999) Internationale Klassifikation psychischer Störungen. ICD-10 Kapitel V (F): Klinisch-diagnostische Leitlinien (3. Aufl). Hans Huber, Bern

Ehlers A, Breuer P (1992) Increased cardiac awareness in panic disorder. J Abnorm Psychol 101(3): 371–382

Ehlers A, Margraf J, Chambless D (1993) Fragebogen zu körperbezogenen Ängsten, Kognitionen und Vermeidung (AKV). Beltz Test, Weinheim

Ekman P (1999) Basic emotions. In: Dalgleish T, Power M (eds) Handbook of cognition and emotion. Wiley, Chichester

Emmelkamp PMG (1994) Behavior therapy with adults. In: Bergin AE, Garfield L (eds) Handbook of psychotherapy and behavior change. Wiley, New York, pp 379–427

Field AP, Lawson J (2003) Fear information and the development of fears during childhood: effects on implicit fear responses and behavioural avoidance. Behav Res Ther 41(11): 1277–1293

Fischer H, Anderson JLR, Furmark T, Wik G, Fredrikson M (2002) Right-sided human prefrontal brain activation during acquisition of conditioned fear. Emotion 2(3): 233–241

Fredrikson M (1993) Regional cerebral blood flow during experimental phobic fear. Psychophysiology 30(1): 126–130

Garssen B, Buikhuisen M, van Dyck R (1996) Hyperventilation and panic attacks. Am J Psychiatry 153(4): 513–518

Gerull FC, Rapee RM (2002) Mother knows best: the effects of maternal modelling on the acquisition of fear and avoidance behaviour in toddlers. Behav Res Ther 40(3): 279–287

Grawe K, Donati R, Bernauer F (1994) Psychotherapie im Wandel. Von der Konfession zur Profession. Hogrefe, Göttingen

Grillon C (2002) Startle reactivity and anxiety disorders: aversive conditioning, context, and neurobiology. Biol Psychiatry 52(10): 958–975

Hamm AO, Cuthbert BN, Globisch J, Vaitl D (1997) Fear and the startle reflex: blink modulation and autonomic response patterns in animal and mutilation fearful subjects. Psychophysiology 34: 97–107

Hamm AO, Weike AI, Schupp HT, Treig T, Dressel A, Kessler C (2003) Affective blindsight: intact fear conditioning to a visual cue in a cortically blind patient. Brain 126(Pt 2): 267–275

Hansen CH, Hansen RD (1988) Finding the face in the crowd: an anger superiority effect. J Pers Soc Psychol 54(6): 917–924

Hazlett RL, McLeod DR, Hoehn-Saric R (1994) Muscle tension in generalized anxiety disorder: elevated muscle tonus or agitated movement? Psychophysiology 31(2): 189–195

Heimberg RG, Hope DA, Dodge CS, Becker RE (1990) DSM-III subtypes of social phobia. J Nerv Ment Dis 178: 172–179

Hodgson R, Rachman S (1974) II. Desynchrony in measures of fear. Behav Res Ther 12(4): 319–326

Hoehn-Saric R, McLeod DR, Zimmerli WD (1989) Somatic manifestations in women with generalized anxiety disorder. Psychophysiological responses to psychological stress. Arch Gen Psychiatry 46(12): 1113–1119

Hugdahl K (1988) Psychophysiological aspects of phobic fears: an evaluative review. Neuropsychobiology 20: 194–204

Hugdahl K, Öhman A (1977) Effects of instruction on acquisition and extinction of electrodermal responses to fear-relevant stimuli. J Exp Psychol: Hum Learning Memory 3(5): 608–618

Johanson A, Gustafson L, Passant U, Risberg J, Smith G, Warkentin S, Tucker D (1998) Brain function in spider phobia. Psychiatry Res: Neuroimaging 84(2–3): 101–111

Kendler KS, Neale MC, Kessler RC, Heath AC, Eaves LJ (1992) The genetic epidemiology of phobias in women. The interrelationship of agoraphobia, social phobia, situational phobia, and simple phobia. Arch Gen Psychiatry 49(4): 273–281

Kendler KS, Myers J, Prescott CA (2002) The etiology of phobias: an evaluation of the stress-diathesis model. Arch Gen Psychiatry 59(3): 242–248

Klein DF (1993) False suffocation alarms, spontaneous panics, and related conditions: an integrative hypothesis. Arch Gen Psychiatry 50(4): 306–317

Koster EHW, Crombez G, Verschuere B, de Houwer J (2004) Selective attention to threat in the dot probe paradigm: differentiating vigilance and difficulty to disengage. Behav Res Ther 42(10): 1183–1192

Lang PJ (1968) Fear reduction and fear behavior: problems in treating a construct. In Shlien JM (ed) Research in psychotherapy Vol 3. APA, Washington, DC, pp 90–103

Lang PJ (1995) The emotion probe: studies of motivation and attention. Am Psychologist 50(5): 372–385

Lang A, Craske MG (2000) Manipulations of exposure-based therapy to reduce return of fear: a replication. Behav Res Ther 38: 1–12

Lang PJ, Melamed BG, Hart J (1970) A psychophysiological analysis of fear modification using an automated desensitization procedure. J Abnorm Psychol 76(2): 220–234

Lang PJ, Bradley MM, Cuthbert BN (1990) Emotion, attention, and the startle reflex. Psychol Rev 97: 377–398

Lang PJ, Bradley MM, Cuthbert BN (1998) Emotion, motivation, and anxiety: brain mechanisms and psychophysiology. Soc Biol Psychiatry 44: 1248–1263

Lang PJ, Bradley MM, Cuthbert BN (1999) International affective picture system (IAPS): instruction manual and affective ratings. Unveröffentlichtes Manuscript, erhältlich über die Autoren

Lang PJ, Davis M, Öhman A (2000) Fear and anxiety: animal models and human cognitive psychophysiology. J Affect Dis 61: 137–159

Larsen DK, Asmundson GJ, Stein MB (1998) Effect of novel environment on resting heart rate in panic disorder. Depress Anxiety 8: 24–28

LeDoux JE (1996) The emotional brain: the mysterious underpinnings of emotional life. Simon & Schuster, New York

Ley R (1998) Pulmonary function and dyspnea/suffocation theory of panic. J Behav Ther Exp Psychiatry 29(1): 1–11

Lundh L-G, Wikström J, Westerlund J, Öst L-G (1999) Preattentive bias for emotional information in panic disorder with agoraphobia. J Abnorm Psychol 108: 222–232

Maddock RJ, Buonocore MH, Kile SJ, Garrett AS (2003) Brain regions showing increased activation by threat-related words in panic disorder. Neuroreport 14(3): 325–328

Maller RG, Reiss S (1992) Anxiety sensitivity in 1984 and panic attacks in 1987. J Anxiety Dis 6(3): 241–247

Margraf J (1990) Ambulatory psychophysiological monitoring of panic attacks. J Psychophysiol 4(4): 321–330

Margraf J, Bandelow B (1997) Empfehlungen für die Verwendung von Meßinstrumenten in der klinischen Angstforschung. Ztsch klin Psychol 26: 150–156

Mathews A, MacLeod C (2002) Induced processing biases have causal effects on anxiety. Cogn Emotion 16: 331–354

McLeod DR, Hoehn-Saric R, Stefan RL (1986) Somatic symptoms of anxiety: comparison of self-report and physiological measures. Biol Psychiatry 21: 301–310

McNally RJ (1990) Psychological approaches to panic disorder: a review. Psychol Bull 108(3): 403–419

McNeil DW, Vrana SR, Melamed BG, Cuthbert BN (1993) Emotional imagery in simple and social phobia: fear versus anxiety. J Abnorm Psychol 102(2): 212–225

9

Miltner WHR, Krieschel S, Hecht H, Trippe R, Weiss T (2002) Attention bias in phobics: cortical and behavioral correlates. Psychophysiology 39: S60

Mineka S (1992) Evolutionary memories, emotional processing, and the emotional disorders. In: Medin DL (ed) The psychology of learning and motivation, 28th edn. Academic Press, San Diego, pp 161–206

Mineka S, Davidson M, Cook M, Keir R (1984) Observational conditioning of snake fear in rhesus monkeys. J Abnorm Psychol 93(4): 355–372

Mogg K, Bradley BP, Williams R, Mathews A (1993) Subliminal processing of emotional information in anxiety and depression. J Abnorm Psychol 102: 304–311

Morgan MA, LeDoux JE (1995) Differential contribution of dorsal and ventral medial prefrontal cortex to the acquisition and extinction of conditioned fear in rats. Behav Neurosci 109(4): 681–688

Mountz J, Modell JG, Wilson MW, Curtis GC, Lee MA, Schmaltz S, Kuhl DE (1989) Positron emission tomographic evaluation of cerebral blood flow during state anxiety in simple phobia. Arch Gen Psychiatry 46: 501–504

Mowrer OH (1947) On the dual nature of learning – a re-interpretation of »conditioning« and »problem-solving«. Harvard Educ Rev 17: 102–148

Mühlberger A, Herrmann MJ, Wiedemann G, Ellgring H, Pauli P (2001) Repeated exposure of flight phobics to flights in virtual reality. Behav Res Ther 39: 1033–1050

Mühlberger A, Pauli P, Wiedemann G (2003a) Efficacy of a one-session virtual reality (VR) exposure treatment for fear of flying. Psychother Res 13: 323–336

Mühlberger A, Wiedemann G, Pauli P (2003b) Flug- und Spinnenphobiker: Unterschiede bei Kontingenzeinschätzungen, autonomen Reaktionen und im EEG (CNV) auf angstrelevante Reize. Verhaltenstherapie 13 (Suppl 1): 7

Nelson EE, Shelton SE, Kalin NH (2003) Individual differences in the responses of naive rhesus monkeys to snakes. Emotion 3(1): 3–11

Nesse RM (1985) Endocrine and cardiovascular responses during phobic anxiety. Psychosom Med 47(4): 320–332

Newman MG, Hofmann SG, Trabert W, Roth WT (1994) Does behavioral treatment of social phobia lead to cognitive changes? Behav Ther 25(3): 503–517

Öhman A (1993) Stimulus prepotency and fear learning: data and theory. In: Birbaumer N, Öhman A (eds) The structure of emotion. Hogrefe & Huber, Seattle, pp 218–239)

Öhman A, Mineka S (2001) Fears, phobias, and preparedness: toward an evolved module of fear and fear learning. Psychol Rev 108: 483–522

Öhman A, Soares JJF (1993) On the automatic nature of phobic fear: conditional electrodermal responses to masked fear-relevant stimuli. J Abnorm Psychol 102(1): 121–132

Öhman A, Soares JJF (1994) »Unconscious anxiety«: phobic responses to masked stimuli. J Abnorm Psychol 103: 231–240

Öhman A, Soares JJF (1998) Emotional conditioning to masked stimuli: expectancies for aversive outcomes following nonrecognized fear-relevant stimuli. J Exp Psychol 127: 69–82

Öhman A, Flykt A, Esteves F (2001a) Emotion drives attention: detecting the snake in the grass. J Exp Psychol: General 130(3): 466–478

Öhman A, Lundqvist D Esteves F (2001b) The face in the crowd revisited: a threat advantage with schematic stimuli. J Pers Soc Psychol 80(3): 381–396

Öst L-G, Jerremalm A, Jansson L (1984) Individual response patterns and the effects of different behavioral methods in the treatment of agoraphobia. Behav Res Ther 22(6): 697–707

Öst L-G, Alm T, Brandberg M, Breitholtz E (2001) One vs five sessions of exposure and five sessions of cognitive therapy in the treatment of claustrophobia. Behav Res Ther 39: 167–183

Paquette V, Levesque J, Mensour B, Leroux JM, Beaudoin G, Bourgouin P, Beauregard M (2003) »Change the mind and you change the brain«: effects of cognitive-behavioral therapy on the neural correlates of spider phobia. NeuroImage 18(2): 401–409

Parent M-B, Tomaz C, McGaugh J-L (1992) Increased training in an aversively motivated task attenuates the memory-impairing effects of posttraining *N*-methyl-D-aspartate-induced amygdala lesions. Behav Neurosci 106(5): 789–797

Pauli P, Birbaumer N (2003) Medizinisch-psychologische Interventionen und Anwendungsgebiete, Teil D: Medizinische Psychologie und Medizinische Soziologie. Deutscher Ärzte-Verlag, Köln

Pauli P, Dengler W, Wiedemann G (2005) Implicit and explicit memory processes in panic patients as reflected in behavioral and electrophysiological measures. J Behav Ther Exp Psychiatry 36(2): 111–127

Pauli P, Marquardt C, Hartl L, Nutzinger DO, Holzl R, Strian F (1991) Anxiety induced by cardiac perceptions in patients with panic attacks: a field study. Behav Res Ther 29(2): 137–145

Pauli P, Dengler W, Wiedemann G, Montoya P, Flor H, Birbaumer N, Buchkremer G (1997) Behavioral and neurophysiological evidence for altered processing of anxiety-related words in panic disorder. J Abnorm Psychol 106: 213–220

Pelletier M, Bouthillier A, Levesque J et al (2003) Separate neural circuits for primary emotions? Brain activity during self-induced sadness and happiness in professional actors. Neuroreport 14(8): 1111–1116

Peterson RA, Reiss S (1993) Anxiety Sensitivity Index Revised Test Manual. IDS Publishing Corporation, Worthington, OH

Phelps EA, O'Connor KJ, Gatenby JC, Gore JC, Grillon C, Davis M (2001) Activation of the left amygdala to a cognitive representation of fear. Nature Neurosci 4(4): 437–441

Poulton R, Menzies RG (2002) Non-associative fear acquisition: a review of the evidence from retrospective and longitudinal research. Behav Res Ther 40(2): 127–149

Poulton R, Waldie KE, Menzies RG, Craske MG, Silva PA (2001) Failure to overcome »innate« fear: a developmental test of the non-associative model of fear acquisition. Behav Res Ther 39(1): 29–43

Rachman S (1977) The conditioning theory of fear-acquisition: a critical examination. Behav Res Ther 15(5): 375–387

Rachman S, Hodgson R (1974) I. Synchrony and desynchrony in fear and avoidance. Behav Res Ther 12(4): 311–318

Rescorla RA (2001) Experimental extinction. In: Mowrer RR, Klein SB (eds) Handbook of contemporary learning theories. Lawrence Erlbaum, Mahwah, pp 119–154

Russell JA (1980) A circumplex model of affect. J Pers Soc Psychol 39(1–6): 1161–1178

Salkovskis PM, Clark DM, Hackmann A, Wells A, Gelder MG (1999) An experimental investigation of the role of safety-seeking behaviours in the maintenance of panic disorder with agoraphobia. Behav Res Ther 37(6): 559–574

Saß H, Wittchen H-U, Zaudig M, Houben I (1998) Diagnostische Kriterien DSM-IV (deutsche Bearbeitung). Hogrefe, Göttingen

Schmidt NB, Lerew DR, Jackson RJ (1997) The role of anxiety sensitivity in the pathogenesis of panic: prospective evaluation of spontaneous panic attacks during acute stress. J Abnorm Psychol 106(3): 355–364

Schneider S, Unnewehr S, Florin I, Margraf J (2002) Priming panic interpretations in children of patients with panic disorder. J Anxiety Dis 16(6): 605–624

Schulte D (1976) Fear Survey Schedule (FSS III). In: Bergold JB, Birbaumer N, Florin I, Kallinke D, Schulte D, Tunner W (eds) Diagnostik in der Verhaltenstherapie 2. Aufl. Urban & Schwarzenberg, München, pp 255–261

Seligman M (1971) Phobias and preparedness. Behav Ther 2: 307–320

Shalev AY, Peri T, Brandes D, Freedman S, Orr SP, Pitman RK (2000) Auditory startle response in trauma survivors with posttraumatic stress disorder: a prospective study. Am J Psychiatry 157(2): 255–261
Squire LR (1987) Memory and the brain. Oxford University Press, New York
Tomarken AJ, Mineka S, Cook M (1989) Fear-relevant selective associations and covariation bias. J Abnorm Psychol 98: 381–394
Traub-Werner D (1989) Anxiety in a patient during an unconsciously experienced earth tremor. Am J Psychiatry 146(5): 679–680
Van den Hout MA, De Jong P, Kindt M (2000) Masked fear words produce increased SCRs: an anomaly for Öhman's theory of pre-attentive processing in anxiety. Psychophysiology 37: 283–288
Watson JB, Rayner R (1920) Conditioned emotional reactions. J Exp Psychol 3(60): 1–14
Watts FN, Trezise L, Sharrock R (1986) Processing of phobic stimuli. Br J Clin Psychol 25(4): 253–259
Wiedemann G, Mühlberger A (2002) Psychophysiology of anxiety disorders. In: D'haenen H, den Boer JA, Willner P (eds) Biological psychiatry. Wiley, New York, pp 959–974
Wiedemann G, Pauli P, Dengler W, Lutzenberger W, Birbaumer N, Buchkremer G (1999) Frontal brain asymmetry as a biological substrate of emotions in panic patients. Arch Gen Psychiatry 56: 78–84
Wilhelm FH, Alpers GW, Meuret AE, Roth WT (2001) Respiratory pathophysiology of clinical anxiety outside the laboratory: assessment of end-tidal pCO_2, respiratory pattern variability, and transfer function RSA. In: Fahrenberg J, Myrtek M (eds) Progress in ambulatory assessment. Hogrefe, Göttingen, pp 313–343
Williams JMG, Mathews A, MacLeod C (1996) The emotional stroop task and psychopathology. Psychol Bull 120: 3–24
Zahn TP (1986) Psychophysiological approaches to psychopathology. In: Coles GH, Donchin E, Porges SW (eds) Psychophysiology: systems, processes, and applications. Guilford, New York, pp 508–610

Zwangsstörungen

Andreas Kordon, Bernd Leplow und Fritz Hohagen

Die Zwangsstörung ist eine heterogene Erkrankung, bei der sowohl psychologische als auch neurobiologische Faktoren in unterschiedlicher Ausprägung eine Rolle spielen. Analog dazu sind psychotherapeutische und medikamentöse Behandlungen mit Serotoninwiederaufnahmehemmern wirksam. Die klinische Variabilität der Zwangsstörung gründet sich wahrscheinlich auch auf Unterschiede neurobiologisch zu definierender Subtypen. Die Ätiologie der Zwangserkrankung ist zwar noch unbekannt, aber die zahlreichen neurobiologischen Befunde haben zu differenzierten pathogenetischen Modellvorstellungen beigetragen.

10.1 Ein heuristisches Modell der Zwangsstörungen

Die gemeinsame Phänomenologie der **Zwangsstörung** und der sogenannten **Zwangsspektrumserkrankungen** ist charakterisiert durch **Intrusionen** und darauf folgende repetitive Verhaltensweisen. Im Falle der Zwangsstörung sind die Intrusionen kognitiver Natur (**Zwangsgedanken**), denen meist sofort intendierte repetitive Verhaltensweisen (**Zwangshandlungen**) folgen, welche dazu dienen, die Zwangsgedanken und die damit verbundene Angst zu neutralisieren. In ähnlicher Weise werden die Tics bei der Tourette-Störung in Reaktion auf sensorische Intrusionen ausgeführt. Treten spontane Tics auf, so lassen diese sich als motorische Intrusionen konzeptionalisieren. Betrachtet man weitere Zwangsspektrumserkrankungen, so erinnert die Trichotillomanie (zwanghaftes Haarausreissen) eher an eine Ticstörung, während die Körperdysmorphophobie (krankhafte Unzufriedenheit mit dem eigenen Aussehen) mehr der Zwangsstörung ähnelt. Entsprechend dem heuristischen Herangehen sollte ein gemeinsames pathophysiologisches Modell der Zwangsspektrumserkrankungen die Intrusionen erklären, während sich die Unterschiede der Erkrankungen in den unterschiedlichen Beteiligungen der verschiedenen kognitiven und sensomotorischen Repräsentanzen des Zentralnervensystems (ZNS) widerspiegeln. Außerdem sollte das pathophysiologsiche Modell eine Erklärung dafür liefern, weshalb repetitives Verhalten zu einer Abschwächung der Intrusionen und zu einem Nachlassen des inneren Drangs, dieses Zwangsverhalten auszuüben, führt.

10.1.1 Die Neuroanatomie und Pathophysiologie der Zwangs- und Zwangsspektrumserkrankungen

Die aktuellen neuroanatomischen Modelle betonen die Rolle der kortikostriatothalamokortikalen (CSTC) Regelkreise in der Pathogenese der Zwangsstörung. Alexander und Mitarbeiter (1990) etablierten dieses Modell von multiplen und parallel organisierten **CSTC-Regelkreisen**. Danach umfasst jeder CSTC-Regelkreis Projektionsbahnen von verschiedenen kortikalen Gebieten zu spezifischen korrespondierenden Teilen des Striatum, die ihrerseits sich verzweigende Projektionsbahnen über intermediäre Basalganglienkerne zum Thalamus entsenden. Diese Regelkreise werden letztlich durch reziproke Projektionsbahnen vom Thalamus zu den präfrontalen Kortexarealen, wo sie ursprünglich beginnen, geschlossen. Um die Funktion der CSTC-Regelkreise in der Pathophysiologie der Zwangsstörung und der verwandten Erkrankungen zu verstehen, ist es zunächst wichtig, die beteiligten Areale und deren normale Funktionsweise zu verstehen.

Der präfrontale Kortex

Der präfrontale Kortex vermittelt eine Reihe kognitiver Funktionen wie
- Planung,
- Organisation,
- Kontrolle und
- Überprüfung von komplexen Aufgaben.

Präfrontale Dysfunktion ist deshalb assoziert mit
- Inflexibilität,
- Perseveration,
- Stereotypie oder
- Desorganisation.

Es lassen sich einzelne funktionelle Subgebiete unterscheiden. Der **dorsolaterale** präfrontale Kortex (DLPFC) spielt beim Lernen und bei Gedächtnisprozessen sowie bei der Planung und anderen exekutiven Funktionen eine wichtige Rolle.

Der **ventrale** präfrontale Kortex kann in zwei weitere funktionelle Areale unterteilt werden:
- den posteromedialen orbitofrontalen Kortex (PMOFC) und
- den anteriorlateralen orbitofrontalen Kortex (ALOFC).

Der PMOFC ist ein Teil des paralimbischen Systems und bei Affektregulation und Motivation wichtig. Der ALOFC scheint bei der Inhibition und Regulation von Sozialverhalten bedeutsam zu sein.

Das paralimbische System

Das paralimbische System bildet eine enge Verbindung zwischen Kortex und limbischem System. Bestandteile des paralimbischen Sytems sind
- der PMOFC,
- der Gyrus cinguli,
- der anteriore temporale Kortex,
- der parahippokampale Kortex und
- die Inselregion.

Wahrscheinlich integriert das paralimbische System Informationen über die Außenwelt und über innere emotionale Zustände und ermöglicht somit **Bewertungsprozesse**. Befunde aus Studien mit funktioneller Bildgebung legen nahe, dass diesem System eine entscheidende Funktion in der Vermittlung intensiver Emotionen zukommt, insbesondere auch bei der Angst. Außerdem moduliert das paralimbische System die Reaktionen des autonomen Nervensystems.

Striatum

Das Striatum umfasst
- den Nucleus caudatus,
- das Putamen und
- den Nucleus accumbens.

Während die eher dorsal gelegenen Anteile des Striatum vor allem Bedeutung in der Modulation motorischer Funktionen und beim prozeduralen Lernen haben, so besitzt das ventrale Striatum eine wichtige Funktion bei kognitiven, emotionalen und motivationalen Prozessen.

CSTC-Regelkreise

Die parallel verlaufenden CSTC-Regelkreise unterscheiden sich hinsichtlich ihrer verschiedenen Projektionszonen. Für das vorgestellte Modell der Zwangsstörung sind folgende Regelschleifen wichtig:
- die Projektion vom sensomotorischen Kortex über das Putamen für sensomotorische Funktionen;
- die kortikostriatalen Regelkreise, welche Projektionen des paralimbischen Kortex über den Nucleus accumbens umfassen, für affektive und motivationale Funktionen;
- Bahnen vom anterioren und lateralen orbitofrontalen Kortex über den ventromedialen Nucleus caudatus bilden den »**ventralen kognitiven Regelkreis**«, der wahrscheinlich situationsadäquate Handlungen und Verhaltensinhibition vermittelt;
- Projektionen vom dorsolateralen Präfrontalkortex über den dorsolateralen Nucleus caudatus stellen den »**dorsalen kognitiven Regelkreis**« dar, der an Arbeitsgedächtnisprozessen und weiteren exekutiven Funktionen beteiligt zu sein scheint.

Die CSTC-Regelschleifen besitzen zwei Hauptverzweigungen:
1. Der reziproke exzitatorische kortikothalamische Arm vermittelt dem Bewusstsein zugänglichen (explizit) Output (kortikothalamisch) und Informationszufluss (thalamokortikal).
2. Die kollateral verlaufende kortikostriatothalamische Verbindung moduliert den Informationsfluss auf der Ebene des Thalamus.

Das Striatum hat dabei die Funktion, Informationen automatisch und ohne Kontrolle des Bewusstseins zu verarbeiten. Damit dient das Striatum als Filter externer Zuflüsse, es gewährleistet einen effizienteren Output und vermittelt stereotype, regelhaft ablaufende Prozesse, die kein Bewusstsein benötigen (Graybiel 1995). Das Striatum ist einerseits bei expliziten (bewussten) Informationsverarbeitungsprozessen für die Feinabstimmung zwischen Input und Output zuständig; andererseits moduliert das Striatum implizite (unbewusste) Verarbeitungsprozesse und erhöht damit die Effizienz des Gehirns.

Die Organisation in »direkte« und »indirekte« Regelschleifen stellt eine weitere Stufe der Komplexität dar. Die kortikostriatothalamischen Kollateralen umfassen zwei Schleifen (Alexander et al. 1990):
1. Die **direkte** Schleife besteht aus Projektionen vom Striatum über den Globus pallidus internus zum Thalamus und wirkt exzitatorisch auf den Thalamus.
2. Entsprechend verläuft die **indirekte** Schleife vom Striatum über den Globus pallidus externus zum Globus pallidus internus und endet inhibitorisch beim Thalamus.

Beide Systeme arbeiten parallel, verwenden unterschiedliche Neurotransmitter und wirken auf Ebene des Thalamus entgegengesetzt, womit sie ein Gleichgewicht der beiden Schleifen herstellen (◘ Abb. 10.1). Auch auf Neuronenebene lässt sich das Striatum in verschiedene Module einteilen.

Die kortikostriatale Hypothese der Zwangsstörung

Frühere neuroanatomische Modelle betonten die Rolle des frontalen Kortex und des Striatum in der Pathogenese der Zwangsstörung. Das oben beschriebene physiologische Modell der kortikostriatothalamischen Regelkreise versucht, die komplexen Abläufe des Netzwerkes ZNS zu beschreiben. Dieses Modell umfasst viele der Gehirnareale, für die mittlerweile einige neurobiologische Befunde zur Zwangsstörung vorliegen. Es war also nahe liegend, für die Pathogenese der Zwangsstörung ein heuristisches **Modell gestörter CSTC-Regelschleifen** zu entwickeln.

So zeigen Untersuchungen mit funktioneller Bildgebung (Positronenemissionstomographie PET, funktionelle Magnetresonanztomographie fMRI) eine Überaktivität im orbitofrontalen Kortex, im Gyrus cinguli anterior und im Nucleus caudatus, die sich unter Symptomprovokation noch verstärkt, und eine Verminderung des erhöhten Metabolismus nach erfolgreicher medikamentöser oder verhaltenstherapeutischer Behandlung. Ergebnisse neuropsychologischer Studien weisen auf Defizite kortikostriataler Funktionen hin. Schließlich führt die neurochirurgische Unterbrechung kortikostriataler Regelkreise bei therapierefraktärer Zwangserkrankung zu einer Reduktion der Zwangssymptomatik.

Die aktuelle Modellvorstellung dysfunktionaler CSTC-Regelschleifen bei Zwängen geht davon aus, dass das bei

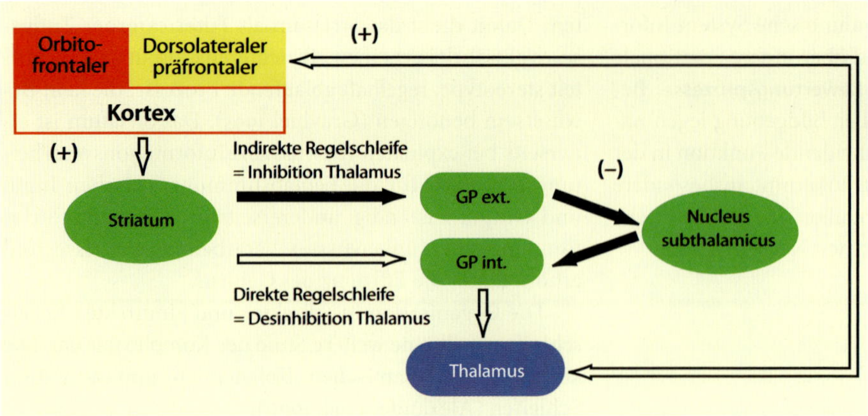

Abb. 10.1. Der physiologische Zustand von CSTC-Regelkreisen. Sie beginnen im frontalen Kortex und projizieren zum Striatum. Die direkte Schleife verläuft dann weiter über den Globus pallidus zum Thalamus und wieder zurück zum Kortex. Sie führt zu einem positiven Feedback. Die indirekte Schleife hat ebenso ihren Ursprung im frontalen Kortex und projiziert in das Striatum, verläuft dann aber über den Globus pallidus externus (*GP ext.*; »indirektes Basalganglienkontrollsystem«) und über den Nucleus subthalamicus zum Globus pallidus internus (*GP int.*) und schließlich von dort über den Thalamus wieder zum Kortex. Sie bewirkt ein negatives Feedback, sodass ein Gleichgewicht hergestellt ist

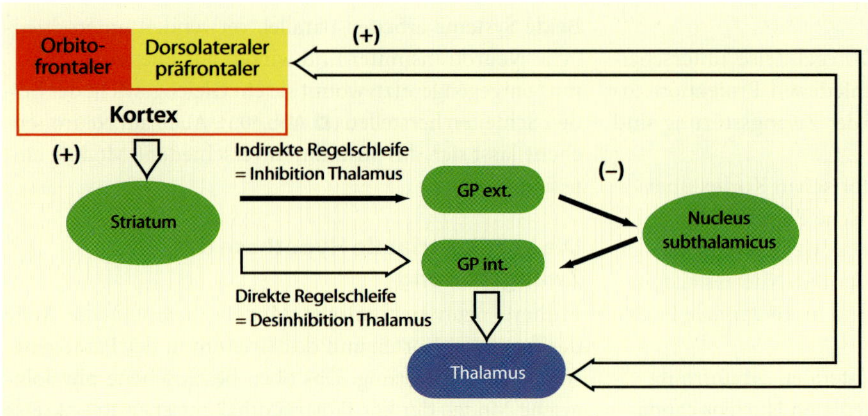

Abb. 10.2. Pathophysiologisches Modell der CSTC-Regelkreise bei der Zwangsstörung. Es wird postuliert, dass ein Ungleichgewicht zwischen dem direkten und dem indirekten Schleifensystem zugunsten des direkten Systems besteht (*breite Pfeile*). Dadurch kommt es zu einer verstärkten Hemmung des Globus pallidus internus (*GP int.*) mit der Folge einer Abschwächung der Hemmung des Thalamus im Sinne einer Desinhibition. Als Folge dieser Enthemmung werden thalamokortikale Systeme im Sinne einer positiven Feedbackschleife aktiviert (*breite Pfeile*). (Nach Saxena et al. 1998)

Gesunden vorhandene Gleichgewicht zwischen direkten und indirekten CSTC-Regelkreisen, welches die Aktivität des Thalamus moduliert, gestört ist (Abb. 10.2).

! Bei Zwangserkrankten liegt eine Imbalance zwischen direkten und indirekten Regelkreisen zugunsten des direkten Systems vor, was zu einer Exzitation oder Disinhibition des Thalamus führt. Folglich erhalten die direkten CSTC-Regelschleifen nicht mehr ausreichend hemmendes Feedback, was eine Hochregulation der kortikothalamischen Verbindung hervorruft.

Die striatale Topographie und die Pathogenese der Zwangsstörung

Die Arbeitsgruppe um Baxter hat erstmals die striatale Topographie als bedeutsam für die Pathogense der Zwangsstörung und verwandter Erkrankungen diskutiert. Nachdem phänomenologische, genetische und neurobiologische Befunde eine enge Beziehung zwischen der Gilles-de-la-Tourette-Störung und der Zwangserkrankung nahe gelegt hatten, vermuteten sie, dass sich beide Störungen eine gemeinsame Pathophysiologie teilen und die klinische Manifestation durch die präzise Topographie der Dysfunktion im Striatum bestimmt wird. Es wird angenommen, dass Dysfunktionen verschiedener kortikostriataler Regelkreise unterschiedliche Symptome auslösen und somit für ein Spektrum verschiedener Krankheiten verantwortlich sind.

Das paralimbische System soll demnach die affektive Symptomatik hervorrufen, einschließlich der Angstsymptome bei der Zwangserkrankung oder der Körperdysmorphophobie und des inneren Dranges bei der Tourette-Störung oder der Trichotillomanie, wohingegen der »ventrale kognitive Regelkreis« Zwangsgedanken verursacht (Rauch et al. 1998).

10.1.2 Die kortikostriatothalamokortikale Dysfunktion und das implizite Lernen

In der Kognitionspsychologie unterscheidet man explizite und implizite Lernprozesse. Unter **explizitem** Lernen versteht man bewussten Erwerb von Wissen und Fertigkeiten, was primär über den medialen temporalen Lobus (MTL) (einschließlich hippokampaler Strukturen) und den dorsolateralen Präfrontalkortex vermittelt wird. Zum **impliziten** Lernen zählen alle unbewussten Lernvorgänge wie prozedurales Lernen, Erlernen von Fertigkeiten und Stereotypien und das klassische und operante Konditionieren. Implizite Lernvorgänge finden insbesondere im kortikostriatalen System statt, für Konditionierungsprozesse scheinen darüber hinaus die Amygdala zusammen mit dem Hippocampus wichtig zu sein. Geht man nun bei der Zwangsstörung von einer Dysfunktion der kortikostriatalen Systems aus, so müsste eine Störung des implizitzen Lernens erwartet werden. Tatsächlich zeigten sich bei Zwangspatienten in der funktionellen Bildgebung (fMRI, PET) andere Aktivierungsmuster als bei gesunden Kontrollen, wenn sie einen Reaktionszeittest als typische implizite Lernaufgabe erledigten (▶ 10.2.5). Während Gesunde das Striatum aktivierten, war bei Zwangspatienten eine Aktivierung des MTL zu finden.

! Die Intrusionen, die das gemeinsame Merkmal der Zwangsstörung und der Zwangsspektrumserkrankungen darstellen, können als Ergebnis eines fehlerhaften »Filterprozesses« im Thalamus gesehen werden, der auf eine Störung der CSTC-Regelschleifen zurückzuführen ist. Mit anderen Worten: Informationen, die normalerweise über das kortikostriatale System implizit (unbewusst) verarbeitet werden, gelangen wegen der Dysfunktion des Striatum in das System der expliziten Informationsverarbeitung.

Diese Theorie könnte das Auftreten von kognitiven Intrusionen (Zwangsgedanken) bei der Zwangsstörung oder der Körperdysmorphophobie und von sensormotorischen Intrusionen bei der Tourette-Störung oder der Trichotillomanie erklären. Außerdem wird dadurch verständlich, warum die Intrusionen so lange persistieren oder immer wieder auftreten, bis sie in den »Hintergrund geschoben« werden können.

10.1.3 Repetitives Verhalten zur Modulation der Überaktivität des Thalamus

Unter der Annahme einer Dysfunktion des Striatum, die zu einer Überaktivierung des Thalamus führt, könnte die Ausführung von stark ritualisierten Gedanken oder Handlungen eine adaptive Leistung darstellen, da diese benachbarte intakte striatothalamische Netzwerke aktivieren.

Diese intakten striatothalamischen Regelkreise würden ebenfalls auf den Thalamus einwirken und in Konkurrenz zu den dysfunktionalen, vom Striatum umgeleiteten Informationszuflüssen stehen.

! Tics oder Zwangsrituale könnten als eine adaptive – wenn auch ineffiziente – Möglichkeit zur Aktivierung kortikostriatothalamischer Regelkreise verstanden werden, um damit letztlich unkontrolliert stimulierte kortikothalamische Regelkreise zu unterdrücken. Dieses Modell könnte auch erklären, warum das Zusammenspiel zwischen Zwangsgedanken und Zwangsritualen für die Patienten so unüberwindlich erscheint.

Weiterhin sollte dieses Modell die topographische Organisation des ZNS berücksichtigen: Innerhalb des Putamen ist eine somatotope Gliederung bekannt, sodass, wenn eine sensorische Intrusion in einer bestimmter Körperregion (z.B. linker Arm) ausgelöst wird, dies umgehend zu repetitiven Verhalten in der gleichen oder der benachbarten Körperregion führt (z.B. linker Arm-/Schulter-Tic).

Für Kognitionen ist eine derartige regionale Zuordnung bislang empirisch nicht etabliert. Trotzdem erscheint es plausibel, dass Netzwerke, welche die kognitive Vorstellung von Kontamination vermitteln, mit anderen neuronalen Netzwerken, die Putz- oder Waschhandlungen vermitteln, topographisch benachbart oder eng verknüpft sind. Weiterhin würde dieses Modell erklären, warum einige Patienten kognitive Rituale entwickeln und warum andere Patienten mit Zwangsgedanken keine Rituale ausbilden, weil diese nicht die Intrusionen verbessern.

10.2 Befunde aus der Bildgebung

Die vielfältigen Befunde aus der Bildgebung werden nachfolgend nicht primär nach der angewandten Methode zusammengefasst, sondern nach der Fragestellung und der eingesetzten Untersuchungsstrategie: Zum einen handelt es sich um Untersuchungen, die **überdauernde** krankheitsspezifische Veränderungen der Gehirnarchitektur und Funktion zum Ziel haben (Trait-Studien), zum anderen um Untersuchungen, die nach Korrelaten **aktuell beobachteter** Verhaltensänderungen durch den Einsatz kognitiver Aufgaben, Provokation von Zwangssymptomen oder durch therapeutische Intervention suchen (State-Studien).

- **Trait-Studien:** Volumetrie, Magnetresonanzspektroskopie (MRS), Ruheflussmessungen (PET, Einzelphotonentomographie SPECT), Rezeptormapping, (Serotonin-)Transportermessungen;
- **State-Studien:** Kognitive Aktivierung, Symptomprovokation (fMRI, $H_2{}^{15}O$-PET), Therapieeffekte (longitudinale Untersuchungen mit verschiedenen Methoden).

Die Einführung der Computertomographie (CT) und später der Magnetresonanztomographie (MRT) ermöglichte in den 80er-Jahren des letzten Jahrhunderts erstmals den Blick in das Gehirn von Zwangserkrankten.

Die ersten bildgebenden Studien untersuchten morphologische Auffälligkeiten zunächst mit Hilfe der Computertomographie und später mit der Magnetresonanztomographie. Darüber hinaus bietet es sich an, zunächst eine Vorstellung über eventuelle morphologische Veränderungen zu gewinnen, bevor die Aktivierbarkeit bestimmter Hirnstrukturen in funktionellen Studien beurteilt wird.

Schließlich kann die Aktivierbarkeit die zugrunde liegende pathologische Morphologie widerspiegeln (z.B. weniger »Aktivierung« als Konsequenz verminderten Volumens). Ebenso lassen sich Aktivierungsunterschiede bei kognitiven Paradigmen besser vor dem Hintergrund des Ruhemetabolismus (FDG-PET) oder des Ruheblutflusses ($H_2{}^{15}O$-PET, SPECT) der betrachteten Hirnregionen beurteilen, zumal mit der fMRT keine Grundaktivität (*baseline*), sondern nur Aktivitätsdifferenzen zwischen den betrachteten kognitiven Bedingungen darstellbar sind. Beispielsweise kann die erhöhte Aktivierung des orbitofrontalen Kortex unter Symptomprovokation mit zwangauslösendem Bildmaterial in der fMRT ausbleiben, da durch eine starke Überaktivierung dieser Region bereits in der sogenannten Ruhebedingung die Differenz zwischen den neuronalen Entladungsraten – und damit dem BOLD(*blood oxygen level-dependent*)-Signal – in der Provokationsbedingung vs. Ruhebedingung nicht signifikant wird.

10.2.1 Morphometrische Untersuchungen

Die morphometrischen Befunde zur Zwangsstörung mit quantitativen CT- und MRT-Techniken sind in ◻ Tab. 10.1 zusammengefasst. Es fällt auf, dass kaum eine der beobachteten Veränderungen durch andere Untersuchungen unwidersprochen bleibt. Die Heterogenität der Befunde lässt sich u.a. damit erklären, dass in früheren Studien meist nur ausgewählte Hirnregionen bei wenigen – oft heterogenen – Patienten untersuchten wurden. Erst methodisch-technische Verbesserungen ermöglichten eine detaillierte Analyse des gesamten Hirnvolumens. Die mit 72 Zwangspatienten größte und methodisch beste Studie wurde veröffentlicht von Pujol et al. (2004). Die voxelbasierte Morphometrie wurde mit dem Gesamtgehirnvolumen moduliert, was einen direkten Volumenvergleich einzelner Hirnareale ermöglichte. Pujol und Mitarbeiter fanden bei Zwangspatienten im Vergleich zu gesunden Kontrollpersonen reduzierte Volumina im medialen frontalen (parazingulär) und orbitofrontalen Kortex und in der Inselregion. Eine Vergrößerung der Volumina zeigte sich beidseits im ventralen Striatum und im anterioren Cerebellum.

Die Befunde korrelierten nicht mit Krankheitsschwere, Komorbidität oder Symptomausprägung. Allerdings war bei Zwangspatienten mit aggressiven Zwangsgedanken und Kontrollzwängen das Volumen der rechten Amygdala reduziert.

Es zeigte sich also eine Volumenreduktion auf Kortexebene und eine Volumenvergrößerung auf dem subkortikalen Niveau, während in funktionellen Studien beide Ebenen hyperaktiv erscheinen. Die interregionalen Auffälligkeiten korrelierten dabei in der genaueren Analyse miteinander, was ein global **gestörtes kortikal-subkortikales System** widerspiegelt. Interessanterweise fand sich abhängig von Alter und Krankheitsdauer eine dynamische Zunahme der strukturellen Veränderungen im Striatum, sodass diese anatomischen Strukturveränderungen Ausdruck einer anhaltenden striatalen Dysfunktion sein könnten. Da die Veränderungen auf Kortexebene keine zeitabhängige Dynamik aufwiesen, muss davon ausgegangen werden, dass bei der Pathogenese der Zwangsstörung frühe und sich während der Erkrankung entwickelnde anatomische Veränderungen eine Rolle spielen.

Das frontostriatale System arbeitet mit anderen funktionellen Systemen eng zusammen. So ist das Striatum funktionell eng mit dem medialen anterioren Cerebellum verknüpft. Dieses gilt als das »limbische Cerebellum« und beeinflusst unter anderem den Arousal und die emotionale Ansprechbarkeit. Das rostrale Cerebellum ist direkt mit dem ventralen Tegmentum verbunden, welches dopaminerge Einflüsse auf das ventrale Striatum ausübt. So ist die korrelierende Volumenvergrößerung zwischen anteriorem Cerebellum und Striatum funktionell verstehbar und die **Beteiligung des Kleinhirns** an der Pathogenese der Zwänge nahe liegend.

Die strukturellen Veränderungen in der linken posterioren Inselregion und dem benachbarten Operculum sind nicht auf Anhieb mit den anderen Veränderungen in Einklang zu bringen. Diese Region wird traditionell mit Sprachfunktionen in Verbindung gebracht. Allerdings haben neuere Studien ihr eine Schlüsselrolle in der Körperwahrnehmung, bei der Vermittlung von Schmerzantwor-

Tab. 10.1. Morphometrische Befunde zur Zwangsstörung

Anatomische Struktur	Verkleinerung	Vergrößerung	Kein Unterschied
Hirnvolumen/ Intrakranielles Volumen			Aylward et al. 1991 Breiter et al. 1994 Robinson et al. 1995 Jenike et al. 1996 *Rosenberg et al. 1997* Stein et al. 1997 *Giedd et al. 2000* *Gilbert et al. 2000* Kwon et al. 2003
Verhältnis Ventrikel- zu Hirnvolumen (VBR)		Behar et al. 1984	Insel et al. 1983
Seitenventrikel		Stein et al. 1993	Insel et al. 1983 Kellner et al. 1991 Robinson et al. 1995 Aylward et al. 1996 Jenike et al. 1996 *Rosenberg et al. 1997* Stein et al. 1997 *Luxenberg et al. 1988*
III. Ventrikel		*Rosenberg et al. 1997*	
Präfrontaler Kortex		Grachev et al. 1998	Robinson et al. 1995 Jenike et al. 1996 *Rosenberg et al. 1997*
Orbitofrontaler Kortex	Szeszko et al. 1999 Pujol et al. 2004	Kim et al. 2001	Grachev et al. 1998
Dorsolateraler Präfrontalkortex			*Rosenberg u. Keshavan 1998*
Anteriores Cingulum		*Rosenberg u. Keshavan 1998*	Szeszko et al. 1999 Grachev et al. 1998
Nucleus caudatus	Robinson et al. 1995 *Luxenberg et al. 1988*	Scarone et al. 1992 *Giedd et al. 2000* Pujol et al. 2004	Aylward et al. 1991 Aylward et al. 1996 Kellner et al. 1991 Stein et al. 1993 Stein et al. 1997 Jenike et al. 1996 *Rosenberg et al. 1997* Bartha et al. 1998 *Peterson et al. 2000*
Putamen	*Rosenberg et al. 1997*	*Giedd et al. 1996* *Giedd et al. 2000* *Peterson et al. 2000*	Jenike et al. 1996 Aylward et al. 1996
Globus pallidus		*Giedd et al. 2000* *Peterson et al. 2000*	Jenike et al. 1996
Thalamus		*Gilbert et al. 2000* Kim et al. 2001	Jenike et al. 1996 *Giedd et al. 2000* Kwon et al. 2003
Amygdala	Szeszko et al. 1999	Kwon et al. 2003	*Rosenberg u. Keshavan 1998* Jenike et al. 1996
Hippocampus	Kwon et al. 2003		*Rosenberg u. Keshavan 1998* Szeszko et al. 1999 Jenike et al. 1996
Cerebellum	Kim et al. 2001	Pujol et al. 2004	Jenike et al. 1996
Insula	Pujol et al. 2004	Kim et al. 2001	Kim et al. 2003

Kursiv: Studien an pädiatrischen Patienten

ten und der Beurteilung affektiver Komponenten sensorischer Informationen zugesprochen. Darüber hinaus besitzen das frontoparietale Operculum und die Insel enge anatomische Verbindungen zum ventralen Striatum.

Das **Operculum-Insel-System** verarbeitet sensorische Einflüsse, bevor sie die Amygdala erreichen. Damit steht die Amygdala unter aktivierenden Zuflüssen von verschiedenen Regionen: Zum einem durch den reduzierten inhibitorischen Tonus des orbitofrontalen Kortex (Rauch et al. 1998) und zum anderen durch den exzessiven Zufluss »unzureichend gefilterter« sensorischer Stimuli als Ergebnis eines defizienten Operculum-Insel-Systems.

Ergänzt man das pathophysiologische Modell der Zwangsstörung um die Rolle der **Amygdala**, wie es die meisten Experten mittlerweile vorschlagen und die neueren Befunde nahe legen, so ist der Befund, dass Patienten mit aggressiven Zwangsgedanken, dadurch induzierter Angst und nachfolgenden Kontrollritualen ein reduziertes Volumen der rechten Amygdala zeigen, besonders interessant und ist ein Hinweis auf neurobiologische Unterschiede klinischer Subgruppen. In den meisten Studien wurden bislang klinische Subgruppen nicht differenziert betrachtet, was zusätzlich die Heterogenität der bisherigen morphologischen Befunde erklären kann.

Versucht man, alle morphometrischen Studien zusammenzufassen, so finden sich folgende Befunde: Im Gegensatz zur Schizophrenie ist bei der Zwangsstörung von normalen Gesamthirn- und Ventrikelvolumina auszugehen. Während der dorsolaterale Präfrontalkortex ebenso wie der präfrontale Kortex insgesamt nicht verändert scheinen, wurde eine Vergrößerung des orbitofrontalen Kortex (Kim et al. 2001) und eine mit kognitiven Testleistungen negativ korrelierende Volumenzunahme des ventralen Präfrontalkortex (Grachev et al. 1998) beobachtet.

Allerdings fanden Szeszko und Mitarbeiter (1999) **verminderte** Volumina des orbitofrontalen Kortex, unabhängig von der Krankheitsdauer, bei zusätzlicher Volumenminderung der Amygdala und gestörter Lateralisierung des Hippocampus-Amygdala-Komplexes (Kwon et al. 2003). Es ist jedoch anzumerken, dass die morphometrische Differenzierung der Amygdala und des Hippocampus äußerst schwierig ist und analysebedingt für einige Diskrepanzen in der Literatur verantwortlich sein dürfte. Auffälligkeiten limbischer Strukturen, wie auch der Inselregion bzw. des frontalen Operculum, liegen bei der Zwangsstörung – wie auch bei den häufig assoziierten Angststörungen – nahe, da diese Strukturen die emotionale Reaktion auf sensorische Stimuli (z.B. ekelerregende Bilder) maßgeblich vermitteln und unterhalten.

Das Striatum stand im Zentrum mehrerer morphometrischer Untersuchungen: Während verminderte Volumina des Putamen beim Tourette-Syndrom beobachtet wurden, erscheint diese Struktur bei der Zwangserkrankung unverändert, wohingegen der Nucleus caudatus in einer quantitativen CT-Studie an jungen Männern mit Zwangsstörung ebenso wie in einer MRT-Studie im Volumen reduziert war. Diese Befunde konnten in mehreren aktuellen MRT-Untersuchungen nicht bestätigt werden (◘ Tab. 10.1). Als relativ gesichert und pathophysiologisch nahe liegend kann gelten, dass Nucleus caudatus sowie Putamen und Globus pallidus bei der juvenilen **autoimmunen** Variante (PANDAS; ▶ 10.4) als Ausdruck eines Entzündungsprozesses vergrößert sind. Gegen diese anatomischen Strukturen werden dabei Autoantikörper gebildet. Parallel zur klinischen Remission nach Plasmapherese wurde in einer prospektiven Einzelfallstudie eine Normalisierung der Volumina beobachtet (Giedd et al. 1996).

Eine weitere Kovariate, die zur Variation der Volumina verschiedener Hirnregionen beitragen kann und in vielen Studien unberücksichtigt blieb, ist **pharmakologische und psychotherapeutische Behandlung**. So führt beispielsweise eine längere neuroleptische Therapie bei schizophren Erkrankten zu einer Zunahme des Basalganglienvolumens. Weiterhin wurde bei Kindern mit einer Zwangserkrankung ein erhöhtes Volumen des Thalamus gefunden, welches sich unter Therapie mit Paroxetin normalisierte (Gilbert et al. 2000).

Die Arbeitsgruppe um Rauch (Rauch et al. 2000) zeigte überzeugenderweise eine Volumenreduktion des Nucleus caudatus nach anteriorer Zingulotomie bei neun Zwangspatienten.

> **!** Pathogenetische Heterogenität ist neben Therapieeffekten und Chronifizierungsfolgen als wesentliche Ursache für die Heterogenität der vorgestellten Befunde anzusehen, eine weitere Ursache stellen nicht immer vergleichbare Messtechniken und Analysemethoden dar. Trotz der Inkonsistenzen sind es klare Hinweise für bereits morphologisch detektierbare Veränderungen in wesentlichen Strukturen der CSTC-Schleife.

10.2.2 Metabolismus und Neurotransmission

Ruhemetabolismus und zerebraler Blutfluss

Die Befunde aus funktionellen Ruhestudien, in denen Patienten mit Kontrollgruppen verglichen wurden, unterstützen weitgehend das Konzept der Dysfunktion der CSTC-Schleife (◘ Tab. 10.2).

> **!** Es liegen mehrere Studien mit FDG-PET und SPECT vor, die eine Überaktivität des orbitofrontalen Kortex bei ruhenden Patienten im Vergleich zu gesunden Kontrollpersonen zeigen. Dieser Befund zeigt sich über die Studien hinweg weitaus konstanter als bei den morphometrischen Untersuchungen.

Weiterhin wurde in mehreren Studien ein erhöhter Metabolismus im Thalamus beobachtet, während eine erste

Tab. 10.2. Gruppenstudien zu Ruhemetabolismus und Ruheblutfluss bei der Zwangsstörung im Vergleich zu Gesunden und zu anderen Erkrankungen

Studie	Studienkollektiv	Untersuchungsmethode	Ergebnisse
Metabolismus			
Baxter et al. 1987	14 ZS (9 mit Depression) 14 Depression 14 KP	FDG-PET	↑ OFC, Nucleus caudatus
Baxter et al. 1988	10 ZS 10 KP	FDG-PET	↑ OFC, Nucleus caudatus
Nordahl et al. 1989	8 ZS 30 KP	FDG-PET	↑ OFC ↓ Parietaler Kortex
Swedo et al. 1989b	18 ZS (Erkrankungsbeginn im Kindesalter) 18 KP	FDG-PET	↑ OFC, PFC, Cingulum, Thalamus rechts, Cerebellum
Martinot et al. 1990	16 ZS 8 KP	FDG-PET	↓ lateraler PFC
Perani et al. 1995	11 ZS 15 KP	FDG-PET	↑ Cingulum, Nuclei lenticulares, Thalamus
Saxena et al. 2001	27 ZS 17 ZS + Depression 27 Depression 17 KP	FDG-PET	↑ Thalamus (ZS) ↓ Hippocampus links (Depression und ZS + Depression)
Sawle et al. 1991	6 ZS (zwanghafte Verlangsamung)	$H_2{}^{15}O$-PET	↑ OFC, prämotorischer Kortex
Blutfluss			
Adams et al. 1993	11 ZS	HMPAO-SPECT	↓ Basalganglien links
Machlin et al. 1991	10 ZS 8 KP	HMPAO-SPECT	↑ medialer Frontalkortex
Rubin et al. 1992	10 ZS 10 KP	^{133}Xe-SPECTHMPAO-SPECT	↔ (kein Unterschied) ↑ Parietaler und frontaler Kortex ↓ Nucleus caudatus
Edmonstone et al. 1994	12 ZS 12 Depression 12 KP	HMPAO-SPECT	↓ Basalganglien
Lucey et al. 1995	30 ZS 30 KP	HMPAO-SPECT	↓ Superior und inferior frontaler, temporaler und parietaler Kortex, Thalamus, Nucleus caudatus
Lucey et al. 1995, 1997a	15 ZS 16 PTSD 15 Panikstörung 15 KP	HMPAO-SPECT	↓ Nucleus caudatus rechts, superior frontaler Kortex in ZS/Panikstörung
Crespo-Facorro et al. 1999	20 ZS (7 mit Tics) 16 KP	HMPAO-SPECT	↓ OFC rechts bei ZS ohne Tics
Busatto et al. 2000	26 ZS (13 Früh-, 13 Spätbeginn) 22 KP	ECD-SPECT	↓ OFC rechts, DLPFC links, Korrelation zwischen OFC und Symptomausprägung ↓ anteriores Cingulum links, OFC/Thalamus rechts bei Frühbeginn

Tab. 10.2. (Fortsetzung)

Studie	Studienkollektiv	Untersuchungsmethode	Ergebnisse
Alptekin et al. 2001	9 ZS 6 KP	HMPAO-SPECT	↑ OFC, Thalamus rechts, frontotemporaler Kortex links
Lacerda et al. 2003	16 ZS 17 KP	HMPAO-SPECT	↑ superiorer/inferiorer FC, Thalamus Korrelation zwischen inferiorem FC und Basalganglien rechts und Symptomausprägung
Spektroskopie			
Ebert et al. 1997	12 ZS 6 KP	^{1}H-MRS	↓ NAA in Striatum und anteriorem Cingulum rechts
Bartha et al. 1998	13 ZS 13 KP	^{1}H-MRS	↓ NAA im Striatum links
Ohara et al. 1999	12 ZS 12 KP	^{1}H-MRS	↔ Verhältnisse: NAA/Cr, NAA/Cho, Cho/Cr in den Nuclei lenticulares
Fitzgerald et al. 2000 Rosenberg et al. 2001	11 ZS (Kinder) 11 KP (Kinder)	^{1}H-MRS	medialer Thalamus: ↓ NAA/Chol ↑ Cho ↔ NAA/Cr
Russell et al. 2003	15 ZS (Kinder) 15 KP (Kinder)	^{1}H-MRS	↑ NAA im DLPFC links

ZS Zwangsstörung, *KP* Kontrollpersonen, *PTSD* posttraumatische Belastungsstörung, *FC* frontaler Kortex, *OFC* orbitofrontaler Kortex, *DLPFC* dorsolateraler Präfrontalkortex, *NAA* *N*-acetyl-Aspartat, *Cho* Cholin, *Cr* Kreatinin, *HMPAO* Hexamethyl-Propylenaminoxim, *FDG* Fluordesoxyglukose, *ECD* Ethylcysteinat-Dimer, *^{1}H-MRS* Protonenmagnetresonanzspektroskopie

Kernspinspektroskopiestudie zum Thalamus bei pädiatrischen Zwangspatienten einen erniedrigten *N*-Acetylaspartat-Cholin-Quotienten bei erhöhtem Cholin fand. *N*-Acetylaspartat (NAA) gilt als Marker für neuronale Integrität. Demgegenüber widersprechen sich scheinbar Befunde eines erhöhten vs. erniedrigten Metabolismus sowie Blutflusses in den Basalganglien. Eine plausible Erklärung könnte der inkonstante Einschluss von Patienten mit komorbider Depression darstellen, welche mit erniedrigtem Metabolismus in den Basalganglien, ebenso wie im inferioren Frontalkortex, einhergeht (Saxena et al. 2001) bei negativer Korrelation der Symptomausprägung und Aktivität im Nucleus caudatus. Auffällig ist dennoch, dass die Befunde einer erniedrigten Aktivität in den Basalganglien vor allem aus SPECT-Studien stammen. Außerdem zeigten SPECT-Studien zu Tics und Aufmerksamkeitsdefizit-/Hyperaktivitätsstörungen (ADHS) zumeist eine striatale Hypoperfusion; beide stellen neben der Depression ebenfalls häufige Komorbitäten dar. Als weitere bei der Zwangsstörung auffällige kortikale Struktur ist das **anteriore Cingulum** zu erwähnen, welches bei der Depression einen erniedrigten (cave: Komorbidität!) Metabolismus, bei der Zwangserkrankung jedoch in zwei Studien eine erhöhte Aktivität zeigte, oft in Verbindung mit präfrontalen Regionen.

Neurotransmission

Nichtinvasive neurochemische Untersuchungen an Zwangspatienten sind im Begriff, eine wichtige Brücke zwischen der klinischen Psychopharmakologie und der experimentellen Pharmakologie und Neurophysiologie zu schlagen. Die Möglichkeit, mittels PET nichtinvasiv die Rezeptorbesetzung (Serotonin, Dopamin) in den Zielregionen darzustellen und mittels ^{123}I-beta-CIT(^{123}I-2β-Carbomethoxy-3β-[4-Iodophenyl]Tropan)-SPECT Aussagen über die Verfügbarkeit der **Serotonintransporter** zu machen, ermöglicht die Suche nach neuropharmakologischen Korrelaten der klinischen Beobachtung, etwa des Latenzunterschieds hinsichtlich der antidepressiven und antiobsessionalen Wirkung der Serotoninwiederaufnahmehemmer (SRI). Andererseits können tierexperimentelle Befunde und daraus abgeleitete neurobiologische Modelle der Zwangsstörung mittels nichtinvasiver neurochemischer Untersuchungen auf ihre Übertragbarkeit auf den Menschen hin überprüft werden. Mittels ^{123}I-beta-CIT-SPECT konnte eine um 25% höhere Verfügbarkeit der Transporter für Serotonin in Mittelhirn und Pons bei Zwangspatienten im Vergleich zu gesunden Kontrollpersonen gezeigt werden (Pogarell et al. 2003). Nach einer Stratifizierung der Patienten nach Erkrankungsbeginn war der Unterschied zur Kontrollgruppe nur bei Patienten mit Erkrankungsbeginn in der Kindheit oder Jugend signifikant. Somit liegt ein deutlicher Hinweis auf eine möglicherweise genetisch determinierte unterschiedliche Pathophysiologie der Zwangserkrankung mit stärkerer Beeinträchtigung der serotonergen Neurotransmission vor.

Es sind Studien mit neueren Tracern zu erwarten, die Aussagen über die serotonerge Neurotransmission auch in kortikalen Arealen erlauben. Eine Pilotstudie mit dem PET-Radiotracer ^{11}C-McN 5652 (Simpson et al. 2003) fand keine Unterschiede zwischen Patienten mit Zwangsstörung ohne psychiatrische Komorbiditäten und gesunden Kontrollpersonen. Die Autoren mutmaßen, dass die häufig mit der Zwangserkrankung assoziierte Depression für Befunde einer serotonergen Dysfunktion bei Zwangspatienten verantwortlich sein könnte. Ausblickend sei auf bereits bei Patienten mit Depression eingesetzte Tracer verwiesen, mit denen in vivo die Besetzung der für die Zwansgstörung ebenfalls relevanten 5-HT1A-Rezeptoren quantifiziert werden kann.

Die MRS hat nicht zuletzt aufgrund der Möglichkeit longitudinaler Mehrfachmessungen ein hohes Potenzial, zusätzliche Informationen über Faserintegrität und zellulären Stoffwechsel bei der Zwangsstörung zu liefern. Die wenigen bisher vorliegenden Studien (■ Tab. 10.2) weisen auf eine Erniedrigung der Konzentration von NAA bzw. des Verhältnisses von NAA und Cholin in den Basalganglien und im Thalamus hin, während an einem pädiatrischen zwangserkrankten Kollektiv eine erhöhte NAA-Konzentration im dorsolateralen Präfrontalkortex beobachtet wurde (Russel et al. 2003). Zum orbitofrontalen Kortex liegen bisher keine Ergebnisse vor, und es erscheint insgesamt noch zu früh, um die bisherigen MRS-Befunde konzeptuell zusammenzufassen.

10.2.3 Symptomprovokationen

Funktionelle Bildgebungsstudien, in denen durch visuelles, auditorisches oder taktiles Material Zwangssymptome während der Messung herbeigeführt werden, liefern die direkteste Verbindung zwischen beobachtetem Verhalten und Gehirnfunktion. Es stellt sich hierbei die Frage, ob die klinisch etablierten vier Subtypen der Zwangsstörung (s. Übersicht) gemeinsame oder unterschiedliche neurophysiologische Korrelate aufweisen.

Die klinischen Subtypen der Zwangsstörung

1. Aggressive, sexuelle und religiöse Zwangsgedanken mit Kontrollieren
2. Symmetriezwänge mit Ordnen und Wiederholungsverhalten
3. Verschmutzungsgedanken mit Wasch- und Putzzwängen
4. Sammelzwänge

Die Arbeitsgruppe um Rauch (Rauch et al. 1998) zeigte, dass bereits ohne Provokation der rCBF (regionaler zerebraler Blutfluss) im bilateralen Striatum mit (1) positiv und mit (2) negativ korreliert ist, während (3) mit dem rCBF im anterioren Cingulum und im linken orbitofrontalen Kortex positiv korrelieren.

Die meisten Studien haben nicht nach Symptomfaktoren getrennt, wobei Patienten mit Sammelzwängen bisher insgesamt unterrepräsentiert waren. Sollten die neurobiologischen Korrelate der Zwangserkrankung tatsächlich **faktorspezifisch** sein, sind falsch negative Befunde aufgrund dieser Heterogenität ebenso zu bedenken wie mögliche Unterschiede zwischen Studien aufgrund im Studienkollektiv unterschiedlich repräsentierter Subgruppen.

Vor Betrachtung der Provokationsstudien bei Zwangspatienten sei auf eine aktuelle Studie (Mataix-Cols et al. 2003) verwiesen, die gesunde Probanden während der Präsentation aversiver Bilder sowie der Darbietung von Bildern, die jeweils Symptome der Faktoren (2)–(4) auszulösen vermochten, mittels fMRI untersuchte. Angst, die durch unterschiedliches, auf die Subtypen (2)–(4) bezogenes Bildmaterial ausgelöst wurde, ging neben der gemeinsamen Aktivierung präfrontaler und visueller Areale sowie limbischer Strukturen mit der Beteiligung spezifischer Regionen einher: (2) korrelierte mit Aktivität im dorsalen Präfrontalkortex, (3) korrelierte mit Aktivität im dorsalen und ventralen Präfrontalkortex, und (4) korrelierte mit der Aktivität im ventralen Präfrontalkortex und der linken Amygdala.

Passend hierzu zeigten Philips et al. (2000), dass visuelle Regionen sowie die Insula bei Präsentation allgemein aversiver Stimuli ebenso wie bei Präsentation waschbezogener Bilder bei Patienten mit Waschzwang aktiviert waren. Bei Patienten mit Kontrollzwängen war hingegen bei entsprechendem Bildmaterial ein frontostriatales Netzwerk aktiviert, das mit Ritualisierungsvorgängen in Zusammenhang gebracht wird. Vier weitere Studien, in denen keine Differenzierung nach Subtypen vorgenommen wurde, zeigen unabhängig von der Untersuchungsmethode eine Aktivierung des orbitofrontalen Kortex und des anterioren Cingulum nach Symptomprovokation mit zumeist individuell angepassten Stimuli (Cottraux et al. 1996; Rauch et al. 1994; Breiter et al. 1996; Adler et al. 2000). Dabei wurden in Subregionen des orbitofrontalen Kortex positive, in anderen jedoch negative Korrelationen mit der

Symptomausprägung beobachtet. Dies unterstützt die einleitend angesprochene Vorstellung, dass der orbitofrontale Kortex über seine Projektionen zum Striatum die Zwangssymptomatik möglicherweise sowohl verstärkend als auch inhibierend beeinflussen kann.

> **!** Insgesamt fallen bei Symptomprovokation weitgehend die bereits aus Ruhemetabolismusstudien bekannten und pathogenetisch konzeptualisierten Regionen auf: orbitofrontaler Kortex, Striatum, anteriores Cingulum sowie die verstärkt mit Angst und Aversion assoziierten limbischen Strukturen Amygdala und Inselrinde.

Die Bedeutung der Hyperaktivität der Inselrinde bei der Zwangsstörung mit Kontaminationsgedanken ist von einer aktuellen fMRI-Studie nochmals unterstrichen worden (Shapira et al. 2003). Es ist wichtig anzumerken, dass sich die hohe klinische Assoziation der Angststörungen und der Zwangsstörungen in der zumeist kaum möglichen Differenzierung der neuronalen Korrelate von Angst und Zwang in entsprechenden Provokationsstudien widerspiegelt.

10.2.4 Neuronale Korrelate therapeutischer Intervention

In ▫ Tab. 10.3 sind Studien zusammengefasst, die Veränderungen der Gehirnfunktion nach drei verschiedenen Therapievarianten untersucht haben:
- allen voran die Pharmakotherapie mit selektiven Serotoninwiederaufnahmehemmern (**SSRI**),
- gefolgt von **kognitiver Verhaltenstherapie**
- und **neurochirurgischen Eingriffen**.

Hinsichtlich des orbitofrontalen Hypermetabolismus liefert die pharmakologische Provokationsstudie von Stein et al. (1999) eine interessante Hypothese. Die Autoren beobachteten nach Gabe des 5-HT1D/1B-Agonisten Sumatriptan bei vier Zwangspatienten eine Symptomreduktion und bei ebenso vielen eine Symptomexazerbation. Letztere ging einher mit einer Aktivitätsminderung (HMPAO-Aufnahme) in frontalen Arealen, inklusive des orbitofrontalen Kortex. Diese Patienten zeigten darüber hinaus ein schlechteres Ansprechen auf eine Therapie mit SSRI. Das bereits zuvor berichtete heterogene Verhalten auf eine serotonerge Provokation führten die Autoren auf zumindest zwei Subtypen der Zwangsstörung zurück. Bei einem davon könnte die erhöhte Aktivität des (orbito)frontalen Kortex bereits einem Kompensationsmechanismus der zugrunde liegenden (subkortikalen?) Dysfunktion entsprechen. In diesem Fall würde eine Sumatriptan-Infusion über die beobachtete Verminderung der erhöhten orbitofrontalen Aktivität zu einer Dekompensation führen und möglicherweise eine schlechtere SSRI-Ansprechbarkeit vorhersagen. Ergebnisse weiterer prädiktiver Pharmakotherapiestudien (Swedo et al. 1992; Saxena et al. 1999; Rauch et al. 2002) unterstützen die vorgestellte Hypothese insofern, als hier Patienten mit einem primär relativ **niedrigeren** orbitofrontalen Metabolismus von einer Therapie mit Clomipramin, Paroxetin bzw. Fluvoxamin signifikant mehr profitierten. Diese Patienten könnten nach Stein und Kollegen einen anderen Subtyp der Zwangsstörung repräsentieren. In der FDG-PET-Studie von Saxena et al. kam es außerdem in Übereinstimmung mit den Daten aus neurochirurgischen Eingriffen (Mindus u. Nyman 1991) zu einer gleichsinnigen Verminderung der Glukoseutilisation im orbitofrontalen Kortex **und** im Nucleus caudatus. Erhöhter Metabolismus (Saxena et al. 2003; Hendler et al. 2003), ebenso wie erhöhte Glutamatkonzentrationen (Rosenberg et al. 2000) im Nucleus caudatus, wurden kürzlich auch mit einem besseren Ansprechen auf Paroxetin assoziiert, des weiteren wurde in einer rCBF-PET-Studie eine Reduktion der erhöhten Aktivität im rechten Caudatuskopf im Zuge einer erfolgreichen Verhaltenstherapie beobachtet (Nakatani et al. 2003). Interessanterweise prädizierte in der Studie von Brody und Mitarbeitern (Brody et al. 1998) ein **erhöhter** Metabolismus im orbitofrontalen Kortex ein besseres Ansprechen auf kognitive Verhaltenstherapie. Sollten diese Ergebnisse überzeugend repliziert werden, könnte die prätherapeutische Aktivität des orbitofrontalen Kortex sowie des Nucleus caudatus in Zukunft für eine individualisierte Therapieplanung herangezogen werden. Rauch und Mitarbeiter (2002) beobachteten darüber hinaus eine Korrelation zwischen der Ansprechbarkeit auf Fluvoxamin (SSRI) und dem prätherapeutischen Blutfluss im posterioren Cingulum. Diese Arbeitsgruppe zeigte des Weiteren, dass Patienten mit präoperativ erhöhtem Metabolismus im rechten posterioren Cingulum eher von einer anterioren Zingulotomie profitierten (Rauch et al. 2001).

10.2.5 Kognitive Funktionen

Die Studien mit Symptomprovokation wurden wiederholt mit der Frage konfrontiert, inwieweit die beobachteten Aktivierungen mehr das Korrelat der Angstsymptomatik und weniger ein störungsunspezifisches Korrelat der Zwangssymptomatik darstellten. Die Untersuchungen kognitiver Funktionen von Zwangspatienten, die weitestgehend **unabhängig** von der Zwangssymptomatik sind, stellen eine Möglichkeit dar, potenzielle diagnosetypische Defizite in der Informationsverarbeitung aufzudecken, ohne die Symptome der Erkrankung zu provozieren.

Eine Möglichkeit, kognitive Funktionen mit dysfunktionalen Gehirnprozessen in Beziehung zu setzen, sind **Korrelationsstudien**. So haben in einer frühen Studie Lucey und Mitarbeiter (1997b) eine positive Korrelation der Fehlerquote im *Wisconsin Card Sorting Test* (WCST), der exekutive Funktionen – insbesondere das *set shifting* – testet, und dem Ruheblutfluss im linken inferioren Frontal-

Tab. 10.3. Bildgebende Untersuchungen vor und nach Therapie der Zwangsstörung

Studie	Studienkollektiv/ Therapie	Untersuchungsmethode	Veränderung nach Therapie
Hoehn-Saric et al. 1991	20 ZS/Paroxetin	HMPAO-SPECT	↓ Nucleus caudatus rechts
Rubin et al. 1995	10 ZS/Clomipramin	^{133}Xe-SPECT, HMPAO-SPECT	↓ Frontal, parietal ↔ Nucleus caudatus
Hoehn-Saric et al. 2001	16 ZS + Depression/Sertralin	HMPAO-SPECT	↓ Präfrontal
Hendler et al. 2003	26 ZS/Sertralin	HMPAO-SPECT	↑ Präfrontal, temporal links
Benkelfat et al. 1990	8 ZS/Clomipramin	FDG-PET	↓ Nucleus caudatus, OFC links
Mindus u. Nyman 1991	5 ZS/Anteriore Capsulotomie	^{11}C-Glc-PET	↓ Nucleus caudatus, OFC
Swedo et al. 1992	13 ZS/Clomipramin (8), Fluoxetin (2), ohne (3)	FDG-PET	↓ OFC bilateral
Baxter 1992	18 ZS/Fluoxetin (9), KVT (9)	FDG-PET	↓ Nucleus caudatus rechts bei Respondern ↓ Prätherapeutische Korrelationen zwischen OFC, Nucleus caudatus und Putamen
Perani et al. 1995	9 ZS/Fluvoxamin (4), Fluoxetin (2), Clomipramin (3)	FDG-PET	↓ Cingulum
Schwartz et al. 1996	18 ZS/KVT	FDG-PET	↓ Nucleus caudatus bilateral bei Respondern ↓ Prätherapeutische Korrelationen zwischen OFC, Nucleus caudatus und Thalamus
Saxena et al. 1999	20 ZS/Paroxetin	FDG-PET	↓ Nucleus caudatus rechts, OFC anterolateral bei Respondern
Saxena et al. 2002	25 ZS, 25 Depression, 16 ZS + Depression, 16 Kontrollen/Paroxetin	FDG-PET	ZS: ↓ Nucleus caudatus rechts, OFC, VLPFC, Thalamus ZS+Depression: ↓ VLPFC links ↑ Striatum rechts
Nakatani et al. 2003	1 ZS/KVT	FDG-PET	↓ Caudatuskopf rechts
Rosenberg et al. 2000	11 Kinder mit ZS/Paroxetin	^{1}H-MRS	↓ Glutamat im Nucleus caudatus links
Benazon et al. 2003	21 Kinder mit ZS/KVT	^{1}H-MRS	↔ Glutamat im Nucleus caudatus links

ZS Patienten mit Zwangsstörung, *KP* Kontrollpersonen, *KVT* kognitive Verhaltenstherapie, *OFC* orbitofrontaler Kortex, *VLPFC* ventrolateraler Präfrontalkortex
^{11}*C-Glc* 11C-Glukose, weitere Abkürzungen Tab. 10.2

kortex und im linken Nucleus caudatus beobachtet. Eine direktere Beziehung zwischen Testleistung und Gehirnaktivität lässt sich in Studien herstellen, in denen Patienten während der Aufgabendurchführung im Scanner untersucht werden. So zeigte sich bei einer Wortgenerierungsaufgabe (Pujol et al. 1999) eine frontale Überaktivität während der Aufgabenblöcke. Interessanter scheint jedoch der Befund, dass die Aktivität dieser Regionen während der Ruheblöcke deutlich erhöht war, wobei beide Auffälligkeiten signifikant mit der Symptomausprägung gemäß *Yale-Brown Obsessive-Compulsive Scale* korrelierten. Insofern als die Patienten in den Ruhephasen vermutlich zwanghaft weiter Wörter generierten, könnte man letztlich auch von einer Symptomprovokation sprechen.

Ein Forschungsansatz, der sich der Provokationsproblematik (s. oben) weitestgehend entledigt, ist die **bildgebende Untersuchung expliziter und impliziter Lernprozesse** bei Zwangspatienten. Unter explizitem Lernen versteht man den bewussten Erwerb von Wissen und Fertigkeiten, was primär im Zusammenspiel des medialen Temporallappens (MTL) samt der Hippocampusformation mit dem dorsolateralen Präfrontalkortex vermittelt wird (Rose et al. 2002). Zum impliziten Lernen zählen alle unbewussten Lernvorgänge wie prozedurales Lernen, Erlernen von Fertigkeiten und Stereotypien und das klassische und operante Konditionieren. Implizite Lernvorgänge finden insbesondere im kortikostriatalen System statt; hierbei sind u.a. die starken Projektionen des Orbitofrontalkortex zum Striatum von Bedeutung. Für Konditionierungsprozesse ist darüber hinaus die Amygdala zusammen mit dem Hippocampus wichtig (Büchel u. Dolan 2000).

Wenn nun aufgrund der hier vorgestellten morphologischen und funktionellen Befunde bei der Zwangsstörung von einer Dysfunktion des kortikostriatalen Systems auszugehen ist, so müsste auch eine Störung des impliziten Lernens erwartet werden. Diese konnte jedoch auf rein behavioraler Ebene nicht überzeugend nachgewiesen werden. Erst der Einsatz bildgebender Verfahren legte eine mögliche Erklärung nahe: Zwangspatienten könnten auf explizite Lernmechanismen **ausweichen** und so das defiziente System für implizites Lernen kompensieren. Es zeigten sich bei Zwangspatienten während der Durchführung einer für das implizite Lernen paradigmatischen Reaktionszeitaufgabe bei gleicher Testleistung Aktivierungsmuster, die auf explizite Lernvorgänge schließen lassen (Rauch et al. 1997). Während gesunde Probanden erwartungsgemäß insbesondere bilateral das Striatum aktivierten und den Thalamus deaktivierten, war bei Zwangspatienten eine Aktivierung des MTL zu finden. Passend zu diesem interessanten Befund fand sich in einem Dualtask-Verhaltensexperiment ein Defizit des impliziten Lernens, wenn Patienten gleichzeitig eine explizite Aufgabe zu erledigen hatten (Deckersbach et al. 2002). Es kam also zu einer Interferenz beider Aufgaben, die bei gesunden Probanden gut parallel bewältigt werden können.

Zwei neuropsychologische Studien haben bei Zwangspatienten Defizite bei visuell-räumlichen Arbeitsgedächtnisaufgaben (Purcell et al. 1998a,b) gezeigt, ohne dass die allgemeine Aufmerksamkeit, das *set shifting* und visuell-räumliche Erkennungsleistungen gestört waren. In einer fMRI-Studie fand man, dass Zwangspatienten bei einem räumlichen Arbeitsgedächtnistest mit parametrischer Steigerung der Anforderung (N-back-Test), dieselben aufgabentypischen Hirnareale aktivieren wie gesunde Probanden(van der Wee et al. 2003):
- das anteriore Cingulum (ACC),
- den dorsolateralen Präfrontalkortex und
- den Parietalkortex beidseits.

10

Allerdings war bei den Probanden mit Zwang die Aktivität im anterioren Cingulum signifikant erhöht, und zwar über alle Schwierigkeitsstufen hinweg. Sie wies außerdem keinerlei Korrelation zu Testleistungen auf. Diese verschlechterten sich erst in der höchsten Schwierigkeitsstufe signifikant gegenüber den Kontrollpersonen. Somit ist ein genuines Arbeitsgedächtnisdefizit nicht wahrscheinlich. Demgegenüber scheint die **ACC-Überaktivierung** den morphologischen, neurochirurgischen und funktionellen Befunden folgend unmittelbarer krankheitsbedingt zu sein und reflektiert möglicherweise ein aufgabeninadäquat überaktives Fehlerkorrektursystem. Das ACC spielt nach neueren Hypothesen bei der Implementierung und Überprüfung von Verhaltensstrategien, namentlich Konflikterkennung und Fehlerkorrektur, eine entscheidende Rolle (Carter et al. 1999). Auch bei der Ausführung einer parametrisch modifizierten Version des *continuous-performance task* zeigten Zwangspatienten im ACC eine vermehrte Aktivität im Vergleich zu Gesunden, wobei diese hier mit Antwortkonflikten und Fehlern korrelierte (Ursu et al. 2003). Eine etwas andere und mehr symptombezogene Interpretation der ACC-Überaktivität ist die Unterdrückung von Intrusionen und Zwangshandlungen während der Aufgabendurchführung.

10.2.6 Neue Wege der Bildgebung bei Zwangsstörungen

Die Kenntnisse der neurobiologischen Aspekte der Zwangsstörung ermöglichen einen Brückenschlag zwischen Grundlagenwissenschaften einerseits und klinisch-empirischem Wissen andererseits. Gerade die zuletzt diskutierten Studien zeigen neue Wege auf der Suche nach einem »**funktionellen Neurophänotyp**« der Zwangserkrankungen. Es ist zu erwarten, dass direkte Korrelate von Zwangssymptomen und symptomunabhängige krankheitstypische Defizite künftig besser unterschieden werden können.

! Zwei in den konzeptuellen Anfängen begriffene große Forschungsrichtungen, von denen eine direkte klinische Relevanz ableitbar wäre, sind einerseits die **Prognoseprädiktion und Differenzialtherapie** aufgrund individueller bildgebender Befunde und andererseits die **Früherkennung** der Zwangsstörung bei genetisch risikobehafteten Personen.

Den Patienten zum Experten seiner Erkrankung machen

Im Rahmen der Verhaltenstherapie ist es ein wichtiges Ziel, den Patienten zum Experten seiner eigenen Erkrankung auszubilden. Dazu gehört auch das Wissen um die neurobiologischen Aspekte der Zwangsstörung, ebenso wie die pharmakologischen und psychotherapeutischen

Behandlungsmöglichkeiten. Die Vermittlung eines neurobiologischen Krankheitsmodells kann als Möglichkeit zur **Distanzierung** von Zwängen genutzt werden. Dieses Modell erleichtert es dem Patienten, die Irrationalität seiner Zwangsgedanken zu erkennen und die Funktion der Zwangshandlungen als spannungsreduzierendes Verhalten ohne besondere Bedeutung zu verstehen, diese somit ein Stück weit zu »entmystifizieren«. Nicht selten erhöht das Wissen über die Veränderungen in der funktionellen Bildgebung vor und nach Therapie die Veränderungsmotivation beim Patienten. In der **bio-behavioralen Therapie** nach dem amerikanischen Psychiater Jeffrey Schwartz (1998) stellt die Vermittlung der neurobiologischen Erkenntnisse den zentralen Aspekt dar. In vier Behandlungsschritten wird der Patient darin angeleitet,

1. die aufdringlichen Gedanken und Handlungszwänge als Zwangsstörung zu identifizieren,
2. diese als Folge der Stoffwechselstörung im Gehirn zu zuordnen,
3. seine Aufmerksamkeit zunehmend auf andere Verhaltensweisen zu richten und
4. Zwänge letztlich als bedeutungslos zu bewerten.

Neurobiologische Korrelate psychotherapeutischer Prozesse

Ein wichtiges Ziel zukünftiger Forschungsvorhaben ist die Identifizierung **neurobiologischer Variablen**, die ein Ansprechen auf die Verhaltenstherapie vorhersagen können. Es wird davon ausgegangen, dass Patienten mit ausgeprägten neurobiologischen Normabweichungen schlechter auf Psychotherapie ansprechen. Ferner sollte zur Unterscheidung von state- und trait-bedingten Faktoren untersucht werden, bei welchen Parametern es in Abhängigkeit von der Rückbildung der Symptomatik zu einer Veränderung bzw. Normalisierung kommt. Schließlich sollten Prädiktoren unter den neurobiologischen Variablen definiert werden, die Aussagen über die Prognose und Rückfallwahrscheinlichkeit nach Abschluss der Psychotherapie erlauben. Sowohl psychotherapeutische als auch pharmakologische Therapieverfahren können so durch die wissenschaftlichen Erkenntnisse in ihrer Wirksamkeit untermauert und in ihrer klinischen Anwendung optimiert werden, da sie helfen, differenzialtherapeutische Erwägungen zu entscheiden.

Es ist sehr wahrscheinlich davon auszugehen, dass sich die klinisch differenten Subgruppen auch in der zugrunde liegenden Neurobiologie unterscheiden. Die Entwicklung neurobiologisch und klinisch definierter Subgruppen von Zwangspatienten wird in den nächsten Jahren an Bedeutung gewinnen, insbesondere da eine zuverlässige Subtypisierung der heterogenen Gruppe von Zwangspatienten unmittelbare Auswirkungen auf entsprechend differenziellere und spezifischere Therapiestrategien hat. Konkret erhofft man sich beispielsweise mit Hilfe funktioneller Bildgebung, in Zukunft eine Aussage darüber treffen zu können, welche therapierefraktären Zwangspatienten von einem neurochirurgischen Eingriff eher profitieren werden und welche nicht. Die Erweiterung der neurobiologischen Erkenntnisse über die Zwangsstörung durch neurowissenschaftliche Forschungsprojekte wird daher nicht nur zu einem vertieften Verständnis der Pathogenese führen, sondern auch klinisch bedeutsam sein und neue differenzielle Therapiestrategien begründen.

10.3 Genetische Faktoren

10.3.1 Der Phänotyp der Zwangsstörung

Da es sich bei der Zwangserkrankung um eine komplexe und heterogene Erkrankung handelt, ist es zunächst wichtig, ein Verständnis der unterschiedlichen Phänotypen zu entwickeln.

Neben der reinen Zwangsstörung mit den Zwangsgedanken und -handlungen spielen folgende Aspekte eine Rolle:

1. die psychiatrische Komorbidität mit Tourette-Störung, Aufmerksamkeitsdefizit-/Hyperaktivitätsstörung (ADHS) und Trennungsangst im Kindesalter sowie affektive Störungen und Angsterkrankungen im Erwachsenenalter;
2. die sogenannten Zwangsspektrumsstörungen wie beispielsweise Anorexia nervosa oder Trichotillomanie;
3. Endophänotypisierung aufgrund von neurobiologischen Befunden beispielsweise mit bildgebenden Verfahren (PET, fMRI);
4. Einteilung der Zwangsstörung in Symptomcluster anhand von Faktoranalysen;
5. die immunologische, mit Streptokokken assoziierte Form der Zwangsstörung PANDAS (*pediatric autoimmune neuropsychiatric disorder associated with strep*).

Insbesondere die häufige Assoziation zwischen Tic-/Tourette-Störung und Zwangserkrankung führte zur Hypothese, beide Erkrankungen hätten eine gemeinsame genetische Vulnerabilität, was auch Familienstudien belegen (s. unten). Vorläufige Studienergebnisse der *Hopkins OCD Family Study* weisen auf eine mögliche gemeinsame genetische Basis mit der Panikstörung und der generalisierten Angststörung hin. Da Zwangsspektrumsstörungen phänomenologisch ähnlich sind, liegt der Verdacht einer gemeinsamen genetischen Vulnerabilität nahe. Für weitere genetische Studien ist es sicher erforderlich, mit Hilfe von Komorbitäten die klinischen Erscheinungsformen besser zu charakterisieren.

Zahlreiche neurobiologische Befunde belegen die pathophysiologische Bedeutung von CSTC-Regelkreisen bei der Zwangsstörung. Der orbitofrontale Kortex, der Nucleus caudatus, der Thalamus und das anteriore Cingulum stellen die wichtigsten beteiligten Hirnareale dar, die in morphometrischen und funktionellen Studien Auffälligkeiten gezeigt haben (▶ 10.2). Möglicherweise spielen genetische Faktoren bei der Entwicklung dieser Hirnregionen in der Ontogenese eine wichtige Rolle.

Faktoranalysen der Zwangssymptomatik erbrachten konsistent vier Symptomcluster (▶ Übersicht). In Segregationsanalysen stellte der Subtyp der Symmetrie-/Ordnungszwänge einen genetischen Haupteffekt bei Zwangsstörungen dar, während sowohl Symmetrie-/Ordnungszwänge als auch Kontrollzwänge einen genetischen Haupteffekt bei einer Gruppe von Zwangserkrankten mit Ticstörung ausmachten. Wahrscheinlich lassen sich durch die Einteilung in klinische Subtypen künftig familiäre von nichtfamiliären Untergruppen unterscheiden.

Symptomcluster der Zwangsstörung

1. Kontrollzwänge
2. Symmetrie-/Ordnungszwänge
3. Wasch-/Putzzwänge
4. Sammel-/Hortzwänge

10.3.2 Zwillingsstudien

Rasmussen u. Tsuang (1984) berichten bei monozygoten Zwillingen von einer Konkordanzrate von 63% (32/51) für Zwangssymptome, die signifikant höher lag als bei dizygoten Zwillingen. Bereits 1965 berichtete Inouye von einer Konkordanzrate von Zwangssymptomen bei monozygoten Zwillingspaaren von 80% verglichen mit 50% bei dizygoten Zwillingen bei einer kleinen Fallzahl (8 von 10 bzw. 2 von 4). Carey und Gottesman (1981) fanden ähnliche Konkordanzraten von 87% und 47% bei einer etwas größeren Stichprobe (13 von 15 bzw. 7 von 15). Entsprechende Konkordanzraten wurden in einigen Studien über chronische Ticstörungen gefunden (Alsobrook u. Pauls 1997): 75–90% bei monozygoten und 10–20% bei dizygoten Zwillingen. Würde die Zwangs- oder Tourette-Störung ausschließlich von genetischen Faktoren verursacht, so würde man bei monozygoten Zwillingen eine Konkordanzrate von 100% erwarten und bei dizygoten Zwillingen von 50%. Wenn bei der Zwangserkrankung die Genetik keine Bedeutung hätte, wären die Konkordanzraten von mono- und dizygoten Zwillingspaaren annähernd gleich.

Eine Untersuchung von 527 Zwillingspaaren mit dem Patientenfragebogen Padua Inventar zeigte eine moderate Vererbbarkeit von 33% bzw. 26% für Zwangsgedanken bzw. -handlungen (Jonnal et al. 2000).

10.3.3 Familienstudien

Pauls und Mitarbeiter (1995) fanden bei Erstgradangehörigen von Zwangspatienten im Vergleich zu psychiatrisch gesunden Kontrollpersonen signifikante Unterschiede in den Prävalenzraten für die Zwangsstörung von 10,3% vs. 1,9%, für die subsyndromale Zwangsstörung von 7,9% vs. 2% und für Tics von 4,6% vs. 1%. Das Erkrankungsrisiko für die Angehörigen war sogar noch höher, wenn die Zwangspatienten vor dem 19. Lebensjahr erkrankt waren. Weiterhin wurde bei Erstgradangehörigen von Patienten mit Tourette-Störung eine erhöhte Prävalenz für Zwangsstörungen festgestellt, und zwar unabhängig davon, ob die Tourette-Patienten eine komorbide Zwangserkrankung hatten. Die *Hopkins OCD Study* berichtet bei Erstgradangehörigen von Zwangspatienten von einer Erkrankungsrate von 11,7% im Gegensatz zu 2,7% bei Kontrollprobanden (Nestadt et al. 2000). Ein früher Erkrankungsbeginn vor dem 18. Lebensjahr war mit erhöhter Familiarität verbunden. Erhöhte Raten von Zwangsstörungen bei Eltern wurden in mehreren Familienstudien mit zwangserkrankten Kindern gefunden. Leider sind die Studien unkontrolliert und führen daher zu einer Überschätzung des Vererbungsrisikos. Gleichzeitig wird die Erkrankungsrate der jüngeren Geschwisterkinder unterschätzt. Es ist daher eine weitere Absicherung durch kontrollierte Studien erforderlich, wobei eine Untersuchung der weiteren Familienangehörigen wie Großeltern, Onkel und Tanten wichtige zusätzliche Informationen bringen würde.

! Aufgrund von Familienstudien lässt sich im Vergleich zur gesunden Normalbevölkerung für Erstgradangehörige ein 3- bis 12-fach erhöhtes Risiko feststellen, an einer Zwangsstörung zu erkranken. Dies entspricht etwa den Risikoerhöhungen, die man bei der Schizophrenie oder der bipolaren Störung findet. Damit liefern die Familienstudien weitere Belege für genetische Faktoren bei der Pathogenese der Zwangsstörung.

10.3.4 Segregationsanalysen, Linkage- und Assoziationsstudien

Segregationsanalysen versuchen mit mathematischen Modellen zu bestimmen, ob Vererbung – auch polygenetische Effekte – bei der Ätiologie einer Erkrankung eine Rolle spielt oder nicht. Als konsistenter Befund mehrerer Segregationsstudien zeigte sich, dass ein dominantes Vererbungsmodell, welches sich stärker auf das weibliche Geschlecht auswirkt, am besten den genetischen Effekt abbildet.

In der bislang einzigen Linkage-Studie an sieben zwangserkrankten Kindern und insgesamt 56 Familienmitgliedern fand man ein Signalmaximum auf **Chromosom 9p** (Hanna et al. 2002). Derzeit läuft die *OCD Collaborative Genetics Study* an 300 Geschwisterpaaren mit Zwangsstörung. Es ist eine Analyse des gesamten Genoms geplant.

In zahlreichen Assoziationsstudien wurden verschiedene Kandidatengene untersucht, die funktionell für die

Zwangsstörung bedeutsam sein könnten und meist am Metabolismus von Neurotransmittern oder an der ZNS-Entwicklung beteiligt sind.

Die bei Zwängen spezifisch wirksamen Medikamente der Serotoninwiederaufnahmehemmer (SRI) binden an den Serotonintransporter, weshalb das Gen auf Chromosom 17 mehrfach untersucht wurde. Während Studien mit betroffenen Familien positive Assoziationen zeigten, fielen die populationsbasierten Studien negativ aus. Ebenfalls heterogen waren die Ergebnisse zum Gen des Serotoninrezeptors 5-HT(1Dβ).

Bestimmte Allelvarianten der Enzyme Monoaminooxidase A (**MAO-A**) und Catechol-*O*-Methyltransferase (**COMT**) sind mit der Zwangserkrankung assoziiert. Ein Polymorphismus des Dopaminrezeptor-D4(**DRD4**)-Gens kam häufiger bei Patienten mit Zwangsstörung und komorbider Ticstörung vor als bei Patienten nur mit einer Zwangsstörung. Zusätzlich ist die Genvariante wahrscheinlich mit einem besseren Ansprechen auf Neuroleptika verbunden. Weitere Assoziationen mit der Zwangserkrankung wurden für die Gene für den BDNF (*brain-derived neurotropic factor*), den NMDA-Glutamatrezeptor und den μ-Opioidrezeptor beschrieben. Durch diese Befunde erlangen neue Transmittersysteme nicht nur Bedeutung bei pathophysiologischen Modellvorstellungen, sondern dadurch könnten sich künftig auch neue therapeutische Optionen ergeben.

10.4 Die autoimmunologische Pathogenese der Zwangsstörung

Es ist schon lange bekannt, dass es bei der **Chorea Sydenham** (Chorea minor) neben den Bewegungsstörungen häufig zu neuropsychiatrischen Symptomen wie Zwängen und Tics kommt. Die Chorea Sydenham ist eine Manifestationsform des akuten rheumatischen Fiebers und damit eine Sekundärerkrankung einer Infektion mit β-hämolysierenden **Streptokokken** der Gruppe A (GABHS). In Rahmen einer Autoimmunreaktion auf die GABHS-Infektion werden Autoantikörper gegen Neuronen der Basalganglien gebildet, die zu einer Schädigung der Basalganglien führen. Da man bereits früher eine erhöhte Komorbiditätsrate zwischen der Chorea Sydenham einerseits und der Zwangserkrankung und der Tourette-Störung andererseits gefunden hatte, wurde vermutet, dass ein ähnlicher pathophysiologischer Vorgang in den Basalganglien für die Entstehung der Zwangserkrankung und der Tourette-Störung verantwortlich ist. Einige Studien an Kindern mit einer Zwangs- oder Tourette-Störung fanden antineuronale Autoantikörper bei einem Teil der Patienten (Leonard et al. 1992; Rettew et al. 1992; Swedo 1989a). Längsschnittuntersuchungen bei dieser Gruppe zeigten ein charakteristisches Bild von episodischen und abrupten Exazerbationen der Zwangssymptomatik, die oft mit einer GABHS-Infektion assoziiert waren (Swedo et al. 1998; Allen et al. 1995). Diese Befunde führten schließlich zu der Definition einer Krankheitsentität mit dem Namen **PANDAS**: *pediatric autoimmune neuropsychiatric disorders associated with streptococcal infections*. Es wurden dafür folgende Diagnosekriterien entwickelt (Swedo et al. 1998):

1. Vorhandensein einer Zwangs- und/oder Ticstörung,
2. Erkrankungsbeginn vor der Pubertät,
3. episodischer Verlauf der Symptomschwere,
4. Assoziation mit einer GABHS-Infektion,
5. Assoziation mit neurologischen Auffälligkeiten.

Die zugrunde liegende Pathophysiologie der Autoimmunerkrankung eröffnet neue Möglichkeiten der Früherkennung und der Therapie bei einer Subgruppe von Patienten mit einer Zwangs- oder Tourette-Störung. Die Behandlungen mit Antibiotika und Plasmapherese befinden sich allerdings noch in Erprobung. Der monoklonale Antikörper gegen das B-Lymphozytenantigen D8/17 dient möglicherweise als Marker dafür, dass in der Pathogenese der Zwangs-/Tourette-Störung eine GABHS-Infektion von Bedeutung ist (Murphy et al. 1997; Swedo et al. 1997).

! Wahrscheinlich bilden die PANDAS-Fälle eine Subgruppe von Zwangspatienten mit frühem Erkrankungsbeginn und gehäufter Komorbidiät mit Tic- oder Tourette-Störung. Bislang haben allerdings weder die Testverfahren noch die Behandlungsoptionen Eingang in die klinische Routine gefunden.

10.5 Die Neurochemie der Zwangsstörung

Für die Kommunikation der Neurone untereinander und damit der oben vorgestellten neuronanatomischen Strukturen (▶ 10.1.1) sind verschiedene Neurotransmitter zuständig. Deshalb müssen die **Neurotransmittersysteme** in der Betrachtung der Pathogenese berücksichtigt werden. Außerdem scheinen die pharmakologischen Therapien insbesondere über die Beeinflussung der Transmittersysteme zu wirken.

10.5.1 Das serotonerge System

Die serotonergen Neurone sind vor allem in den Raphekernen lokalisiert und besitzen über das gesamte Gehirn verteilt zahlreiche Projektionen. Mittlerweile wurden viele verschiedene Serotoninrezeptorsubtypen definiert, die sich hinsichtlich der Lokalisation in der Synapse, der Verteilung im ZNS und des Wirkmechanismus unterscheiden lassen. Das serotonerge System ist daher sehr komplex.

> **!** Für eine pathogenetisch relevante Rolle der serotonergen Neurotransmission spricht in erster Linie die vielfach replizierte Beobachtung, dass weitgehend selektiv nur Antidepressiva mit einer ausgeprägten Hemmung der Serotoninwiederaufnahme (SRI) über einen antiobsessionalen Effekt verfügen (Greist u. Jefferson 1998).

In einer plazebokontrollierten Studie führte das Ausschleichen von Clomipramin zu einem Wiederauftreten der Zwangssymptomatik (Pato et al. 1991). Die Wirksamkeit könnte natürlich auf der Korrektur einer zugrunde liegenden Störung im serotonergen System beruhen, aber die Tatsache, dass eine serotonerg modulierende Medikation wirksam ist, impliziert noch nicht, dass das serotonerge System bei der Zwangsstörung dysfunktional ist. Genauso gut könnten SRI über ein intaktes serotonerges System kompensatorisch und modulierend in die Pathophysiologie eingreifen.

Bislang konnte die Frage nach der pathogenetischen Bedeutung des serotonergen Systems nur durch indirekte Messungen erforscht werden. Mit den Methoden der funktionellen Bildgebung und mit rezeptorspezifischen Tracer-Substanzen wird es künftig möglich sein, das serotonerge System im ZNS der Patienten direkt zu untersuchen (▶ 10.2.2).

10

Studien zu den Serotoninrezeptoren von peripheren Blutzellen oder über Konzentrationen von Serotonin und dessen Metaboliten im Liquor erbrachten insgesamt eher inkonsistente Befunde (Gross-Iseroff et al. 1994). Außerdem wurde versucht, das zentrale Serotoninsystem durch die Gabe von serotonerg wirksamen Substanzen zu stimulieren und die dadurch ausgelöste endokrine und behaviorale Antwort zu messen. In mehreren, aber nicht allen Studien führte die Gabe des nichtselektiven Serotoninagonisten *meta*-Chlorophenylpiperazin (*m*-CPP) zu einer Exazerbation von Zwangssymptomen (Broocks et al. 1998). Interessanterweise blieb dieser Effekt aus, wenn *m*-CPP erneut nach einer längeren Behandlung mit Clomipramin oder Fluoxetin gegeben wurde (Hollander et al. 1992; Zohar et al. 1988).

Es stellt sich die Frage, wie und wo **SRI** antiobsessional wirken. Tierversuche belegen, dass Antidepressiva die serotonerge Transmission potenzieren (Blier u. de Montigny 1994). Bei den SRI ist diese Potenzierung wahrscheinlich Folge einer Desensitivierung der Autorezeptoren. El Mansari und Kollegen (El Mansari et al. 1995) zeigten, dass die durch SRI bedingten Veränderungen in der serotonergen Transmission im lateralen frontalen Kortex schneller auftreten als im medialen frontalen Kortex (inklusive des orbitofrontalen Kortex). Dies passt gut zu der Beobachtung, dass der antidepressive Effekt der SRI deutlich früher als der antiobsessionale Effekt festzustellen ist.

Die Daten von El Mansari et al. (1995) legen nahe, dass SRI durch die Down-Regulation präsynaptischer 5-HT1D-Autorezeptoren im orbitofrontalen Kortex wirksam werden. Diese Autorezeptoren finden sich auch noch in der Substantia nigra und im Striatum.

Weitgehend ungeklärt ist die Bedeutung des serotonergen Systems bei den Zwangsspektrumserkrankungen. SRI scheinen einen mäßigen therapeutischen Effekt auf die Körperdysmorphophobie und die Trichotillomanie zu haben, aber keine Wirkung auf Tics oder die Tourette-Störung. Die pathophysiologische Heterogenität kann erklären, warum manche Subtypen der Zwangsstörung auf SRI besser und andere schlechter oder gar nicht ansprechen. So scheinen die mit einer Ticstörung assoziierten Zwangspatienten besser auf eine Kombination eines SRI mit einem Antipsychotikum anzusprechen.

10.5.2 Das dopaminerge System

Das Serotoninsystem kann nicht isoliert betrachtet werden, da es global-modulierend viele andere Systeme, so auch das dopaminerge System, beeinflusst. So kommt es nach Stimulation von 5-HT3-Rezeptoren im limbischen System zu einer Dopaminfreisetzung, während Stimulation von 5-HT2-Rezeptoren im frontalen Kortex und in den Basalganglien im Tierversuch dopaminantagonistisch wirkt. Für einige Antidepressiva, insbesondere für Clomipramin, sind auf synaptischer Ebene auch antidopaminerge Effekte bekannt, SRI beeinflussen indirekt auch die dopaminerge Neurotransmission (Austin et al. 1991; Clayton 1995). Für Citalopram wurde z.B. ein direkter Effekt auf **Dopamin-D1-Rezeptoren** im Tierversuch nachgewiesen. Dopaminerge Substanzen wie L-Dopa oder Amphetamine können Zwangssymptome induzieren. Die dopaminergen Neurone sind vor allem im Mesenzephalon und im Tegmentum lokalisiert, mit Projektionen nach rostral über das nigrostriatale, mesolimbische und mesokortikale System.

Für eine Beteiligung des dopaminergen Systems an der Pathogenese der Zwangsstörung sprechen auch therapeutische Beobachtungen. Eine Reihe von Fallberichten und offenen Studien ergaben Hinweise, dass die zusätzliche Gabe eines Neuroleptikums bei unter SRI-Behandlung nicht ausreichend gebesserten Patienten mit Zwangsstörung therapeutisch wirksam ist. Die erste Doppelblinduntersuchung zu dieser Fragestellung zeigte, dass dies insbesondere für Patienten zutraf, die unter motorischen Tics, einem Tourette-Syndrom oder einer schizotypen Persönlichkeitsstörung litten (McDougle et al. 1994). In einer neueren Studie mit Risperidon besserten sich auch diejenigen Patienten mit Zwangsstörung, die nicht von einer solchen Komorbidität betroffen waren (McDougle et al. 2000).

Neuere tierexperimentelle Befunde sprechen für eine wichtige Rolle der Dopamin-D1-Rezeptoren, die sich vorwiegend auf Neurone im Cortex piriformis und in den

Amygdalae befinden. Transgene Mäuse mit erhöhter Dopamin-D1-Aktivität zeigten ein den Zwangssymptomen ähnelndes repetitives Verhalten und reagierten auf aversive Geruchsreize mit einer Verstärkung bestimmter motorischer Stereotypien (McGrath et al. 1999). Diese Daten sind ein Hinweis dafür, dass Zwangssymptome durch eine erhöhte kortikal-amygdaläre Reagibilität auf sensorische Reize ausgelöst werden können (McGrath et al. 1999).

Einige Studien zeigten bei Tourette-Patienten Auffälligkeiten der Dopaminrezeptoren. Malison und Mitarbeiter (1995) fanden in einer Bildgebungsstudie eine erhöhte Bindungskapazität für die Dopaminwiederaufnahme im Striatum im Vergleich zu einer gesunden Kontrollgruppe. In einer Zwillingsstudie mit Konkordanz für die Tourette-Störung und Diskordanz für die Symptomstärke haben Wolf und Mitarbeiter (1996) eine erniedrigte Bindungskapazität an postsynaptischen Dopaminrezeptoren im Striatum gefunden, die bei den schwerer erkrankten Zwillingen stärker ausgeprägt war. Die Befunde sollten allerdings nur vorsichtig interpretiert werden, da die nur wenige Patienten untersucht wurden, die auch teilweise neuroleptisch vorbehandelt waren.

! Die vorliegenden Befunde sprechen dafür, dass sich neuroanatomische und neurochemische Modellvorstellungen ergänzen, indem sie unterschiedliche Korrelate derselben pathogenetischen Prozesse der Zwangsstörung beschreiben.

10.6 Neuropsychologische Charakteristika

Die Vielzahl neuropsychologischer Befunde zur Zwangsstörung belegt die große Bedeutung **präfrontaler Systeme** für das klinische Erscheinungsbild der Zwangsstörungen. So finden sich Defizite vor allem in den Aufmerksamkeits- und Exekutivfunktionen. Entsprechende Minderleistungen treten vor allem dann auf, wenn die folgenden Anforderungen gestellt werden:

- strategische Kompetenz,
- Generieren internaler Lösungsstrategien,
- Unterdrücken irrelevanter Stimuli,
- automatische Unterdrückung von Intrusionen,
- Umschalten auf veränderte Kontingenzen,
- Komplexität und Zeitabhängigkeit,
- visuoräumliche Leistungsanforderungen,
- Anforderungen an das Arbeitsgedächtnis.

Diese Befunde wurden vielfach mit **klassischen** Verfahren der klinischen Neuropsychologie wie u.a. dem Stroop-Test und dem *Trail Making Test* erhoben. Unklar ist dabei der Einfluss der Emotionalität. So wiesen Radomsky und Rachman (1999) nach, dass bedrohliches Material besser als neutrales gelernt wird, während Leplow et al. (2002) in einem Verfahren zum konditional-assoziativen Lernen deutliche Defizite bei neutralem, nicht jedoch bei individuell bedrohlichem Material fanden. Letzteres wurde mit den gleichen Raten gelernt wie von Kontrollpersonen und Angehörigen anderer diagnostischer Gruppen.

In aktuellen Arbeiten werden verstärkt **experimentell-neuropsychologische** Verfahren eingesetzt, mit deren Hilfe die Untersuchungsbedingungen systematisch variiert werden können. Ein solches Verfahren ist der *Bechara Card Sorting Test* (BCST; Bechara et al. 1994), über welchen das Entscheidungsverhalten eines Probanden oder Patienten in Abhängigkeit von kurzfristigen vs. langfristigen, positiven oder negativen, en bloc oder verteilt dargebotenen Belohnungen und Bestrafungen untersucht werden kann. In der Standardversion dieses Verfahrens zeigten sich Zwangspatienten beeinträchtigt, nicht jedoch schizophrene Patienten (Cavallaro et al. 2003). Gleichzeitig waren die Zwangspatienten im WCST unauffällig, während die Schizophrenen in diesem Verfahren wiederum Defizite zeigten. Beim *Tower of Hanoi* waren beide Gruppen beeinträchtigt. In Übereinstimmung mit der Literatur zum BCST interpretierten die Autoren ihre Ergebnisse im Sinne einer ventromedial-präfrontalen Auffälligkeit der Zwangspatienten, während sie bei den schizophrenen Patienten eher eine primär dorsolateral-präfrontale Beteiligung annehmen.

Diese **doppelte Dissoziation** entspricht einem Befund von Abbruzzese et al. (1997). Auch diese Autoren verglichen Zwangs- mit schizophrenen Patienten und fanden wiederum nur die schizophrenen Patienten, nicht aber die Zwangspatienten, im WCST auffällig. Ein umgekehrtes Bild zeigte sich im *Object Alternation Test* (OAT). Bei diesem in der tierexperimentellen Forschung häufig verwendeten Verfahren muss der Proband über viele Versuchsdurchgänge hinweg erkennen, dass die unter einer von zwei identischen Schalen liegende Verstärkung von Durchgang zu Durchgang von einer zur anderen Schale wechselt (»alterniert«). In dieser Aufgabe zeigten nur die Zwangspatienten defizitäre Leistungen, während die der schizophrenen Patienten unauffällig waren. Der OAT gilt als bewährtes Verfahren zur Identifikation orbitofrontaler Dysfunktionen, und der WCST wird den mehrheitlich in der Literatur dokumentierten Befunden zufolge als sensitiv für den dorsolateral-präfrontalen Kortex angesehen.

Damit decken sich die Befunde von Neuropsychologie und Bildgebung, nach denen bei Zwangspatienten von einer **Hyperaktivität** im Bereich der orbito- und ventromedialen Kortizes sowie der funktionell zugehörigen Areale der Basalganglien (insbesondere im Kopf des Nucleus caudatus) auszugehen ist. Der **orbitofrontale Kortex** (OFC) mediiert der neueren Forschung zufolge eine Vielzahl komplexer Verhaltensabläufe (Rolls 2004). So feuern die Neurone des OFC spezifisch auf die Wahrnehmung des Belohnungswertes von Berührungs-, Geschmacks- und Geruchsempfindungen. Auch reagieren sie bei der Umkehr des Belohnungswertes von Stimulus-Stimulus-Assoziationen. Ist ein spezifischer Stimulus fortan mit einem anderem als dem gewohnten, primär belohnenden Stimulus (also einem UCS) assoziiert, muss dieses vom OFC entsprechend registriert und die erforderliche Verhaltensumkehr über die Basalganglien weiter prozessiert werden. Des weiteren ist der OFC für die Wiedererkennung visueller Stimuli von Bedeutung. Da sich diese Funktionen vor allem auch auf die Erkennung von Gesichtern und der Bedeutung des mimischen Ausdrucksverhaltens beziehen, spielt der OFC eine wichtige Rolle in der Regulation des Sozialverhaltens.

Darüber hinaus lassen sich im OFC zwei distinkte Regionen unterscheiden. Der **laterale** Abschnitt des OFC moduliert unter anderem

- das *reversal learning*,
- die *two-choice alternation*,
- die verzögerte Alternierung,
- das visuelle Arbeitsgedächtnis und
- die Go-/No-go-Funktion.

Der **mediale** Abschnitt dient demgegegenüber

- der Verarbeitung imaginierter, besonders aversiver Stimuli,
- der Wiedererkennung gelernter Strafreize,
- der Löschung gelernter Verhaltensweisen,
- dem Online-Monitoring und
- der Fehleridentifikation (Zald u. Kim 1996).

Insgesamt gesehen sind diese Regionen also aktiv, wenn entweder primär kognitive Prozesse (lateraler OFC) oder stark emotional gefärbte Vorgänge (medialer OFC) von gut gebahnten Schemata in Richtung auf neue Belohnungssysteme umgeschaltet werden müssen.

Diese Vorgänge werden mittelbar auch mit dem **BCST** erfasst. In diesem Verfahren muss das eigene Entscheidungsverhalten so an den vermuteten sofort oder langfristig eintretenden positiven oder negativen Konsequenzen orientiert werden, dass im Endeffekt ein möglichst günstiges Gesamtergebnis resultiert. Derartige, an den langfristigen Konsequenzen des eigenen Verhaltens erfolgende Orientierungen sind für alle komplexen Vehaltensabläufe mit persönlicher Relevanz von grundlegender Bedeutung. Da eines der Kernprobleme von Zwangspatienten darin besteht, die verschiedenen Kontingenzverhältnisse unterschiedlich belohnungsrelevanter Verhaltensweisen nicht optimal aufeinander abstimmen zu können, wird verständlich, dass dem Einsatz neuropsychologischer Prüfverfahren auch eine große klinische Relevanz zukommen kann.

So wiesen Cavedini et al. (2002) unter Verwendung des BCST nach, dass bei den zu Beginn einer psychopharmakologischen Behandlung besonders ungünstig abschneidenden Patienten auch ein schlechterer Behandlungserfolg zu verzeichnen war. Eine solche Prädiktion fand sich nur bei den Zwangs-, nicht jedoch bei den zur Kontrolle ebenfalls psychopharmakologisch behandelten Panikpatienten. Unter Verwendung des klassischen visuellen Paarassoziationslernens und eines Verfahrens zur Prüfung der formalen und semantischen Wortflüssigkeit gelang eine entsprechende Vorhersage an einer kleineren Stichprobe von kognitiv-behavioral behandelten Zwangspatienten (Sieg et al. 1999).

10.6.1 Zur verhaltenssteuernden Bedeutung des Serotonins

Im Normalfall bewirkt Serotonin, dass repetitive Handlungen auf andere Verhaltenspläne umgestellt werden können (Baumgarten u. Grozdanovic 1998). Serotonin spielt zudem eine wichtige Rolle im Zusammenhang mit affektiven Störungen, Suizidhandlungen, selbstverletzenden Verhaltensweisen sowie bei der Schmerzkontrolle und der Regulation der Krampfschwelle. Weiterhin ist es an der Modulation von Unsicherheitsgefühlen und der Gefahrenabschätzung beteiligt. Über die Begrenzung nigrostriataler und mesolimbischer Dopaminsysteme sowie noradrenerg kontrollierter Verhaltensweisen und der Bahnung GABAerger Aktivität (Baumgarten u. Grozdanovic 1998) moduliert es darüber hinaus die Impuls-, Aggressions- und Stresskontrolle, die Affektregulation und das prosoziale, kooperative Verhalten. Dafür ist v.a. die Hemmung inadäquater Handlungsimpulse erforderlich, die innerhalb relativ enger serotonerger Konzentrationsfenster auch über die Verlängerung von Reaktionslatenzen erfolgt.

Serotoninagonisten können Zwangssymptome verschlechtern. **Antagonisten** bewirken dagegen

- eine erhöhte Irritabilität,
- Risikobereitschaft,
- Affekt- und Stresslabilität sowie
- aggressive Impulsdurchbrüche.

Eine wichtige Erkentnisquelle zur Rolle des Serotonins stellen die sogenannten **Tryptophandepletionsstudien** dar. Tryptophan ist die Vorläufersubstanz des Serotonins. Es wird gesunden Probanden entweder pharmakologisch oder über eine tryptophanfreie Diät entzogen, sodass ein experimenteller Serotoninmangel hergestellt wird. Die Studienlage zeigt recht eindeutig, dass dieser Zustand mit einer erhöhten Neigung zur Irritabilität und zu Impulskontrolldurchbrüchen sowie zur Aggressivität und Depression einhergeht, während eine hohe Serotoninkonzentration mit prosozialem Verhalten assoziiert ist (Young u. Leyton 2002). Zumindest bei Frauen scheint über den Tryptophanentzug auch Angst induzierbar zu sein. Im Rahmen von experimentellen Studien wurde darüber hinaus festgestellt, dass Serotonin offensichtlich an der Verabeitung von belohnungsassoziierten Hinweisreizen (*reward cues*) beteiligt ist und dass im Falle eines Tryptophanentzugs persönlich bedeutsame Entscheidungshandlungen beeinträchtigt sind, welche auf der Basis der Diskrimination unterschiedlicher *reward cues* basieren. Die grundlegegende Fähigkeit zur Diskrimination wird durch die Manipulation des Serotoninspiegels jedoch nicht beeinflusst (Rogers et al. 2003).

Darüber hinaus ist das **verbale Langzeitgedächtnis** für neutrales und emotional-positives, nicht jedoch für emotional-negatives Material beeinträchtigt. Aber auch erhöhte Serotoninspiegel wirken sich negativ auf das verbale Arbeitsgedächtnis aus, insbesondere wenn affektive Stimuli verwendet werden. So zeigte sich in den Tryptophanentzugsstudien wiederholt, dass ein Serotoninmangel zur Verlängerung der Reaktionszeiten auf positive, nicht jedoch auf traurige Ziel-Items führt. Wird Serotonin über die Blockierung von Tryptophan entzogen, sind vor allem Funktionen gestört, welche eine gewisse Flexibilität in der Ausführung erfordern. Ein stabiler Befund sind in diesem Zusammenhang Defizite in sogenannten »Umkehraufgaben«, vor allem im Berich der *visual discrimination reversal tasks*. Die eher als dorsolateral-präfrontal mediiert angenommenen Planungs- und räumlichen Arbeitsgedächtnisaufgaben bleiben von den Effekten eines Serotoninentzugs dagegen weitgehend verschont.

Eine Verhinderung der serotonergen Verfügbarkeit führt ganz offensichtlich zu einer Störung des **Stimulus-Belohnungs-Lernens**. Fehlt Tryptophan, kann nicht mehr auf veränderte Belohnungsbedingungen umgeschaltet werden. Gut gelernte *attentional sets* können jedoch umgestellt werden. Im Gegensatz dazu führt Methylphenidat, welches die Katecholaminnutzung begünstigt, bei intaktem Belohnungslernen zu erhöhten Aufmerksamkeitsfluktuationen (Rogers et al. 1999). Eine wichtige Rolle spielt dabei wiederum der OFC, welcher durch den Tryptophanentzug besonders betroffen ist. Wie oben bereits ausgeführt, können pathologische Veränderungen im Bereich des OFC Störungen in der Akquisition des Belohnungswerts von Stimulus-Stimulus- sowie von Stimulus-Reinforcer-Assoziationen nach sich ziehen und damit die flexible Umstellung einmal gebahnter Verhaltensschablonen in Bezug auf neue, psychologisch relevante Kontextbedingungen stören.

So ist Serotonin offensichtlich für die Feinabstimmung phylogenetisch alter, letztlich die personale Integrität sichernder Verhaltensweisen beteiligt. Es wirkt als eine Art Messfühler, der auf unterschiedlich bedrohliche Reize adäquat abgestufte Reaktionen ermöglicht. Wird diese **Messfühlerfunktion** durch die Störung des Serotoninsystems nicht adäquat ausgeübt, haben die Betroffenene das Gefühl das »*things are different than they should be*« oder dass »*something is wrong*« (Schwartz 1998, S. 40). Entsprechend findet man bei Zwangspatienten eine exzessive *error detection* – eine Neigung, Diskrepanzen zwischen Ist und Soll auch dort zu finden, wo von Nichterkrankten keinerlei Abweichungen vom Erwartungswert festgestellt werden.

Da die serotonerge Hypersensitivität mit Risikovermeidung, angepasstem Sozialverhalten und einem orbitofrontalen Hypermetabolismus einhergeht, die serotonerge Hyposensitivität dagegen mit Risikosuche, häufig unangepasstem Sozialverhalten und präfrontalem Hypometabolismus, wurde in der Vergangenheit das bipolare Konzept der »**Zwangsspektrumsstörungen**« vorgeschlagen (Hollander u. Wong 1995), dem ein gewisser heuristischer Wert zukommt. Ausgehend von vielen klinischen, physiologischen, neuropsychologischen und psychopharmakologischen Ähnlichkeiten zwischen den Zwangsstörungen und der Anorexie (u.a. Murphy et al. 2004) sowie zu einigen neurologischen Erkrankungen wie der Tourette-Störung wurden Anorexie und Zwangsstörung dem **kompulsiven Pol** und die Borderline-Störung sowie die antisoziale Persönlichkeit dem **impulsiven Pol** zugeordnet. Die Impulskontrollstörungen finden sich im Mittelbereich dieser bipolaren Dimension. Auch wenn das Konzept der Zwangsspektrumsstörungen schlecht operationalisiert ist und nicht genau angegeben wird, welche Störungsbilder aus welchem Grunde nicht dazu gehören, so lenkt es trotzdem den Blick auf möglicherweise klinisch nicht ohne weiteres evidente Gemeinsamkeiten ansonsten sehr unterschiedlich erscheinender Störungen. In Bezug auf die SSRI hat sich gezeigt, dass sie bei den Störungen des kompulsiven Pols offensichtlich später und dauerhafter wirken, die Störungen des Impulsivitätspols dagegen schneller, jedoch weniger beständig ansprechen (Hollander 1999).

Box

Bei der Zusammenführung der neuropsychologischen und psychopharmakologischen Befunde zur Zwangsstörung finden sich vor allem Probleme in der Unterdrückung handlungsinkompatibler (motorischer/kognitiver) Impulse, für welche vor allem die über die orbito- und ventromedialen Abschnitte des präfrontalen Kortex laufenden Netzwerke verantwortlich sind. Das Ergebnis ist die Beeinträchtigung der kognitiven Flexibilität (Clarke et al. 2004). Hier wiederum setzt in besonderem Maße das Serotonin mit seiner Messfühlerfunktion an. In diesem Zusammenhang sind Befunde von Bedeutung, welche die in der normalen Kindheit vorzufindenen, dem Zwangssyndrom in mancher Hinsicht ähnlichen Verhaltensweisen betonen. So wurden die für bestimmte kindliche Entwicklungsabschnitte typischen repetitiven und stereotypen Verhaltensabläufe in neuropsychologischen Untersuchungen durch eine mangelnde Fähigkeit zum *set shifting* und zur Reaktionsunterdrückung vorhergesagt (Evans et al. 2004). Entsprechend

▼

gibt es die begründete Vermutung, derzufolge die quasi normale Ausbildung kindlicher, den Zwangsverhaltensweisen ähnlicher Muster durch die allmähliche Entwicklung der Exekutivfunktionen gestoppt wird. Insofern sind die bei erwachsenen Zwangspatienten wiederholt gefundenen, im weitesten Sinne den dysexekutiven Funktionen zuzurechnenden kognitiven Ausfälle folgerichtig. Diese Hypothese entspricht älteren Annahmen, nach denen die Zwangsstörung des Erwachsenen als Endpunkt einer im Grundschulalter beginnenden neuronalen Pathogenese gesehen wird, die neben den verschiedenen Tic- auch die Aufmerksamkeits-/Hyperaktivitätsstörungen einschließt (Kurlan 1994).

10.7 Das kognitiv-behaviorale Störungsmodell

Das kognitiv-behaviorale Erklärungsmodell basiert auf der Annahme, dass zwanghafte Phänomene ihren Ursprung in **normalen** aufdringlichen Gedanken (den sogenannten Intrusionen) haben, deren Auftreten und Inhalte aufgrund erworbener dysfunkionaler Einstellungen **fehlinterpretiert** werden. Die Komponenten des kognitiv-behavioralen Modells und ihre Interaktion sind in ◘ Abb. 10.3 schematisch dargestellt. Als Folge der Fehlinterpretation kommt es zu Symptomen wie Angst/Unbehagen und den exzessiven Zwangsritualen. Intrusionen sind Gedanken, Vorstellungen oder Bilder, die plötzlich durch den Kopf schießen und den Gedankenstrom unterbrechen, z.B.

- Fragen wie »Habe ich die Haustür abgeschlossen?«,
- der Impuls, jemanden vor die U-Bahn zu werfen,
- die Vorstellung, wie eine geliebte Person in einem Autounfall ums Leben kommt.

Diese Phänomene kommen bei 90% der Allgemeinbevölkerung vor und unterscheiden sich in Form und Inhalt **nicht** von den intrusiven Zwangsdedanken der Zwangspatienten. Zwangspatienten erleben diese Gedanken jedoch häufiger, und sie sind mit stärkerem Unbehagen verbunden, was nach dem kognitiven Modell eine Folge der Fehlinterpretation ist.

Die Fehlbewertung erfolgt derart, dass die Zwangspatienten die Intrusion im Sinne einer **bevorstehenden Katastrophe** bewerten, für deren Verhinderung sie **verantwort-**

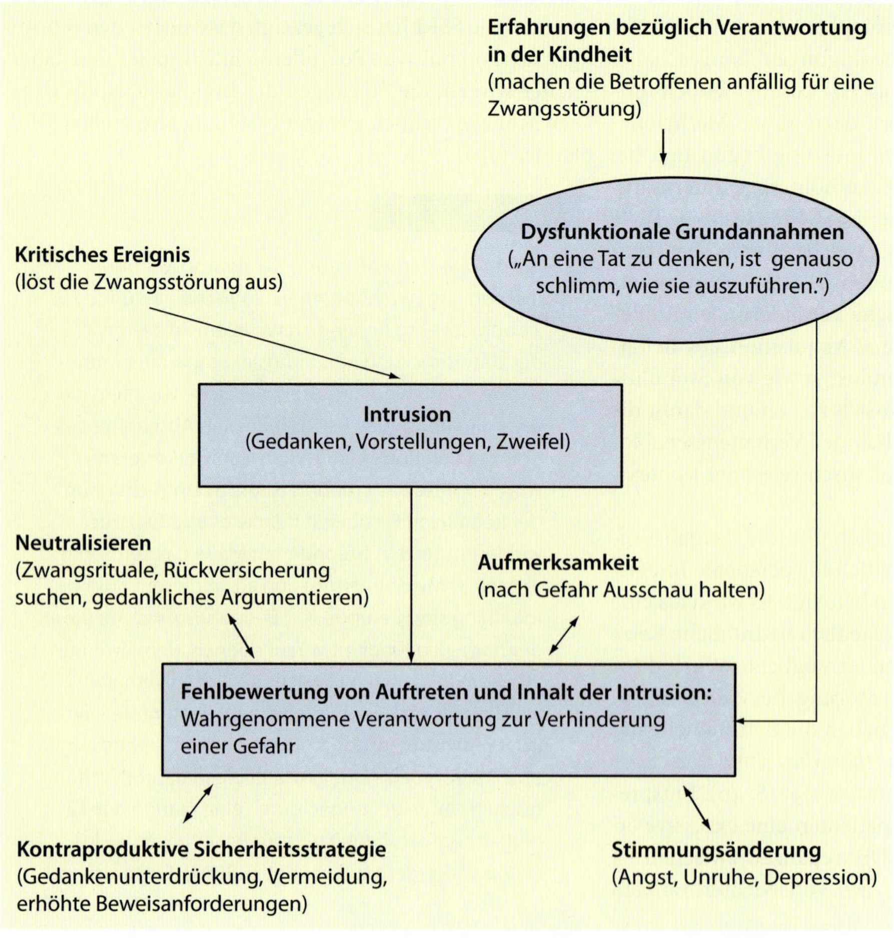

◘ **Abb. 10.3.** Kognitiv-behaviorales Modell der Zwangsstörungen. (Nach Salkovskis et al. 1999)

lich sind. Zwangspatienten überschätzen die **Wahrscheinlichkeit**, dass eine Konsequenz eintritt, die **Schrecklichkeit** der Konsequenz und den Anteil der **eigenen Verantwortung**, den sie zur Verhinderung der Katastrophe erbringen müssen.

Typische Fehlinterpretationen z.B. beim Auftreten des Gedankens »Ich könnte mich infiziert haben« wären:

- »Das ist eine Katastrophe. Ich könnte meinen Freund anstecken, der könnte daran versterben, und ich hätte Schuld. Das muss ich unbedingt verhindern.«

Die Folgen wären extreme Unruhe und Sorge, exzessives Händewaschen und die Vermeidung jeglichen Körperkontakts mit Gebrauchsgegenständen, die auch von anderen benutzt werden.

Beim Auftreten der Intrusion »Ich könnte mein Kind mit dem Messer erstechen« wäre eine typische Fehlinterpretation:

- »Dass ich diesen Gedanken habe, bedeutet, dass ich im Grunde **will**, dass ich mein Kind verletze. Ich bin eine Gefahr für mein Kind. Das kann ich nicht riskieren.«

Als Folge würde eine Mutter sich z.B. nicht mehr alleine mit dem Kind in einem Zimmer aufhalten oder alle Messer aus der Wohnung entfernen.

! Die Fehlinterpretation von Gedanken durch Zwangspatienten hat zwei Konsequenzen: Stimmungsveränderungen (Angst, Unbehagen, Unruhe) und die Initiierung von Maßnahmen, welche die schrecklichen Konsequenzen oder zumindest die Verantwortung dafür verhindern sollen. Dazu gehören sogenannte neutralisierende Verhaltensweisen, die auf die unmittelbare Verhinderung der Katastrophe ausgerichtet sind, wie z.B. die Wiederholung einer Tätigkeit, bis der Patient sich sicher fühlt, exzessives Kontrollieren des Herdes, ritualisiertes Händewaschen etc.

Neutralisieren kann auf der Verhaltensebene stattfinden und von anderen beobachtbar sein oder auch auf der gedanklichen Ebene ablaufen. Ein Beispiel für gedankliches Neutralisieren oder kognitive Zwangshandlungen ist es, den Gedanken »Gott ist gut« als Gegengedanken auf die Intrusion »Gott ist schlecht« zu denken. Zu dem dysfunktionalen Verhalten gehört aber auch exzessive Rückversicherung bei Partnern, Bekannten, Pflegepersonal, dass nichts Schlimmes geschehen ist, oder die Vermeidung aller Situationen, die zu angstauslösenden Intrusionen und vermeintlich riskantem Verhalten führen.

Das dysfunktionale Verhalten hat zwei Konsequenzen, welche für die Aufrechterhaltung der Störung entscheidend sind.

- Zum einen nimmt in der Regel die Angst/Unruhe als Folge des Neutralisierens kurzzeitig ab, was aufgrund negativer Verstärkungsmechanismen die Wahrscheinlichkeit für eine Wiederholung des Neutralisierens beim erneuten Auftreten der Intrusion erhöht.
- Zum anderen wird eine Widerlegung der Fehlinterpretationen und dysfunktionalen Annahmen auch bezüglich des Angstverlaufs in einer solchen Situation verhindert, und diese bleiben somit langfristig unüberprüft erhalten.

Eine internationale Forschergruppe zu Zwangsstörungen (die OCCWG) geht davon aus, dass sechs Bereiche kognitiver Verzerrungen bei Zwangspatienten eine Rolle spielen, die für die Entstehung und Aufrechterhaltung von Bedeutung sind. Ihre Dysfunktion kommt vermutlich vor allem in Fehlinterpretationen von Intrusionen zum Tragen (s. Übersicht »Bereiche kognitiver Verzerrungen«).

Die Bereiche kognitiver Verzerrungen bei Zwangspatienten

1. Überverantwortlichkeit
   »Einfluss auf etwas bedeutet Verantwortung für etwas.«
   »Eine Katastrophe nicht zu verhindern, ist genauso schlimm, wie eine Katastrophe herbeizuführen.«
2. Perfektionismus
   »Makellosigkeit bestimmt den Wert von Objekten.«
3. Gefahrenüberschätzung
   »Eine Schnittverletzung ist eine Katastrophe wegen der hohen Wahrscheinlichkeit einer Blutvergiftung.«
4. Kontrolle von Gedanken
   »An eine Tat zu denken ist genauso schlimm, wie sie auszuführen.«)
5. Wichtigkeit von Gedanken
   »Wenn ich diesen Gedanken habe. dann bedeutet das, dass ich **will**, das es passiert.«)
6. Intoleranz gegenüber Unsicherheit
   »Ich muss bei allem, was ich tue, über die Konsequenzen Bescheid wissen.«

Diese dysfunktionalen Grundannahmen werden vermutlich durch Modelllernen oder Konditionierungsprozesse in der Kindheit erworben und haben sich oft bis ins Erwachsenenalter robust und unüberprüft gehalten. Es sei allerdings hinzugefügt, dass trotz hoher Plausibilität die Distinktheit, Spezifität und Validität dieser sechs kognitiven Bereiche – ganz abgesehen von einer kausalen Rolle bei der Verursachung der Zwangsstörung – bislang nicht ausreichend empirisch abgesichert sind.

10.8 Die Neurobiologie und die Therapie

10.8.1 Die psychotherapeutische Behandlung

Bei der psychotherapeutischen Behandlung der Zwangsstörung stellt die **kognitive Verhaltenstherapie** das effektivste Verfahren dar. Eine Vielzahl von Psychotherapiestudien ergibt, dass es durchschnittlich bei 60–80% aller Patienten zu einer deutlichen Reduktion der Zwangssymptomatik kommt. Die dauerhafte Wirksamkeit der Therapiemethode konnte in verschiedenen Katamnesestudien aufgezeigt werden. Ungefähr 75% aller Patienten bleiben über einen Zeitraum von 1–7 Jahren nach Beendigung der Behandlung gebessert.

> **!** Zentrale Bausteine der psychotherapeutischen Behandlung sind Expositionsübungen mit Reaktionsmanagement sowie die kognitive Umstrukturierung. Die beiden Therapieelemente ergänzen sich in ihrer Wirksamkeit; so besteht z.B. eine erfolgreiche Expositionsübung nicht nur aus physiologischer Habituation, sondern beinhaltet immer eine kognitive Umstrukturierung.

10

Die Behandlung umfasst drei Phasen:

1. Während der **diagnostischen Phase** geht es um den Aufbau einer tragfähigen therapeutischen Beziehung und die diagnostische Erfassung der Symptomatik.
2. Die Phase der **kognitiven Vorbereitung** dient der Motivationsklärung, der Zieldefinition sowie der Erläuterung des Expositionsrationals. Während dieser Phase gilt es, die krankheitsaufrechterhaltenden Faktoren herauszufinden und Alternativen zu erarbeiten.
3. In der dritten Phase werden **Expositionsübungen** durchgeführt, bei denen sich der Patient mit zwangsauslösenden Stimuli konfrontiert und angeleitet wird, das übliche Zwangsverhalten zu unterlassen.

Die Phasen sind nicht streng voneinander zu trennen, da sich die einzelnen Elemente durch den gesamten Therapieprozess ziehen; z.B. muss während der Expositionsübungen auch immer wieder die Funktionalität der Erkrankung in die Behandlung mit einbezogen werden.

Diagnostik

Die Diagnostik dient der genauen Erfassung der Symptomatik, des Schweregrades der Beeinträchtigung sowie der Differenzialdiagnostik. Neben dem Anamnesegespräch können folgende psychometrische Tests zur Anwendung kommen:

Y-BOCS. Die *Yale-Brown Obsessive-Compulsive Scale* von Goodman et al. (1989) besteht aus einer Symptomcheckliste und einem halbstrukturierten Interview mit den Unterskalen Zwangsgedanken und Zwangshandlungen. Sie ermöglicht eine präzise Einschätzung des Schweregrades der Symptomatik und ist reliabel und valide.

Zur Selbsteinschätzung des Betroffenen haben sich folgende Fragebögen bewährt:

OCI-R. Beim *Obsessive-Compulsive Inventory – revised* handelt es sich um ein Selbstrating-Verfahren zur Symptomeinschätzung mit 24 Items zu den Bereichen: Wasch- und Putzzwänge, Kontrollzwänge, Zwangsgedanken, kognitives Neutralisieren, zwanghaftes Horten, Symmetrie und Ordnung. Die englische Version stammt von Foa und Kollegen (2002), eine deutsche Fassung ist in Vorbereitung (durch Langner u. Leiberg,). Das OCI-R ist für den englischen Sprachraum gut validiert und reliabel, entsprechende Untersuchungen für die deutsche Version sind abgeschlossen und zur Veröffentlichung eingereicht.

PI-R. Das *Padua Inventory – revised* (van Oppen et al. 1995) ist eine Bearbeitung des ursprünglich italienischen *Padua Inventory* mit 41 Items auf den folgenden Skalen: Impulse, Waschen, Kontrollieren, Rumination und Ordentlichkeit. Das PI-R ist das international am besten evaluierte Instrument, für den deutschen Sprachraum liegt eine Übersetzung vor.

HZI-K. Das Hamburger Zwangsinventar – Kurzform (Zaworka et al. 1983) enthält 72 Items auf den Skalen Kontrollieren, Waschen, Ordnen, Zählen, Denken und Leid zufügen. Das HZI-K ist im deutschen Sprachraum verbreitet, allerdings stehen psychometrische Analysen an Zwangspatienten bis jetzt aus.

Zur Erfassung von zwangstypischen, dysfunktionalen Einstellungen und Fehlinterpretationen können die beiden folgenden Verfahren benutzt werden:

OBQ. Beim *Obsessional Beliefs Questionnaire* handelt es sich um ein Selbstrating-Verfahren zur Einschätzung von wichtigen dysfunktionalen Einstellungen wie Perfektionismus, Verantwortlichkeit, Gefahrenüberschätzung, Intoleranz gegenüber Unsicherheit, Wichtigkeit und Kontrolle von Gedanken. Untersuchungen im englischen Sprachraum sprechen für reliable Verfahren mit ausreichender diskriminatorischer Validität, die Untersuchungen im deutschen Sprachraum dauern noch an (englische Version von Steketee et al. 2003, deutsche von Ertle u. Wahl 2004, unveröffentliches Manuskript).

III. Das *Interpretation of Intrusions Inventory* ist ein Selbstrating-Verfahren zur Einschätzung von unmittelbarer (Fehl)Interpretation beim Auftreten von Intrusionen für die Dimensionen Verantwortlichkeit, Wichtigkeit und Kontrolle von Gedanken. Die empirischen Überprüfungen für den englischen Sprachraum sind abgeschlossen und belegen die Nützlichkeit des Instruments für diagnostische und Forschungszwecke, die entsprechenden deutschen Untersuchungen sind in Arbeit (englische Version von Steketee et al. 2003; deutsche Version von Ertle u. Wahl 2004, unveröffentliches Manuskript).

Exposition mit Reaktionsmanagement

Ausgangsbasis zur Erläuterung des Expositonsrationals ist das **Kognitive Modell der Zwangsstörung**. Es verdeutlicht, dass bestimmte Situationen oder Gedanken unangenehme Emotionen und Anspannung auslösen. Diese negativen Gefühle werden durch das Zwangsritual kurzfristig reduziert. Dem Patienten fehlt die Erfahrung, dass es sich bei der Anspannung um ein physiologisch erschöpfbares Phänomen handelt, das sich nach einiger Zeit auch ohne Ausübung des Zwangsrituals abbaut (Habituation). Dieses dem Patienten zu vermitteln, stellt die wichtigste Grundlage für das eigentliche Expositionstraining dar.

Nach Abschluss der kognitiven Vorbereitung beginnen die Expositionsübungen mit Reaktionsmanagement. Hierbei wird der Patient mit zwangsauslösenden Stimuli konfrontiert und angeleitet, das übliche Zwangsverhalten zu unterlassen. Er erhält die Möglichkeit zu lernen, dass Angst und Anspannung physiologisch erschöpfbare Reaktionen sind, die nach einiger Zeit auch ohne das Ausüben des Zwangsrituals von alleine nachlassen. Wichtig ist, dass der Therapeut dem Patienten vermittelt, dass es nicht einfach darum geht, die Anspannung auszuhalten, sondern einen neuen Umgang mit den auftretenden Emotionen und Kognitionen zu erlernen. Daher wird auch besser von **Expositionstraining mit Reaktionsmanagement** gesprochen und nicht von Reaktionsverhinderung.

Die Auswahl der zwangsbesetzten Situationen erfolgt nach dem Prinzip des graduierten Expositionstrainings. Die ersten Übungen sollten in Begleitung eines erfahrenen Therapeuten erfolgen, damit sichergestellt werden kann, dass die Übung korrekt durchgeführt wird und auftretende Schwierigkeiten (z.B. Vermeidung) besprochen werden können. Zu den Aufgaben des Therapeuten gehört es zunächst, den Patienten zu ermutigen und zu bestärken, die zwangsauslösende Situation aufzusuchen. Häufig haben die Betroffenen die geplante Situation seit Jahren vermieden; jeder kleine Schritt der Annäherung sollte vom Therapeuten ausdrücklich gelobt werden. Der Therapeut kann auch eine Modellfunktion übernehmen: Fällt es dem Patienten sehr schwer, neues Verhalten zu erproben, kann der Therapeut dieses modellhaft vormachen (z.B. Berührung eines Gegenstandes), um die Schwelle der Angst zu senken. Während der Übungen hat der Therapeut die Aufgabe, den Patienten auf sein Erleben zu fokussieren. Generell wird dem Patienten ein Maximum an Verantwortung übertragen. Jeder Schritt während der Übung soll vom Patienten selbst entschieden werden, er soll ganz bewusst ein persönliches Risiko eingehen. Eine Übung kann beendet werden, wenn eine deutliche Abnahme der Unruhe und Anspannung beschrieben wird und der Patient sich subjektiv in der Lage sieht, die Situation im weiteren Verlauf alleine zu bewältigen. Es ist keine vollständige Reduktion der Anspannung erforderlich, da sich Habituationsprozesse häufig über einen sehr langen Zeitraum hinziehen. Der Patient wird aufgefordert, die Übungen alleine zu wiederholen und die neu eingeführten Standards einzuhalten. Die Begleitung durch den Therapeuten kann zu dem Zeitpunkt verringert werden, an dem maximal schwierige Übungen gemeinsam durchgeführt wurden und der Patient sich in der Lage sieht, diese alleine weiterzuführen.

10.8.2 Die medikamentöse Behandlung

Medikamente der ersten Wahl zur Behandlung der Zwangserkrankung sind die Gruppe der Serotoninwiederaufnahmehemmer (**SRI**), die den Stoffwechsel des Transmitters Serotonin im Gehirn beeinflussen. Unter den Antidepressiva ist nur diese Wirkstoffgruppe gegen Zwänge wirksam. Vor mehr als 30 Jahren wurde erstmals systematisch die Wirksamkeit des Noradrenalin- und Serotoninwiederaufnahmehemmers Clomipramin bei Zwangsstörungen nachgewiesen. Inzwischen gibt es selektivere SRI (**SSRI**), die fast ausschließlich auf das Serotoninsystem wirken, wie Citalopram, Fluoxetin, Fluvoxamin, Paroxetin und Sertralin. In zahlreichen kontrollierten Studien und in qualitätskontrollierten Metaanalysen haben diese Substanzen eine gute und vergleichbare Wirksamkeit gegen Zwänge bei Erfolgsraten von 60–80% gezeigt (Abramowitz 1997; Kobak et al. 1998; Piccinelli et al. 1995; Stein et al. 1995). Clomipramin und die SSRI unterscheiden sich dabei nicht in der Wirksamkeit, allerdings treten unter Clomipramin häufiger Nebenwirkungen auf. Wegen der oft kurzen Beobachtungsdauer (meist 12 Wochen) der Studien lässt sich über die mittel- und langfristige Wirksamkeit wenig sagen.

Die medikamentöse Behandlung weist im Vergleich zur antidepressiven Therapie einige Besonderheiten auf. So sind oftmals wesentlich höhere **Dosierungen** notwendig, bis eine Wirkung gegen die Zwänge eintritt. Auch ist die **Latenz** bis zum Einsetzen der antiobsessionalen Wirksamkeit mit bis zu 12 Wochen deutlich länger als beispielsweise bei der Depression. Bei gutem Ansprechen der Medikation kann in der Regel mit einer Symptomreduktion von 40–50% gerechnet werden. Das Ansprechen auf eine bestimmte Substanz hängt von individuellen Gegebenheiten der Patienten ab und kann nicht vorhergesagt werden. Bei fehlender Wirkung nach mindestens 12 Wochen Therapie in ausreichender Dosierung ist daher ein Umsetzen auf einen anderen SRI indiziert. Bei fortbestehender Therapieresistenz kann eine Kombinationstherapie eines SSRI mit Clomipramin versucht werden. Weiterhin hat sich die zusätzliche Gabe von Antipsychotika im niedrigen bis mittleren Dosisbereich bei schweren chronischen Zwangserkrankungen und bei Komorbidität mit Tic- oder Tourette-Störungen in kontrollierten Studien als vorteilhaft erwiesen (McDougle et al. 2000, 1994). Wegen des besseren Nebenwirkungsprofils sollten dabei neuere, atypische Antipsychotika wie beispielsweise Risperidon, Olanzapin oder Quetiapin verwendet werden.

Die Monotherapie mit Medikamenten kann indiziert sein bei fehlenden störungsspezifischen Psychotherapieangeboten oder langer Wartezeit darauf oder fehlender Motivation zur Psychotherapie. Die Therapie sollte dann langfristig durchgeführt werden, da bei Absetzen der Medikamente mit sehr hoher Wahrscheinlichkeit eine erneute Verschlechterung der Symptomatik auftritt. Eine kontrollierte Studie zeigte eine Rückfallrate von fast 90% nach Absetzen einer vormals wirksamen Pharmakotherapie (Pato et al. 1991).

10.8.3 Kombination von Pharmakotherapie und kognitiver Verhaltenstherapie

Die medikamentöse Behandlung mit SRI und die kognitive Verhaltenstherapie stellen hochwirksame Therapieverfahren gegen die Zwangserkrankung dar. Es liegt also nahe anzunehmen, dass die kombinierte Behandlung einer jeweiligen Monotherapie überlegen ist. Bislang gibt es zu dieser Fragestellung nur wenige kontrollierte Studien und eine Metaanalyse (Kobak et al. 1998), die einige methodische Probleme aufweist, wonach zusätzliche Gabe von SRI die Effekte der Verhaltenstherapie nicht steigern kann. Zwei Studien mit Fluvoxamin und Clomipramin zeigten eine kurzfristige Überlegenheit der Kombinationstherapie, die sich allerdings nicht mehr in der Langzeitkatamnese nach 1–2 Jahren fand. In einer plazebokontrollierten Studie mit Fluvoxamin zeigte sich, dass die kombinierte Behandlung von Verhaltenstherapie mit Fluvoxamin bei Vorliegen einer depressiven Symptomatik und bei der Therapie von Zwangsgedanken der Verhaltenstherapie mit Plazebogabe signifikant überlegen war (Hohagen et al. 1998). Eine kombinierte medikamentöse und verhaltenstherapeutische Behandlung erscheint daher nach dem aktuellen Wissenstand dann indiziert, wenn eine komorbide Depression oder überwiegend Zwangsgedanken vorliegen. Ansonsten stellt die kognitive Verhaltenstherapie mit Reizkonfrontationsverfahren den Goldstandard der Therapie dar. Eine eigene Katamnesestudie zwei Jahre nach Beendigung der Therapie konnte zeigen, dass nach einer erfolgreichen kombinierten Behandlung die SRI langsam abgesetzt werden können, ohne dass es – wie nach alleiniger medikamentöser Therapie – zu einem Symptomrückfall kommt (Kordon et al. 2005).

Box

Ausgehend von der aktuellen Studienlage ergeben sich für die verschiedenen klinischen Symptomkonstellationen die folgenden differenzialtherapeutischen Empfehlungen:

- Die alleinige kognitive und Verhaltenstherapie ist die Methode der Wahl bei Zwangspatienten, die vor allem durch Zwangshandlungen beeinträchtigt sind und bei denen keine komorbide Depression vorliegt. Eine zusätzliche medikamentöse Therapie mit SRI führt nicht zu besseren Behandlungsergebnissen.
- Überwiegen Zwangsgedanken im klinischen Erscheinungsbild, ist die Kombination von Verhaltenstherapie und medikamentöser Behandlung mit SRI der alleinigen Verhaltenstherapie überlegen.
- Liegt neben der Zwangserkrankung eine akute Depression vor, so ist ebenfalls die kombinierte Therapie aus Verhaltenstherapie und SRI indiziert.
- Eine alleinige medikamentöse Therapie ist bei fehlenden Psychotherapiekapazitäten, langen Wartezeiten auf Verhaltenstherapie oder bei mangelnder Motivation des Patienten für die Durchführung einer Psychotherapie angezeigt.
- Die zusätzliche Gabe von (atypischen) Antipsychotika neben der Behandlung mit SRI kann bei schweren, chronischen Zwangserkrankungen, bei überwertigen Zwangssymptomen, zu denen der Patient wenig Distanz hat, und bei Komorbidität mit Tic-/Tourette-Störung bessere Behandlungsergebnisse liefern.
- Die Empfehlungen sind allerdings als vorläufig anzusehen und müssen durch künftige kontrollierte Therapiestudien abgesichert werden.

Insbesondere die integrative neurobiologische und psychologische Betrachtungsweise lässt hoffen, dass in Zukunft Untergruppen von Zwangspatienten definiert werden können, für die entsprechend differenzierte Therapiestrategien zur Verfügung stehen.

10.8.4 Neurochirurgische Therapie und experimentelle Verfahren

Bei Patienten mit schwersten Zwangsstörungen, die trotz intensiver medikamentöser und verhaltenstherapeutischer Behandlungsversuche keine oder keine ausreichende Besserung erfahren, kommen auch neurochirurgische Interventionen in Betracht. Diese Behandlungsverfahren haben im deutschsprachigen Raum bislang keine Anwendung gefunden. In den USA, in Großbritannien und Schweden wurden unter strengen ethischen Auflagen verschiedene operative Strategien eingesetzt. Dabei werden anatomisch eng umschriebene Faserverbindungen der frontostriatothalamischen Regelkreise stereotaktisch oder radiotherapeutisch durchtrennt. Zwei hauptsächlich angewendete Verfahren sind die **Kapsulotomie** und die **anteriore Zingulotomie**. Katamneseuntersuchungen zeigen, dass zwei Drittel der Patienten von einem Eingriff profitieren.

Sowohl vor als auch nach der Operation müssen alle konservativen Therapieoptionen ausgeschöpft werden. Das heißt, auch nach einer erfolgreichen Operation benötigen die Patienten eine medikamentöse und verhaltenstherapeutische Behandlung, um die erzielten Verbesserungen zu stabilisieren und auszubauen. Zu Bedenken ist auf jeden Fall, dass eine neurochirurgische Operation mit nicht unerheblichen Risiken verbunden ist und irreversible Läsionen hinterlässt. Erfahrungsgemäß sind bei vielen Patienten, die sich mit dem Anliegen einer operativen Behandlung vorstellen, zuvor nicht alle medikamentösen und psychotherapeutischen Optionen ausgenutzt worden.

Die Relevanz neurobiologischer Faktoren in der Pathogenese der Zwangsstörung wurde in den letzten zwei Jahrzehnten durch charakteristische neuroanatomische, neurochemische und neuropsychologische Befunde untermauert. Diese Erkenntnisse über die Neurobiologie der Zwangsstörung bilden die Grundlage für neuere funktionell neurochirurgische Interventionen wie die der **Tiefenhirnstimulation**.

Die Tiefenhirnstimulation hat sich im letzten Jahrzehnt insbesondere in der Behandlung von therapieresistenten Parkinson-Patienten auch im Langzeitverlauf als gut wirksam und risikoarm erwiesen.

Mallet und Kollegen berichten von zwei Patienten mit schwerer, seit Jahrzehnten bestehender Zwangserkrankung, die wegen eines therapieresistenten Morbus Parkinson mit einer bilateralen Stimulation des Nucleus subthalamicus behandelt wurden (Mallet et al. 2002). Zwei Wochen nach der Operation waren die Zwangssymptome bei beiden Patienten fast vollständig remittiert, obwohl die Zwangserkrankung über viele Jahre zuvor unverändert schwer ausgeprägt war. In der psychometrischen Beurteilung mit der Y-BOCS zeigte sich, dass die Zwangshandlungen zu 100% und die Zwangsgedanken zu 58% bzw. 64% reduziert waren. Die Befunde blieben über sechs Monate stabil. Auch andere Arbeitsgruppen haben in Einzelfallberichten die Wirksamkeit der Tiefenhirnstimulation beschrieben.

Die Tiefenhirnstimulation bietet gegenüber den bisher angewandten neurochirurgischen Verfahren mehrere Vorteile: Es wird nur sehr wenig Hirngewebe verletzt, der Zielort im Gehirn wird nicht irreversibel geschädigt, sondern elektrisch stimuliert. Der Eingriff ist also nahezu reversibel. Durch die Technik der Stimulation über ein externes Stimulationsgerät ist die Durchführung von doppeltblinden kontrollierten Studien mit ein- oder ausgeschalteter Stimulation möglich.

Zusammengefasst zeigen die Befunde trotz kleiner Fallzahl, dass die Tiefenhirnstimulation bei chronisch kranken und therapieresistenten Zwangspatienten eine wirksame Therapieoption darstellen kann, die allerdings noch der weiteren empirischen Absicherung bedarf und derzeit als experimentelles Therapieverfahren anzusehen ist, das nur im Rahmen kontrollierter Studien unter strengen ethischen Auflagen angewendet werden darf.

! Bei der Tiefenhirnstimulation handelt es sich noch um ein experimentelles Verfahren, das nur im Rahmen von kontrollierten Studien angewendet wird.

Literatur

Abbruzzese M, Ferri S, Scarone S (1997) The selective breakdown of frontal functions in patients with obsessive-compulsive disorder and in patients with schizophrenia: A double dissociation experimental finding. Neuropsychologia 35: 907–912

Abramowitz JS (1997) Effectiveness of psychological and pharmacological treatments for obsessive-compulsive disorder: a quantitative review. J Consult Clin Psychol 65(1): 44–52

Adams BL, Warneke LB, McEwan AJ, Fraser BA (1993) Single-photon emission computerized tomography in obsessive compulsive disorder: a preliminary study. J Psychiatry Neurosci 18(3): 109–112

Adler CM, McDonough-Ryan P, Sax KW, Holland SK, Arndt S, Strakowski SM (2000) fMRI of neuronal activation with symptom provocation in unmedicated patients with obsessive compulsive disorder. J Psychiatr Res 34(4–5): 317–324

Alexander GE, Crutcher MD, DeLong MR (1990) Basal ganglia-thalamocortical circuits: parallel substrates for motor, oculomotor, »prefrontal« and limbic functions. Prog Brain Res 85: 119–146

Allen AJ, Leonard HL, Swedo SE (1995) Case study: a new infection-triggered, autoimmune subtype of pediatric OCD and Tourette's syndrome. J Am Acad Child Adolesc Psychiatry 34: 307–311

Alsobrook JP 2nd, Pauls DL (1997) The genetics of Tourette syndrome. Neurol Clin 15(2): 381–393

Alptekin K, Degirmenci B, Kivircik B et al (2001) Tc-^{99m}HMPAO brain perfusion SPECT in drug-free obsessive-compulsive patients without depression. Psychiatry Res 107(1): 51–56

Austin LS, Lydiard RB, Ballenger JC et al (1991) Dopamine blocking activity of clomipramine in patients with obsessive-compulsive disorder. Biol Psychiatry 30: 225–232

Aylward EH, Schwartz J, Machlin S, Pearlson G (1991) Bicaudate ratio as a measure of caudate volume on MR images. Am J Neuroradiol 12(6): 1217–1222

Aylward EH, Harris GJ, Hoehn-Saric R, Barta PE, Machlin SR, Pearlson GD (1996) Normal caudate nucleus in obsessive-compulsive disorder assessed by quantitative neuroimaging. Arch Gen Psychiatry 53(7): 577–584

Bartha R, Stein MB, Williamson PC et al (1998) A short echo ^{1}H spectroscopy and volumetric MRI study of the corpus striatum in patients with obsessive-compulsive disorder and comparison subjects. Am J Psychiatry 155(11): 1584–1591

Baumgarten HG, Grozdanovic Z (1998) Role of serotonin in obsessive-compulsive disorder. Br J Psychiatry 173(Suppl 35): 13–20

Baxter LR Jr (1992) Neuroimaging studies of obsessive compulsive disorder. Psychiatr Clin N Am 15(4): 871–884

Baxter LR Jr, Phelps ME, Mazziotta JC, Guze BH, Schwartz JM, Selin CE (1987) Local cerebral glucose metabolic rates in obsessive-compulsive disorder. A comparison with rates in unipolar depression and in normal controls. Arch Gen Psychiatry 44(3): 211–218

Baxter LR Jr, Schwartz JM, Mazziotta JC et al (1988) Cerebral glucose metabolic rates in nondepressed patients with obsessive-compulsive disorder. Am J Psychiatry 145(12): 1560–1563

Bechara A, Damasio AR, Damasio H, Anderson SW (1994) Insensitivity to future consequences following damage to human prefrontal cortex. Cognition 50: 7–15

Behar D, Rapoport JL, Berg CJ et al (1984) Computerized tomography and neuropsychological test measures in adolescents with obsessive-compulsive disorder. Am J Psychiatry 141(3): 363–369

Benazon NR, Moore GJ, Rosenberg DR (2003) Neurochemical analyses in pediatric obsessive-compulsive disorder in patients treated with cognitive-behavioral therapy. J Am Acad Child Adolesc Psychiatry 42(11): 1279–1285

Benkelfat C, Nordahl TE, Semple WE, King AC, Murphy DL, Cohen RM (1990) Local cerebral glucose metabolic rates in obsessive-compulsive disorder. Patients treated with clomipramine. Arch Gen Psychiatry 47(9): 840–848

Blier P, de Montigny C (1994) Current advances and trends in the treatment of depression. Trends Pharmacol Sci 15: 220–226

Breiter HC, Filipek PA, Kennedy DN et al (1994) Retrocallosal white matter abnormalities in patients with obsessive-compulsive disorder. Arch Gen Psychiatry 51(8): 663–664

Breiter HC, Rauch SL, Kwong KK et al (1996) Functional magnetic resonance imaging of symptom provocation in obsessive-compulsive disorder. Arch Gen Psychiatry 53(7): 595–606

Brody AL, Saxena S, Schwartz JM et al (1998) FDG-PET predictors of response to behavioral therapy and pharmacotherapy in obsessive compulsive disorder. Psychiatry Res 84(1): 1–6

Broocks A, Pigott TA, Hill JL et al (1998) Acute intravenous administration of ondansetron and *m*-CPP, alone and in combination, in patients with obsessive-compulsive disorder (OCD): behavioral and biological results. Psychiatry Res 79: 11–20

Büchel C, Dolan RJ (2000) Classical fear conditioning in functional neuroimaging. Curr Opin Neurobiol 10(2): 219–223

Busatto GF, Zamignani DR, Buchpiguel CA et al (2000) A voxel-based investigation of regional cerebral blood flow abnormalities in obsessive-compulsive disorder using single-photon emission computed tomography (SPECT). Psychiatry Res 99(1): 15–27

Carey G, Gottesmann I (1981) Twin and family studies of anxiety, phobic and obsessive-compulsive disorders. In: Klein DF, Rabbin JG (eds) Anxiety: New research and changing concepts. Raven, New York

Carter CS, Botvinick MM, Cohen JD (1999) The contribution of the anterior cingulate cortex to executive processes in cognition. Rev Neurosci 10(1): 49–57

Cavallaro R, Cavedini P, Mistretta P et al (2003) Basal-cortical circuits in schizophrenia and obsessive-compulsive disorder: a controlled, double dissociation study. Biol Psychiatry 54: 437–443

Cavedini P, Riboldi G, D'Annucci A, Belotti P, Cisima M, Bellodi L (2002) Decision-making heterogeneity in obsessive-compulsive disorder: ventromedial prefrontal cortex function predicts different treatment outcomes. Neuropsychologia 40: 205–211

Clarke HF, Dalley JW, Crofts HS, Robbins TW, Roberts AC (2004) Cognitive inflexibility after prefrontal serotonin depletion. Science 304: 878–880

Clayton AH (1995) Antidepressant-induced tardive dyskinesia: review and case report. Psychopharmacol Bull 31: 259–264

Cottraux J, Gerard D, Cinotti L et al (1996) A controlled positron emission tomography study of obsessive and neutral auditory stimulation in obsessive-compulsive disorder with checking rituals. Psychiatry Res 60(2–3): 101–112

Crespo-Facorro B, Cabranes JA, Lopez-Ibor Alcocer MI et al (1999) Regional cerebral blood flow in obsessive-compulsive patients with and without a chronic tic disorder. A SPECT study. Eur Arch Psychiatry Clin Neurosci 249(3): 156–161

Deckersbach T, Savage CR, Curran T et al (2002) A study of parallel implicit and explicit information processing in patients with obsessive-compulsive disorder. Am J Psychiatry 159(10): 1780–1782

Ebert D, Speck O, Konig A, Berger M, Hennig J, Hohagen F (1997) ^{1}H-magnetic resonance spectroscopy in obsessive-compulsive disorder: evidence for neuronal loss in the cingulate gyrus and the right striatum. Psychiatry Res 74(3): 173–176

Edmonstone Y, Austin MP, Prentice N et al (1994) Uptake of ^{99m}Tc-exametazime shown by single photon emission computerized tomography in obsessive-compulsive disorder compared with major depression and normal controls. Acta Psychiatr Scand 90(4): 298–303

El Mansari M, Bouchard C, Blier P (1995) Alteration of serotonin release in the guinea pig orbitofrontal cortex by selective serotonin reuptake inhibitors. Relevance to treatment of obsessive-compulsive disorder. Neuropsychopharmacology 13(2): 117–127

Evans DW, Lewis MD, Iobst E (2004) The role of the orbitofrontal cortex in normally developing compulsive-like behaviours and obsessive-compulsive disorder. Brain Cogn 55: 220–234

Fitzgerald KD, Moore GJ, Paulson LA, Stewart CM, Rosenberg DR (2000) Proton spectroscopic imaging of the thalamus in treatment-naive pediatric obsessive-compulsive disorder. Biol Psychiatry 47(3): 174–182

Giedd JN, Rapoport JL, Leonard HL, Richter D, Swedo SE (1996) Case study: acute basal ganglia enlargement and obsessive-compulsive symptoms in an adolescent boy. J Am Acad Child Adolesc Psychiatry 35(7): 913–915

Giedd JN, Rapoport JL, Garvey MA, Perlmutter S, Swedo SE (2000) MRI assessment of children with obsessive-compulsive disorder or tics associated with streptococcal infection. Am J Psychiatry 157(2): 281–283

Gilbert, AR, Moore GJ, Keshavan MS et al (2000) Decrease in thalamic volumes of pediatric patients with obsessive-compulsive disorder who are taking paroxetine. Arch Gen Psychiatry 57(5): 449–456

Goodman WK, Price LH, Rasmussen SA et al (1989) The Yale-Brown Obsessive-Compulsive Scale I: Development, use, and realibility. Arch Gen Psychiatry 46: 1006–1011

Grachev ID, Breiter HC, Rauch SL et al (1998) Structural abnormalities of frontal neocortex in obsessive-compulsive disorder. Arch Gen Psychiatry 55(2): 181–182

Graybiel AM (1995) Building action repertoires: memory and learning functions of th basal ganglia. Curr Opin Neurobiol 5: 733–741

Greist JH, Jefferson JW (1998) Pharmacotherapy of obsessive-compulsive disorder. Br J Psychiatry 173(Suppl 35): 64–70

Gross-Isseroff R, Kindler S, Kotler M (1994) Pharmacologic challenges. In: Berend B, Hollander E, Marazziti D, Zohar J (eds) Current insights in obsessive-compulsive disorder. Wiley, Chichester

Hanna GL, Veenstra-VanderWeele J, Cox NJ et al (2002) Genome-wide linkage analysis of families with obsessive-compulsive disorder ascertained through pediatric probands. Am J Med Genet 114(5): 541–552

Hendler T, Goshen E, Tzila Zwas S, Sasson Y, Gal G, Zohar J (2003) Brain reactivity to specific symptom provocation indicates prospective therapeutic outcome in OCD. Psychiatry Res 124(2): 87–103

Hoehn-Saric R, Pearlson GD, Harris GJ, Machlin SR, Camargo EE (1991) Effects of fluoxetine on regional cerebral blood flow in obsessive-compulsive patients. Am J Psychiatry 148(9): 1243–1245

Hoehn-Saric R, Schlaepfer TE, Greenberg BD, McLeod DR, Pearlson GD, Wong SH (2001) Cerebral blood flow in obsessive-compulsive patients with major depression: effect of treatment with sertraline or desipramine on treatment responders and non-responders. Psychiatry Res 108(2): 89–100

Hohagen F, Winkelmann G, Rasche-Ruchle H et al (1998) Combination of behaviour therapy with fluvoxamine in comparison with behaviour therapy and placebo. Results of a multicentre study. Br J Psychiatry Suppl(35): 71–88

Hollander E (1999) Managing aggressive behavior in patients with obsessive-compulsive disorder and borderline personality disorder. J Clin Psychiatry 60(Suppl 15): 38–44

Hollander E, Wong CM (1995) Obsessive-compulsive spectrum disorders. J Clin Psychiatry 56: 3–6

Hollander E, DeCaria CM, Nitescu A et al (1992) Serotonergic function in obsessive-compulsive disorder. Behavioral and neuroendocrine responses to oral *m*-chlorophenylpiperazine and fenfluramine in patients and healthy volunteers. Arch Gen Psychiatry 49(1): 21–28

Insel TR, Donnelly EF, Lalakea ML, Alterman IS, Murphy DL (1983) Neurological and neuropsychological studies of patients with obsessive-compulsive disorder. Biol Psychiatry 18(7): 741–751

Jenike MA, Breiter HC, Baer L et al (1996) Cerebral structural abnormalities in obsessive-compulsive disorder. A quantitative morphometric magnetic resonance imaging study. Arch Gen Psychiatry 53(7): 625–632

Jonnal AH, Gardner CO, Prescott CA, Kendler KS (2000) Obsessive and compulsive symptoms in a general population sample of female twins. Am J Med Genet 96(6): 791–796

Kellner CH, Jolley RR, Holgate RC, Austin L, Lydiard RB, Laraia M, Ballenger JC (1991) Brain MRI in obsessive-compulsive disorder. Psychiatry Res 36(1): 45–49

Kim JJ, Lee MC, Kim J et al (2001) Grey matter abnormalities in obsessive-compulsive disorder: statistical parametric mapping of segmented magnetic resonance images. Br J Psychiatry 179: 330–334

Kim JJ, Youn T, Lee JM, Kim IY, Kim SI, Kwon JS (2003) Morphometric abnormality of the insula in schizophrenia: a comparison with obsessive-compulsive disorder and normal control using MRI. Schizophr Res 60(2–3): 191–198

Kobak KA, Greist JH, Jefferson JW, Katzelnick DJ, Henk HJ (1998) Behavioral versus pharmacological treatments of obsessive compulsive disorder: a meta-analysis. Psychopharmacology 136(3): 205–216

Kordon A, Kahl KG, Broocks A, Voderholzer U, Rasche-Rauchle H, Hohagen F (2005) Clinical outcome in patients with obsessive-compulsive disorder after discontinuation of SRI treatment: results from a two-year follow-up. Eur Arch Psychiatry Clin Neurosci 255(1):48–50

Kurlan R (1994) Hypothesis II: Tourette's syndrom is part of a clinical spectrum that includes normal brain development. Arch Neurol 51: 1145–1150

Kwon JS, Shin YW, Kim CW et al (2003) Similarity and disparity of obsessive-compulsive disorder and schizophrenia in MR volumetric abnormalities of the hippocampus-amygdala complex. J Neurol Neurosurg Psychiatry 74(7): 962–964

Lacerda AL, Dalgalarrondo P, Caetano D, Camargo EE, Etchebehere EC, Soares JC (2003) Elevated thalamic and prefrontal regional cerebral blood flow in obsessive-compulsive disorder: a SPECT study. Psychiatry Res 123(2): 125–134

Leonard HL, Lenane MC, Swedo MC et al (1992) Tics and Tourette´s disorder: a 2- to 7-year-follow-up of 54 obsessive-compulsive children. Am J Psychiatry 149: 1244–1251

Leplow B, Murphy R, Nutzinger D-O (2002) Specificity of conditional associative-learning in obsessive compulsive disorder. J Exp Clin Neuropsychol 24: 792–805

Lucey JV, Costa DC, Blanes T et al (1995) Regional cerebral blood flow in obsessive-compulsive disordered patients at rest. Differential correlates with obsessive-compulsive and anxious-avoidant dimensions. Br J Psychiatry 167(5): 629–634

Lucey JV, Costa DC, Adshead G et al (1997a) Brain blood flow in anxiety disorders. OCD, panic disorder with agoraphobia, and post-traumatic stress disorder on ^{99m}TcHMPAO single photon emission tomography (SPET). Br J Psychiatry 171: 346–350

Lucey JV, Burness CE, Costa DC et al (1997b) Wisconsin Card Sorting Task (WCST) errors and cerebral blood flow in obsessive-compulsive disorder (OCD). Br J Med Psychol 70(Pt 4): 403–411

Luxenberg JS, Swedo SE, Flament MF, Friedland RP, Rapoport J, Rapoport SI (1988) Neuroanatomical abnormalities in obsessive-compulsive disorder detected with quantitative X-ray computed tomography. Am J Psychiatry 145(9): 1089–1093

Machlin SR, Harris GJ, Pearlson GD, Hoehn-Saric R, Jeffery P, Camargo EE (1991) Elevated medial-frontal cerebral blood flow in obsessive-compulsive patients: a SPECT study. Am J Psychiatry 148(9): 1240–1242

Malison RT, McDougle CJ, van Dyck CH et al (1995) I-123-β-CIT SPECT imaging of striatal dopamine transporter binding in Tourette´s disorder. Am J Psychiatry 152: 1359–1361

Mallet L, Mesnage V, Houeto JL et al (2002) Compulsions, Parkinson's disease, and stimulation. Lancet 360(9342): 1302–1304

Martinot JL, Allilaire JF, Mazoyer BM et al (1990) Obsessive-compulsive disorder: a clinical, neuropsychological and positron emission tomography study. Acta Psychiatr Scand 82(3): 233–242

Mataix-Cols D, Cullen S, Lange K et al (2003) Neural correlates of anxiety associated with obsessive-compulsive symptom dimensions in normal volunteers. Biol Psychiatry 53(6): 482–493

McDougle CJ, Goodman WK, Leckman JF, Lee NC, Heninger GR, Price LH (1994) Haloperidol addition in fluvoxamine-refractory obsessive-compulsive disorder. A double-blind, placebo-controlled study in patients with and without tics. Arch Gen Psychiatry 51: 302–308

McDougle CJ, Epperson CN, Pelton GH, Wasylink S, Price LH (2000) A double-blind, placebo-controlled study of risperidone addition in serotonin reuptake inhibitor-refractory obsessive-compulsive disorder. Arch Gen Psychiatry 57: 794–801

McGrath MJ, Campbell KM, Veldman MB, Burton FH (1999) Anxiety in a transgenic mouse model of cortical-limbic neuro-potentiated compulsive behavior. Behav Pharmacol 10: 435–443

Mindus P, Nyman H (1991) Normalization of personality characteristics in patients with incapacitating anxiety disorders after capsulotomy. Acta Psychiatr Scand 83(4): 283–291

Murphy TK, Goodmann WK, Fugde MW et al (1997) B lymphocyte antigen D8/17: a peripheral marker for childhood-onset obsessive-compulsive disorder and Tourette´s syndrome? Am J Psychiatry 154: 402–407

Murphy R, Nutzinger D-O, Paul T, Leplow B (2004) Conditional-associative learning in eating disorders: A comparison with OCD. J Exp Clin Neuropsychol 26: 190–199

Nakatani E, Nakgawa A, Ohara Y et al (2003) Effects of behavior therapy on regional cerebral blood flow in obsessive-compulsive disorder. Psychiatry Res 124(2): 113–120

Nestadt G, Samuels J, Riddle M et al (2000) A family study of obsessive-compulsive disorder. Arch Gen Psychiatry 57(4): 358–363

Nordahl TE, Benkelfat C, Semple WE, Gross M, King AC, Cohen RM (1989) Cerebral glucose metabolic rates in obsessive compulsive disorder. Neuropsychopharmacology 2(1): 23–28

Ohara K, Isoda H, Suzuki Y, Takehara Y, Ochiai M, Takeda H, Igarashi Y (1999) Proton magnetic resonance spectroscopy of lenticular nuclei in obsessive-compulsive disorder. Psychiatry Res 92(2–3): 83–91

Pato MT, Zohar-Kadouch R, Zohar J, Murphy DL (1991) Return of symptoms after discontinuation of clomipramine in patients with obsessive-compulsive disorder. Am J Psychiatry 145: 1521–1525

Pauls DL, Alsobrook JP 2nd, Goodman W, Rasmussen S, Leckman JF (1995) A family study of obsessive-compulsive disorder. Am J Psychiatry 152(1): 76–84

Perani D, Colombo C, Bressi S et al (1995) [^{18}F]FDG PET study in obsessive-compulsive disorder. A clinical/metabolic correlation study after treatment. Br J Psychiatry 166(2): 244–250

Peterson BS, Leckman JF, Tucker D et al (2000) Preliminary findings of antistreptococcal antibody titers and basal ganglia volumes in tic, obsessive-compulsive, and attention deficit/hyperactivity disorders. Arch Gen Psychiatry 57(4): 364–372

Phillips ML, Marks IM, Senior C et al (2000) A differential neural response in obsessive-compulsive disorder patients with washing compared with checking symptoms to disgust. Psychol Med 30(5): 1037–1050

Piccinelli M, Pini S, Bellantuono C, Wilkinson G (1995) Efficacy of drug treatment in obsessive-compulsive disorder. A meta-analytic review. Br J Psychiatry 166(4): 424–443

Pogarell O, Hamann C, Popperl G et al (2003) Elevated brain serotonin transporter availability in patients with obsessive-compulsive disorder. Biol Psychiatry 54(12): 1406–1413

Pujol J, Torres L, Deus J et al (1999) Functional magnetic resonance imaging study of frontal lobe activation during word generation in obsessive-compulsive disorder. Biol Psychiatry 45(7): 891–897

Pujol J, Soriano-Mas C, Alonso P, Cardoner N, Menchon J, Deus J, Vallejo J (2004) Mapping structure brain alterations in obsessive compulsive disorder. Arch Gen Psychiatry 61: 720–730

Purcell R, Maruff P, Kyrios M, Pantelis C (1998a) Neuropsychological deficits in obsessive-compulsive disorder: a comparison with unipolar depression, panic disorder, and normal controls. Arch Gen Psychiatry 55(5): 415–423

Purcell R, Maruff P, Kyrios M, Pantelis C (1998b) Cognitive deficits in obsessive-compulsive disorder on tests of frontal-striatal function. Biol Psychiatry 43(5): 348–357

Radomsky AS, Rachman S (1999) Memory bias in obsessive-compulsive disorder (OCD). Behav Res Ther 37: 605–618

Rasmussen SA, Tsuang MT (1984) The epidemiology of obsessive compulsive disorder. J Clin Psychiatry 45(11): 450–457

Rauch SL, Jenike MA, Alpert NM et al (1994) Regional cerebral blood flow measured during symptom provocation in obsessive-compulsive disorder using oxygen 15-labeled carbon dioxide and positron emission tomography. Arch Gen Psychiatry 51(1): 62–70

Rauch SL, Savage CR, Alpert NM et al (1997) Probing striatal function in obsessive-compulsive disorder: a PET study of implicit sequence learning. J Neuropsychiatry Clin Neurosci 9(4): 568–573

Rauch SL, Dougherty D, Shin LM (1998) Neural correlates of factor-analyzed OCD symptom dimensions: A PET study. CNS Spectrums 3: 37–43

Rauch SL, Kim H, Makris N et al (2000a) Volume reduction in the caudate nucleus following stereotactic placement of lesions in the anterior cingulate cortex in humans: a morphometric magnetic resonance imaging study. J Neurosurg 93(6): 1019–1025

Rauch SL, Whalen PJ, Curran T et al (2000b) Probing striato-thalamic function in OCD and Tourette syndrome using neuroimaging methods. Adv Neurol 85: 207–224

Rauch SL, Whalen PJ, Curran T et al (2001) Probing striato-thalamic function in obsessive-compulsive disorder and Tourette syndrome using neuroimaging methods. Adv Neurol 85: 207–224

Rauch SL, Shin LM, Dougherty DD, Alpert NM, Fischman AJ, Jenike MA (2002) Predictors of fluvoxamine response in contamination-related obsessive compulsive disorder: a PET symptom provocation study. Neuropsychopharmacology 27(5): 782–791

Rettew DC, Swedo SE, Leonard HL et al (1992) Obsessions and compulsions across time in 79 children and adolescents with OCD. J Am Acad Child Adolesc Psychiatry 31: 1050–1056

Robinson D, Wu H, Munne RA et al (1995) Reduced caudate nucleus volume in obsessive-compulsive disorder. Arch Gen Psychiatry 52(5): 393–398

Rogers RD, Blackshaw AJ, Middleton HC et al (1999) Tryptophan depletion impairs stimulus-reward learning while methylphenidate disrupts attentional control in healthy young adults: implications for the monoaminergic basis opf impulsive behaviour. Psychopharmacology 146: 482–491

Rogers RD, Tunbridge EM, Bhagwagar Z, Drevets WC, Sahakian BJ, Carter CS (2003) Tryptophan depletion alters the decision-making of healthy volunteers through altered processing of reward cues. Neuropsychopharmacology 28: 153–162

Rolls ET (2004) The functions of the orbitofrontal cortex. Brain Cogn 55: 11–29

Rose M, Haider H, Weiller C, Büchel C (2002) The role of medial temporal lobe structures in implicit learning: an event-related FMRI study. Neuron 36(6): 1221–1231

Rosenberg DR, Keshavan MS (1998) A. E. Bennett Research Award. Toward a neurodevelopmental model of of obsessive-compulsive disorder. Biol Psychiatry 43(9): 623–640

Rosenberg DR, Keshavan MS, O'Hearn KM et al (1997) Frontostriatal measurement in treatment-naive children with obsessive-compulsive disorder. Arch Gen Psychiatry 54(9): 824–830

Rosenberg DR, MacMaster FP, Keshavan MS, Fitzgerald KD, Stewart CM, Moore GJ (2000) Decrease in caudate glutamatergic concentrations in pediatric obsessive-compulsive disorder patients taking paroxetine. J Am Acad Child Adolesc Psychiatry 39(9): 1096–1103

Rosenberg DR, Amponsah A, Sullivan A, MacMillan S, Moore GJ (2001) Increased medial thalamic choline in pediatric obsessive-compulsive disorder as detected by quantitative in vivo spectroscopic imaging. J Child Neurol 16(9): 636–641

Rubin RT, Villanueva-Meyer J, Ananth J, Trajmar PG, Mena I (1992) Regional xenon 133 cerebral blood flow and cerebral technetium ^{99m}HMPAO uptake in unmedicated patients with obsessive-compulsive disorder and matched normal control subjects. Determination by high-resolution single-photon emission computed tomography. Arch Gen Psychiatry 49(9): 695–702

Rubin RT, Ananth J, Villanueva-Meyer J, Trajmar PG, Mena I (1995) Regional ^{133}xenon cerebral blood flow and cerebral ^{99m}Tc-HMPAO uptake in patients with obsessive-compulsive disorder before and during treatment. Biol Psychiatry 38(7): 429–437

Russell A, Cortese B, Lorch E et al (2003) Localized functional neurochemical marker abnormalities in dorsolateral prefrontal cortex in pediatric obsessive-compulsive disorder. J Child Adolesc Psychopharmacol 13(Suppl 1): S31–38

Salovskis P, Shafran R, Rachman S, Freeston MH (1999) Multiple pathways to inflated responsibility beliefs in obsessional problems: possible origins and implications for therapy and research. Behav Res Ther 37(11): 1055–1072

Sawle GV, Hymas NF, Lees AJ, Frackowiak RS (1991) Obsessional slowness. Functional studies with positron emission tomography. Brain 114 (Pt 5): 2191–202

Saxena S, Brody AL, Schwartz JM, Baxter LR (1998) Neuroimaging and frontal-subcortical circuitry in obsessive-compulsive disorder. Br J Psychiatry Suppl(35): 26–37

Saxena S, Brody AL, Maidment KM et al (1999) Localized orbitofrontal and subcortical metabolic changes and predictors of response to paroxetine treatment in obsessive-compulsive disorder. Neuropsychopharmacology 21(6): 683–693

Saxena S, Brody AL, Ho ML et al (2001) Cerebral metabolism in major depression and obsessive-compulsive disorder occurring separately and concurrently. Biol Psychiatry 50(3): 159–170

Saxena S, Brody AL, Ho ML et al (2002) Differential cerebral metabolic changes with paroxetine treatment of obsessive-compulsive disorder vs major depression. Arch Gen Psychiatry 59(3): 250–261

Saxena S, Brody AL, Ho ML, Zohrabi N, Maidment KM, Baxter LR Jr (2003) Differential brain metabolic predictors of response to paroxetine in obsessive-compulsive disorder versus major depression. Am J Psychiatry 160(3): 522–532

Scarone S, Colombo C, Livian S et al (1992) Increased right caudate nucleus size in obsessive-compulsive disorder: detection with magnetic resonance imaging. Psychiatry Res 45(2): 115–121

Schwartz JM (1998) Neuroanatomical aspects of cognitive-behavioural therapy response in obsessive-compulsive disorder. An evolving perspective on brain and behaviour. Br J Psychiatry Suppl 35: 38–44

Schwartz JM, Stoessel PW, Baxter LR Jr, Martin KM, Phelps ME (1996) Systematic changes in cerebral glucose metabolic rate after success-

ful behavior modification treatment of obsessive-compulsive disorder. Arch Gen Psychiatry 53(2): 109–113
Shapira NA, Liu Y, He AG et al (2003) Brain activation by disgust-inducing pictures in obsessive-compulsive disorder. Biol Psychiatry 54(7): 751–756
Sieg J, Leplow B, Hand I (1999) Neuropsychologische Veränderungen bei Zwangspatienten vor und nach einer stationären Verhaltenstherapie. Ztsch Verhaltensther 9: 7–14
Simpson HB, Lombardo I, Slifstein M et al (2003) Serotonin transporters in obsessive-compulsive disorder: a positron emission tomography study with [(11)C]McN 5652. Biol Psychiatry 54(12): 1414–1421
Stein DJ, Hollander E, Chan S, DeCaria CM, Hilal S, Liebowitz MR, Klein DF (1993) Computed tomography and neurological soft signs in obsessive-compulsive disorder. Psychiatry Res 50(3): 143–150
Stein DJ, Spadaccini E, Hollander E (1995) Meta-analysis of pharmacotherapy trials for obsessive-compulsive disorder. Int Clin Psychopharmacol 10: 11–18
Stein DJ, Coetzer R, Lee M, Davids B, Bouwer C (1997) Magnetic resonance brain imaging in women with obsessive-compulsive disorder and trichotillomania. Psychiatry Res 74(3): 177–182
Stein DJ, Van Heerden B, Wessels CJ, Van Kradenburg J, Warwick J, Wasserman HJ (1999) Single photon emission computed tomography of the brain with Tc-^{99m}HMPAO during sumatriptan challenge in obsessive-compulsive disorder: investigating the functional role of the serotonin auto-receptor. Prog Neuropsychopharmacol Biol Psychiatry 23(6): 1079–1099
Steketee G, Frost R, Bhar S et al (2003) Psychometric validation of the Obsessive Beliefs Questionnaire and the Interpretation of Intrusions Inventory: Part I. Behav Res Ther 41(8): 863–878
Swedo SE, Rapaport JL, Cheslow DL et al (1989a) High prevalence of obsessive compulsive symptoms in patients with Syndenham's chorea. Am J Psychiatry 146: 246–249
Swedo SE, Schapiro MB, Grady CL et al (1989b) Cerebral glucose metabolism in childhood-onset obsessive-compulsive disorder. Arch Gen Psychiatry 46(6): 518–523
Swedo SE, Pietrini P, Leonard HL et al (1992) Cerebral glucose metabolism in childhood-onset obsessive-compulsive disorder. Revisualization during pharmacotherapy. Arch Gen Psychiatry 49(9): 690–694
Swedo SE, Leonard HL, Mittelmann BB et al (1997) Identification of children with pediatric autoimmune neuropsychiatric disorders associated with strepptococcal infections by a marker associated with rheumatic fever. Am J Psychiatry 154: 110–112
Swedo SE, Leonard HL, Garvey M et al (1998) Pediatric autoimmmune neuropsychiatric disorders associated with streptococcal infections: clinical descriptions of the first 50 cases. Am J Psychiatry 155: 264–271
Szeszko PR, Robinson D, Alvir JM et al (1999) Orbital frontal and amygdala volume reductions in obsessive-compulsive disorder. Arch Gen Psychiatry 56(10): 913–919
Ursu S, Stenger VA, Shear MK, Jones MR, Carter CS (2003) Overactive action monitoring in obsessive-compulsive disorder: evidence from functional magnetic resonance imaging. Psychol Sci 14(4): 347–353
van der Wee NJ, Ramsey NF, Jansma JM et al (2003) Spatial working memory deficits in obsessive compulsive disorder are associated with excessive engagement of the medial frontal cortex. Neuroimage 20(4): 2271–2280
van Oppen P, Hoekstra RJ, Emmelkamp PM (1995) The structure of obsessive-compulsive symptoms. Behav Res Ther 33(1): 15–23
Wolf SS, Jones DW, Knable MB et al (1996) Tourette syndrome: prediction of phenotypic variation in monzygotic twins by caudate nucleus D2 receptor binding. Science 273: 1225–1227
Young SN, Leyton M (2002) The role of serotonin in human mood and social interaction. Insight from altered tryptophan levels. Pharmacol Biochem Behav 71: 857–865
Zald DH, Kim SW (1996) Anatomy and function of the orbital frontal cortex, II: Function and relevance to obsessive-compulsive disorder. J Neuropsychiatry Clin Neurosci 8: 249–261
Zaworka W, Hand I, Jauering G, Lunenschlosz K (1983) HZI. Hamburger Zwangsinventar. Manual. Beltz Test, Weinheim
Zohar J, Insel TR, Zohar-Kadouch RC, Hill JL, Murphy DL (1988) Serotonergic responsivity in obsessive-compulsive disorder. Effects of chronic clomipramine treatment. Arch Gen Psychiatry 45(2): 167–172

Schmerz

Thomas Tölle und Herta Flor

11.1 Grundkonzept

Schmerz ist ein **adaptiver Vorgang**, der Gefahr für den Körper signalisiert und protektive Reaktionen auslöst. Bei chronischen Schmerzzuständen verliert der Schmerz oft seine im Grunde positive Wirkung und kann zu einem eigenständigen Krankheitsbild werden. Obwohl Schmerz für lange Zeit ausschließlich als sensorisches Phänomen oder als Epiphänomen einer medizinischen Grunderkrankung betrachtet wurde, hat sich diese Ansicht im Laufe der letzten 40 Jahre verändert. Es wurde erkannt, dass Schmerz eine **psychobiologische Erfahrung** ist, die sensorische ebenso wie emotionale Komponenten hat. Man muss deshalb die **Nozizeption,** den physiologischen Prozess der Übertragung eines noxischen Reizes von der Peripherie ins Gehirn, unterscheiden von der Erfahrung **Schmerz,** die multidimensional ist und von psychologischen, sozialen und kulturellen Einflüssen geformt ist. Die Internationale Gesellschaft zum Studium des Schmerzes (IASP) hat diesem Wandel von einem biomedizinischen zu einem psychobiologischen oder verhaltensmedizinischem Modell Rechnung getragen, indem sie Schmerz als »unangenehme sensorische und emotionale Erfahrung« charakterisiert, die »mit tatsächlicher oder potenzieller Gewebeschädigung zusammenhängt oder in den Worten einer solchen Schädigung beschrieben wird« (Merskey u. Bogduk 1994). Diese Definition wurde auch deswegen gewählt, weil Schmerz oft in der Abwesenheit identifizierbarer objektiver Pathologie auftritt.

Ein bedeutsamer Wechsel in der traditionellen Sicht von Schmerz ergab sich durch die 1965 von Melzack und Wall postulierte Tor-Kontroll-Theorie. Wichtiger als physiologische Aspekte der Theorie war das neue Konzept von Schmerz: Schmerz wurde als ein multidimensionales Phänomen gesehen, das von afferenten und efferenten Faktoren auf der Ebene des Rückenmarks moduliert wird und neben der sensorisch-diskriminativen auch eine motivational-affektive und eine kognitiv-bewertende Komponente hat. So erhielten psychologische Faktoren bei der Schmerzerklärung eine ebenso wichtige Rolle wie physiologische Variablen. Die Tor-Kontroll-Theorie hat somit auch die Unterscheidung von somatogenen und psychogenen Schmerzen obsolet gemacht, weil psychologische und somatische Faktoren in der Schmerzentstehung immer interagieren und nicht sich gegenseitig ausschließende exklusive Schmerzursachen sind.

Die Unterscheidung zwischen **chronischen** (Dauer mindestens 3–6 Monate und/oder Überschreiten der üblichen Heilungsdauer bei akuten Verletzungen) und **akuten** Schmerzen ist sinnvoll, weil chronischer Schmerz zu erheblichen Einschränkungen für das Individuum führt und besonderer Betreuung bedarf. Chronischer Schmerz ist häufig mit Depression, Hilflosigkeit, Irritierbarkeit sowie Beeinträchtigungen im Familienleben, am Arbeitsplatz, bei sozialen und Freizeitaktivitäten verbunden (Gatchel u. Turk 1999).

> **!** Schmerz ist nie somatogen **oder** psychogen, sondern immer multifaktoriell bedingt! Eine adäquate Klassifikation chronischer Schmerzen muss somatische und psychosoziale Faktoren umfassen und sollte an Mechanismen orientiert sein.

11.2 Neurobiologische Grundlagen

11.2.1 Historische Sichtweise

Die Bedeutung biologischer Mechanismen für die Chronifizierung von Schmerzen ist keineswegs eine Erkenntnis der heutigen modernen Schmerzforschung. Bereits im Jahre 1893 bezeichnete MacKenzie die Wirkung sensorischer Impulse aus verletztem Gewebe auf das Gehirn als »Etablierung eines irritablen Herdes im ZNS (Zentralnervensystem)« oder »zentrale Hyperaktivität« mit den Folgen einer Schmerzüberempfindlichkeit. Auch die klinische Beobachtung, dass sich eine Schmerzüberempfindlichkeit auf benachbarte Dermatome ausdehnen kann, wurde als Hinweis auf eine »**zentrale Reorganisation**« gedeutet. Patienten mit Schädigungen des Plexus brachialis berichteten Episoden von einschießenden Schmerzattacken, die vom klinischen Erscheinungsbild her stark an eine epileptiforme Aktivität erinnerten. Die Post-mortem-Untersuchungen der korrespondierenden Rückenmarkabschnitte bei diesen Patienten zeigten bei erhaltenenen sekundär-sensorischen Neuronen einen vollständigen Verlust der afferenten Fasern zum Hinterhorn, was nur bedeuten konnte, dass sich die spontane Auslösung von Schmerzempfindungen beim Patienten aus einer zentralen Quelle speiste. Dies konnte bei paraplegischen Patienten als epileptiforme Aktivität von Rückenmarkneuronen, die zeitlich mit der Angabe der Schmerzattacken korrelierte, elektrophysiologisch dokumentiert werden.

Neben dem Rückenmark traten bei Patienten mit neuropathischen Schmerzen auch in Neuronen im somatosensorischen Thalamus eine hohe spontane Entladungsrate, abnormales *bursting* und überschießende Antworten auf sensorische Reizung von Hautarealen auf, die normalerweise nicht zur Erregung dieser Neurone führen. Die thalamischen Neurone mit pathologischem Entladungsmuster standen hierbei somatotopisch zu der chronisch schmerzhaften Körperregion in Beziehung bzw. beschränkten sich nach Rückenmarkdurchtrennung auf solche thalamische Projektionsgebiete mit Verlust des normalen sensorischen Eingangs. Bei elektrischer Mikrostimulation einzelner thalamischer Neurone erlebten Patienten vergangenen somatischen und viszeralen Schmerz und damit quasi ein Erinnerungsbild vergangener schmerzhafter Erlebnisse. Dies zeigt eindrucksvoll, dass intensive

Schmerzerlebnisse eine nachhaltige **Erinnerungsspur** im ZNS hinterlassen können.

Box

Im **tierexperimentellen** Bereich zeigte Eric Kandel mit seiner Arbeitsgruppe, dass bereits bei der Meeresschnecke *Aplysia* auf neurochemisch/molekularer Ebene differenzielle Mechanismen für die Entwicklung eines Kurzzeit- und Langzeitgedächtnisses für »Schmerz« existieren, die an der gesteigerten Reaktion nach einem konditionierenden nozizeptiven Reiz beteiligt sind. Da Weich- und Wirbeltiere sich bereits vor ca. 600 Millionen Jahren entwicklungsgeschichtlich trennten, muss die Anlage zur Sensitivierung des Nervensystems durch kurz dauernde Serien nozizeptiver Reize ein ausgesprochen gut konserviertes genetisches Programm darstellen. An Wirbeltieren wies Clifford Woolf (1983) eindrucksvoll die zentrale Sensitivierung nach. Er zeichnete die Reflexantwort spinaler Motorneurone nach proximaler elektrischer Nervenstimulation von C-Fasern aus dem Bereich der Hinterpfote auf und verursachte dann eine Entzündung an der Hinterpfote. Bereits wenige Minuten nach Auslösung der Entzündung beoachtete er eine wesentlich gesteigerte Reflexamplitude bei elektrischer Reizung. Auch nach einem Leitungsblock der nozizeptiven Impulse aus dem Bereich der Hinterpfote durch Lokalanästhetika persistierte die Übererregbarkeit für Stunden und ließ sich auch bei Reizung der kontralateralen, nicht entzündeten Seite nachweisen. Diese Beobachtung zeigte eindeutig, dass die durch die konditionierende schmerzhafte Entzündung aufgetretene Übererregbarkeit zentralen Ursprungs (d. h. spinal, supraspinal oder spinal/supraspinal) war.

11.2.2 Aktueller Stand

Während die im Sekunden- und Minutenbereich beobachtbare neuronale Plastizität nach nozizeptiver Reizung vermutlich durch die Summation langsamer synaptischer Potenziale durch unmyelinisierte Fasern erklärt werden kann, sind an den lang dauernden Änderungen der Antworteigenschaften spinaler Neurone, die sich im Verlauf von Stunden und Tagen entwickeln, molekulare Mechanismen unter Einbeziehung der Expression von Genen beteiligt (◘ Abb. 11.2). Evidenz für eine aktivitätsabhängige neuronale Plastizität ergibt sich insbesondere aus der transsynaptischen Aktivierung induzierbarer Transkriptionsfaktoren (iTF) bzw. von *immediate-early genes* (IEG), die vermutlich durch die Kontrolle von Zielgenen, die z. B. für Präkursoren von Neurotransmittern, Rezeptoren oder Second-messenger-Systemen kodieren, eine Umgestaltung zentraler Strukturen herbeiführen können (Hunt et al. 1987; Tölle et al. 1995). Die begriffliche Abgrenzung einer funktionellen gegenüber einer strukturellen Plastizität soll zum Ausdruck bringen, dass das Nervensystem einerseits im Sinne einer **funktionellen Plastizität** mit der ihm zur Verfügung stehenden Grundausstattung eine rasche adaptive Antwort auf eine neue Art der synaptischen Aktivierung bewerkstelligen kann, darüber hinaus jedoch auch mit den Mitteln einer **strukturellen Plastizität** tiefer greifende anatomisch/biochemische Veränderungen induzieren muss, um mittel- und langfristig die geänderten Anforderungen an die Funktionserfordernisse des ZNS herstellen zu können.

Bei den meisten Schmerzarten sind die funktionellen und strukturellen Veränderungen in allen Teilen der Neuraxis zu finden, die an der Verarbeitung des Schmerzes beteiligt sind (◘ Abb. 11.1). Hierdurch ergibt sich einerseits eine starke Komplexität bei der Analyse der Schmerzentstehung, andererseits bestehen eben dadurch auch multiple Ansatzstellen zur Modulation des Schmerzes durch interventionelle, pharmakologische und psychologische Therapieverfahren.

Entstehung chronischer Schmerzen

- Periphere Sensitivierung
  Neurom-Entstehung
  Ektope Impulsentstehung
- Zentrale Sensitivierung
  - Segmentale Kontrolle:
    Inhibitorische Interneurone↓
    Exzitatorische Interneurone↑
  - Zentrale Kontrolle:
    Deszendierende Inhibition↓
    Deszendierende Exzitation↑
- Anatomische Reorganisation
- Somatisch-sympathischer Crosstalk
- Rekodierung der zentralen Prozessierung

11.2.3 Periphere Mechanismen

Ein drohender oder bestehender Gewebeschaden wird über spezialisierte Nervenendigungen, die sogenannten **Nozizeptoren** registriert. Die meisten Nozizeptoren in peripherem Gewebe sind polymodaler Natur: Sie reagieren nur auf intensive oder schädigende noxische Hitze oder starke chemische oder mechanische Stimuli. Das nozizeptive Signal wird dann über dünn myelinsierte Aδ-Fasern oder nichtmyelinisierte C-Fasern zunächst zum Rückenmark geleitet. Einige dieser Nozizeptoren (sogenannte »schlafende Nozizeptoren«) werden unter physiologischen Bedingungen auch durch kurze noxische Reize nicht erregt. Erst pathologische Verhältnisse, wie sie z. B.

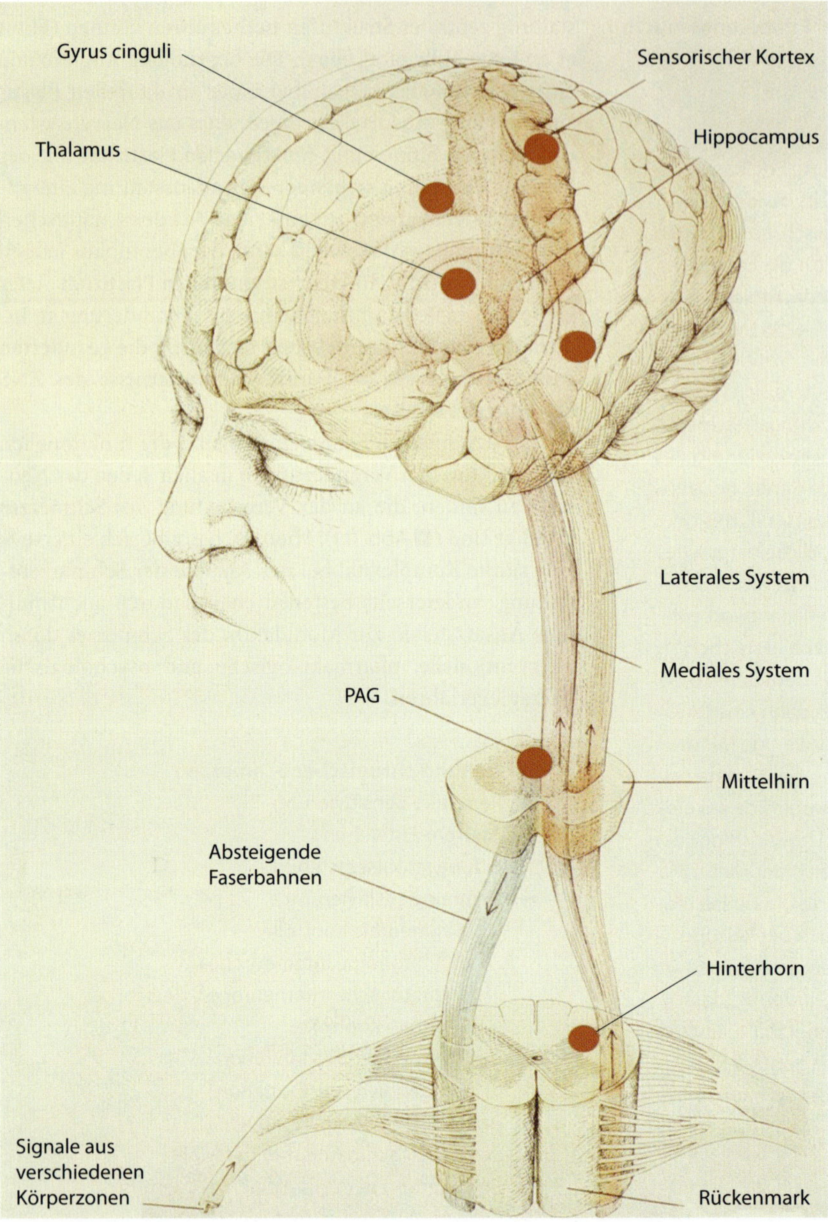

Abb. 11.1. Bei chronischen Schmerzen treten auf allen Ebenen des Nervensystems Änderungen der Signalverarbeitung auf. Hierzu gehören periphere und zentrale Sensitivierung, anatomische Reorganisation, eine sich entwickelnde Interaktion zwischen somatischem und vegetativem Nervensystem und eine Rekodierung der zentralen Verarbeitung; *PAG* periaquäduktales Grau

im Rahmen von Entzündungsprozessen im Gewebe entstehen, führen zu einer starken Entladungstätigkeit. Die Nozizeptoren können hierbei durch eine große Anzahl von exogenen und endogenen chemischen Stimuli sensitiviert werden, wie

- Neuropeptide,
- Prostaglandine,
- Bradykinin,
- Histamin,
- neurotrophe Faktoren,
- Zytokine,
- Wasserstoffionen,
- Kaliumionen.

Diese Faktoren, die Transduktionsmechanismen beeinflussen, können aus geschädigtem Gewebe oder Nervenendigungen freigesetzt werden.

Des Weiteren könnten **neurotrophe Faktoren** Einsichten in die Pathophysiologie von neuropathischen Schmerzsyndromen geben und Mechanismen aufzeigen, die den Krankheitsprozess aufhalten oder reversibel machen. Interessant ist z. B. die Tatsache, dass einige TTX(Tetrodotoxin)-resistente Natriumkanäle möglicherweise ausschließlich in durch NGF (*nerve growth factor*) induzierter Hyperalgesie, nicht aber bei neuropatischem Schmerz eine Rolle spielen.

Nervenverletzungen, die zu regenerierenden Axonauswachsungen führen, sind meist von einer Reduktion der Aktivierungsschwelle der nozizeptiven Nervenendigungen begleitet. Infolgedessen kommt es zur Erhöhung und Erhaltung von afferenten Schmerzsignalen durch C-Fasern und Aδ-Fasern. Die genauen Mechanismen, die zu kontinuierlicher Präsenz von Schmerz führen, sind jedoch noch wenig verstanden. Nach Nervenverletzungen kommt es zu einer Entdifferenzierung der die Axone umgebenden Schwannschen Zellen, und diese Zellen synthetisieren dann den *target-derived nerve growth factor*. Dieser Faktor wird unter physiologischen Umständen retrograd transportiert, z. B. von Nervenendigungen der Haut zu den Zellkörpern im Ganglion spinale. Diese Veränderung kann aber u. a. Nachbarneurone, die nicht direkt von der Nervenschädigung betroffen sind, verändern.

Im Bereich der peripheren Nervenfasern sind **spannungsabhängige Natriumkanäle** (*voltage-gated sodium channels*, VGSC) maßgeblich an der Erregbarkeit von Neuronen und an der neuronalen Signalübermittlung beteiligt. Mindestens neun verschiedene Gene kodieren physiologisch unterschiedliche Natriumkanäle. VGSC können nach ihrer Beeinflussbarkeit durch das Neurotoxin TTX in TTX-sensible und TTX-nichtsensible Kanäle eingeteilt werden. Einige sind spezifisch auf Nozizeptoren lokalisiert oder erscheinen nicht vor einer Nervenverletzung oder Gewebeinflammation. Mutationen von Natriumkanalgenen und periphere Nervenverletzungen können so eine pathologische Signalverarbeitung der sensorischen Spinalneurone auslösen. Eine axonale Durchtrennung führt zur Abschaltung von aktiven Natriumkanalgenen und zum Anschalten von mindestens einem vorher stillen Natriumkanalgen. Diese molekularen Veränderungen können zur Übererregbarkeit der Nervenfasern bei nur leichter peripherer Stimulation führen, die unter diesen Bedingungen dann keinen noxischen Charakter mehr besitzen muss. Bisweilen kann diese Veränderung auch eine Spontanaktivität der Fasern auslösen, was dann als ein ständiger brennender Schmerz empfunden wird. Ein besseres Verständnis bei pathologischen Veränderungen der Transkription dieser Ionenkanäle als Reaktion auf Gewebeschädigung und Schmerz wird in Zukunft neue Möglichkeiten aufzeigen, diese Krankheiten zu behandeln.

TTX-nichtsensible Kanäle zeigen meist eine langsamere Aktivierungs- und Deaktivierungskinetik als TTX-sensible Kanäle und reagieren anders auf Veränderungen des Phosphorylierungsstatus, ausgelöst z. B. durch Nervenverletzungen oder Entzündungen. Neu gebildete Ansammlungen dieser Kanäle sind eine potenzielle Entstehungsstelle von **ektopen Aktionspotenzialen**. Ektope Entstehung von Aktionspotenzialen oder **ephaptische Signalwege** zwischen Nervenfasern stehen im Verdacht, an mehreren chronischen Schmerzsyndromen mit Ursache im peripheren oder zentralen Nervensystem beteiligt zu sein. Die Weiterleitung eines Aktionspotenzials in myelinisierten Axonen ist abhängig von der molekularen Spezialisierung der Ranvierschen Schnürringe, die Ionenkanäle, Zelladhäsionsmoleküle und zytoplasmatische Adaptionsproteine enthalten. Diese lokale Differenzierung der myelinisierten Axone wird streng durch die umgebenden Oligodendrozyten und Schwannschen Zellen reguliert.

Aktivitätsabhängige (*use-dependent*) **Natriumkanalblocker** sind daher effektiv bei der Behandlung vieler chronischer Schmerzsyndrome. Zentrale und periphere Mechanismen wurden bei der Erklärung der Wirkung von systemisch appliziertem Lidocain postuliert. Systemische Lidocaingaben hemmen vor allem Effekte von spontanen ektopischen Entladungen von verletzten Nerven, ohne die normale Nervenleitung zu blockieren.

Die diskrete Lokalisierung von TTX-resistenten Kanälen, insbesondere von NA(v)1.8, in peripheren Nerven könnte neue Möglichkeiten zur Entwicklung von Medikamenten aufzeigen, die an diesen Kanälen angreifen und eine effiziente Schmerzlinderung bei akzeptablen Nebenwirkungen erreichen.

Erkrankungen, die zu einer Schädigung der Myelinschicht peripherer Fasern führen, können mit schmerzhaften sensorischen Phänomenen wie taktile Allodynie und Hyperalgesie vergesellschaftet sein. Fokale **Demyelinisierung** ist von spontanen Aktionspotenzialen in Afferenzen sowie einer vermehrten Expression von Neuropeptid Y und Na(v)1.3-Natriumkanälen spezifisch in DRG-Neuronen (DRG: *dorsal root ganglion*, Hinterwurzelganglion) begleitet, die spezifische Marker von myelinisierten Afferenzen koexprimieren. Im Gegensatz dazu ist die Expression von TTX-resistenten Na(v)1.8-Natriumkanälen in der gleichen Subgruppe von DRG-Zellen spezifisch vermindert.

Vor kurzem konnte gezeigt werden, dass Demyelinisierung von afferenten A-Fasern **neuropatischen Schmerz** induziert. Diese Ergebnisse indizieren, dass axonale Schädigung keine notwendige Voraussetzung für die Entstehung eines chronischen Schmerzes ist. Einige der Medikamente zur Behandlung von neuropathischen Schmerzen wie

- trizyklische Antidepressiva,
- Antiarrythmika,
- Antiepileptika und
- Lokalänasthetika

könnten die verstärkte und ektope Entstehung von Aktionspotenzialen beeinflussen. Da Aktionspotenziale in sensorischen Axonen in beide Richtungen fortgeleitet werden, führen ektopische Aktionspotenziale zur Ausschüttung von Neuropeptiden wie Substanz P (SP) und *calcitonin related peptide* (CGRP) an den peripheren sensorischen Nervenendigungen. Die Ausschüttung von SP und CGRP induziert und erhält wahrscheinlich die Sensitivierung der peripheren sensorischen Nervenendigungen. Diese Sensitivierung kann dann wiederum auf nichtverletzte Nervenfasern ausgedehnt werden. Die funktionelle Rolle der strukturell verwandten Peptide VIP (*vasointestinal peptide*) und PACAP (*piuitary adenylate cyclase-activating peptide*), die nach Nervenverletzungen ausgeschüttet werden, und ihre mögliche Beteiligung an der veränderten Weiterleitung von sensorischen Informationen bei neuropathischem Schmerz ist augenblicklich noch Gegenstand der Forschung.

Es gibt jedoch zunehmend Hinweise, dass die *transient receptor potential channels* oder Vanilloidrezeptoren (TRPV1, Capsaicin-aktiviert) bei Entzündungen hochreguliert werden. Interessanterweise ist TRPV1 nach der experimentellen Nervenverletzung bei der diabetischen Neuropathie auch auf Neuronen präsent, die normalerweise TRPV1 nicht exprimieren. Zusammengenommen implizieren diese Ergebnisse eine wichtige Rolle **aberranter TRPV1-Expression** in der Entstehung von neuropathischem Schmerz und Hyperalgesie.

Die hohe Expression von ionotropen purinergen Rezeptoren P2X(3) und einigen Subtypen der P2Y-Rezeptoren wurde auf nozizeptiven sensorischen Neuronen gefunden. Dies ist konsistent mit früheren Berichten, wonach **ATP** (Adenosintriphosphat) akuten Schmerz in Menschen und Tieren verursacht. Neuere Arbeiten mit selektiven P2X(3)-Antagonisten, Gen-Knockout- und Antisense-Oligonukleotid-Technologien weisen auf eine Beteiligung von ATP und P2X(3)-Rezeptoren an chronischen Schmerzsyndromen wie neuropathischem Schmerz hin. ATP-Freisetzung aus zentralen afferenten Nervenendigungen oder Neuronen zweiter Ordnung nach Inflammation oder Nervenschädigung kann die Ausschüttung von Neurotransmittern aus Neuronen der zentralen nozizeptiven Weiterleitung modulieren. ATP wird durch das Enzym Ekto-5'-Nukloetidase zu Adenosin abgebaut und führt so zu einer zusätzlichen Adenosinquelle. Adenosinfreisetzung von spinalen oder peripheren Kompartimenten hat einen hemmenden Effekt auf die Schmerztransmission.

11.2.4 Hinterhorn des Rückenmarks

Das Hinterhorn des Rückenmarks stellt die **erste Integrationsebene** für nozizeptive Information aus der Peripherie des Körpers dar. An der synaptischen Transmission von primären Afferenzen und deszendierenden Bahnen auf multirezeptive Hinterhornneurone sind erregende und hemmende Aminosäuren und eine Vielzahl von Neuropeptiden beteiligt.

Die Aufnahme und Transduktion eines nozizeptiven Reizes erfolgt durch hochspezialisierte Nozizeptoren. Der häufigste ist der sogenannte multimodale Nozizeptor, der durch intensive mechanische, thermische oder chemische Reize aktiviert wird. Über Aδ- und C-Fasern des peripheren Nerven erhalten Neurone in den oberflächlichen Laminae I und II des Rückenmarkhinterhorns ihre primär afferenten nozizeptiven Eingänge. Nach peripherer Nervendurchschneidung sprossen Fasern von den Laminae III–IV in Lamina II aus und erreichen Neurone, die vordem vorwiegend Ziel für primär afferente nozizeptive Fasern waren. Es ist noch fraglich, in welchem Maße dieser Vorgang einer morphologisch nachweisbaren Plastizität zum Auftreten einer mechanischen Allodynie beiträgt.

Viele Neurotransmitter- und Neuromodulatorsysteme nehmen an der integrativen Verarbeitung nozizeptiver Signale im Rückenmark teil:
- exzitatorische Aminosäuren (EAA) wie Glutamat oder
- inhibitorische Aminosäuren,wie γ-Amino-Buttersäure (GABA) und Glycin sowie
- Monoamine und
- eine Anzahl von Neuropeptiden

sind in primär afferenten Fasern, in Interneuronen und in deszendierenden Axonen, die aus dem Hirnstamm oder dem ventralen Mittelhirn entstammen, lokalisiert und entfalten ihre Wirkungen über eine Vielzahl prä- und postsynaptisch lokalisierter Rezeptorsubtypen. Daneben sind
- Steroide,
- Peptidhormone und
- Zytokine

über noch weitgehend unbekannte Mechanismen an der synaptischen Transmission im Hinterhorn beteiligt.

Glutamaterge und GABAerge Neurotransmission

Exzitatorische Aminosäuren (EAA) wie Glutamat sind die wichtigsten erregenden Neurotransmitter im ZNS. Sie werden bei nozizeptiver Reizung gemeinsam mit Peptiden aus primären Afferenzen freigesetzt. Bei nozizeptiver und nichtnozizeptiver peripherer Reizung werden die raschen synaptischen Antwortkomponenten und monosynaptischen Reflexantworten insbesondere durch AMPA- und Kainat-Rezeptoren vermittelt, während NMDA- und metabotrope Glutamatrezeptoren eine besondere Beteiligung an späten, länger anhaltenden und polysynaptisch vermittelten Komponenten besitzen. Der metabotrope Glutamatrezeptor (mGluR) zeigt funktionell wie pharmakologisch deutliche Unterschiede zu den ionotropen Glutamatrezeptoren und ist über ein G-Protein an intrazelluläre Signalkaskaden gekoppelt. Einen Überblick über Neurotransmitterveränderungen und die Änderung der Beteiligung von Rezeptorsystemen und intrazellulärer Signalwege, die im Verlauf anhaltender nozizeptiver Reizung im Rahmen einer funktionellen und strukturellen Plastizität auftreten, gibt ◻ Abb. 11.2.

Die funktionelle und strukturelle Plastizität haben zur Folge, dass auch nichtschmerzhafte Reize an vordepolarisierten, teilweise spontan aktiven Neuronen eine massive Entladungstätigkeit hervorrufen, die unter normalen Bedingungen nur durch schmerzhafte Reize ausgelöst werden kann.

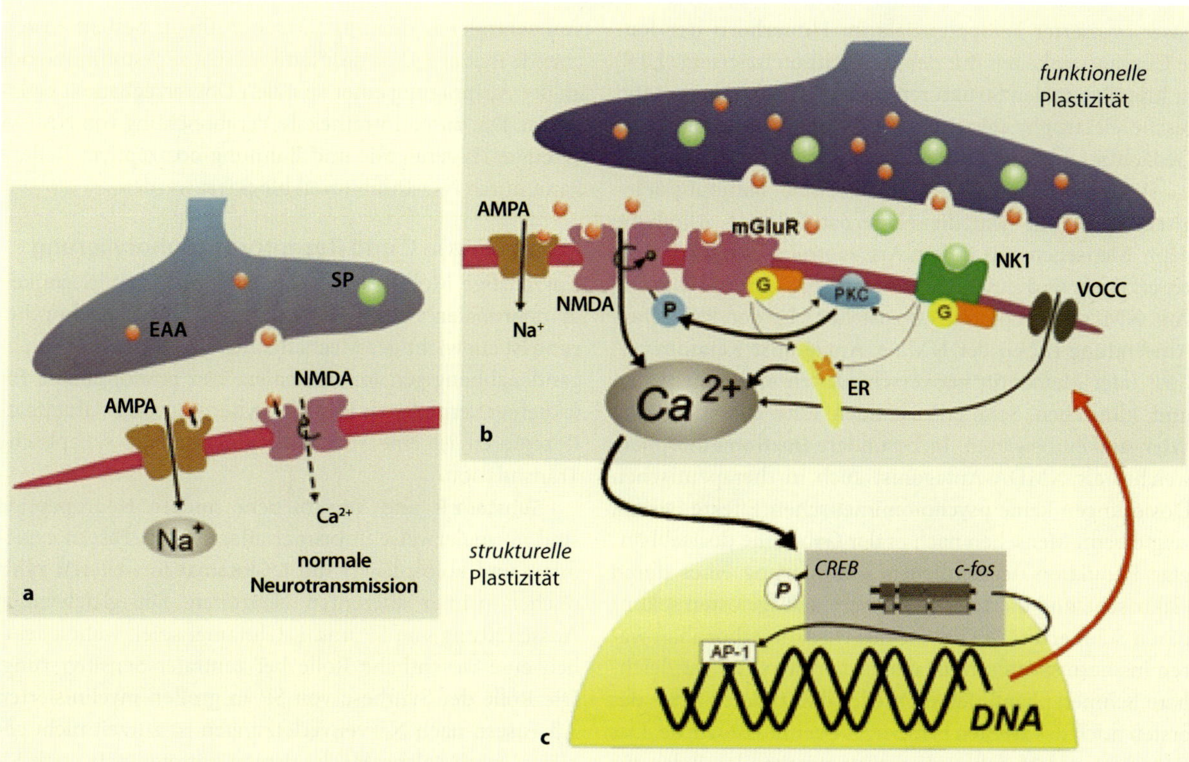

Abb. 11.2. Signalkaskade bei Schmerz. **a** Nach peripheren schmerzhaften Reizen werden aus den Endigungen afferenter Fasern im Hinterhorn des Rückenmarks die häufig kolokalisierten Substanz P (*SP, große Vesikel*) und exzitatorische Aminosäuren (Glutamat) (*EAA; kleine Vesikel*) freigesetzt. Bei normaler nozizeptiver Transmission dominiert ein Na^+-Einstrom über glutamaterge AMPA-Rezeptoren. **b** Bei stärkerem nozizeptivem Reiz wird vermehrt SP ausgeschüttet, was G-Protein-gekoppelte NK1-Rezeptoren aktiviert. Dies führt zur Freisetzung von Ca^{2+} aus intrazellulären Speichern und zur Aktivierung von Proteinkinase C (*PKC*). Die Aktivierung von NMDA-Rezeptoren durch Glutamat triggert einen Ca^{2+}-Einstrom durch diese ligandengekoppelten Kanäle. NMDA-, AMPA- und metabotrope Glutamatrezeptoren enthalten Aminosäuresequenzen für die Phosphorylierung (*P*) durch PKC oder cAMP-abhängige Proteinkinasen. Die im Verlauf wiederholter nozizeptiver Reizung eintretende verstärkte Aktivierung von NMDA-, metabotropen Glutamat- und NK-1-Rezeptoren führt zur Phosphorylierung von Membranrezeptoren, wodurch sich die Eigenschaften der Rezeptoren nachhaltig ändern. **c** Die ebenfalls stattfindende Phosphorylierung von Strukturproteinen, Enzymen und die Aktivierung von Transkriptionsfaktoren (z. B. c-fos), die die Ablesung bestimmter Zielgene im Zellkern induzieren, führt schließlich zu Umbauvorgängen in der Zelle im Sinne einer strukturellen Plastizität

GABA ist der hauptsächliche inhibitorische Neurotransmitter im Gehirn und als Modulator nozizeptiver Information auf spinalem wie auf supraspinalem Niveau bekannt. Aus präsynaptischen Endigungen freigesetzte GABA trifft postsynaptisch auf zwei Typen von Rezeptoren, den $GABA_A$-und den $GABA_B$-Rezeptor. Im Rückenmark ist der Neurotransmitter GABA und das GABA-synthetisierende Enzym Glutamatdecarboxylase (GAD) bevorzugt in den oberflächlichen Laminae des Hinterhorns nachweisbar. Auf ultrastrukturellem Niveau zeigten sich vielfältige axo-axonische Kontakte zwischen GABAergen Axonen und primär-afferenten Terminalen insbesondere in der Lamina II des Rückenmarks. Der $GABA_A$-Rezeptor besteht aus einer Vielzahl von Rezeptoruntereinheiten. In-situ-Hybridisierungsexperimente legten nahe, dass $GABA_A$-Rezeptoren auf Neuronen des Hinterhorns vermutlich aus einer Kombination von Untereinheiten aufgebaut sind. $GABA_B$-Rezeptoren befinden sich bevorzugt in den Laminae I–III des Hinterhorns. Wie Klonierungsexperimente zeigten, besitzt der $GABA_B$-Rezeptor eine hohe Homologie mit dem mGluR.

Funktionelle und strukturelle Plastizität

Wind-up als transiente Erregbarkeitssteigerung im Rückenmark

Als ein erster Hinweis auf neuronale **Plastizität** und zentrale **Sensitivierung** wurde eine schrittweise Steigerung der Antwort spinaler Hinterhornneurone nach repetitiver elektrischer Reizung von C-Fasern gewertet (Woolf 1983). Für dieses Phänomen der gesteigerten zentralen Erregbarkeit, das auch nach Blockade der myelinisierten Fasern auftritt und unabhängig von einer peripheren Sensitivierung ist, wurde der Begriff *wind-up* geprägt. Neben dem *wind-up*, das lange Zeit als einziger Hinweis auf spinale neuronale Plastizität angesehen wurde, zeigen neuere Untersuchungen, dass die Langzeitpotenzierung C-

Faser-evozierter Feldpotenziale im Hinterhorn der Ratte Gemeinsamkeiten mit der Langzeitpotenzierung (LTP) in hippokampalen Strukturen besitzt, die als das prototypische elektrophysiologische Phänomen für Lernen und Gedächtnis gilt (Sandkühler 1996).

Augenblicklich wird versucht, viele pathophysiologische Zustände wie die Hyperpathie oder Allodynie beim Menschen mit dieser Art zentraler Sensitivierung zu erklären und einen Zusammenhang zur Aktivierung von NMDA-Rezeptoren herzustellen. In der klinischen Anwendung haben der NMDA-Antagonist Ketamin, *m*-CPP oder Memantin bei verschiedenen experimentellen und klinischen Schmerzzuständen eine therapeutische Wirksamkeit bewiesen. Insbesondere **Dextromethorphan**, welches als NMDA-Antagonist auch in therapeutischen Dosierungen keine psychotomimetischen Effekte besitzt, zeigte beim Menschen nach oraler Gabe eine dosisabhängige Reduktion der zeitlichen Summierung eines durch elektrische und thermische Reizserien ausgelösten sekundären Schmerzes. Die Effekte des Dextromethorphan waren insofern spezifisch für dieses dem *wind-up* vergleichbare Schmerzphänomen als weder die initiale Stärke des ersten noch des zweiten Schmerzes beeinflusst wurde. Das Experiment darf daher als vielversprechender Beleg für die Vergleichbarkeit von Ergebnissen aus elektrophysiologischen Untersuchungen am Tier mit psychophysischen Untersuchungen am Menschen gelten.

In chronischen Schmerzmodellen reduzierten **NMDA-Antagonisten** die Hyperalgesie nach Neuropathie oder Arthritis. Ebenso werden die vergrößerten rezeptiven Felder spinaler Neurone bei chronischen Schmerzen durch NMDA-Antagonisten wieder verkleinert. Bei Patienten mit postherpetischer Neuralgie, die häufig über heftige Spontanschmerzen und eine ausgeprägte Allodynie klagen, zeigte das NMDA-antagonistisch wirkende Memantin eine deutliche Wirksamkeit. In Studien mit spinaler Applikation von Pharmaka beim Menschen erwies sich, dass durch Lokalanästhetika der anhaltende Brennschmerz positiv beeinflusst wurde, während NMDA-Antagonisten spezifisch die Allodynie unterdrücken konnten.

Das hervorstechende Merkmal aller bisher beschriebenen Manifestationen neuronaler Plastizität und zentraler Sensitivierung im Rückenmark ist, dass NMDA-Rezeptorantagonisten diese vermeiden helfen. Erklärungsversuche, die sämtliche Erscheinungsformen zentraler Sensitivierung mit der Aktivierung des NMDA-Rezeptors in Einklang zu bringen versuchen, sind jedoch übersimplifizierend. Eine eminent wichtige Bedeutung für langsame und dauerhafte Depolarisationen nach Reizung von C-Fasern und die konsekutive Entwicklung einer spinalen Übererregbarkeit besitzen Neuropeptide, die häufig gleichzeitig mit EAA freigesetzt werden. So werden viele Langzeitveränderungen durch NK-1-Rezeptorantagonisten ebenfalls unterdrückt, und die Aktivierung des NK-1-Rezeptors ist für die Entwicklung des *wind-up* offensichtlich von zentraler Bedeutung. Darüber hinaus besteht ausreichende Evidenz, dass das Radikal NO (Stickstoffmonoxid) an der Ausprägung einer spinalen Übererregbarkeit beteiligt ist. Die durch intrathekale Verabreichung von NMDA erzeugte Hyperalgesie und Bahnung nozizeptiver Reflexe kann durch NO-Inhibitoren blockiert werden.

Proteinkinase C und Rezeptorphosphorylierung

Kurzfristige Modifikation von synaptischer Wirksamkeit in neuronalen Netzwerken durch Proteinphosphorylierung ist ein wichtiger Mechanismus zur Regulation von ligandenabhängigen Ionenkanälen. Der prädominante Effekt einer vermehrten Phosphorylierung von L-Glutamat-Rezeptoren ist eine verstärkte glutamaterge synaptische Transmission.

Substanz P und verschiedene andere Neuropeptide sind normalerweise in primär afferenten C-Fasern exprimiert und kolokalisiert mit **L-Glutamat** in weiteren zahlreichen primär afferenten Neuronen. Die gleichzeitige Ausschüttung von SP und L-Glutamat spielt wahrscheinlich eine wesentliche Rolle bei zentraler Sensitivierung. Die Rolle der Synthese von SP in großen myelinisierten Aβ-Fasern nach Nervenverletzungen ist zurzeit nicht geklärt. Durch solche Mechanismen könnten z. B. auch Signalwege von Aβ-Fasern mit niedriger Schwelle zur Entwicklung von zentraler Sensitivierung beitragen (sekundäre Hyperalgesie).

Verhaltensuntersuchungen, in denen Tiere nach akuter Formalinentzündung bei intrathekaler Gabe von Phorbolestern gesteigerte und bei Gabe eines Inhibitors der Phospholipase C (Neomycin) abgeschwächte nozifensive Reaktionen zeigten, sprechen für die Beteiligung von PKC an spinalen Sensitivierungsvorgängen. Akute Entzündungsreize durch Formalin und Senföl führen zu einer Translokation von ^{3}H-Phorbol-12,13-Dibutyrat (**PDBU**), was für eine Aktivierung von PKC durch Stimulation von Neurorezeptoren spricht. Im chronischen Schmerzmodell der Mononeuropathie wird die membranäre Translokation von PDBU durch die Gabe von Gangliosiden verhindert, die die PKC-Translokation/-Aktivierung hemmen, und gleichzeitig wird die Schmerzüberempfindlichkeit der Tiere aufgehoben bzw. reduziert.

Bei der chronischen Monoarthritis zeigten sich Änderungen der spinalen PKC durch eine Intensivierung der autoradiographischen Darstellung von membrangebundenem PDBU (Tölle et al. 1996). Nach rascher Entwicklung einer bilateralen elektrophysiologischen Erregbarkeitssteigerung und einer mechanischen Hyperalgesie tritt nach 4 Tagen zunächst ipsilateral und mit einer zeitlichen Verzögerung nach 14 Tagen auch kontralateral eine verstärkte PDBU-Bindung auf. Neben einer Intensivierung der PDBU-Bindung in den oberflächlichen Laminae des Hinterhorns war eine anatomische Ausdehnung der PDBU-Bindungsstellen zu beobachten. Untersuchungen zur Transaktivierung der spezifischen mRNA der PKC-

Isoformen ergaben eine, zeitlich der PDBU-Bindungsverstärkung vorausgehende, differenzielle Zunahme der Expression von PKC-β_1 und -β_2 in Neuronen in den oberflächlichen Laminae des Hinterhorns. Die regionale Verstärkung der PDBU-Bindung findet sich auch in Lamina III, wo primäre Afferenzen auf niedrigschwelligen mechanorezeptiven Neuronen endigen, deren Sensitivierung die bei Arthritis beobachtbare Allodynie erklärbar machen könnte.

Die molekularen **Mechanismen einer durch PKC ausgelösten Sensitivierung** sind unklar. In elektrophysiologischen Untersuchungen am Rückenmarkschnitt in vitro förderten Aktivatoren von PKC die Freisetzung von Glutamat und Aspartat. An isolierten Neuronen aus dem Nucleus trigeminus vergrößerte PKC die NMDA-vermittelten Ströme durch Erhöhung der Offenwahrscheinlichkeit von Ionenkanälen und Reduktion des spannungsabhängigen Mg^{2+}-Blocks. Bei der Langzeitpotenzierung oder dem assoziativen Lernen ist eine nach NMDA-Rezeptoraktivierung ausgelöste Translokation von PKC von zytosolischen zu membranständigen Zellkompartimenten und ebenso eine NMDA-Rezeptorphosphorylierung vermutlich von wesentlicher Bedeutung. Durch den damit verbundenen verstärkten Ca^{2+}-Einwärtsstrom wird PKC zusätzlich aktiviert und ein positiver Rückkopplungskreislauf für die Erhaltung zentraler Sensitivierung erzeugt. Hinweise für die Phosphorylierung von EAA-Rezeptoren durch PKC und CaM-KII ergeben sich sowohl für AMPA- als auch NMDA-Rezeptoren. Im Rückenmark überlappt die Expression der NMDAR1-1-Splice-Variante des NMDA-Rezeptors, die eine Konsensussequenz für die Phosphorylierung durch PKC trägt, mit PDBU, das die Diacylglycerin(DAG)-Bindungsstelle der PKC trägt.

An der Umsetzung oder Konsolidierung der von NMDA-Rezeptoren angestoßenen Kaskade neuroadaptiver Vorgänge sind vermutlich verschiedene intrazelluläre Second-messenger-Systeme, Kinasen und Phosphatasen beteiligt, die nach Aktivierung von Membranrezeptoren direkt oder indirekt (über Ca^{2+}) angesteuert werden. Die antinozizeptive Wirkung von Substanzen, welche die Translokation von PKC verhindern und dadurch die Erregbarkeit der Neurone reduzieren, eröffnet möglicherweise einen neuen therapeutischen Zugang zur Behandlung der Hyperalgesie und Allodynie bei Neuropathien und Arthritiden.

Wechselwirkungen von exzitatorischen Aminosäuren und Substanz P

Durch Entzündungsreize werden sowohl Glutamat als auch SP vermehrt freigesetzt. Zusätzlich findet sich eine verstärkte Expression von Preprotachykinin A-mRNA, einem Vorläufer von SP, in Zellen des Spinalganglions und in Neuronen des Rückenmarks. Die Steigerung der spinalen Erregbarkeit nach länger anhaltender peripherer nozizeptiver Reizung entsteht vermutlich durch die **kooperative Wirkung von EAA und SP** auf das postsynaptische Neuron (◘ Abb. 11.2). Die enge Verbindung dieser beiden Transmitter ergibt sich aus dem immunhistochemischen Nachweis einer Kolokalisation von EAA und SP in vielen primären Afferenzen, der simultanen und wechselweisen Beeinflussung der Freisetzung und aus der elektrophysiologisch nachweisbaren gesteigerten Erregung postsynaptischer Neurone bei simultaner Applikation. NMDA-Rezeptorantagonisten sowie selektive und nichtselektive SP-Antagonisten können die massive Erregbarkeitssteigerung nach simultaner Einwirkung beider Transmitter blockieren. Der molekulare Mechanismus der Erregbarkeitssteigerung von SP beruht vermutlich auf einem modulatorischen Effekt auf postsynaptische NMDA- und/oder metabotrope Glutamatrezeptoren unter Second-messenger-Vermittlung. An Hinterhornneuronen werden durch NMDA aktivierte Membranströme durch SP selektiv verstärkt. Die Interaktion zwischen SP- und NMDA-Rezeptoren wird durch PKC-Inhibitoren blockiert, und die Wirkungen von SP-Agonisten werden durch PKC-Aktivatoren nachgeahmt.

Nach augenblicklicher Vorstellung führt die Aktivierung von PKC nach Stimulation des SP-Rezeptors zu einer Phosphorylierung des NMDA-Rezeptors, wodurch die Kinetik der Mg^{2+}-Blockade des NMDA-Rezeptors geändert und die Aktivierung von NMDA-Rezeptoren bei negativerem Membranpotenzial möglich wird. Als Folge können freigesetzte EAA den NMDA-Rezeptor schneller und stärker aktivieren und durch einen erhöhten Anstieg der intrazellulären Ca^{2+}-Konzentration und gleichzeitiger Aktivierung spannungsabhängiger Ca^{2+}-Kanäle die Aktivierung von PKC weiter steigern. Unter der Annahme eines NMDA-Rezeptors mit funktionell gelockerten Aktivierungsbedingungen und einer kooperativen stärkeren Aktivierung des mGluR, der seinerseits Second-messenger-Systeme und Rezeptorphosphorylierungen induzieren kann, sind möglicherweise auch primär nicht nozizeptive afferente Eingänge über Aδ-Fasern in der Lage, in spinalen Neuronen *wind-up* zu erzeugen. Die Modellvorstellung kann somit nicht nur die klinischen Beobachtungen einer Hyperalgesie durch zentrale Sensitivierung erklären, sondern möglicherweise auch das Auftreten der Allodynie.

Mechanismen struktureller Plastizität

Die durch Schmerz ausgelöste Induktion von **iTF**, die als Transkriptionsregulatoren die Transaktivierung von Zielgenen steuern können, gilt als wichtiger Hinweis auf strukturelle Plastizität in schmerzverarbeitenden Strukturen (◘ Abb. 11.2). In Neuronen des Rückenmarks induzieren nozizeptive und nichtnozizeptive Reize durch transsynaptische Aktivierung die Expression einer Vielzahl von iTF. Hunt et al. (1987) konnten erstmals die Expression des c-Fos-Proteins nachweisen nach

- mechanorezeptiver Reizung,
- nichtschmerzhafter Bewegung der Extremität und

- nozizeptiver Hitzereizung in Neuronen des Rückenmarks.

In Abhängigkeit vom untersuchten iTF und den spezifischen Reizbedingungen des peripheren nozizeptiven Reizes ändert sich das Muster der Expressionen hinsichtlich
- der Gesamtanzahl der beteiligten Neurone,
- der intraspinalen anatomischen Verteilung,
- der Zeitpunkte der maximalen Expression sowie
- der Persistenz des iTF-Signals.

Neuere Ergebnisse wiesen bei einer akuten Entzündung eine starke bilaterale Phosphorylierung von CREB (cAMP-Reaktionselement-Bindungsprotein) nach. Nach Auslösung einer chronischen Monoarthritis wechselt nach 24 Stunden das Bild einer dorsoventralen Verteilung c-Fos-positiver Neurone zu einer höheren Dichte c-Fos-positiver Neurone in den tiefen Laminae III–VI. In einer Untersuchung, die neben c-Fos auch die Expression von Fos B, Jun-Proteinen und Krox-24 nachwies, wurde bei stabiler Monoarthritis mit allen klinischen Zeichen der Entzündung ab dem fünften Tag ein vollkommenes Fehlen c-Fos-positiver Neurone in oberflächlichen Laminae berichtet, während Fos B, Jun D und Krox-24 noch in einer geringeren Anzahl von Neuronen über 2–4 Wochen zu beobachten war (Tölle et al. 1995).

Obwohl eine kausale Beziehung zwischen peripherer Reizung, Aktivierung von iTF und lang anhaltenden Änderungen in der Expression von Zielgenen noch nicht eindeutig belegt ist, ist wahrscheinlich, dass zumindest einige der Langzeiteffekte, die durch periphere Schädigung in zentralen Neuronen induziert werden, über eine Transaktivierung von iTF zustande kommen.

Endogene Opioide

Zu dynamischen Veränderungen von Neurotransmittersystemen im Rückenmark nach nozizeptiver Reizung gehört der **Anstieg der Opioidsynthese** in spinalen Neuronen. Der gesteigerten Synthese von Opioidpeptiden geht ein Anstieg der c-Fos-Expression zeitlich voraus. Durch die Kombination der immunhistochemischen Technik mit der In-situ-Hybridisierung konnte eine Kolokalisation von c-Fos- und Prodynorphin-mRNA bzw. Proenkephalin-mRNA in einzelnen dieser Neurone nachgewiesen werden. Untersuchungen mit c-Fos-Antisense-Oligonukleotiden konnten die Transaktivierung des Zielgens Prodynorphin unterdrücken und lieferten somit einen wichtigen Beleg, dass iTF an der Regulation des Gens beteiligt sind. Zeitlich versetzt zur Expression von Prodynorphin tritt ab dem zweiten Tag eine Steigerung der Immunoreaktivität für **Dynorphin** und ab dem fünften Tag eine vermehrte Freisetzung von α-Neoendorphin auf. Die funktionelle Bedeutung spinal freigesetzten Dynorphins ist noch nicht endgültig geklärt. Dynorphin ändert die Erregbarkeit im Hinterhorn möglicherweise durch Steigerung der Freisetzung von EAA und ist an der Vergrößerung der rezeptiven Felder spinaler Hinterhornneurone beteiligt. Durch die stärkere Überlappung der vergrößerten rezeptiven Felder werden eine größere Anzahl spinaler Neurone bei gleichem peripherem Reiz aktiviert. Die resultierende verstärkte neuronale Aktivität führt somit zur stärkeren Aktivierung spinaler Hinterhornneurone und durch den gesteigerten zentralen Impulszustrom damit möglicherweise auch zu einem gesteigerten Erleben von Schmerz.

Exzitatorische Aminosäuren

Änderungen in der Expression von AMPA-Rezeptor-mRNA, der Expression von GluR-A- und GluR-B-Splice-Varianten und mGluR-mRNA wurden nach hippokampalem Kindling und globaler Ischämie berichtet. Auch Auslösung einer akuten Enzündungsreaktion durch Injektion von Lipopolysacchariden in die Hinterpfote führte nach 24 Stunden zu einer transienten bilateralen 20%igen Erniedrigung der Expression der GluR-A-mRNA, während GluR-B-, Glu-C -und NMDAR1-mRNA nicht geändert waren. Da homomere GluR-A die höchste Affinität gegenüber Glutamat aufweisen, kann die selektive Reduktion der GluR-A-mRNA eine verminderte Ansprechbarkeit der AMPA-Rezeptoren auf die vermehrt aus primären Faserterminalen freigesetzten EAA zur Folge haben und somit einen autoprotektiven Mechanismus gegen exzessive glutamaterge Erregung darstellen.

Neben den ionotropen Rezeptoren scheinen mGluR an Langzeitveränderungen der Erregbarkeit im Rückenmark beteiligt zu sein. So entwickelt sich eine akute mechanische Hyperalgesie vermutlich durch Koaktivierung von AMPA- und metabotropen Glutamatrezeptoren. Im Verlauf einer akuten Entzündung gewinnen mGluR funktionell stärkere Bedeutung. Dabei wird die mGluR3-mRNA in zeitlicher Korrelation zur Hyperalgesie im Hinterhorn des Rückenmarks transient verstärkt exprimiert.

GABA

Akute und chronische Entzündungsreize bewirken einen signifikanten Anstieg der Anzahl GABA-immunoreaktiver Neurone im Hinterhorn des Rückenmarks. In der HPLC ließ sich eine ca. 30%ige Zunahme der Konzentration von GABA im Rückenmark nachweisen. Die Veränderungen im GABAergen System traten in allen untersuchten Modellen nur ipsilateral zur Stimulation auf und verliefen parallel zur Entwicklung der klinischen Entzündungszeichen.

Dies und die Beobachtung einer gesteigerten Immunoreaktivität für GAD und einer De-novo-Expression von GAD-mRNA nach peripherer Entzündung sprechen für eine von primär-afferenten Fasern induzierte aktivitätsabhängige Synthesesteigerung von GABA. Eine genaue zeitliche Analyse der Änderungen von GAD und GABA zeigt, dass sich bei peripherer nozizeptiver Reizung in Neuronen des Rückenmarks zunächst eine verstärkte

Transkription des GAD-Gens entwickelt, mit einer Anreicherung von GAD-mRNA. Als Folge einer gesteigerten Translation der GAD-mRNA wird vermehrt GAD-Enzym bereitgestellt. Erst anschließend findet sich die gesteigerte Nachweisbarkeit des Neurotransmitters GABA (Castro-Lopes et al. 1994).

Überlegungen zu funktionellen Konsequenzen einer **gesteigerten Bereitstellung von GABA** in spinalen Neuronen sind wesentlich an die Voraussetzung geknüpft, dass der vermehrt synthetisierte Neurotransmitter auch vermehrt freigesetzt wird. Die Beobachtung von Änderungen der postsynaptischen Rezeptordichte machen diese erhöhte Freisetzung wahrscheinlich. Als Resultat der verstärkten Bereitstellung und Freisetzung von GABA könnte eine Verstärkung der Inhibition im Rückenmark resultieren – eine Hypothese, die jedoch noch durch weitere, insbesondere elektrophysiologische Untersuchungen validiert werden muss. Viele pharmakologische Untersuchungen konnten die antinozizeptive Wirkung von GABA-Rezeptoragonisten (insbesondere $GABA_B$-Agonisten) bestätigen und die physiologische Bedeutung von GABA bei der präsynaptischen Hemmung und der postsynaptischen Inhibition spinaler Neurone belegen.

Der Übererregbarkeit, die sich nach chronischen Entzündungsreizen in spinalen Hinterhornneuronen über verschiedene Mechanismen entwickelt, könnte durch den Anstieg des inhibitorischen Tonus über Aktivierung GABAerger Systeme möglicherweise entgegengewirkt werden. Pharmakologische Untersuchungen haben eine synergistische, antinozizeptive Wirkung von GABA und Opioiden auf spinaler Ebene gezeigt. Opioide und $GABA_B$-Agonisten reduzieren die Freisetzung von SP im Rückenmark. Daneben sind im Rückenmark Kontakte zwischen GABA und Enkephalin-immunoreaktiven Neuronen nachgewiesen. Da enkephalinerge Neurone einen inhibitorischen Tonus auf das Rückenmark ausüben, ist es denkbar, dass GABA seinen inhibitorischen Effekt auf die Verarbeitung sensorischer Information einerseits durch direkte Wirkung auf prä- und postsynaptische GABA-Rezeptoren und andererseits über Wechselwirkung mit enkephalinergen Interneuronen ausübt.

Pharmakologische Modulation der Transaktivierung von iTF

Die transsynaptische Aktivierung stellt den Schlüsselreiz für die Initialisierung der Signalkaskade in postsynaptischen Neuronen dar. Eine ursprünglich nur für den iTF **c-Fos** formulierte Hypothese geht davon aus, dass die Menge des von Nervenzellen synthetisierten c-Fos-Proteins

- einerseits in einer direkten Beziehung zum Ausmaß der synaptischen Aktivierung steht,
- andererseits von der Art des Neurotransmitters und der damit postsynaptisch angestoßenen Signalkaskade abhängt
- und/oder darüber hinaus von der genetischen Ausstattung des postsynaptischen Neurons mitbestimmt wird.

Eine große Anzahl von Untersuchungen konnte mittlerweile zeigen, dass die Modulation der synaptischen Transmission durch exogene und endogene Opiate, SP und NMDA-Antagonisten, GABAerge Substanzen und Antikonvulsiva die Expression von *immediate-early genes* (IEG) unterdrückt. Systemische Applikation des μ-Opioidrezeptoragonisten Morphium sowie des κ-Opioidrezeptoragonisten U-50488 reduzierte die IEG-Induktion in Neuronen des Rückenmarks nach akuter Hitzereizung und nach akuter Entzündung. Der die Expression **modulierende Effekt von Opiatagonisten** kann mit hoher Wahrscheinlichkeit auf die vielfach nachgewiesene Unterdrückung neuronaler Entladungstätigkeit zurückgeführt werden. Elektrophysiologische Untersuchungen mit intra- und extrazellulären Ableitungstechniken zeigten, dass die Wirkung von Morphium bevorzugt auf die durch C-Faser-Aktivierung evozierte spinale Entladungstätigkeit erfolgt, während frühe Antwortkomponenten, die durch die Aktivierung stark myelinisierter Fasern entstehen, selbst bei hohen Dosen von Morphium nur geringfügig oder aber überhaupt nicht beeinflusst werden. Anhaltende neuronale Aktivität und/oder Erregungen, die sich durch niedrigschwellige Afferenzen ergeben, tragen vermutlich zum residualen Expressionmuster der iTF bei, das auch noch unter der Gabe hoher Dosen von Morphium beobachtet werden kann.

Neben der Wirkung von exogenen Opiaten wie dem Morphium weisen vielfältige Beobachtungen aus den letzten Jahren darauf hin, dass endogene Opiate, die in Faserterminalen wie auch in Interneuronen des Rückenmarks enthalten sind, an der Modulation der Entladungstätigkeit spinaler Projektionsneurone beteiligt sind. Neben einer spinalen Ausschüttung enkephalinerger Substanzen aus Interneuronen als Folge einer nozizeptiven Reizung wurde ein tonisch aktives **enkephalinerges System** postuliert, das für die Kontrolle der Verarbeitung nozizeptiver Signale bereits auf dem Niveau des Rückenmarks funktionelle Bedeutung besitzt. Die reduzierte Degradation von Opioidpeptiden nach der Applikation von Peptidaseinhibitoren wie z. B. dem Kelatorphan (einem Inhibitor verschiedener enkephalinabbauender Enzyme) steigert ebenfalls den tonisch aktiven opioidergen Tonus und induziert in vielen experimentellen Modellen antinozizeptive Effekte bzw. reduziert die iTF-Expression nach nozizeptiver Reizung.

Durch die Entwicklung pharmakologischer Substanzen, die auf indirektem Weg den Tonus des endogenen opioidergen Systems regulieren, bietet sich möglicherweise die Gelegenheit, nebenwirkungsärmere Medikamente mit guten analgetischen Eigenschaften einzusetzen. Unter dem Konzept der präemptiven Analgesie war eine klinisch möglicherweise wichtige Beobachtung, dass die Verabreichung analgetischer Dosen von Morphium unmittelbar nach Beendigung der nozizeptiven Reizung keinen Einfluss auf das Ausmaß der Expression von iTF besaß.

Ergebnisse aus der iTF-Forschung zeigen, dass auch bei der Entzündung Antiphlogistika nur bei frühzeitiger Applikation in der Lage sind, die Aktivierung von iTF zu unterdrücken, während sie bei fortgeschrittener Erkrankung in dieser Hinsicht ohne Wirksamkeit sind.

11.2.5 Neuroanatomie der Schmerzverarbeitung beim Menschen

Die Vorstellungen zur funktionellen Anatomie der Schmerzverarbeitung beim Menschen basierten bis vor wenigen Jahren auf

- Post-mortem-Untersuchungen nach zentralen Schädigungen,
- den Effekten kortikaler und subkortikaler elektrischer Reizungen während neurochirurgischer Eingriffe,
- Erkenntnissen, die durch gezielte Läsionen zerebraler Strukturen gewonnen wurden.

Ein wesentlicher Fortschritt konnte durch den Einsatz bildgebender Verfahren erzielt werden, die eine nichtinvasive Untersuchung normaler und gestörter Schmerzverarbeitung am wachen und kooperativen Menschen ermöglichen.

Methoden der funktionellen Bildgebung

Es stehen mittlerweile eine ganze Reihe von z. T. komplementären Methoden zur bildlichen Charakterisierung von Funktionsabläufen im ZNS zur Verfügung. Hierbei sind v. a. zu nennen:

- die Positronenemissionstomographie (PET),
- die funktionelle Kernspintomographie (fMRT),
- elektroenzephalographische Mapping-Verfahren (EEG)
- und die Magnetenzephalographie (MEG).

Während nuklearmedizinische **$H_2{}^{15}O$-PET-Untersuchungen** zur Darstellung von zerebralen **Durchblutungsveränderungen** und damit indirekt der neuronalen Aktivität (neurovaskuläre Kopplung) zunächst den Hauptanteil an Bildgebungsstudien bei Schmerzen ausmachten und wichtige Befunde lieferten, tritt diese Methode nun mehr und mehr in den Hintergrund. $H_2{}^{15}O$-PET-Studien zeichnen sich zwar durch eine große Robustheit aus und sind somit gut reproduzierbar, jedoch verfügen sie im Vergleich zur konkurrierenden fMRT nur über eine geringe zeitliche und räumliche Auflösung. Weitere Beschränkungen ergeben sich aus der – wenn auch geringen – Strahlenbelastung und den damit verbundenen gesetzlichen Auflagen. Einen festen Platz werden $H_2{}^{15}O$-PET-Studien jedoch auch in Zukunft bei speziellen Fragestellungen haben, wie z. B. zur Untersuchung der steigenden Zahl von Patienten, die zur Schmerztherapie mit oberflächlichen (Motorkortexstimulation) oder tiefen Hirnstimulatoren (z. B. Thalamusstimulation) versorgt wurden und aufgrund der metallischen Eigenschaften der Elektroden nicht mit fMRT untersucht werden können.

Mittels PET sind jedoch nicht nur Durchblutungsveränderungen ($H_2{}^{15}O$-PET) detektierbar, sondern durch andere Tracer können z. B. der zerebrale **Glukosestoffwechsel** (^{18}F-FDG-PET; FDG: Fluordesoxyglukose) oder Rezeptorverteilungen (Liganden-PET) dargestellt werden. Insbesondere die letzteren Messungen haben durch die große Zahl von verschiedenen heute zur Verfügung stehenden Liganden-Tracern ein riesiges Potenzial. Fast jedes Neurotransmittersystem kann damit untersucht werden. In der Schmerzforschung haben besonders opioiderge PET-Untersuchungen, z. B. mit den Tracern ^{11}C-Diprenorphin (unselektiver Opioidantagonist) oder ^{11}C-Carfentanil (selektiver μ-Rezeptoragonist) zu interessanten Forschungsergebnissen geführt.

Die **fMRT** kann mit Hilfe des sogenannten BOLD-Effekts (*blood oxygen level-dependent effect*) Veränderungen des Gehalts an **Desoxyhämoglobin** aufzeigen. Es konnte gezeigt werden, dass diese Zu- oder Abnahmen in hohem Maße mit der neuronalen Aktivität der entsprechenden Hirnbereiche gekoppelt sind (Logothetis et al. 2001) und die mit fMRT gewonnen Ergebnisse sehr stark mit den aus PET-Aktivierungsstudien bei identischen Paradigmen erhobenen Daten korrelieren (Coull u. Nobre 1998; Rees et al. 1997). Es ist jedoch nicht möglich, zwischen Veränderungen durch exzitatorische bzw. inhibitorische neuronale Vorgänge zu unterscheiden. Da fMRT-Untersuchungen praktisch an jedem modernen 1,5-Tesla-Scanner durchführbar sind und die Methode über eine relativ gute zeitliche Auflösung sowie eine sehr gute räumliche Auflösung verfügt, erfreut sie sich auch in der Schmerzforschung zunehmender Beliebtheit.

Auch die **voxelbasierte Morphometrie** basiert auf kernspintomographischen Messungen. Es handelt sich hierbei zwar nicht um eine Methode der funktionellen Bildgebung im engeren Sinne, da lediglich strukturelle T1-Sequenzen (hochauflösende 3D-MPRAGE-Sequenzen) akquiriert werden. Jedoch werden statistische Methoden aus der funktionellen Bildgebung benutzt, um auf diese Weise Grauwertunterschiede in einzelnen Hirnstrukturen zwischen Patientenkollektiven und Normalprobanden herauszufinden. Morphologische Unterschiede, z. B. durch Neuronenuntergang, können auf diese Art untersucherunabhängig auf Pixelbasis herausgearbeitet werden (Ashburner u. Friston 2000).

Bei den **elektroenzephalographischen Mapping-Verfahren** handelt es sich um Methoden zur Identifizierung und Lokalisation von intrazerebralen Dipolen, welche Generatoren ereigniskorrelierter Hirnpotenziale darstellen. Bei sehr guter zeitlicher Auflösung ist eine anatomische Zuordnung jedoch schlechter möglich als bei der PET oder bei fMRT-Untersuchungen.

Auch die **Magnetenzephalographie** (MEG) beruht auf der Lokalisation ereigniskorrelierter Potenziale bzw. der damit verbundenen biomagnetischen Felder. Da der Generator des biomagnetischen Feldes weitgehend verzerrungsfrei und in einem kleinen Volumen registriert werden kann, ist mit der MEG eine etwas genauere Lokalisation als mit Hilfe des EEG möglich.

Das Schmerznetzwerk

Der Einsatz bildgebender Verfahren durch verschiedene Arbeitsgruppen und Methoden belegte bei experimentellen somatischen und viszeralen Schmerzreizen mit relativ hoher Übereinstimmung ein spezifisch aktiviertes **zentrales Netzwerk** unter Einbeziehung des

- Mittelhirns,
- thalamischer,
- limbischer und
- kortikaler Strukturen.

Die Multiplizität der aktivierten Hirnareale, die sich in verschiedenen Schmerzparadigmata gezeigt hat, spricht gegen eine zentrale Verarbeitungsstruktur im Sinne eines »Schmerzzentrums« für die Generierung des komplexen Sinneseindrucks Schmerz (Treede et al. 1999). Nach Melzack und Casey (1968) wird das Erleben von Schmerz als **multidimensional** bezeichnet. Der Gesamteindruck ist auflösbar in sensorisch-diskriminative, affektiv-motivationale und kognitive Teilkonstituenten und entsteht vermutlich nach einer Serie von parallelen und sequenziellen Verarbeitungsschritten in einer Matrix, die ihre afferenten Zugänge über unterschiedliche anatomische Bahnensysteme erhält (◘ Abb. 11.3)

Die Projektionen spinothalamokortikaler Neurone in laterale und mediale thalamische Kerngebiete mit konsekutiver Weiterverarbeitung der Information entweder im somatosensorischen oder im limbischen Kortex führte zur Bildung der Begriffe »laterales Schmerzsystem« und »mediales Schmerzsystem«. Dem **lateralen Schmerzsystem**, zu welchem auf der Ebene des Thalamus die lateralen Kerngruppen gehören, die dann zum primären und sekundärsensorischen Kortex projizieren (S1, S2), wird die Reizdetektion, Lokalisation und Qualitäts- bzw. Intensitätsdiskrimination zugerechnet. Es steuert auf diesem Wege die sensorisch-diskriminative Komponente des Schmerzerlebens bei. Die affektiv-motivationale Komponente resultiert aus Verarbeitungsschritten im **medialen Schmerzsystem**. Hierzu gehören die medial gelegenen thalamischen Strukturen, der zinguläre Kortex sowie der präfrontale Kortex. Die Inselregion nimmt in diesem Konzept eine intermediäre Position ein. Sie erhält somatischen und viszeralen afferenten Zustrom aus dem lateralen System und projiziert ihrerseits in das limbische System und kann damit zur emotionalen Tönung wie auch zur Lokalisation von sensorischen Reizen beitragen.

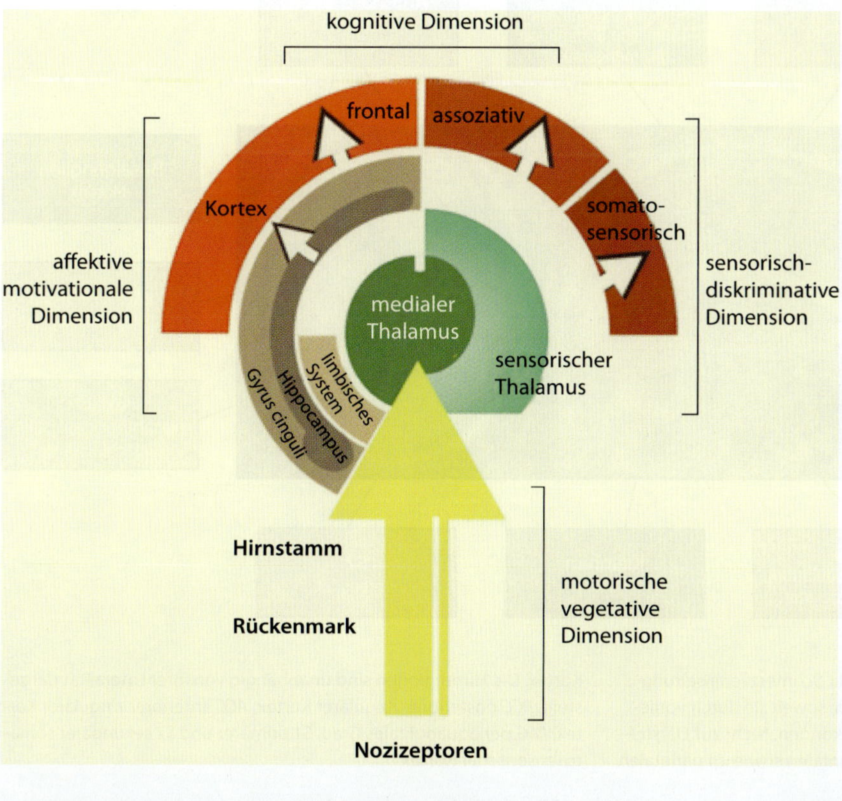

◘ **Abb. 11.3.** Die Schmerzempfindung bei peripherer nozizeptiver Reizung wird nach zentraler Verarbeitung unter Beteiligung verschiederer Hirnstrukturen erzeugt. Zur sensorisch-diskriminativen Dimension gehören spezifische thalamische Kerngebiete und somatosensorische Kortexanteile. Die emotionale Färbung des Schmerzes erfolgt durch Verarbeitung in limbischen Strukturen unter Einbeziehung von frontalen Hirnrindenanteilen. Kognitive Dimensionen werden durch Verarbeitung in frontalen und assoziativen Hirnrindenarealen beigesteuert

Regionenspezifische Kodierung von Schmerzkomponenten

Eine Fülle von frühen Bildgebungsstudien konnte an der Schmerzverarbeitung beteiligte Hirnareale aufzeigen (◘ Abb. 11.4). Dabei wurden einige Bereiche konsistent in nahezu allen Studien als aktiviert nachgewiesen. Hierzu gehören v. a.

- der Thalamus,
- der primäre und sekundäre somatosensorische Kortex (S1 und S2),
- die Inselrinde,
- der zinguläre Kortex,
- der dorsolaterale präfrontale Kortex (DLPFC) und
- das Kleinhirn.

Andere zerebrale Regionen, wie z. B. die motorischen Hirngebiete oder die Amygdala waren demgegenüber nur in einem Teil der Studien aktiviert (detaillierte Übersichten dieser Arbeiten finden sich bei Wiech et al. 2001; Peyron et al. 2000; Derbyshire 1999; Willoch et al. 2002).

Neben einer Darstellung der am Netzwerk beteiligten Strukturen wurde eine Reduktion des globalen **zerebralen Blutflusses** (gCBF) durch Schmerzreize (Coghill et al. 1998) festgestellt. Eine mögliche Erklärung hierfür könnte eine funktionell, global inhibitorische Kontrolle sein, welche die Wahrnehmung von Schmerzen gegenüber anderen kognitiven oder sensorischen Anforderungen gewährleistet.

Während die ersten Arbeiten sich auf Durchblutungsänderungen während verschiedenster experimenteller Schmerzreize bezogen, wurde nachfolgend versucht, durch differenzierte Studiendesigns auch Einzelaspekte der Schmerzverarbeitung näher zu charakterisieren.

Auch die subkortikalen Strukturen, die aufgrund ihrer geringen Größe bei frühen Bildgebungsstudien nur inkonsistent aktiviert wurden, gewinnen nun immer mehr an Aufmerksamkeit (Bingel et al. 2002) und werden durch die Benutzung von Hochfeldkernspintomographen (3T) zukünftigen Forschungsprojekten besser zugänglich sein.

Als multidimensionale Entität setzen sich Schmerzen aus

- sensorischen,
- affektiven,
- motorischen und
- vegetativen Komponenten (Melzack u. Casey 1968)

zusammen und führen zu einer Serie von parallelen und sequenziellen Verarbeitungsschritten im Gehirn. Gemeinsam tragen diese verschiedenen Teilkonstituenten zu einer individuellen Schmerzbewertung bei, in die auch das »Schmerzgedächtnis« mit einfließt.

Tölle et al. (1999) konnten in einer $H_2{}^{15}O$-PET-Studie mit experimentellen Hitzeschmerzreizen Korrelationen der geschilderten Schmerzkomponenten mit definierten Hirnregionen zeigen (Tölle et al. 1999):

- Die **Schmerzintensität** konnte mit dem posterioren zingulären Kortex (PCC), mit periventrikulären Mit-

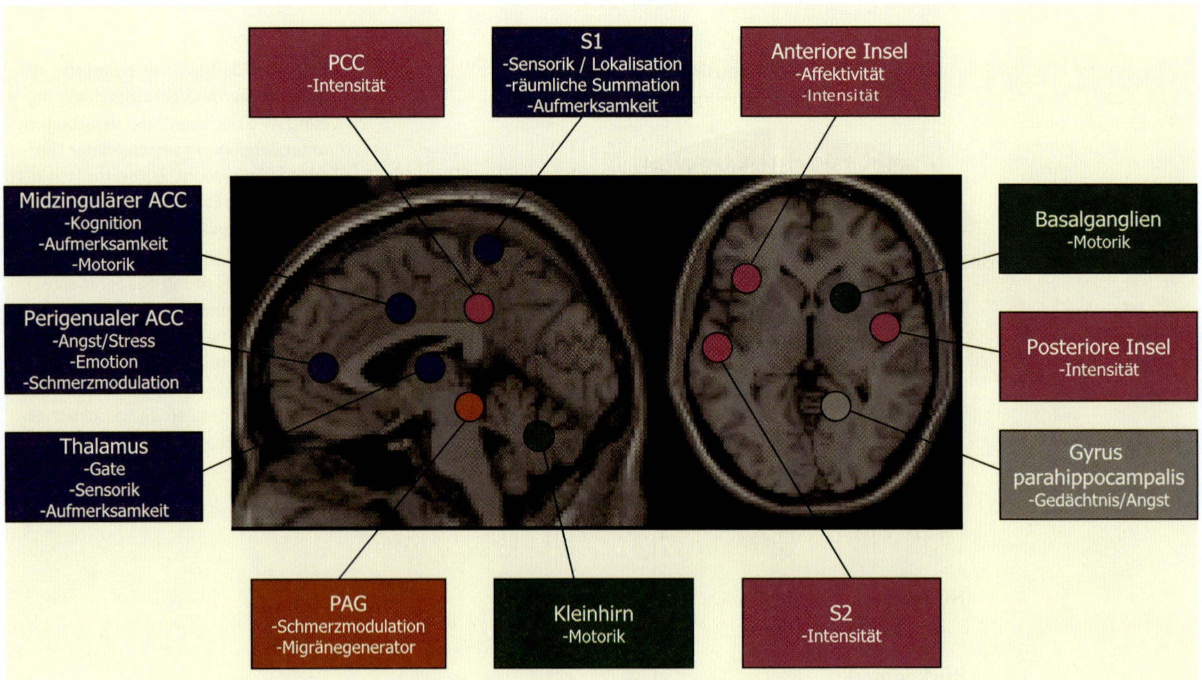

◘ **Abb. 11.4.** Das Schmerznetzwerk – an der Schmerzverarbeitung beteiligte Hirnregionen und deren Funktion, soweit sie durch vorliegende Bildgebungsstudien belegt werden können. Nicht zur Darstellung kommen u. a. Aktivierungen im präfrontalen sowie im parietalen Kortex. Die Hirnregionen sind unabhängig von ihrer Lateralität dargestellt. *PCC* posteriorer zingulärer Kortex, *ACC* anteriorer zingulärer Kortex, *PAG* periaquäduktales Grau, *S1* primärer und *S2* sekundärer somatosensorischer Kortex

telhirnstrukturen und dem inferioren Frontalhirn in Verbindung gebracht werden.
- Positive Korrelationen der **Schmerzschwelle** fanden sich mit Bereichen des anterioren zingulären Kortex (ACC) und des inferioren frontalen Kortex.
- Positive Korrelationen der **Schmerzunangenehmheit** ergaben sich mit posterioren Anteilen des ACC.
- Bei Patienten mit **Phantomschmerzen**, bei denen mittels hypnotischer Suggestion eine Modulation der Intensität des Schmerzerlebens induziert wurde, wiesen nahezu identische Hirnregionen in Korrelation zur Intensität der schmerzhaften Empfindung auf (Abb. 11.5).

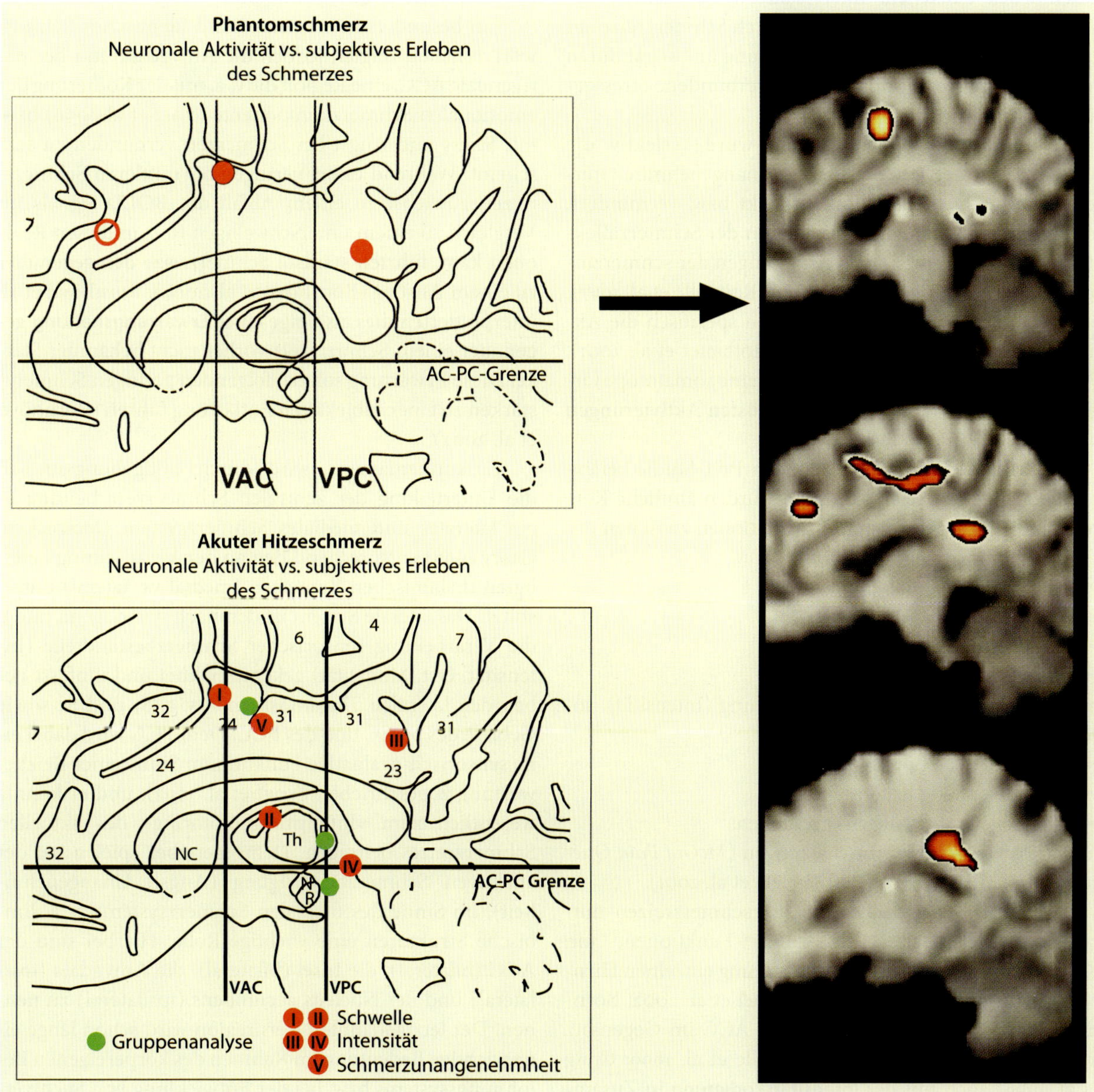

Abb. 11.5. PET-Untersuchungen zur zentralen Schmerzverarbeitung bei tonischer Hitzeschmerzreizung im gesunden Probanden (*unten*) und bei durch hypnotische Suggestion ausgelöster Modulation des Schmerzerlebens bei einem Patienten mit Phantomschmerzen nach traumatischer Armamputation (*oben*). Die experimentelle Schmerzreizung zeigt eine regionenspezifische Verarbeitung der erlebten Schmerzintensität (sensorisch-diskriminative Dimension) und der Schmerzunangenehmheit (affektiv-motivationale Dimension) im periaquäduktalen/periventrikulären Grau (*PAG*) und innerhalb des Gyrus cinguli. *Links*: Darstellung der positiven Korrelationen zwischen regionaler Blutflusszunahme und subjektiv erlebter Intensität (*III*), (*IV*) und Unangenehmheit (*V*) des Schmerzes auf einem schematischen sagittalen Bild des Gehirns. Bei Phantomschmerz zeigen sich vergleichbare Blutflusssteigerungen im posterioren Gyrus cinguli und im posterioren Sektor des anterioren Gyrus cinguli in Korrelation zur erlebten Intensität der Schmerzempfindung. In der *rechten* Bildspalte sind die signifikanten Voxel im Bereich des Gyrus cinguli bei Patienten mit Phantomschmerzen auf korrespondierenden Schnittbildern eines anatomischen Referenzbildes (T1-gewichtete Kernspintomographie) überlagert

Dies zeigt, dass sowohl ein realer Schmerzreiz wie auch ein lediglich **zentral generierter Schmerz** auf die identischen Hirnregionen zurückgreift, um die Sinnesempfindung zu erzeugen. Aus der Klinik ist weiterhin bekannt, dass für Schmerzen v. a. im Rahmen chronischer Schmerzsyndrome ein jeweils schmerzauslösendes Ereignis nicht unbedingt vorhanden sein muss. Anscheinend kann das Gefühl »Schmerz« auch einen rein zerebral generierten Sinneseindruck darstellen. Interessanterweise konnten typische Schmerzsignale im Gehirn durch Schmerzreize am Lebenspartner, durch Schmerzerwartung und sogar durch soziale Ausgrenzung und das damit verbundene Stressgefühl feststellt werden.

In zwei anderen PET-Studien wurde selektiv die Schmerzintensität bzw. die Schmerzunangenehmheit mittels hypnotischer Suggestion verstärkt bzw. vermindert. Während die hypnotische Modulation der Schmerzaffektivität dabei zu signifikanten Änderungen der schmerzinduzierten Aktivität im ACC führten (Rainville et al. 1997), beeinflusste die Intensitätsmodulation spezifisch die Aktivität in S1, nicht jedoch im ACC (Hofbauer et al. 2001). Für die S1-Region ließ sich außerdem eine somatotope Organisation der durch Schmerz ausgelösten Aktivierungen nachweisen (Andersson et al. 1997).

11

In einer ^{11}C-Carfentanil-Liganden-PET-Studie bei experimentellen Masseterschmerzen wurden ähnliche Korrelationen durchgeführt und Kovariationen zwischen der Opioidfreisetzung bei Schmerzen

- im Nucleus accumbens,
- im Thalamus,
- in der Amygdala ipsilateral und
- im periaquäduktalen Grau (PAG)

mit der **sensorischen** Schmerzbewertung (Intensität), sowie

- des bilateralen dorsalen ACC,
- des bilateralen Thalamus und
- des ipsilateralen Nucleus accumbens

mit **affektiven** Schmerzeinschätzungen (*McGill Pain Questionnaire*, MPQ) festgestellt (Zubieta et al. 2001).

Neuere fMRI-Arbeiten bei Laserschmerzreizen nutzen charakteristische Reiz-Antwort-Funktionen, um Komponenten der Schmerzprozessierung einzelnen Hirnregionen zuordnen zu können (Büchel et al. 2002; Bornhovd et al. 2002). Dabei konnte der ACC im Gegensatz zu früheren Bildgebungsstudien (Tölle et al. 1999; Craig et al. 1996) auch mit der **Intensitätskodierung** in Zusammenhang gebracht werden (Büchel et al. 2002). Im posterioren ACC wurden sowohl Areale gefunden, welche die Autoren aufgrund der Reiz-Antwort-Funktion mit der allgemeinen sensorischen Stimulusintensitätskodierung in Verbindung bringen konnten, als auch andere posteriore ACC-Bereiche, deren BOLD-Antwortverhalten eher auf eine spezifische Schmerzintensitätskodierung hinweist.

Erwartungsgemäß entsprachen in einer anderen Studie derselben Arbeitsgruppe das Reizantwortverhalten von S1/S2 und der Insel einer sensorischen Stimulusintensitätskodierung. Der DLPFC und der parietale Kortex zeigten in Übereinstimmung mit einer vorherigen Arbeit von Coghill et al. (2001) ein Verhalten im Sinne einer Stimulusperzeption ohne weitere Unterscheidung der Reiz- bzw. Schmerzintensität (Bornhoövd et al. 2002). Die Autoren nahmen daher an, dass diese Regionen für das Schmerzarbeitsgedächtnis und die Aufmerksamkeit auf Schmerzreize verantwortlich sind.

Ein besonders interessantes und identisches Reizantwortverhalten zeigten jedoch die Amygdala und der perigenuale ACC, eine Region die v. a. mit der Kodierung der emotionalen Schmerzkomponente (Vogt et al. 1996) bzw. mit Stress und Angst bei Schmerzen verbunden zu sein scheint. Während es bei geringen bis mittleren Schmerzreizen zunächst zu einem Abfall des BOLD-Signals im Vergleich zu einem unterschwelligen Reiz in diesen Regionen kam, führten stärkste Schmerzreize demgegenüber zu einem Anstieg (Bornhövd et al. 2002). Bornhövd et al. interpretierten dies als Folge einer **Erwartungshaltung** gegenüber einem Schmerzreiz vorher nicht bekannter Stärke. Diese Erwartung soll bei folgenden geringen Schmerzstärken zu einer subjektiven Entlastung führen (Bornhövd et al. 2002).

Zusammenfassend wird durch Bildgebungsstudien die Unterteilung der zentralen Schmerzverarbeitung in ein laterales und mediales Schmerzsystem (Melzack u. Casey 1968) entsprechend den an der Verarbeitung beteiligten thalamischen Bereichen (medial vs. lateral) unterstützt. Das laterale System ist demnach vorwiegend durch die Verarbeitung sensorischer Schmerzbestandteile (Intensität, Ort, Modalität) gekennzeichnet und umfasst neben den lateralen Thalamuskernen v. a. S1 und S2 sowie Gebiete des pACC und des PCC. Dem PCC wird dabei eine sensorisch-evaluative Funktion im Sinne einer Reizbewertung zugeschrieben (Vogt et al. 1992), und er könnte wesentlich zum »Intensitätsmonitoring« des aktuellen Schmerzreizes beitragen. Demgegenüber spielen bei der affektiven Schmerzbewältigung (Angst, Unangenehmheit), im Sinne des medialen Schmerzsystems, v. a. limbische Strukturen eine wichtige Rolle. Hierbei sind der ACC (bilateral), die Insel (bilateral), die Amygdala (ipsilateral) und der Nucleus accumbens (ipsilateral) zu nennen. Der letztgenannten Kernregion wird schon lange eine wichtige Bedeutung im Rahmen des körpereigenen Belohnungssystems bzw. bei der Entwicklung von Suchtverhalten zugemessen (Winder et al. 2002); sie gewinnt nun zunehmend auch in der Schmerzforschung an Bedeutung. Sowohl das mediale als auch das laterale System sind dabei neben der Verarbeitung von akuten auch an der Prozessierung chronischer (neuropathischer) Schmerzen parallel und komplementär beteiligt.

Lateralisierung der Schmerzverarbeitung

Obwohl nebenbefundlich von verschiedenen Autoren über Lateralisierungsphänomene bei Schmerzaktivierungen berichtet wurde, sind **hemisphärische Seitendominanzen** nur von wenigen Autoren systematisch untersucht. Coghill et al. (2001) fanden mit $H_2{}^{15}O$-PET bei thermaler Kontaktstimulation der Arme, dass mit der Schmerzintensität korrelierende Aktivierungen beidseits und überwiegend kontralateral zum Schmerzreiz vorhanden waren (ACC, Thalamus, Insula, S1 + S2, Cerebellum), während somatosensorische Aktivierungen, die keinen Zusammenhang mit der Intensität der Reize hatten, vorwiegend rechts lateralisiert waren (DLPFC, Thalamus, inferiorer parietaler Kortex, dorsaler frontaler Kortex).

Die höhere räumliche Auflösung der fMRT konnte genutzt werden, um Hemisphärendominanzen v. a. in subkortikalen Strukturen zu untersuchen. In dieser Arbeit konnte im Gegensatz zu der oben genannten PET-Untersuchung keine prinzipielle Dominanz der rechten Hemisphäre erfasst werden. Jedoch stellten die Autoren fest, dass die affektive Verarbeitung des Laserreizes bilaterale Areale (Amygdala und hippokampaler Komplex) involvierte, während Aktivierungen in Strukturen, die vermutlich an der motorischen Antwort auf Schmerzreize beteiligt sind (Putamen, Nucleus ruber, Kleinhirn) asymmetrisch verteilt waren, mit Überwiegen des reaktiven BOLD-Signals in der kontralateralen Hemisphäre (Bingel et al. 2002).

Untersuchungen bei Schmerzpatienten untermauern jedoch die Bedeutung der **nichtdominanten** (rechten) Hemisphäre in der Schmerzverarbeitung. Bei Patienten mit schmerzhaften Mononeuropathien der Beine traten Aktivierungen der kaudalen Region BA24 des ACC ausschließlich in der rechten Hemisphäre auf, unabhängig davon, auf welcher Körperseite die Schmerzsymptomatik vorhanden war (Hsieh et al. 1995). Bei Patienten, die aufgrund einer Trigeminopathie mit Motorkortexstimulatoren versorgt wurden, zeigte sich im Schmerzzustand gegenüber der Schmerzfreiheit bei eingeschaltetem Stimulator ebenfalls eine Aktivierung ausschließlich der rechten BA24 des ACC. In dieser Studie waren zusätzlich auch der MPFC und der anteriore Thalamus zwar beidseits, jedoch überwiegend rechts aktiviert (Hsieh et al. 1999).

Schmerzmodulation

Schmerzmodulationsexperimente nehmen derzeit einen entscheidenden Platz in der bildgebenden Schmerzforschung ein. Es besteht die Hoffnung, hierdurch Hirnareale identifizieren zu können, durch deren Beeinflussung möglichst selektiv eine verminderte Schmerzwahrnehmung erreicht werden kann. Damit könnte eine Brücke zwischen Grundlagenforschung und der häufig sehr schwierigen Therapie klinischer Schmerzsyndrome geschlagen werden.

Als **Modulationsparadigmen** werden neben der Administration von schmerzlindernden Medikamenten (Opiate, NMDA-Antagonisten, Plazebo) in Ruhe bzw. bei gleichzeitigen Schmerzreizen v. a. Ablenkungsstrategien benutzt. Aber auch die Untersuchung von Stimulatorpatienten hat bereits zu interessanten Ergebnissen geführt.

Wagner et al. (2001) fanden bei Infusion des **μ-Opioidagonisten** Remifentanil, der schnell metabolisiert wird und daher besonders gut zur Untersuchung dosisabhängiger Effekte geeignet ist, starke mit der Dosis korrelierende Aktivierungen

- im perigenualen anterioren zingulären Kortex/zingulofrontalen Kortex,
- im Cuneus/posterioren zingulären Kortex,
- in der Lingula,
- in supplementärmotorischen Arealen und
- im medialen Temporallappen.

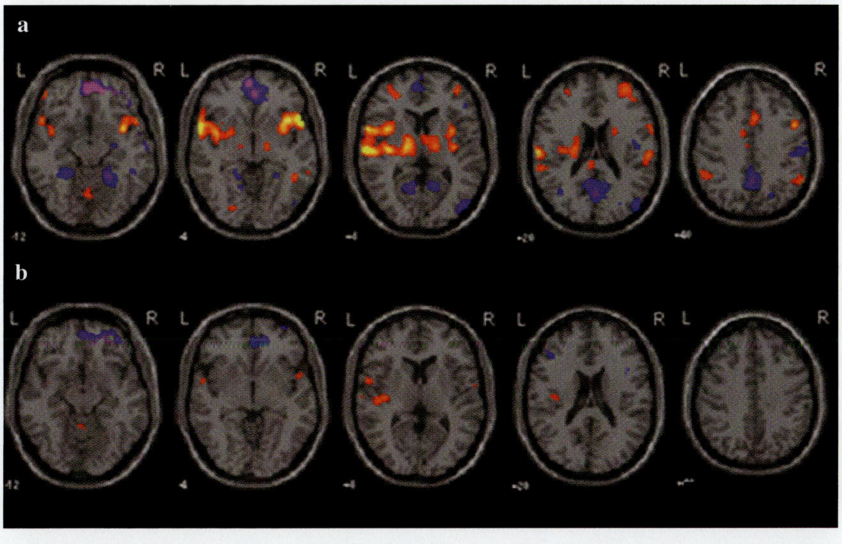

Abb. 11.6. Zerebrale Schmerzverarbeitung bei Stimulation mit einem tonischen Hitzeschmerzreiz ohne Ablenkung (**a**) und mit Ablenkung (**b**) durch eine gleichzeitig zu lösende Aufmerksamkeitsaufgabe. Man beachte die stark geminderte Aktivierung, die mit einer signifikant reduzierten Schmerzempfindung korreliert. Die Bilder stellen schmerzspezifische Aktivierungseffekte dar (fMRT, $p < 0{,}05$, korrigiert)

In einer Anschlussstudie werteten die gleichen Autoren den dosisabhängigen Einfluss von Remifentanil auf die schmerzbezogene rCBF-Aktivierung aus. Hierbei fand sich eine hohe Korrelation v. a. im zingulofrontalen Kortex. Interessanterweise kovariieren die zingulofrontalen Aktivierungen bei Remifentanilgabe und Schmerzreizung mit dem Aktivierungsverhalten im PAG und tieferen Pons-Regionen (◘ Abb. 11.6), während die Zusammenarbeit dieser Regionen bei alleiniger Schmerzreizung geringer zu sein scheint (Petrovic et al. 2002). Diese Kovariationen bestehen jedoch nicht nur unter Opiatanalgesie, sondern in sehr ähnlicher Weise auch bei **Ablenkung** durch eine Stroop-Aufgabe (Valet et al. 2004). Hierbei zeigte sich, dass durch die Konzentration auf eine Aufmerksamkeitsaufgabe der simultan applizierte Schmerzreiz zu einer erheblich geminderten zentralen Aktivierung führt, wobei die Minderaktivierung offensichtlich über eine präfrontal/zinguläre Top-down-Kontrolle zum Hirnstamm ausgelöst wird, von wo wiederum absteigende Bahnen die aszendierenden Schmerzimpulse unterdrücken.

Neben diesen Untersuchungsergebnissen bei Ablenkung weisen auch Experimente bei **Plazeboanalgesie** darauf hin, dass dieses Aktivierungsmuster, bestehend aus zingulofrontalem Kortex, PAG und tiefer gelegenen Hirnabschnitten nicht spezifisch für extern applizierte Opiate ist, sondern vielmehr ein allgemeines schmerzmodulierendes Netzwerk darstellt (Petrovic et al. 2002), an dem opioiderge Transmissionsmechanismen maßgeblich beteiligt zu sein scheinen.

Insgesamt ergeben die bisherigen Schmerzmodulationsstudien somit zwar noch kein ganz klares abschließendes Bild, jedoch kann die Existenz von Top-down-Modulationsmechanismen als gesichert gelten, und eine Beteiligung vor allem zingulofrontaler Neuronenverbände bei diesen Modulationsvorgängen ist anzunehmen.

Ligandenstudien

Wie bereits erwähnt, stehen heute eine ganze Reihe von **Ligandentracern** zur Verfügung, mit denen die verschiedensten Neurotransmittersysteme mittels PET untersucht werden können. So sind im Rahmen der Schmerzforschung neben den opioidergen Tracern ^{11}C-Carfentanil, ^{11}C- bzw. ^{18}F-Diprenorphin und ^{18}F-Cyclofoxy auch die NMDA-antagonistischen Ligandentracer ^{11}C-Ketamin und ^{18}F-Memantin interessant. Aber auch dopaminerge, serotonerge, muskarinerge Untersuchungen und PET-Studien von Benzodiazepin- und Histaminrezeptoren sowie der Monoaminooxidase-B sind möglich.

Durch die komplexe chemische Synthese, die teilweise geringe Halbwertszeit der radioaktiven Liganden und den damit verbundenen Zeitdruck, die hohen Hardware-Anforderungen und die häufige Notwendigkeit zur arteriellen Punktion handelt es sich jedoch um sehr aufwändige Untersuchungen, bei denen im Allgemeinen nur geringe Zahlen von Patienten/Probanden untersucht werden können.

Frühe opioiderge PET-Studien beschränkten sich auf die anatomische Darstellung der humanen Rezeptorverteilung (Jones et al. 1988). Dabei wurden Unterschiede in der Rezeptordichte zwischen den kortikalen Projektionen des medialen bzw. lateralen Schmerzsystems, mit wesentlich höheren Rezeptorbindungspotenzialen in den Strukturen des medialen Systems, festgestellt.

In den nachfolgenden Jahren wurde die Rezeptorverteilung auch bei chronischen Schmerzpatienten untersucht. Sowohl Patienten, die an rheumatoider Arthritis litten (Jones et al. 1994), als auch Patienten mit Trigeminusneuralgie (Jones et al. 1999) zeigten dabei im schmerzfreien Intervall im Vergleich zur Untersuchung während der Schmerzen eine signifikant erhöhte Bindung eines opioidergen Liganden (Diprenorphin) in schmerzverarbeitenden Arealen,

- bei den Patienten mit Arthritis: frontal, zingulär, temporal und in den Amygdalae,
- bei den Patienten mit Trigeminusneuralgie: v. a. im präfrontalen, insulären und zingulären Kortex, den Basalganglien und dem Thalamus.

Dies bedeutet, dass während der Schmerzattacken weniger freie Opioidrezeptoren zur Bindung von Diprenorphin zur Verfügung standen. Eine mögliche Erklärung hierfür könnte die Ausschüttung **endogener Opiate** während der Schmerzzustände sein. Aber auch die Herabregulierung (Down-Regulation) der Opioidrezeptoren im Schmerz wäre denkbar. Kürzlich konnten ähnliche Veränderungen auch bei Patienten mit zentralen Schmerzen (*central post-stroke pain*) im Vergleich zu einem gesunden Normalkollektiv nachgewiesen werden (Willoch et al. 2004).

Nachdem Jones et al. bereits 1988 gezeigt hatten, dass es möglich ist, opioiderge Liganden pharmakologisch durch Naloxon zu verdrängen (Jones et al. 1988), gelang es Zubieta et al. (2001), die Bindung von ^{11}C-Carfentanil durch experimentelle Masseterschmerzen zu beeinflussen. Hierbei wurden 20 gesunde Probanden einmal während anhaltender Schmerzen und ein weiteres Mal während Plazeboschmerzen im PET untersucht. Analog zu den Ergebnissen bei chronischen Schmerzpatienten kam es auch bei diesen Experimenten zu einer Verminderung der Ligandenbindung während der Schmerzperioden. Hiervon waren der präfrontale Kortex, der anteriore Thalamus, die Insula, der Hypothalamus und die Amygdala betroffen. Darüber hinaus wurden negative Korrelationen zwischen den schmerzspezifischen sensorischen Scores (*McGill Pain Questionnaire*) und der »Aktivierung« des Opiatsystems in den Amygdalae, dem Thalamus und dem Nucleus accumbens beobachtet. In ähnlicher Weise korrelierten der Thalamus, der ACC und der Nucleus accumbens negativ mit den affektiven Schmerz-Scores. In Bezug auf den Thalamus konnten diese Resultate bereits reproduziert werden (Bencherif et al. 2002).

Erweitert werden konnten diese Ergebnisse durch die Feststellung von **geschlechtspezifischen** Unterschieden in der opioidergen Schmerzneurotransmission. Es war bekannt, dass Frauen – im Gegensatz zu Männern – bei gleicher Stimulusintensität stärkeren Schmerz empfinden (Riley et al. 1998) und die zerebralen Aktivierungsmuster sich zwischen den Geschlechtern unterscheiden (Paulson et al. 1998). Auch geschlechts- und altersspezifische Unterschiede in der zerebralen Opioidrezeptorverteilung waren beobachtet worden (Zubieta et al. 1999). Nun wurde darüber hinaus festgestellt, dass auch die Freisetzungsmuster und Amplituden endogener Opioide zwischen den Geschlechtern variieren (Zubieta et al. 2002). Bei Männern kam es bei gleicher Schmerzintensität zu einer verstärkten Opioidausschüttung im Nucleus accumbens, der Amygdala, dem Thalamus und im ventralen Pallidum/Substantia innominata.

Neben den erwähnten Arbeiten zum opioidergen System bei Schmerzen konnten kürzlich bei Patienten mit *Burning Mouth Syndrome* erstmals auch Veränderungen des dopaminergen Neurotransmittersystems bei klinischen Schmerzen nachgewiesen werden. Die Patientengruppe hatte dabei im Vergleich zu einem gesunden Normalkollektiv eine signifikant verminderte F-DOPA-Aufnahme im Putamen, als Marker für eine präsynaptische dopaminerge Funktionsstörung (Jaaskelainen et al. 2001).

Ausblick/Perspektive der funktionellen Bildgebung

Betrachtet man das Potenzial der funktionellen Bildgebung, so steht sie auch heute noch am Anfang ihrer Entwicklung. Untersuchungen, welche die simultane Anwendung verschiedener Methoden nützen – z. B. MEG, PET, fMRT, rTMS (repetitive tranksranielle Magnetstimulation), EEG – werden Informationen über den Zusammenhang zwischen elektrophysiologischen und neurochemischen Vorgängen liefern und könnten auch zu kausalen Aussagen führen.

Neue statistische Auswertemodelle wie die Konzepte der funktionellen und effektiven Konnektivität lassen außerdem hoffen, dass in Zukunft auch die Zusammenarbeit verschiedener Hirnbereiche und deren Hierarchie besser verstanden werden kann.

Aber auch heute schon hat die funktionelle Bildgebung teilweise revolutionäre Ergebnisse erbracht. So konnten bei dem bis vor kurzem noch als »idiopathisch« betrachteten **Clusterkopfschmerz** mittels PET und voxelbasierter Morphometrie hypothalamische Veränderungen als mögliche (Mit-)Ursache identifiziert werden (May et al. 2000). Entsprechend wird für die **Migräne** eine Beteiligung des PAG an der Pathogenese angenommen. Die primären Kopfschmerzsyndrome scheinen daher im Vergleich zur Prozessierung sonstiger klinischer Schmerzsyndrome, welche unter Einbeziehung der oben geschilderten Regionen (laterales und mediales Schmerzsystem) geschieht, eine Ausnahme darzustellen, da bei den primären Kopfschmerzen insbesondere subkortikale Strukturen bedeutsam zu sein scheinen. Bei Clusterkopfschmerzen gelang es auch erstmals, die funktionell bildgebenden Ergebnisse bei ausgewählten Patienten direkt therapeutisch umzusetzen. Mehreren solchen Patienten mit schwersten chronischen Kopfschmerzzuständen wurden im posterioren Hypothalamus ipsilateral zum Schmerz Stimulationselektroden implantiert. Nach erfolgreicher Implantation und einer Dauerstimulationsperiode von einigen Tagen kam es bei allen Patienten zu einer deutlichen Verbesserung der klinischen Symptomatik oder sogar zu einem völligen Sistieren der Clusterkopfschmerzen (Leone et al. 2001). Auch wenn eine solche invasive Therapie mittels Tiefenhirnstimulation bei den meisten anderen Schmerzsyndromen sicher auch in Zukunft und selbst bei verbessertem Verständnis der zerebralen Prozessierung und Schmerzplastizität nur in seltenen Fällen zur Anwendung kommen wird, bleibt doch die begründete Hoffnung, auch bei anderen Schmerzerkrankungen aus der bildgebenden Forschung therapeutische Konsequenzen ableiten oder zumindest den Therapieerfolg im Sinne eines objektiven Therapiemonitorings beurteilen zu können.

11.3 Psychologische Grundlagen

Psychologische Modelle des chronischen Schmerzes lassen sich in verhaltensorientierte und nichtverhaltensorientierte Ansätze unterteilen. Zur Gruppe der nichtverhaltensorientierten Schmerzkonzepte zählen psychodynamische und persönlichkeitsorientierte Erklärungsansätze, die unmittelbar in der Tradition einer dualistischen Leib-Seele-Perspektive von Schmerz zu sehen sind. Auch wenn diese Überlegungen möglicherweise im Einzelfall Erklärungswert besitzen, so sind die empirischen Belege insgesamt wenig überzeugend, und diese Konzepte werden hier nicht näher ausgeführt.

11.3.1 Lernpsychologische Mechanismen chronischer Schmerzen

Sensitivierung

Die wiederholte Darbietung schmerzhafter Reize führt normalerweise zur Habituation, d. h. einer Abnahme der Reaktion auf den Reiz. Bei vielen chronischen Schmerzzuständen tritt jedoch Sensitivierung statt Habituation auf (Woolf u. Mannion, 1999). Die Vermittlung von sensorischer Information über einen applizierten Reiz erhöht die Habituation und vermindert das Gefühl der Überraschung, Unsicherheit und Bedrohung. Dieser Mechanismus dürfte die Grundlage vieler Studien sein, die die positiven Ergebnisse vorbereitender Information von schmerzhaften medizinischen Prozeduren oder Operationen berichten. Bei einer Reihe von chronischen Schmerzsyndromen fand sich statt Habituation Sensitivierung, wenn eine massierte Gabe von phasischen Schmerzreizen oder eine tonische Reizung stattfand (Kleinböhl et al. 1999; Flor et al. 2004; Staud et al. 2001). Bei Patienten mit Migräne zeigte sich ein entsprechendes Habituationsdefizit auch auf akustische Reize hin (Siniatchkin et at. 2003), während es bei anderen Schmerzsyndromen, wie z. B. der Fibromyalgie, auf das somatosensorische System beschränkt zu sein scheint (Lorenz 1998).

Operantes Lernen

Das sicher einflussreichste Modell zur Rolle psychologischer Faktoren beim Schmerz war die Annahme von Fordyce (1976), dass sich chronischer Schmerz durch die **Verstärkung von beobachtbarem Schmerzverhalten** entwickeln kann. Fordyce postulierte, akutes Schmerzverhalten wie Stöhnen oder Humpeln könne unter die Kontrolle externer Verstärkerkontingenzen gelangen und so zu einem chronischen Schmerzproblem werden. Die von ihm formulierten Mechanismen beinhalten

- positive Verstärkung (z. B. durch Aufmerksamkeit oder den Ausdruck von Mitgefühl),
- negative Verstärkung von Schmerzverhalten (z. B. die Verminderung von Schmerz durch Medikamenteneinnahme oder die Einstellung körperlicher Aktivität) sowie
- Mangel an Verstärkung gesunden Verhaltens (wie z. B. Arbeit, körperliche Aktivität, Tab. 11.1).

Diese Lernprozesse können chronischen Schmerz in der Abwesenheit von nozizeptivem Einstrom aufrechterhalten. So kann Schmerzverhalten, das ursprünglich von nozizeptiven Prozessen induziert wurde, mit der Zeit abhängig von Umweltkontingenzen auftreten.

Dieses Modell hat viel Forschung generiert, die nicht nur die ursprünglichen Annahmen von Fordyce bestätigt, sondern auch gezeigt hat, dass neben dem Schmerzverhalten auch das subjektive Schmerzempfinden und physiologische Prozesse der Schmerzverarbeitung operant konditionierbar sind. So zeigten Flor et al. (2002b), dass die verbale Verstärkung der subjektiven Schmerzempfindung je nach Richtung der gewünschten Antwort zu einer verminderten oder erhöhten Schmerzempfindung führt (s. Jolliffe u. Nicholas 2004) und bei Schmerzpatienten die einmal gelernte Schmerzverstärkung sowohl in den selbstberichteten Schmerzmaßen wie auch in der N150-Komponente des evozierten somatosensorischen Potenzials schlechter löscht. Diese Befunde legen nahe, dass einmal gelerntes Schmerzverhalten auf allen Ebenen des Nervensystems Spuren hinterlässt und die spätere Schmerzverarbeitung und den Schmerzausdruck verstärken kann. Eine besondere Rolle spielen hier wichtige **Bezugspersonen**, denen ein hohes Verstärkerpotenzial zukommt.

In der medizinischen Versorgung tätige Personen können ebenso wie Bezugspersonen »diskriminative Reize« für Schmerzverhalten werden und den Chronifizierungsprozess beim Patienten verstärken.

Ebenso wichtig sind Konditionierungsprozesse, die bei der **Einnahme von Schmerzmitteln** auftreten. Patienten hören oft von ihren Ärzten oder von wohlmeinenden Familienmitgliedern, dass sie ihre Schmerzmedikamente erst dann einnehmen sollten, wenn der Schmerz wirklich stark ist und sie sie »brauchen«. Wenn Schmerzmittel in diesem Moment, in denen der Schmerz bereits sehr stark ist, eingenommen werden, wird der negative Zu-

Tab. 11.1. Mechanismen der operanten Konditionierung von Schmerz

Mechanismus	Beispiel
Positive Verstärkung von Schmerzverhalten	Zuwendung, Aufmerksamkeit
Negative Verstärkung von Schmerzverhalten	Abnahme von Schmerz durch Einnahme von Medikamenten, Inaktivität
Mangelnde Verstärkung für gesundes Verhalten	Beachtung des Patienten nur, wenn Schmerz auftritt

Box

In der Reaktion auf Schmerz lassen sich bei Partnern von Schmerzpatienten zwei Arten von Reaktionen unterscheiden: solche, die den Schmerz verstärken (z. B. Ausdruck von Mitgefühl, Aufmerksamkeit) und solche, die vom Schmerz eher ablenken oder ihn ignorieren (z. B. aus dem Zimmer gehen, einen Spaziergang vorschlagen). Teilt man Partner von Schmerzpatienten nach diesen beiden Kategorien ein und lässt sie im Labor einen Schmerztest beim Patienten beobachten, so zeigen sich beim Patienten völlig unterschiedliche Schmerzreaktionen je nach Anwesenheit oder Abwesenheit und Verstärkungsmuster des Partners. Die Anwesenheit von Schmerz habituell verstärkenden Partnern erhöht die Antwort des Gehirns auf den Schmerzreiz um ein Vielfaches, während die Anwesenheit eines nichtverstärkenden Partners keinen Effekt hat. Die Reaktion auf den Schmerz ist dabei spezifisch für Reize verändert, die am Schmerzort appliziert wurden (Abb. 11.7).

11

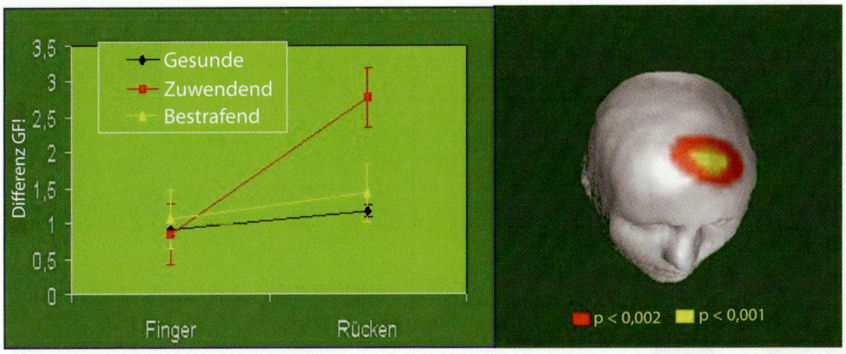

Abb. 11.7. Veränderung der Gehirnaktivität durch die Partnerreaktion. *Links* ist die Differenz der globalen Feldstärke des EEG von insgesamt 92 Elektroden während der Anwesenheit vs. Abwesenheit des Partners eingetragen. Je höher der Wert, desto stärker der Einfluss des Partners auf die durch elektrische Reize ausgelöste Hirnaktivität des Patienten. Es wurde am Finger und am Rücken (Schmerzort) stimuliert. Während sich am Finger keine Unterscheide zeigen, reagieren die Patienten, die einen den Schmerz verstärkenden Partner haben, deutlich stärker auf die am Schmerzort applizierten Reize als die Gesunden oder die Patienten mit einem Partner, der Schmerz nicht verstärkt. *GFI global field power* oder globale Feldstärke des EEG

stand Schmerz durch die Medikamenteneinnahme beendet, und es kommt zu einer negativen Verstärkung des Einnahmeverhaltens. Dies bedeutet für die Zukunft, dass Schmerzmittel immer häufiger und immer früher eingenommen werden und der Patient leicht in einen Missbrauch oder eine Abhängigkeit geraten kann. Dies ist auch aus pharmakologischen Gründen wenig sinnvoll, weil ein konstantes Niveau eines schmerzstillenden Medikaments weitaus effektivere Analgesie vermittelt als starke Schwankungen des Plasmaspiegels. Somit empfehlen sowohl Verhaltenstherapeuten wie auch Pharmakologen eine **zeitkontingente** statt einer schmerzkontingenten Medikamenteneinnahme, d. h. das Analgetikum sollte zu festen Tageszeiten in festen Abständen eingenommen werden, nicht abhängig von der Schmerzstärke. Der zeitliche Abstand sollte sich am Schmerzniveau des Patienten und der Halbwertszeit des Medikaments orientieren.

Die negative Verstärkung des **Aktivitätsniveaus** ist ebenfalls ein wichtiger Prozess in der Entwicklung von Invalidität. Eine spezifische körperliche Aktivität, z. B. Gehen, wird so lange fortgesetzt, bis Schmerz auftritt; dann wird die Aktivität unterbrochen, und der Patient legt sich hin oder ruht sich aus. Der Schmerz nimmt dann ab. Die Verminderung der aversiven Konsequenz Schmerz verstärkt das Beenden jeder Aktivität negativ. Wie im Fall der Einnahme von Medikamenten muss die Einstellung von Aktivitäten auf die Zeit, nicht den Schmerz, kontingent gemacht werden. So spricht man in der operanten Therapie von Quotenplänen, d. h. Ruhe und Inaktivität werden kontingent zu einer bestimmten Leistung – z. B. dem Zurücklegen einer bestimmten Distanz – und nicht kontingent zum Schmerz eingesetzt. Patienten führen somit Aktivitäten so lange durch, wie der Schmerz noch nicht verstärkt wird; sie machen dann eine Pause und führen die Aktivität nicht so lange fort, bis der Schmerz sie überwältigt.

! Die Verknüpfung von Schmerz mit positiven Konsequenzen oder der Wegnahme negativer Konsequenzen führt zur Zunahme von Schmerzverhalten auf allen Ebenen und kann zur Chronifizierung erheblich beitragen.

Respondentes Lernen

Das Modell der **respondenten Konditonierung** geht davon aus, dass viele bislang neutrale Reize (konditionierte Reize, CS) an die Schmerzerfahrung (unkonditionierte Reaktion, UR), die auf Verletzung (unkonditionierter Reiz, US) folgt, gekoppelt werden können und mit der Zeit dann selbst mit Schmerz assoziierte körperliche Reaktionen (konditionierte Reaktion, CR) und schließlich Schmerz auslösen können, ohne dass ein nozizepiver Input vorhanden sein muss. In der respondenten Perspektive kann ein Patient gelernt haben, Anstiege der Muskelspannung mit allen möglichen Reizen zu assoziieren, die früher mit Schmerz gemeinsam auftraten. So können Sitzen, Stehen, Bücken, Gehen oder auch nur der Gedanke an diese Aktivitäten antizipatorische Angst und erhöhte Muskelspannung auslösen. Diese Angst vor Bewegung oder »**Kinesiophobie**« wird als wichtiger Faktor in der Entstehung, Aufrechterhaltung und Verstärkung chronischer Schmerzen diskutiert (Asmundson et al. 1999; Flor u. Turk 2005).

Darüber hinaus können **Stresssituationen** die Muskelspannung erhöhen und sympathische Aktivierung induzieren, die diesen Prozess verstärkt. Viele Patienten berichten, dass ein akutes Schmerzproblem chronifizierte, als in ihrem Leben persönliche Stresssituationen gemeinsam mit dem Schmerz auftraten. Stresssituationen können als zusätzliche US verstanden werden, die dann konditionierte Muskelspannungsreaktionen, sympathische Aktivierung und in der Folge Schmerz auslösen können.

Das Auftreten von Schmerz ist ein wichtiger Reiz, um Bewegung zu vermindern. Der respondente Vorgang kann dann von operanter Konditionierung ergänzt werden, und es kann Vermeidungsverhalten aufgrund der ge-

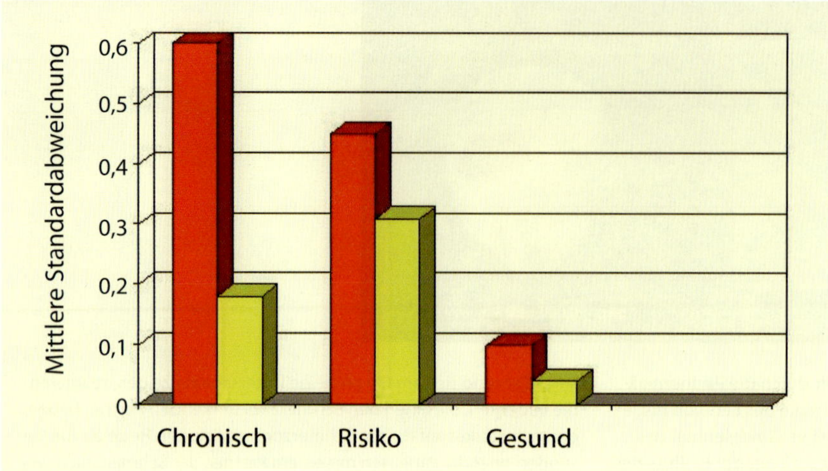

Abb. 11.8. Reaktion des M. trapezius auf eine klassiche Konditionierung, bei der in der Lernphase ein neutrales Bild mit einem schmerzhaften Reiz am Finger gepaart wurde. An der Studie nahmen Patienten mit chronischen Schmerzen in Bereich des oberen Rückens und das Nackens, Personen mit einem hohen Chronifizierungsrisiko (mehrere vorausgehende Schmerzepisoden) und Gesunde teil. *rot* Reaktion auf ein Bild, das mit Schmerz zusammen dargeboten wurde (CS+), *gelb* Reaktion auf ein Bild, das nie mit Schmerz zusammen dargeboten wurde (CS-). Man sieht, dass die Gesunden am Trapezius-Muskel, der weit vom Ort der schmerzhaften Reizung (Finger), entfernt ist, keine differenzielle Reaktion ausbilden, während die chronischen Schmerzpatienten und etwas auch die Risikopersonen auf das neutrale Bild mit einem Anstieg der Muskelspannung reagieren. Man kann auch zeigen, dass die Patienten diese Reaktion länger beibehalten als Gesunde, auch wenn die schmerzhafte Reizung entfernt wird (verzögerte Extinktion)

11

lernten konditionierten Reize und Reaktionen auftreten. So kann es dazu kommen, dass Schmerzpatienten unabhängig von der Ursache der Schmerzen Schonverhalten entwickeln und kein korrektives Feedback mehr erhalten. Das andauernde **Vermeidungs- und Schonverhalten** kann dann zu Muskelatrophie und Invalidität führen. Chronische Schmerzpatienten lernen, ihre Aufmerksamkeit auf drohenden Schmerz zu lenken, vermeiden immer mehr Aktivitäten und begünstigen so die Entwicklung von Angst und Depression. So zeigten Wunsch et al. (2003), dass die Verknüpfung der Schmerzerfahrung mit aversiven im Vergleich zu neutralen oder positiven Bildern zu einer verstärkten Schmerzwahrnehmung führt, die den Patienten nicht bewusst ist. Schneider et al. (2004), wiesen nach, dass Patienten mit chronischen Rückenschmerzen leichter muskuläre Reaktionen auf Schmerzreize erlernen und diese schlechter wieder verlernen als Gesunde (Abb. 11.8).

In einer Studie an gesunden Probanden berichten Diesch und Flor (unveröffentlichte Daten), dass die gepaarte Darbietung von neutralen taktilen Reizen und einem schmerzhaften Reiz, wie es bei er klassischen Konditionierung üblich ist, im Vergleich zu einer ungepaarten Darbietung schmerzloser und schmerzhafter Reize zu vielfältigen Gedächtnisspuren im Gehirn wie auch in der Peripherie führt. So erbrachte die klassische Konditionierung eine gelernte Muskelspannungserhöhung, die mit einer zunehmenden Sensitivierung der Muskelspannung verknüpft war. Im primären somatosensorischen Kortex zeigte sich eine verstärkte Repräsentation sowohl des CS als auch des US, jedoch nur in der gepaarten Bedingung, obwohl die Reize der ungepaarten Bedingung physikalisch der gepaarten Bedingung gleich waren. In den selbstberichteten Schmerzmaßen zeigte sich keine Veränderung der sensorisch-diskriminativen Komponente, jedoch eine Sensitivierung der affektiven Schmerzbewertung, unabhängig von der experimentellen Bedingung und obwohl die Personen kognitiv die gepaarte und die ungepaarte Bedingung problemlos unterscheiden konnten. Dies legt nahe, dass ein schmerzhafter Kontext die affektive Schmerzkomponente verstärkt.

Nicht nur schmerzverstärkende, auch schmerzhemmende Mechanismen können durch klassische Konditionierung beeinflusst werden. So ließ sich zeigen, dass die **Stressanalgesie**, die bei Konfrontation mit einem akuten Stressor auftritt, durch klassische Konditionierung beeinflusst werden und nach meheren Lerndurchgängen z. B. auf das Ticken einer Uhr hin auftreten kann. Wie bei der unkonditionierten, so kommt es auch bei der konditionierten Stressanalgesie zu einer Ausschüttung endogener Opioide (Flor et al. 2002a).

! Die assoziative Verknüpfung von neutralen Reizen mit Schmerzerfahrungen kann zu einem weit verzweigten Netzwerk von mit Schmerz verbundenen Ereignissen führen, das den Teufelskreis Schmerz – Spannung – Angst – Stress – Schmerz etabliert und aufrechterhält.

Kognitive Faktoren und Schmerz

Kognitiv-verhaltenstherapeutische Modelle chronischer Schmerzen betonen, dass die Schmerzerfahrung des Patienten wesentlich davon abhängt, wie Schmerz bewertet und bewältigt wird (Gatchel u. Turk 1999). Der kognitiv-verhaltenstherapeutische Ansatz geht von folgenden Voraussetzungen aus:

1. Menschen verarbeiten Information aktiv und reagieren nicht nur passiv auf Reize.
2. Gedanken (z. B. Bewertungen, Erwartungen) können Stimmungen auslösen und modulieren, physiologische Prozesse beeinflussen, die Umgebung verändern und Verhalten motivieren. Umgekehrt können Stimmungen, Physiologie, Umgebungsfaktoren und Verhalten kognitive Prozesse beeinflussen.
3. Verhalten ist reziprok von der Person und von Umweltfaktoren bestimmt.
4. Personen können adaptivere Denkmuster erlernen und damit Gefühle und Verhalten beeinflussen.
5. Menschen sind in Lage, selbst ihre unangepassten Gedanken, Gefühle und Verhaltensweisen zu verändern und sollten dazu ermutigt werden (Turk u. Flor 2005).

Die kognitiv-verhaltensorientierte Perspektive nimmt an, dass Menschen, die an chronischen Schmerzen leiden, negative Erwartungen hinsichtlich ihrer Fähigkeiten, bestimmte motorische Fertigkeiten oder spezifische körperliche Aktivitäten ausführen zu können, aufgebaut haben. Sie meinen, nicht mehr Treppen steigen oder etwas Schweres heben zu können, weil sie Schmerzpatienten sind. Sie gehen darüber hinaus davon aus, selbst keine Kontrolle über ihre Schmerzen zu haben. Solche negativen Annahmen über schmerzrelevante Situationen und die eigenen Fähigkeiten in solchen Situationen können ein Gefühl der Hilflosigkeit vermitteln, das zu Demoralisierung, Inaktivität und einer Überreaktion auf den Schmerz führen kann.

Eine große Anzahl von Forschungsaktivitäten hat sich damit befasst, welche kognitiven Faktoren besonders zum Schmerz und der damit oft verbundenen Invalidität beitragen. Wird Schmerz als Zeichen einer Gewebeschädigung oder als Anzeichen einer fortschreitenden Grunderkrankung interpretiert, dann kommt es zu mehr Leiden und Verhaltenseinschränkungen beim Patienten, als wenn Schmerz als Konsequenz eines stabilen Problems gesehen wird, das sich bessern kann. Es ließ sich auch zeigen, dass das Gefühl der persönlichen Kontrolle über den Schmerz den Laborschmerz vermindert. Dabei spielen die in der Schmerzsituation vorherrschenden Gedanken eine wichtige Rolle.

Katastrophendenken wie

»Es kann nur noch schlimmer werden.«

»Ich halte das nicht mehr aus.«

führt zu niedrigerer Schmerztoleranz und höherem Schmerzerleben als bewältigendes Denken wie

»Ich schaffe das schon.«

»Es wird gleich wieder besser werden.«

Bewältigendes Denken erhöht die Schmerztoleranz und dämpft die subjektive Schmerzempfindung.

Bestimmte Überzeugungen führen zu unangepasstem Verhalten, mehr Leiden und mehr Invalidität. So werden z. B. Patienten, die glauben, ihre Schmerzen würden immer im gleichen Ausmaß andauern, passiv und bemühen sich nicht um Bewältigungsstrategien. Patienten, die meinen, Schmerz sei ein unerklärbares Geheimnis, glauben, keine Kontrolle zu haben und weisen eine verminderte Selbsteffizienzerwartung auf. Auch die Anzahl der Arztbesuche chronischer Schmerzpatienten ließ sich besser aus solchen kognitiven Überzeugungen als aus dem Ausmaß des organischen Befundes vorhersagen (◘ Abb. 11.9).

Wenn Überzeugungen und Erwartungen (**kognitive Schemata**) einmal gebildet sind, werden sie sehr stabil und sind schlecht zu beeinflussen. Patienten tendieren dazu, Erfahrungen, die ihren Überzeugungen widersprechen, zu ignorieren, anstatt ihr Überzeugungssystem zu verändern. Bei chronischen Patienten wurde wiederholt folgender Effekt gefunden: Besser als durch das Ausmaß der Grunderkrankung kann die Krankheitsanpassung, die erlebte Beeinträchtigung durch das Schmerzleiden sowie die Schmerzintensität durch

- die Art der bevorzugt verwendeten Bewältigungsstrategien, insbesondere einer passiven und vermeidenden Bewältigungseinstellung, bzw.
- durch negative schmerzbezogene Kognitionen (z. B. Katastrophisieren, Hilflosigkeit) sowie die damit assoziierte depressive Verstimmung

vorhergesagt werden (Flor et al. 1993; Hasenbring et al. 1994).

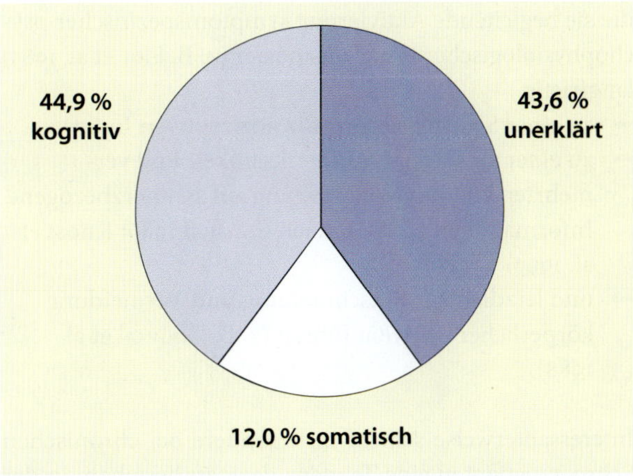

◘ **Abb. 11.9.** Vorhersage der Anzahl der Arztbesuche bei Halswirbelsäulensyndrom und Lendenwirbelsäulensyndrom. Hier wurde Katastrophendenken und Hilflosigkeit von Patienten mit Schmerzsyndromen der Skelettmuskulatur mittels Fragebogen erfasst und berechnet, in welchem Umfang sie im Vergleich zu somatischen Faktoren (Schmerzdauer, Röntgenbefund) zur Häufigkeit von Arztbesuchen beitragen. Es zeigte sich, dass sich 45% der Varianz in der Zahl der Arztbesuche aus dieser Einstellung zum Schmerz erklären lassen

Von besonderer Bedeutung sind **Selbstwirksamkeitserwartungen** bzw. subjektive Überzeugungen der Kontrollierbarkeit und Einflussnahme auf das Schmerzgeschehen. So beeinflussen Selbstwirksamkeitserwartungen bezüglich der eigenen Schmerztoleranz unmittelbar die Schmerztoleranz bei akut induziertem Schmerz, wohingegen die Schmerzstärke von geringer Bedeutung ist. Auch lässt sich das Aktivitätsniveau bei Schmerzpatienten bzw. das Ausmaß an schmerzbedingter Beeinträchtigung deutlich besser durch die entsprechenden Selbsteffizienzerwartungen vorhersagen als durch unmittelbar schmerzbezogene Parameter wie Intensität oder Häufigkeit (Dolce et al. 1986). Es besteht ein enger Zusammenhang zwischen der Selbstwirksamkeitserwartung bezüglich der eigenen Schmerztoleranz und dem Ausmaß, in dem opioidvermittelte schmerzhemmende Mechanismen aktiviert werden, d. h., kognitive Verarbeitungsprozesse scheinen sich unmittelbar in schmerzrelevanten physiologischen Mechanismen widerzuspiegeln (Bandura et al. 1987).

! Kognitive Prozesse können die Schmerzverarbeitung entscheidend beeinflussen und sind wichtigere Prädiktoren für Schmerz und Beeinträchtigung als körperliche Faktoren.

11

Schmerzgedächtnis – die Rolle überdauernder Gedächtnisspuren bei chronischen Schmerzen

Als ein weiterer Mechanismus, der vermutlich sowohl zur Ausbildung einer Prädisposition für Schmerzerfahrungen als auch unmittelbar zur Chronifizierung und Aufrechterhaltung eines Schmerzproblems beiträgt, gilt das **Schmerzgedächtnis**. So kann die wiederholte Antizipation von Schmerz in bestimmten Situationen und die damit einhergehende subjektive Bewertung wie z. B. Angst sowie die sie begleitende Aktivierung symptomspezifischer psychophysiologischer Reaktionsmuster (z. B. Flor et al. 1985) langfristig

- zu einer Sensibilisierung für nozizeptiven Input,
- zu einer verstärkten Aufmerksamkeit und vermehrten kognitiven Einengung auf schmerzbezogene Informationen (z. B. Demjen u. Bakal 1986; Knost et al. 1997)
- und letztlich zur Einschränkung und Vermeidung körperlicher Aktivität führen (z. B. Council et al. 1988).

Interessanterweise scheint insbesondere bei chronischen Schmerzpatienten eine Tendenz dazu zu bestehen, in der Erinnerung die Intensität des Schmerzes zu einem bestimmten Zeitpunkt zu überschätzen (z. B. Linton u. Götestam 1983; Linton 1991; für eine Zusammenfassung s. Erskine et al. 1990). Teilweise widersprüchliche Befunde liegen zum zustandsabhängigen Lernen (z. B. Pearce et al. 1990) sowie möglichen Erinnerungsverzerrungen aufgrund der emotionalen Befindlichkeit und Schmerzstärke zum Zeitpunkt des Erinnerns vor (z. B. Beese u. Morley 1993; Bryant 1993; Edwards et al. 1992; Eich et al. 1985). Ein Mangel bisher vorliegender Studien ist die Beschränkung auf die Erfassung von wenigen Parametern der Schmerzerfahrung (z. B. Intensität, Qualität) und wenigen Dimensionen der emotionalen Befindlichkeit (z. B. Angst, Traurigkeit). Gleichermaßen ist im Rahmen von Gedächtnisexperimenten bisher ausschließlich verbales Lernmaterial (z. B. schmerzbezogene Worte) verwendet worden. Wie Morley (1993) ausführt, ist das Schmerzgedächtnis als ein Spezialfall autobiographischer Erinnerungen zu verstehen, d. h. die Genauigkeit, Lebhaftigkeit und unmittelbare Abrufbarkeit schmerzbezogener Erfahrung hängt vom ursprünglichen Ereigniskontext (z. B. persönliche Bedeutung des Ereignisses, Überraschungsmoment, Art und Ausmaß der kurz- und langfristigen Folgen u. ä.) sowie vom Ausmaß der kognitiven und emotionalen Weiterverarbeitung des Ereignisses (z. B. wiederholtes Erzählen des Erlebnisses) ab.

Eine weitere Form des Schmerzgedächtnisses sind **zerebrale Veränderungen** infolge von Lernprozessen. Während die oben diskutierten Gedächtnisprozesse explizit, d. h. von der Person bewusst verarbeitet werden und damit auch reproduzierbar und mitteilbar sind, dürfte der größte Teil unseres schmerzassoziierten Gedächtnisses aus impliziten Lernprozessen bestehen. Hier handelt es sich um Gedächtnisprozesse, die nicht der bewussten Ver-

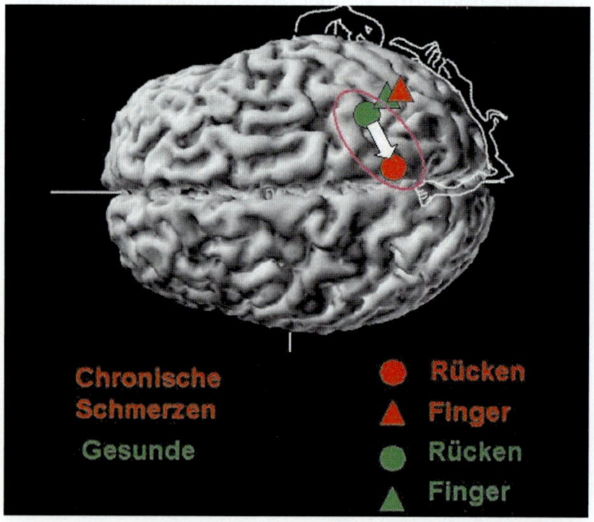

Abb. 11.10. Patienten mit chronischen Rückenschmerzen und Gesunde wurden mittels phasischer schmerzhafter elektrischer Reize am Finger und am Rücken stimuliert, während eine magnetenzephalographische Ableitung über dem kontralateralen somatosensorischen Kortex erfolgte. Bei den Patienten, nicht jedoch den Gesunden, zeigte sich eine Verschiebung und Ausweitung der Repräsentation des Rückens in Richtung Beinareal. Diese Veränderung ließ sich bei der Fingerstimulation nicht beobachten. Je chronischer der Schmerz, desto stärker waren auch die kortikalen Veränderungen, die man als »somatosensorisches Schmerzgedächtnis« bezeichnet hat

Exkurs

Phantomschmerz: Eine Erfindung des Gehirns?

Unter Phantomschmerzen versteht man Schmerzen, die in einem amputierten Körperteil auftreten. Seit vielen Jahrhunderten haben sich Wissenschaftler gefragt, wie es zu solch einer ungewöhnlichen Schmerzwahrnehmung kommen kann, ohne dass eine Antwort auf die Fragen gefunden wurde. In den 80er- und 90er-Jahren des letzten Jahrhunderts konnte dann erstmals tierexperimentell gezeigt werden, dass das Gehirn auch im Erwachsenenalter plastisch ist und sich durch Verletzung und Lernen verändern lässt. So kommt es z. B. nach Amputation eines Fingers zu einem Einwandern der Repräsentation benachbarter Finger in die Repräsentation der Amputationszone im primären somatosensorischen Kortex. Trennt man die sensorischen Zuflüsse an der Hinterwurzel des Rückenmarks durch, so kommt es sogar zu einer Einwanderung des Gesichtsareals in das Amputationsgebiet. Der Neurologe Ramachandran beobachtete im Anschluss an diese tierexperimentellen Befunde, dass bei amputierten Personen oft Phantomempfindungen durch Berührung des Gesichts oder des Stumpfes ausgelöst wurden, und postulierte, sie könnten vielleicht durch solche plastischen Reorganisationsprozesse im Gehirn erklärt werden (Ramachandran et al. 1992). Es konnte dann bei armamputierten Personen gezeigt werden, dass tatsächlich solche kortikalen Reorganisationsprozesse ablaufen und dass diese sehr hoch mit dem Phantomschmerz korrelierten (Flor et al. 1995; Grüsser et al. 2001; ◘ Abb. 11.11).

Es ist vorstellbar, dass das von neuronalem Zustrom befreite Amputationsareal nun neuronalen Input aus den Nachbararealen erhält. Da die Zuordnung des Amputationsareals zu dem Ort in der Peripherie erhalten bleibt, wird die Empfindung in das Phantomglied verlagert und als von dort kommend interpretiert. Diese Assoziation von kortikaler Reorganisation und Phantomschmerz beruht offensichtlich auf einem Lern- und Gedächtnisprozess, da bei Personen mit angeborener Abwesenheit von Gliedmaßen weder kortikale Reorganisation noch Phantomschmerzen auftreten (Flor et al. 1998). Auf der Basis dieser Befunde wurden neue Therapieverfahren entwickelt, die durch pharmakologische oder verhaltensorientierte Methoden die kortikale Reorganisation und damit den Phantomschmerz effektiv beeinflussen (vgl. Flor et al. 2001; ◘ Abb. 11.12).

arbeitung zugänglich sind, jedoch die nachfolgende Reaktion auf Schmerzreize verändern.

Veränderungen in der Organisation des **primären somatosensorischen Kortex** als Folge von chronischen Schmerzen wurden von Flor et al. (1997) beschrieben. So kam es bei Patienten mit chronischen Rückenschmerzen bei der massierten Reizung mit akuten phasischen Reizen zu einer verstärkten kortikalen Antwort auf diese Schmerzreize in dem Gebiet des somatosensorischen Kortex, das den Rücken repräsentiert, und der Schwerpunkt dieser kortikalen Aktivität verlagerte sich vom Repräsentationsareal für den Rücken in Richtung der Beinrepräsentation (◘ Abb. 11.10). Diese kortikale Hyperreagibilität und Reorganisation war umso ausgeprägter, je chronischer das Schmerzproblem war, was wiederum einen Lernprozess nahe legt. Diese Annahme wurde durch weitere Untersuchungen verstärkt, die zeigten, dass mit Schmerz assoziierte visuelle Reize (z. B. Schmerzworte) ebenfalls zu einer erhöhten kortikalen Reaktion früh nach Reizdarbietung (bis 150 ms) führen (Knost et al. 1997; Flor et al. 1997; Larbig et al. 1996) und diese kortikale Antwort klassisch konditioniert werden kann (Montoya et al. 1996). Diese zentralen Veränderungen der Schmerzverarbeitung könnten zu einer Überempfindlichkeit für nichtschmerzhafte wie auch schmerzhafte Reize beitragen und zum Auftreten von Schmerz in Abwesenheit von adäquater peripherer Stimulation führen.

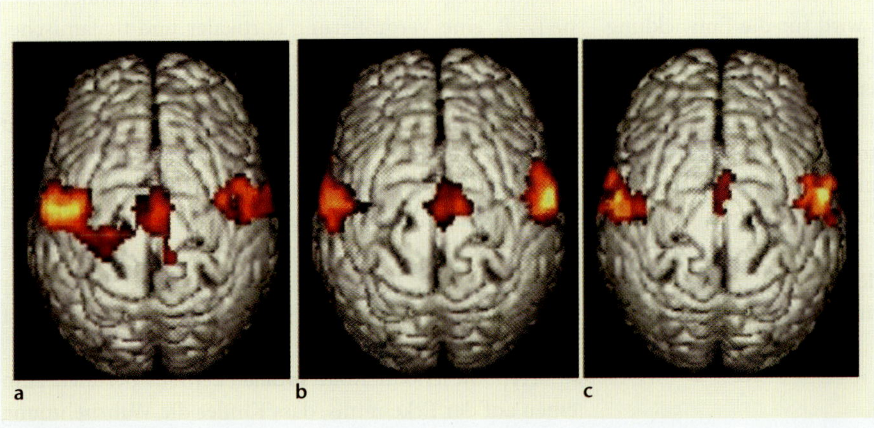

◘ **Abb. 11.11.** Funktionell-kernspintomographische Abbildung der Repräsentation des Mundes im primären somatosensorischen und motorischen Kortex bei unilateral armamputierten Patienten mit Phantomschmerz (**a**), Amputierten ohne Phantosmchmerz (**b**) und gesunden Kontrollen (**c**). Nur bei den Patienten mit Phantomschmerz zeigt sich eine Ausweitung der Repräsentation des Mundareals in das vom afferenten Zustrom befreite Handareal hinein (*links*)

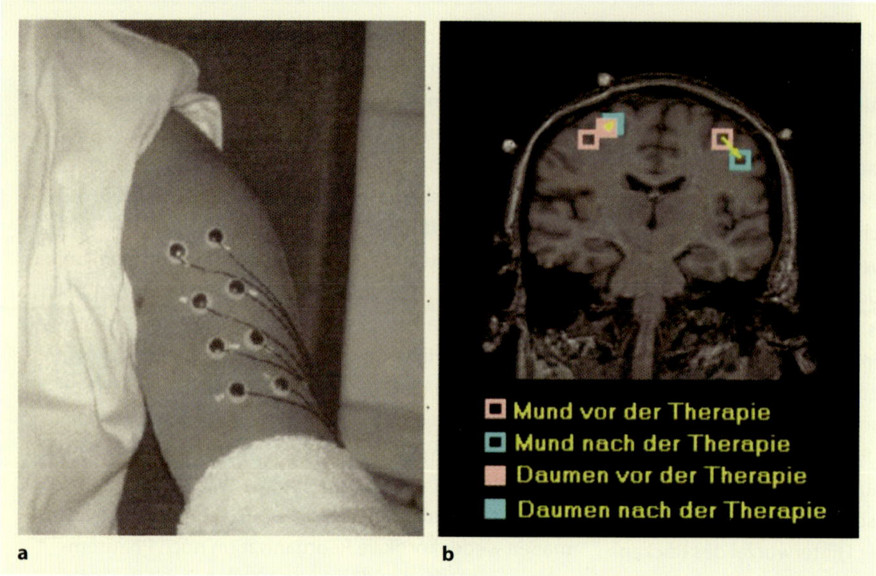

Abb. 11.12. Elektrodenmontage für das sensorische Diskriminationstraining für armamputierte Patienten mit Phantomschmerz (**a**). Die Patienten mussten über einen Zeitraum von zwei Wochen entweder den Ort oder die Frequenz der Stimulation erkennen und erhielten darüber Rückmeldung. Nach zwei Wochen kam es zu einer signifikanten Abnahme der Phantomschmerzen, die mit einer Rückbildung der kortikalen Reorganisation verknüpft war (**b**). Je besser die Trainingsleistung, desto höher war die Schmerzverminderung und die Abnahme der kortikalen Reorganisation

! Schmerz führt zu Gedächtnisspuren auf allen Ebenen des nozizeptiven Systems und kann so auch ohne Reizung des peripheren Nozizeptors erzeugt werden.

11

11.3.2 Ein verhaltensmedizinisches Modell

Das **verhaltensmedizinische Modell** chronischen Schmerzes bezieht explizit die verbal-subjektive, die Verhaltens- und die physiologische Ebene mit ein. Die Ätiologie und Aufrecherhaltung der chronischen Schmerzsyndrome wird im Rahmen dieses Modells anhand prädisponierender und auslösender Faktoren sowie aufrechterhaltender Prozesse erklärt (Flor et al. 1990; Flor u. Turk 2005). Das **Diathese-Stress-Modell** chronischer Schmerzen versucht, die oben diskutierten Faktoren, die für die Schmerzentstehung und -aufrechterhaltung wichtig sind, zu integrieren und mit den physiologischen Variablen zu verbinden (Abb. 11.13). Im Mittelpunkt steht die symptomspezifische psychophysiologische Reagibilität, d. h. die Tendenz, auf stresshafte Stimulation mit Hyperaktivität bestimmter Körpersysteme oder Körperregionen zu reagieren. Diese erhöhte Reagibilität wird für die Entwicklung und Aufrechterhaltung des Schmerzproblems als entscheidend betrachtet. Sie muss mit der ursprünglichen Schmerzursache nichts mehr zu tun haben.

Als prädisponierende Faktoren, die zur Entstehung einer **Diathese** führen und damit zur Ausformung einer physiologischen Reaktionsstereotypie beitragen, gelten

- eine genetische Belastung,
- frühe mit Schmerz verbundene Traumata,
- Überbeanspruchung bestimmter Körpersysteme sowie
- Modelllernen.

Obwohl bei einzelnen chronischen Schmerzsyndromen wie z. B. Migräne eine **genetische Komponente** heute als unbestritten gilt, ist die Bedeutung der genetischen Prädisposition bei vielen chronischen Schmerzsyndromen, insbesondere bei Schmerzsyndromen der Skelettmuskulatur, weitgehend ungeklärt. Neben genetisch bedingten individuellen Unterschieden in der Reagibilität einzelner Reaktionssysteme wird vermutet, dass möglicherweise genetisch determinierte Unterschiede in der Schmerzhemmung bestehen.

Anand et al. (1999) zeigten in einer Reihe von tierexperimentellen Studien, dass schmerzhafte Stimulation in der frühen postnatalen Phase langfristig zu erhöhter Schmerzempfindlichkeit, Ängstlichkeit und veränderter Plastizität des Gehirns führt. Langzeituntersuchungen mit Frühgeborenen oder Säuglingen, bei denen schmerzhafte medizinische Prozeduren durchgeführt wurden, legen nahe, dass frühe schmerzhafte Erfahrungen langfristig in einer deutlich erhöhten Schmerzsensibilität resultieren. Insbesondere bei wiederholter Traumatisierung könnte die **Zunahme der Schmerzsensibilität** auf neuronale plastische Veränderungen auf subkortikaler und kortikaler Ebene (z. B. eine Vergrößerung kortikaler und thalamischer Repräsentationsareale) zurückzuführen sein. Neben diesen zentralnervösen Veränderungen kann es auch peripher zu einer erhöhten Sensibilität für nozizeptiven Input kommen. Wiederholte bzw. andauernde Überlastung bestimmter Körperregionen (z. B. Nacken/Schulter/Rücken bei Computertätigkeit, Schultern/Arme u. a. bei Berufsmusikern) führt zu einer Sensibilisierung der betroffenen Muskulatur und Gelenke für nozizeptive Stimuli, insbesondere wenn die erhöhte Muskelanspannung zunächst unbeachtet bleibt.

Hypothesen zur Rolle **sozialen Lernens** beruhen zum einen auf der Erkenntnis, dass Kinder die Wahrnehmung

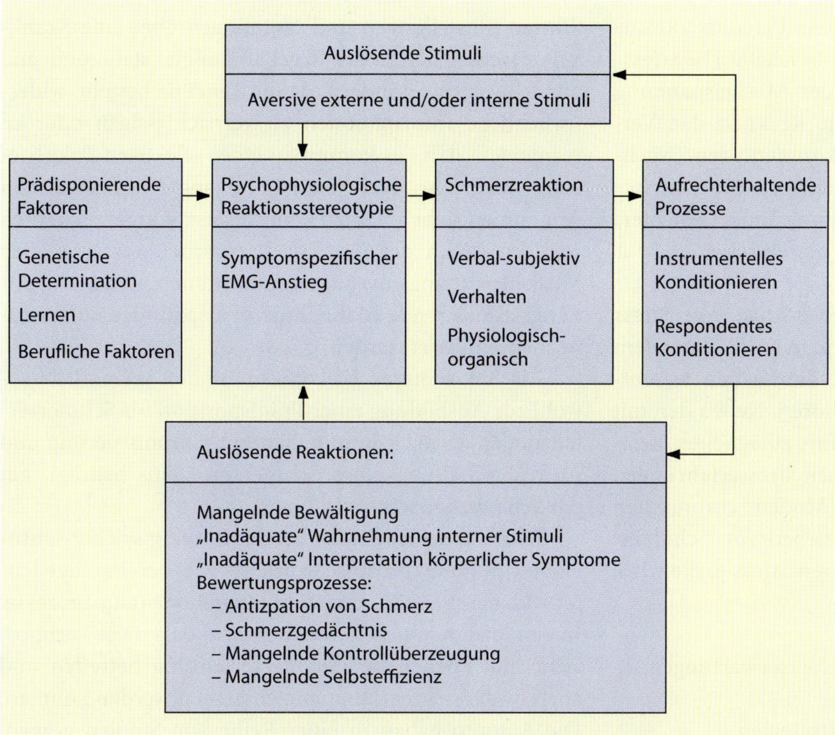

Abb. 11.13. Diathese-Stress-Modell der chronischen Schmerzen (Erläuterungen, s. Text)

und Interpretation von Symptomen sowie Krankheitsverhalten durch Beobachtung ihrer Eltern und anderer Modelle erwerben. Des Weiteren wird häufig darauf verwiesen, dass Schmerzpatienten überzufällig häufig aus Familien stammen, in denen andere Familienmitglieder ebenfalls an chronischen Schmerzen leiden. Die Beobachtung, dass bei Kindern in erster Linie die Schmerzsymptome auftreten, an denen ihre Eltern im Erwachsenalter leiden, und nicht solche, die die Eltern selbst als Kinder hatten, spricht dafür, dass Modelllernen zur familiären Häufung chronischer Schmerzsyndrome beiträgt. Zwar fehlen bisher entsprechende Längsschnittstudien, doch konnten Craig und Kollegen in einer Reihe von Experimenten zeigen, dass sich Schmerztoleranz, subjektive Schmerzintensität und nonverbaler Schmerzausdruck durch Beobachten einer Modellperson, die Schmerzreizen ausgesetzt wird, verändern lassen (Craig 1986). Außerdem ist bekannt, dass bei Beobachtern eines Modells, dem schmerzhafte Reize dargeboten werden, physiologische Reaktionen stellvertretend konditioniert werden können bzw. dass die Beobachtung von Schmerzpatienten bei ihren Partnern mit einer deutlichen physiologischen Aktivierung einhergeht, die möglicherweise das vermehrte Auftreten von Schmerzsymptomen und anderer körperlicher Beschwerden bei den Partnern von Schmerzpatienten bedingt. Erste Untersuchungen an Kindern von Schmerzpatienten haben allerdings inkonsistente Ergebnisse hinsichtlich einer erhöhten Auftretenswahrscheinlichkeit von Schmerz und sonstigen Beschwerden erbracht.

Als auslösende Faktoren in der Entwicklung und bei der Aufrechterhaltung eines chronischen Schmerzleidens werden **aversive interne oder externe Stimuli** sowie die sie begleitenden **Bewertungs- und Verarbeitungsprozesse** betrachtet. Bei traumatisch ausgelösten bzw. akut beginnenden Schmerzsyndromen ist in Übereinstimmung mit respondent-operanten Schmerzmodellen davon auszugehen, dass Aktivitäten wie körperliche Bewegung, Arbeit, Freizeit- und soziale Aktivitäten Schmerz hervorrufen oder verstärken und folglich in zunehmendem Maße vermieden werden. Akute Belastungssituationen ebenso wie die Antizipation von Schmerz in potenziell schmerzauslösenden Situationen und die damit einhergehende sympathische Aktivierung und Erhöhung der **Muskelspannung**, die wiederum schmerzverstärkend wirken, kann so letztlich zur Entstehung einer symptomspezifischen Reaktionsstereotypie führen. Nichttraumatische Schmerzsyndrome wie z. B. Spannungskopfschmerzen werden darauf zurückgeführt, dass lang anhaltende Aktivierung eines Körpersystems bei fehlender Möglichkeit zur Spannungsreduktion allmählich in einer Hyperreagibilität des Körpersystems (z. B. speziell der Skelettmuskulatur) bei Konfrontation mit Stressstimuli mündet. Häufige und lang anhaltende stress- und/oder schmerzinduzierte Muskelspannungserhöhungen gehen mit einer Vasokonstriktion im Muskel einher und führen zur Freisetzung algetischer Substanzen wie z. B. Bradykinin, die chemosensitive Nozizeptoren aktivieren und die wiederum die Reizschwelle mechanosensitiver Rezeptoren erniedrigen. Sowohl bei Schmerzsyndromen traumatischen bzw. nichttraumatischen Ursprungs kann sich ein Circulus vitiosus zwischen Schmerz und Spannung entwickeln. Die stress- bzw. schmerzinduzierte Erhöhung der Muskelspannung stellt zunächst eine unkonditionierte Reaktion dar. Verschiedene Laboruntersuchungen konnten den Nachweis erbringen, dass sich schmerzinduzierte Muskelspannungserhöhungen auf Umweltreize (z. B. Töne, Gesichter) konditionieren lassen – ein Prozess, der entscheidend zur Chronifizierung beitragen könnte.

Gemäß der transaktionalen Perspektive von **Stress** hängt die Intensität der Stressreaktion in entscheidendem Maß von Bewertungsprozessen ab, die zu den wesentlichsten auslösenden Reaktionen gehören. Neben den mit kritischen Lebensereignissen oder mit alltäglichen Belastungen und Ärgernissen verbundenen Stresserfahrungen postuliert das psychobiologische Modell chronischen Schmerzes, dass das wiederholte Erleben von Schmerzepisoden an sich zu einer bedeutsamen Stressquelle wird. Infolgedessen sind

- schmerzbezogene Kognitionen,
- schmerzbezogene Selbstwirksamkeitserwartungen und
- schmerzbezogene Bewältigungsstrategien

zentrale Faktoren stressbezogener Bewertungsprozesse, die für die Entstehung und Aufrechterhaltung chronischer Schmerzen von Bedeutung sind.

11

Wie bei psychophysiologischen Störungen im Allgemeinen, spielt die **Wahrnehmung und Interpretation interozeptiver Reize** auch bei chronischen Schmerzsyndromen eine wichtige Rolle. Subjektive Überzeugungen bezüglich der Ursache und Bedeutung von Körperempfindungen wirken sich entscheidend auf deren Interpretation aus. So lässt sich beispielsweise die Einschätzung eines uneindeutigen, aber affektiv neutralen vibrierenden Reizes durch entsprechende Vorinformation in Richtung »schmerzhaft« oder aber »angenehm« verändern. Bei Induktion unterschiedlich hoher Muskelspannungsniveaus reichen bei Kopfschmerzpatienten bereits deutlich niedrigere Spannungsniveaus aus, um eine Schmerzempfindung auszulösen, wobei neuere Untersuchungen zumindest bei Spannungskopfschmerzpatienten darauf hindeuten, dass dies in erster Linie auf eine Erniedrigung der subjektiven, nicht aber der muskulären Schmerzschwelle zurückzuführen ist.

Eine **adäquate Interpretation** von Körperempfindungen ist nicht zuletzt wegen der unmittelbaren Auswirkungen auf das Verhalten von entscheidender Bedeutung. So kann beispielsweise die subjektive Überzeugung, bei Schmerz lasse sich immer eine eindeutige somatische Ursache feststellen, deren Heilung die Voraussetzung für Schmerzfreiheit ist, zu körperlicher Inaktivität, verstärkter Inanspruchnahme des Gesundheitssystems und bei mangelndem Erfolg von eingeleiteten therapeutischen Maßnahmen zu erhöhter subjektiver Beeinträchtigung, depressiven Verstimmungen und zunehmender Invalidität führen. Einstellungen und Meinungen über eine Krankheit erweisen sich in der Regel als äußerst stabil und sind nur schwer zu verändern, da die Tendenz besteht, widersprüchliche Informationen zu vernachlässigen oder zu vermeiden, d. h., es kommt zu einer selektiven Fokussierung auf Erfahrungen, die in Einklang mit den eigenen Annahmen stehen. Hinzu kommt, dass Schmerzpatienten weniger gut in der Lage sind, zwischen verschiedenen Muskelspannungsniveaus zu diskriminieren, sodass spannungsreduzierende Maßnahmen zu spät oder nur unzureichend initiiert werden.

Als ein weiterer Mechanismus, der vermutlich sowohl zur Ausbildung einer Prädisposition für Schmerzerfahrungen als auch unmittelbar zur Chronifizierung und Aufrechterhaltung eines Schmerzproblems beiträgt, gilt das **Schmerzgedächtnis** (s. oben).

Eine wesentliche Rolle bei der Bildung solcher sensorischer Schmerzprozesse spielen – wie bereits angedeutet – klassische und operante **Konditionierungsprozesse**. In den letzten Jahren ließ sich zeigen, dass diese Lernprozesse alle Ebenen der Schmerzerfahrung betreffen und auch in der Schmerztherapie eingesetzt werden könnten. Die Autoren haben in einer Reihe von Studien gezeigt, dass bei chronischen Schmerzpatienten eine ausgeprägtere und extinktionsresistentere Konditionierung von Muskelspannungsanstiegen möglich ist und sich die konditionierte Reaktion besonders gut im vom Schmerz betroffenen Muskel zeigt. Auch die Aktivität des endogenen opioiden Systems ist klassisch konditionierbar. Ebenso wurde gezeigt, dass Schmerzüberempfindlichkeit z. B. bei krankheitsinduzierter Hyperalgesie gelernt werden kann. Leider haben diese Untersuchungsergebnisse noch kaum Anwendungen im Humanbereich gefunden.

Für die **Aufrechterhaltung chronischer Schmerzen** dürften neben den oben genannten plastischen Veränderungen insbesondere auch operante Faktoren von besonderer Bedeutung sein. Die Rolle operanter Faktoren für die Aufrechterhaltung von Schmerzverhalten wurde bereits diskutiert. In den letzten Jahren konnte jedoch gezeigt werden, dass nicht nur das beobachtbare Schmerzverhalten, sondern alle Ebenen der Schmerzerfahrung, insbesondere auch die subjektive und physiologische Ebene, den Prinzipien des instrumentellen Lernens unterliegen. Auch im Hinblick auf die Muskelspannung ließ sich ein instrumenteller Mechanismus zeigen: durch **Biofeedback** induzierte Erhöhungen der Muskelspannung führten nur bei Schmerzpatienten, nicht jedoch bei Gesunden zu einer deutlich verminderten Schmerzwahrnehmung und einer reduzierten kortikalen Verarbeitung schmerzhafter experimenteller Reize.

In Übereinstimmung mit respondenten, respondent-operanten oder rein operanten Modellen chronischen Schmerzes berücksichtigt das **psychobiologische Modell** explizit sowohl respondente wie auch operante Lernprozesse für die Entstehung und Aufrechterhaltung eines

Schmerzproblems, d. h. alle zentralen Bestimmungsstücke wie prädisponierende, auslösende und aufrechterhaltende Faktoren sind nicht als statisch vorgegeben, sondern als sich dynamisch über die Zeit hinweg verändernd zu betrachten. Die Modulation der subjektiven Schmerzintensität, des Aktivitätsniveaus, des Schmerzausdrucksverhaltens, aber auch von schmerzbezogenen autonomen und kortikalen physiologischen Reaktionen durch kontingente Verstärkung ist wiederholt beschrieben worden. Die Bedeutung respondenter Lernprozesse wird besonders gut durch die situativ auslösbaren symptomspezifischen Reaktionsmuster veranschaulicht.

Mit der Formulierung des psychobiologischen Modells chronischen Schmerzes ist es zum einen gelungen, empirische Befunde zur Bedeutung kognitiv-affektiver, physiologisch-organischer und verhaltensbezogener Faktoren bei der Entstehung und Aufrechterhaltung chronischen Schmerzes in ein Gesamtmodell zu integrieren. Dieser umfassende Ansatz hat zahlreiche Untersuchungen zur Aufklärung des komplexen Zusammenspiels der drei Ebenen des Schmerzerlebens und der sie vermittelnden und modulierenden Mechanismen angeregt. Das psychobiologische Modell zeichnet sich außerdem dadurch aus, dass es als Grundlage für eine hypothesengestützte Schmerzdiagnostik, für die Formulierung spezifischer Therapieziele und die Auswahl adäquater Behandlungsstrategien gut geeignet ist.

! Das Diathese-Stress-Modell chronischer Schmerzen geht davon aus, dass eine körperliche oder erworbene Prädisposition gemeinsam mit belastenden Lebensereignissen und inadäquaten Bewältigungsstrategien zu einer Reaktionsstereotypie führt, die Schmerz auslöst. Angst vor Schmerz, operante Verstärkung und kognitive schmerzinduzierte Veränderungen werden als aufrechterhaltende Faktoren gesehen.

11.3.3 Psychobiologische Schmerzdiagnostik

Schmerz wird heute als komplexe Reaktion verstanden, die auf

- verbal-subjektiver,
- motorisch-verhaltensbezogener und
- organisch-physiologischer Ebene

beschrieben werden kann. Schmerz kann, muss aber nicht unmittelbar mit nozizeptivem Input einhergehen, er hat aber immer physiologische Antezedenzen und Konsequenzen (Flor 1991). Das psychobiologische Modell chronischen Schmerzes ist von der Entwicklung einer **multiaxialen Schmerzdiagnostik** begleitet worden, die zum einen Grundlage für die Klassifikation eines Schmerzproblems bildet und zum anderen Ausgangspunkt für die hypothesengeleitete Formulierung eines Therapieplans und dessen prozess- und erfolgsorientierter Evaluation ist. Eine ausführliche Darstellung psychologischer Schmerzdiagnostik findet sich in Basler et al. (2003) sowie Turk und Melzack (2001). Im Folgenden werden die wesentlichen Aspekte der multiaxialen Schmerzdiagnostik zusammengefasst, die Schmerz auf der somatischen, der verbal-subjektiven, der verhaltensbezogenen und der psychophysiologischen Ebene beschreibt (► Übersicht).

Multiaxiale Diagnostik

1. Medizinisch-somatisch
   - Labor
   - Funktionsprüfung
   - Neurologischer Befund usw.
2. Psychosozial
   - Schmerz
   - Beeinträchtigung
   - Bewältigung
   - Depression
   - Stressverarbeitung usw.
3. Verhalten
   - »Schmerzverhalten«
   - Medikamenteneinnahme
   - Arztbesuche
   - Aktivität
   - Partnerreaktion
4. Psychophysiologie
   - EMG-Stressreaktion
   - Spannungswahrnehmung
   - Spannungskontrolle
   - EMG-Ruhewerte

Somatischer Befund

Das primäre Ziel der medizinisch-somatischen Diagnostik ist das Auffinden einer somatischen Pathologie, die den Schmerz möglicherweise erklären kann bzw. die Differenzialdiagnose hinsichtlich muskulärer, degenerativer oder entzündlicher Schmerzursachen erlaubt. Zu den wichtigsten Untersuchungsmethoden gehören neben bildgebenden Verfahren wie Röntgen, Computertomographie, Kernspintomographie die neurologische Untersuchung und Laboruntersuchungen, wobei die Relevanz einzelner Verfahren je nach Schmerzleiden variiert. Außerdem werden im klinischen Alltag nicht selten temporäre Nervenblockaden durchgeführt, mit Hilfe derer sich die am Schmerzgeschehen beteiligten Nerven identifizieren lassen, sodass u. U. gezielte medizinische bzw. operative Maßnahmen eingeleitet werden können. Neueren Untersuchungen zufolge dürfte allerdings die tatsächliche diagnostische Sensitivität und Spezifität von diagnostischen Nervenblockaden deutlich geringer sein, als bisher angenommen. Außerdem hat sich gezeigt, dass sich der erwartete Erfolg von chirurgischen Maßnahmen, die auf Grundlage des Ergebnisses einer Nervenblockade durchgeführt werden, häufig nicht einstellt. In den letzten Jahren sind erste Strategien vorgestellt worden, wie verschiedene medizinisch-somatische Befunde in einen globalen und reliablen Pathologieindex integriert werden können.

Verbal-subjektive Ebene

Die Schmerzdiagnostik auf verbal-subjektiver Ebene befasst sicht mit der Analyse der aktuellen Schmerzbeschwerden im unmittelbaren Kontext ihrer auslösenden und aufrechterhaltenden Faktoren, der emotionalen Befindlichkeit, anderweitiger Beschwerden, der aktuellen Lebenssituation, Stressbelastung, Stressbewältigung sowie der Auswirkung der Schmerzen auf den Alltag.

Schmerz und seine Folgen

Als zentrales Element klinischer Schmerzdiagnostik ist das **Schmerzinterview** anzusehen, das letztlich die Grundlage für eine Verhaltensanalyse bildet. Im Interview sollten Information zu folgenden Aspekten erhoben werden (s. Flor 1991):

1. das Schmerzproblem und seine Entwicklung,
2. Lokalisation, Dauer, Intensität, Häufigkeit der Schmerzen,
3. Antezedenzen und Konsequenzen,
4. Vermeidungs- und Fluchtverhalten,
5. zusätzliche Probleme,
6. Informations- und Kommunikationsdefizite,
7. spezifische Problembereiche.

Das **Schmerztagebuch** bietet die Möglichkeit, Häufigkeit, Dauer und Intensitiät der Schmerzen kontinuierlich über einen Zeitraum hinweg aufzuzeichnen. Umfang und Format von Schmerztagebüchern variieren je nach Art des Schmerzproblems und der Patientenpopulation. In der Regel erfordert ein Schmerztagebuch, stündlich, mehrmals am Tag oder aber bei episodisch auftretenden Schmerzen beim Auftreten des Schmerzes, die Schmerzintensität, die Schmerzdauer sowie die Beeinträchtigung zu notieren. Zusätzlich werden häufig auch Aktivitäten, Medikamenteneinnahme, Stimmung, belastende Ereignisse etc. erfragt, sodass sich Hypothesen bezüglich möglicher schmerzauslösender und -aufrechterhaltender Faktoren erstellen und überprüfen lassen. Gerade bei klinischen Studien sollte ein kontinuierleiches Tagebuch der Schmerzerfassung mittels visueller Analog- oder verbaler Rating-Skalen vorgezogen werden.

Der **McGill-Schmerzfragebogen** (MPQ) (Melzack 1975) ist das wohl am weitesten verbreitete Instrument zur Erfassung der postulierten Mehrdimensionalität der **Schmerzempfindung**. Der Fragebogen enthält neben Fragen zur Schmerzlokalisation und Schmerzstärke 16 a priori definierte Adjektivgruppen, von denen

- zehn die sensorisch-diskriminative,
- fünf die affektiv-motivationale
- und eine die kognitiv-evaluative Komponente des Schmerzes

repräsentieren. Die Adjektive innerhalb jeder Gruppe sind je nach Intensität (von Experten und Patienten eingeschätzt) in einer Rangfolge angeordnet. Pro Adjektivgruppe kann vom Probanden maximal ein Adjektiv zur Schmerzbeschreibung ausgewählt werden. Für jede der drei Schmerzkomponenten lässt sich ein sog. Schmerz-Rating-Index durch Summieren der Rangplätze der in jeder Adjektivgruppe gewählten Schmerzworte berechnen. Daten zur Reliabilität des gesamten Bogens liegen zwar vor, jedoch sind Stabilität und interne Konsistenz der Unterskalen unbekannt. Die von Melzack postulierte Faktorenstruktur des Fragebogens konnte nicht konsistent repliziert werden.

Für den deutschen Sprachraum wurden verschiedene Übersetzungen bzw. Adaptationen des Fragebogens erstellt, die allerdings unzureichend empirisch überprüft worden sind. Auch ist an den deutschen Instrumenten zu bemängeln, dass sie sich an Übersetzungen orientierten und keine eigenständige deutsche Wortliste verwendeten. Ausgehend vom McGill-Schmerzfragebogen wurde ein eigenständiges Messinstrument, die **Schmerzempfindungsskala** (SES; Geissner 1988; Geissner et al. 1992), entwickelt und umfassend psychometrisch überprüft. Wie mittels eines Strukturmodells nachgewiesen werden konnte, liegen der Schmerzempfindung zwei Globalfaktoren (sensorisch und affektiv) zugrunde, die sich in drei (Rhythmik, lokales Eindringen, Temperatur) bzw. zwei (allgemeine Affektivität, Hartnäckigkeit) Merkmalsdimensionen auf Item-Ebene widerspiegeln. Die hohe Korrelation zwischen sensorischer und affektiver Komponente der SES wirft allerdings ebenso wie beim MPQ die Frage nach der differenziellen klinischen Relevanz der Unterscheidung zwischen beiden Komponenten auf.

Für die Erfassung des Schmerzerlebens sowie insbesondere der psychosozialen und physischer Konsequenzen eines chronischen Schmerzleidens stehen eine Reihe von Fragebögen zur Verfügung. Der **Multidimensionale Schmerzfragebogen** (MPI; Kerns et al. 1985; deutsch: MPI-D, Flor et al. 1990) (Abb. 11.14) besteht aus drei Teilen mit insgesamt 13 Subskalen, die das subjektive Schmerzerleben, die Beeinträchtigung durch den Schmerz, Reaktionen wichtiger Bezugspersonen und das allgemeine Aktivitätsniveau betreffen. Zusätzlich wurde auch eine Partnerversion des MPI erstellt. Die bisher vorliegenden Daten zur internen Konsistenz, Stabilität sowie Validität dieses Messinstruments sind sehr gut. Der MPI hat vor allem in den USA breite Verwendung gefunden.

Insbesondere bei der Diagnostik neuropathischer Schmerzen werden Methoden der **experimentellen Algesimetrie** verwendet, bei der mittels unterschiedlicher Reize Wahrnehmungs- und Schmerzschwellen, Schmerztoleranz sowie Sensitivierung gemessen werden.

Schmerzfragebogen MPI-D

Teil 1

Es folgen Fragen zu Ihnen und dazu, wie sie Ihr Leben beeinflussen.
Unter jeder Frage ist eine 7-teilige Skala. Bitte lesen Sie jede Frage genau und
Machen Sie dann ein Kreuz bei der Zahl, die am besten Ihrer Antwort entspricht.

Beispiel:

Wie aufgeregt sind Sie, wenn Sie zum Zahnarzt gehen?

(0) (1) (2) (3) (4) (5) (6)

überhaupt nicht aufgeregt — äußerst aufgeregt

Falls Sie überhaupt nicht aufgeregt sind, wenn Sie zum Zahnarzt gehen, kreuzen Sie die 0 an.
Falls Sie äußerst aufgeregt sind, kreuzen Sie die 6 an.
Niedrige Zahlen bedeuten weniger und höhere mehr Aufgeregtheit.

1. Schätzen Sie das Ausmaß der derzeitigen Schmerzen ein (jetzt, im Moment)!

(0) (1) (2) (3) (4) (5) (6)

keine Schmerzen — der extremste Schmerz, den ich je erlebt habe

2. Wie sehr behindert Sie Ihr Schmerz durchschnittlich bei täglichen Aktivitäten?

(0) (1) (2) (3) (4) (5) (6)

der Schmerz behindert mich überhaupt nicht — der Schmerz behindert mich sehr stark

Teil 2

Wenn Ihr Partner (Ihre Bezugsperson) weiß, dass Sie Schmerzen haben, wie reagiert
Er / sie dann? Bitte machen Sie ein Kreuz bei der Zahl, die am meisten angibt, wie oft
Ihr Partner (Ihre Bezugsperson) die angegebene Reaktion zeigt, wenn Sie Schmerzen haben.
Bitte beantworten Sie alle Fragen!

Fragt mich, was er / sie tun kann

(0) (1) (2) (3) (4) (5) (6)

nie — sehr oft

Verhält sich gereizt mir gegenüber

(0) (1) (2) (3) (4) (5) (6)

nie — sehr oft

Teil 3

Im Folgenden finden Sie eine Liste mit 18 alltäglichen Tätigkeiten. Bitte geben Sie an, wie oft
Sie jede dieser Tätigkeiten ausüben, indem Sie ein Kreuz in das entsprechende Feld machen.
Bitte lassen Sie keine Frage aus!

1. Geschirr spülen

(0) (1) (2) (3) (4) (5) (6)

nie — sehr oft

2. Rasen mähen

(0) (1) (2) (3) (4) (5) (6)

nie — sehr oft

Teil 1

Skala 1: Schmerzstärke
Skala 2: Beeinträchtigung durch Schmerz
Skala 3: affektive Verstimmung
Skala 4: erlebte Überstürzung
Skala 5: Lebenskontrolle

Teil 2

Skala 1: bestrafende Reaktionen
Skala 2: zuwendende Reaktionen
Skala 3: ablenkende Reaktionen

Teil 3

Skala 1: soziale und Freizeitaktivitäten
Skala 2: haushaltsbezogene Aktivitäten
Skala 3: Aktivitäten außerhalb des Wohnbereichs

Abb. 11.14. Ausschnitte aus dem Multidimensionalen Schmerzfragebogen (MPI-D) sowie seine Skalenzusammensetzung

Schmerzverarbeitung

Schmerzbewältigungsstrategien und schmerzbezogene Kognitionen geben wichtige Hinweise auf die für die Chronifizierung des Schmerzleidens besonders relevanten Aspekte der Schmerzverarbeitung. Einer der ersten und vermutlich einflussreichsten Fragebögen zur Messung von Schmerzbewältigungsstrategien ist der *Coping Strategies Questionnaire* (CSQ; s. zusammenfassend Turk u. Melzack 2001). Der CSQ besteht aus sieben Subskalen:

1. Aufmerksamkeitsablenkung,
2. Neuinterpretation des Schmerzes,
3. bewältigende Selbstaussagen,
4. Ignorieren des Schmerzes,
5. Beten oder Hoffen,
6. Katastrophisieren,
7. Erhöhung der Aktivität.

Der CSQ besitzt adäquate Reliabilität und hat sich bei Patienten mit verschiedenartigen Schmerzsyndromen bewährt. Ausgehend von einer Klassifizierung in aktive (z. B. Ignorieren des Schmerzes, Freizeitaktivitäten) vs. passive (z. B. Beten, Reduktion sozialer Aktivität) Bewältigungsstrategien wurde das *Pain Management Inventory* (PMI; Brown u. Nicassio 1987) entwickelt, das bisher allerdings erst wenig Verbreitung erfahren hat. Wie erste Überprüfungen zeigen, ist das PMI unter psychometrischen Gesichtspunkten verbesserungsbedürftig. Ein analoger deutscher Fragebogen mit a priori definierten Dimensionen der Schmerzbewältigung (konkrete Bewältigungsmaßnahmen: mentale Ablenkung, Aktivität, Ruhe/Entspannung; kognitive Bewältigung: kognitive Umstrukturierung, Kompetenzerleben, Handlungsplanung) konnte mittels konfirmatorischer Faktorenanalysen validiert werden.

Die Fragebögen zur Schmerzverarbeitung auf kognitiver Ebene betonen unterschiedliche Aspekte kognitiver Verarbeitungsprozesse. Der *Cognitive Errors Questionnaire* (Lefebvre 1981; Smith et al. 1988) beispielsweise erfasst ausschließlich kognitive Verzerrungen wie Katastrophisieren, Übergeneralisieren etc. in Bezug auf Schmerz. Bisher ist allerdings unklar, in welchem Ausmaß das Vorliegen einer depressiven Verstimmung zum gehäuften Auftreten schmerzbezogener kognitiver Verzerrungen bei Schmerzpatienten beiträgt. Ausgehend von der Unterscheidung situativer Selbstverbalisationen (»automatische Gedanken«) und überdauernder kognitiver Schemata wurde der **Fragebogen zur Erfassung schmerzbezogener Selbstinstruktionen** (Abb. 11.15) bzw. der **Fragebogen zur Erfassung schmerzbezogener Kontrollüberzeugungen** (Flor et al. 1993) erstellt und validiert. Die faktorenanalytische Überprüfung zeigte, dass sich bei Schmerzpatienten primär zwei kognitive Schemata – Hilflosigkeit vs. Überzeugung der Möglichkeit zur aktiven Einflussnahme – unterscheiden lassen. Ebenso sind die situativ ausgelösten schmerzbezogenen Selbstverbalisationen primär zwei Kategorien – Katastrophisieren vs. aktive Bewältigung – zuzuordnen.

Mit dem **Kieler Schmerzinventar** (Hasenbring 1994) wurde ein umfassendes Fragebogeninstrument vorgelegt, dessen Ziel die systematische Erfassung der emotionalen, der kognitiven und der verhaltensmäßigen Komponente der Schmerzverarbeitung ist:

1. Erfassung emotionaler Reaktionen auf Schmerz – ERSS-Skala,
2. Erfassung kognitiver Reaktionen auf Schmerz – KRSS-Skala,
3. Erfassung von bewältigenden Reaktionen in Schmerzsituationen – CRSS-Skala.

Für jede der drei Skalen wurden mittels Faktorenanalyse verschiedene Subskalen identifiziert. Allerdings bestehen z. T. beträchtliche Korrelationen zwischen den Subskalen einer Skala wie auch zwischen den Subskalen des ERSS, KRSS und CRSS, die eine differenzielle Validität der einzelnen (Sub-)Skalen eher fraglich erscheinen lassen. Auch die Inhalte der Skalen sind eher empirisch als theoretisch geleitet zusammengestellt worden und derzeit noch nicht genügend validiert.

Emotionale Befindlichkeit

Angesichts der erheblichen Komorbidität zwischen Depression und Schmerz stand die Erfassung von Depressivität beispielsweise mit Hilfe des Beck-Depressionsinventars oder der *Zung Self-Rating Depression Scale* bisher im Vordergrund. Neuere Befunde legen nahe, dass Ängstlichkeit sowie Ärger/Wut im Hinblick auf die Aufrechterhaltung eines chronischen Schmerzleidens bzw. dessen Verarbeitung eine vermutlich eine größere Rolle spielen, als bisher bekannt ist. Weiterhin hat sich gezeigt, dass die mittels der gängigen Messinstrumente erfasste (globale) emotionale Befindlichkeit nur bedingt über die unmittelbar schmerzbedingten emotionalen Reaktionen (als einer Dimension der Schmerzverarbeitung) Auskunft gibt, die wiederum in engerem Zusammenhang mit erlebter Schmerzintensität und Bewältigungsversuchen stehen. Der **Fragebogen zur Erfassung schmerzbedingter psychischer Beeinträchtigung** mit den Subskalen Hilflosigkeit/Depression, Ärger und Angst (Geissner u. Würtele 1992) sowie die eine Skala des **Kieler Schmerzinventars** (Hasenbring 1994) stellen erste Versuche dar, die schmerzspezifische emotionale Reaktionen zu erfassen.

In den letzten Jahren wurden darüber hinaus Skalen entwickelt, um Angst vor Schmerz und Bewegung als separates Konstrukt zu erfassen. Besonders weit verbreitet ist hier der *Fear Avoidance Beliefs Questionnaire*, der für den deutschen Sprachraum adaptiert und validiert wurde (Pfingsten et al. 1997).

Wir führen ständig ein inneres Zwiegespräch mit uns selbst. Beispielsweise ermuntern wir uns, bestimmte Dinge zu tun; wir tadeln uns, wenn wir Fehler gemacht haben; oder wir loben uns für unsere Leistungen. Auch wenn wir Schmerzen haben, gehen uns bestimmte Gedanken durch den Kopf – andere, als wenn es uns gut geht. Im Folgenden finden Sie typische Gedanken von Menschen, die Schmerzen haben.
Bitte lesen Sie jede der folgenden Feststellungen durch und geben Sie an, wie häufig Ihnen dieser Gedanke durch den Kopf geht, wenn Sie Schmerzen haben. Machen Sie bitte ein Kreuz in das zutreffende Feld der nachstehenden Skala, die von 0 (fast nie) bis 5 (fast immer) geht.

	Das denke ich...					
	fast nie					fast immer
1. Wenn ich ruhig bleibe und mich entspanne, geht es mir besser	⓪	①	②	③	④	⑤
2. Diese Schmerzen halte ich nicht mehr aus.	⓪	①	②	③	④	⑤
3. Ich kann gegen meine Schmerzen selbst etwas tun.	⓪	①	②	③	④	⑤
4. Egal was ich tue, ich kann doch nichts ändern an meinen Schmerzen.	⓪	①	②	③	④	⑤
5. Ich muss mich jetzt entspannen.	⓪	①	②	③	④	⑤
6. Ich werde schon damit fertig.	⓪	①	②	③	④	⑤
7. Ich muss schnell ein Schmerzmittel nehmen	⓪	①	②	③	④	⑤
8. Es wird bald wieder besser werden.	⓪	①	②	③	④	⑤
9. Das hört ja nie mehr auf.	⓪	①	②	③	④	⑤
10. Ich bin ein hoffnungsloser Fall.	⓪	①	②	③	④	⑤
11. Es gibt noch schlimmere Dinge als meine Schmerzen	⓪	①	②	③	④	⑤
12. Ich schaffe das schon.	⓪	①	②	③	④	⑤
13. Wann wird es wieder schlimmer werden?	⓪	①	②	③	④	⑤
14. Die Schmerzen machen mich fertig.	⓪	①	②	③	④	⑤
15. Ich kann nicht mehr.	⓪	①	②	③	④	⑤
16. Diese Schmerzen machen mich noch verrückt.	⓪	①	②	③	④	⑤
17. Ablenkung hilft am besten.	⓪	①	②	③	④	⑤
18. Ich kann mir selber helfen.	⓪	①	②	③	④	⑤

Abb. 11.15. Fragebogen zur Erfassung schmerzbezogener Selbstinstruktionen

Erfassung von Schmerzverhalten

Bei der Messung von Schmerzverhalten lassen sich die folgenden Schwerpunkte unterscheiden:

- die Analyse diskreter Verhaltensweisen mittels direkter (u. U. videogestützter) Verhaltensbeobachtung,
- die Analyse der Mimik,
- die Erfassung nichtorganischer Zeichen und Symptome und
- die Erfassung von körperlicher Beeinträchtigung bzw. des Aktivitätsniveaus sowie
- die Dokumentation der Medikamenteneinnahme.

Von Keefe und Block (1982) wurde das wohl bekannteste **Beobachtungssystem** (für Patienten mit chronischen Rückenschmerzen) vorgelegt. Die Patienten werden während der Durchführung bestimmter standardisierter Tätigkeiten (Gehen, Stehen, Sitzen) gefilmt. Anschließend wird die Häufigkeit von insgesamt fünf schmerzrelevanten Verhaltensweisen (Verziehen des Gesichts, Reiben der schmerzenden Stelle, sich aufstützen, Einnehmen einer Schonhaltung und Seufzen) im Zeitstichprobenverfahren erfasst. Die Reliabilität und Validität dieses Beobachtungssystems für eine Reihe unterschiedlicher Schmerzsyndrome ist in einer Reihe von Studien belegt worden.

11

Die UAB-Schmerzverhaltensskala (UAB: *University of Alabama at Birmingham*) erlaubt dem Beobachter (z. B. Psychologe oder Krankenschwester), die Intensität und Häufigkeit von zehn schmerzrelevanten Verhaltensweisen (z. B. verbale und nonverbale Schmerzäußerung, Körperposition, Medikamenteneinnahme etc.) ohne eine aufwändige Zeitstichprobenkodierung einzustufen. Auch eine verkürzte Version hat sich als reliabel und valide erwiesen. Inzwischen sind weitere und noch umfassendere Verhaltenschecklisten erprobt worden (z. B. *Checklist for Interpersonal Pain Behavior*). Für den deutschsprachigen Raum wurde mit dem **Tübinger Bogen zur Erfassung von Schmerzverhalten** (Flor 1991) (Abb. 11.16) ein Verfahren entwickelt, das die Quantifizierung von elf Schmerzverhaltensweisen im Rahmen einer standardisierten Untersuchungssituation (z. B. Funktionsprüfung) oder in einer Interviewsituation erlaubt.

Die systematische Erfassung der Mimik ist bisher aufgrund der extrem aufwändigen Auswertung weitgehend auf experimentelle Untersuchungen beschränkt geblieben.

Von Waddell und Kollegen (Waddell et al. 1980) wurde ein reliables Beobachtungssystem entwickelt, das die Erfassung übermäßigen Schmerzverhaltens speziell **während der ärztlichen Untersuchung** erlaubt. Als Beobachtungseinheiten dienen sog. nichtorganische Symptome und Zeichen. Die Inkongruenz der berichteten Symptomatik bzw. der während der Durchführung der Untersuchung beobachteten Zeichen mit der klinischen Präsentation und/oder dem Verlauf einer organischen Erkrankung dient dabei als Kriterium für das Vorliegen nichtorganischer Symptome (z. B. Schmerzen an der Spitze des Steißbeins) und Zeichen (z. B. anatomisch nicht zuordenbarer/diffuser Tiefenschmerz). Patienten mit medizinisch inkongruenten Schmerzen zeichnen sich durch ein erhöhtes Maß an depressiver Verstimmung, ungünstigen Bewältigungsstrategien im Umgang mit dem Schmerz sowie mehr Funktionseinschränkungen und körperlicher Inaktivität aus. Das **Waddell-System** bietet die Möglichkeit, mit relativ geringem Aufwand Schmerzverhalten bei Patienten zu erfassen.

Zur Bestimmung der **körperlichen Funktionseinschränkung** sind Funktionsprüfungen entwickelt worden, die messen, inwiefern ein Patient in der Lage ist, bestimmte körperliche Aktivitäten (z. B. Anheben der gestreckten Beine, Vornüberbeugen etc.) durchzuführen. Andererseits gibt es verschiedene Fragebögen wie z. B. den *Oswestry Disability Questionnaire*, den *Roland Disability Questionnaire* oder speziell im deutschen Sprachraum den **Funktionsfragebogen Hannover** bei Rückenschmerzen bzw. bei polyartikulären Gelenkerkrankungen, die die subjektive Beeinträchtigung bei bestimmten Alltagsaktivitäten (z. B. Sitzen, Stehen etc.) erfragen. Ein grundsätzliches Problem bei Verfahren zur Beurteilung der Funktionsbehinderung ist die Tatsache, dass die ökologische Validität der erfassten Aktivitäten selten überprüft wird. Eine zusätzliche Schwierigkeit ergibt sich aus der interindividuell unterschiedlichen Relevanz einzelner körperlicher Aktivitäten. Schließlich werden motivationale Faktoren, die insbesondere bei der Durchführung von Funktionsprüfungen nicht zu unterschätzen sind, in der Regel weitgehend nicht berücksichtigt.

Die wohl am häufigsten eingesetzten Instrumente zur Messung des Aktivitätsniveaus von Patienten sind die sog. **Aktivitätstagebücher**. Auch werden gelegentlich elektromechanische Aufzeichnungsgeräte eingesetzt. Die Medikamenteneinnahme wird üblicherweise ebenfalls in einem Tagebuch aufgezeichnet.

Psychophysiologische Untersuchung

Obwohl psychophysiologische Variablen bei vielen Schmerzzuständen eine wichtige Rolle spielen, werden sie bislang noch ungenügend erfasst. Als wichtigstes Maß hat sich hier das **Oberflächen-EMG** herausgestellt, mit dem geprüft werden kann, inwieweit abnorme Veränderungen der Muskelspannung mit dem Schmerz einhergehen. Hier kann man

1. den Zusammenhang von Muskelspannung und psychischen und physischen Belastungen erfassen und
2. Veränderungen in der Spannung in Bezug auf Haltung und Bewegung messen.

Während das EMG beim ersten Verfahren als ein Maß für den Einfluss psychischer und körperlicher Vorgänge auf die physiologischen Abläufe gilt und somit symptomspe-

Verhaltensbeobachtung

Name__________________Termin________________Beobachter_______________

Bitte geben Sie an, wie häufig Sie die folgenden Verhaltensweisen beim Patienten beobachtet haben.

	fast nie	manchmal	immer
1. Humpeln	O	O	O
2. Stöhnen	O	O	O
3. Gesicht verziehen	O	O	O
4. Verkrampfte starre Haltung	O	O	O
5. Befühlen der schmerzenden Stelle	O	O	O
6. Häufiges Wechseln der Haltung	O	O	O
7. Verlangsamte Bewegungen	O	O	O
8. Klagen über Schmerzen	O	O	O
9. Verweigern von Aktivitäten wegen Schmerzen	O	O	O
10. Weinen	O	O	O
11. Schonen	O	O	O

Abb. 11.16. Tübinger Bogen zur Erfassung von Schmerzverhalten (TBS)

zifische Reagibilität erfasst, geht es im zweiten Fall um die Diagnose und Korrektur von Haltungsproblemen.

Autonome Maße wie Herzrate, Fingertemperatur, Blutvolumen oder Hautleitfähigkeit trennen im Allgemeinen nicht zwischen Schmerzpatienten und Gesunden und sind deshalb nur bei spezifischen Schmerzsyndromen wie z. B. dem Phantomschmerz oder der Raynaudschen Erkrankung sinnvoll einzusetzen.

Die Verwendung evozierter Potenziale des EEG ist bei der Diagnostik chronischer Schmerzsyndrome noch selten. Da sich der chronische Schmerz im Allgemeinen weder beim Auftreten noch bezüglich der Intensität kontrollieren lässt, muss mit akuten (in der Untersuchungssituation erzeugten) Schmerzreizen gearbeitet werden. Dies bringt eine Reihe von theoretischen Problemen mit sich. Jedoch könnte sich die Erfassung schmerzevozierter Potenziale bei Schmerzpatienten als wichtiges Instrument erweisen, das die bessere Charakterisierung gestörter zentralnervöser Schmerzverarbeitung zuließe. Auch bildgebende Verfahren wie die Positronenemissionstomographie oder die funktionelle Kernspintomographie sind in letzter Zeit zur Charakterisierung der zentralnervösen Verarbeitung bei chronischen Schmerzpatienten eingesetzt worden. Jedoch reichen die Unterschiede zwischen Patienten und Gesunden zwar aus für Gruppenstatistiken, im Einzelfall lassen sich jedoch damit keine sicheren Diagnosen stellen.

Integration und differenzielle Indikation

Turk und Rudy (1988) schlugen vor, diese multidimensionale Schmerzdiagnostik zu verwenden, um Patienten in Untergruppen mit ähnlichen Symptomen einzuteilen und so auch zu einer **differenziellen Indikation** von Therapien zu kommen. Mittels Clusteranalyse wurden drei Patientengruppen identifiziert:

1. »Dysfunktionale Patienten« zeichnen sich durch eine hohe subjektive Schmerzintensität, starke Beeinträch-

tigung durch den Schmerz, affektive Verstimmung und geringe körperliche Aktivität aus.
2. »Patienten mit interpersonellen Belastungen« erleben ihr soziales Umfeld als wenig unterstützend.
3. »Erfolgreiche Bewältiger« schätzen ihre Schmerzen als weniger intensiv und beeinträchtigend ein, sind wenig affektiv verstimmt und berichten mehr subjektive Lebenskontrolle und Aktivitäten.

Die gefundenen Patientencluster erwiesen sich als extern valide und konnten auch kreuzvalidiert werden.

Als Erweiterung dieses Modells wurde eine auf dem Mehrebenenmodell des Schmerzes basierende **umfassende Schmerzdiagnostik** vorgeschlagen, die die somatische, die verbal-subjektive, die Verhaltens- und die psychophysiologische Ebene gleichermaßen berücksichtigt (Flor 1991). Clusteranalysen ergaben vier Patientengruppen:
1. beeinträchtigt/operant,
2. gestresst/deprimiert,
3. psychophysiologisch hoch reagibel,
4. gut bewältigend.

Diese decken sich teilweise mit den von Turk und Rudy ermittelten Gruppen, gehen jedoch durch den Einbezug aller Messebenen über diese hinaus und haben sich auch als relevant für die Therapiezuweisung der Patienten erwiesen. So wurde vorgeschlagen, die adaptiven Bewältiger eher edukativen Maßnahmen und Beratung zuzuführen, die beeinträchtigte Gruppe der operanten Gruppentherapie, die psychophysiologisch Hochreagiblen einer Biofeedback-Behandlung und die gestresst/deprimierten Patienten einem kognitiv-verhaltentherapeutischen Stress- und Schmerzbewältigungstraining.

Statt einer Kombination von unterschiedlichen, sich möglicherweise widersprechenden Behandlungskomponenten wurde somit die **differenzielle Indikation** der oben dargestellten Therapieverfahren vorgeschlagen (▶ Übersicht »Indikationskriterien«). Dabei wurde in einer Studie erstmals die zufällige Zuweisung von Patienten mit einer diagnostikgeleiteten Zuweisung verglichen. Es konnten für die drei in die Studie einbezogenen Behandlungsverfahren – operante Gruppentherapie, kognitiv-verhaltenstherapeutisches Schmerzbewältigungstraining und konservative medizinische Behandlung – bei einer an der Diagnostik orientierten Zuweisung deutlich reduzierte Abbruchquoten und mehr Zufriedenheit der Patienten mit der Therapie nachgewiesen werden. Die Zuweisung erfolgte einerseits aufgrund der in der Literatur genannten und von den Therapeuten für wichtig erachteten Merkmale der Patienten und andererseits auf der Basis der Clusterzuordnung der Patienten durch die multiaxiale Diagnostik. Beide Verfahren erwiesen sich als gleichermaßen effektiv und führten zu hoher Übereinstimmung.

Indikationskriterien
- Operant
  - Hohes Schmerzverhalten
  - Wenig aktiv
  - Identifizierbare Verstärkung für den Schmerz
  - Partner arbeitet mit
- Schmerzbewältigung/Biofeedback
  - Hilflose Einstellung zum Schmerz
  - Hohe Belastung
  - Hohe muskuläre Reagibilität
  - Depressive Verstimmung
- Medizinische Versorgung
  - Psychisch unauffällig
  - Behandelbare Störung

! Schmerz muss als multidimensionales Phänomen betrachtet und im Rahmen einer multiaxialen Schmerzdiagnostik, die die somatische, die verbal-subjektive, die Verhaltens- und die psychophysiologische Ebene abdeckt, untersucht werden.

11.3.4 Psychotherapie chronischer Schmerzen

Biofeedback und Entspannungsverfahren

Beim **Biofeedback** wird ein normalerweise nicht bewusst ablaufender körperlicher Vorgang, z. B. die Muskelspannung, der bewussten Wahrnehmung zugänglich und damit beeinflussbar gemacht. Beim sog. EMG-Biofeedback wird die Muskelspannung am Schmerzort gemessen (durch ein Elektromyogramm oder EMG) und in ein Tonsignal oder ein Bild umgewandelt, wobei z. B. die Tonhöhe mit der Stärke der Muskelspannung variiert. Der Patient kann dadurch die von ihm erzeugte Muskelspannung »hören« und kontrollieren lernen (■ Abb. 11.17). Patienten üben zusätzlich zu Hause, Belastungen wahrzunehmen und auf diese gezielt mit Entspannung zu reagieren. Dieses Verfahren soll den beim Patienten entstandenen Teufelskreis von Schmerz, Spannung und Hilflosigkeit durchbrechen. Es ist besonders geeignet für Patienten, die im Alltag stark angespannt sind und bei denen »Stress« (z. B. ungewöhnlich hohe berufliche oder familiäre Belastungen) zur Schmerzentstehung und Schmerzaufrechterhaltung beiträgt. In einer Reihe von Studien konnte die Wirksamkeit von EMG-Biofeedback insbesondere für chronische Rückenschmerzen belegt werden. Auch Langzeitkatamnesen sprechen für die Effizienz von EMG-Biofeedback in der Behandlung chronischer Rückenschmerzen.

Obwohl Biofeedback-Verfahren seit rund zwei Jahrzehnten in der Behandlung chronischen Schmerzes eingesetzt werden, sind deren Wirkmechanismen noch nicht endgültig geklärt. Im Widerspruch zu theoretischen Annahmen bezüglich der mediierenden Mechanismen sind die Befunde zum Zusammenhang zwischen den durch die Biofeedback-Behandlung erzielten Veränderungen in der physiologischen Reagibilität und dem erzielten Therapieerfolg uneinheitlich. Zwar liegt die Vermutung nahe, dass der in einzelnen Studien berichtete mangelnde Therapieerfolg von EMG-Biofeedback z. B. bei der Behandlung von chronischen Rückenschmerzen letztlich auf eine fehlende deutliche EMG-Veränderung zurückzuführen sei oder die mangelnde Spezifität des Rückmeldeortes. Andererseits mangelt es an konsistenten Befunden für einen unmittelbaren Zusammenhang des Ausmaßes an erlernter Kontrolle über die für das Schmerzgeschehen als wesentlich erachtete physiologische Reaktion und dem Therapieerfolg. Während einige Studien für einen solchen Zusammenhang sprechen, konnten andere dies nicht bestätigen. Eindeutige Schlussfolgerungen werden zusätzlich erschwert, da die Ausprägung der physiologischen Reagibilität vor Behandlungsbeginn einen unmittelbaren Einfluss auf den Therapieerfolg zu haben scheint. So profitieren Patienten, die sich durch eine ausgeprägte Hyperreagibilität von schmerzrelevanten Muskeln auszeichnen, deutlich weniger von einer EMG-Biofeedback-Behandlung als Patienten, die weniger reagibel sind. In eine ähnliche Richtung weisen Ergebnisse für den Erfolg des Hauttemperatur-Biofeedbacks bei Migräne. Patienten, die große Schwierigkeiten bei der willentlichen Veränderung der Hauttemperatur haben, erreichen mehr Kopfschmerzreduktion als diejenigen, denen die Temperaturerhöhung sehr leicht fällt. Eine mögliche Ursache für die inkonsistenten Befunde ist darin zu sehen, dass zwischen schmerzrelevanten psychophysiologischen Parametern (z. B. erhöhte Muskelspannung, ausgeprägte Vasokonstriktion) und subjektiver Schmerzintensität häufig nicht die zumindest aus ätiologischer Sicht erwartete hohe Übereinstimmung besteht.

Gegen einen ausschließlich physiologischen Wirkmechanismus von Biofeedback-Verfahren spricht, dass das Erlernen von willkürlicher Kontrolle über einen bestimmten physiologischen Prozess mit ausgeprägten kognitiven Veränderungen einhergeht. Obwohl a priori nicht als spezifisches Therapieziel definiert, geben Patienten nach einer Biofeedback-Behandlung weniger schmerzbedingte emotionale Verstimmungen, weniger schmerzbedingte subjektive Beeinträchtigung und vermehrt aktive Schmerzbewältigungsstrategien an. Möglicherweise spielt die Erhöhung der Selbstwirksamkeitswartung bezüglich eigener Einflussmöglichkeiten auf den Schmerz eine wichtige vermittelnde Rolle.

Als weiteres, an respondenten Mechanismen orientiertes Verfahren ist Entspannungstraining eingesetzt worden. Bei Patienten mit chronischen Schmerzen ist hier immer wieder auf die **progressive Muskelrelaxation** zurückgegriffen worden, die den Vorteil hat, dass Patienten zwischen Anspannungs- und Entspannungsphasen wechseln können und so auch die Wahrnehmung von Spannungszuständen erlernen können. Eine Beurteilung der spezifischen Effizienz von Entspannungsverfahren erfordert eine differenzierte Betrachtung in Abhängigkeit von der Art des chronischen Schmerzsyndroms. Während bei chronischen Kopfschmerzen vom Spannungstyp sowie bei vaskulär bedingten Kopfschmerzen die spezifische Wirksamkeit als relativ gut bestätigt gelten kann, ist die Befundlage bei der Behandlung chronischer Rückenschmerzen weniger eindeutig. Dies ist in erster Linie darauf zurückzuführen, dass die progressive Muskelrelaxation bei chronischen Rückenschmerzen oder auch bei Kiefergelenkschmerzen meist in Kombination mit anderen psycholo-

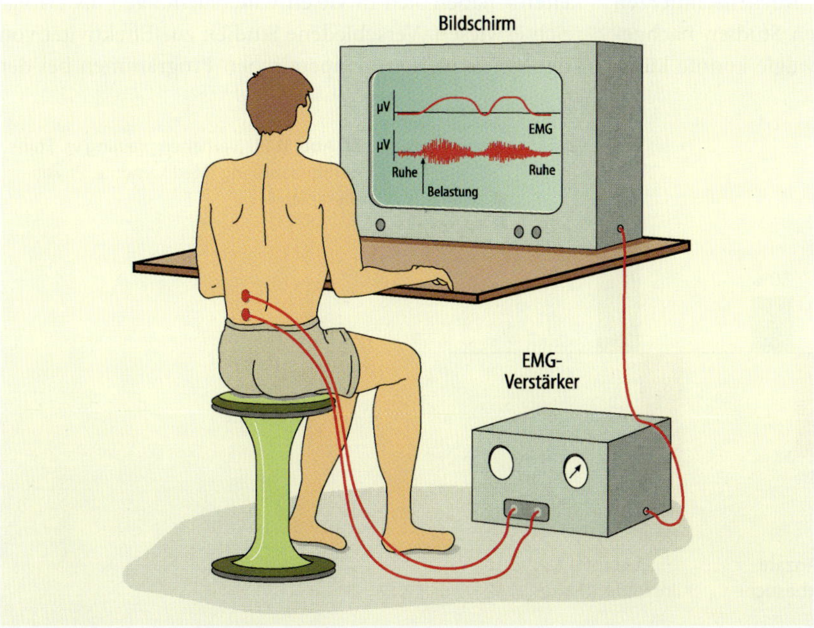

Abb. 11.17. Biofeedback-Anordnung zur Rückmeldung der Muskelspannung bei einem Patienten mit chronischen Rückenschmerzen. Durch die Visualisierung der Spannung kann der Patient lernen, diese zu regulieren. Dabei wird nicht nur die Grundspannung, sondern v. a. auch die Stressreagibilität und die Rückkehr zum Ruhewert trainiert. (Aus Birbaumer u. Schmidt 2002)

gischen Therapiemaßnahmen untersucht worden ist. Insgesamt deuten die bisher vorliegenden Ergebnisse darauf hin, dass ein Entspannungstraining bei chronischen Schmerzen der Wirbelsäulenmuskulatur, aber auch bei chronischen Schmerzen entzündlichen Ursprungs (z. B. bei Rheuma) zu einer Schmerzverringerung führt, wenn auch die spezifischen Wirkmechanismen weitgehend unklar sind.

Operantes Gruppentraining

Für Patienten, die bereits bewegungsunfähig sind, deutliche Schonhaltungen erworben haben und übermäßig viele Medikamente verbrauchen, eignet sich besonders ein sog. **operantes Training**, das sich in amerikanischen Schmerzkliniken sehr bewährt hat. Innerhalb des operanten Gruppentrainings wird versucht, Schmerzerfahrung und körperliche Aktivität voneinander abzukoppeln. Patienten sollen nicht bis an die Schmerzgrenze gehen, sondern früh Pausen einlegen, um dann die Aktivität langsam Tag für Tag zu steigern. Dadurch wird nicht mehr Ruhe durch Schmerzfreiheit belohnt, sondern körperliche Aktivität. Diese Aktivität wird dann täglich erhöht. Außerdem versucht man, mit den Patienten angenehme Aktivitäten zu finden und diese in den Tagesablauf gut einzupassen. Eine Analyse der Tätigkeiten zu Hause und deren stufenweiser Aufbau fördert die Selbstständigkeit des Patienten. Schmerzstillende Medikamente werden nur noch zu festen Tageszeiten eingenommen und auf das absolut notwendige Maß reduziert. Die Partner oder andere wichtige Bezugspersonen der Patienten werden in die Behandlung mit einbezogen und lernen, den Patienten nicht mehr übermäßig zu schonen, sondern ihn zu aktivieren und mit ihm gemeinsam neue gemeinsame Ziele zu finden und zu verwirklichen.

Die Effektivität operanter Schmerztherapie insbesondere bei Patienten mit chronischen Rückenschmerzen konnte in verschiedenen kontrollierten Studien nachgewiesen werden. Auch für die Fibromyalgie konnte kürzlich im Vergleich zu einer Kombination aus Medikation und Physiotherapie ein auch klinisch signifikanter Effekt gezeigt werden (Thieme et al. 2003; Abb. 11.18). Eine vielversprechende Entwicklung stellen **ambulant** durchführbare operante Schmerztherapieprogramme dar, die sich bisher als erfolgreich erwiesen haben.

Kognitiv-verhaltenstherapeutische Schmerzbewältigung

Ein alternatives Behandlungsverfahren, das **Schmerz- und Stressbewältigungstraining**, ist besonders für Patienten geeignet, die dem Schmerz sehr hilflos gegenüberstehen und depressiv geworden sind. Dieses Training hat mehrere Ziele:

- Zunächst wird mit den Patienten in verständlicher Form ein Schmerzkonzept besprochen, das modernen medizinischen und psychologischen Erkenntnissen entspricht und aufzeigt, dass Schmerz vom Patienten selbst beeinflusst werden kann.
- Schmerzbewältigungsstrategien, die dann vermittelt werden, umfassen
  - ein Entspannungstraining (z. B. progressive Muskelentspannung nach Jacobson),
  - ein Training in Ablenkungsverfahren (z. B. durch Vorstellungsbilder),
  - die Veränderung der Selbstgespräche während Schmerzepisoden sowie
  - ein Training in Problemlöseverfahren in Stress- und Schmerzsituationen.

Gebräuchliche Ablenkungsverfahren, die in dieser Therapie vermittelt werden, sind in der nachstehenden Übersicht zusammengestellt. Behandlungsmaßnahmen dieser Art – d. h. die Veränderung der Einstellung zum Schmerz und die Vermittlung von Bewältigungsmöglichkeiten – haben sich in vielen Untersuchungen als erfolgreich erwiesen. Verschiedene Studien zur Effektivität von kognitiv-verhaltenstherapeutischen Programmen bei der

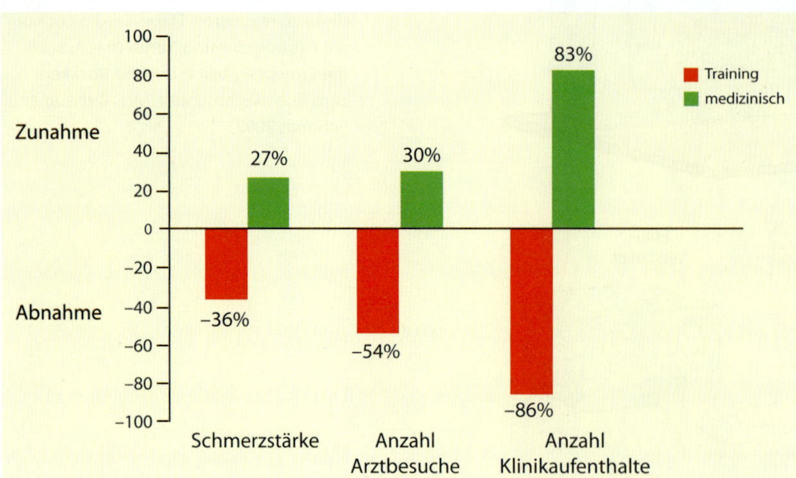

Abb. 11.18. Verhaltenstraining vs. Standardbehandlung (Medikamente, Physiotherapie)

Behandlung von Schmerzsyndromen unterschiedlicher Ätiologie (z. B. Rückenschmerzen, Kopfschmerzen, rheumatoide Arthritis) konnten eine Veränderung schmerzbezogener Kontrollüberzeugungen und Selbstinstruktionen und der Bewältigungshaltung nachweisen, die wiederum mit einer Reduktion der Schmerzintensität und der Funktionsbeeinträchtigung sowie einer Verbesserung der emotionalen Befindlichkeit einhergeht (Flor et al. 1992; Morley et al. 1999; Turk u. Flor 2005).

Allerdings ist umstritten, inwieweit die Veränderung schmerzbezogener Kognitionen und Bewältigungsstrategien spezifisch für kognitiv-verhaltenstherapeutische Interventionen ist. Wie bereits erwähnt, bewirken auch Behandlungsverfahren wie Biofeedback eine Reduktion maladaptiver schmerzbezogener Kognitionen. Interessanterweise scheinen die mit einer Biofeedbackbehandlung einhergehenden kognitiven Veränderungen zeitlich stabiler zu sein als die im Rahmen einer kognitiven Verhaltenstherapie erzielten Verbesserungen. Insgesamt betrachtet, besteht ein deutlicher Mangel an kontrollierten Studien, in denen verhaltensmedizinische Behandlungsprogramme direkt miteinander oder mit einer Plazebobehandlung verglichen werden. Eine differenzielle Beurteilung der verschiedenen verhaltensmedizinischen Behandlungsansätze ist jedoch angesichts der fehlenden Vergleichsstudien schwierig. Erschwert wird eine solche vergleichende Beurteilung auch dadurch, dass die unmittelbar nach Therapieende erfassbaren Verbesserungen langfristig je nach Art des Erfolgskriteriums (z. B. schmerzbezogene Kognitionen, Funktionseinschränkungen, Aktivität etc.) und je nach erfolgter Intervention unterschiedlich gut erhalten zu bleiben scheinen. Zu berücksichtigen ist außerdem, dass die Effizienz einer bestimmten verhaltensmedizinischen Intervention vermutlich je nach Schmerzsyndrom variiert und dass individuelle Patientencharakteristika ebenfalls den zu erwartenden Therapieerfolg beeinflussen. Mit der weiteren Aufklärung von Mechanismen chronischer Schmerzen werden gezieltere Interventionen möglich sein.

Oft im Schmerzbewältigungstraining verwendete Strategien

- Die Wahrnehmung auf Umweltmerkmale lenken (z. B. die Gegenstände im Zimmer untersuchen)
- Die Wahrnehmung auf verschiedene Gedanken lenken (z. B. eine Liste mit Aufgaben erstellen, die man am Wochenende erledigen muss)
- Die Wahrnehmung auf den Körperteil lenken, den man besonders intensiv spürt (z. B. das Gefühl in einem Körperteil mit dem in einem anderen Körperteil vergleichen)
- Imaginative Umaufmerksamkeit (z. B. sich einen schönen Tag am Strand vorstellen)
- Imaginative Schmerztransformation (z. B. sich vorstellen, man hätte einen Körper aus Gummi und könnte daher keine Schmerzen empfinden)
- Imaginative Transformation des Kontexts (z. B. sich vorstellen, man wäre bei einem Fußballspiel verletzt worden und würde trotzdem weiterspielen)

11.4 Zusammenfassung und Ausblick

In diesem Kapitel wurden die wesentlichen neurobiologischen und psychologischen Grundlagen zum Thema Schmerz und insbesondere zu chronischen Schmerzen diskutiert. Neben der molekularbiologischen Forschung hat sich insbesondere auch die Bildgebung bei Schmerz rasant entwickelt und zu wichtigen Erkenntnissen über die zentrale Schmerzverarbeitung geführt. Eine wichtige Erkenntnis der letzten Jahre ist, dass Schmerz Gedächtnisspuren auf allen Ebenen des ZNS hinterlässt und psychologische Faktoren wie Lernprozesse, kognitive und affektive Evaluation des Schmerzes oder auch psychosoziale Faktoren diese entscheidend modulieren können. Aus diesen Befunden werden in den nächsten Jahren neue therapeutische Ansätze entstehen, die die bestehenden pharmakologischen und psychologischen Verfahren deutlich erweitern werden.

Diese Arbeit wurde gefördert durch die BMBF-Projekte 01EM0101 und 01EM0103 (Deutscher Forschungsverbund Neuropathischer Schmerz, DFNS).

Literatur

Anand KJ, Koskun V, Thrivikraman KV, Nemeroff CB, Plotsky PM (1999) Long-term behavioral effects of repetitive pain in neonatal rats ups. Physiol Behav 66: 627–637

Anderson JL, Hartvig P, Langstrom B, Gordh T, Handwerker H, Torbjork E (1997) Somatotopic organization along the central sulcus, for pain localization in humans, as revealed by positron emission tomography. Exp Brain Res 117: 192–199

Ashburner J, Friston KJ (2000) Voxel-based morphometry – the methods. NeuroImage 11: 805–821

Asmundson GJ, Norton PJ, Norton GR (1999) Beyond pain: the role of fear and avoidance in chronicity. Clin Psychol Rev 19: 97–119

Bandura A, O'Leary A, Barr Taylor C, Gauthier J, Gossard D (1987) Perceived self-efficacy and pain control: opioid and nonopioid mechanisms. J Person Soc Psychol 53: 563–571

Basler HD, Franz C, Kröner-Herwig B, Rehfisch HP, Seemann H (Hrsg) (2003) Psychologische Schmerztherapie, 3. Aufl. Springer, Berlin Heidelberg New York

Beese A, Morley S (1993) Memory for acute pain experience is specifically inaccurate but generally reliable. Pain 53: 183–189

Bencherif B, Fuchs PN, Sheth R, Dannals RF, Campbell JN, Frost JJ (2002) Pain activation of human supraspinal opioid pathways as demonstrated by [^{11}C]-carfentanil and positron emission tomography (PET). Pain 99: 589–598

Bingel U, Quante M, Knab R, Bromm B, Weiller C, Büchel C (2002) Subcortical structures involved in pain processing: evidence from single-trial fMRI. Pain 99: 313

Birbaumer N, Schmidt RF (2002) Biologische Psychologie, 5. Aufl. Springer Heidelberg Berlin New York, S 365

Bornhövd K, Quante M, Glauche V, Bromm B, Weiller C, Büchel C (2002) Painful stimuli evoke different stimulus-response functions in the amygdala, prefrontal, insula and somatosensory cortex: a single-trial fMRI study. Brain 125: 1326–1336

Brown GK, Nicassio PM (1987) Development of a questionnaire for the assessment of active and passive coping strategies in chronic pain patients. Pain 31: 53–64

Bryant RA (1993) Memory for pain and affect in chronic pain patients. Pain 54: 347–351

Büchel C, Bornhövd K, Quante M, Glauche V, Bromm B, Weiller C (2002) Dissociable neural responses related to pain intensity, stimulus intensity, and stimulus awareness within the anterior cingulate cortex: a parametric single-trial laser functional magnetic resonance imaging study. J Neurosci 22: 970–976

Castro-Lopes JM, Tavares I, Tölle TR, Coimbra A (1994) Carrageenan-induced inflammation of the hind foot provokes a rise of GABA-immunoreactive cells in the rat spinal cord that is prevented by peripheral neurectomy or neonatal capsaicin treatment. Pain 56: 193–201

Coghill RC, Sang CN, Berman KF, Bennett GJ, Iadarola MJ (1998) Global cerebral blood flow decreases during pain. J Cerebr Blood Flow Metab 18: 141–147

Coghill RC, Gilron I, Iadarola MJ (2001) Hemispheric lateralization of somatosensory processing. J Neurophysiol 85: 2602–2612

Coull J, Nobre A (1998) Where and when to pay attention: the neural systems for directing attention to spatial locations and to time intervals as revealed by both PET and fMRI. J Neurosci 18: 7426–7435

Council JR, Ahern DK, Follik MJ, Kline CL (1988) Expectancies and functional impairment in chronic low back pain. Pain 33: 323–340

Craig KD (1986) Social modelling influences: Pain in context. In: Sternbach RA (ed) The psychology of pain. Raven, New York, pp 67–95

Craig AD, Reiman EM, Evans A, Bushnell MC (1996) Functional imaging of an illusion of pain. Nature 384: 258–260

Demjen S, Balkal DA (1986) Subjective distress accompanying headache attacks: Ecidence for a cognitive shift. Pain 25: 194–197

Derbyshire SWG (1999) Meta-analysis of thirty-four independent samples studied using PET reveals a significantly attenuated central response to noxious stimulation in clinical pain patients. Curr Rev Pain 3: 265–280

Dolce JJ, Doleys DM, Raczynski, JM, Lossie J, Poole L, Smith M (1986) The role of self-efficacy expectancies in the prediction of pain tolerance. Pain 27: 261–272

Edwards PW, Pearce S, Collett BJ, Pugh R (1992) Selective memory for sensory and affective information in chronic pain and depression. Br J Clin Psychol 31: 239–248

Eich E, Reeves JL, Jaeger B, Graff-Radford SB (1985) Memory for pain: Relation between past and present pain intensity. Pain 23: 375–380

Erskine A, Morley S, Pearce S (1990) Memory for pain: a review. Pain 41: 255–326

Flor H (1991) Psychobiologie des Schmerzes. Huber, Göttingen

Flor H (2000) The functional organization of the brain in chronic pain. Prog Brain Res 129: 313–322

Flor H, Turk DC, Birbaumer N (1985) Assessment of stress-related psychophysiological reactions in chronic back pain patients. J Consult Clin Psychol 53: 354–364

Flor H, Birbaumer N, Turk DC (1990) The psychobiology of pain. Adv Behav Res Ther 12: 47–85

Flor H, Turk DC (2005). Learning processes and cognitive factors. In: McMahon S, Koltzenburg M (eds) Wall & Melzack's textbook of pain, 5th edn. Elsevier, London, in press

Flor H, Behle D, Hermann C (1992) Psychophysiologische Methoden bei der Diagnose chronischer Schmerzen. In: Geissner E, Jungnitsch G (Hrsg), Psychologie des Schmerzes. Diagnose und Therapie. DVU, Weinheim, S 171–188

Flor H, Behle DJ, Birbaumer N (1993) Assessment of pain-related cognitions in chronic pain patients. Behav Res Ther 31: 63–73

Flor H, Elbert T, Knecht S et al (1995) Phantom-limb pain as a perceptual correlate of cortical reorganization following arm amputation. Nature 375: 482–484

Flor H, Braun C, Elbert T, Birbaumer N (1997) Extensive reorganisation of primary somatosensory cortex in chronic back pain patients. Neurosci Lett 241: 5–8

Flor H, Elbert T. Mühlnickel W, Pantev C, Wienbruch C, Taub E (1998) Cortical reorganisation and phantom phenomena in congential and traumatic upper extremity amputees. Exp Brain Res 119: 205–212

Flor H, Denke C, Grüsser S (2001) Effect of sensory discrimination training on cortical reorganisation and phantom limb pain. Lancet 357: 1763–1764

Flor H, Birbaumer N, Schulz R, Grüsser S, Mucha R (2002a) Pavlovian conditioning of opioid and nonopioid pain inhibitory mechanisms in humans. Eur J Pain 6: 395–402

Flor H, Knost B, Birbaumer N (2002b) The role of operant conditioning in chronic pain: an experimental investigation. Pain 95: 111–118

Flor H, Diers M, Birbaumer N (2004) Peripheral and electrocortical responses to painful and non-painful stimulation in chronic pain patients, tension headache patients and healthy controls. Neurosci Lett 361: 147–150

Fordyce WE (1976) Behavioral factors in chronic pain and illness. Mosby, St. Louis

Gatchel RJ, Turk DC (1999) Psychosocial factors in pain: critical perspectives. Guilford, New York

Geissner E (1988) Schmerzmessung mittels Fragebogen. Ztsch Klin Psychol 7: 334–340

Geissner E, Würtele U (1992) Dimensionen der Schmerzbewältigung und der schmerzbedingten psychischen Beeinträchtigung. In: Geissner E, Jungnitsch G (Hrsg) Psychologie des Schmerzes: Diagnose und Therapie. Psychologie Verlags Union: Weinheim, pp 147–158

Geissner E, Dalberg C, Schulte A (1992) Die Messung der Schmerzempfindung. In: Geissner E, Jungnitsch G (Hrsg) Psychologie des

11

Schmerzes: Diagnose und Therapie. Psychologie Verlags Union, Weinheim, S 79–99
Grüsser SM, Winter C, Mühlnickel W, Denke C, Karl A, Villringer K, Flor H (2001) The relationship of perceptual phenomena and cortical reorganization in upper extremity amputees. Neuroscience 102: 263–272
Hasenbring M (1994) Kieler Schmerz Inventar (KSI). Huber, Göttingen
Hasenbring M, Marienfeld G, Kuhlendahl D, Soyka D (1994) Risk factors of chronicity in lumbar disc patients: a prospective investigation of biologic, psychologic and social predictors of therapy outcome. Spine 19: 2759–2765
Hsieh JC, Belfrage M, Stone-Elander S, Hansson P, Ingvar M (1995) Central representation of chronic ongoing neuropathic pain studied by positron emission tomography. Pain 63: 225–236
Hsieh JC, Meyerson BA, Ingvar M (1999) PET study on central processing of pain in trigeminal neuropathy. Eur J Pain 3: 51–65
Hofbauer RK, Rainville P, Duncan GH, Bushnell MC (2001) Cortical representation of the sensory dimension of pain. J Neurophysiol 86: 402–411
Hunt SP, Pini A, Evan G (1987) Induction of c-fos-like proteins in spinal cord neurons following sensory stimulation. Nature 328: 632–634
Jaaskelainen SK, Rinne JO, Forssell H, Tenuovo O, Kaasinen V, Sonninen P, Bergmann J (2001) Role of the dopaminergic system in chronic pain – fluorodopa-PET study. Pain 90: 257–260
Jolliffe CD, Nicholas MK(2004) Verbally reinforcing pain reports: an experimental test of the operant model of chronic pain. Pain 107: 167–175
Jones AK, Luthra SK, Maziere B et al (1988) Regional cerebral opioid receptor studies with [^{11}C]diprenorphine in normal volunteers. J Neurosci Methods 23: 121–129
Jones AKP, Cunningham VJ, Ha-Kawa S et al (1994) Changes in central opioid receptor binding in relation to inflammation and pain in patients with rheumatoid arthritis. Br J Rheumatol. 33: 909–916
Jones AK, Kitchen ND, Watabe H et al (1999) Measurement of changes in opioid receptor binding in vivo during trigeminal neuralgic pain using [^{11}C]diprenorphine and positron emission tomography. J Cerebr Blood Flow Metab 19: 803–808
Keefe F J, Block AR (1982) Development of an observation method for assessing pain behavior in chronic low back pain patients. Behav Ther 13: 363–375
Kerns RD, Turk DC, Holzman AD, Rudy TE (1985) The West-Haven Multidimensional Pain Inventor (WHYMPI). Pain 23: 345–356
Kleinböhl D, Hölzl R, Möltner A, Rommel C, Weber C, Osswald PM (1999) Psychophysical measures of sensitization to tonic heat discriminate chronic pain patients. Pain 81: 35–43
Knost B, Flor H, Braun C, Birbaumer N (1997) Cortical processing of words and the development of chronic pain. Psychophysiology 34: 474–481
Larbig W, Montoya P, Flor H, Bilow H, Weller S, Birbaumer N (1996) Evidence for a change in neural processing after amputation. Pain 67: 275–283
Lefebvre MF (1981) Cognitive distortion and cognitive errors in depresses psychiatric and low back pain patients. J Consult Clin Psychol 49: 517–525
Leone M, Franzini A, Bussone G (2001) Stereotactic stimulation of posterior hypothalamic gray matter in a patient with intractable cluster headache. N Engl J Med 345: 1428–1429
Linton SJ (1991) Memory of chronic pain intensity: correlates of accuracy. Percept Mot Skills 72: 1091–1095
Linton SJ, Götestam KG (1983) A clinical comparison of two pain scales: correlation, remembering chronic pain, and a measure of compliance. Pain 17: 57–65
Logothetis NK, Pauls J, Augath M, Trinath T, Oeltermann A (2001) Neurophysiological investigation of the basis of the fMRI signal. Nature 412: 150–157
Lorenz J(1998) Hyperalgesia or hypervigilance? An evoked potential approach to the study of fibromyalgia syndrome. Ztsch Rheumatol 57 (Suppl 2): 19–22
MacKenzie J (1893) Some points bearing on the association of sensory disorders and visceral diseases. Brain 16: 321–354
May A, Bahra A, Büchel C, Frackowiak RS, Goadsby PJ (2000) PET and MRA findings in cluster headache and MRA in experimental pain. Neurology 55: 1328–1335
Melzack RA (1975) The McGill Pain Questionnaire: Major properties and scoring methods. Pain 1: 277–279
Melzack RA, Casey KL (1968) Sensory motivational and central control determinants of pain. In: Kenshalo DR (ed) The skin senses. Thomas, Springfield, pp 423–439
Melzack RA, Wall PD (1965) Pain mechanisms: a new theory. Science 150: 971–979
Merskey H, Bogduk N (1994) Classification of Chronic Pain, 2nd edn. IASP Task Force on Taxonomy. IASP Press, Seattle
Montoya P, Larbig W. Pulvermüller F, Flor H, Birbaumer N (1996) Cortical correlates od classical semantic conditioning of pain. Psychophysiology 33: 644–649
Morley S (1993) Vivid memory for »everyday« pains. Pain 55: 55–62
Morley S, Eccleston C, Williams A (1999) Systematic review and meta-analysis of randomized controlled trials of cognitive behaviour therapy and behaviour therapy for chronic pain in adults, excluding headache. Pain 80: 1–13
Paulson PE, Minoshima S, Morrow TJ, Casey KL (1998) Gender differences in pain perception and patterns of cerebral activation during noxious heat stimulation in humans. Pain 76: 223–229
Pearce SA, Isherwood S, Hrouda D, Richardson PH, Erskine A, Skinner J (1990) Memory and pain: tests of mood congruity and state dependent learning in experimentally induced and clinical pain. Pain 43: 187–193
Petrovic P, Kalso E, Petersson KM, Ingvar M (2002) Placebo and opioid analgesia – maging a shared neuronal network. Science 295: 1737–1740
Peyron R, Laurent B, Garcia-Larrea L (2000) Functional imaging of brain responses to pain. A review and meta-analysis. Neurophysiol Clin 30: 263–288
Pfingsten M, Leibing E, Franz C, Bansemer D, Busch O, Hildebrandt J (1997) Erfassung der »fear-avoidance-beliefs« bei Patienten mit Rückenschmerzen. Deutsche Version des »Fear-Avoidance-Beliefs Questionnaire« (FABQ-D). Der Schmerz 11: 387–395
Rainville P, Duncan GH, Price DD, Carrier B, Bushnell MC (1997) Pain affect encoded in human anterior cingulated but not somatosensory cortex. Science 277: 968–971
Ramachandran VS, Rogers-Ramachandran D, Stewart M (1992) Perceptual correlates of massive cortical reorganization. Science 258: 1159–1160
Rees G, Howseman A, Josephs O, Frith C, Friston K, Frackowiak R (1997) Characterizing the relationship between BOLD contrast and regional cerebral blood flow measurements by varying the stimulus presentation rate. NeuroImage 6: 270–278
Riley JL 3rd, Robinson ME, Wise EA, Myers CD, Fillingim RB (1998) Sex differences in the perception of noxious experimental stimuli: a meta-analysis. Pain 74: 181–187
Sandkühler J (1996) Neurobiology of spinal nociception: new concepts. Progr Brain Res 110: 207–224
Schneider C, Palomba D, Flor H (2004) Pavlovian conditioning of muscular and central responses in chronic pain patients. Pain 112: 239–247
Siniatchkin M, Kropp P, Gerber WD (2003) What kind of habituation is impaired in migraine patients? Cephalalgia 23: 511–518
Smith TW, Peck JR, Milano RA, Ward JR (1988) Cognitive distortion in rheumatoid arthritis: relation to depression and disability. J Consult Clin Psychol 56: 412–416

Staud R, Vierck, CJ, Cannon, RL, Mauderli AP, Price DD (2001) Abnormal sensitization and temporal summation of second pain (wind-up) in patients with fibromyalgia syndrome. Pain 91: 165–175

Thieme K, Gromnica-Ihle E, Flor H (2003) Operant behavioral treatment of fibromyalgia: a controlled study. Arthritis Care Res 15: 314–320

Tölle TR, Schadrack J, Castro-Lopes JM, Zieglgänsberger W (1995) Immediate-early genes in nociception. In: Tölle TR, Schradack J, Zieglgänsberger W (eds) Immediate-early genes in the central nervous system. Springer, Berlin Heidelberg New York, pp 51–77

Tölle TR, Berthele A, Schadrack J Zieglänsberger W (1996) Involvement of flutamatergic neurotransmission and protein kinase C in spinal plasticity and the development of chronic pain. Progr Brain Res 110: 193–206

Tölle TR, Kaufmann T, Siessmeier T, Lauternbacher S et al (1999) Region-specific encoding of sensory and affective components of pain in the human brain: a positron emission tomography correlation analysis. Ann Neurol 45: 40–47

Treede RD, Kenshalo DR, Gracely RH, Jones AK (1999) The cortical representation of pain. Pain 79: 105–111

Turk DC, Flor H (2005) Cognitive-behavioral approach to pain management. In: McMahon S, Koltzenburg M (eds) Wall & Melzack's textbook of pain, 5th edn. Elsevier, London, in press

Turk DC, Melzack RA (2001) Handbook of pain assessment. Guilford, New York

Turk DC, Rudy TE (1988) Toward an empirically-derived taxonomy of chronic pain patients: integration of psychological assessment data. J Consult Clin Psychol 56: 233–238

Valet M, Sprenger T, Boecker H et al (2004) Distraction modulates connectivity of the cingulo-frontal cortex and the midbrain during pain – an fMRI analysis. Pain 109: 399–408

Vogt BA, Finch DM, Olson CR (1992) Functional heterogeneity in cingulate cortex: the anterior executive and posterior evaluative regions. Cerebr Cortex 2: 435–443

Vogt B, Derbyshire S, Jones A (1996) Pain processing in four regions of human cingulate cortex localized with co-registered PET and MR imaging. Eur J Neurosci 8: 1461–1473

Waddell G, McClullock JA, Kummel EG, Venner RM (1980) Non organic physical signs in low back pain. Spine 5: 117–125

Wagner KJ, Willoch F, Kochs EF, Siessmeier T, Tölle TR, Schwaiger M, Bartenstein P (2001) Dose-dependent regional cerebral blood flow changes during remifentanil infusion in humans: a positron emission tomography study. Anesthesiology 94: 732–739

Wiech K, Preissl H, Birbaumer N (2001) Neural networks and pain processing. New insights from imaging techniques. Anaesthesist 50: 2–12

Willoch F, Wagner K, Schwaiger M, Conrad B, Tölle TR (2002) Funktionelle Bildgebung bei Schmerz: experimentelle und klinische Untersuchungen. In: Krause BJ, Müller-Gärtner H-W (Hrsg) Bildgebung des Gehirns und Kognition. Ecomed, Landsberg, S 240–252

Willoch F, Schindler F, Wester H et al (2004) Central poststroke pain and reduced opioid receptor binding within pain processing circuitries: a ^{11}C-diprenorphine PET study, Pain 108; 213–220

Winder DG, Egli RE, Schramm NL, Matthews RT (2002) Synaptic plasticity in drug reward circuitry. Curr Mol Med 2: 667–676

Woolf CJ (1983) Evidence for a central component of post-injury pain. Nature 306: 686–688

Woolf CJ, Mannion RJ (1999) Neuropathic pain: aetiology, symptoms, mechanisms, and management. Lancet 353: 1959–1964

Woolf CJ, Salter MW (2000) Neuronal plasticity: increasing the gain in pain. Science 288: 1765–1769

Wunsch A, Philippot P, Plaghki L (2003) Affective associative learning modifies the sensory perception of nociceptive stimuli without participant's awareness. Pain 102: 27–38

Zubieta JK, Dannals RF, Frost JJ (1999) Gender and age influences on human brain μ-opioid receptor binding measured by PET. Am J Psychiatry 156: 842–848

Zubieta JK, Smith YR, Bueller JA et al (2001) Regional μ-opioid receptor regulation of sensory and affective dimensions of pain. Science 293: 311–315

Zubieta J, Smith Y, Bueller J et al (2002) μ-Opioid receptor-mediated antinociceptive responses differ in men and women. J Neurosci 22: 5100–5107

11

Persönlichkeits- und Impulskontrollstörungen

Persönlichkeits- und Impulskontroll-störungen – Neurobiologie

Christian Schmahl und Martin Bohus

12.1 Borderline-Persönlichkeitsstörung

Die Beschreibung der neurobiologischen Aspekte dieser Störungsbilder beginnt mit einer ausführlichen Darstellung der Borderline-Persönlichkeitsstörung, zu der die meisten Ergebnisse neurobiologischer Untersuchungen vorliegen. Daran anschließend wird die Datenlage bei den übrigen Persönlichkeitsstörungen in einer tabellarischen Übersicht dargestellt. Auf eine getrennte Abhandlung von Impulskontrollstörungen wurde in diesem Rahmen verzichtet; statt dessen werden Aspekte der Impulsivität im Bereich der Borderline-Persönlichkeitsstörung ausführlich erörtert.

Das Konstrukt »**Borderline-Persönlichkeitsstörung**« (BPS) weist eine wechselvolle Geschichte auf und war nicht immer unumstritten. Heute besteht jedoch weitgehend Konsens über die Existenz einer klinischen Entität BPS. Es erscheint allerdings unwahrscheinlich, dass es **ein** neurobiologisches Korrelat der BPS gibt. Vielmehr scheint das Gesamtbild BPS aus unterschiedlichen, neurobiologisch basierten Symptomen und Symptomgruppen zu bestehen. Der Anteil und die Bedeutung der verschiedenen Symptomgruppen im Gesamtbild der Erkrankung werden jedoch kontrovers beurteilt.

12

Dieses Kapitel beschreibt die BPS anhand eines Modells mit dem zentralen Symptomenkomplex der emotionalen Dysregulation, welches die übrigen Syndrome beeinflusst. Diese sind:

- Impulsivität,
- Dissoziation,
- Schmerzdysregulation und
- selbstverletzendes Verhalten.

Bei der Darstellung dieser Syndrome wird zunächst die operationalisierte Phänomenologie des jeweiligen Syndroms erarbeitet. Im nächsten Schritt werden hirnfunktionelle und – falls vorhanden – hirnmorphologische Korrelate diskutiert und anschließend Befunde auf zellulärer und Neurotransmitterebene beschrieben. Über daraus abgeleitete pharmakologische Behandlungsmöglichkeiten schließt sich der Kreis zur Klinik der jeweiligen Symptomgruppe.

12.2 Emotionale Dysregulation

Eine Fehlsteuerung emotionaler Reaktionen wird derzeit als zentrales Phänomen der Borderline-Störung angesehen. Autoren wie Linehan (1993) und Silk (2000) postulieren bei dieser Erkrankung

- eine erhöhte Sensitivität gegenüber emotionalen Reizen,
- eine verstärkte emotionale Auslenkung und
- eine Verzögerung der Emotionsadaptation auf das Ausgangsniveau.

Der Einfluss äußerer Faktoren auf die Affektlage – wobei anzumerken ist, dass diese nicht immer bedeutend sein müssen – unterscheidet die emotionale Dysregulation bei der BPS von Affektschwankungen bei affektiven Störungen, z. B. Tagesschwankungen bei Depressionen.

Mittels eines Instrumentes zur Erfassung von **aversiver innerer Spannung** sowie dissoziativen Symptomen (Dissoziations-Spannungs-Skala, DSS) konnte in einer Untersuchung durch die Arbeitsgruppe der Autoren festgestellt werden, dass sich Patientinnen mit BPS unter signifikant häufigeren, stärkeren und länger andauernden Zuständen aversiver innerer Spannung befinden als gesunde Kontrollprobandinnen (Stiglmayr et al. 2001). Das mittlere Ausmaß der Anspannung war bei den Patientinnen signifikant höher, und die Spannungsanstiege waren deutlich schneller. Bei den Patientinnen waren die drei Ereignisgruppen

- »Zurückweisung«,
- »Alleinsein« und
- »Fehler«

für 39% der Spannungsanstiege verantwortlich (Stiglmayr et al., unveröffentlichte Ergebnisse). Eine weitere Studie konnte mittels computerbasiertem ambulantem Monitoring zeigen, dass Patienten mit BPS negative Emotionen (Angst, Wut, Schuld und Scham) häufiger und positive Emotionen seltener erlebten als gesunde Kontrollprobandinnen (Ebner 2004). BPS-Patientinnen gaben außerdem intensive negative Affekterlebnisse an, wenn sie durch Hören einer Kurzgeschichte mit Themen wie Trennung und Verlassenwerden konfrontiert wurden (Herpertz et al. 1997).

In einer eigenen Studie zeigten Patienten mit BPS signifikant gesteigerte *additional heart rates* (nonmetabolische Herzfrequenzerhöhung) nach Konfrontation mit emotionalen Stimuli unter Alltagsbedingungen im Vergleich zu Gesunden (Ebner 2004). Im Gegensatz zu Untersuchungen, die eine Untererregbarkeit von BPS-Patienten nahe legen (Herpertz et al. 1999, 2001c), weisen die Daten von Ebner und Mitarbeitern auf eine affektive Übererregbarkeit hin. Eine mögliche Erklärung für diese Diskrepanz könnte darin bestehen, dass die von Herpertz (1999, 2001c) benutzte Methodik (emotionsinduzierende Bilder) zur Auslösung der emotionalen Dysregulation nicht ausreichend ist oder dass Laborartefakte oder dissoziative Symptomatik (Ebner 2004) während der Stimuluspräsentation die emotionale Sensitivität beeinflussen.

Auf neuroanatomischer Ebene werden **Störungen der reziproken Hemmung limbischer Areale** (z. B. Nucleus centralis der **Amygdala**) und des **medialen präfrontalen Kortex** diskutiert. Zur Identifizierung der an der Emotionsregulation beteiligten Hirnareale beim Menschen können Methoden der funktionellen Bildgebung wie Positronenemissionstomographie (PET) oder funktionelle Magnetresonanztomographie (fMRI) herangezogen werden. In fMRI-Untersuchungen an Gesunden, die sich standardisierten visuellen Bildmaterials bedienten, zeigten sich Aktivierungen im Bereich der Amygdala und des anterioren Gyrus cinguli sowie insbesondere in ventromedialen Anteilen des präfrontalen Kortex (Mayberg et al. 1999; Morris et al. 1998; Teasdale et al. 1999). In PET-Untersuchungen an Gesunden wurden zerebrale Korrelate unterschiedlicher emotionaler Zustände wie Trauer, Schuld und Ärger mit Hilfe von emotionsspezifischen Manuskripten untersucht (George et al. 1995; Dougherty et al. 1999; Shin et al. 2000). Während der Imagination von Manuskripten, die sich auf Ärgersituationen bezogen, wiesen Gesunde Veränderungen des Blutflusses im präfrontalen Kortex mit einer Aktivitätszunahme im vorderen Gyrus cinguli auf (Dougherty et al. 1999; Kimbrell et al. 1999). In einer fMRI-Untersuchung von Herpertz und Mitarbeitern (2001a) fand sich im Vergleich zu Gesunden eine Hyperaktiviät der Amygdala bei Patienten mit BPS während des Betrachtens von affektiv belastenden Bildern. Zur Untersuchung des Hirnmetabolismus bei BPS-Patienten wurde mit Hilfe der PET der regionale Blutfluss während der Imagination von neutralen sowie von personalisierten Manuskripten, die autobiographische Situationen des Verlassenwerdens bei BPS-Patientinnen und Kontrollen verglichen, gemessen (Schmahl et al. 2003a). Dabei zeigte sich während der Imagination der autobiographischen Manuskripte im Vergleich zu neutralen Manuskripten eine signifikante Steigerung des Blutflusses im dorsolateralen präfrontalen Kortex und eine signifikante Abnahme im Hippocampus-Amygdala-Bereich bei BPS-Patientinnen. Signifikante Unterschiede im Blutfluss in den genannten Hirnregionen ergaben sich zwischen Patientinnen und gesunden Kontrollen mit sexuellem oder körperlichem Missbrauch.

Unter Ruhebedingungen fand sich in der eigenen Untersuchung mittels FDG-PET (Fluordesoxyglukose-Positronenemissionstomographie) bei 12 nicht medikamentös behandelten Patientinnen mit BPS und niedrigen Impulsivitäts- und Aggressionswerten ein gesteigerter Metabolismus im vorderen Cingulum, im Gyrus frontalis superior beidseits, im rechten Gyrus frontalis inferior sowie im rechten Gyrus präcentralis pars opercularis. Verminderter Metabolismus zeigte sich im linken Cuneus sowie im linken Hippocampus (Jüngling et al. 2003). Diese Befunde stehen im Gegensatz zu dem von Soloff et al. (2003a) gefundenen Hypometabolismus im medialen orbitofrontalen Kortex (BA 9, 10 ,11) bei impulsiven BPS-Patientinnen (▣ Abb. 12.1). Eine mögliche Erklärung für die widersprüchlichen Befunde könnte darin bestehen, dass jeweils verschiedene Subgruppen (ängstlich vs. impulsiv) untersucht wurden.

Auf morphologischer Ebene verdichten sich die Befunde, dass bei der BPS eine **Volumenminderung im Bereich von Hippocampus und Amygdala** auftritt (▣ Tab. 12.1). Die erste volumetrische Untersuchung bei BPS-Patienten ergab eine Verminderung des hippokampalen Volumens von 16% sowie eine Volumenminderung in der Amygdala von

▣ **Tab. 12.1.** Befunde struktureller and funktioneller Bildgebung in frontalen und limbischen Hirnregionen

Autoren	Befunde
Driessen et al. 2000	Reduziertes Hippocampus- und Amygdalavolumen
Tebartz van Elst et al. 2003	Reduziertes Volumen von Hippocampus, Amygdala, linkem orbitofrontalem Kortex und rechtem vorderem Cingulum
Schmahl et al. 2003b	Reduziertes Hippocampus- und Amygdalavolumen
Ruesch et al. 2003	Volumenminderung der grauen Substanz in der linken Amygdala
Soloff et al. 2003a	Reduzierter Metabolismus im medialen präfrontalen Kortex beidseits bei impulsiven BPS-Patienten
Juengling et al. 2003	Gesteigerter Metabolismus in vorderem Cingulum und dorsolateralem präfrontalem Kortex
Soloff et al. 2000	Reduzierte Antwort auf Fenfluramin im rechten medialen und orbitalen präfrontalen Kortex
New et al. 2003	Reduzierte Aktivität nach *m*-CPP-Gabe bei Männern, aber nicht bei Frauen mit BPS
Herpertz et al. 2001a	Gesteigerte Amygdalaaktivität beim Betrachten affektiv belastender Bilder
Schmahl et al. 2003a	Gesteigerter Blutfluss im dorsolateralen präfrontalen Kortex und reduzierter Blutfluss im rechten vorderen Cingulum beim Erinnern an Situationen des Verlassenwerdens
Schmahl u. Seifritz 2003	Gesteigerte Aktivität im dorsolateralen präfrontalen Kortex und reduzierte Aktivität im vorderen Cingulum während Hitzeschmerzstimulation

m-CPP *meta*-Chlorphenylpiperazin

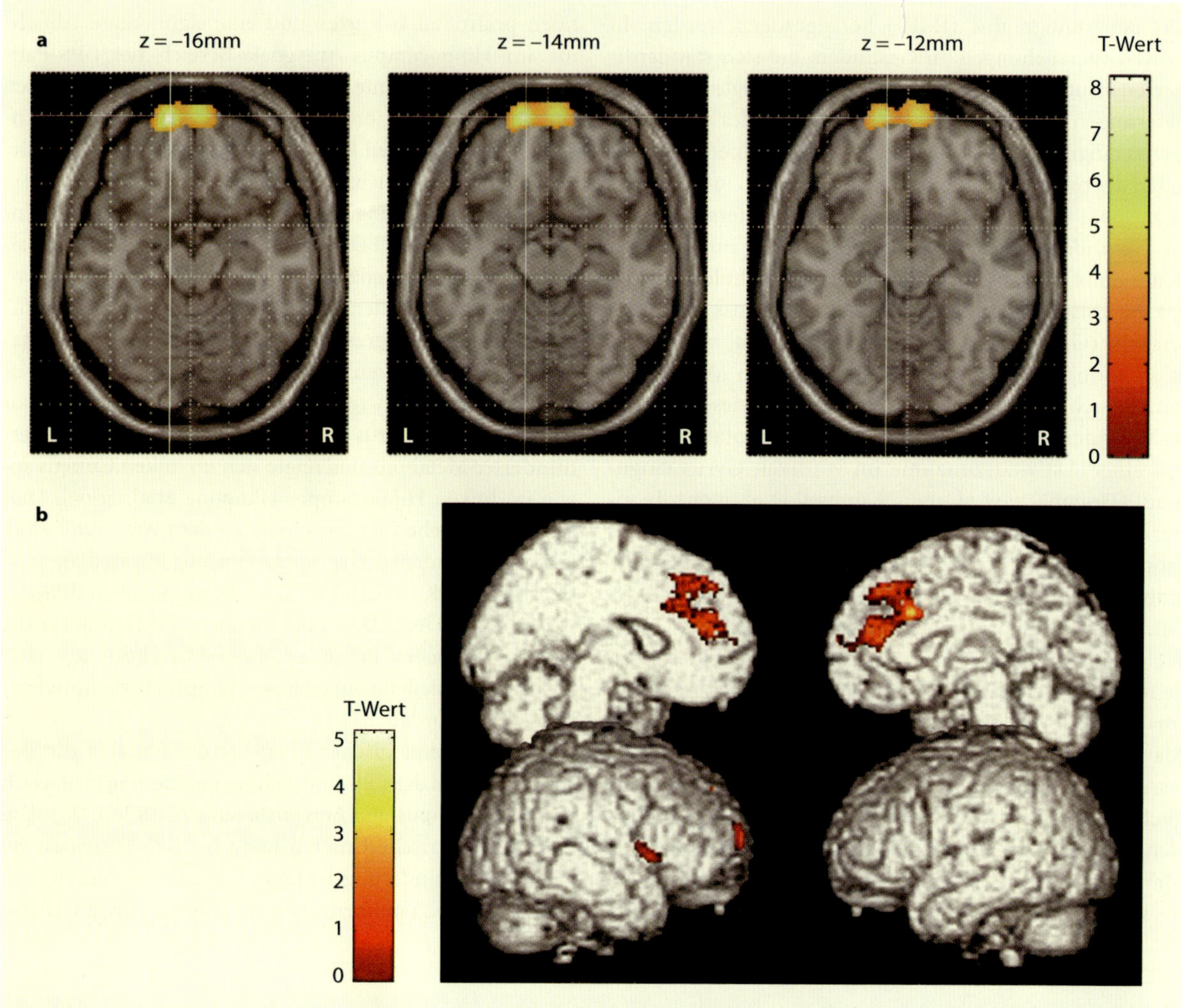

Abb. 12.1. **a** Präfrontale Hypoaktivität bei impulsiven BPS-Patienten (Soloff et al. 2003a), **b** präfrontale Hyperaktivität bei ängstlichen BPS-Patienten vs. Kontrollen, $p < 0{,}0005$. (Jüngling et al. 2003)

12

8% gegenüber gesunden Kontrollprobandinnen (Driessen et al. 2000). Tebartz van Elst und Mitarbeiter (2003) fanden eine noch deutlichere Volumendifferenz zwischen BPS-Patientinnen und Kontrollen von 20,5% für den Hippocampus und von 24% für die Amygdala. Zusätzlich fand sich eine signifikante Volumenminderung im Bereich des linken orbitofrontalen Kortex sowie im rechten vorderen Cingulum. In der Untersuchung von Schmahl und Mitarbeitern (2003b) zeigten sich Volumenminderungen von 13% für den Hippocampus und von 21% für die Amygdala. Dies steht im Gegensatz zu Befunden bei der posttraumatischen Belastungsstörung, bei der lediglich der Hippocampus verkleinert zu sein scheint.

! Diese Befunde zeigen, dass bei Patienten mit BPS sowohl Hippocampus als auch Amygdala verkleinert zu sein scheinen. In einer voxelbasierten morphometrischen Untersuchung fand sich ein Verlust von grauer Substanz in der linken Amygdala bei BPS-Patienten ohne weitere Volumen- oder Dichteunterschiede in der grauen und weißen Substanz (Rüsch et al. 2003).

Unter der Annahme einer Assoziation der BPS mit traumatischem Stress wurde die **Hypothalamus-Hypophysen-Nebennierenrinden(HPA)-Achse** eingehend untersucht. Allerdings wird die Interpretation dieser Daten durch die hohen Komorbiditätsraten bezüglich depressiver Störungen, PTBS (posttraumatische Belastungsstörung) und anderer Angsstörungen empfindlich gestört. Mittels des 1-mg-**Dexamethason-Suppressionstests** (DST) wurden in früheren Studien unterschiedliche Ergebnisse erhoben; so wurden Nonsuppressionsraten zwischen 9,5% und 62% gefunden (Carroll et al. 1981; Lahmeyer et al. 1988). De la Fuente und Mendlewicz (1996) schlossen Patienten mit komorbider depressiver Störung aus und ermittelten eine Nonsuppressionsrate von 25%. Grossman et al. (1997) fanden in einer kleinen Gruppe von BPS-Patienten niedrige basale Kortisolplasmaspiegel sowie eine »Super-Suppression« mittels des Low-dose-Dexamethason-Suppressionstests (0,5 mg-DST). Eine jüngere Arbeit von Grossman und Mitarbeitern (2003) über eine Untersuchung von 52 Patienten mit Persönlichkeitsstörungen (davon 21 mit BPS) mittels 0,5 mg-DST ergab bei persönlichkeitsgestörten Patienten mit komorbider PTBS eine signifikant stärkere Kortisol-Suppression als bei solchen ohne PTBS. Es zeigte sich kein Einfluss einer komorbiden BPS auf die Kortisolsuppression von Patienten mit PTBS, wobei letzterer Befund durch die niedrige statistische Power bedingt sein könnte. Die Autoren geben jedoch weder an, wie viele der 16 Untersuchten mit komorbider PTBS eine BPS-Diagnose aufwiesen, noch werden die Daten für die BPS-Patienten gesondert aufgeführt.

Die eigenen Befunde im Bereich der HPA-Achse stehen im Gegensatz zu den von Grossman und Mitarbeitern erhobenen Daten: Bei BPS-Patientinnen ohne aktuelle depressive Episode wurde Speichelkortisol unter Alltagsbedingungen untersucht und ein 0,5-mg-DST durchgeführt. Die Patientinnen zeigten im Vergleich zu Kontrollen signifikant höhere Speichelkortisolwerte (erhöhte Aufwachwerte und erhöhte 24-Stunden-Werte). Weiterhin fanden sich signifikant mehr Low-dose-DST-Nonsuppressoren in der BPS-Gruppe (Lieb *et al.* 2004). Rinne und Mitarbeiter (2002a) fanden eine Hyperreagibilität der HPA-Achse bei Patienten mit BPS und Missbrauch in der Vorgeschichte; dies unterstützt die Hypothese einer Verbindung zwischen früher Traumatisierung und einer Überfunktion der HPA-Achse im Erwachsenenalter. Im Einklang damit stehen eigene Befunde (Elzinga et al., unveröffentlichte Daten), die eine erhöhte Kortisolantwort auf autobiografische Erinnerungen an traumatische Kindheitserlebnisse bei Patienten mit BPS im Vergleich zu Kontrollprobandinnen mit Traumaanamnese zeigen.

Auf Transmitterebene werden Veränderungen im cholinergen und im noradrenergen System diskutiert. Eine **cholinerge Dysfunktion** scheint den bei Patienten mit BPS gefundenen Veränderungen von REM-Schlaf-Parametern zugrunde zu liegen (Lahmeyer et al. 1988; Bell et al. 1983; McNamara 1984; Akiskal et al. 1985; Reynolds et al. 1985; King et al. 1987; Benson et al. 1990; Battaglia et al. 1999) und könnte Überlappungen mit affektiven Störungen erklären, bei denen ähnliche Auffälligkeiten gefunden wurden.

Das **noradrenerge System** spielt neben der HPA-Achse eine entscheidende Rolle in der Stressreaktion. Bei Individuen mit einem hohen Maß an Beeinflussbarkeit durch Außenreize – wie bei gesteigertem *sensation seeking* oder bei Kindern mit Aufmerksamkeitsdefizitsyndrom – findet sich ein hyperreagibles noradrenerges System (Hunt et al. 1984; Roy et al. 1988). Die Wachstumshormonantwort auf die Gabe von Clonidin bei BPS-Patienten korreliert stark mit Parametern der Irritabilität (Steinberg et al. 1994), und männliche BPS-Patienten wiesen erhöhte Spiegel des Noradrenalinmetaboliten MHPG (3-Methoxy-4-Hydrophenylglycol) im Liquor auf sowie gesteigerte Wachstumshormonantworten nach Clonidingabe (Trestman et al. 1992). Die meisten Studien stellen jedoch im Vergleich zu Kontrollen keine veränderten MHPG-Spiegel im Liquor von BPS-Patienten fest (Brown et al. 1982; Gardner et al. 1990; Chotai et al. 1998). Gegen grundsätzliche Veränderungen im noradrenergen System bei BPS-Patienten spricht auch die weitgehende Wirkungslosigkeit von trizyklischen Antidepressiva, die die noradrenerge Neurotransmission steigern (Soloff et al. 1989; Parsons et al. 1989; Links et al. 1990). Im Gegensatz dazu konnten Mood-Stabilizer wie Lithium (Rifkin et al. 1972), Carbamazepin (De la Fuente u. Lotstra 1994), Valproinsäure (Stein et al. 1995; Wilcox 1995; Frankenburg u. Zanarini 2002; Hollander et al. 2001) und Lamotrigen (Pinto u. Akiskal 1998) erfolgreich in der medikamentösen Therapie der BPS eingesetzt werden.

12.3 Impulsivität

Ein wesentlicher Bestandteil der BPS, welcher mit dem Symptomenkomplex der affektiven Instabilität in Zusammenhang steht, ist die Impulsivität. Die Bedeutung der Impulsivität wird jedoch von verschiedenen Autoren unterschiedlich gewertet. Impulsivität kann angesehen werden als Fähigkeit, Gefahren zu vermeiden, in Kombination mit der Fähigkeit, aktiv eine neue Umgebung zu explorieren. Ein weiterer wesentlicher Bestandteil impulsiver Verhaltensmuster sind Defizite in der Hemmung von Reaktionen. Impulsive Verhaltensmuster – wie zu schnelles Fahren, Kaufräusche, verbale und nonverbale Aggression – gehören zu den zentralen Elementen der BPS.

Auf neuroanatomischer Ebene kommt dem **präfrontalen Kortex** eine entscheidende Bedeutung im Bereich der Impulsivität zu. In einer SPECT-Untersuchung (Einzelphotonentomographie) fanden Amen et al. (1996) eine Aktivitätsabnahme im präfrontalen Kortex einer Gruppe von 40 Jugendlichen und Erwachsenen mit einer Störung der Kontrolle aggressiven Verhaltens im Vergleich zu 40 nichtaggressiven psychiatrischen Patienten. Eine FDG-PET-Studie ergab während eines Fenfluramin-Challenge eine Reduktion des Metabolismus im anterolateralen präfrontalen Kortex von Patienten mit BPS (Soloff et al. 2000).

Auf zellulärer Ebene kann der Zusammenhang zwischen impulsiven Verhaltensmustern und reduzierter serotonerger Neurotransmission als gesichert angesehen werden. Das **serotonerge System** wurde bei Patienten mit BPS eingehend untersucht. In den meisten Studien konnte keine allgemeine Veränderung im Liquorspiegel des Serotoninmetaboliten 5-HIAA (5-Hydroxyindolessigsäure) festgestellt werden (Gardner et al. 1990; Chotai et al. 1998; Simeon et al. 1992). Suizidales und aggressives Verhalten bei männlichen BPS-Patienten korrelierte jedoch mit niedrigeren 5-HIAA-Spiegeln (Brown et al. 1982). Mehrere Studien fanden erniedrigte thrombozytäre Monoaminooxidase(MAO)-Aktivität, einem Marker für impulsives Verhalten (Lahmeyer et al. 1988; Yehuda et al. 1989; Reist et al. 1990; Soloff et al. 1991). Weiterhin korrelierten bestimmte Persönlichkeitscharakteristika (*sensation seeking*, Impulsivität) mit der Zahl thrombozytärer Serotonin(5-HT)-Rezeptoren (Coccaro et al. 1996; Verkes et al. 1998). Eine Veränderung des Serotoninrezeptorprofils mit gesteigerter 5-HT2-Rezeptoraktivität und veränderter 5-HT1A-Rezeptoraktivität wird diskutiert (Martial et al. 1997).

Soloff et al. (2003b) untersuchten Geschlechtsunterschiede bezüglich der zentralen serotonergen Funktion bei Patienten mit BPS. Bei 20 Männern und 44 Frauen mit BPS wurde ein Fenfluramin-Challengetest durchgeführt. Bei den Männern waren verringerte Prolaktinantworten hoch mit Impulsivität korreliert, bei den Frauen war dies nicht der Fall; die häufig beobachteten Geschlechtsunterschiede bei Aggressivität und Impulsivität könnten daher auf Unterschieden in der zentralen serotonergen Funktion beruhen. Eine weitere Untersuchung zur Subtypisierung von impulsiver Aggression stammt von New et al. (2003). Diese fanden unter Ruhebedingungen bei körperlich aggressiven Männern mit BPS weniger frontale Aktivität einschließlich des vorderen Cingulum im Vergleich zu verbal aggressiven Männern mit BPS und Kontrollen. Nach *m*-CPP-Challenge fand sich bei Männern, nicht jedoch bei Frauen mit BPS eine im Vergleich zu Kontrollen reduzierte Aktivität in diesen Regionen.

12

In einer elektrophysiologischen Untersuchung an 15 Frauen mit BPS wurden akustisch evozierte Potenziale untersucht, insbesondere die N1-P2-Komponente, die einen Marker für die serotonerge Neurotransmission darstellt (Norra et al. 2003). Bei Patienten mit BPS war die Größenzunahme der N1-P2-Amplitude signifikant stärker als bei Kontrollen. Die Größenzunahme war von einer Reduktion der N1- und P2-Latenzen begleitet. Diese Ergebnisse könnten auf eine reduzierte inhibitorische Kontrolle über kortikale sensorische Prozesse hindeuten. Im Hinblick auf die Verbindung zwischen serotonergem System und HPA-Hyperreagbilität untersuchten Rinne und Mitarbeiter (2003) den Einfluss einer sechs- bzw. zwölfwöchigen Fluvoxaminbehandlung auf den Dex-CRH-Test bei 30 BPS-Patientinnen mit und ohne Traumavorgeschichte. Es fand sich eine signifikante Reduktion der Adrenokortikotropin(ACTH)- und Kortisolantworten, wobei die Patientinnen mit Traumavorgeschichte die deutlichsten Reduktionen zeigten.

! Im Einklang mit den geschilderten Befunden erniedrigter serotonerger Neurotransmission stehen die Ergebnisse der pharmakologischen Behandlung mit Serotoninwiederaufnahmehemmern (SSRI). Mehrere offene klinische Studien mit Fluoxetin (Norden 1989; Cornelius et al. 1990; Silva et al. 1997) erbrachten globale Verbesserungen bei Patienten mit BPS. Eine offene Studie mit Sertralin (Kavoussi et al. 1994) sowie zwei plazebokontrollierte Studien mit Fluoxetin (Salzman et al. 1995; Coccaro et al. 1997) konnten eine signifikante Wirkung von SSRI auf den Symptomenkomplex Impulsivität und Aggression nachweisen. Die neuere Studie von Rinne und Mitarbeitern (2002b) fand eine Überlegenheit von Fluvoxamin gegenüber Plazebo bei schnellen Stimmungsschwankungen, nicht jedoch bei impulsiver Aggression.

12.4 Dissoziation, Schmerzdysregulation und selbstverletzendes Verhalten

Dissoziative Phänomene finden sich gehäuft bei Patienten mit BPS (Shearer 1994) und das DSM IV stellt im neu eingeführten Kriterium 9 der BPS explizit die Verbindung zwischen Stress und dissoziativen Symptomen her. Zum **dissoziativen Symptomenkomplex** gehören neben Derealisation und Depersonalisation auch die Phänomene tonische Immobilität und Hypo- bzw. Analgesie. Weiterhin sind dissoziative Symptome bei Patienten mit BPS eng mit der Wahrnehmung innerer Spannung korreliert (Stiglmayr et al. 2001). Diese innere Spannung scheint nach den Ergebnissen der Studie von Stiglmayr und Mitarbeitern eine Zustands(*state*)-Variable und keine überdauernde Eigenschaft (*trait*) der Patientinnen mit BPS darzustellen. Weiterhin ist diese innere Spannung nicht mit der Wahrnehmung einer bestimmten definierten Emotion (Angst, Wut) verbunden, sondern wird häufig als undifferenziert wahrgenommen bzw. ist oft mit der Aktivierung komplexer kognitiv-emotionaler Schemata verbunden (Bohus u. Schmahl 2001).

Untersuchungen mit der etablierten *Dissociation Experience Scale* (DES, Bernstein u. Putnam 1986; deutsch: Freyberger-Dissoziations-Skala, FDS, Freyberger et al. 1999) oder der *Clinician-Administered Dissociative Symptoms Scale* (CADSS, Bremner et al. 1998a) konnten eine enge Korrelation zwischen traumatischen Lebensereignissen und dissoziativen Symptomen bei Patienten mit PTBS nachweisen (Chu u. Dill 1990; Strick u. Wilcoxon 1991; Bremner et al. 1992). Auch bei Patienten mit BPS scheinen dissoziative Phänomene mit Missbrauch im Kindesalter assoziiert zu sein (Figueroa u. Silk 1997; Zweig-Frank u. Paris 1998; Zlotnick et al. 2003). Befunde von zwei Zwillingsstudien ergaben einen genetischen Einfluss auf dissoziative Phänomene bei BPS-Patienten von ca. 50% (Jang et al. 1998; Waller u. Ross 1998).

Auf neuroanatomischer Ebene scheint dem Thalamus, dem Hippocampus sowie dem zentralen Höhlengrau besondere Bedeutung bei dissoziativen Prozessen zuzukommen (Abb. 12.2). Der Thalamus hat eine wichtige Funktion als sensorische Relaisstation, welche direkt oder indirekt die Weiterleitung sensorischer Informationen zum

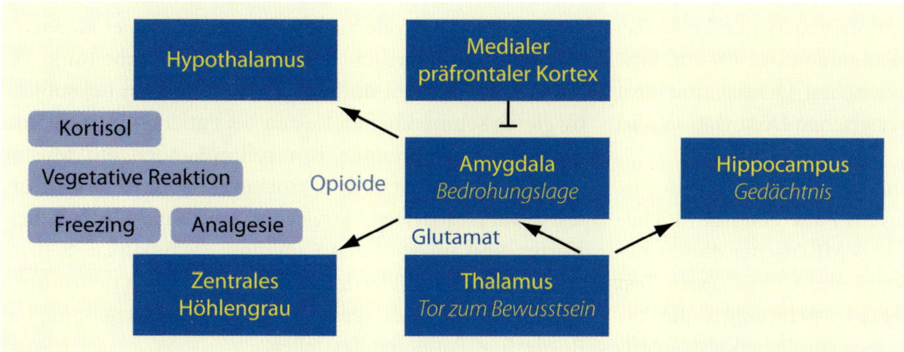

Abb. 12.2. Neuroanatomisches Modell der Dissoziation

Kortex, zur Amygdala und zum Hippocampus modulieren kann (Amaral u. Cowan 1980; McCormick 1992; Steriade u. Llinás 1988; Turner u. Herkenham 1991). Mehrere Relaisstationen somatosensorischer Bahnen, einschließlich der Trigeminuskerne und der somatosensorischen Thalamuskerne, weisen eine hohe Dichte an Opioidrezeptoren auf (Peckys u. Landwehrmeyer 1999), was auf eine mögliche Rolle des **endogenen Opioidsystems** (EOS) bei der Modulation sensorischer Informationen und der Entstehung von Depersonalisations- und Derealisationsphänomenen hinweisen könnte. Dem Hippocampus wird ebenfalls eine wichtige Rolle bei dissoziativen Prozessen zugesprochen (Bremner 1998; Bremner et al. 1998b), und Studien bei PTSD-Patienten fanden eine Korrelation zwischen hippokampaler Atrophie und dem Ausmaß dissoziativer Symptome (Stein et al. 1997; Bremner, unveröffentlichte Daten). Die Entstehung des Symptoms der tonischen Immobilität (*freezing* im Tierexperiment) scheint neuroanatomisch im Bereich des zentralen Höhlengraus lokalisiert zu sein, welches über die Amygdala Informationen über die Bedrohungslage des Organismus erhält (Le Doux 1992). Über opioiderge Bahnen wird das Freezing-Phänomen vermittelt (Fanselow 1994).

Aufschluss über die Beteiligung chemischer Substanzklassen an der Entstehung dissoziativer Symptome lässt sich aus Untersuchungen an gesunden Individuen gewinnen, bei denen bestimmte Substanzen dissoziative Smptome produzierten:

1. Nichtkompetitive NMDA-Antagonisten wie Phenylcyclidin und Ketamin bewirken in subanästhetischen Dosen einen Zustand der Derealisation und Depersonalisation, welcher durch Wahrnehmungsveränderungen und psychotische Symptome gekennzeichnet ist (Domino et al. 1965; Krystal et al. 1994).
2. Serotonerge Halluzinogene wie LSD und Meskalin sind ebenfalls in der Lage, neben optischen Halluzinationen und Illusionen dissoziative Symptome hervorzurufen (Klee 1963; Freedman 1968), wahrscheinlich durch Stimulation von 5-HT2-Rezeptoren (Rasmussen et al. 1986; Titeler et al. 1988). Der Serotonin-Agonist *m*-CPP induziert signifikant mehr Depersonalisationerleben als Plazebo (Simeon et al. 1995).
3. Das EOS scheint eine wichtige Rolle bei der Entstehung dissoziativer Symptome zu spielen. Es vermittelt das Phänomen der stressinduzierten Analgesie (Madden et al. 1977). Unter Stressbedingungen kommt es zu einer vermehrten Ausschüttung endogener Opiate. Bei Patienten mit PTBS und BPS existieren mehrere, z. T. widersprüchliche Untersuchungen zu Plasma- und Liquorspiegeln von Opioiden. Die κ-Opioidrezeptoragonisten Ketocyclazocine, MR-2033 und Enadoline können zur Entstehung dissoziativer Symptome wie Wahrnehmungsveränderungen, Depersonalisation und Derealisation führen (Pfeiffer et al. 1986; Kumor et al. 1986; Walsh et al. 2001).

Die Behandlung dissoziativer Symptome bei BPS sowie dissoziativer Störungen leitet sich aus diesen pharmakologischen Untersuchungen ab. Der Opiatantagonist Naltrexon führte zu einer deutlichen Reduktion dissoziativer Symptome einschließlich tonischer Immobilität bei Patientinnen mit BPS (Schmahl et al. 1999; Bohus et al. 1999). Das gleichzeitige Auftreten von Dysphorie und dissoziativen Symptomen könnte durch eine Aktivierung von κ-Opioidrezeptoren hervorgerufen sein. Substanzen, die das Serotoninsystem beeinflussen, wurden erfolgreich zur Behandlung von Depersonalisationserleben sowie Depersonalisationsstörungen eingesetzt (Hollander et al. 1990; Fichtner et al. 1992). Eine neuere plazebokontrollierte Studie bei Patienten mit Depersonalisationsstörung fand jedoch keine signifikante Überlegenheit von Fluoxetin (Simeon et al. 2001). Zur Behandlung der inneren Anspannung bei Patienten mit BPS können Substanzen, die einen hemmenden Einfluss auf das noradrenerge System ausüben, wie der α_2-Agonist Clonidin, erfolgreich eingesetzt werden (Philipsen et al. 2004).

Selbstverletzendes Verhalten (SV) gehört zu den charakteristischen Elementen der BPS mit einer Häufigkeit von 70–80% (Clarkin et al. 1983). Dieses Verhalten ist häufig mit einer Reduktion innerer Spannung verbunden (Coid 1993; Favazza 1989; Herpertz 1995; Leibenluft et al 1987). Wie bereits erwähnt, ist diese innere Spannung bei Patienten mit BPS häufig mit dissoziativen Symptomen assoziiert (Stiglmayr et al. 2001). Brodsky und Mitarbeiter (1995) untersuchten Korrelationen zwischen Dissoziation, SV und Missbrauch bei Patienten mit BPS und fanden die stärkste Korrelation zwischen Dissoziation und SV, gefolgt von der Korrelation zwischen Dissoziation und Missbrauch.

Wegen dieser Zusammenhänge kommt der Untersuchung des **nozizeptiven Systems** bei Patienten mit BPS besondere Bedeutung zu. Russ und Mitarbeiter (1992) benutzten tonischen Kälteschmerz im Cold-Pressor-Test zur Untersuchung der Schmerzwahrnehmung unter experimentellen Bedingungen. Sie verglichen BPS-Patienten, die während SV keinen Schmerz wahrnahmen, solche, die dabei Schmerz wahrnahmen, und gesunde Kontrollen und fanden eine signifikante Reduktion der Schmerzwahrnehmung sowie eine Verbesserung der Dysphorie in der während SV analgetischen BPS-Gruppe. In einer weiteren Studie (Russ et al. 1994) untersuchte diese Arbeitsgruppe die Wirkung des Opiatantagonisten Naloxon auf die Schmerzwahrnehmung bei BPS-Patienten. Entgegen den Erwartungen ergab sich keine Abschwächung der mit dem Cold-Pressor-Test verbundenen Stimmungsaufhellung, jedoch in der Tendenz eine verstärkte Schmerzwahrnehmung in der Gruppe der Patienten, die während SV eine Analgesie berichteten. In einer Untersuchung zum Einfluss subjektiver aversiver Spannung auf die Schmerzwahrnehmung fanden Bohus und Mitarbeiter (2000) bereits unter Ruhebedingungen eine signifikant reduzierte Schmerzwahrnehmung, die unter Stress weiter signifikant reduziert wurde. Die Ergebnisse einer Untersuchung mittels laserevozierter Schmerzpotenziale (Schmahl et al. 2004) deuten darauf hin, dass bei Patienten mit BPS die sensorisch-diskriminative Schmerzkomponente intakt ist. Die reduzierte subjektive Schmerzwahrnehmung scheint vielmehr auf einer Veränderung der affektiven oder kognitiven Schmerzkomponente zu beruhen. Weiterhin konnte in dieser Studie nachgewiesen werden, dass die Stärke des subjektiv empfundenen sowie des mittels laserevozierter Potenziale objektiv gemessenen Schmerzes mit der Abnahme der subjektiv empfundenen Spannung korreliert.

Zwei neuroanatomische Systeme der zentralen Schmerzverarbeitung können unterschieden werden:
- ein laterales System (laterale Thalamuskerne, somatosensorischer Kortex), welches hauptsächlich mit der sensorisch-diskriminativen Schmerzkomponente assoziiert ist, sowie
- das mediale System (mediale Thalamuskerne, Insel, vorderes Cingulum), welches für die Verarbeitung der affektiven Schmerzkomponente zuständig ist.

Funktionell-neuroanatomische Untersuchungen bei Gesunden konnten eine Beteiligung beider Systeme in der Schmerzverarbeitung nachweisen (Bornhoevd et al. 2002; Davis 2000). Darüber hinaus scheint dem dorsolateralen präfrontalen Kortex eine entscheidende Rolle bei der Schmerzkontrolle zuzukommen (Lorenz et al. 2003). Die Autoren untersuchten die zentrale Verarbeitung von Hitzeschmerzreizen mittels fMRI und fanden bei subjektiv gleich schmerzhaften Reizen bei Patienten mit BPS im Gegensatz zu gesunden Kontrollprobanden ein Muster gesteigerter Aktivität im dorsolateralen präfrontalen Kortex sowie reduzierter Aktivierung im somatosensorischen Kortex und im vorderen Cingulum (Schmahl u. Seifritz 2003). Dieses Aktivierungsmuster könnte ein neurofunktionelles Korrelat der gestörten Schmerzwahrnehumg bei Borderline-Patienten darstellen.

Bei der medikamentösen Therapie selbstverletzenden Verhaltens wurden – wie bei dissoziativen Symptomen – SSRI sowie Opiatantagonisten eingesetzt. Roth et al. (1996) setzten Naltrexon erfolgreich zur Behandlung von Selbstverletzungen ein und beobachteten eine Abnahme der mit SV verbundenen Analgesie und Stimmungsverbesserung. Die SSRI Fluoxetin und Sertralin führten ebenfalls zu einer Reduktion von Selbstverletzungen (Markovitz et al. 1991; Markovitz 1995).

! Der Symptomenkomplex Dissoziation, gestörte Schmerzregulation und selbstverletzendes Verhalten kann als ein zentrales Element der BPS angesehen werden. Dem endogenen Opioidsystem könnte eine wichtige Bedeutung bei der Vermittlung dieser Symptomatik zukommen.

Antisoziale Persönlichkeitsstörung (APS)
- Operationalisierte Phänomenologie
  - Höherer Anteil an Slow-wave-Schlaf (Lindberg et al. 2003)
  - Akathisieähnliche motorische Hyperaktivität bei antisozialen Straftätern (Tuisku et al. 2003)
  - Jungen mit ADHD und Störung des Sozialverhaltens zeigen ähnliches psychophysiologisches Muster wie bei APS mit reduzierter autonomer Reaktion und rascher Habituation (Herpertz et al. 2001b, Blair et al. 1997)
  - Aufhebung der Go-/No-Go-Unterschiede bei der frontalen N275-Komponente und Umkehrung bei der P375-Komponente (Kiehl et al. 2000); Reduktion der frontalen P300 bei ASP-Patienten unter 30 Jahren im visuellen Oddball-Paradigma (Costa et al. 2000)
  - Niedrigere mittlere Herzfrequenz und Reduktion vagaler Einflüsse auf die Herzfrequenzvariabilität bei antisozialen Jugendlichen (Mezzacappa et al. 1997)
  - Reduzierte Konditionierbarkeit von *startle response* und EKP mit aufgehobener Differenzierung konditionierter Stimuli (CS^+/CS^-) (Flor et al. 2002)

▼

12

- Neurofunktionelle Merkmale
  - Frontolimbische Hypoaktivität mit rascher Amygdalahabituation bei aversiver Konditionierung im fMRI (Veit et al. 2002)
  - Zunahme der fMRI-Signalintensitäten in Amygdala und dorsolateralem präfrontalem Kortex während der Akquisitionsphase aversiver Konditionierung bei ASP im Gegensatz zu Reduktion der Signalintensitäten bei Gesunden (Schneider et al. 2000)
  - Reduzierte Aktivität in Hippocampus, Amygdala sowie vorderem und hinterem Cingulum (Kiehl et al. 2001)
  - Reduzierte frontotemporale Perfusion in der SPECT (Soderstrom et al. 2002; Kuruoglu et al. 1996)
  - Reduzierte linksfrontale EEG-Aktivität (Deckel et al. 1996)
- Neurochemische Charakteristika
  - Serotonin: Keine Korrelation zwischen 5-HT-Funktion und Psychopathie (Dolan u. Anderson 2003); starke Korrelation zwischen HVA(Homovanillinsäure)-/5-HIAA-Quotient und Psychopathie (Soderstrom et al. 2003); keine Assoziation von 5-HT1B-Rezeptorgen und antisozialem Alkoholismus (Kranzler et al. 2002); reduzierte 5-HIAA-Liquorspiegel bei Neugeborenen mit positiver ASP-Familienanamnese (Constantino et al. 1997)
  - Androgene: Positive Korrelation zwischen 5α-Dihydrotestosteron und antisozialem Verhalten bei Jugendlichen (Maras et al. 2003); erhöhtes Speicheltestosteron bei antisozialen Sexualstraftätern (Aromaki et al. 2002); erhöhtes Serumtestosteron bei ASP (Stalenheim et al. 1998a)
  - Kortisol: Erniedrigtes Serum-CRH (Kortikotropin-Releasing-Hormon) bei schwangeren Jugendlichen mit Störung des Sozialverhaltens (Susman et al. 1999)
  - Schilddrüsenhormone: Erhöhtes T3 und erniedrigtes T4 (Stalenheim et al. 1998b); Assoziation von T3 und Thyreotropin(TSH)-Spiegeln mit Kriminalität, nicht jedoch mit Psychopathie, bei früheren jugendlichen Straftätern (Alm et al. 1996)

Weitere Persönlichkeitsstörungen

- Histrionische Persönlichkeitsstörung
  Positive Korrelation zwischen Nüchternglukosewerten und histrionischer Persönlichkeit im Selbstrating bei Frauen (Svanborg et al. 2000)
- Schizoide Persönlichkeitsstörung
  Erniedrigtes Körpergewicht bei männlichen Kindern und Jugendlichen mit schizoider Persönlichkeit (Hedebrand et al. 1997)
  Assoziation von Dopamin D2-Rezeptorpolymorphismen mit schizoidem Verhalten (Blum et al. 1997)
- Zwanghafte Persönlichkeitsstörung
  Serotonerge Dysfunktion (gebluntete Prolaktinantwort) bei männlichen Patienten mit zwanghafter Persönlichkeit (Stein et al. 1996)

Literatur

Akiskal HS, Yerevanian BI, Davis GC, King D, Lemmi H (1985) The nosologic status of borderline personality: Clinical and polysomnographic study. Am J Psychiatry 142: 192–198

Alm PO, af Klinteberg B, Humble K et al (1996) Criminality and psychopathy as related to thyroid activity in former juvenile delinquents. Acta Psychiatr Scand 94: 112–117

Amaral DG, Cowan WM (1980) Subcortical afferents to the hipppocampal formation in the monkey. J Comp Neurol 189: 573–591

Amen DG, Stubblefield M, Carmichael B, Thisted R (1996) Brain SPECT findings and aggressiveness. Ann Clin Psychiatry 8: 129–137

Aromaki AS, Lindman RE, Eriksson CJ (2002) Testosterone, sexuality and antisocial personality in rapists and child molesters: a pilot study. Psychiatry Res 110: 239–247

Battaglia M, Ferini-Strambi L, Bertella S, Bajo S, Bellodi L (1999) First-cycle REM density in never-depressed subjects with borderline personality disorder. Biol Psychiatry 45: 1056–1058

Bell J, Lycaki H, Jones D, Kelwala S, Sitaram N (1983) Effect of preexisting borderline personality disorder on clinical and EEG sleep correlates of depression. Psychiatry Res 9: 115–123

Benson KL, King R, Gordon D, Silva JA, Zarcone Jr VP (1990) Sleep patterns in borderline personality disorder. J Affect Disord 18: 267–273

Bernstein EM, Putnam FW (1986) Development, reliability and validity of a dissociation scale. J Nerv Ment Dis 174: 727–735

Blair RJ, Jones L, Clark F, Smith M (1997) The psychopathic individual: a lack of responsiveness to distress cues? Psychophysiology 34: 192–198

Blum K, Braverman ER, Wu S et al (1997) Association of polymorphisms of dopamine D2 receptor (DRD2), and dopamine transporter (DAT1) genes with schizoid/avoidant behaviors (SAB). Mol Psychiatry 2: 239–246

Bohus M, Schmahl C (2001) Therapeutische Prinzipien der Dialektisch Behavioralen Therapie für Borderline-Störungen. Persönlichkeitsstörungen 5: S91–S102

Bohus MJ, Landwehrmeyer GB, Stiglmayr CE, Limberger MF, Böhme R, Schmahl CG (1999) Naltrexone in the treatment of dissociative symptoms in patients with borderline personality disorder: An open-label trial. J Clin Psychiatry 60: 598–603

Bohus M, Limberger M, Ebner U, Glocker F, Wernz M, Lieb K (2000) Pain perception during self-reported distress and calmness in patients with borderline personality disorder and self-mutilating behavior. Psychiatry Res 95: 251–260

Bornhoevd K, Quante M, Glauche V, Bromm B, Weiler C, Buechel C (2002) Painful stimuli evoke different stimulus-response functions in the amygdala, prefrontal, insula and somatosensory cortex: a single-trial fMRI study. Brain 125: 1326–1336

Bremner JD (1998) Traumatic memories lost and found: Can lost memories of abuse be found in the brain? In: Williams LM, Banyard VL (eds) Trauma and memory. Sage Publications, New Delhi

Bremner JD, Southwick S, Brett E, Fontana A, Rosenheck R, Charney DS (1992) Dissociation and posttraumatic stress disorder in Vietnam combat veterans. Am J Psychiatry 149: 328–332

Bremner JD, Krystal JH, Putnam F et al (1998a) Measurement of dissociative states with the Clinician Administered Dissociative States Scale (CADSS). J Trauma Stress 11: 125–136

Bremner JD, Vermetten E, Southwick SM, Krystal JH, Charney DS (1998b) Trauma, memory, and dissociation: An integrative formulation. In: Bremner JD, Marmar C (eds) Trauma, memory and dissociation. APA Press, Washington, DC

Brodsky BS, Cloitre M, Dulit RA (1995) Relationship of dissociation to self-mutilation and childhood abuse in borderline personality disorder. Am J Psychiatry 152: 1788–1792

Brown GL, Ebert MH, Goyer PF, Jimerson DC, Klein WJ, Bunney WE, Goodwin FK (1982) Aggression, suicide, and serotonin: Relationships to CSF amine metabolites. Am J Psychiatry 139: 741–746

Carroll BJ, Greden JF, Feinberg M *et al* (1981) Neuroendocrine evaluation of depression in borderline patients. *Psychiatr Clin N Am* 4: 89–99

Chotai J, Kullgren G, Asberg M (1998) CSF monoamine metabolites in relation to the Diagnostic Interview for Borderline Patients (DIB). Neuropsychobiology 38: 207–212

Chu JA, Dill DL (1990) Dissociative symptoms in relation to childhood physical and sexual abuse. Am J Psychiatry 147: 887–892

Clarkin J, Widiger T, Frances A, Hurt W, Gilmore M (1983) Prototypic typology and the borderline personality disorder. J Abnorm Psychology 92: 263–275

Coccaro EF, Kavoussi RJ (1997) Fluoxetine and impulsive aggressive behavior in personality-disordered subjects. Arch Gen Psychiatry 54: 1081–1088

Coccaro EF, Kavoussi RJ, Sheline YI, Lish JD, Csernansky JG (1996) Impulsive aggression in personality disorder correlates with tritiated paroxetine binding in the platelet. Arch Gen Psychiatry 53: 531–536

Coid JW (1993) An affective syndrome in psychopaths with borderline personality disorder? Br J Psychiatry 162: 641–650

Constantino JN, Morris JA, Murphy DL (1997) CSF 5-HIAA and family history of antisocial personality disorder in newborns. Am J Psychiatry 154: 1771–1773

Cornelius JR, Soloff PH, Perel JM, Ulrich RF (1990) Fluoxetine trial in borderline personality disorder. Psychopharmacol Bull 26: 151–154

Costa L, Bauer L, Kuperman S, Porjesz B, O´Connor S, Hesselbrock V, Rohrbaugh J, Begleiter H (2000) Frontal P300 decrements, alcohol dependence, and antisocial personality disorder. Biol Psychiatry 47: 1064–1071

Davis KD (2000) The neural circuitry of pain as explored with functional MRI. Neurol Res 22: 313–317

De la Fuente JM, Lotstra F (1994) A trial of carbamazepine in borderline personality disorder. Eur Neuropsychopharmacol 4: 479–486

De la Fuente JM, Mendlewicz J (1996) TRH stimulation and dexamethasone suppression in borderline personality disorder. *Biol Psychiatry* 40: 412–418

Deckel AW, Hesselbrock V, Bauer L (1996) Antisocial personality disorder, childhood delinquency, and frontal brain functioning: EEG and neuropsychological findings. J Clin Psychol 52: 639–650

Dolan MC, Anderson IM (2003) The relationship between serotonergic function and the Psychopathy Checklist: Screening Version. J Psychopharmacol 17: 216–222

Domino EF, Chodoff P, Corssen G (1965) Pharmacologic effects of CI-581, a new dissociative anesthetic, in man. Clin Pharmacol Ther 6: 279–291

Dougherty DD, Shin LM, Alpert NM et al (1999) Anger in healthy men: a PET study using script-driven imagery. Biol Psychiatry 46: 466–472

Driessen M, Herrmann J, Stahl K et al (2000) Magnetic resonance imaging volumes of the hippocampus and the amygdala in women with borderline personality disorder and early traumatization. Arch Gen Psychiatry 57: 1115–1122

Ebner UW (2004) Ambulantes psychophysiologisches Monitoring in der psychiatrischen Forschung. Peter Lang, Frankfurt

Fanselow MS (1994) Neural organization of the defensive behavior system resonsible for fear. Psychol Bull Rev 1: 429–438

Favazza (1989) Why patients mutilate themselves. Hosp Commun Psychiatry 40: 137–145

Fichtner CG, Horevitz RP, Braun BG (1992) Fluoxetine in depersonalization disorder. Am J Psychiatry 149: 1750–1751

Figueroa E, Silk KR (1997) Biological implications of childhood sexual abuse in borderline personality disorder. J Personal Disord 11: 71–92

Flor H, Birbaumer N, Hermann C, Ziegler S, Patrick CJ (2002) Aversive Pavlovian conditioning in psychopaths: peripheral and central correlates. Psychophysiology 39: 505–518

Frankenburg FR, Zanarini MC (2002) Divalproex sodium treatment of women with borderline personality disorder and bipolar II disorder: a double-blind placebo-controlled pilot study. *J Clin Psychiatry* 63: 442–446

Freedman DX (1968) On the use and abuse of LSD. Arch Gen Psychiatry 18: 330–347

Freyberger H-J, Spitzer C, Stieglitz R-D (1999) Fragebogen zu Dissoziativen Symptomen (FDS). Hans Huber, Bern

Gardner DL, Lucas PB, Cowdry RW (1990) CSF metabolites in borderline personality disorder compared with normal controls. Biol Psychiatry 28: 247–254

George MS, Ketter TA, Parekh PI, Horwitz B, Herscovitch P, Post RM (1995) Brain activity during transient sadness and happiness in healthy women. Am J Psychiatry 152: 341–351

Grossman R, Yehuda R, Siever L (1997) The dexamethasone suppression test and glucocorticoid receptors in borderline personality disorder. *Ann NY Acad Sci* 82: 459–464

Grossman R, Yehuda R, New A *et al (2003)* Dexamtheasone suppression test findings in subjects with personality disorders: associations with posttraumatic stress disorder and major depression. *Am J Psychiatry* 160: 1291–1298

Hedebrand J, Hennighausen K, Nau S, Himmelmann GW, Schulz E, Schafer H, Remschmidt H (1997) Low body weight in male children and adolescents with schizoid personality disorder or Asperger's disorder. Acta Psychiatr Scand 96: 64–67

Herpertz S (1995) Self-injurious behaviour. Psychopathological and nosological characteristics in subtypes of self-injurers. Acta Psychatr Scand 91: 57–68

Herpertz S, Gretzer A, Steinmeyer EM, Muehlbauer V, Schuerkens A, Sass H (1997) Affective instability and impulsivity in personality disorder. Results of an experimental study. J Affect Disord 44: 31–37

Herpertz SC, Kunert HJ, Schwenger UB, Sass H (1999) Affective responsiveness in borderline personality disorder: A psychophysiological approach. Am J Psychiatry 156: 1550–1556

Herpertz SC, Dietrich TM, Wenning B et al (2001a) Evidence of abnormal amygdala functioning in borderline personality disorder: a functional MRI study. Biol Psychiatry 50: 292–298

Herpertz SC, Enning WB, Mueller B, Qunaibi M, Sass H, Herpertz-Dahlmann B (2001b) Psychophysiological responses in ADHD boys with and without conduct disorder: implications for adult antisocial behavior. J Am Acad Child Adolesc Psychiatry 40: 1222–1230

12

Herpertz SC, Werth U, Lukas G et al (2001c) Emotion in criminal offenders with psychopathy and borderline personality disorder. Arch Gen Psychiatry 58: 737–745
Hollander E, Liebowitz MR, DeCaria CM, Fairbanks J, Fallon B, Klein DF (1990) Treatment of depersonalization with serotonin reuptake blockers. J Clin Psychopharmacol 10: 200–203
Hollander E, Allen A, Lopez RP et al (2001) A preliminary double-blind, placebo-controlled trial of divalproex sodium in borderline personality disorder. J Clin Psychiatry 62: 199–203
Hunt RD, Cohen DJ, Anderson G, Clark L (1984) Possible change in noradrenergic receptor sensitivity following methylphenidate treatment: Growth hormone and MHPG response to clonidine challenge in children with attention deficit disorder and hyperactivity. Life Sci 35: 885–897
Jang KL, Paris J, Zweig-Frank H et al (1998) Twin study of dissociative experience. J Nerv Ment Dis 186: 345–351
Jüngling FD, Schmahl CG, Heßlinger B et al (2003) Positron emission tomography in female patients with borderline personality disorder, stress-induced analgesia and self-mutilating behavior. J Psychiatry Res 37: 109–115
Kavoussi JR, Liu J, Coccaro EF (1994) An open trial of sertraline in personality disordered patients with impulsive aggression. J Clin Psychiatry 55: 137–141
Kiehl KA, Smith AM, Hare RD, Liddle PF (2000) An event-related potential investigation of response inhibition in schizophrenia and psychopathy. Biol Psychiatry 48: 210–221
Kiehl KA, Smith AM, Hare RD, Mendrek A, Forster BB, Brink J, Liddle PF (2001) Limbic abnormalities in affective processing by criminal psychopaths as revealed by functional magnetic resonance imaging. Biol Psychiatry 50: 677–684
Kimbrell TA, George MS, Parekh PI et al (1999) Regional brain activity during transient self-induced anxiety and anger in healthy adults. Biol Psychiatry 46: 454–465
King R, Benson KL, Zarcone Jr VP (1987) REM latency in borderlines and depressed. Sleep Res 16: 280
Klee GD (1963) Lysergic acid diethylamide (LSD-25) and ego functions. Arch Gen Psychiatry 8: 57–70
Kranzler HR, Hernandez-Avilla CA, Gelernter J (2002) Polymorphism of the 5-HT1B receptor gene (HTR1B): strong within-locus linkage disequilibrium without association to antisocial substance dependence. Neuropsychopharmacology 26: 115–122
Krystal JH, Karper LP, Seibyl JP et al (1994) Subanesthetic effects of the NMDA antagonist, ketamine, in humans: Psychotomimetic, perceptual, cognitive, and neuroendocrine effects. Arch Gen Psychiatry 51: 199–214
Kumor KM, Haertzen CA, Johnson RE, Kocher T, Jasinski D (1986) Human psychopharmacology of ketocyclazocine as compared with cyclazocine, morphine and placebo. J Pharmacol Exp Ther 238: 960–968
Kuruoglu AC, Arikan Z, Vural G, Karatas M, Arac M, Isik E (1996) Single photon emission computerised tomography in chronic alcoholism. Antisocial personality disorder may be associated with decreased frontal perfusion. Br J Psychiatry 169: 348–354
Lahmeyer HW, Val E, Gaviria FM et al (1988) EEG sleep, lithium transport, dexamethasone suppression, and monoamine oxidase activity in borderline personality disorder. Psychiatry Res 25: 19–30
LeDoux JE (1992) Emotion and the amygdala. In: Aggleton JP (ed) The amygdala: Neurobiological aspects of emotion, memory, and mental dysfunction. Wiley-Liss, New York, pp 339–351
Leibenluft E, Gardner DL, Cowdry RW (1987) The inner experience of the borderline self-mutilator. J Personal Dis 1: 317–324
Lieb K, Rexhausen JE, Kahl KG, Schweiger U, Philipsen A, Hellhammer DH, Bohus M (2004) Increased diurnal cortisol in women with borderline personality disorder. J Psychiatry Res 38: 559–565
Linehan MM (1993) Cognitive behavioral treatment of borderline personality disorder. Guilford Press, New York
Lindberg N, Tani P, Appelberg B et al (2003) Sleep among habitually violent offenders with antisocial personality disorder. Neuropsychobiology 47: 198–205
Links PS, Steiner M, Boiago I, Irwin D (1990) Lithium therapy for borderline patients: Preliminary findings. J Personal Dis 4: 173–181
Lorenz K, Minoshima S, Casey KL (2003) Keeping pain out of mind: the role of the dorsolateral prefrontal cortex in pain modulation. Brain 126: 1079–1091
Madden J, Akil H, Patrick RL et al (1977) Stress-induced parallel changes in central opioid levels and pain responsiveness in the rat. Nature 265: 358–360
Maras A, Laucht M, Lewicka S, Haack D, Malisova L, Schmidt MH (2003) Bedeutung von Androgenen für externalisierte Verhaltensauffälligkeiten bei Jugendlichen. Ztsch Kinder Jugendpsychiatr Psychother 31: 7–15
Markovitz P (1995) Pharmacotherapy of impulsivity, aggression, and related disorders. In: Hollander D, Stein DJ (eds) Impulsivity and aggression. Wiley, Chichester
Markovitz PJ, Calabrese JR, Schulz SC, Meltzer HY (1991) Fluoxetine in the treatment of borderline and schizotypal personality disorders. Am J Psychiatry 148: 1064–1067
Martial J, Paris J, Leyton M et al (1997) Neuroendocrine study of serotonin function in female borderline personality disorder patients: A pilot study. Biol Psychiatry 42: 737–739
Mayberg HS, Liotti M, Brannan SK et al (1999) Reciprocal limbic-cortical function and negative mood: converging PET findings in depression and normal sadness. Am J Psychiatry 156: 675–682
McCormick DA (1992) Neurotransmitter actions in the thalamus and cerebral cortex and their role in the neuromodulation of thalamocortical activity. Prog Neurobiol 39: 337–388
McNamara E, Reynolds III CF, Soloff PH et al (1984) EEG sleep evaluation of depression in borderline patients. Am J Psychiatry 141: 182–186
Mezzacappa E, Tremblay RE, Kindlon D et al (1997) Anxiety, antisocial behavior, and heart rate regulation in adolescent males. J Child Psychol Psychiatry 38: 457–469
Morris JS, Öhman A, Dolan RJ (1998) Conscious and unconscious emotional learning in the human amygdala. Nature 393: 467–470
New AS, Hazlett EA, Buchsbaum MS et al (2003) M-CPP PET and impulsive aggression in borderline personality disorder. Biol Psychiatry 53: 104S
Norden MJ (1989) Fluoxetine in borderline personality disorder. Prog Neuropsychopharmacol Biol Psychiatry 13: 885–893
Norra C, Mrazek M, Tuchtenhagen F *et al* (2003) Enhanced intensity dependence as a marker of low serotonergic neurotransmission in borderline personality disorder. *J Psychiatr Res* 37**:** 23–33
Parsons B, Quitkin FM, McGrath PJ et al (1989) Phenelzine, imipramine, and placebo in borderline patients meeting criteria for atypical depression. Psychopharmacol Bull 25: 524–534
Peckys D, Landwehrmeyer GB (1999) Expression of μ, κ, and δ opioid receptor mRNA in the human CNS: A comparative [^{33}P]-in situ hybridization study. Neuroscience 88: 1093–1135
Pfeiffer A, Brantl V, Herz A, Emrich HE (1986) Psychotomimesis mediated by κ opiate receptors. Science 233: 774–776
Philipsen A, Richter H, Schmahl C et al (2004) Clonidine in acute aversive inner tension and self-injurious behavior in female patients with borderline personality disorder. J Clin Psychiatry 65: 1414–1419
Pinto OC, Akiskal HS (1998) Lamotrigene as a promising approach to borderline personality: An open case series without concurrent DSM-IV major mood disorder. J Affect Dis 51: 333–343
Rasmussen K, Glennon RA, Aghajanian GK (1986) Phenethylamine hallucinogens in the locus coeruleus: Potency of action correlates with rank order of 5-HT$_2$ binding affinity. Eur J Pharmacol 32: 79–82

Reist C, Haier RJ, DeMet E, Chicz-DeMet A (1990) Platelet MAO activity in personality disorders and normal controls. Psychiatry Res 33: 221–227

Reynolds III CF, Soloff PH, Kupfer DJ, Taska LS, Restifo K, Coble PA, McNamara ME (1985) Depression in borderline patients: A prospective EEG sleep study. Psychiatry Res 14: 1–15

Rifkin A, Quitkin F, Carrillo C, Blumberg AG, Klein DF (1972) Lithium carbonate in emotionally unstable character disorder. Arch Gen Psychiatry 27: 519–523

Rinne T, de Kloet ER, Wouters L *et al (2002a)* Hyperresponsiveness of hypothalamic-pituitary-adrenal axis to combined dexamethasone/corticotropin-releasing hormone challenge in female borderline personality disorder subjects with a history of sustained childhood abuse. *Biol Psychiatry* 52: 1102–1112

Rinne T, van den Brink W, Wouters L *et al (2002b)* SSRI treatment of borderline personality disorder: a randomized, placebo-controlled clinical trial for female patients with borderline personality disorder. *Am J Psychiatry* 159: 2048–2054

Rinne T, de Kloet ER, Wouters L *et al (2003)* Fluvoxamine reduces responsiveness of HPA axis in adult female BPD patients with a history of sustained childhood abuse. *Neuropsychopharmacology* 28: 126–132

Roth AS, Ostroff RB, Hoffman RE (1996) Naltrexone as a treatment for repetitive self-injurious behavior: An open-label trial. J Clin Psychiatry 57: 233–237

Roy A, Adinoff B, Linnoila M (1998) Acting out hostility in normal volunteers: negative correlation with levels of 5-HIAA in cerebrospinal fluid. Psychiatry Res 24: 187–194

Rüsch N, Tebartz van Elst L, Wilke M et al (2003) A voxel-based morphometric MRI study in female patients with borderline personality disorder. NeuroImage 20: 385–392

Russ MJ, Roth SD, Lerman A et al (1992) Pain perception in self-injurious patients with borderline personality disorder. Biol Psychiatry 32: 501–511

Russ MJ, Roth SD, Kakuma T, Harrison K, Hull JW (1994) Pain perception in self-injurious borderline patients: Naloxone effects. Biol Psychiatry 35: 207–209

Salzman C, Wolfson AN, Schatzberg A et al (1995) Effect of fluoxetine on anger in symptomatic volunteers with borderline personality disorder. J Clin Psychopharmacol 15: 23–29

Schmahl CG, Seifritz E (2003) Functional MRI in the assessment of pain in patients with borderline personality disorder. Biol Psychiatry 53: 104S

Schmahl C, Stiglmayr CE, Böhme R, Bohus M (1999) Behandlung von dissoziativen Symptomen bei Borderline-Persönlichkeitsstörungen mit Naltrexon. Nervenarzt 70: 262–264

Schmahl CG, Elzinga BM, Vermetten E, Sanislow C, McGlashan TH, Bremner JD (2003a) Neural correlates of memories of abandonment in women with and without borderline personality disorder. Biol Psychiatry 54: 142–151

Schmahl CG, Vermetten E, Elzinga B, Bremner JD (2003b) Magnetic resonance imaging of hippocampal and amygdala volume in borderline personality disorder. Psychiatry Res: Neuroimaging 122: 109–115

Schmahl CG, Greffrath W, Baumgärtner U et al (2004) Differential nociceptive deficit in patients with borderline personality disorder and self-injurious behavior: Laser-evoked potentials, spatial discrimination of noxious stimuli, and pain ratings. Pain 110: 470-479

Schneider F, Habel U, Kessler C, Posse S, Grodd W, Mueller-Gartner HW (2000) Functional imaging of conditioned aversive emotional responses in antisocial personality disorder. Neuropsychobiology 42: 192–201

Shearer SL (1994) Dissociative phenomena in women with borderline personality disorder. Am J Psychiatry 151: 1324–1328

Shin M, Dougherty DD, Orr SP et al (2000) Activation of anterior paralimbic structures during guilt-related script-driven imagery. Biol Psychiatry 48: 43–50

Silk KR (2000) Borderline personality disorder: overview of biological factors. Psychiatr Clin N Am 23: 61–75

Silva H, Jerez S, Paredes A, Salvo J, Renteria P, Ramirez A, Montes C (1997) Fluoxetine in the treatment of borderline personality disorder. Actas Luso Esp Neurol Psiquiatr Ci Afines 25: 391–395

Simeon D, Stanley B, Frances A, Mann JJ, Winchel R, Stanley M (1992) Self-mutilation in personality disorders: Psychological and biological correlates. Am J Psychiatry 149: 221–226

Simeon D, Hollander E, Stein DJ et al (1995) Induction of depersonalization by the serotonin agonist meta-chlorophenylpiperazine. Psychiatry Res 58: 161–164

Simeon D, Guralnik O, Schmeidler J, Knutelska M (2001) A double-blind comparison of fluoxetine and plycebo in the treatment of depersonalization disorder. Poster presented at the Annual Meeting of the Society of Biological Psychiatry

Soderstrom H, Hultin L, Tullberg M, Wikkelso C, Ekholm S, Forsman A (2002) Reduced frontotemporal perfusion in psychopathic personality. Psychiatry Res 114: 81–94

Soderstrom H, Blennow K, Sjodin AK, Forsman A (2003) New evidence for an association between the CSF HVA: 5-HIAA ratio and psychopathic traits. J Neurol Neurosurg Psychiatry 74: 918–921

Soloff PH, George A, Nathan RS, Schulz PM, Cornelius JR, Herring J, Perel JM (1989) Amitriptyline versus haloperidol in borderlines: Final outcomes and predictors of response. J Clin Psychopharmacol 9: 238–246

Soloff PH, Cornelius J, Foglia J, George A, Perel JM (1991) Platelet MAO in borderline personality disorder. Biol Psychiatry 29: 499–502

Soloff PH, Meltzer CC, Greer PJ, Constantine D, Kelly TM (2000) A fenfluramine-activated FDG-PET study of borderline personality disorder. Biol Psychiatry 47: 540–547

Soloff PH, Meltzer CC, Becker C, Greer PJ, Kelly TM, Constantine D (2003a) Impulsivity and prefrontal hypometabolism in borderline personality disorder. Psychiatry Res: Neuroimaging 123: 153–163

Soloff PH, Kelly TM, Strotmeyer SJ *et al* (2003b) Impulsivity, gender, and response to fenfluramine challenge in borderline personality disorder. *Psychiatry Res* 119: 11–24

Stalenheim EG, Eriksson E, von Knorring L, Wide L (1998a) Testosterone as a biological marker in psychopathy and alcoholism. Psychiatry Res 77: 79–88

Stalenheim EG, von Knorring L, Wide L (1998b) Serum levels of thyroid hormones as biological markers in a Swedish forensic psychiatric population. Biol Psychiatry 43: 755–761

Stein DJ, Simeon D, Frenkel M, Islam MN, Hollander E (1995) An open trial of valproate in borderline personality disorder. J Clin Psychiatry 56: 506–510

Stein DJ, Trestman RL, Mitropoulou V, Coccaro EF, Hollander E, Siever LJ (1996) Impulsivity and serotonergic function in compulsive personality disorder. J Neuropsychiatry Clin Neurosci 8: 393–398

Stein MB, Koverola C, Hanna C, Torchia MG, McClarty B (1997) Hippocampal volume in women victimized by childhood sexual abuse. Psychol Med 27: 951–959

Steinberg BJ, Trestman RL, Siever LJ (1994) The cholinergic and noradrenergic neurotransmitter systems and affective instability in borderline personality disorder. In: Silk KR (ed) Biological and neurobehavioral studies of borderline personality disorder. American Psychiatric Press, Washington, DC

Steriade M, Llinás RR (1988) The functional states of the thalamus and the associated neuronal interplay. Physiol Rev 68: 649–741

Stiglmayr CE, Shapiro DA, Stieglitz RD, Limberger MF, Bohus M (2001) Experience of aversive tension and dissociation in female patients with borderline personality disorder – a controlled study. J Psychiatr Res 35: 111–118

Strick FL, Wilcoxon SA (1991) A comparison of dissociative experiences in adult female outpatients with and without histories of early incestuous abuse. Dissociation 4: 193–199

Susman EJ, Schmeelk KH, Worrall BK, Ponirakis A, Chrousos GP (1999) Corticotropin-releasing hormone and cortisol: longitudinal associations with depression and antisocial behavior in pregnant adolescents. J Am Acad Child Adolesc Psychiatry 38: 460–467

Svanborg P, Mattila-Evenden M, Gustavsson PJ, Uvnas-Moberg K, Asberg M (2000) Associations between plasma glucose and DSM-III-R cluster B personality traits in psychiatric outpatients. Neuropsychobiology 41: 79–87

Teasdale JD, Howard RJ, Cox SG, Ha Y, Brammer MJ, Williams SCR, Checkley SA (1999) Functional MRI study of the cognitive generation of affect. Am J Psychiatry 156: 209–215

Tebartz van Elst L, Hesslinger B, Thiel T et al (2003) Frontolimbic brain abnormalities in patients with borderline personality disorder. A volumetric MRI study. Biol Psychiatry 15: 163–171

Titeler M, Lyon RA, Glennon RA (1988) Radioligand binding evidence implicates the brain 5-HT_2 receptor as a site of action for LSD and phenylisopropylamine hallucinogens. Psychopharmacology 94: 213–216

Trestmann RL, Coccaro EF, Mitropoulou V et al (1992) Differential biology of impulsivity, suicide and depression in the personality disorders. Proceedings of the 23rd Congress of the International Society of Psychoendocrinology, p 92

Tuisku K, Virkkunen M, Holi M, Lauerma H,Naukkarinen H, Rimon R, Wahlbeck K (2003) Antisocial violent offenders with attention deficit hyperactivity disorder demonstrate akathisia-like hyperactivity in three-channel actometry. J Neuropsychiatry Clin Neurosci 15: 194–199

Turner BH, Herkenham M (1991) Thalamoamygdaloid projections in the rat: A test of the amygdala´s role in sensory processing. J Comp Neurol 313: 295–325

Veit R, Flor H, Erb M, Hermann C, Lotze M, Grodd W, Birbaumer N (2002) Brain circuits involved in emotional learning in antisocial behavior and social phobia in humans. Neurosci Lett 328: 233–236

Verkes RJ, Van der Mast RC, Kerkhof AJFM et al (1998) Platelet serotonin, monoamine oxidase activity, and [^{3}H]Paroxetine binding related to impulsive suicide attempts and borderline personality disorder. Biol Psychiatry 43: 740–746

Waller NG, Ross CA (1997) The prevalence and biometric structure of pathological dissociation in the general population: taxometric and behaviour genetic findings. J Abnorm Psychol 106: 499–510

Walsh SL, Geter-Douglas B, Strain EC et al (2001) Enadoline and butorphanol: Evaluation of κ-agonists on cocaine pharmacodynamics and cocaine self-administration in humans. J Pharmacol Exp Ther 299: 147–158

Wilcox JA (1995) Divalproex sodium as a treatment for borderline personality disorder. Ann Clin Psychiatry 7: 33–37

Yehuda R, Southwick SM, Edell WS, Giller Jr EL (1989) Low platelet monoamine oxidase activity in borderline personality disorder. Psychiatry Res 30: 265–273

Zlotnick C, Johnson DM, Yen S et al (2003) Clinical features and impairment in women with borderline personality disorder (BPD) with posttraumatic stress disorder (PTSD), BPD without PTSD, and other personality disorders with PTSD. J Nerv Ment Dis 191: 706–713.

Zweig-Frank H, Paris J (1997) Relationship of childhood sexual abuse to dissociation ad self-mutilation in female patients. In: Zanarini MC (ed) Role of sexual abuse in the etiology of borderline personality disorder. American Psychiatric Press, Washington DC

Persönlichkeits- und Impulskontrollstörungen – Neuropsychologie

Babette Renneberg und Katja Friemel

12.5 Überblick

Persönlichkeitsstörungen (PS) sind länger anhaltende Zustandsbilder sowie tief verwurzelte und daher weitgehend stabile Verhaltensmuster, die Ausdruck des charakteristischen, individuellen Lebensstils, des Verhältnisses zur eigenen Person und zu anderen Menschen sind. Diese Verhaltensweisen zeigen sich als starre Reaktionen auf unterschiedliche persönliche und soziale Lebenslagen. Es werden neun verschiedene Persönlichkeitsstörungen unterschieden:

1. paranoide PS,
2. schizoide PS,
3. dissoziale (antisoziale) PS,
4. emotional instabile PS (mit den Untertypen Borderline-Typus und impulsiver Typus, im Folgenden Borderline-Störung),
5. histrionische PS,
6. anankastische PS,
7. ängstliche PS,
8. abhängige PS und
9. andere spezifische Persönlichkeitsstörungen (narzisstische, passiv-aggressive PS).

In diesem Kapitel wird aus psychologischer Sicht über Auffälligkeiten der Informationsverarbeitung (Aufmerksamkeit, Gedächtnis, exekutive Kontrollfunktionen) und der Intelligenz sowie über subjektive Einschätzungen und beobachtbare Verhaltensweisen (mimischer Emotionsausdruck und soziale Kompetenz) der Persönlichkeits- und Impulskontrollstörungen berichtet. Die Betrachtung schließt mit einer zusammenfassenden Darstellung von Konsequenzen für die psychotherapeutische Behandlung.

Systematische, kontrollierte Studien zu neuropsychologischen Auffälligkeiten liegen nur für die Borderline-Störung, die dissoziale (antisoziale) PS und für die Persönlichkeitsstörungen des ängstlichen Clusters, insbesondere die ängstlich-vermeidende PS, vor. Der Mangel an systematischen Studien lässt sich sicherlich auch durch die erst im letzten Jahrzehnt begonnene systematische diagnostische Erfassung von PS erklären. Als weiterer Grund ist zu nennen, dass Patienten in den meisten Fällen nicht wegen einer Persönlichkeitsstörung in Behandlung kommen, sondern wegen anderer psychischer Störungen wie z. B. einer Depression, und die Persönlichkeitsstörung daher nicht im Zentrum der Aufmerksamkeit steht. Eine Ausnahme diesbezüglich bildet die Borderline-Persönlichkeitsstörung (BPS). Für dieses Störungsbild liegen daher auch die meisten Untersuchungen vor, welche im Folgenden dargestellt werden.

12.6 Borderline-Persönlichkeitsstörung

Bei der Borderline-Störung handelt es sich um eine Persönlichkeitsstörung, deren zentrales Merkmal in einem durchgängigen Muster der **Instabilität** hinsichtlich zwischenmenschlicher Beziehungen, dem Selbstbild und der Affektivität besteht. Weiterhin ist die Störung durch eine deutliche **Impulsivität** im Verhalten gekennzeichnet, die sich auf verschiedenen Ebenen manifestiert – es kommt wiederholt zu emotionalen Krisen, selbstverletzendem Verhalten, Suizidandrohungen sowie zu verzweifeltem Bemühen, antizipiertes Verlassenwerden zu vermeiden. Die jeweilige aktuelle Symptomatik der Störung kann sehr heterogen sein; häufig kommen die Patienten und Patientinnen nach Suizidversuch oder selbstverletzendem Verhalten in psychiatrische Kliniken, andere suchen im Rahmen depressiver Krisen, bei massivem Angsterleben, Essstörungen oder dissoziativen Symptomen – gelegentlich auch mit sehr kurzen (Stunden oder Tage andauernden) psychotischen Symptomen – therapeutische Hilfe. Trotz aller Unterschiedlichkeit auf der Symptomebene sind das **interpersonelle Verhalten** und die **Intensität emotionaler Reaktionen** einheitlich auffällig. Die Selbsteinschätzungen der Stimmung und der psychischen Probleme von Patienten und Patientinnen mit BPS deuten auf ein inneres Erleben von Verzweiflung und Hoffnungslosigkeit hin, wie es in seiner Stärke wahrscheinlich kaum von anderen nachempfunden werden kann (Zanarini et al. 1998). Insgesamt gesehen schätzen Patienten und Patientinnen mit BPS ihren Leidensdruck im Vergleich zu Patienten mit anderen psychischen Störungen als extrem hoch ein (Renneberg 2001).

Regelhaft zeigen Patienten und Patientinnen mit BPS eine Vielzahl anderer psychischer Probleme. Häufig werden zusätzlich die Kriterien für Depression, Angststörungen oder Essstörungen erfüllt (z. B. Zanarini et al. 2003; Sipos u. Schweiger 2003). In der eigenen Arbeitsgruppe wurde bei 30 stationär behandelten Patientinnen mit BPS die höchste Komorbiditätsrate hinsichtlich anderer Persönlichkeitsstörungen mit der depressiven PS (50%) gefunden. Die depressive PS ist gekennzeichnet durch negatives Denken über sich selbst, über andere und über die Zukunft, ohne die weiteren Symptome der Depression zu erfüllen. Dieses negative Denken wurde in verschiedenen Studien empirisch und experimentell überprüft (► 12.6.2, Abschnitt »Gedächtnis«). Die hohen Komorbiditätsraten spiegeln die klinische Realität wider. Die Interpretation von Forschungsbefunden für die BPS wird dadurch jedoch deutlich erschwert. So sehr es für die Forschung wünschenswert ist, »reine« BPS zu untersuchen, so sehr ist die Aussagekraft von Untersuchungen, die sich mit »reiner« BPS (ohne Komorbidität) befassen, für den klinischen Alltag infrage gestellt.

In der **biosozialen Theorie** von Linehan (1996a) wird das Störungsbild der BPS primär als eine Störung des Emotionsregulationssystems angesehen (s. unten). Die nach diesem Modell postulierte systemische Dysregulation ist Folge einer emotionalen Vulnerabilität, gepaart mit ausgeprägten Schwierigkeiten der Regulation von emotionalen Reaktionen – insbesondere im interaktionellen Rahmen. Die Annahme ist, dass die **emotionale Dysregulation** zum einen Folge eines biologischen Vulnerabilitätsfaktors ist und sich zum anderen in Kombination mit bestimmten Sozialisationsbedingungen entwickelt. Diese Sozialisationsbedingungen beschreibt Linehan als »invalidierende Umfelder«. Gemeint sind damit Verhaltensweisen und Erziehungscharakteristiken der Eltern und/oder naher Bezugspersonen, die es dem Kind nahezu unmöglich machen, den eigenen Erfahrungen zu vertrauen und diese im Alltag zu »validieren«, also zu bestätigen und anzuerkennen. Die für die Borderline-Störung charakteristischen Verhaltensweisen werden als direkte oder indirekte Versuche betrachtet, intensive Emotionen zu regulieren bzw. sind sie zu sehen als das unvermeidbare Ergebnis von schlecht regulierter und instabiler Emotionalität (Linehan 1996a).

Ergänzend zu diesem Störungsmodell ist bezüglich der Informationsverarbeitung bei BPS das **kognitive Modell** von Arntz (in Beck et al. 2004) von besonderem Interesse. Zusammenfassend wird in diesem Modell davon ausgegangen, dass Patientinnen mit BPS fundamentale Grundannahmen bzw. sogenannte Schemata über sich selbst, die Umwelt und die Möglichkeit, in dieser bestehen zu können, haben. Als für die BPS spezifisch werden folgende Grundannahmen postuliert:

1. Die Welt ist gefährlich und feindselig.
2. Ich bin machtlos und verletzlich.
3. Ich bin von Natur aus inakzeptabel (Beck et al. 2004).

Des Weiteren führen Beck et al. aus, dass Patientinnen mit BPS zu extremen kognitiven Verzerrungen neigen, wobei **dichotomes Denken** besonders häufig anzutreffen ist. Gemeint ist damit die Tendenz, Erlebnisse im Sinne sich ausschließender Kategorien zu bewerten, anstatt sie auf einem Kontinuum anzusiedeln. Dieses »Schwarz-Weiß-Denken« geht mit extremen Interpretationen von Situationen einher, die wiederum extreme emotionale Reaktionen und extremes Handeln nach sich ziehen. Das Konglomerat der drei oben genannten Grundüberzeugungen, des dichotomen Denkens und eines gering ausgeprägten Identitätssinns bildet ein komplexes System, das eine Reihe von Kreisläufen hervorbringt, die sich selbst verstärken und resistent gegenüber abweichenden Erfahrungen der Betroffenen sind und zu einem extrem negativen Selbstbild führen.

! Folgendes Modell der BPS lässt sich konzeptualisieren (s. auch Renneberg 2001): Die Aufrechterhaltung der Symptomatik (▪ Abb. 12.3) kann als ein Kreisprozess verstanden werden, in dem sich die Probleme der emotionalen Instabilität, kognitive Faktoren wie negative Grundannahmen und Auffälligkeiten der Informationsverarbeitung, des impulsiven Verhaltens und der Schwierigkeiten in Beziehungen gegenseitig bedingen und verstärken, sodass aus diesem Teufelskreis eine permanente psychische Krise resultiert.

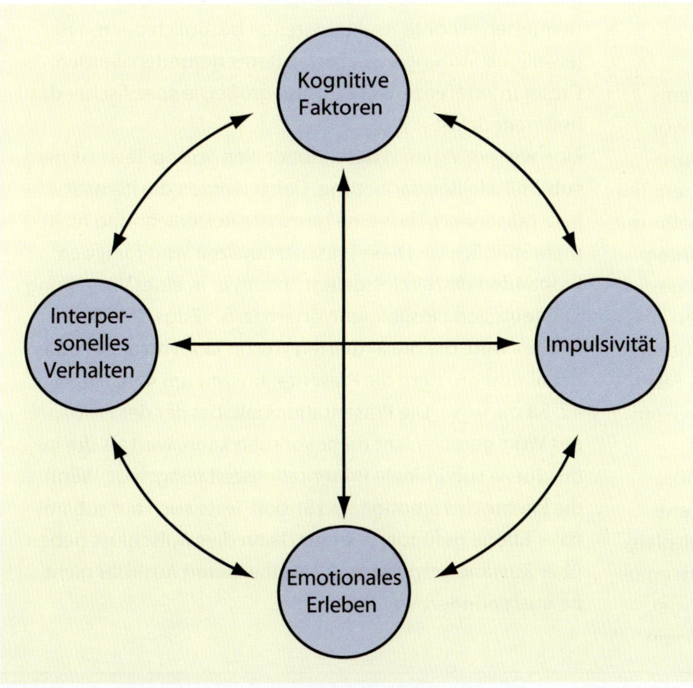

▪ **Abb. 12.3.** Aufrechterhaltung der Symptomatik bei Borderline-Persönlichkeitsstörung

12.6.1 Diagnostische Verfahren

Kürzlich wurden zwei neue Instrumente für die Erfassung der Borderline-Symptomatik publiziert:

- In Anlehnung an die diagnostischen Kriterien des DSM wurde ein kurzes Selbsteinschätzungsinventar (10 Items) entwickelt, das als Screeninginstrument eingesetzt werden kann (*McLean Screening Instrument for Borderline Personality Disorder*, MSI-BPD; Zanarini et al. 2003).
- Von derselben Arbeitsgruppe wird ein von Klinikern einzusetzendes Interview beschrieben, das dazu dient, Veränderungen in der Psychopathologie der Borderline-Störung einzuschätzen (*Zanarini Rating Scale*, ZAN-BPD; Zanarini 2003).

Beide Instrumente haben in ersten Überprüfungen gute bis sehr gute psychometrische Eigenschaften gezeigt (Zanarini 2003, Zanarini et al. 2003).

Von der Arbeitsgruppe um Beck wurde ein Selbsteinschätzungsinstrument entwickelt, das kognitive Schemata für die verschiedenen Persönlichkeitsstörungen erfasst (Beck et al. 2001; deutsch: Fydrich 2002). Spezifische Instrumente zur Erfassung kognitiver Charakteristika im Sinne von Grundannahmen und handlungsleitenden Gedanken bei BPS liegen von Arntz et al. (1999) vor sowie deutschsprachig von Renneberg et al. (2005a). Das letztgenannte Verfahren, der Fragebogen zu Gedanken und Gefühlen (FGG), erfasst mit 34 Items borderlinetypische Grundannahmen und handlungsleitende Kognitionen. Das Instrument hat sehr gute psychometrische Eigenschaften und differenziert zwischen Personen mit BPS und stationär behandelten Patienten mit verschiedenen schweren psychischen Störungen (insbesondere affektiven Störungen), ambulanten Psychotherapiepatienten sowie nichtklinischen Vergleichsgruppen und eignet sich zur Therapieverlaufsmessung.

12

12.6.2 Informationsverarbeitung

Aufmerksamkeit und exekutive Kontrollfunktionen

Eine gesteigerte Aufmerksamkeit für emotionale Reize, insbesondere emotional negativ besetzte Reize, die bei der Emotionsdysregulationshypothese zugrunde gelegt werden, wurde mittels des **emotionalen Stroop-Paradigmas** (s. Exkurs »Stroop-Paradigma«) in verschiedenen Studien untersucht.

Patienten und Patientinnen mit BPS zeigen längere Latenzzeiten beim *»emotional stroop«* im Vergleich zu nichtklinischen Kontrollpersonen (Arntz et al. 2000). Allerdings wurde keine Störungsspezifität für die BPS festgestellt: Eine Vergleichgruppe von Patientinnen und Patienten mit Persönlichkeitsstörungen des ängstlichen Clusters wies ebenfalls Interferenz bei emotional belastenden Worten auf. Im subliminalen Stroop-Test ergaben sich keinerlei Unterschiede zwischen den Gruppen. Unter Berücksichtigung aller vorliegenden Studien zum emotionalen Stroop-Test fassen Beck et al. (2004) zusammen, dass Patientinnen mit BPS hypothesenkonform längere Latenzzeiten zeigen, wenn die dargebotenen Worte bedrohlich waren.

Exkurs

Stroop-Paradigma

Im »**klassischen**« Stroop-Paradigma bestehen die Items aus sinnlosen Buchstabenkombinationen oder Farbwörtern. Die Farbe kann der Schrift der Farbwörter entsprechen (»Grün« mit grüner Farbe geschrieben), bei einem Teil der Items interferieren jedoch Farbe und Schrift (»Gelb« mit roter Farbe geschrieben). Die Versuchspersonen werden aufgefordert, die Farbe zu nennen, mit der das Item geschrieben ist; dabei wird ihre Reaktionszeit gemessen. Dass Probanden für die Benennung der Farbe länger brauchen, wenn es sich bei dem Item um ein antagonistisches Farbwort handelt und nicht um eine sinnlose Buchstabenkombination, ist ein oft replizierter Befund.
Im **Emotional-Stroop-Test**, der in der klinisch-psychologischen Forschung angewandt wird, sind die Items entweder störungsspezifische oder neutrale Wörter. Beispielsweise könnten in einer Studie mit Spinnenphobikern emotionale Items wie »haarig« und neutrale Items (z. B. »gesund«) verwendet werden. Für ein breites Spektrum von psychischen Störungen konnten bei den Patienten und Patientinnen erhöhte Reaktionszeiten bezüglich der mit der jeweiligen Störung assoziierten Items gefunden werden. Dieser Interferenzeffekt ist umso größer, je spezifischer das Itemmaterial ist.
Eine weitere Variante des emotionalen Stroop-Tests ist die **subliminale** Reizdarbietung. Dabei werden die Items so kurz präsentiert, dass eine bewusste Reizerkennung nicht mehr möglich ist. Diese Präsentationszeit wird für jeden Probanden einzeln festgelegt, indem er in einer Vortestung mit neutralen einsilbigen Wörtern (z. B. »Zug«, »Bett«) instruiert wird, die präsentierten Wörter laut vorzulesen; dabei nimmt pro Item die Präsentationszeit um 4 ms ab (46, 42, 38 ms usw.). Die Präsentationszeit, bei der der Proband das Wort gerade nicht mehr vorlesen kann, wird als die individuelle subliminale Präsentationszeit festgelegt. Wenn die Effekte des emotionalen Stroop-Tests auch auf subliminaler Ebene gefunden werden, kann dies Aufschluss geben über Zustände emotionaler Unruhe, deren Auslöser nicht bewusst erinnert werden.

Diesen Ergebnissen widersprechen zum Teil die Befunde von Sprock et al. (2000), die keine Unterschiede im Stroop-Test mit emotional besetzten Worten (Ärger, Traurigkeit) zwischen BPS-Patienten und einer nichtklinischen Kontrollgruppe fanden. Es könnte allerdings sein, dass die Worte, die von Sprock und Mitarbeitern eingesetzt wurden, von den Teilnehmerinnen nicht als bedrohlich, sondern nur als emotional negativ eingeschätzt wurden.

Mit dem »klassischen« Stroop Test – ohne emotionales störungsspezifisches Material – wurden Unterschiede zwischen BPS-Patienten und einer nichtklinischen Kontrollgruppe nicht entdeckt (Kunert et al. 2003).

! BPS-Patientinnen und -Patienten scheinen für emotional bedrohliche Reize längere Verarbeitungszeiten zu beanspruchen als nichtklinische Kontrollgruppen. Dies ist allerdings nicht störungsspezifisch für die BPS, sondern tritt auch bei anderen Persönlichkeitsstörungen des ängstlichen Clusters (ängstlich-vermeidende, dependente und zwanghafte PS) auf.

Ein anderes Verfahren zur Untersuchung der Aufmerksamkeit und auch der exekutiven Kontrolle wurde von Posner et al. (2002) eingesetzt. Mit dem Attention Network Test (ANT, s. Exkurs »Attention-Network-Paradigma«) wurden verschiedene Aspekte der Aufmerksamkeit von BPS-Patienten und -Patientinnen untersucht.

Es wurden keine signifikanten Defizite in Reaktionszeit und Fehlerrate bei BPS-Patienten und -Patientinnen im Vergleich zu einer nichtklinischen Kontrollgruppe und einer Vergleichsgruppe von Untersuchungsteilnehmern gefunden, die vom Temperament hinsichtlich der selbsteingeschätzten willentlichen (*effortful*) Kontrolle und hoher negativer Emotionalität her den BPS-Pati-

Exkurs

Attention-Network-Paradigma

Der *Attention Network Test* (ANT) ist ein Maß für Effizienz in drei Aspekten der Aufmerksamkeit:
- Wachsamkeit (*alerting*),
- Orientierung (*orientation*) und
- Aufmerksamkeit bei sich widersprechenden Hinweisreizen (*conflict*).

Die Versuchsperson muss beim ANT entscheiden, ob ein zentral angeordneter Pfeil nach links oder nach rechts deutet. Sie wird aufgefordert, während der Aufgabe ein Kreuz in der Mitte des Bildschirms zu fixieren. Der Pfeil erscheint oberhalb oder unterhalb des Kreuzes und wird entweder von flankierenden Pfeilen (*flankers*) umgeben oder nicht.

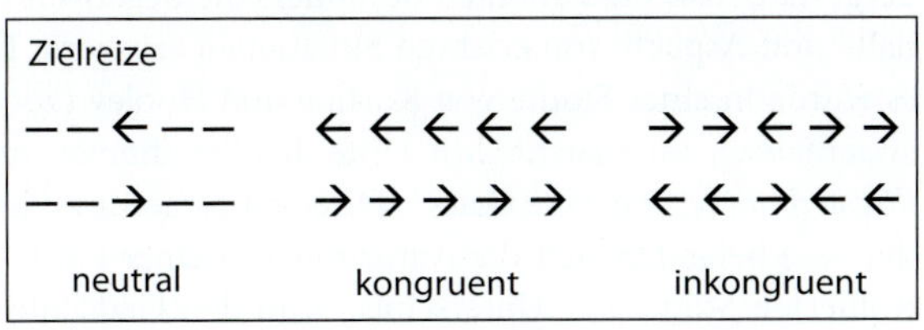

Es gibt unterschiedliche Hinweisbedingungen. Ein Hinweis besteht aus einem oder zwei Sternen, die 500 ms vor der Stimuluspräsentation kurz (100 ms) dargeboten werden. Wachsamkeit wird durch ein Warnsignal hervorgerufen, das keine Information darüber enthält, wo der Stimulus erscheinen wird. Orientierung wird durch räumliche Hinweise induziert, die anzeigen, ob der Stimulus über oder unter dem Fixationskreuz platziert sein wird. Ein »kognitiver Konflikt« wird durch inkongruente *flankers* hervorgerufen.

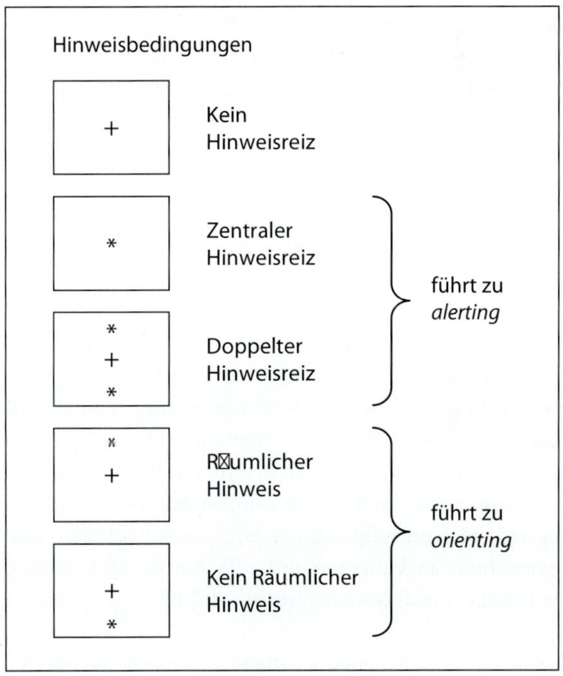

Es wird die Effizienz der drei *attentional networks* (*alerting*, *orienting*, *conflict*) beurteilt, indem gemessen wird, wie stark die Reaktionszeit (RZ) von Warnsignalen, räumlichen Hinweisreizen und *flankers* beeinflusst wird. Folgende Operationalisierungen kommen zur Anwendung:
- *Alerting*: Kein Hinweisreiz RZ – Doppelter Hinweisreiz RZ
- *Orienting*: Zentraler Hinweisreiz RZ – Räumlicher Hinweisreiz RZ
- *Conflict*: Inkongruenter Zielreiz RZ – Kongruenter Zielreiz RZ
(nach Fan et al. 2002)

enten vergleichbar waren. Allerdings brauchten BPS-Patienten und -Patientinnen signifikant länger als »normale« Kontrollpersonen, um den »kognitiven Konflikt« bei sich widersprechenden Hinweisreizen zu lösen. Die Personen mit ähnlichen Eigenschaften (hohe negative Emotionalität, niedrige willentliche Kontrolle) wie die BPS-Patienten unterschieden sich nicht signifikant von beiden anderen Gruppen. Es scheint also ein spezifisches Defizit bezüglich kognitiver Kontrolle für die BPS zu geben, da ausschließlich das *conflict attention network* in dieser Studie betroffen war und dies nur für die Patienten und Patientinnen galt.

Impulsiviät

Kunert und Mitarbeiter (2003) untersuchten in der Studie zu frontalen Dysfunktionen auch die Verhaltensdisposition von BPS-Patienten und -Patientinnen bezüglich Aggressivität und Impulsivität. Patienten und Patientinnen mit BPS erreichten im Vergleich zu einer nichtklinischen Kontrollgruppe durchgängig **höhere Aggressivitäts- und Impulsivitätswerte** im Fragebogen zur Erfassung von Aggressivitätsfaktoren (FAF; Hampel u. Selg 1975) und in der Barratt-Impulsivitäts-Skala (BIS-10; Barratt 1985). Letztgenanntes Verfahren ist ein Selbstbeurteilungsinstrument, um unterschiedliche Komponenten von Impulsivität – wie motorische und kognitive Impulsivität und Nichtplanen – zu messen. Es zeigte sich ein negativer Zusammenhang zwischen kognitiver Impulsivität und Leistungen im Intelligenztest bei BPS. Eine stärker ausgeprägte motorische Impulsivität ging mit schnelleren Reaktionszeiten in einfachen Aufmerksamkeitstests einher.

Bazanis et al. (2002) berichten ebenfalls, dass Patienten und Patientinnen mit BPS Schwierigkeiten bei Aufgaben zeigen, die planvolles, überlegtes Vorgehen und die Auswahl von Alternativen erfordern. Ihre Antworten waren insgesamt durch einen impulsiven Antwortstil im Vergleich zu Kontrollpersonen gekennzeichnet. Von den untersuchten 42 Patienten mit BPS hatten 23 Personen gleichzeitig eine dissoziale (antisoziale) PS.

! Patienten und Patientinnen mit BPS weisen im Vergleich zu Kontrollgruppen deutlich erhöhte selbstberichtete Impulsivitätswerte auf. Diese erhöhte Impulsivität schlägt sich insbesondere in Maßen der exekutiven Kontrollfunktionen wie planvollem Handeln nieder.

Dichotomes Denken

Aus kognitiver Sicht wird dichotomes Denken als charakteristisch für Patienten und Patientinnen mit BPS angesehen. In einer Studie von Veen und Arntz (2000) wurden Borderline-Patienten und -Patientinnen Filmausschnitte gezeigt, die Missbrauch und Verlassenwerden thematisierten. Die Patienten und Patientinnen mit BPS gaben stärker polarisierendere Beurteilungen über die Filmpersönlichkeiten ab als Patienten mit Cluster-C-Persönlichkeitsstörungen und gesunde Kontrollpersonen. Handelte es sich jedoch um neutrale oder unspezifische emotionale Filmausschnitte, waren die Urteile der Patienten und Patientinnen mit BPS vergleichbar mit den Urteilen der beiden Kontrollgruppen.

Interessanterweise waren die polarisierenden Ratings der Patientinnen mit BPS auf einer Liste von Persönlichkeitseigenschaften nicht entlang einer »Gut-Böse-Dimension« anzuordnen, sondern es handelte sich um multidimensionale Einschätzungen. Nach der **Objektbeziehungstheorie** würde eher ein eindimensionales »Gut-Böse-Denken« erwartet, da diese annimmt, dass Personen mit BPS andere als entweder vollkommen gut oder vollkommen böse sehen. Als die Teilnehmenden gebeten wurden, die Filmpersönlichkeiten in einem unstrukturierten Format zu beschreiben, gaben BPS- und Cluster-C-Patientinnen und -Patienten weniger komplexe Beschreibungen ab und verwendeten weniger Eigenschaftsbeschreibungen als die nichtpsychiatrische Kontrollgruppe (Arntz u. Veen 2001). Die Urteile der Patienten und Patientinnen mit BPS waren hier auch negativer als die der Vergleichsgruppen. Zusammenfassend deuten die Ergebnisse darauf hin, dass Patienten und Patientinnen mit BPS in strukturierten Situationen differenzierter arbeiten können (z. B. mehr Dimensionen in ihren Urteilen verwenden) als in unstrukturierten Situationen. Diese Beobachtung wird auch von Wagner und Linehan (1999) berichtet. Dieses Ergebnis ist wichtig für das Verständnis der Störung, da in empirischen und experimentellen Untersuchungen meist klare Aufgaben und Anweisungen gegeben werden, denen BPS-Patienten offensichtlich relativ gut folgen können.

Gedächtnis

Das Denken und die Erinnerungen von Patienten und Patientinnen mit BPS sind in vielen Facetten sehr negativ geprägt. Für BPS wird ein **Negativitätsbias** angenommen, dergestalt, dass die Patienten besonders die negativen Inhalte und Aspekte von erlebten Situationen erinnern. Dies wurde in einer Studie von Korfine und Hooley (2000) systematisch untersucht. Mit Hilfe des Paradigmas zum *directed forgetting* (s. Exkurs »Directed-forgetting-Paradigma«) befassten sich die Autorinnen in einer gut kontrollierten Studie mit Unterschieden in den Gedächtnisleistungen

- von 22 Patienten mit BPS, die sich in teilstationärer Behandlung befanden,
- von 23 Personen mit Borderline-Symptomatik, die nicht in stationärer Behandlung waren und aus der Allgemeinbevölkerung rekrutiert wurden, und
- von 20 Teilnehmern und Teilnehmerinnen einer nichtklinischen Kontrollgruppe.

Die Autorinnen berichten, dass BPS-Patienten mehr borderlinerelevante Wörter (»einsam«, »böse«, »suizidal«) in der Forget-Bedingung erinnern als die nichtklinische

12

Exkurs

Directed-forgetting-Paradigma

In diesem Paradigma werden den Versuchspersonen verschiedene Wörter präsentiert, entweder unter der Instruktion, sie zu vergessen oder sie zu erinnern. Die Stimuli sind dabei verschiedenen Wortgruppen zugeordnet:

- positive Stimuli (z. B. »Zuneigung«, »lustig«, »glücklich«),
- neutrale Stimuli (z. B. »zuhören«, »eigentlich«, »geregelt«),
- borderlinerelevante Stimuli (z. B. »suizidal«, »grausam«, »verachten«) oder
- negative nichtborderlinerelevante Stimuli (z. B. »krank«, »traurig«).

Diese Wörter werden den Versuchspersonen auf einem Bildschirm für kurze Zeit präsentiert; kurz danach erscheint entweder die Buchstabenfolge »FFFF« (Forget-Instruktion) oder »RRRR« (Remember-Instruktion). Im Anschluss daran werden die Versuchspersonen aufgefordert, von 300 an in Dreierschritten rückwärts zu zählen.

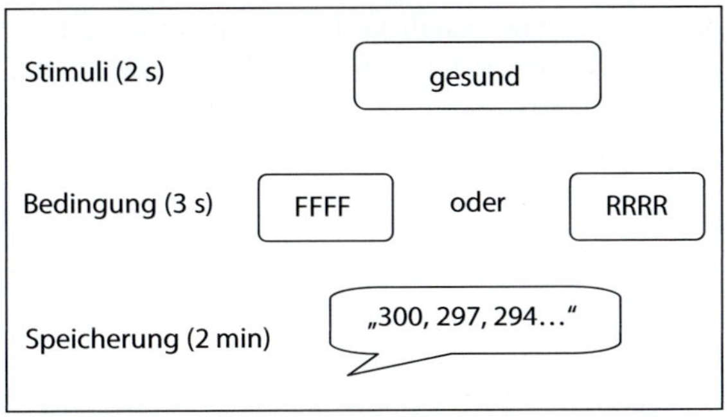

Es gibt drei verschiedene Aufgabenarten, um zu testen, welche Wörter von den Versuchspersonen erinnert werden:

- freie Wiedergabe (*free recall*),
- Wiedergabe mit Hinweis (*cued recall*) und
- Wiedererkennung (*recognition memory task*).

Es wird dabei nach allen Stimuli gefragt, unabhängig davon, ob das Wort unter einer »F«- oder einer »R«-Bedingung gezeigt wurde.

Bei der freien Wiedergabe werden die Teilnehmer und Teilnehmerinnen gebeten, alle Wörter niederzuschreiben, an die sie sich erinnern können. Aufgaben mit Hinweis beinhalten beispielsweise die Ergänzung eines Wortstamms. Bei Wiedererkennungsaufgaben werden die Untersuchungsteilnehmer und -teilnehmerinnen aufgefordert, aus einer Liste die Wörter auszuwählen, die ihnen präsentiert wurden. Die Liste enthält neben den präsentierten Wörtern auch Ablenkungswörter (*distractor words*), die in Bezug auf Wortgruppen und Häufigkeit des Sprachgebrauchs den Stimuli entsprechen.

Bislang fand man bei gesunden Versuchspersonen, dass mehr Reize in der »Remember-Bedingung« erinnert werden (Johnson 1994).

Vergleichsgruppe. Im freien Abruf hingegen ergaben sich keine Unterschiede zwischen den Gruppen. Die Ergebnisse der Studie sind dahingehend zu interpretieren, dass BPS-Patienten mit einer erhöhten Wahrscheinlichkeit auch borderlinerelevante Themen enkodieren. Dieses Ergebnis wird unterstrichen durch einen positiven signifikanten Zusammenhang ($r = 0{,}35$) zwischen der Schwere der Borderline-Symptomatik und der Wahrscheinlichkeit, dass borderlinerelevante Wörter in der Forget-Bedingung erinnert werden. Diese Studie liefert weitere Daten für den Gedächtnisbias, von dem auch schon in mehreren früheren Studien berichtet wurde (z. B. Cloitre et al. 1996; McNally et al. 1998).

Eine kürzlich erschienene Studie (Kunert et al. 2003) hatte das Ziel, mit einer Fülle von verschiedenen Verfahren neurokognitive funktionale Beeinträchtigungen von BPS-Patienten zu untersuchen. Die Autoren fanden in Maßen von Intelligenz, Aufmerksamkeit, kognitiver Interferenz, Planen und Problemlösen, Lernen und Erinnerung keine Hinweise auf Unterschiede zwischen einer Gruppe von BPS-Patientinnen und einer nichtklinischen Kontrollgruppe. Ausschlusskriterien der untersuchten Patienten mit BPS waren derzeitige Substanzabhängigkeit, majore Depression, Schizophrenie, ADHD-Symptomatik oder antisoziale Persönlichkeitsstörung. Zusammenfassend liefert diese Untersuchung keinerlei Hinweise für eine spezifische kognitive Beeinträchtigung von BPS-Patienten, die für eine Dysfunktion der frontalen Informationsverarbeitung sprechen würde. Auch Sprock et al. (2000) fassen als Ergebnis ihrer Untersuchung zu neuropsychologischen Auffälligkeiten bei BPS zusammen, dass sich bei verschiedenen Aufgaben zu exekutiver Kontrolle und Gedächtnis keine Hinweise auf Unterschiede zwischen einer Gruppe von BPS-Patienten und einer nichtklinischen Kontrollgruppe ergaben. Im Gegensatz dazu zeigte die klinische Vergleichsgruppe von depressiven Patienten Defizite in diesen Funktionen.

Bezüglich der Ergebnisse von Intelligenztests ist zu erwähnen, dass Borderline-Patientinnen und -Patienten in Intelligenztests wie WAIS-R (Wechsler-Intelligenztest für Erwachsene – revidierte Fassung, Tewes 1991) und vergleichbaren Tests durchschnittliche Leistungen erzielen, auch wenn in einigen Studien ihre Ergebnisse signifikant unter denen der Kontrollpersonen lagen (Swirsky-

Sacchetti et al. 1993; Korfine u. Hooley 2000). In anderen Studien zeigten sich dagegen keine signifikanten IQ-Unterschiede zwischen BPS-Patienten und nichtklinischen Kontrollgruppen (Kunert et al. 2003; Sprock et al. 2000).

Bazanis et al. (2002) entdeckten keine Einschränkungen im visuellem Gedächtnis bei BPS im Vergleich zu einer Kontrollgruppe von nichtklinischen Personen. Interessanterweise fanden die Autoren wenig Einfluss einer Vorgeschichte von Drogenmissbrauch und derzeitiger Medikation auf die gezeigten Leistungen.

Autobiographisches Gedächtnis

Ergebnisse aus der Forschung zum autobiographischen Gedächtnis legen nahe, dass depressive Patienten, Personen nach einem Suizidversuch, und Personen mit einer posttraumatischen Belastungsstörung Schwierigkeiten haben, auf emotionale Hinweisworte hin konkrete Situationen oder Ereignisse aus ihrem eigenen Leben zu erinnern (z. B. Williams 1996; Kuyken u. Brewin 1995). Die Studien zur Qualität des autobiographischen Gedächtnisses wurden in der Regel mit dem Cued-recall-Paradigma (*Autobiographical Memory Test* AMT; Robinson 1976) durchgeführt. Den Probanden werden emotionale und neutrale Worte vorgelegt, mit der Frage, an welche Situation oder welches konkrete Ereignis in ihrem Leben sie dieses Wort erinnert. Der globale, unspezifische Abrufstil hat für Depression auch klinische Relevanz, da die Anzahl der spezifischen Antworten im AMT ein Prädiktor für den Verlauf von Depression darstellt (Brittlebank et al. 1993; s. aber Brewin et al. 1999) und mit schlechterem sozialen Problemlösen zusammenhängt (Goddard et al. 1996).

In einer eigenen Studie wurde der AMT bei Patientinnen mit BPS, bei depressiven Patientinnen und einer nichtklinischen Kontrollgruppe eingesetzt (Renneberg et al. 2005b). Die bereits bekannten Befunde für Personen mit majorer Depression wurden repliziert, wohingegen die BPS-Patientinnen sich in der Spezifität der Erinnerungen nicht signifikant von der Kontrollgruppe unterschieden. Ebenso wurden von Arntz et al. (2002) und Kremers et al. (2004) keine Hinweise auf einen globalen Abrufstil bei BPS gefunden (s. aber Jones et al. 1999). Allerdings berichteten die BPS- ebenso wie die depressiven Patientinnen signifikant mehr negative Erinnerungen als die Kontrollgruppe. In einer Studie, in der die Stabilität dieser Befunde überprüft wurde (Renneberg et al., unveröffentlichte Ergebnisse), konnte gezeigt werden, dass sich die Valenz der Erinnerungen in Abhängigkeit von der Befindlichkeit verbessert: die BPS-Teilnehmerinnen - ebenso wie die depressiven Patientinnen - erinnerten acht Monate später, wenn sie nicht mehr in stationärer Behandlung waren und keine akute Suizidalität bestand, mehr neutrale und weniger negative Erlebnisse auf dieselben Hinweisworte hin. Der Effekt des globalen Abrufs wurde allerdings auch beim zweiten Messzeitpunkt nur für die depressiven Teilnehmerinnen gefunden.

12

! Bei der BPS können die Betroffenen anscheinend besonders leicht emotional negative Erinnerungen abrufen, die häufig auch spezifisch und konkret sind; die Qualität von autobiographischen Erinnerungen bei BPS ist also nicht durch einen Mangel an Spezifität gegenüber nichtklinischen Kontrollgruppen gekennzeichnet, sondern eher durch besonders viele Erinnerungen mit negativer Valenz. Nach dem Modell von Williams (1996) werden durch den Abruf globaler Erinnerungen intensive Emotionen vermieden. Bei BPS scheinen die Betroffenen dagegen in der Lage zu sein, spezifisch zu erinnern, und dies ist häufig mit starken negativen Emotionen verbunden.

Reaktionen auf emotionale Stimuli

Folgt man den Annahmen der Emotionsdysregulationshypothese, werden neben einer erhöhten Aufmerksamkeit auch stärkere Reaktionen auf emotionale Reize vorausgesagt. Bezüglich **subjektiver Einschätzungen** auf standardisierte emotionale Stimuli gibt es keine eindeutige Befundlage. Die theoretisch postulierte Hyperreagibilität (Linehan 1996a) wird von einigen Studien unterstützt – von anderen nicht. Eine mögliche Erklärung für diese Diskrepanz ist das unterschiedliche Stimulusmaterial. In Studien, in denen borderlinerelevantes Reizmaterial verwendet wurde, z. B. Kurzgeschichten, die Themen wie Einsamkeit, Verlassenwerden und Angst beinhalten (Herpertz et al. 1997), oder Filmausschnitte, die körperlichen, sexuellen und emotionalen Missbrauch zeigen (Arntz et al. 2005), wurden intensive subjektive emotionale Reaktionen bei BPS-Patientinnen beobachtet. Andere Studien benutzten Bilder aus dem *International Affective Picture System* (IAPS) als emotionale Stimuli (Herpertz et al. 1999) oder kurze Filmausschnitte (Gebhard et al. 2002), die zwar unerfreuliche, negative, jedoch nicht borderlinespezifische Themen ansprachen, und konnten keine Hinweise für stärkere emotionale Reaktionen bei BPS-Patientinnen im Vergleich zu Kontrollpersonen finden.

Des Weiteren sprechen Befunde von Herpertz et al. (1999) gegen stärkere **physiologische Reaktionen** (Hautleitwert, Herzrate, Startle-Reflex) auf standardisierte emotionale Stimuli (Bildmotive des IAPS) bei BPS-Patienten im Vergleich zu Patienten mit antisozialer Persönlichkeitsstörung und gesunden Kontrollpersonen.

! Es kann nicht von einer **generellen** Hyperreaktivität gegenüber emotionalem Reizmaterial bei der Borderline-Persönlichkeitsstörung ausgegangen werden. Die Stärke der emotionalen Reaktion scheint zum einen vom beobachteten System (subjektive Erfahrung vs. physiologische Daten) und zum anderen vom Stimulusmaterial abzuhängen (borderlinerelevant vs. unspezifisch negativ).

12.6.3 Mimischer Emotionsausdruck

Gesichtsausdrücke liefern Informationen über emotionale Zustände und sind daher ein wichtiges Kommunikationsmittel und ein zentraler Aspekt von Emotionsregulationsprozessen. Renneberg et al. (2005c) untersuchten zum ersten Mal systematisch den beobachteten Emotionsausdruck bei Patientinnen mit BPS. Es wurden die Reaktionen von 30 BPS-Patientinnen auf zwei Filmausschnitte, die entweder positive oder negative Emotionen induzieren, unter Anwendung des *Emotional Facial Action Coding System* (EMFACS; Friesen u. Ekman 1984) analysiert. Als Vergleich dienten eine Gruppe depressiver Patientinnen (n = 27) sowie eine Gruppe gesunder Kontrollpersonen (n = 30). Die theoretische Annahme einer erhöhten Sensitivität gegenüber emotionsauslösenden Reizen und starker emotionaler Reaktionen (Linehan 1996a) könnte zu der Erwartung führen, BPS-Patientinnen würden mit mehr emotionsrelevanten Mimikausdrücken auf das Stimulusmaterial ansprechen als die Vergleichsgruppen. Dem steht die Erfahrung aus der klinischen Praxis gegenüber, dass diese Patientinnen eine Diskrepanz zwischen starken subjektiven Gefühlen und überraschend geringem mimischem Emotionsausdruck aufweisen. Die untersuchten BPS-Patientinnen reagierten im Vergleich zur Kontrollgruppe mit reduziertem mimischem Ausdruck (gemessen an der Anzahl der EMFACS-kodierten Mimikausdrücke) – sowohl bei positiver als auch bei negativer Emotionsinduktion. Damit zeigte die Gruppe der Borderline-Patientinnen eine mit der Gruppe der depressiven Patientinnen vergleichbare Reaktion. Dieses Ergebnis ist auf der einen Seite überraschend, da sich die von Linehan postulierte emotionale Vulnerabilität in der mimischen Reaktion der Patientinnen nicht widerzuspiegeln scheint, auf der anderen Seite gehen die Resultate mit denen einer Studie von Herpertz, Werth und Mitarbeitern (2001) konform. Diese verglichen physiologische Reaktionen auf angenehme und unangenehme Reize von männlichen Straftätern, bei denen eine antisoziale PS oder eine BPS diagnostiziert war, mit denen einer gesunden Kontrollgruppe. Gemessen wurden Hautwiderstand, Lidschlagreflex und EMG (Elektromyogramm) beim »Stirnrunzeln«. Vor allem die zuletzt genannte Messung ist hier interessant: Sie diente als Indikator für eine aversive emotionale Antwort. Die Gruppe der Versuchspersonen mit BPS zeigte weniger Muskelaktivität im Bereich der Stirnpartie als die Kontrollgruppe.

Ergebnisse zur Stabilität des mimischen Emotionsausdrucks bei BPS-Patientinnen weisen auf eine Normalisierung der mimischen Aktivität bei negativer Emotionsinduktion hin. Bei positiver Emotionsinduktion bildet sich jedoch ein stabiles Muster reduzierter mimischer Aktivität heraus (Renneberg et al. 2005c), das heißt, BPS-Patientinnen scheinen durchgängig weniger positive Reaktionen auf positives Stimulusmaterial zu zeigen als depressive Patientinnen und Kontrollgruppen.

! Es scheint für die weitere Forschung zur emotionalen Reizverarbeitung von besonderer Wichtigkeit zu sein, auch positives Stimulusmaterial zu verwenden, da sich hier für die BPS stabile Defizite andeuten; ebenso bedeutsam erscheint die parallele Erfassung von subjektiven Einschätzungen, beobachtbaren Verhaltensweisen, peripheren physiologischen und hirnphysiologischen Parametern, um das komplexe Geschehen darzustellen.

12.6.4 Verhalten in Interaktionen

Ausgehend von dem beschriebenen Störungsmodell zur Aufrechterhaltung der Borderline-Symptomatik (▣ Abb. 12.3), könnte man vermuten, das beobachtbare Verhalten in Interaktionen ändere sich in Abhängigkeit von der emotionalen Befindlichkeit. Renneberg et al. (2003) untersuchten die **soziale Kompetenz** von BPS-Patientinnen (n = 30) im Vergleich zu depressiven Patientinnen (n = 25) und einer Gruppe unauffälliger Frauen (n = 30). Die Untersuchungsteilnehmerinnen führten im Anschluss an eine Emotionsinduktion Gespräche mit ihnen unbekannten Gesprächspartnerinnen. Das Videomaterial wurde mit der Ratingskala für soziale Kompetenz (RSK; Fydrich u. Bürgener 1999) ausgewertet. Die Ergebnisse zeigen, dass sich die beiden klinischen Gruppen sowohl durch eine geringere nonverbale soziale Kompetenz als auch durch eine negativere Bewertung des eigenen Gesprächsverhaltens von den klinisch unauffälligen Kontrollpersonen unterscheiden. Nur in der Gruppe der Patientinnen mit BPS zeigte sich ein Einfluss der Emotionsinduktion auf die nonverbale Kompetenz: Hinsichtlich der Sprache (Tonhöhe, Modulation und Betonung) waren sie nach negativer Emotionsinduktion weniger kompetent als nach positiver. Der Einfluss der emotionalen Befindlichkeit zeigte sich ebenfalls in der Wahrnehmung der Zugewandtheit der Gesprächspartnerin: BPS-Patientinnen empfanden ihre Gesprächspartnerin nach negativer Emotionsinduktion als zugewandter als nach positiver Emotionsinduktion. Damit unterschieden sie sich signifikant von der Kontrollgruppe und den depressiven Patientinnen.

! Insgesamt konnte in dieser Studie nur ein geringer Einfluss der Emotionsinduktion (negative/positive Filmszenen) nachgewiesen werden, wichtig ist jedoch festzuhalten, dass die nonverbale soziale Kompetenz der Borderline-Patientinnen der von depressiven Patientinnen vergleichbar war.

12.7 Dissoziale (antisoziale) Persönlichkeitsstörung

Hauptmerkmal der dissozialen bzw. antisozialen Persönlichkeitsstörung (ASPS) ist ein Muster von verantwortungslosem und antisozialem Verhalten, das in der Kindheit oder frühen Adoleszenz beginnt und bis in das Erwachsenenalter fortdauert. Somit ist das Störungsbild vorwiegend durch Auswirkungen im sozialen Bereich definiert. Die Betroffenen können sich nicht an gesellschaftliche Normen anpassen; sie begehen deshalb wiederholt strafbare Handlungen. Die Frustrationstoleranz ist gering, und aus Erfahrung wird wenig oder nicht gelernt.

Dinn und Harris (2000) untersuchten mit einer Batterie von verschiedenen Tests neurokognitive Funktionen, frontale exekutive Funktionen sowie die elektrodermale Reaktivität und subjektive Angaben zu Angst. Die Untersuchungsteilnehmer (n = 12 Männer) erfüllten die Kriterien der ASPS und wurden mit einer Kontrollgruppe (n = 12, vergleichbar hinsichtlich Geschlecht, Alter, Schulbildung) verglichen. Die Männer mit ASPS zeigten größere neuropsychologische Defizite, vor allem in Tests, die orbitofrontalen Dysfunktionen zugeordnet werden. Insbesondere erwies sich die Fähigkeit Feedbackinformationen (Belohnung und Bestrafung) effektiv zu verarbeiten, als beeinträchtigt. Keine Unterschiede fanden sich hingegen in Tests (visueller Go/No-go, klassischer Stroop), die als Korrelate frontaler exekutiver Kontrollfunktionen gelten. Die Gruppe mit ASPS produzierte im Test zum divergenten Denken sogar mehr Lösungen als die Kontrollgruppe. Die Aufgabenstellung bestand beispielsweise darin, innerhalb einer Minute möglichst viele Möglichkeiten zu benennen, wie man eine Zeitung nutzen kann (Beispiel: zum Verjagen von Mücken). Zusammenfassend kommen Dinn und Harris (2000) zu dem Schluss, dass Psychopathie und antisoziale Persönlichkeit mit einem hoch selektiven Defizit, welches dem **orbitofrontalen System** zuzuordnen ist, einhergehen. So wie auch andere Autoren berichten (Herpertz et al. 2000), waren die Personen mit ASPS hinsichtlich der physiologischen Erregung (elektrodermale Aktivität) hyporesponsiv bei negativen emotionalen Stimuli. Ein weiteres beachtenswertes Ergebnis dieser Studie ist, dass sich – entgegen der Erwartung – Personen mit ASPS und Kontrollpersonen in klinischen Skalen zur Erfassung der Sensitivität gegenüber spezifischen phobischen Situationen nicht unterschieden. Diese Befunde sprechen gegen ein generell reduziertes Angstempfinden bei der antisozialen Persönlichkeitsstörung.

Dolan u. Park (2002) fanden in einer Untersuchung von 29 Personen mit ASPS im Vergleich zu einer nichtklinischen Kontrollgruppe (n = 20 Männer, nach Alter und IQ gematcht) Hinweise auf Defizite hinsichtlich exekutiver Kontrollfunktionen (Handlungsplanung und Aufmerksamkeitswechsel sowie in der Fehlerrate bei einer visuellen Go/No-Go-Task).

Zusammenfassend lautet das Ergebnis der Metaanalyse von Morgan u. Lilienfeld (2000) zu antisozialem Verhalten und neuropsychologischen Maßen der exekutiven Kontrollfunktionen: Es kann von einem mittleren bis großen Effekt ausgegangen werden, dass Personen mit antisozialen Verhaltensweisen im Vergleich zu Kontrollgruppen in verschiedenen Tests zu exekutiven Kontrollfunktionen schlechter abschneiden (39 Studien, Effektstärke = 0,62). Die Autoren schlussfolgern, die signifikanten Unterschiede beruhten auf unterschiedlicher Definition von antisozialem Verhalten (Kriminelle vs. Psychopathen) und unterschiedlichen Maßen der exekutiven Funktionen. Diese Autorengruppe verweist auf das Problem, den verschiedenen Maßen eindeutig unterschiedliche Hirnregionen zu zuordnen.

12.8 Persönlichkeitsstörungen des ängstlichen Clusters

12.8.1 Ängstliche (vermeidende) Persönlichkeitsstörung

Das Hauptmerkmal der ängstlichen (vermeidenden) Persönlichkeitsstörung (ÄPS) ist ein durchgängiges Muster von

- Anspannung und Besorgtheit,
- Angst vor negativer Beurteilung und
- Schüchternheit.

Die Betroffenen sind durch Kritik von anderen übermäßig leicht verletzbar. Sie vermeiden daher meist soziale oder berufliche Aktivitäten, bei denen engere zwischenmenschliche Kontakte gefordert sind.

Herpertz et al. (2000) fanden hinsichtlich subjektiver Einschätzungen, physiologischer Parameter (Herzrate, Hautwiderstand, Startle-Reflex) keine Unterschiede zwischen Patienten mit ÄPS und einer nichtklinischen Kontrollgruppe in Reaktionen auf Fotos des *International Affective Picture Systems* IAPS (Lang et al. 1999).

Dreessen et al. (1999) berichten in einer Analogstudie mit Studierenden, die entweder als hoch oder niedrig vermeidend eingestuft wurden, von Hinweisen auf den Zusammenhang zwischen dem ängstlich-vermeidenden Persönlichkeitsstil und dem impliziten schemakongruenten Informationsverarbeitungsbias, wie er von kognitiven Störungsmodellen vorausgesagt wird. Die Beurteilung impliziter **schemakongruenter Informationsverarbeitungsfehler** geschah durch eine Interferenzaufgabe, bei der die Probanden 15 Kurzgeschichten hörten, zu denen sie anschließend Multiple-choice-Fragen beantworten mussten. Die Geschichten sind zweideutig formuliert, da der Grund für das in der Geschichte geschilderte Ereignis unklar bleibt. Zum Beispiel wird eine Situation beschrieben, in der der Proband beim Eintreten in einen Raum voller Geburts-

tagsgäste nicht gegrüßt wird. Zwei Gründe werden angedeutet:
1. Die Gäste ziehen es vor, mit anderen und nicht mit dir zu sprechen.
2. Die Gäste haben nicht gesehen, dass du gekommen bist, da der Raum überfüllt ist.

Um zu verhindern, dass die Probanden die Absicht der Interferenzaufgabe erkannten, wurde sie als Gedächtnistest angekündigt.

Erwartungsgemäß war die Persönlichkeitspathologie mit vermeidenden Überzeugungen und mit einem schemakongruenten Informationsverarbeitungsbias assoziiert. Neben den vermeidenden Überzeugungen war ein niedriger Selbstwert mit dem schemakongruenten Informationsverarbeitungsbias verbunden.

In der bereits bei der BPS erwähnten Studie von Arntz et al. (2000), in der das emotionale Stroop-Paradigma angewandt wurde, zeigten Personen mit PS aus dem ängstlichen Cluster (ängstlich vermeidende, dependente, zwanghafte PS) – ebenso wie die BPS-Patienten – auf spezifisch negative Worte hin längere Interferenzen.

! Auch bei der ängstlich-vermeidenden PS scheint ein Aufmerksamkeitsbias für negatives emotionales Material zu bestehen. Informationen werden kongruent mit den bestehenden negativen Grundannahmen und Schemata verarbeitet, was wiederum zu einer Bestätigung und Festigung des negativen Selbstbilds und des geringen Selbstwerts führt.

12.8.2 Impulskontrollstörungen

Das gemeinsame Merkmal von Personen, die an einer Impulskontrollstörung leiden, ist das wiederholte, vollständige oder teilweise Versagen der willentlichen Beherrschung eines Wunsches oder Antriebs (Impuls). Das resultierende Verhalten führt meist zu einer Schädigung der eigenen oder anderer Personen. Vor Durchführung der Handlung tritt bei den betroffenen Personen ein steigendes Spannungsgefühl auf, das sich danach in Vergnügen, Befriedigung oder Entspannung auflöst. Nach ICD-10 werden vier Störungen der Impulskontrolle unterschieden:
- pathologisches Glücksspiel,
- pathologische Brandstiftung (Pyromanie),
- pathologisches Stehlen (Kleptomanie) und
- Trichotillomanie.

Bei letzterer kommt es zum wiederholten Impuls, sich die Haare an verschiedenen Körperstellen auszureissen. Im DSM IV wird außerdem die **intermittierende explosible Störung** beschrieben, bei der die Patientin oder der Patient episodisch die Kontrolle über aggressive Impulse verliert, und dies zu schweren Gewalttätigkeiten oder Zerstörung von Eigentum führen kann.

Neuropsychologische Befunde für diese Störungsgruppe sind sehr rar. Sicherlich hängt dies mit den eher niedrigen Prävalenzzahlen der einzelnen Störungen zusammen. Im Folgenden werden die Ergebnisse von zwei Studien vorgestellt.

Trichotillomanie

Stanley et al. (1997) verglichen die Ergebnisse von 21 Patienten mit Trichotillomanie (TM) und 17 gesunden Kontrollpersonen in einer breit angelegten neuropsychologischen Testbatterie. Die getesteten Funktionen umfassten:
- intellektuelle Funktionsfähigkeit,
- auditorische Wahrnehmung und Sprache,
- visuelle Wahrnehmung,
- somatosensorische Funktion,
- motorische Fähigkeiten,
- Erinnerung,
- Konzeptbildung,
- Aufmerksamkeit und Informationsverarbeitungsgeschwindigkeit,
- Impulsivität und zerebrale Dominanz.

Es konnten konsistente Gruppenunterschiede in allen Maßen geteilter Aufmerksamkeit festgestellt werden. Patienten mit TM zeigten hier eine geringere Leistung als die Kontrollpersonen. In fast allen anderen neuropsychologischen Funktionen, einschließlich fokussierter Aufmerksamkeit, waren die Testergebnisse beider Gruppen vergleichbar. Signifikante Korrelationen zwischen Angst (*State Trait Anxiety Inventory-T*, STAI-T) und/oder Depression (Beck-Depressions-Inventar, BDI) und den Maßen für geteilte Aufmerksamkeit weisen auf eine Vermittlerrolle dieser Emotionen hin. Die Autoren fassen TM daher als eine angst- bzw. affektbasierte Störung auf, widersprechen jedoch der Auffassung, die Störung sei eine Variante der Zwangsstörungen, da keine Defizite bezüglich visuell-räumlicher, motorischer oder exekutiver Funktionen bei TM-Patienten gefunden wurden. Diese Studie demonstriert die Schwierigkeit von Patienten mit TM, ihre Aufmerksamkeit zwei verschiedenen Aufgaben zuzuwenden.

Intermittierende explosible Störung

Best et al. (2002) untersuchten die Bedeutung einer Dysfunktion des orbitalen/medialen präfrontalen Kortex bei Patienten mit der Diagnose einer intermittierenden explosiblen Störung (IES), da Personen mit Läsionen in diesem Bereich impulsives, aggressives Verhalten zeigen. Die Stichprobe bestand aus 24 Patienten und Patientinnen mit IES und 22 gesunden Kontrollpersonen. Die Versuchspersonen nahmen an drei Tests teil:

- *Iowa Gambling Task* (Kartenspiel, bei dem um Geld gespielt wird),
- Erkennen von mimischen Emotionsausdrücken (Fotos von Ekman 1976) und
- Erkennen von Gerüchen (Geruchsbeispiele, die einer von vier möglichen Antworten zugeordnet werden sollen).

Darüber hinaus wurde ihr Arbeitsgedächtnis untersucht. Bei dem Kartenglücksspiel fuhren die Personen mit IES während 100 Versuchen fort, unvorteilhafte Entscheidungen zu treffen, d. h. sie unterschieden nicht zwischen Kartenstapeln, bei denen die Wahrscheinlichkeit, Geld zu verlieren hoch bzw. niedrig war. Die Kontrollpersonen hingegen lernten es, die unvorteilhaften Kartenstapel zu vermeiden. Beim Erkennen von Emotionsgesichtern wiesen IES-Patienten eine Beeinträchtigung auf, wenn es darum ging »Wut«, »Ekel« und »Überraschung« zu erkennen. Darüber hinaus neigten sie dazu, neutralen Gesichtern »Ekel« oder »Angst« zu zuordnen. Auch bei der Geruchsidentifikation erwiesen sich die Personen mit IES als beeinträchtigt im Vergleich zu den gesunden Probanden. Bezüglich des Arbeitsgedächtnisses konnten jedoch keine Unterschiede zwischen den Gruppen festgestellt werden. Die Leistung der IES-Patienten ähnelt der Leistung, die Patienten mit orbitalen/medialen Läsionen in früheren Studien erbrachten. Die Ergebnisse unterstreichen daher den Zusammenhang zwischen einer Dysfunktion des orbitalen/medialen präfrontalen Kortex und impulsivem, aggressivem Verhalten.

12.9 Konsequenzen für die psychotherapeutische Behandlung

Für die Psychotherapie von Persönlichkeitsstörungen allgemein hat es sich als besonders hilfreich erwiesen, PS als **Interaktionsstörungen**, also als Beziehungsstörungen zu verstehen (Fiedler 2001). Diese Herangehensweise impliziert, dass der therapeutischen Beziehung für diese Klientel in allen psychotherapeutischen Schulen ein besonderes Gewicht zugemessen wird. Therapeutinnen und Therapeuten sollten also neben Störungswissen und Interventionswissen auch über Interaktionswissen für die einzelnen PS verfügen. In dem motivorientierten Indikations- und Interventionsmodell (MIIM; Fydrich 2001; Renneberg u. Fydrich 2003) wird beispielhaft eine therapeutische Haltung beschrieben, um auch extrem misstrauischen Patienten mit paranoider PS zu helfen, sich angenommen zu fühlen und eine Atmosphäre zu schaffen, in der es dem Patienten überhaupt möglich ist, neue Denk- und Verhaltensweisen zu erlernen.

Es ist davon auszugehen, dass die Behandlung von Personen mit Persönlichkeitsstörungen länger dauert als die Behandlung anderer psychischer Störungen. Dies ist sicher mit der Chronizität der Verhaltens- und Denkmuster, die sich in der Regel ja bereits in der Kindheit und spätestens im frühen Erwachsenenalter manifestiert haben, zu begründen.

Für die Borderline-Störung gibt es inzwischen gute, empirisch überprüfte Belege für die Wirksamkeit der **dialektisch-behavioralen Therapie** im ambulanten wie im stationären Bereich (z. B. Bohus et al. 2004; zusammenfassend: Robins u. Chapman 2004). Ebenso sind fundierte Nachweise der Wirksamkeit psychodynamischer Ansätze bei der Behandlung der BPS erbracht worden (z. B. Bateman u. Fonagy 1999). Für die BPS wird die Wirksamkeit von kognitiven Interventionen, wie sie von Beck et al. (2004) oder auch von Young et al. (2003) vorgeschlagen werden, derzeit in einer großen Multicenterstudie in den Niederlanden überprüft (Giesen-Bloo et al. 2001).

Auch für die ängstlich-vermeidende PS liegen Studien zur Wirksamkeit kognitiv-verhaltenstherapeutischer Interventionen vor (zusammenfassend: Alden et al. 2002). Die Ergebnisse zeigen eine deutliche Besserung der Symptomatik, die auch über ein Jahr stabil ist (Renneberg et al. 1990), allerdings besteht ebenso wie bei den BPS-Patienten auch nach Ende der Therapie noch ein weiter Raum zur Verbesserung der psychischen Befindlichkeit.

In der Überarbeitung des DSM IV (2003) sind die positiven Befunde aus der Psychotherapieforschung zur BPS berücksichtigt: »Obwohl die Neigung zu intensiven Emotionen, Impulsivität und Intensität in der Beziehungsgestaltung meist lebenslang anhält, zeigen Personen, die sich in therapeutischer Behandlung befinden, häufig Verbesserungen, die im Laufe des ersten Jahres beginnen« (DSM IV TR, Saß et al. 2003, S. 775).

Spezifische Befunde, die in diesem Kapitel berichtet wurden, können vor allem in die psycho-edukativen Teile der Behandlung von Personen mit Persönlichkeitsstörungen einfließen. So ist es sinnvoll, Störungswissen zu vermitteln und eine hohe Transparenz diesbezüglich herzustellen. Das Manual der dialektischen Verhaltenstherapie für die BPS (Linehan 1996b) enthält an einigen Stellen bereits Informationen über Störungswissen, z. B. auch Informationen darüber, wie unsere Mimik wieder auf das emotionale Befinden zurück wirkt. Dieses Manual wird derzeit aktualisiert und überarbeitet (Robins u. Chapman 2004).

Ähnlich wie Grawe (2003) es für die Therapie einer depressiven Patientin beschrieben hat, ist diese Herangehensweise auch auf Patienten und Patientinnen mit Persönlichkeitsstörungen zu übertragen. Für die Patienten kann es entlastend und hilfreich sein zu erfahren, dass ihr Hirn reagiert, bevor sie das bewusst wahrnehmen können. Ebenso ist es wichtig zu wissen, dass jede Psychotherapie, wenn sie erfolgreich ist, auch wieder Hirnstrukturen verändert (Grawe 2003).

Aufgrund der Befunde zum Gedächtnis bei BPS und ÄPS ist von einem Bias auszugehen, der in Richtung negativer Inhalte geht, sowie von einer Verzerrung der Aufmerksamkeit hin zu bedrohlich empfundenen (für die Borderline-Symptomatik relevanten) Wörtern und Situationen. Um solche Auffälligkeiten der Aufmerksamkeit zu verändern, wurde bei Patienten mit Angststörungen erfolgreich das *attentional-bias retraining* (s. Mohlman 2004) eingesetzt. Ein solches Training kann bei derart komplexen Störungen wie der BPS sicher nur ein kleiner Bestandteil der Behandlung sein, der allerdings die Veränderbarkeit der Aufmerksamkeitsverzerrungen verdeutlichen könnte.

Eine weitere Integration der Befunde aus neurowissenschaftlicher Sicht bezüglich des Störungswissens wird zu besserem Interventionswissen führen. Wenn dieses Wissen mit guten therapeutischen Basiskompetenzen wie Empathie und Beziehungsgestaltung einhergeht, ist damit sicherlich ein fruchtbarer Boden für weitere Fortschritte in der Behandlung der Persönlichkeitsstörungen geschaffen.

Literatur

Alden LE, Laposa JM, Taylor CT, Ryder AG (2002) Avoidant personality disorder: Current status and future directions. J Pers Dis 16(1): 1–29

Arntz A (2004) Borderline personality disorder. In: Beck AT, Freeman A, Davis DD & Associates (eds) Cognitive therapy of personality disorders, 2nd edn. Guilford, New York, pp187–215

Arntz A, Veen G (2001) Evaluations of others by borderline patients. J Nerv Ment Dis 189(8): 513–521

Arntz A, Dietzel R, Dreessen L (1999) Assumptions in borderline personality disorder: Specificity, stability and relationship with etiological factors. Behav Res Ther 37: 545–557

Arntz A, Appels C, Sieswerda S (2000) Hypervigilance in borderline disorder: A test with emotional Stroop paradigm. J Pers Dis 14(4): 366–373

Arntz A, Meeren M, Wessel I (2002) No evidence for overgeneral memories in borderline personality disorder. Behav Res Ther 40(9): 1063–1068

Arntz A, Klokman J, Sieswerda S (2005) An experimental test of the schema mode model of borderline personality disorder. Behav Ther Exp Psychiatry 36: 226–239

Barratt ES (1985) Impulsiveness subtraits: arousal and information processing. In: Spence JT, Izard CE (eds) Motivation, emotion and personality. Elsevier, Amstedam, pp 137–146

Bateman A, Fonagy P (1999) Effectiveness of partial hospitalization in the treatment of borderline personality disorder: a randomized controlled trial. Am J Psychiatry 156: 1563–1569

Bazanis E, Rogers RD, Dowson C et al (2002) Neurocognitive deficits in decision-making and planning of patients with DSM-III-R borderline personality disorder. Psychol Med 32(8): 1395–1405

Beck AT, Freemann A, Davis DD & Associates (2004) Cognitive therapy of personality disorders. Guilford, New York

Beck AT, Butler AC, Brown GK, Dahlsgaard KK, Newman CF, Beck JS (2001) Dysfunctional beliefs discriminate personality disorders. Behav Res Ther 39: 1213–1225

Best M, Williams JM, Coccaro EF (2002) Evidence for a dysfunctional prefrontal circuit in patients with an impulsive aggressive disorder. Proc Natl Acad Sci USA 99(12): 8488–8453

Bohus M, Haaf B, Simms T et al (2004) Effectiveness of inpatient dialectical behavioral therapy for borderline personality disorder: a controlled trial. Behav Res Ther 42: 487–499

Brewin C, Reynolds M, Tata P (1999) Autobiographical memory processes and the course of depression. J Abnorm Psychol 108(3): 511–517

Brittlebank AD, Scott J, Williams JMG, Ferrier IN (1993) Autobiographical memory in depression: State or trait marker? Br J Psychiatry 162: 118–121

Cloitre M, Cancienne J, Brodsky B, Dulit R, Perry SW (1996) Memory performance among women with parental abuse histories: Enhanced directed forgetting or directed remembering? J Abnorm Psychol 105(2): 204–211

Dinn WM, Harris CL (2000) Neurocognitive function in antisocial personality disorder. Psychiatry Res 97(2–3): 173–190

Dolan M, Park I (2002) The neuropsychology of antisocial personality disorder. Psychol Med 32(3): 417–427

Dreessen L, Arntz A, Hendriks T, Keune N, van den Hout M (1999) Avoidant personality disorder and implicit schema-congruent information processing bias: A pilot study with a pragmatic inference task. Behav Res Ther 37(7): 619–632

Ekman P (1976) Pictures of facial affect. Human Interaction Laboratory, University of California Medical Center, San Francisco, CA

Fan J, McCandliss BD, Sommer T, Raz A, Posner MI (2002) Testing the efficiency and independence of attentional networks. J Cogn Neurosci 14(3): 340–347

Fiedler P (2001) Persönlichkeitsstörungen, 5. Aufl. Beltz, Weinheim

Friesen W, Ekman P (1984) EMFACS-7: Emotional Facial Action Coding System. Version 7. Unveröffentlichtes Handbuch, von den Autoren erhältlich

Fydrich T, Bürgener F (1999) Ratingskala für soziale Kompetenz. In: Margraf J, Rudolf K (Hrsg) Soziale Kompetenz und Soziale Phobie. Schneider, Hohengehren, S 81–96

Fydrich T (2001) Motivorientiertes Indikations- und Interventionsmodell für die kognitive Verhaltenstherapie bei Persönlichkeitsstörungen (MIIM). Psychotherapie 6(2): 247–255

Fydrich T (2002) Das Beck-Inventar kognitiver Schemata. B-IKS. In: Brähler E, Schumacher J, Strauß B (Hrsg) Diagnostische Verfahren in der Psychotherapie. Hogrefe, Göttingen

Gebhard R, Renneberg B, Barnett W (2002, April) Emotionale Reaktionen auf Filmszenen bei Borderline-Persönlichkeitsstörung und Depression. Vortrag, Poster Fachgruppentagung Klinische Psychologie und Psychotherapie der DGPs, Konstanz

Giesen-Bloo J, Arntz A, van Dyck R, Spinhoven P, van Tilburg W (July 2001) Outpatient treatment of borderline personality disorder: Analytical psychotherapy versus cognitive behavior therapy. Paper presented at the World Congress of Behavioral and Cognitive Therapies, Vancouver, Canada

Goddard L, Dritschel B, Burton A (1996) Role of autobiographical memory in social problem solving and depression. J Abnorm Psychol 105(4): 609–616

Grawe K (Juli 2003) Neuropsychotherapie. Vortrag, Innsbruck, abzurufen unter: http://www.cx.unibe.ch/~grawe/Texte&Abb_zum_kop.html/index.html

Hampel R, Selg H (1975) FAF. Fragebogen zur Erfassung von Aggressivitätsfaktoren. Hogrefe, Göttingen

Herpertz, CS (1997) Impulsivität und Impulskontrolle bei Persönlichkeitsstörungen. Eine empirisch-experimentelle Studie. Habilitationsschrift, Universität Aachen

Herpertz SC, Gretzer A, Steinmeyer EM, Muehlbauer V, Schuerkens A, Sass H (1997) Affective instability and impulsivity in personality disorder: Results of an experimental study. J Affect Dis 44: 31–37

Herpertz SC, Kunert HJ, Schürkens A et al (2000) Impulskontrolle und Affektregulation bei Persönlichkeitsstörungen. Psychother Psychosom Med Psychol 50: 435–442

Herpertz SC, Schwenger UB, Kunert H-J et al (2000) Emotional responses in patients with borderline as compared with avoidant personality disorder. J Pers Dis 14(4): 339–351
Herpertz SC, Werth U, Lucas G et al (2001) Emotion in criminal offenders with psychopathy and borderline personality disorder. Arch Gen Psychiatry 58(8): 737–745
Herpertz S, Kunert H, Schwenger U, Saß H (1999) Affective responsiveness in borderline personality disorder: A psychophysiological approach. Am J Psychiatry 156(10): 1550–1556
Johnson HM (1994) Processes of successful intentional forgetting. Psychol Bull 116: 274–292
Jones B, Heard H, Startup M, Swales M, Williams JMG, Jones RSW (1999) Autobiographical memory and dissociation in borderline personality disorder. Psychol Med 29: 1397–1404
Korfine L, Hooley JM (2000) Directed forgetting of emotional stimuli in borderline personality disorder. J Abnorm Psychol 109(2): 214–221
Kremers I, Spinhoven P, Van der Does AJW (2004) Autobiographical memory in depressed and non-depressed patients with borderline personality disorder. Br J Clin Psychol 43: 17–29
Kunert HJ, Druecke HW, Sass H, Herpertz SC (2003) Frontal lobe dysfunctions in borderline personality disorder? Neuropsychological findings. J Pers Dis 17(6): 497–509
Kuyken W, Brewin CR (1995) Autobiographical memory functioning in depression and reports of early abuse. J Abnorm Psychol 104(4): 585–591
Lang PJ, Bradley MM, Cuthbert BN (1999) International affective picture system (IAPS):Technical manual and affective ratings. Center for Research in Psychophysiology, Gainesville, FL
Linehan MM (1996a) Dialektisch-Behaviorale Therapie der Borderline-Persönlichkeitsstörung. CIP-Medien, München
Linehan MM (1996b) Trainingsmanual zur Dialektisch-Behavioralen Therapie der Borderline-Persönlichkeitsstörung. CIP-Medien, München
McNally RJ, Metzger LJ, Lasko NB, Clancy SA, Pitman RK (1998) Directed forgetting of trauma cues in adult survivors of childhood sexual abuse with and without posttraumatic stress disorder. J Abnorm Psychol 107(4): 596–601
Mohlman J (2004) Attention training as an intervention for anxiety: Review and rationale. Behav Therapist 27: 37–41
Morgan A B, Lilienfeld SO (2000) A meta-analytic review of the relation between antisocial behavior and neuropsychological measures of executive function. Clin Psychol Rev 20(1): 113–156
Posner MI, Rothbart MK, Vizueta N, Levy KN, Evans DE, Thomas KM, Clarkin JF (2002) Attentional mechanisms of borderline personality disorder. Proc Natl Acad Sci USA 99(25): 16366–16370
Renneberg B (2001) Borderline-Persönlichkeitsstörung. In: Kämmerer A, Franke A (Hrsg) Klinische Psychologie der Frau. Ein Lehrbuch. Hogrefe, Göttingen, S 397–422
Renneberg B, Fydrich T (2003) Persönlichkeitsstörungen. In: Hiller W, Leibing E (Hrsg) Lehrbuch der Psychotherapie nach dem Psychotherapeutengesetz. CIP Medien, München, S 421–436
Renneberg B, Goldstein AJ, Phillips D, Chambless DL (1990) Intensive behavioral group treatment for avoidant personality disorder. Behav Ther: 21, 263–377
Renneberg B, Mücke M, Wallis H, Fydrich T, Thomas C (2003) Wie sozial kompetent sind Patientinnen mit Borderline-Persönlichkeitsstörung? Verhaltensther Verhaltensmed 24(3): 329–345
Renneberg B, Schmidt-Rathjens C, Hippin R, Backenstrass M, Fydrich T (2005a) Cognitive characteristics of patients with borderline personality disorder: Development and validation of a self-report inventory. J Behav Ther Exp Psychiatry 36: 173–182
Renneberg B, Theobald E, Nobs M, Weisbrod M (2005b) Autobiographical memory in borderline personality disorder and depression. Cogn Ther Res 29: 343–358
Renneberg B, Heyn K, Gebhard R, Bachmann S (2005c) Facial expression of emotions in borderline personality disorder and depression. J Behav Ther Exp Psychiatry 36: 183–196
Robins CJ, Chapman AL (2004) Dialectical behavior therapy: Current status, recent developments, and future directions. J Pers Dis 18(1): 73–89
Robinson JA (1976) Sampling autobiographical memory. Cogn Psychol 8: 578–595
Saß H, Wittchen H-U, Zaudig M (1996) Diagnostisches und statistisches Manual psychischer Störungen. DSM-IV. Hogrefe, Göttingen
Saß H, Wittchen H-U, Zaudig M, Houben I (2003) Diagnostisches und Statistisches Manual Psychischer Störungen – Textrevision (DSM-IV-TR). Hogrefe, Göttingen
Sipos V, Schweiger U (2003) Stationäre Behandlung von Frauen und Männern mit Borderline-Persönlichkeitsstörung und weiterer Komorbidität. Verhaltensther Verhaltensmed 24(3): 269–288
Sprock J, Rader TJ, Kendall JP, Yoder CY (2000) Neuropsychological functioning in patients with borderline personality disorder. J Clin Psychol 56(12): 1587–1600
Stanley MA, Hannay HJ, Breckenridge JK (1997) The neuropsychology of trichotillomania. J Anxiety Dis 11(5): 473–488
Swirsky-Sacchetti T, Gorton G, Samuel S, Sobel R, Genetta-Wadley A, Burleigh B (1993) Neuropsychological function in borderline personality disorder. J Clin Psychol 49(3): 385–396
Tewes U (1991) Hamburg-Wechsler Intelligenztest für Erwachsene. Revision 1991. Huber, Bern
Veen G, Arntz A (2000) Multidimensional dichotomous thinking characterizes borderline personality disorder. Cogn Ther Res 24(1): 23–45
Wagner AW, Linehan MM (1999) Facial expression recognition ability among women with borderline personality disorder: implications for emotion regulation? J Pers Dis 13(4): 329–344
Williams JMG (1996) Depression and the specificity of autobiographical memory. In: Rubin PC (ed) Remembering our past. Cambridge University Press, Cambridge, pp 244–267
Young JE, Klosko JS, Weishaar ME (2003) Schema therapy. Guilford, New York
Zanarini MC (2003) Zanarini Rating Scale for Borderline Personality Disorder (ZAN-BPD): A continuous measure of DSM-IV borderline psychopathology. J Pers Dis 17(3): 233–242
Zanarini MC, Frankenburg FR, DeLuca C, Hennen J, Khera GS, Gunderson JG (1998) The pain of being borderline: dysphoric states specific to borderline personality disorder. Harvard Rev Psychiatry 6: 201–207
Zanarini MC, Frankenburg FR, Dubo ED et al (1998) Axis I comorbidity of borderline personality disorder. Am J Psychiatry 155(12): 1733–1739
Zanarini MC, Vujanovic AA, Parachini EA, Boulanger JL, Frankenburg FR, Hennen J (2003) A screening measure for BPD: The McLean screening instrument for borderline personality disorder (MSI-BPD). J Pers Dis 17(6): 568–573

Aufmerksamkeitsdefizit-/ Hyperaktivitätsstörung

Aufmerksamkeitsdefizit-/ Hyperaktivitätsstörung – Neurobiologie

Gunther H. Moll und Gerald Hüther

13.1 Einleitung

Bei der Aufmerksamkeitsdefizit-/Hyperaktivitätsstörung (ADHS) handelt es sich um ein **deskriptives klinisches Konstrukt** mit den Verhaltensmerkmalen »Unaufmerksamkeit«, »motorische Überaktivität« und »Impulsivität«. Diese Merkmale sind nicht klar von altersgemäßen Temperamentsvariationen zu trennen, treten aber bei diesen Kindern »öfter«, »häufiger«, »bei längerer Zeit«, »leichter« oder »schwerer« ausgeprägt auf.

Zur **Diagnosestellung** nach ICD-10 (»einfache Aufmerksamkeits- und Aktivitätsstörung« bzw. »hyperkinetische Störung«, F90.0) müssen die Verhaltensmerkmale Unaufmerksamkeit, motorische Überaktivität und Impulsivität situationsunabhängig und zeitstabil vorhanden sein. Zur Diagnosestellung nach DSM IV (»Aufmerksamkeitsdefizit-/Hyperaktivitätsstörung«) werden nach der jeweiligen Ausprägung ein Typus mit Vorwiegen von Unaufmerksamkeit (314.00), ein Typus mit Vorwiegen von Hyperaktivität und Impulsivität (314.01) und ein Mischtypus (314.02) unterschieden, sodass die Diagnose auch bei Vorliegen von nur Unaufmerksamkeit bzw. nur motorischer Überaktivität/Impulsivität gestellt werden kann.

Diese Verhaltensmerkmale zeigen sich – gegenüber Kindern ohne dieses ADHS-Verhaltensmuster typischerweise zeitlich früher und quantitativ stärker auftretend – am deutlichsten in Situationen, die ein hohes Maß an Verhaltenssteuerung, -kontrolle und -regulation über einen längeren Zeitraum hinweg erfordern. Charakteristisch ist dabei die zeitliche und kontextuelle Variabilität der Merkmalsausprägungen.

13

Fähigkeiten zur längerfristigen, aufgabenorientierten Verhaltenssteuerung, -kontrolle und -regulation werden mit dem neuropsychologischen Konstrukt der **exekutiven Funktionen** (»Frontalhirnfunktionen«) mit den wesentlichen »Teilfunktionen« Planungsvermögen, Arbeitsgedächtnis, selektive und dauerhafte Aufmerksamkeit, kognitive Flexibilität, »Zeitschätzung« und »Zeitreproduktion«, Inhibitionsvermögen sowie Interferenzkontrolle beschrieben. Als besondere Auffälligkeiten wurden bei Kindern mit ADHS in diesem Zusammenhang unterschiedliche Leistungen des Arbeitsgedächtnisses (*working memory*) und des Inhibitionsvermögens (*response inhibition*) beschrieben (Barkley 1997). Diese Fähigkeiten und Funktionen werden insbesondere mit Aktivitäten bzw. Aktivierungen neuronaler Netzwerke des präfrontalen/frontalen Kortex sowie hiermit in Regelsystemen eingebundener neuronaler Netze des Basalganglienbereichs in Verbindung gebracht (Pennington u. Ozonoff 1996).

Zur Darstellung der **neurobiologischen Grundlagen** der ADHS wurden strukturelle und funktionelle Untersuchungen insbesondere solcher Gehirnregionen bzw. Regelsysteme durchgeführt, deren neuronale Netzwerke für Verhaltenssteuerung, -kontrolle und -regulation wesentlich sind (frontaler und parietaler Kortex, Basalganglienbereich; Casey et al. 1997). Die mögliche Modulation dieser Neuronensysteme durch die Katecholamine Dopamin und Noradrenalin und die klinische Wirksamkeit von Psychostimulanzien führte zur Untersuchung insbesondere des dopaminergen und noradrenergen Systems, die familiäre Häufung der typischen Verhaltensmerkmale zu genetischen Untersuchungen (Arnsten 2001). Da aber genetische Faktoren alleine die Entstehung einer ADHS nicht erklären können, wurde auch die Rolle von Umwelteinflüssen untersucht (Castellanos 1997).

Die Verhaltens- und Leistungsprobleme der Kinder mit einem ADHS-Verhaltensmuster treten insbesondere dann auf, wenn sie sich in bestimmten sozialen Situationen (Familie, Peergroup, Kindergarten/Schule) den Vorgaben entsprechend längerfristig verhalten und sich an die jeweiligen geforderten Bedingungen adaptieren bzw. Aufgaben bestimmten Anforderungen entsprechend erfüllen müssen.

Evolutionsbiologische Vorstellungen sehen die Generierung von **Variabilität** insbesondere auf der Ebene des Verhaltens als eine der wesentlichen Voraussetzungen für die Entwicklung menschlicher Gemeinschaften an. Im Verlauf der Menschheitsgeschichte könnten aber ehemals bei einzelnen Mitgliedern einer Gemeinschaft zum Überleben aller entstandene vorteilhafte Verhaltensmuster, u. a. aufgrund von Veränderungen der Umweltbedingungen, nicht mehr sinnvoll bzw. notwendig sowie für eine Adaptation an heutige, insbesondere soziale Bedingungen (z. B. Schulsituation), auch nicht mehr hilfreich sein. Die ADHS-Verhaltensmerkmale könnten in diesem Sinne als »Umkehrungen« der Vorteile einer früher u. a. bei akuten Bedrohungen oder beim Jagen wichtigen raschen (impulsiven) Antwortbereitschaft und hohen motorischen Aktivität gegenüber heutzutage insbesondere in Lern- und sozialen Situationen vorteilhafteren »wohlbedachten« (reflexiven) Verhaltensweisen in einer auch immer normierter werdenden Lebenswelt verstanden werden.

Nach dieser Sichtweise könnte das bei 1–2% der Kinder als ADHS beschriebene Verhaltensmuster einem Teil unseres »menschheitsgeschichtlichen Erbes« entsprechen und schon deshalb unsere Achtung und Sorgfalt verlangen. Auf der anderen Seite müssen diesen Kindern entsprechende Entwicklungs- und Umgebungsbedingungen gewährt werden, damit im Besonderen die Vorteile dieser Kinder (u. a. Lebhaftigkeit, Spontaneität, Kreativität) für unsere Gesellschaft positiv genutzt, die Entstehung sog. komorbider Auffälligkeiten und Störungen (insbesondere emotionale Störungen und Störungen des Sozialverhaltens) aber verhindert werden können (► 13.5).

Schließlich bleibt festzuhalten, dass es **keinen** strukturellen, funktionellen, neurochemischen oder **genetischen Marker** für ADHS gibt (Zametkin et al. 1998) und dass sich Unterschiede in der Gehirnstruktur und -funktion auch bei Kindern mit sog. normalen Temperamentsvariationen aufzeigen lassen (z. B. Fox et al. 1995).

13.2 ADHS aus klinisch-neurobiologischer Perspektive

Im Folgenden werden Ergebnisse neurobiologischer Untersuchungen zur ADHS aufgeführt (Tab. 13.1).

13.2.1 Morphologische Auffälligkeiten

In morphometrischen Untersuchungen wurden bei Kindern mit ADHS kleinere kortikale Volumina der rechtsseitigen anterioren Region des frontalen Kortex bzw. der rechten präfrontalen und frontalen Hemisphärenregion, bilateral der parietal-okzipitalen Hemisphärenregion und des Corpus callosum beschrieben (Filipek et al. 1997; Mataro et al. 1997). Die kleineren Volumina betrafen, im präfrontalen Kortex gemessen, sowohl die graue als auch die weiße Substanz (Kates et al. 2002). An subkortikalen Volumenunterschieden konnten ein kleinerer (linker) Nucleus caudatus – bzw. ein Fehlen der üblichen Asymmetrie im Kopfbereich des Nucleus caudatus – sowie ein kleinerer Globus pallidus aufgezeigt werden (Castellanos et al. 1996).

Diese **Volumenunterschiede** betreffen Regionen **frontokortikal-subkortikaler Neuronensysteme** zur übergeordneten Verhaltenssteuerung (Casey et al. 1997). Die gemessenen Volumenunterschiede, die in der Größenordnung zwischen 5% und 10% liegen, sind allerdings inkonsistent bezüglich Lateralität bzw. Asymmetrie; so wurden bei Mädchen mit ADHS keine Asymmetrieunterschiede gefunden, obgleich sie kleinere linksseitige und Gesamtvolumina des Nucleus caudatus hatten (Castellanos et al. 2001). Neben Unterschieden in der Stichprobenzusammensetzung (u. a. hinsichtlich komorbider Störungsbilder), in der Methodik und der Statistik könnte auch der Faktor Geschlecht eine noch genauer zu bestimmende Rolle spielen (Yeo et al. 2003).

Weiterhin wurde, von allen morphometrischen Unterschieden am stärksten ausgeprägt, ein kleineres Volumen des **Cerebellum** (Hemisphären und Subregion VIII–X der Vermis) aufgezeigt (Castellanos et al. 2001). Diese Volumenunterschiede sind interessant, da einerseits nur im ventralen Cerebellum und gerade in o. g. Subregionen der Vermis bei Primaten das Vorhandensein von Dopamintransportern immunozytochemisch dargestellt werden konnte (Melchitzky u. Lewis 2000) und andererseits neuronale Netzwerke des Neocerebellum als wesentlich für die präzise Ausführung zeitlicher Vorgänge (*temporal processing*) angesehen werden (Ivry 1997).

Tab. 13.1. ADHS aus klinisch-neurobiologischer Perspektive

Untersuchungsebene	Auffälligkeiten	Konstrukt
Morphologie	Kleinere Volumina, v. a. frontaler Kortex, Basalganglienbereich, Neocerebellum	Entwicklungsabweichung frontokortikal-subkortikaler und zerebellärer Neuronensysteme
Funktionelle Bildgebung		
– Unter Ruhebedingungen	Geringerer zerebraler Blutfluss und Glukoseutilisation, v. a. frontaler Kortex, Basalganglienbereich, Neocerebellum	Aktivitätsdefizit in frontokortikal-subkortikalen und zerebellären Neuronensystemen
– Unter Aktivierungsbedingungen	Geringere Aktivitätszunahmen, v. a. frontaler Kortex, Basalganglienbereich Diffuseres Aktivierungsmuster	Aktivierungsdefizit neuronaler Systeme zur Verhaltenssteuerung
Neurophysiologie	Höherer Anteil langsamer Wellen (EEG), niedrigere Amplituden ereignisbezogener Potenziale Diffusere Verteilung elektrischer Hirnaktivität (EP) Niedrigere intrakortikale Inhibition (TMS)	Arousal-Defizit (»energetisches Defizit frontal-parietaler Aufmerksamkeitsprozesse«) Intrakortikales Inhibitionsdefizit (»kortikales Regulationsdefizit«)
Neurochemie	Höhere Dopamintransporterbindungsdichte	Entwicklungsabweichung im dopaminergen System
Genetik	Assoziationen mit DAT-Gen, DRD4-Gen, DBH-Gen	Aktivitäts-/Expressionsabweichung im dopaminergen System

DAT Dopamintransporter, *DRD4* Dopaminrezeptor-D4, *DBH* Dopamin-β-Hydroxylase

13.2.2 Funktionelle Auffälligkeiten

Zerebraler Blutfluss und Glukoseutilisation

In einer Positronenemissionstomographie-Untersuchung (PET) unter Ruhebedingungen konnte bei Kindern mit ADHS ein niedrigerer zerebraler Blutfluss im Bereich des frontalen Kortex und der Basalganglien gemessen werden, welcher nach Verabreichung von Stimulanzien (Methylphenidat) im Basalganglienbereich anstieg (und im Bereich des sensomotorischen Kortex abnahm; Lou et al. 1984). In einer PET-Untersuchung von Eltern betroffener Kinder, die selbst einen *residual type* eines ADHS hatten, zeigte sich eine niedrigere zerebrale Glukoseutilisation, am ausgeprägtesten im Bereich des rechtsfrontalen Kortex. Im posterioren medialen orbitalen Kortexareal war hingegen die Glukoseutilisation erhöht (Zametkin et al. 1990).

In einer Einzelphotonentomographie-Untersuchung (SPECT) konnten im Vergleich zu einer psychiatrischen Kontrollgruppe bei Erwachsenen mit ADHS niedrigere Perfusionswerte im Bereich der linken frontalen und linken parietalen Kortexareale gemessen werden (Sieg et al. 1995). Eine Untersuchung von Jugendlichen mit ADHS erbrachte hingegen keine Unterschiede in der globalen oder absoluten Glukoseutilisation; allerdings war für die Gruppe der Mädchen mit ADHS eine niedrigere absolute Metabolismusrate aufzeigbar. Für die Region des linken anterioren frontalen Kortex konnte eine signifikante inverse Beziehung zwischen Metabolismusrate und Ausprägungsgrad der ADHS-Symptomatik hergestellt werden (Zametkin et al. 1993). Im Geschlechtsvergleich Jungen vs. Mädchen mit ADHS konnten bei den Mädchen größere Auffälligkeiten im Glukosemetabolismus (PET) aufgezeigt werden, wohingegen bei den Jungen mit ADHS keine unterschiedlichen Metabolismusraten nachzuweisen waren (Ernst et al. 1994).

Ebenfalls im Ruhezustand konnte in einer (voxelbasierten) SPECT-Untersuchung bei Kindern mit ADHS ein niedrigerer zerebraler Blutfluss bilateral im orbitalen präfrontalen und zerebellären Kortex sowie rechtsseitig im lateralen präfrontalen und medialen temporalen Kortex gemessen werden. In posterioren Gehirnregionen (Bereiche des parietalen und okzipitalen Kortex) war hingegen ein höherer zerebraler Blutfluss zu finden (Kim et al. 2002). Eine niedrigere Perfusion wurde in einer SPECT-Untersuchung bei Kindern mit ADHS ebenfalls für den temporalen Kortex berichtet (Kaya et al. 2002).

Daueraufmerksamkeit und Verhaltensinhibition

Weitere Befunde konnten in funktionell-bildgebenden Untersuchungen unter solchen Aufgabenstellungen erbracht werden, in denen Kinder, Jugendiche und Erwachsene mit ADHS auf Verhaltensebene schlechtere Leistungen erbringen – insbesondere Daueraufmerksamkeits- und Inhibitions(Stop)-Aufgaben (Solanto et al. 2001; Crosbie u. Schachar 2001).

In einer SPECT-Untersuchung während der Durchführung einer **Daueraufmerksamkeitsaufgabe** konnten bei Erwachsenen mit ADHS niedrigere Perfusionswerte im Bereich der linken frontalen und linken parietalen Kortexareale gemessen werden (Ernst et al. 1998).

Während der Durchführung von **Inhibitionsaufgaben** – Stop-Aufgabe, die die Inhibition einer geplanten motorischen Antwort erforderte – und **motorischen Zeit-Aufgaben** – die den richtigen Zeitpunkt einer motorischen Antwort auf einen sensorischen Hinweisreiz verlangten – waren bei Kindern mit ADHS niedrigere Aktivierungen im rechten mesialen präfrontalen Kortex (in beiden Aufgaben) und im rechten inferioren präfrontalen Kortex und linken Nucleus caudatus (in der Stop-Aufgabe) aufzeigbar, also niedrigere Aktivierungen in den präfrontalen Neuronensystemen, die übergeordnete, komplexere motorische Kontrollaufgaben mit ermöglichen (Rubia et al. 1999).

Bei der Durchführung des *Counting Stroop Test* zur Messung der Antwortinhibition zeigten im fMRI (funktionelle Magnetresonanztomographie) Erwachsene ohne ADHS eine Aktivierung im Bereich des anterioren zingulären Kortex, Erwachsene mit ADHS hingegen ein frontokortikal-striatoinsulär-thalamisches **Aktivierungsmuster**. Diese unterschiedliche Aktivierung wurde im Zusammenhang mit den schlechteren Leistungsergebnissen diskutiert (Bush et al. 1999).

Hinweise auf eine unterschiedliche Aktivierung neuronaler Systeme ergaben sich bei Erwachsenen mit ADHS auch bei der Durchführung auditorisch-verbaler Arbeitsgedächtnisaufgaben (Schweitzer et al. 2000).

Gerade die Ergebnisse der bildgebend-funktionellen Untersuchungen sollten aufgrund der jeweils geringen Fallzahlen und des Fehlens von Replikationsstudien als nur vorläufig angesehen werden (Castellanos 2002).

13.2.3 Neurophysiologische Auffälligkeiten

Im Ruhezustand konnte bei Kindern und Jugendlichen mit ADHS im EEG ein höherer Anteil **langsamer Wellen** aufgezeigt werden (Barry et al. 2003a, Clarke et al. 2001, Lazzaro et al. 1999, Monastra et al. 2001): eine relativ hohe theta-Power, niedrige alpha- und beta-Power und ein höherer theta-/alpha- bzw. theta-/beta-Quotient. Die während einer Go-Aufgabe (motorische Antwort auf einen Stimulus) aufzeigbaren langsameren und variableren Antworten von Kindern mit ADHS wie die langsameren Stop-Signal-Reaktionszeiten könnten im Sinne eines **niedrigeren Arousal** bzw. einer **niedrigeren Aktivierung neuronaler Systeme** eingeordnet werden (Sergeant 2000).

In Untersuchungen ereignisbezogener Hirnpotenziale (EP) ließen sich während der Durchführung von Daueraufmerksamkeitsaufgaben (Oddball-Paradigma, *Continuous Performance Test*) bei Kindern mit ADHS folgende Effekte feststellen (Barry et al. 2003b; Brandeis et al. 2002):

- höhere N1-Amplituden – als stärkere initiale Orientierungsreaktion auf einen Hinweisreiz,
- **niedrigere** posteriore **P300-Amplituden** – als »energetisches Defizit« bei der Zielreizverarbeitung,
- teilweise verzögerte P300-Latenzen – als Verzögerung der reizbezogenen Verarbeitung.

Diese Veränderungen waren nicht in allen Studien nachweisbar, wofür unterschiedliche kognitive Anforderungen und Aufgabenbedingungen verantwortlich sein könnten (Jonkmann et al. 1997).

In topographischen Untersuchungen reiz- und anwortbezogener EP-Komponenten, d. h. im gesamten zeitlichen Verlauf einer visuellen Wahlreaktionszeitaufgabe, waren bei Kindern mit ADHS **niedrigere EP-Ausprägungen** sowohl in visuellen Aufmerksamkeitsprozessen sowie in zentralen als auch in prämotorischen Prozessen darstellbar. Topographische Analysen der postimperativen negativen Variation, mit der Aussagen über die Kontingenzevaluation zwischen Zielreiz und darauf bezogener motorischer Antwort möglich sind, wiesen auf eine **geringere Fokussierung** der elektrischen Hirnaktivität bei Kindern mit ADHS hin (Yordanova et al. 1997).

Mittels Time-on-task-Analyse auf Einzelantwortebene konnte bei Kindern mit ADHS während einer selektiven auditorischen Aufmerksamkeitsaufgabe ein anderer zeitabhängiger Verlauf der Verhaltensparameter und waveletbasierten EP-Messgrößen (Heinrich et al. 1999) aufgezeigt werden, der die Aufmerksamkeitsprobleme der Kinder mit ADHS widerspiegeln könnte. So nahmen sowohl die Auslassungsfehler als auch eine frontale negative Komponente bei Kindern mit ADHS **früher** zu (▫ Abb. 13.1), wobei diese Kinder im Verlauf der Aufgabe weniger neuronale Ressourcen mobilisieren konnten (Heinrich et al. 2001).

In Untersuchungen mit der transkraniellen Magnetstimulation, mit der die Exzitabilität des motorischen Systems direkt in vivo untersucht werden kann, wiesen Kinder mit ADHS eine **niedrigere intrakortikale Inhibition** auf. Unter einer Methylphenidatgabe zeigte sich bei diesen Kindern eine Zunahme der intrakortikalen Inhibition (▫ Abb. 13.2). Unterschiede bzw. Veränderungen unter Methylphenidat waren hingegen für die intrakortikale Fazilitation nicht aufzeigbar (Moll et al. 2000, 2001).

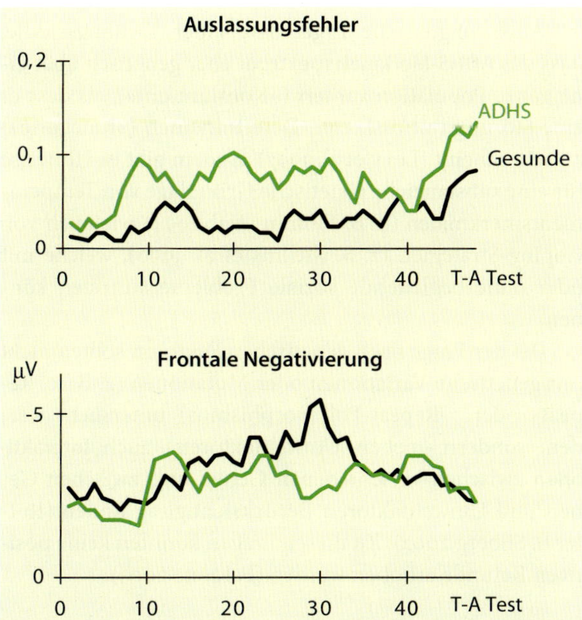

▫ **Abb. 13.1.** Zeitabhängiger Verlauf von Verhaltens- und EP-Maßen bei Kindern mit ADHS. Kinder mit ADHS zeigen während einer selektiven auditorischen Aufmerksamkeitsaufgabe einen früheren Anstieg von Auslassungsfehlern (nach ca. 1 min) und frontaler Negativierung bei im Verlauf geringerer Mobilisierung neuronaler Ressourcen; *T-A* zu beachtender Zielreiz. (Nach Heinrich et al. 2001)

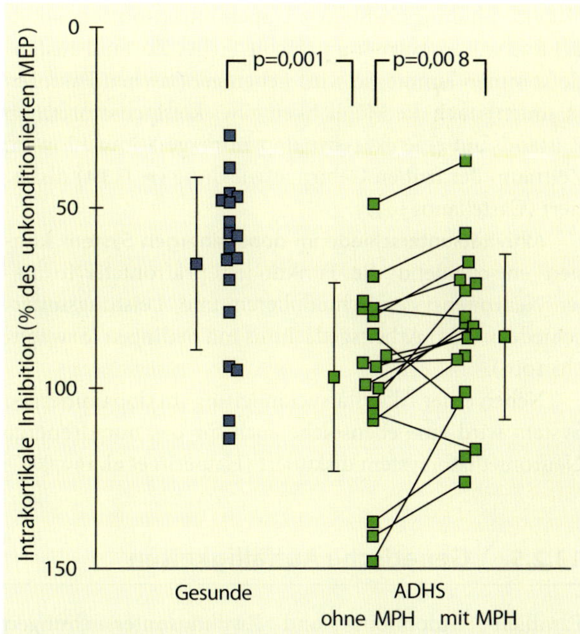

▫ **Abb. 13.2.** Niedrigere intrakortikale Inhibition bei Kindern mit ADHS. Kinder mit ADHS weisen in Untersuchungen mit der transkraniellen Magnetstimulation eine niedrigere intrakortikale Inhibition auf; unter Methylphenidatgabe (*MPH*) kommt es zu einer Zunahme der intrakortikalen Inhibition; *MEP* motorisch evoziertes Potenzial. (Nach Moll et al. 2000, 2001)

13.2.4 Neurochemische Auffälligkeiten

In SPECT-Untersuchungen (^{18}F-Fluorodopa- oder ^{18}F-DOPA-SPECT) konnte eine niedrigere Ligandenaufnahme bei Erwachsenen mit ADHS im linken und medialen präfrontalen Kortex (im Vergleich zum okzipitalen Kortex) aufgezeigt werden, aber keine Unterschiede im Basalganglienbereich oder im Mittelhirn (Ernst et al. 1998). Im Gegensatz hierzu waren bei Jugendlichen mit ADHS höhere Werte im rechten Mittelhirn nachweisbar (Ernst et al. 1999). Aufgrund der Messungenauigkeit des Liganden besonders im nur gering dopaminerg innervierten Kortex sind auch diese SPECT-Ergebnisse nur als vorläufig zu betrachten (Ernst et al. 1998).

Im **Basalganglienbereich** konnte mittels SPECT-Untersuchungen mit hochselektiven Liganden bei Erwachsenen mit ADHS eine um bis zu 70% erhöhte Bindungsdichte des **Dopamintransporters** gemessen werden (^{123}I-Altropane-Bindungspotenzial, Dougherty et al. 1999; ^{99m}Tc-TRODAT-1, Krause et al. 2000). Keine Unterschiede in der Dopamintransporterdichte waren hingegen in einer ^{123}I-β-CIT-Untersuchung bei Erwachsenen mit ADHS nachweisbar (van Dyck et al. 2002). Bei Kindern mit ADHS konnte aber wiederum eine höhere Dopamintransporterbindung im Basalganglienbereich aufgezeigt werden; allerdings fand sich keine signifikante Korrelation zwischen dem Ausprägungsgrad der ADHS und der Dopamintransporter-Bindungsratio (Cheon et al. 2003).

Nicht geklärt ist, welchen neuronalen Zustand eine erhöhte Bindungsdichte des Dopamintransporters abbildet und wie ein solcher unterschiedlicher Zustand zustande kommen könnte; so wird neben genetischen Faktoren (s. unten) auch die Möglichkeit eines kompensatorischen Zustands auf eine exzessive dopaminerge Stimulation im Zeitraum der frühen Gehirnentwicklung (▶ 13.3.4) diskutiert (Castellanos 1997).

Aktivitätsunterschiede im dopaminergen System können entscheidend die Funktionen präfrontaler/frontaler Neuronensysteme modulieren und Leistungsunterschiede u. a. im Arbeitsgedächtnis mit bedingen (Sawaguchi 2001).

Neben einer Aktivitätsveränderung im dopaminergen System wird eine ebensolche auch für das noradrenerge Neuromediatorsystem diskutiert (Halperin et al. 1997).

13.2.5 Genetische Auffälligkeiten

Familien-, Adoptions- und Zwillingsuntersuchungen zeigten eine starke genetische Komponente der phänotypischen Varianz des ADHS-Verhaltensmusters auf (Heritabilität von 0,70–0,80; Faraone u. Doyle 2000). So erhöht das Vorhandensein einer ADHS bei den Eltern die Wahrscheinlichkeit für die Ausbildung einer ADHS um den Faktor 8 (Mick et al. 2002).

Kandidatengene

In molekulargenetischen Untersuchungen wurden Kandidatengene des dopaminergen und noradrenergen Systems untersucht und insbesondere Zusammenhänge mit dem **Dopamintransportergen** (DAT-Gen) und dem **Dopaminrezeptor-D4-Gen** (DRD4-Gen) postuliert (Castellanos 1997). Dabei wurden Assoziationen mit dem 10-Repeat-Allel der nicht transkribierten variablen Tandem-Repeat-Region des DAT-Gens (Cook et al. 1995) und mit dem 7-Repeat-Allel des DRD4-Rezeptorgens (Faraone et al. 1999) aufgezeigt. Obwohl das genannte Allel für den Dopamintransporter die Struktur des Transporterproteins nicht beeinträchtigt, könnte es die Expression und damit die Dichte des Dopamintransporters beeinflussen (Madras et al. 2002). Die Effektstärken der Kanditatengene sind allerdings nur schwach (geschätzte Odds-Ratio zwischen 1,2 und 1,4), sodass die Wahrscheinlichkeit für das Auftreten eines ADHS-Verhaltensmusters bei Vorhandensein eines Suszeptibiltätsallels nur um höchstens 20–40% erhöht sein sollte (Swanson et al. 2000; Castellanos 2002).

Im Gegensatz zu einer Assoziation mit o. g. Kandidatengenen wurde in einer Studie eine signifikante Assoziation mit dem **Dopamin-β-Hydroxylasegen** (DBH-Gen) (Taq I A1-Allel) mit einem relativen Risiko von 1,3 gefunden (Smith et al. 2003).

In einer Untersuchung des gesamten Genoms (*genomewide scan*) konnten die Loci für den Dopamintransporter (DAT1 oder SLC6A3) und den DRD4-Rezeptor (DRD4) als repräsentative Hauptgene für die ADHS-Suszeptibilität ausgeschlossen werden (Fisher et al. 2002).

Auch zeigten die Ergebnisse einer Zwillingsstudie, dass das **ADHS-Merkmalsspektrum** eher genetisch über eine ganze Population **variiert** (»Kontiunuum«), als dass es eine Störung mit diskreten Determinanten (»Kategorie«) zu sein scheint (Levy et al. 1997). Zudem gibt es Hinweise für eine substanzielle genetische Grundlage von Temperamentsmerkmalen (z. B. Plomin et al. 1994) wie auch von Coping-Strategien (z. B. Mellins et al. 1996), welche mit oder ohne begleitende soziale Probleme auftreten können.

Bei der Frage nach genetischen Faktoren sollten nicht nur genetische Variationen oder Mutationen (z. B. 10-Repeat- oder 7-Repeat-Polymorphismus) untersucht werden, sondern – neben Umweltfaktoren – auch **Interaktionen** zwischen verschiedenen Genen und zwischen Genen und Umweltfaktoren Berücksichtigung finden (Rutter u. Silberg 2002). Zu diesen Fragen konnten keine positiven Befunde erhoben werden (Faraone 2003).

Endophänotypen

Darüber hinaus wird diskutiert, ob Beziehungen zwischen nach ICD-10 bzw. DSM IV festgesetzten Störungskategorien – die nur auf der Beschreibung von Symptomen (hier: Unaufmerksamkeit, motorische Überaktivität und Impulsivität) beruhen – und Suszeptibilitätsgenen überhaupt hergestellt werden können oder ob nicht erst sog. Endophänotypen mit neurobiologischer Basis gefunden werden müssten. Für die ADHS wurden hier vorgeschlagen (Castellanos u. Tannock 2002):

- eine spezifische Abweichung in belohnungsrelevanten Neuronennetzen (*reward-related circuitry*), welche zu verkürzten »Delay-Gradienten« führt,
- Defizite in der Zeitschätzung und -produktion (*temporal processing*), welche eine hohe intrasubjektive Intertrialvariabilität bedingen, sowie
- Defizite im Arbeitsgedächtnis (*working memory*).

13.2.6 Epigenetische Auffälligkeiten

Zur Erklärung der Entstehung eines ADHS-Verhaltensmusters wurden verschiedene **Risikofaktoren** untersucht:

- Gehirnverletzungen (insbesondere in utero) und Schlaganfälle (insbesondere mit Beteiligung des Putamen) (Herskovits et al. 1999; Max et al. 2002),
- ausgeprägte frühkindliche Deprivation (Kreppner et al. 2001),
- widrige familiäre Bedingungen (Biederman et al. 1995)
- und insbesondere Rauchen von Müttern während der Schwangerschaft.

In einem mathematischen Modell zur Trennung einzelner Faktoren konnten **Zigarettenrauchen** und **Alkoholkonsum** während der Schwangerschaft als spezifische Teratogene aufgezeigt werden, die, wie niedriges Geburtsgewicht, das Risiko für die Ausbildung einer ADHS um den Faktor 2–3 erhöhen (Mick et al. 2002). Auch diese Faktoren reichen aber – ebenso wie genetische Faktoren (s. oben) – nicht aus, um die Ausbildung des ADHS-Phänotyps alleine zu erklären.

Nur wenige Studien liegen zu den Auswirkungen bestimmter **psychosozialer Bedingungen** für die Ausbildung des ADHS-Verhaltensmusters vor (die Fragen nach der Qualität der Umgebung eines Kindes und nach seinen Interaktionen mit einer bestimmten Umgebung sind auch nicht in den Diagnosekriterien enthalten). Bisher zeigte sich, dass in ADHS-Familien

- chronische Konfliktsituationen,
- verminderter familiärer Zusammenhalt und
- das Vorliegen psychopathologischer Auffälligkeiten (insbesondere bei der Mutter)

häufiger vorhanden sind (Biederman et al. 1995) und dass die Schwere der ADHS-Ausprägung mit dem Ausmaß psychosozialer Belastungen verbunden sein kann (Scahill et al. 1999).

Nicht geklärt ist die Hypothese, inwieweit – wie auch eventuell bei den häufig mit ADHS komorbid vorkommenden Tic- und Zwangsstörungen – in der Pathogenese (auto)immunologische Prozesse, z. B. im Rahmen wiederholter Streptokokkeninfektionen, von Bedeutung sein könnten (Waldrep 2002). Nicht belegt ist ein Zusammenhang der ADHS mit atopischen Erkrankungen (z. B. Neurodermitis), insbesondere konnte keine IgE-vermittelte ADHS-Symptomatik gefunden werden. Auf welchen biologischen Grundlagen die bei etwa 10% der Betroffenen zu findenden Nahrungsmittelintoleranzen beruhen, ist ebenfalls nicht geklärt.

Neben der Schwierigkeit von Aufgabenstellungen sowie dem Komplexitätsgrad der Umgebung (▶ 13.1) kann für die Ausprägung eines ADHS-Verhaltensmusters auch der Faktor **Stress** bedeutsam sein. So werden in Stresssituationen neuronale Netzwerke unterschiedlich aktiviert, je nachdem, ob Anforderungen/Aufgaben subjektiv als kontrollierbar oder als nichtkontrollierbar und damit unbewältigbar erlebt werden. Während wiederholt kontrollierbare Stressreaktionen sich in einer Verbesserung von Verhaltensweisen und Leistungen niederschlagen (▶ 13.3.3), kann es in nichtkontrollierbaren Stressreaktionen zu ausgeprägten und umfassenden Beeinträchtigungen kommen. So kann u. a. aufgrund einer übermäßigen katecholaminergen Stimulation des präfrontalen Kortex das Arbeitsgedächtnis, welches wesentlich für eine reflexive situationsgerechte Verhaltenssteuerung, -kontrolle und -regulation ist, in seiner Leistungsfähigkeit eingeschränkt werden. Gleichzeitig können neuronale Systeme in Amygdala, Hippocampus, Striatum sowie in posterioren kortikalen Regionen aktiviert und dabei phylogenetisch und ontogenetisch alte, in der Regel der aktuellen Situation nicht angepasste Verhaltensweisen – hier ein ADHS-Verhaltensmuster – hervorgebracht werden.

13.2.7 Klinisch-neurobiologische Modellvorstellung der ADHS

Aufgrund der starken **familiären Häufung** des ADHS-Verhaltensmusters wird genetischen Faktoren eine wichtige Rolle zugeschrieben. Dabei werden strukturelle und/oder funktionelle Unterschiede bzw. die unterschiedliche Expression des DAT- und/oder des DRD4- und/oder des DBH-Gens (Kanditatengene) diskutiert, und damit Veränderungen insbesondere der Aktivität des dopaminergen Systems.

Eine erhöhte Aktivität des Dopamintransporters, welche sich in SPECT-Befunden in einer erhöhten DAT-Bindungsdichte zeigte, könnte mit einer dopaminergen Hypofunktion (**Dopaminmangelhypothese**) verbunden sein (▶ 13.4.1). **Veränderte Genexpressionen** könnten allerdings auch durch bestimmte Umweltbedingungen hervorgerufen sowie durch Gen-Gen- bzw. Gen-Umwelt-Interaktionen bedingt bzw. moduliert werden. Die Befunde einer erhöhten Dopamintransporterdichte, die möglicherweise auch einen kompensatorischen Zustand auf eine exzessive dopaminerge Stimulation im Zeitraum der frühen

Gehirnentwicklung abbilden, könnten aber ebenso – bei gleichbleibender Anzahl von Dopamintransportern pro Neuron – eine erhöhte Innervationsdichte (**dopaminerge Hyperinnervation**) anzeigen. Somit könnte sowohl ein hypo- als auch ein hyperdopaminger Aktivitätszustand bei Kindern mit einem ADHS-Verhaltensmuster vorliegen. (Anmerkung: Im Tiermodell kann eine erhöhte motorische Aktivität sowohl durch einen hypo- als auch durch einen hyperdopaminergen Aktivitätszustand erzeugt werden.)

Auch aufgrund möglicherweise verändert ausgeprägter trophischer Effekte der **Katecholamine** zeigen sich sowohl (geringe) Volumenveränderungen insbesondere im Bereich des präfrontalen/frontalen Kortex als auch im Bereich der Basalganglien, also in neuronalen Systemen zur übergeordneten Verhaltenssteuerung (präfrontaler/frontaler Kortex) und motorischen Kontrolle (kortikostriatopallidothalamokortikales sensomotorisches System). Verstärkt werden könnten diese Unterschiede durch unspezifische Faktoren wie

- niedriges Geburtsgewicht,
- ungünstige familiäre/psychosoziale Umstände sowie
- teratogene Effekte von Nikotin und Alkohol während der Schwangerschaft,
- möglicherweise auch durch immunologische Prozesse in der frühen Kindheit.

Eine postulierte strukturelle und funktionelle »**Hypofrontalität**« (in frontokortikal-subkortikalen Regelsystemen) könnte sich widerspiegeln in einem niedrigeren zerebralen Blutfluss, in einer niedrigeren Glukoseutilisation und einer geringeren Aktivitätszunahme bei Leistungsanforderungen, insbesondere in frontalen (aber auch parietalen und temporalen) Neuronensystemen. Weitere Hinweise könnten niedrigere Aktivierungen/Arousal-Ausbildungen v. a. bei längerfristigen Leistungsanforderungen (energetisches Defizit frontaler und eventuell auch parietaler Aufmerksamkeitssysteme) – u. U. mitbedingt durch Aktivitätsunterschiede im noradrenergen System – bzw. niedrigere Aktivierungen und aufgabenbezogene Fokussierungen neuronaler Aktivitäten sein (▶ 13.4.2).

Eine dadurch bedingte generell **verlangsamte Informationsverarbeitung** (*slowness of information*) könnte sich auf Verhaltensebene u. a. in langsameren und variableren Antworten auf Start-Signale wie in langsameren Stop-Signal-Reaktionszeiten widerspiegeln. Dass hierbei nicht die qualitative Seite der Informationsverarbeitung gestört zu sein scheint, zeigt sich am Auftreten von Schwierigkeiten und schlechteren Leistungen bzw. der ausgesprochenen Antwortvariabilität vor allem bei quantitativer Steigerung der Anforderungen. Dies bedeutet, dass Zunahmen der Menge und Komplexität der zu verarbeitenden Informationen, der Geschwindigkeit, der Gründlichkeit und der Dauer (*sustained vigilance*) sowie der Interferenzen Leistungseinbußen, Verkürzungen des »Delay-Gradienten« bzw. – auf Verhaltensebene – Schwierigkeiten mit bedingen, Belohnungen aufzuschieben (*delay aversion*).

Insbesondere die Ergebnisse der Messung der motorischen Inhibition könnten die Annahme einer unterschiedlichen neuronalen **Exzitabilität und Regulation im sensomotorischen System**, und vielleicht darüber hinausgehend im gesamten Kortex, bei Kindern mit ADHS unterstützen (»erhöhte und weniger inhibierbare Bereitschaft zur motorischen Aktion«). Hieraus folgten Unterschiede in der Vorbereitung, Auswahl und Ausführung komplexerer, insbesondere länger dauernder und Zeitprozesse beinhaltender motorischer Abläufe im Sinne einer unterschiedlichen Steuerung, Kontrolle und Regulation **motorischer** Antworten. Dabei scheint nicht die Geschwindigkeit motorischer Bewegungen, sondern insbesondere die Ausführung komplexer und aufeinander abgestimmter Bewegungsabläufe schwierig zu sein. Dies könnte durch Unterschiede in der Vorprogrammierung sowie dem Programm-Monitoring während der raschen, flüssigen und modulierten Ausführung komplexer und aufeinander abgestimmter motorischer Bewegungsabläufe bedingt sein. Gerade die Schwierigkeiten in der Steuerung **zeitlicher** Prozesse (*temporal processing*, Zeitschätzung, Zeitreproduktion) könnten durch unterschiedliche Funktionszustände neuronaler Systeme des Neocerebellum, die sich auch in Volumenverminderungen dieser Gehirnregion zeigten, mit bedingt sein.

In einer übergeordneten Sichtweise könnte bei Kindern mit einem ADHS-Verhaltensmuster – aufgrund einer über unterschiedliche Aktivitätszustände bzw. Aktivierbarkeiten des dopaminergen (und evtl. auch des noradrenergen) Systems vermittelten niedrigeren kortikalen Inhibition und ungenügenden Arousal-Ausbildung, Daueraktivierung sowie Fokussierung neuronaler Ressourcen – die Regulation der kortikalen Exzitabilität **nicht adäquat** zu komplexeren, länger dauernden und zeitabhängigen Anforderungen, Belastungen bzw. Umgebungsbedingungen ausgebildet sein. Mit erklären könnte dies

- die größere Antwortvariabilität der Kinder mit ADHS,
- die zeitliche und kontextuelle Variabilität der Merkmalsausprägungen sowie
- die Schwierigkeiten in der zentralnervösen Verhaltenssteuerung, -kontrolle und Selbstregulation.

Verstärkt werden können diese ADHS-Verhaltensmerkmale in als nicht bewältigbar erlebten Zuständen, d. h. in unkontrollierbaren Stresssituationen. Dagegen können verminderte Anforderungen an die Informationsverarbeitung, d. h. externe Hilfestellung, Kontrolle und Motivation z. B. durch unmittelbare Verstärkung (»Außensteuerung«) sowie gut strukturierte und wenig »stressbeladene« Umgebungsbedingungen zu einer Minimierung der Auswirkungen dieser unterschiedlich entwickelten zentralnervösen Steuerungs-, Kontroll- und Regulationsprozesse führen.

13.3 ADHS aus entwicklungsneurobiologischer Perspektive

13.3.1 Nutzungsabhängige Strukturierung neuronaler Verschaltungsmuster

In zahlreichen Untersuchungen ist die schrittweise **Anpassung** der sich herausformenden **synaptischen Verschaltungsmuster** an die während der Gehirnentwicklung immer komplexer werdenden **Anforderungen und Nutzungsmuster** eindrücklich nachgewiesen worden (Übersicht: Joseph 1999). Solange dieser Prozess noch in einer gegenüber äußeren Einflüssen weitgehend abgeschirmten »inneren Welt« abläuft (frühe Phasen der Embryonalentwicklung), wird seine Dynamik und Richtung weitgehend von Verschiebungen des lokalen Bedingungsgefüges bestimmt, die sich innerhalb des sich entwickelnden Systems durch Proliferation und Wachstum einstellen. Je stärker mit fortschreitender Entwicklung äußere, nicht vom sich entwickelnden Embryo selbst erzeugte und gelenkte Faktoren auf das sich entwickelnde neuronale System einwirken, desto deutlicher wird die Dynamik und Richtung der weiteren Entwicklung durch diese Einwirkungen aus der äußeren Welt bestimmt. Die **Gehirnentwicklung** kann daher als ein **sich selbst organisierender und durch Interaktionen mit der äußeren Welt gelenkter Prozess** verstanden werden.

Es ist keiner der Milliarden von Nervenzellen »bekannt«, wann sie aufhören muss, sich zu teilen, wohin sie anschließend zu migrieren und ihre Fortsätze auszuwachsen hat, mit welchen anderen Nervenzellen sie Verbindung aufnehmen und Synapsen ausbilden soll. Das genetische Programm versetzt Nervenzellen lediglich in die Lage, sich zu teilen, solange die äußeren Bedingungen (das lokale Mikroenvironment) dafür günstig sind, entlang bestimmten Signalstoffgradienten zu wandern und Fortsätze auszubilden, dendritische (postsynaptische) Angebote zu machen und axonale Präsynapsen auszubilden. Es handelt sich hierbei um ein Programm von Optionen, welches festlegt, was unter gewissen Bedingungen möglich ist, und was zu geschehen hat, wenn sich diese Gegebenheiten ändern, entweder als Folge der eigenen Wachstumsdynamik (Gradienten von Nährstoffen, Metaboliten, Signalstoffen, Adhäsionsmolekülen etc.) oder durch äußere Faktoren (sensorische Eingänge, äußere Einwirkungen auf das innere Bedingungsgefüge). Jede Veränderung der äußeren Welt, die stark genug ist, um das in der »Innenwelt« des sich entwickelnden Gehirns herrschende Bedingungsgefüge zu verschieben, kann die dort ablaufenden Wachstums- und Differenzierungsprozesse in eine bestimmte (ohne diese Einwirkung nicht oder noch nicht eingeschlagene) Richtung lenken. Wird der sukzessive Ablauf dieser Entwicklungsprozesse an irgendeiner Stelle gestört, kann sich dies auch auf alle nachfolgenden Entwicklungsschritte in all jenen Systemen auswirken, die funktionell von dieser Einwirkung betroffen sind.

Die ständige Anpassung synaptischer Verschaltungen an sich fortwährend verändernde Nutzungsbedingungen ist für die Aufrechterhaltung der funktionellen Integrität des sich entwickelnden Gehirns von grundlegender Bedeutung (Mattson u. Kater 1989; Vaughn 1989; Dawirs et al. 1992). Dabei bietet insbesondere die Kompensationstheorie der Synaptogenese wichtige Grundlagen zum Verständnis des synergetischen Prinzips einer **adaptiven Strukturentwicklung** (Wolff u. Wagner 1983; Dammasch et al. 1986).

Mithin ist das Nervensystem als offenes dynamisches System und somit als kommunikativ-morphogenetisch zu verstehen, d. h. in der Offenheit für Einwirkungen aus der Umwelt stellt sich die Ausbildung sinnvoller neuronaler Verschaltungen und Aktivierungsmuster für bewährtes Verhalten der Organismen als eine dem Nervensystem inhärente Eigenschaft dar.

In zahlreichen Studien konnte gezeigt werden, dass unterschiedlich strukturierte **Umweltbedingungen** während der vor- und nachgeburtlichen Entwicklung wesentlichen Anteil an der Ausformung adulter Verhaltensrepertoires sowie insbesondere auch neuromorphologischer Differenzierungsprozesse haben. Im Rahmen von sog. »Cross-fostering-Experimenten« ließ sich nachweisen, dass schon natürliche Unterschiede des mütterlichen Aufzuchtsverhaltens, wie sie bei verschiedenen Müttern innerhalb eines Rattenstamms auftreten, die Gehirnentwicklung der Nachkommen beeinflussen (Liu et al. 1997). Wie stark der **Einfluss frühkindlicher Erfahrungen** auf die Verhaltensentwicklung ist, zeigt sich z. B. auch darin, dass sich bei Ratten das durch pränatalen Stress erzeugte auffällige Verhalten durch entsprechende postnatale Fürsorge wieder vollständig und andauernd aufheben lässt (Wakshlak u. Weinstock 1990).

Eines der am besten untersuchten Systeme, dessen Entwicklung stark von Umwelteinflüssen und den vom Kind gemachten eigenen Erfahrungen abhängt, ist das **Stresssystem**, das seinerseits wiederum entscheidenden Einfluss auf die Entwicklung bzw. Plastizität des Gehirns hat (Hüther 1998). Eine längere Trennung von der Mutter führt bei neugeborenen Nagern zu einer unkontrollierbaren Stressreaktion. Im frontalen Kortex deprivierter Ratten lässt sich, wie auch in anderen Gehirnarealen, sowohl eine erhöhte Apoptose- als auch eine verminderte Zytogeneserate beobachten (Zhang et al. 2002). Im Erwachsenenalter zeigen diese Tiere, die u. a. ängstlicher sind und sich in neuen Umgebungen schlechter zurechtfinden, bereits bei geringer Belastung eine überschießende Kortikoidausschüttung und Veränderungen ihres dopaminergen Systems (Anand u. Scalzo 2000).

Neben Hormonen kommt den **Neurotransmittern** eine entscheidende Bedeutung für Entwicklungs- und Strukturierungsprozesse im zentralen Nervensystem zu. So regulieren Neurotransmitter das Auswachsen der axonalen Wachstumskegel (Haydon et al. 1984; Mattson et al. 1988; Mattson u. Kater 1989), sind an der Steuerung progressiver und regressiver Aspekte der strukturellen Reorganisation neuronaler Verschaltungen beteiligt und steuern die Proliferation und den physiologischen Zelltod der Nervenzellen (Mattson et al. 1988).

Besonders den **biogenen Aminen** werden im zentralen Nervensystem neben ihrer Funktion als Neurotransmitter im eigentlichen Sinne solche trophischen und modulatorischen Funktionen zugeschrieben. Monoaminerge Projektionen übernehmen organisierende und kontrollierende Funktionen bei der axonalen Aussprossung und der Synaptogenese (Buznikow et al. 1999), und selbst im erwachsenen Gehirn sind sie in die Stabilisierung und Reorganisation neuronaler Verschaltungen involviert (Matsukawa et al. 1997). Die ausgesprochen plastischen monoaminergen Projektionen wachsen noch lange nach der Geburt weiter aus und entwickeln charakteristische, ebenfalls **nutzungsabhängig herausgeformte Projektionsmuster**. Die **Dichte** dieser afferenten Nervenfasern und Präsynapsen in verschiedenen Projektionsgebieten ist in ihrer **frühen Entwicklung** durch frühe Erfahrungen **beeinflussbar**, so z. B. durch psychosoziale Stimulation, psychosozialen Stress und mangelnde frühe Bindung (Clarke et al. 1996; Hall et al. 1998). Aber auch bereits pränatal kann Stress die Ausbildung der monoaminergen Systeme verändern (Peters 1984; Peters 1986).

13

Die Ausbildung der monoaminergen Systeme wird also während der Entwicklung des zentralen Nervensystems durch die individuell vorgefundenen Entwicklungs- und Umgebungsbedingungen beeinflusst, gleichzeitig beeinflussen die so entstandenen monoaminergen Systeme selbst die weitere Entwicklung des Gehirns.

13.3.2 Ausbildung dopaminerger Projektionen

Dopaminsynthetisierende und -freisetzende Nervenzellen sind bereits sehr früh während der Embryonalentwicklung nachweisbar, am 12. Tag bei der Ratte und in der 4. Schwangerschaftswoche beim Menschen (Pendleton et al. 1998). Wie viele andere Transmitter und Neuromodulatoren wirkt auch Dopamin während der Embryogenese als Signalstoff und trophischer Faktor (Lauder 1988). Es ist an der **Regulation morphogenetischer Prozesse** in den jeweiligen Zielgebieten dopaminerger Projektionen im sich entwickelnden Gehirn beteiligt, z. B. durch Stimulation des Neuritenwachstums kortikaler Neurone (Todd 1992). Die nigrostriatalen, mesolimbischen und mesokortikalen dopaminergen Projektionen entwickeln sich postnatal noch sehr lange weiter und erreichen ihre maximale Innervationsdichte erst mit dem Eintritt in die Adoleszenz, sowohl bei Nagetieren (Restani et al. 1990; Moll et al. 2000) als auch bei Primaten (Goldman-Rakic u. Brown 1982; Lewis et al. 1998). Anschließend kommt es zu einer altersabhängigen progressiven Regression der dopaminergen Innervationsdichte in den jeweiligen Zielgebieten, die im Basalganglienbereich auch beim Menschen mit bildgebenden Verfahren nachweisbar ist (van Dyck et al. 1995).

Während die Ursprungsneurone der striatalen dopaminergen Afferenzen in der Substantia nigra lokalisiert sind, stammen die dopaminergen Afferenzen in Nucleus accumbens, Septum, Amygdala, Hippocampus und Kortex aus dopaminergen Kerngebieten des ventralen Tegmentum (Smith u. Kieval 2000, ▶ Kap. 1). Phylogenetisch ist es im Verlauf der Säugetierentwicklung beim Übergang zu den Primaten zu einer massiven Ausbreitung und Intensivierung der kortikalen dopaminergen Innervation gekommen. Mesokortikale dopaminerge Projektionen innervieren bei Primaten und beim Menschen den gesamten Kortex in einem rostrokaudalen Gradienten mit einer besonders hohen Dichte im präfrontalen Kortex (Gaspar et al. 1989). Diese Zunahme und Ausbreitung der kortikalen dopaminergen Innervation korreliert mit der für Primaten typischen Beteiligung des Kortex an der Prozessierung sensorischer Eingänge, der Ausdehnung assoziativer Areale und den damit einhergehenden Verbesserungen der sensorischen Integrationsfähigkeit (Fuster 1989; Smeets et al. 2000).

Neben seiner Funktion als Neurotransmitter und Neuromodulator ist Dopamin, das im Kortex vorwiegend durch freie Nervenendigungen in den extrazellulären Raum ausgeschüttet wird, aufgrund seiner Wirkungen auf die Genexpression von Neuronen und Astrozyten (Induktion von sog. *immediate early genes*) und der damit einhergehenden vermehrten Bereitstellung neurotropher Faktoren entscheidend an der **Regulation struktureller Umbau- und Reorganisationsprozesse kortikaler Netzwerke** von Primaten beteiligt (Übersicht: Walters et al. 2000).

Auch beim Menschen sollte mesokortikalen dopaminergen Projektionen aufgrund ihrer trophischen Wirkungen eine besondere Bedeutung für nutzungsabhängige Anpassungsleistungen und die Verankerung neuer Erfahrungen zukommen. Gleichzeitig sind dopaminerge Afferenzen insbesondere des präfrontalen Kortex an der Regulation von Aufmerksamkeits- und kognitiven Prozessen und an der Verstärkung von Intentionen und deren Umsetzung in entsprechende Handlungen beteiligt (Übersicht: Nieoullon 2002).

Zur Aktivierung dopaminerger Neurone im Mittelhirn kommt es immer dann,
- wenn etwas Neuartiges wahrgenommen wird,
- wenn neue assoziative Verknüpfungen hergestellt werden,

- wenn unerwartet auftretende Reize eine Aktivierung stresssensitiver neuronaler Netzwerke auslösen (Bedrohung),
- wenn diese Aktivierung durch eine erfolgreich eingesetzte Bewältigungsstrategie abgestellt werden kann (Belohnung; Übersicht: Ljungberg et al. 1992).

Die mit einer solchen **phasischen Aktivierung** einhergehende Dopaminfreisetzung in den distalen Projektionsgebieten führt zu einem massiven Anstieg des extrazellulären Dopaminspiegels um etwa das 60-fache (von 4 nM auf ca. 250 nM; Garris et al. 1994). Unter diesen Bedingungen kommt es über die Aktivierung von Dopaminrezeptoren benachbarter Neurone und Astrozyten zur Induktion von sog. *immediate early genes* (c-fos, CREB etc.) und damit einhergehend zu einer vermehrten Synthese und Freisetzung neurotropher Peptide. Diese **Wachstumsfaktoren** stimulieren nicht nur das Neuritenwachstum benachbarter Neurone, sondern fördern auch das Auswachsen axonaler Fortsätze der betreffenden dopaminergen Afferenzen. Je häufiger es also während der Ausbildung dopaminerger Projektionen zur Aktivierung der dopaminergen Neurone im Mittelhirn kommt, desto stärker wird das weitere Wachstum und die Ausbreitung dopaminerger Axone in den distalen Zielgebieten stimuliert, insbesondere im frontalen Kortex.

Tierexperimentell lassen sich Veränderungen der dopaminergen Innervationsdichte dadurch hervorrufen, dass Versuchstiere unter Bedingungen aufgezogen werden, die entweder besonders wenige neuartige Stimuli bieten (die nur selten zur Aktivierung des dopaminergen Systems führen) oder die als sog. *enriched environments* eine Vielzahl neuartiger (eine häufige Stimulation dopaminerger Aktivität auslösender) Reize enthalten. Erstere entwickeln eine dopaminerge **Hypoinnervation**, letztere eine dopaminerge **Hyperinnervation** des präfrontalen Kortex (Winterfeld et al. 1998; Neddens et al. 2001) bzw. des Striatum (Lehmann et al. 2002). Diese Veränderungen sind assoziiert mit einer veränderten Ausbildung weiterer Transmittersysteme (Crespi et al. 1992; Park et al. 1992; Fulford u. Marsden 1997) und gehen mit charakteristischen Veränderungen verschiedenster Verhaltensmerkmale der betreffenden Versuchstiere im Erwachsenenalter einher (Morgan et al. 1975; Jones et al. 1991; Hall 1998). Durch **gezielte Veränderungen der Entwicklungs- und Umgebungsbedingungen** läßt sich die Ausformung einzelner Verhaltensmerkmale (Impulsivität, Ängstlichkeit, Lernfähigkeit, Stressanfälligkeit etc.) sogar so weit verändern, dass sich die erwachsenen Tiere kaum noch von Inzuchtstämmen unterscheiden, die diese Merkmale angeborenermaßen herausbilden (Gentsch et al. 1981).

13.3.3 Ausbildung frontokortikaler Netzwerke

Die Neuronensysteme des präfrontalen Kortex ermöglichen ganz entscheidend die Steuerung, Kontrolle und Regulation bewussten Verhaltens. Hierzu trägt in besonderer Weise das sog. **Arbeitsgedächtnis** bei, das in Form labiler Aktivierungsmuster innerhalb der komplexen synaptischen Verschaltungen des präfrontalen Kortex immer wieder neu aufgebaut wird, aber jeweils nur über einen relativ kurzen Zeitraum aufrechterhalten werden kann. Zum Aufbau dieser Aktivierungsmuster werden zu früheren Zeitpunkten entwickelte und durch synaptische Bahnungsprozesse stabilisierte interne Repräsentanzen von wiederholt erfolgreich eingesetzten Verhaltensweisen benutzt. Diese einmal stabilisierten »inneren Muster« werden vom präfrontalen Kortex gewissermaßen »online« eingesetzt, um das Verhalten zu lenken, und zwar auch in Abwesenheit von äußeren Schlüsselreizen (*environmental cues*).

Auf diese Weise werden die Verhaltensweisen »**autonom**« **steuerbar** und verlieren ihre ursprüngliche Abhängigkeit von äußeren Auslösern. Gleichzeitig wird es mit Hilfe dieser inneren Repräsentanzen möglich, relevante von irrelevanten Stimuli zu unterscheiden und ungeeignete Verhaltensreaktionen sowie ablenkende sensorische Eingänge (Interferenzen) zu inhibieren, also **an inneren Orientierungen ausgerichtete Handlungen zu planen und zielgerichtet und erfolgreich auszuführen** (Robbins 1996). Die frontokortikalen Netzwerke sind dabei eng mit den älteren subkortikalen verhaltenssteuernden Netzwerken verbunden und bilden gemeinsam mit diesen die strukturelle Grundlage für motivationale, exekutive und soziale Verhaltensweisen (Masterman u. Cummings 1997). Versuchstiere wie auch Patienten, bei denen die »innere« Organisation des präfrontalen Kortex gestört ist, zeigen Defizite bei der Regulation ihrer Aufmerksamkeit und bei der Organisation und Kontrolle ihres Verhaltens. Sie sind schwer motivierbar, leicht ablenkbar und reagieren oft impulsiv (Stuss et al. 1994).

Die Ausbildung dieser frontokortikalen und kortikolimbischen Verschaltungen während der Gehirnentwicklung ist ein äußerst komplizierter und höchst störanfälliger Prozess, dessen Verlauf und Ergebnis beim Menschen ganz wesentlich durch die während der **Kindheit** gemachten eigenen **Erfahrungen** bestimmt werden. Genetisch gesteuert ist hierbei nur der während der pränatalen und postnatalen Entwicklung ablaufende Prozess der Herausbildung eines Überangebots an axonalen und dendritischen Fortsätzen und Verbindungen sowie eines Überschusses entsprechender »synaptischer Angebote« (*experience expectant connectivity and synaptic offerings*; Übersicht: Joseph 1999).

Beim Menschen wird das Maximum synaptischer Angebote und die höchste Synapsendichte im präfrontalen Kortex etwa im 6. Lebensjahr erreicht. Während dieser Phase müssen Kindern vielfältige Gelegenheiten geboten werden, möglichst viele dieser Angebote **nutzungsabhängig zu stabilisieren**, d. h. insbesondere unter Anleitung durch geeignete Vorbilder diejenigen synaptischen Aktivierungsmuster wiederholt aufzubauen und dadurch auch strukturell zu stabilisieren, die später als innere Repräsentanzen zur Planung und Organisation von Verhaltensweisen benutzt werden. Gelingt es einem Kind während dieser Entwicklungsphase nicht, diese hochkomplexen Aktivierungsmuster in seinen frontokortikalen Netzwerken aufzubauen und zu stabilisieren, so fehlt ihm später die Möglichkeit, sein Verhalten »autonom« unter Zuhilfenahme innerer handlungsleitender Muster zu steuern und zu regulieren. Alle jene neuronalen Verschaltungen, die während dieser Entwicklungsphase nicht in funktionelle »innere Bilder« integriert und auf diese Weise nutzungsabhängig stabilisiert werden können, gehen zugrunde und werden wieder abgebaut (*pruning*).

Tierexperimentell läßt sich durch **Modulationen der postnatalen Entwicklungsbedingungen** (Einengung bzw. Erweiterung des Spektrums früher Erfahrungen, das jungen Versuchstieren durch mehr oder weniger komplexe Aufzuchtbedingungen geboten wird) nicht nur die synaptische Dichte, die Ausbreitung dendritischer Fortsätze und das Ausmaß an neuronaler Konnektivität verringern oder erhöhen, sondern sogar die Dicke des Kortex und seine vaskuläre Versorgung (Rosenzweig u. Bennet 1996; Morgensen 1991).

13

Als besonders ungünstig für die Herausbildung synaptischer Angebote und für die Stabilisierung komplexer Verschaltungsmuster im frontalen Kortex haben sich dabei Bedingungen erwiesen, unter denen Versuchstiere **Irritationen, Stress und psychischen Belastungen während ihrer frühen Phase der Gehirnentwicklung** ausgesetzt waren. Die sich unter diesen Bedingungen ausbreitenden unspezifischen Erregungsabläufe können selbst bei Erwachsenen den Rückgriff auf bereits etablierte innere Repräsentanzen (stressmediiertes funktionelles Frontalhirndefizit) verhindern. Während der Phase der Gehirnentwicklung wird unter derartigen Irritationen und Belastungen jedoch bereits der Aufbau und die Stabilisierung entsprechender Muster beeinträchtigt.

Eine entscheidende Rolle spielen hierbei die unter Bedingungen von Stress, Überreizung und emotionalen Belastungen vermehrt ausgeschütteten Katecholamine (Arnsten 1998). Sie beeinflussen die im präfrontalen Kortex erzeugten Aktivierungsmuster und behindern auf diese Weise den Rückgriff auf innere handlungsleitende und orientierungsbietende Repräsentanzen. Aufgrund ihrer neurotrophen Wirkungen **fördern** sie in übermäßig starkem Maße immer **neue Reorganisationsprozesse** und **verhindern** den Aufbau **stabiler Verschaltungsmuster**. Die entscheidenden protektiven Faktoren, die einen Schutz vor der Ausbreitung derartiger übermäßiger unspezifischer Erregungen bieten können, sind Liebe, Geborgenheit, Vertrauen und Sicherheit bietende **Bindungsbeziehungen** und Orientierung, Haltungen und Werte bietende **Vorbilder**.

13.3.4 Entwicklungsneurobiologische Modellvorstellung der ADHS

Auf der Grundlage der bisher vorliegenden Erkenntnisse über den Einfluss der jeweils vorgefundenen Entwicklungs- und Umgebungsbedingungen auf die Ausbildung des dopaminergen Systems und der präfrontalen und kortikolimbischen Verschaltungsmuster lässt sich folgende Modellvorstellung der ADHS ableiten:

Bereits während früher Phasen der Gehirnentwicklung – vor der Manifestation eines ADHS-Verhaltensmusters – kann es durch **übermäßig häufige Aktivierungen des sich entwickelnden dopaminergen Systems** zu einer übermäßigen Stimulation von axonalem Wachstum und *axonal sprouting* der in striatale, limbische und insbesondere frontokortikale Projektionsgebiete einwachsenden dopaminergen Projektionen kommen. Als mögliche Gründe für eine übermäßig häufige Stimulation dopaminerger Neurone im Mittelhirn kommen insbesondere frühe Reizüberflutung und/oder unzureichende Reizabschirmung in Betracht.

Auf Seiten der primären Bezugspersonen könnten hierfür eine maßgebliche Rolle spielen:

- unsichere Bindungsbeziehungen,
- fehlende Strukturen und Rituale,
- inkompetente Erziehungsstile und Überlastungen der Eltern und
- daraus resultierende übermäßige Reizexpositionen.

Auf Seiten der Kinder könnten zu einer Überstimulation des dopaminergen Systems führen:

- angeborene oder erworbene Störungen verschiedenster Genese (► 13.2.6),
- frühe Traumatisierungen,
- besondere Sensibilitäten und Reizoffenheit sowie
- ein *mismatch* zwischen elterlichen Erwartungen und kindlichen Temperamentseigenschaften und Verhaltensweisen.

Wie neuere Untersuchungen mittels Embryotransfer und *cross-forstering* bei Mäusen gezeigt haben, können besondere Verhaltenweisen (Irritierbarkeit, Impulsivität, exploratives Verhalten) bereits intrauterin erworben werden (Crabbe u. Phillips 2003; Francis et al. 2003).

Unabhängig davon, wodurch übermäßig häufige Aktivierungen des dopaminergen Systems und die damit einhergehende Stimulation des Wachstums dopaminerger Projektionen ausgelöst wurden, könnte eine **dopaminerge Hyperinnervation insbesondere des präfrontalen Kortex** für dessen weitere strukturelle Entwicklung ausgesprochene Konsequenzen haben:

- Zu häufig könnte es durch die neurotrophen Wirkungen des vermehrt ausgeschütteten Dopamins zur Stimulation von Wachstums- und Reorganisationsprozessen innerhalb der in diesem Bereich noch nicht stabilisierten neuronalen Netzwerke und synaptischen Verschaltungen kommen.
- Gleichzeitig würden die o. g. Störfaktoren (Überreizung und mangelnde Reizabschirmung, wenig Sicherheit bietende Bindungsbeziehungen, Inkonsequenz elterlicher Erziehungsstile, elterlicher Erwartungsdruck) den Aufbau stabiler Aktivierungsmuster und die Konsolidierung innerer Orientierung bietender Repräsentanzen verhindern.
- Die Angebote an neuronalen Verschaltungen und synaptischen Kontakten könnten unter diesen Bedingungen nur unzureichend genutzt werden und zu einem übermäßig starken Pruning-Effekt (Rückbildung nicht nutzungsabhängig stabilisierter Angebote) führen.
- Die damit einhergehende **unzureichende Entwicklung exekutiver Funktionen** könnte ihrerseits (u. a. über Schwierigkeiten auf der Ebene von Handlungsplanung, Aufmerksamkeitsfokussierung, Impulskontrolle und Folgenabschätzung) wiederum eine erhöhte Empfindlichkeit gegenüber Überstimulationen und übermäßig häufige Aktivierungen dopaminerger Neurone nach sich ziehen.

Damit könnte ein »Teufelskreis« entstehen, der nur schwer von außen zu durchbrechen ist. Eine Vielzahl anderer Funktionen und Entwicklungsprozesse würde dadurch beeinflusst, sodass es im Zuge nutzungsabhängiger Anpassungsprozesse nachfolgend zu Veränderungen auf unterschiedlichen strukturellen und funktionellen Ebenen und in verschiedensten Bereichen innerhalb des ZNS kommen könnte (► 13.2.3).

13.4 Neurobiologische Auswirkungen therapeutischer Interventionen

13.4.1 Behandlung mit Psychostimulanzien

Die durch Verabreichung von Psychostimulanzien (Methylphenidat, D-Amphetamin) bei Kindern mit einem ADHS-Verhaltensmuster eintretenden, z. T. beeindruckenden **Verbesserungen der klinischen Symptomatik** sind bereits seit langem bekannt. Sie wurden auch als ein zentrales Element der Theoriebildung benutzt – und gelegentlich sogar als diagnostisches Kriterium verwendet – um die Modellvorstellung einer unzureichenden dopaminergen Aktivität im Gehirn der betreffenden Kinder zu stützen. Frühe tierexperimentelle Untersuchungen der Wirkungsmechanismen von Psychostimulanzien hatten gezeigt, dass diese Substanzen zu einer **Hemmung der Dopaminwiederaufnahme** bei gleichzeitiger Stimulation der

Tab. 13.2. Neurobiologische Auswirkungen therapeutischer Interventionen

Verfahren	Konstrukt	Prozess	Effekt
Psychostimulanzien (orale Einnahme in klinischer Dosierung von Methylphenidat, D-Amphetamin)	Modulation der dopaminergen Aktivität	Hemmung der Dopaminwiederaufnahme Erhöhung des extrazellulären Dopaminspiegels Aktivierung dopaminerger Autorezeptoren	»Normalisierung« eines hypoaktiven dopaminergen Systems (Ausgleich eines »Dopamindefizits«) **oder** »Normalisierung« eines hyperinnervierten dopaminergen Systems (Hemmung der impulsgetriggerten Dopaminfreisetzung)
Neurofeedback	Modulation der hirnelektrischen Aktivität		
EEG-Frequenzbandtraining		Erhöhung höherer und Reduzierung niedrigerer EEG-Frequenzanteile	»Stärkung« tonischer kortikaler Aktivierungsprozesse (»Aufrechterhaltung neuronaler Ressourcen«)
Training langsamer kortikaler Potenziale		Verbesserung der Regulation von Negativierung (Erniedrigung der Erregungsschwelle) und Positivierung (Erhöhung der Erregungsschwelle)	»Stärkung« phasischer kortikaler Aktivierungsprozesse (»Mobilisierung neuronaler Ressourcen«)

Dopaminfreisetzung an dopaminergen Präsynapsen führen (Übersicht: Solanto 1998). Auf der Grundlage dieser Befunde wurden die Psychostimulanzien als eine Substanzgruppe betrachtet, die generell zu einer Erhöhung des extrazellulären Dopaminspiegels führt. Konsequenterweise wurde für psychiatrische Störungen, bei denen die Verabreichung von Psychostimulanzien zu einer Verbesserung der klinischen Symptomatik führte, das Vorliegen eines »**Dopamindefizits**« postuliert und in einen kausalen Zusammenhang mit der Manifestation der betreffenden Störung gebracht (◘ Tab. 13.2).

In weiteren psychopharmakologischen Untersuchungen konnte gezeigt werden, dass die Wirkungen von Psychostimulanzien auf das dopaminerge System entscheidend von der Dosierung und der Geschwindigkeit der Anflutung der betreffenden Substanzen abhängen (Volkow et al. 1998).

Bei **hoher** Dosierung und **rascher** Anflutung führen Amphetamine, auch Methylphenidat und Kokain, zu einer massiven und impulsunabhängigen Dopaminfreisetzung. Unter diesen Bedingungen, also in hoher Dosierung entweder »geschnupft« oder injiziert, kommt es zu den aus den Wirkungen des dopaminergen Systems auf frontokortikale und kortikolimbische Netzwerke ableitbaren antriebssteigernden und die Umsetzung innerer Impulse verstärkenden Effekten. Die damit einhergehenden euphorisierenden Effekte, Allmachtsgefühle, Größenphantasien und Potenzsteigerungen bilden die Grundlage für das Abhängigkeitspotenzial, das bei dieser Einnahmeform von Psychostimulanzien besteht.

In **geringen Dosierungen oral** eingenommen werden dieselben Substanzen wesentlich langsamer und in niedrigen Konzentrationen im Gehirn angeflutet. Unter diesen Bedingungen bewirken sie lediglich eine Hemmung der Dopaminwiederaufnahme und eine daraus resultierende leichte Erhöhung der extrazellulären Dopaminkonzentration. Diese Erhöhung des extrazellulären Dopaminspiegels ist im Vergleich zu der durch höhere Dosierungen und rasche Anflutung ausgelösten, impulsunabhängigen Dopaminfreisetzung als moderat anzusehen (2- bis 10-fach gegenüber 100- bis 1000-fach). Sie ist aber ausreichend, um die an den dopaminergen Präsynapsen lokalisierten Dopaminautorezepetoren zu aktivieren und auf diese Weise jede weitere, impulsgetriggerte Dopaminfreisetzung zu unterbinden (Übersicht: Seeman u. Madras 1998; Solanto 1998).

Im Gegensatz zu den Vorstellungen einer durch Psychostimulanzien hervorgerufenen vermehrten Dopaminfreisetzung muss nach diesen Befunden von einer **Inhibition der impulsgetriggerten Dopaminfreisetzung** nach oraler Einnahme von Amphetaminen, Methylphenidat oder Kokain ausgegangen werden (◘ Tab. 13.2). Ein nach der o. g. entwicklungsneurobiologischen Modellvorstellung überstark ausgebildetes dopaminerges System würde so durch die in klinischer Dosierung durchgeführte orale Einnahme von Psychostimulanzien gewissermaßen »stillgelegt«. Neue äußere Stimuli oder innere Impulse würden dann zwar noch zu einer Aktivierung der dopaminergen Neurone führen, an deren Fortsätzen in den distalen Zielgebieten würde jedoch Dopamin nicht mehr in »übermäßiger« Weise freigesetzt. Das überstark ausgebildete dopaminerge System wäre dann gewissermaßen »abgeschaltet«, die Aufmerksamkeit würde besser fokussierbar, Impulse besser kontrollierbar sowie bis dahin entwickelte innere Repräsentanzen und handlungsleitende Muster besser nutzbar.

Die neurobiologischen Auswirkungen einer langfristigen oralen Einnahme von Psychostimulanzien während der Kindheit sind bisher kaum untersucht und daher gegenwärtig nicht abschätzbar. Die **dauerhafte Verminderung** der **impulsgetriggerten Dopaminfreisetzung** könnte zu folgenden Effekten führen:

1. Langfristig könnte es zu einer unzureichenden Stimulation des weiteren Wachstums dopaminerger Fortsätze in den Projektionsgebieten kommen. Hierfür gibt es erste tierexperimentelle Hinweise (Moll et al. 2001). Klinisch lässt sich jedoch selbst nach jahrelanger Methylphenidateinnahme keine deutliche und stabile Verbesserung der ADHS-Symptomatik nach Absetzen der Medikation verzeichnen. Diese Beobachtung könnte darauf hindeuten, dass es während des Verabreichungszeitraums nicht zu einer hinreichend starken Regression des weiteren Wachstums bzw. nicht zu einer »Normalisierung« des möglicherweise überstark entwickelten dopaminergen Systems kommt.
2. Eine zweite langfristige Auswirkung der medikamentösen Verminderung der impulsgetriggerten Dopaminfreisetzung wäre auf der Ebene der Herausformung und Stabilisierung innerer, handlungsleitender Repräsentanzen in Form frontokortikaler und frontolimbischer Verschaltungsmuster zu suchen. Würden vor der Medikation – durch eine erhöhte Dopaminfreisetzung in diesen Projektionsgebieten – zu intensive neurotrophe Effekte die Stabilisierung handlungsleitender Verschaltungsmuster behindern, so käme es durch eine verminderte Dopaminfreisetzung und die damit einhergehende unzureichende Bildung neurotropher Faktoren zu einer möglicherweise zu stark eingeschränkten Fähigkeit, neue Erfahrungen in Form innerer Repräsentanzen strukturell zu organisieren. Dies könnte vielleicht die Schwierigkeiten dieser Kinder miterklären, komplexere und insbesondere längerfristige aufgaben- bzw. problemorientierte Verhaltensweisen erfolgreich zu erlernen.

13.4.2 Neurofeedback-Training

In einem Neurofeedback-Training wird mittels kontingenter Rückmeldungen von EEG-Anteilen die **gezielte Modulation** bestimmter Anteile **der hirnelektrischen Aktivität** eingeübt. Dabei werden zwei Neurofeedback-Varianten unterschieden (■ Tab. 13.2).

Das EEG-Frequenzbandtraining. Es ist gekennzeichnet durch gleichzeitige Verminderung der Anteile des theta-Bandes (4–8 Hz) und Erhöhung der Anteile des beta-Bandes (13–20 Hz) und soll sich durch eine »kontinuierliche Stärkung« spezifischer höherer Frequenzanteile bei gleichzeitiger Reduzierung niedriger Frequenzanteile auf den **tonischen Aspekt kortikaler Aktivierungsprozesse** auswirken. Dies soll einem aufmerksamen, aber dennoch »gelassenen« Zustand, der über einen längeren Zeitraum aufrechterhalten werden kann, entsprechen. Durch häufiges Trainieren soll sich dieser Zustand »einprägen« und im Alltag bei Bedarf aktivierbar sein. Obgleich erste positive Ergebnisse berichtet wurden (Lubar et al. 1995; Linden et al. 1996), fehlen kontrollierte Studien zur Effektivität und zu möglichen zentralnervösen Wirkmechanismen.

Das Training langsamer kortikaler Potenziale. Für deren Generierung spielen frontokortikale Netzwerke eine entscheidende Rolle, und sie spiegeln die **Mobilisierung** von **hirnelektrischen Aktivitäten** für Gedanken, Gefühle und Bewegungen wider. Die **Selbstregulation langsamer kortikaler Potenziale** (d. h. Negativierungen und Positivierungen) über bestimmten Ableitstellen/Gehirnarealen soll erlernt bzw. verbessert werden (Rockstroh et al. 1990). Negativierungen könnten dabei einem Absinken der Erregungsschwelle lokaler zerebraler Neuronenverbände entsprechen und kognitive oder motorische Prozesse, die mit den betreffenden kortikalen Regionen assoziiert sind, forcieren bzw. erleichtern (Kotchoubey 1999). Die Zunahme der Regulationsfähigkeit der langsamen kortikalen Potenziale soll sich auf den **phasischen Aspekt der kortikalen Aktivierung**, wie er z. B. zur Aufmerksamkeitssteuerung benötigt wird, auswirken. Dieses Training soll die neuronalen Netzwerke im Gehirn fazilitieren, die u. a. für eine **Mobilisierung von Aufmerksamkeitsressourcen** wesentlich sind.

In einer ersten Studie mit dem Neurofeedback-System **GöFI** (Göttinger Feedback; Heinrich et al. 1998) konnten bei Kindern mit ADHS, die ein Training langsamer kortikaler Potenziale absolvierten, sowohl auf Verhaltens- als auch auf neurophysiologischer Ebene positive Effekte wie

- Abnahme der ADHS-Symptomatik nach Elterneinschätzung,
- Abnahme der Impulsivitätsfehler und
- Anstieg der kontingenten negativen Variation bei Durchführung einer Daueraufmerksamkeitsaufgabe mit Warnreiz (CPT-OX)

aufgezeigt werden (Heinrich et al. 2004). Neurofeedback könnte somit ein effektiver Baustein zur Behandlung von Kindern mit einem ADHS-Verhaltensmuster im Rahmen eines multimodalen Trainings- und Behandlungskonzepts werden.

Entscheidend wichtig ist bei einem solchen Neurofeedback-Training auch das Erleben der Kinder, selbst Wirkungen (hier die Modulation ihrer elektrischen Hirnaktivität) hervorrufen und zur **Steuerung ihres eigenen Verhaltens** einsetzen zu können. In diesem Sinne kann Neurofeedback als ein neurobiologisch begründetes Verhaltenstraining zur Verbesserung der Selbststeuerungsfähigkeiten der Kinder mit einem ADHS-Verhaltensmuster angesehen werden.

13.4.3 Psychotherapeutische und psychosoziale Interventionen

Durch den Einsatz funktionell-bildgebender Verfahren ließ sich bei verschiedenen psychiatrischen Störungen aufzeigen, dass psychotherapeutische Interventionen ebenso wie medikamentöse Behandlungen sogar noch im adulten Gehirn zu nutzungsabhängigen Umstrukturierungen neuronaler Netzwerke führen können. Aus entwicklungsneurobiologischer Perspektive ist davon auszugehen, dass derartige strukturelle Reorganisationsprozesse umso leichter auslösbar sind und umso besser gelingen, je früher sie initiiert werden, d. h. je jünger der Betroffene ist und je plastischer die in seinem Gehirn angelegten neuronalen Verschaltungsmuster noch sind.

Die nachhaltigsten Veränderungen bisheriger Nutzungsmuster lassen sich bei Kindern durch Veränderungen der jeweiligen sozialen Beziehungs- und Bedingungsgefüge erreichen, welche ihr bisheriges Denken, Fühlen und Verhalten ermöglicht, bestimmt und gefestigt haben. Dabei sind die Fähigkeiten der Kinder zur Steuerung ihres eigenen Verhaltens (u. a. Kontingenzmanagement, soziales Kompetenztraining, Neurofeedback, s. oben), die Erziehungskompetenzen der Eltern und Bezugspersonen (u. a. Eltern-Kind-Training, Beratung und Training von Kindergarten und Schule) zu verbessern wie auch die Lebensräume der Kinder auf ihre Begabungen, Fähigkeiten und Besonderheiten hin auszurichten.

13.5 Präventive Maßnahmen

Seit der Etablierung des klinischen Störungsbildes ADHS sind Forschungsanstrengungen zur Aufklärung der mit dieser nach ICD-10 bzw. DSM IV definierten Störung assoziierten neurobiologischen Auffälligkeiten und der insbesondere durch medikamentöse Behandlungen auslösbaren therapeutischen Effekte gemacht worden. Nur wenig wurde bisher unternommen, um geeignete präventive

Maßnahmen zur Verminderung der Ausprägung eines ADHS-Verhaltensmusters zu erarbeiten, einzusetzen und im Rahmen vorbeugender Interventionsprogramme wissenschaftlich im Hinblick auf ihre Effizienz zu überprüfen. Dies wäre schon deshalb wichtig, da das ADHS-Verhaltensmuster als »Hochrisikobedingung« für die Entwicklung der betroffenen Kinder in unserer Gesellschaft angesehen werden muss, insbesondere auch im Hinblick auf die Ausbildung emotionaler Störungen des Kindesalters und Störungen des Sozialverhaltens.

Die entscheidenden Gründe für diese Defizite auf präventiver Ebene dürften einerseits in den mechanistischen Vorstellungen zu suchen sein, die bisher viele Forschungsanstrengungen ganz wesentlich beherrscht haben. Das primäre Ziel solcher Forschungsansätze war es, die »organischen« Ursachen dieses Störungsbildes aufzufinden und nach Möglichkeiten zur »Korrektur« dieser »neurobiologischen Defizite« zu suchen. Inzwischen ist deutlich geworden, dass durch die intensiv erforschte medikamentöse Behandlung eine Besserung der ADHS-Symptomatik – und damit auch eine »Entlastung« des erzieherischen Umfeldes und eine Verminderung der Gefahr weiterer Fehlentwicklungen – erreicht werden kann, aber keine Heilung im eigentlichen Sinne stattfindet.

In Zukunft sollte die Suche nach Möglichkeiten für präventive Interventionen und die Umsetzung erfolgreicher Präventivmaßnahmen ganz in den Mittelpunkt der Anstrengungen um das Wohl der Kinder mit einem ADHS-Verhaltensmuster gerückt werden. Hierbei müssen auch die in diesen Kindern liegenden Potenziale, ihre Begabungen und besonderen Fähigkeiten, die für eine Gesellschaft von großem Vorteil sind, zur Entfaltung kommen können.

Literatur

Anand KJ, Scalzo FM (2000) Can adverse neonatal experiences alter brain development and subsequent behavior? Biol Neonate 77: 69–82

Arnsten AF (1998) The biology of being frazzled. Science 280: 1711–1772

Arnsten AF (2001) Modulation of prefrontal cortical-striatal circuits: relevance to therapeutic treatments for Tourette syndrome and attention-deficit hyperactivity disorder. Adv Neurol 85: 333–341

Barkley RA (1997) Behavioral inhibition, sustained attention, and executive functions: constructing a unifying theory of ADHD. Psychol Bull 121: 65–94

Barry RJ, Clarke AR, Johnstone SJ (2003a) A review of electrophysiology in attention-deficit/hyperactivity disorder: I. Qualitative and quantitative electroencephalography. Clin Neurophysiol 114: 171–183

Barry RJ, Johnstone SJ, Clarke AR (2003b) A review of electrophysiology in attention-deficit/hyperactivity disorder: II. Event-related potentials. Clin Neurophysiol 114: 184–198

Biederman J, Milberger S, Faraone SV et al (1995) Impact of adversity on functioning and comorbidity in children with attention-deficit hyperactivity disorder. J Am Acad Child Adolesc Psychiatry 34: 1495–1503

Brandeis D, Banaschewski T, Baving L et al (2002) Multicenter P300 brain mapping of impaired attention to cues in hyperkinetic children. J Am Acad Child Adolesc Psychiatry 41: 990–998

Bush G, Frazier JA, Rauch SL et al (1999) Anterior cingulate cortex dysfunction in attention-deficit/hyperactivity disorder revealed by fMRI and the Counting Stroop. Biol Psychiatry 45: 1542–1552

Buznikov GA, Shmukler YuB, Lauder JM (1999) Changes in the physiological roles of neurotransmitters during individual development. Neurosci Behav Physiol 29: 11–21

Casey BJ, Castellanos FX, Giedd JN et al (1997) Implication of right frontostriatal circuitry in response inhibition and attention-deficit/hyperactivity disorder. J Am Acad Child Adolesc Psychiatry 36: 374–383

Castellanos FX (1997) Toward a pathophysiology of attention-deficit/hyperactivity disorder. Clin Pediatr 36: 381–393

Castellanos FX (2002) Proceed, with caution: SPECT cerebral blood flow studies of children and adolescents with attention deficit hyperactivity disorder. J Nucl Med 43: 1630–1633

Castellanos FX, Tannock R (2002) Neuroscience of attention-deficit/hyperactivity disorder: the search for endophenotypes. Nature Neurosci 3: 617–628

Castellanos FX, Giedd JN, Marsh WL et al (1996) Quantitative brain magnetic resonance imaging in attention-deficit hyperactivity disorder. Arch Gen Psychiatry 53: 607–616

Castellanos FX, Giedd JN, Berquin PC et al (2001) Quantitative brain magnetic resonance imaging in girls with attention-deficit/hyperactivity disorder. Arch Gen Psychiatry 58: 289–295

Cheon KA, Ryu YH, Kim YK, Namkoong K, Kim CH, Lee JD (2003) Dopamine transporter density in the basal ganglia assessed with [^{123}I]IPT SPET in children with attention deficit hyperactivity disorder. Eur J Nucl Med Mol Imaging 30: 306–311

Clarke AS, Hedeker DR, Ebert MH, Schmidt DE, McKinney WT, Kraemer GW (1996) Rearing experience and biogenic amine activity in infant rhesus monkeys. Biol Psychiatry 40: 338–352

Clarke AR, Barry RJ, McCarthy R, Selikowitz M (2001) EEG-defined subtypes of children with attention-deficit/hyperactivity disorder. Clin Neurophysiol 112: 2098–2105

Cook EH Jr, Stein MA, Krasowski MD, Cox NJ, Olkon DM, Kieffer JE, Leventhal BL (1995) Association of attention-deficit disorder and the dopamine transporter gene. Am J Hum Genet 56: 993–998

Crabbe JC, Phillips TJ (2003) Mother nature meets mother nature. Nature Neurosci 6: 440–442

Crespi F, Wright IK, Möbius C (1992) Isolation rearing of rats alters release of 5-hydroxytryptamine and dopamine in the frontal cortex: an in vivo electrochemical study. Exp Brain Res 88: 495–501

Crosbie J, Schachar R (2001) Deficient inhibition as a marker for familial ADHD. Am J Psychiatry 158: 1884–1890

Dammasch IE, Wagner GP, Wolff JR (1986) Self-stabilization of neuronal networks. Biol Cybern 54: 211–222

Dawirs RR, Teuchert-Noodt G, Kacza J (1992) Naturally occurring degrading events in axon terminals of the dentate gyrus and stratum lucidum in the spiny mouse (*Acomys cahirinus*) during maturation, adulthood and aging. Dev Neurosci 14: 210–220

Dougherty DD, Bonab AA, Spencer TJ, Rauch SL, Madras BK, Fischman AJ (1999) Dopamine transporter density in patients with attention deficit hyperactivity disorder. Lancet 354: 2132–2133

Ernst M, Liebenauer LL, King AC, Fitzgerald GA, Cohen RM, Zametkin AJ (1994) Reduced brain metabolism in hyperactive girls. J Am Acad Child Adolesc Psychiatry 33: 858–868

Ernst M, Zametkin AJ, Matochik JA, Jons PH, Cohen RM (1998) DOPA decarboxylase activity in attention deficit hyperactivity disorder adults. A [fluorine-18]fluorodopa positron emission tomographic study. J Neurosci 18: 5901–5907

Ernst M, Zametkin AJ, Matochik JA, Pascualvaca D, Jons PH, Cohen RM (1999) High midbrain [^{18}F]DOPA accumulation in children with attention deficit hyperactivity disorder. Am J Psychiatry 156: 1209–1215

Faraone SV (2003) Report from the 4th International Meeting of the Attention Deficit Hyperactivity Disorder Molecular Genetics Network. Am J Med Genet 121B: 55–59

Faraone SV, Doyle AE (2000) Genetic influences on attention deficit hyperactivity disorder. Curr Psychiatry Rep 2: 143–146

Faraone SV, Biederman J, Weiffenbach B et al (1999) Dopamine D4 gene 7-repeat allele and attention deficit hyperactivity disorder. Am J Psychiatry 156: 768–770

Filipek PA, Semrud-Clikeman M, Steingard RJ, Renshaw PF, Kennedy DN, Biederman J (1997) Volumetric MRI analysis comparing subjects having attention-deficit hyperactivity disorder with normal controls. Neurology 48: 589–601

Fisher SE, Francks C, McCracken JT et al (2002) A genomewide scan for loci involved in attention-deficit/hyperactivity disorder. Am J Hum Genet 70: 1183–1196

Fox NA, Rubin KH, Calkins SD et al (1995) Frontal activation asymmetry and social competence at four years of age. Child Dev 66: 1770–1784

Francis DD, Szegda K, Campbell G, Martin WD, Insel TR (2003) Epigenetic sources of behavioral differences in mice. Nature Neurosci 6: 445–446

Fulford AJ, Marsden CA (1997) Effect of isolation-rearing on noradrenaline release in rat hypothalamus and hippocampus in vitro. Brain Res 748: 93–99

Fuster JM (1989) The prefrontal cortex: anatomy, physiology and neuropsychology of the frontal lobe, 2nd edn. Raven, New York

Garris PA, Ciolkowski EL, Pastore P, Wightman RM (1994) Efflux of dopamine from the synpatic cleft in the nucleus accumbens of the rat brain. J Neurosci 14: 6084–6093

Gaspar P, Berger B, Febvret A, Vigny A, Henry JP (1989) Catecholamine innervation of the human cerebral cortex as revealed by comparative immunohistochemistry of tyrosine hydroxylase and dopamnie-β-hydroxylase. J Comp Neurol 279: 249–271

Gentsch C, Lichtsteiner M, Feer H (1981) Locomotor activity, defecation score and corticosterone levels during an open-field exposure. A comparison among individually and group-housed rats and genetically selected rat lines. Physiol Behav 27: 183–186

Goldman-Rakic PS, Brown RM (1982) Post-natal development of monoamine content and synthesis in the cerebral cortex of Rhesus monkey. Dev Brain Res 4: 339–349

Hall FS (1998) Social deprivation of neonatal, adolescent, and adult rats has distinct neurochemical and behavioral consequences. Crit Rev Neurobiol 12: 129–162

Hall FS, Wilkinson LS, Humby T, Inglis W, Kendall DA, Marsden CA, Robbins TW (1998) Isolation rearing in rats: pre- and postsynaptic changes in striatal dopaminergic systems. Pharmacol Biochem Behav 59: 859–872

Halperin JM, Newcorn JH, Koda VH, Pick L, McKay KE, Knott P (1997) Noradrenergic mechanisms in ADHD children with and without reading disabilities: a replication and extension. J Am Acad Child Adolesc Psychiatry 36: 1688–1697

Haydon PG, McCobb DP, Kater SB (1984) Serotonin selectively inhibits growth cone motility and synaptogenesis of specific identified neurons. Science 226: 561–564

Heinrich H,Nelson K, Moll GH, Rothenberger A (1998) GöFI – Ein Neurofeedback-System für die Kinder- und Jugendpsychiatrie. Biomed Tech 43: 67–71

Heinrich H, Dickhaus H, Rothenberger A, Heinrich V, Moll GH (1999) Single-sweep analysis of evoked potentials by wavelet networks – methodological basis and clinical application. IEEE Trans Biomed Eng 46: 867–879

Heinrich H, Moll GH, Dickhaus H, Kolev V, Yordanova J, Rothenberger A (2001) Time-on-task analysis using wavelet networks in an event-related potential study on attention-deficit hyperactivity disorder. Clin Neurophysiol 112: 1280–1287

Heinrich H, Gevensleben H, Freisleder FJ, Moll GH, Rothenberger A (2004) Training of slow cortical potentials in ADHD children: evidence for positive behavioral and neurophysiological effects. Biol Psychiatry 55: 772–775

Herskovits EH, Megalooikonomou V, Davatzikos C, Chen A, Bryan RN, Gerring JP (1999) Is the spatial distribution of brain lesions associated with closed-head injury predictive of subsequent development of attention-deficit/hyperactivity disorder? Analysis with brain-image database. Radiology 213: 389–394

Hüher G (1998) Stress and the adaptive self-organization of neuronal connectivity during early childhood. Int J Dev Neurosci 16: 297–306

Ivry R (1997) Cerebellar timing systems. Int Rev Neurobiol 41: 555–573

Jones GH, Marsden CA, Robbins TW (1991) Behavioural rigidity and rule-learning deficits following social isolation in rats: neurochemical correlates. Behav Brain Res 43: 35–50

Jonkman LM, Kemner C, Verbaten MN et al (1997) Effects of methylphenidate on event-related potentials and performance of attention-deficit hyperactivity disorder children in auditory and visual selective attention tasks. Biol Psychiatry 41: 690–702

Joseph R (1999) Environmental influences on neural plasticity, the limbic system, emotional development and attachment: a Review. Child Psychiatry Hum Dev 29: 189–208

Kates WR, Frederikse M, Mostofsky SH et al (2002) MRI parcellation of the frontal lobe in boys with attention deficit hyperactivity disorder or Tourette syndrome. Psychiatry Res 116: 63–81

Kaya GC, Pekcanlar A, Bekis R, Ada E, Miral S, Emiroglu N, Durak H (2002) Technetium-99m HMPAO brain SPECT in children with attention deficit hyperactivity disorder. Ann Nucl Med 16: 527–531

Kim BN, Lee JS, Shin MS, Cho SC, Lee DS (2002) Regional cerebral perfusion abnormalities in attention deficit/hyperactivity disorder. Statistical parametric mapping analysis. Eur Arch Psychiatry Clin Neurosci 252: 219–225

Kotchoubey B, Strehl U, Holzapfel S, Schneider D, Blankenhorn V, Birbaumer N (1999) Control of cortical excitability in epilepsy. Adv Neurol 81: 281–290

Krause KH, Dresel SH, Krause J, Kung HF, Tatsch K (2000) Increased striatal dopamine transporter in adult patients with attention deficit hyperactivity disorder: effects of methylphenidate as measured by single photon emission computed tomography. Neurosci Lett 285: 107–110

Kreppner JM, O'Connor TG, Rutter M (2001) Can inattention/overactivity be an institutional deprivation syndrome? J Abnorm Child Psychol 29: 513–528

Lauder JM (1988) Neurotransmitters as morphogens. Prog Brain Res 73: 365–387

Lazzaro I, Gordon E, Li W et al (1999) Simultaneous EEG and EDA measures in adolescent attention deficit hyperactivity disorder. Int J Psychophysiol 34: 123–134

Lehmann K, Teuchert-Noodt G, Dawirs RR (2002) Postnatal rearing conditions influence ontogeny of adult dopamine transporter (DAT) immunoreactivity of the striatum in gerbils. J Neural Transm 109: 1129–1137

Levy F, Hay DA, McStephen M, Wood C, Waldman I (1997) Attention-deficit hyperactivity disorder: a category or a continuum? Genetic analysis of a large-scale twin study. J Am Acad Child Adolesc Psychiatry 36: 737–744

Lewis DA, Sesack SR, Levey AI, Rosenberg DR (1998) Dopamine axons in primate pre-frontal cortex: specificity of distribution, synaptic targets and development. Adv Pharmacol 42: 703–706

Linden M, Habib T, Radojevic V (1996) A controlled study of EEG biofeedback effects on cognitive and behavioral measures with attention-deficit disorder and learning disabled children. Biofeedback Self Regul 21: 35–49

Liu D, Diorio J, Tannenbaum B et al (1997) Maternal care, hippocampal glucocorticoid receptors, and hypothalamic-pituitary-adrenal responses to stress. Science 277: 1659–1662

Ljungberg T, Apicella P, Schultz W (1992) Responses of monkey dopamine neurons during learning of behavioral reactions. J Neurophysiol 67: 154–163

Lou HC, Henriksen L, Bruhn P (1984) Focal cerebral hypoperfusion in children with dysphasia and/or attention deficit disorder. Arch Neurol 41: 825–829

Lubar JF, Swartwood MO, Swartwood JN, O'Donnell PH (1995) Evaluation of the effectiveness of EEG neurofeedback training for ADHD in a clinical setting as measured by changes in T.O.V. a. scores, behavioral ratings, and WISC-R performance. Biofeedback Self Regul 20: 83–99

Madras BK, Miller GM, Fischman AJ (2002) The dopamine transporter: relevance to attention deficit hyperactivity disorder (ADHD). Behav Brain Res 130: 57–63

Masterman DL, Cummings JL (1997) Frontal-subcortical circuits: the anatomic basis of executive, social and motivated behaviours. J Psychopharmacol 11: 107–114

Mataro M, Garcia-Sanchez C, Junque C, Estevez-Gonzalez A, Pujol J (1997) Magnetic resonance imaging measurement of the caudate nucleus in adolescents with attention-deficit hyperactivity disorder and its relationship with neuropsychological and behavioral measures. Arch Neurol 54: 963–968

Matsukawa M, Ogawa M, Nakadate K, Maeshima T, Ichitani Y, Kawai N, Okado N (1997) Serotonin and acetylcholine are crucial to maintain hippocampal synapses and memory acquisition in rats. Neurosci Lett 230: 13–16

Mattson MP, Kater SB (1989) Excitatory and inhibitory neurotransmitters in the generation and degeneration of hippocampal neuroarchitecture. Brain Res 478: 337–348

Mattson MP, Dou P, Kater SB (1988) Outgrowth regulating actions of glutamate in isolated hippocampal pyramidal neurons. J Neurosci 8: 2087–2100

Max JE, Fox PT, Lancaster JL et al (2002) Putamen lesions and the development of attention-deficit/hyperactivity symptomatology. J Am Acad Child Adolesc Psychiatry 41: 563–571

Melchitzky DS, Lewis DA (2000) Tyrosine hydroxylase- and dopamine transporter-immunoreactive axons in the primate cerebellum. Evidence for a lobular- and laminar-specific dopamine innervation. Neuropsychopharmacology 22: 466–472

Mellins CA, Gatz M, Baker L (1996) Children's methods of coping with stress: a twin study of genetic and environmental influences. J Child Psychol Psychiatry 37: 721–730

Mick E, Biederman J, Faraone SV, Sayer J, Kleinman S (2002) Case-control study of attention-deficit hyperactivity disorder and maternal smoking, alcohol use, and drug use during pregnancy. J Am Acad Child Adolesc Psychiatry 41: 378–385

Moll GH, Heinrich H, Trott GE, Wirth S, Rothenberger A (2000) Deficient intracortical inhibition in drug-naive children with attention-deficit hyperactivity disorder is enhanced by methylphenidate. Neurosci Lett 284: 121–125

Moll GH, Heinrich H, Trott GE, Wirth S, Bock N, Rothenberger A (2001) Children with comorbid attention-deficit hyperactivity disorder and tic disorder: evidence for additive inhibitory deficits within the motor system. Ann Neurol 49: 393–396

Monastra VJ, Lubar JF, Linden M (2001) The development of a quantitative electroencephalographic scanning process for attention deficit-hyperactivity disorder: reliability and validity studies. Neuropsychology 15: 136–144

Morgensen J (1991) Infliuences of rearing conditions on functional properties of the rat's prefrontal system. Behav Brain Res 5: 375–386

Morgan MJ, Einon DF, Nocholas D (1975) The effects of isolation rearing on behavioural inhibition in the rat. Q J Exp Psychol 27: 615–634

Neddens J, Brandenburg K, Teuchert-Noodt G, Dawirs RR (2001) Differential environment alters ontogeny of dopamine innervation of the orbital prefrontal cortex in gerbils. J Neurosci Res 63: 209–213

Nieoullon A (2002) Dopamine and the regulation of cognition and attention. Prog Neurobiol 67: 53–83

Park GAS, Pappas BA, Murtha SM, Ally A (1992) Enriched enviromnment primes forebrain choline acetyltransferase activity to respond to learning experience. Neurosci Lett 143: 259–262

Pendleton RG, Rasheed A, Roychowdhury R, Hillman R (1998) A new role for catecholamines: ontogenesis. Trends Physiol Sci19: 248–251

Pennington BF, Ozonoff S (1996) Executive functions and developmental psychopathology. J Child Psychol Psychiatry 37: 51–87

Peters DA (1984) Prenatal stress: effect on development of rat brain adrenergic receptors. Pharmacol Biochem Behav 21: 417–422

Peters DA (1986) Prenatal stress: effect on development of rat brain serotonergic neurons. Pharmacol Biochem Behav 24: 1377–1382

Plomin R, Pedersen NL, Lichtenstein P, McClearn GE (1994) Variability and stability in cognitive abilities are largely genetic later in life. Behav Genet 1994 24: 207–215

Restani P, Corsini E, Galimberti R, Galli CL (1990) Post-natal ontogenesis of dopaminergic and serotoninergic system in rat caudate nucleus. Pharmacol Res 22: 343–350

Robbins TW (1996) Dissociating executive functions of the prefrontal cortex. Philos Trans R Soc London Ser 351: 1463–1471

Rockstroh B, Elbert T, Lutzenberger W, Birbaumer N (1990) Biofeedback: Evaluation and therapy in children with attentional dysfunctions. In: Rothenberger A (ed) Brain and behavior in child psychiatry. Springer, Berlin Heidelberg New York, pp 345–357

Rosenzweig MR, Bennet EL (1996) Psychobiology of plasticity: effects of training and experience on brain and behavior. Behav Brain Res 78: 57–65

Rubia K, Overmeyer S, Taylor E, Brammer M, Williams SC, Simmons A, Bullmore ET (1999) Hypofrontality in attention deficit hyperactivity disorder during higher-order motor control: a study with functional MRI. Am J Psychiatry 156: 891–896

Rutter M, Silberg J (2002) Gene-environment interplay in relation to emotional and behavioral disturbance. Annu Rev Psychol 53: 463–490

Sawaguchi T (2001) The effects of dopamine and its antagonists on directional delay-period activity of prefrontal neurons in monkeys during an oculomotor delayed-response task. Neurosci Res 41: 115–128

Scahill L, Schwab-Stone M, Merikangas KR, Leckman JF, Zhang H, Kasl S (1999) Psychosocial and clinical correlates of ADHD in a community sample of school-age children. J Am Acad Child Adolesc Psychiatry 38: 976–984

Schweitzer JB, Faber TL, Grafton ST, Tune LE, Hoffman JM, Kilts CD (2000) Alterations in the functional anatomy of working memory in adult attention deficit hyperactivity disorder. Am J Psychiatry 157: 278–280

Seeman P, Madras BK (1998) Anti-hyperactivity medication: methylphenidate and amphetamine. Mol Psychiatry 3: 386–396

Sergeant J (2000) The cognitive-energetic model: an empirical approach to attention-deficit hyperactivity disorder. Neurosci Biobehav Rev 24: 7–12

Sieg KG, Gaffney GR, Preston DF, Hellings JA (1995) SPECT brain imaging abnormalities in attention deficit hyperactivity disorder. Clin Nucl Med 20: 55–60

Smeets WJ, Marin O, Gonzalez A (2000) Evolution of the basal ganglia: new perspectives through a comparative approach. J Anat 196: 501–517

Smith Y, Kieval JZ (2000) Anatomy of the dopamine system in the basal ganglia. Trends Neurosci 23 (Suppl): 28–33

Smith KM, Daly M, Fischer M, Yiannoutsos CT, Bauer L, Barkley R, Navia BA (2003) Association of the dopamine beta hydroxylase gene with attention deficit hyperactivity disorder: Genetic analysis of the Milwaukee longitudinal study. Am J Med Genet 119B: 77–85

Solanto MV (1998) Neuropsychopharmacological mechanisms of stimulant drug action in attention-deficit hyperactivity disorder: a review and integration. Behav Brain Res 94: 127–152

Solanto MV, Abikoff H, Sonuga-Barke E et al (2001) The ecological validity of delay aversion and response inhibition as measures of impulsivity in AD/HD: a supplement to the NIMH multimodal treatment study of AD/HD. J Abnorm Child Psychol 29: 215–228

Stuss DT, Eskes GH, Foster JK (1994) Experimental neuropsychological studies of frontal lobe functions. Handbook Neuropsychol 9: 149–185

Swanson JM, Flodman P, Kennedy J et al (2000) Dopamine genes and ADHD. Neurosci Biobehav Rev 24: 21–25

Todd RD (1992) Neural development is regulated by classical neurotransmitters: dopamine D2 receptor stimulation enhances neurite outgrowth. Biol Psychiatry 31: 794–807

van Dyck CH, Seibyl JP, Malison RT et al (1995) Age-related decline in striatal dopamine transporter binding with iodine-123-β-CIT-SPECT. J Nucl Med 37: 1911–1912

van Dyck CH, Quinlan DM, Cretella LM et al (2002) Unaltered dopamine transporter availability in adult attention deficit hyperactivity disorder. Am J Psychiatry 159: 309–312

Vaughn JE (1989) Review: Fine structure of synaptogenesis in the vertebrate central nervous system. Synapse 3: 255–285

Volkow ND, Wang GJ, Fowler JS et al (1998) Dopamine transporter occupancies in the human brain induced by therapeutic doses of oral methylphenidate. Am J Psychiatry 155: 1325–1331

Waldrep DA (2002) Two cases of ADHD following GABHS infection: a PANDAS subgroup? J Am Acad Child Adolesc Psychiatry 41: 1273–1274

Wakshlak A, Weinstock M (1990) Neonatal handling reverses behavioral abnormalities induced in rats by prenatal stress. Physiol Behav 48: 289–292

Walters JR, Ruskin DN, Allers KA, Bergstrom DA (2000) Pre- and postsynaptic aspects of dopamine-mediated transmittion. Trends Neurosci 23: 41–47

Winterfeld KT, Teuchert-Noodt G, Dawirs RR (1998) Social environment alters both ontogeny of dopamine innervation of the medial prefrontal cortex and maturation of working memory in gerbils (*Meriones unguiculatus*). J Neurosci Res 52: 201–209

Wolff JR, Wagner GP (1983) Self-organization in synaptogenesis: interaction between the formation of excitatory and inhibitory synapses. In: Basar E, Flohr H, Haken H et al. (eds) Synergetics of the brain. Springer, Berlin Heidelberg New York, pp 50–59

Yeo RA, Hill DE, Campbell RA et al (2003) Proton magnetic resonance spectroscopy investigation of the right frontal lobe in children with attention-deficit/hyperactivity disorder. J Am Acad Child Adolesc Psychiatry 42: 303–310

Yordanova J, Dumais-Huber C, Rothenberger A, Woerner W (1997) Frontocortical activity in children with comorbidity of tic disorder and attention-deficit hyperactivity disorder. Biol Psychiatry 41: 585–594

Zametkin AJ, Nordahl TE, Gross M et al (1990) Cerebral glucose metabolism in adults with hyperactivity of childhood onset. N Engl J Med 323: 1361–1366

Zametkin AJ, Liebenauer LL, Fitzgerald GA et al (1993) Brain metabolism in teenagers with attention-deficit hyperactivity disorder. Arch Gen Psychiatry 50: 333–340

Zametkin AJ, Ernst M, Silver R (1998) Laboratory and diagnostic testing in child and adolescent psychiatry: a review of the past 10 years. J Am Acad Child Adolesc Psychiatry 37: 464–472

Zhang LX, Levine S, Dent G et al (2002) Maternal deprivation increases cell death in the infant rat brain. Dev Brain Res 133: 1–11

Aufmerksamkeitsdefizit-/ Hyperaktivitätsstörung – Neuropsychologie

Manfred Döpfner und Gerd Lehmkuhl

13.6 Klinisches Bild

Die klinischen Diagnosen der Aufmerksamkeitsdefizit-/Hyperaktivitätsstörungen (ADHS) und der hyperkinetischen Störungen (HKS) werden häufig synonym verwandt, obwohl teilweise unterschiedliche Konzepte mit ihnen verbunden sind. ICD-10 benutzt den Begriff der **hyperkinetischen Störung** (F90) oder der **einfachen Aktivitäts- und Aufmerksamkeitsstörung** (F90.0), um eine Störung zu beschreiben, die vor dem 7. Lebensjahr beginnt und durch Unaufmerksamkeit, Impulsivität und Hyperaktivität gekennzeichnet ist, wobei (nach den Forschungskriterien von ICD-10) Auffälligkeiten in allen drei Störungsbereichen vorkommen und die Symptome in mehr als einem Lebensbereich bzw. einer Situation auftreten müssen, also beispielsweise sowohl in der Familie als auch in der Schule.

Das *Diagnostic and Statistical Manual of Mental Disorders* (DSM IV-TR) verwendet den Begriff der **Aufmerksamkeitsdefizit-/Hyperaktivitätsstörung** (ADHS) und unterscheidet sich zwar in der Definition der einzelnen Symptome dieses Störungsbildes von der ICD-10 kaum, wohl aber in der Kombination dieser Symptomkriterien zu Diagnosen. DSM IV führt eine Binnendifferenzierung durch, indem drei Subtypen spezifiziert werden:

- der **Mischtyp** einer Aufmerksamkeitsdefizit-/Hyperaktivitätsstörung, bei dem sowohl Aufmerksamkeitsstörung als auch Hyperaktivität/Impulsivität vorliegen; dieser Mischtyp entspricht weitgehend der einfachen Aktivitäts- und Aufmerksamkeitsstörung (F90.0) nach ICD-10;
- der **vorherrschend unaufmerksame Typ**, bei dem vor allem Aufmerksamkeitsstörungen vorliegen, während Hyperaktivität/Impulsivität nicht oder nicht hinreichend stark ausgeprägt sind;
- der **vorherrschend hyperaktiv-impulsive Typ**, der vor allem durch Hyperaktivität und Impulsivität gekennzeichnet ist, während Aufmerksamkeitsstörungen gar nicht oder nur schwach ausgeprägt sind.

Die meisten empirischen Studien zu ADHS wurden über den Mischtyp durchgeführt, während das empirisch fundierte Wissen über die anderen beiden Subtypen sehr begrenzt ist. Bei Jugendlichen und Erwachsenen, die zum Untersuchungszeitpunkt Symptome zeigen, die nicht mehr alle Kriterien erfüllen, wird nach DSM IV eine **ADHS in partieller Remission** diagnostiziert. Damit wird der Tatsache Rechnung getragen, dass sich Symptome der Hyperaktivität im Verlauf der Adoleszenz häufig vermindern (s. Döpfner u. Lehmkuhl 2004).

Die ADHS-Symptome treten in aller Regel in mehreren Lebensbereichen (in Kindergarten/Schule, in der Familie, im Gleichaltrigenverband) auf; allerdings können die Auffälligkeiten in den verschiedenen Lebensbereichen unterschiedlich stark ausgeprägt sein. Anzeichen der Störung können in deutlich geringerem Maße oder gar nicht erkennbar sein, wenn sich das Kind in einer neuen Umgebung befindet, wenn es nur mit einem Gegenüber konfrontiert ist oder wenn es sich einer Lieblingsaktivität widmet, selbst wenn diese in vermehrtem Maße Aufmerksamkeit erfordert – z. B. beim Computerspiel (Barkley 1998). Das Fehlen von Symptomen in der Untersuchungssituation ist daher auch kein eindeutiger Hinweis darauf, dass die Störung nicht vorliegt. Die Tatsache, dass die Symptomatik durch Variationen der Situation (Neuigkeit, motivationaler Anreiz) deutlich beeinflussbar ist, lässt Zweifel an der Vorstellung aufkommen, dass sich die Störung durch ein generelles Defizit beispielsweise in der Aufmerksamkeitsfähigkeit erklären lässt.

In mehreren Studien wurden Unterschiede zwischen dem Mischtyp und dem vorherrschend unaufmerksamen Typ untersucht (Lahey u. Carlson 1992; Goodyear u. Hynd 1992). Nach der Mehrzahl der Studien lassen sich beim Mischtyp im Vergleich zum vorherrschend unaufmerksamem Typ in höherem Maße

- oppositionelles und aggressives Verhalten,
- erhöhte Depressivität und geringeres Selbstwertgefühl sowie
- verminderte Leistungen in der motorischen Koordination und in kognitiven Fähigkeiten

feststellen. Vorherrschend unaufmerksame Kinder und Jugendliche sind nach dem Urteil von Lehrern eher ängstlich, tagträumend, wirken lethargisch und träge. Studien mit Leistungstests und neuropsychologischen Verfahren zeigen uneinheitliche Ergebnisse: Die meisten Studien fanden keine bedeutsamen Unterschiede zwischen beiden Gruppen, in einigen wurden jedoch in der vorherrschend unaufmerksamen Subgruppe eine geringere intellektuelle Leistungsfähigkeit und ein höherer Anteil von Schulleistungs- und Lernstörungen nachgewiesen (Morgan et al. 1996; Taylor et al. 1991). Insgesamt gibt es Hinweise, dass der vorherrschend unaufmerksame Subtypus vor allem Störungen der **Aufmerksamkeitsfokussierung** und eine **verlangsamte Informationsverarbeitung** zeigt, während der kombinierte Subtypus stärker durch Probleme in der **Daueraufmerksamkeit** und der **Ablenkbarkeit** gekennzeichnet ist.

Etwa zwei Drittel aller Kinder mit ADHS weisen neben den Kernsymptomen weitere **komorbide Störungen** auf, die für die Entwicklung zusätzliche Risikofaktoren darstellen. Externale Verhaltensstörungen mit aggressiven und dissozialen Symptomen treten dabei häufiger auf (in 43–93% der Fälle) als internale Störungen mit Angst und Depressivität (in 13–51% der Fälle). Bis zu 30% der Kinder mit ADHS weisen begleitend eine Tic-Störung auf. Diese erhöhten Komorbiditätsraten lassen sich nicht nur in klinischen Stichproben, sondern auch in epidemiologischen Erhebungen finden (s. Döpfner et al. 2000a).

Neben diesen Achse-I-Störungen lassen sich bei Kindern mit ADHS auch in erhöhtem Ausmaß umschriebene

Störungen in der motorischen und der Sprachentwicklung bereits im Vorschulalter sowie vermehrte Lese- und Rechtschreibstörungen oder isolierte Rechenstörungen im Schulalter feststellen. Lernstörungen und Schulleistungsdefizite werden in stark ausgeprägter Form in klinischen Stichproben mit ADHS bei etwa 10–25% diagnostiziert (Biederman et al. 1991); allerdings liegen bis zu 80% der Kinder um mindestens zwei Noten unter dem Klassendurchschnitt (Cantwell u. Baker 1992). Die Intelligenzleistungen von Kindern mit ADHS sind um 7–15 IQ-Punkte vermindert. Ob diese Diskrepanzen hauptsächlich durch verminderte Aufmerksamkeitsleistungen in der Testsituation verursacht werden, ist bislang nicht geklärt (s. Döpfner 2000).

Wie bei nahezu allen psychischen Störungen, die im Kindes- und Jugendalter beginnen, ändert sich das klinische Erscheinungsbild im **Verlauf der Entwicklung** erheblich. Schwierige Temperamentsmerkmale, Schlafprobleme, Essschwierigkeiten und Regulationsstörungen können im Kleinkindalter Vorläufer einer ADHS sein (Carlson et al. 1995). Die Stabilität der Störung wird zwischen einem Alter von drei und sechs Jahren mit ungefähr 50% angegeben (Campbell 1990). Eine relativ hohe Persistenz der Störung ab dem Einschulungsalter bis ins Jugend- und Erwachsenenalter wird in mehreren Längsschnittstudien belegt, auch wenn sich die Symptome der Hyperaktivität im Jugendalter vermindern (Fergusson et al. 1997; Greene et al. 1997; Satterfield u. Schell 1997; Mannuzza u. Klein 1999). Insgesamt persistieren bei 30–80% aller Kinder die Symptome von ADHS bis ins Jugendalter und bei bis zu 65% ins Erwachsenenalter (s. Barkley 1998; Weiss u. Hechtman 1993), wobei die Diagnosekriterien in der Mehrzahl der Fälle nicht mehr voll erfüllt sind, einzelne Symptome jedoch noch häufig bestehen bleiben und Funktionsbeeinträchtigungen in der überwiegenden Mehrzahl der Fälle weiterhin vorhanden sind (Biederman et al. 2000).

Das Risiko zur **Persistenz** dieser Symptome ist bei Kindern erhöht, deren Eltern ebenfalls an der Symptomatik leiden, die unter ungünstigen psychosozialen Bedingungen aufwachsen und die zusätzlich aggressive, affektive oder Angststörungen entwickelt haben (Biederman et al. 1996). Delinquentes Verhalten oder antisoziale Persönlichkeit wird bei 25–40% der Adoleszenten und Erwachsenen gesehen, die als Kinder wegen ADHS vorgestellt wurden; das Risiko ist besonders bei Jungen mit frühen aggressiven Verhaltensauffälligkeiten und ausgeprägter Hyperaktivität/Impulsivität erhöht und hängt nicht mit Aufmerksamkeitsstörungen zusammen (Fergusson et al. 1997; Satterfield u. Schell 1997; Taylor et al. 1996). Kinder mit ADHS rauchen in der Adoleszenz häufiger, und sie experimentieren häufiger mit Drogen (Mannuzza et al. 1991; Barkley et al. 1990; Chilcoat u. Breslau 1999). Adoleszente mit ADHS, die mit Drogen experimentieren, entwickeln mit höherer Wahrscheinlichkeit eine Drogenabhängigkeit (Mannuzza et al. 1988). Allerdings war in einer Longitudinalstudie die Assoziation zwischen ADHS im Kindesalter und Tabak-, Alkohol- und Drogengebrauch in der Adoleszenz hauptsächlich mit aggressivem Verhalten und nicht mit ADHS-Symptomen im Alter von acht Jahren verbunden (Lynskey u. Fergusson 1995).

13.7 Neuropsychologische Konzepte und Befunde

Gegenwärtig gibt es mehrere, teilweise konkurrierende, teilweise sich ergänzende und überlappende neuropsychologische Modelle zur Erklärung von Aufmerksamkeitsdefizit-/Hyperaktivitätsstörungen. Alle Modelle postulieren Störungen bei der Hemmung oder Verzögerung von Reaktionen, bei den exekutiven Funktionen sowie motivationale Faktoren als zentrale Komponenten bei der Entwicklung von ADHS (s. Nigg 2000, 2001; Sergeant 2000; Sonuga-Barke 2002, 2004; Tannock 1998).

Folgende **Modelle** lassen sich voneinander abgrenzen:
- das Verhaltenshemmungs/-aktivierungsmodell (Quay 1993),
- das Modell der Störungen exekutiver Funktionen (Pennington u. Ozonoff 1996),
- das Modell der mangelnden Reaktionsinhibition als primäres Defizit (Barkley 1997a,b),
- das kognitiv-energetische Modell (Sergeant 2000),
- das Modell der Verzögerungsaversion (Sonuga-Barke 1994),
- das duale Modell inhibitorischer und motivationaler Dysfunktionen (Sonuga-Barke 2002).

Zur Prüfung dieser Modelle wurde eine Vielzahl neuropsychologischer Testverfahren entwickelt. Eine Übersicht über die wichtigsten Testparadigmen, hauptsächlich zur Erfassung von Inhibitionsprozessen, von exekutiven Funktionen und von Aufmerksamkeit, gibt ◘ Tab. 13.3.

13.7.1 Das Verhaltenshemmungs-/Verhaltensaktivierungsmodell

Dieses Modell geht davon aus, dass Personen mit ADHS über ein unzureichendes Verhaltenshemmungssystem (*Behavior Inhibition System*, **BIS**) und ein überaktives Verhaltensaktivierungssystem (*Behavior Acitvation System*, **BAS**) verfügen (Quay 1988, 1993). Nach Gray (1982) sind am BIS der septohippokampale Bereich und dessen Verbindungen zum frontalen Kortex beteiligt (s. Sergeant et al. 2004). Das **Verhaltenshemmungssystem** wird durch Bestrafungssignale und durch Signale für Nichtbelohnung sowie durch neue Signale aktiviert und führt zur Hemmung laufender Reaktionen. Das **Verhaltensaktivierungssystem** wird durch Belohnungssignale getriggert und er-

Tab. 13.3. Wichtige Testparadigmen in neuropsychologische Studien zu ADHS. (Mod. nach Nigg 2001)

Paradigma	Beschreibung
Matching Familiar Figures Test (MFF)	Klassischer kognitiver Test, in dem der Proband aus einer Gruppe von ähnlichen Bildern ein vorgegebenes Bild wiedererkennen muss. Hohe Arbeitsgeschwindigkeit in Verbindung mit vielen Fehlern wird als Hinweis auf eine mangelnde inhibitorische Kontrolle bzw. Impulsivität interpretiert.
Continuous Performance Test (CPT)	Es gibt verschiedene Varianten dieses Tests; die Aufgabe besteht im Wesentlichen darin, in einer Serie von Signalen auf ein seltenes Signal zu reagieren, beispielsweise in einer Serie von Buchstaben immer dann eine Taste zu drücken, wenn ein X nach einem A erfolgt. Auslassungsfehler (*omissions*) werden als Maß für Aufmerksamkeit und die fälschliche Identifikation von Reizen als Zielreize (*commissions*) als Maß für Impulsivität interpretiert.
Go-/No-Go-Aufgaben	Per Zufall werden verschiedene Stimuli präsentiert (z. B. A und B). Der Proband hat die Aufgabe, bei A zu reagieren, aber nicht bei B. A wird häufiger gezeigt, um eine Reaktionstendenz zu erzeugen. Reaktionen auf B werden als Hinweis auf mangelnde Hemmung von Handlungsimpulsen interpretiert.
Stopp-Signal-Aufgaben	Zwei Stimuli werden mit gleicher Wahrscheinlichkeit präsentiert (z. B. X und O). Der Proband hat die Aufgabe, je nach Reiz so schnell wie möglich eine bestimmte Taste zu drücken. Bei einem Stopp-Signal (z. B. einem Ton) soll der Proband keine Taste drücken. Die Fähigkeit, auf das Stopp-Signal hin eine Handlungstendenz zu unterdrücken wird als inhibitorische Fähigkeit interpretiert.
Antisakkaden-Aufgaben	Der Proband hat die Aufgabe, auf ein visuelles Signal, das an der Peripherie des Gesichtsfeldes erscheint, die Augenbewegungen zu diesem Signal hin zu unterdrücken. Die Fähigkeit dazu wird als inhibitorische Fähigkeit interpretiert.
Stroop-Test	In der klassischen Version dieses Tests haben die Probanden die Aufgabe, die Farbe, in der ein Wort geschrieben ist, zu benennen, wobei das Wort eine andere Farbe bezeichnet (z. B. das Wort rot wird in grüner Farbe geschrieben und die korrekte Antwort ist »grün«). Die Verlangsamung unter dieser Inteferenzbedingung wird als Maß für die Inteferenzkontrolle interpretiert.

zeugt eine Verhaltensaktivation. Personen mit ADHS können aufgrund ihres unzureichenden Verhaltenshemmungssystems Reaktionen schlechter hemmen, wenn diese mit Bestrafung oder fehlender Belohnung einhergehen. Nigg (2001) beschreibt diese Art der Hemmung als eine motivationale Hemmung und definiert sie als die Beendigung einer Reaktion oder eines Verhaltens, hauptsächlich aufgrund von Angst, Furcht oder Unsicherheit, ausgelöst durch Signale von Gefahr, Bestrafung oder durch das Auftreten eines unerwarteten Ereignisses.

Auf der Grundlage dieses Modells und den von Fowles (1988) daraus abgeleiteten Vorhersagen, stellten Iaboni und Mitarbeiter (1997) die Hypothese auf, die Reagibilität der Herzrate (HR) während einer Belohnung spiegele eine Aktivität im Verhaltensaktivierungssystem (BAS) und die Hautleitfähigkeit während einer Löschung (Nichtverstärkung) eine Aktivität im BIS wider. Kinder mit ADHS zeigten, verglichen mit Kontroll-Kindern, unter Löschungsbedingungen tatsächlich keine erhöhte Hautleitfähigkeit, was auf ein schwaches BIS hindeutet.

Nigg (2001) fasst die Ergebnisse der empirischen Studien zur motivationalen Inhibition zusammen und zeigt, dass die Hypothese eines unzureichenden Verhaltenshemmungssystems anhand der physiologischen Daten teilweise, anhand von Reaktionen auf Strafreize jedoch kaum bestätigt werden. Die Ergebnisse können außerdem z. T. in Übereinstimmung mit der Annahme eines überaktiven Verhaltensaktivierungssystems gebracht werden.

Das Verhaltenshemmungs-/Verhaltensaktivierungsmodell postuliert, dass sowohl Kinder mit ADHS als auch Kinder mit oppositioneller Verhaltensstörung und Störung des Sozialverhaltens ein Hemmungsdefizit haben und bei Inhibitionsaufgaben, wie der Stopp-Signal-Aufgabe, voneinander nicht zu unterscheiden sind. Dies wurde durch eine Metaanalyse der Ergebnisse mit der Stopp-Signal-Aufgabe bestätigt (Oosterlaan et al 1998). Dieses Modell geht also für alle disruptiven Verhaltensstörungen (ADHS und Störung des Sozialverhaltens) von einer Störung des Gleichgewichts zwischen den BIS- und BAS-System aus.

13.7.2 Das Modell der Störungen exekutiver Funktionen

Das Modell der exekutiven Funktionen wird am besten in der Arbeit von Pennington und Ozonoff (1996) dargestellt. Exekutive Funktionen umfassen verschiedene metakognitive Bereiche wie
- Reaktionshemmung,
- Arbeitsgedächtnis,
- kognitive Flexibilität,
- Planungsvermögen und
- Sprechflüssigkeit

(Ozonoff 1997; Pennington u. Ozonoff 1996; Reader et al. 1994). Es wird vermutet, dass sie eng mit dem präfrontalen Kortex und den mit ihm zusammenhängenden Netzwerken verbunden sind (Cabeza u. Nyberg 2000; Fuster 1997). Das Modell der exekutiven Funktionen erklärt ADHS als eine Störung, bei der vor allem die Verhaltenskontrolle eingeschränkt oder nicht optimal reguliert ist. Es beschreibt heterogene Prozesse und kann nicht als ein einheitliches Modell aufgefasst werden. Auch das im Folgenden beschriebene Modell der mangelnden Reaktionsinhibition als primäres Defizit von Barkley (1997a,b) postuliert Störungen der exekutiven Funktionen als wesentliche Komponente von ADHS.

13.7.3 Das Modell der mangelnden Reaktionsinhibition als primäres Defizit

Das am weitesten ausgearbeitete Modell wurde von Barkley (1997a,b) vorgelegt (◘ Abb. 13.3). Dieses Modell führt im Wesentlichen alle Defizite von ADHS Kindern auf einen Mangel an Hemmungskontrolle zurück. Danach lässt sich ein Defizit an Reaktionshemmung bei drei zentralen neuropsychologischen Prozessen feststellen:
- bei der Hemmung von Handlungsimpulsen auf einen Reiz,
- bei der Unterbrechung einer laufenden Handlung,
- bei der Kontrolle interferierender Impulse.

Diese inhibitorischen Prozesse sind die Grundlage für vier exekutive Funktionen, die sich als psychologische Prozesse beschreiben lassen, die der Ausführung von Handlungen unmittelbar vorangehen oder sie begleiten:
1. im (nonverbalen) Arbeitsgedächtnis,
2. in der Selbstregulation von Affekten, der Motivation und der Aufmerksamkeit,
3. in der Internalisierung von Sprache (verbales Arbeitsgedächtnis),
4. in der Analyse und Entwicklung von Handlungssequenzen.

Abbildung 13.3 listet die einzelnen exekutiven Teilfunktionen auf, deren Beeinträchtigung schließlich zu einer Störung der motorischen und der Verhaltenskontrolle führen.

Barkley (1997a,b) fasst die umfangreiche empirische Literatur zusammen und zeigt, dass bei Kindern mit ADHS Beeinträchtigungen in der Verhaltenshemmung und in den vier genannten exekutiven Funktionen nachgewiesen werden können. Hinweise auf eine **eingeschränkte Hemmungsfähigkeit** bei Kindern mit ADHS ergeben sich aus Studien mit Aufgaben zur motorischen Hemmung, wie etwa in Go-/No-Go-Aufgaben oder im Stopp-Paradigma (◘ Tab. 13.3). Auch Nigg (2001) kommt in seiner Übersicht über Arbeiten zur Verhaltensinhibition zu dem Schluss, dass bezüglich motorischer Reaktionshemmung weitgehend übereinstimmend eine verminderte Inhibition nachgewiesen werden konnte, während Ergebnisse zur okulomotorischen Inhibition (z. B. mit Antisakkaden-Aufgaben) teilweise widersprüchlich sind. Bei erwachsenen Patienten mit ADHS konnten Nigg und Mitarbeiter (2002) eine verminderte Fähigkeit zur okulomotorischen Inhibition nachweisen.

Empirische Belege für eine schwächere **Inteferenzkontrolle** (z. B. mit den Stroop-Test) liegen in mehreren Studien vor, wobei auch einige Untersuchungen widersprüchliche Ergebnisse fanden (s. Nigg 2001).

Hinweise auf Störungen im **Arbeitsgedächtnis** wurden in Studien mit dem Nachsprechen von Zahlenreihen, aber auch bei der Nachahmung von Handbewegungen gefunden. Auffälligkeiten wurden auch in Studien mit dem *Tower of Hanoi* oder dem *Tower of London* nachgewiesen, bei dem die Probanden die Aufgabe haben, mental verschiedene Lösungen durchzuspielen, bevor sie die Lösung tatsächlich durchführen, und die neben Problemlösung und Planung auch Arbeitsgedächtnisfunktionen erfordern.

Zumindest teilweise konnten Smith et al. (2002) bei Kindern mit ADHS und Barkley et al. (2001a,b) sowohl bei Jugendlichen als auch bei Erwachsenen mit ADHS Auffälligkeiten bei der Zeitwahrnehmung, Zeitreproduktion und Zeitdiskrimination belegen. Störungen in der zeitbezogenen Verarbeitung werden auch als Ursache für die erhebliche zeitliche und kontextbezogene Variabilität der Symptomausprägung interpretiert (Castellanos u. Tannock 2002)

Zur **Selbstregulation von Affekten, der Motivation und der Aufmerksamkeit** wurden bislang kaum neuropsychologische Studien durchgeführt. Bei Patienten mit präfrontaler Hirnschädigung sind entsprechende Auffälligkeiten besser belegt (z. B. Rolls et al. 1994). In der klinischen Literatur werden Irritabilität und emotionale Erregbarkeit jedoch häufig beschrieben.

Als Belege für Störungen bei Funktionen, die mit der **Internalisierung von Sprache** zusammenhängen, können Studien zum regelorientierten Verhalten gewertet werden, die belegen, dass Kinder mit ADHS bessere Leistungen bei

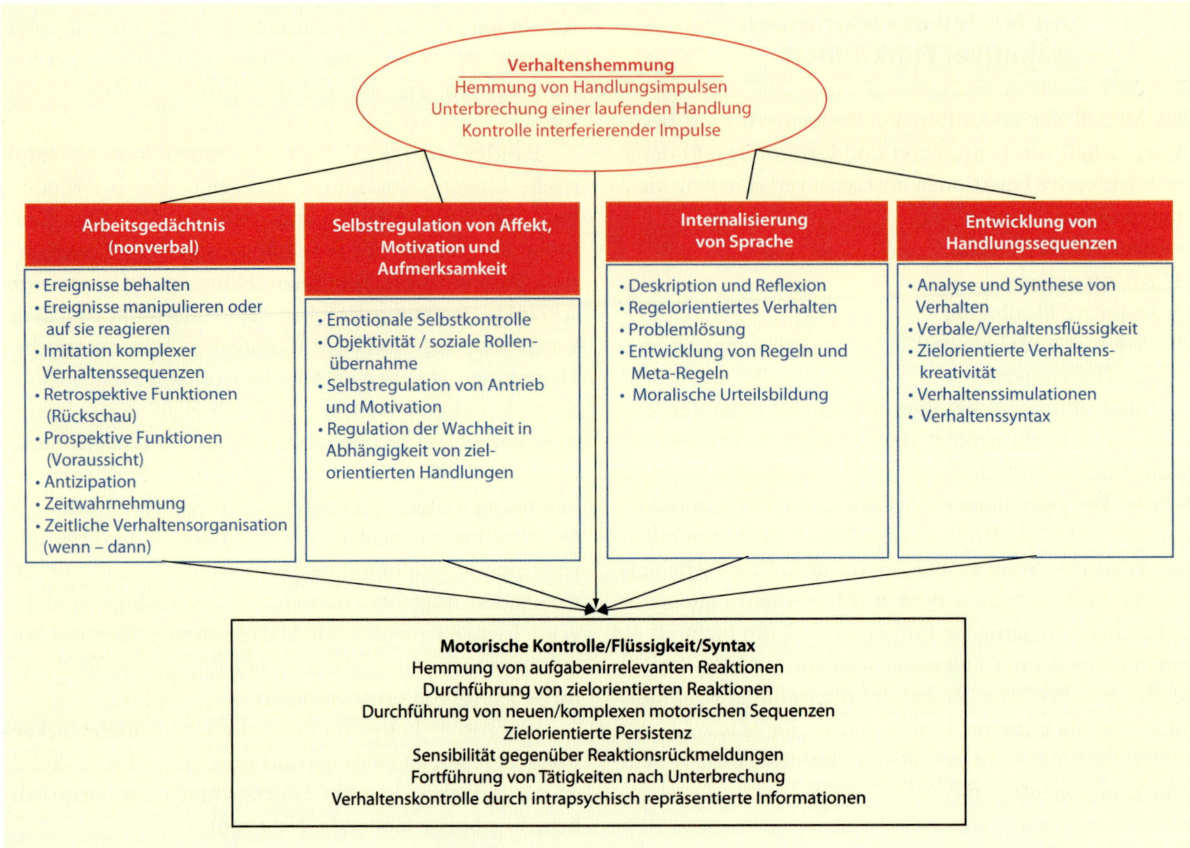

Abb. 13.3 Modell der mangelnden Reaktionsinhibition. (Nach Barkley 1997a)

unmittelbarer als bei verzögerter Belohnung zeigen und eine stärkere Leistungsminderung haben, wenn von kontinuierlicher zu intermittierender Verstärkung gewechselt wird. Außerdem zeigen Kinder mit ADHS eine stärkere Leistungsbeeinträchtigung, wenn die Konsequenzen nicht kontingent erfolgen. Auch die Beeinträchtigungen in der moralischen Urteilsbildung, die in einigen Studien belegt werden konnten, sind Hinweise auf Störungen von Funktionen, die mit der in der Internalisierung von Sprache zusammenhängen.

Störungen bei der **Analyse und Entwicklung von Handlungssequenzen** zeigen sich beispielsweise durch geringere Kompetenzen bei verbalen Problemlöseaufgaben oder bei der Beschreibung der eigenen Handlungsstrategien; insgesamt wurde dieser Bereich jedoch bislang wenig untersucht.

Störungen der genannten exekutiven Funktionen führen nach diesem Modell zu Störungen der motorischen und der Verhaltenskontrolle (Abb. 13.3). Störungen im Bereich der Koordination und der feinmotorischen Abläufe wurden in empirischen Studien mehrfach belegt, und die Arbeitsgruppe um Oosterlaan und Sergeant (1995) konnte auch zeigen, dass bei Kindern mit ADHS vor allem Störungen sowohl in der motorischen Kontrolle als auch in der Aufnahme und Informationsverarbeitung vorliegen. Komplexe motorische Handlungsabläufe wurden bislang allerdings kaum untersucht.

13.7.4 Das kognitiv-energetische Modell

Das kognitiv-energetische Modell ist eine Kombination der verschiedenen, bereits beschriebenen Modelle und daher umfassender. Dieser Vorteil hat seinen Preis, denn das Modell ist schwieriger zu operationalisieren und eignet sich nicht für eine einfache Untersuchung. Das Modell (Sergeant 2000) besteht aus drei Ebenen (Abb. 13.4):

1. der oberen Ebene der Management- und Kontrollsysteme, die auch exekutive Funktionen umfassen, u. a. Planung, Überwachung, Fehlererkennung und ihre Korrektur;
2. der zweiten Ebene der energetischen Pools zur Aktivierung sensorischer Systeme (Arousal), motorischer Systeme (Aktivation) und zur willentlichen Anstrengung (Effort);
3. der dritten Ebene der primären Stufen der Verarbeitung: sensorische Entschlüsselung (Enkodierung), zentrale Verarbeitung und Antwortorganisation (Sergeant et al. 1999; Sergeant 2000).

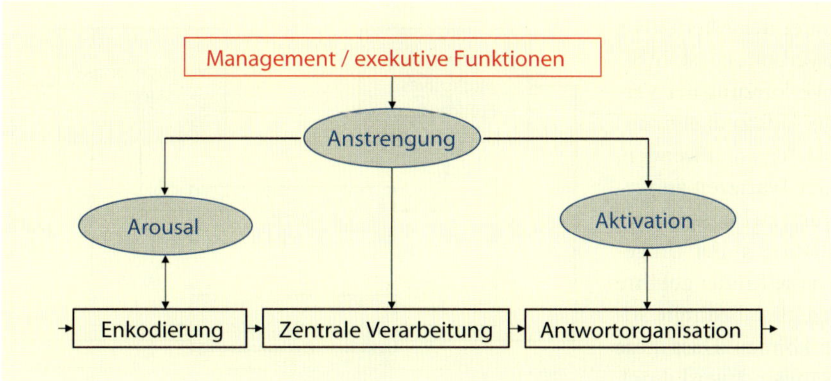

Abb. 13.4. Das kognitiv-energetische Modell. (Nach Sergeant 2000)

Das kognitiv-energetische Modell betont die Tatsache, dass ADHS Auswirkungen auf verschiedene Ebenen hat (Sergeant et al. 1999):
- auf kognitive Mechanismen wie Antwortproduktion,
- auf energetische Mechanismen wie Aktivation und Anstrengung und
- auf Kontrollsysteme der exekutiven Funktionen.

Bezüglich der **exekutiven Funktionen** können auch für dieses Modell die bereits beschriebenen Belege herangezogen werden. Sergeant (2000) fasst die Studien zu Reaktionsinhibition durch Go/No-Go-Aufgaben und Stopp-Signal-Aufgaben zusammen und zeigt einen verlangsamten inhibitorischen Prozess als Basis für die schwächere Inhibitionsleistung bei ADHS-Patienten auf. Allerdings ist diese Störung vermutlich nicht spezifisch für ADHS, sondern tritt in ähnlicher Weise auch bei Kindern mit Störung des Sozialverhaltens auf.

Störungen auf der Ebene des **energetischen Pools** werden durch Studien belegt, die zeigen, dass Kinder mit ADHS dann schlechtere Leistungen erbringen, wenn die Ereignisrate (Vorgabe von Signalen, auf die reagiert oder nicht reagiert werden muss) relativ langsam ist. Es wird vermutet, dass bei geringer Ereignisrate ein Unter-Arousal bzw. eine Unter-Aktivierung eintritt (s. Sergeant 2000).

13.7.5 Das Modell der Verzögerungsaversion

Die Theorie der Verzögerungsaversion (*delay aversion*) postuliert, die mangelnde Hemmung von Reaktionen sei nicht durch ein grundlegendes Defizit, sondern durch eine **motivationale Störung** bedingt. Es wird eine spezifisch erhöhte Abneigung gegen Belohnungsverzögerungen angenommen, die sich in den Versuchen der ADHS-Kinder manifestiert, Verzögerungen zu entfliehen oder sie zu vermeiden. So tendieren Kinder mit ADHS dazu, eine geringere Belohnung einer größeren vorzuziehen, wenn sie auf die geringere Belohnung eine kürzere Zeit warten müssen (Sonuga-Barke 1994; Sonuga-Barke et al. 1996).

Wie sich verschiedene typische Auffälligkeiten bei Kindern mit ADHS durch deren Verzögerungsaversion erklären lassen, zeigt Abb. 13.5. Dort, wo das Kind den aktuell erlebten **Aufschub verkürzen** kann, wird es das tun. Das wird für gewöhnlich geschehen durch die Wahl der

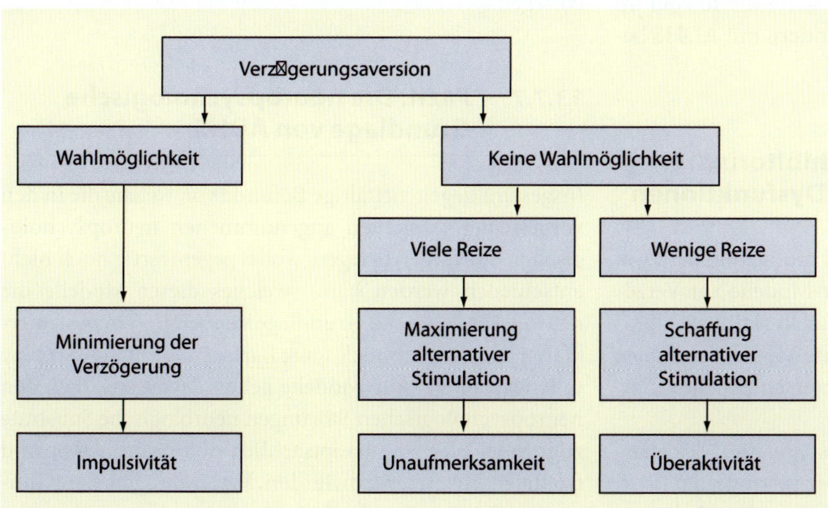

Abb. 13.5. Verzögerungsaversion und ADHS-Symptomatik. (Nach Sonuga-Barke 2002)

am schnellsten eintretenden Option oder der Alternative, die mit der höheren Präsentationsrate verbunden ist. In Situationen, in denen die Option einer Verkürzung der Verzögerung nicht gegeben ist (d. h. wenn Aufschub erzwungen wird), werden sie verschiedene Strategien anwenden, um die Zeitwahrnehmung während der Wartezeit zu verkürzen. Das kann durch die Hinwendung zu bereits bestehender, nichtzeitlich bedingter Stimulation in der Umgebung erfolgen. Alternativ dazu können die Kinder auf ihre Umgebung einwirken, damit sie nichtzeitlich bedingte Stimuli schafft, denen sie sich zuwenden können. Dass diese Verhaltensweisen funktionell bedeutsam sind, wird durch Untersuchungen zu Zeitschätzungen nahe gelegt, die zeigen, dass sich die Wahrnehmung von vergehender Zeit während einer Verzögerung verändert, je nachdem wie sehr das Kind sich nichtzeitlich bedingten Merkmalen seiner Umgebung zuwendet. Die strukturelle Bedeutung dieser Verhaltensweisen steht in Bezug zu ihrem möglichen klinischen Charakter. Verhaltensweisen, die nichtzeitlich bedingte Stimulation schaffen (wie Zappeligkeit), werden leicht als Hyperaktivität angesehen (wenn sie in klinisch signifikantem Ausmaß vorhanden sind). Die Hinwendung zu nichtzeitlich bedingten Stimuli lenkt Kinder ab und kann daher als Unaufmerksamkeit angesehen werden.

Eine Abneigung gegen Belohnungsverzögerung wird durch Studien gestützt, die zeigen, dass Kinder mit ADHS nicht dazu in der Lage sind, auf eine Belohnung zu warten. Wie Sonuga-Barke und Mitarbeiter (1992) feststellten, entschieden sich Kinder mit ADHS – vor die Wahl gestellt, sich zwischen einer sofortigen kleinen Belohnung und einer größeren späteren Belohnung zu entscheiden – für die sofortige, wenn sie dadurch die Aufgabendauer verkürzen konnten. Wenn das Aufgabenende hingegen vom Untersucher bestimmt wurde, warteten die ADHS-Kinder auf die größere spätere Belohnung. Die Verzögerungsaversion wird mit einer schnelleren Reduktion der Wirksamkeit von Verstärkung bei Verzögerung (verkürzter Verzögerungsgradient) in Verbindung gebracht, die sowohl im Tiermodell für ADHS als auch bei Kindern mit ADHS belegt wurde (Johansen et al. 2002)

13

13.7.6 Das duale Modell inhibitorischer und motivationaler Dysfunktionen

Das duale Modell inhibitorischer und motivationaler Dysfunktionen stellt eine Integration der Modelle zur Verzögerungsaversion und zur mangelnden Reaktionsinhibition dar (Abb. 13.6). Dieses sogenannte Modell der **dualen Entwicklungspfade** geht von zwei unterschiedlichen Entstehungswegen der AHDS aus.

1. Einmal folgt ADHS aus einer Dysregulation des Handelns und Denkens aufgrund einer verringerten Hemmungskontrolle, die mit dem mesokortikalen Ast des Dopaminsystems verbunden ist, welcher in den präfrontalen Kortex projiziert wird.
2. Beim zweiten Entstehungsweg wird ADHS als ein motivationaler Stil angesehen, der durch eine Abneigung gegen Belohnungsverzögerung gekennzeichnet ist, welcher mit dem mesolimbischen dopaminergen System und den Belohungsregelkreisen (z. B. Nucleus accumbens) assoziiert ist.

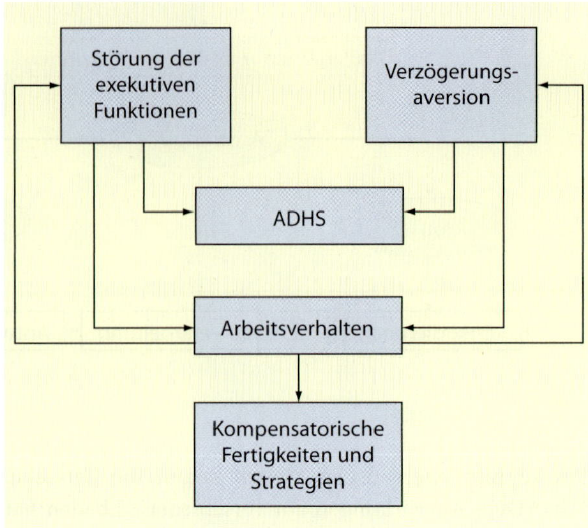

Abb. 13.6. Duales Modell inhibitorischer und motivationaler Dysfunktionen. (Nach Sonuga-Barke 2002)

Solanto und Mitarbeiter (2001) konnten dieses duale Modell in einer Untersuchung bestätigen, indem sie zeigten, dass sich durch die Kombination von Maßen der Inhibition (Stopp-Signal-Aufgabe) und der Verzögerungsaversion Kinder mit ADHS besser von einer Kontrollgruppe unterschieden ließen als durch die isolierte Anwendung dieser Maße. Vergleichbare Ergebnisse können Sonuga-Barke und Mitarbeiter (2003) für Vorschulkinder mit ADHS vorlegen.

13.7.7 Fazit: Die neuropsychologische Grundlage von ADHS

Insgesamt liegen vielfältige Befunde vor, welche die in den vorgestellten Modellen angenommenen neuropsychologischen Störungen belegen, wobei gegenwärtig noch nicht entschieden werden kann, welches dieser Modelle die neuropsychologische Grundlage von ADHS am besten erklären kann (s. Tannock 1998; Barkley 1997a,b, 1998; Quay u. Hogan 1999). Alle Modelle gehen davon aus, dass den neuropsychologischen Störungen neurologische Substrate zugrundeliegen, die hauptsächlich den präfrontalen und frontalen Regionen sowie den Verbindungen zum limbischen System über das Striatum zugeordnet werden, wobei die einzelnen Theorien unterschiedliche Schwerpunkte auch in der zugrundeliegenden Neuroanatomie und Neurophysiologie setzen (Tannock 1998). Die Modelle versuchen vor allem, die Auffälligkeiten bei Kindern mit ADHS vom kombinierten oder impulsiv-hyperaktiven Subtypus (nach DSM IV) zu erklären; sie sind vermutlich nicht für die Erklärung der Störungen bei dem Subtypus mit dominierender Unaufmerksamkeit anwendbar. Barkley (1997a) vermutet, letztere Form sei am besten durch Störungen in der Geschwindigkeit der Informationsverarbeitung und in der selektiven Aufmerksamkeit erklärbar.

Wenngleich die empirischen Studien beim Vergleich von ADHS-Patienten mit unauffälligen Kontrollprobanden zumindest einige Aspekte der genannten Theorien bestätigen, so ist doch der Nachweis einer ADHS-spezifischen neuropsychologischen Störung, die abgrenzbar ist von neuropsychologischen Auffälligkeiten bei anderen Störungen (z. B. Störungen des Sozialverhaltens, Tic-Störungen, autistischen Störungen) allenfalls nur in Ansätzen gelungen, wie Oosterlaan et al. (1998, 2001) sowie Sergeant et al. (2002) in Übersichtsarbeiten zu exekutiven Funktionsstörungen zeigen. Für Stopp-Signal-Tests konnte insgesamt gezeigt werden, dass Kinder mit ADHS sich nicht von Kindern mit Störung des Sozialverhaltens unterscheiden. Auch hinsichtlich des Stroop-Tests konnten im Vergleich zu Unauffälligen nicht nur höhere Auffälligkeiten bei Kindern mit ADHS, sondern auch bei Kindern mit Störung des Sozialverhaltens gefunden werden. Allerdings wird der Nachweis von störungsspezifischen neuropsychologischen Auffälligkeiten dadurch erschwert, dass ADHS häufig in Verbindung mit anderen komorbiden Störungen auftritt und deshalb auch relativ selten Gruppen mit nur einer Störung verglichen wurden. Doch konnten beispielsweise auch Scheres et al. (2001a,b) keine Unterschiede zwischen Patienten mit ADHS (ohne Störungen des Sozialverhaltens) und Patienten mit Störungen des Sozialverhaltens (ohne ADHS) bei inhibitorischen Funktionen finden.

13.8 Psychosoziale Faktoren

In mehreren Studien wurden
- geringer sozioökonomischer Status,
- ungünstige familiäre Bedingungen, vor allem unvollständige Familien,
- überbelegte Wohnungen und
- eine psychische Störung der Mutter

als **Risikofaktoren** für die Entwicklung von ADHS nachgewiesen (Scahill et al. 1999; Biederman et al. 1995a,b). Bei adoptierten Kindern, die in ihren ersten Lebensjahren institutionell unter massivsten Deprivationsbedingungen in rumänischen Kinderheimen versorgt wurden, konnte ein Zusammenhang zwischen Deprivationsdauer und Unaufmerksamkeit/Hyperaktivität nachgewiesen werden. Auch wenn die überwältigende Mehrzahl der Kinder mit ADHS nicht unter solchen Deprivationsbedingungen aufwachsen, so weist diese Studie doch auf Interaktionen zwischen psychosozialen Bedingungen und genetischen Dispositionen hin.

Verschiedene **Eltern-Kind-Beziehungsmuster** wurden mit ADHS in einen ursächlichen Zusammenhang gebracht. Mütter von Kindern mit ADHS richten häufiger Aufforderungen an diese und äußern sich häufiger in negativer Weise. Keown und Woodward (2002) zeigen bei Vorschulkindern mit hyperkinetischen Auffälligkeiten einen deutlichen Zusammenhang zwischen auffälligem Erziehungsverhalten und Hyperaktivität. Negative Mutter-Kind-Beziehungen vermindern sich jedoch durch Stimulanzienbehandlung (u. a. Barkley et al. 1985). Das Verhalten der Mütter kann daher auch eine Reaktion auf die ADHS des Kindes darstellen und muss nicht deren Ursache sein. Längsschnittstudien zeigen aber auch, dass überwiegend negative Eltern-Kind-Interaktionen im Vorschulalter mit der Stabilität von ADHS korrelieren (Campbell 1990). Burgess und Mitarbeiter (2003) konnten Zusammenhänge zwischen frühem Bindungsverhalten und Temperamentsmerkmalen (im Alter von 14 und 24 Monaten) sowie späteren expansiven Verhaltensauffälligkeiten (im Alter von 4 Jahren) nachweisen. Psychosoziale Bedingungen sind nach dem gegenwärtigen Wissensstand vermutlich zwar keine primäre Ursache, sie können wahrscheinlich aber entscheidend zum Schweregrad und zur Stabilität der Störung beitragen.

In den vorgestellten neuropsychologischen Modellen werden kaum Hinweise auf das Zusammenspiel von neuropsychologischen Auffälligkeiten und psychosozialen Bedingungen gegeben. Lediglich Sonuga-Barke (1994) weist im Rahmen seines Modells der Verzögerungsaversion darauf hin, dass eine biologisch begründete Neigung, zukünftige Belohnungen nicht abwarten zu können, und die damit verbundene, sich auf das Verhalten auswirkende Vorliebe für sofortige Belohnung durch kulturelle Haltungen gegenüber Aufschub und Abwarten und durch Erziehungsverhalten beeinflusst werden können. So könne aus einer möglicherweise gesunden Impulsivität – der Vorliebe eines Kindes für schnelle Belohnungen – und seinem daraus folgenden Versagen, auf gewünschte Ergebnisse warten zu können, ein klinisch bedeutsameres allgemeines Muster von ADHS-Verhaltensweisen (einschließlich Unaufmerksamkeit und Überaktivität) erwachsen.

Ein **biopsychosoziales Modell**, das die Interaktion der einzelnen Risikofaktoren beschreibt, gibt Abb. 13.7 wieder. Danach liegen die primären Ursachen dieser Störung in genetischen Dispositionen, die eine Störung der neuronalen Netze, v. a. des Neurotransmitterstoffwechsels (dopaminerges/noradrenerges System), bewirken. Zusätzlich können erworbene biologische Faktoren wie pränatale Alkohol-/Nikotinexposition eine Rolle spielen. Auf der neuropsychologischen Ebene lassen sich verschiedene Stö-

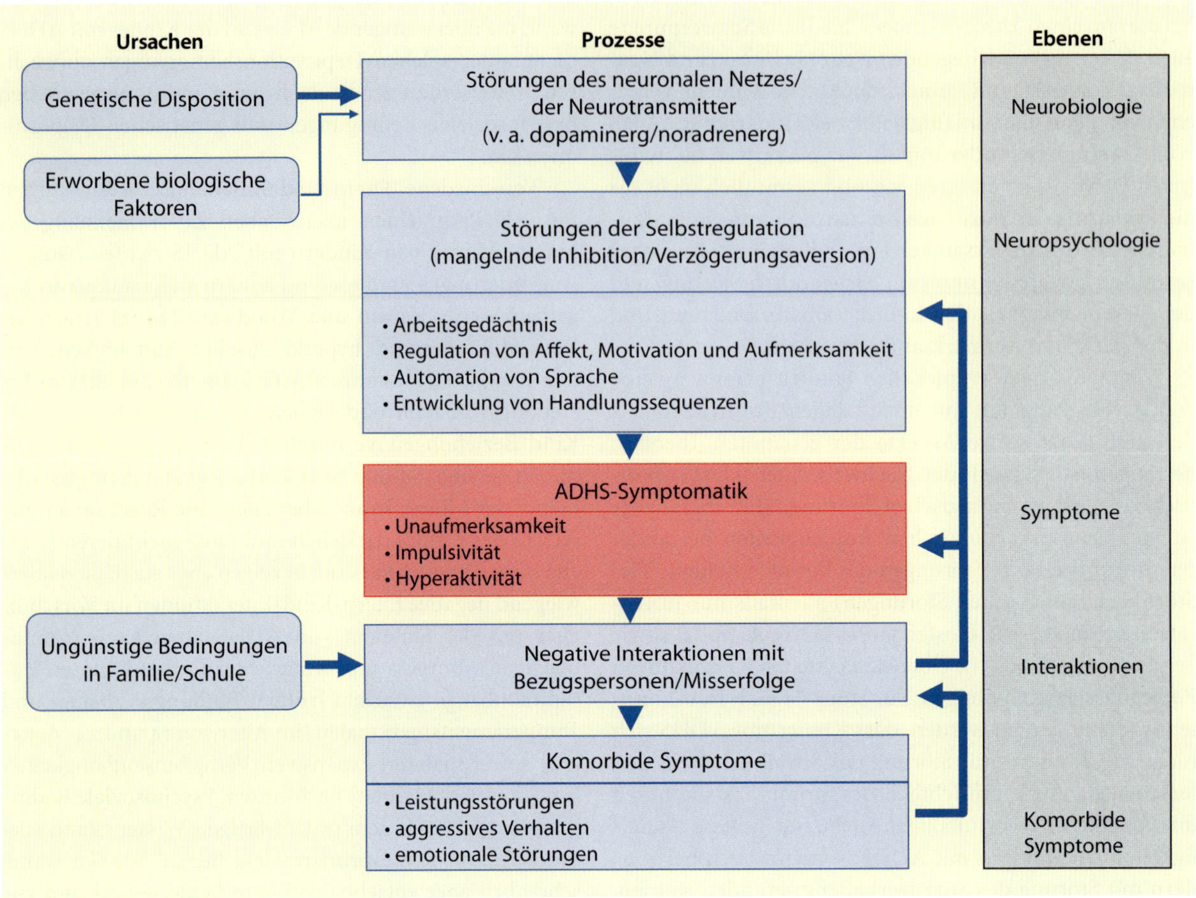

Abb. 13.7. Allgemeines biopsychosoziales Modell von ADHS. (Mod. nach Döpfner et al. 2000a)

rungen der Selbstregulation (möglicherweise verursacht durch mangelnde Inhibition oder Verzögerungsaversion) nachweisen. Diese Störungen werden auf der Symptomebene in den klassischen ADHS-Symptomen deutlich. Die Symptomatik bewirkt eine Zunahme an negativen Interaktionen zwischen dem Kind und seinen Bezugspersonen (Eltern, Erzieher, Lehrer, Geschwister, Gleichaltrige) (s. Döpfner et al. 2000a) sowie ein erhöhtes Maß an Misserfolgen auf Leistungs- und auf sozialer Ebene. Ungünstige Bedingungen in Familie und Schule (z. B. psychische Belastungen der Bezugspersonen, inkompetentes Erziehungsverhalten, große Klassen), aber auch in der Gleichaltrigengruppe (z. B. andere auffällige Kinder) unterstützen die weitere Entwicklung solcher aversiver Interaktionen und Misserfolge. Diese bewirken ihrerseits wiederum eine Zunahme der ADHS-Symptomatik und der Störungen im Selbstregulationsprozess, und sie unterstützen die Entwicklung weiterer komorbider Symptome (z. B. von oppositionell-aggressivem Verhalten oder von emotionalen Auffälligkeiten).

13.9 Psychologische Diagnostik

Die Diagnostik von ADHS orientiert sich an den klinischen Symptomen, wie sie in den Klassifikationssystemen beschrieben werden. Daher wird auch weiterhin dem klinischen Interview und der Erfassung der Symptomatik anhand von verschiedenen Fragebogenverfahren eine besondere Priorität eingeräumt. International und national liegen mittlerweile **Leitlinien** sowohl zur Diagnostik als auch zur Therapie von ADHS vor – die *Practice Parameters for Assessment and Treatment of Children, Adolescents and Adults with Attention-Deficit/Hyperactivity Disorder* der *American Academy of Child and Adolescent Psychiatry* (1997), die *Clinical Guidelines for Hyperkinetic Disorder* der europäischen Arbeitsgruppe um Taylor (Taylor et al. 2004) sowie die Leitlinien der Deutschen Gesellschaft für Kinder- und Jugendpsychiatrie und Psychotherapie und den kinder- und jugendpsychiatrischen Berufsverbänden zur Diagnose und Behandlung hyperkinetischer Störungen (Döpfner u. Lehmkuhl 2003). Auch für die Diagnostik und Behandlung von Erwachsenen mit ADHS wurde eine Leitlinie erstellt (Ebert et al. 2003). Im deutschen Sprachraum wurde zudem ein Leitfaden entwickelt, in dem auch die Diagnostik von ADHS im Kindes- und Jugendalter differenziert dargestellt wird (Döpfner et al. 2000a). Dieser Leitfaden empfiehlt eine ausführliche Verhaltens-, Leistungs- und Familiendiagnostik, wobei die klinische Exploration der Eltern, des Kindes/Jugendlichen sowie der Erzieher/Lehrer als unverzichtbare Grundlage dieser Diagnostik angesehen wird. Ergänzend sind häufig standardisierte Fragebögen, testpsychologische und körperliche Untersuchungen nötig. Eine Übersicht über wichtige störungsspezifische Verfahren gibt ◘ Tab. 13.4. Die wichtigsten Verfahren zur Erfassung von ADHS sind im Kinder-Diagnostik-System (KIDS) zusammengefasst (Döpfner et al. 2005).

Neben Interviews und Fragebogen können auch Verhaltensbeobachtungen und testpsychologische Verfahren zur Erfassung von kognitiver Impulsivität und von Aufmerksamkeitsstörungen sowie apparative Verfahren zur Aufzeichnung motorischer Unruhe (Aktometer) eingesetzt werden. Diese Methoden, von denen man sich eine größere Objektivität als von Interviews oder Fragebogenverfahren verspricht, sind jedoch auch mit spezifischen Problemen behaftet, die sich am besten unter dem Begriff der **ökologischen Validität** zusammenfassen lassen, also der Frage, ob die Messwerte tatsächlich das widerspiegeln, was unter natürlichen sozialen Bedingungen als auffällig und belastend empfunden wird oder was das Funktionsniveau des Patienten tatsächlich einschränkt.

Computerbasierte Tests der Aufmerksamkeit, Impulsivität und exekutiver Funktionen (z. B. *Continuous Performance Test*) sind als Forschungsinstrumente ausgesprochen hilfreich, wenn die neuropsychologische Leistung in einer Testsituation erfasst werden soll. Wie wei-

◘ **Tab. 13.4.** Deutschsprachige Beurteilungs- und Fragebogenverfahren zur Erfassung von Aufmerksamkeitsdefizit-/Hyperaktivitätsstörungen (ADHS)

Verfahren	Quelle	Beschreibung
Explorationsschema für hyperkinetische und oppositionelle Verhaltensstörungen (ESHOV)	Döpfner et al. (2000a)	Halbstrukturierter klinischer Explorationsbogen
Diagnosecheckliste für hyperkinetische Störungen (DCL-HKS)	Döpfner u. Lehmkuhl (2000)	Strukturierte Checkliste für klinisches Urteil; Bestandteil von DISYPS
Elterninterview zur Eltern-Kind-Interaktion bei Kindern mit externalen Verhaltensstörungen (EKI)	Döpfner et al. (2002)	Deutsche Fassung des *Parent-Child Interaction Interview*
Eltern-Lehrer-Fragebogen (Kurzform) Elternfragebogen Lehrerfragebogen	Steinhausen (1995)	Deutsche Fassungen der Conners-Fragebögen
Fremdbeurteilungsbogen für hyperkinetische Störungen (FBB-HKS)	Döpfner u. Lehmkuhl (2000)	Eltern- und Lehrerfragebogen; Bestandteil von DISYPS
Selbstbeurteilungsbogen für Hyperkinetische Störungen (SBB-HKS)	Döpfner u. Lehmkuhl (2000)	Parallelform zur FBB-HKS, Bestandteil von DISYPS
Elternfragebogen über Problemsituationen in der Familie (HSQ-D)	Döpfner et al. (2002)	Parallelform zu EKI; deutsche Fassung des *Home Situations Questionnaire*
Checkliste für Eltern über Verhaltensprobleme bei den Hausaufgaben (HPC-D)	Döpfner et al. (2002)	Deutsche Fassung der *Homework Problem Checklist*
Deutsche Kurzform der *Wender-Utah-Rating-Scale* (WURS-K)	Retz-Junginger et al. (2002, 2003)	Fragebogen mit 25 Items zur retorspektiven Erfassung von ADHS-Sympotamtik bei Erwachsenen
Fragebogen zur Erfassung von ADHS im Erwachsenenalter (FEA)	Döpfner et al. (2005)	Erfassung aktueller und früherer ADHS-Symptomatik nach ICD-10/DSM IV

DISYPS Diagnostiksystem für Psychische Störungen im Kindes- und Jugendalter nach ICD-10 und DSM-IV

ter oben dargestellt (▶ 13.7), lassen sich anhand verschiedener Verfahren relativ konstant Unterschiede belegen. In der klinischen Einzelfalldiagnostik haben sie jedoch einen begrenzten Nutzen, weil Kinder mit auffälligen Werten in diesem Verfahren häufig auch per Fragebogen oder Interview als auffällig eingeschätzt werden; umgekehrt werden aber viele Kinder per Test fälschlicherweise als unauffällig beurteilt, die in der Schule oder Familie als auffällig angesehen werden (Barkley 1991; Trommer et al. 1988; Gordon u. Barkley 1998). Diese **Trefferquote** wird zwar durch die Kombination verschiedener neuropsychologischer Tests verbessert, sie bleibt aber weiterhin begrenzt (Doyle et al. 2000). Im deutschen Sprachraum konnten Földényi und Mitarbeiter (2000) unter Anwendung von Subtests aus der Testbatterie zur Aufmerksamkeitsprüfung TAP (Zimmermann u. Fimm 1993) ebenfalls deutliche Unterschiede zwischen Kindern mit und ohne ADHS nachweisen und eine Klassifikationsgenauigkeit von 90% erreichen, die für eine klinische Diagnostik nicht ausreichend ist. Wenn diese Verfahren auch nicht zur Verifikation einer Diagnose tauglich sind, so können sie doch wertvolle Informationen über Aufmerksamkeits- und andere neuropsychologische Leistungen geben.

Instrumente zur Messung des **Aktivitätsniveaus** (z. B. Aktometer) sind ebenfalls von begrenztem klinischem Nutzen, da die Hyperaktivität per se nicht die Ursache für die Beeinträchtigung des Patienten darstellt, sondern die Situationsangemessenheit des Aktivitätsniveaus, die durch diese Verfahren nicht gemessen werden kann. Dementsprechend sind die Übereinstimmungen zwischen solchen Aktivitätsmessungen und der Verhaltensbeobachtung bzw. den Eltern-/Lehrerurteilen eher gering (Tryon u. Pinto 1994; *American Academy of Child and Adolescent Psychiatry* 1997; Gordon u. Barkley 1998).

Da ein erheblicher Anteil der Kinder und Jugendlichen mit diesem Störungsbild weitere Auffälligkeiten zeigt, empfiehlt es sich, auch Interview- und Fragebogenverfahren anzuwenden, die ein breites Spektrum psychischer Störungen erheben, z. B. der Elternfragebogen über das Verhalten von Kindern und Jugendlichen CBCL4-18 (Arbeitsgruppe Deutsche Child Behavior Checklist 1998) und davon abgeleitete Instrumente (s. Döpfner et al. 2000b). Eine differenzierte Intelligenz-, Entwicklungs- und Leistungsdiagnostik ist vor allem dann indiziert, wenn Hinweise auf Intelligenzminderungen, Entwicklungsdefizite oder schulische Leistungsprobleme vorliegen. Mittels familiendiagnostischer Methoden werden zudem Störungen der familiären Beziehungen und andere familiäre Belastungen erhoben, die bei Kindern mit diesem Störungsbild ebenfalls gehäuft auftreten und entweder die Ausprägung der ADHS-Symptomatik beeinflussen oder auch Folge der ADHS-Symptomatik sein können.

13

13.10 Psychologische Interventionen

Neben der Pharmakotherapie, die sich insgesamt als ausgesprochen erfolgreich bei der Behandlung der ADHS-Symptomatik erwiesen hat (▶ Neurobiologie-Teil von Moll und Hüther) wurde auch die Wirksamkeit verschiedener psychologischer Interventionen untersucht.

- **Patientenzentrierte Verfahren** setzen direkt beim Patienten an und haben zum Ziel, Störungen der Aufmerksamkeit, der Selbstkontrolle der Impulsivität, der Fähigkeit zum Belohnungsaufschub und der Selbstorganisation durch gezielte Trainings zu vermindern. Darüber hinaus werden auch soziale Problemlöse- und Kompetenztrainings eingesetzt, um Störungen im Interaktionsverhalten zu vermindern.
- **Eltern- und familienzentrierte Verfahren** wie Elterntrainings oder Eltern-Kind-Therapien zielen auf eine Verminderung problematischer Verhaltensweisen in der Familie durch Veränderung der Eltern-Kind-Interaktionen.
- **Kindergarten- und schulzentrierte Interventionen** versuchen, konkrete Verhaltensauffälligkeiten des Kindes oder Jugendlichen im Kindergarten oder in der Schule hauptsächlich durch operante Methoden zu vermindern und dadurch auch die Erzieher-/Lehrer-Kind-Interaktion zu verbessern.

Die Kombination von medikamentöser Therapie und Verhaltenstherapie wird als **multimodale** Behandlung bezeichnet; mitunter wird dieser Begriff auch bei der Kombination verschiedener verhaltenstherapeutischer Methoden benutzt.

Mehrere Übersichtsarbeiten und Metaanalysen fassen die Ergebnisse der verschiedenen psychologischen Behandlungsformen zusammen (Abikoff 1987; DuPaul u. Eckert 1997; Pelham et al 1999; Pelham u. Waschbusch 1999; s. Döpfner u. Lehmkuhl 2002)

13.10.1 Patientenzentrierte Interventionen

Zu den patientenzentrierten Interventionen zählen

- Spieltrainings, die darauf abzielen, intensives und ausdauerndes Spielverhalten bei jüngeren Kindern aufzubauen,
- Selbstinstruktionstrainings, durch die ein reflexives Arbeitsverhalten aufgebaut werden soll,
- Selbstmanagementverfahren, mit denen ältere Kinder und Jugendliche zu einer eigenständigen Verhaltensänderung angeleitet werden sollen, und
- Neurofeedback (▶ 13.4.2).

Spieltraining. Im Vorschulalter sind kognitive Interventionsformen, wie Selbstinstruktionstrainings und Selbstmanagementmethoden, aufgrund des kognitiven Entwicklungsstandes kaum anwendbar. Das Spieltraining ist eine bislang wenig untersuchte Interventionsform, die auf die Steigerung von Spiel- und Beschäftigungsintensität und Ausdauer bei Kindern mit ADHS im Alter von 3–6 Jahren zielt. Die Wirksamkeit einzelner Behandlungskomponenten dieses Verfahrens wurde in einer einzelfallanalytischen Studie belegt (Döpfner u. Sattel 1992).

Selbstinstruktionstraining. In dem auf Meichenbaum und Goodman (1971) sowie Douglas (1975) basierenden Selbstinstruktionstraining soll das Kind lernen, seine Aufmerksamkeit anhaltender zu zentrieren und seinen impulsiven Denk- und Handlungsstil besser zu kontrollieren, indem es handlungsanleitend zu sich selbst spricht. Es soll sich bei Problemkonfrontationen verbal stoppen und reflektiert Handlungspläne entwickeln. Mit Hilfe von Selbstinstruktionskarten werden die einzelnen Problemlöseschritte eingeübt.

Sowohl in den USA als auch in Deutschland wurden mehrere Selbstinstruktionstrainings entwickelt (Camp u. Bash 1981; Kendall u. Braswell 1985; Lauth u. Schlottke 1999; Döpfner et al. 2002). Die Ergebnisse der angloamerikanischen Studien zur Wirksamkeit von Selbstinstruktionsverfahren waren allerdings überwiegend enttäuschend. Mit Ausnahme einiger Belege für Effekte auf die kognitive Impulsivität in Laborverfahren wie dem *Continous Performance Test* (CPT) oder auch einzelne Verbesserungen bei schulischen Fertigkeiten konnte in diesen Studien ein umfassender Nachweis der Generalisierung von Behandlungseffekten auf Alltagssituationen nicht erbracht werden (Abikoff 1987).

Im deutschen Sprachraum konnten Lauth und Mitarbeiter (1996) durch ein Selbstinstruktionstraining in Verbindung mit operanten Verfahren und Elterngesprächen auf einigen Variablen die Aufmerksamkeitsleistungen sowie das hyperkinetische Verhalten in der Schule und in der Familie verbessern. Da es sich bei diesem Training um ein Behandlungspaket handelt, das sich zwar überwiegend auf Selbstinstruktionstechniken stützt, aber auch andere Interventionen integriert, ist nicht zu klären, durch welche Komponenten sich die Effekte ergeben.

Selbstmanagementmethoden. Selbstmanagementmethoden leiten das Kind an, in seiner natürlichen Umgebung (in der Schule, in der Familie) auf die eigenen Verhaltensprobleme zu achten, sie zu registrieren und alternatives, angemessenes Verhalten zu zeigen, indem es versucht, sich an bestimmte Regeln zu halten, und indem es sich für eine erfolgreiche Situationsbewältigung selbst positiv verstärkt. Insgesamt wurden relativ wenige Untersuchungen zur Wirksamkeit von Selbstmanagementmethoden durchgeführt, meist wurden sie mit anderen Techniken kombiniert (Selbstinstruktion, Fremdverstärkung, Tokensysteme). Die Wirksamkeit von Selbstbeobachtung alleine oder in Kombination mit Selbst- und Fremdverstärkung wurde in einigen Studien belegt (Harris 1986; Bowers et al. 1985). Frölich und Mitarbeiter (2002) zeigten, dass durch Selbstmanagement in Verbindung mit Selbstinstruktion die hyperkinetische und die aggressive Symptomatik, sowohl im Urteil der Eltern als auch der Lehrer, signifikant verringert werden kann. Das Leistungsverhalten von Jugendlichen mit schulischen Leistungsstörungen, die zumindest teilweise auch durch Aufmerksamkeitsstörungen beeinflusst wurden, kann im Verlauf einer Selbstmanagementtherapie mit dem Therapieprogramm **SELBST** (Walter u. Döpfner 2005; Rademacher et al 2002) verbessert werden.

Die Wirksamkeit von intensiven Sommerferienprogrammen mit sozialem Kompetenztraining und Kontingenzmanagement auf die hyperkinetische und die oppositionelle Symptomatik wurde darüber hinaus in amerikanischen Studien gut belegt (Pelham u. Waschbusch 1999).

13.10.2 Familien- und schulzentrierte Verfahren

In mehreren Studien mit oppositionell auffälligen Kindern konnte die Wirksamkeit von **Elterntrainings** und die Langzeitstabilität der Effekte aufgezeigt werden (s. Kazdin 1997; McMahon u. Wells 1989). Auch bei Kindern mit ADHS konnten eine Reihe von Studien aus dem angloamerikanischen Sprachraum die Wirksamkeit von Elterntrainings nachweisen, wie Pelham und Mitarbeiter (1998) zusammenfassend zeigen. Im Vorschulalter ließen sich in neueren Studien besonders deutliche Effekte erzielen (Sonuga-Barke et al. 2001).

In einer größeren Anzahl von Studien konnte gezeigt werden, dass sich diese Auffälligkeiten im Kindergarten und in der Schule durch die Verstärkung reduzierter Aktivität oder erhöhter Ausdauer schnell vermindern lassen (DuPaul u. Eckert 1997). Bei Vorschulkindern konnte hyperkinetisches Verhalten durch ein Response-Cost-Verfahren verringert werden. Die Therapieeffekte generalisierten zudem auf Spielsituationen (Döpfner u. Sattel 1992). Die Wirksamkeit einer teilstationären Langzeittherapie bei schwer gestörten Kindern im Alter von 4–7 Jahren, bei denen zu einem hohen Anteil ADHS (häufig in Verbindung mit aggressiven Verhaltensstörungen und Entwicklungsdefiziten) diagnostiziert wurde, konnte belegt werden (Döpfner et al. 1989).

13.10.3 Multimodale Interventionen

Sowohl die Kombination von medikamentöser Therapie mit Verhaltenstherapie als auch die Kombination verschiedener verhaltenstherapeutischer Methoden wird als multimodale Behandlung bezeichnet. In den Studien zur Wirksamkeit der Kombinationsbehandlung aus kognitivem Training plus Stimulanzientherapie konnten gegenüber einer ausschließlichen Stimulanzientherapie keine besseren Effekte erzielt werden (Brown et al. 1985; Abikoff et al. 1988). Die Mehrzahl der Studien zur Kombination von medikamentösen und verhaltenstherapeutischen Interventionen in der Familie und der Schule weist auf eine gegenüber einer ausschließlichen Stimulanzientherapie erhöhte Wirksamkeit multimodaler Interventionen hin, wobei die Effekte teilweise auch sehr gering sind (s. Döpfner u. Lehmkuhl 2002).

Die *Multimodal Treatment Study of Children with ADHD* (*MTA-Study*) ist die bislang größte Studie zur Wirksamkeit verschiedener therapeutischer Ansätze bei 579 Kindern mit ADHS (Mischtyp nach DSM IV) im Alter von 7–9 Jahren (*MTA Cooperative Group* 1999a,b). Folgende Behandlungsbedingungen wurden miteinander verglichen:

1. nicht vorgegebene Standardtherapie vor Ort (in 67% der Fälle medikamentöse Therapie),
2. medikamentöse Behandlung einschließlich Beratung (*medical management*, hauptsächlich mit Methylphenidat),
3. Verhaltenstherapie (mit Elterntraining, Interventionen in der Schule und patientenzentrierten Interventionen)
4. kombinierte medikamentöse und verhaltenstherapeutische Behandlung.

Die bisherigen Analysen zeichnen ein sehr differenziertes Bild der Wirksamkeit der untersuchten Therapieformen. Die Hauptergebnisse sind in der nachstehenden Übersicht zusammengefasst (s. Döpfner u. Lehmkuhl 2002):

13

Wirksamkeit unterschiedlicher Therapieformen bei ADHS

- Bei allen überprüften Interventionen (einschließlich Standardbehandlung) lassen sich auf den Erfolgsparametern erhebliche (Prä-Post-)Veränderungen nachweisen, die nach den Kriterien von Cohen (1977) durchweg als große Effekte einzuschätzen sind. Hinsichtlich ADHS-Symptomatik liegen diese (Prä-Post-)Effektstärken für die Verhaltenstherapie und die Standardtherapie zwischen 0,9 und 1,3 und für die medikamentöse Therapie plus Beratung und die kombinierte Behandlung zwischen 1,5 und 1,8 (Pelham et al. 1998). Bei der Veränderung von hyperkinetischen und oppositionellen Auffälligkeiten liegen die Normalisierungsraten der Standardbehandlung bei 25%, der Verhaltenstherapie bei 34%, der medikamentösen Therapie mit Beratung bei 56% und der kombinierten Therapie bei 68% (Swanson et al. 2001).
- Eine sehr umfassende und präzise medikamentöse Therapie inklusive Beratung ist der ebenfalls sehr intensiven Verhaltenstherapie auf Eltern- und Lehrerbeurteilungen von Aufmerksamkeitsstörungen und auf Lehrerbeurteilungen von Hyperaktivität überlegen, aber nicht auf den anderen 16 Erfolgsparametern (*MTA Cooperative Group* 1999a). Bei den Normalisierungsraten der ADHS- und oppositionellen Symptomatik ist die medikamentöse Therapie mit Beratung (56%) der Verhaltenstherapie (34%) überlegen (Swanson et al. 2001) und auch auf einem Gesamtmaß aller Erfolgsparameter zeigt sich eine geringe Überlegenheit des medikamentösen Ansatzes (Effektstärke 0,26) gegenüber Verhaltenstherapie (Conners et al. 2001).
- Die kombinierte Behandlung ist auf keinem der Einzelmaße der medikamentösen Therapie statistisch signifikant überlegen (*MTA Cooperative Group* 1999a). Auf einem kombinierten Erfolgsmaß erweist sich die multimodale Therapie jedoch als wirkungsvoller (Effektstärke 0,28; Conners et al. 2001). Bei den Normalisierungsraten der ADHS- und oppositionellen Symptomatik steigen die Erfolgsraten der kombinierten Therapie gegenüber der medikamentösen Therapie von 56% auf 68% (Swanson et al. 2001). Die besseren Effekte der Kombinationsbehandlung werden bei geringerer Dosis erzielt (Vitiello et al. 2001).
- In Abhängigkeit von der Komorbidität wirken verschiedene Interventionsformen unterschiedlich gut. Kinder mit ADHS und Angststörung (aber ohne aggressive Störung) sprechen gleich gut auf Verhaltenstherapie und medikamentöse Therapie an. Kinder mit ausschließlich ADHS oder mit zusätzlicher aggressiver Störung (aber ohne Angststörung) reagieren besser auf medikamentöse Therapie, während Kinder mit multiplen komorbiden Störungen (Angst und aggressive Störung) optimal von einer kombinierten Behandlung (Medikation und Verhaltenstherapie) profitieren (*MTA Cooperative Group* 1999b; Jensen et al. 2001).
- Bei der Veränderung der ADHS-Symptomatik sind die medikamentöse Therapie und die Kombinationsbehandlung der Standardtherapie überlegen, in der ebenfalls überwiegend medikamentös behandelt wurde. Die Verhaltenstherapie ist etwa genauso wirkungsvoll wie Standardbehandlung.

In der *MTA-Study* wurde unter anderem kritisiert, insbesondere die verhaltenstherapeutischen Komponenten seien nicht hinreichend individualisiert und den Bedürfnissen der Patienten und ihrer Familien angepasst worden

(Greene u. Ablon 2001). Außerdem erlaubt das Design nicht ein individualisiertes Vorgehen in der Kombination von Pharmakotherapie und Verhaltenstherapie. Die **Kölner Multimodale Therapiestudie** zu ADHS (Döpfner et al. 2004) stellt diese Fragestellung in den Mittelpunkt ihrer Analyse, indem sie ermöglicht, einzelne Behandlungskomponenten einer multimodalen Therapie in Abhängigkeit vom Erfolg anderer Behandlungskomponenten zu wählen (▶ Übersicht). In dieser Kölner Studie wurden 75 Kinder im Alter von 6–10 Jahren mit der Diagnose einer ADHS (ICD-10/DSM IV) ambulant behandelt. Nach einer sechswöchigen Phase der Psychoedukation und des Beziehungsaufbaus wurden die Patienten initial entweder verhaltenstherapeutisch (n = 45) oder medikamentös mit Psychostimulanzien (n = 28) behandelt (bei zwei Kindern wurde nach der initialen Psychoedukation die Behandlung abgebrochen). Die weiteren Interventionen richteten sich nach dem individuellem Behandlungsverlauf:

- bei teilweise erfolgreicher Stimulanzientherapie wurde mit Verhaltenstherapie kombiniert,
- bei nicht erfolgreicher Stimulanzientherapie wurde auf Verhaltenstherapie gewechselt,
- bei sehr erfolgreicher Stimulanzientherapie wurde keine weitere Therapie durchgeführt.

Wurde nach der einleitenden Psychoedukation eine Verhaltenstherapie durchgeführt, dann wurde analog zum Vorgehen bei Stimulanzientherapie in Abhängigkeit von den Ergebnissen der Verhaltenstherapie die Behandlung entweder beendet oder zur Stimulanzientherapie gewechselt oder eine Kombination beider Therapien durchgeführt.

Insgesamt konnten bis zu fünf Behandlungsphasen mit jeweils sechs Sitzungen mit den Eltern und/oder dem Kind sowie begleitenden Lehrerkontakten durchgeführt werden.

Resultate der Kölner Multimodalen Therapiestudie

- Insgesamt werden bei Behandlungsende die Verhaltensauffälligkeiten der Kinder nach dem Elternurteil in 40% und nach dem Lehrerurteil in 57% der Fälle so gering eingeschätzt, dass die Kriterien für die Diagnose einer Aufmerksamkeitsdefizit-/Hyperaktivitätsstörung (nach DSM IV) oder einer Störung des Sozialverhaltens nicht mehr erfüllt sind.
- Die therapierelevanten individuellen Verhaltensprobleme des Kindes in der Familie und in der Schule reduzieren sich im Verlauf der multimodalen Therapie deutlich. Der Anteil der Kinder mit geringen Problemen steigt nach Einschätzung der Eltern von 22% auf 64% und nach Einschätzung der Lehrer von 13% bei Behandlungsbeginn auf 62% bei Behandlungsende.

▼

- 28% der initial mit Verhaltenstherapie behandelten Kinder wurden aufgrund klinischer Kriterien ergänzend mit Stimulanzien behandelt, weil Verhaltenstherapie nicht hinreichend wirksam war; bei 72% wurde keine zusätzliche Stimulanzientherapie in der Intensivphase durchgeführt.
- Von den ausschließlich mit Verhaltenstherapie behandelten Kindern zeigen bei Behandlungsende 60% in der Familie und 58% in der Schule nur noch minimale therapierelevante individuelle Verhaltensprobleme.
- Bei der Beurteilung der Langzeitwirksamkeit gibt es einige Hinweise auf eine Überlegenheit multimodaler Interventionen gegenüber einer ausschließlichen Stimulanzientherapie drei Jahre nach Beginn einer multimodalen Behandlung (Satterfield et al. 1981).

In einer weiteren Nachkontrolle untersuchten Satterfield und Mitarbeiter (1987) die **Langzeitwirksamkeit** einer multimodalen Behandlung im Vergleich zu einer ausschließlichen Stimulanzientherapie. Die Delinquenzrate der multimodal behandelten Jugendlichen lag mit 8% deutlich unter der von ausschließlich mit Methylphenidat behandelten Patienten (22%). Patienten, die weniger als zwei Jahre lang eine multimodale Behandlung erhielten, zeigten einen weniger günstigen Verlauf als Patienten, die 2–3 Jahre lang behandelt wurden.

Box

Die Ergebnisse der kontrollierten Studien lassen folgende **globale Schlussfolgerungen** zu (Döpfner u. Lehmkuhl 2002):
Sowohl medikamentöse Therapie als auch Verhaltenstherapie sind wirkungsvoll, jedoch zeigt ein hoher Anteil der Kinder weiterhin eine Restsymptomatik, sodass therapeutische Interventionen über einen langen Zeitraum anzuwenden sind. Die Notwendigkeit einer Fortführung der medikamentösen Therapie kann nur in (jährlich durchgeführten) individuellen Auslassversuchen geprüft werden.
Die Überlegenheit eines multimodalen Therapieansatzes gegenüber einer reinen Pharmakotherapie ist nicht durchweg belegt worden. Hierbei ist der Stellenwert der Verhaltenstherapie noch unklar, insbesondere müssen langfristige Verlaufsstudien zeigen, ob kognitiv-behaviorale sowie familienbezogene Interventionen die Prognose insgesamt verbessern.
Auch Fragen der Compliance und Bereitschaft, bestimmte Interventionsformen und Behandlungsstrategien zu akzeptieren, sind gegenwärtig noch nicht hinreichend geklärt.

▼

Die klinische Erfahrung zeigt, dass eine hohe interindividuelle Variabilität in der Response auf die einzelnen Therapieformen besteht. Dies kann an der bereits erwähnten unterschiedlichen Akzeptanz für bestimmte Interventionsformen liegen, aber auch an intervenierenden Variablen wie Komorbidität oder familiäre Belastung.

! Aufmerksamkeitsdefizit-/Hyperaktivitätsstörungen treten im Kindes- und Jugendalter häufig auf, sie haben eine hohe Persistenz bis ins Erwachsenenalter hinein und sind meist mit vielfältigen komorbiden Störungen und Problemen assoziiert. Mangelnde zentralnervöse Inhibition und Verzögerungsaversion, die mit Störungen exekutiver Funktionen einhergehen, scheinen als zentrale neuropsychologische Störungen bei der Entwicklung der Symptomatik von Bedeutung zu sein, wobei psychosoziale Faktoren vermutlich einen moderierenden Einfluss haben. Die Diagnostik konzentriert sich auf die Erfassung der klinischen Symptomatik und begleitender neuropsychologischer Auffälligkeiten. Die beiden Hauptkomponenten in der meist mehrjährigen Therapie sind die medikamentöse und die psychologische Behandlung, letztere hauptsächlich mit verhaltenstherapeutischen Methoden.

Literatur

Abikoff H (1987) An evaluation of cognitive behavior therapy for hyperactive children. In: Lahey BB, Kadzin AE (eds) Advances in clinical child psychology Vol.10. Plenum, New York, pp 171–216

Abikoff H, Ganeles D, Reiter G, Blum C, Foley C, Klein RG (1988) Cognitive training in academically deficient ADDH boys receiving stimulant medication. J Abnorm Child Psychol 16: 411–432

American Academy of Child and Adolescent Psychiatry (1997) Practice parameters for the assessment and treatment of children, adolescents and adults with attention-deficit/hyperactivity disorder. J Am Acad Child Adolesc Psychiatry 36: 85–121

Arbeitsgruppe Deutsche Child Behavior Checklist (1998) Elternfragebogen über das Verhalten von Kindern und Jugendlichen; deutsche Bearbeitung der Child Behavior Checklist (CBCL/4-18) Einführung und Anleitung zur Handauswertung. 2. Auflage mit deutschen Normen (bearbeitet von Döpfner M, Plück J, Bölte S, Lenz K, Melchers P, Heim K), Arbeitsgruppe Kinder-, Jugend- und Familiendiagnostik (KJFD), Köln

Barkley RA (1991) The ecological validity of laboratory and analogue assessment methods of ADHD symptoms. J Abnorm Child Psychol 19: 726–726

Barkley RA (1997a) Behavioral inhibition, substained attention, and executive functions: Constructing a unifying theory of ADHD. Psychol Bull121: 65–94

Barkley RA (1997b) ADHD and the nature of self-control. Guilford, New York

Barkley RA (ed) (1998) Attention-deficit hyperactivity disorder: A handbook for diagnosis and treatment 2nd edn. Guildford, New York

Barkley RA, Karlsson J, Pollard S, Murphy JV (1985) Developmental changes in mother-child interactions of hyperactive boys: Effects of two dose levels of Ritalin. J Child Psychol Psychiatry 26: 705–715

Barkley RA, Fischer M, Edelbrock CS, Smallish L (1990) The adolescent outcome of hyperactive children diagnosed by research criteria, I: an 8-year prospective follow-up study. J Am Acad Child Adolesc Psychiatry 29: 546–557

Barkley RA, Murphy KR, Bush T (2001a) Time perception and reproduction in young adults with attention deficit hyperactivity disorder. Neuropsychology 15: 351–360

Barkley RA, Edwards G, Laneri M, Fletcher K, Metevia L (2001b) Executive functioning, temporal discounting, and sense of time in adolescents with attention deficit hyperactivity disorder (ADHD) and oppositional defiant disorder (ODD). J Abnorm Child Psychol 29: 541–556

Biederman J, Newcorn J, Sprich S (1991) Comorbidity of attention deficit hyperactivity disorder with conduct, depressive, anxiety, and other disorders. Am J Psychiatry 148: 564–577

Biederman J, Milberger S, Faraone SV et al (1995a) Impact of adversity on functioning and comorbidity in children with attention-deficit hyperactivity disorder. J Am Acad Child Adolesc Psychiatry 34: 1495–1503

Biederman J, Milberger S, Faraone SV et al (1995b) Family-environment risk factors for attention-deficit hyperactivity disorder. A test of Rutter's indicators of adversity. Arch Gen Psychiatry 52: 464–470

Biederman J, Faraone SV, Milberger S et al (1996) Predictors of persistence and remission of ADHD into adolescence: results from a four-year prospective follow-up study. J Am Acad Child Adolesc Psychiatry 35: 343–351

Biederman J, Mick E, Faraone SV et al (2000) Age-dependent decline of symptoms of attention deficit hyperactivity disorder: impact of remission definition and symptom type. Am J Psychiatry 157: 816–818

Bowers DS, Clement PW, Fantuzzo JW, Soren DA (1985) Effects of teacher-administered and self-administered reinforcers on learning disabled children. Behav Ther 16: 357–369

Brown RT, Wynne ME, Medenis R (1985) Methylphenidate and cognitive therapy: A comparison of treatment approaches with hyperactive boys. J Abnorm Child Psychol 13: 69–87

Burgess KB, Marshall PJ, Rubin KH, Fox NA (2003) Infant attachment and temperament as predictors of subsequent externalizing problems and cardiac physiology. J Child Psychol Psychiatry 44: 819–831

Cabeza R, Nyberg L (2000) Imaging cognition II: An empirical review of 275 PET and fMRI studies. J Cogn Neurosci, 12: 1–47

Camp BW, Bash MA (1981) Think aloud: Increasing social and cognitive skills – a problem-solving program for children. Research Press, Campain, IL

Campbell SB (1987) Parent-referred problem three-year-olds: Developmental changes in symptoms. J Child Psychol Psychiatry 28: 835–845

Campbell SB (1990) Behavior problems in preschool children. Guilford, New York

Campbell SB, Breaux AM, Ewing LJ, Szumowski EK (1986) Correlates and predictors of hyperactivity and aggression: a longitudinal study of parent-referred problem preschoolers. J Abnorm Child Psychol 14: 217–234

Cantwell DP, Baker L (1992) Association between attention deficit-hyperactivity disorder and learning disorders. In: Shaywitz SE, Shaywitz BA (eds) Attention deficit disorder comes of age. Pro-ed, Austin, pp 145–164

Carlson EA, Jacobvitz D, Sroufe LA (1995) A developmental investigation of inattentiveness and hyperactivity. Child Dev 66: 37–54

Castellanos FX, Tannock R (2002) Neuroscience of attention-deficit/hyperactivity disorder: the search for endophenotypes. Nature Rev Neurosci 3: 617–628

Chilcoat HD, Breslau N (1999) Pathways from ADHD to early drug use. J Am Acad Child Adolesc Psychiatry 38: 1347–1354

Cohen J (1977) Statistical power analysis for the behavioral sciences, 2nd edn. Academic Press, New York

Conners CK, Epstein JN, March JS et al (2001) Multimodal treatment of ADHD in the MTA: an alternative outcome analysis. J Am Acad Child Adolesc Psychiatry 40: 159–167

Döpfner M (2000) Hyperkinetische Störungen. In: Petermann F (Hrsg) Lehrbuch der klinischen Kinderpsychologie, 4. Aufl. Hogrefe, Göttingen, S 153–189

Döpfner M, Lehmkuhl G (2000) Diagnostik-System für Psychische Störungen im Kindes- und Jugendalter nach ICD-10 und DSM-IV (DISYPS-KJ) (2. korrigierte und ergänzte Aufl). Huber, Bern

Döpfner M, Lehmkuhl G (2002) Evidenzbasierte Therapie von Kindern und Jugendlichen mit Aufmerksamkeitsdefizit-/Hyperaktivitätsstörung (ADHS) Prax Kinderpsychol Kinderpsychiatr 51: 419–440

Döpfner M, Lehmkuhl G (2003) Hyperkinetische Störungen (F90) In: Deutsche Gesellschaft für Kinder- und Jugendpsychiatrie und Psychotherapie, Berufsverband der Ärzte für Kinder- und Jugendpsychiatrie und Psychotherapie in Deutschland, Bundesarbeitsgemeinschaft der leitenden Klinikärzte für Kinder- und Jugendpsychiatrie und Psychotherapie (Hrsg.) Leitlinien zur Diagnostik und Therapie von psychischen Störungen im Säuglings-, Kindes- und Jugendalter (2. überarbeitete Aufl) Deutscher Ärzte Verlag, Köln, S 237–249

Döpfner M, Lehmkuhl G (2004) Aufmerksamkeitsstörungen und Hyperaktivität. In: Schlottke PF, Silbereisen RK, Schneider S, Lauth GW (Hrsg) Enzyklopädie der Psychologie, Serie II: Klinische Psychologie Bd 5: Störungen im Kindes- und Jugendalter – Grundlagen und Störungen im Entwicklungsverlauf. Hogrefe, Göttingen, S 613–651

Döpfner M, Sattel H (1992) Verhaltenstherapeutische Interventionen bei hyperkinetischen Störungen im Vorschulalter. Ztsch Kinder Jugendpsychiatr 19: 254–262

Döpfner M, Walter D (2002) Verhaltenstherapeutische Zugänge in der Adoleszenz. Psychotherapie im Dialog 4: 345–352

Döpfner M, Berner W, Schmidt MH (1989) Effekte einer teilstationären Behandlung verhaltensauffälliger und entwicklungsrückständiger Vorschulkinder. Ztsch Kinder Jugendpsychiatr 17: 131–139

Döpfner M, Frölich J, Lehmkuhl G (2000a) Hyperkinetische Störungen. Leitfaden Kinder- und Jugendpsychotherapie, Bd 1. Hogrefe, Göttingen

Döpfner M, Lehmkuhl G, Heubrock D, Petermann F (2000b) Diagnostik psychischer Störungen im Kindes- und Jugendalter. Leitfaden Kinder- und Jugendpsychotherapie Bd 2. Hogrefe, Göttingen

Döpfner M, Schürmann S, Frölich J (2002) Therapieprogramm für Kinder mit hyperkinetischem und oppositionellem Problemverhalten, THOP (3. Aufl). Psychologie Verlags Union, Weinheim

Döpfner M, Breuer D, Schürmann S, Wolff Metternich T, Rademacher C, Lehmkuhl G (2004) Effectiveness of an adaptive multimodal treatment in children with Attention Deficit Hyperacitivty Disorder – global outcome. Eur Child Adolesc Psychiatry 13 (Suppl 1): I/117–I/129

Döpfner M, Lehmkuhl G, Steinhausen HC (2005) Kinder-Diagnostik-System (KIDS), Band 1: Aufmerksamkeitsdefizit- und Hyperaktivitätsstörungen (ADHS). Hogrefe, Göttingen

Douglas V (1975) Are drugs enough? To treat or train the hyperactive child. Int Jof Ment Health 4: 199–212

Doyle AE, Biederman J, Seidman LJ, Weber W, Faraone SV (2000) Diagnostic efficiency of neuropsychological test scores for discriminating boys with and without attention deficit-hyperactivity disorder. J Consult Clin Psychol 68: 477–488

DuPaul GJ, Eckert TL (1997) The effects of school-based interventions for attention deficit hyperactivity disorder: A meta-analysis. School Psychol Rev 23: 5–27

Ebert D, Krause J, Roth-Sackenheim A (2003) ADHS im Erwachsenenalter – Leitlinien auf der Basis eines Expertenkonsensus mit Unterstützung der DGPPN. Nervenarzt 10: 939–946

Fergusson DM, Lynskey MT, Horwood LJ (1997) Attentional difficulties in middle childhood and psychosocial outcomes in young adulthood. J Child Psychol Psychiatry 38: 633–644

Földényi M, Imhof K, Steinhausen HC (2000) Klinische Validität der computerunterstützten TAP bei Kindern mit Aufmerksamkeits-/Hyperaktivitätsstörungen. Ztsch Neuropsychol 11: 154–167

Fowles DC (1988) Psychophysiology and psychopathology: A motivational approach. Psychophysiology 25: 373–391

Frölich J, Doepfner M, Lehmkuhl G (2002) Effects of combined cognitive behavioural treatment with parent management training in ADHD. Behav Cogn Psychother 30: 111–115

Fuster JM (1997) The prefrontal cortex; anatomy, physiology, and neuropsychology of the frontal lobe 3rd edn. Lippincott-Raven, New York

Goodyear P, Hynd G (1992) Attention deficit disorder with (ADDH) and without (ADDWO) hyperactivity: Behavioral and neuropsychological differentiation. J Clin Child Psychol 21: 273–304

Gordon M, Barkley RA (1998) Tests and observational measures. In: Barkley RA (ed) Attention-deficit hyperactivity disorder: A handbook for diagnosis and treatment, 2nd edn. Guildford, New York, pp 294–311

Gray JA (1982) The neuropsychology of anxiety. Oxford University Press, New York

Greene RW, Biederman J, Faraone SV, Sienna M, Garcia-Jetton J (1997) Adolescent outcome of boys with attention-deficit/hyperactivity disorder and social disability: results from a 4-year longitudinal follow-up study. J Consult Clin Psychol 65: 758–767

Greene RW, Ablon JS (2001) What does the MTA study tell us about effective psychosocial treatment for ADHD? J Clin Child Psychol 30: 114–121

Harris KR (1986) Self-monitoring of attentional behavior versus self-monitoring of productivity: Effects on task-behavior and academic response rate among learning disabled children. J Abnorm Child Psychol 13: 417–423

Iaboni F, Douglas VI, Ditto B (1997) Psychophysiological response of ADHD children to reward and extinction. Psychophysiology 34: 116–123

Jensen PS, Hinshaw SP, Kraemer HC et al (2001) ADHD comorbidity findings from the MTA study: comparing comorbid subgroups. J Am Acad Child Adolesc Psychiatry 40: 147–158

Johansen EB, Aase H, Meyer A, Sagvolden T (2002) Attention deficit/hyperactivity disorder (ADHD) behaviour explained by dysfunctioning reinforcement and extinction processes. Behav Brain Res 130: 37–45

Kazdin AE (1997) Parent management training: evidence, outcomes, and issues. J Am Acad Child Adolesc Psychiatry 36: 1349–1356

Kendall PC, Braswell L (1985) Cognitive-behavioural therapy for impulsive children. Guilford, New York

Keown LJ, Woodward LJ (2002) Early parent-child relations and family functioning of preschool boys with pervasive hyperactivity. J Abnorm Child Psychol 30: 541–553

Lahey BB, Carlson CL (1992) Validity of the diagnostic category of attention deficit disorder without hyperactivity: A review of the literature, In: Shaywitz SE, Shaywitz BA (eds) Attention deficit disorder comes of age: toward the twenty-first century. pro-Ed, Austin, pp 119–144

Lauth GW, Schlottke PF (1999) Training mit aufmerksamkeitsgestörten Kindern (4. korr. Aufl.) Psychologie Verlags Union, Weinheim

Lauth GW, Naumann K, Roggenkämper A, Heine A (1996) Verhaltensmedizinische Indikation und Evaluation einer kognitiv-behavioralen Therapie mit aufmerksamkeitsgestörten/hyperaktiven Kindern. Ztsch Kinder Jugendpsychiatr Psychother 24: 164–175

Lynskey MT, Fergusson DM (1995) Childhood conduct problems, attention deficit behaviors, and adolescent alcohol, tobacco, and illicit drug use. J Abnorm Child Psychol 23: 281–302

Mannuzza S, Klein RG (1999) Adolescent and adult outcomes in attention deficit/hyperactivity disorder. In Quay HC, Hogan AE (eds) Handbook of disruptive behavior disorders. Kluwer Academic, New York, pp 279–294

Mannuzza S, Klein RG, Bonagura N, König PH, Shenker R (1988) Hyperactive boys almost grown-up. II: Status of subjects without a mental disorder. Arch Gen Psychiatry 45: 13–18

Manuzza S, Klein RG, Bonagura N, Malloy P, Giampino TL, Addalli KA (1991) Hyperactive boys almost grown up, V: replication of psychiatric status. Arch Gen Psychiatry 48: 77–83

McMahon RJ, Wells KC (1989) Conduct disorders. In: Mash EJ, Barkley RA (eds) Treatment of childhood disorders. Guilford, New York, pp 73–132

Meichenbaum DH, Goodmann J (1971) Training impulsive children to talk to themselves: A means of developing self-control. J Abnorm Child Psychol 77: 115–129

Milberger S, Biederman J, Faraone SV, Guite J, Tsuang MT (1997) Pregnancy, delivery and infancy complications and attention deficit hyperactivity disorder: issues of gene-environment interaction. Biol Psychiatry 41: 65–75

Morgan AE, Hynd GW, Riccio CA, Hall J (1996) Validity of DSM-IV ADHD predominantly inattentive and combined types: relationship to previous DSM diagnoses/subtype differences. J Am Acad Child Adolesc Psychiatry 35: 325–333

MTA Cooperative Group (1999a) A 14-month randomized clinical trial of treatment strategies for attention-deficit/hyperactivity disorder. Arch Gen Psychiatry 56: 1073–1086

MTA Cooperative Group (1999b) Moderators and mediators of treatment response for children with attention-deficit/hyperactivity disorder. Arch Gen Psychiatry 56: 1088–1096

Nigg JT (2000) On inhibition/disinhibition in developmental psychopathology: views from cognitive and personality psychology and a working inhibition taxonomy. Psycho Bull 126: 220–246

Nigg JT (2001) Is ADHD a disinhibitory disorder? Psychol Bull 127: 571–598

Nigg JT, Butler KM, Huang-Pollock CL, Henderson JM (2002) Inhibitory processes in adults with persistent childhood onset ADHD. J Consult Clin Psychol 70: 153–157

Oosterlaan J, Logan GD, Sergeant JA (1998) Response inhibition in AD/HD, CD, comorbid AD/HD + CD, anxious, and control children: A meta-analysis of studies with the stop task. J Child Psychol Psychiatry 39: 411–425

Oosterlaan J, Logan GD, Sergeant JA (2001) Response inhibition in AD/HD, CD, comorbid AD/HD + CD, anxious and control children: A meta-analysis of studies with the stop task. J Child Psychol Psychiatry 39: 411–425

Ozonoff S (1997) Components of executive function in autism and other disorders. In: Russell J (ed) Autism as an executive disorder. Oxford University Press, Oxford, pp 179–211

Pelham WE, Waschbusch DA (1999) Behavioral intervention in attention-deficit/hyperactivity disorder. In: Quay H, Hogan AE (eds) Handbook of disruptive disorders. Kluwer Academic, New York, pp 255–278

Pelham WE, Wheeler T, Chronis A (1998): Empirically supported psychosocial treatments for attention deficit hyperactivity disorder. J Clin Child Psychol 27: 190–205

Pennington BF, Ozonoff S (1996) Executive functions and developmental psychopathology. J Child Psychol Psychiatry 37: 51–87

Pisterman S, Firestone P, McGrath P, Goodman JT, Webster I, Mallory R, Goffin B (1992) The role of parent training in treatment of preschoolers with ADDH. Am J Orthopsychiatr 62: 397–408

Quay HC (1988) Attention deficit disorder and the behavioral inhibition system: The relevance of the neuropsychological theory of Jeffrey A. Gray. In: Bloomingdale LM, Sergeant J (eds) Attention deficit disorder: criteria, cognition, intervention. Pergamon, Oxford, pp 117–125

Quay HC (1993) The psychobiology of undersocialized aggressive conduct disorder: A theoretical perspective. Dev Psychopathol 5: 165–180

Quay HC, Hogan AE (eds) (1999) Handbook of disruptive behavior disorders. Kluwer Academic, New York

Rademacher C, Walter D, Döpfner M (2002) SELBST – ein Therapieprogramm zur Behandlung von Jugendlichen mit Selbstwert-, Aktivitäts- und Affekt-, Leistungs- und Beziehungsstörungen. Kindh Entw 11: 107–118

Reader MJ, Harris EL, Schuerholz LJ, Denckla MB (1994) Attention deficit hyperactivity disorder and executive dysfunction. Dev Neuropsychol 10: 493–512

Retz-Junginger P, Retz W, Blocher D, Weijers, HG, Trott GE, Wender PH, Rösler M (2002) Wender-Utah-Rating-Scale (WURS-k): die deutsche Kurzform zur retrospektiven Erfassung des hyperkientinetischen Syndroms bei Erwachsenen. Nervenarzt 73: 830–838

Retz-Junginger P, Retz W, Blocher D et al (2003) Reliabilität und Validität der Wender-Utah-Rating-Scale-Kurzform. Nervenarzt 74: 987–993

Rolls ET, Hornak J, Wade D, McGrath J (1994) Emotion-related learning in patients with social and emotional changes associated with frontal lobe damage. J Neurol Neurosurg Psychiatry 57: 1518–1524

Satterfield JH, Schell A (1997) A prospective study of hyperactive boys with conduct problems and normal boys: adolescent and adult criminality. J Am Acad Child Adolesc Psychiatry 36: 1726–1735

Satterfield JH, Satterfield BT, Cantwell DP (1981) Three-year multimodality treatment study of 100 hyperactive boys. Pediatrics 98: 650–655

Satterfield JH, Satterfield B, Schell AM (1987) Therapeutic interventions to prevent deliquency in hyperactive boys. J Am Acad Child Adolesc Psychiatry 26: 56–64

Scahill L, Schwab-Stone M, Merikangas KR, Leckman JF, Zhang H, Kasl S (1999) Psychosocial and clinical correlates of ADHD in a community sample of school-age children. J Am Acad Child Adolesc Psychiatry 38: 976–984

Scheres A, Oosterlaan J, Sergeant JA (2001a) Response execution and inhibition in children with AD/HD and other disruptive disorders: the role of behavioural activation. J Child Psychol Psychiatry 42: 347–357

Scheres A, Oosterlaan J, Sergeant JA (2001a) Response inhibition in children with DSM-IV subtypes of AD/HD and related disruptive disorders: the role of reward. Neuropsychol Dev Cogn Sect C Child Neuropsychol 7: 172–189

Sergeant JA (2000) The cognitive-energetic model: an empirical approach to attention-deficit hyperactivity disorder. Neurosci Biobehav Rev 24: 7–12

Sergeant JA, Oosterlaan J, van der Meere JJ (1999) Information processing and energetic factors in attention-deficit/hyperactivity disorder. In: Quay HC, Hogan, A (eds) Handbook of disruptive behavior disorders. Plenum, New York, pp 75–104

Sergeant JA, Geurts H, Oosterlaan J (2002) How specific is a deficit of executive functioning for attention-deficit/hyperactivity disorder? Behav Brain Res 130: 3–28

Smith A, Taylor E, Rogers JW, Newman S, Rubia K (2002) Evidence for a pure time perception deficit in children with ADHD. J Child Psychol Psychiatry 43: 529–542

Solanto MV, Abikoff H, Sonuga-Barke E et al (2001) The ecological validity of delay aversion and response inhibition as measures of impulsivity in AD/HD: A supplement to the NIMH multimodal teatement study of AD/HD. J Abnorm Child Psychol 29: 215–228

Sonuga-Barke EJ (1994) On dysfunction and function in psychological theories of childhood disorder. J Clin Child Psychol 35: 801–815

Sonuga-Barke EJ (2002) Psychological heterogeneity in AD/HD; a dual pathway model of behaviour and cognition. Behav Brain Res 130: 29–36

Sonuga-Barke EJ, Taylor E, Sembi S, Smith J (1992) Hyperactivity and delay aversion – I. The effect of delay choice. J Child Psychol Psychiatry 33: 387–398

Sonuga-Barke EJ, Williams E, Hall M, Saxton T (1996) Hyperactivity and delay aversion. III: The effect on cognitive style of imposing delay after errors. J Child Psychol Psychiatry 37: 189–194

Sonuga-Barke EJ, Daley D, Thompson M, Laver-Bradbury C, Weeks A (2001) Parent-based therapies for preschool attention-deficit/hyperactivity disorder: a randomized, controlled trial with a community sample. J Am Acad Child Adolesc Psychiatry 40: 402–408

Sonuga-Barke EJ, Dalen L, Remington B (2003) Do executive deficits and delay aversion make independent contributions to preschool attention-deficit/hyperactivity disorder symptoms? J Am Acad Child Adolesc Psychiatry 42:1335–1342

Steinhausen HC (Hrsg) (1995) Hyperkinetische Störungen im Kindes- und Jugendalter. Kohlhammer, Stuttgart

Swanson JM, Kraemer HC, Hinshaw SP et al (2001) Clinical relevance of the primary findings of the MTA: success rates based on severity of ADHD and ODD symptoms at the end of treatment. J Am Acad Child Adolesc Psychiatry 40: 168–179

Tannock R (1998) Attention deficit hyperactivity disorder: advances in cognitive, neurobiological, and genetic research. J Child Psychol Psychiatry 39: 65–100

Taylor E, Sandberg S, Thorley C, Giles G (1991) The epidemiology of childhood hyperactivity. Oxford University Press, New York

Taylor E, Chadwick O, Heptinstall E, Danckaerts M (1996) Hyperactivity and conduct problems as risk factors for adolescent development. J Am Acad Child Adolesc Psychiatry 35: 1213–1226

Taylor E, Doepfner M, Sergeant J et al (2004) Clinical guidelines for hyperkinetic disorder – first upgrade. Eur Child Adolesc Psychiatry 13 (Suppl 1): I/7–I/30

Trommer BL, Hoeppner JB, Lorber R, Armstrong K (1988) Pitfalls in the use of a continuous performance test as a diagnostic tool in attention deficit disorder. J Dev Behav Ped 9: 339–345

Tryon WW, Pinto LP (1994) Comparing activity measurements and ratings. Behav Modif 18: 251–261

Vitiello B, Severe JB, Greenhill LL et al (2001) Methylphenidate dosage for children with ADHD over time under controlled conditions: lessons from the MTA. J Am Acad Child Adolesc Psychiatry 40: 188–196

Walter D, Döpfner M (2005) Leistungsstörungen Therapieprogramm für Jugendliche mit Selbstwert-, Leistungs- und Beziehungsstörungen, SELBST In: Döpfner M, Walter D, Rademacher C, Schürmann S (Hrsg), Band 2. Hogrefe, Göttingen

Weiss G, Hechtman LT (1993) Hyperactive children grown up: ADHD in children, adolescents, and adults 2nd edn. Guilford, New York

Zimmermann P, Fimm B (1993) Testbatterie zur Aufmerksamkeitsprüfung (TAP) Version 1.02. Handbuch Teil 1/2. Psytest, Freiburg

Essstörungen

Reinhold G. Laessle und Karl Martin Pirke

14.1 Beschreibung der Störungsbilder

Die Essstörung **Anorexia nervosa** ist charakterisiert durch das anhaltende Streben nach Dünnsein und absichtlich herbeigeführtes Abnehmen. Das äußerlich auffallendste Merkmal ist der gravierende Gewichtsverlust, der häufig 50% des Ausgangsgewichts überschreitet. Die Prävalenzraten liegen bei 0,3%. Die Anorexia nervosa zeigt einen relativ ungünstigen Verlauf, da 25% der Patienten chronisch krank bleiben und ca. 10% versterben.

Das Hauptmerkmal der **Bulimia nervosa** ist das wiederholte Auftreten von Essattacken, die gekennzeichnet sind durch das rasche und hastige Hinunterschlingen größerer Nahrungsmengen (bis zu 10.000 Kilokalorien), einhergehend mit der Wahrnehmung des Kontrollverlusts über das eigene Essverhalten. Im Gegensatz zur Anorexie sind Patientinnen mit Bulimie meistens normalgewichtig oder leicht untergewichtig. Die Prävalenz der Bulimia nervosa liegt bei 1,1%. Beide Störungsbilder weisen eine hohe Komorbidität mit Depressionen und Angststörungen auf sowie auf biologischer Ebene gravierende Dysfunktionen in hormonellen Systemen und bei Neurotransmittern. Bei beiden Störungsbildern sind Frauen zehnmal häufiger betroffen als Männer. Im Folgenden wird deshalb die weibliche Form der Geschlechtsbezeichnung verwendet.

Rigoroses Fasten führt bei Anorexia nervosa zu starkem Gewichtsverlust. Die Folge sind zahlreiche pathophysiologische und somatische Veränderungen, die überwiegend als Anpassungen an Mangelernährung verstanden werden können. Bei der Bulimie werden ähnliche somatische und pathophysiologische Symptome beobachtet – wenn auch in schwächerer Form. Longitudinale Untersuchungen an Bulimikern zeigen, dass zwischen Perioden mit gehäuften Essattacken regelmäßig Perioden mit stark eingeschränkter Kalorienzufuhr stattfinden. In diesen Perioden sinkt das Gewicht vorübergehend um bis zu 6 kg, und die metabolischen Indikatoren des Fastens wie β-Hydroxybuttersäure, freie Fettsäuren etc. steigen an (Pirke et al. 1987). Dieses intermittierende Fasten bzw. Diätieren ist Ursache der im weiteren beschriebenen Phänomene bei der Bulimie.

14.1.1 Somatische Störungen

Über die wichtigsten körperlichen Veränderungen und Komplikationen informiert die nachstehende Zusammenstellung:

- Der starke Gewichtsverlust führt zu einem Verlust von Fettgewebe, aber auch von Skelettmuskulatur. Gleichfalls betroffen sind die inneren Organe: So kommt es z. B. zu einer Herzmuskelatrophie.
- Mangelernährung und häufiges Erbrechen sind die Ursachen eines Kaliumverlusts, der am Herzen Reizleitungsstörungen bis hin zum Herzstillstand bewirken kann. Elektrolytstörungen sind daher stets sorgfältig zu überwachen und zu behandeln.
- Störungen der Leberfunktion zeigen sich in einer mäßigen Erhöhung der Serumtransaminasen. Diese Veränderungen sind jedoch reversibel.
- In einzelnen Fällen kann es infolge einer Knochenmarkshypoplasie auch zur Anämie kommen, und gelegentlich ist – bedingt durch eine extrem eiweißarme Ernährung – der Bluteiweißgehalt stark vermindert, vor allem das Albumin.
- Mangelernährung und Östrogenmangel führen oft zur Osteoporose, die sich nicht selten in multiplen Frakturen manifestiert.
- Die verminderte Funktion des sympathischen Nervensystems äußert sich in Hypothermie und Bradykardie mit manchmal extrem niedrigem Puls, besonders nachts.
- Häufiges Erbrechen führt zu Zahnschädigungen. Es finden sich Erosionen des Zahnschmelzes und Verlust der Zahnhartsubstanz. Dabei wird die Zahngröße oft drastisch verringert (Willershausen et al. 1990). Karies und Zahnfleischschäden werden infolge der guten Mundhygiene (Zähneputzen nach dem Erbrechen) nicht häufiger als bei Gesunden beobachtet.
- Die Ansäuerung der Mundhöhle durch erbrochenen Magensaft führt zur Schwellung und Entzündung der Speicheldrüsen (Mayerhausen et al. 1990). Die Speicheldrüsenstörung bedingt einen Anstieg des Enzyms Amylase, dessen Erhöhung aber auch Ausdruck einer Pankreasstörung sein kann.
- Die Pankreatitis tritt oft plötzlich nach Essattacken auf. Sie geht mit schwersten abdominalen Schmerzen, Fieber und Tachykardie einher (Gavish et al. 1987) und weist eine Mortalität von 10% auf.
- Eine weitere Folge gehäuften Erbrechens sind Elektrolytstörungen. Besonders schwer wiegend ist der Kaliumverlust, der sich nicht nur in niedrigen Kaliumplasmaspiegeln, sondern auch in spezifischen elektrokardiographischen Veränderungen äußert. Klinisch macht sich der Kaliummangel in Herzmuskelschwäche und Rhythmusstörungen bemerkbar. Neben diesen lebensbedrohlichen kardialen Komplikationen werden Verwirrtheit, Muskelschwäche, Krämpfe, Parästhesien, Polyurie und Obstipation beobachtet. Kompliziert werden Kaliummangelzustände häufig durch Magnesiummangel.
- Laxanzienabusus kann wegen der Elektrolytverluste (Bikarbonat, Kalzium, Magnesium und Kalium) zu schwer wiegenden, lebensbedrohlichen Nierenschädigungen führen. Neben der Nierenschädigung führt Laxanzienabusus zu rektalen Blutungen, zu Wasserverlust, Dehydrataion und selten zu lebensbedrohenden Erschlaffungszuständen des Dickdarms.

- Infolge des Verschlingens großer Nahrungsmengen und des anschließenden Erbrechens kommt es zu einer Reihe weiterer gastrointestinaler Störungen. Eine zunächst harmlose Störung ist der verlangsamte Transport der Nahrungsmittel und die verzögerte Magenentleerung (Lautenbacher et al. 1989). Hieraus können sich akute atonische Magenerweiterungen, die mit schwersten Schmerzzuständen im Abdomen einhergehen, entwickeln. Die schwerste und häufig letale Komplikation ist dann die Magenruptur (Letalität 80%). Rupturen der Speiseröhre sind nach Erbrechen beschrieben worden und sind gleichfalls mit einer sehr hohen Letalität belastet.
- Trockene Haut und trockene brüchige Haare mit Haarausfall werden bei 10–30% der Bulimiepatientinnen gefunden. Ursache dürfte eine leichte Verminderung der Schilddrüsenhormonwirkung sein.

14.1.2 Körperzusammensetzung und Energiestoffwechsel

Die starke Gewichtsverminderung bei anorektischen Patientinnen betrifft sowohl die magere Körpermasse wie auch das Fettgewebe. Bei Gewichtszunahme kommt es zunächst zu einer Normalisierung der mageren Körpermasse, während der Fettanteil erst später normalisiert wird. Bulimische Patientinnen haben im Allgemeinen eine normale Körperzusammensetzung. Studien zum Energiestoffwechsel anorektischer und bulimischer Patientinnen fanden einen verminderten Energieverbrauch unter Ruhebedingungen.

Allerdings ist unklar, ob sich der Grundumsatz nur entsprechend der Abnahme der mageren Körpermasse vermindert oder ob er darüber hinaus reduziert ist. Casper et al. (1991) fanden einen Grundumsatz, der stärker reduziert war, als es der mageren Körpermasse entsprach. Pirke et al. (1991) stellten dagegen eine Abnahme des Grundumsatzes proportional zur Reduktion der mageren Körpermasse fest.

Diese Diskrepanz wird möglicherweise durch das Ausmaß der Hyperaktivität bestimmt, da körperliche Anstrengung den Grundumsatz bis zu 24 Stunden nach Aktivität erhöhen kann. Die diätinduzierte Thermogenese war in fast allen Studien normal. Der Gesamtenergieverbrauch anorektischer Patientinnen wird offenbar stark vom Umfang der Hyperaktivität bestimmt. Diese Beobachtung erklärt, warum einzelne Patientinnen einen sehr niedrigen, andere dagegen einen sehr hohen Gesamtenergieverbrauch haben. Der Gesamtenergieverbrauch bei untergewichtigen Patientinnen lag zwischen 1600 und 3300 Kilokalorien pro Tag. Bulimische Patientinnen wiesen einen verminderten Grundumsatz auf, nachdem sie längere Zeit keine Essanfälle mehr hatten (Devlin et al. 1990).

14.2 Neurobiologische Forschung und Modelle der Entstehung und Aufrechterhaltung

Den neurobiologischen Forschungen lagen ganz unterschiedliche Konzepte und Hypothesen zugrunde. Den Anstoß zu ätiologisch orientierten Studien gaben klinische Beobachtungen. Bei der Anorexie finden sich neben der verminderten Nahrungsaufnahme auch Hypothermie, Hypotonie, Bradykardie sowie eine große Zahl zentraler neuroendokrinologischer und Neurotransmitterstörungen.

Da sowohl Hunger und Sättigung als auch die anderen genannten Funktionen im **Hypothalamus** reguliert werden, wurde eine hypothalamische Genese der Anorexie angenommen. Diese Hypothese wurde noch gestützt durch die gelegentliche Beobachtung von Tumoren des lateralen Hypothalamus, die anorexieähnliche Symptome bewirkten. Da jedoch bei der Anorexie nur sehr selten Hypothalamustumoren auftraten und auch die modernen bildgebenden Verfahren keinerlei Hinweise auf spezifische anatomische Auffälligkeiten dieser und anderer Hirnregionen ergaben, wurde diese simple Hypothese bald verworfen. An ihre Stelle traten **Neurotransmitter-Hypothesen**, die postulierten, dass eines oder mehrere zentrale Neurotransmittersysteme gestört seien und so die Verhaltensstörung und die vegetativen Symptome erklärt werden könnte.

Neurobiologische Erkenntnisse über Essstörungen basieren auf tierexperimentellen Studien, Humananalogstudien sowie auf Befunden an essgestörten Patientinnen.

14.2.1 Tiermodelle

Tierexperimentelle Studien versuchten zunächst Tiermodelle zu finden, bei denen es zu einer Anorexie kam. Tatsächlich gibt es eine Reihe von Spezies, die vorübergehend scheinbar freiwillig ihre Nahrungsaufnahme gänzlich oder zum größten Teil einstellen, was zu einem drastischen Gewichtsverlust führt (Mrosovsky 1984). Verschiedene Vogelspezies, u. a. die Königspinguine in der Antarktis, nehmen während der Brutperiode kaum Nahrung zu sich und verlieren dementsprechend bis zu 20% ihres Körpergewichts. Dies ist zweifellos eine Anorexie, aber keine Anorexia nervosa, da diese Modelle die typischen Symptome wie

- eine pathologische Einstellung zu Essen, Nahrung und Gewicht,
- fehlende Krankheitseinsicht und
- gestörtes »Body-Image«

nicht widerspiegeln können.

Auch die Schaffung experimentell generierter Tiermodelle brachte keine wesentlichen Fortschritte. Die Koagulation des lateralen Hypothalamus bei der Ratte wurde als Modell studiert. Die resultierende Aphagie führt zu einer drastischen Gewichtsreduktion. Stricker und Anderson (1980) konnten aber nachweisen, dass auch eine große Zahl anderer Verhaltensweisen außer der Nahrungsaufnahme betroffen sind, was den Wert des Modells drastisch einschränkt. Zudem führt die Zerstörung des lateralen Hypothalamus zu einem neuen Fließgleichgewicht von Gewicht und Nahrungsaufnahme, was für die Anorexia nervosa nicht gilt.

Auch die Manipulation des noradrenergen Systems auf hypothalamischer Ebene wurde als Modell für Anorexia nervosa erprobt. Leibowitz (1984) zeigte, dass lokale Injektion von Noradrenalin in den lateralen Hypothalamus zu vermehrter Nahrungsaufnahme und Gewichtszunahme bei der Ratte führt. Bei Injektion von α-adrenergen Blockern in die gleiche Region frisst die Ratte weniger, auch wenn das Nahrungsangebot in ihrer Nähe groß ist. Dies wurde als ein Effekt von Noradrenalin auf den Appetit interpretiert. Bei der Anorexia nervosa wissen wir aber von den Patientinnen, die die Anorexie weitgehend überwunden haben, dass sie im Stadium der Unterernährung sehr wohl Appetit und starken Hunger verspürten, obwohl sie dieses in der Phase der Unterernährung niemals zugegeben hätten.

Mrosovsky (1984) fasst die tierexperimentellen Studien dahingehend zusammen, dass es im Tierreich zwar **Modelle für Anorexie**, aber **nicht für Anorexia nervosa** gebe.

Dennoch können Tierexperimente für das Verständnis neurobiologischer Zusammenhänge bei der Anorexia nervosa nützlich sein. Wie aus Studien an Mensch und Tier bekannt ist, hat die Mangelernährung selbst eine Reihe von pathophysiologischen und pathobiochemischen Konsequenzen, die für die Beurteilung des Gesamtszustands des anorektischen Patientinnen von großer Wichtigkeit sind (s. unten). Dies soll an ausgewählten tierexperimentellen Beispielen dargelegt werden:

Rattenmodell für die Regulation der Hypothalamus-Hypophysen-Nebennierenrinden-Achse unter Mangelernährung

Wie beim Menschen so kommt es auch bei der Ratte als Folge der Mangelernährung zu einer zentral mediierten Hyperaktivität der Nebennierenrinde. Die Rolle dieser hormonellen Anpassung an Nahrungsmangel liegt in der Aktivierung der **Glukoneogenese**. In der Leber wird dabei aus Aminosäuren, die im Rahmen des Muskelabbaus freigesetzt werden, Glukose gebildet. Da das Zentralnervensystem zur Decken seines Energieverbrauchs zu 70% auf Glukose angewiesen ist, wäre ein längeres Überleben bei Nahrungsentzug ohne Glukoneogenese nicht möglich.

Bei der Ratte kommt es nach vier Tagen Nahrungskarenz zu einem starken Kortikosteronanstieg. Bei der Suche nach zentralen Mechanismen, die für diesen Anstieg verantwortlich sind, wurden verschiedene Neurotransmitter in verschieden Hirnregionen studiert (Schweiger et al. 1985). Neben vielen anderen Neurotransmitterveränderungen fand sich eine rasch einsetzende Reduktion des Noradrenalin-Turnovers bei akuter und chronischer Mangelernährung. Diese konnte sowohl durch die Messung des Noradrenalinmetaboliten MHPG (3-Methoxy-4-Hydroxyphenylglycol) in der genannten Hirnregion wie auch mit Hilfe der α-Methyltyrosin-Methode nachgewiesen werden.

Stimuliert man nun die α-adrenergen Rezeptoren mit Clonidin, so geht der Kortikosteronanstieg wieder zurück. Dieser Effekt lässt sich nicht mit β-adrenergen oder dopaminergen Substanzen erreichen. Auch lokal applizierte endorphinerge Substanzen sind nicht in der Lage, die Kortikosteronwerte unter Mangelernährung zu normalisieren (Pirke et al. 1984). Diese Ergebnisse lassen sich nicht direkt auf den Menschen übertragen. Sie können jedoch zur Hypothesenbildung über die Mechanismen des **mangelernährungsbedingten Hyperkortisolismus** beim Menschen herangezogen werden. Diese Beobachtungen stützen neben vielen anderen Resultaten die Erkenntnis, dass der Hyperkortisolismus kein Ausdruck einer primär hypothalamischen Störung bei der Anorexia nervosa ist, sondern eine Adaptation an Mangelernährung. Selbst wenn die tierexperimentellen Resultate in eine pharmakologische Behandlung des Hyperkortisolismus der Anorexia führen würde, so wäre diese eher schädlich als nützlich, da sie mit einem wichtigen lebenserhaltenden Mechanismus der Anpassung an Nahrungsmangel interferieren würde.

Ähnliche tierexperimentelle Studien wurden auch an anderen neuroendokrinen Systemen durchgeführt, die bei Anorexia nervosa gefunden wurden (Pirke et al. 1984). Obwohl alle diese Studien wichtige Einblicke in die neuroendokrine Adaptation an Mangelernährung ergaben, so blieb ihr Wert für das Verständnis der Neurobiologie der Anorexia nervosa begrenzt. Zusammen mit den unten besprochenen Humanexperimenten führten sie jedoch zu einer gänzlichen Widerlegung der Hypothese vom primär hypothalamischen Ursprung der Pubertätsmagersucht.

Tierexperimentelles Modell zur Hyperaktivität bei Anorexia nervosa

Hyperaktivität ist ein Symptom, das bei etwa der Hälfte der anorektischen Patientinnen zu beobachten ist. Es gibt zahlreiche Patienten, darunter auch viele Männer, bei denen eine exzessive Hyperaktivität so sehr im Vordergrund steht, dass die Diagnose Anorexia nervosa nicht erkannt wird. So sind eine Reihe von Fällen dokumentiert, in denen Langstreckenläuferinnen an Anorexia nervosa erkrankt waren und zum Teil auch verstarben, ohne dass Trainer und betreuende Ärzte die Krankheit erkannt hätten.

Viele Therapeuten sehen in der Hyperaktivität eine bewusste Maßnahme der Patientinnen zur Gewichtsreduktion. Wegen des äußerst zwanghaften Aktivitätsverhaltens, das bei einigen Patientinnen dazu führt, Langstrecken-

14

läufe selbst dann fortzuführen, wenn es zu schmerzhaften Ermüdungsfrakturen im Fußbereich gekommen ist, postulieren einige Forscher, dass es sich hier um eine Sonderform der Anorexie handele, hinter der sich biologische Mechanismen verbergen.

Für den Zusammenhang von Hyperaktivität und Anorexie ist ein interessantes Tiermodell gefunden und studiert worden. Ratten, aber auch andere Nager, die in einem Laufradkäfig gehalten werden, steigern allmählich ihre Aktivität. Reduziert man nun den Zugang zur Nahrung auf eine Stunde pro Tag, so steigern sie ihre Laufaktivität in exzessiver Weise. Wird das Experiment nicht abgebrochen, endet es letal. Der gleiche Effekt kann auch erzielt werden, wenn zwar permanent Futter angeboten wird, die Futtermenge aber auf 50% der Nahrungszufuhr unter Ruhebedingungen reduziert wird. Wie bei der reinen Mangelernährung kommt es zu einer schnellen Suppression der Hypothalamus-Hypophysen-Gonaden-Achse (HHG-Achse). Synergistische Effekte von Mangelernährung und Aktivität stimulieren das Kortikosteron. Im medialen basalen Hypothalamus findet sich bei reiner Mangelernährung eine deutliche Reduktion des Noradrenalin-Turnovers. Der Serotonin-Turnover ist erhöht. Entwickelt sich die Hyperaktivität (die Ratten legen in dieser Phase etwa 14 km pro Tag zurück), erhöht sich der Noradrenalin-Turnover synchron mit der Laufaktivität. Der Serotonin-Turnover steigt weiter an.

Spekuliert man, dass eine erniedrigte zentrale Noradrenalinaktivität zu Missempfindungen durch Hypothermie und Hypotonie und beim Menschen auch zu depressiver Verstimmung führen kann, so wäre die Ratte durch Hyperaktivität in der Lage, negative Effekte der Mangelernährung zu kompensieren. Dies könnte auch für anorektische Patientinnen gelten. Wäre die Noradrenalinhypothese der Rattenhyperaktivität richtig, so müsste die Laufaktivität durch pharmakologische Eingriffe in das noradrenerge System spezifisch blockiert werden können. In einer umfangreichen Studie fanden Wilckens et al. (1992), dass die Laufaktivität durch α_2-Agonisten (Clonidin) spezifisch unterbrochen werden kann. Aus diesem Ansatz könnte sich eventuell ein pharmakologischer Ansatz zur Behandlung der oft schwer behandelbaren Hyperaktivität herleiten lassen.

Inwieweit lässt sich dieses Modell auf anorektische Patientinnen übertragen? Die Grenzen des Modells liegen darin, dass alle Ratten unter den geschilderten Bedingungen hyperaktiv werden. Das gilt natürlich nicht für alle Anorektiker. Auch gesunde Ausdauersportler werden nicht anorektisch, wenn sie im Trainingsverlauf an Gewicht abnehmen. Das heißt: Das Rattenmodell ist **kein** tierisches Analogon zur Anorexia nervosa. Dennoch kann in vielen Fällen die Hyperaktivität ein verstärkender Faktor bei der Aufrechterhaltung der Anorexie sein und im Sinne eines Circulus vitiosus wirken.

14.2.2 Humananalogstudien

Ein erstes systematisches Experiment zur Auswirkung von kalorischer Mangelernährung wurde durch Keys und Mitarbeiter (1950) durchgeführt. In diesem Experiment wurden Wehrdienstverweigerer auf eine drastisch kalorienreduzierte Diät gesetzt. Unter den psychologischen Symptomen waren bemerkenswert:
- depressive Verstimmung,
- Irritierbarkeit,
- emotionale Instabilität,
- sozialer Rückzug,
- Einengung der Interessen und
- Verschwinden des sexuellen Interesses.

Die gleichen Symptome werden auch bei der Anorexia nervosa gesehen. Andererseits gibt es auch Unterschiede zwischen reiner Mangelernährung und Anorexia nervosa: Hunger allein führt zu Apathie, während bei Anorexia nervosa das Gegenteil zu beobachten ist.

Physiologische Symptome der Anorexia nervosa sind überwiegend durch **Mangelernährung** bedingt. Im Minnesota-Experiment wurden wie bei der Anorexia nervosa verminderte gastrische Motilität, verzögerte Magenentleerung und erhöhtes Völlegefühl nach Mahlzeiten beobachtet (Keys et al. 1950). Erniedrigte Körpertemperatur und gestörte Temperaturregulation sowie Hypotonie sind Ausdruck der Mangelernährung und werden daher bei Hungernden ebenso wie bei Anorektikern beobachtet (Review bei Pirke u. Ploog 1986).

Der Einfluss der Mangelernährung auf die neuroendokrine Regulation wurde in einer umfangreichen systematischen Studie (*Munich Starvation Experiment* MUSE) untersucht (Fichter u. Pirke 1986). Junge Frauen von idealem Körpergewicht fasteten unter ärztlicher Aufsicht, bis sie 15% ihres Körpergewichts verloren hatten. Bei allen untersuchten endokrinen Systemen kam es zu Veränderungen, die von der Anorexia nervosa her bekannt sind:
- Die Aktivität des sympathischen Nervensystems wurde reduziert.
- Der orthostatische Plasmanoradrenalinanstieg verschwand.
- Die HPA-Achse wurde aktiviert.
- Der Dexamethason-Suppressionstest wurde positiv.
- Die 24-Stunden-Sekretion des Plasmakortisol stieg an.
- Die Kortisolhalbwertszeit wurde verlängert.
- Die HPG-Achse wurde vollständig supprimiert.
- Die episodische Gonadotropinsekretion verschwand völlig.
- Die Hypothalamus-Hypophysen-Schilddrüsen-Achse und die Wachstumshormon- und Prolaktinsekretion wurde analog zu den Befunden bei Anorexia nervosa verändert.

Klinische Beobachtungen zeigen, dass bestimmte neurobiologische Symptome, wie z. B. die **Amenorrhö**, bereits sehr früh im Krankheitsverlauf der Anorexie auftreten bzw. bei Bulimikern angetroffen werden, die normalgewichtig sind. Die Frage lautet, ob auch diese Phänomene auf Nahrungseinflüsse zurückgehen. Zu diesem Zweck haben Schweiger et al. (1986, 1987) eine Reihe von Diätstudien an gesunden jungen Frauen durchgeführt. Im Verlauf dieser Studien (etwa 1000 kcal/Tag) nahmen die Probanden etwa ein Kilogramm pro Woche ab. Dabei kam es schon nach kurzer Zeit zu einer Suppression der episodischen Gonadotropinsekretion. Die Effekte waren bei vegetarischer Reduktionsdiät viel ausgeprägter als bei ausgeglichener Diät. Dies ist bemerkenswert, da Anorektiker häufig vegetarisch leben. Bei der Mehrzahl der Diätierenden kam es innerhalb weniger Wochen entweder zu Lutealphasensstörungen oder zu anovulatorischen Zyklen.

Interessant ist der Zusammenhang zwischen Kohlenhydratanteil in der Diät und der Befindlichkeit. Hier gab es eine signifikante Korrelation: Je mehr Kohlenhydrate, desto besser die Befindlichkeit. Auch intermittierendes Diätieren bei Normalgewicht führt nicht nur bei Bulimikern, sondern auch bei Normalpersonen häufig zu zentral bedingten Zyklusstörungen.

Restrained eating

Restrained eating beschreibt die **kognitive Kontrolle des Essverhaltens** (Review bei Pirke u. Laessle 1993). Das Konzept beschreibt die derzeit weit verbreitete Tendenz, die Nahrungsaufnahme bewusst zu reduzieren und so eine Gewichtszunahme zu verhindern bzw. einen Gewichtsverlust zu erreichen. Das Restrained-eating-Konzept spielt eine wichtige Rolle beim Verständnis der klinischen Essstörungen. Obwohl »*restrained eaters*« normale und normalgewichtige Personen sind, so weisen sie doch eine Reihe neurobiologischer Besonderheiten auf, die von Essstörungen her bekannt sind. Das heißt, dass diese Befunde keine primären Symptome einer Essstörung sind, sondern charakteristisch für ein Essverhalten, das durchaus noch normal ist.

Umfangreiche Studien zum Energiestoffwechsel mit Hilfe der Kalorimetrie und der Double-labeled-water-Methode zeigen, dass der *restrained eater* einen geringeren Gesamtenergieverbrauch und einen geringeren Grundumsatz hat, auch wenn dieser auf Körpergewicht bzw. magere Körpermasse normiert wird. Das heißt, der *restrained eater* kann bei gleichem Gewicht und bei gleicher Aktivität nicht so viel essen wie der »*unrestrained eater*«, wenn das Gewicht konstant bleiben soll. Der menstruelle Zyklus beim *restrained eater* ist gekennzeichnet durch die kürzere Dauer des Gesamtzyklus und der Lutealphase, nur etwa 20% weisen einen normalen Zyklus auf. Dies bedeutet, dass *restrained eating* zu einer deutlichen Beeinträchtigung der Fertilität führt.

Systematische endokrinologische Studien beschrieben weitere Besonderheiten bei *restrained eaters* (Pirke et al. 1990). So fand sich eine signifikant verminderte Noradrenalinausschüttung nach Testmahlzeiten. Der Befund einer reduzierten sympathischen Aktivität passt sehr gut zum Nachweis eines sparsameren Energiestoffwechsels.

14.2.3 Befunde bei essgestörten Patientinnen

Metabolische und endokrinologische Befunde

Sowohl stark untergewichtige anorektische, aber auch normalgewichtige bulimische Patientinnen zeigen metabolische Zeichen von Mangelernährung wie signifikant erniedrigte Glukosespiegel und erhöhte Konzentrationen von freien Fettsäuren, β-Hydroxybuttersäure und Acetonacetat (Pirke et al. 1985). Eine weitere Veränderung auf metabolischer Ebene ist die verminderte Insulinsensitivität, wie sie beim Glukosetoleranztest nachgewiesen werden konnte (Schweiger et al. 1987).

Hypothalamus-Hypophysen-Nebennierenrinden-Achse (HHN-Achse)

Bei stark untergewichtigen Patientinnen mit Anorexia nervosa finden sich Zeichen einer hypothalamisch bedingten **Überfunktion** der HHN-Achse: fehlende Suppression im Dexamethason-Suppressionstest (DST) sowie eine Verlängerung der Kortisolhalbwertszeit im Plasma.

Der zirkadiane Rhythmus des Plasmakortisols ist stark verändert bzw. verschwindet ganz. Es fehlt der abendliche und frühnächtliche Abfall der Werte. Die hohe Kortisolproduktion stimuliert die Glukoneogenese, d. h., die Bildung von Zucker aus Aminosäuren. Ohne diese kompensatorische Maßnahme wäre die Versorgung des Gehirns und damit das Überleben bei Mangelernährung nicht möglich. So wird auch verständlich, dass die Hyperkortisolämie sehr rasch nach Beginn der Normalisierung der Nahrungszufuhr verschwindet (Doerr et al. 1980).

Bei normalgewichtigen bulimischen Patientinnen sind die Ergebnisse weniger einheitlich. Während Mortola et al. (1989) in einer Gruppe von acht Patientinnen mit Bulimie (nach DSM-III) signifikant erhöhte 24-Stunden-Serumkortisol- und Kortikotropin(ACTH)-Spiegel sowie erhöhte länger dauernde Sekretionspeaks für Kortisol und ACTH berichten, konnten Fichter et al. (1990), Gold et al. (1986) und Walsh et al. (1989) im Gruppenmittel bei den untersuchten Patientinnen keine derartigen Veränderungen feststellen. Auch Gwirtsman et al. (1989), die Kortisol und ACTH im Liquor einer Stichprobe von 14 Patientinnen bestimmten, fanden keinen Gruppenunterschied gegenüber einer gesunden Kontrollgruppe.

In vier unkontrollierten Studien zeigten sich bei 35–67% der untersuchten Patientinnen pathologische DST-Ergebnisse (Gwirtsman et al. 1989; Hughes et al. 1987; Lindy et al. 1985; Mitchell et al. 1984). Wurden Patientinnen mit einer parallelisierten gesunden Kontrollgruppe bezüglich der Nonsuppressionsrate verglichen, so fanden sich signifikante Unterschiede in den Studien von Hudson et al. (1983), Kiriike et al.(1986), Levy und Dixon (1987), Musisi und Garfinkel (1985) und Walsh (1989), nicht jedoch bei Gold et al. (1986). Pathologische ACTH- und Kortisolausschüttung nach Stimulation mit Kortikotropin-Releasing-Hormon wurde nur bei der Anorexie, nicht bei der Bulimie nachgewiesen (Gold et al. 1986).

Eine mögliche Erklärung für die inkonsistenten Resultate und die auf Gruppenebene geringere Beeinträchtigung der HHN-Achse bei der Bulimie ergibt sich aus den Daten der Untersuchung von Fichter et al. (1990). Wurde die Gesamtgruppe der Patientinnen nach der durchschnittlichen Kalorienzufuhr dichotomisiert, so zeigten nur die Patientinnen mit der geringeren Kalorienzufuhr pathologische Ergebnisse im DST. In dieser Gruppe waren auch die basalen Kortisolspiegel erhöht. Signifikante korrelative Zusammenhänge bestanden zwischen Funktionsstörungen der HHN-Achse und Indikatoren von Mangelernährung wie hohen Werten für β-Hydroxybuttersäure, niedrigen Trijodthyronin(T3)-Werten sowie einem niedrigen Fettanteil in der Nahrung. Die bei bulimischen Patientinnen zu beobachtenden Veränderungen der Funktion der HHN-Achse scheinen also in Abhängigkeit von kurzfristigen Veränderungen des Essverhaltens zu variieren.

Hypothalamus-Hypophysen-Gonaden-Achse (HHG-Achse)

Amenorrhö ist bei der Anorexia nervosa ein obligatorisches Symptom. Mit großer Wahrscheinlichkeit ist die Mangelernährung für die Unterdrückung der gonadalen Funktion verantwortlich (Überblick bei Ploog u. Pirke 1986).

Die Amenorrhö der Anorexia nervosa ist bedingt durch eine vollständige Suppression der episodischen Sekretion des GNRH (Gonadotropin-Releasing-Hormon).

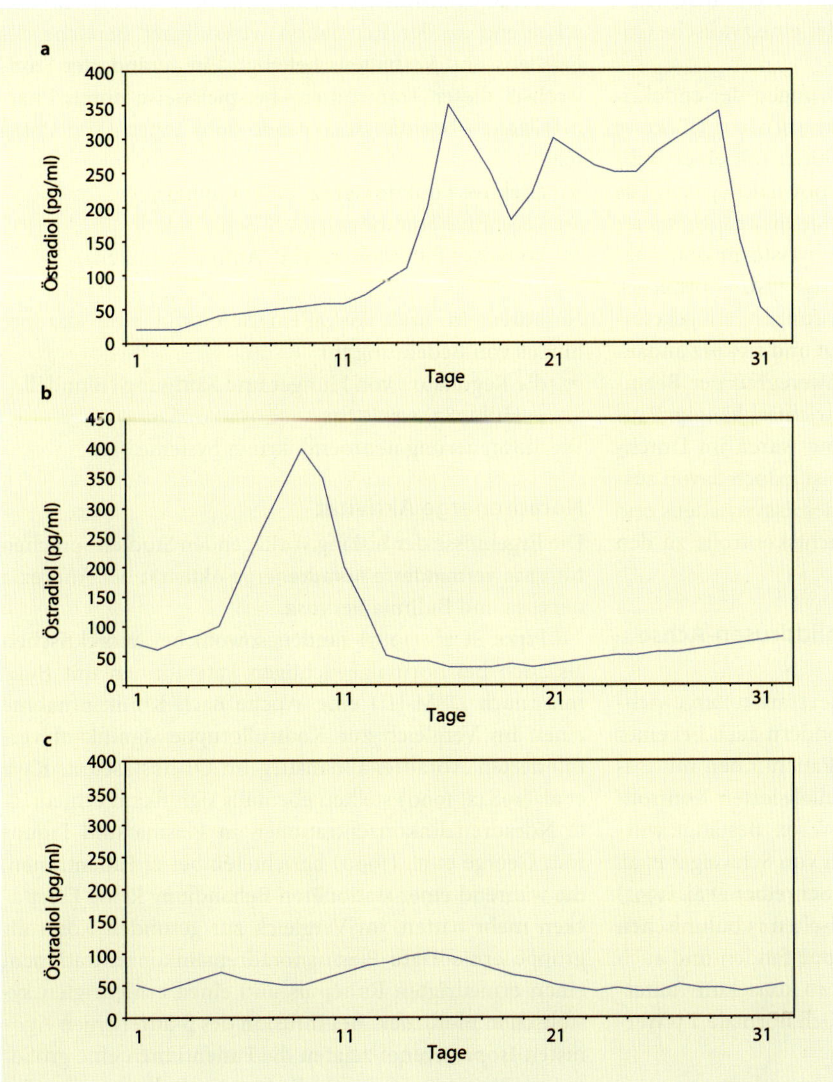

Abb. 14.1a–c. Zyklusfunktion essgestörter Patientinnen am Beispiel Östradiol. **a** Normaler Zyklus, **b** Lutealphasenstörung bei Bulimie, **c** Follikelreifungsstörung bei Anorexie

Infolgedessen erlischt die hypophysäre Gonadotropinsekretion, und die Gonaden werden nicht mehr stimuliert. Die Eireifung kommt zum Erliegen. Somit wird die Bildung gonadaler Hormone wie Östradiol (■ Abb. 14.1) und Progesteron eingestellt. Die Folge ist eine absolute Infertilität. Weitere schwere Folgeerscheinungen sind z. B. Osteoporose, die für die Häufung von Frakturen verantwortlich ist.

Der **hypothalamische Hypogonadismus** ist in den meisten Fällen reversibel. Die Geschwindigkeit der Rückbildung hängt von der Schwere und der Dauer der Untergewichtigkeit ab. Der Normalisierungsprozess verläuft langsam und kann sich über Monate und Jahre erstrecken. Die Normalisierung des Gonadotropinsekretionsmusters erfolgt nach dem gleichen Schema wie die normale Pubertätsentwicklung: Zunächst kommt es zu einem schlafabhängigen Anstieg der gonadotropen Hormone. Dies wird aber erst beobachtet, wenn mindestens 70% des idealen Körpergewichts erreicht werden. Es entwickelt sich ab etwa 80% des idealen Körpergewichts das normale Gonadotropinmuster mit gleichmäßig hohen Werten im Schlafen und Wachen. Erst danach kann wieder eine zyklische Gonadenfunktion eintreten.

Auch bei der Bulimie treten Störungen der endokrinen Regulation reproduktiver Funktionen auf (Pirke et al. 1987). Von insgesamt 50 Patientinnen mit einer Bulimie nach DSM-III zeigten nur 10% normale Zyklen. Die Mehrzahl wies Störungen unterschiedlichen Schweregrades auf. 45% hatten Follikelreifungsstörungen, charakterisiert durch persistierend niedrige Östradiolspiegel. Weitere 45% zeigten Lutealphasenstörungen, die gekennzeichnet sind durch einen zu geringen und zu kurz andauernden Progesteronanstieg. Der Schweregrad der Beeinträchtigung der HHG-Achse war gewichtsabhängig. Patientinnen mit der schwereren Störung waren im Durchschnitt leichter (Pirke et al. 1987). Es ist jedoch davon auszugehen, dass die gesamte Struktur des Essverhaltens und der anderen Maßnahmen zur Gewichtskontrolle zu den funktionellen Störungen beiträgt.

14

Hypothalamus-Hypophysen-Schilddrüsen-Achse (HHS-Achse)

Pirke et al. (1985) fanden nicht nur bei stark untergewichtigen anorektischen Patientinnen, sondern auch bei einer Gruppe von 15 normalgewichtigen Patientinnen mit Bulimie beim Vergleich mit einer parallelisierten Kontrollgruppe signifikant erniedrigte T3-Werte. Bestätigt wurde dieser Befund in weiteren Studien von Schweiger et al. (1992) bei 22 Patientinnen, während Schreiber et al. (1991) keine signifikanten Unterschiede zwischen 13 bulimischen Patientinnen und einer Kontrollgruppe fanden und auch Kaplan (1987) bei einer Gruppe von 40 konsekutiv untersuchten Patientinnen fast ausschließlich normale T3-Werte feststellte.

Bei Fichter et al. (1990) wies die Gesamtgruppe bulimischer Patientinnen eine, im Vergleich zu den gesunden Kontrollen, signifikant erniedrigte Sekretion von thyreoideastimulierendem Hormon (TSH) nach Injektion des Thyreotropin-Releasing-Hormons (TRH) auf. Wurde die Gruppe nach der Nahrungszufuhr dichotomisiert, so zeigten die Patientinnen mit der geringeren Kalorienaufnahme die niedrigste TSH-Ausschüttung. Für die gesamte Patientengruppe war die TSH-Antwort umso niedriger, je niedriger die Kohlenhydratzufuhr war. Diese Ergebnisse sprechen dafür, dass Veränderungen der HHS-Achse bei normalgewichtiger Bulimie mit der Mangelernährung zusammenhängen und die unterschiedlichen Ergebnisse in den jeweiligen Stichproben vermutlich den intra- wie interindividuell sehr stark variierenden Ernährungsstatus widerspiegeln.

Neurotransmitter und Neuromodulatoren

Noradrenalin und Serotonin sind die bei Essstörungen bislang am besten untersuchten Neurotransmitter.

Beide Transmittersysteme sind beim Menschen entscheidend an der Regulation wesentlicher Bereiche des Erlebens und Verhaltens beteiligt. Ein veränderter Stoffwechsel dieser Transmitter – beispielsweise durch Pharmakagabe – beeinflusst folgende Funktionen (Van Praag 1986):
- affektive Funktionen (z. B. Stimmung),
- vegetative Funktionen (z. B. Schlaf) und
- kognitive Funktionen (z. B. Aufmerksamkeit).

Noradrenalin und vor allem Serotonin sind darüber hinaus von Bedeutung für
- die Regulation von Hunger und Sättigung (Blundell u. Hill 1987) sowie für
- die Steuerung neuroendokriner Systeme.

Noradrenerge Aktivität

Die Ergebnisse der bislang vorliegenden Studien sprechen für eine **verminderte noradrenerge Aktivität** bei Anorexia nervosa und Bulimia nervosa.

Pirke et al. (1985) fanden sowohl bei anorektischen als auch bei normalgewichtigen Patientinnen mit Bulimie (nach DSM-III) eine Woche nach Klinikaufnahme einen im Vergleich zur Kontrollgruppe signifikant verminderten Noradrenalinanstieg im Orthostasetest. Kaye et al. (1984a, 1990) stellten ebenfalls signifikant erniedrigte Noradrenalinkonzentrationen in Plasma und Liquor fest. George et al. (1990) berichteten bei 14 Patientinnen, die während einer stationären Behandlung keine Essattacken mehr hatten, im Vergleich zur gesunden Kontrollgruppe erniedrigte Plasmanoradrenalinkonzentrationen, einen erniedrigten Ruhepuls und einen erniedrigten systolischen Blutdruck. Bei Infusion des β-adrenergen Agonisten Isoproterenol zeigten die Patientinnen eine größere Sensitivität insofern, als die für eine Pulserhöhung von

25 Schlägen pro Minute notwendige Isoproterenoldosis signifikant niedriger war. Dieses Ergebnis spricht für eine gesteigerte Empfindlichkeit der kardiovaskulären β-adrenergen Rezeptoren, die eine Folge der insgesamt verringerten Katecholaminausschüttung sein könnte.

Mahlzeiten führen normalerweise zu einem deutlichen Anstieg der Noradrenalinkonzentration im Blut. Dieser Stimulationseffekt ist bei Patientinnen mit Anorexie und Bulimie sehr viel geringer ausgeprägt (Pirke et al. 1988).

Bemerkenswert ist die Beobachtung von Pirke et al. (1992), dass die stark abgeschwächte Noradrenalinantwort nach Testmahlzeiten auch vier Jahre nach Gewichtsnormalisierung bei ehemals anorektischen Patientinnen noch nachweisbar war.

Als Folge der verminderten Transmittersekretion kann es zu **Rezeptorveränderungen** kommen. Nachgewiesen werden konnte eine Vermehrung der α_2-Adrenorezeptoren der Thrombozyten, sowohl bei der Anorexie als auch bei der Bulimie (Heufelder et al. 1985). Die Postrezeptoreffekte, nämlich die Aktivierung der Adenylatzyklase durch Prostaglandin E1 und die Inhibition durch Adrenalin, werden deutlich verstärkt. Durch diese Rezeptorveränderung könnte die verminderte Noradrenalinbildung zu einem Teil kompensiert werden.

Zusammenfassend deuten die Ergebnisse darauf hin, dass auch die nicht mit einem deutlichen Gewichtsverlust verbundene intermittierende Mangelernährung bei der Bulimie eine herabgesetzte noradrenerge Aktivität zur Folge hat. Die veränderte Transmitterfunktion ihrerseits könnte an der Entwicklung und Aufrechterhaltung verschiedener Symptome der bulimischen Essstörungen, wie z. B. verminderter Energieverbrauch, Suppression der Gonadotropinausschüttung sowie an einer Beeinträchtigung der Befindlichkeit beteiligt sein.

Serotonerge Aktivität

Die Serotoninsynthese im Gehirn wird nicht nur durch die zugeführte Kalorienmenge, sondern vor allem durch die Zusammensetzung der Nahrung hinsichtlich der Makronährstoffe Kohlenhydrat und Protein beeinflusst (Wurtman 1983). Kohlenhydratreiche Diät führt zu einer Zunahme der Serotoninsynthese, proteinreiche Diät eher zu einer Verminderung.

Dieser Zusammenhang gewinnt bei Essstörungen besondere Bedeutung, da nicht nur quantitative, sondern auch qualitative Abweichungen des Essverhaltens vorliegen. Experimentelle Studien mit Testmahlzeiten (Schweiger et al. 1985, 1986) und Messungen des Serotoninmetaboliten 5-Hydroxyindolessigsäure (5-HIAA) im Liquor cerebrospinalis (Kaye et al. 1984b) deuten auch tatsächlich auf eine Beeinträchtigung der Serotoninsynthese im Gehirn anorektischer und bulimischer Patientinnen hin. Neben der chronischen oder intermittierenden Kalorienrestriktion trägt hierzu vor allem ein zu geringer Kohlenhydratanteil der aufgenommenen Nahrung bei.

Neuromodulatoren

Da bulimisches Essverhalten eine Störung der Kurzzeitregulation der Sättigung impliziert, sind Peptidhormone, deren Wirkungsmechanismus für die Regulation von Hunger und Sättigung bedeutsam sein könnte, besonders relevant.

Erste Ergebnisse liegen zu **Cholezystokinin** (CCK) vor, dessen Beteiligung an der Induzierung von Sattheit beim Menschen durch experimentelle Studien belegt ist (Überblick bei Silver u. Morley 1991 und bei Smith u. Gibbs 1987). Geracioti und Liddle (1988) untersuchten 14 Patientinnen mit Bulimia nervosa (DSM-III-R) und bestimmten CCK-Konzentrationen vor und nach Gabe einer Breimahlzeit (400 ml, 662 kcal) mit hohem Fettgehalt. Die CCK-Baseline-Werte unterschieden sich nicht zwischen Patienten- und Kontrollgruppe, der postprandiale CCK-Anstieg war bei den Patienten jedoch signifikant geringer. Diese gaben an, nach der Mahlzeit weniger gesättigt zu sein.

Dieses Ergebnis konnte allerdings in einer Untersuchung von Philipp et al. (1991) an einer Stichprobe von 7 bulimischen Patientinnen nicht repliziert werden. Ebensowenig gelang es, durch CCK-Gabe die Kalorienaufnahme bei im Labor provozierten »Essanfällen« zu vermindern (Mitchell et al. 1986).

Leptin

Leptin ist ein Produkt des ob-Gens (ob für *obese*, fettleibig) und wird in Fettzellen produziert. Bei großer Fettmenge finden sich hohe Leptinspiegel, bei kleiner Fettmenge niedrige Leptinspiegel im Blut. Hebebrand et al. (1997) fanden erwartungsgemäß sehr niedrige Leptinspiegel bei untergewichtigen Patientinnen mit Anorexia nervosa. Bei Gewichtszunahme stiegen die Leptinspiegel stark an und ereichten Plasmaspiegel, die für den Body-Mass-Index (BMI) überproportional hoch waren. Die Autoren spekulieren, dass diese Leptinwerte die Nahrungsaufnahme bremsen und somit die Gewichtsnormalisierung verzögern. Die gleiche Arbeitsgruppe (Köpp et al. 1997) fand einen Zusammenhang zwischen Leptin und Amenorrhö.

Holtkamp et al. (2003) analysierten den Zusammenhang zwischen körperlicher Aktivität und Plasmaleptin. Sie fanden eine negative Korrelation zwischen den beiden Größen, d. h., je ausgeprägter die Hyperaktivität, desto niedriger der Leptinspiegel. Dieser Befund wird verständlich, wenn der prozentuale Fettanteil bei hyperaktiven und nichthyperaktiven Anorektikern berücksichtigt wird. Platte et al. (1994) berichteten, dass der Fettanteil inaktiver (*sedentary*) Anorektiker signifikant höher ist als der hyperaktiver Patienten.

Strukturelle Hirnveränderungen

Bei ca. 80% der anorektischen und ca. 50% der bulimischen Patientinnen finden sich morphologische Veränderungen des Gehirns, die als **Pseudoatrophie** bezeichnet werden (Krieg et al. 1989; ◻ Abb. 14.2).

Bei anorektischen Patientinnen, und in geringerem Ausmaß auch bei Bulimikerinnen, wurde eine Atrophie des Zentralnervensystems mit Erweiterung der inneren und äußeren Liquorräume beschrieben (Krieg et al. 1989). Diese scheint zum Teil auf die erhöhte Kortisolsekretion zurückzuführen zu sein. Die Atrophie ist bei erfolgreicher Therapie partiell reversibel.

Hirndurchblutungs- und Positronenemissionstomographie-Studien zeigen keine Beeinträchtigung des Hirnstoffwechsels und des zentralen Blutflusses (Krieg et al. 1989). Eine Einschränkung kognitiver Funktionen konnte der Atrophie nicht zugeordnet werden.

Molekulargenetische Untersuchungen

Eine familiäre Häufung der Anorexia nervosa wurde beschrieben (Strober et al., 2000). Umfangreiche Zwillingsstudien ergaben eine Heritabilität von 0,5–0,8 (Kortegaard 2001). Eine genomweite Linkage-Studie an 192 verwandten Paaren ergab nur eine sehr schwache Linkage, wenn alle Essstörungen einbezogen wurden (Kaye et al. 2000). Wenn nur Anorektiker vom restriktiven Verhalten berücksichtigt wurden, ergab sich eine hohe Linkage von 3,45 (*multipoint NPL*) auf Chromosom 1p33–36. In dieser Region befinden sich unter anderem die Kandidatengene für den Serotonin-1D- und den δ-Opioidrezeptor. Bergen et al. (2003) beschrieben eine signifikante Assoziation (NPL-Score 3,91) zwischen restriktiver Anorexie und den genannten Genorten nach Resequenzierung und Analyse neuer Polymorphismen. Der so nachgewiesene molekulargenetische Zusammenhang könnte bedeuten, dass bei mindestens einer Subform der Anorexie Veränderungen in den genannten Genen im Sinne einer Prädisposition zum Ausbruch der Erkrankung beitragen. Ob es sich hierbei um eine Störung von Hunger und Sättigung oder um andere Mechanismen handelt, ist derzeit noch nicht sicher bestimmbar.

Die bisher beschriebenen Faktoren der Entstehung und Aufrechterhaltung für anorektische und bulimische Essstörungen werden in einem **Störungsmodell** zusammenfassend dargestellt (◻ Abb. 14.3).

Genetische Faktoren tragen auf dem Hintergrund individueller Vulnerabilitätsfaktoren (z. B. dysfunktionale familiäre Interaktionsmuster) und soziokultureller Faktoren (z. B. Schlankheitsideal) dazu bei, dass sich eine spezifische Psychopathologie entwickelt, die sich durch Störungen in Kognition, Affekt und Wahrnehmung äußert. Die psychopathologischen Veränderungen führen zu restriktivem Essverhalten, das im Zusammenhang mit der häufig vorkommenden Hyperaktivität eine Gewichtsabnahme bewirkt. Dadurch kommt es zu Veränderungen in zentralen Neurotransmittersystemen und auf endokriner Ebene. Beide Mechanismen setzen den Ruhestoffwechsel herab, was wiederum dazu führt, dass Patientinnen bei normaler Kalorienaufnahme kurzfristig schnell zunehmen. Im psychopathologischen Bereich wird dadurch

14

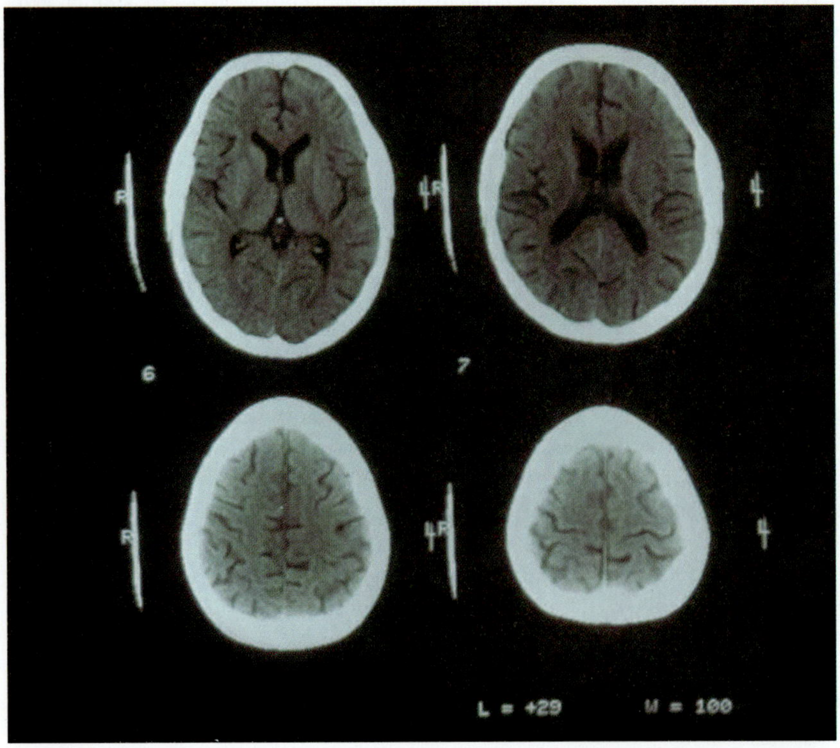

◻ **Abb. 14.2.** Computertomographie bei zwei Patientinnen mit Anorexia nervosa im akuten Krankheitsstadium; *links*: Patientin 1, *rechts*: Patientin 2, *oben*: Erweiterung der lateralen Ventrikel, *unten*: Vergrößerung der äußeren Liquorräume

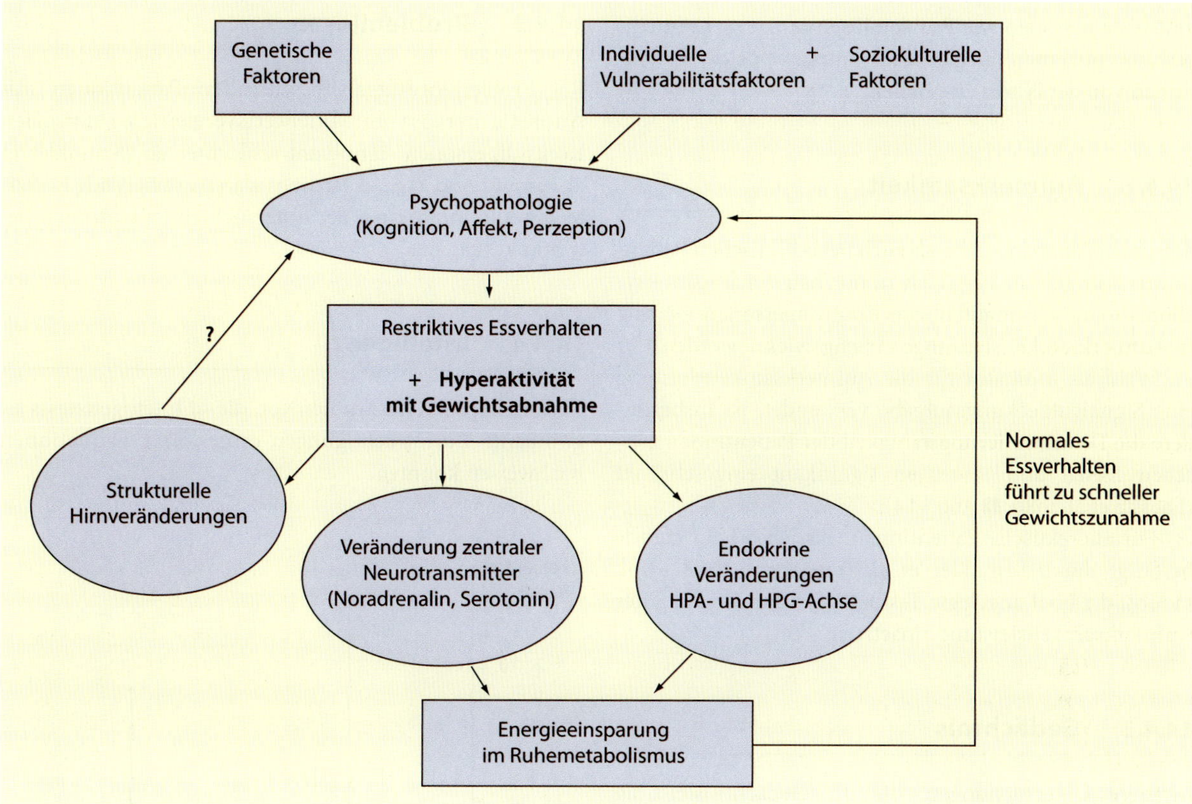

Abb. 14.3. Störungsmodell für anorektische und bulimische Essstörungen

die Angst vor immer weiterer Gewichtszunahme aktiviert, der die Patientinnen mit erneuten Restriktionen im Essverhalten begegnen, so dass ein Teufelskreis der Aufrechterhaltung entstehen kann.

Gewichtsabnahme und restriktives Essverhalten führen ebenfalls zu (reversiblen) strukturellen Hirnveränderungen. Inwieweit diese sich auch auf die Psychopathologie der Essstörung auswirken können, ist jedoch derzeit unklar.

14.3 Pharmakotherapie

Für die Anorexia nervosa sind die bisherigen Ergebnisse kontrollierter Studien nicht sehr vielversprechend. Weder appetitstimulierende Medikamente wie z. B. Cyproheptadin (Halmi et al. 1986) noch noradrenerg wirksame Substanzen wie z. B. Clonidin (Casper et al. 1987) zeigten nennenswerte Effekte bezüglich einer Gewichtssteigerung. Auch die Wirksamkeit trizyklischer Antidepressiva im Hinblick auf eine im Vergleich zu Plazebo erhöhte Gewichtszunahme ist bislang nicht nachgewiesen.

Erfolgversprechender hinsichtlich einer kurzfristigen Reduktion der Häufigkeit von Essattacken sehen die Ergebnisse bei der Bulimia nervosa aus. Sowohl für trizyklische Antidepressiva wie Imipramin oder Desipramin (Barlow et al. 1988) als auch für serotonerg wirksame Substanzen wie z. B. Fluoxetin zeigten sich signifikante Effekte im Vergleich zu Plazebogruppen. Die Reduktion der Häufigkeit von Essanfällen unter Medikation lag zwischen 40% und 91%. Zu allen pharmakologischen Behandlungen ist kritisch anzumerken, dass in vielen Fällen beträchtliche Nebenwirkungen der Medikation auftraten, die zu hohen Abbruchquoten beitragen (20–50%).

Aus theoretischer Sicht ist darüber hinaus die Anwendung von Serotoninagonisten bei der Bulimie vor allem deshalb als problematisch zu beurteilen, weil gezügeltes Essverhalten bzw. Gewichtsabnahme kurzfristig erleichtert wird, sich aber kein normalisiertes alltägliches Essverhalten aufbauen kann und damit das Risiko für das Wiederauftreten von Essattacken nach dem Absetzen der Medikamente hoch bleibt.

14.4 Neuropsychologische Charakteristika

Ein einheitliches neuropsychologisches Symptomprofil konnte bislang weder für die Anorexia nervosa noch für die Bulimia nervosa identifiziert werden. Wenn Beeinträchtigungen gefunden wurden, dann in Aufmerksamkeits- und Gedächtnisfunktionen, während komplexe kognitive Funktionen wie Problemlösen und andere Intelligenzkomponenten nur bei einer Untergruppe der Patientinnen von der Norm abweichen.

14.4.1 Aufmerksamkeit

Sowohl bei anorektischen als auch bei bulimischen Patientinnen konnten im Vergleich zu normalgewichtigen, psychopathologisch unauffälligen Kontrollpersonen Defizite in Aufmerksamkeitsleistungen nachgewiesen werden.

Wird als Indikator für die Aufmerksamkeitsleistung eine Signalentdeckungsaufgabe verwendet, ist insbesondere die Diskriminierungsfähigkeit der Patientinnen zwischen Signal und Rauschen signifikant eingeschränkt (Laessle et al. 1989; ◘ Abb. 14.4).

Für anorektische Patientinnen wurden diese Befunde bestätigt durch Szmukler et al. (1992) und Seed et al. (2000), die breit angelegte Testbatterien zur Messung der Aufmerksamkeitsleistung einsetzten.

14.4.2 Gedächtnis

Mehrere Untersuchungen, die die Gedächtnisleistung anorektischer und bulimischer Patientinnen im akuten Krankheitszustand mit der Leistung normalgewichtiger Kontrollpersonen verglichen, fanden eingeschränkte Gedächtnisleistungen bei den essgestörten Patientinnen (Kingston et al. 1996; Green et al. 1996; Mathias u. Kent 1998).

Dabei scheint insbesondere das Arbeitsgedächtnis betroffen zu sein (Seed et al. 2000; ◘ Abb. 14.5), es können jedoch auch Defizite bei der Langzeitspeicherung vorliegen (Seed et al. 2002).

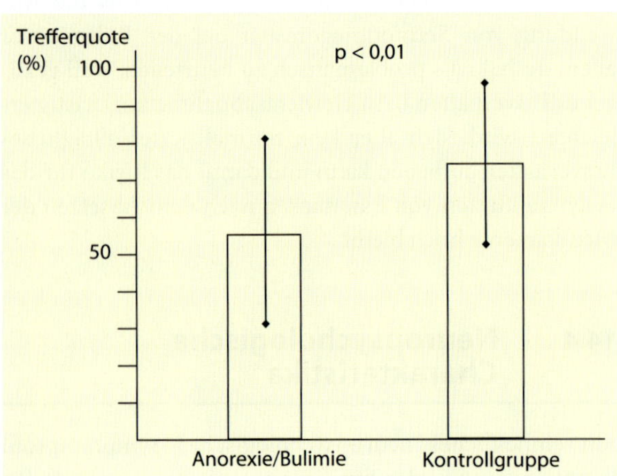

◘ **Abb. 14.4.** Aufmerksamkeitsleistung essgestörter Patientinnen, Trefferquote bei Signalentdeckungsaufgabe (M ± SD). (Nach Daten aus Laessle et al. 1989)

14.4.3 Problemlösen

Bei Problemlöseaufgaben schneiden Patientinnen mit Anorexia nervosa im Mittelwertsvergleich zu normalen Kontrollpersonen signifikant schlechter ab (Szmukler et al. 1992; ◘ Abb. 14.6). Allerdings waren gravierende Defizite auf eine Minderheit der untersuchten Patientinnen beschränkt (ca. 27%).

14.4.4 Intelligenz

Bislang liegen keine Studien vor, die in Intelligenztests signifikante Beeinträchtigungen essgestörter Patientinnen nachweisen konnten.

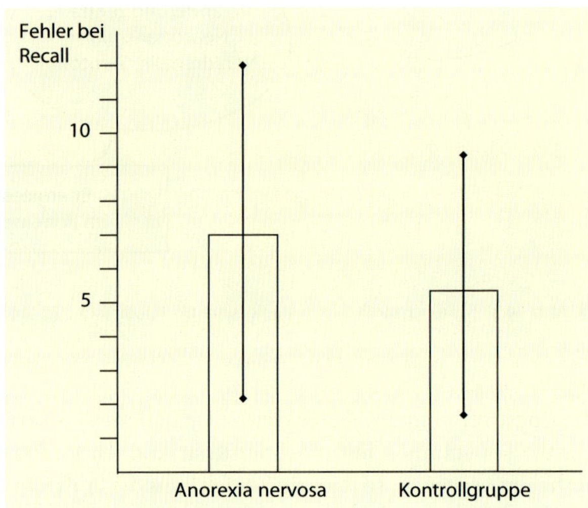

◘ **Abb. 14.5.** Gedächtnisfunktion von Patientinnen mit Anorexia nervosa (n = 18) im Vergleich zu normalen Kontrollpersonen (M ± SD). (Nach Daten aus Seed et al. 2000)

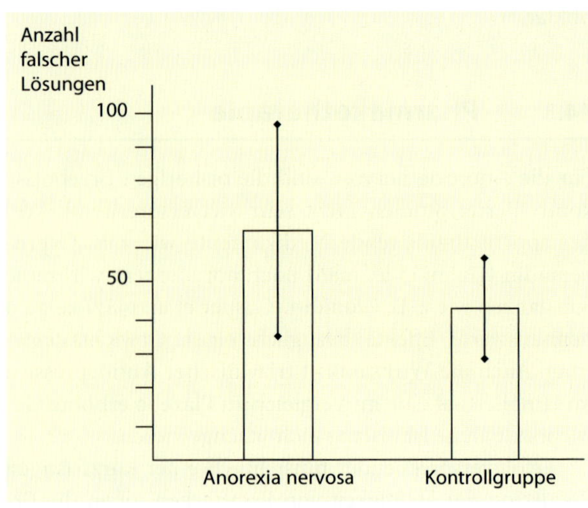

◘ **Abb. 14.6.** Fehleranzahl bei einer Problemlöseaufgabe (M ± SD). (Nach Daten aus Szmukler et al. 1992)

Charakteristisch für die Anorexia nervosa, sowohl prämorbid als auch im akuten Krankheitsstadium, sind normale bis leicht überdurchschnittliche Gesamtwerte im Hamburg-Wechsler-Intelligenztest (Gillberg et al. 1996).

14.5 Neuropsychologische Merkmale und Outcome

Ein charakteristisches neuropsychologisches Symptomprofil zur Prädiktion für den Behandlungserfolg konnte bislang nicht ermittelt werden.

Hamsher et al. (1981) fanden bei Anwendung einer breit gefächerten neuropsychologischen Testbatterie, dass anorektische Patientinnen, die Beeinträchtigungen in mehr als zwei Bereichen aufwiesen, ein Jahr nach Krankenhausentlassung einen signifikant schlechteren Outcome (gemessen am Körpergewicht) aufwiesen. Der beste Einzelprädiktor waren dabei Defizite in Aufmerksamkeitsleistungen.

In die gleiche Richtung gehen Ergebnisse von Small et al. (1983), die einen günstigen Gewichtsverlauf bei der Anorexia nervosa aus Gedächtnistests vorhersagen konnten. Diese älteren Befunde konnten jedoch in anderen Untersuchungen nicht bestätigt werden, die vergleichbare neuropsychologische Tests anwandten (Szmukler et al. 1992). Allerdings sind die untersuchten Katamnesezeiträume zu kurz und die Therapieerfolgskriterien zu eng, um daraus definitiv auf eine fehlende oder vorhandene Assoziation zu schließen.

14.5.1 Neuropsychologische Merkmale und endokrine Variablen

Kortisolhypersekretion ist typisch für Anorexia nervosa und Bulimia nervosa und kann mit Beeinträchtigungen der Informationswahrnehmung und -verarbeitung bei diesen Patientinnen zusammenhängen. Bei einer Vigilanzaufgabe zeigten sich signifikante Korrelationen zwischen morgendlichen Kortisolwerten und den Trefferquoten bzw. Reaktionszeiten der Patientinnen (Laessle et al. 1992). In dieser Studie fand sich kein Zusammenhang zwischen Vigilanz und dem ebenfalls gemessenen Hormon T3.

Eine mögliche Erklärung für den gefundenen Zusammenhang liegt auf hippokampaler Ebene: Der Hippocampus ist an Prozessen der Informationsaufnahme und -verarbeitung beteiligt und weist eine besonders hohe Dichte an Glukokortikoidrezeptoren auf. Die bei Essstörungen vorhandene Kortisolhypersekretion kann zur Schädigung hippokampaler Neurone führen (Sapolsky 2000) – mit der Folge der beobachteten kognitiven Defizite.

14.6 Psychotherapeutische Konsequenzen

14.6.1 Ernährungsmanagement

Ziel des Ernährungsmanagements ist die **Normalisierung** des alltäglichen Essverhaltens. Dies führt bei Anorexia nervosa zu Gewichtssteigerung, bei Bulimia nervosa zu Gewichtsstabilisierung und Reduktion der Frequenz der Essanfälle. Dabei kommt es nicht nur auf eine ausreichende Kalorienzufuhr an, sondern vor allem auch auf eine adäquate Nahrungszusammensetzung und zeitliche Verteilung der Nahrungsaufnahme. Programme zum Ernährungsmanagement bestehen aus

1. einer Phase der Diagnose des Essverhaltens (Selbstbeobachtung, strukturiertes Interview),
2. einer Phase der Informationsvermittlung und Edukation (Erklärung der physiologischen und psychologischen Konsequenzen von Mangelernährung) und
3. einer Übungsphase, in der vor allem Methoden des Kontrakt- und Kontingenzmanagements eingesetzt werden, um sukzessive eine zunehmende Anzahl normalisierter Esstage zu erreichen.

Wichtig bei der Planung solcher Tage ist es, dass sie für die Patientin hinsichtlich Menge, Zusammensetzung und zeitlicher Abfolge durchführbar sind. Auch sollten die Mahlzeiten in die sonstigen Tagesaktivitäten passen. Die Therapeutin diskutiert mit der Patientin die günstigen und die ungünstigen Aspekte des vorgeschlagenen Tages und modifiziert sie eventuell (Beispiel: ► Übersicht »Ernährungsmanagement«). Eine detaillierte Beschreibung solcher Interventionen findet sich bei Waadt et al. (1992). Die Wirksamkeit dieser Maßnahmen ist empirisch belegt (Laessle et al. 1991).

Ernährungsmanagement: Beispiel für einen geplanten strukturierten Esstag

1. Frühstück: 7:15 Uhr, zu Hause
   1 Roggensemmel
   1 Hirseplätzchen mit Tofu
   1 Vanillejoghurt
   ½ Waffel
   1 Tasse Kaffee
2. Zwischenmahlzeit: 9:30 Uhr, zu Hause
   2 Vollkornsemmeln mit Frischkäse
   1 kleines Stück Puffreis mit Schokolade
3. Mittagessen: 11:30 Uhr, zu Hause
   3 Esslöffel gekochter Reis
   ½ Banane
   2 Esslöffel Joghurt
   Weizenkleie
4. Zwischenmahlzeit: 15:30 Uhr, zu Hause
   1 Stück Apfelkuchen

▼

5. Abendessen: 18:30 Uhr, zu Hause
   1 Teller Gemüsesuppe

Kommentar
- Günstig:
  Zeitliche Struktur
  Süßigkeiten enthalten ausreichenden Kohlehydrate
  Eine warme Mahlzeit
- Ungünstig:
  Keine ganzen Portionen
  Es fehlen Getränke (außer Kaffee)
  Keine Mahlzeit zwischen 18:30 und Schlafen; es könnten starke Hungergefühle auftreten, die einen Essanfall begünstigen

14.6.2 Kognitive Verhaltenstherapie

Die Wiederherstellung einer normalen ernährungsphysiologischen Verfassung ist eine notwendige, jedoch meist keine hinreichende Bedingung für eine dauerhafte Besserung der Essstörung. Ausgehend von einem multifaktoriellen Modell der Entstehung und Aufrechterhaltung anorektischer und bulimischer Symptome ist zur langfristigen Behandlung ein multimodales Konzept optimal, das aus den im Folgenden dargestellten Interventionskomponenten besteht.

Kognitiv-verhaltenstherapeutische Strategien

Garner und Bemis (1985) für die Anorexia nervosa und Fairburn und Cooper (1987) für die Bulimia nervosa beschreiben Interventionen, die weitgehend auf dem von Beck (1976) entwickelten Ansatz zur kognitiven Therapie der Depression basieren. Bei Anorexia nervosa und Bulimie sollen vorwiegend dysfunktionale Denkschemata und irrationale Annahmen modifiziert werden, die sich auf die Bereiche Gewicht, Figur, Essverhalten, Nahrungsmittel beziehen, aber auch den interpersonalen und den Leistungsbereich betreffen können (▶ Übersicht »Häufige Denkschemata«).

Häufige Denkschemata bei essgestörten Patientinnen

- Übergeneralisierung:
  »Solange ich noch »normal« gegessen habe, war ich fett. Wenn ich damit wieder anfange, werde ich wieder fett werden.«
  »Als ich normales Gewicht hatte, war ich auch nicht glücklich. Also wird es mir nicht besser gehen, wenn ich jetzt wieder zunehme.«
- Selektive Abstraktion:
  »Ich habe eine Freundin gefragt, ob sie Lust hat, mit mir ins Kino zu gehen. Sie hat gesagt, sie habe schon etwas anderes vor. Bestimmt mag sie mich nicht und geht lieber mit anderen Leuten weg.«
  »Ich weiß, dass es unsinnig ist, dass ich mich übergebe. Wenn ich es trotzdem tue, bedeutet es, dass ich schwach und haltlos bin.«
  »Ich bin nur dann etwas Besonderes, wenn ich dünn bin.«
- Abergläubisches Denken:
  »Ich muss die Sachen aus dem Kühlschrank aufessen, damit ich nicht in Gefahr komme, einen weiteren Heißhungeranfall zu bekommen.«
  »Wenn ich abends eine normale Mahlzeit zu mir nehme, nehme ich noch schneller zu.«
  »Wenn ich Süßigkeiten esse, setzen sie sofort am Bauch an.«
- Personalisierung:
  »Zwei Personen lachten und tuschelten miteinander, als ich vorbeiging. Wahrscheinlich haben sie gesagt, ich sehe unattraktiv aus. Ich hab ja auch drei Pfund zugenommen.«
  »Wenn ich jemand sehe, der übergewichtig ist, befürchte ich gleich, auch so zu werden.«

Training in Problemlösen und Stressbewältigung

Das ineffektive Umgehen mit problematischen Situationen charakterisiert viele Patientinnen mit Anorexia nervosa und Bulimie. Das Training allgemeiner Problemlösestrategien sowie die Einübung alternativer Bewältigungsstrategien für belastende Situationen soll die Patientinnen in die Lage versetzen, mit möglichst vielen Schwierigkeiten des alltäglichen Lebens umgehen zu können, ohne häufig auf pathologisches Essverhalten als Mittel der Kontrolle zurückgreifen zu müssen.

Hierzu werden den Patientinnen die Grundlagen einer Verhaltensanalyse nach dem einfachen **SORK-Schema** (Situation-Organismus-Reaktion-Konsequenz) nahe gebracht (◘ Tab. 14.1). Zunächst werden Informationen vermittelt, wie Lernen stattfinden kann. Weiterhin analysieren die Therapeuten gemeinsam mit den Patientinnen die jeweils belastenden Situationen, die diese als Hausaufgabe dokumentiert haben. Diese funktionale Analyse dessen, was dem pathologischem Essverhalten vorausging, ist hilfreich, um das Bewusstsein der Patientinnen für kritische Situationen zu verbessern. Das konkrete Vorgehen im Rahmen eines solchen »Stressmanagements« ist bei Waadt et al. (1992) dargestellt.

Tab. 14.1. Beispiele für Verhaltensketten

	S (Situation)	O (Organismus)	R (Reaktion)	K (Konsequenz)
1.	Wartezeit an der Bushaltestelle	Langeweile, innere Unruhe, Kribbeln im Bauch	Geht zum Bäcker, Kauf von Gebäck und Kuchen, Verschlingen im Gehen, Essanfall	Fühlt sich beruhigt, beschäftigt
2.	Sieht Bauch zu dick Selbstvorwürfe; »Ich bin zu dick«	Völlegefühl, Übelkeit	Geht zur Bahnhofstoilette, Erbrechen	Erleichterung, angenehmes Leeregefühl
3.	Streit mit Mutter	Unruhe, Erregung	Geht ins Fast-Food-Restaurant, verschlingt 5 Hamburger und 4 Cola	Beruhigung, Ablenkung

Literatur

Barlow J, Blouin J, Blouin A (1988) Treatment of bulimia with desipramin. A double-blind cross-over study. Can J Psychiatry 330: 129–133

Beck AT (1976) Cognitive therapy and the emotional disorders. International Universities Press, New York

Berger AW, Yeager M, Welch R (2003) Candidate gene analysis of the Price Foundation anorexia nervosa affected relative pair dataset. Current drug targets. CNS Neurol Dis 2: 41–51

Blundell JE, Hill AJ (1987) Serotonergic modulation of the pattern of eating and the profile of hunger-satiety. Int J Obes 11: 141–155

Casper RC, Schlemmer RF, Javoid JI (1987) A placebo controlled crossover study of oral clonidine in acute anorexia nervosa. Psychiatry Res 20: 249–260

Casper RC, Schoeller DA, Kushner R, Hnilicka J, Gold ST (1991) Total daily energy expenditure and activity level in anorexia nervosa. Am J Clin Nutr 53: 1143–1150

Devlin MJ, Walsh BT, Kral JG, Heymsfield SB, Pi-Sunyer FX, Dantzic S (1990) Metabolic abnormalities in bulimia nervosa. Arch Gen Psychiatry 47: 144–148

Doerr P, Fichter MM, Pirke KM, Lund R (1980) Relationship between weight gain and hypothlamic pituitary adrenal function in patients with anorexia nervosa. J Steroid Biochem Mol Biol 13: 529–537

Fairburn CG, Cooper Z (1987) Behavioral and cognitive approaches to the treatment of anorexia nervosa and bulimia nervosa. In: Beumont PJV, Burrows GD, Casper RC (eds) Handbook of eating disorders, Part 1. Elsevier, Amsterdam, pp 271–298

Fichter MM, Pirke KM (1986) Effect of experimental and pathological weight loss upon the HPA axis. Psychoneuroendocrinology 11: 295–305

Fichter MM, Pirke KM, Pöllinger J, Wolfram G, Brunner E (1990) Disturbances in the hypothalamo-pituitary-adrenal and other neuroendocrine axes in bulimia. Biol Psychiatry 27: 1021–1037

Fichter MM, Leibl C, Brunner E, Schmidt-Auberger S, Engel RR (1990) Fluoxetine vs. placebo: a double-blind study with bulimic inpatients undergoing psychotherapy. Pharmacopsychiatry 24: 1–7

Garner DM, Bemis K (1985) Cognitive therapy for anorexia nervosa. In: Garner DM, Garfinkel RE (eds) Handbook of psychotherapy for anorexia nervosa and bulimia nervosa. Guilford, New York, pp 513–572

Gavish D, Eisenberg S, Berry EM, Kleinman Y, Witztum E, Norman J, Leistersdorf E (1987) An underlying behavioral disorder in hyperlipidemic pancreatitis: a prospective multidisciplinary approach. Arch Intern Med 147: 705–708

George DT, Kaye WH, Goldstein DS, Brewerton TD, Jimerson DC (1990) Altered norepinephrine regulation in bulimia: Effects of pharmacological challenge with isoprotenerol. Psychiatry Res 33: 1–10

Geracioti TD, Liddle RA (1988) Impaired cholecystokinin secretion in bulimia nervosa. N Engl J Med 11: 683–688

Gillberg IC, Gillberg C, Rastam M, Johansson M (1996) The cognitive profile of anorexia nervosa: a comparative study including a community-based sample. Compr Psychiatry 37(1): 23–30

Gold PW, Gwirtsman H, Avgerinos PC et al (1986) Abnormal hypothalamic-pituitary-adrenal function in anorexia nervosa. N Engl J Med 314: 1335–1342

Green MW, Elliman NA, Wakeling A, Rogers PJ (1996) Cognitive functioning, weight change and therapy in anorexia nervosa. J Psychiatr Res 30(5): 401–410

Gwirtsman H, Kaye WH, George DT, Jimerson DC, Ebert MH, Gold PW (1989) Central and peripheral ACTH and cortisol levels in anorexia nervosa and bulimia. Arch Gen Psychiatry 46: 61–69

Halmi KA, Eckert ED, LaDu TJ, Cohen J (1986) Anorexia nervosa. Treatment efficacy of cyproheptadine and amitryptiline. Arch Gen Psychiatry 43: 177–181

Hamsher KS, Halmi KA, Benton AL (1981) Prediction of outcome in anorexia nervosa from neuropsychological status. Psychiatry Res 4: 79–88

Hebebrand J, Blum WF, Barth N et al (1997) Leptin levels in patients with anorexia nervosa are reduced in the acute stage and elevated upon short-term weight restoration. Mol Psychiatry 2: 330–334

Heufelder A, Warnhoff M, Pirke KM (1985) Platelet α_2-adrenoceptors and adenylate cyclase in patients with anorexia nervosa and bulimia. J Clin Endocrinol Metabol 61: 1053–1057

Holtkamp K, Herpertz-Dahlmann B, Mika C (2003) Elevated physical activity and low leptin levels in patients with anorexia nervosa. J Clin Endocrinol Metabol 88: 5169–5174

Hudson JI, Pope HG Jr, Jonas JM, Yurgelun-Todd D (1983) Family history of anorexia nervosa and bulimia. Br J Psychiatry 142: 133–138

Hughes PL, Wells LA, Cunningham CJ (1987) The dexamethasone suppression test in bulimia before and after successful treatment with desipramine. J Clin Psychiatry 47: 515–517

Kaplan A (1987) Thyroid function in bulimia. In: Hudson JI, Pope HG (eds) The psychobiology of bulimia. American Psychiatric Press, Washington, DC, pp 55–72

Kaye WH, Ebert MH, Raleigh M, Lake CR (1984a) Abnormalities in CNS monoamine metabolism in anorexia nervosa. Arch Gen Psychiatry 41: 350–355

Kaye WH, Gwirtsman HE, Ebert MH, Weiss S (1984b) Differences in brain serotonergic metabolism between nonbulimic and bulimic patients with anorexia nervosa. Am J Psychiatry 141: 1598–1601

Kaye WH, Gwirtsman HE, George DT, Jimerson DC, Ebert MH, Lake CR (1990) Disturbances of noradrenergic systems in normal weight bulimia: relationship to diet and menses. Biol Psychiatry 27: 4–17
Kaye WH, Klump KL, Frank GK (2000) Anorexia and bulimia nervosa. Annu Rev Med 51: 299–313
Keys A, Brozek J, Henschel A, Mickelson O, Taylor HL (1950) The biology of human starvation. University of Minnesota Press, Minneapolis
Kingston K, Szmukler G, Andrewes D, Tres B, Desmond P (1996) Neuropsychological and structural brain changes in anorexia nervosa before and after refeeding. Psychol Med 26: 15–28
Kiriike N, Nishiwaki S, Izumiya Y, Kawakita Y (1986) Dexamethasone suppression test in bulimia. Biol Psychiatry 21: 325–328
Köpp W, Blum WF, Prittwitz von S et al (1997) Low leptin levels predict amenorrhea in underweight and eating disordered females. Mol Psychiatry 2: 335–340
Kortegard LS (2001) A preliminary population-based twin study of self-reported eating disorder. Psychol Med 31: 361–365
Krieg JC, Lauer C, Pirke KM (1989) Structural brain abnormalitis in patients with bulimia nervosa. Psychiatry Res 27: 39–48
Krieg JC, Lauer C, Leinsinger G, Pahl J, Schreiber W, Pirke KM, Moser EA (1989) Brain morphology and regional cerebral blood flow in anorexia nervosa. Biol Psychiatry 25: 1041–1048
Laessle RG, Krieg JC, Fichter MM, Pirke KM (1989) Cerebral atrophy and vigilance performance in patients with anorexia nervosa and bulimia nervosa. Neuropsychobiology 21: 187–191
Laessle RG, Beumont PJV, Butow P et al (1991) A comparison of nutritional management and stress management in the treatment of bulimia nervosa. Br J Psychiatry 159: 250–261
Laessle RG, Fischer M, Fichter MM, Pirke KM, Krieg JC (1992) Cortisol levels and vigilance in eating disorder patients. Psychoneuroendocrinology 17(5): 475–484
Lautenbacher S, Galfe G, Hölzl R, Pirke KM (1989) Gastrointestinal transit is delayed in patients with eating disorders. Int J Eating Dis 8: 203–208
Leibowitz SF (1984) Noradrenergic function in the medial hypothalamus. In: Pirke KM, Ploog D (eds) The psychobiology of anorexia nervosa. Springer, Berlin Heidelberg New York, pp 35–45
Levy AB, Dixon KN (1987) DST in bulimia without endogenous depression. Biol Psychiatry 22: 783–786
Lindy DC, Walsh BT, Roose SR, Gladis M, Glassman AH (1985) The dexamethasone suppression test in bulimia. Am J Psychiatry 142: 1375–1376
Mathias JL, Kent PS (1998) Neuropsychological consequences of extreme weight loss and dietary restriction in patients with anorexia nervosa. J Clin Exp Neuropsychol 20: 548–564
Mayerhausen W, Vogt HJ, Fichter MM, Stahl S (1990) Dermatologische Aspekte bei Anorexia und Bulimia nervosa. Hautarzt 41: 476–484
Mitchell JE, Pyle RL, Hatsukami D, Boutasoff CI (1984) The dexamethasone suppression test in patients with bulimia. J Clin Psychiatry 45: 508–511
Mitchell JE, Laine DE, Morley JE, Levine AS (1986) Naloxone but not CCK-8 may attenuate binge-eating behavior in patients with the bulimia syndromes. Biol Psychiatry 21: 1399–1406
Mortola JF, Rasmussen DD, Yen SSC (1989) Alterations of the adrenocorticotropin-cortisol axis in normal weight bulimic women: Evidence for a central mechanism. J Clin Endocrinol Metabol 68: 517–522
Mrosowski N (1984) Animal models: Anorexia yes, nervosa no. In: Pirke KM, Ploog D (eds) The psychobiology of anorexia nervosa. Springer, Berlin Heidelberg New York, pp 22–34
Musisi S, Garfinkel PE (1985) Comparative dexamethasone suppression test measurement in bulimia, depression and normal controls. Am J Psychiatry 30: 190–194
Philipp E, Pirke KM, Kellner MB, Krieg JC (1991) Disturbed cholecystokinin secretion in patients with eating disorders. Life Sci 48: 2443–2450
Pirke KM, Laessle RG (1993) Restrained eating. In: Stunkard AJ, Wadden T (eds) Obesity. Raven, New York, pp 151–162
Pirke KM, Ploog D (1986) The psychobiology of anorexia nervosa. In: Wurtman RJ, Wurtman JJ (eds) Nutrition and the brain. Raven, New York, pp 167–198
Pirke KM, Spyra B, Warnhoff M (1984) Effect of starvation on central neurotransmitter systems and on endocrine regulation. In: Pirke KM, Ploog D (eds) The psychobiology of anorexia nervosa. Springer, Berlin Heidelberg New York, pp 46–57
Pirke KM, Pahl J, Schweiger U, Warnhoff M (1985) Metabolic and endocrine indices of starvation in bulimia: A comparison with anorexia nervosa. Psychiatry Res 15: 33–39
Pirke KM, Fichter MM, Chlond C, Schweiger U, Laessle RG, Schwingenschloegel M, Hoehl C (1987) Disturbances of the menstrual cycle in bulimia nervosa. Clin Endocrinol 27: 245–251
Pirke KM, Riedel W, Tuschl R, Schweiger U, Spyra B (1988) Effect of standardized test meals on plasma norepinephrine in patients with anorexia nervosa and bulimia. Int J Eating Dis 7: 356–360
Pirke KM, Tuschl R, Spyra B (1990) Endocrine findings in restrained eaters. Physiol Behav 47: 903–906
Pirke KM, Trimborn P, Platte P, Fichter M (1991) Average total energy expenditure in anorexia nervosa, bulimia nervosa and healthy young women. Biol Psychiatry 30: 711–718
Pirke KM, Kellner M, Phillip E, Laessle RG, Krieg JC, Fichter MM (1992) Plasma norepinephrine after a standardized test meal in acute and remitted patients with anorexia nervosa and in healthy controls. Biol Psychiatry 31: 1074–1077
Platte P, Pirke KM, Trimborn P, Pietsch,K, Krieg JC, Fichter MM (1994) Resting metabolic rate and total energy expenditure in acute and weight recovered patients with anorexia nervosa and in healthy young women. Int J Eating Dis 16(1): 45–52
Sapolsky RM (2000) The possibility of neurotoxicity in the hippocampus in major depression: a primer on neuron death. Biol Psychiatry 48(8): 755–765
Schreiber W, Schweiger U, Werner D et al (1991) Circadian pattern of large neutral amino acids, glucose, insulin and food intake in anorexia nervosa and bulimia nervosa. Metabolism 40: 503–507
Schweiger U, Warnhhoff M, Pirke KM (1985) Brain tyrosin availability and the depression of central nervous norepinephrine turnover in acute and chronic starvation in adult male rats. Brain Res 335: 207–212
Schweiger U, Warnhhoff M, Pahl J, Pirke KM (1986) Effects of carbohydrate and protein meals on plasma large neutral amino acids, glucose, and insulin plasma levels of anorectic patients. Metabolism 35: 938–942
Schweiger U, Poellinger J, Laessle RG, Wolfram G, Fichter MM, Pirke KM (1987) Altered insulin response to a balanced test meal in bulimic patients. Int J Eating Dis 6: 551–556
Schweiger U, Pirke KM, Laessle RG, Fichter MM (1992) Gonadotropin secretion in bulimia nervosa. J Clin Endocrinol Metabol 74: 1122–1127
Seed JA, Dixon RA, McCluskey SE, Young AH (2000) Basal activity of the hypothalamic-pituitary-adrenal axis and cognitive function in anorexia nervosa. Eur Arch Psychiatry Clin Neurosci 250: 11–15
Silver AJ, Morley JE (1991) Role of CCK in regulation of food intake. Progr Neurobiol 36: 23–34
Small A, Madero J, Teagno L, Ebert M (1983) Intellect, perceptual characteristics and weight gain in anorexia nervosa. J Clin Psychol 39: 780–802
Smith GP, Gibbs J (1987) The satiety effect of cholecystokinin. Ann NY Acad Sci 48: 417–423
Stricker EM, Anderson AE (1980) The lateral hypothalamic syndrome. Life Sci 26: 1927–1934
Strober M, Freeman R, Lampert C (2000) Controlled family study of anorexia nervosa and bulimia nervosa. Am J Psychiatry 157: 393–401

Szmukler GI, Andrews D, Kingston K, Chen L (1992) Neuropsychological impairment in anorexia nervosa: Before and after refeeding. J Clin Exp Psychol 14(2): 347–352
Van Praag HM (1986) Monoamines and depression. In: Plunchik RI, Kellerman H (eds) Emotion. Academic Press, Orlando, pp 335–349
Waadt S, Laessle RG, Pirke KM (1992) Bulimie: Ursachen und Therapie. Springer, Berlin Heidelberg New York
Walsh BT (1989) Use of antidepressants in bulimia. Clin Pediatr 3: 127–128
Walsh BT, Roose SP, Katz JL, Dyrenforth I, Wright L, Vande Wiele R, Glassman AH (1989) Hypothalamic-pituitary-adrenal-cortical activity in anorexia nervosa and bulimia. Psychoneuroendocrinology 12: 131–140
Wilckens T, Schweiger K, Pirke KM (1992) Activation of α_2-adrenoreceptors suppresses excessive wheel running in the semistarvation-induced hyperactive rat. Pharmacol Biochem Behav 43: 733–738
Willershausen B, Phillip E, Pirke KM, Fichter MM (1990) Orale Komplikationen bei Patienten mit Anorexia nervosa und Bulimia nervosa. Zahn-Mund-Kieferheilkunde 78: 293–299
Wurtmann RJ (1983) Behavioral effect of nutrients. Lancet 1: 1145–1150

Schlafstörungen

Michael H. Wiegand und Göran Hajak

15.1 Neurobiologische Grundlagen des Schlafs

Zum besseren Verständnis der Ausführungen über die Schlafstörungen wird zunächst ein Überblick über ausgewählte neurobiologische Aspekte des Schlafs und der Schlaf-Wach-Regulation gegeben.

Ausgangspunkt der modernen Schlafforschung war die Entdeckung des Elektroenzephalogramms (EEG) und seiner Veränderungen im Schlaf. Spezifische Konstellationen von EEG, Elektrookulogramm (EOG) und Elektromyogramm (EMG) des Musculus mentalis erlauben es, Schlafen von Wachen abzugrenzen und in unterschiedliche Stadien einzuteilen. In ◘ Abb. 15.1 wird die traditionelle Darstellungsweise eines im Schlaflabor durch eine sogenannte Polysomnographie aufgezeichneten Nachtschlafs in Form eines Hypnogramms gezeigt. Ein für das Verständnis der Neurobiologie des Schlafs entscheidendes, im Hypnogramm gut zu erkennendes Charakteristikum ist die regelmäßige Abfolge von NREM(oder Non-REM)-Schlaf (Schlafstadien 1–4) und REM-Schlaf. Es handelt sich dabei um zwei sehr unterschiedliche Funktionszustände des Gehirns mit oder ohne schnelle Augenbewegungen (*rapid eye movements*, REM). Speziell die Schlafstadien 3 und 4 werden auch zusammenfassend als *slow-wave sleep* (SWS) bezeichnet.

15.1.1 Funktionelle Neuroanatomie und Neurochemie

Überblick

Schlafen und Wachen werden durch eine Vielzahl neurobiologischer Systeme reguliert, die sich über weite Teile des Gehirns erstrecken; es gibt kein einfach zu identifizierendes »Schlafzentrum«. Einen groben Überblick über die beteiligten Systeme und ihre ungefähre Lokalisation gibt ◘ Abb. 15.2.

Die Abbildung zeigt einen Sagittalschnitt durch ein Säugetierhirn. Der obere Hirnstamm, der posteriore und laterale Hypothalamus sowie das basale Vorderhirn enthalten zahlreiche Neuronencluster mit aktivierenden Eigenschaften. Diese Cluster exprimieren Serotonin (S), Noradrenalin (N), Acetylcholin im pontomesenzephalen Bereich (A1) und im basalen Vorderhirn (A2), Dopamin (D), Histamin (H) und Orexin (O). Alle diese Neuronengruppen stimulieren EEG-Arousals (im Wachen und im REM-Schlaf) oder motorisches Arousal (im Wachzustand). Die EEG-Aktivierung im Vorderhirn geschieht sowohl über den Thalamus und das basale Vorderhirn als auch über direkte Projektionen zum Neokortex. Die Aktivierung von Motorik und Verhalten geschieht über absteigende Bahnen. Alle diese aktivierenden Neuronengruppen werden inhibiert durch die schlafinduzierenden Neuronengruppen, die im präoptischen Areal des Hypothalamus (POA) und in der Region des Nucleus tractus solitarii (NTS) der Medulla lokalisiert sind. Die schlafinduzierende Region der POA wird moduliert durch die zirkadiane innere Uhr im Nucleus suprachiasmaticus (SCN); modulierend wirken ferner verschiedene neurochemische »Schlaffaktoren« (S.F.s) sowie die Temperatur von Körper und Gehirn (T). Thalamus und Neokortex können ebenfalls schlaffördernd wirken, vermutlich durch einen Feedback-Mechanismus (f) zum präoptischen Areal.

Einen vereinfachten Überblick über die an der Regulation von Schlafen und Wachen beteiligten Neurotransmittersysteme gibt ◘ Tab. 15.1. Darüber hinaus ist eine Vielzahl neurochemischer Substanzen involviert, deren Funktionen großenteils nur lückenhaft bekannt sind.

»Wach-Systeme«

An der Erzeugung und Aufrechterhaltung des Wachzustands sind viele Systeme beteiligt, die miteinander und mit den schlafgenerierenden Systemen interagieren.

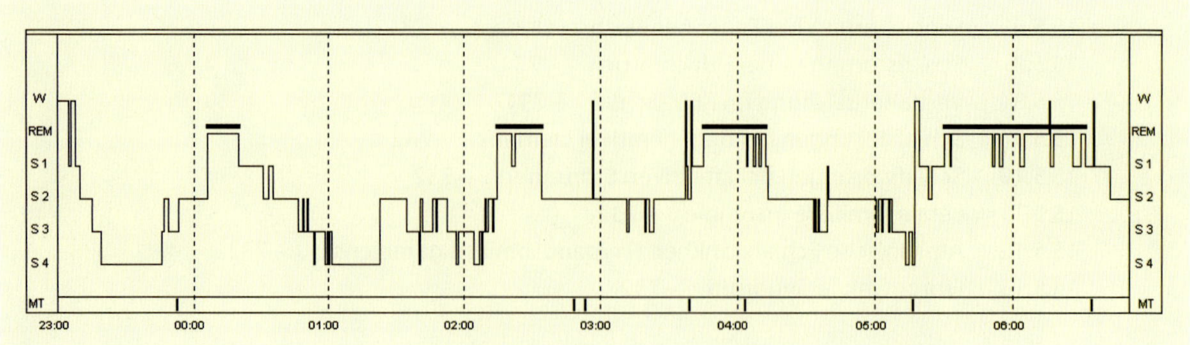

◘ **Abb. 15.1.** Ganznacht-Hypnogramm einer gesunden jungen Person. *W* Wach, *REM* REM-Schlaf, *S1–S4* Schlafstadien 1–4, *MT movement time* (größere Körperbewegungen)

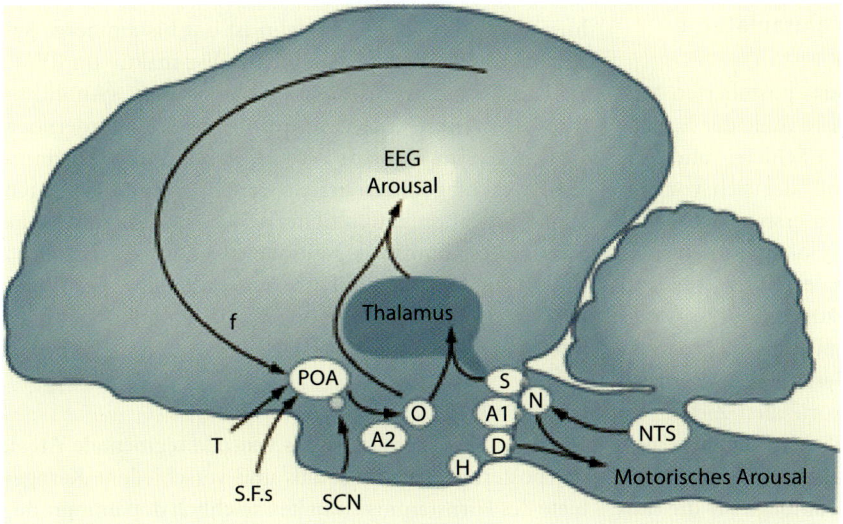

Abb. 15.2. Überblick über die wichtigsten Systeme zur Regulation von Wachen und Schlafen; Erklärung der Abkürzungen und Erläuterungen s. Text. (Nach McGinty u. Szymusiak 2005)

Tab. 15.1. Neurotransmitter und Schlaf

Substanz	Hauptlokalisation	Wirkmechanismus	Effekt auf Schlaf
Glutamat	Formatio reticularis	Aktivierung von Thalamus und Kortex; Hemmung des somnogenen präoptischen Areals	Inhibition von Schlaf, Aufrechterhaltung des Wachzustands
Acetylcholin	Hirnstamm	In REM-Schlaf und Wachzustand: Aktivierung des Thalamus	Generierung von REM-Schlaf
	Basales Vorderhirn	Aktivierung von Kortex, Hippocampus, Amygdala	Inhibition von Schlaf, Aufrechterhaltung des Wachzustands
Noradrenalin	Locus coeruleus	Aktivierung von Kortex und Hippocampus; Inhibition cholinerger Zellen im Hirnstamm	Aufrechterhaltung des Wachzustands; im Schlaf: Suppression von REM-Schlaf
Histamin	Nucleus tuberomammillarius	Allgemeine Aktivierung über weit reichende Projektionen	Aufrechterhaltung des Wachzustands
Dopamin	Substantia nigra, ventrales Tegmentum, posteriorer Hypothalamus etc.	Innervation des frontalen Kortex, des Striatum, des limbischen Systems etc.	Aufrechterhaltung des Wachzustands
Hypocretin	Lateraler und posteriorer Hypothalamus	Stimulation noradrenerger, dopaminerger, serotonerger und histaminerger Neurone	Aufrechterhaltung des Wachzustands
GABA	Area praeoptica und andere Bereiche	Inhibition wachheitsfördernder Systeme	Schlafinduktion
Adenosin	Basales Vorderhirn u. a.	Neuromodulation über eigene Rezeptoren und Inhibition aktivierender Neurotransmitter	Sukzessive Erhöhung der Schlafbereitschaft
Serotonin	Raphekerne u. a.	Vielfältige und komplexe Wirkungen	Minderung kortikaler Aktivierung, Bahnung von Tiefschlaf

REM *rapid eye movement*

Die Formatio reticularis und das glutamaterge System

Bereits Mitte des vorigen Jahrhunderts postulierten Moruzzi u. Magoun (1949) die wesentliche Rolle der Formatio reticularis für die Regulation von Schlafen und Wachen (▸ 5.2). Dieser lose Zellverband, der sich von der kaudalen Medulla bis zum Mittelhirn erstreckt, hat verschiedene Funktionen (▸ Kap. 1); Läsionsexperimente haben gezeigt, dass besonders der rostrale Teil entscheidend für die Aufrechterhaltung des Wachzustands verantwortlich ist. Diese Neurone erhalten Impulse aus vielen somatischen und viszeral-sensorischen Systemen und senden exzitatorische Projektionen zu subkortikalen Zielen wie dem Thalamus (intralaminare und Mittellinienkerne), dem Hypothalamus und dem basalen Vorderhirn. Die Projektionen zum Thalamus sind Grundlage für die thalamokortikale Aktivierung. Diese führt zu der charakteristischen niederamplitudigen und hochfrequenten EEG-Aktivität, die für den Wachzustand charakteristisch ist. In neurochemischer Hinsicht ist die Formatio reticularis heterogen; für die Aufrechterhaltung des Wachzustands sind vermutlich in erster Linie glutamaterge Neurone zuständig (Jones 2003).

Cholinerge Systeme

Das dorsale Mittelhirn, die Brücke sowie die pedunkulopontinen und laterodorsalen tegmentalen Gebiete enthalten cholinerge Neurone, die intensiv den Thalamus innervieren, insbesondere die medialen und intralaminaren thalamischen Kerngebiete, den lateralen Hypothalamus und das basale Vorderhirn. Diese Neurone sind aktiv im Wachzustand und im REM-Schlaf, während sie im NREM-Schlaf weitgehend inaktiv sind. Aufgrund der thalamokortikalen Aktivierung ähneln sich die EEG von Wachzustand und REM-Schlaf, während im NREM-Schlaf (insbesondere im Tiefschlaf, Stadien 3 und 4) eine hochamplitudige, langsame EEG-Aktivät dominiert.

Andere cholinerge Neurone im basalen Vorderhirn projizieren zu Kortex, Hippocampus und Amygdala (Mesulam et al. 1983) Auch diese Neurone sind im Wachzustand und im REM-Schlaf aktiv.

15

Noradrenerge Systeme

Unter den noradrenalinsynthetisierenden Neuronen ist der Locus coeruleus am besten erforscht. Diese Neurone projizieren weit in den Kortex und den Hippocampus; sie sind äußerst aktiv im Wachzustand, ihre Aktivität verringert sich im NREM-Schlaf und erlischt völlig im REM-Schlaf.

Histaminerge Systeme

Neuronen im Nucleus tuberomammillarius des hinteren Hypothalamus sind die einzigen histaminproduzierenden Neurone im Zentralnervensystem; diese Zellen haben jedoch weitläufige Projektionen in das gesamte Gehirn. Ähnlich wie Noradrenalin ist das histaminerge System aktiv im Wachzustand und völlig inaktiv im REM-Schlaf. Histamin-H1-Rezeptorantagonisten (Antihistaminika) weisen einen ausgeprägten schlaffördernden Effekt auf. Eine ähnliche Wirkung kann durch Histamin-H3-Rezeptoragonisten erzielt werden, vermutlich durch eine Stimulation autoinhibitorischer H3-Rezeptoren, die auch andere aminerge Neurone beeinflussen. Histamin fördert die Wachheit, inbesondere zu Beginn der Wachperiode und unter Bedingungen, die ein hohes behaviorales Arousal erfordern.

Dopaminerge Systeme

Die Substantia nigra und das ventrale tegmentale Areal, der posteriore Hypothalamus und verschiedene Kerngebiete des Hirnstamms enthalten reichlich dopaminproduzierende Neurone. Diese Zellen innervieren vor allem den frontalen Kortex, das Striatum, limbische Areale und viele Teile des Thalamus.

Die Rolle von Dopamin für Schlafen und Wachen wurde lange Zeit unterschätzt, da diese Neurone – im Gegensatz zu den zentralnervösen noradrenergen und cholinergen Neuronen – keine spontanen Fluktuationen ihrer Aktivität im Verlauf des Schlaf-Wach-Zyklus zeigen, doch findet sich im Wachzustand eine erhöhte Dopaminkonzentration. Vor allem neuropharmakologische Befunde demonstrieren die wachheitsfördernde Wirkung von Dopamin.

Das Hypocretin(Orexin)-System

Das Hypocretin(Orexin)-System mit den beiden Proteinen Hypocretin 1 (Orexin A) und Hypocretin 2 (Orexin B) ist erst seit 1998 bekannt; bisher konnten zwei spezifische Rezeptoren für diese Proteine identifiziert werden (Mignot 2001). Diese Neuropeptide, die auch in den Energiestoffwechsel und die Regulation des Körpergewichts involviert sind, werden ausschließlich in Neuronen des lateralen und posterioren Hypothalamus produziert. Diese Zellen haben umfangreiche Projektionen ins gesamte Zentralnervensystem. Die intensivsten Projektionen ziehen zu den Neuronen des Locus coeruleus (noradrenerg), zur Substantia nigra und zum ventralen tegmentalen Areal (dopaminerg), zur Raphe (serotonerg) und zum Nucleus tuberomammillarius (histaminerg). Intraventrikuläre Hypocretin-1-Injektion führt zur REM-Schlaf- und Tiefschlafreduktion sowie zu vermehrter Wachzeit. In der Schlafregulation wird dem Hypocretinsystem v. a. eine modulierend-harmonisierende Funktion auf die in der Schlafregulation involvierten Neurotransmittersysteme zugeschrieben (Hajak u. Geisler 2003).

»Schlaf-Systeme«

Gegenspieler der aufgeführten »Wach-Systeme« sind jene Systeme, die Schlaf generieren und den Schlafzustand aufrechterhalten.

γ-Amino-Buttersäure (GABA)

Die Area praeoptica im vorderen Hypothalamus enthält Neurone, die Schlaf induzieren; sie sind besonders aktiv im Tiefschlaf. Die meisten dieser Neurone enthalten den inhibitorischen Neurotransmitter GABA, einige auch Galanin. Sie inhibieren wachheitsfördernde Hirnregionen wie den Nucleus tuberomammillarius, den lateralen Hypothalamus, den Locus coeruleus, die dorsale Raphe und die cholinergen Neurone im Bereich der Brücke. Über diese Projektionen induzieren sie den Schlaf, indem sie die Hemmung vieler Arousal-Regionen koordinieren. Läsionen in diesem Bereich führen zu einer Reduktion von NREM- und REM-Schlaf. Benzodiazepin-Rezeptoragonisten entfalten ihre hypnotische Wirkung über diesen Mechanismus.

Adenosin

Adenosin ist ein Neuromodulator, der seine Wirkung sowohl über spezifische postsynaptische Adenosinrezeptoren als auch über die Hemmung der Freisetzung anderer Neurotransmitter entfaltet. Die Bedeutung des Adenosins wurde intensiv von Porkka-Heiskanen et al. (1997) untersucht. Im Wachzustand steigt die Adenosinkonzentration im basalen Vorderhirn, und im nachfolgenden Erholungsschlaf fällt die Konzentration rasch ab. Zentrale Verabreichung von Adenosinrezeptoragonisten wirkt schlaffördernd und erhöht die delta-Power im EEG. Murillo-Rodriguez et al. (2003) beobachteten eine gesteigerte Adenosinfreisetzung im basalen Vorderhirn nach Stimulation des Cannabinoidrezeptors durch Anandamid. Koffein und andere Methylxanthine blockieren den Adenosin-1-Rezeptor, wodurch sich der wachmachende Effekt von Koffein erklärt. In mancher Hinsicht entspricht Adenosin dem schon von Legendre u. Piéron (1913) prognostizierten »Somnogen«.

Serotonerge Systeme

Die medianen und dorsalen Raphekerne bilden die Hauptquelle serotonerger Fasern, die den größten Teil des Zentralnervensystems innervieren. Wie die meisten anderen aminergen Neurone, sind die dorsalen Rapheneurone aktiv im Wachzustand, weniger aktiv im NREM-Schlaf und inaktiv im REM-Schlaf (Portas et al. 1998).

Die Bedeutung von Serotonin (5-HT) für Schlafen und Wachen wird wegen widersprüchlicher Befunde seit langem kontrovers diskutiert. Ältere Studien zeigten übereinstimmend eine schlafinduzierende Wirkung von Serotonin. In letzter Zeit mehren sich, v. a. aus neuropharmakologischen Studien, Hinweise darauf, dass Serotonin eher Wachheit induziert. Die Widersprüche sind möglicherweise erklärbar durch die Vielzahl der durch Serotonin beeinflussten Funktionen und Verhaltensweisen sowie die Fülle der erst in neuerer Zeit bekannt gewordenen Rezeptorsubtypen. Eine ausführliche Diskussion der Rolle dieses Neurotransmitters für den Schlaf findet sich bei Jones (2005). Serotonin vermindert insgesamt die kortikale Aktivierung und erleichtert damit das Auftreten von Tiefschlaf, und zwar über eine konzertierte Aktivierung einer Vielzahl verschiedener Rezeptoren auf sehr unterschiedlichen Zelltypen.

Regulation von NREM- und REM-Schlaf

Nach den wichtigen Arbeiten von Jouvet et al. (1963) haben in den 70-er Jahren des vorigen Jahrhunderts vor allem die Studien von Allan Hobson und Robert McCarley (Harvard) die neurobiologischen Mechanismen des REM-Schlafs weiter erhellt; insbesondere gelang es ihnen, den Mechanismus des periodischen Wechsels zwischen REM- und NREM-Schlaf aufzuklären. Hobson und McCarley (1971; auch Hobson et al. 1975) entwickelten das **Modell der »reziproken Interaktion«**, dessen ursprüngliche Version in ■ Abb. 15.3 skizziert ist. Die wesentlich komplexeren Weiterentwicklungen dieses Modells sind ausführlich dargestellt in Pace-Schott und Hobson (2002).

Nach diesem Modell resultiert das periodische Alternieren von NREM- und REM-Schlaf im Verlauf der Nacht aus dem Wechselspiel aminerger und cholinerger Neuronenpopulationen, die ähnlich wie ein (aus der Physik bekannter) Gegentakt-Oszillator miteinander interagieren. Im Locus coeruleus (LC) sind noradrenerge (NA), in den Raphekernen (RN) serotonerge (5-HT) Neurone lokalisiert. Die Aktivität dieser aminergen Neurone (»REM-off-Zellen«) hemmt die cholinergen (ACh) Neurone der Formatio reticularis des Hirnstamms (BRF) (»REM-on-Zellen«), was zur Unterdrückung des REM-Schlafs und zum Auftreten von NREM-Schlaf führt. Durch Autoinhibition lässt die Wirkung der REM-off-Zellen allmählich nach; unter Beteiligung positiver Rückkopplungsmechanismen steigt nach einer gewissen Zeit die Aktivität der cholinergen REM-on-Zellen rasch an: Es tritt REM-Schlaf auf. Die cholinergen Neurone wirken nunmehr direkt stimulierend auf die REM-off-Zellen, sodass sich der REM-Schlaf selbst limitiert; nach einer Weile beginnt der NREM-REM-Zyklus von Neuem.

Die Dominanz zentraler cholinerger Innervation während des REM-Schlafs erklärt u. a. auch die Ähnlichkeit

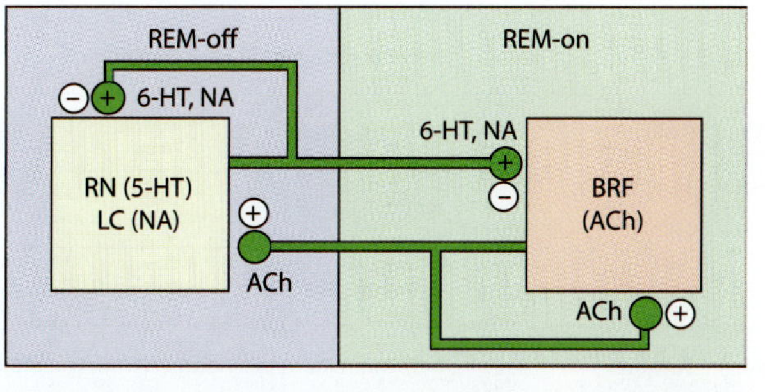

■ **Abb. 15.3.** Das reziproke Interaktionsmodell der REM-Schlaf-Regulation; Erklärung der Abkürzungen und Erläuterungen s. Text. (Nach Pace-Schott u. Hobson 2002; Nachdruck mit Genehmigung von Nature Reviews Neuroscience (3: 592–596), Copyright (2002), Macmillan Magazines Ltd.)

des Elektroenzephalogramms im REM-Schlaf mit dem im Schlafstadium 1: Über die cholinerge Aktivierung werden via Thalamus diejenigen thalamokortikalen Regelkreise stimuliert, die dem EEG des flachen Schlafs zugrunde liegen.

Allerdings gibt es auch dem widersprechende Befunde: Mikroinjektionen von Noradrenalin, Serotonin und Adenosin in das pedunkulopontine Tegmentum führten beispielsweise nicht zur REM-Schlaf-Unterdrückung (Datta et al. 2003). Die Rolle des adrenergen Locus coeruleus wiederum wird in Frage gestellt durch Befunde von Hunsley u. Palmiter (2003), die zeigten, dass noradrenalindefiziente Mäuse ein normales Schlaf-Wach-Muster aufweisen; analog fanden sich bei Dopa-β-Hydroxylase-defizienten Menschen zwar Auffälligkeiten im autonomen Nervensystem, aber kaum Schlafstörungen (Tulen et al. 1991).

Neuropharmakologische Aspekte

In den vorstehenden Ausführungen wurde schon wiederholt Bezug genommen auf neuropharmakologische Experimente, die für die Erforschung der Wirkungsweise der Neurotransmitter und Neuromodulatoren ein sehr wichtiges Hilfsmittel darstellen. In ◘ Tab. 15.2 sind die wesentlichen Befunde zur Wirkung verschiedener **Psychopharmaka** auf den Schlaf zusammengefasst.

Zirkadiane Regulation

Für das zirkadiane System der Säugetiere stellt der **Nucleus suprachiasmaticus** (SCN) den primären Schrittmacher dar. In den letzten Jahren hat es erhebliche Fortschritte in der Aufdeckung der Funktionsabläufe auf molekularer, zellulärer und neuroanatomischer Ebene gegeben (Dijk u. Lockley 2002).

◘ **Tab. 15.2.** Neuropharmakologie des Schlafs

Transmitter	Substanzgruppe	Effekt auf Schlaf
Acetylcholin	Cholinesteraseinhibitoren	Stimulation von Wachheit und REM-Schlaf, Inhibition von Tiefschlaf
	Anticholinergika	Inhibition von REM-Schlaf, Müdigkeit
Noradrenalin	NA-Wiederaufnahmehemmer	Generierung von NREM-Schlaf; Wachheit
	α-Rezeptorenblocker	Müdigkeit
	β-Rezeptorenblocker	Schlafstörung, Albträume
Histamin	Agonisten (Betahistin)	Müdigkeit
	Antihistaminika	Müdigkeit
Dopamin	Dopaminerge Substanzen	Stimulation von Wachheit, Schlafunterdrückung
	Neuroleptika	Müdigkeit
Adenosin	Rezeptoragonisten	Müdigkeit, Schlafförderung
	Rezeptorantagonisten (z. B. Koffein)	Wachheit, Schlafunterdrückung
GABA	Benzodiazepine	Schlafinduktion, Verminderung von SWS und REM-Schlaf
	GABA-Rezeptoragonisten	Schlafinduktion, Stimulation von SWS
	GABA-Rezeptorantagonisten (z. B. Flumazenil)	Inhibition von Schlaf
Serotonin	Serotoninwiederaufnahmehemmer (SSRI)	Suppression von SWS und REM-Schlaf
	5-HT2-Rezeptorantagonisten (z. B. Mirtazapin, Quetiapin)	Schlafinduktion

NREM-Schlaf Non-REM-Schlaf, *NA* Noradrenalin, *SWS slow-wave sleep*

Der SCN enthält viele potenziell autonome, aber im Regelfall gekoppelte zelluläre Oszillatoren, die durch eine komplexe molekulare Feedback-Schleife die Grundlage für alle zirkadianen Abläufe schaffen. Für die Synthese der Oszillator-Proteine sind die erst vor kurzem entdeckten **Clock-Gene** verantwortlich. Diese werden teilweise tagesrhythmisch exprimiert; ihre Produkte wirken im Sinne einer negativen Rückkoplung hemmend auf die Expression ihres eigenen Gens. Dieses Funktionsprinzip ist offenbar speziesübergreifend und konnte beispielsweise auch bei Fruchtfliegen und Mäusen nachgewiesen werden.

Die Aktivität der Oszillatoren im SCN resultiert in der zirkadianen Expression einer hohen Zahl von sogenanten Output-Genen, die die Neurotransmitter- und Neuropeptidfreisetzung der SCN-Neurone regulieren. Aus diesen Prozessen resultiert die Übertragung zirkadianer Zeitgebungssignale zu »passiven« Zielen, aber auch – und das ist eine relativ neue Erkenntnis – zu sekundären Oszillatoren im Gehirn und in der Peripherie.

Wie in den letzten Jahren gezeigt werden konnte, sind die meisten Gewebe und Organe des Körpers in der Lage, selbst einen zirkadianen Rhythmus zu generieren. Hinzu kommt, dass etwa 5–10% aller Gene in jedwedem Gewebe oder Organ ständig zirkadian reguliert werden. Das bedeutet, im Organismus gibt es Hunderte oder Tausende »innerer Uhren«, teils unter Kontrolle des zentralen zirkadianen Oszillators (des SCN), teils aber auch autonom funktionierend.

Die Synchronisation der endogenen zirkadianen Rhythmen mit der Außenwelt geschieht nicht nur, wie schon seit langem bekannt, über die Photorezeptoren der Retina, sondern auch durch unabhängig davon funktionierende und lokalisierte sogenannte »zirkadiane Photorezeptoren«.

15.1.2 Die Regulation von Schlafen und Wachen: Modelle

So gut wie alle Modelle zur Regulation von Schlafen und Wachen versuchen, zwei Komponenten zu integrieren:
- eine **homöostatische** Komponente, die im Wesentlichen von der Dauer des Schlafens oder Wachens abhängig ist, und
- eine **endogen-periodische** Komponente, die die zirkadiane Rhythmik berücksichtigt.

Externe Faktoren wie physikalische oder soziale Zeitgeber sind bislang kaum in derartige Modelle eingegangen.

Ein klassisches Modell, das die homöostatische und die rhythmische Komponente integriert, ist das von Borbély (1982) formulierte **Zwei-Prozesse-Modell der Schlafregulation**, das theoretisch und klinisch bis heute bedeutsam ist und vielen empirischen Überprüfungen standgehalten hat. Das Modell ist schematisch dargestellt in ◻ Abb. 15.4.

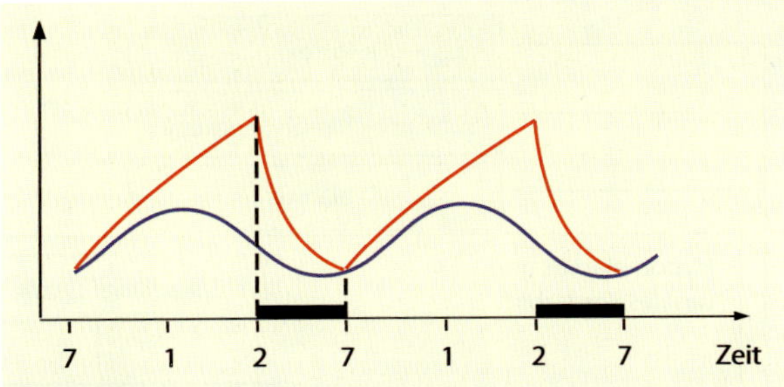

◻ **Abb. 15.4.** Zwei-Prozesse-Modell der Schlafregulation nach Borbély; *rote Kurve*: der homöostatische Prozess »S«; *blaue Kurve*: der zirkadiane Prozess »C« (s. Text); *schwarze Balken* auf der Abszisse (Zeitachse): Schlafzeiten

Der »Prozess S« stellt die homöostatische Komponente des Modells dar. Je länger die Wachphase, desto länger und intensiver wird der sich anschließende Schlaf. »Prozess C« spiegelt die zirkadiane Rhythmik der Einschlafbereitschaft wider, die unabhängig von der vorangehenden Wachdauer reguliert wird. Die Interaktion zwischen beiden Prozessen bestimmt – unter vereinfachender Weglassung externer Faktoren wie physikalischer oder sozialer Zeitgeber – den Zeitpunkt des Einschlafens und die Dauer des Schlafs.

Das Modell hat sich nicht nur experimentell bewährt, sondern ist auch von erheblicher Nützlichkeit, weil es erlaubt, viele klinisch relevante Phänomene zu erklären: etwa die mit Zeitzonenverschiebung verbundenen Ein- und Durchschlafschwierigkeiten oder die mit Schlafentzug einhergehenden Intensivierungen des nachfolgenden Tiefschlafs bei nur unwesentlich verlängerter Schlafdauer.

Eine schematische Zusammenfassung der an **Schlafen und Wachen beteiligten Regelkreise** gibt ◻ Abb. 15.5. Auf der Ebene des mesopontinen Hirnstamms interagieren die aufsteigenden glutamatergen, noradrenergen und cholinergen Arousal-Systeme mit dem ultradianen REM-NREM-Oszillator (aminerge vs. cholinerge Zellverbände). Auf der Ebene des Hypothalamus und des basalen Vorderhirns empfängt der zirkadiane Oszillator (der Nucleus suprachiasmaticus) Signale von der Retina. Das zirkadiane Signal durchläuft verschiedene hypothalamische Transmitter und beeinflusst

1. zentrale und periphere biologische Rhythmen,
2. die dienzephalen aufsteigenden Arousal-Systeme (Acetylcholin, Hypocretin),
3. den Wechsel zwischen Wachen und Schlafen.

Auf dieser Ebene werden auch die »homöostatischen« und »zirkadianen« Signale entsprechend dem Zwei-Prozesse-Modell integriert. Das homöostatische Schlafsystem entspricht im Wesentlichen den im präoptischen Areal lokalisierten Adenosin- und GABA-Systemen.

Vor dem Hintergrund dieser Modellvorstellungen lässt sich folgender Ablauf des Aufwachens und Einschla-

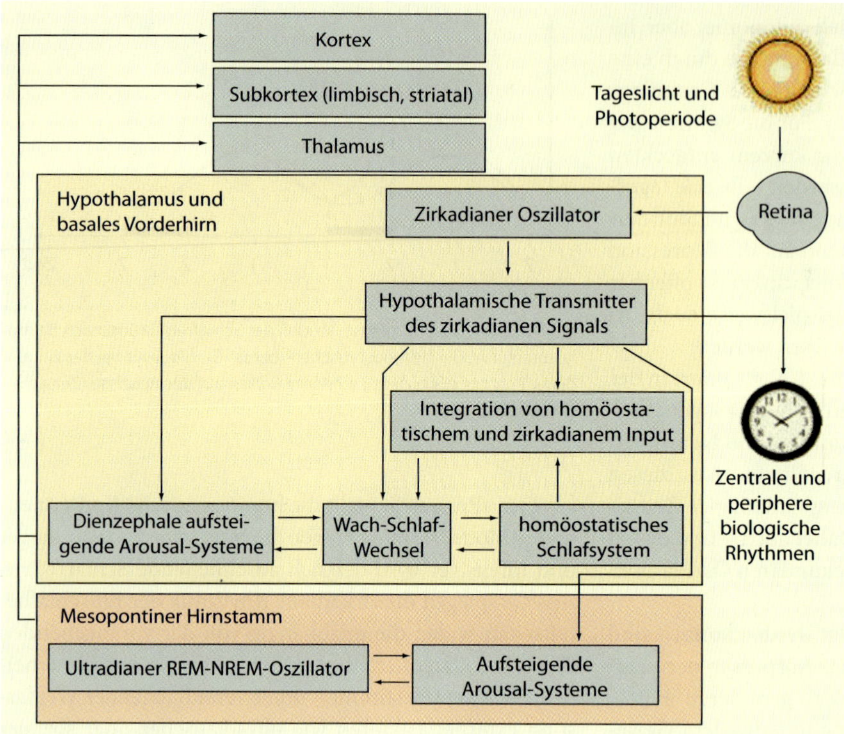

Abb. 15.5. Regelkreise, die an Schlafen und Wachen beteiligt sind; Erläuterungen s. Text. (Nach Pace-Schott u. Hobson 2002; Nachdruck mit Genehmigung von Nature Reviews Neuroscience (3: 592–596), Copyright (2002), Macmillan Magazines Ltd.)

fens postulieren: Der Impuls zum spontanen Erwachen geht aus vom Nucleus suprachiasmaticus; über lokale hypothalamische Regelkreise gelangt er zum Nucleus dorsomedialis, wo er mit endokriner Information abgeglichen wird. Exzitatorische Projektionen leiten dieses »Wecksignal« zum lateralen Hypothalamus, zum Locus coeruleus und anderen »Arousal«-Regionen; zugleich wird das ventrolaterale präoptische Areal durch inhibitorische Projektionen gehemmt. Diese Abläufe konnten durch verschiedene Läsionsexperimente gesichert werden.

15

Zwischen schlaf- und wachheitsregulierenden Regionen bestehen reziproke Interaktionen. Im Wachzustand werden die schlafproduzierenden Neurone des präoptischen Areals durch Noradrenalin, Acetylcholin und Serotonin gehemmt. Im Schlaf wiederum hemmen die präoptischen Neurone die Arousal-Regionen. Diese mutuelle inhibitorische Beziehung generiert eine **bistabile Feedback-Schleife**; die selbstverstärkenden Aktivitätsmuster dieses Regelkreises tragen zur Vermeidung von unangemessenen »intermediären« Übergangszuständen zwischen Schlafen und Wachen bei. Die Verschiebung des Gleichgewichts in die andere Richtung geschieht nicht kurzfristig und häufig, sondern sie setzt länger dauernde Prozesse voraus, beispielsweise einen über Stunden ansteigenden homöostatischen Schlafdruck. Der Wechsel in den jeweils anderen Zustand geschieht dann rasch, aber insgesamt selten.

15.2 Schlafstörungen: Überblick

Der Begriff »Schlafstörungen« ist eine Sammelbezeichnung für eine große und heterogene, nur teilweise dem Bereich der psychischen Störungen zuzuordnende Gruppe von Krankheitsbildern. Die ICD-10-Klassifikation (*World Health Organization* 1993) (Tab. 15.3) ist gekennzeichnet durch die teilweise wenig plausible Zuordnung entweder zur Gruppe F51 (»nichtorganische Schlafstörungen«) oder G47 (»Schlafstörungen« im Rahmen des Kapitels »Krankheiten des Nervensystems«).

Eine wesentlich differenziertere Klassifikation bietet die ICSD-R (*International Classification of Sleep Disorders–revised*) (*American Sleep Disorders Association* 1997; ▶ Übersicht). Die vorliegende Darstellung stützt sich auf die Diagnosekriterien dieser für die Schlafmedizin wesentlich nützlicheren Klassifikation.

Tab. 15.3. Klassifikation der Schlafstörungen nach ICD-10

F51: Nichtorganische Schlafstörungen	
Nichtorganische Insomnie	F51.0
Nichtorganische Hypersomnie	F51.1
Nichtorganische Störung des Schlaf-Wach-Rhythmus	F51.2
Schlafwandeln	F51.3
Pavor nocturnus	F51.4
Albträume (Angstträume)	F51.5
Andere nichtorganische Schlafstörungen	F51.8
Nichtorganische Schlafstörung, nicht näher bezeichnet	F51.9
G47: Schlafstörungen	
Ein- und Durchschlafstörungen	G47.0
Krankhaft gesteigertes Schlafbedürfnis	G47.1
Störungen des Schlaf-Wach-Rhythmus	G47.2
Schlafapnoe	G47.3
Narkolepsie und Kataplexie	G47.4
Sonstige Schlafstörungen	G47.8
Schlafstörungen, nicht näher bezeichnet	G47.9

Klassifikation der Schlafstörungen nach ICSD-R

- Dyssomnien
  - Intrinsische Schlafstörungen
  - Extrinsische Schlafstörungen
  - Störungen der zirkadianen (Schlaf)Rhythmik
- Parasomnien
  - Aufwachstörungen
  - Störungen des Schlaf-Wach-Übergangs
  - REM-Schlaf-assoziierte Parasomnien
  - Andere Parasomnien
- Schlafstörungen bei körperlichen/psychischen Erkrankungen
- Vorgeschlagene Schlafstörungen

Im Folgenden werden zunächst sechs schlafmedizinische Krankheitsbilder dargestellt, die aufgrund ihrer Häufigkeit und/oder ihrer differenzialdiagnostischen Implikationen speziell im Zusammenhang mit psychischen Störungen von besonderer klinischer Relevanz sind und an denen sich zugleich paradigmatisch das Ineinandergreifen medizinisch/neurobiologischer (▶ 15.3) und psychologischer (▶ 15.4) Gesichtspunkte zeigen lässt. Nomenklatur und Nummerierung entsprechen der ICSD-R. Im nachfolgenden Abschnitt wird dann stichwortartig auf weitere Krankheitsbilder eingegangen (▶ 15.5). Die Definitionen der Krankheitsbilder lehnen sich an die Kurzcharakterisierung in der ICSD-R an.

15.3 Schlafstörungen: Medizinische Aspekte

15.3.1 Psychophysiologische Insomnie

ICSD: 307.42-0

Definition. Chronische Ein- und Durchschlafstörung mit Beeinträchtigung der Schlafqualität und verminderter Leistungsfähigkeit während des Wachzustands, hervorgerufen durch eine durchgehend erhöhte psychische und physiologische Anspannung sowie erlernte schlafverhindernde Assoziationen. Weitgehend deckungsgleich mit der »primären Insomnie« im Sinne der ICD-10.

Polysomnographische Befunde

Im Vergleich zu altersgleichen Gesunden weisen Patienten mit einer psychophysiologischen Insomnie meist eine unspezifische Störung des Schlafs auf. Die Polysomnographie zeigt verlängerte Einschlafzeiten, eine verminderte Schlafeffizienz, eine Reduktion des Tiefschlafs und häufige Wechsel der Schlaftiefe. Am auffälligsten ist jedoch häufiges und/oder länger andauerndes nächtliches Aufwachen (Hauri 1994; Mendelson 1987), das aus allen Schlafstadien heraus auftreten kann. Der regelmäßige Wechsel zwischen NREM- und REM-Schlaf bleibt bei den meisten Patienten aber erhalten. Im Gegensatz zu depressiven Patienten zeigen Patienten mit psychophysiologischer Insomnie keine verkürzte Dauer bis zum ersten Auftreten des REM-Schlafs.

Neben diesen Veränderungen in der groben Struktur des Schlafs (Schlafarchitektur) zeigen sich auch Störungen in der Feinstruktur des Schlafs. Patienten mit Insomnie weisen eine signifikant höhere Anzahl sekundenkurzer EEG-Beschleunigungen ohne gleichzeitige Bewegungen (**Mikroarousal**) pro Stunde echter Schlafzeit auf (Rodenbeck et al. 2000b). Alle diese Befunde weisen auf eine erhöhte hirnelektrische Aktivität in Richtung des Wachzustands während des Schlafs hin. Dabei spiegelt die erhöhte Anzahl der Aufwachvorgänge und der Mikroarousals v. a. die beeinträchtigte Schlafkontinuität (Halasz 1998) als Ausdruck der gestörten Erregungsbalance wider. Gleichzeitig stimmt bei den Patienten die subjektive Einschätzung des Schlafs nur sehr bedingt mit den polysomnographisch objektivierbaren Daten überein (Mendelson 1987). Ein durch Mikroarousals gestörter Schlaf kann als durchgehende Wachzeit erlebt werden (Knab u. Engel 1988) und eine deutlich beeinträchtigte Tagesbefindlichkeit bedingen (Roehrs et al. 1994). Weiterhin wird von den Patienten mit einer psychophysiologischen Insomnie insbesondere der REM-Schlaf häufig als »Leichtschlaf« empfunden (Mendelson et al. 1984). Mögliche Erklärungsansätze hierfür liegen zum einen in den signifikant höherfrequenten EEG-Mustern während des REM-Schlafs der Patienten (Merica et al. 1998). Zum anderen ist insbesondere im REM-Schlaf dieser Patienten die Anzahl der Mikroarousals auffällig erhöht (Rodenbeck et al. 2000b).

Neuroendokrinologische Korrelate

Neben den elektrophysiologisch messbaren Veränderungen sprechen auch andere physiologische Parameter für ein erhöhtes Erregungsniveau bei Insomnie. Hier sind vor allem die zentralnervös gesteuerten humoralen Prozesse von Bedeutung, für die bereits ein enger Zusammenhang mit der Schlaf-Wach-Regulation z. B. bei Gesunden nachgewiesen werden konnte.

Erhöhte Kortisolwerte als Ausdruck insomnischer Beschwerden

Das Nebennierenhormon Kortisol gilt als Maß für die Aktivität des Hypothalamus-Hypophysen-Nebennieren (HPA)-Systems (Huether 1996). Das HPA-System ist ein Spiegel der Stressbelastung der Organismus (Huether 1996; Kern et al. 1995). Bis vor wenigen Jahren gab es nur vage bzw. indirekte Hinweise auf Veränderungen im HPA-System bei Patienten mit einer Insomnie. Dies ist umso erstaunlicher, da die psychophysiologische Insomnie auf einem Hyperarousal und einer anhaltenden Bereitschaft zur ständigen Stressreaktion – auch nach Wegfall der ursprünglichen Belastungssituation – beruht. Untersuchungen zum Zusammenhang zwischen dem HPA-System und Schlaf sind daher bei Insomnikern von besonderer Bedeutung. Auch Schlafgesunde reagieren auf experimentell erzeugte nächtliche Wachvorgänge mit erhöhten Kortisolspiegeln (Kern et al. 1995; Späth-Schwalbe et al. 1991; 1993). Während des normalen Nachtschlafs Gesunder gehen hohe Kortisolwerte eher mit Leichtschlafstadien und Wachzuständen einher (Kern et al. 1995; Weibel et al. 1995), während niedrige Kortisolwerte mit dem Tiefschlaf verbunden sind (Gronfier et al. 1998, 1999). Neuere Untersuchungen zeigten zudem, dass bei Gesunden ein kompletter oder teilweiser Schlafentzug zu erhöhten Kortisolwerten am nachfolgenden Tag bis in den Abend hinein führt (Chapotot et al. 1999; Leproult et al. 1997). Letztes weist darauf hin, dass ein Schlafverlust eine **verminderte Erholungsfunktion des gesamten HPA-Systems** am nächsten Tag bedingt (Leproult et al. 1997).

Zu einer differenzierten Betrachtung der Zusammenhänge zwischen der Kortisolausschüttung und dem Schlaf bei Insomnien kam es in den letzten Jahren. Im Vergleich zu Gesunden zeigen Insomniker höhere abendliche und nächtliche Plasmakortisolspiegel (Rodenbeck et al. 2000a) (◻ Abb. 15.6).

Damit konnte erstmals ein physiologisches Korrelat der erhöhten psychischen Anspannung und insbesondere des abendlichen »Nicht-Abschalten-Könnens« von Patienten mit Insomnie nachgewiesen werden. Betrachtet man bei diesen Patienten die aufsummierten Kortisolwerte (Fläche unter der Kurve) der letzten vier Stunden vor dem Zu-Bett-Gehen, so findet sich ein positiver Zusammenhang zwischen der Höhe der abendlichen Kortisolwerte und der Anzahl der nächtlichen Aufwachvorgänge (Rodenbeck et al. 2000a). Eine andere Untersuchung zeigte einen ebenfalls positiven Zusammenhang zwischen der Kortisolkonzentration im 24-Stunden-Sammelurin und dem nächtlichen Wachanteil von Patienten mit Insomnie (Vgontzas et al. 1998). Damit ist die Kortisolausschüttung nicht nur eine Maß für den psychischen Erregungszustand der Patienten, sondern ermöglicht auch eine Vorhersage für das Ausmaß der nachfolgenden Schlafstörung.

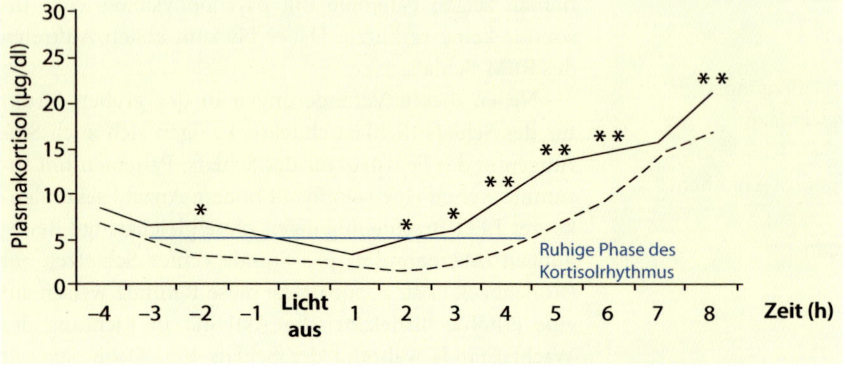

◻ **Abb. 15.6.** Erhöhte abendliche und nächtliche Kortisolspiegel und kurze »ruhige Phase« der Kortisolrhythmik bei Patienten mit einer psychophysiologischen Insomnie; Patienten: *durchgezogene Kurve*, Kontrollen: *gestrichelte Kurve*, * $p \leq 0{,}05$, ** $p \leq 0{,}01$

15

Insgesamt entsprechen die erhöhten Kortisolspiegel bei Patienten mit psychophysiologischer Insomnie den Ergebnissen nach einem experimentellen Schlafverlust bei Gesunden. Sie legen damit nahe, dass auch die Insomnie zu einer verminderten Erholung des HPA-Systems führt. Unter physiologischen Bedingungen zeigen Gesunde über mehrere Nachtstunden hinweg nur geringe Kortisolkonzentrationen. Sie befinden sich in der sogenannten »Ruheperiode« der Kortisolrhythmik. Die erhöhten abendlichen und nächtlichen Kortisolspiegel bei Insomniepatienten führen dagegen zu einer deutlichen Verkürzung dieser Zeitspanne. Auch dies unterstützt die These einer verminderten Erholungsfunktion des HPA-Systems bei Insomnikern. Gleichzeitig ist offenbar auch die negative Rückkopplung des Kortisols auf CRH (Kortikotropin-Releasing-Hormon) reduziert. Ein ähnlich verminderter negativer Feedback-Mechanismus wird auch für depressive Patienten und physiologische Alterungsprozesse angenommen (Duncan 1996; Van Cauter et al. 1996, 1998; Wilkinson et al. 1997; Young et al. 1994). Es ist zu vermuten, dass auch Patienten mit einer Insomnie erhöhte CRH-Spiegel aufweisen. Möglicherweise liegt in den veränderten HPA-Funktionen auch eine Erklärung für die von den Betroffenen häufig beklagten Konzentrationseinbußen am Tage (Born u. Fehm 1998).

Erhöhte Kortisolspiegel als auslösender und erhaltender Faktor einer Insomnie

Fasst man die wenigen vorhandenen Befunde zum HPA-System bei Insomnikern zusammen und vergleicht sie mit den experimentellen Daten von Schlafgesunden, so lässt sich folgern, dass dieses System offensichtlich eine große Rolle bei der Entstehung und Aufrechterhaltung der Insomnie spielt. Im Rahmen einer akuten Belastungssituation oder auch einer mehr alltäglichen, aber dafür andauernden Überforderung tritt zunächst eine psychische Anspannung auf, die zu einer Aktivierung des HPA-Systems mit erhöhten Kortisolspiegeln führt (Huether 1996). Diese vermehren die nächtlichen Aufwachvorgänge in der folgenden Nacht. Der damit verbundene Schlafverlust bedingt eine verminderte Erholungsfunktion des HPA-Systems mit erneut erhöhten Kortisolspiegeln (Abb. 15.7).

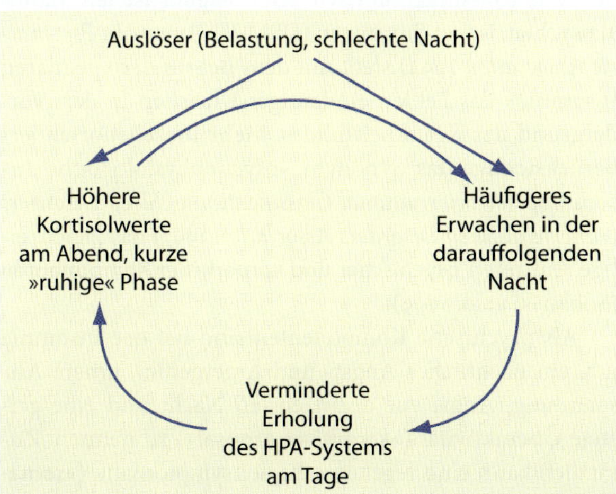

Abb. 15.7. Der »Teufelskreis« insomnischer Beschwerden aus neurobiologischer Sicht

Der Patient gerät in einen Teufelskreis, den er nur schwer durchbrechen kann. Die bestehende Belastungs- bzw. Überforderungssituation kann sich dadurch noch verstärken. Zudem legen die Schilderungen von Patienten nahe, dass die Schlafstörung selbst als eine Belastung mit der Konsequenz dauerhaft erhöhter Kortisolwerte erlebt wird. Möglicherweise entspricht diese Reaktion der vermuteten Bereitschaft von Patienten mit Insomnie zur andauernden Stressreaktion.

Für Gesunde konnte ein positiver Zusammenhang zwischen dem Kortisolwert im 24-Stunden-Sammelurin und dem REM-Schlaf-Anteil gezeigt werden (Vgontzas et al. 1997). Auch dieser Befund ist als Ausdruck einer Stressreaktion zu werten, da in tierexperimentellen Untersuchungen bereits leichter chronischer Stress (Cheeta et al. 1997) zu einer Erhöhung des REM-Schlaf-Anteils führte. Ein erhöhter REM-Schlaf-Anteil als Reaktion auf Stress könnte Ausdruck eines Kompensationsmechanismus sein. Bei Patienten mit psychophysiologischer Insomnie reicht diese Selbstregulation offensichtlich aber nicht aus, um den Stress dauerhaft abzubauen. Dies gilt umso mehr, da gerade der REM-Schlaf von einer erheblichen Anzahl sogenannter Mikroarousals durchbrochen ist.

Erniedrigte Melatoninsekretion als Maß für die Chronifizierung insomnischer Beschwerden

Das Pinealishormon Melatonin wird primär schlafunabhängig während der Dunkelphase des 24-Stunden-Tages freigesetzt. Es gilt damit als Maß für die Übereinstimmung unseres Schlaf-Wach-Rhythmus mit dem äußeren Hell-Dunkel-Wechsel (Rosenthal 1991). So ist z. B. bei Patienten mit **verschobenen Schlaf-Wach-Rhythmen** die Zeitspanne zwischen der maximalen nächtlichen Melatoninausschüttung und dem morgendlichen Erwachen verlängert (Rodenbeck et al. 1998a,b). Im Gegensatz dazu zeigen Patienten mit einer Insomnie keine Verschiebungen der 24-stündigen Melatoninrhythmik im Vergleich zum Hell-Dunkel-Wechsel oder dem Schlaf-Wach-Rhythmus. Im Vergleich mit Schlafgesunden setzen Insomniker jedoch deutlich weniger Melatonin frei (Haimov et al. 1993; Hajak et al. 1995). Interessanterweise tritt diese verminderte Melatoninsekretion aber erst bei Patienten auf, die seit mindestens fünf Jahren unter Schlafproblemen leiden (Hajak et al. 1995) (Abb. 15.8).

Niedrige nächtliche Melatoninspiegel können daher als ein relativ sicheres Zeichen einer chronischen Insomnie gelten. Erniedrigte Melatoninwerte wurden auch bei verschiedenen physiologischen (z. B. Altersverlauf; Haimov et al. 1993) und pathophysiologischen Prozessen (z. B.

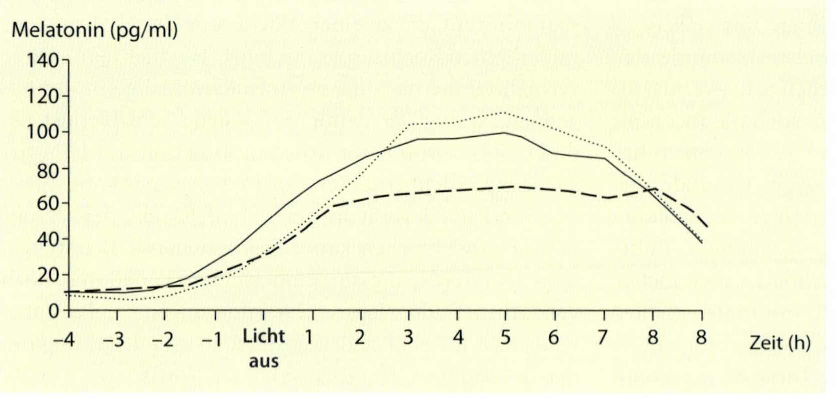

Abb. 15.8. Erniedrigte nächtliche Melatoninspiegel bei Patienten mit einer lang andauernden psychophysiologischen Insomnie; Patienten mit Dauer der Insomnie < 5 Jahre: *durchgezogene Kurve*, Patienten mit Dauer der Insomnie > 5 Jahre: *gestrichelte Kurve*, Kontrollen: *gepunktete Kurve*

Depressionen; Dawson u. Encel 1993) beobachtet. Dabei gehen diese Prozesse überdurchschnittlich häufig mit dem Auftreten insomnischer Schlafbeschwerden einher (Benca et al. 1992; Maes et al. 1993). Somit scheinen verminderte Melatoninkonzentrationen die **Chronifizierung der Insomnie** unabhängig von deren Ursache widerzuspiegeln.

Eine verminderte nächtliche Melatoninsekretion bei unveränderten oder sogar erhöhten Tageswerten bei Insomnie (MacFarlane et al. 1984) bedeutet auch eine geringe tageszeitliche Schwankung (»Amplitude«). Für diese Schwankungen gilt prinzipiell, dass ein Rhythmus umso stabiler ist, je größer seine Amplitude ist (Aschoff 1981). Daher kann davon ausgegangen werden, dass bei Patienten mit einer lang andauernden Insomnie eine gewisse Labilität ihrer 24-stündigen (»zirkadianen«) Rhythmen vorliegt. Berücksichtigt man nun noch, dass

1. die Schlaf-Wach-Rhythmik aus dem Zusammenspiel einer zirkadianen und einer schlafabhängigen Komponente bestimmt wird und
2. Melatonin auch schlafanstoßend wirkt (Dawson and Encel 1993),

so können massiv erniedrigte nächtliche Melatoninspiegel ein zusätzlicher Faktor sein, der zur Aufrechterhaltung der Schlafstörung beiträgt.

Vermutlich spielt auch für die Erniedrigung der nächtlichen Melatoninsekretion das HPA-System eine Rolle. Obwohl sich weder bei Gesunden noch bei Patienten mit Insomnie eine Wechselwirkung zwischen Kortisol- und Melatoninwerten fand (Hajak et al. 1997), führte die Gabe von CRH (s. oben) zu einer massiv verminderten Melatoninkonzentration bei Gesunden (Kellner et al. 1997). Geht man weiterhin von dauerhaft erhöhten CRH-Spiegeln bei Insomnikern aus (s. oben), so kann vermutet werden, dass diese im Lauf der Jahre eine Melatoninerniedrigung bewirken. Diese engen Wechselwirkungen machen auch deutlich, dass Schlafstörungen verschiedener Ursache zu einer chronifizierten psychophysiologischen Insomnie mit einem veränderten inneren neurobiologischen Gleichgewicht führen können.

Tierexperimentelle Befunde: Läsionen der Area praeoptica

Die Entstehung und Aufrechterhaltung chronischer Insomnien wird zusätzlich erhellt durch die Ergebnisse kürzlich an Ratten durchgeführter Läsionsexperimente. Lu et al. (2000, 2002) untersuchten das Schlaf-Wach-Muster von Ratten mit Läsionen im Bereich des ventrolateralen präoptischen Areals des vorderen Hypothalamus, einer für die Induktion und Aufrechterhaltung des Schlafzustands wichtigen Region (▶ 15.1.1 »Schlaf-Systeme« und ▶ 15.2). Die Tiere schliefen häufiger ein, aber ihre Schlafepisoden waren extrem kurz, möglicherweise durch die fehlende Fähigkeit, die Arousal-Systeme koordiniert und über längere Zeit zu hemmen. Eventuell liegt hier auf funktionell-anatomischer Ebene ein Korrelat der Schlafkontinuitätsstörung bei der menschlichen Insomnie vor.

Hypothesen zu Ätiologie und Pathophysiologie: Das »psychophysiologische Hyperarousal« als Ursache und aufrechterhaltender Faktor

Die Komplexität der an der Entstehung und Chronifizierung der Insomnie beteiligten Prozesse wird bereits in den Klassifikationssystemen von Schlafstörungen deutlich: Die Klassifikation nach dem Diagnostischen Manual psychiatrischer Störungen (DSM IV, *American Psychiatric Association* 1994) stellt mit dem Begriff der »primären Insomnie« das Fehlen eindeutiger Ursachen in den Vordergrund des Krankheitsbildes. Mehr ursachenorientiert berücksichtigt das Synonym »psychophysiologische Insomnie« der *International Classification of Sleep Disorders* (*American Sleep Disorders Association* 1997) das gleichzeitige Auftreten **psychischer und körperlicher Komponenten** (Sobanski et al. 1999).

Als psychische Komponenten sind bei der Insomnie v. a. ein nächtliches Angst- und Ärgergefühl, innere Anspannung, Angst vor der nächsten Nacht und eine geistige Überaktivität (»**kognitives Arousal**«) zu nennen. Zusätzlich kann eine vegetative Begleitsymptomatik (»**somatisches Arousal**«) mit Herzklopfen, Tachykardien, Engegefühl oder Schweißausbrüchen und eine allgemeine Unruhe auftreten. Die dadurch gestörte Erregungsbalance mit einer erhöhten psychischen und physischen Anspannung (»Hyperarousal« oder »**kortikales Arousal**«, Perlis et al. 1997) gilt als eine Ursache der Insomnie. Dieses psychophysiologische Hyperarousal kann sowohl das Einschlafen, aber auch das Wiedereinschlafen erschweren (Perlis et al. 1997).

Die Gründe der gestörten Erregungsbalance können vielfältig sein:

- körperliche Ursachen (Über- oder Untererregung autonomer Funktionen),
- geistige Ursachen (abendliches Nicht-Abschalten-Können, Grübeln, Konditionierung schlafstörender Verhaltensweisen) und
- emotionale Ursachen (Persönlichkeitsstrukturen wie z. B. Ängstlichkeit oder Reaktionen auf Trauer, Stress oder Konflikte)

kommen meist gleichzeitig in Betracht (Hajak u. Rüther 1995). Typischerweise findet man erste Anzeichen einer Insomnie in Zeiten besonderer Beanspruchungen. Dies können sowohl akute Belastungssituationen (z. B. Prüfungen), aber auch mehr alltägliche, dafür aber chronische Überforderungen (z. B. berufliche Überlastung, Pflege eines Angehörigen) sein. Bei Patienten mit einer Insomnie resultieren diese Beanspruchungen in dem beschriebenen **psychophysiologischen Hyperarousal**. Gemeinsam mit einem **gelernten Fehlverhalten** (z. B. lange Bettzeiten in der Hoffnung, Schlaf nachholen zu können) (Hauri u. Fisher 1986) bleibt dann die Insomnie auch nach dem Wegfall der ehemals auslösenden Ursachen bestehen. Der betroffene Patient gerät in einen **Teufelskreis** aus einem erhöhten Erregungsniveau mit nachfolgender Schlafstörung und den damit verbundenen subjektiven Leistungseinbußen am Tage, Angst vor der nächsten Nacht und schlafstörenden Verhaltensweisen (Fehlkonditionierungen), was erneut zu einem erhöhten Anspannungszustand führt.

Konsequenzen für die medizinische Behandlung

Die vorstehenden Ausführungen zeigen, dass bei der psychophysiologischen Insomnie medizinische und psychologische Aspekte sehr eng zusammenwirken. Die Behandlung ist in erster Linie verhaltensmedizinischer Art (▶ 5.4.1 »Psychologisch-therapeutische Aspekte«). Eine medikamentöse Therapie wird darüber hinaus oft notwendig, da bei entsprechender Dauer und entsprechendem Schweregrad der Insomnie der alleinige Einsatz der genannten nichtmedikamentösen Verfahren nicht bei allen Patienten zum gewünschten Durchbrechen des Teufelskreises führt. Bei der Wahl eines schlafanstoßenden Medikaments ist aus neurobiologischer Sicht v. a. dessen mögliche Auswirkung auf die dargestellten neuroendokrinologischen Veränderungen zu bedenken.

So konnte in den letzten Jahren in mehreren Untersuchungen bei Schlafgesunden gezeigt werden, dass klassische Benzodiazepine mit Ausnahme des Triazolams (Copinschi et al. 1990) zu einer signifikant verminderten nächtlichen Melatoninsekretion führen (Hajak et al. 1996b; Kabuto et al. 1986; McIntyre et al. 1993; Monteleone et al. 1989). Unabhängig vom Abhängigkeitspotenzial dieser Substanzen kann für Patienten mit Insomnie ein weiteres Absinken der nächtlichen Melatoninspiegel nach Einnahme dieser Medikamente nicht ausgeschlossen werden. Somit besteht eine erhöhte Gefahr einer anhaltenden negativen Wirkung auf die Schlafstörung und der Aufrechterhaltung von Chronifizierungsmechanismen.

Dagegen bleibt die nächtliche Melatoninsekretion – zumindest bei Gesunden – bei moderneren Hypnotika aus der Stoffklasse der **Benzodiazepin-Rezeptoragonisten** (Cyclopyrrolone, Imidazopyridine) unverändert (Copinschi et al. 1995; Mann et al. 1996), sodass hier zumindest kein negativer Einfluss befürchtet werden muss. Neben einer signifikanten Schlafverbesserung konnte allerdings bei Insomnikern eine erhöhte nächtliche Melatoninausschüttung unter einer dreiwöchigen Therapie mit sedierend wirkenden Antipressiva im Rahmen einer offenen Studie erreicht werden (Hajak et al. 1996a). Gleichzeitig kam es hierunter auch zu einem Absinken der abendlichen und nächtlichen Kortisolspiegel mit einer verlängerten ruhigen Phase der Kortisolrhythmik. Ähnliche Effekte sedierender Antidepressiva auf die Kortisolsekretion wurden bereits bei depressiven Patienten z. B. für Trimipramin (Sonntag et al. 1996; Wiegand u. Berger 1989) beschrieben.

Ein weiterer Aspekt, der bei der Wahl eines schlafanstoßenden Medikaments in Betracht gezogen werden muss, ist dessen Wirkung auf den REM-Schlaf. Hier zeigen alle untersuchten Benzodiazepin-Rezeptoragonisten keine Veränderungen. Zudem wird die Traumerinnerung der Patienten durch Benzodiazepine nicht beeinflusst (Schredl et al. 1998). Mittlerweile konnte mehrfach gezeigt werden, dass sich bei Insomnie die mehrwöchige Einnahme sedierend wirkender Antidepressiva weder auf die Dauer bis zum ersten Auftreten des REM-Schlafs noch auf den prozentualen Anteil des REM-Schlafs am Gesamtschlaf negativ auswirkt (Hajak et al. 1996a, 2001; Hohagen et al. 1994). Zwar sinkt die Anzahl der Traumerinnerungen; die erinnerten Träume sind jedoch weniger negativ getönt, ähnlich wie unter der Einnahme von Benzodiazepinen (Schredl et al. 1998).

Zur Behandlung chronischer, speziell psychophysiologischer Insomnien sollten somit solche Substanzen bevorzugt werden, die nicht nur den Schlaf verbessern, sondern auch eine Verbesserung – zumindest keine Verschlechterung – der die Insomnie aufrechterhaltenden neurobiologischen Funktionsstörungen bewirken.

15.3.2 Narkolepsie

ICSD: 347

Definition. Eine Form der Hypersomnie, die neben erhöhter Tagesschläfrigkeit oft mit Kataplexien, Schlaflähmung, hypnagogen Halluzinationen, gestörtem Nachtschlaf und automatischem Handeln einhergeht.

Polysomnographische und andere elektrophysiologische Befunde

Kennzeichnend und pathognostisch für die Narkolepsie ist das Auftreten von sogenannten **Einschlaf-REM-Episoden** zu Beginn des Schlafs, d. h. REM-Schlaf-Episoden, die mit einer Latenz von unter 20 Minuten nach dem Einschlafen beginnen. Ferner ist der Nachtschlaf charakterisiert durch eine unspezifische Störung der Schlafkontinuität mit häufigem, meist kürzerem intermittierendem Erwachen und einer Vermehrung flachen Schlafs (Schlafstadium 1). In der Tagschlafuntersuchung (Multipler Schlaflatenztest MSLT oder *Multiple Wakefulness Test* MWT) finden sich ebenfalls Einschlaf-REM-Episoden; ferner ist als objektiver Ausdruck der Hypersomnie die mittlere Einschlaflatenz deutlich reduziert (in der Regel unter 5 Minuten).

Im Wach-EEG zeigen sich meist unspezifische Zeichen herabgesetzter Vigilanz, beispielsweise paraxode alpha-Aktivierung durch Augenschluss.

Genetische Befunde

Schon in den 40-er Jahren des vorigen Jahrhunderts wurden verschiedene, in der Regel jedoch nur kleine Stichproben umfassende populationsgenetische Studien durchgeführt, die auf eine genetische Disposition für die Narkolepsie hinwiesen; methodisch sind die Daten jedoch nur bedingt verwertbar wegen der geringen Stichprobengröße sowie der stark variierenden Diagnosekriterien. Erst mit Etablierung standardisierter Diagnosekriterien in den 80-er Jahren konnten verlässliche Zahlen gewonnen werden. Insgesamt haben Verwandte 1. Grades ein 46,5-faches Risiko, an Narkolepsie zu erkranken, im Vergleich zu Angehörigen der Allgemeinbevölkerung (Dauvilliers et al. 1998).

Immungenetisch zeigt sich in etwa 98% der Fälle eine positive Assoziation mit HLA-DR15/DQ6; es gibt keine andere Erkrankung, die eine derart starke **Bindung an das HLA-System** zeigt. Dieser Sachverhalt ist auch von diagnostischer Relevanz; ein negativer HLA-DR2-Befund schließt das Vorliegen einer Narkolepsie weitgehend aus. Allerdings gibt es zunehmend Befunde (v. a. von nichtkaukasischen Bevölkerungsgruppen), die auf eine genetische Heterogenität der Narkolepsie hindeuten; beispielsweise sind 30–40% der afroamerikanischen Bevölkerung HLA-DR15(2)-negativ (Mayer et al. 1998b).

Ältere Hypothesen zu Ätiologie und Pathophysiologie

Ältere neurobiologische Theorien zur Narkolepsie gehen aus von der phänomenologischen Ähnlichkeit zwischen einigen Symptomen der Narkolepsie und dem REM-Schlaf. Broughton (1968) sah die Narkolepsie als Resultat einer Störung der grundlegenden Mechanismen, die im Normalfall die drei durch spezifische EEG-, EOG- und EMG-Muster charakterisierten und definierten zerebralen Zustände »Wach«, »NREM-Schlaf« und »REM-Schlaf« voneinander trennen. Nach dieser Hypothese bricht bei der Kataplexie ein normalerweise REM-Schlaf-assoziiertes Phänomen in den Wach-Zustand ein; das Gleiche geschieht bei den hypnagogen Halluzinationen. Die Schlafattacken sind Intrusionen von NREM-Phänomenen in den Wachzustand. Ebenso finden sich kurze Episoden von Muskelatonie oder schnellen Augenbewegungen im NREM-Schlaf, und es treten Schlafspindeln im REM-Schlaf auf.

Eine spätere Hypothese beruht auf dem **Zwei-Prozesse-Modell der Schlafregulation** von Borbély (1982). Demzufolge wird die harmonische Abfolge von Schlafen und Wachen erzeugt durch eine Interaktion eines homöostatischen mit einem zirkadianen Prozess. Zusätzlich gibt es eine überlagernde ultradiane Oszillation von NREM- und REM-Schlaf-Episoden im Schlaf. Bei der Narkolepsie, so die Hypothese, wird der ultradiane Prozess prädominant (Nobili et al. 1995), resultierend in Tagschlaf und fragmentiertem Nachtschlaf; diese Hypothese wird gestützt durch die Befunde von Espa et al. (2000).

Befunde zum Hypocretinsystem

In den letzten Jahren wurden Auffälligkeiten des Hypocretin(Orexin)-Systems bei Narkoleptikern entdeckt. Die Untersuchungen gingen aus von Befunden an einer Zucht von Dobermann- und Labrador-Hunden, die alle Symptome einer menschlichen Narkolepsie zeigten, einschließlich der charakteristischen polysomnographisch erkennbaren Veränderungen des REM-Schlafs. Diese Hunde tragen einen Gendefekt, der mit dem sogenannten »Canine-Narkolepsie-Genlocus« autosomal-rezessiv vererbt wird. Mittlerweile wurden drei verschiedene Mutationen im Gen für den Hypocretin-2-Rezeptor identifiziert. Alle diese Mutationen führen zur Expression eines nicht funktionstüchtigen Hypocretin-2-Rezeptors.

In Studien an menschlichen Narkoleptikern zeigte sich, dass so gut wie alle untersuchten Patienten **extrem reduzierte Hypocretinspiegel** (meist unter der Nachweisgrenze) im Liquor hatten (Mignot et al. 2002). Post-mortem-Untersuchungen erbrachten eine deutliche Reduktion der Zahl hypocretinsezernierender Neurone (ca. 85–95%) im Hypothalamus (Peyron et al. 2000; Thannickal et al. 2000). In vivo konnten diese hypothalamischen Zelldefekte mittels voxelbasierter morphometrischer Kernspintomographie bei Narkolepsiepatienten nachgewiesen werden (Draganski et al. 2002; Kaufmann et al. 2002). Diese Befunde konnten allerdings von Overeem et al. (2003) nicht repliziert werden. Im Unterschied zu den narkoleptischen Hunden konnten diese Auffälligkeiten nicht so klar mit einem genetischen Defekt in Zusammenhang gebracht werden. Bei den familiären Narkolepsiefällen wurde bisher keine systematische Mutation im Hypocretinsystem gefunden.

Einen wesentlichen Beitrag zur Eingrenzung der Formen von Hypersomnie, denen ein Orexinmangel zugrundeliegt, leistete die Studie von Mignot et al. (2002). Er untersuchte Hypocretin-1-Spiegel im Liquor von Narkoleptikern und Patienten mit anderen Formen von Schlafstörungen (idiopathische Hypersomnie, obstruktive Schlafapnoe, Restless-Legs-Syndrom und Insomnie); eingeschlossen waren auch Patienten mit atypischer und rezidivierender sowie symptomatischer Hypersomnie. So gut wie alle Patienten mit erniedrigten Hypocretin-1-Spiegeln waren HLA-DQB1*0602-positive Patienten mit Narkolepsie und Kataplexie; diese zeigten allerdings nicht immer eine verkürzte Einschlaflatenz im MSLT (*multiple sleep latency test*). Nur vereinzelt traten erniedrigte Hypocretinwerte auch bei Narkoleptikern ohne Kataplexie sowie bei symptomatischen Narkolepsien auf. Bei allen anderen untersuchten Schlafstörungen ergaben sich normale Hypocretinwerte. In der Kontrollgruppe, die aus nicht schlafgestörten neurologischen Patienten bestand, gab es erniedrigtes Hypocretin nur bei einigen akuten neurologischen Krankheitsbildern, besonders häufig beim Guillan-Barré-Syndrom.

Eine Dysfunktion des hypothalamischen Hypocretinsystems wurde kürzlich auch bei Patienten mit myotoner Dystrophie Typ 1 mit Hypersomnie festgestellt (Martinez-Rodriguez et al. 2003). Ein ähnlicher Komplex aus Tagesmüdigkeit, schlafbezogener Atmungsstörung und Hypocretindefizienz fand sich in einigen Fällen von Prader-Willi-Syndrom (Mignot et al. 2003). Kubota et al. (2003) maßen erniedrigte Hypocretinspiegel bei Kindern kurz vor dem klinischen Ausbruch der Narkolepsie – ein für die künftige Frühdiagnostik wichtiger Befund (Mignot et al. 2003).

Die Narkolepsie-Kataplexie mit Hypocretindefizienz kristallisiert sich somit als genuine, diagnostisch klar abgrenzbare Krankheitsentität heraus, zu unterscheiden v. a. von Narkoleptikern ohne Kataplexie sowie Patienten mit idiopathischer Hypersomnie. Möglicherweise lässt sich die bislang kategoriale Unterscheidung zwischen Narkolepsie ohne Kataplexie und idiopathischer Hypersomnie im Lichte dieser neuen Befunde nicht aufrechterhalten.

Ätiologie und weite Strecken der Pathogenese der menschlichen Narkolepsie-Kataplexie bleiben trotz dieser neuen Erkenntnisse weiterhin unklar. Diskutiert wird ein neurodegenerativer Prozess als Ursache des Verlusts hypocretinsezernierender Zellen, möglicherweise autoimmunologisch vermittelt; für letztere Hypothese gibt es allerdings bisher keine Evidenz (Mignot 2004). Offene Fragen bezüglich der Krankheitsätiologie werfen auch die Befunde zweier Studien auf, denen zufolge Narkoleptiker häufiger im März und seltener im September geboren werden (Dauvilliers et al. 2003; Dahmen u. Tonn 2003).

Konsequenzen für die medizinische Behandlung

Die Auffälligkeiten im REM-Schlaf haben schon früh zu der Konsequenz geführt, **REM-Schlaf-unterdrückende Pharmaka** zur Behandlung einzusetzen (z. B. trizyklische Antidepressiva); es ist mittlerweile gut belegt, dass diese Medikamente insbesondere dann sehr wirksam sind, wenn die sogenannte »REM-Symptomatik« (Kataplexien, hypnagoge Halluzinationen, Schlaflähmung) im Vordergrund steht. Zur Behandlung von Tagesmüdigkeit und Einschlafattacken werden seit langem Stimulanzien (Amphetamin, Methylphenidat, neuerdings auch Modafinil) verwendet. Diese Substanzen haben keine Wirkung auf die REM-Symptome und müssen somit bei Vorliegen beider Symptomgruppen mit REM-Schlaf-supprimierenden Medikamenten kombiniert werden.

Eine neue Behandlungsoption bietet die γ-Hydroxy-Buttersäure (Natrium-Oxybat), die – entgegen anfänglicher Vermutung – nicht nur auf Kataplexien und gestörten Nachtschlaf wirkt, sondern auch (mit einiger Wirklatenz) die Tagesmüdigkeit beeinflusst (*U.S. Xyrem Multicenter Study Group* 2004).

Aus den aktuellen Befunden zum Hypocretin-/Orexindefizit werden sich zweifellos auch neue therapeutische Optionen ergeben; derzeit liegen aus diesem intensiv beforschten Bereich jedoch noch keine unmittelbar therapierelevanten Erkenntnisse vor. Aus Tierversuchen gibt es bislang widersprüchliche Befunde: Intravenöse und intrazerebroventrikuläre Applikation von Hypocretin-1 war wirkungslos bei narkoleptischen Hunden (Fujiki et al. 2003), während zentrale Verabreichung in einer hypocretindefizienten Knockout-Maus erfolgreich war (Mieda et al. 2004)

15.3.3 Verzögertes und vorverlagertes Schlafphasensyndrom

ICSD: 780.55-0 und 780.55-1

Definitionen. Verzögertes Schlafphasensyndrom ist eine Störung, bei der die Hauptschlafperiode bezüglich der gewünschten Uhrzeit nach hinten verschoben ist. Dies führt zu Symptomen einer Einschlafstörung oder zu Schwierigkeiten, zur gewünschten Zeit aufzuwachen. **Vorverlagertes Schlafphasensyndrom** ist eine Störung, bei der die Hauptschlafperiode bezüglich der gewünschten Uhrzeit vorverlagert ist. Die Störung zeigt sich in Symptomen wie zwingender Schläfrigkeit am Abend, frühem Schlafbeginn und verfrühtem morgendlichem Erwachen.

Polysomnographische Befunde

Sowohl beim verzögerten als auch beim vorverlagerten Schlafphasensyndrom (DSPS bzw. ASPS) zeigt sich polysomnographisch ein normales Schlafmuster, wenn es den Probanden ermöglicht wird, zu ihren präferierten Bettzeiten zu schlafen. Wird dagegen eine Standard-Bettzeit vorgegeben (z. B. 23–7 Uhr), so ergeben sich entsprechende Abweichungen: extreme Einschlaflatenzen im ersteren, frühzeitiges Erwachen im letzteren Fall.

Weitere Untersuchungsbefunde

Die kontinuierliche Erfassung der Körpertemperatur durch einen rektalen Temperaturfühler zeigt typischerweise die zu erwartenden Abweichungen im Verlauf, ebenso die Bestimmung der Plasmakortisolspiegel. Besondere Bedeutung hat die Erfassung des *dim light melatonin onset*. Chronisch kranke Patienten können unterschiedlichste Phasenbeziehungen von Schlaf, Temperatur, Plasmakortisol und Melatonin zeigen (Rodenbeck et al. 1998a,b). Dies verdeutlicht die Desynchronisation diverser Funktionen des Organismus. In der klinischen Praxis kann zur Sicherung der Diagnose zusätzlich die kontinuierliche Erfassung des Ruhe-Aktivität-Musters über einen längeren Zeitraum mittels eines Handgelenkaktometers durchgeführt werden.

Hypothesen zu Ätiologie und Pathogenese

Die beiden Störungsbilder beruhen auf einer **Pathologie des zirkadianen Schrittmachers**, die in der Unmöglichkeit resultiert, eine konventionelle Phasenbeziehung mit der »äußeren Welt« (physikalischen und sozialen Zeitgebern) aufrechtzuerhalten (Reid u. Zee 2005).

Eine der ältesten Hypothesen postuliert als Ursache für das DSPS eine verminderte Sensitivität des Oszillators für »photisches Entrainment«, d. h., der zirkadiane Schrittmacher reagiert nur schwach auf Änderungen des externen Hell-Dunkel-Wechsels. Die Störung wurde auch auf intrinsische freilaufende Periodenlängen des zirkadianen Zyklus oder eine verlängerte oder verkürzte Periodenlänge zurückgeführt. Frühere Hypothesen zur Ätiologie (Virusinfektionen wie Epstein-Barr-Virus oder Influenza, perinatale Hypoxämie) waren spekulativ und konnten nicht verifiziert werden.

Einen deutlichen Fortschritt in der Frage der Ätiologie haben neue molekulargenetische Forschungen ergeben. Vorausgegangen waren Beobachtungen von familiären Häufungen von DSPS und ASPS mit fraglicher Beziehung zum HLA-DQ1-Antigen. Untersuchungen an einer großen, vier Generationen umfassenden Familie mit ASPS (mit einer Vorverlagerung des Melatonin-Onset um im Durchschnitt 3,5 Stunden) konnten bei diesen Patienten eine Störung der **Clock-Gene** und ihrer Proteine identifizieren (Reid et al. 2001; Toh et al. 2003).

In einer größeren Bevölkerungsstichprobe konnte ein klarer Zusammenhang zwischen einem von zwei Allelen des hClock-Gens und Neigung zu späterem Schlafbeginn (*eveningness*) festgestellt werden (Archer et al. 2003).

Konsequenzen für die medizinische Behandlung

Aufgrund der engen Verbindung zwischen Retina, Epiphyse und Nucleus suprachiasmaticus stellt v. a. die **Lichtexposition** ein wirksames Verfahren zur Beeinflussung des zirkadianen Schrittmachers dar. Lichtexposition am frühen Morgen bewirkt klinisch eine Besserung bei Patienten mit DSPS, die sich auch in den entsprechenden Parametern wie Körpertemperatur, Plasmakortisol, Zeitpunkt der abendlichen Melatoninausschüttung (DLMO) verifizieren lässt. Entsprechend ist beim ASPS ein Behandlungsversuch mit abendlicher Lichttherapie indiziert.

Wirksam ist ebenfalls die abendliche Gabe von **Melatonin** oder einem Melatoninagonisten (z. B. Agomelatine) beim DSPS. Melatonin stellt ein biologisches Dunkelsignal des Organismus dar. Die Einnahme vor der gewünschten Einschlafzeit kann die innere Uhr zu diesem Zeitpunkt synchronisieren (Mayer et al. 1995).

Die Anwendung von Hypnotika ist aufgrund des Abhängigkeitspotienzials insbesondere von Benzodiazepin-Rezeptoragonisten nicht unumstritten. Am besten geeignet sind kurzwirksame Substanzen wie Zolpidem, Zaleplon und Zopiclon, die ein geringeres Missbrauchspotenzial aufweisen (Hajak et al. 2003) und im Gegensatz zu klassischen Benzodiazepinen nicht die endogene Melatoninsekretion supprimieren Die Erniedrigung des nächtlichen Melatoninspiegels durch Benzodiazepine zeigt, dass diese Substanzen zwar schlaffördernd wirken, die innere Rhythmik des Organismus aber stören (Hajak et al. 1996b).

15.3.4 Albträume

> **ICSD: 307.47-0**
>
> **Definition.** Furchterregende Träume, die den Schläfer gewöhnlich aus dem REM-Schlaf wecken.

Polysomnographische Befunde

Kennzeichnend ist wiederholtes abruptes Aufwachen aus REM-Schlaf; zum Aufwachzeitpunkt dauert die REM-Phase bereits mindestens 10 Minuten an und weist eine erhöhte REM-Dichte auf. Pulsrate und Atemfrequenz können geringfügig erhöht sein.

Die bereits in frühen Arbeiten vollzogene Zuordnung von Albträumen zum REM-Schlaf einerseits und von Pavor nocturnus zum tiefen NREM-Schlaf andererseits (Broughton 1968; Fisher et al 1973; Keith 1975) ist klinisch sinnvoll, doch wurden typische Angstträume auch in NREM-Schlafstadien nachgewiesen (Woodward et al. 2000). Vor allem Patienten mit Albträumen im Rahmen einer posttraumatischen Belastungsstörung (PTSD) erwachen häufiger aus Angstträumen. Viele Patienten mit Albträumen zeigen im Vergleich zu Gesunden gehäufte periodische Beinbewegungen im REM- und NREM-Schlaf (Germain u. Nielsen 2003a).

Hypothesen zu Ätiologie und Pathophysiologie

Die frühere Annahme, Albträume würden durch Atemnot verursacht, konnte durch Untersuchungen an Schlafapnoe-Patienten nicht bestätigt werden. Zwillingsstudien deuten auf eine genetische Disposition hin (Hublin et al. 1998). Die polysomnographischen Studien zeigen übereinstimmend eine kortikale Aktivierung bei gleichzeitig erstaunlich niedriger autonomer Erregung: Germain und Nielsen (2003a) beobachteten eine Zunahme der Power im alpha-Spektrum, v. a. im posterioren Bereich, sowie eine Zunahme schneller beta-Wellen, v. a. über frontotemporalen Regionen bei Albträumen im Vergleich zu neutralen Träumen. Die mittlere Herzrate stieg lediglich in den letzten drei Minuten vor dem Erwachen geringfügig an, während sie in Nichtalbträumen leicht abfiel. Die Atemfrequenz zeigte einen nur marginalen Anstieg kurz vor dem Erwachen. Diese Diskrepanz kann spekulativ im Sinne einer adaptiven Funktion interpretiert werden: Die Entkopplung zwischen Traumbild und Emotion hat einen therapeutischen Effekt, vergleichbar mit verhaltenstherapeutischen Verfahren wie der systematischen Desensibilisierung oder dem *flooding*.

Neuropharmakologie der Albträume

Viele psychotrope Substanzen können Albträume auslösen oder ihre Häufigkeit steigern. Dazu gehören vor allem katecholaminerge Substanzen (z. B. Reserpin, Thioridazin, L-Dopa), β-Rezeptorenblocker und einige Antidepressiva (z. B. Bupropion). Barbiturate und Alkohol können in der Entzugssituation Albträume hervorrufen; es wird vermutet, dass hier ein Rebound-Effekt nach vorgängiger REM-Schlaf-Suppression eine Rolle spielt. Eine extreme Form von Albträumen kann beim Delir auftreten. Der Schlaf des Delirpatienten ist durch einen extrem hohen REM-Schlaf-Anteil mit hoher REM-Dichte und teilweise abnormer EMG-Erhöhung gekennzeichnet. Einzelfallberichten zufolge können beim Delir die REM-Schlaf-gebundenen Albträume kontinuierlich in Halluzinationen im Wachzustand übergehen. Bislang lassen sich die Befunde noch nicht auf einen einheitlichen neuropharmakologischen Nenner bringen; möglicherweise gibt es verschiedene pathogenetische Mechanismen (z. B. relative Unterfunktionen zentraler Noradrenalin- und/oder Serotoninsysteme; relatives Übergewicht zentralnervöser Dopamin- und/oder Acetylcholinsysteme).

Konsequenzen für die medizinische Behandlung

Aufgrund der unübersichtlichen Befundlage zur Neuropharmakologie sowie der klinischen Erfahrung, dass so gut wie alle psychotropen Substanzen selbst Albträume (akut oder als Rebound-Effekt) auslösen können, gibt es keine klare Empfehlung zur Pharmakotherapie der Albträume. Ein Behandlungsversuch mit Antidepressiva (in erster Linie solchen, die REM-Schlaf-supprimierend wirken) oder sedierenden Neuroleptika, ggf. auch kurzzeitig mit Benzodiezepin-Rezeptoragonisten, wird empfohlen, ist allerdings nicht durch entsprechende Daten aus kontrollierten Studien gestützt.

15.3.5 Pavor nocturnus

ICSD: 307.46-1

Definition. Gehäuftes plötzliches Erwachen aus dem Tiefschlaf mit gellendem Schrei, begleitet von den vegetativen Zeichen und Verhaltensmustern intensiver Furcht.

Polysomnographische Befunde

In der Polysomnographie zeigt sich das typische Auftreten der Pavor-Attacken aus Tiefschlaf heraus; dies ist differenzialdiagnostisch wichtig für die Abgrenzung gegenüber Albträumen und anderen Formen von Parasomnien. Bei sehr häufigen Attacken können diese auch bereits aus Schlafstadium 2 heraus auftreten. Ähnlich wie beim Schlafwandeln lassen sich Mikroarousals sowie kurze Aufwachepisoden aus Tiefschlaf beobachten, auch ohne dass eine manifeste Pavor-Attacke auftritt (Broughton 1991). Epileptiforme Erregungsmuster im EEG sind nicht erkennbar. Während der Attacke steigen Herzrate und Atemfrequenz rapide an (bis hin zur Verdoppelung); der Hautwiderstand sinkt rasch, der Muskeltonus erhöht sich.

Das Wach-EEG ist in der Regel normal (Soldatos et al. 1980).

Hypothesen zu Ätiologie und Pathophysiologie

Wie beim Schlafwandeln besteht beim Pavor nocturnus eine deutliche genetische Komponente: 90% der Patienten haben eine positive Familienananmnese bezüglich Pavor nocturnus oder Schlafwandeln (Hallstrom 1972). Der Erbgang ist unklar.

Die Entstehungsweise der extremen Erregung ist nicht geklärt. Vermutet wird ein Mangel an endogenen Benzodiazepin-Rezeptorliganden, weil durch Benzodiazepin-Rezeptorantagonisten phänomenologisch ähnliche Zustände experimentell erzeugt werden können.

Einen möglichen Hinweis auf prädisponierende Bedingungen geben die Befunde von Rogozea u. Florea-Ciocoiu (1983): im Wachzustand zeigen diese Patienten häufig übertriebene Schreck- und Orientierungsreaktionen, ein Hinweis auf eine mögliche generelle zerebrale Hyperreaktivität.

Konsequenzen für die medizinische Behandlung

Eine spezifische Pharmakotherapie gibt es nicht. Positive Erfahrungen werden berichtet mit Benzodiazepinen wie Diazepam, Midazolam und Clonazepam sowie trizyklischen Antidepressiva (Fisher et al. 1973, Popoviciu u. Corfariu 1983).

15.3.6 Schlafwandeln

> **ICSD: 307.46-0**
> **Definition.** Aus dem Tiefschlaf heraus auftretende Verhaltensmuster, z. B. Aufrichten, Gehen, Umherschauen oder Muster komplexerer Art.

Polysomnographische Befunde

Entscheidend für die Diagnose ist eine Polysomnographie in Verbindung mit einer exakt synchronisierten Videoaufzeichnung. Im typischen Fall beginnen die Schlafwandelepisoden mit einem plötzlichen Arousal aus Tiefschlaf heraus (Jacobson et al. 1965). Manche Autoren beschreiben auffällig »hypersynchrone« delta-Wellen vor diesen Episoden (*delta bursts*) (Klackenberg 1982; Mayer et al. 1998a); dieser Befund konnte jedoch nicht durchgehend repliziert werden (Schenck et al. 1998). Im Anschluss daran wird – falls nicht durch Muskelartefakte überlagert – das Auftreten langsamer alpha-Aktivität beobachtet, die nicht durch Licht oder Augenöffnen beeinflussbar ist. Zu keinem Zeitpunkt tritt epileptiforme Aktivität auf. Im weiteren Verlauf kann, insbesondere während Phasen körperlicher Inaktivität, wieder typischer Tiefschlaf einsetzen. Auch wenn keine Schlafwandelepisode erkennbar ist, zeigt das Schlaf-EEG häufige kurze Aufwachvorgänge aus Tiefschlaf heraus (Blatt et al. 1991) oder gehäufte Mikroarousals (Halasz et al. 1985). Da Schlafwandeln im Schlaflabor möglicherweise seltener als in der vertrauten häuslichen Umgebung auftritt (Mayer et al. 1998a), kann eine ambulante Messung oder videotelemetrische Aufzeichnung sinnvoll sein (Guilleminault et el. 1995, Mahowald et al. 1990)

Hypothesen zu Ätiologie und Pathophysiologie

Es gibt eine **genetische Prädisposition** zum Schlafwandeln; etwa 80% der Patienten weisen eine positive Familienanamnese mit Schlafwandeln oder Pavor nocturnus auf (Kales et al. 1980), und 10–20% haben einen oder mehrere erstgradige Angehörige mit Schlafwandeln (Abe et al. 1984). Zwillingsstudien zeigten eine höhere Konkordanz bei monozygoten im Vergleich zu dizygoten Zwillingen. Vermutet wird ein rezessiver Vererbungsmodus mit inkompletter Penetranz. Offenbar assoziiert ist das Reden im Schlaf (Somniloquie) mit einer Inzidenz von etwa 30% bei Schlafwandlern versus 5% in der allgemeinen Bevölkerung. Es wurde die Hypothese aufgestellt, dass Schlafwandeln auf dem Boden einer »Unreife« des Zentralnervensystems auftritt, die ihren Ausdruck findet in auffällig hochamplitudigen langsamen Wellen zu Beginn einer Episode und in der häufigeren Persistenz solcher EEG-Aktivitäten im Erwachsenenalter; allerdings gibt es keine klaren Belege für anatomische oder funktionelle Abnormitäten des Zentralnervensystems bei Schlafwandlern. Das Wach-EEG ist in aller Regel unauffällig (Soldatos et al. 1980). Auch im Schlaf-EEG zeigen sich im Verlauf der Schlafwandelepisoden keine abnormen (z. B. epileptiformen) Muster.

Der fundamentale pathophysiologische Mechanismus beim Schlafwandeln scheint die Unfähigkeit des Gehirns zu sein, rasch aus Tiefschlaf vollständig aufzuwachen; für einen gewissen Zeitraum können dabei, unter Beibehaltung des Schlafzustands, komplexe motorische Verhaltensweisen auftreten.

Schlafwandeln tritt ausnahmslos aus dem Tiefschlaf heraus auf. Im Prädilektionsalter, der Kindheit, ist generell viel Tiefschlaf vorhanden, und Schlafwandler haben generell mehr Tiefschlaf als die Normalbevölkerung (Jacobson et al. 1965). Die Auftretenshäufigkeit von Schlafwandeln kann durch alle Faktoren gesteigert werden, die den Schlaf vertiefen oder zu einem ausgedehnteren Tiefschlaf führen: Erholungsschlaf nach vorangegangenem Schlafentzug, auch z. B. im Rahmen der CPAP(*continuous positive airway pressure*)-Therapie bei Schlafapnoe (Millman et al. 1991), Fieber sowie zentralnervös dämpfende Medikamente wie Barbiturate, Alkohol oder Triazolam (Glassman et al. 1986). Besonders häufig werden Schlafwandelepisoden ausgelöst durch hinzukommende Arousal-Faktoren, z. B. durch exogene Faktoren oder Schmerz. Durch gezielte Weckungen aus Tiefschlaf können Schlafwandelepisoden bei prädisponierten Personen induziert werden (Broughton et al. 1986). Solche Mechanismen könnten auch eine Rolle spielen für das häufigere Auftreten von Episoden bei Kindern mit Migräne (Giroud et al. 1986) und Tourette-Syndrom (Barabas et al. 1984).

Konsequenzen für die medizinische Behandlung

Priorität in der Behandlung, insbesondere bei Kindern, haben die im folgenden Abschnitt beschriebenen nichtmedikamentösen Verfahren. Daneben können in einzelnen Fällen Medikamente von Nutzen sein, allerdings liegen hierzu keine kontrollierten Studien vor. Aus offenen Studien oder Einzelfallberichten werden positive Effekte berichtet mit verschiedenen Substanzen, die alle den Tiefschlaf unterdrücken:

- einige Benzodiazepine (Triazolam, Clonazepam, Diazepam in üblicher Dosis),
- trizyklische Antidepressiva (Imipramin, Desipramin, Clomipramin) und
- Carbamazepin.

Zu beachten ist, dass nach Absetzen der Medikation Rebound-Effekte auftreten können. In manchen Fällen können Trizyklika und Benzodiazepine sowie auch andere Medikamente Schlafwandelepisoden auslösen bzw. die Frequenz des Schlafwandelns erhöhen (Glassman et al. 1986).

15.4 Psychologische Aspekte

15.4.1 Psychophysiologische Insomnie

Psychologisch-diagnostische Aspekte

Im Abschnitt über die medizinischen Aspekte der psychophysiologischen Insomnie (▶ 15.3.1) wurde bereits darauf hingewiesen, dass bei diesem Störungsbild physiologische und psychologische Faktoren eng miteinander verknüpft sind. Dort wurde auch schon auf einige der prädisponierenden psychischen Bedingungen eingegangen, die zur Entstehung und Aufrechterhaltung eines derartigen Circulus vitiosus beitragen.

Patienten mit psychophysiologischer Insomnie zeigen auffällige **Persönlichkeitsmerkmale**. Engel und Engel-Sittenfeld (1980) untersuchten Insomniepatienten mittels des *Minnesota Multiphasic Personality Inventory* (MMPI): Die überwiegende Mehrzahl zeigte auffällige Profile, insbesondere auf den Skalen Depressivität, Hysterie, Psychasthenie und Hypochondrie. Heyden et al. (1984) verglichen spezifische Persönlichkeitsmerkmale einer Stichprobe von 45 schlafgestörten Patienten mit 29 gesunden Schläfern mittels des Freiburger Persönlichkeitsinventars (FPI) und des Gießen-Tests. Personen mit Schlafstörungen schätzen sich auf diesen Skalen als signifikant nervöser, depressiver, ungeselliger, irritierbarer, gehemmter und labiler ein. Insomniepatienten neigen auch zu spezifischen Attributionsmustern: sie fühlen sich Problemen gegenüber hilflos und schätzen diese eher als unkontrollierbar ein (Scharfenstein 1995). Diese Neigung zu Hilflosigkeit und dem Gefühl des Ausgeliefertseins, nicht nur im Hinblick auf die Schlafproblematik, zeigte sich auch in den Untersuchungen von Schindler et al. (1988), in deren Studie sich »schlechte« von »guten Schläfern« v. a. durch ihre resignative Einstellung zum Schlaf und durch größere Hilflosigkeit und Erwartungsängste unterschieden. In einer neueren Studie konnten diese älteren Befunde zur Persönlichkeit dieser Patienten bestätigt werden (Dorsey u. Bootzin 1997).

Alle Befunde zu Persönlichkeitsmerkmalen sind, wie immer bei chronischen Störungen, nur mit Zurückhaltung interpretierbar im Hinblick auf eine mögliche ätiologische oder pathogenetische Bedeutung; es bleibt meist offen, ob Auffälligkeiten als prädisponierende Merkmale oder als Folge der Beschwerden zu bewerten sind.

Eine der ältesten verhaltenstheoretischen Hypothesen zur Entstehung der primären Insomnie ist die der **klassischen Konditionierung** (Bootzin 1972): Schlafraum und Bett sind zum Stimulus für »Nichtschlafen« geworden. Diese Befunde wurden später ergänzt durch die Untersuchung kognitiver Variablen. Mittels spezifischer Fragebögen zur Erfassung schlafbezogener Kognitionen konnten bei chronischen Insomniepatienten typische Phänomene wie Grübeln und Überfokussierung auf den Schlaf nachgewiesen werden (Scharfenstein 1995; Crönlein 1997).

Psychologisch-therapeutische Aspekte

Allgemeine und psychoedukative Verfahren

Eine erfolgreiche Therapie der Schlafstörung kann nur gelingen, wenn der einzelne Patient ein »Therapeut in eigener Sache« wird (Hajak u. Rüther, 1995). Unabhängig vom Schweregrad und der Dauer der Schlafstörung ist daher die Aufklärung der betroffenen Patienten über die Entstehungs-, Erhaltungs- und Chronifizierungsmechanismen der Insomnie eine notwendige Voraussetzung. Dazu gehört auch die Information über basale »schlafhygienische« Regeln, die »Entkatastrophisierung« etc. Solche »niederschwelligen«, eher psychoedukativen als psychotherapeutischen Maßnahmen reichen oft schon aus (Wiegand et al. 2002).

Als wichtigste Konsequenz aus dem Teufelskreis-Modell ergibt sich auch, dass Insomniepatienten möglichst frühzeitig adäquat behandelt werden müssen, damit der Circulus vitiosus aus Überlastung, Nicht-Abschalten-Können, hohen abendlichen Kortisolspiegeln und nachfolgender Schlafstörung erst gar nicht entsteht. In diesem Zusammenhang sind möglicherweise nichtmedikamentöse Verfahren, z. B. Entspannungsverfahren, Schlafhygiene (▶ Übersicht), Stimuluskontrolle oder Schlafrestriktion bereits ausreichend (Hajak u. Rüther 1995). Treten die insomnischen Beschwerden im Rahmen einer akuten Belastungssituation auf, die absehbar nur über eine kurze Zeitspanne andauern wird, so kann auch eine kurzzeitige Behandlung mit einem Hypnotikum gerechtfertigt sein.

Regeln zur Schlafhygiene
- Möglichst regelmäßige Schlafzeiten
- Kein ausgedehnter Tagschlaf
- Den Tag »ausklingen« lassen
- Maßvoller Umgang mit Genussmitteln
- Keine späten und zu schweren Mahlzeiten

Spezifische verhaltenstherapeutische Verfahren

Die Wirksamkeit verhaltenstherapeutischer Verfahren bei chronischer Insomnie wurde vielfach nachgewiesen, zusammenfassend in der Metaanalyse von Morin et al. (1994).

Die **Stimuluskontrolle** ist das älteste insomniespezifische verhaltenstherapeutische Verfahren und greift unmittelbar die oben dargestellten lerntheoretischen Überlegung zur Genese der Störung auf (Bootzin 1972). Sie zielt darauf ab, dass im Bett nur noch geschlafen werden darf – alle anderen Aktivitäten sind verboten, insbesondere das mit Grübeln verbundene Wachliegen. Schläft der Patient nicht ein, muss er nach kurzer Zeit das Bett verlassen und erst später einen weiteren Schlafversuch unternehmen. Eine neuere Methode ist das **Schlafrestriktionstraining** (Müller u. Paterok 1999): Initial wird hier die durchschnittliche Schlafdauer zur maximal erlaubten Bettliegedauer umdefiniert; dadurch wird die Schlafzeit vorübergehend erheblich verkürzt, zugleich steigt die Schlafeffizienz. Im Maße der steigenden Schlafeffizienz wird das erlaubte »Schlaffenster« schrittweise wieder vergrößert.

In der Regel wird die Schlafrestriktionstherapie heute kombiniert mit anderen Methoden im Sinne eines multimodalen Vorgehens. Genau genommen ist auch bereits die Schlafrestriktion in sich multimodal, da hier verschiedene Mechanismen wirksam werden:
- Erhöhung des Schlafdrucks und damit Verkürzung der Einschlaflatenz durch künstlich erzeugtes Schlafdefizit,
- Verhinderung und damit Löschung des habituellen nächtlichen Grübelns,
- Wiedererlangung der erlebten Kontrollwirksamkeit über den Schlaf,
- Exposition gegenüber der gefürchteten Situation exzessiven Schlafdefizits etc.

15.4.2 Narkolepsie

Psychologisch-diagnostische Aspekte

Patienten mit Narkolepsie weisen keine oder nur geringe Leistungseinbußen bei kurzen Aufgaben mit einfachen Anforderungen auf (z. B. Reaktionszeiten, Kurzzeitgedächtnis, Langzeitgedächtnis). Klare Defizite zeigen sich dagegen bei monotonen Aufgaben mit geringer Informationsvorgabe über einen längeren Zeitraum. Offenbar sind grundlegende Mechanismen der Informationsverarbeitung bei Patienten mit Narkolepsie unbeeinträchtigt, die zeitliche Leistungskonstanz ist dagegen verringert. Am empfindlichsten für Arousal-Fluktuationen sind komplexe kognitive Aufgaben. Es ist unklar, welche dieser Befunde narkolepsiespezifisch sind; ähnliche Ergebnisse zeigen sich auch bei Patienten mit Hypersomnien allgemein sowie bei schlafdeprivierten Gesunden.

In einer neueren Studie fanden Rieger et al. (2003) bei Hypocretin-defizienten Narkolepsiepatienten Aufmerksamkeitsdefizite, die sich schwerlich alleine durch die Schläfrigkeit erklären lassen, sondern hindeuten auf neurobiologische Abnormitäten in anderen Systemen als der Schlafregulation. Ferner wurden bei diesen Patienten kürzlich auch Störungen der emotionalen Informationsverarbeitung beobachtet (Tucci et al. 2003).

Psychologisch-therapeutische Aspekte

Für den Narkoleptiker besonders wichtig ist die Beachtung allgemeiner schlafhygienischer Regeln, beispielsweise die Einhaltung eines **regelmäßigen Schlaf-Wach-Rhythmus** und die Vermeidung von Schlafentzug. In diesem Zusammenhang kann auch eine individuell abgestimmte Optimierung des Schlaf-Wach-Rhythmus angestrebt werden. Tagschlafepisoden sollten »strategisch« geplant werden. Auch das »Müdigkeitsmanagement« beinhaltet eine bewusste Planung des Tagesablaufs; Patienten können lernen, wichtige Arbeiten bewusst in den Zeiten erhöhter Wachheit durchzuführen und Routinetätigkeiten eher in Zeiträumen nachlassender Vigilanz zu erledigen.

Zu den Aspekten der Lebensführung gehört auch ein vorsichtiger Umgang mit Nahrungs- und Genussmitteln; bestimmte Kohlenhydrate haben ebenso wie Alkohol bei Narkolepsiekranken eine besonders ermüdende Wirkung. Auch weitergehende Aspekte der Lebensplanung wie etwa die Berufswahl werden von der Erkrankung beeinflusst. Wegen der erheblichen psychosozialen Auswirkungen der Narkolepsie auch auf die Lebenspartner ist die Einbeziehung der Angehörigen in die Therapie erforderlich. Zu den verhaltenstherapeutischen Strategien im engeren Sinne gehören Verfahren, wie sie sich auch bei anderen Störungsbildern bewährt haben:
- Entdecken und Nutzen von Ressourcen,
- Optimierung des Umgangs mit Spannung und Entspannung,
- Aktivitätsaufbau.

Wichtig kann es auch sein, die Funktion der Müdigkeit bzw. den »sekundären Krankheitsgewinn« des Patienten zu thematisieren. Bei ausgeprägter kataplektischen Attacken kann es hilfreich sein, eine bessere Kontrolle über das Auftreten bestimmter Emotionen zu erlernen.

15.4.3 Verzögertes und vorverlagertes Schlafphasen-Syndrom

Psychologisch-diagnostische Aspekte

Patienten mit verzögertem oder vorverlagertem Schlafphasensyndrom (DSPS) zeigen erwartungsgemäß extreme Werte in Skalen, die *morningness* vs. *eveningness* messen (Horne u. Ostberg 1976). In etwa der Hälfte der erwachsenen DSPS-Patienten gibt es ein gewisses Maß an Psychopathologie (gemessen mit allgemeinen Skalen wie dem MMPI), etwa im gleichen Ausmaß wie auch bei Patienten mit Insomnie, jedoch kann in der Regel keine spezifische psychiatrische Zusatzdiagnose gestellt werden (Regestein u. Monk 1995).

Psychologisch-therapeutische Aspekte

Lichttherapie und pharmakologische Ansätze wurden im Abschnitt über medizinische Aspekte (▶ 15.3.3) bereits beschrieben. Als rein verhaltensmedizinischer Ansatz wurde die »**Chronotherapie**« entwickelt. Beim verzögerten Schlafphasensyndrom (DSPS) wird der Schlafbeginn sukzessive um drei Stunden täglich verzögert, bis nach etwa 5–6 Tagen der erwünschte Einschlafzeitpunkt erreicht ist. Im Anschluss daran wird ein rigoroses Schlaf-Wach-Schema eingehalten. Diese Prozedur war erfolgreich bei einer kleinen Stichprobe in einem Schlaflabor-Setting, hat sich jedoch später in größeren Stichproben außerhalb des Labors nicht bewährt. Analoge Versuche, beim vorverlagerten Schlafphasensyndrom (ASPS) die Bettzeit sukzessive vorzuverlagern, sind ähnlich erfolglos verlaufen.

15.4.4 Albträume

15.4.5 Psychologisch-diagnostische Aspekte

Die Befunde zum Zusammenhang zwischen Albtraumfrequenz und Psychopathologie sind widersprüchlich. Konstantere Zusammenhänge zeigen sich bezüglich verschiedener Persönlichkeitsfaktoren, z. B. Neurotizismus und verschiedener Psychopathologie-Skalen im MMPI. Nach Hartmann (1989) werden chronische Albträumer am ehesten charakterisiert durch die Persönlichkeitsdimension der »**dünnen Grenzen**« (*thin boundaries*). Diese Individuen sind sensibel, haben intensive, aber oft konfliktreiche Beziehungen und eine hohe Kreativität. Diese Befunde konnten in verschiedenen Untersuchungen immer wieder repliziert werden. Von Hartmann stammt auch die Hypothese, dass häufige Albträume in der Kindheit einen Risikofaktor für die Schizophrenie darstellen, da sich das Persönlichkeitsmerkmal der »dünnen Grenzen« auch bei dieser Erkrankung findet; empirische Belege hierzu stehen allerdings aus. Auf die Rolle eines dysfunktionalen, »dissoziativen« Coping-Stils bei Albtraumpatienten deutet die Untersuchung von Agargun et al. (2003) hin.

Psychologisch-therapeutische Aspekte

In Fallberichten sowie kontrollierten Studien konnte die Wirksamkeit verhaltenstherapeutischer Verfahren wie systematischer Desensibilisierung und Entspannungstechniken nachgewiesen werden (Miller u. DiPilato 1983, Germain u. Nielsen 2003b). Spezielle Verfahren arbeiten mit imaginärer Konfrontation und emotionaler Umdeutung/Neubewertung des belastenden Trauminhalts. In Einzelfällen ist auch die Methode des »luziden Träumens« wirksam (Holzinger 1997). Es handelt sich dabei um die (in Grenzen) erlernbare Fähigkeit, sich im Traum der Tatsache bewusst zu werden, dass man träumt, ohne aufzuwachen. In den Therapiesitzungen wird trainiert, den Albträumen einen anderen Verlauf zu geben. Auch Hypnose kann in Einzelfällen hilfreich sein.

15.4.6 Pavor nocturnus

Psychologisch-diagnostische Aspekte

Kinder mit Pavor nocturnus sind psychopathologisch in der Regel unauffällig, im Gegensatz zu Erwachsenen: Hier zeigen sich erhöhte Scores in verschiedenen Dimensionen des MMPI.

Psychologisch-therapeutische Aspekte

Im Fall von Kindern mit Pavor nocturnus sollten, ähnlich wie beim Schlafwandeln, Kind und Eltern über die harmlose und selbstlimitierende Natur der Störung aufgeklärt werden. Identifizierte Auslösefaktoren sollten vermieden werden. Speziell bei älteren Patienten sind Entspannungstechniken nützlich sowie verschiedene psychotherapeutische Verfahren, insbesondere dann, wenn zusätzliche Psychopathologie besteht (Kales et al. 1980). In Einzelfällen hat sich auch Hypnose als wirkungsvoll erwiesen (Kohen et al. 1992)

15.4.7 Schlafwandeln

Psychologisch-diagnostische Befunde

Schlafwandelnde Kinder zeigen keine Auffälligkeiten hinsichtlich Persönlichkeitsmerkmalen oder Psychopathologie (Kales et al. 1980). Im Gegensatz dazu haben 70% der erwachsenen Schlafwandler eine psychiatrische Komorbidität. Vor allem bei Erstmanifestationen im Erwachsenenalter wurden in älteren Untersuchungen beschrieben:

- Impulsivität,
- antisoziales Verhalten und
- Hypomanie.

Im MMPI zeigten sich Hinweise auf Manie, psychopathische Deviation und schizoide Merkmale (Sours et al. 1963); spätere Studien konnten diese Befunde allerdings nicht zuverlässig bestätigen (Schenck et al. 1997; Hartmann 1982). Ein grundsätzliches methodisches Problem besteht darin, dass die Psychopathologie auch Folge des Schlafwandelns und der damit verbundenen psychosozialen Komplikationen und Belastungen sein und somit nicht als ätiologisch oder pathogenetisch bedeutsam angesehen werden kann.

Psychologisch-therapeutische Aspekte

Bei Kindern stehen **präventive Maßnahmen** ganz im Vordergrund. Lassen sich typische Auslöser und prädisponierende Faktoren erkennen, sollten diese sorgfältigst vermieden werden (Schlafentzug, Medikamente etc.). Der Schlafraum sollte keine Verletzungsgefahr bergen, Türen und Fenster sollten verschlossen sein. Begegnet man einem Schlafwandler, sollte dieser ohne Gewaltanwendung ins Bett zurückdirigiert werden. Wichtig ist auch die beruhigende Einwirkung auf die Eltern mit der Erklärung, dass es sich um ein selbstlimitierendes, vorübergehendes Phänomen handelt, das nicht Ausdruck einer psychischen Störung ist. Bei älteren Schlafwandlern, v. a. solchen mit Erstmanifestation im Erwachsenenalter, können psychotherapeutische Verfahren sinnvoll sein (Reid 1975; Gutnik u. Reid 1982; Reid et al. 1981), einschließlich Stressbewältigung und Entspannungsverfahren. Hypnose hat sich als besonders wirkungsvoll erwiesen: Etwa 50% der erwachsenen Schlafwandler sprachen auf diese Behandlungsform an (Hurwitz u. Richardson 1991).

15.5 Weitere Formen von Schlafstörungen

Die Schlafmedizin ist ein interdisziplinäres Gebiet; nur ein Teil der Schlafstörungen ist dem Bereich der »psychischen Störungen« zuzuordnen. Zur Ergänzung und Abrundung der bisherigen Darstellungen werden im Folgenden stichwortartig einige weitere Formen von Schlafstörungen aufgeführt, die eher den neurologischen oder internistischen Erkrankungen zuzuordnen sind.

Nomenklatur und Klassifikationsnummern beruhen auf der ICSD-R-Klassifikation (*American Sleep Disorders Association* 1997).

15.5.1 Rezidivierende Hypersomnie

ICSD: 780.54-2

Definition. Eine Störung, die durch wiederholte Episoden von Hypersomnie gekennzeichnet ist, die typischerweise in wöchentlichem oder monatlichem Abstand auftreten. Synonym: Kleine-Levin-Syndrom.

Neurobiologische Befunde

Es wird eine dienzephale Funktionsstörung diskutiert, auch auf dem Boden eines Virusinfekts (Bassetti 2000, Gadoth et al 2001, Merriam 1986).

15.5.2 Idiopathische Hypersomnie

ICSD: 780.54-7

Definition. Eine Störung, die mit einer normalen oder verlängerten Hauptschlafperiode sowie übermäßiger Tagesschläfrigkeit und längerer (1–2 Stunden dauernder) Tagschlafepisoden mit NREM-Schlaf einhergeht.

Neurobiologische Befunde

Einige Befunde deuten hin auf Defekte in Arousal-Systemen; allerdings scheint das Hypocretin(Orexin)-System nicht betroffen zu sein. Neuere Hypothesen beziehen sich auch auf mögliche Mutationen oder Abnormitäten der Clock-Gene (Bassetti et al. 2005).

15.5.3 Obstruktives Schlafapnoe-Syndrom

ICSD: 780.53-0

Definition. Eine Störung der nächtlichen Atmungsregulation, die gekennzeichnet ist durch wiederholte Episoden der Obstruktion der oberen Atemwege, die während des Schlafs auftreten und gewöhnlich mit einem Absinken des Sauerstoffgehalts im Blut einhergehen.

Neurobiologische Befunde

Es bestehen Hinweise auf zentralnervös gestörtes Zusammenspiel der Atemmuskulatur mit Tonusverlust der Pharynx- und Zungenmuskulatur (Schwab et al. 2005).

15.5.4 Zentrales Schlafapnoe-Syndrom

ICSD: 780.51-0

Definition. Eine Störung der nächtlichen Atmungsregulation, die gekennzeichnet ist durch Stillstand oder Nachlassen der ventilatorischen Anstrengungen im Schlaf, gewöhnlich verbunden mit Sauerstoffentsättigung.

Neurobiologische Befunde

Kennzeichnend ist der Ausfall der zentralen Atmungsregulation; symptomatisch bei zahlreichen neurologischen Störungen wie Shy-Drager-Syndrom, familiärer Dysautonomie, neurologischen Komplikationen des Diabetes mellitus, Hirnstammläsionen mit Affektion der Atmungsregulationszentren (Pons, Medulla) (White 2005).

15.5.5 Restless-Legs-Syndrom (RLS), Periodische Bewegungen der Gliedmaßen im Schlaf (PLMS)

ICSD: 780.52-5 (RLS), 780.52-4 (PLMS)

Definitionen. Das **Restless-Legs-Syndrom** ist eine Störung, die durch Missempfindungen in den Beinen gekennzeichnet ist, die üblicherweise vor Schlafbeginn auftreten und einen fast unwiderstehlichen Drang auslösen, die Beine zu bewegen. **Periodische Bewegungen der Gliedmaßen im Schlaf** stellen eine Störung dar, die gekennzeichnet ist durch periodisch auftretende Episoden wiederholter und stereotyper Bewegungen der Gliedmaßen, die im Schlaf auftreten.

Neurobiologische Befunde

Zugrunde liegt vermutlich eine Störung des dopaminergen oder Opioidsystems mit Suppression supraspinaler inhibitorischer Bahnen oder rhythmischer Fluktuation retikulärer Aktivität. Die zentral induzierten repetitiven Bewegungen bewirken eine Häufung von motorischen Arousals mit Fragmentierung des Schlafablaufs. Möglicherweise besteht ein autosomal-dominanter Erbgang (Montplaisir et al. 2005).

15.5.6 Schlafstörung bei Zeitzonenwechsel (Jetlag)

ICSD: 307.45-0

Definition. Eine als Folge einer Reise mit rascher Überquerung mehrerer Zeitzonen auftretende Störung, gekennzeichnet durch unterschiedlich stark ausgeprägte Ein- oder Durchschlafschwierigkeiten, übermäßige Schläfrigkeit, verminderte Wachheit und Leistungsfähigkeit am Tage sowie vegetative Symptome.

Neurobiologische Befunde

Es erfolgt eine Desynchronisation der endogenen zirkadianen Funktionen, die erst sukzessive resynchronisiert werden (Arendt et al. 2005).

15.5.7 Schlafstörungen bei Schichtarbeit

ICSD: 307.45-1

Definition. Eine Störung, die mit Symptomen der Insomnie oder übermäßiger Schläfrigkeit einhergeht, als Folge wechselnder oder unüblicher Arbeitszeiten.

Neurobiologische Befunde

Die Störung ist Folge einer Desynchronisation des Wach-Schlaf-Zyklus und anderer zirkadianer Rhythmen gegenüber dem physikalischen und sozialen Tag-Nacht-Zyklus. Im Alter verschärft sie sich durch geringere Adaptationsfähigkeit des zirkadianen Systems (Monk 2005).

15.5.8 Verhaltensstörung im REM-Schlaf

ICSD: 780.59-0

Definition. Eine Störung, die gekennzeichnet ist durch den zeitweisen Verlust der normalen Muskelatonie im REM-Schlaf; als Folge tritt komplexe motorische Aktivität im Zusammenhang mit intensiven Träumen auf.

Neurobiologische Befunde

Ursache der Störung ist möglicherweise eine Aufhebung der motorischen Hemmung während des REM-Schlafs im Bereich der Brücke. Neuropathologische Untersuchungen sprechen für einen Zusammenhang mit Läsionen im Hirnstamm, diffus in den Hemisphären und bilateralen thalamischen Auffälligkeiten. Die Störung ist assoziiert mit der Multisystematrophie, dem Morbus Parkinson, der Lewy-Körper-Demenz, der spinozerebellären Atrophie Typ 3 und der progressiven supranukleären Paralyse; keine Beziehung besteht offenbar zur Alzheimerschen Krankheit (ohne Lewy-Körper), zu Morbus Pick und der frontotemporalen Demenz. Boeve et al. (2003) fassen die Befunde zusammen und sehen in der REM-Schlaf-Verhaltensstörung einen Hinweis auf eine zugrundeliegende Synukleinopathie, wenn sie im Rahmen einer Demenz oder der Parkinsonschen Erkrankung auftritt. Nach Schenck und Mahowald (2002) geht eine REM-Schlaf-Verhaltensstörung dem Ausbruch des Morbus Parkinson oft jahrelang voraus.

In der Pathogenese scheinen dopaminerge Systeme eine entscheidende Rolle zu spielen. Eisensehr et al. (2003) untersuchten den Dopamintransporter und Dopamin-D2-Rezeptoren bei Patienten mit idiopathischer, subklinischer REM-Schlaf-Verhaltensstörung, Patienten mit idiopathischer, klinisch manifester REM-Schlaf-Verhaltensstörung, Patienten mit Morbus Parkinson und gesunden Kontrollpersonen.

Es zeigte sich ein progredienter Verlust des Dopamintransporters von Gruppe 1 bis Gruppe 3, bei unveränderter postsynaptischer D2-Rezeptorbindung.

Neben der REM-Schlaf-Verhaltensstörung treten bei Morbus Parkinson häufig Symptome der Insomnie und Hypersomnie auf, die von erheblicher klinischer Relevanz sind (Marinus et al. 2003; Thorpy 2004; Barone et al. 2004)

15.5.9 Schlafstörungen bei degenerativer Demenz

ICSD: 331

Definition. Degenerative Demenz ist charakterisiert durch Gedächtnisstörungen oder andere intellektuelle Funktionseinbußen, die durch eine chronische, progressive degenerative Hirnerkrankung hervorgerufen werden. Schlafstörungen bei Demenzpatienten sind gekennzeichnet durch abends oder nachts auftretende Verwirrtheit, Erregung und andere Verhaltensauffälligkeiten.

Neurobiologische Befunde

Die Störungen können in Zusammenhang gebracht werden mit einer Verschiebung des aminerg-cholinergen Neurotransmittergleichgewichts durch Verlust cholinerger Neurone (geringerer REM-Schlaf-Anteil, REM-Latenz-Verlängerung) sowie durch degenerative Prozesse am Nucleus suprachiasmaticus und anderen schlafregulierenden Strukturen (Bliwise 2004).

15.5.10 Schlafstörungen bei affektiven Störungen

ICSD: 296 – 301

Definition. Insomnie oder, seltener, übermäßige Schläfrigkeit als Symptom einer zugrundeliegenden affektiven Störung.

Neurobiologische Befunde

► Kap. 8

15

15.5.11 Letale familiäre Insomnie

ICSD: 337.9

Definition. Eine fortschreitende Erkrankung, die mit Einschlafstörungen beginnt und innerhalb weniger Monate zu einem totalen Schlafverlust führt; später kommt es zu plötzlichem Abgleiten vom ruhigen Wachzustand in einen Schlafzustand mit Ausagieren von Träumen.

Neurobiologische Befunde

Bilaterale Thalamusdegeneration unbekannter Genese, betroffen sind vor allem anteriore und dorsomediale Thalamuskerne; vermutlich hereditäre Prion-Erkrankung (Montagna et al. 2003).

15.5.12 Afrikanische Schlafkrankheit (Trypanosomiasis gambiense)

ICSD: 086

Definition. Eine Protozoenerkrankung, die gekennzeichnet ist durch eine akute febrile Lymphadenopathie, auf die, mit einer Latenz von normalerweise 4–6 Monaten, übermäßige Schläfrigkeit zusammen mit einer Meningoenzephalitis folgt.

Neurobiologische Befunde

Polysomnographisch erscheinen Salven von delta-Aktivität, Verlust von NREM-Schlaf-Zeichen wie Vertex-Wellen, Schlafspindeln, K-Komplexen; im fortgeschrittenen Stadium besteht diffuse theta- oder delta-Aktivität mit Mikroarousals (Schwartz u. Escande 1970).

15.5.13 Fibromyalgie-Syndrom

ICSD: 729.1

Definition. Gekennzeichnet durch diffuse Muskel- und Knochenschmerzen, chronische Erschöpfung, nichterholsamen Schlaf und erhöhte Druckempfindlichkeit an bestimmten Stellen.

Neurobiologische Befunde

Gelegentlich erfolgt der Nachweis von Antikörpern gegen Serotonin, Ganglioside und Phospholipide. Polysomnographisch zeigen sich: verlangsamte alpha-Aktivität, vermehrte Weckreaktionen, alpha-Überlagerung in allen NREM-Stadien inklusive SWS, Schlaffragmentierung, periodische Beinbewegungen. Im Tagschlaftest (MSLT oder MWT) besteht keine Einschlafneigung (Moldofsky u. MacFarlane 2005).

Literatur

Abe K, Amatomi M, Oda N (1984) Sleepwalking and recurrent sleep-talking in children of childhood sleepwalkers. Am J Psychiatry 141: 800–801

Agargun MY, Kara H, Ozer OA, Selbi Y, Kiran U, Ozer B (2003) Clinical importance of nightmare disorder in patients with dissociative disorders. Psychiatry Clin Neurosci 7: 575–579

American Psychiatric Association (1994) Diagnostic and statistical manual of mental disorders, DSM-IV, 4th edn. Washington, DC

American Sleep Disorder Association (ASDA) (1997) International Classification of Sleep Disorders – revised. Rochester

Archer SN, Robilliard DL, Skene DJ et al (2003) A length polymorphism in the circadian clock gene Per3 is linked to delayed sleep phase syndrome and extreme diurnal preference. Sleep 16: 413–415

Arendt J, Stone B, Skene DJ (2005) Sleep disruption in jet lag and other circadian rhythm-related disorders. In: Kryger MH, Roth T, Dement WC (eds) Principles and practice of sleep medicine. Elsevier Saunders, Philadelphia, pp 659–672

Aschoff J (1981) Handbook of behavioural neurobiology, vol 4. Plenum, New York

Barabas G, Matthews WS, Ferrari M (1984) Somnambulism in children with Tourette syndrome. Dev Med Child Neurol 26: 457–460

Barone P, Amboni M, Vitale C, Bonavita V (2004) Treatment of nocturnal disturbances and excessive daytime sleepiness in Parkinson's disease. Neurology 63: S35–S38

Bassetti C (2000) Narcolepsy, idiopathic hypersomnia and periodic hypersomnias. In: Culebras A (ed) Sleep disorders and neurological disease. Marcel Dekker, New York, pp 323–354

Bassetti CL, Pelayo R, Guilleminault C (2005) Idiopathic hypersomnia. In: Kryger MH, Roth T, Dement WC (eds) Principles and practice of sleep medicine. Elsevier Saunders, Philadelphia, pp 791–800

Benca RM, Obermeyer WH, Thisted RA, Gillin JC (1992) Sleep and psychiatric disorders. A meta-analysis. Arch Gen Psychiatry 49: 651

Blatt I, Peled R, Gadoth N, Lavie P (1991) The value of sleep recording in evaluating somnambulism in young adults. EEG Clin Neurophysiol 78: 407–412

Bliwise DL (2004) Sleep disorders in Alzheimer's disease and other dementias. Clini Cornerstone 6 (Suppl 1A): S16–S28

Boeve BF, Silber MH, Parisi JE et al (2003) Synucleinopathy pathology and REM sleep behavior disorder plus dementia or parkinsonism. Neurology 61: 40–45

Bootzin RR (1972) Stimulus control treatment for insomnia. Proc Am Psychol Ass 7: 395–396

Borbély AA (1982) A two process model of sleep regulation. Hum Neurobiol 1: 195–204

Born J, Fehm HL (1998) Hypothalamus-pituitary-adrenal activity during human sleep: a coordinating role for the limbic hippocampal system. Exp Clin Endocrinol Diabetes 106: 153

Broughton RJ (1968) Sleep disorders: Disorders of arousal? Science 159: 1070–1078

Broughton RJ (1991) Field studies of sleep/wake patterns and performance: a laboratory experience. Can J Psychol 45: 240–253

Broughton R, Valley V, Aguirre M, Roberts J, Suwalski W, Dunham W (1986) Excessive daytime sleepiness and the pathophysiology of narcolepsy-cataplexy: a laboratory perspective. Sleep 9: 205–215

Chapotot F, Jouny C, Buguet A, Brandenberger G (1999) Increased HPA activity during sleep deprivation in man. Sleep Res Online 2: 176

Cheeta S, Ruigt G, van Proosdij J, Willner P (1997) Changes in sleep architecture following chronic mild stress. Biol Psychiatry 41: 419

Copinschi G, van Onderberger A, L'Hermite-Balériaux M et al (1990) Effects of the short-acting benzodiazepine triazolam taken at bedtime on circadian and sleep-related hormonal profiles in normal men. Sleep 13: 232

Copinschi G, Akseki E, Moreno Reyes R et al (1995) Effects of bedtime administration of zolpidem on circadian and sleep-related hormonal profiles in normal women. Sleep 18: 417

Crönlein T (1997) Testpsychologische Befunde bei chronischen Insomnien. In: Deutsche Gesellschaft für Schlafforschung und Schlafmedizin (Hrsg) Kompendium Schlafmedizin. Ecomed, Landsberg, S IV–2.6

Dahmen N, Tonn P (2003) Season-of-birth effect in narcolepsy. Neurology 61: 1016–1017

Datta S, Mavanji V, Patterson EH, Ulloor J (2003) Regulation of rapid eye movement sleep in the freely moving rat: local microinjection of serotonin; norepinephrine and adenosine into the brainstem. Sleep 26: 513–520

Dauvilliers Y, Billiard M, Montplaisir J (1998) Clinical aspects and pathophysiology of narcolepsy. Clin Neurophysiol 114: 2000–2017

Dauvilliers Y, Carlander B, Molinari N et al (2003) Month of birth as a risk factor for narcolepsy. Sleep 26: 663–665

Dawson D, Encel N (1993) Melatonin and sleep in humans. J Pineal Res 15: 1

Dijk DJ, Lockley SW (2002) Interaction of human sleep-wake regulation and circadian rhythmicity. J Appl Physiol 92: 852–862

Dorsey CM, Bootzin RR (1997) Subjective and psychophysiologic insomnia: an examination of sleep tendency and personality. Biol Psychiatry 41: 209–216

Draganski B, Geisler P, Hajak G et al (2002) Hypothalamic grey matter changes in narcoleptic patients. Nature Med 8(11): 1186–1188

Duncan WCJ (1996) Circadian rhythms and the pharmacology of affective disorders. Pharmacol Ther 71: 253

Eisensehr I, Linke R, Tatsch K et al (2003) Increased muscle activity during rapid eye movement sleep correlates with decrease of striatal presynaptic dopamine transporters. IPT and IBZM SPECT imaging in subclinical and clinically manifest idiopathic REM sleep behavior disorder, Parkinson's disease and controls. Sleep 26: 507–512

Engel RR, Engel-Sittenfeld P (1980) Schlafverhalten, Persönlichkeit und Schlafmittelgebrauch von Patienten mit chronischen Schlafstörungen. Nervenarzt 51: 22–29

Espa F, Ondze B, Deglise P, Billiard M, Besset A (2000) Sleep architecture, slow wave activity, and sleep spindles in adult patients with sleepwalking and sleep terrors. Clin Neurophysiol 111: 929–939

Fisher C, Kahn E, Edwards A, Davis DM (1973) A psychophysiological study of nightmares and night terrors: The suppression of state 4 night terrors with diazepam. Arch Gen Psychiatry 28: 252–259

Fujiki N, Yoshida Y, Ripley B, Mignot E, Nishino S (2003) Effects of iv and icv hypocretin-1 (orexin A) in hypocretin receptor-2 gene mutated narcoleptic dogs and iv hypocretin-1 replacement therapy in a hypocretin-ligand-deficient narcoleptic dog. Sleep 26: 953–959

Gadoth N, Kesler A, Vainstain G, Peled R, Lavie P (2001) Clinical and polysomnographic characteristics of 34 patients with Kleine-Levin syndrome. J Sleep Res 10: 337–341

Germain A, Nielsen TA (2003a) Sleep pathophysiology in posttraumatic stress disorder and idiopathic nightmare sufferers. Biol Psychiatry 54: 1092–1098

Germain A, Nielsen TA (2003b) Impact of imagery rehearsal treatment on distressing dreams, psychological distress, and sleep parameters in nightmare patients. Behav Sleep Med 1: 140–154

Giroud M, d'Athis P, Guard O, Dumas R (1986) Migraine and somnambulism. A survey of 122 migraine patients. Rev Neurol (Paris) 142: 42–46

Glassman JN, Darko D, Gillin JC (1986) Medication-induced somnambulism in a patient with schizoaffective disorder. J Clin Psychiatry 47: 523–524

Gronfier C, Chapotot F, Weibel L, Jouny C, Piquard F, Brandenberger G (1998) Pulsatile cortisol secretion and EEG delta waves are controlled by two independent but synchronized generators. Am J Physiology 275: E94–100

Gronfier C, Simon C, Piquard F, Ehrhart J, Brandenberger G (1999) Neuroendocrine processes underlying ultradian sleep regulation in man. J Clin Endocrinol Metab 84: 2686

Guilleminault C, Moscovitch A, Leger D (1995) Forensic sleep medicine: nocturnal wanderng and violence. Sleep 18: 740–748

Gutnik BD, Reid WH (1982) Adult somnambulism: two treatment approaches. Nebr Med J 67:309–312

Haimov I, Schlitner A, Tzischinsky O et al (1993) Circadian melatonin levels in the elderly: relation to sleep disorders and light exposure. In: 6th Colloquium of the European Pineal Society, Copenhagen, July 23–27, Abstract book, S.E2

Hajak G, Geisler P (2003) Orchestrating sleep-wake functions in the brain. Nature Med 9: 170–171

Hajak G, Rüther E (1995) Insomnie – Schlaflosigkeit – Ursachen, Symptomatik und Therapie. Springer, Berlin Heidelberg New York

Hajak G, Rodenbeck A, Herrendorf G et al (1995) Reduced nocturnal melatonin plasma concentration in patients with chronic primary insomnia. J Pineal Res 19: 116

Hajak G, Rodenbeck A, Adler L et al (1996a) Nocturnal melatonin secretion and sleep after doxepin administration in chronic primary insomnia. Pharmacopsychiatry 29: 187

Hajak G, Rodenbeck A, Bandelow B, Friedrichs S, Huether G, Rüther E (1996b) Nocturnal plasma melatonin levels after flunitrazepam administration in healthy subjects. Eur Neuropsychopharmacol 6: 149

Hajak G, Rodenbeck A, Ehrenthal HD et al (1997) No evidence for a physiological coupling between melatonin and glucocorticoids. Psychopharmacology 133: 313

Hajak G, Rodenbeck A, Voderholzer U et al (2001) Doxepin in the treatment of primary insomnia – a placebo-controlled double-blind polysomnographic study. J Clin Psychiatry 62: 453–463

Hajak G, Müller WE, Wittchen HU, Pittrow D, Kirch W (2003) Abuse and dependence potential for the non-benzodiazepine hypnotics zolpidem and zopiclone – a review of case reports and epidemiological data. Addiction 98: 1371–1378

Halasz P (1998) Hierarchy of micro-arousals and the microstructure of sleep. Neurophysiol Clin 28: 461

Halasz P, Ujszaszi J, Gadoros J (1985) Are microarousals preceded by electroencephalographic slow wave synchronization precursors of confusional awakenings? Sleep 8: 231–238

Hallstrom T (1972) Night terror in adults through three generations. Acta Psychiatr Scand. 48: 350–352

Hartmann E (1982) From the biology of dreaming to the biology of the mind. Psychoanal Study Child 37: 303–335

Hartmann E (1989) Boundaries of dreams, boundaries of dreamers: thin and thick boundaries as a new personality dimension. Psychiatry J Univ Ott 14: 557–560

Hauri P (1994) Primary insomnia. In: Kryger MH, Roth T, Dement WC (eds) Principles and practice of sleep medicine, 3rd edn. Saunders, Philadelphia, p 494

Hauri P, Fisher J (1986) Persistent psychophysiologic (learned) insomnia. Sleep 9: 38

Heyden T, Schmeck K, Schreiber HJ (1984) Spezifische Persönlichkeitsmerkmale von Schlafgestörten. Z Klin Psychol 13: 288–299

Hobson JA, McCarley RW (1971) Cortical unit activity in sleep and waking. Electroencephalogr Clin Neurophysiol 30: 97–112

Hobson JA, McCarley RW, Wyzinki PW (1975) Sleep cycle oscillation: reciprocal discharge by two brainstem neuronal groups. Science 189: 55–58

Hohagen F, Montero RF, Weiss E et al (1994) Treatment of primary insomnia with trimipramine: an alternative to benzodiazepine hypnotics? Eur Arch Psychiatry Clin Neurosci 244: 65

Holzinger B (1997) Der luzide Traum. Phänomenologie und Physiologie, 2 Aufl, WUV-Universitätsverlag, Wien

Horne JA, Ostberg O (1976) A self-assessment questionnaire to determine morningness-eveningness in human circadian rhythms. Int J Chronobiol 4: 97–100

Hublin C, Kaprio J, Partinen M, Koskenvuo M (1998) Sleeptalking in twins: epidemiology and psychiatric comorbidity. Behav Genet 28: 289–298

Huether G (1996) The central adaptation syndrome: psychosocial stress as a trigger for adaptive modifications of brain structure and brain function. Prog Neurobiol 48: 569

Hunsley MS, Palmiter RD (2003) Norepinephrine-deficient mice exhibit normal sleep-wake states but have shorter sleep latency after mild stress and low doses of amphetamine. Sleep 26: 521–526

Hurwitz B, Richardson R (1991) Somnambulism, vampirism and suicide: the life of Dr John Polidori. Proc R Coll Physicians Edinb 21: 458–466

Jacobson A, Lehmann D, Kales A, Werner WH (1965) Somnambulistic actions during the sleep with slow EEG waves. Arch Psychiatr Nervenkr 207: 141–150

Jones BE (2003) Arousal systems. Front Biosci 8: S438–S451

Jones BE (2005) Basic mechanisms of sleep-wake states. In: Kryger MH, Roth T, Dement WC (eds) Principles and practice of sleep medicine, 4th edn. Elsevier Saunders, Philadelphia, pp 136–153

Jouvet M, Jouvet D, Valatx J (1963) Study of sleep in the pontine cat. Its automatic suppression. C R Seances Biol Fil 157: 845–849

Kabuto M, Namura I, Saitoh Y (1986) Nocturnal enhancement of plasma melatonin could be suppressed by benzodiazepines in humans. Endocrinol Jpn 33: 405

Kales JD, Kales A, Soldatos CR (1980) Night terrors: clinical characteristics and personality factors. Arch Gen Psychiatry 47: 1413–1417

Kaufmann C, Schuld A, Pollmächer T, Auer DP (2002) Reduced cortical gray matter changes in narcoleptic patients. Nature Med 8: 1186–1188

Keith PR (1975) Night terrors: A review of psychology, neurophysiology, and therapy. J Am Acad Child Psychiatry 14: 477–489

Kellner M, Yassouridis A, Manz B, Steiger A, Holsboer F, Wiedemann K (1997) Corticotropin-releasing hormone inhibits melatonin secretion in healthy volunteers – A potential link to low-melatonin syndrome in depression? Neuroendocrinology 65: 284

Kern W, Perras B, Wodick R, Fehm HL, Born J (1995) Hormonal secretion during nighttime sleep indicating stress of daytime exercise. J Appl Physiol 79: 1461

Klackenberg G (1982) Somnambulism in childhood – prevalence, course and behavior correlates. A prospective longitudinal study (6–16 years). Acta Paediatr Scand 71: 495–499

Knab B, Engel RR (1988) Perception of waking and sleeping: possible implications for the evaluation of insomnia. Sleep 11: 265

Kohen DP, Mahowald MW, Rosen GM (1992) Sleep-terror disorder in children: the role of self-hypnosis in management. Am J Clin Hypn 34: 233–244

Kubota H, Kanbayashi T, Tanabe Y et al (2003) Decreased cerebrospinal fluid hypocretin-1 levels near the onset of narcolepsy in 2 prepubertal children. Sleep 26: 555–557

Legendre R, Piéron H (1913) Recherches sur le besoin de sommeil consécutif à une veille prolongée. Z Allg Physiol 14: 235–262

Leproult R, Copinschi G, Buxton O, Van Cauter E (1997) Sleep loss results in an elevation of cortisol levels the next evening. Sleep 20: 865

Lu J, Greco M, Shiromani P, Saper CB (2000) Effects of the lesions of the ventrolateral preoptic nucleus on NREM and REM sleep. J Neurosci 20: 3830–3842

Lu J, Chou TC, Saper CB (2002) Identification of wake-active neurons in the ventral periaquaeductal grey (PAG). Society for Neuroscience Meeting, Nov 2–7, 2002, Orlando, FL, Abstract 871.89

MacFarlane JG, Cleghorn JM, Brown GM (1984) Melatonin and core temperature rhythm in chronic insomnia. Adv Biosci 53: 301

Maes M, Meltzer HY, Suy E, Minner B, Calabrese J, Cosyns P (1993) Sleep disorders and anxiety as symptom profiles of sympathoadrenal system hyperactivity in major depression. J Affect Disord 27: 197

Mahowald MW, Bundlie SR, Hurwitz TD, Schenck CH (1990) Sleep violence – forensic science implications: polygraphic and video documentation. J Forensic Sci 35: 413–432

Mann K, Bauer H, Hiemke C, Röschke J, Wetzel H, Benkert O (1996) Acute subchronic and discontinuation effects of zopiclone on sleep EEG and nocturnal melatonin secretion. Eur Neuropsychopharmacol 6

Marinus J, Visser M, van Hilten JJ, Lammers GJ, Stiggelbout AM (2003) Assessment of sleep and sleepiness in Parkinson disease. Sleep 26: 602–606

Martinez-Rodriguez JE, Lin L, Iranzo A et al (2003) Decreasaed hypocretein-1 (orexin-1A) levels in the cerebrospinal fluid of patients with myotonic dystrophy and excessive daytime sleepiness. Sleep 26: 287–290

Mayer G, Rodenbeck A, Hajak G (1995) Störungen des circadianen Schlaf-Wach-Rhythmus – Diagnostische und therapeutische Prinzipien. Wien Med Wochenschr 17/18: 423–430

Mayer G, Neissner V, Schwarzmayr P, Meier-Ewert K (1998a) Sleep deprivation in somnambulism. Effect of arousal, deep sleep and sleep stage changes. Nervenarzt. 69: 495–501

Mayer G, Lattermann A, Müller-Eckhardt G, Svanborg E, Meier-Ewert K (1998b) Segregation of HLA genes in multicase narcolepsy families. J Sleep Res 7: 127–133

McGinty D, Szymusiak R (2005) Sleep-promoting mechanisms in mammals. In: Kryger MH, Roth T, Dement WC (eds) Principles and practice of sleep medicine, 4th edn. Elsevier Saunders, Philadelphia, pp 169–184

McIntyre IM, Norman TR, Burrows GD, Armstrong SM (1993) Alterations to plasma melatonin and cortisol after evening alprazolam administration in humans. Chronobiol Int 10: 259

Mendelson WB (1987) Human sleep: research and clinical care. Plenum, New York

Mendelson WB, Garnett D, Gillin JC, Weingartner H (1984) The experience of insomnia and daytime and nighttime functioning. Psychiatry Res 12: 235

Merica H, Blois R, Gaillard JM (1998) Spectral characteristics of sleep EEG in chronic insomnia. Eur J Neurosci 10: 1826

Merriam AE (1986) Kleine-Levin syndrome following acute viral encephalitis. Biol Psychiatry 21: 1301–1304

Mesulam MM, Mufson EJ, Wainer BH, Levey AI (1983) Central cholinergic pathways in the rat: an overview based on an alternative nomenclature (Ch1–Ch6). Neuroscience 10: 1185–1201

Mieda M, Willie JT, Hara J, Sinton CM, Sakurai T, Yanagisawa M (2004) Orexin peptides prevent cataplexy and improve wakefulness in an orexin neuron-ablated model of narcolepsy in mice. Proc Natl Acad Sci USA 101: 4649–4654

Mignot E (2001) A commentary on the neurobiology of the hypocretin/orexin system. Neuropsychopharmacology 25: S5–S13

Mignot E (2004) Sleep, sleep disorders and hypocretin (orexin). Sleep Med 5(1): S2–S8

Mignot E, Lammers GJ, Ripley B et al (2002) The role of cerebrospinal fluid hypocretin measurement in the diagnosis of narcolepsy and other hypersomnias. Arch Neurol 59: 1553–1562

Mignot E, Chen W, Black J (2003) On the value of measuring CSF hypocretin-1 in diagnosing narcolepsy. Sleep 26: 646–649

Miller WR, DiPilato M (1983) Treatment of nightmares via relaxation and desensitization: a controlled evaluation. J Consult Clin Psychol 51: 870–877

Millman RP, Kipp GJ, Carskadon MA (1991) Sleepwalking precipitated by treatment of sleep apnea with nasal CPAP. Chest 99: 750–751

Moldofsky H, MacFarlane JG (2005) Fibromyalgia and chronic fatigue syndromes. In: Kryger MH, Roth T, Dement WC (eds) Principles and practice of sleep medicine, 4th edn. Elsevier Saunders, Philadelphia, pp 1225–1236

Monk TH (2005) Shift work: basic principles. In: Kryger MH, Roth T, Dement WC (eds) Principles and practice of sleep medicine, 4th edn. Elsevier Saunders, Philadelphia, pp 673–679

Montagna P, Gambetti P, Cortelli P, Lugaresi E (2003) Familial and sporadic fatal insomnia. Lancet Neurol 2: 167–176

Monteleone P, Forziati D, Orazzo C, Maj M (1989) Preliminary observations on the suppression of nocturnal plasma melatonin levels by short term administration of diazepam in humans. J Pineal Res 6: 253

Montplaisir J, Allen RP, Walter AS, Ferini-Strambi L (2005) Restless Legs Syndrome and periodic limb movements during sleep. In: Kryger MH, Roth T, Dement WC (eds) Principles and practice of sleep medicine, 4th edn. Elsevier Saunders, Philadelphia, pp 839–852

Morin CM, Culbert JP, Schwartz MS (1994) Nonpharmacological intervention for insomnia: a meta-analysis of treatment efficacy. Am J Psychiatry 151: 1172–1180

Moruzzi G, Magoun HW (1949) Brain stem reticular formations and activation of the EEG. Electroencephalogr Clin Neurophysiol 1: 455–473

Müller T, Paterok B (1999) Schlaftraining: Ein Therapiemanual zur Behandlung von Schlafstörungen. Hogrefe, Göttingen

Murillo-Rodriguez E, Blanco-Centurion C, Sanchez C, Piomelli D, Shiromani PJ (2003) Anandamide enhances extracellular levels of adenosine and induces sleep: an in vivo microdialysis study. Sleep 26: 943–947

Nobili L, Besset A, Ferrillo F, Rosadini G, Schiavi G, Billiard M (1995) Dynamics of slow wave activity in narcoleptic patients under bed rest conditions. Electroencephalogr Clin Neurophysiol 95: 414–425

Overeem S, Steens SC, Good CD et al (2003) Voxel-based morphometry in hypocretin-deficient narcolepsy. Sleep 26: 44–46

Pace-Schott EF, Hobson JA (2002) The neurobiology of sleep: genetics cellular physiology and subcortical networks. Nature Rev Neurosci 3: 591–605

Perlis ML, Giles DE, Mendelson WB, Bootzin RR, Wyatt JK (1997) Psychophysiological insomnia: the behavioural model and a neurocognitive perspective. J Sleep Res 6: 179

Peyron C, Faraco J, Rogers W et al (2000) A mutation in case of early onset narcolepsy and a generalized absence of hypocretin peptides in human narcoleptic brains. Nature Med 6: 991–997

Popoviciu L, Corfariu O (1983) Efficacy and safety of midazolam in the treatment of night terrors in children. Br J Clin Pharmacol 16 (Suppl 1): 97S–102S

Porkka-Heiskanen T, Strecker RE, Thakkar M, Bjorkum AA, Greene RW, McCarley RW (1997) Adenosine: A mediator of the sleep-inducing effects of prolonged wakefulness. Science 276: 1265–1268

Portas CM, Bjorvan B, Fagerland S et al (1998) On-line detection of extracellular levels of serotonin in dorsal raphe nucleus and frontal cortex over the sleep/wake cycle in the freely moving rat. Neuroscience 83: 807–814

Regestein QR, Monk TH (1995) Delayed sleep phase syndrome: a review of its clinical aspects. Am J Psychiatry 152: 602–608

Reid KJ, Zee PC (2005) Circadian disorders of the sleep-wake cycle. In: Kryger MH, Roth T, Dement WC (eds) Principles and practice of sleep medicine, 4th edn. Elsevier Saunders, Philadelphia, pp 691–701

Reid KJ, Chang AM, Dubovich ML, Turek FW, Takahashi JS, Zee PC (2001) Familial advanced sleep phase syndrome. Arch Neurol 7: 1089–1094

Reid WH (1975) Sleepwalking. West J Med 122: 417–418

Reid WH, Ahmed I, Levie CA (1981) Treatment of sleepwalking: a controlled study. Am J Psychother 35: 27–37

Rieger M, Mayer G, Gauggel S (2003) Attention deficits in patients with narcolepsy. Sleep 26: 36–43

Rodenbeck A Huether G Hajak G (1998a) Unsystematic alterations of melatonin secretion patterns in chronic sleep-wake rhythm disorders. In: Touitou Y (ed) Biological clocks. Mechanisms and applications. Proc Int Congress Chronobiol, Paris 1997, pp 329–332

Rodenbeck A, Huether G, Rüther E, Hajak G (1998b) Altered circadian melatonin secretion patterns in relation to sleep in patients with chronic sleep-wake rhythm disorders. J Pineal Res 25: 201

Rodenbeck A, Huether G, Hajak G (2000a) Melatonin – eine Bewertung. In: Bothe K Köhler-Offierski A, Vorbach EU (Hrsg) Alternative Therapieansätze in der Psychiatrie. Mabuse, Frankfurt

Rodenbeck A, Rüther E, Cohrs S, Hajak G (2000b) Quantifizierte Arousal-Analyse bei Patienten mit einer psychophysiologischen Insomnie. Somnologie 4: 55

Roehrs T, Merlotti L, Petrucelli N, Stepanski E, Roth T (1994) Experimental sleep fragmentation. Sleep 17: 438

Rogozea R, Florea-Ciocoiu V (1983) Alterations of the orienting response extinction in night terrors. Neurol Psychiatr (Bucur) 21: 361–376

Rosenthal NE (1991) Plasma melatonin as a measure of the human clock. J Clin Endocrinol Metab 73: 225

Scharfenstein A (1995) Der Fragebogen zu schlafbezogenen Kognitionen (FB-SK), ein änderungssensitives Instrument für Diagnostik und Therapie. Diagnostica 41: 203–220

Schenck CH, Mahowald MW (2002) REM sleep bahvior disorder: clinical developmental and neuroscience perspectives 16 years after its formal identification in sleep. Sleep 25: 120–138

Schenck CH, Boyd JL, Mahowald MW (1997) A parasomnia overlap disorder involving sleepwalking, sleep terrors, and REM sleep behavior disorder in 33 polysomnographically confirmed cases. Sleep 20: 972–981

Schenck CH, Pareja JA, Patterson AL, Mahowald MW (1998) Analysis of polysomnographic events surrounding 252 slow-wave sleep arousals in thirty-eight adults with injurious sleepwalking and sleep terrors. J Clin Neurophysiol 15: 159–166

Schindler L, Hohenberger-Sieber E, Pauli P (1988) Correlates of disordered sleep: a replication study. Psychopathol Psychother 36: 118–129

Schredl M, Schäfer G, Weber B, Heuser I (1998) Dreaming and insomnia: dream recall and dream content of patients with insomnia. J Sleep Res 7: 191

Schwab RJ, Kuna ST, Remmers JE (2005) Anatomy and physiology of upper airway obstruction. In: Kryger MH, Roth T, Dement WC (eds) Principles and practice of sleep medicine, 4th edn. Elsevier Saunders, Philadelphia, pp 983–1000

Schwartz BA, Escande C (1970) Sleeping sickness: sleep study of a case. Electroencephalogr Clin Neurophysiol 29: 83

Sobanski T, Feige B, Riemann D (1999) Neuere Modellvorstellungen zu Ätiologie und Pathophysiologie der psychophysiologischen Insomnie. Somnologie 3: 247

Soldatos CR, Vela-Bueno A, Bixler EO, Schweitzer PK, Kales A (1980) Sleepwalking and night terrors in adulthood clinical EEG findings. Clin Electroencephalogr 11: 136–139

Sonntag A, Rother B, Guldner J, Yassouridis A, Holsboer F, Steiger A (1996) Trimipramine and imipramine exert different effects on the sleep EEG and on nocturnal hormone secretion during treatment of major depression. Depression 4: 1

Sours JA, Frumkin P, Indermill RR (1963) Somnambulism: its clinical significance and dynamic meaning in late adolescence and adulthood. Arch Gen Psychiatry 14: 400–413

Späth-Schwalbe E, Gofferje M, Kern W, Born J, Fehm HL (1991) Sleep disruption alters nocturnal ACTH and cortisol secretory patterns. Biol Psychiatry 29: 575

Späth-Schwalbe E, Uthgenannt D, Voget G, Kern W, Born J, Fehm HL (1993) Corticotropin-releasing hormone-induced adrenocorticotropin and cortisol secretion depends on sleep and wakefulness. J Clin Endocrinol Metab 77: 1170

Thannickal TC, Moore RY, Nienhuis R et al (2000) Reduced number of hypocretin neurons in human narcolepsy. Neuron 27: 469–474

Thorpy MJ (2004) Sleep disorders in Parkinson's disease. Clin Cornerstone 6 (Suppl 1A): S7–S15

Toh KL, Jones CR, He Y et al (2003) An hPer2 phosphorylation site mutation in familial advanced sleep phase syndrome. Science 291: 1040–1043

Tucci V, Stegagno L, Vandi S et al (2003) Emotional information processing in patients with narcolepsy: A psychophysiologic investigation. Sleep 26: 558–564

Tulen JH, Man in't Veld AJ, Dzoljic MR, Mechelse K, Moleman P (1991) Sleeping with and without norepinephrine: effects of metoclopramide and D,L-threo-3,4-dihydroxyphenylserine on sleep in dopamine beta-hydroxylase deficiency. Sleep 14: 32–38

US Xyrem Multicenter Study Group (2004) Sodium oxybate demonstrates long-term efficacy for the treatment of catapley in patients with narcolepsy. Sleep Med 5: 119–123

Van Cauter ER, Leproult, Kupfer DJ (1996) Effects of gender and age on the levels and circadian rhythmicity of plasma cortisol. J Clin Endocrinol Metab 81: 2468

Van Cauter EL, Plat R, Leproult, Copinschi G (1998) Alterations of circadian rhythmicity and sleep in aging: Endocrine consequenses. Horm Res 49: 147

Vgontzas AN, Bixler EO, Papanicolaou DA et al (1997) Rapid eye movement sleep correlates with the overall activities of the hypothalamic-pituitary-adrenal axis and sympathic system in healthy humans. J Clin Endocrinology Metab 82: 3278

Vgontzas AN, Tsigos C, Bixler EO et al (1998) Chronic insomnia and activity of the stress system: a preliminary study. J Psychosom Res 45: 21

Weibel LM, Follenius K, Spiegel J, Ehrhart, Brandenberger G (1995) Comparative effect of night and daytime sleep on the 24-hour cortisol secretory profile. Sleep 18: 549

White DP (2005) Central sleep apnea. In: Kryger MH, Roth T, Dement WC (eds) Principles and practice of sleep medicine, 4th edn. Elsevier Saunders, Philadelphia, pp 969–982

Wiegand MH, Berger M (1989) Action of trimipramine on sleep and pituitary hormone secretion. Drugs 38 (Suppl 1): 35

Wiegand MH, Hiltner C, Scheer-Zaccaria G, Grigelat A (2002) Psychoeducative seminar for patients with psychophysiological insomnia. J Sleep Res 11 (Suppl 1): 251

Wilkinson CW, Peskind ER, Raskind MA (1997) Decreased hypothalamic-pituitary-adrenal axis sensitivity to cortisol feedback inhibition in human aging. Neuroendocrinology 65: 79

Woodward SH, Arsenault NJ, Murray C, Bliwise DL (2000) Laboratory sleep correlates of nightmare complaint in PTSD inpatients. Biol Psychiatry 48: 1081–1087

World Health Organization (1993) Internationale Klasssifikation psychischer Störungen ICD-10, Kapitel F. Huber, Bern

Young EA, Haskett RF, Grunhaus L et al (1994) Increased evening activation of the hypothalamic-pitutary-adrenal axis in depressed patients. Arch Gen Psychiatry 51: 701

Somatoforme Störungen

Winfried Rief und Harald J. Freyberger

16.1 Neurobiologie somatoformer Störungen

Hauptmerkmal somatoformer Störungen ist das Vorliegen körperlicher Beschwerden, die nicht ausreichend durch einen organischen Krankheitsprozess erklärbar sind. Typische Symptome sind hierbei Bauch-, Kopf- oder Rückenschmerzen, Blähungen, Völlegefühl, Brustschmerzen, Schwitzen und Schwindelgefühle. Während einzelne dieser Beschwerden bei vielen Menschen immer wieder einmal auftreten und oftmals ohne Intervention abklingen, ist das klinische und gesundheitsökonomische Problem vor allem durch viele Betroffene gegeben, die multiple und chronifizierte Beschwerden haben.

16.1.1 Befunde aus bildgebenden Verfahren und Brain-Mapping-Ansätzen

Entsprechend der jungen Tradition des Konzeptes somatoformer Störungen liegen noch wenige Gruppenstudien mit bildgebenden Verfahren vor; es dominieren Einzelfallstudien (v. a. zu Konversionssymptomen) und Arbeiten zu verwandten Störungsbildern (z. B. *chronic fatigue syndrome* CFS). Diese Ergebnisse werden nachfolgend dargestellt.

Die vorliegenden Untersuchungen zur Somatisierungsstörung zeigen vergleichsweise inkonsistente Befunde. So berichten James et al. (1987) vor allem **rechtshemisphärische** Veränderungen der zerebralen Perfusion bei 14 Patienten mit Somatisierungsstörungen bei einem visuellen Paradigma. Im Vergleich zur Kontrollgruppe zeigte sich eine etwas höhere rechtsposteriore Aktivität, die im Sinne einer gestörten selektiven Aufmerksamkeit auf der Grundlage einer Hyperaktivität der rechtsposterioren Region bzw. Hemisphäre interpretiert wurde. Die Ergebnisse von Garcia-Campayo et al. (2001) zeigten in einem anderen Paradigma jedoch dem widersprechende Befunde. Eine Bestätigung gerade rechtshemisphärischer Auffälligkeiten findet sich wiederum in Arbeiten von Wittling et al. (1993), die topographisches EEG-Mapping verwendet haben. Hierbei wurden emotionsindizierende Aufgaben eingesetzt (z. B. Betrachten von Unfallszenen). Personen mit hohen Psychosomatikwerten in Fragebögen zeigten gerade bei emotionsrelevanter Stimulation rechtshemisphärisch eine niedrigere Negativierung.

Einige Untersuchungen mit bildgebenden Verfahren scheinen des Weiteren auf einen reduzierten Metabolismus im **Frontalhirnbereich** hinzudeuten und bestätigen auch Besonderheiten in der nichtdominanten Hemisphäre. Drake (1993) hat darauf hingewiesen, dass Patienten mit linkshemispherischen Läsionen unabhängig von deren Ätiologie eine höhere Wahrscheinlichkeit aufweisen, im späteren Leben Konversionssymptome zu entwickeln. Für die dissoziativen und die Konversionsstörungen wird angenommen, dass sowohl präfrontale als auch rechtsparietale Regionen als Teile eines neuronalen Netzwerks Aufmerksamkeits- und Wachheitsprozesse integrieren. Es ist anzunehmen, dass gestörte inhibitorische Mechanismen höherer sensorischer und motorischer Organisationsebenen zu der Symptombildung beitragen. Eine Reihe von Einzelfallstudien haben hierzu hypothesengenerierende Befunde hervorgebracht.

So berichten Tiihonen et al. (1995) bei einer Patientin mit einer linksseitigen dissoziativen Lähmung mit Sensibilitätsstörungen in einer SPECT-Studie (Einzelphotonentomographie) bei elektrischer Stimulation des N. medianus der gelähmten Hand von einer Hyperperfusion der rechten Frontalregion und einer Hypoperfusion der rechten Parietalregion. Nach vollständiger Rückbildung der dissoziativen Symptomatik normalisierten sich die zerebralen Perfusionsverhältnisse. Die Ergebnisse wurden im Sinne einer simultanen Aktivierung frontaler inhibitorischer Bereiche und einer Inhibition des somatosensorischen Kortex interpretiert.

Marshall et al. (1997) fassen die Ergebnisse einer PET-Studie (Positronenemissionstomographie) bei einer Patientin mit linksseitiger dissoziativer Lähmung ohne Sensibilitätsstörung zusammen. Der Versuch, das gelähmte Bein zu bewegen, führte nicht zu einer Aktivierung des primären motorischen Kortex, sondern zu einer Aktivierung des rechten orbitofrontalen und des rechten anterioren **zingulären Kortex**. Lüders et al. (1995) weisen in diesem Kontext darauf hin, dass diese Strukturen als *negative motor areas* aufzufassen sind und eine entscheidende Rolle bei der Hemmung unangemessener motorischer Reaktionen spielen. Hier lassen sich die PET-Befunde von Halligan et al. (2000) zuordnen, die zeigen konnten, dass im Rahmen hypnotisch induzierter Lähmungen auch der orbitofrontale und der anteriore zinguläre Kortex aktiviert werden.

Eine interessante Arbeit zu neuroanatomischen Aspekten bei hysterischen sensorimotorischen Störungen stammt von Vuilleumier et al. (2001), die stärker subkortikale Strukturen berücksichtigt. Sieben Personen mit unilateralen »hysterischen« Empfindungsstörungen wurden an beiden Händen durch eine Vibrationsanlage stimuliert. Es zeigten sich kontralateral zur Sensibilitätsstörung reduzierte Aktivitäten im zerebralen Blutfluss, v. a. im Thalamus und in den Basalganglien. Deshalb vermuten die Autoren, dass bei dieser Störung **striatothalamokortikale Kreisläufe** involviert sind, die sensorimotorische Funktionen sowie willkürmotorisches Verhalten steuern.

Bezogen auf das *chronic fatigue syndrome* (CFS) wurden zahlreiche Versuche unternommen, spezifische Läsionsmuster nachzuweisen (zusammenfassend: Greco et al. 1997). Die in vielen Studien identifizierten Läsionen der weißen Substanz variieren in Abhängigkeit von den Untersuchungsbedingungen und den Stichprobenmerkmalen erheblich zwischen 8% und 78%, sodass Zweifel an deren Spezifität aufkommen. Auch scheinen die Ergebnisse zum Teil von den Untersuchungsmethoden abzuhängen; so berichten Schwartz et al. (1994) deutlich mehr zerebrale Auffälligkeiten von CFS-Patienten, wenn SPECT- anstatt Magnetresonanztomographie(MRI)-Untersuchungen durchgeführt wurden.

16.1.2 Neurophysiologie

Bei Patienten mit Somatisierungsstörungen wurden in einigen Studien Defizite sensomotorischer, exekutiver und visuospatialer Funktionen gefunden (Flor-Henry et al. 1981). Generell werden bei den somatoformen Störungen gestörte Aufmerksamkeitsprozesse und insbesondere eine Störung der interozeptiven Schmerzwahrnehmung diskutiert. Darüber hinaus können Habituationsprozesse an körperlichen Funktionsveränderungen durch biologische Besonderheiten möglicherweise beeinträchtigt sein.

In EEG-Studien zeigen sich in den **evozierten Potenzialen** bei somatisierungsgestörten Patienten kleinere Differenzwerte zwischen erwarteten vs. nichterwarteten Reizen (sog. *mismatch negativity*), was auf eine verminderte Fähigkeit zur Differenzierung zwischen relevanten und irrelevanten Informationen hinweist (James et al. 1990). Dies wurde als Analogie gewertet, dass Somatisierungspatienten Körpersignale ggf. auch nicht nach ihrer Signalrelevanz unterscheiden können und deshalb unbedeutende Körperempfindungen stärker ins Bewusstsein gelangen.

In einer Studie von Gordon et al. (1986) wurde ebenfalls die Hypothese verfolgt, Patienten mit Somatisierungsstörung könnten in evozierten Potenzialen, die im Rahmen einer Tondiskriminationsaufgabe anfielen, Besonderheiten zeigen. Es zeigte sich ein Trend zu einer etwas vergrößerten N1-Amplitude bei Vorliegen einer Somatisierungsstörung, was als Anzeichen einer **gestörten Stimulusfilterung** gewertet wurde.

Somit unterstützen diese älteren Arbeiten mit evozierten Potenzialen Modelle, die neurophysiologische Stimulusfilterung und Aufmerksamkeitslenkung in den Mittelpunkt stellen. Es ist jedoch bedauerlich, dass diese Arbeiten bislang nicht repliziert und erweitert wurden. Sie stellen die Weiterentwicklung älterer Theorien zur Konversionsstörung dar, bei denen ein kortikofugaler Hemmungsmechanismus gegenüber afferenten Stimuli und eine Störung der Aufmerksamkeitsfunktionen angenommen wurde (Ludwig 1972; Whithlock 1967). Gegenüber unerträglichen inneren oder äußeren Stressoren werden unter Rückgriff auf das Konzept des »Totstellrefelexes« regressive Konfliktverarbeitungsmechanismen herangezogen. Diese regressiven Handlungsweisen tragen zu einer passiven Position bei, mit deren Hilfe die Abspaltung von inneren oder äußeren kritischen Stimuli gelingt. Die sonst frei verfügbare Aufmerksamkeitsleistung wird auf das körperliche Symptom konzentriert (Halligan u. David 1999).

Eine Reihe von Befunden weisen darauf hin, dass der **interhemisphärische Informationsaustausch** bei Patienten mit Konversionsstörungen beeinträchtigt ist. Wie Bishop et al. (1978) und Galin et al. (1977) zeigen konnten, werden die Symptome vorwiegend in die linke Körperhälfte lateralisiert. Flor-Henry et al. (1981) berichten Funktionsstörungen der nichtdominanten Hemisphäre im Sinne einer relevanten Hemmung verbal kodierter Vorstellungsbilder bei einer gleichzeitig bestehenden affektiven Inkongruenz.

Wittling und Schweiger (1993) stellen einen experimentellen Ansatz zur Untersuchung hemisphärenbezogener Aspekte bei psychosomatischen Beschwerden im Allgemeinen vor. Dabei wurde affektives visuelles Material über eine bestimmte Versuchsanordnung so präsentiert, dass es nur einer Hirnhemisphäre zugänglich wurde. Gemessen wurde die Kortisolreaktion aufgrund der visuellen Stimulation. Diese Reaktion war bei rechtshemisphärischer Darbietung besonders ausgeprägt. Bei Personen mit psychosomatischen Beschwerden zeigten sich geringere hemisphärenabhängige Unterschiede in der Kortisolreaktion als bei Personen mit wenigen psychosomatischen Beschwerden. Die Autoren interpretieren dies als Hinweis für eine **alterierte Hirnasymmetrie**. Mögliche Konsequenzen für die Lateralisierung der Symptome werden im Folgenden dargestellt.

16.1.3 Lateralisierung der Symptome

Seit den 70er-Jahren des vergangenen Jahrhunderts wird die **Lateralisierungshypothese** für somatoforme Störungen im weitesten Sinne diskutiert. In einer Reihe von Studien ist gezeigt worden, dass somatoforme Symptome bei verschiedenen zugrunde zu legenden Störungen im Bereich der linken Körperhälfte häufiger auftreten als rechts (z. B. Axelrod et al. 1980; Min u. Lee 1997). Für Konversionsstörungen wurde dies v. a. für weibliche Stichproben bestätigt, wenngleich sich hier widersprüchliche Ergebnisse finden, die in erster Linie auf methodische Gründe zurückzuführen sein dürften (zusammenfassend: Roelofs et al. 2000). Das wichtigste Erklärungsmodell für die linksseitige Lateralisierung von Symptomen bei den Somatisierungs- und Konversionsstörungen bezieht sich auf die Dominanz und Spezialisierung der Hirnhemispären (Sierra u. Berrios 1999). Der rechte untere parietale Kortex scheint eine bedeutsame Rolle bei komplexen Aufmerksamkeits- und Vigilanzprozessen zu spielen, sodass Störungen in diesem Bereich mit kontralateralen sensorischen und motorischen körperlichen Störungen einherzugehen scheinen.

16.1.4 Genetische Befunde

Die Arbeitsgruppe von Cloninger (Bohmann et al. 1984; Cloninger et al. 1986) hat auf eine familiäre Assoziation zwischen Somatisierung, antisozialer Persönlichkeit und Alkoholismus hingewiesen, wobei sich ihre Ergebnisse auf eine Adoptionsstudie stützen. Eine familiäre Häufung von Somatisierung konnte in diesen Arbeiten jedoch nur bei Frauen gefunden werden (Cloninger et al. 1986). In einer norwegischen Zwillingsstudie (Torgersen 1986) wurden höhere Konkordanzraten für monozygote (29%) im Vergleich zu dizygoten Zwillingen (10%) gefunden, wobei die Unterschiede aufgrund kleiner Fallzahlen nicht statistisch signifikant waren. Bei den Zwillingsgeschwistern der untersuchten Patienten fand sich ein auffallend erhöhtes Erkrankungsrisiko für generalisierte Angststörungen. Neuere Studien legen jedoch nahe, dass Somatisierungsstörungen sowie ängstliche und depressive Symptome keinen gemeinsamen genetischen Hintergrund haben (Battaglia et al. 1995; Gillespie et al. 2000). In zahlreichen Untersuchungen von Familien von Patienten mit somatoformen Störungen wurden zum Teil deutlich erhöhte Raten analoger Symptomatik bei Angehörigen gefunden. Neben einer biologisch gesteigerten Disposition werden hierfür im Wesentlichen Lernprozesse in Kindheit und Jugend verantwortlich gemacht (Garralda 1996).

Molekulargenetische Erkenntnisse liegen zur Zeit für somatoforme Störungen noch nicht vor. Jedoch konnte bei Patienten mit Fibromyalgie im Vergleich zu Kontrollen gezeigt werden, dass die genetischen Verteilungsmuster für das 5-HT2A-Rezeptorgen und das Serotonintransportergen differieren (Bondy et al. 1999; Offenbacher et al. 1999). Damit liegen Zusammenhänge zum serotonergen System nahe (s. unten).

16.1.5 Neurotransmitter

Das **serotonerge System** ist über zahlreiche Untersuchungen immer wieder mit somatoformen Störungen in Zusammenhang gebracht worden. Dabei haben sich die deutlichsten Befunde bei Störungen gefunden, die mit einer veränderten Schmerzwahrnehmung bzw. mit zwanghaften Merkmalen assoziiert sind. Die analgetische Wirkung trizyklischer Antidepressiva und die durch sie hervorgerufene verminderte Aktivität des peripheren und zentralen serotonergen Systems haben hierzu beigetragen (van Kempen et al. 1992). Auch bei Patienten mit Fibromyalgie wurden im Vergleich zu Kontrollen niedrigere Serumkonzentrationen von Serontonin und einigen Serotoninmetaboliten gefunden, wobei diese z.T. mit höherer Schmerzintensität assoziiert waren (Schwartz et al. 1999).

Russel (1998) interpretiert die in einigen Studien gefundene Assoziation zwischen höheren Schmerz-Scores und höheren Serumkonzentrationen des Neuropeptids **Substanz P** im Sinne eines Antagonismus von Substanz P und dem serotonergen System in der Nozizeption. Analoge Befunde zum serotonergen System finden sich für die dysmorphophobe Störung, die ebenfalls zu den somatoformen Störungen gerechnet wird (Barr et al. 1992; Craven u. Rodin 1987). Diese Befunde sind allerdings als wenig spezifisch aufzufassen, da serotonerge Veränderungen auch bei anderen psychischen Störungen gefunden wurden.

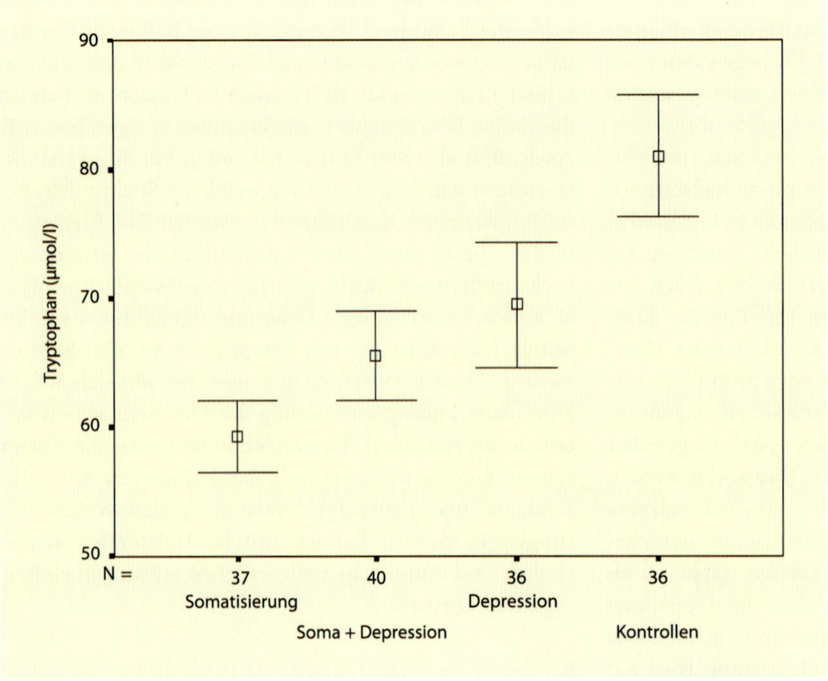

Abb. 16.1. Tryptophankonzentrationen (95%-Konfidenzintervalle)

In einer Studie von Rief et al. (2004a) wurden neurotransmitterrelevante Aminosäuren bei Depressiven und bei Somatisierungspatienten untersucht. Es konnte gezeigt werden, dass z. B. die Serumkonzentration von **Tryptophan** als Vorläufer des Serotonins bei Depressiven niedriger als bei Kontrollpersonen, bei Somatisierungspatienten jedoch noch niedriger als bei Depressiven lag (■ Abb. 16.1). Für noradrenerge Vorprodukte wie z. B. Tyrosin konnte dies demgegenüber nicht abgesichert werden. Dies bestätigt die Bedeutung des serotonergen Systems und legt spezifische Veränderungen bei Somatisierungspatienten auch im Vergleich zu anderen klinischen Gruppen nahe. Daneben wurden in dieser Studie auch andere Aminosäuren untersucht, die mit Tryptophan an der Blut-Hirn-Schranke um den Übergang in den Hirnstoffwechsel konkurrieren (z. B. Valin, Leucin, Isoleucin). Auch für diese Substanzen gab es Besonderheiten bei Personen mit somatoformen Störungen, was gerade wegen der Interaktion mit Tryptophan und Tyrosin von Relevanz ist, jedoch auch wegen der Bedeutung dieser Substanzen für den Muskelenergiehaushalt und damit für Erschöpfungssyndrome.

Auch in der Stressforschung wird die Beteiligung monoaminerger Neurotransmitter umfassend diskutiert. Gjerris et al. (1987) konnten zeigen, dass bei somatisierenden depressiven Patienten die Liquor-Adrenalinspiegel erniedrigt sind. Jedoch muss zusammenfassend für alle diese Befunde gesagt werden, dass eine breitere Fundierung ihrer Relevanz für somatoforme Störungen z. B. durch Replikationsstudien noch aussteht.

16.1.6 Endokrinologische Befunde

Die meisten endokrinologischen Studien zu somatoformen Symtomen befassen sich mit der Hypothalamus-Hypophysen-Nebennierenrinden-Achse (**HPA-Achse**). Heim et al. (1998) konnten in einer weiblichen Stichprobe mit chronischen Unterbauchbeschwerden zeigen, dass diese bei annähernd normalen ACTH-Spiegeln im CRH-Stimulationstest niedrige Kortisolspiegel zeigten (ACTH: adrenokortikotropes Hormon, CRH: Kortikotropin-Releasing-Hormon). Im Dexamethason-Suppressionstest werden nur geringe Dexamethasonkonzentrationen benötigt, um eine Kortisolsuppression auszulösen. Die Ergebnisse werden in Analogie zu vergleichbaren Befunden bei posttraumatischen Belastungsstörungen vor dem Hintergrund erhöhter Traumatisierungsraten in dieser Stichprobe diskutiert. Eine Reihe anderer Studien hat Zusammenhänge zwischen körperlicher Erschöpfung und erniedrigten basalen Kortisolspiegeln bestätigen können (Nicolson u. van Diest 2000). Heim et al. (2000) interpretieren dies im Sinne des Konzepts des **Hypokortisolismus**: Chronischer Stess kann zu einer Hypoaktivität der HPA-Achse führen, sodass die protektive Funktion des Kortisols entfällt und die Entwicklung somatoformer Störungen begünstigt wird. Zahlreiche Studien mit den unterschiedlichen Subgruppen somatoformer Störungen führen allerdings zu insgesamt wenig konsistenten Ergebnissen (Rief 2000; Rief u. Auer 2000). Ungeklärt ist darüber hinaus, ob es sich bei diesen Veränderungen um das Korrelat von Chronifizierungsprozessen handelt oder ob die endokrinologischen Auffälligkeiten durch andere interagierende Systeme zumindest teilweise determiniert werden.

16.1.7 Pharmakologie, somatischtherapeutische Konsequenzen

Obgleich die somatoformen Störungen zu den häufigsten psychischen Erkrankungen zählen und in der Primärversorgung ein zunehmendes Problem darstellen, liegen nur wenige plazebokontrollierte Studien vor. Werden die Ergebnisse zusammengefasst, so zeigen die klassischen trizyklischen **Antidepressiva** ein Indikationsspektrum, das sich auf Schmerzstörungen und multiple somatische Symptome bezieht, während sich die **Serotoninwiederaufnahmehemmer** (SRI) insbesondere effektiv bei Störungen einsetzen lassen, die mit dem Angst- und Zwangsspektrum assoziiert sind (körperdysmorphophobe und hypochondrische Störung) (Rief u. Exner 2002). Allerdings müssen diese Empfehlungen noch mit Vorbehalt gesehen werden.

In einer dieser kontrollierten Studien konnten Volz et al. (2000) zeigen, dass das Antidepressivum Opipramol im Vergleich zu Plazebo somatische Symptome bei verschiedenen somatoformen Störungen (Somatisierungsstörung, undifferenzierte Somatisierungsstörung, autonome somatoforme Störungen) wirksam reduziert. Vor dem Hintergrund der ermittelten subjektiv guten Verträglichkeit und der erzielten Symptomreduktion in anderen Syndrombereichen empfehlen die Autoren vor allem den Einsatz dieser Substanz bei komorbiden Gruppen. Eine ähnliche Studie liegt auch zum Johanniskraut vor, wobei auch hier eine Effektivität belegt werden konnte (Müller u. Rahlfs 2004). Offene klinische Studien weisen darauf hin, dass SRI wie Fluvoxamin bei etwa 60% der Patienten zu symptomatologischen Effekten führen können (Noyes et al. 1998).

Bei der **körperdysmorphophoben** Störung legen die Ergebnisse aus offenen klinischen Studien nahe, dass ebenfalls SRI wie Clomipramin, Fluoxetin und Fluvoxamin zu einer befriedigenden Response führen, während die anderen Substanzklassen keine oder unbefriedigende Effekte zeigen (Hollander et al. 1989; Phillips u. Crino 2001; Phillips et al. 2001). Auch mit Citalopram werden positive Effekte berichtet (Phillips u. Najjar 2003). In einer randomisierten Doppelblindstudie mit Crossover-Design bei 29 Patienten erwies sich Clomipramin gegenüber Desipramin als deutlich überlegen (Hollander et al. 1999). SRI sind dabei sowohl bei nichtwahnhaften als auch bei wahnhaften Patienten wirksam (Phillips u. Crino 2001), sodass in vielen Fällen auf eine neuroleptische Begleitmedikation verzichtet werden kann.

Bei der **hypochondrischen** Störung liegen derzeit zwar Wirksamkeitshinweise für SRI vor (Fallon et al. 1996; Perkins 1999), diese verfehlen jedoch vor dem Hintergrund hoher Plazebo-Responseraten das Kriterium der klinischen und statistischen Signifikanz.

Die möglichen **analgetischen** Effekte antidepressiv wirksamer Substanzen sind in mehreren kontrollierten Studien untersucht worden. In einer Metanalyse von 11 plazebokontrollierten Studien konnten Fishbain et al. (1998) mit einer mittleren Effektstärke von 0,48 zeigen, dass Antidepressiva die Schmerzintensität bei Patienten mit psychogenem Schmerz oder somatoformen Schmerzstörungen wirksam reduzieren, wenn auch die Effektstärken nur im niedrigen bis mittleren Bereich liegen. Bei einer vergleichsweise niedrigen Dosierung und einer kurzen Dauer in den meisten Studien gehen die Autoren davon aus, dass die Effekte nicht nur eine Folge der antidepressiven Wirkungen der Substanzen sind.

In einer offenen klinischen Studie (Dwight et al. 1998) und einer plazebokontrollierten Studie (Goldenberg et al. 1986) konnte gezeigt werden, dass trizyklische und neuere Antidepressiva auch bei anderen somatoformen Spektrumstörungen wie der Fibromyalgie wirksam zu sein scheinen. Trotz dieser Einzelbefunde muss festgehalten werden, dass

- die Anzahl plazebokontrollierter Studien bei somatoformen Störungen insgesamt noch sehr niedrig ist,
- die gefundenen Effekte mit einem oftmals starken Plazeboeffekt verglichen werden müssen,
- die Rolle von Selektionsvariablen wie Chronifizierung, Komorbidität oder Multisymptomatik ungenügend herausgearbeitet ist.

16

16.2 Neuropsychologische Aspekte

16.2.1 Neuropsychologische Charakteristika der Störungen einschließlich assoziierter Symptome

Während die Mehrzahl der Patienten mit somatoformen Störungen Beschwerden

- aus dem Bereich der Schmerzsymptome (z. B. Rückenschmerzen, Bauchschmerzen, Unterbauchschmerzen, Kopfschmerzen),
- gastrointestinale Symptome (Blähungen, Obstipation etc.) und
- kardiovaskuläre Symptome (z. B. nichtkardiale Brustschmerzen, Schwitzen, Schwindelgefühle)

schildern, werden von vielen Patienten mit diesen Syndromen auch **neuropsychologische** Beschwerden beschrieben wie

- Konzentrationsstörungen,
- erhöhte Erschöpfbarkeit oder
- Gedächtnisbeeinträchtigungen.

Erstaunlicherweise liegen bislang jedoch kaum breit angelegte Studien vor, um allgemeine neuropsychologische Beeinträchtigungen bei somatoformen Störungen zu erfassen. Leichte kognitive Einschränkungen, wie sie z. B. von Wearden und Appleby für das *chronic fatigue syndrome* (Wearden u. Appleby 1996) beschrieben wurden, scheinen weniger auf allgemeine Veränderungen von Hirnfunktionen hinzuweisen, sondern eher im Zusammenhang zu Motivation, affektiven Veränderungen sowie allgemeiner psychophysiologischer Aktivierung zu stehen. In diesem Sinne bestätigt Suhr (2003) bei Patienten mit **Fibromyalgie**, dass diese Patienten nicht nur mehr Gedächtnisschwierigkeiten angeben, sondern auch mehr Erschöpfungsgefühle, Schmerzen und Depressionen. Dabei war insbesondere Depression mit der Leistung bei Gedächtnistests korreliert, während Erschöpfung vor allem mit der Leistung in psychomotorischen Geschwindigkeitstests zusammenhing.

Bei **körperdysmorphen** Störungen wurde gefunden, dass diese Patienten ähnlich wie Patienten mit Zwangsstörungen normale Leistungen in Gedächtnistests und motorischen Aufgaben erbringen, jedoch bei Aufgaben der exekutiven Funktionen Beeinträchtigungen vorliegen, wie sie häufig bei Frontallappenstörungen gefunden werden.

Eine interessante neue Arbeit verbindet biologische und psychologische Einflussvariablen auf Gedächtnisfunktionen. Sephton et al. (2004) untersuchten die Gedächtnisleistungen von Fibromyalgiepatienten. Dabei wurde festgestellt, dass die Gedächtnisleistung sowohl von neuroendokrinen Faktoren (gemessen über das Speichelkortisol) als auch von psychischen Faktoren (z. B. Depressivität) beeinflusst ist. Beide Aspekte haben unabhängige, spezifische Zusammenhänge zur Gedächtnisfunktion. Höhere Kortisolspiegel gingen mit besseren Leistungen sowohl im sofortigen visuellen Gedächtnisabruf als auch mit Leistungen im verzögertem Abruf einher. Mit Fibromyalgie assoziierte depressive Symptome korrelierten vor allem mit einer verschlechterten Leistung im verbalen Gedächtnisabruf.

Während solche eher unspezifischen Beeinträchtigungen auf neuropsychologischer Ebene zum Thema somatoformer Störungen wenig untersucht wurden, wurden mehr Studien vorgenommen, die sich stärker an Ätiologiemodellen zur Entstehung dieser unklaren körperlichen Beschwerden orientierten und spezifische, nichtgeneralisierte Besonderheiten aufgriffen. Im besonderen Fokus standen die Wahrnehmung sowie die Aufmerksamkeitslenkung bei Patienten mit somatoformen Beschwerden.

So kann z. B. eine veränderte Wahrnehmung körpereigener Signale dazu führen, dass mehr solche Körperempfindungen wahrgenommen werden und damit die

Wahrscheinlichkeit einer Fehlbewertung steigt. Die Fokussierung der Aufmerksamkeit auf Körperprozesse, die oft durch katastrophisierende Bewertungsstile (▶ 16.2.3) motiviert ist, kann zu einer subjektiven Verstärkung von Körpermissempfindungen beitragen. Solche Prozesse der selektiven Aufmerksamkeit sind bereits bei Schmerzpatienten häufiger beschrieben worden, jedoch auch bei somatoformen Störungen von Relevanz. Schließlich können jedoch auch Prozesse der Gedächtnisabspeicherung sowie des Gedächtnisabrufs in selektiver Weise dazu beitragen, dass Körperbeschwerden nach Abklingen schneller wieder auftreten und/oder die Bewertung der subjektiven Gesundheit negativ ausfällt.

Das Zusammenspiel von Wahrnehmungs-, Aufmerksamkeits- und Gedächtnisprozessen wird bei somatoformen Störungen in Anlehnung an Barskys Formulierungen zur Hypochondrie auch »**somatosensorische Verstärkung**« genannt (Barsky u. Wyshak 1990). In diesem Modell wird davon ausgegangen, dass es bei dieser Patientengruppe zu einem Aufschaukelungsprozess kommt, der durch allgemeine Körperbeschwerden ausgelöst werden kann. Diese Beschwerden können z. B. Krankheitsängste auslösen oder anderweitig katastrophisierend bewertet werden, sodass es zu einer Aufmerksamkeitsfokussierung auf Körpermissempfindungen kommt. Diese Aufmerksamkeitsfokussierung führt wiederum zu einer verstärkten Wahrnehmung des sensorischen Signals. Die mit den Krankheitsängsten einhergehende erhöhte physiologische Aktivierung sowie Verhaltenskomponenten wie Vermeidung, Schonverhalten und Abbau der körperlichen Belastbarkeit können weitere aufrechterhaltende Prozesse sein (◘ Abb. 16.2).

Scholz und Mitarbeiter (Scholz et al. 2001) haben untersucht, ob Somatisierungspatienten bereits eine veränderte Wahrnehmung von Körperprozessen aufweisen. Über eine **Biofeedback-Anordnung** mussten die Teilnehmer die Muskelanspannung im Nacken so lange verändern, bis eine korrespondierende Anzeige auf dem Bildschirm ein vorbestimmtes Kriterium erreichte. Die Teilnehmer wussten nicht, in welchem Bereich dieses Kriterium der Muskelanspannung liegt, mussten jedoch einschätzen, wieviel Prozent der Maximalanspannung der Nackenmuskulatur aktuell produziert wurden. Es zeigte sich, dass Somatisierungspatienten eine höhere Präzision in der Wahrnehmung des Muskelanspannungszustands hatten als Kontrollpersonen. Die vielfach vermutete erhöhte Intensität der subjektiven Wahrnehmung konnte in dieser Studie für Somatisierungspatienten tendenziell gefunden werden. Diese Studie gibt somit Anhaltspunkte, dass durch eine sensiblere Propriozeption, wie sie z. B. durch permanente Aufmerksamkeitsfokussierung auf körperliche Prozesse trainiert sein könnte, bei Somatisierungspatienten ein erhöhtes Risiko für das Wahrnehmen kleiner physiologischer Veränderungen besteht.

Diese Wahrnehmungs- und Aufmerksamkeitsprozesse finden eine interessante Parallele bei der Untersuchung von Somatisierungspatienten mittels evozierter Potenziale, die zum Teil schon weiter oben aufgeführt wurden (▶ 16.1.2). Die P1-N1-Komponente im evozierten Potenzial wird üblicherweise mit Merkmalen der Stimulusintensität in Zusammenhang gebracht. In einer Studie von James et al. (1990) konnte gezeigt werden, dass die Veränderungen der P1-N1-Amplitude linear mit Veränderungen der Stimulusintensität einhergehen. Für Somatisierungspatienten ist dieser Zusammenhang stärker ausgeprägt, Stimulusintensitätsunterschiede zeigen sich also bei ihnen stärker im evozierten Potenzial als bei Gesunden. In einer weiteren Studie mit evozierten Potenzialen derselben Arbeitsgruppe konnten James et al. (1987) zeigen, dass Somatisierungspatienten weniger *mismatch negativity* zeigen als Kontrollpersonen. Dies war über zentralen und parietalen Ableitorten besonders ausgeprägt. Auch mit dieser Variablen aus dem evozierten Potenzial lässt sich auf die Fähigkeit schließen, wesentliches von unwesentlichem Reizmaterial zu unterscheiden. Zusammenfassend können diese Befunde somit in die Richtung in-

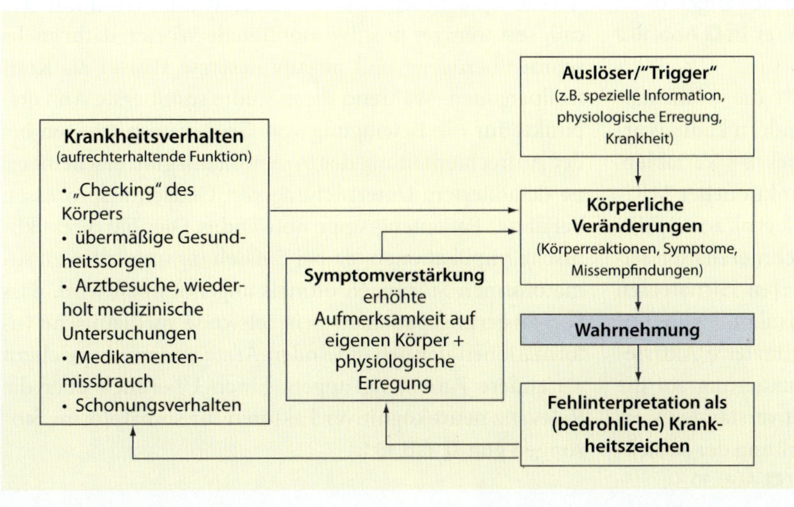

◘ **Abb. 16.2.** Allgemeines Störungsmodell zur Somatisierung. (Nach Rief u. Hiller 1998)

terpretiert werden, dass Somatisierungspatienten (körperliche) Reize sensibler wahrnehmen als gesunde und schlechter zwischen relevanten und irrelevanten Reizen unterscheiden können.

Dieser Prozess wird auch »**Sensitivierung**« genannt. Während Habituation die abnehmende Körperreaktion auf Reizwiederholung beschreibt, beinhaltet Sensitivierung die zunehmende subjektive Reizintensität bei Wiederholung des Reizes. Overmier (2002) geht davon aus, dass Sensitivierungsprozesse und Konditionierungsvorgänge zentral an der Entstehung von somatoformen Störungen sowie damit assoziierter Beeinträchtigung beteiligt sind. Als Beispiele führt er Geruchskonditionierung als mögliches Äquivalent für das *multiple chemical sensitivity syndrome* an. Sensitivierung ist hierbei ein Prozess, der bereits auf neuronaler Ebene gut beschrieben ist. Verschiedene psychologische Faktoren (z. B. Ängstlichkeit, negative Affektivität) können den Prozess der Sensibilisierung unterstützen.

In manchen Studien wurde **Tinnitus** als ein Beispiel eines körperlichen Symptoms mit unklarer Genese herangezogen, da die umschriebene Symptomatik bestimmte Untersuchungsdesigns ermöglicht, die bei multipler Symptomatik schwieriger sind. In einer eigenen Arbeit konnte bei Patienten mit chronischem Tinnitus ein zentraler Einfluss der Aufmerksamkeitslenkung auf die subjektive Belastung durch die Symptomatik demonstriert werden (Rief et al. 2004b). So beschreiben Tinnituspatienten die höchste subjektive Belastung, wenn sie die Aufmerksamkeit auf den Tinnitus fokussieren sollen. Selbst bei Konzentration der Aufmerksamkeit auf ein extern dargebotenes tinnitusäquivalentes Geräusch bringt dies niedrigere Belastungswerte als die Fokussierung auf das (interne) Tinnitusgeräusch. Am niedrigsten wird die subjektive Tinnitusbelastung beschrieben bei angenehmer ablenkender Musik. Unter den unterschiedlichen Aufmerksamkeitsbedingungen in dieser Studie ergaben sich auch unterschiedliche physiologische Veränderungen, die z. B. für eine erhöhte Aktivierung bei Aufmerksamkeitsfokussierung auf den Tinnitus sprechen. Somit bestätigen diese Daten einen Aufschaukelungsprozess, wie er in ◻ Abb. 10.2 beschrieben ist.

Dass Aufmerksamkeitslenkung auch die Wahrnehmung von körperlichen **Schmerzen** verändern kann, wurde vor kurzer Zeit nicht nur durch subjektive Variablen, sondern auch durch die Verwendung funktioneller MRI-Aufnahmen eindrücklich gezeigt (Bantick et al. 2002). Unter Ablenkungsbedingungen während schmerzhafter Stimulation zeigte sich in schmerzassoziierten Hirnarealen wie z. B. in Teilen des Thalamus, der Insula oder in Teilen des anterioren zingulären Kortex reduzierte Aktivierung. Somit kann Aufmerksamkeitsfokussierung auf die körperlichen Beschwerden als ein Aspekt verstanden werden, der mindestens in der Aufrechterhaltung der subjektiven Beeinträchtigung von Relevanz ist (◻ Abb. 10.3).

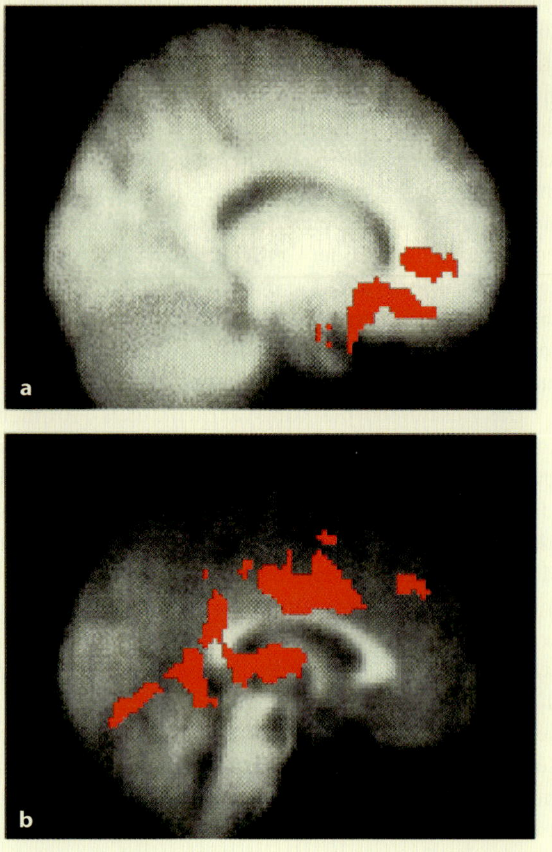

◻ **Abb. 16.3a,b.** Schmerz im fMRI: Die Auswirkung von Ablenkung. **a** Areale, die aktiver sind, wenn zusätzlich zum Schmerz eine Ablenkungsaufgabe gestellt wird; **b** Areale, die weniger aktiv sind, wenn zusätzlich zum Schmerz eine Ablenkungsaufgabe gestellt wird. (Nach Bantick et al. 2002)

Am Beispiel von Patienten mit Hypochondrie und/oder somatoformen Schmerzen konnten Pauli und Alpers (2002) zeigen, dass bei diesen Patientengruppen ein besonderer »Gedächtnisbias« besteht. Patienten mit somatoformen Beschwerden berichten im Gedächtnis-Recall-Test weniger positive emotionale Wörter, dafür mehr schmerzbezogene und negativ besetzte Wörter als Kontrollpersonen. Während diese Studie somit erste Anhaltspunkte für die Beteiligung von Gedächtnisprozessen bei der Aufrechterhaltung der Symptomatik gibt, erscheint eine detailliertere Untersuchung von Gedächtnisprozessen bei dieser Patientengruppe notwendig. Dies hat direkt klinische Implikationen, da bei Entstehungsmodellen zu somatoformen Störungen oftmals angenommen wird, dass Somatisierungspatienten beispielsweise medizinische Informationen der behandelnden Ärzte anders abspeichern als andere Patientengruppen. Einen Überblick über die Relevanz neurokognitiver Faktoren für somatoforme Störungen gibt ◻ Tab. 16.1.

Tab. 16.1. Neurokognitive Beeinträchtigungen bei somatoformen Störungen

Kognitiver Leistungsbereich	Besonderheit bei somatoformen Störungen	Weitere Einflussbedingungen
Allgemeine Einstellungen, *cognitive sets*	Eng gefasstes Konzept von »Gesundsein«	
Wahrnehmung, Aufmerksamkeitslenkung	»somatosensorische« Verstärkung, Aufmerksamkeitsfokussierung auf Körpervorgänge, Sensitivierung der Wahrnehmung von Körperphänomenen	Fehlende Ablenkung, monotone Umgebungsbedingungen
Kognitive Bewertungsprozesse	Katastrophisierung von Körpermissempfindungen	Allgemeine Ängstlichkeit, generalisierte Angststörung
Allgemeine Gedächtnisfunktionen	Ggf. leichte Funktionseinschränkungen	Primär bedingt durch komorbide depressive Störungen
Spezifische Gedächtnisfunktionen	Bias für schmerz- und symptomspezifische Inhalte	

16.2.2 Diagnostik und Testpsychologie

Bei den bestehenden Klassifikationsansätzen für somatoforme Störungen lassen sich drei Hauptgruppen unterscheiden (Abb. 16.4).

Personen mit multiplen körperlichen Beschwerden

Prototyp für multiple körperliche Beschwerden ist die Somatisierungsstörung, deren Kriterien allerdings so streng definiert sind, dass nur wenige Personen sie erfüllen. Von ICD-10 wurde als weitere Variante die somatoforme autonome Funktionsstörung eingeführt, die ebenfalls bei multiplen körperlichen Beschwerden herangezogen werden kann, soweit Symptome autonom innervierter Organe im Vordergrund stehen. Da diese Diagnose jedoch artifiziell ins Leben gerufen wurde und im amerikanischen System DSM nicht auftaucht, wird von der Benutzung dieser Diagnose eher abgeraten, da bislang kaum wissenschaftliche Ergebnisse dazu vorliegen. Da viele Patienten multiple körperliche Beschwerden haben, jedoch die oben erwähnten Kriterien der Somatisierungsstörung nicht erfüllen, müsste korrekterweise die Diagnose »**Undifferenzierte Somatisierungsstörung**« herangezogen werden.

Personen mit einzelnen körperlichen Beschwerden

Während bei Personen mit multiplen körperlichen Beschwerden die Verläufe häufig chronisch sind und zu weiten Teilen therapieresistent, besteht bei umschriebener

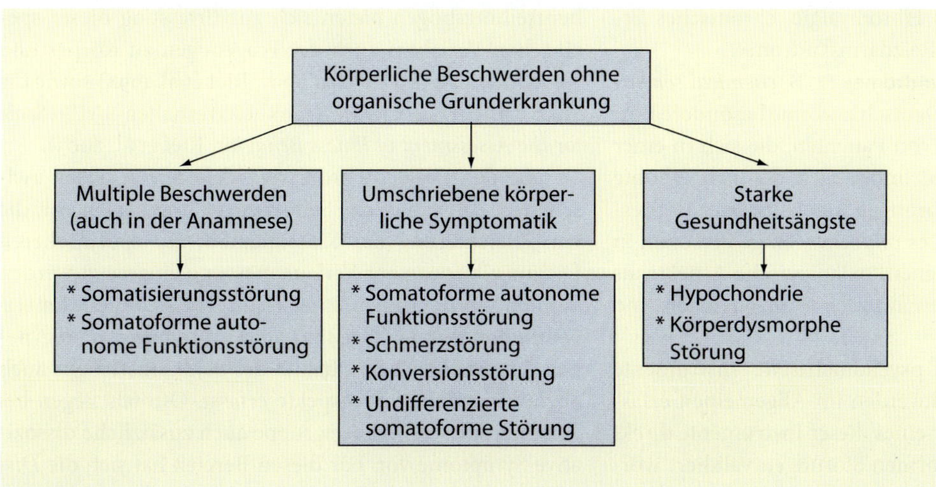

Abb. 16.4. Untergruppen somatoformer Störungen. (Nach Rief u. Hiller 1999)

körperlicher Symptomatik durchaus eine Wahrscheinlichkeit auf Spontanremission, jedoch auch eine höhere Wahrscheinlichkeit auf Fehldiagnostik einer organischen Erkrankung (Kroenke u. Mangelsdorff 1989). Hauptdiagnose bei Personen mit eng umschriebenen somatoformen Beschwerden ist die »**Somatoforme Schmerzstörung**«. Daneben kann auch bei umschriebener körperlicher Symptomatik die Diagnose »**Undifferenzierte Somatisierungsstörung**« in Betracht kommen.

Ängste und abnorme Überzeugungen bezüglich des eigenen Körpers

Viele Patienten präsentieren zwar als erstes Symptom körperliche Beschwerden, jedoch wird relativ schnell ersichtlich, dass Krankheitsängste, Krankheitsüberzeugungen oder Überzeugungen hinsichtlich Körperentstellungen im Vordergrund stehen. In diesen Fällen ist die Diagnose der »**Hypochondrie**« in Erwägung zu ziehen. ICD-10 subsumiert unter Hypochondrie auch die körperdysmorphe Störung (früher Dysmorphophobie), bei der Patienten davon überzeugt sind, Körperteile seien entstellt, obwohl Außenstehende dies nicht nachvollziehen können.

Da im ICD-10 nur unbefriedigend darauf geachtet wurde, Abgrenzungen zwischen verschiedenen Diagnosen zu formulieren, sind auch andere Diagnosen in Betracht zu ziehen. Ein Beispiel hierfür ist die »**Neurasthenie**«, die eine hohe Überlappung zu somatoformen Störungen zeigt, ohne dass definiert ist, wann welche der beiden Diagnosen infrage kommt. Noch problematischer wird die diagnostische Situation dadurch, dass Teilgebiete der Medizin eigene Diagnosen für somatoforme Störungen entwickelt haben sowie zahlreiche »Modediagnosen« Überlappungen zu somatoformen Störungen aufweisen. Beispiele hiefür sind die **Fibromyalgie**, das **Reizdarmsyndrom** (Colon irritabile), das *multiple chemical sensitivity syndrome* und das *chronic fatigue syndrome*. Auch für diese Syndrome sind zwischenzeitlich zum Teil operationale Diagnosekriterien formuliert worden (▶ Exkurs »Diagnostische Kriterien für Fibromyalgie, chronisches Erschöpfungssyndrom und Reizdarmsyndrom«).

Gerade die »**Umweltsyndrome**« (z. B. *chemical sensitivity syndrome*) spielen in Deutschland eine besondere Rolle. Bei der Untersuchung von Patienten, die sich in einer Umweltambulanz melden, finden sich deutlich erhöhte Raten von psychischen Störungen wie Angst oder Depression. Demgegenüber sind es nur sehr wenige Personen in diesen Stichproben, bei denen toxikologische Aspekte als primäre Erklärung der Beschwerden wahrscheinlich sind (Bornschein et al. 2002).

Zwar liegen diverse psychometrische Instrumente vor, die körperliche Beschwerden im Allgemeinen erfassen, jedoch ist bislang nur eines dieser Instrumente direkt am Konzept der somatoformen Störungen validiert worden. Hierbei handelt es sich um das Screening für somatoforme Störungen **SOMS** (Rief et al. 1997). Dieses Verfahren liegt in zwei Versionen vor:

1. in einer Form zur **Statusdiagnostik**, um ökonomisch Personen mit einem Risikoprofil für somatoforme Störungen identifizieren zu können,
2. in einer Form zur **Veränderungsmessung** (SOMS-7), die zwischenzeitlich ebenfalls validiert wurde (Rief u. Hiller 2003).

Weitere Verfahren zur Messung körperlicher Beschwerden sind z. B.

- die Somatisierungsskala aus der *Symptom Check List* SCL-90-R (Derogatis 1994; deutsch: Franke 1995),
- die Freiburger Beschwerdeliste (Fahrenberg 1994),
- der Gießener Beschwerdebogen (Brähler u. Scheer 1983) oder
- die Beschwerdeliste (von Zerssen 1971).

Für die Erfassung von Gesundheitsängsten, wie sie z. B. bei der Hypochondrie im Vordergrund stehen, jedoch auch bei anderen körperlichen und psychischen Erkrankungen von Relevanz sind, bietet sich als ökonomisches Verfahren der **Whiteley-Index** an (deutsch: s. Rief et al. 1994). Dieses 14-Item-Verfahren hat gute Reliabilitäts- und Validitätswerte, bildet jedoch die Gesamtproblematik u.U. zu knapp ab. Ausführlichere Verfahren zur Erfassung von Gesundheitsängsten sind z. B. der *Illness Behavior Questionnaire* oder die *Illness Attitudes Scales* (Kellner 1986; Pilowsky u. Spence 1983). Eine Zusammenfassung internationaler Hypochondrieskalen einschließlich deutscher Normwerte findet sich bei Hiller und Rief (2004).

Für die Krankheitsaufrechterhaltung sowie für die Kostenseite im Rahmen des Gesundheitssystems sind weniger die spezifischen Symptome von Relevanz als vielmehr psychologische Variablen der Patienten. Dazu zählen z. B. katastrophisierende Bewertungsprozesse bezüglich körperlicher Missempfindungen, jedoch auch abnormes Krankheitsverhalten. Neben den letztgenannten Selbstbeurteilungsbögen bieten sich zur Erfassung dieser spezifischen Variablen auch der Fragebogen zu Körper und Gesundheit an (Hiller et al. 1997; Rief et al. 1998) sowie die Skala zur Erfassung von Krankheitsverhalten SAIB (*Scale for the Assessment of Illness Behavior*; Rief et al. 2003).

Für den Bereich chronischer Schmerzen liegen zwischenzeitlich zahlreiche Selbstbeurteilungsskalen vor, die zur Erleichterung der Klassifikation, zur spezifischeren Diagnostik sowie zur Verlaufsmessung eingesetzt werden können. Im deutschen Sprachraum hat sich die **Schmerzempfindungsskala** (Geissner 1998) durchgesetzt, die neben der sensorischen Qualität des Schmerzerlebens auch affektive und weitere Aspekte erfasst. Oftmals liegen bei Personen dieser Störungsgruppe auch zusätzliche dissoziative Symptome vor. Für diesen Bereich hat sich die *Dissociative Experience Scale* (deutsche Fassung: Freyberger et al. 1999) als sinnvolles Instrument erwiesen.

Exkurs

Diagnostische Kriterien für Fibromyalgie, chronisches Erschöpfungssyndrom und Reizdarmsyndrom

Diagnostische Kriterien für das chronische Erschöpfungssyndrom (*chronic fatigue syndrome*)

1. Klinisch gesicherte, ungeklärte, persistierende oder rezidivierende chronische Erschöpfung, die neu oder zeitlich bestimmbar eingesetzt hat (und nicht bereits lebenslang besteht); die nicht Folge einer noch anhaltenden Überlastung ist; die sich nicht wesentlich durch Ruhe bessert; und zu einer substanziellen Reduktion des früheren Niveaus der Aktivitäten in Ausbildung und Beruf sowie im sozialen oder persönlichen Bereich führt; und
2. das Vorkommen von vier oder mehr der folgenden Symptome, die alle für mindestens sechs aufeinanderfolgende Krankheitsmonate persistierend oder rezidivierend nebeneinander bestanden haben müssen und der Erschöpfung nicht vorausgegangen sein dürfen:
   - selbstberichtete Einschränkungen des Kurzzeitgedächtnisses oder der Konzentration, die schwer genug sind, eine substanzielle Reduktion des früheren Niveaus der Aktivitäten in Ausbildung und Beruf sowie im sozialen oder persönlichen Bereich zu verursachen;
   - Halsschmerzen;
   - empfindliche Hals-und Achsellymphknoten;
   - Muskelschmerzen;
   - Schmerzen mehrerer Gelenke ohne Schwellung und Rötung;
   - Kopfschmerzen eines neuen Typs, Musters oder Schweregrades;
   - keine Erholung durch Schlaf;
   - Zustandsverschlechterung für mehr als 24 Stunden nach Anstrengungen.

Klassifikationskriterien der Fibromyalgie des *American College of Rheumatology* (ACR) 1990

1. Schmerzen mindestens seit drei Monaten
2. an mindestens 11 von 18 *tender points* (TP)
   - *Tender points*:
     - Hinterkopf: beidseits, subokzipital am Muskelansatz,
     - 2. Rippe: beidseits, an der Kostochondralverbindung unmittelbar lateral der Verbindung im oberen Teil,
     - Trapezius: beidseits, an den Ursprüngen oberhalb der Spina scapulae nahe der medialen Begrenzung,
     - Untere Wirbelsäule: beidseits. Im vorderen Anteil der Zwischenräume zwischen den Querfortsätzen C5–C7,
   - Laterale Epikondylen: beidseits, 2 cm distal der Epikondylen,
   - Glutealregion: beidseits, im oberen äußeren Quadranten des Gesäßes im anterioren Muskelanteil,
   - Trochanter major beidseits, unterhalb der Trochanterprominenz,
   - Knie: beidseits, am medialen Fettpolster proximal des Gelenkspaltes.

Die Untersuchung sollte mit einer Kraft von ungefähr 4 kp vorgenommen werden. Um einen Druckpunkt als positiv zu bezeichnen, muss der Patient die Palpation als schmerzhaft empfinden. Empfindlichkeit allein kann nicht als schmerzhaft bezeichnet werden. Eine psychische Komponente ist zur Absicherung der Kriterien nicht vorgesehen.

Diagnostische Kriterien für den Reizdarm (Colon irritabile, *irritable bowel syndrome*) nach Rome-II-Kriterien

1. Bauchschmerzen während mindestens 12 Wochen in den letzten 12 Monaten mit zwei oder drei der folgenden Symptome:
   - Verbesserung nach Stuhlgang und/oder
   - Beginn der Beschwerden mit Änderung in der Stuhlfrequenz und/oder
   - Beginn der Beschwerden mit Änderung in der Stuhlform.
2. Folgende Symptome erhärten die Diagnose des Reizdarms:
   - abnormale Stuhlfrequenz,
   - abnormale Stuhlform (harter oder wässriger Stuhl),
   - abnormaler Stuhlgang (heftiger Stuhlgang oder Gefühl von unvollständiger Entleerung),
   - Abgang von Schleim,
   - Blähung oder Gefühl von Dehnung.

16.2.3 Psychologische Merkmale somatoformer Störungen

Auf kognitiver Ebene wurde ein primär organmedizinisches Krankheitsverständnis auf Seiten der Patienten vermutet. Dies ist nur zum Teil richtig, da auch Somatisierungspatienten psychologische Ursachenmodelle heranziehen können, in manchen Fällen sogar von »Psychologisieren« gesprochen werden muss. In vielen Fällen scheint weniger das rein organische Krankheitsverständnis problematisch zu sein als vielmehr ein unflexibler Einsatz von Ursachenmodellen für die Beschwerden. Wenn organmedizinische Ursachenmodelle beim Patienten vorliegen, hat dies jedoch eine besondere Bedeutung, da diese Krankheitsmodelle naheliegenderweise ein hohes medizinisches Inanspruchnahmeverhalten nach sich ziehen. Wenn Patienten davon ausgehen, dass eine unerkannte organische Erkrankung Ursache ihrer Beschwerden ist, werden sie in aller Regel so lange Ärzte aufsuchen, bis sie eine vermeintliche Erklärung für die Beschwerden erhalten.

Weiterhin findet sich bei Somatisierungspatienten auf allgemein-kognitiver Ebene häufig ein zu eng gefasstes Konzept von »Gesundsein«. Mit Gesundsein wird die vollständige Abwesenheit körperlicher Missempfindungen verbunden. Da körperliche Missempfindungen jedoch genuiner Bestandteil des lebenden Organismus sind, ist in gewissem Umfang eine Toleranz von körperlichen Beschwerden notwendig.

Entsprechend den allgemein-kognitiven Konzepten neigen viele Patienten mit somatoformen Störungen dazu, beim Auftreten von Körpermissempfindungen diese katastrophisierend zu bewerten. Nach Sensky et al. (1996) fehlt Somatisierungspatienten die Verfügbarkeit von neutralisierenden Bewertungen für Körpermissempfindungen, wie es z. B. »vorübergehende Unpässlichkeit«, Schlafdefizit, überhöhter Kaffeekonsum oder Ähnliches sein können.

Wie bereits beschrieben (▶ 16.2.1), liegt auf kognitiv-perzeptueller Ebene bei Somatisierungspatienten oftmals eine sensiblere Wahrnehmung für Körpermissempfindungen sowie eine gesteigerte Aufmerksamkeitsfokussierung auf Körperprozesse vor. Dies führt dazu, dass Somatisierungspatienten Körpermissempfindungen bewusst wahrnehmen, die überlicherweise vom Gehirn subkortikal ausgefiltert werden und nicht in das Bewusstsein gelangen. Die meisten Wahrnehmungen von Körperempfindungen laufen automatisiert ab, während sie bei Somatisierungspatienten im Zuge der kontrollierten Informationsverarbeitung in das Bewusstsein gelangen. In diesem Sinne kann das Somatisierungssyndrom auch als **Wahrnehmungsstörung** aufgefasst werden.

Auf der Verhaltensebene dominieren **Schon- und Vermeidungsstrategien.** Gerade bei globalem Somatisierungssyndrom neigen viele Patienten dazu, den eigenen Körper zu schonen, um nicht eine Verschlechterung der Beschwerden zu provozieren. Durch dieses Schonverhalten kann es zu einer Reduktion der körperlichen Belastbarkeit kommen, was wiederum die Auftretenswahrscheinlichkeit von Körpermissempfindungen erhöht. Viele Patienten mit somatoformen Störungen haben jedoch auch sehr spezifische Vermeidungsstrategien, die individuell stark variieren können. So kann dies in einem Fall ein fast zwanghaft anmutendes Sammeln von medizinischen Informationen darstellen, während andere Personen mit gleicher Symptomatik jegliche medizinische Information vermeiden.

Auch hinter dem erhöhten **Inanspruchnahmeverhalten** medizinischer Dienste können unterschiedliche Verhaltensmotive stecken: Hypochondrische Patienten suchen in vielen Fällen primär eine medizinische Rückversicherung über die Unbedenklichkeit der Beschwerden, ohne dass medizinische Maßnahmen erwartet werden (die nichtsdestotrotz häufig verordnet werden). Das häufige Geben von Rückversicherung an die Somatisierungspatienten kann in diesem Sinne ein Element eines aufrechterhaltenden Verstärkungsprozesses darstellen, da damit vermieden wird, dass die Patienten selbst Strategien entwickeln, um sich beim Auftreten von Krankheitsängsten zu beruhigen. Demgegenüber interessieren sich unter Umständen andere Patienten mit ähnlichen Beschwerden nicht für die Diagnose, sondern wollen primär eine Behandlung. Solche individuellen Unterschiede der Erwartungen an das Arztverhalten beeinflussen in relevantem Ausmaß, wie zufrieden Patienten mit dem ärztlichen Handeln sind, ob weiterhin Krankheitsängste bestehen oder ein Arztwechsel in Erwägung gezogen wird.

Ebenfalls bei hypochondrischen Störungen liegt verbreitet ein sog. *checking behavior* vor, bei dem die Patienten bestimmte Körperfunktionen und Körperteile immer wieder testen, um mögliche Krankheitssignale rechtzeitig zu erkennen (z. B. häufiges Schlucken bei Personen mit Angst vor Kehlkopfkrebs, Abtasten des Mundinnenraumes mit der Zunge, Abtasten von Hautstellen bei Angst vor Hautkrebs etc.).

In früheren eher psychodynamisch-psychoanalytischen Konzepten zu Personen mit unklaren körperlichen Beschwerden wurde oftmals vermutet, **Alexithymie** stelle einen wesentlichen Risikofaktor dar. Unter Alexithymie wird die Unfähigkeit verstanden, emotionale Prozesse verbal zum Ausdruck zu bringen. Diese Theorie ist weiterhin fraglich und empirisch wenig untermauert. Es scheint vielmehr, dass Alexithymie einen allgemeinen Prozess der Adaptation nach belastenden Ereignissen darstellt und weniger einen spezifischen Risikofaktor für Personen mit somatoformen Störungen. Ein ebenfalls eher unspezifischer, jedoch im Vergleich zu Gesunden eindeutig belegter Persönlichkeitszug bei Personen mit somatoformen Störungen ist die »**negative Affektivität**« (*negative affectivity*) (Watson u. Pennebaker 1989). Damit ist die allgemeine Tendenz umschrieben, Ereignisse tendenziell negativ zu beschreiben und negative Emotionen verstärkt zum Ausdruck zu bringen. Dabei handelt es sich eher um einen Persönlichkeitszug, nicht um ein direktes Korrelat depressiver Symptomatik. Mit dieser negativen Affektivität scheint auch eine vermehrte Beschreibung von Körpermissempfindungen sowie Körperbeschwerden einherzugehen.

Neben diesen allgemeinpsychologischen Merkmalen somatoformer Störungen gibt es auch eine breite Überlappung zu anderen psychischen Erkrankungen. Komorbiditätsraten mit depressiven Störungen von bis zu 80%, jedoch auch deutlich erhöhte Komorbidität mit Angsterkrankungen, belegen dies (Rief et al. 1996). Offensichtlich stellen somatoforme Störungen, Angststörungen und depressive Erkrankungen gegenseitige Risikofaktoren dar und haben große Überlappungsbereiche. Auch die Wahrscheinlichkeit für die Komorbidität mit Persönlichkeitsstörungen ist deutlich erhöht. Interessanterweise dominieren jedoch nicht, wie landläufig gelegentlich formuliert, histrionische Persönlichkeitszüge, sondern eher selbstunsichere und z.T. misstrauisch-paranoide Persönlichkeitsmerkmale (Rost et al. 1992). Inwiefern dieser misstrauische Denkstil, der bei Personen mit Somatisierungssyndrom vorgefunden wird, Prädisposition oder Folge zahlreicher frustraner Kommunikationserfahrungen mit Vertretern des Gesundheitswesens darstellt, ist bislang ungeklärt.

Hausteiner et al. (2003) untersuchten das Merkmal **Selbstaufmerksamkeit** bei Personen mit vermuteten umgebungsbedingten Erkrankungen. Zum einen bestätigte sich in dieser Studie die hohe Rate an Personen mit psychischen Störungen bei dieser Stichprobe (63% hatten eine Achse-1-Störung), zum anderen fanden sich erniedrigte Werte für Selbstaufmerksamkeit. Mit diesem Konstrukt wird die Fähigkeit erfasst, eigene Belastungsgrenzen zu achten, eigene Emotionen und Einstellungen als wichtig anzusehen genauso wie das Bedürfnis, auch in der Öffentlichkeit eine angenehme Erscheinung zu bieten. Neben diesen spezifischen Persönlichkeitsmerkmalen scheint das allgemeine Persönlichkeitsmerkmal Neurotizismus ebenfalls oft mit somatoformen Störungen einherzugehen (Rief u. Hiller 1992).

Allgemeine Richtlinien zu einem konstruktiven Umgang mit Patienten mit Somatisierungssyndrom

Wie weiter oben beschrieben, zeichnen sich viele Patienten mit Somatisierungssyndrom durch einen negativen und misstrauischen Denk- und Kommunikationsstil aus. Gleichzeitig zweifeln viele Behandler an der Glaubwürdigkeit der Beschwerden, oder sie fühlen sich hilflos im Umgang mit diesen oftmals klagsamen Patienten, sodass eine große Gefahr von dysfunktionalen Interaktionen zwischen Behandler und Patient besteht. Um diese Gefahr zu minimieren, wurden Verhaltensempfehlungen entwickelt, die zu einem konstruktiven Umgang zwischen Behandler und Patient beitragen (▶ Übersicht »Richtlinien für den Umgang mit Somatisierungspatienten«). Es konnte gezeigt werden, dass Ärzte, die im Umgang mit diesen Verhaltensregeln geschult wurden, ihre Patienten kompetenter behandeln und sich auf Patientenseite Krankheitsängste und inadäquates Inanspruchnahmeverhalten reduzieren (Rief u. Nanke 2004).

Richtlinien für den Umgang mit Somatisierungspatienten

- Bestätigen Sie die Glaubhaftigkeit der Beschwerden.
- Sprechen Sie frühzeitig an, dass die wahrscheinlichste Ursache für die Beschwerden keine schwere Erkrankung ist, sondern eine Störung in der Wahrnehmung von Körperprozessen.
- Explorieren Sie körperliche und mögliche psychische Symptome vollständig.
- Besprechen Sie mit dem Patienten die geplanten Schritte und ihre Konsequenzen.
- Vermeiden Sie unnötige Eingriffe und Bagatelldiagnosen.
- Vereinbaren Sie feste Termine für Nachuntersuchungen.
- Motivieren Sie zu gesunder Lebensführung und Stressabbau sowie zu ausreichender körperlicher Bewegung. Beugen Sie inadäquatem Schonverhalten vor.
- Stellen Sie Rückfragen und lassen Sie den Patienten Zusammenfassungen geben, um mögliche Informationsverzerrungen zu erkennen.

Patienten werden nur dann ein konstruktives Arbeitsbündnis mit den Behandlern aufnehmen, wenn sie davon überzeugt sind, dass die Behandler auch den Beschwerdeschilderungen glauben, weshalb eine Bestätigung der Glaubhaftigkeit der Beschwerden unumgänglich ist. Auch besteht die Gefahr, dass Patienten bestimmte Symptome in den Vordergrund stellen und das gesamte Somatisierungssyndrom somit nicht erkannt wird; deshalb ist die aktive Exploration sowohl der Symptomatik als auch der Behandlungsvorgeschichte durch die Behandler notwendig, auch wenn Patienten selbst eher klagsam sind und diese Phase somit sehr zeitaufwändig werden kann. Gerade für die organmedizinische Betreuung ist es wichtig, frühzeitig anzusprechen, dass die wahrscheinlichste Ursache für die Beschwerden keine schwere organische Erkrankung ist (trotzdem sind selbstverständlich alle notwendigen Untersuchen durchzuführen). Gerade bei hohem und z.T. unkontrolliertem Inanspruchnahmeverhalten medizinischer Dienste kann es sinnvoll sein, die medizinische Versorgung auf **einen** betreuenden Arzt zu konzentrieren, der zumindest in der Anfangsphase unabhängig von der Beschwerdenintensität nach einem festen Zeitmuster Untersuchungstermine vereinbart (z. B. alle 4–6 Wochen). Auch müssten alle Behandler, sei es Hausarzt, Nervenarzt oder Psychotherapeut, die Informationsverzerrung in Betracht ziehen, die gehäuft bei Patienten stattfindet. Gut gemeinte Erläuterungen der Behandler werden dann von Patienten uminterpretiert und in veränderter Form abgespeichert, sodass aus der Aussage des Arztes »Krebs ist bei Ihnen ganz unwahrscheinlich«

auf Patientenseite die Information
»Der Arzt hat gemeint, wahrscheinlich haben Sie Krebs«
werden kann.

Gerade diese Patientengruppe fordert deutlich stärker das aktive Bemühen der Behandler um ein konstruktives therapeutisches Bündnis. Die häufig beschriebenen Probleme bezüglich einer erfolgreichen Behandlung dieser Patientengruppe lassen sich in vielen Fällen auf Schwierigkeiten in der Etablierung eines therapeutischen Bündnisses zurückführen.

Veränderung von krankheitsassoziierten Merkmalen bei Personen mit Somatisierungssyndrom

Entsprechend den oben dargestellten Merkmalen von Patienten mit Somatisierungssyndrom ist das Hauptziel in der Behandlung, primär organische Krankheitskonzepte bei den Patienten zu erweitern und zu flexibilisieren, damit die betroffenen Patienten beim Auftreten von Körpermissempfindungen neutralisierende Kognitionen aktivieren können. Hierzu bieten sich verschiedene Techniken der kognitiven Therapie an wie z. B. kognitive Umstrukturierung, sokratischer Dialog etc. (ausführlich in Rief u. Hiller 1998). Bei vielen Patienten sind die körperlichen Beschwerden auch stressabhängig, sodass eine Veranschaulichung des Zusammenhangs mittels Symptomtagebuch und/oder durch den Einsatz von Biofeedback-Techniken sinnvoll ist (Nanke u. Rief 2000). Durch verschiedene Verhaltensexperimente und Beispiele soll des Weiteren veranschaulicht werden, wie der Prozess der Aufmerksamkeitsfokussierung zu einer veränderten Körperwahrnehmung beiträgt und wesentliches Merkmal eines Chronifizierungsprozesses sein kann. Daraus leiten sich Therapiestrategien ab, um den Patienten darin zu unterstützen, die Aufmerksamkeitsfokussierung auf Körperprozesse umzulenken und verstärkt wieder externe Reize wahrzunehmen, um sich somit wieder am allgemeinen Leben besser beteiligen zu können. Zur verbesserten Bewältigung von Stressoren, die mit Symptomatik einhergehen können, sind Entspannungstechniken sowie Stressbewältigungstrainings angezeigt.

Die verschiedenen Merkmale abnormen Krankheitsverhaltens müssen ebenfalls Gegenstand in der Therapie sein. Bei ausgeprägtem Schonverhalten empfiehlt es sich, die kurzfristig positiven Konsequenzen zwar anzuerkennen, jedoch auf die langfristig negativen Konsequenzen von verstärktem Schonverhalten hinzuweisen und daraus die Notwendigkeit abzuleiten, einen systematischen Aufbau der körperlichen Belastbarkeit zu verfolgen. Auch haben viele Patienten kognitive Entscheidungsrichtlinien verloren, die mit einem normalen Krankheitsverhalten einhergehen. In diesem Fall ist es notwendig und sinnvoll, mit den Patienten Entscheidungsregeln zu thematisieren, die festlegen, mit welchen Beschwerden wann zum Arzt gegangen bzw. mit welchen Beschwerden ggf. zunächst abgewartet wird.

Bei vielen Patienten ist es kontraindiziert, früh im therapeutischen Prozess die Symptome zu »deuten« bzw. zu psychologisieren. Simplizistische psychologische Modelle müssen von vornherein falsch sein, da sie der Komplexität der Symptomatik und der aufrechterhaltenden Prozesse nicht gerecht werden. Aus diesem Grund ist eine ärgerliche Reaktion von Patienten auf primär psychologische Erklärungsmodelle nicht nur nachvollziehbar, sondern auch inhaltlich korrekt. Erst nach Bearbeitung eines adäquaten Symptommanagements, wie oben beschrieben, kann es sinnvoll sein, weitere psychotherapeutische Techniken je nach Indikation einzusetzen.

Abschließend sei noch auf eine therapeutische Technik hingewiesen, die eher den emotionalen Aspekt somatoformer Störungen aufgreift. Pennebaker und Kollegen beschreiben einen einfachen Ansatz zur Förderung des emotionalen Ausdrucks, bei dem Teilnehmer instruiert werden, z. B. viermal eine Stunde lang über emotionale Prozesse zu schreiben, die im Zusammenhang mit bislang noch nicht verbalisierten schwierigen Lebensereignissen auftraten (Pennebaker 1995). Pennebaker konnte zeigen, dass diese einfache, kurze Intervention mit einer Reduktion von Arztbesuchen sowie einer Abnahme beschriebener subjektiver Körpermissempfindungen einhergeht (Pennebaker 1997). Allerdings ist auch anzumerken, dass dieser Ansatz bislang eher im allgemein-psychologischen Bereich Anwendung fand und seine Relevanz bei klinischen Gruppen noch fraglich ist.

Effektivität psychotherapeutischer Maßnahmen

Bis vor wenigen Jahren wurden Personen mit Somatisierungssyndrom als schwer behandelbar mit geringer Erfolgsaussicht eingeschätzt. Zwischenzeitlich liegen jedoch eine ganze Reihe von Therapiestudien v. a. aus dem kognitiv-behavioralen Hintergrund vor, und es konnte bereits die erste Metaanalyse veröffentlicht werden (Kroenke u. Swindle 2000; Looper u. Kirmayer 2002). Darin wurde festgestellt, dass die **kognitive Verhaltenstherapie** bei Patienten mit somatoformen Störungen erfolgreich ist, wobei sich jedoch zwischen den Untergruppen Unterschiede ergeben (◘ Tab. 16.2). Während z. B. für Hypochondrie und körperdysmorphe Störungen hohe Effektstärken durch das kognitiv-verhaltenstherapeutische Vorgehen erreicht werden können, liegen die Effekte bei Personen mit multiplen somatoformen Symptomen (Somatisierungssyndrom, Somatisierungsstörung) nur im mittleren Bereich.

Über andere therapeutische Ansätze, z. B. psychodynamische Therapien, liegen bisher nur einzelne Studien vor, die noch keine Gesamtbewertung rechtfertigen (z. B. Guthrie et al. 1999). Von der eigenen Arbeitsgruppe wurde eine Studie an 200 Patienten mit chronifiziertem Somatisierungssyndrom aus einer Einrichtung der tertiären Versorgung durchgeführt und vorgestellt (Bleich-

■ Tab. 16.2. Effektstärken von Studien zur kognitiven Verhaltenstherapie bei somatoformen Störungen. (Nach Looper u. Kirmayer 2002)

Störungsgruppe	Effektstärke
Hypochondrie (4 Studien)	1,3–2,0
Körperdysmorphe Störung (4 Studien)	1,3–2,6
Multiple somatoforme Syndrome (5 Studien)	0,38–0,88
Roseneck-Studie (Bleichhardt et al. 2004; Rief et al. 2002) Multiples Somatisierungssyndrom (mindestens 8 Symptome)	0,81

hardt et al. 2004; Rief et al. 2002). Darin konnte festgestellt werden, dass das stationäre kognitiv-verhaltenstherapeutische Vorgehen bei einer hochchronifizierten Stichprobe von Personen mit multiplen Beschwerden und zahlreichen Komorbiditätsproblemen – häufig in Kombination mit Rentenwünschen – erfolgreich ist und mit Effektstärken z. B. von 0,81 (SCL) im oberen Bereich der Effektstärken für diese Störungsgruppe liegt. Trotzdem muss festgehalten werden, dass viele Fragen zur Behandlung bei diesem Störungsbild noch offen sind und trotz der hohen gesundheitspolitischen Relevanz die Forschungsaktivität weit hinter anderen großen Störungsbildern zurückliegt.

Literatur

Axelrod S, Noonan M, Atanacio B (1980) On the laterality of psychogenic somatic syptoms. J Nerv Mental Dis 168: 517–525

Bantick SJ, Wise RG, Ploghaus A, Clare S, Smith SM, Tracey I (2002) Imaging how attention modulates pain in humans using functional MRI. Brain 125: 310–319

Barr LC, Goodman WK, Price LH (1992) Acute exacerbation of body dysmorphic disorder during tryptophan depletion. Am J Psychiatry 149: 1406–1407

Barsky AJ, Wyshak GL (1990) Hypochondriasis and somatosensory amplification. Br J Psychiatry 157: 404–409

Battaglia M, Bertella S, Politi E et al (1995) Age at onset of panic disorder: influence of familial liability to the disease and of childhood separation anxiety disorder. Am J Psychiatry 152: 1362–1364

Bishop ER, Mobley MC, Farr WF (1978) Lateralization of conversion symptoms. Compr Psychiatry 19: 393–396

Bleichhardt G, Timmer B, Rief W (2004) Cognitive-behavioural therapy for patients with multiple somatoform symptoms--a randomised controlled trial in tertiary care. J Psychosom Res 56(4): 449–454

Bohmann M, Cloninger R, Knorring von A-L, Sigvardsson S (1984) An adoption study of somatoform disorders. Cross-fostering analysis and genetic relationship to alcoholism and criminality. Arch Gen Psychiatry 41: 872–878

Bondy B, Spaeth M, Offenbacher M et al (1999) The T102C polymorphism of the 5-HT2A-receptor gene in fibromyalgia. Neurobiol Dis 6: 433–439

Bornschein S, Hausteiner C, Zilker T, Förstl H (2002) Psychiatric and somatic disorders and multiple chemical sensitivity (MCS) in 264 »environmental patients«. Psychol Med 32: 1387–1394

Brähler T, Scheer JW (1983) Der Giessener Beschwerdebogen GBB. Huber, Bern

Cloninger CR, Martin RL, Guze SB, Clayton PJ (1986) A prospective follow-up and family study of somatization in men and women. Am J Psychiatry 143: 873–878

Craven JL, Rodin GM (1987) Cyprohepatine dependence associated with an atypical somatoform disorder. Can J Psychiatry 32: 143–145

Derogatis LR (1994) SCL-90. Administration, Scoring & Procedures. Author, Massachussetts

Drake ME (1993) Conversion hysteria and dominant hemisphere lesions. Psychosomatics 34: 524–530

Dwight MM, Arnold LM, O'Brien H, Metzger R, Morris-Park E, Keck PE (1998) An open clinical trial of Venlafaxine treatment of fibromyalgia. Psychosomatics 39: 14–17

Fahrenberg J (1994) Die Freiburger Beschwerdenliste (FBL). Form FBL-G und revidierte Form FBL-R. Hogrefe, Göttingen

Fallon BA, Schneier FR, Marshall R et al (1996) The pharmacotherapy of hypochondriasis. Psychopharmacol Bull 32: 607–611

Fishbain DA, Cutler RB, Rosomoff HL, Rosomoff RS (1998) Do antidepressants have an analgesic effect in psychogenic pain and somatoform pain disorder? A meta-analysis. Psychosom Med 60: 503–509

Flor-Henry P, Fromm-Auch D, Taper M, Schopflocher D (1981) A neuropsychological study of the stable syndrome of hysteria. Biol Psychiatry 16: 601–626

Franke G (1995) Die Symptom Checklist SCL-90R. Beltz Test, Weinheim

Freyberger HJ, Spitzer C, Stieglitz RD (1999) Fragebogen zu dissoziativen Symptomen (FDS). Huber, Bern

Galin D, Diamond R, Broff D (1977) Lateralization of conversion symptoms: More frequent on the left. Am J Psychiatry 134: 578–580

Garcia-Campayo J, Carillo C, Baringo T, Ceballos C (2001) SPECT scan in somatization disorder patients: an exploratory study of eleven cases. Austral N Zeal J Psychiatry 35: 359–363

Garralda ME (1996) Somatisation in children. J Child Psychol Psychiatry 37: 13–33

Geissner E (1998) Die Schmerzempfindungsskala. Hogrefe, Göttingen

Gillespie NA, Zhu G, Heath AC, Hickie IB, Martin NG (2000) The genetic aetiology of somatic distress. Psychol Med 30: 1051–1061

Gjerris A, Rafaelsen OJ, Christensen NJ (1987) CSF-adrenaline – low in »somatizing depression«. Acta Psychiatr Scand 75: 516–520

Goldenberg DL, Felson DT, Dinerman H (1986) A randomized, controlled trial of amitryptilin and naproxen in the treatment of patients with fibromyalgia. Arthritis Rheumatism 29: 1371–1377

Gordon E, Kraiuhin C, Kelly P, Meares R, Howson A (1986) A neurophysiological study of somatization disorder. Compr Psychiatry 27: 295–301

Greco A, Tannock C, Brostoff J, Costa DC (1997) Brain MR in chronic fatique syndrome. Am J Neuroradiology 18: 1265–1269

Guthrie E, Moorey J, Margison F et al (1999) Cost-effectiveness of brief psychodynamic-interpersonal therapy in high utilizers of psychiatric services. Arch Gen Psychiatry 56: 519–526

Halligan PW, David AS (1999) Conversion hysteria: towards a cognitive neuropsychological account. Cogn Neuropsychiatry 3: 161–163

Halligan PW, Athwal BS, Oakley DA, Frackowiak RSJ (2000) Imaging hypnotic paralysis: Implications for conversion hysteria. Lancet 355: 986–987

Hausteiner C, Bornschein S, Bickel H, Zilker T, Förstl H (2003) Psychiatric morbidity and low self-attentiveness in patients with environmental illness. J Nerv Ment Dis 191: 50–55

Heim C, Ehlert U, Hanker JP, Hellhammer D (1998) Abuse-related posttraumatic stress disorder and alterations of the hypothalamic-pituitary-adrenal axis in women with chronic pelvic pain. Psychosom Med 60: 309–318

Heim C, Ehlert U, Hellhammer D (2000) The potential role of hypocortisolism in the pathophysiology of stress-related bodily disorders. Psychoneuroendocrinology 25: 1–35

Hiller W, Rief W (2004) Internationale Skalen für Hypochondrie. Huber, Bern

Hiller W, Rief W, Elefant S et al (1997) Dysfunktionale Kognitionen bei Patienten mit Somatisierungssyndrom. Ztsch Klin Psychol 26: 226–234

Hollander E, Allen A, Kwon J et al (1999) Clomipramine versus Desipramine cross-over trial in body dysmorphic disorder. Arch Gen Psychiatry 56: 1033–1039

Hollander E, Liebowitz MR, Winchel R, Klumker A, Klein DF (1989) Treatment of body dysmorphic disorder with serotonin reuptake blockers. Am J Psychiatry 146: 768–770

James L, Gordon E, Kraiuhin C, Howson A, Meares R (1990) Augmentation of auditory evoked potentials in somatization disorder. J Psychiatr Res 24: 155–163

James L, Singer A, Zurynski Y et al (1987) Evoked response potentials and regional cerebral blood flow in somatization disorder. Psychother Psychosomatics 47: 190–196

Kellner R (1986) Somatization and Hypochondriasis. Praeger, New York

Kroenke K, Mangelsdorff D (1989) Common symptoms in ambulatory care: incidence, evaluation, therapy and outcome. Am J Med 86: 262–266

Kroenke K, Swindle R (2000) Cognitive-behavioral therapy for somatization and symptom syndromes: A critical review of controlled clinical trials. Psychother Psychosomatics 69: 205–215

Looper KJ, Kirmayer LJ (2002) Behavioral medicine approaches to somatoform disorders. J Consult Clin Psychol 70: 810–827

Lüders HO, Dinners DS, Morris HH, Wyllie E, Comair YG (1995) Cortical electrical stimulation in humans: the negative motor areas. In: Fahn S, Hallet M, Lüders HO, Marsden CD (eds) Advances in Neurology Vol. 57: Negative motor phenomena. Lippencott-Raven, New York, pp 115–129

Ludwig AM (1972) Hysteria: A neurobiological theory. Arch Gen Psychiatry 27: 771–777

Marshall JC, Halligan PW, Fink GR, Wade DT, Frackowiak RSJ (1997) The functional anatomy of a hysterical paralysis. Cognition 64: B1–B8

Min SK, Lee B (1997) Laterality in somatization. Psychosom Med 59: 236–240

Müller T, Rahlfs VW (2004) Treatment of somatoform disorders with St. John's wort: a randomized, double-blind and placebo-controlled study. Psychosom Med 66(4):538-547

Nanke A, Rief W (2000) Biofeedback-Therapie bei somatoformen Störungen. Verhaltenstherapie 10: 238–248

Nicolson NA, van Diest R (2000) Salivary cortisol patterns in vital exhaustion. J Psychosom Res 49: 335–342

Noyes RJ, Happel RL, Muller BA et al (1998) Fluvoxamin for somatoform disorders: An open trial. Gen Hosp Psychiatry 20: 339–344

Offenbacher M, Bondy B, de Jonge S et al (1999) Possible associations of fibromyalgia with a polymorphism in the serotonin transporter gene regulation region. Arthritis Rheumatism 42: 2482–2488

Overmier JB (2002) Sensitization, conditioning, and learning: Can they help us understand somatization and disability? Scand J Psychol 43: 105–112

Pauli P, Alpers GW (2002) Memory bias in patients with hypochondriasis and somatoform pain disorder. J Psychosom Res 52: 45–53

Pennebaker JW (ed) (1995) Emotion, disclosure, and health. American Psychological Press, Washington, DC

Pennebaker JW (1997) Writing about emotional experiences as a therapeutic process. Psychol Sci 8: 162–166

Perkins RJ (1999) SSRI antidepressants are effective for treating delusional hypochondriasis. Med J Austral 170: 140–141

Phillips KA, Crino RD (2001) Body dysmorphic disorder. Curr Opin Psychiatry 14: 113–118

Phillips KA, Najjar F (2003) An open-label study of citalopram in body dysmorphic disorder. J Clin Psychiatry 64: 715–720

Phillips KA, Grandt J, Siniscalchi J, Albertini RS (2001) Surgical and nonpsychiatric medical treatment of patients with body dysmorphic disorder. Psychosomatics 42: 504–510

Pilowsky I, Spence ND (1983) Manual for the Illness Behaviour Questionnaire (IBQ) 2nd edn. Author, Adelaide.

Rief W, Auer C (2000) Cortisol and somatization. Biol Psychol 53: 13–23

Rief W, Exner C (2002) Psychobiology of somatoform disorders. In: D'haenen HAH, denBoer JA, Willner P (eds) Biological Psychiatr, Vol II. Wiley, New York, pp 1063–1078

Rief W, Hiller W (1992) Somatoforme Störungen. Körperliche Symptome ohne organische Ursache. Huber, Bern

Rief W, Hiller W (1998) Somatisierungsstörung und Hypochondrie. Hogrefe, Göttingen

Rief W, Hiller W (1999) Empirically-based criteria for the classification of somatoform disorders. J Psychosom Res 46: 507–518

Rief W, Hiller W (2003) A new approach to the assessment of the treatment effects of somatoform disorders. Psychosomatics 44: 492–498

Rief W, Nanke A (2004) Somatoform disorders in primary care and inpatient settings. Adv Psychosom Med 26: 144–158

Rief W, Hiller W, Geissner E, Fichter MM (1994) Hypochondrie: Erfassung und erste klinische Ergebnisse. Ztsch klin Psychol 23: 34–42

Rief W, Heuser J, Mayrhuber E, Stelzer I, Hiller W, Fichter MM (1996) The classification of multiple somatoform symptoms. J Nerv Men Dis 184: 680–687

Rief W, Hiller W, Heuser J (1997) SOMS – Das Screening für Somatoforme Störungen. Manual zum Fragebogen (SOMS-The Screening for Somatoform Symptoms). Huber, Bern

Rief W, Hiller W, Margraf J (1998) Cognitive aspects in hypochondriasis and the somatization syndrome. J Abnorm Psychol 107: 587–595

Rief W, Bleichhardt G, Timmer B (2002) Gruppentherapie für somatoforme Störungen – Behandlungsleitfaden, Akzeptanz und Prozessqualität. Verhaltenstherapie 12: 183–191

Rief W, Ihle D, Pilger F (2003) A new approach to assess illness behaviour. J Psychosom Res 54: 405–414

Rief W, Pilger F, Ihle D, Verkerk R, Scharpe S, Maes M (2004a) Psychobiological aspects of somatoform disorders: Contributions of monoaminergic transmitter systems. Neuropsychobiology 49: 24–29

Rief W, Sanders E, Günther M, Nanke A (2004b) Aufmerksamkeitslenkung bei Tinnitus – eine experimentelle psychophysiologische Untersuchung. Ztsch Klin Psychol Psychopathol Psychother 33: 230–236

Roelofs K, Näring GWB, Moene FC, Hoogduin CAL (2000) The question of symptom lateralization in conversion disorder. J Psychosom Res 49: 21–25

Rost KM, Atkins RN, Brown FW, Smith GR (1992) The comorbidity of DSM-III-R personality disorders in somatization disorder. Gen Hosp Psychiatry 14: 322–326

Russel IJ (1998) Advances in fibromyalgia: possible role for central neurochemicals. J Am Med Ass 315: 377–384

Scholz OB, Ott R, Sarnoch H (2001) Proprioception in somatoform disorders. Behav Res Ther 39: 1429–1438

Schwartz RB, Garada BM, Komaroff AL et al (1994) Detection of intracranial abnormalities in patients with chronic fatigue syndrome: Comparison of MR imaging and SPECT. Am J Radiol 162

Schwartz MJ, Späth M, Müller-Bardorff H, Pongratz DE, Bondy B, Ackenheil M (1999) Relationship of substance-P, 5-hydroxyindole acetic acid and tryptophan in serum of fibromyalgia patients. Neurosci Lett 259: 196–198

Sensky T, MacLeod AK, Rigby MF (1996) Causal attributions about common somatic sensations among frequent general practice attenders. Psychol Med 26: 641–646

Sephton SE, Stdts JL, Hoover K et al (2004) Biological and psychological factors associated with memory function in fibromyalgia syndrome. Health Psychol 22: 592–597

Sierra M, Berrios GE (1999) Towards a neuropsychiatry of conversion hysteria. Cogn Neuropsychiatry 4: 267–287

Suhr JA (2003) Neuropsychological impairment in fibromyalgia. Relation to depression, fatigue, and pain. J Psychosom Res 55: 321–329

Tiihonen J, Kuikka J, Viinamäki H, Lehtonen J, Partanen J (1995) Altered cerebral blood flow during hysterical paresthesia. Biol Psychiatry 37: 134–137

Torgersen S (1986) Genetics of somatoform disorders. Arch Gen Psychiatry 43: 502–505

van Kempen GMJ, Zitman FG, Linssen ACG, Edelbroek PM (1992) Biochemical measures in patients with a somatoform pain disorder, before, during and after treatment with amitriptyline with or without Flupentixol. Biol Psychiatry 31: 670–680

Volz HP, Möller HJ, Reimann I, Stoll KD (2000) Opipramol for the treatment of somatoform disorders. Results from a placebo-controlled trial. Eur Neuropsychopharmacol 10: 211–217

von Zerssen D (1971) Die Beschwerden-Liste als Test. Therapiewoche 21: 1908–1914.

Vuilleumier P, Chicherio C, Assal F, Schwartz S, Slosman D, Landis T (2001) Functional neuroanatomical correlates of hysterical sensorimotor loss. Brain 124: 1077–1090

Watson D, Pennebaker JW (1989) Health complaints, stress, and distress: exploring the central role of negative affectivity. Psychol Rev 96: 234–254

Wearden AJ, Appleby L (1996) Research on cognitive complaints and cognitive functioning in patients with chronic fatigue syndrome (CFS): What conclusions can we draw? J Psychosom Res 41: 197–211

Whithlock FA (1967) The aetiology of hysteria. Acta Psychiatr Scand 43: 144–162

Wittling W, Schweiger E (1993) Neuroendocrine brain asymmetry and physical complaints. Neuropsychologia 31: 591–608

Wittling W, Roschmann R, Schweiger E (1993) Topographic brain mapping of emotion-related hemisphere activity and susceptibility to psychosomatic disorders. In: Maurer K (ed) Imaging of the brain in psychiatry and related fields. Springer, Berlin Heidelberg New York, pp 271–276

Sexualstörungen

Sexualstörungen – Geschlechtsidentitätsstörungen 807

Hartmut A. G. Bosinski

Sexualstörungen – Störungen der Sexualpräferenz, Paraphilien 827

Peer Briken, Andreas Hill und Wolfgang Berner

Sexualstörungen – Übersicht

Götz Kockott

Das Thema Sexualität hat in den letzten Jahrzehnten zunehmende Aufmerksamkeit als wichtiger Bestandteil der psychischen und körperlichen Gesundheit, die Salutogenese, erhalten. Durch die offenere Haltung der Gesellschaft gegenüber der Sexualität wurde die Forschung erleichtert. In den vergangenen 35 Jahren haben psychotherapeutische Erfolge, vor allem in der Behandlung sexueller Funktionsstörungen, den Blick für die Psychogenese vieler Probleme geschärft, aber die Begrenzung des Erfolges zeigte auch, dass sich nicht alles mit den psychogenetischen Annahmen erklären ließ. Dies und große Fortschritte in der medikamentösen Behandlung von Erektionsstörungen in den letzten Jahren waren der Motor für eine verstärkte neurobiologische Erforschung. Sie hat eine Fülle neuer Erkenntnisse erbracht, die allerdings noch wie einzelne Mosaiksteine wirken, ohne bereits ein klar erkennbares Gesamtbild zu ergeben.

Üblicherweise wird das große Gebiet der Sexualität heute in drei Untergruppen gegliedert, die zum Teil nur lose miteinander verbunden sind:

- die sexuellen Funktionsstörungen, definiert als Beeinträchtigungen im sexuellen Verhalten, Erleben und/oder in den physiologischen Reaktionsweisen, die eine sexuelle Interaktion behindern oder unmöglich machen,
- die Geschlechtsidentitätsstörungen, deren führendes Symptom in der klinisch relevantesten Gruppe, der Transsexualität, ein starkes und andauerndes Zugehörigkeitsgefühl zum anderen Geschlecht ist,
- die sexuellen Präferenzstörungen oder Paraphilien, definiert als wiederholt auftretende intensive sexuelle Impulse und Phantasien, die sich auf ungewöhnliche Gegenstände oder Aktivitäten beziehen.

Sexuelle Funktionsstörungen

Die Einführung vasoaktiver Substanzen zur Verbesserung der Erektionsfähigkeit hat zu einem großen Erkenntnisgewinn geführt. Die Physiologie der Erektion konnte weitestgehend geklärt werden und damit die Pathophysiologie von Erektionsstörungen. Das wiederum erbrachte neue Erkenntnisse über somatische und psychosomatische Ursachen, die vor allem beim älteren Mann von Bedeutung sind. Vorher, in den letzten 35 Jahren, hatten bereits die Psychotherapieerfolge der Behandlung nach Masters und Johnson (1970) die große Bedeutung psychischer Faktoren nahe gelegt; insbesondere Versagensängste und das Vermeiden sexueller Aktivitäten erwiesen sich als entscheidende Einflussgrößen.

Die Behandlung nach Masters und Johnson war weniger erfolgreich bei den Störungen sexueller Appetenz. Das führte zu neuen Überlegungen, wie sexuelles Begehren generell zustande komme. Die Amsterdamer Forschergruppe um Everaerd (Both et al. 2003) favorisiert eine Incentive-Motivations-Theorie und fand in den Ergebnissen ihrer experimentellen Untersuchungen hierfür Unterstützung. Danach entsteht sexuelles Begehren nicht aus irgendeiner »inneren« Gestimmtheit heraus, sondern ist das Resultat körperlicher und psychischer Reaktionen auf sexuelle Stimulierung, die unbemerkt bzw. unbewusst ablaufen können. Appetenzprobleme wären dann Anzeichen dafür, dass der Reaktionsprozess nicht aktiviert wurde. Dies könnte durch einen Mangel an bestimmten Neurotransmittern im Gehirn geschehen, scheint aber bei Frauen vor allem durch das Fehlen eines attraktiven Stimulus oder durch eine veränderte Bewertung sexueller Reize bedingt zu sein. Everaerd et al. halten deshalb eine positive Beeinflussung sexueller Appetenzstörungen bei der Frau durch eine Pharmakotherapie, welche die Sensitivität des Sexualsystems erhöhen soll, für sehr unwahrscheinlich.

Die Forschergruppe um Bancroft am Kinsey-Institut postuliert das Modell der dualen Kontrolle der Sexualität und nimmt ein exzitatorisches und ein inhibitorisches System an (Bancroft u. Janssen 2000). Das Ausmaß der Reaktion des Menschen auf eine sexuelle Stimulierung werde danach von der Balance zwischen diesen Systemen bestimmt. Beide Systeme, vor allem das inhibitorische, hätten einen veränderbaren, wahrscheinlich durch biologische (z.B. genetische) und psychische (z.B. Lernerfahrungen) Faktoren bestimmten basalen Tonus. Mit einer Reihe experimentell-psychologischer Untersuchungen werden diese Annahmen zurzeit überprüft. Das Modell könnte das Zusammenspiel biologischer und psychologischer Faktoren bei der Entstehung einer sexuellen Reaktion klären helfen.

Geschlechtsidentitätsstörungen

Die empirische Entwicklungspsychologie hat eine Vielzahl von Befunden geliefert, die eine gute Basis für Theorien zur normalen, ungestörten Geschlechtsentwicklung darstellen. Hierzu gehört z.B. das Androgenisierungsmodell der Gehirndifferenzierung. Wie aber Störungen der Geschlechtsidentität entstehen, ist unbekannt. Die klinisch bedeutsamste Form der Geschlechtsidentitätsstörung ist die Transsexualität, bei der eine vollständige und anhaltende Identifikation der Person mit ihrem Gegengeschlecht besteht. Seit Jahren gibt es Bemühungen, Untergruppen zu beschreiben, um den Ursachen dieses Syndroms näher zu kommen. Man spricht von primärer und sekundärer Transsexualität, von einer Kern-Transsexualität etc. Derzeit wird angenommen, die Transsexualität sei die gemeinsame psychopathologische Endstrecke einer ganzen Reihe unterschiedlich verursachter Entwicklungswege.

Nach der klinischen Erfahrung können bei den Mann-zu-Frau-Transsexuellen zwei Verlaufsformen unterschieden werden:

- Die eine, wahrscheinlich größere Gruppe lässt z.T. schon in der Kindheit »geschlechtsuntypisches« Verhalten erkennen, gibt später an, sich niemals anders

denn als weiblich empfunden zu haben, hat niemals erotisches Interesse an Frauen gehabt und ist in ihrer sexuellen Partnerorientierung ausschließlich auf männliche Personen ausgerichtet.
- Die zweite Gruppe der Mann-zu-Frau-Transsexuellen berichtet häufig über eine lange Zeit bestehende unsichere Geschlechtszugehörigkeit in der Jugend, eine lange fetischistisch-transvestitische Zwischenzeit in der Adoleszenz und ein oft erst im jungen Erwachsenenalter eintretendes anhaltendes transsexuelles Syndrom sowie eine sexuelle Partnerorientierung auf Frauen.

Bei den Frau-zu-Mann-Transsexuellen schien es lange Zeit so, als gäbe es nur eine Verlaufsform: Sie entspreche der größeren Gruppe der Mann-zu-Frau-Transsexuellen und habe eine ausschließlich auf weibliche Personen ausgerichtete sexuelle Partnerorientierung. Inzwischen mehren sich Einzelberichte über Frau-zu-Mann-Transsexuelle, die erotisch an Männern interessiert sind.

Sexuelle Präferenzstörungen (Paraphilien)

Sexuelle Präferenzstörungen sind für die Forschung nicht leicht zugänglich. Paraphile zeigen ihre sexuelle Neigung ungern nach außen und »blühen lieber im Verborgenen«. Sie erhalten öffentliches Interesse, wenn sie aufgrund ihrer Neigung mit dem Strafgesetz in Konflikt geraten sind. Deshalb wurde die weit überwiegende Mehrzahl der wissenschaftlichen Erkenntnisse zur Paraphilie an sexuell Delinquenten gewonnen. Aber nicht jeder Paraphile, der auf eine besondere Form sexuellen Erlebens fixiert ist, ist deshalb ein Sexualstraftäter. Ein Fetischist z.B. wird selten straffällig werden. Unsere heutigen Erkenntnisse können sich also nur begrenzt auf die Gesamtklientel paraphiler Personen beziehen.

Das gesellschaftliche Interesse ist derzeit sehr stark auf die Sexualstraftäter gerichtet: Sind sie erfolgreich zu behandeln? Personen mit einer fixierten Paraphilie und einer wenig gestörten Persönlichkeit können – wenn die Gefahr besteht, mit dem Gesetz in Konflikt zu geraten – von einer kognitiven Verhaltenstherapie profitieren. Das Ziel der Behandlung ist dann in der Regel eine verbesserte Kontrolle über ihr Sexualverhalten (*no cure, but control*). Neue Überlegungen zu pathogenetischen Annahmen, gestützt auf aktuelle psychopathologische Erkenntnisse, gehen von zwei Untergruppen aus, die pharmakologisch erreichbar sein könnten:
- Personen mit einer progredienten Verlaufsform ihrer Paraphilie (Schorsch 1985) bzw. einem suchtmäßigen Erleben ihrer Sexualität (paraphilieverwandte Störung, Sexsucht) und
- Paraphile mit einer angenommenen Impulskontrollstörung.

Für die erste Untergruppe gibt es seit langem Hinweise auf eine erfolgreiche antihormonelle Behandlung, früher mit dem Antiandrogen Cyproteronacetat, heute mit Gonadotropin-Releasing-Hormon(GnRH)-Agonisten, als Teil eines Gesamttherapieplans. Die zweite Untergruppe wird aktuell versuchsweise wie andere Impulskontrollstörungen mit selektiven Serotoninwiederaufnahmehemmern (SSRI) therapiert.

Literatur

Bancroft J, Janssen E (2000) The dual control model of male sexual response: a theoretical approach to centrally mediated erectile dysfunction. Neurosci Biobehav Rev 24: 571–579

Both S, Everaerd W, Laan E (2003) Desire emerges from excitement. A psychophysiological perspective on sexual motivation. Paper, 29th annual meeting of the International Academy of Sex Research. Bloomington, USA

Masters WH, Johnson VE (1970) Human sexual inadequacy. Little/Brown, Boston

Schorsch E (1985) Sexuelle Perversionen. MMG 10: 253–260

Sexualstörungen – Sexuelle Funktionsstörungen

Uwe Hartmann, Armin J. Becker, Stefan Ückert, Christian G. Stief

17.1 Einleitung

Das wissenschaftliche Interesse an der Psychobiologie der menschlichen Sexualität und den ihr zugrunde liegenden neurobiologischen Steuerungsvorgängen hat in den letzten Jahren deutlich zugenommen. Verschiedene Entwicklungen sind dafür verantwortlich:

- Sowohl Repräsentativbefragungen in der Allgemeinbevölkerung (Laumann et al. 1994; Pinnock et al. 1999; Ayta et al. 1999; Niccolosi et al. 2001) als auch Erhebungen im klinischen Bereich (Schmidt 1996) haben die hohe Prävalenz und Inzidenz sexueller Störungen belegt. Etwa jede dritte Frau und jeder vierte Mann beklagen danach signifikante und chronische sexuelle Probleme, die in der Regel mit einem erheblichen Leidensdruck verbunden sind und zu zahlreichen negativen Folgewirkungen für die betroffene Person selbst, aber auch für Partnerschaften und Familien führen.
- Sexuelle Gesundheit wird zunehmend als wichtige Quelle der Salutogenese erkannt, und umgekehrt werden sexuelle Störungen als (Mit-)Ursachen zahlreicher körperlicher und psychischer Krankheiten identifiziert. So ist heute nachgewiesen, dass z.B. die erektile Dysfunktion ein Frühindikator verbreiteter organischer Krankheiten ist (v.a. koronare Herzkrankhkeit, neurologische Krankheiten, Diabetes mellitus) und denselben Risikofaktoren unterliegt wie kardiovaskuläre Erkrankungen. Andererseits sind sexuelle Störungen eng assoziiert mit psychischen Störungen wie Depressionen, Angst- und Zwangsstörungen, wobei über die Kausalität nur selten entschieden werden kann, wohl aber Hypothesen zu Ähnlichkeiten bzw. Gemeinsamkeiten in den zentralen Prozessen existieren (► 17.4.3).

Schließlich hat die Markteinführung von Sildenafil und anderen oral wirksamen Medikamenten zur Behandlung erektiler Dysfunktionen nicht nur zu einem großen öffentlichen Interesse geführt, sondern auch der Erforschung der neurobiologischen Grundlagen der Sexualität neue Impulse gegeben. Während die Kenntnisse zur peripheren Anatomie, Physiologie und Pathophysiologie heute – zumindest beim Mann, weniger bei der Frau – zufriedenstellend sind, ist der Wissensstand zu den Vorgängen im Zentralnervensystem (ZNS) beim Menschen noch rudimentär. Auf der anderen Seite liegt inzwischen eine kaum noch zu überblickende Fülle tierexperimenteller Studien und in jüngster Zeit auch eine wachsende Zahl methodisch anspruchsvoller Untersuchungen am Menschen (u.a. mit Neuroimaging-Methoden) vor, die den Versuch eines Zusammenfügens der Puzzlestücke möglich machen. Lohnend ist ein solches Unterfangen schon deshalb, weil man umso besser und gezielter sexuelle und reproduktive Störungen in den wissenschaftlichen Fokus nehmen, modifizieren und behandeln kann, je mehr über die Neurobiologie sexueller Funktion und Dysfunktion bekannt ist.

Aus den genannten Gründen wird die Darstellung der neurobiologischen Grundlagen des menschlichen Sexualverhaltens im Folgenden einen breiteren Raum einnehmen, da nur so ein Verständnis der Modelle und Erklärungskonzepte sexueller Störungen möglich ist. Zuvor aber ist zu erörtern, inwieweit es zulässig und angemessen ist, Befunde tierexperimenteller Studien auf den Menschen zu übertragen.

17.2 Rückschlüsse von Tierstudien auf menschliches Sexualverhalten

Die Erforschung der am sexuellen und reproduktiven Verhalten beteiligten ZNS-Prozesse begrenzte sich in der Vergangenheit vorwiegend auf tierexperimentelle Untersuchungen, deren Schwerpunkt auf der Lokalisation und Analyse verschiedener, für das Sexualverhalten wichtiger Hirnareale und Transmittersysteme lag (Cruz-Casallas et al. 1999; DeMaria et al. 1999; Lorrain et al. 1999). Diese überwiegend an der Ratte durchgeführten Studien erbrachten insgesamt sehr heterogene Resultate, deren Übertragbarkeit auf den Menschen zunächst fraglich und begrenzt erscheint. Zudem scheiden die in diesen Forschungsbereichen üblichen Methoden wie Mikrodialyse, genetische Manipulation oder die gezielte Läsion von Hirnarealen in der Regel für den humanexperimentellen Bereich aus. Die Forschung am Menschen konnte sich bislang nur auf ein eng limitiertes Methodenrepertoire stützen, das neben anatomischen Studien und Erkenntnissen aus der Psychopharmakologie aus Einzelfallbeschreibungen operativ oder traumatisch bedingter Läsionen sowie vereinzelten Neuroimaging-Studien bestand. Da es beim Menschen somit schwierig ist, Grundlagenforschung zu betreiben, haben gute und »passende« **Tiermodelle** große Bedeutung. Um die Adäquatheit der Modelle zu beurteilen, ist wiederum ein umfassendes Wissen um das menschliche und tierische (Sexual)Verhalten notwendig (Pfaus 1996).

Wer die Übertragbarkeit tierexperimenteller Befunde auf den Menschen grundsätzlich ablehnt, hat die Beweislast auf seiner Seite, da dann nachzuweisen wäre, dass die biologische Basis der menschlichen Sexualreaktionen ganz anders als in anderen Säugetierspezies funktioniert. Viel wahrscheinlicher scheint es, dass die Natur – konservativ und sparsam – bewährte Systeme zwar fortführt, diese aber ergänzt und anpasst. Klar ist auch, dass sie bei einem für das Überleben einer Gattung so zentralen Bereich wie der Reproduktion »auf Nummer sicher geht« und die notwendigen biologischen und Verhaltensstrukturen eher robust und abgesichert bzw. mehrfach determiniert anlegt. Pfaff (1999) zog aus seinen umfangreichen

Forschungen den Schluss, in der Entwicklung vom Tier zum Menschen seien zumindest 17 grundlegende Wirkprinzipien und -mechanismen der Sexualhormone auf Gehirn und Verhalten erhalten geblieben.

Die heute vorhandene wissenschaftliche Evidenz lässt erkennen, dass für Tier wie Mensch sexuelles Verhalten Ergebnis einer Sequenz oder »Kaskade« von Verhaltenselementen ist. Damit es überhaupt zur Kopulation kommen kann, muss auf eine Vielzahl interner und externer Reize in adäquater Weise reagiert werden (Pfaus 1996). Das Sexualverhalten der in tierexperimentellen Studien am häufigsten untersuchten Spezies, der **Ratte**, ähnelt dem des Menschen in vielerlei Hinsicht:

- Die nachfolgend beschriebenen neuroendokrinen Systeme sind sehr ähnlich.
- Die Ratte verfügt über ein ausgeprägtes Sozialverhalten und eine große Verhaltensplastizität.
- Das Sexualverhalten der Ratte ist ebenso wie das des Menschen »opportunistisch«.

Dem stehen beim Menschen eine Reihe wichtiger Unterschiede gegenüber:

- Das menschliche Sexualverhalten ist erheblich variabler.
- Der Anteil gelernten Verhaltens ist viel größer.
- Der Einfluss hormoneller Faktoren ist geringer.
- Der Geschlechterdimorphismus ist weniger ausgeprägt.
- Das genitale bzw. kopulatorische Sexualverhalten ist kontinuierlicher.
- Im weiblichen Sexualverhalten gibt es keine Entsprechung der Lordosereaktion der Ratte (► 17.3.2, Abschnitt »Die Funktionen der Steroidhormone«).

Noch bemerkenswerter aber ist das ungleich größere Spektrum von Funktionen und Aufgaben, welches die Sexualität beim Menschen erfüllt. Neben der bei anderen Spezies ganz im Vordergrund stehenden **reproduktiven Funktion** ist die **bindungs- und beziehungsorientierte Funktion** beim Menschen von herausragender Bedeutung. Darüber hinaus spielt Sexualität aber auch eine wichtige Rolle für das Individuum selbst (intrapsychische bzw. narzisstische Funktion) und ist u.a. bedeutsam für die Identitätsentwicklung und das Identitätsgefühl sowie für die psychische Balance. Die besondere und qualitativ einzigartige **Lustdimension** der Sexualität steuert bei allen Funktionen sowohl den motivationalen Antrieb als auch die Gewinnerwartung und Befriedigung bei. Diese Bandbreite von Funktionen und Dimensionen, die sich in der Entwicklung zum Menschen herausgebildet hat, wird in hohem Maße von soziokulturellen Faktoren beeinflusst, die schon die Wahrnehmung und Verarbeitung bestimmter Reize als »sexuell«, noch deutlicher aber die Ausdrucksformen und Bedeutungen sexuellen Verhaltens determinieren. Daraus folgt, dass biologische und speziell hormonelle Faktoren an der Gesamtvarianz menschlichen Sexualverhaltens relativ gesehen einen geringeren Anteil haben, der aber gleichwohl fundamental für das Erleben gestörten wie nichtgestörten sexuellen Erlebens bleibt.

In der Erforschung der menschlichen Sexualität sind im Gegensatz zu den kultur- und erfahrungsgesteuerten höheren »apollinischen« Aspekten die triebgesteuerten »dionysischen« Aspekte stark vernachlässigt worden, wobei letztere aber eine hohe Konstanz und Parallelität zum Tierreich aufweisen. Es braucht also unser *cultural brain* **und** unser *jurassic brain* (Pfaff 1999), um die Sexualität zu verstehen. Dann erblickt man ein beeindruckendes, elegantes Zusammenspiel, das von der molekularen über die neurophysiologische bis zur Verhaltensebene reicht. Genitale, spinale und supraspinale Strukturen greifen ebenso ineinander wie die drei Funktionssysteme Sensorik, Motorik und Motivation, und die sexuellen Reaktionen selbst werden von einem komplexen Zusammenspiel von Hormonen, Neuropeptiden und klassischen Neurotransmittern bestimmt.

Ein grundlegender und für das Verständnis der sexuellen Dysfunktionen vielleicht sogar der bedeutsamste Unterschied zwischen der neurobiologischen Steuerung des Sexualverhaltens von Ratte und Mensch liegt darin, dass der Mensch über sehr viel **ausgestaltetere und differenziertere Hemmungssysteme** verfügt, die notwendig sind, um sexuelle Reaktionen (ebenso wie aggressives Verhalten) in das ungleich komplexere Sozialverhalten der Menschen einzupassen und so Schaden oder Gefahren für das Individuum wie für die Gemeinschaft zu verhindern. Ein bei entsprechender internaler und externaler Reiz- und Umgebungssituation »ungehemmt« und stereotyp ablaufendes Sexualverhalten wäre für den Menschen hochproblematisch und erfordert daher ein anspruchsvolles Zusammenwirken exzitatorischer und inhibitorischer Prozesse. Die folgenden Ausführungen werden zeigen, dass von diesem Standpunkt aus **alle sexuellen Funktionsstörungen auf einer Imbalance zwischen Erregungs- und Hemmungssystemen beruhen.**

> **!** Bezüglich der **neurobiologischen Basis** sexuellen Verhaltens gibt es zahlreiche Parallelen zwischen anderen Wirbeltierspezies und dem Menschen, die eine Übertragbarkeit tierexperimenteller Ergebnisse grundsätzlich möglich machen. Inwieweit »passende« Tiermodelle für die komplexeren Funktionen und Prozesse der menschlichen Sexualität (inklusive ihrer Störfaktoren wie etwa Angst oder Stress) etabliert werden können, bleibt abzuwarten und bedarf in jedem Fall besserer Kenntnisse über menschliches wie tierisches Verhalten. Die kognitiv-affektiven Reizverarbeitungs- und Evaluationsprozesse sowie die soziokulturellen Einflüsse, die charakteristisch sind für die Sexualität des Menschen, können keine adäquate Entsprechung im Tiermodell finden. Gleichwohl gibt es ein breites gemeinsames Fundament neurobiologischer Strukturen und Prozesse, ohne die ein Verständnis der

Grundlagen und Spezifika der Sexualität des Menschen nicht möglich ist.

17.3 Neurobiologische Grundlagen der sexuellen Reaktionen im Überblick

17.3.1 Komponenten, Stadien und Phasen der sexuellen Reaktionen

Im Folgenden wird ein Überblick über die an der Organisation und Steuerung der sexuellen Reaktionen beteiligten ZNS-Strukturen und humoralen Faktoren gegeben. Spinale und periphere Mechanismen sowie geschlechtsspezifische Unterschiede werden in den entsprechenden Abschnitten zu den sexuellen Dysfunktionen behandelt.

Die Grundstruktur sexuellen Verhaltens weist in allen Wirbeltierspezies eine hohe Ähnlichkeit auf und besteht aus einer Abfolge komplexer Verhaltensmuster, die eine Feinabstimmung im Individuum sowie zwischen den Sexualpartnern erfordert. Die auf Beach (1956) zurückgehende Unterteilung in **appetitives** (oder präparatorisches) und **konsumatorisches** (oder kopulatorisches) Verhalten hat ihren heuristischen Wert bis heute nicht verloren. In der Weiterentwicklung durch Pfaus (1996), dem Incentive-sequence-Modell, werden appetitive und konsumatorische Reaktionen als überlappend angesehen. Auch beim Menschen gibt es ausreichend Evidenz, dass verschiedene appetitive und konsumatorische Verhaltensweisen in einer geordneten Reihenfolge auftreten, und Hirnläsions- sowie Imaging-Studien haben für die verschiedenen Komponenten appetitiven Verhaltens unterschiedliche neurobiologische Substrate gezeigt.

Eine andere Einteilung (Fisher et al. 2002) betrachtet die Organisation von sexuellem und reproduktivem Verhalten im Rahmen der primären Emotions-/Motivationsschaltkreise und geht davon aus, dass unter diesen primären neuronalen Systemen zumindest drei diskrete, aber aufeinander bezogene Emotions-/Motivationssysteme im Säugetiergehirn für Paarung, Reproduktion und Elternverhalten zuständig sind:

- Lust,
- Attraktion,
- Bindung.

Beim Menschen können diese drei Systeme unabhängig voneinander operieren, was u.a. für die Störungen der sexuellen Appetenz von Relevanz ist.

17

Box

Der **Sexualtrieb** (Libido, Lust) ist charakterisiert durch ein Verlangen nach sexueller Gratifikation und in erster Linie assoziiert mit Östrogenen und Androgenen. Er dient dazu, das Individuum zu motivieren, die sexuelle Verbindung mit einem Partner der gleichen Spezies zu suchen. (Lust hat im Deutschen eine Doppelbedeutung, da damit sowohl das Verlangen nach etwas bezeichnet wird – »Lust auf«; englisch: *desire* – als auch Gefühle von Vergnügen, Spaß oder Befriedigung – englisch: *pleasure, satisfaction*.)

Das **Attraktionssystem** ist charakterisiert durch Energetisierung und Fokussierung von Wahrnehmung und Aufmerksamkeit auf einen bestimmten Partner und soll dazu motivieren, unter den potenziellen Partnern einen spezifischen, am besten geeigneten Sexualpartner zu suchen. Beim Menschen ist das Attraktionssystem (leidenschaftliche Liebe, Verliebtsein) darüber hinaus charakterisiert durch Gefühle der Rastlosigkeit, des intrusiven Denkens an das Liebesobjekt und durch ein Verlangen nach emotionalem Einssein mit dem Partner. Dieser affektive Zustand scheint assoziiert zu sein mit erhöhtem ZNS-Spiegeln von Dopamin und Noadrenalin und einer Absenkung des Serotoninspiegels.

Das **Bindungssystem** zwischen Sexualpartnern wird bei Vögeln und Säugetieren gekennzeichnet durch ein gegenseitiges territoriales Verteidigungs- oder Nestbauverhalten, ein gemeinsames Füttern und Aufziehen der Jungen sowie durch Nähe und Trennungsangst. Im Menschen ist diese Bindung (partnerschaftliche Liebe) darüber hinaus charakterisiert durch Gefühle von Ruhe, Sicherheit und emotionaler Verbindung. Der neuronale Schaltkreis im Gehirn wird mit den Neuropeptiden Oxytozin und Vasopressin in Verbindung gebracht und dient in erster Linie dazu, die Sexualpartner zu motivieren, affiliative Verbindungen lange genug aufrechtzuerhalten, um die elterlichen Aufgaben zu Ende zu führen.

Die Phaseneinteilung der menschlichen Sexualreaktionen orientiert sich bis heute an den von Masters und Johnson (1966) aufgestellten **sexuellen Reaktionszyklen** für Mann und Frau (◘ Abb. 17.1), die ursprünglich aus den Phasen Erregung, Plateau, Orgasmus und Rückbildung bestanden und später von Kaplan (1979) um eine initiale Phase des sexuellen Verlangens (*desire*) ergänzt wurden. Die sexuellen Reaktionszyklen haben erhebliche Bedeutung, da sie die Grundlage für die Unterteilung und Kennzeichnung der sexuellen Funktionsstörungen in den internationalen Diagnoseinventaren bilden. Die wichtigsten Geschlechtsunterschiede bestehen nach Masters und Johnson darin, dass der **Reaktionszyklus des Mannes** insgesamt gleichförmiger ist, in der Regel einen steileren Erregungsanstieg und bis auf

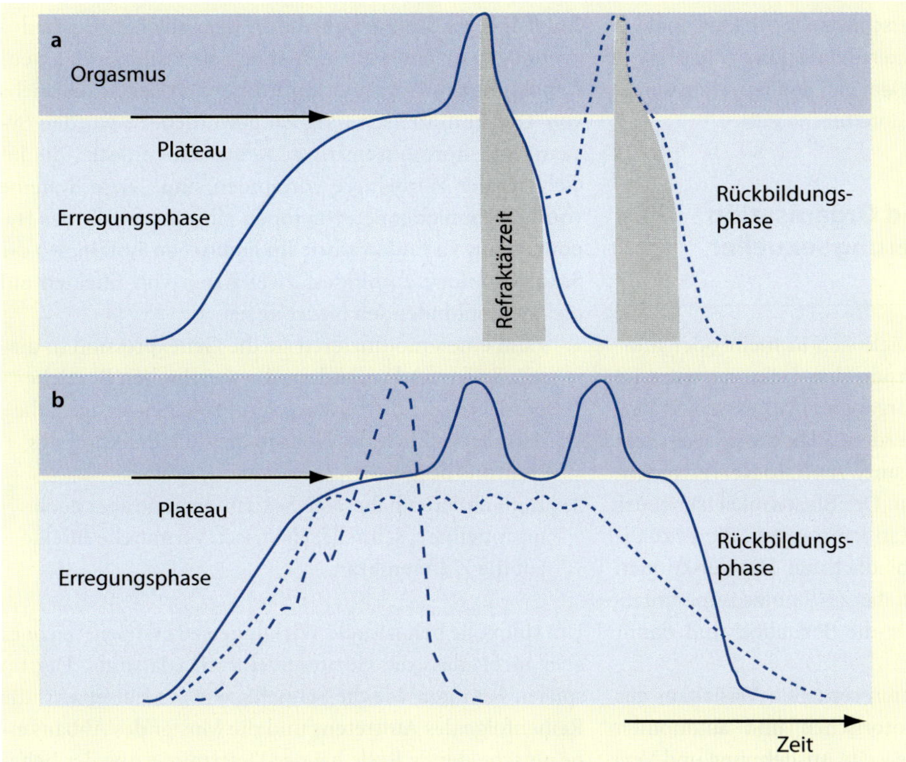

Abb. 17.1. Sexuelle Reaktionszyklen von Mann (**a**) und Frau (**b**). Dauer (*Abszisse*) und Stärke (*Ordinate*) sind interindividuell sehr variabel; *durchgezogene Kurve*: Standardverlauf, *gestrichelte Kurven*: Verlaufsvarianten

Ausnahmefälle eine Refraktärperiode (Phase der postorgastischen sexuellen Unansprechbarkeit) aufweist. Der **weibliche Reaktionszyklus** ist variabler und kann verschiedene Verlaufsmuster annehmen, die üblicherweise einen langsameren Erregungsanstieg, eine längere Plateauphase als Voraussetzung der Orgasmusauslösung sowie eine geringer ausgeprägte Refraktärperiode mit entsprechend häufigerer Möglichkeit multipler Orgasmen umfasst.

In der Sexualwissenschaft sind die klassischen Reaktionszyklen inzwischen umstritten und Gegenstand intensiver Diskussionen. Kritikpunkte sind u.a., dass die Zyklen zu einseitig an den peripheren, genitalphysiologischen Vorgängen und am männlichen Reaktionsablauf orientiert sind, dass es sich (etwa zwischen Erregung und Plateau) nicht um diskrete, klar abgegrenzte Phasen handelt und dass die Geschlechtsunterschiede nicht physiologisch bedingt, sondern soziokulturell überformt sind. Aktuellere Einwände kritisieren die Konzeptualisierung der sexuellen Appetenz im traditionellen Reaktionszyklus und betonen, dass das Sexualverlangen nicht eine initiale, vorgeschaltete Phase ist, sondern vielmehr durch den ganzen Reaktionszyklus »mitläuft« und in vielen Fällen nicht das sexuelle Verlangen, sondern die sexuelle Erregung das primäre ist, und dann die Lust entfacht. In Frage gestellt wird der Reaktionszyklus auch aus der klinisch-therapeutischen Erfahrung, in der eine hohe Komorbiditätsrate Beleg für das häufiger gemeinsame als isolierte Auftreten von Lust-, Erregungs- und Orgasmusproblemen ist, und zwar besonders bei Frauen.

! Die klassischen Reaktionszyklen nach Masters und Johnson müssen heute als überholt gelten und sollten von neuen Modellen abgelöst werden, die nicht nur die Genitalphysiologie, sondern auch die neurobiologischen Erkenntnisse zu den Vorgängen im ZNS sowie die neuen Konzepte zur Informationsverarbeitung und Emotions-Kognitions-Kopplung integrieren (► 17.3). Die sexuelle Reaktion ist beim Menschen grundsätzlich gekennzeichnet durch subjektive Gefühle sexueller Erregung und physiologische Veränderungen des Körpers, die die Genitalien, aber z.B. auch das kardiovaskuläre System betreffen und meist verbunden sind mit dem Streben nach weitergehender sexueller Stimulation und dem Erleben eines Orgasmus (Bancroft 2002).
Auch beim Menschen bleibt die grundsätzliche Einteilung in appetitive und konsumatorische Reaktionskomponenten sinnvoll, deren Kernelemente **sexuelle Motivation**, **sexuelle Erregung** und **Orgasmus** sind, die sich allerdings zu einem komplexen psychosomatischen Kreislauf (Bancroft 1989) auffächern. Innerhalb dieses Kreislaufs besteht eine komplexe Interaktion zwischen kognitiven Informationsverarbeitungsprozessen, ZNS-Mechanismen sexueller Erregung, Motivation und Emotion sowie peripheren physiologischen Vorgängen. Die bewusste Wahrnehmung der genitalphysiologischen Sensationen beeinflusst die zentralen Vorgänge (verstärkend oder hemmend) und umgekehrt. Die Flexibilität und der breite adaptive Spielraum des menschlichen Sexualverhaltens kommen u.a. dadurch zustande, dass der »Ein-

stieg« in den Kreislauf an verschiedenen Punkten erfolgen kann (z.B. erotische Imagination, optischer Reiz, taktile Stimulation), nicht alle Elemente umfassen muss und an vielen Stellen stör- bzw. unterbrechbar ist.

17.3.2 Strukturen und Organisation der ZNS-Steuerung sexueller Reaktionen

Die Vorstellung, Sexualität spiele sich in mehr oder minder genau abgrenzbaren Hirnarealen (»Sexualzentren«) oder primär in den Genitalorganen ab, musste seit längerer Zeit fallen gelassen werden. Plakativ ausgedrückt könnte man sagen, dass das ganze zentrale Nervensystem in gewisser Weise »versext« ist. Der Blickwinkel ist bei der Betrachtung letztlich egal: Man kann sagen, die Sexualität bediene sich der unterschiedlichsten Hirnfunktionen oder -areale, oder umgekehrt, das ZNS nutze seine unterschiedlichsten Ressourcen für die Sexualität und damit auch für die Reproduktion.

Der komplexen Komposition sexuellen Verhaltens aus sensorischen, kognitiven, motorischen und autonomen Komponenten entsprechen die weite Ausdehnung und Verzweigung der beteiligten ZNS-Areale und -Strukturen. Visuelle, auditorische und Gedächtnissysteme gehören ebenso dazu wie Strukturen, die für Motivation, Emotion oder Motorik zuständig sind. Gleichwohl lassen sich auch in der Steuerung des sexuellen Verhaltens Systeme bzw. Regionen unterscheiden, die Hauptrollen spielen, und solche, die unterstützende oder Nebenrollen innehaben. Eine ebenso spannende wie größtenteils noch ungeklärte Frage betrifft dabei die Spezifität, d.h.: Inwieweit sind Systeme oder Prozesse spezifisch für die Sexualität oder auch nicht, und falls nicht, wie wird determiniert, dass ein bestimmter Reiz oder eine bestimmte Reaktion »sexuell« ist? Dieser Frage werden wir im Folgenden noch häufiger begegnen.

Bezüglich der appetitiven Verhaltenskomponenten bieten die bekannten **Zwei-Komponenten-Theorien der Motivation** einen guten konzeptuellen Rahmen:

1. Die erste, nichtspezifische **Generalkomponente** ist die Erregung (Arousal), die das Verhalten energetisiert und die von noradrenergen und dopaminergen Systemen abhängt. Hirnmorphologisch sind die Formatio reticularis sowie der Locus coeruleus wichtig. Neue Erkenntnisse zeigen interessanterweise, dass Steriodhormone die noradrenergen Neurone im Hirnstamm beeinflussen können, da viele dieser Zellen, vor allem im Rautenhirn, entsprechende Rezeptoren enthalten (Pfaff 1999).
2. Die andere, zweite Komponente ist spezifisch für verschiedene biologische Bedürfnisse. Mit dieser **Komponente der Motivation** werden für die Steuerung der Sexualität andere Mechanismen benutzt als z.B. für den Hunger.

Aufgrund großer Fortschritte in der molekularen Endokrinologie ist ein weit reichendes Verständnis der neurobiologischen Organisation im Bereich des Sexualtriebs von Tier und Mensch möglich geworden. Es wurden Systeme von hormonsensitiven Neuronen entdeckt, die im Gehirn aller Wirbeltiere vorhanden sind. Diese Systeme von **hormonbindenden Neuronen** sind innerhalb des **Hypothalamus** zu finden sowie im **limbischen System**, wo die Sexualhormone zumindest zwei Arten von Effekten auf die hormonbindenden Neurone haben.

1. Zum einen modifizieren sie die Genexpression in diesen Zellen und verändern die spezifischen Bereiche der DNA, die die Bildung von Proteinen steuern, die dann tatsächlich das Neuron bzw. die Funktion des Neurons bestimmen.
2. Zum anderen haben die Sexualhormone aber auch unmittelbare, schnelle, elektrisch vermittelte Effekte auf die Zellmembran.

Um sinnvolle behaviorale Wirkungen zu erzielen, reicht es aber nicht, dass die Hormone einfach »da sind«. Darum spielen Faktoren wie die Schnelligkeit des Einsetzens, die Reihenfolge des Auftretens und die Muster des Abbaus eine entscheidende Rolle bei der Determinierung der behavioralen Konsequenzen (Pfaff 1999).

Die folgende Darstellung der ZNS-Organisation sexueller Reaktionen konzentriert sich soweit wie möglich auf die humanbiologische Evidenz, wobei in der Darstellung eine **morphologische** von einer **neurochemischen** bzw. **neuroendokrinen** Strukturierung unterschieden wird.

ZNS-Strukturen und neuronale Mechanismen: der morphologische Aspekt

Limbische Strukturen und assoziierte Hirnareale

Die Resultate der neurobiologischen Forschung beim Menschen zeigen, dass limbische Strukturen und assoziierte Hirnareale in der Steuerung sexualphysiologischer und sexualpathologischer Vorgänge eine zentrale Rolle spielen. Dabei sind die limbischen Strukturen eher auf der Basis neurochemischer Aktivitätsmuster organisiert, während die kortikalen Strukturen eher auf neuronalen Mustern beruhen (Herbert 1996). Wichtige Areale sind u.a.

- der Hypothalamus,
- die Amygdala,
- das Septum,
- das ventrale Striatum sowie
- zusätzliche kortikale Komponenten im Hippocampus, im Gyrus cinguli und im orbitofrontalen Kortex.

Als eines von vielen Verhaltensmustern, die vom limbischen System organisiert werden, erfordert sexuelles Verhalten die Koordination von endokrinen und autonomen Reaktionen zusammen mit spezifischen Verhaltensweisen. Auch im Bereich von Sexualität und Repro-

17

duktion reguliert das limbische System, u.a. mit der »emotional bewertenden« **Amygdala** und dem **Hippocampus** als einem mnestischen Verknüpfungs- und Comparator-Apparat, unseren **emotionalen Zugang** zur und unsere Begegnung mit der Welt (Schiepek 2003) und stellt eine Verbindung zwischen Hirnstamm- und neokortikalen Funktionen dar. Darüber hinaus erhalten zahlreiche supraspinale Zentren sensorischen Input von den Genitalorganen, deren Aktivität die genitalen Reaktionen beeinflusst und von diesen wiederum selbst beeinflusst wird und die untereinander in extensiver, reziproker Wechselbeziehung stehen und so möglicherweise eher als ein Netzwerk denn als Kette von Relaisstationen fungieren. Die spinalen Sexualreflexe stehen unter inhibitorischer und exzitatorischer Kontrolle bestimmter Hirnstammregionen wie dem Nucleus paragigantocellularis und erhalten starke Projektionen von anderen serotonergen Hirnstammkernen sowie den Raphekernen. Die beteiligten ZNS-Strukturen sind schematisch am Beispiel der Kontrolle der männlichen Sexualreaktion in ◘ Abb. 17.2 gezeigt.

Bekanntermaßen ist das **orbitofrontale kortikolimbische System** wichtig für die Integration von Kognition

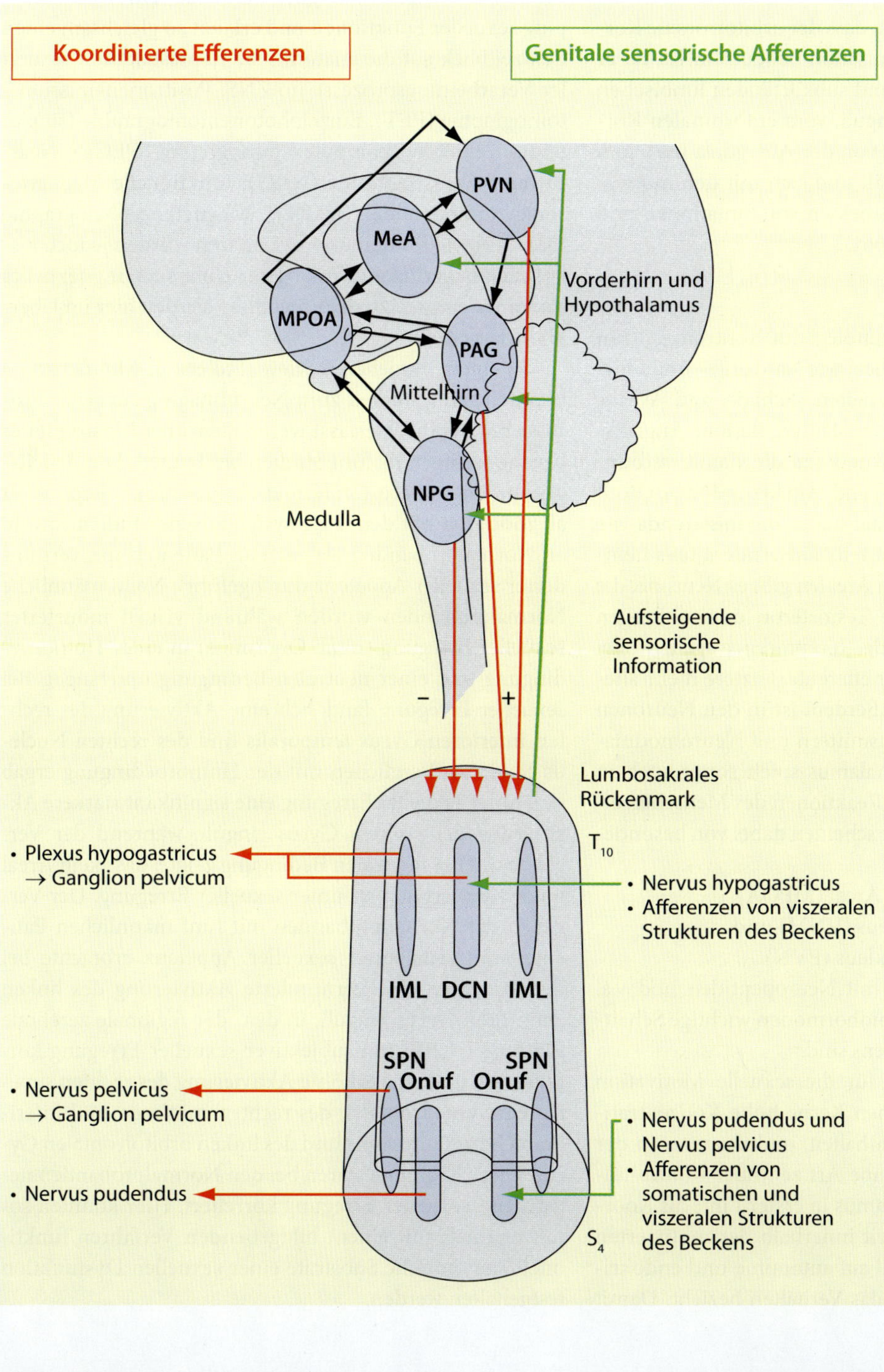

◘ **Abb. 17.2.** Schema der männlichen Sexualreaktion. *PVN* paraventrikulärer Nukleus, *MeA* medialer Amygdalakomplex, *MPOA* mediales präoptisches Areal, *PAG* periaquäduktales Grau, *NPG* Nucleus paragigantocellularis, *IML* intermediolaterale Rückenmarkneurone, *DCN* Nucleus commissuralis dorsalis, *SPN* sympathische präganglionäre Neurone, *Onuf* Onuf-Nukleus. (Mod. nach McKenna 2001)

und Emotion, und mit seinen vielfältigen Verbindungen zum autonomen Nervensystem (Sympathikus-Parasympathikus-Balance), zur Motorik und zur Propriorezeption organisiert es

- die Kontrolle emotional relevanten Verhaltens,
- die motivationale Kontrolle zielgerichteten Verhaltens,
- die integrierte Repräsentation vielfältiger Körperzustände und
- die Modulation und Bilanzierung der vom Organismus in seine Aktivitäten investierten Energie (Schiepek et al. 2003).

Läsionsstudien haben gezeigt, dass der orbitofrontale Kortex auch für die Sexualorganisation bedeutsam ist, da er Input von allen kortikalen und subkortikalen limbischen Zentren, d.h. vom Gyrus cinguli, vom entorhinalen Kortex und dem Hippocampus, von der Amygdala und vom mesolimbischen System erhält und sich mit den motivationalen und emotionalen Aspekten von Situationen und Handlungen befasst (Roth 2003).

Der Hypothalamus

Der Hypothalamus ist das grundlegende Kontrollzentrum für biologische Basisfunktionen, wie Nahrungs- und Flüssigkeitsaufnahme, Sexualverhalten, Schlaf- und Wachzustand, Temperatur- und Kreislaufregulation, Angriffs- und Verteidigungsverhalten und für die damit verbundenen »angeborenen Trieb- und Affektzustände« (Roth 2003). Bezüglich der Sexualität hat er **organisierende wie koordinierende Funktion**, mit teils fördernden, teils hemmenden Einflüssen. In vielen Arealen gibt es Neurone, die in unterschiedlicher Dichte Testosteron oder Östrogen enthalten bzw. entsprechende Rezeptoren tragen, wobei möglicherweise erstere mehr efferente, letztere mehr afferente Funktionen haben. Außerdem ist in den Neuronen eine Vielzahl von Neurotransmittern und Neuromodulatoren wirksam. Der Hypothalamus spielt somit auch in der Steuerung der sexuellen Reaktionen des Menschen eine zentrale Rolle. Drei Kerne scheinen dabei von besonderer Bedeutung zu sein:

1. das mediale präoptische Areal (MPOA),
2. der ventromediale Nukleus (VNM) und
3. der paraventrikuläre Nukleus (PVN),

die im Zusammenspiel mit Neuropeptiden und v.a. unter dem Einfluss von Steroidhormonen wichtige Schaltstellen des sexuellen Verhaltens sind.

Von großer Bedeutung für die sexuelle Motivation ist, dass die hypothalamischen Kerne hohe Konzentration von Steroidrezeptoren enthalten, und zwar v.a. in der MPOA und im VNM. Als eine Art zentraler Kontrollinstanz fungiert der Hypothalamus in erster Linie als Koordinator und Ordnungseinheit innerhalb der motivierten Reaktionen, was sich sowohl auf autonome und endokrine Reaktionen als auch auf das Verhalten bezieht. Damit hat der Hypothalamus insgesamt eine eher integrierende Rolle, wobei die verfügbaren Daten zeigen, dass die hypothalamischen Mechanismen selbst wahrscheinlich in erster Linie stereotype Reaktionen kontrollieren und weniger mit gelerntem instrumentellem Verhalten zu tun haben. Die Verhaltensflexibilität, die durch das Lernen illustriert wird, scheint die Hinzuziehung weiterer neurobiologischer Systeme, darunter die Amygdala, zu erfordern.

Die Ergebnisse von Neuroimaging-Studien beim Menschen

Der inzwischen erreichte Entwicklungsstand der bildgebenden Verfahren ermöglicht erstmals ein Brain-Mapping sexueller Funktionen und erlaubt so gleichsam einen Echtzeitblick auf die anatomische Repräsentation sexueller Verarbeitungsprozesse im ZNS. Positronenemissionstomographie (PET), Einzelphotonentomographie (single-photon emission computed tomography SPECT), Near-Infrared-Spektrographie (NIRS), funktionelle Magnetresonanztomographie (fMRT), Magnetenzephalographie (MEG) sowie Kombinationsverfahren wurden jedoch bislang erst in geringem Umfang zur Untersuchung sexueller Vorgänge eingesetzt; die Ergebnisse werden hier im Überblick dargestellt.

In einem aktuellen Review (Stoléru u. Mouras 2003) konnten zehn Studien zum Neuroimaging sexueller Prozesse bei Männern erfasst werden, darüber hinaus gibt es bislang weniger als fünf Studien bei Frauen. Die Arbeitsgruppe um Stoléru (Stoléru et al. 1999, 2003; Redoute et al. 2000) hat mit dem PET systematische Studien sowohl an Normalprobanden als auch an Patienten mit verminderter sexueller Appetenz durchgeführt. Neun männliche Normalprobanden wurden während visuell induzierter sexueller Erregung (ohne Orgasmus) in einer Humorbedingung und einer neutralen Bedingung untersucht. Bei sexueller Erregung fand sich eine Aktivierung des rechten inferioren Gyrus temporalis und des rechten Nucleus caudatus. Verglichen mit der Humorbedingung ergab sich unter sexueller Erregung eine signifikant stärkere Aktivierung des rechten Gyrus cinguli, während der Vergleich mit der neutralen Bedingung zeigte, dass kein Areal mehr aktiviert war als unter sexueller Erregung. Der Vergleich der Normalprobanden mit fünf männlichen Patienten mit reduzierter sexueller Appetenz erbrachte bei den Patienten eine verminderte Aktivierung des linken anterioren Gyrus cinguli, in dem der regionale zerebrale Blutfluss (rCBF) mit subjektiver sexueller Erregung korreliert ist, und eine erhöhte Aktivierung des rechten superioren Gyrus frontalis, des rechten mittleren und inferioren Gyrus temporalis und des linken orbitofrontalen Gyrus. Diese Regionen waren bei den Normalprobanden negativ mit sexueller Erregung korreliert. Hier konnten somit erstmals mit einem bildgebenden Verfahren funktionell-anatomische Substrate einer sexuellen Dysfunktion festgehalten werden.

Insgesamt konnten neben den für visuelle Wahrnehmung und Aufmerksamkeit zuständigen Arealen (okzipitotemporaler Kortex, superiorer Parietallappen) unter visueller sexueller Stimulation (VSS) mit dem Neuroimaging eine Reihe von Hirnarealen identifiziert werden, die überwiegend durch andere Methoden bezüglich ihrer Funktion für die Sexualität bereits bekannt waren, zu deren Zusammenwirken aber doch wichtige neue Erkenntnisse erbracht wurden. So erwies sich die in verschiedenen Studien gefundene Aktivierung des lateralen rechten orbitofrontalen Kortex (OFC) nicht direkt mit dem Niveau der sexuellen Erregung korreliert, sondern reflektiert wahrscheinlich eher allgemeine Evaluationsprozesse von Stimuli. Dagegen gehört die Aktivierung der Insel zu den konsistentesten Ergebnissen des Neuroimaging und wird mit der Vermittlung der emotionalen Komponente sexueller Motivation und Erregung in Verbindung gebracht.

Von großem Interesse erscheint die Identifizierung eines neuronalen Netzwerks, das der Vermittlung von **Vorstellungen und Vorbereitungen motorischer Handlungen** dient. Viele Hirnareale, die als Reaktion auf VSS-Bedingungen aktiviert werden, gehören zu diesem Netzwerk der *motor imagery*, also des internen »Übens« motorischer Handlungen ohne tatsächlichen motorischen Output (u.a. die inferioren Parietallappen, das linke ventrale prämotorische Areal, die anterioren Gyri cinguli und der Nucleus caudatus). Interessanterweise zeigten einige dieser Regionen bei Patienten mit Störungen der sexuellen Appetenz **keine** Aktivierung (Redouté et al. 2000). Die vorliegenden Befunde zur Bedeutung der *motor imagery* bei sexuellen Reaktionen lassen verschiedene Schlussfolgerungen zu: Da unter den Neuroimaging-Untersuchungsbedingungen keine motorischen Handlungen möglich waren, werden hier demnach zum einen die prämotorischen Aspekte abgebildet, und zum anderen sind Areale aktiviert, die an der Hemmung bzw. dem **Zurückhalten von overtem Verhalten** beteiligt sind. Nach aktuellen Modellüberlegungen zur zerebralen Steuerung motivierten Verhaltens (Rolls 1999) ist es gerade im Bereich sexueller Reaktionen wichtig, dass zwischen der primär im OFC vorgenommenen Dekodierung der motivationalen (hier: sexuellen) Bedeutung eines Reizes und dem Interface zum motorischen Verhalten eine Art »Schiedsinstanz« zwischengeschaltet ist, um eine Kosten-Nutzen- oder Belohnungs-Risiko-Abwägung durchzuführen. In diesem Schiedsprozess spielen die Basalganglien (Nucleus caudatus und Putamen) eine wichtige Rolle. Deutlich wird aus diesen Daten, dass jedes Modell zu den neurobiologischen Substraten sexueller Vorgänge ein Modul der Kontrolle motorischer Aspekte enthalten muss.

Als Essenz der bisher vorliegenden Erkenntnisse aus den Neuroimaging-Untersuchungen, aber auch aus anderen Studien hat die Gruppe um Stoléru ein **neurobehaviorales Vier-Komponenten-Modell** der bei sexueller Motivation und Erregung beteiligten ZNS-Prozesse erarbeitet, das in Tab. 17.1 im Überblick dargestellt ist.

Die an der Steuerung sexueller Reaktionen beteiligten **inhibitorischen Prozesse** umfassen

- temporale Areale, die das Auftreten von sexuellem Verhalten hemmen (und deren Aktivität unter VSS vermindert ist),
- kognitive Prozesse, die die sexuelle Bedeutung von Reizen »entwerten« und mit dem medialen OFC in Verbindung stehen, und

Tab. 17.1. Vier-Komponenten-Modell der ZNS-Regulation sexueller Prozesse. (Nach Stoléru u. Mouras 2003)

Komponenten	Funktionen	Beteiligte Hirnareale
Kognitiv	Bewertung eines Stimulus als »sexueller **Incentive**« (1)	Rechter lateraler OFC, rechte und linke inferiore temporale Kortizes
	Erhöhung der Aufmerksamkeit (2)	Superiore Parietallappen
	Motor imagery als Vorbereitung sexuellen Verhaltens (3)	Inferiore Parietallappen, linkes ventrales prämotorisches Areal
Emotional	Spezifische hedonische Qualität sexueller Lust durch Anstieg der Erregung und körperliche Veränderungen	Rechte Insel
Motivational	Ausrichtung des Verhaltens auf sexuelle Ziele; Drang nach sexuellem Verhalten	Kaudaler Teil des linken anterioren Gyrus cinguli, rechtes und linkes Claustrum
Autonom und endokrinologisch	Kardiovaskuläre, respiratorische und genitalphysiologische Veränderungen, die eine physiologische Bereitschaft für sexuelles Verhalten herstellen	Rostraler Anteil des anterioren Gyrus cinguli, anteriorer Teil der rechten Insel, posteriorer Hypothalamus

OFC orbitofrontaler Kortex

- Mechanismen, die den Ausdruck tatsächlichen sexuellen Verhaltens steuern und an denen Teile des rechten Nucleus caudatus und des Putamen beteiligt sind.

Zur bereits angesprochen Frage der Sexualspezifität der aufgeführten neurobiologischen Korrelate weisen Stoléru und Mouras (2003) darauf hin, dass fast alle der in ◘ Tab. 17.1 aufgeführten Strukturen andere bzw. ähnliche Funktionen in anderen Zusammenhängen wahrnehmen. Eine Spezifität könnte begründet sein in

1. einem distinkten Muster aktivierter/deaktivierter Areale,
2. einer Aktivierung/Deaktivierung diskreter Areale innerhalb der mit Neuroimaging-Methoden identifizierbaren größeren Regionen oder
3. der Funktion kleiner, mit den gegenwärtigen Verfahren nicht reliabel nachzuweisender Regionen.

Der rasche Fortschritt der Methoden dürfte hier in absehbarer Zeit mehr Klarheit schaffen.

Die neurochemische und neuroendokrine Steuerung sexuellen Verhaltens

Eine wichtige Ergänzung der morphologischen Strukturierung des Gehirns in Kernkomplexe und ihre Verschaltungen liegt darin, dass es auch eine chemische Strukturierung in Gestalt von Transmittersystemen gibt, d.h. abgrenzbaren Signaltransduktionswegen, die sich präferenziell bestimmter Neurotransmitter bedienen. Neurochemisch sind die wichtigsten beteiligten Komponenten die Neuropeptide, die Monoamine (Dopamin und Noradrenalin) und die Steroidhormone, die als Neuromodulatoren eine maßgebliche Rolle spielen (Pfaff 1999). Da zu diesen Parametern eine kaum übersehbare Fülle an Publikationen vorliegt, kann hier nur ein Überblick über wichtige und aktuelle Erkenntnisse gegeben werden.

Die zerebralen Monoamine

Die Organisation monoaminerger Neurone innerhalb des ZNS gliedert sich zunächst in die drei großen monoaminergen Systeme im Hirnstamm: das noradrenerge, das dopaminerge und das serotonerge System.

Das noradrenerge System

Bezüglich der Anzahl von Neuronen ist es das kleinste System. Es gibt verschiedene Aspekte des sexuellen Verhaltens der männlichen Ratte, die konsistent sind mit einem verstärkenden Effekt von Noradrenalin auf die zentrale sexuelle Erregung. Insgesamt scheinen jedoch die zentralen Noradrenalineffekte sehr komplex zu sein. Diese Komplexität wird noch durch enge Wechselwirkungen mit dem dopaminergen und serotonergen System verstärkt.

Das dopaminerge System

Es enthält drei- bis viermal so viele Neurone wie das noradrenerge System, ist aber weniger diffus, sondern topographisch hochorganisiert in fünf Untersysteme. Alle Systeme sind wichtig für das reproduktive Verhalten und dessen neuroendokrine Kontrolle. Es gibt ausreichende Evidenz, die zeigt, dass Dopaminagonisten das sexuelle Verhalten des Mannes verstärken und erhöhen und Dopaminantagonisten es stören.

Drei Teile des dopaminergen Systems üben einen spezifischen Einfluss auf das sexuelle Verhalten aus. Zwei von ihnen sind relativ unspezifisch, einer eher spezifisch sexuell (◘ Abb. 17.3):

1. das eher unspezifische nigrostriatale System, das in die Organisation des motorischen Verhaltens involviert ist und so auch die Reaktionsbereitschaft einschließlich des kopulatorischen Verhaltens regelt,
2. der mesolimbische Trakt, der appetitives Verhalten einschließlich dem sexuellen Verhalten unterstützt, und schließlich
3. der dopaminerge Input zum medialen präoptischen Areal MPOA.

Die MPOA erhält sensorischen Input von vielen Teilen des Gehirns und hat eine stärker spezialisierte sexuelle Funktion, die der Orchestrierung der genitalen Reaktionen und stereotyper sexuell-motorischer Muster dient. Während es über die verschiedenen Spezies hinweg eine bemerkenswerte Konsistenz bezüglich der Rolle der MPOA in der Orchestrierung konsumatorischer Reaktionen gibt, ist die Übereinstimmung bezüglich ihrer möglichen Rolle in appetitiven Reaktionen geringer. Die MPOA spielt eine zentrale Rolle für das männliche Sexualverhalten in allen Wirbeltierspezies, die bisher untersucht wurden, und scheint eine relativ universelle regulatorische Rolle zu spielen. Sie nimmt eine relativ hohe Position in der Kontrollhierarchie ein. Aus einer Reihe von Mikrodialyse- und Mikroinjektionsstudien lässt sich schlussfolgern, dass der Dopaminfreisetzung in der MPOA vor und während der Kopulation eine wichtige Funktion in der Ermöglichung sowohl reflexiver als auch motivationaler Aspekte des sexuellen Verhaltens zukommt.

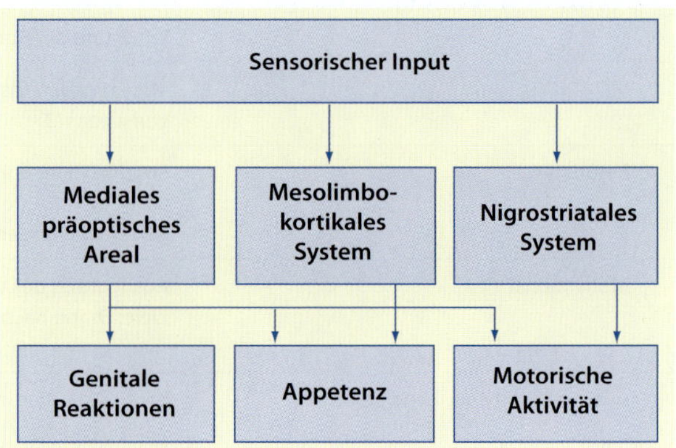

◘ **Abb. 17.3.** Schema der drei Dopaminsysteme. (Mod. nach Hull et al. 1999)

Dopamin wird vor und während der Kopulation in verschiedenen schlüsselintegrativen Arealen freigesetzt. Es verstärkt im Allgemeinen die sensomotorische Integration durch die **Erniedrigung tonischer Hemmung**. Im Zusammenspiel mit neuromodulatorisch wirkenden Steroidhormonen (s. unten) scheint Dopamin nicht direkt Verhalten auszulösen, sondern hormonell vorbereiteten Verhaltenspfaden leichteren Zugang zu sexuell relevanten Reizen zu erlauben.

Das serotonerge System

Bezüglich der Anzahl der Neurone ist das serotonerge das extensivste der drei Systeme. Die Mehrzahl der Neurone ist lokalisiert innerhalb der Raphekerne. Sie sind überwiegend inhibitorisch, wenngleich es auch hier eine Reihe von Komplexitäten gibt und die Wirkung bezüglich einer (sexuellen) Verhaltensinhibition sich am ehesten auf die 5-HT2C-Rezeptoren bezieht. Während Dopamin sich also förderlich auf das sexuelle Verhalten auswirkt, ist Serotonin in der Regel hemmend.

Serotonin wird freigesetzt im lateralen Hypothalamus zur Zeit der Ejakulation. Mikroinjektionen eines SSRI (selektiver Serotoninwiederaufnahmehemmer) in den lateralen Hypothalamus verzögern den Einsatz der Kopulation und ebenfalls die Ejakulation. Hier könnte also eine Stelle sein, an der SSRI sowohl die männliche Libido als auch die ejakulatorische oder orgasmische Fähigkeit hemmen. Ein weiterer Weg, auf dem Serotonin im lateralen Hypothalamus die sexuelle Motivation erniedrigt, verläuft über eine Erniedrigung der Dopaminfreisetzung im Nucleus accumbens, einem wichtigen terminalen Feld des mesolimbischen Systems. Auf diese Weise verstärken also reziproke Veränderungen in der Freisetzung von Dopamin und Serotonin auf unterschiedliche Weise die Kopulation und die sexuelle Sättigung.

Die Neuropeptide und die Rolle des Stickstoffmonoxids

Opioide

Aus Tierstudien gibt es ausreichende Evidenz, dass **Opioidagonisten** wie Morphin oder β-Endorphin zu einer Inhibition des sexuellen Verhaltens in einer großen Gruppe von männlichen Säugetieren unterschiedlicher Spezies führen. Wie Studien mit β-Endorphin gezeigt haben, hängen die Konsequenzen seiner inhibitorischen Aktion davon ab, wo es wirkt, und seine Hauptfunktion scheint in einer Unterbrechung oder Störung der Informationsverarbeitung zu bestehen, durch die präkopulatorische Signale mit der Kopulation verschaltet werden (Herbert 1996). Eine Infusion von β-Endorphin in die Amygdala hat dagegen einen ganz unterschiedlichen Effekt, da es dann das präkopulatorische Explorationsverhalten ist, das gestört wird. Wenn die Kopulation einmal begonnen hat, vollzieht sie sich dagegen normal. Dieser Befund unterstützt eine Sichtweise der Amygdala als Identifikator von Reizen als sexuelle Stimuli.

Prolaktin

Prolaktin ist beim Menschen der einzige bislang identifizierte »Orgasmusmarker«. Der bei beiden Geschlechtern in einer Reihe von Studien einer eigenen Arbeitsgruppe (Krüger et al. 1998; Exton et al. 1999, 2000, 2001) gefundene signifikante postorgastische Prolaktinanstieg spielt vermutlich – im Zusammenspiel mit anderen Substanzen und Strukturen (s. unten) – eine wichtige Rolle in der Vermittlung des Erlebens postorgastischer Befriedigung und motivationaler Sättigung. Möglicherweise ist Prolaktin so auch an der »Abschaltung der sexuellen Systemprozesse« und der Refraktärphase beteiligt.

Im Unterschied zur akuten Dynamik des Prolaktins innerhalb der sexuellen Reaktion sind die **negativen Effekte einer chronischen Hyperprolaktinämie** auf sexuelle Funktionsparameter, insbesondere auf die sexuelle Appetenz, seit langem bekannt und betreffen sowohl appetitive als auch konsumatorische Funktionen. Erhöhte Prolaktinspiegel inhibieren die pulsatile Freisetzung von GnRH (Sauder et al. 1984) und bewirken somit eine erniedrigte Gonadotropinproduktion, sowie bei den meisten Frauen Amenorrhö, Galaktorrhö, Anovulation, Libidostörungen, Hirsutismus, Seborrhö und Gynäkomastie. Bei Männern führt ein chronisch erhöhter Prolaktinspiegel dagegen zu niedrigen Testosteronwerten und Oligospermie (Walsh et al. 1987; Sobrinho 1993). Dadurch bedingt kommt es zu Libido- und Potenzstörungen, Hypogonadismus mit oder ohne Gynäkomastie sowie selten auch zur Galaktorrhö.

Im Gegensatz zu den Auswirkungen einer **chronischen Prolaktinerhöhung** auf sexuelle Erregung und reproduktive Funktionen, ist die Bedeutung der **akuten Prolaktinänderungen** für das sexuelle Verhalten und andere Funktionen noch weitgehend unklar. Phylogenetisch betrachtet könnte die postorgastische Prolaktinerhöhung als Beitrag zur Erhaltung der reproduktiven Funktionen wie Fertilität, Konzeption und Schwangerschaft gesehen werden. In den Leydig-Zellen führt Prolaktin zur Erhaltung der Zellmorphologie, erhöht die Dichte der LH-Rezeptoren und stimuliert die Steroid- und Androgenproduktion zusammen mit LH (luteinisierendes Hormon) (Outhit et al. 1993). Da Prolaktin auch bei der Frau durch luteotrope und luteolytische Wirkungen die reproduktiven Funktionen beeinflusst, kann gefolgert werden, dass die postorgastische Prolaktinausschüttung unterstützend zur Verbesserung der reproduktiven Funktionen beiträgt. Diese Daten lassen vermuten, dass akute postorgastische Prolaktinspiegelerhöhungen die notwendigen Bedingungen schaffen, um eine erfolgreiche Konzeption zu ermöglichen.

Alternativ dazu entwickelten die Autoren die Hypothese eines **Rückkopplungsmechanismus**, nach dem **postorgastisch erhöhte Prolaktinspiegel** auf **zentrale Transmittersysteme** einwirken und damit **sexuelle Appetenz und**

Sättigung modulieren. Unter den verschiedenen Transmittersystemen des ZNS steht in diesem Zusammenhang das dopaminerge System im Vordergrund, da es zum einen durch eine hohe Dichte an Prolaktinrezeptoren versehen ist und zum anderen eine Schlüsselrolle für die Steuerung sexuellen Verhaltens darstellt (Hull et al. 1999; Krüger et al 2002). Die Wirkung peripheren Prolaktins auf zentrale Neuronenverbände wurde v.a. in tierexperimentellen Studien nachgewiesen. Dort ist ein negativer Feedback-Mechanismus auf hypothalamische Neurone umfassend beschrieben, der, wie bei den anderen hypophysären Hormonen, für die Regulation der Prolaktinsekretion verantwortlich ist (DeMaria et al. 1999). Obwohl Prolaktin nicht in der Lage ist, die Blut-Hirn-Schranke zu passieren, kann es über die Blut-Liquor-Schranke (Plexus chorioideus) und die zirkumventrikulären Organe die in der Nähe der Ventrikel befindlichen Strukturen erreichen (Sobrinho 1993; Ganong 2000). Periphere und zentrale Prolaktinapplikation im Tierversuch belegt eine inhibitorische, in Teilstrukturen auch exzitatorische Wirkung auf dopaminerge Neurone der beschriebenen Transmittersysteme.

In ◘ Abb. 17.4 sind die diskutierten Wirkmechanismen einer akuten Prolaktinausschüttung zusammenfassend dargestellt. Demnach könnte Prolaktin im Sinne eines reproduktiven endokrinen Reflexes die physiologischen Voraussetzungen im weiblichen und männlichen Organismus für eine erfolgreiche Konzeption maßgeblich fördern. Darüber hinaus besteht die Möglichkeit eines Rückkopplungsmechanismus von Prolaktin zu den oben erwähnten dopaminergen Strukturen im ZNS. Prolaktin könnte demnach durch eine Inhibition dieser Neuronenverbände sexuelle Appetenz nach dem Orgasmus modulieren und damit einen Teilaspekt eines umfassenden Netzwerks verschiedener Transmittersysteme für die Regulation sexuellen Verhaltens darstellen.

Die Hypothese eines **Prolaktin-Dopamin-Rückkopplungsmechanismus** wird derzeit in weiteren Untersuchungen überprüft, in denen u.a. akute Effekte von pharmakologisch manipulierten Prolaktinspiegeln auf verschiedene sexuelle Parameter gemessen werden. Diese Untersuchungen sollen Erkenntnisse zu offenen Fragen dieses Konzepts liefern und klären, ob akute Prolaktinveränderungen nach dem Orgasmus tatsächlich eine neurobiologische Relevanz haben oder nur einen peripheren Marker eines erniedrigten dopaminergen Tonus in hypothalamischen Neuronen repräsentieren. Erste Ergebnisse

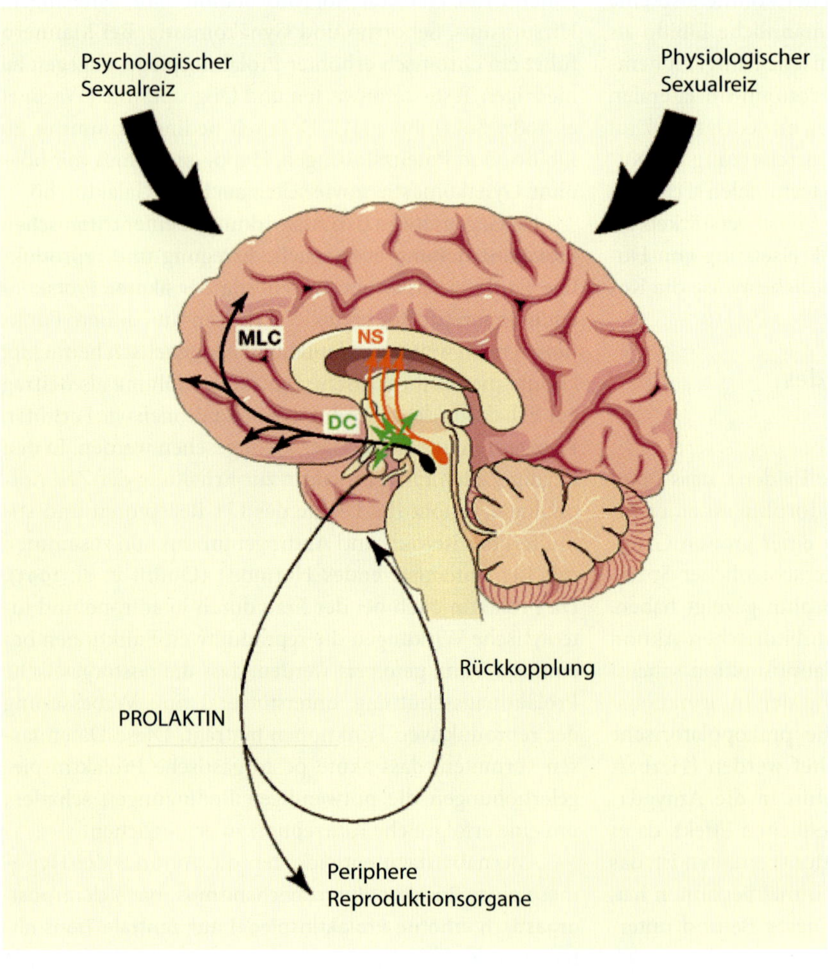

◘ **Abb. 17.4.** Modell der Prolaktinwirkungen in der sexuellen Reaktion des Menschen. *MLC* mesolimbokortikal, *NS* nigrostriatal, *DC* dienzephal. (Mod. nach Krüger 2002, 2003)

dieser Studien (Krüger et al. 2003) deuten darauf hin, dass verhältnismäßig geringe Veränderungen der Prolaktinplasmaspiegel durchaus zu deutlichen Veränderungen sexueller Appetenz und Funktion führen können.

Oxytozin

Oxytozin (OT) ist, wie das verwandte Vasopressin, ein Peptidhormon, das im Hypophysenhinterlappen gespeichert wird. Die klassischen reproduktiven Funktionen von OT beziehen sich bei der Frau auf das Myometrium, also die Muskulatur des Uterus, sowie das Myoepithel der Brustdrüse, wo OT zu einer Kontraktion der glatten Muskulatur führt. Beim Mann konnten bislang keine eindeutigen physiologischen Effekte nachgewiesen werden, obwohl die OT-Konzentration in Plasma, Liquor und Hypothalamus ähnlich wie bei der Frau sind (Robinson 1986).

Die Untersuchung der Zusammenhänge von OT-Konzentration und kardiovaskulären und muskulären Parametern während **sexueller Aktivität** bei Frauen und Männern zeigten hoch signifikante, positive Korrelationen zwischen OT und systolischem Blutdruck. Somit erscheint eine Beteiligung als Neuromodulator an hämodynamischen Steuerungsmechanismen während sexueller Erregung denkbar (Bohus 1980; Montastruc et al. 1983; Sofroniew 1983). In weiteren Studien zeigten OT-Gaben einen allgemein stimulierenden Einfluss auf das Sexualverhalten bei weiblichen und männlichen Nagetieren, die Verabreichung von OT-Antagonisten übte hingegen hemmende Einflüsse aus (Arletti et al. 1990; Caldwell 1991). Carmichael et al. (1994) untersuchten die Zusammenhänge zwischen OT-Konzentrationen, kardiovaskulären und muskulären Parametern während sexueller Aktivität bei Frauen und Männern. Dabei zeigten sich hoch signifikante, positive Korrelationen zwischen OT und systolischem Blutdruck und zwischen OT und anal-elektromyographischer Aktivität (Carmichael et al. 1994). Als **Neuromodulator** ist eine Beteiligung von OT an kognitiven und affektiven Prozessen (Murphy et al. 1990) sowie an hämodynamischen Steuerungsmechanismen während sexueller Erregung und Orgasmus denkbar (Bohus 1980; Monstrastruc et al. 1983; Sofroniew 1983). Auch zeigte sich ein allgemein stimulierender Einfluss von OT-Gaben auf das Sexualverhalten bei weiblichen und männlichen Nagetieren; OT-Antagonisten übten dagegen einen hemmenden Einfluss aus (Arletti et al. 1990; Caldwell 1991).

Intensiven Forschungsbemühungen, insbesondere von der schwedischen Arbeitsgruppe um Uvnäs-Moberg, verdanken wir in den letzten Jahren neue und faszinierende Einblicke in die Funktionen des OT, die auch für die Sexualität sehr bedeutsam sind. Insgesamt lassen die Ergebnisse dieser Untersuchungen den Schluss zu, dass OT und wahrscheinlich auch Prolaktin-Komponenten eines **»Protektionssystems«** unseres Organismus sind, welches in einem dynamischen Wechselspiel mit den gut erforschten Stressreaktionen (Fight-or-flight-System) steht. Dieser **Antistressschaltkreis** steht im Zusammenhang mit Entspannung, Wachstum, Nähe und Bindung – Qualitäten, für die eine prototypische Situation das Bild der stillenden Mutter mit ihrem Säugling ist. Bei sexuellen Kontakten wirkt das freigesetzte OT durch seine hemmende Wirkung auf den Locus coeruleus im Übrigen anxiolytisch, es mindert die Angst vor der Geschlechterbegegnung und schirmt die sexuelle Reaktion so gegen (milden) Stress ab (Pfaff 1999). Gleichzeitig reduziert es die Schmerzwahrnehmung und wirkt analgetisch. In Tierversuchen zeigte sich, dass nach der Verabreichung von SSRI, die einen bekannten antidepressiven und anxiolytischen Effekt besitzen, erhöhte OT-Spiegel nachzuweisen waren (Uvnäs-Moberg et al. 1999). Somit kommt dem OT eventuell eine wichtige Rolle bei der Pharmakodynamik der SSRI zu. Darüber hinaus zeigte sich, dass OT freigesetzt wird durch Wärme, Berührung, Streicheln oder Massage und dass Menschen, die feste soziale Bindungen und ein stabiles soziales Umfeld haben, höhere OT-Spiegel aufweisen (Uvnäs-Moberg 1998). Uvnäs-Moberg (1997) nimmt an, dass OT Mediator eines Mechanismus ist, durch den Bindung und ein unterstützendes soziales Umfeld die Gesundheit positiv beeinflussen. Die Bedeutung des OT für die **Paarbindung** konnte im Tiermodell bei Nagetieren nachgewiesen werden, bei denen OT im Zusammenspiel mit Vasopressin zu einer Verstärkung der Bindung als Ergebnis sexueller Kontakte führt. In der menschlichen Sexualität ist OT (zusammen mit NO) ein wichtiger Botenstoff im PVN-Rückenmark-Pfad der Erektion, und Dopaminagonisten führen zu einer Erhöhung hypophysärer und hypothalamischer OT-Spiegel.

! Oxytozin scheint, ebenso wie Prolaktin, neben den bekannten Funktionen für die Reproduktion eine Vielzahl wichtiger Bedeutungen für das Sexual- und Sozialverhalten des Menschen zu haben. Wenngleich die Übertragbarkeit der überwiegend am Tiermodell gewonnenen Erkenntnisse auf den Menschen derzeit noch kritisch zu sehen ist, kristallisieren sich im Bereich der Sexualität die folgenden Funktionen heraus:

- OT scheint (neben anderen Transmittern) eine zentrale Rolle in einem Protektions- bzw. Antistresssystem des menschlichen Organismus einzunehmen, in dem Sexualität, Nähe, Intimität und Berührung entscheidende Faktoren sind. Dieses System mit seinen anxiolytischen, antidepressiven und beruhigenden Wirkungen steht in einem dynamischen Wechselspiel mit den bekannten Stressschaltkreisen und könnte so wichtige Entspannungs- oder Wartungsfunktionen für den Organismus wahrnehmen. Die enge Verzahnung mit sexueller Erregung und Orgasmus lässt sich so interpretieren, dass hier ein Substrat der salutogenen Wirkungen der Sexualität gegeben ist.
- Über OT werden darüber hinaus wichtige, belohnende Aspekte von Vertrautheit und sozialer Bindung

vermittelt, und auch hier haben Sexualität und Intimität eine große Bedeutung. Warum menschliche Grundbedürfnisse nach Berührung, Beziehung und Kontakt protektiv und förderlich für die körperliche und seelische Gesundheit sind, lässt sich erstmals und in groben Umrissen an diesem Schaltkreis neurobiologisch verstehen.

Die Funktionen der Steroidhormone

Die zentrale Rolle, die die Steroidhormone für die ZNS-Regulation der menschlichen Sexualität spielen, ist erst in den letzten Jahren in ihrer ganzen Tragweite klar geworden. Wenn diese Hormone nicht in einer bestimmten Konzentration zur rechten Zeit im richtigen Gehirnareal sind, kann es keine funktionalen sexuellen Reaktionen geben. Die hormonbindenden Neurone finden sich nur im Hypothalamus und im limbischen System, und in diesen Neuronen haben die Hormone zwei Effekte (Pfaff 1999):

1. Sie verändern die Genexpression.
2. Sie haben eine sofortige elektrische Wirkung auf die Zellmembran.

Als entscheidende Neuromodulatoren »wecken« die Steroidhormone die Gehirnsysteme auf, die am sexuellen Verhalten beteiligt sind und die sich primär im limbischen System befinden, wobei gleichzeitig die hemmenden Einflüsse des Großhirns reduziert werden. Die Steroidhormone **erhöhen** also **die Exzitation** und **senken die Inhibition**. Diese bereits erwähnte »Hemmung der Hemmung« ist für die Induzierung sexueller Appetenz und Erregung mindestens so bedeutsam wie die exzitativen Mechanismen selbst. Allerdings wäre es – gerade beim Menschen – falsch zu sagen, die Hormone kontrollierten das Verhalten, aber sie interagierten mit dem synaptischen Input von externen Reizen, um so das gemeinsam Verhalten zu steuern.

Bei der **Lordosereaktion der weiblichen Ratte**, der wohl am besten erforschten sexuellen Reaktionskette, die wir kennen, werden durch die freigesetzten Östrogene mindestens sechs neurochemische Systeme in hypothalamischen Neuronen angeschaltet (Pfaff 1999). Neben der Aktivierung von MPOA-Neuronen, die motorische Systeme, Annäherung und Werbeverhalten beeinflussen, wird durch Enkephaline die Schmerzempfindlichkeit gesenkt, das Immunsystem beeinflusst, und im ventromedialen Hypothalamus werden Neurone eingeschaltet, die sensitiv sind für Glukose, Noradrenalin und Oxytozin, die also überprüfen, ob die Rahmen- und Umgebungsbedingungen stimmen, ob genug Energie und Erregung vorhanden ist, um sich auf einen sexuellen Kontakt einlassen zu können. Durch eine erhöhte Sensibilität für Schilddrüsenhormone wird festgestellt, ob die Außentemperatur stimmt – was im Übrigen sexualtherapeutischen Ratschlägen, für ein geheiztes Schlafzimmer zu sorgen, eine neurobiologische Basis verleiht. Dieses Überprüfungssystem ist bei weiblichen Tieren strikter und kritischer, was angesichts des ungleich höheren Reproduktionsinvestments sinnvoll, möglicherweise aber auch ein Erklärungsbaustein für die höhere Kontextabhängigkeit der weiblichen Sexualität beim Menschen ist.

Die Rolle von **Androgenen** für das **sexuelle Verhalten des Mannes** ist seit langem fest etabliert. Am deutlichsten wird das durch die Effekte der Kastration und deren Umkehr durch Androgensubstitution. Eindeutig ist auch der Effekt des Testosterons auf die MPOA. Neuere Daten legen nahe, dass dieser auf der Verstärkung der Dopaminfreisetzung durch Testosteron beruht, inklusive einer Hochregulation des Stickstoffmonoxids (NO), und dass daher Testosteron notwendig ist für die Hervorrufung von zentraler Erregung. Ein Teil der androgenen Effekte wird wahrscheinlich vermittelt von noradrenergen bzw. oxytozinergen Mechanismen.

Gonadale Steroidhormone scheinen auch wichtig zu sein in der **Modulierung der Effekte von chronischem Stress auf die reproduktiven und sexuellen Funktionen**. In der Ratte hemmt Testosteron die Reaktion der Hypothalamus-Hypophysen-Nebennieren-Achse (HPA-Achse) auf Stress, wogegen Östrogen sie verstärkt. Herbert (1996) hat die Hypothese aufgestellt, dass der durch Kortikotropin-Releasing-Hormon (CRH) induzierte Anstieg des β-Endorphins der Hauptmechanismus ist in der Vermittlung zwischen Umgebungsstress und der Erniedrigung oder Beschädigung des reproduktiven und sexuellen Verhaltens. Ein umfassendes Verständnis der Mechanismen, die von chronischem Stress zur Inhibition sexuellen Verhaltens führen, besteht jedoch noch nicht.

! Sexuell relevante Reize lösen eine komplexe Kaskade von genitalen und somatomotorischen Mustern aus. Steroidhormone erleichtern diesen Prozess durch Beeinflussung der sensomotorischen Integration, sodass ein sexuell relevanter Stimulus eher eine sexuelle Reaktion auslösen kann (Hull et al. 1999). Ein Schritt in der Übersetzung von langfristigen Steroideffekten in schnelle Verhaltenseffekte ist wahrscheinlich eine Veränderung in der Freisetzung oder Effektivität eines oder mehrerer Neurotransmitter. Ein Kandidat für die zentrale Rolle ist Dopamin, da dopaminerge Substanzen seit langem dafür bekannt sind, das männliche und wahrscheinlich auch das weibliche Sexualverhalten zu erleichtern. Vom ZNS als sexuell bewertete Reize führen zu einer Dopaminfreisetzung in verschiedenen integrativen Schaltkreisen, die unterschiedliche Aspekte des Sexualverhaltens regulieren. Wie jedes andere Verhalten resultiert sexuelles Verhalten aus Reaktionen auf sowohl externe (sensorische) als auch interne (neuroendokrine) Reize. Externe Reize werden in beschriebener Weise vom Kortex verarbeitet, wobei olfaktorische Reize wahrscheinlich über die Amygdala direkteren Zugang zum limbischen System haben. Aufgrund des Wissens über andere kortikale Verarbeitungsmechanismen ist es wahrscheinlich, dass sexuelle Reize von einer Reihe sequenzieller oder paralleler kortikaler Module verarbeitet werden, die wahrscheinlich als neuronale Netzwerke arbeiten. Die so verarbeitete Information erhält Zugang zum limbischen System durch die Amygdala, deren Aufgabe in der Zuordnung von Bedeutung oder Valenz zu der Information, ihrer Kategorisierung und Kennzeichnung als »sexuell« besteht. Diese Kategorisierung in der Amygdala ist neurochemisch modifizierbar, woraus die Fähigkeit von Peptiden wie β-Endorphin resultiert, die zugeordnete Kategorie zu verändern. Das limbische System verarbeitet Information jedoch nicht in gleicher, »elektrischer«, Weise wie der Kortex und seine assoziierten Strukturen (wie das Striatum), sondern bedient sich eines Systems chemischer Kodierung, die in der sexuellen Regulation auf dem Zusammenspiel zwischen Peptiden und Steroidhormonen beruht. Zusammen mit dem Kortex wird das limbische System von verteilten Systemen wie den aufsteigenden monoaminergen Systemen moduliert. Das resultierende Verhalten hängt dabei nicht nur von der augenblicklichen Aktivität, sondern auch von den vorhergehenden Ereignissen ab. Einer der mächtigsten modulierenden Einflüsse ist das Ausmaß, in dem das Individuum psychosozialem Stress ausgesetzt war und ist (Herbert 1996). Die Spezifität sexueller Steuerungsvorgänge ist noch nicht völlig geklärt und wahrscheinlich unterschiedlich: Vorgänge, die selektiv sexuelles Verhalten beeinflussen, lassen sich von Vorgängen unterscheiden, die generalisierte Effekte haben und die Sexualität mit einschließen.

17.4 Psychologische Aspekte und Modelle sexueller Funktionsstörungen

17.4.1 Reize, Erregung und zentrale Hemmung: Psychologische Konzepte gestörter und nichtgestörter sexueller Motivation und Erregung

Eine allseits anerkannte, auf alle Symptombilder anwendbare Theorie der Psychogenese sexueller Funktionsstörungen liegt bis heute nicht vor. Grundsätzlich gilt, dass die Verursachung sexueller Funktionsstörungen **multifaktoriell** ist, was sowohl das Zusammenwirken von psychischen und somatischen Faktoren betrifft als auch das Zusammenspiel verschiedener psychischer Einflüsse. Psychische Ursachen wirken sich dabei nicht einzeln und linear aus, sondern in einem komplexen, dynamischen und individuellen Prozessgeschehen. So resultiert selbst aus einer sexuellen Traumatisierung nicht »automatisch« eine sexuelle Funktionsstörung, während andererseits eine Kumulation vergleichsweise milder Faktoren (Mikrostressoren) im Zusammenspiel zu einem sexuellen Symptom führen kann. Diese Umstände bedingen ein zweites Charakteristikum der psychischen Verursachung sexueller Funktionsstörungen, nämlich die Tatsache, dass die möglichen Ursachen weitgehend **unspezifisch** sind. Sexuelle Störungen können grundsätzlich in jedem Stadium der sexuellen Entwicklung auftreten.

Die vielfältigen und unheitlichen Modellvorstellungen zur Ätiopathogenese sexueller Funktionsstörungen sind geprägt von den Annahmen der verschiedenen Denkschulen und -traditionen der Psychiatrie und klinischen Psychologie. Einflussreiche klassische Konzepte sind das psychoanalytische Modell Freuds und das auf den Arbeiten von Masters und Johnson beruhende und v.a. von Kaplan ausgestaltete Modell der »neuen Sexualtherapie«. Da diese Ansätze in der Literatur ausführlich beschrieben sind (Langer u. Hartmann 1992; Beier et al. 2001), wird hier nur sehr knapp auf sie eingegangen. Detaillierter dargestellt wird das aktuelle *Dual Control Model* von Bancroft und Janssen (Bancroft 1999; Bancroft u. Janssen 2000; Janssen et al. 2002a,b), das bislang einzige Modell, das dezidiert den Brückenschlag zur Neurobiologie sucht und gleichzeitig einen Erklärungsrahmen für die sexuellen Dysfunktionen inklusive therapeutischer Implikationen bietet.

Klassische Konzepte

Psychoanalytische Konzepte

Das psychoanalytische Verständnis sexueller Erektionsstörungen folgt den Leitlinien der allgemeinen psychoanalytischen **Neurosenlehre**, nach der unaufgelöste Konflikte, die bestimmten kindlichen Entwicklungsphasen entstammen, zur Symptombildung führen, welche ihrerseits durch einen aktuellen Konflikt ausgelöst wird, der dem ursprünglichen ähnelt. Für Freud war die »psychische Impotenz« des Mannes auf eine missglückte oder unvollständige Auflösung der ödipalen Konfliktkonstellation zurückzuführen, also der Entwicklungsphase, in der der Junge etwa zwischen dem 3. und 6. Lebensjahr um die Mutter wirbt und mit dem Vater rivalisiert. In der normalen Entwicklung kommt es durch die Verdrängung dieser Wünsche (und der damit verbundenen Kastrationsängste) sowie durch die Identifikation mit dem Vater zu einer stabilen Auflösung der ödipalen Situation. Gelingt eine solche Bewältigung nicht, kann es zu einer dauerhaften Konfusion zwischen dem aktuellen Liebesobjekt und den inzestuösen Objekten der Kindheit kommen. Der sexuelle Kontakt mit der geliebten Partnerin wird dann zu einer gefährlichen, tabuisierten Handlung und die sexuelle Funktionsfähigkeit störungsanfällig oder ganz unmöglich. Ist die Fixierung an das inzestuöse frühkindliche Liebesobjekt zwar vorhanden, aber nicht vollständig, resultiert nach Freud ein bei erwachsenen Männern häufig vorfindbarer Zustand der **»Madonna-Hure-Spaltung«**. Mit der bekannten Formel »Wo sie lieben, begehren sie nicht, und wo sie begehren, können sie nicht lieben« hat

Freud (1912) diese Spaltung umrissen, in der sexuelles Begehren und Potenz einerseits sowie partnerschaftlich-respektierende Liebe andererseits nicht in ein und derselben Frau gefunden werden können und sexuelle Funktion und Befriedigung nur bei einer Abwertung und Erniedrigung der Sexualpartnerin erreichbar sind. Freuds Erklärungsmodell besagt also, dass eine unbewusst fortbestehende Fixierung an das frühkindliche mütterliche Liebesobjekt beim sexuellen Kontakt mit der erwachsenen Sexualpartnerin eine Hemmung der Potenz bewirkt. Später hat Fenichel (1945) den Aspekt der Abwehr bei der Entstehung psychogener Erektionsstörungen noch stärker hervorgehoben: Da sexuelle Aktivität unbewusst mit Gefahr und erheblicher Angst assoziiert ist, »verzichtet« das bewusste Ich auf sexuelle Lust, um die drohende Angst abzuwenden. Die Erektionsstörung tritt somit in den Dienst der psychischen **Abwehr**.

Die traditionelle Sichtweise ist von der modernen Psychoanalyse erweitert worden. Neben der beschriebenen ödipalen Dynamik können noch früher angelegte (»prä-ödipale«) Separations-Individuations-Konflikte den Grundstein einer erektilen Dysfunktion legen, aber auch Störfaktoren aus der Adoleszenz (nicht integrierbare Phantasien, traumatische Erfahrungen) oder starke Sexualängste aus verschiedenen Quellen. Nach wie vor wird der zentrale Mechanismus allerdings in einer **Hemmung** der sexuellen Funktion gesehen, die auftritt, wenn die psychische Abwehr versagt und das Individuum von Angst überschwemmt wird (Angsteinbruch), oder die selbst einen Abwehrmechanismus darstellt, der via sexuellen Funktionsverzicht das Individuum vor Gefahren schützen soll (Angstabwehr).

Das Modell der »neuen Sexualtherapie«

Der Faktor **Angst** stellte bereits ein bedeutsames Element der psychoanalytischen Verursachungskonzepte dar und wurde später in Gestalt der Versagensangst (*performance anxiety*) zur zentralen Dimension in den Konzepten der neuen Sexualtherapie. Für Kaplan (1974, 1979), die die eher pragmatisch-atheoretischen Überlegungen der Pioniere Masters und Johnson strukturierte und um psychodynamische Elemente ergänzte, war sexualbezogene Angst »die gemeinsame Endstrecke, auf der vielfältige seelische Ursachen sexuelle Funktionsstörungen bewirken« (aus der deutschen Ausgabe 1981: S. 22). Diese Angst kann bewusst oder unbewusst, eher leichtgradig oder intensiv und tief verwurzelt sein, aber ihre physiologischen Begleiterscheinungen sind nach Kaplan immer die gleichen. Ihr einflussreiches und bis heute didaktisch gutes Zwei-Ebenen-Konzept der Entstehung sexueller Funktionsstörungen (◘ Abb. 17.5) berücksichtigt die klinische Erfahrung, nach der nicht jede sexuelle Störung auf tiefer liegenden psychischen Konflikten beruht, dies aber durchaus der Fall sein kann. Dieses duale Verursachungskonzept besagt, dass die Ursachen sexueller Funktionsstörungen zwei Ebenen zuzuordnen sind: einer Ebene **unmittelbar** wirkender Faktoren und einer der **tiefer** verwurzelten Faktoren. Die unmittelbaren Ursachen sind grundsätzlich immer an der Entstehung der Störung beteiligt, müssen jedoch nicht notwendigerweise auf tiefer verwurzelten Problemen aufbauen.

Neuere Ansätze

Das Barlow-Modell

Neuere Modellvorstellungen zur Ätiopathogenese sexueller Dysfunktionen entstammen vorwiegend kognitions- und stresspsychologischen Forschungsrichtungen und be-

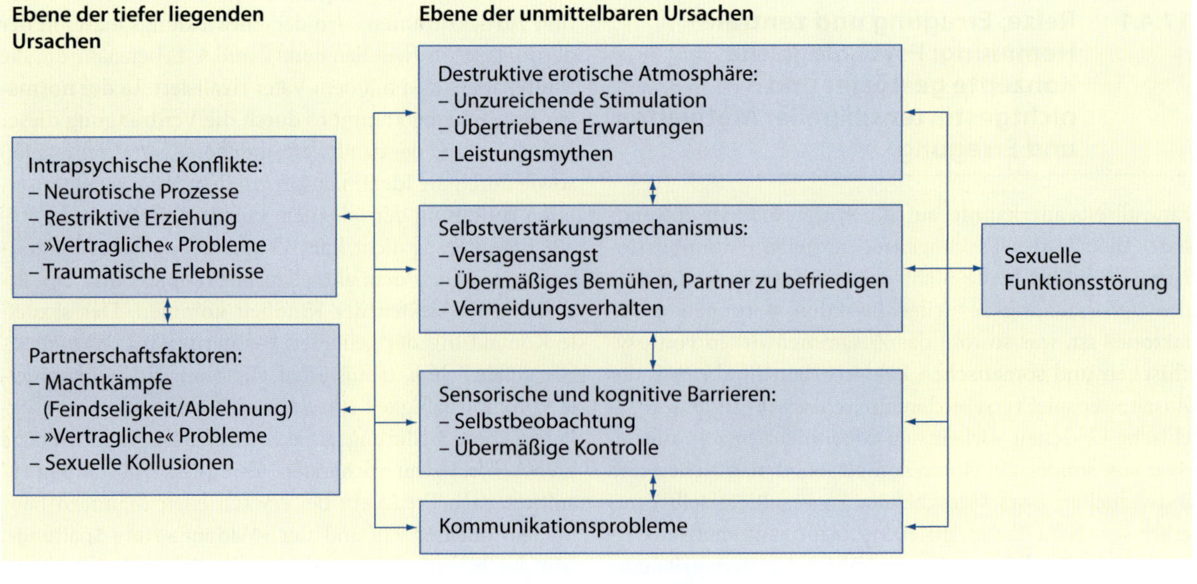

◘ **Abb. 17.5.** Schema der Verursachung. (Nach Kaplan 1974, 1979)

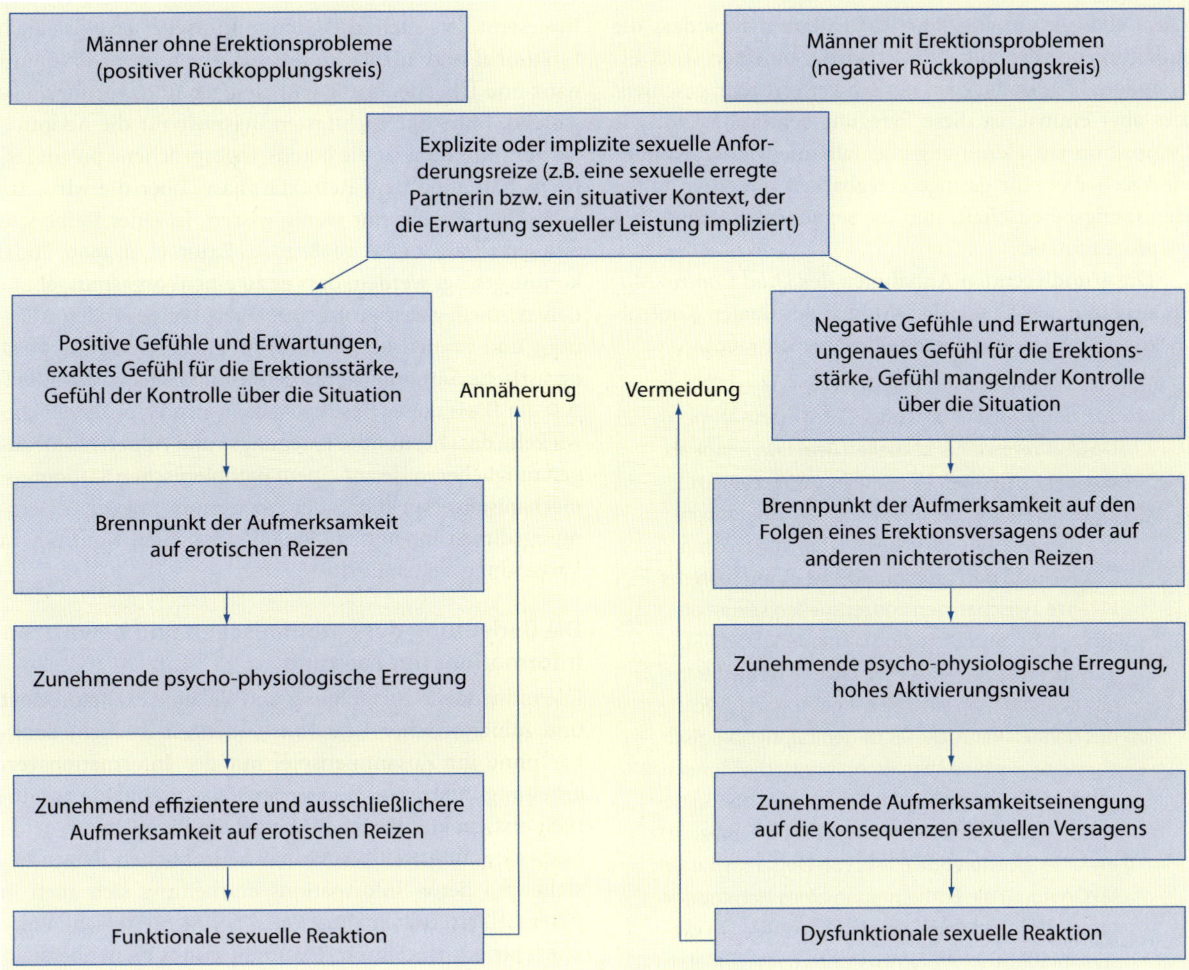

Abb. 17.6. Schema des Barlow-Modells der gestörten sexuellen Erregung. (Nach Barlow 1986)

dienen sich des methodischen Instrumentariums der Psychophysiologie. Mit seinem kognitiven Interferenzmodell wandte sich Barlow (1986) dezidiert gegen die Vormachtstellung des Faktors Angst als zentraler Störungsursache: Angst könne die genitalphysiologisch messbare Erregung sogar erhöhen und stünde wahrscheinlich in einer U-förmigen Beziehung zur sexuellen Erregung. In einer Reihe durchdachter und origineller Laboruntersuchungen versuchten Barlow und Mitarbeiter die Abfolge kognitiv-affektiver Prozesse herauszuarbeiten, die während sexueller Erregung bei sexuell gestörten und nichtgestörten Männern ablaufen. Als Ergebnis dieser Studien entwickelte Barlow ein Modell, dessen Fokus auf dem Zusammenspiel von autonomer Erregung und kognitiven Prozessen liegt, deren Interaktion entscheidet, ob es zu einem positiven oder negativen Rückkopplungskreis und damit zu einer funktionalen oder dysfunktionalen Reaktion kommt (s. Langer u. Hartmann 1992). Wie Abb. 17.6 zeigt, besagt das Modell, dass eine sexuelle Dysfunktion durch einen **kognitiven Interferenzprozess** verursacht wird, der im Wesentlichen bestimmt wird von **Ablenkung**, der **mangelnden Aufmerksamkeit** gegenüber sexuellen Reizen und der **Verarbeitung irrelevanter Informationen.**

Das Modell der dualen Kontrolle (*Dual Control Model*)

Das Modell der dualen Kontrolle (Bancroft 1999; Bancroft u. Janssen 2000; Janssen et al. 2002a,b) postuliert, dass im ZNS sowohl exzitatorische als auch inhibitorische Systeme existieren, die in ihrem Zusammenspiel eine duale Kontrolle über die sexuelle Reaktion und davon abhängig über das sexuelle Verhalten ausüben. Die Kapazität für eine **Hemmung der sexuellen Reaktion** wird als **biologisch adaptiv** angesehen, da sie den Grad der Kontrolle beisteuern kann, der das Individuum in die Lage versetzt, Gefahren oder Nachteile zu vermeiden, die aus einer sexuellen Reaktion entstehen könnten. Das Modell impliziert also, dass die einzelnen Individuen auf zwei getrennten Dimensionen der zentralen Steuerung der Sexualität sowohl eine **persönliche Disposition zur Erregung** als auch eine **persönliche Hemmungsdisposition** haben. Konkret bedeutet das, dass eine Frau zwar leicht erregbar sein kann, aber gleichzeitig sehr leicht hemmbar, sodass die aufkommende Erregung immer wieder blockiert wird. Eine andere Frau ist dagegen nur schwer erregbar, geschieht dies aber einmal, ist diese Erregung sehr robust, da die Disposition zur Hemmung ebenfalls niedrig ist. Kombiniert sich aber eine geringe Erregbarkeit mit einer hohen Hemmungsbereitschaft, sind die sexuellen Probleme fast vorprogrammiert.

Die grundlegenden Annahmen des *Dual Control Model* sind in der ▶ Übersicht: »Modell der dualen Kontrolle« zusammenfassend dargestellt (Bancroft 1999).

Modell der dualen Kontrolle – Grundannahmen

1. Das Auftreten einer sexuellen Reaktion hängt ab von der Existenz eines sexuellen Stimulus, d.h. eines Reizes, der die Merkmale hat, die notwendig sind, um eine sexuelle Reaktion auszulösen. Das Ausmaß der Reaktion wird bestimmt von der Balance zwischen den konzeptuellen sexuellen Inhibitions- und Exzitationssystemen (SIS/SES).
2. Es gibt normalerweise ein basales Niveau der Inhibition, das man auch den inhibitorischen Tonus nennen kann. Dieser ist genitalphysiologisch eindeutig nachweisbar als inhibitorischer Tonus, welcher die Flakzidität des Penis aufrechterhält. Beispiel eines zentralen inhibitorischen Tonus ist etwa der aktivierende Effekt von Dopamin auf die MPOA durch die Enthemmung eines Hemmungstonus. Es gibt eine individuelle Variabilität in diesem inhibitorischen Tonus, wahrscheinlich determiniert durch genetische Faktoren und Lernerfahrungen, die zusammen so etwas wie ein »inhibitorisches Persönlichkeitsmerkmal« konstituieren.
3. Die Intensität der Aktivierung des Hemmungs- oder auch des Exzitationssystems in der Reaktion auf externe Stimuli hängt ab vom basalen Tonus, d.h., ein System mit höherem Tonus wird mit einer größeren Zunahme der Inhibition oder eventuell auch der Exzitation reagieren.
4. Unter bestimmten Bedingungen, wie z.B. chronischem Stress oder Depression, kann es zur Veränderung dieses basalen Tonus kommen, obwohl die Anfälligkeit für solche Einflüsse und Effekte ebenfalls eine individuelle Variabilität aufweist.
5. Es gibt ein (weitgehend unspezifisches) zentrales Erregungssystem, dass unter bestimmten Bedingungen, vor allem in einem passenden Kontext, für sexuelle Reaktionsmuster nutzbar gemacht werden kann. Das bedeutet, dass sexuelle Erregung nicht eindeutig unterscheidbar ist von genereller Erregung.

Insgesamt ist auch die Hemmungsseite grundsätzlich funktional und adaptiv und wirkt nur in ihrer Prädominanz und Übersteuerung pathologisch und störungsindizierend. Eines der wichtigsten Beispiele für die Adaptivität der Inhibition ist die bereits angesprochene postorgastische Sättigung bzw. Refraktärphase, über die wir beim Menschen bislang nur wenig wissen. In einer Reihe von Studien (Krüger et al. 1998, 2002; Exton et al. 1999, 2001) konnte gezeigt werden, dass es zu einem orgasmusgebundenen Anstieg des Prolaktinspiegels bei gesunden Männern und Frauen kommt, der möglicherweise die postorgastische Sättigung und die Refraktärphase vermittelt. Auf der Basis dieser Resultate lassen sich Hypothesen entwickeln, dass bestimmte Erregungs- und Appetenzstörungen möglicherweise auf einem **pathologischen Sättigungsmechanismus** beruhen, der wiederum mit den Hemmungsdimensionen des Modells der dualen Kontrolle in Verbindung stehen dürfte.

Die Bedeutung der automatischen und bewussten Informationsverarbeitung

Die individuelle Ausprägung und Balance exzitatorischer und inhibitorischer Reaktionstendenzen ist nicht denkbar ohne ihr Zusammenspiel mit der Informationsverarbeitung interner und externer Reize, die beide zusammen erst ein komplettes Bild ergeben. Eine Person, deren Wahrnehmungswelt primär aus bedrohlichen Reizen besteht und deren Informationsverarbeitung sich auch in potenziell erotischen Situationen auf nichterotische Reize konzentriert, wird ihren Hemmungstonus nicht übersteuern und ihre Exzitation nicht freilassen können. Was aus einer Situation eine sexuelle Situation macht, ist das Ergebnis einer **Reiz- und Emotionsverarbeitung**, die sowohl unbewusst bzw. automatisch als auch bewusst und kontrolliert abläuft. Dabei ist zu bedenken, dass sexuelle Erregung Schnittmengen zu verschiedenen positiven, aber auch zu negativen Emotionen aufweist, und sexuelle Reize in dieser Betrachtung multiple Bedeutungen innehaben. Der blitzschnell ablaufende automatische Prozess bewertet einen bestimmten Reiz (*appraisal*) und prüft, ob dieser eher eine erotische oder nichterotische Bedeutung hat, wofür ein Abgleich mit Gedächtnisinhalten notwendig ist. Ist dieser Abgleich positiv, werden die sexuellen Systeme angeworfen, und die bewusste Verarbeitung setzt ein, die dann ihrerseits den ganzen Ablauf entweder blockieren oder befördern kann. Wenn wir merken, dass eine Situation sexuell ist oder wir sexuell erregt werden, haben vorher also schon eine Reihe komplexer Verarbeitungs- und Bewertungsprozesse stattgefunden. Je stärker die Gedächtnisinhalte von negativen Erfahrungen, Versagensängsten, bedrohlichen Gefühlen etc. geprägt sind, umso weniger sexuelle Bedeutung wird einem Reiz gegeben, oder umso mehr widersprüchliche Informationen werden dann abgerufen, die die sexuelle Erregung sehr störbar machen. Hier ist im Übrigen auch der Ort des »**Turn-off-Mechanis-**

mus«, der bei den Appetenzstörungen schon früh den sexuellen Prozess kappt. Das gleichzeitige Auftreten konflikthafter, emotional negativ getönter Bedeutungen senkt die Intensität sexueller Erregung und Lust, was auch zeigt, dass besonders für die exzitatorischen Prozesse eine positiv-sexuelle Informationsverarbeitung und erotische Bedeutungserteilung wichtig ist.

17.5 Die sexuellen Funktionsstörungen des Mannes

17.5.1 Erektionsstörungen

Obwohl die Erektionsstörungen nicht die höchste Prävalenz unter den sexuellen Dysfunktionen des Mannes haben, führen sie in der Regel zu dem ausgeprägtesten Leidensdruck und zur höchsten Inanspruchnahme professioneller Hilfe. Aus diesem Grund stand die **erektile Dysfunktion** in den letzten zwei Jahrzehnten im Mittelpunkt des wissenschaftlichen und klinischen Interesses, mit der Folge, dass wir bei keiner anderen sexuellen Funktionsstörung über einen vergleichbar guten Wissensstand und ein ähnlich breites Repertoire an diagnostischen und therapeutischen Optionen verfügen. Da auch die Kenntnisse zur Neurobiologie der gestörten und intakten Erektionsfähigkeit am fundiertesten sind, beginnt der Abschnitt zu den sexuellen Funktionsstörungen des Mannes mit der Darstellung der erektilen Dysfunktion, die dann ergänzt wird um die sehr viel lückenhafteren Kenntnisse zur Neurobiologie von Orgasmus- und Appetenzstörungen.

Die Neurobiologie der normalen und gestörten Erektion

Periphere Neuroanatomie des Penis

Das periphere Nervensystem zur Steuerung der penilen Erektion setzt sich zusammen aus

- dem thorakolumbalen sympathischen,
- dem sakralen parasympatischen und
- dem ebenfalls sakral gelegenen somatischen Nervensystem.

Normale penile Erektionen resultieren aus dem koordinierten Zusammenspiel dieser drei Nervensysteme, sind aber, wie bestimmte Rückenmarkverletzungen zeigen, keine unverzichtbare Grundbedingung, um eine zum Koitus taugliche Erektion zu erlangen (Smith u. Bodner 1993). Die präganglionären sympathischen Nervenfasern zum Penis entstammen der spinalen intermediolateralen grauen Substanz von Th10–L3 und werden als **psychogenes Erektionszentrum** bezeichnet (De Groat u. Booth 1993). Von dort verlaufen sie mit den korrespondierenden Spinalnerven über die Vorderwurzeln zu den paravertebralen sympathischen Grenzstrangganglien. Nach teilweise synaptischer Umschaltung auf postganglionäre Neurone ziehen die Nervenfasern präaortal zum Plexus hypogastricus superior. Dieser teilt sich kaudal in den rechten und den linken Nervus hypogastricus, um dann in den pelvin gelegenen Plexus pelvicus (syn. Plexus hypogastricus inferior) zu münden. Von hier verlaufen die sympathischen Nervenfasern innerhalb der Nervi cavernosi (syn. Nervi erigentes) zum Penis. Die sympathischen Nervenfasern zum Penis können sowohl antierektile als auch proerektile Effekte vermitteln (De Groat u. Booth 1993).

Die präganglionären parasympathischen Nervenfasern zum Penis entstammen der intermediären grauen Substanz von S2–S4 (◻ Abb. 17.7), die als **reflexogenes Erektionszentrum** bezeichnet wird. Die parasympathischen Fasern ziehen als Nervi cavernosi über das Rektum zum Plexus pelvicus. Im Plexus pelvicus erfolgt an den Synapsen die Umschaltung zu den postganglionären parasympathischen Neuronen. Die autonomen postganglionären Neurone, die jetzt als Nervi cavernosi sowohl sympathische als auch parasympathische Nervenfasern enthalten können, verlaufen bei 3 und 9 Uhr zwischen der endopelvinen Faszie und der Prostatakapsel. Nach Durchbruch des Diaphragma urogenitale treten die Nervi cavernosi zusammen mit der Arteria und der Vena profunda penis bei 11 und 1 Uhr in die Crura penis ein (Lue et al. 1984). Die somatosensible Innervation des Penis wird über die beiden Nervi pudendi gewährleistet. Der Nervus pudendus beinhaltet sowohl afferente als auch efferente Nervenfasern, die den Segmenten S2–S4 entspringen.

ZNS-Regulation der Erektion

Während die reflexogen induzierte Erektion über spinale Mechanismen gut untersucht wurde, sind die regulären »physiologisch«, d.h. **durch zerebrale Impulse induzierten Erektionen** weniger gut erforscht. Sie gehen von supraspinalen Zentren aus und können z.B. durch visuelle, olfaktorische oder taktile Reize und durch Phantasien hervorgerufen werden (Steers 2000).

Diese supraspinalen Impulse werden dann im Hypothalamus im Nucleus paraventricularis (PVN) und im medialen präoptischen Areal (MPOA) integriert. PVN und MPOA kommunizieren mit verschiedenen Gebieten des Gehirns, wie dem Thalamus und dem limbischen System, wodurch die proerektilen Impulse weiterhin moduliert werden können. Da die MPOA aber nicht in direktem Kontakt mit präganglionären spinalen Neuronen oder Motorneuronen stehen, scheinen die proerektilen Impulse von hier zuerst zu weiteren Zentren des Hirnstamms geleitet zu werden. Tierstudien weisen auf eine wichtige Rolle des periaquäduktalen Grau hin. Vom PVN besteht ein direkter Kontakt zu präganglionären spinalen Neuronen und Motorneuronen über das oxytozinerge als auch das NO-mediierte System bis hin zu den sakralen präganglionären Neuronen, der dorsalen grauen Kommissur und dem dorsalen Horn.

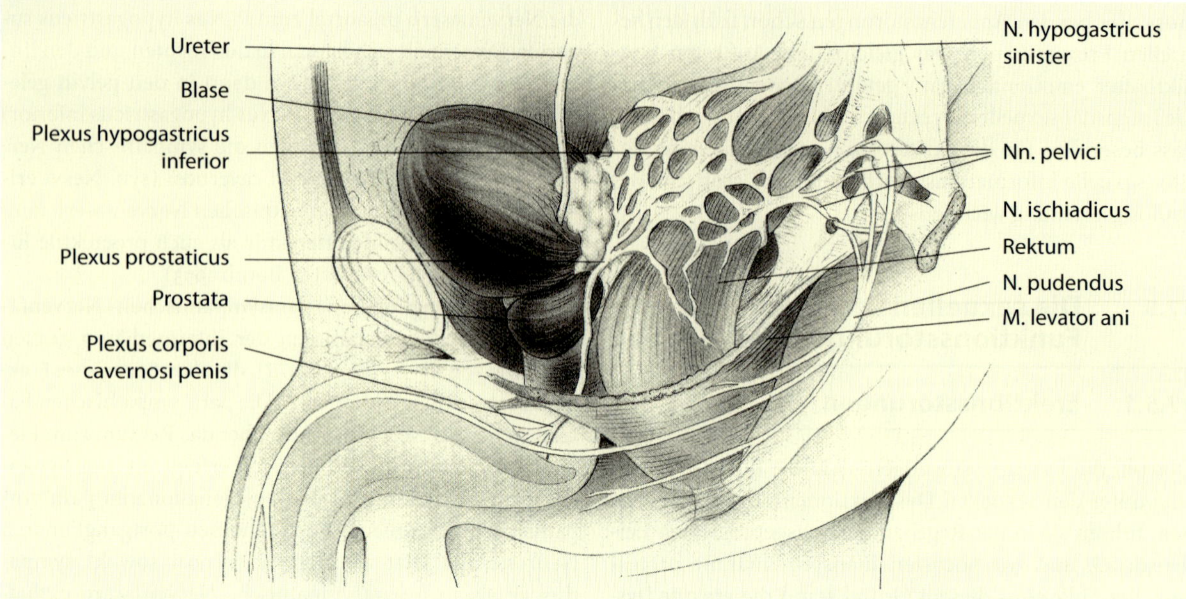

Abb. 17.7. Periphere Innervation des Penis. Lateralansicht des Verlaufs der parasympathischen Fasern S2–S4 über das Rektum und dorsolateral der Prostata sowie der somatosensorischen Innervation kaudal des Beckenbodens. (Stief et al. 1997)

Periphere Physiologie der penilen Erektion

Die penile Erektion resultiert aus der Interaktion zentralnervöser, peripherer und lokaler Faktoren, die in ihrer Gesamtheit

- eine Relaxation der glatten Muskulatur der Corpora cavernosa und der sie versorgenden Gefäße,
- eine damit verbundene Steigerung des arteriellen Einstroms und
- eine Begrenzung des venösen Abflusses

induzieren (Saenz de Tejada et al. 1991).

Die männlichen Schwellkörper können als Spezialisierung des bei der Frau vorfindbaren anatomischen Grundmusters betrachtet werden. Die wichtigste Spezialisierung besteht in den beiden, gabelförmig an den Sitzbeinen (Os ischii) angehefteten Corpora cavernosa. Sie stellen ein Rigidität ermöglichendes System dar. In einer festen Hülle (Tunica albuginea) befindet sich schwammartiges Gewebe, das zum größten Teil aus glatter Muskulatur besteht. Im Ruhezustand wird diese Muskulatur kontrahiert gehalten, was arteriellen Zustrom und venösen Abstrom ermöglicht. Bei sexueller Erregung erschlafft diese Muskulatur, was erhöhten Blutzufluss und Drosselung der venösen Drainage zur Folge hat.

Im flakziden Zustand wird eine Dominanz der sympathischen Innervation (thorakolumbales System) vermutet, die eine Kontraktion der terminalen Arteriolen und der sinusoidalen glatten Muskulatur bewirkt. Der Blutstrom durch die sinusoidalen Lakunen ist minimal, der Abstrom über die subtunikalen Venen kontinuierlich. In der Tumeszenz und Rigidität scheint die parasympathische Aktivität (sakrales System) zu überwiegen, sodass durch konsekutive Herabsetzung des peripheren Strömungswiderstandes eine Dilatation der helizinen und kavernösen Arterien resultiert. Die Steigerung des arteriellen Einstroms um das 8- bis 60-fache (Wagner 1981) in die expandierten kavernösen Lakunen der nunmehr aktiv relaxierten Sinusoide und die Verringerung des venösen Abflusses durch die Kompression der subtunikalen Venen gegen die Tunica albuginea (veno-okklusiver Mechanismus) führt zu einer Tumeszenz und schließlich zur Erektion. Die Neurone werden einerseits reflektorisch (reflexogene Erektion) durch Afferenzen des Penis und der umliegenden Gewebe, andererseits psychogen (psychogene Erektion) von supraspinalen (kortikalen) Strukturen, die auch die sexuellen Empfindungen erzeugen, aktiviert.

Neurotransmitter und -modulatoren der penilen Erektion

Gesichertes Wissen über mögliche Neurotransmitter und -modulatoren, die für eine koordinierte Steuerung der humanen penilen Erektion verantwortlich sind, besteht auf Grund der Komplexität bisher nur in sehr eingeschränktem Umfang. Im Folgenden werden die wichtigsten Neurotransmitter und -modulatoren vorgestellt, die mit der penilen Erektion in Verbindung gebracht werden.

Zentrale Mechanismen

Studien zur Bedeutung zentral wirksamer Neurotransmitter bei der Regulation männlicher Sexualfunktion wurden mit verschiedenen Spezies durchgeführt und konzentrierten sich auf **serotonerge und dopaminerge Systeme**. So führte die orale Behandlung der erektilen Dysfunktion mit L-DOPA zu einer Steigerung der Häufigkeit und des Grades der penilen Erektion. Die Medikation mit Apomorphin, einem Agonisten der Dopaminrezeptoren D1 und D2, induzierte penile Erektionen bei normalpotenten Männern und bei Patienten mit erektiler Dysfunktion (Chen et al. 1999). Die Apomorphineffekte konnten lediglich von zentralnervös wirkenden Antagonisten der Dopaminrezeptoren blockiert werden, was darauf hinwies, dass die Dopaminagonisten ausschließlich im zentralen Nervensystem zu wirken scheinen. Die Ergebnisse einer Studie von Padma-Nathan et al. (1998) zeigten, dass mit Dosen von 2 mg, 4 mg und 6 mg Apomorphin, in einer sublingual applizierten Form, beim Menschen positive Effekte auf das Erektionsvermögen auszulösen waren, die nur bei wenigen Patienten die Nebenwirkung einer Emesis hervorriefen.

Serotonin werden verschiedene Eigenschaften bezüglich der sexuellen Funktion zugeschrieben. Abhängig von Rezeptortyp, Lokalisation des Rezeptors und den verschiedenen untersuchten Spezies kann Serotonin die Sexualfunktion fördern oder hemmen (De Groat u. Booth 1993). Serotoninhaltige Vesikel sind im Körper weit verbreitet und werden in ZNS, Rückenmark und peripheren Nerven gefunden. Ückert et al. (2003a) beschrieben eine mögliche Rolle des Serotonins für die Aufrechthaltung der penilen Flakzidität und Detumeszenz. Sie postulierten einen möglichen therapeutischen Einsatz zur Behandlung der erektilen Dysfunktion durch Gebrauch eines Serotoninantagonisten.

Adrenerge Mechanismen

Nach Saenz de Tejada et al. (1989) soll die Kontraktion der kavernösen Muskulatur im flakziden Stadium durch die Freisetzung von Noradrenalin aufrechterhalten werden. In einer Arbeit von Becker et al. (2002) konnte gezeigt werden, dass es bei der penilen Erektion von 53 gesunden Männern zu einem signifikanten Rückgang von Noradrenalin im kavernösen Blut kam. Bei 47 Patienten mit erektiler Dysfunktion zeigte sich dagegen sogar ein leichter Anstieg von Noradrenalin, der möglicherweise als Hinweis für eine sympathische Dysregulation gesehen werden kann. Hinweise auf die Bedeutung von Modulatoren der adrenergen Aktivtät bei der Aufrechterhaltung des kontrahierten Zustands der kavernösen Muskulatur schließen die Beteiligung anderer kontrahierender Faktoren wie z.B. Endothelin, Substanz P oder Neuropeptid Y nicht aus. Für das Peptid Endothelin-1 (1–21) konnte jedoch weder bei Patienten mit erektiler Dysfunktion noch bei gesunden Probanden ein wesentlicher Einfluss auf die penile Erektion detektiert werden (Becker et al. 2001a).

Nonadrenerge-Noncholinerge Mechanismen

Aktuelle experimentelle Studien zeigten, dass die Einleitung von Erektionen auch durch die Freisetzung relaxierender nonadrenerger-noncholinerger (NANC) Neurotransmitter neuronalen und endothelialen Ursprungs vermittelt wird. Einer dieser Faktoren ist **Stickstoffmonoxid** (NO), das enzymatisch aus der Aminosäure L-Arginin synthetisiert wird. Die Hypothese, eine lokale Freisetzung von NO führe während der Erektion zu einer Relaxation der glatten Muskulatur des Corpus cavernosum, wird durch experimentelle Befunde belegt. Die Quelle dieses NO können sowohl das Endothel als auch die den Schwellkörper innervierenden Nerven sein. NO induziert eine konzentrationsabhängige Relaxation humaner Schwellkörpermuskulatur durch Stimulation der zytosolischen Guanylatzyklase und eine damit verbundene Erhöhung des intrazellulären Gehalts an zyklischem Guanosinmonophophat (cGMP) (Kirkerby et al. 1993).

Endotheliale und autakoide Mechanismen

Dem Endothel, das die Grenzschicht zwischen dem zirkulierenden Blut und der Gefäßwand bildet, kommt u.a. eine zentrale Rolle in der Regulation des lokalen Gefäßtonus zu. Zum einen besitzt es die Eigenschaft, im Blut zirkulierende vasoaktive Substanzen aufzunehmen oder durch Metabolisierung eine Modulation der effektiven Konzentration herbeizuführen, zum anderen ist das Endothel selbst zur Bildung und Freisetzung vasoaktiver Autakoide befähigt. Zu den vasoaktiven Substanzen, die vom Endothel aufgenommen und metabolisiert werden, gehören z.B. Serotonin, Noradrenalin und die im Blut zirkulierenden Adeninnukleotide (ATP und ADP). Durch ein endotheliales Ektoenzym, das *Angiotensin Converting Enzyme* (ACE), wird das schwach vasokonstriktorisch wirkende Angiotensin I zum stark vasokonstriktorisch wirkenden Angiotensin II hydrolisiert. **Angiotensin II** könnte eine wichtige Bedeutung bei der Detumeszenz zukommen (Becker et al. 2001c).

Hormonelle Mechanismen

Die Rolle der Androgene, speziell des **Testosterons**, bei der Regulation der erektilen Funktion ist sehr komplex und bisher noch weitgehend ungeklärt. Nach einer Kastration, die zu einer etwa 90%igen Reduzierung des Testosteronspiegels im Plasma führt, wird im Allgemeinen eine Verminderung der Libido, der erektilen und der ejakulatorischen Funktion beobachtet, auch wenn die Eliminierung von Androgenen nicht zwangsläufig zu einem Verlust der erektilen Potenz führen muss. Es scheint, dass die spontanen nächtlichen Erektionen von Testosteron abhängig sind. Diese sind im Falle eines manifesten Androgendefizites eingeschränkt, können jedoch durch eine Androgensubstitution wiederhergestellt werden. Die Administration von Testosteron vermag die Rigidität der nächtlichen Erektion potenter Männer zu steigern, ohne jedoch die Frequenz der Erektionen zu beeinflussen. Auch im ZNS wird Testosteron in der Aktivierung des sexuell stimulierenden dopaminergen und des sexuell hemmenden serotonergen System eine entscheidende Rolle zugeschrieben.

Erkenntnisse auf diesem Gebiet wurden auch durch Tierversuche gewonnen. Hier wurden Androgenrezeptoren im erektilen Gewebe des Penis beschrieben, die jedoch in der Penishaut und der Urethra fehlen (Takane et al. 1991). Ein durch Kastration herbeigeführter Testosteronmangel führte bei Ratten zur Reduktion der Stickoxidsynthase(NOS)-haltigen Nervenfasern des erektilen Gewebes. Shabsigh (1997) stellte auch Apoptose von Zellen des Corpus cavernosum und des Corpus spongiosum des Rattenpenis nach Kastration fest, die jedoch nach Androgensubstitution reversibel war. Becker et al. (2001b) konnten zeigen, dass die penile Erektion bei gesunden Männern von einem signifikanten Testosteronanstieg begleitet war, der bei Patienten in dieser Form nicht nachgewiesen werden konnte.

Pathophysiologie der erektilen Dysfunktion

Vaskulär bedingte Erektionsstörungen

Pathologische vaskuläre (arterielle und venöse) Veränderungen werden mit ca. 40% als häufigste Ursache organisch bedingter Erektionsstörungen beschrieben. Da zum Erreichen einer physiologischen Erektion eine arterielle intrapenile Blutzufuhr von ca. 100 ml/min notwendig ist, um den zur venösen Kompression erforderlichen intrakavernösen Druck von über 80 mmHg aufzubauen (Lue u. Tanagho 1987), verhindern arteriosklerotische Plaques oder Gefäßabbrüche den notwendigen arteriellen Perfusionsdruck. Neben den traumatischen oder iatrogen operativen Pathomechanismen stellen insbesondere

- Hypertonie,
- Hyperlipidämie,
- Diabetes mellitus,
- Nikotinabusus und
- Niereninsuffizienz.

Risikofaktoren der vaskulären erektilen Dysfunktion dar. Bei der Betrachtung der venösen erektilen Dysfunktion ist es unbedingt nötig, sich die Funktion des veno-okklusiven Mechanismus zu vergegenwärtigen. Eine mangelnde kavernöse Ausdehnung aufgrund unzureichender Relaxation der glatten Schwellkörpermuskulatur oder mangelhafter Durchblutung führt somit zu einer insuffizienten Kompression der subtunikal gelegenen venösen Sinus und damit zu einem vermehrten venösen Abstrom.

17

Endokrinologisch bedingte Erektionsstörungen

Der Anteil endokriner Störungen als Ursache der erektilen Dysfunktion wird zwischen 2–8% beziffert (Popken u. Wetterauer 1997). Die beiden wichtigsten Störungen betreffen den **Hypogonadismus** und die **Hyperprolaktinämie**. Bis Anfang der 70-er Jahre des vergangenen Jahrhunderts wurde insbesondere ein Testosterondefizit als Hauptursache von organisch bedingten Erektionsstörungen angenommen. Auch wenn Testosteron im Organbad keinen unmittelbar relaxierenden Effekt auf das Corpus-cavernosum-Gewebe ausübt, so ist doch aufgrund des Nachweises von Testosteronrezeptoren im pelvinen Plexus, im Corpus cavernosum, im Großhirn und im limbischen System mit einer funktionellen Aufgabe dieses Hormons zu rechnen (Shabsigh 1997). Der Einfluss des Testosterons auf Libido und Sexualtrieb ist zwar unbestritten, die Rolle bei der penilen Erektion ist jedoch noch nicht endgültig geklärt.

Störungen der erektilen Funktion durch eine Hyperprolaktinämie sind bereits seit längerem beschrieben. In einer Studie von Leonard et al. (1989) konnten bei 1236 Patienten mit erektiler Dysfunktion in 5,3% erhöhte Prolaktinspiegel nachgewiesen werden. Als Ursachen konnten eruiert werden:

- zu 15% Hypophysenadenome,
- zu 29% Medikamente,
- zu 6% Niereninsuffizienz und
- zu 47% keine Ursachen.

Sowohl bei hyperthyreoter als auch bei hypothyreoter Stoffwechsellage, ebenso bei Morbus Cushing und Morbus Addison, wird bei einem großen Teil der Patienten von einer Reduktion der Libido und erektilen Potenz berichtet. In einer Arbeit von Becker et al. (2002) wird darüber hinaus dem humanen Wachstumshormon eine mögliche Rolle bei der Aufrechterhaltung der Erektionsfähigkeit bescheinigt. Kortisol scheint eher einen negativen Einfluss bei der penilen Erektion auszuüben (Ückert et al. 2003b).

17.5.2 Orgasmusstörungen

Physiologie des Orgasmus

Trotz seiner kurzen Zeitdauer besteht der Orgasmus des Mannes aus einer komplexen Abfolge und Interaktion kortikaler, spinaler und peripherer Ereignisse. Während der Orgasmus eine integrale Reaktion des ganzen Körpers darstellt, lassen sich die peripheren Prozesse in eine **Emissionsphase** und eine **Ejakulationsphase** unterteilen. Als Orgasmus bezeichnet man das Zusammenwirken eines spezifischen zentralnervösen Erlebens mit den rhythmischen Kontraktionen der Beckenbodenmuskulatur sowie der glattmuskulären Strukturen der Sexualorgane. Als Höhepunkt der sexuellen Erregung ist der Orgasmus in der Regel mit einem intensiven Lusterleben, einer Bewusstseinsveränderung und einer Einengung der sonstigen Sinneswahrnehmungen verbunden. In der Emissionsphase erfolgt die Zusammenführung und der Transport der verschiedenen Bestandteile des Ejakulats in die Harnröhre, und die Expulsion des Ejakulats aus der Harnröhre geschieht dann in der Ejakulationsphase.

Neurophysiologisch bildet der **Sympathikus** die Hauptachse der Ejakulation. Die sympathischen Efferenzen werden aus dem Thorakolumbalmark (Th10–L2) über den Nervus hypogastricus transportiert (Braun u. Jünemann 1998). Im thorakolumbalen Ejakulationszentrum werden afferente periphere Impulse (über den Nervus pudendus und den Nervus splanchnicus pelvinus ins Sakralmark und von dort über den Tractus spinothalamicus) mit deszendierenden zentralen Impulsen zusammengeführt. Von dort ziehen die Efferenzen zu den inneren Sexualorganen und induzieren die Kontraktion der glatten Muskulatur. Sympathische Efferenzen verlassen im Thorakolumbalmark das Rückenmark und erreichen (nach Umschaltung auf postsynaptische Fasern) als Plexus hypogastricus die Zielorgane. Ihre Erregung führt dann zur Kontraktion der Samenblasen, des Ductus deferens und der Prostata sowie zum Verschluss des Blasenhalses. Dadurch werden Spermatozoen aus den Nebenhoden in die Urethra interna befördert und dort mit verschiedenen Drüsensekreten vermischt. Gleichzeitig mit dem Einstrom der verschiedenen Ejakulatbestandteile in die Harnröhre beginnt sich der Blasenhals (Sphincter vesicae internus) zu verschließen, um so einen Rückfluss des Ejakulats in die Harnblase zu verhindern. Durch den kompletten Verschluss des Blasenhalses und die gleichzeitige Kontraktion des Sphincter externus bildet sich eine Druckkammer. Durch die Relaxation des Sphincter externus und die rhythmische Kontraktion des M. bulbospongiosus wird das Ejakulat schließlich in der Expulsionsphase aus der Harnröhre befördert. Die somatomotorische Innervation der Beckenbodenmuskulatur erfolgt über den Nervus pudendus und unterliegt normalerweise der willentlichen Kontrolle. Während der Ejakulationsphase erfolgt die Kontraktion der Muskulatur unwillkürlich über einen spinalen Reflex, der in der Emissionsphase durch Afferenzen von der Prostata und der Urethra interna getriggert wird und reflektorisch über das Sakralmark die tonisch-klonischen Kontraktionen steuert. Die Phänomene und Mechanismen des Orgasmus, zumal im Geschlechtervergleich, werfen Fragen auf, die noch keineswegs befriedigend beantwortet sind.

Gesicherte Erkenntnisse über **zerebrale Orgasmuskorrelate** beim Menschen sind bisher nur spärlich vorhanden, sodass die vorhandene Evidenz fast ausschließlich tierexperimentellen Studien entstammt. Die Ergebnisse dieser Studien (◘ Abb. 17.8) deuten darauf hin, dass neben den in ► 17.3.2 beschriebenen, an der Regulation sexueller Motivation und Erregung beteiligten ZNS-Strukturen das Serotoninsystem mit seinen Hirnstammzentren eine zentrale Rolle in der Steuerung von Orgasmus und Ejakulation einnimmt. Die NO-Aktivität im MPOA übt bei dieser Regulation eine tonische Hemmung auf die Ejakulation aus durch Erniedrigung des sympathischen Tonus. Postejakulatorisch kommt es zur in ► 17.3.2 ausführlicher diskutierten Prolaktinerhöhung sowie zur Aktivierung verschiedener, eng umschriebener Hirnareale (Veening u. Coolen 1998):
- dem posteromedialen Anteil des *bed nucleus* der Stria terminalis (BNSTpm),
- einem lateralen Untergebiet des posterodorsalen Anteils der medialen Amygdala (MeApd),
- dem medialen präoptischen Areal (MPOA) und
- dem medialen Anteil des parvozellulären subparafaszikulären Nukleus des Thalamus (SPFp).

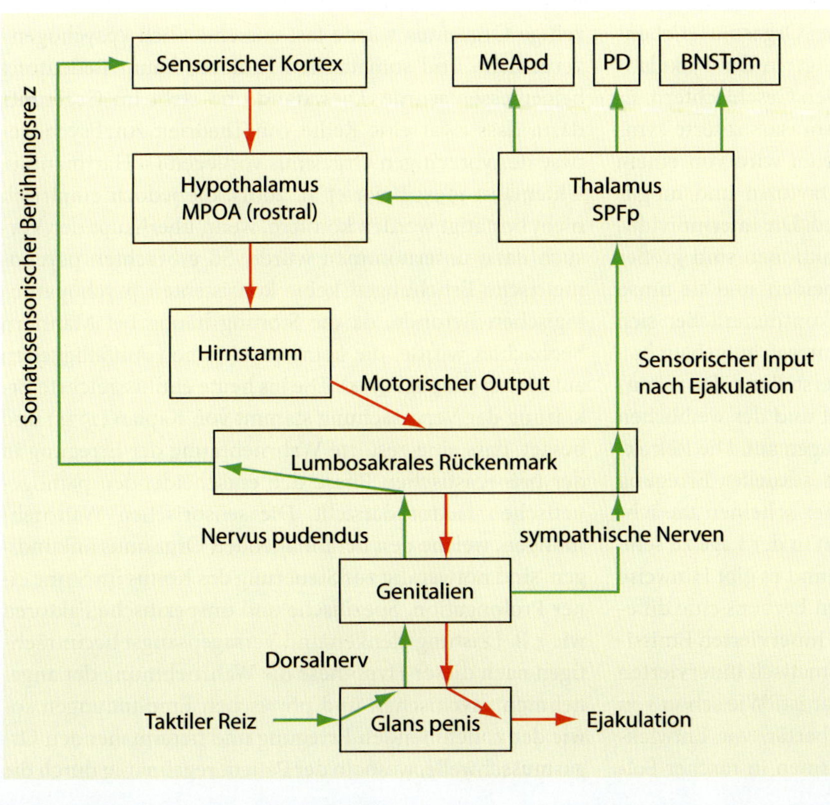

◘ **Abb.** 17.8. Orgasmussteuerung. *MeApd* posterodorsaler Anteil der medialen Amygdala, *PD* Nucleus praeopticus posterodorsalis, *BNSTpm* posteriorer Anteil des *bed nucleus* der Stria terminalis, *MPOA* mediales präoptisches Areal, *SPFp* parvozellulärer subparafaszikulärer Nukleus, *NPG* Nucleus paragigantocellularis. (Mod. nach Waldinger 2003)

Es wird angenommen, dass die Aktivierung dieser Areale der Rückmeldung einer stattgefundenen Ejakulation dient und möglicherweise an der Vermittlung der postejakulatorischen Refraktär- und Sättigungsphase beteiligt ist.

Bis heute existieren lediglich zwei Neuroimaging-Studien, bei denen die Vorgänge beim Orgasmus untersucht wurden und jeweils Männer die Probanden waren. Mit Hilfe der Positronenemissionstomographie (PET) zeigten Tiihonen et al. (1994) eine Abnahme des rCBF in allen kortikalen Arealen, mit Ausnahme einer Zunahme des Blutflusses im rechten präfrontalen Kortex. In einer aktuellen Studie fanden Holstege et al. (2003), ebenfalls mit der PET, die stärksten Aktivierungen in einer mesodienzephalen Übergangszone, zu der u.a. das ventrale tegemtale Areal (VTA), verschiedene Nuklei des Thalamus sowie das laterale zentrale tegmentale Feld (LCTF) zählen. **Dopaminerge Zellgruppen im VTA (die auch von Opiaten wie Heroin aktiviert werden) sind dabei sehr wahrscheinlich das Korrelat des mit dem Orgasmus verbundenen intensiven Lust- und Belohnungserlebens.** Die signifikante Aktivierung großer Teile des Cerebellum unterstreicht die bereits bei den Neuroimaging-Studien von sexueller Erregung herausgearbeitete Bedeutung eines »motorischen« Moduls auch bei Orgasmus und Ejakulation. Die einzigen Areale, in denen eine signifikante Deaktivierung festgestellt werden konnte, waren Teile der Amygdala und des entorhinalen Kortex – ein Muster, welches auch bei anderen euphorischen emotionalen Zuständen vorfindbar ist.

Bezüglich der **genitalen Physiologie** des Orgasmus bestehen bei Männern und Frauen Parallelen bezüglich der tonisch-klonischen Muskelkontraktionen, die allerdings erst kurz nach dem Beginn des Orgasmuserlebens einzusetzen scheinen. Sie sind beteiligt an der Ejakulation und an der Dekongestion bei beiden Geschlechtern. Es gibt Hinweise darauf, dass die orgasmusassoziierte sympathisch-adrenerge Dominanz begleitet wird von einem neuroendokrinen Reflex, an dem Oxytozin und möglicherweise auch Prolaktin beteiligt sind. Die interindividuellen Unterschiede der Orgasmusreaktionen sind größer als die intraindividuellen, aber bei beiden sind sie umso intensiver (und befriedigender), je kontinuierlicher sich ein hohes präorgastisches Erregungsniveau aufgebaut hat.

Nach wie vor wirft die Gegenüberstellung der männlichen postorgastischen Refraktärzeit und der weiblichen Fähigkeit zu multiplen Orgasmen Fragen auf. Die Refraktärzeit beinhaltet einen Verlust von sexueller Erregung wie auch Erregbarkeit. Einige Männer scheinen tatsächlich zu präejakulatorischen Orgasmen in der Lage zu sein, die nicht nur Erregungsspitzen sind, und es gibt Hinweise darauf, dass durch eine Art viszeralen Lernens eine differenzielle Hemmung des sympathisch innervierten Emissionsmechanismus unter Erhalt des somatisch innervierten Kontraktionsmechanismus trainierbar ist. Wie schon von Kinsey (1948) berichtet, sind präpubertär, vor Entwicklung der Ejakulationsfähigkeit, Orgasmen in rascher Folge erreichbar, aber auch postpubertär haben junge Männer eine postejakulatorisch sehr kurze Refraktärzeit, die sich mit zunehmendem Alter, schließlich sehr erheblich, verlängert. Somit ergibt sich der Eindruck, dass »Sättigung« und Erregbarkeitsverlust durch die **Vollständigkeit des neuralen Emissionsprozesses** bedingt ist.

Während die erste Phase sexueller Erregung parasympathisch geprägt ist, kommt bei steigender Erregung, ablesbar an kardiorespiratorischen Reaktionen, in nichtreziproker Weise eine sympathikotone Aktivierung hinzu. Anschließend erlangt die Sympathikotonie orgastische Dominanz, bis postorgastisch wieder Parasympathikotonie beherrschend wird. Insofern kann man die Phase im **Übergang zum Orgasmus** als eine Phase **vegetativer Dysbalance** bezeichnen.

Vorzeitiger Orgasmus (Ejaculatio praecox): Neurobiologische Aspekte

In verschiedenen Repräsentativstudien (z.B. Laumann et al. 1994) wurde der vorzeitige Orgasmus von den befragten Männern immer wieder als das am häufigsten vorkommende sexuelle Funktionsproblem angegeben. Allerdings sucht wegen des Problems vorzeitiger Orgasmus ein noch geringerer Anteil der Betroffenen professionelle Hilfe, als dies bei den von Erektionsproblemen betroffenen Männern der Fall ist, was wahrscheinlich mit einem geringeren Leidensdruck zusammenhängt, da ein Arrangement zumindest phasenweise und im jüngeren Lebensalter besser möglich ist als bei den erektilen Dysfunktionen. Eine weitere Parallele zu den Erektionsstörungen besteht darin, dass bis vor kurzem angenommen wurde, der vorzeitige Orgasmus würde fast ausschließlich »psychogen« verursacht, und somatischen Faktoren kaum Bedeutung beigemessen wurde. Dies stand und steht im Gegensatz dazu, dass zwar eine Reihe von Theorien zur Psychogenese des vorzeitigen Orgasmus vorliegen (s. Hartmann u. Uhlemann 1995; Beier et al. 2001), die jedoch empirisch nicht bestätigt werden konnten, wenn überhaupt der Versuch dazu unternommen wurde. So erbrachten psychometrische Erhebungen keine konsistenten psychopathologischen Befunde, da die Störung häufig bei Männern beobachtet wurde, die keine psychischen Auffälligkeiten aufwiesen (Kaplan 1974). Die bis heute einflussreichste Erklärung der Verursachung stammt von Kaplan (1974) und besagt, dass eine gestörte Wahrnehmung der Erregung in der präorgastischen Phase den entscheidenden pathogenetischen Faktor darstellt. Die sensorischen Wahrnehmungen, welche den herannahenden Orgasmus ankündigen, sind notwendig zur Steuerung des Koitus im Sinne einer Prolongation. Spezifische und unspezifische Faktoren wie z.B. Leistungsdenken und Versagensangst beeinträchtigen nach dieser Hypothese die Wahrnehmung der angenehmen psychischen und physischen Empfindungen sowie der zunehmenden Erregung und herannahenden Orgasmusschwelle, weshalb der Patient regelmäßig durch die ungewollte Ejakulation überrascht wird. Diese Hypothese ließ sich empirisch nicht bestätigen, da Störungen der subjektiven Erregungswahrnehmung nicht nachgewiesen werden konnten (Spiess 1984; Strassberg et al. 1987; Waldinger 2003).

Die Dominanz psychogenetischer Erklärungen geriet erst vor einigen Jahren ins Wanken, als entdeckt wurde, dass bestimmte Antidepressiva aus der Klasse der selektiven Serotoninwiederaufnahmehemmer (SSRI) zu einer deutlichen Erhöhung der Orgasmuslatenz führen, was aus einzelnen kasuistischen Berichten schon von dem älteren (trizyklischen) Antidepressivum Clomipramin bekannt war. Seitdem sind diese Substanzen zu einer wichtigen Therapieoption geworden, und es liegen zahlreiche Studien zu ihrer Wirksamkeit vor, darunter auch systematische Vergleichsuntersuchungen der verschiedenen Substanzen (Waldinger et al. 1998).

Angeregt durch diese klinischen Erfahrungen und Studien sind v.a. von der niederländischen Gruppe um Waldinger neue Theorien und Modelle zu neurobiologischen Faktoren beim vorzeitigen Orgasmus entwickelt worden. Diese Ansätze nehmen ihren Ausgang von einer im Tiermodell bestätigten Normalverteilung der Orgasmuslatenz, deren Extremgruppen von Männern mit sehr kurzer, respektive sehr langer, Latenzzeit gebildet werden. In Anbetracht der bereits beschriebenen Bedeutung der 5-HT2C- und 5-HT1A-Rezeptoren in der Steuerung von Orgasmus und Ejakulation beruht die Problematik des vorzeitigen Orgasmus danach entweder auf einer **Hyposensitivität der (ejakulationsverzögernden) 5-HT2C-Rezeptoren** oder auf einer **Hypersensitivität der (ejakulationsfördernden) 5-HT1A-Rezeptoren.** Empirisch wird diese Hypothese dadurch unterstützt, dass nur die SSRI, die den 5-HT2C-Rezeptor aktivieren, zu einer Verlängerung der Orgasmuslatenz führen. Durch das basale und dynamische Aktivierungsniveau der 5-HT2C-Rezeptoren wird so für jeden Mann ein **Schwellenwert der Orgasmusauslösung** festgesetzt, den er gleichsam als konstitutionelles Merkmal in seine sexuellen Erfahrungen einbringt. Männer mit einem niedrig »eingestellten« Schwellenwert können nur ein entsprechend niedriges Niveau sexueller Erregung tolerieren, bevor es zur Auslösung des Orgasmusreflexes kommt.

Wenngleich das Konzept des vom serotonergen System bestimmten individuellen Schwellenwerts inhaltlich plausibel erscheint und durch die klinischen Erfahrungen mit SSRI unterstützt wird, bleiben doch viele Fragen im Zusammenhang mit dem Phänomen des vorzeitigen Orgasmus bis heute unbeantwortet: So etwa, ob dieser Schwellenwert tatsächlich rein konstitutionell bzw. biologisch bedingt ist oder nicht auch das Resultat von Lernerfahrungen oder anderen Faktoren sein kann. In der therapeutischen Arbeit imponiert immer wieder, dass bei vielen Patienten der vorzeitige Orgasmus nicht das Resultat intensiver, die Steuerungssysteme überfordernder sexueller Erregung ist, sondern vielmehr einer allgemeinen, sympathikotonen Überaktivierung und -erregung entspringt.

In praktischer Hinsicht ist es grundsätzlich wichtig, den **lebenslang bestehenden** (primären) vom **erworbenen** (sekundären) vorzeitigen Orgasmus zu unterscheiden. Bei den **primären Formen** dieser Störung ist das Risiko, medizinisch relevante bzw. beeinflussbare Faktoren zu übersehen, so gering, dass ein Therapieversuch (entweder medikamentös und/oder sexualtherapeutisch) unmittelbar indiziert ist. Neben dem Konzept des serotonergen Schwellenwerts bietet sich als alternativer Ansatz an, die oben beschriebene vegetative Dysbalance beim Übergang von Erregung zu Orgasmus-Ejakulation als Erklärung in Anspruch zu nehmen und den vorzeitigen Orgasmus als eine genuine psychophysiologische Störung zu betrachten. Parallelen zu anderen Steuerungsvorgängen wären darin zu sehen, dass die durch viszerales Lernen erworbene Kontrolle von Blase und Darm in extremen, durch Schreck und/oder Angst und ihre vegetativen Begleiterscheinungen geprägten Stresssituationen verloren gehen kann.

Bei **sekundärer**, also nach längerer, vom Paar als befriedigend empfundener Kontrollfähigkeit eingetretener Symptomatik spielt häufig eine entstehende erektile Dysfunktion eine Rolle. Der einfachste Mechanismus dabei besteht darin, dass die für die Aufrechterhaltung der Erektion benötigte Stimulation die Ejakulationskontrolle überschreitet. Auch Entzündungen des Urogenitaltrakts, z.B. eine blande Prostatitis, kommen als somatischer (Teil)Faktor infrage. Sehr selten spielen neurologische Störungen, auch durch Abdominaloperationen, eine Rolle, die sich nicht in weiteren Symptomen bemerkbar machten.

Männliche Orgasmushemmungen: Neurobiologische Aspekte

Der (relativ häufigen) weiblichen Orgasmusstörung entspricht beim Mann die (vergleichsweise seltene) Störung die starke Verzögerung oder das Ausbleiben von Orgasmus und Ejakulation. In der klinischen Praxis ist zunächst die Frage der Abhängigkeit von der Art der Stimulation zu klären, d.h.: Ist das Symptom auf den Koitus beschränkt (wie in der Mehrzahl der Fälle) oder tritt es auch bei gezielter genitaler Stimulation oder bei Masturbation auf? Auch die Frage nach dem vorausgehenden Aufbau eines hohen Erregungsniveaus ist gleichermaßen von Bedeutung, denn es findet sich zumindest bei einem Teil der Patienten eine Diskrepanz oder Asynchronität zwischen einer quasi autonomen erektilen »Bereitschaftsreaktion« (gelegentlich auch Erectio praecox genannt) und einer gering ausgeprägten subjektiven sexuellen Erregung.

Der differenzialdiagnostischen Vollständigkeit halber sei noch kurz auf einige verwandte, seltene Syndrome hingewiesen. Beim **partiell gehemmten Orgasmus** entfallen das lustvolle Orgasmuserleben und die ihm assoziierten pulsierenden orgastischen Muskelkontraktionen, und es kommt nur zur Emission in Form eines bloßen Herausfließens von Ejakulat. Die Seltenheit der (in Behandlung gelangenden) Fälle erlaubt keine Entscheidung darüber, wovon es abhängt, ob nach der Emission die Erektion bestehen bleibt oder Detumeszenz eintritt. Die umgekehrte Situation liegt vor, wenn Orgasmus erlebt und von zirkumpenilen Kontraktionen begleitet wird, aber keine Ejakulation erfolgt. Das ist bei zwei Störungen der Fall:

- Bei der **retrograden Ejakulation** wird das Ejakulat nicht nach außen, sondern in die Harnblase entleert, was durch eine postorgastische Urinprobe nachgewiesen werden kann (und muss). Dies geschieht, weil sich der innere Blasenschließmuskel nicht kontrahiert. Die transurethrale Prostataresektion verletzt diesen Muskel, worauf die Patienten vor dem Eingriff hingewiesen werden.
- Die zweite Störung ist der **anejakulatorische Orgasmus**, bei dem keine Spermien im Urin nachgewiesen werden können, z.B. wegen völliger Blockade des Ejakulattransports oder bei schweren Endokrinopathien.

Da Blasenverschluss und Ejakulattransport die gleiche Innervation haben, können beide Formen ausbleibender Ejakulation nach außen durch abdominalchirurgische Eingriffe mit Verletzung sympathisch-nervaler Strukturen, Blockade von α_1-Adrenozeptoren und diabetische Polyneuropathie verursacht werden.

Gesicherte neurobiologische Kenntnisse zum **verzögerten** Orgasmus beim Mann liegen nicht vor. Eine Übertragung des beim vorzeitigen Orgasmus dargestellten Konzepts der Normalverteilung der Orgasmuslatenz inklusive des serotonerg determinierten Schwellenwerts auf die Symptomatik des verzögerten Orgasmus würde bedeuten, dass hier eine **Hypersensitivität der (ejakulationsverzögernden) 5-HT2C-Rezeptoren** und/oder eine **Hyposensitivität der (ejakulationsfördernden) 5-HT1A-Rezeptoren** besteht. Empirische Evidenz dafür gibt es bislang jedoch nicht.

In der klinischen Praxis sollte an somatische Verursachungsfaktoren dann gedacht werden, wenn die Orgasmushemmung **global** ist, also nicht nur den Koitus betrifft. Bei **sekundärer**, also nach langjähriger adäquater Funktion auftretender Orgasmushemmung ist die Suche nach organischen Ursachen dagegen in jedem Fall unerlässlich, wobei in erster Linie an **neurologische Störungen** zu denken ist. Neben Störungen aufgrund von Alterungsvorgängen kommen neurologische Läsionen diagnostisch in Betracht, die (noch) isoliert mit den Orgasmusmechanismen interferieren und nicht schon eine umfangreiche Symptomatik entfalten:

- Tumoren,
- Trauma- und Operationsfolgen,
- Multiple Sklerose,
- Parkinsonismus,
- diabetische oder renale Neuropathien
- sowie auch Alkoholismus.

Soweit Arzneimittelnebenwirkungen auf den Orgasmusreflex durch Beeinflussung neuronaler Transmissionmechanismen zustande kommen, sind sie neurologischen Störungen verwandt. In erster Linie stehen hier zur Diskussion

- Sedativa,
- Neuroleptika und Antidepressiva,
- Lithium,
- α-Adrenozeptorantagonisten und
- die (nur noch selten verordneten) Ganglienblocker.

Es ist daher notwendig, bei einer Pharmakotherapie von vornherein auch sexualmedizinische Aspekte zu berücksichtigen.

17.5.3 Neurobiologie der männlichen Appetenzstörungen

Neurobiologische bzw. organische Faktoren bei verminderter sexueller Appetenz können ganz unterschiedlicher Natur sein und umfassen ein breites Spektrum möglicher Ursachen. Zu bedenken ist, dass ein Mangel an sexuellem Verlangen bei Männern seltener ist als bei Frauen und im Allgemeinen als alarmierender empfunden wird. Unterstellt man, dass das männliche sexuelle Verlangen – trieb- und/oder sozialisationsbedingt – vergleichsweise stärker bzw. robuster ist, so kommt die häufige Neigung von Männern hinzu, sich kontinuierliche sexuelle Appetenz abzuerwarten. Wenn mangelndes sexuelles Verlangen zum Konsultationsgrund wird, ist zu beachten,

- ob und wodurch ein **lebenslang eher geringes Verlangen** Probleme bereitet oder
- ob und in Abhängigkeit wovon es sich um einen **Appetenzverlust** handelt.

Wie im Grundlagenteil dieses Kapitels gezeigt, wird sexuelle Appetenz in hypothalamisch-limbischen Strukturen und Funktionen geregelt. Weder die Kenntnis von krankheitsbedingten Faktoren, die nachweislich die Appetenz beeinträchtigen, noch die fortschreitende Erforschung der komplexen neuronalen und neurohumoralen Prozesse haben bisher entschlüsseln können, wie diese Regulation genau geschieht und wie die klinischen Beschwerdebilder neurobiologisch erklärt werden können. In praktischer Hinsicht bieten sich folgende Unterscheidungen an:

1. Auf der einen Seite stehen rein somatische Faktoren, wie z.B. Testosterondefizit oder zerebrale Störungen, die die »Produktion« von sexueller Appetenz beeinträchtigen.
2. Auf der anderen Seite stehen Verfassungen, die als psychische Phänomene imponieren, von denen man aber weiß, dass sie sich, wie z.B. chronischer Stress oder Depressionen, auch im Neuroendokrinium manifestieren.

3. Eine mögliche weitere Gruppe von Faktoren könnte dadurch charakterisiert sein, dass der Appetenzverlust aus einer »Dekompensation« der gesamten sexuellen Funktion resultiert, verursacht durch anhaltendes Versagen der genital-sexuellen Reaktion, aber z.B. auch durch schmerzhafte oder das Allgemeinbefinden beeinträchtigende Krankheiten.

Ein **globaler Verlust der männlichen sexuellen Appetenz** mit einer definierbaren Entstehungsgeschichte erfordert im Allgemeinen eine gründliche somatische Diagnostik, und zwar auch dann, wenn sich anamnestisch Hinweise auf psychoreaktive Faktoren ergeben. Umgekehrt darf beim Nachweis moderater körperlicher Störungen nicht automatisch angenommen werden, psychoreaktive Faktoren hätten keine Bedeutung. Seit langem ist bekannt, dass sexuelle Appetenz von adäquaten Testosteronspiegeln abhängt. Mäßig ausgeprägten Testosterondefiziten begegnet man am häufigsten bei funktionellen endokrinen Dysbalancen und im Alter. Bei gravierendem Testosteronmangel spricht man von Hypogonadismus. Dieser kann durch Schädigungen der Hoden bedingt sein, v.a. durch Verletzungen oder Entzündungen, Tumore, Strahlen- oder Chemotherapieschäden, Kryptorchismus, und liegt auch beim Klinefelter-Syndrom vor. In diesem Fall sind LH (luteinisierendes Hormon) und FSH (follikelstimulierendes Hormon) erhöht; es handelt sich also um einen **hypergonadotropen Hypogonadismus**, der insgesamt die folgenden Charakteristika aufweist:

1. Fehlen oder deutliche Verminderung von sexueller Appetenz und Phantasie sowie spontaner Libidofluktuation,
2. meist schließlicher Verlust der anfangs erhalten bleibenden Erektionsfähigkeit,
3. deutliche Verminderung der Ejakulation,
4. Verminderung der penilen erotischen Empfindungsfähigkeit,
5. Globalität der sexuellen Symptome,
6. Verbindung zwischen Beginn der sexuellen Probleme und körperlichen Ereignissen, die zu verminderter Produktion oder Bioverfügbarkeit von Androgenen führen,
7. Serumtestosteronspiegel unter der normalen Spielbreite für Männer (3–10 ng/ml).

Hypogonadotroper Hypogonadismus verweist auf hypophysäre oder hypothalamische Störungen. Unter diesen haben Hypophysentumore, v.a. Prolaktinome, die größte Bedeutung. Diese führen zu Hyperprolaktinämie, die auch ohne Testosterondefizit sexuelle Inappetenz verursachen kann. Eine Magnetresonanztomographie (MRT) kann Hypophysen- (und andere intrazerebrale) Geschwulste zur Darstellung bringen. Hirntraumen, Hirninfarkte, Multiple Sklerose, Morbus Parkinson und Epilepsien können ebenfalls das sexuelle Verlangen beeinträchtigen. Bei Epilepsien spielen außer dem hirnorganischen Faktor einerseits Erlebnisse sozialer Stigmatisierung und andererseits Antiepileptika eine Rolle, die z.T. das freie Testosteron vermindern.

Eine Reihe von **chronischen Krankheiten** reduzieren die sexuelle Appetenz ebenso wie **psychische Erkrankungen**, die hier nur orientierend aufgeführt werden können (► Übersicht).

Erkrankungen, die das sexuelle Verlangen beeinträchtigen

1. **Chronische Krankheiten**
   - Chronisches **Nierenversagen** beeinträchtigt sowohl die Gonadotropinsekretion als auch die Hodenfunktion und erhöht den Prolaktinspiegel.
   - **Leberzirrhose**, die häufig Gynäkomastie und Hodenatrophie verursacht, führt hauptsächlich zu erhöhter Globulinbindung des Testosterons und dadurch zu niedrigerem freiem Testosteron, außerdem zur Erhöhung von Östradiol und Östron.
   - Bei **Alkoholismus** kommt es außer zur Leber- (und zerebralen) Schädigung auch zu toxischer Wirkung auf die Hoden.
   - Auch bei **Drogenabhängigkeit** werden niedrige Testosteronspiegel gefunden.
   - **Nebennierenrindenüberfunktion** wie auch Glukokortikoidbehandlung bewirken Testosteronverminderung, wahrscheinlich durch Beeinträchtigung hypothalamischer, hypophysärer und testikulärer Funktionen, aber auch **Nebennierenunterfunktion** beeinträchtigt das sexuelle Verlangen.
   - **Hypothyreoidismus** scheint im Wesentlichen durch Erhöhung von Thyreotropin-Releasing-Hormon (TRH) Prolaktinämie zu bewirken.
   - **Diabetes** verursacht möglicherweise über Erektionsstörungen hinaus Appetenzminderung durch noch unklare zentrale Mechanismen.
2. **Psychische Erkrankungen**
   - An erster Stelle sind **Depressionen** zu nennen, bei denen Libidoverlust häufig ein Kardinalsymptom ist.
   - **Angststörungen** sind nicht selten so beherrschend, dass sich keine sexuelle Appetenz entfalten kann.
   - Chronifiziertes Versagen der genital-sexuellen Reaktionen kann **depressiv-ängstliche Mischbilder** hervorbringen, aber auch schleichend und verursachungsunbewusst zu Verlangensverlust führen.

▼

- **Sexualphobien** sind bei Männern selten, aber Appetenzstörungen können Ausdruck einer partnerbezogenen Sexualaversion sein, die sich in der Beziehung entwickelt hat.
- In den frühen Phasen der **Alkoholabhängigkeit** speist sich sexuelle Appetenz sozusagen aus dem Rauschzustand, die späteren Phasen werden beherrscht von den Komponenten der spezifischen somatischen Schäden, wie oben genannt, des Versagens genitaler Reaktionen und vor allem der süchtigen Fixierung auf den Stoff, der sexueller Appetenz keinen Raum mehr lässt.
- Diese süchtige Komponente kommt bei **Drogenabhängigkeit** weit früher ins Spiel.
- Obwohl einleuchtend ist, dass gravierende **Stresszustände** mit psychosomatischem Tiefgang sexuelle Appetenz versiegen lassen, können Männer sich das oft nicht vergegenwärtigen, und dasselbe gilt für stresshafte Lebensstile, die meist berufsbezogen entstehen.
- Schließlich muss an schwere **Persönlichkeitsstörungen** gedacht werden, die beinhalten können, dass im seelischen Haushalt sexuelle Appetenz gleichsam nicht vorgesehen ist.

Viele **Pharmaka** haben Nebenwirkungen auf die sexuellen Funktionen, wobei das sexuelle Verlangen häufig am frühesten und am stärksten betroffen ist. Auf die Vielzahl der einzelnen Medikamente(ngruppen) kann hier nicht im Detail eingegangen werden. Es geht hauptsächlich um Pharmaka mit kardiovaskulärer Indikation und zentralen Wirkungskomponenten, um Psychopharmaka mit ihrem Eingriff in die zerebralen Neurotransmissionssysteme und um unterschiedliche Pharmaka mit endokrinen Nebenwirkungen. Dabei muss allerdings immer differenziert werden (was in der Praxis allerdings häufig sehr schwierig ist), inwieweit die Appetenzstörung durch die Grundkrankheit oder die Medikation verursacht wird – und das gilt für körperliche Krankheiten, z.B. kardiovaskulärer Art, und für psychische Störungen gleichermaßen.

! Bei **männlichen Appetenzstörungen** ist unter neurobiologischem Blickwinkel primär zu denken an
- intrakranielle Erkrankungen, zumal mit hypothalamisch-hypophysären Störungen oder wenn Kopfschmerzen, Sehstörungen und metabolische Auffälligkeiten berichtet werden,
- gonadale Dysfunktionen und Testosterondefizienz aus Veränderungen der Behaarungs- und Fettverteilung, der Hauttextur und des allgemeinen Energieniveaus,
- chronische Krankheiten, insbesondere Diabetes im Frühstadium,
- Missbrauch oder Abhängigkeit von Suchtstoffen.

Die körperliche Untersuchung wird dann solchen Hinweisen nachgehen. Anhaltspunkte für Hypogonadismus ergeben sich oft schon aus der körperlichen Gesamtkonfiguration wie aus der Untersuchung der Hoden. Zusatzuntersuchungen orientieren sich an der Fragestellung, wenn sie nicht überhaupt eine internistische Befunderhebung einschließen müssen. Endokrinologische Untersuchungen umfassen die Bestimmung des (morgendlichen) Gesamt- und des freien Testosterons, von LH und FSH, von Prolaktin sowie von T3 und T4 (Trijod- und Tetrajodthyronin) als Schilddrüsenparameter. Bei Verdacht auf intrakranielle Prozesse ist eine Magnetresonanztomographie (MRT) indiziert.

17.6 Die sexuellen Funktionsstörungen der Frau

17.6.1 Einführung

Erst in den letzten Jahren sind die sexuellen Funktionsstörungen der Frau stärker in den Fokus des wissenschaftlichen und klinischen Interesses gerückt, nachdem über zwei Jahrzehnte lang die sexuellen Dysfunktionen des Mannes im Zentrum der Forschung standen. Nicht zuletzt angeregt durch Untersuchungen, die die hohe Prävalenz sexueller Probleme bei Frauen nachdrücklich unterstreichen, besteht daher in der Öffentlichkeit und in den Reihen der Kliniker, Pharmakologen und Grundlagenforscher ein zunehmendes Interesse am Verständnis der physiologischen Mechanismen, welche die Variationen der sexuellen Motivation, die normale Funktion der weiblichen Genitalorgane und den Zyklus der sexuellen Erregung bis zum Orgasmus regulieren. Waren vor 20 Jahren lediglich Frigidität und Impotenz als sexuelle Funktionsstörungen bekannt, trägt heute die Kombination etablierter empirischer Kenntnisse mit den Resultaten neuerer basiswissenschaftlicher und klinischer Entwicklungen kontinuierlich zum besseren Verständnis der Mechanismen der Regulation weiblicher Sexualfunktionen und ihrer Störungen bei. Eine Erweiterung des Wissens um die Bedeutung des zentralen und peripheren Nervensystems, verschiedener endogener und exogener hormoneller und nichthormoneller Mediatoren sowie zellulärer Mechanismen für ein unbeeinträchtigtes sexuelles Erleben ist die Grundlage einer Verbesserung therapeutischer, insbesondere auch pharmakologischer Optionen zur Behandlung von sexuellen Funktionsstörungen bei Frauen.

Diese neue Dynamik lässt sich an einer Fülle von Publikationen, vielversprechenden Ansätzen zur Etablierung von Tiermodellen, neuen Klassifikations- und Diagnoseschemata, neuen Begriffen (*female sexual dysfunction* FSD), neu entwickelten Erhebungsinstrumenten und einer Reihe klinischer Studien ablesen. Speziell zur Rolle der Pharmaindustrie in diesem Prozess haben sich jedoch auch kritische Stimmen Gehör verschafft, die vor einer Pathologisierung der weiblichen Sexualität warnen und zum Teil so weit gehen, die angeblich weite Verbreitung sexueller Dysfunktionen bei Frauen als »Artefakt« gemeinsamer Interessen von Wissenschaft und Industrie zu interpretieren. Im Folgenden wird im Zusammenhang mit den neuen pharmakotherpeutischen Optionen auf diese Diskussion kurz eingegangen (▶ Exkurs »Sexuelle Funktionsstörungen bei Frauen«).

Zuvor soll aber zunächst das vorhandene Wissen zu den allgemeinen Aspekten der Neurobiologie weiblicher Sexualfunktionen und ihrer Störungen kompakt zusammengefasst werden, und – soweit nach den derzeitigen Erkenntnissen möglich – werden neurobiologische Faktoren bei den einzelnen Störungsbildern beschrieben.

17.6.2 Periphere Neurobiologie der weiblichen Sexualfunktionen

Die erwähnte geringe Beachtung weiblicher Sexualstörungen und v.a. deren biologischer Aspekte betrifft im besonderen Maße die Physiologie und Neurophysiologie der weiblichen Genitalorgane Vagina und Klitoris, deren Funktionen wesentlich sind für ein unbeeinträchtigtes Erleben von Erregung und Sexualität. Der langsame Fortschritt in der Erforschung und Beschreibung funktioneller Prozesse in diesen Organen ist sicher auch auf die Komplexität der Kontrollmechanismen zurückzuführen, welche die biologischen Basisfunktionen der mit der Sexualität und Reproduktionsfähigkeit verbundenen pelvinen Strukturen der weiblichen Anatomie regulieren.

Es ist bereits bekannt, dass sexuelle Stimulation und Erregung mit physiologischen Veränderungen in Organen außerhalb des Genitaltraktes, vor allem im Herz-Kreislauf-System, einhergehen. Die peripheren Vorgänge betreffen insbesondere Vagina, Labia und Klitoris. Sexuelle Erregung führt über eine Steigerung des lokalen Blutflusses in den Genitalorganen zu einer Zunahme der **Lubrikation** des Vaginalkanals infolge der **Sezernierung eines Plasma-Ultrafiltrats.** Dieses sog. **Transsudat** hat seinen Ursprung in einem subepithelial gelegenen Netzwerk von Kapillargefäßen und gelangt passiv durch die intraepithelialen Räume auf die Oberfläche des Epithels. Diese Zunahme der Lubrikation wird von einer **Relaxation der glatten Muskulatur** der Vaginalwand begleitet, die zu einer Erweiterung des Durchmessers und des Umfangs des Vaginallumens und zu einer Reduzierung des luminalen Drucks führt. Diese Umfangserweiterung hat durch eine damit verbundene Erhöhung des Staudrucks in den subepithelialen Kapillaren wiederum eine stimulierende Wirkung auf die Transsudation von Plasma durch das Vaginalepithel (Levin 1980, 1998; Park et al. 1997). Die Kombination aus der Relaxation der Vaginalwand und der Zunahme der Lubrikation erleichtert in der Folge die Einführung des männlichen Gliedes und die Durchführung des Geschlechtsverkehrs. Während des Orgasmus treten dann in der Regel phasische Kontraktionen der Vaginalmuskulatur auf, deren biologischer Sinn möglicherweise die Disposition von Sperma während der letzten Phase des Koitus ist (Wagner 1992).

Die Klitoris ist ein erektionsfähiges Organ, dessen histologischer Aufbau dem des männlichen Penis sehr ähnlich ist. Das paarige Corpus cavernosum clitoris ist von einer derben Bindegewebschicht, der Tunica albuginea, umgeben. Wie das Corpus cavernosum penis so ist auch das erektile Gewebe der Klitoris aus schwammartig angeordneter glatter Trabekularmuskulatur, die kavernöse Lakunarräume umschließt, kleinen arteriellen Gefäßen und Kollagenfasern aufgebaut. Allerdings ist die Tunika der Klitoris lediglich unilaminar, auch existiert kein veno-okklusiver Kompressionsmechanismus, sodass es unter sexueller Stimulation zwar zu einer **klitoralen Tumeszenz** infolge einer Erhöhung der Blutflussrate in das Organ, nicht jedoch zu einer Rigidität kommt (O'Connell et al. 1998; Carlson 1997). Diese Tumeszenz wird als wesentlich für die biologische Vermittlung und subjektive Wahrnehmung sexueller Erregung gesehen.

Die Prinzipien der **Innervation der weiblichen Genitalorgane** sind sehr komplex und wurden am anatomischen Modell der Ratte bisher wesentlich ausführlicher untersucht als am Menschen (Baljet u. Drukker 1980; Krantz 1958). Die Mechanismen kombinieren die synergistische Wirkung sensorischer und motorischer Fasern des sympathischen und parasympathischen Nervensystems. Eine zentrale Struktur der autonomen Innervation der weiblichen Genitalorgane ist das pelvine Ganglion, das auch als vegetativer Beckenplexus oder Plexus hypogastricus inferior bezeichnet wird und in enger räumlicher Beziehung zu den lateralen Bereichen der Cervix uteri lokalisiert ist (Purinton et al. 1976; Papka et al. 1991). Sowohl der sympathische Nervus hypogastricus als auch der parasympathische Nervus pelvicus, deren präganglionäre Neurone im unteren Thorakalmark bzw. im 2.–4. spinalen Sakralsegment zusammengefasst sind, projizieren in dieses pelvine Ganglion, postganglionäre Fasern ziehen dann zum Uterus, zur Vagina und Klitoris. Parasympathische Efferenzen bewirken durch die Einleitung einer Vasodilatation eine Steigerung der Durchblutung des Vaginalgewebes.

Werden die Sakralnerven weiblicher Patienten mit Querschnittsläsionen des Rückenmarks zum Zwecke der Ermöglichung der Blasenentleerung über implantierte Elektroden stimuliert, so bewirkt das häufig auch eine Zunahme der Lubrikation der Vagina. Der größte der aus dem Plexus austretenden efferenten Nerven, der Nervus cavernosus, vermittelt vasodilatatorische Reaktionen in der Klitoris und Vagina; eine Stimulation dieser Fasern führt zu klitoraler Tumeszenz und zu einer Erweiterung des Vaginallumens, verbunden mit einem gesteigerten Blutfluss (Langworthy 1965; McKenna 2002).

Anatomische Studien zur **afferenten Innervation der weiblichen Beckenorgane** haben gezeigt, dass sensorische Fasern des Nervus pudendus, des Nervus pelvicus und des Nervus hypogastricus die Genitalorgane erreichen. Der Nervus pudendus, der die Klitoris innerviert, vermittelt wahrscheinlich die klimaxähnlichen Reaktionen, die Sensitiviät dieser Innervation nimmt mit einem Anstieg zirkulierender Östrogene zu (Kow u. Pfaff 1973). Die afferente Versorgung von Zervix, Uterus und Vagina erfolgt v.a durch Fasern des Nervus pelvicus, die durch das Fehlen einer Myelinscheide gekennzeichnet sind.

Es ist bekannt, dass eine Stimulation dieser pelvinen Afferenzen, die eine intensive positive Immunreaktion gegen die peptidergen Transmitter Substanz P und CGRP (*calcitonin-gene-related peptide*) zeigen, einige mit dem Paarungsverhalten weiblicher Ratten verbundene Reaktionen – so die Freisetzung von Prolaktin und LH – induziert (Spies u. Niswender 1971). Eine intakte Innervation von Zervix und Klitoris ist wohl auch eine wichtige Voraussetzung für die Einleitung der die Beckenorgane betreffenden somatischen Reaktionen im Zusammenhang mit einer Schwangerschaft. So führt eine chemische Destruktion der sensorischen Fasern der Zervix zu einer Beeinträchtigung der Fertilität weiblicher Ratten (Traurig et al. 1988).

Über die **Neurotransmitter** und die **intrazellulären Signalübertragungssubstanzen**, welche die Funktion der glatten Muskulatur der Vagina und des klitoralen Corpus cavernosum sowie der diese Organe versorgenden Blutgefäße vermitteln, ist bisher nur sehr wenig bekannt. Der Vorgang der klitoralen Tumeszenz, der Umfangserweiterung des Vaginallumens und der Zunahme der Lubrikation als Reaktion auf sexuelle Erregung steht unter der Kontrolle parasympathischer vasodilatatorischer Mechanismen. Als deren wichigste Transmitter sind Acetycholin, Stickstoffmonoxid (NO) und das vasoaktive intestinale Polypeptid (VIP) beschrieben. Immunhistochemische Studien haben gezeigt, dass sich im Vaginalgewebe eine relativ hohe Dichte VIP-positiver Nervenfasern darstellen lässt; diese Fasern befinden sich in enger räumlicher Beziehung zum Epithel und zu den Blutgefäßen (Hoyle et al. 1996; Levin 1991). In diesem Zusammenhang ist es interessant, dass die systemische Gabe des Peptids in gesunden Frauen eine Zunahme der vaginalen Lubrikation induzieren kann (Ottesen et al. 1987).

Auf der Grundlage der Resultate zahlreicher Forschungsarbeiten wird heute vermutet, dass die NO-cGMP-Signalübertragungskaskade auch in der Kontrolle der weiblichen Genitalorgane eine zentrale Rolle spielt und dort möglicherweise sogar der wichtigste physiologische Mechanismus der Regulation der biologischen Funktion dieser Strukturen ist (◻ Abb. 17.9). Die wesentlichen Komponenten dieses Übertragungsweges sind
- die NO-generierenden Stickoxidsynthasen (NOS), die in endothelialen Grenzschichten und in Nervenfasern lokalisiert sind,

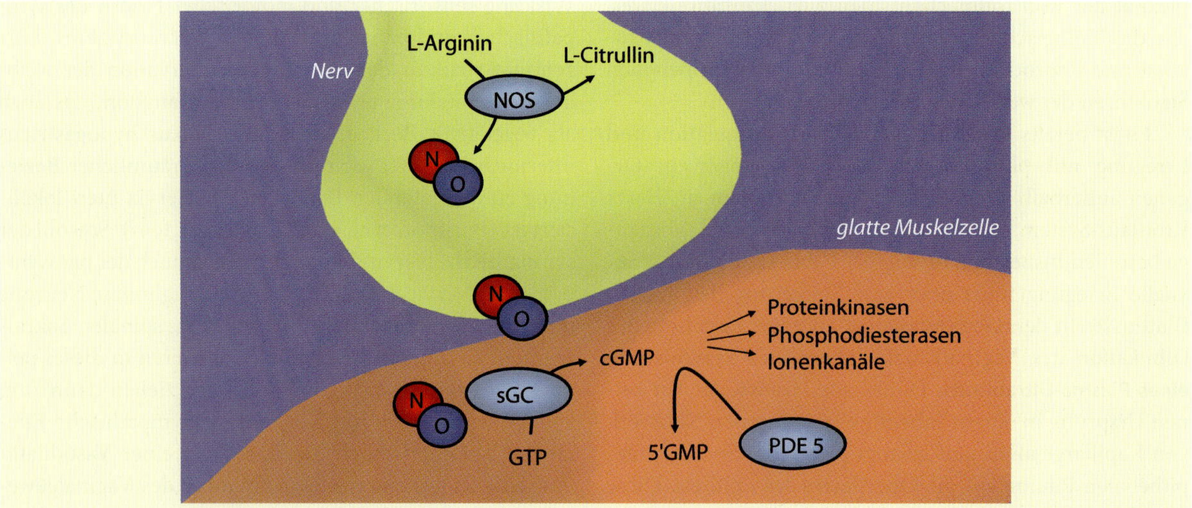

◻ **Abb. 17.9.** Die NO-cGMP-Kaskade. Stickstoffmonoxid (*NO*) wird von der neuronalen oder endothelialen Isoform der Stickoxidsynthase (*NOS*) aus der Aminosäure L-Arginin generiert. NO diffundiert in die Zielzelle, z.B. eine glatte Muskelzelle, und induziert dort die Produktion des Second-messenger-Moleküls zyklisches Guanosinmonophosphat (*cGMP*) durch die zytosolische (lösliche) Guanylatzyklase (*sGC*). Die wichtigsten Rezeptorproteine des cGMP im Mechanismus der intrazellulären Signaltransduktion sind Proteinkinasen, Ionenkanäle in der äußeren Membran oder der Membran zellulärer Organellen, z.B. des endoplasmatischen Retikulums oder der Mitochondrien, sowie cGMP-bindende Phosphodiesterase-Isoenzyme. Die Terminierung der biologischen Aktivität des cGMP erfolgt durch hydrolytische Spaltung des zyklischen Nukleotids durch die Phosphodiesterase Typ 5 (*PDE5*); *GTP* Guanosintriphosphat

- die zytosolischen Guanylatzyklasen, deren Produktion des Second-messenger-Moleküls cGMP durch NO aktiviert wird,
- die cGMP-degradierenden Phosphodiesterasen (PDE-Enzyme), hier vor allem die PDE5.

Immunhistochemische Untersuchungen (Hoyle et al. 1996; Burnett et al. 1997) zeigen, dass Klitoris und Vagina Orte der NO-Synthese sind, und lassen eine Beteiligung des gasförmigen Transmittermoleküls am Vorgang der klitoralen Tumeszenz und an der Kontrolle des Blutflusses und der Kapillarpermeabilität in der Vagina vermuten. Auch die Präsenz der PDE5 in der Klitoris, die als Zielprotein der pharmakologischen Wirkung von Sildenafil, Vardenafil und Tadalafil das wichtigste cGMP-degradierende PDE-Isoenzym ist, wurde bereits mit biochemischen Methoden demonstriert. Diese Befunde wurden inzwischen durch immunhistochemische Untersuchungen bestätigt, die außerdem Details zur subanatomischen Lokalisation dieses PDE-Isoenzyms in der Klitoris lieferten (Park et al. 1998; Ückert et al. 2003c). Die Anwendung dieser Methodiken ermöglichte auch den Nachweis immunreaktiven Proteins der PDE5 in der glatten Muskulatur und in Blutgefäßen der Vaginalwand (D'Amati et al. 2002; Ückert et al. 2003d).

Funktionelle Daten zur Wirkung von NO-Donatoren und selektiven PDE5-Inhibitoren auf den Tonuszustand isolierter Gewebesegmente der humanen Klitoris oder Vaginalwand sucht man in der Literatur bisher vergeblich. Die Ergebnisse einiger experimenteller Untersuchungen, die isoliertes klitorales Gewebe des Kaninchens verwendeten, scheinen zwar die Hypothese einer dominanten Rolle des NO-cGMP-Systems in der Regulation weiblicher Genitalorgane zu bestätigen, es bleibt allerdings die Frage, ob es sich dabei um einen ubiquitären, speziesunabhängigen Mechanismus handelt, der auch im Menschen relevant ist (Cellek u. Moncada 1998; Vemulapalli u. Kurowski 2000). So lassen einige Arbeiten durchaus auch eine Bedeutung der cAMP-abhängigen Signaltransduktion in der zellulären Kontrolle der Funktion weiblicher Genitalorgane vermuten: Die stimulierenden Effekte von Prostaglandin E1, VIP, dem Diterpen Forskolin und β-adrenergen Agonisten auf die Konzentration von cAMP in kultivierten glatten Muskelzellen der humanen Vagina wurden ebenso beschrieben wie die Gegenwart von cAMP-degradierenden PDE-Isoenzymen in Gewebedünnschnitten von Klitoris und Vagina (Ückert et al. 2003c; Traish et al. 1999; Oelke et al. 2003).

Man geht davon aus, dass die **Mechanismen der genitalen Vasokonstriktion** und der phasischen **Kontraktilität der Vaginalwand**, die ebenso wie die vasodilatatorischen Ereignisse Teil der normalen weiblichen Reaktionssequenz auf sexuelle Stimulation sind, zum größten Teil von **Transmittern des sympathischen Systems** vermittelt werden. Die Expression von α_1- und α_2-Rezeptoren in den weiblichen Genitalorganen ist ein Hinweis auf die Bedeutung der adrenergen Innervation für die normale Funktion der Gewebe (Meston et al. 1997; Min et al. 2001). Neben Adrenalin und Noradrenalin wird **Serotonin** (5-HT) – ebenfalls ein Katecholamin, das Kontraktionen isolierter glatter Muskulatur des weiblichen Genitaltrakts induziert und in Nerven lokalisiert ist, welche die weiblichen Sexualorgane innervieren – als weiterer wichtiger konstriktorischer Transmitter angesehen (Frohlich u. Meston 2000). Darüber hinaus wird auch über eine Relevanz der peptidergen Vasokonstriktoren Endothelin-1, Angiotensin II und Neuropeptid Y (NPY) sowie von bioaktiven Verbindungen aus der Gruppe der Prostaglandine als potenzielle Effektoren der Kontraktilität der vaskulären und nichtvaskulären glatten Muskulatur der Genitalorgane spekuliert (Traish et al. 1999; Guiliano et al. 2002; Park et al. 2000).

17.6.3 Appetenzstörungen

Die einflussreiche amerikanische Sexualtherapeutin Helen Singer Kaplan formulierte in ihrem letzten Buch (1995; deutsche Ausgabe: 2000) den Satz: »*Ich möchte ... die Behauptung aufstellen, dass Störungen gesteigerter und verminderter sexueller Appetenz das Resultat von Funktionsstörungen oder Fehlfunktionen des sexuellen Regulationsmechanismus darstellen, der normalerweise unser sexuelles Verlangen moduliert und dieses auf die Chancen und Gefahren der Umwelt abstimmt*«. An dieses substanzielle Statement schließen sich, die organische Verursachung betreffend, eine Reihe von Gedanken und Fragen an:

- Es ist sehr wahrscheinlich, dass der grundlegenden Unterscheidung zwischen der »stillen« Form fehlenden sexuellen Verlangens und der phobisch-aversiven Sexualvermeidung unterschiedliche Regulationsmechanismen entsprechen.
- Nicht zuletzt die weitgehende Ununterscheidbarkeit von offensichtlich organisch und ebenso klar psychisch bedingtem Appetenzverlust lässt für beide eine gemeinsame (neuro)biologische »Endstrecke« vermuten.
- Es darf nicht übersehen werden, dass es neben den wegen Appetenzstörungen Behandlung suchenden Frauen eine unbekannte Anzahl von Frauen gibt, die lebenslang keine Spur sexuellen Verlangens empfunden (und auch keine sexuellen Kontakte gesucht) haben.

Unter Verweis auf die oben ausführlich dargestellten sexuellen Regulationsmechanismen, die – integriert in Funktionen des gesamten Gehirns – primär in hypothalamisch-limbischen Strukturen zu lokalisieren sind und in einem dualen (aktivierenden und/oder hemmenden) Regulationsschaltkreis »eingebaut« sind, können als die wich-

tigsten somatischen »supprimierenden« Faktoren angesehen werden:
- hormonale Störungen,
- Nebenwirkungen von Pharmaka,
- Depression.

Für die Diagnostik in der klinischen Praxis folgt daraus, dass Krankheiten oder Störungen ausgeschlossen oder nachgewiesen werden müssen, von denen eine (Mit)Verursachung von Appetenzstörungen bekannt ist.

Hormonelle Störungen

Die drei für die klinische Praxis relevantesten endokrinen Anomalien sind
1. das Östrogenmangelsyndrom in der Postmenopause,
2. Androgenmangel und
3. Hyperprolaktinämie.

Hyper- und Hypothyreoidismus können ebenfalls eine Abnahme der Libido zur Folge haben, wobei der primäre Hypothyreoidismus zum TRH-Anstieg führt und damit zu erhöhter Prolaktinsekretion. Diese Symptomatik tritt aber selten auf. Bei Verdacht auf hormonelle Störungen sind Serumspiegelbestimungen erforderlich, in erster Linie von Östradiol, Testosteron, Prolaktin, FSH und LH.

Das **Östrogenmangelsyndrom** ist durch atrophische Veränderungen der Genitalien gekennzeichnet. Östrogenmangel hat zwar nicht per se einen Libidoverlust zur Folge, ist aber eine der häufigsten **indirekten** Ursachen. Der erschwerte und häufig schmerzhafte Geschlechtsverkehr bei mangelnder Lubrikation und atrophischer Vaginalschleimhaut führt dann häufig sekundär zu Vermeidungsverhalten und Appetenzverlust.

Androgenmangel bei Frauen führt zu vergleichbaren sexuellen Defiziten wie bei Männern, wenngleich Frauen sehr viel niedrigere physiologische Testosteronkonzentrationen für eine normale Motivation benötigen. Einschneidend und destruktiv wirkt sich vor allem der abrupte Testosteronabfall infolge medizinischer Eingriffe aus. Beidseitig ovarektomierte Frauen können einen kompletten Libidoverlust und eine erhebliche Verminderung der sexuellen Reaktions- und Orgasmusfähigkeit aufweisen. Die Frequenz an sexuellen Aktivitäten nimmt ab, spontane Libidofluktuationen fehlen. Androgendefiziente Frauen produzieren keine sexuellen Phantasien mehr und haben kein Interesse mehr an Masturbation. Vormals erregende Szenarien und Phantasien verlieren ihre erotische Wirkung. Manche Patientinnen werden komplett orgasmusunfähig, andere erleben ihre Orgasmen weniger lustvoll und intensiv. Viele Frauen beklagen den Verlust der erotischen Sensibilität ihrer Brustwarzen und der Klitoris.

Androgene werden bei der Frau zu etwa gleichen Teilen in den Ovarien und in den Nebennieren produziert. Von der Pubertät an bleibt der Spiegel bis auf kleinere Fluktuationen während des Menstruationszyklus konstant. Etwa 10 Jahre vor der Menopause beginnt ein leichter, fortschreitender Produktionsabfall in den Ovarien. Bei den meisten gesunden Frauen wird durch diesen geringen Testosteronabfall die Libido nicht beeinträchtigt, auch nicht bei Aussetzen des Zyklus. Ein signifikant niedrigeres Niveau des Testosteronspiegels stellt sich erst in weit fortgeschrittenem Alter ein.

Zum klinisch bedeutsamen Testosteronabfall bei Frauen kommt es hingegen
- nach medizinischen Eingriffen wie beidseitiger Adnektomie, zytotoxischer Chemotherapie, Radiotherapie oder unter Antiandrogentherapie und
- bei neuroendokrinen Erkrankungen wie hypothalamisch-hypophysären Störungen oder Morbus Addison.

Nachdem die Bedeutung der Androgene für körperliche und psychische Aspekte der sexuellen Motivation und Erregung der Frau inzwischen als unumstritten gilt, ist in jüngster Zeit eine kontroverse Diskussion um Nutzen und Risiken der Androgensubstitution bzw. der Androgenbehandlung bei weiblichen Sexualstörungen entbrannt. In verschiedenen Studien konnte gezeigt werden, das bei ovariektomierten Frauen eine kombinierte Östrogen-Testosteron-Substitution einer reinen Östrogensubstitution überlegen ist (Rako 2000; Shifren et al. 2000) und die Entwicklung sexueller Probleme wirkungsvoll verhindern kann. Neuere Untersuchungen haben darüber hinaus Belege dafür erbracht, dass bei einem nicht unerheblichen Prozentsatz von sowohl prä- als auch postmenopausalen Frauen mit Beschwerden über mangelnde sexuelle Appetenz erniedrigte Androgen- sowie DHEAS-Spiegel (DHEAS: Dehydroepiandrosteronsulfat) vorlagen (Guay u. Jacobsen 2002; Munarriz et al. 2002), wobei diese Symptomatik auch bei ansonsten (endokrinologisch) gesunden prämenopausalen Frauen vorkommen kann. Aufgrund des erniedrigten DHEAS-Spiegels vermuten Guay und Jacobsen einen Defekt in der adrenalen Steroidsynthese als Ursache für diese »Androgeninsuffizienz« (Abb. 17.10).

Eine Behandlung mit DHEA (Dehydroepiandrosteron; 50 mg/Tag) führte bei der Mehrzahl der Patientinnen zu Androgenwerten im mittleren oder oberen Normbereich und zu einer signifikanten Verbesserung von physiologischen und subjektiven Parametern der Sexualität (Munarriz et al. 2002). Wenngleich diese ersten Studien in eine interessante Richtung weisen, sind derzeit noch viele Fragen unbeantwortet: So gibt es noch keine zuverlässigen Assays zur Bestimmung der Androgenwerte und daher auch keine reliablen Normwerte. Darüber existieren weder zugelassene Präparate zur Androgensubstitution bei Frauen noch Erfahrungen mit den Langzeitnebenwirkungen (auch für DHEA). Erst, wenn sowohl die entsprechenden Assays als auch die auf Frauen zugeschnittenen Präparate vorliegen, können den wissenschaftlichen

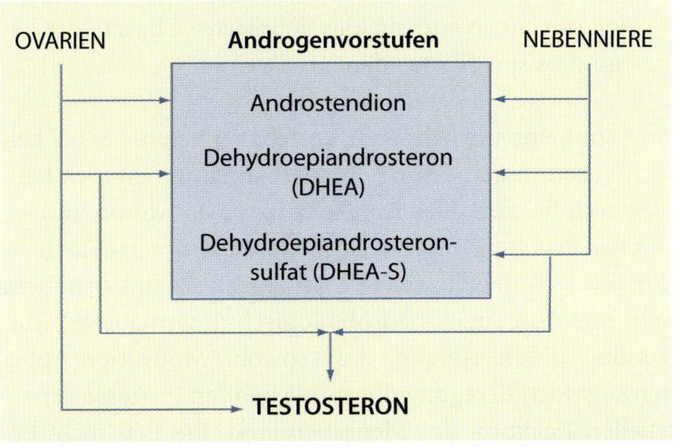

Abb. 17.10. Androgenproduktion bei der Frau. (Nach Guay u. Davis 2002)

Standards genügende klinische Studien durchgeführt werden, die mehr über Nutzen und Gefahren einer Androgenbehandlung in der Therapie weiblicher Sexualstörungen aussagen. Klar ist aber, dass es sich auch bei einer Androgendefizienz immer nur um einen Baustein im komplexen Gefüge des weiblichen Sexualerlebens und seiner neurobiologischen Regulation handelt.

Appetenzstörungen bei Pharmakotherapie

Eine spezifische Beeinträchtigung der sexuellen Lustkomponente durch bestimmte Medikamente kann bei der Komplexität pharmakogener Wirkmechanismen und den kaum überschaubaren Interaktionen nach dem heutigen Wissensstand nur für ganz wenige bekannte Substanzen fundiert begründet werden – und auch nur dann, wenn der Beginn der sexuellen Problematik in unmittelbarem zeitlichem Zusammenhang mit der entsprechenden Medikation aufgetreten ist. Eine Appetenzhemmung rufen in erster Linie **Pharmaka mit neuroendokrinologischen Nebenwirkungen** hervor, die zu einem Anstieg des Serumprolaktins, einer ausgeprägten Testosteronspiegelsenkung, erhöhter Bindung an SHGB (sexualhormonbindendes Globulin; also Verminderung der freien Sexualhormone) sowie unterschiedlichen Störungen der Neurotransmittersysteme führen.

Die bekannteste Substanzgruppe, die dosisabhängig zum Anstieg der Prolaktinsekretion führen kann, ist die der Neuroleptika mit Blockade der Dopamin-D2-Rezeptoren, wodurch die Hemmung der hypophysären Prolaktinsekretion aufgehoben wird. Bei Frauen kann der Prolaktinanstieg unter Neuroleptika neben der Abnahme des sexuellen Verlangens zu Amenorrhö und Galaktorrhö führen. Antidepressiva, deren stimmungsaufhellende und antriebssteigernde Wirkung im Wesentlichen über eine Erhöhung der zerebralen Konzentrationen von Serotonin und Noradrenalin im synaptischen Spalt vermittelt wird, aber wohl u.a. durch Rezeptor-Down-Regulierung zustande kommt, können nach bisherigen klinischen Erfahrungen sowohl Einfluss auf die Appetenz als auch auf die genitalen Erregungsabläufe haben.

> **!** Zwischen sexueller Appetenz und genitalem Funktionieren besteht eine dynamische Verbindung in Form funktionaler Rückkopplungsschleifen. Das Erleben guter Lubrikation und lustvoller Orgasmen wirkt luststeigernd, das Ausbleiben der Lubrikation und Anorgasmie dämpfen das Verlangen nach sexueller Betätigung. Liegt die Funktionsstörung also primär in den Genitalphasen des Reaktionszyklus, so muss die Behandlung auch zunächst dort ansetzen. Nach Behebung dieser Symptome kann sich auch bei diesen Patientinnen wieder ein normales sexuelles Verlangen einstellen.

17.6.4 Orgasmusstörungen

Die für die Orgasmusreaktionen entscheidenden somatischen Strukturen und Mechanismen sind in Abschnitt ► 17.5.2 bei den Sexualstörungen des Mannes dargestellt worden. Es gibt bisher keine Anhaltspunkte dafür, dass sich die **zentralen** Steuerungsprozesse bei beiden Geschlechtern unterscheiden. Hinsichtlich der **peripheren** Vorgänge geht es im Gegensatz zu den beim Mann primär vasoreaktiven Prozessen bei sexueller Erregung beim weiblichen Orgasmus schwerpunktmäßig um die Aktivierung der zirkumvaginalen bzw. Beckenbodenmuskulatur, die über den Nervus pudendus geleitet wird. Da dieser Nerv (außer seiner afferenten Funktion) auch für die Kontrolle der vesikalen und analen Sphinkteren »zuständig« ist, müssen bei deren Störung auch Orgasmusprobleme neurourologische Aufmerksamkeit finden.

Obwohl theoretisch jedwede Krankheit oder Nebenwirkung von Pharmaka, die die Intaktheit der orgasmusrelevanten Strukturen beeinträchtigt, Orgasmusstörungen verursachen kann, gelten diese zu Recht als im Allgemeinen psychisch verursacht und – bei gegebener Indikation – als sexualtherapeutisch behandelbar. Bei den **somatischen Faktoren** sind an erster Stelle Beeinträchtigungen nervaler Strukturen oder Mechanismen zu nennen, die den Orgasmusreflex vermitteln. Am häufigsten sind »chemische« Beeinträchtigungen, also solche durch Pharmaka (unter Einschluss von Drogen):

- Nebenwirkungen von Antidepressiva sowie Neuroleptika – wie sie bereits zuvor verschiedentlich besprochen wurden – sind stets in Bezug zur Grundkrankheit zu setzen, mitunter durch Umstellung auf ein anderes Präparat zu lindern, nicht selten aber leider zu akzeptieren,
- Substanzen (v.a. antihypertensive) mit Blockade von α-Adrenozeptoren,
- insbesondere schließlich Sedativa, Narkotika und Alkohol in zu hoher Dosierung.

Eher seltenere Verursacher von Orgasmusstörungen sind **neurologische** Erkrankungen oder Läsionen, die so gut wie immer im Zusammenhang mit dem Gesamtbild des neurologischen Syndroms zu sehen sind:

- Unter den Erkrankungen des Rückenmarks steht die Multiple Sklerose an erster Stelle.
- Schädigung peripherer Nerven hat Auswirkungen bei diabetischen oder alkoholischen Neuropathien (mit möglicher Schädigung der Klitorissensibilität), bei altersbedingten Fibrosierungen in der Klitoris, bei Spinalstenose (mit motorischen und/oder sensorischen Beeinträchtigungen) und bei Wurzelkompressionen, hier hauptsächlich schmerzbedingt.
- Chirurgische Interventionen haben (selten) Bedeutung bei Läsionen sympathischer Strukturen thorakolumbal, retroperitoneal-paravertebral und aortoiliacal.
- Querschnittsläsionen des Rückenmarks können sich sakral durch Unterbrechung sensorischer Afferenz oder thorakal durch Blockierung sympathischer Efferenz auswirken.

17.6.5 Erregungsstörungen

Bei der diagnostischen Kategorie der sexuellen Erregungsstörung der Frau wird die Schwierigkeit, sexuelle Störungen konsekutiven, klar abgrenzbaren Phasen zuzuordnen aus theoretischen wie klinisch-praktischen Gründen besonders deutlich:

- Klinisch, weil Beschwerden über isolierte Störungen der sexuellen Erregung (bei vorhandener Appetenz und zumindest prinzipiell gegebener Orgasmusfähigkeit) in der Praxis selten sind und fast immer in postmenopausalen, zumeist hormonell bedingten Lubrikationsstörungen bestehen.
- Theoretisch, weil die oben bereits angesprochenen Grenzen und Probleme der am Reaktionszyklus von Masters u. Johnson orientierten Einteilung sexueller Störungen entlang klar definierten Phasen hier besonders spürbar werden.

So wird heute vermehrt die Ansicht vertreten, dass es keinen vernünftigen Grund für die Annahme gibt, es handele sich bei sexueller Appetenz bzw. Motivation und sexueller Erregung um zwei fundamental unterschiedliche Prozesse (Both et al. 2003). Statt dessen scheint sich mehr und mehr die (auch neurobiologisch untermauerte) Auffassung durchzusetzen, dass sowohl Motivation/Appetenz als auch Erregung **die** gundlegenden Prozesse der sexuellen Reaktion des Menschen sind, die sich nicht bestimmten Phasen zuordnen lassen, sondern vielmehr den gesamten Vorgang sexueller Reaktion tragen und durch ihn hindurch »mitlaufen«. Diese Sichtweise einer interrelationalen Ganzheit der sexuellen Reaktion und Funktion trifft ganz besonders auch für die psychologische Betrachtungsweise der weiblichen Sexualität zu.

Ausgehend von der Überzeugung, dass es sich bei vielen der bislang als Appetenz- bzw. Luststörungen diagnostizierten sexuellen Dysfunktionen bei Frauen tatsächlich um Störungen der Erregung handelt und bei diesen – analog zu den erektilen Dysfunktionen der Männer – organische Faktoren, die im einzelnen oben beschrieben sind, eine prominente Rolle spielen, haben in jüngster Zeit verschiedene Forschergruppen neue Konzepte und Klassifizierungen weiblicher Erregungsstörungen (*female sexual arousal disorder* FSAD) entwickelt (Basson 2002; Traish et al. 2002). Diese tragen dem Umstand Rechnung, dass im sexuellen Erleben der Frau eine deutlich ausgeprägtere Tendenz zur Trennung zwischen **subjektiver Erregung** und den **genitalphysiologischen Erregungsmanifestationen** besteht als beim Mann. Diese ließ sich in zahlreichen psychophysiologischen Studien bestätigen und entspricht den Schilderungen vieler Frauen. Für die Störungen der Erregung ergibt sich daraus ein sehr viel komplexeres und differenzierteres Bild als in der Vergangenheit, das sich zunächst in unterschiedlichen **physiologischen** Manifestationsformen niederschlägt, die ◘ Abb. 17.11 im Überblick darstellt.

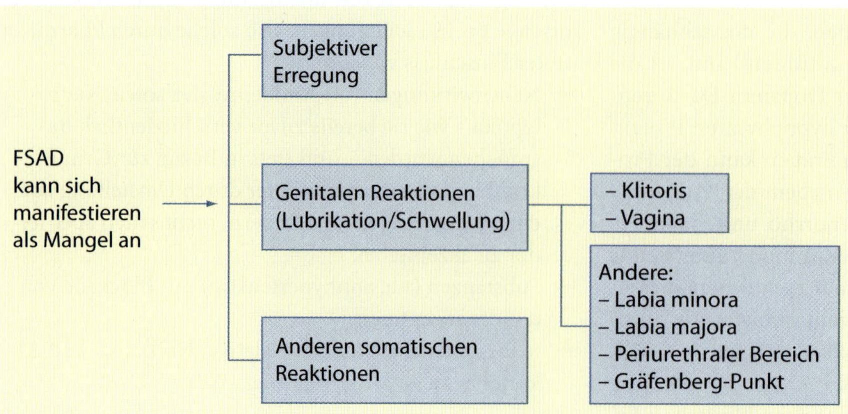

◘ **Abb. 17.11.** Manifestationen von weiblichen Erregungsstörungen (*FSAD*). (Nach Traish et al. 2002)

Eine internationale Expertenkommission hat auf Grundlage dieser neuen Sichtweise eine neue Klassifikation der weiblichen Erregungsstörungen erarbeitet, in der die nachstehenden Kategorien unterschieden werden (Basson et al. 2003).

Körperliche/genitale sexuelle Erregungsstörung. Die Beschwerden bestehen in mangelnder oder nicht vorhandener körperlicher Erregung und beinhalten minimale vulväre/klitorale Schwellung oder vaginale Lubrikation (unabhängig von der Art der Stimulation) und verminderte sexuelle Sensationen aus der Stimulation von Genitalien, Brüsten oder anderen Körperregionen (subjektive sexuelle Erregung und sexuelle Lust ist möglich, typischerweise aus nichtgenitaler Stimulation).

Psychologische sexuelle Erregungsstörung. Abwesenheit oder deutliche Reduzierung der subjektiven sexuellen Erregung und Wahrnehmung sexueller Lust, unabhängig von der Art der sexuellen Stimulation (vaginale Lubrikation oder andere Anzeichen körperlicher Reaktionen können auftreten).

Kombinierte körperliche und psychologische Erregungsstörung. Abwesenheit oder deutliche Reduzierung der subjektiven sexuellen Erregung und Wahrnehmung sexueller Lust, unabhängig von der Art der sexuellen Stimulation, und Beschwerden über ausbleibende oder gestörte körperliche sexuelle Erregung.

Ebenfalls ausgehend von den beiden Dimensionen körperlicher und subjektiver Erregung, aber noch stärker orientiert an den **klinischen Erscheinungsformen** weiblicher Erregungsstörung, sind die fünf Subgruppen, die Basson (2002) unterscheidet (◘ Tab. 17.2).

Die verschiedenen Klassifikationsmodelle, die ihre Tauglichkeit und Validität in den nächsten Jahren unter Beweis stellen müssen, machen auch deutlich, dass Erregung (und Erregbarkeit) als sozio-psycho-somatischer Prozess bedacht werden muss. Es sei noch einmal vergegenwärtigt, dass neurobiologische Störungsquellen, soweit diese zentralnervösen Ursprungs sind, bedingt sein können durch hypothalamisch-limbische Läsionen, Hypophysentumoren, psychomotorische Epilepsie, ergänzt durch pharmakogene Effekte, v.a. antihistaminerge und anticholinerge, die die vaginale Lubrikation vermindern können. Die Prozesse, die die zentralnervöse Aktivierbarkeit und Aktiviertheit für sexuelle Erregung beeinflussen, sind in diesem Beitrag bereits ausführlich dargelegt worden, sodass hier abschließend eine Beschränkung auf periphere Prozesse bzw. Störungen genügt, obwohl auch diese der zentralen Verarbeitung unterliegen.

Entscheidende Bedeutung wird der **atrophischen Vulvovaginitis** eingeräumt, die ursächlich mit Östrogenmangel assoziiert wird. **Neurologische Erkrankungen und Läsionen** haben einen nicht zu unterschätzenden Stellenwert. Diese können entstehen, wenn bei gynäkologischen Malignomen im Zuge der Lymphknotenausräumung parasakrale Ganglien und sakrale parasympathische Fasern (zum Beckenplexus) irreparabel geschädigt werden. Bei der Multiplen Sklerose können zumindest im klinischen Schub schwer wiegende Beeinträchtigungen der Erregung verursacht werden, hauptsächlich durch quälende Missempfindungen im Vaginalbereich, Lubrikationsmangel, verminderte Klitorisempfindlichkeit und Unterbrechung spinaler Leitungsbahnen. Spinale Querschnittsläsionen beeinträchtigen den Erregungsaufbau (v.a. auch abhängig von ihrem Ausmaß) auf unterschiedliche Weise. Zunächst ist zu bedenken, dass unterhalb der Läsion Empfindungsfähigkeit und Sphinkterkontrolle aufgehoben oder schwer beeinträchtigt sind. Liegt die Läsion im Bereich des Sakralmarks, entfallen im Allgemeinen vulvovaginale Erregungs- und Orgasmusreaktionen. Dennoch scheinen, wohl über viszerale Afferenzen vermittelt, (Phantom-)Orgasmen möglich zu sein, und auch »psychogene« Erregungsinitiation kommt vor. Bei zervikalen Läsionen entfällt (außer der gravierenden Beeinträchtigung der manuellen Motorik) letztere Möglichkeit meist, aber vaskuläre und muskuläre Erregungsreaktionen bleiben oft erhalten. Im Rahmen allgemeiner Rehabilitation hat psychoedukative Wiederheranführung an Sexualität große Bedeutung. Auch diabetische und alkoholische Neuropathien können den Erregungsprozess durch Schädigung somatischer

◘ **Tab. 17.2.** FSAD-Subytpen. (Nach Basson 2002)

	Generalisierte sexuelle Erregungsstörung	Körperlich/genitale sexuelle Erregungsstörung	Ausgeblendete sexuelle Erregung	Dysphorische sexuelle Erregung	Anhedonische sexuelle Erregung
Subjektive Erregung	–	+	–	–	–
Genitale Vasokongestion	–	–	+	+	+

FSAD *female sexual arousal disorder*

wie autonom/viszeraler Nerven beeinträchtigen. Das gilt ebenso bei vaskulären Problemen für Frauen wie für Männer, ist aber, wie bei ihnen, eingebettet in weiter gespannte sexuelle Störungen zu sehen.

17.6.6 Medikamentöse Optionen bei sexuellen Funktionsstörungen der Frau

Mit Ausnahme der **Hormonersatztherapie** befinden sich alle in diesem Abschnitt genannten pharmakologischen Optionen der Therapie von Symptomen sexueller Funktionsstörungen bei Frauen gegenwärtig noch in der Phase der klinischen Erprobung. Keine der Substanzen kann auf der Basis der bisher vorliegenden Daten als Goldstandard in der Pharmakotherapie von FSD und FSAD gesehen werden. Eine lokale oder topische **Östrogensubstitutionstherapie** in menopausalen Frauen mit Symptomen von FSD führt zu einer Steigerung der Libido, einer Zunahme der klitoralen Sensibilität und einer deutlichen Verminderung von Schmerzsensationen während des Koitus, wahrscheinlich durch eine Stimulation der vaginalen Lubrikation (Sarrel 1998). Seit einigen Jahren ist für solche Patientinnen, die für eine transdermale oder orale Substitutionstherapie nicht geeignet sind, ein Östradiolring verfügbar, der in die Vagina eingebracht wird und dort kontinuierlich geringe Konzentrationen des Hormons freisetzt. Während es hinsichtlich der Wirkungen einer Substitutionstherapie mit oralem **Methyltestosteron** (0,25–1,25 mg/Tag) auf die Sexualfunktion androgendefizienter postmenopausaler Frauen widersprüchliche Berichte gibt, scheint die Gabe von Dehydroepiandrosteron eine Steigerung der sexuellen Appetenz und eine Verbesserung der Erregungsfähigkeit, Lubrikation und Orgasmusreflexe zu bewirken. Auch die tägliche topische Applikation von Methyltestosteron oder Testosteronpropionat in einer 1–2%igen Gelzubereitung führte zu einer verbesserten Libido und genitalen Sensibilität sowie zu einer Zunahme der vaginalen Lubrikation. Mögliche Nebenwirkungen der Androgentherapie sind Gewichtszunahme, eine benigne Vergrösserung der Klitoris, ein gesteigertes Wachstum der Körperbehaarung – gerade im Gesicht – sowie die Entwicklung einer Hypercholesterinämie (Davis 2000; Shifren et al. 2000).

Auch der PDE5-Inhibitor **Sildenafilcitrat** wurde in verschiedenen klinischen Studien hinsichtlich seiner Effekte auf die FSD-/FSAD-Symptomatik getestet. Sildenafil bewirkt durch eine Inhibition der cGMP-degradierenden PDE5 eine Akkumulation von cGMP in der Zelle und fördert somit – gemäß der Theorie – die NO-vermittelte Relaxation der glatten Muskulatur von Klitoris und Vagina. Die Studien zeigten positive Effekte der Substanz auf die Sexualfunktion prä- und postmenopausaler Frauen mit FSD-/FSAD-Symptomatik sowie in Probandinnen mit sexuellen Funktionsstörungen infolge einer Beeinträchtigung der Funktion des zentralen Nervensystems, z.B. durch eine Läsion des Rückenmarks (Sipski et al. 1999; Kaplan et al. 1999; Berman et al. 2001). Eine überzeugende Validierung der Effektivtät des Präparates in doppelblinden, plazebokontrollierten Studien steht bisher allerdings aus. Untersuchungen zur Wirksamkeit der anderen heute am Markt verfügbaren selektiven PDE5-Inhibitoren Vardenafil und Tadalafil liegen bisher ebenfalls nicht vor.

Wie bereits dargestellt, kann die Aktivität **vasokonstriktorischer Transmitter** des sympathischen Nervensystems die Sexualfunktion der Frau negativ beeinflussen. Phentolaminmesylat, ein Antagonist α-adrenerger Rezeptoren, wird in der urologischen Praxis seit 1984 für die Schwellkörperautoinjektionstherapie (SKAT) zur Behandlung von Erektionsstörungen verwendet. Ebenso wurde eine oral verfügbare Formulierung des Wirkstoffs in plazebokontrollierten Studien erfolgreich auf seine Sicherheit und Effektivität in der Behandlung von leichten bis mittelschweren Formen der erektilen Dysfunktion getestet (Becker et al. 1998). Eine Pilotstudie in menopausalen Frauen mit FSD zeigte eine Zunahme des vaginalen Blutflusses und eine subjektive Verbesserung der Erregungsfähigkeit unter Medikation mit Phentolamin (Rosen et al. 1999). Eine topische Zubereitung des Vasodilators Prostaglandin E1(PGE1) zur Behandlung der FSD-/FSAD-Symptomatik befindet sich zur Zeit ebenfalls in der klinischen Entwicklung (Becher et al. 2001). Auch Prostaglandin E1 ist als Alprostadil bereits aus der SKAT-Therapie der erektilen Dysfunktion bekannt. Wie Phentolamin wirkt auch Alprostadil direkt auf das Erfolgsorgan und führt zu einer Akkumulation von cAMP im Gewebe. Die Applikation auf die Klitoris vor dem Beginn sexueller Interaktion soll die lokale Durchblutung und die Relaxation der glatten Muskulatur des Perzeptionsorgans fördern.

Ebenfalls aus der Therapie der erektilen Dysfunktion ist Apomorphin, ein zentral wirkender **Dopaminagonist** mit erektionsfördernden Eigenschaften, bekannt. Die Substanz aktiviert über die Bindung an Dopaminrezeptoren vom Typ 1 und 2 im medianen präoptischen Areal des Hypothalamus oxytozinerge Übertragungswege, die zunächst auf spinale autonome Zentren der Sexualfunktion projizieren und dort auf nitrinerge Fasern umgeschaltet werden. Diese innervieren die Genitalorgane und bewirken dort eine Freisetzung von NO und eine Relaxation der Trabekular- und Gefäßmuskulatur (Rampin 2001). Obwohl erste tierexperimentelle Studien an weiblichen Ratten keine relevanten Wirkungen auf das Sexualverhalten zeigten, soll die Substanz hinsichtlich ihrer Effekte auf das sexuelle Verlangen und die Erregungsfähigkeit von Frauen getestet werden (Hannan et al. 2003).

Exkurs

Sexuelle Funktionsstörungen bei Frauen – Fakt oder Fiktion?

Es soll nicht unerwähnt bleiben, dass die aktuelle Diskussion um sexuelle Funktionsstörungen bei Frauen (FSD) und die Möglichkeiten der Pharmakotherapie der Symptome auch von kritischen Stimmen begleitet wird. So wird darauf verwiesen, dass die Aktivitäten von Fachgesellschaften, die in der Regel in enger Kooperation mit der Pharmaindustrie organisiert werden, nicht nur dazu geeignet sind, dem Thema eine zunehmende öffentliche Aufmerksamkeit zu verschaffen, sondern auch die Bereitschaft fördern, diese Symptome als verbreitete und medikamentös therapierbare Krankheit zu akzeptieren, und somit durchaus einen Einfluss auf die Entwicklung eines kommerziell interessanten Pharmamarktes haben können (Moniyhan 2003; Tiefer 2001). Tatsächlich sind viele Wissenschaftler mit engen Beziehungen zu solchen Pharmaunternehmen, die auf den internationalen Märkten gegenwärtig in einem Wettbewerb um den kommerziellen Erfolg neuer Medikamente im lukrativen Segment »Sexuelle Funktionsstörungen« stehen, federführend in der Definition und Klassifikation von FSD als einem neuen medizinischen Problem.

Auch das eigentliche Rationale der klinischen Beschäftigung mit FSD, die vermeintliche Prävalenz der Symptomatik in mehr als 40% der weiblichen Bevökerung im Alter von 18–60 Jahren, wird von einigen Autoren bezweifelt. Es wird argumentiert, die von der Majorität der erwachsenen Frauen beschriebenen Formen einer subjektiven Beeinträchtigung der Sexualfunktion stellten weder eine Krankheit noch eine Dysfunktion dar, sondern seien lediglich Ausdruck des großen Intervalls der Variabilität in der Realisierung und im Erleben von Sexualität in einer Population, in der transiente Änderungen des Sexualverhaltens durchaus die Norm sind. Es wird die Befürchtung ausgedrückt, dass die immer wieder zitierten, geradezu zum Dogma stilisierten Prävalenzdaten zu einer Fokussierung auf medizinische und pharmakologische Aspekte der weiblichen Sexualität führen könnten (Bancroft 2002). Schließlich würden durchaus alltägliche sexuelle Schwierigkeiten gesunder Frauen dann als charakteristische Merkmale eines pathologischen, behandlungsbedürftigen Zustands angesehen.

Während die Objektivierung der Erektionsfähigkeit ein offensichtlicher Parameter ist für die wichtigste sexuelle Funktionsstörung bei Männern, die erektile Dysfunktion, sind weibliche Reaktionen auf sexuelle Stimulation wesentlich schwieriger zu quantifizieren (Vardi et al. 2000; Islam et al. 2001). Die Evaluation umfasst ein Hormonprofil, die Messung des vaginalen pH-Werts, eine sonographische Darstellung des Blutflusses in Vagina, Klitoris und Uterus sowie die Registrierung der genitalen Reizschwelle durch vibratorische Stimulation (Berman u. Goldstein 2001). Allerdings gibt es bisher keine befriedigende Antwort auf die Frage, welche sexuelle Reaktion als gesund und welche als pathologisch bezeichnet werden kann. So sind inzwischen selbst einige Vertreter aus dem Kreis der sogenannten Opinionleader der Auffassung, dass es zwar durchaus eine Bedeutung für pharmakologische Therapieoptionen gibt, diese aber nicht von emotionalen Aspekten und allgemeinen Faktoren einer Partnerschaft, die für Frauen hinsichtlich der subjektiven Qualität ihrer Sexualität ebenfalls von großer Bedeutung sind, isoliert werden dürfen.

Zusammenfassend kann festgestellt werden, dass die aktuellen wissenschaftlich-klinischen Entwicklungen und Aktivitäten auf dem Gebiet sicherlich das Risiko einer Auflösung des Komplexes aus sozialen, persönlichen, psychischen und körperlichen Ursachen sexueller Funktionsstörungen zugunsten einer Reduzierung auf die somatische Komponente mit dem primären Ziel einer raschen Diagnose im Sinne empirischer Klassifikationsmodelle und der Verordnung eines Medikamentes in sich bergen. Andererseits sollten aber auch die positiven Effekte – das zunehmende öffentliche Interesse an der weiblichen Sexualität und ihren möglichen Störungen, die intensive wissenschaftliche Auseinandersetzung mit diesem Thema, die Entwicklung neuer und effektiver Medikamente und die Schaffung einer besseren Basis für die Kommunikation zwischen betroffenen Patientinnen und Ärzten – berücksichtigt und gewertet werden.

17.7 Therapeutische Konsequenzen

Eine neurobiologisch fundierte Therapie sexueller Funktionsstörungen ist aufgrund des bruchstückhaften Wissens über die Neurobiologie der menschlichen Sexualität gegenwärtig erst in Umrissen erkennbar. Gleichwohl ist es auch heute schon wichtig und notwendig, die rasch anwachsenden Erkenntnisse der neurobiologischen Forschung – und zwar nicht nur diejenigen, die sich direkt auf die Sexualität beziehen – für die Weiterentwicklung der Sexualtherapie zu nutzen. Das zentrale neurobiologische Stichwort für die psychologischen Therapien sexueller Funktionsstörungen ist **Neuroplastizität**, ein Begriff, mit dem generell die Anpassungsvorgänge im ZNS an die Lebenserfahrung eines Organismus bezeichet werden. Neurobiologisch lassen sich psychisch bedingte Sexualstörungen als dysfunktionale Alterationen von neuronalen Strukturen, insbesondere im limbischen System, verstehen, die sich auch in einer normabweichenden Konzentration bzw. Dynamik von Neurotransmittern in bestimmten Hirnstrukturen ausdrückt. Ein weiterer wichtiger Punkt, der aus einer allgemeinen Neurobiologie der Psychotherapie für die Sexualtherapie abgeleitet werden kann, ist, dass aufgrund der **Trägheit** und **prinzipiellen Veränderungsresistenz** neurobiologisch niedergelegter Erfahrungen und Verhaltensmuster therapeutisch erfolgreiche Prozesse durch eine **intensive emotionale Dynamik** gekennzeichnet sein müssen. Diese rührt einerseits von den für eine Psychotherapie charakteristischen Destabilisierungsprozessen her (Vaitl et al. 2003), impliziert aber auch, dass ohne eine ausreichend **starke und nachhaltige Auslenkung des neurobiologischen Systems eines Individuums bzw. eines Paars aus seinem motivationalen Gleichgewicht** keine neue Selbstorganisation und mithin keine signifikante Veränderung möglich ist. Folglich müssen sowohl therapeutisch induzierte als auch »natürliche« emotionale Aktivierungen wie Lebens- oder Partnerschaftskrisen entsprechend kraftvoll sein, um verändernd sein zu können, und es erklärt sich im Übrigen auch, warum Einsicht allein nicht zu Verhaltensänderungen führen und man sich über Einsicht auch nicht selbst therapieren kann (Roth 2003).

17.7.1 Grundzüge der klassischen Sexualtherapie

Das etablierte, auf die maßgeblichen Arbeiten von Masters und Johnson (1970) sowie Kaplan (1974) zurückgehende Vorgehen der traditionellen psychologischen Therapie sexueller Funktionsstörungen (im Folgenden kurz: Sexualtherapie) besteht aus einer eklektischen Rezeptur, mit der erstmals bei den bis dahin als psychotherapeutisch kaum beeinflussbar geltenden sexuellen Funktionsstörungen gute Erfolgsquoten möglich wurden.

Sexualtherapie besteht aus der Kombination von

1. systematisch aufgebauten, therapeutisch strukturierten und angeleiteten sexuellen Erfahrungen mit
2. der psychotherapeutischen Bearbeitung der intrapsychischen und partnerschaftlichen Verursachungsfaktoren der sexuellen Störung.

Ohne sich in den Anfangszeiten dessen bewusst gewesen zu sein, folgt die Sexualtherapie damit dem oben dargelegten (neurobiologischen) Grundprinzip wirksamer psychotherapeutischer Veränderungen durch **korrigierende emotionale Erlebnisse** und setzt dafür neben einem variablen und flexiblen psychotherapeutischen »Standardinventar« ein bewährtes Repertoire von spezifisch sexualtherapeutischen Interventionen und Verhaltensanleitungen ein. Diese weithin populär gewordenen »Hausaufgaben« oder »Übungen« (am bekanntesten: *sensate focus* oder Sensualitätsübung) dienen als **Katalysator der korrigierenden emotionalen Erfahrungen** und erfüllen darüber hinaus vielfältige therapeutische Funktionen.

Der Grundansatz der Sexualtherapie ist erfahrungsorientiert, zielgerichtet und zeitbegrenzt und steht damit der Verhaltenstherapie näher als anderen Therapieschulen. Es werden zunächst die Faktoren therapeutisch bearbeitet, die unmittelbar, während des sexuellen Reaktionsablaufs zur Manifestation der sexuellen Störung führen. Fast immer sind dabei entscheidend beteiligt:

- Versagensängste,
- negative Erwartungen,
- Leistungsdruck,
- ablenkende Gedanken,
- Selbstbeobachtung,
- ungünstige situative Bedingungen und
- destruktive Paarinteraktionen.

Charakteristisch für die sexuellen Dysfunktionen ist, dass die sexuelle Problematik nur verbessert werden kann, wenn es gelingt, die unmittelbar wirkenden pathogenetischen Faktoren günstig zu beeinflussen. Inwieweit dies möglich ist, hängt ab von den intrapsychischen und/oder paardynamischen Konflikten, die der Sexualstörung zugrunde liegen, und – oft noch stärker – von der funktionalen Bedeutung des Symptoms für den Patienten selbst und die Partnerschaft.

Box

Das **Basisvorgehen** der klassischen Sexualtherapie in ihrer Kombination von verhaltensorientierten und aufdeckenden, konfliktbearbeitenden Elementen lässt sich schematisch wie folgt darstellen:

1. Der Vorgabe einer für die individuelle Problematik angemessenen **Verhaltensanleitung** und deren praktischer Umsetzung folgt die **Analyse der Erfahrungen des Paares bzw. des Patienten**, in der die Hindernisse und unmittelbaren Ursachen der Störung fokussiert werden sollten.
2. Der entscheidende (psycho)therapeutische Schritt besteht dann in der Hilfestellung bei der Modifizierung bzw. Reduzierung dieser Hindernisse, bevor die nächste Verhaltensanleitung gegeben werden kann. Von diesem Hauptweg zweigen zahlreiche Seitenwege ab, die unter Umständen spezifische Interventionen notwendig machen (Beier et al. 2001).

17.7.2 Grenzen der klassischen Sexualtherapie

Nach einer anfänglichen euphorischen Phase in ihrer Frühzeit ist die Sexualtherapie mittlerweile viel bescheidener geworden, gerade was ihre Effektivität und universelle Einsetzbarkeit betrifft. Die sexuellen Störungen scheinen insgesamt komplexer geworden zu sein, und bei den sehr häufigen Appetenzproblemen greift das traditionelle Vorgehen oftmals kaum. Hinzu kommt, dass es bei den Sensualitätsübungen zu paradoxen Reaktionen im Sinne einer »Meta-Versagensangst« kommen kann, wenn die Patienten in einer entspannten, sinnlichen, erotischen Situation, wo sich doch »eigentlich« Lust und Erregung einstellen müsste, in Selbstbeobachtung und in Erwartungsdruck geraten. Bezüglich Prognose und Effektstabilität der Sexualtherapie ist festzuhalten, dass ca. zwei Drittel der sexualtherapeutisch behandelten erektionsgestörten Männer signifikante Verbesserungen der Symptomatik am Therapieende zeigen, die katamnestisch zumindest in einem mittleren Zeitraum (bis zu einem Jahr) recht stabil sind (Mohr u. Beutler 1990). Bemerkenswerterweise scheint die Sexualtherapie die sexuelle Zufriedenheit langfristig zu verbessern, selbst wenn die sexuelle Funktionsfähigkeit sich wieder leicht verschlechtert. Dies mag darauf hindeuten, dass es der Sexualtherapie gelingt, sexuelle Verhaltensmuster und Skripts dauerhaft zu verändern und so vielleicht in einer Reihe von Fällen eine Rückfallvermeidung zu bewirken. Auch in der großen Psychotherapie-Evaluation von Grawe und Mitarbeitern (Grawe et al. 1993) wird der Sexualtherapie eine recht gute, aber ausgesprochen differenzielle Wirksamkeit bescheinigt: Bei einem Teil der Patienten werden also sehr gute, bei einem anderen Teil aber nur unbefriedigende Effekte erzielt.

17.7.3 Neurobiologische Aspekte einer Sexualtherapie der zweiten Generation

Die klassische Sexualtherapie bleibt auch in Zeiten wirksamer Medikamente eine wichtige und effektive Therapieoption. Gleichzeitig bedarf sie aber aus mehreren Gründen einer Weiterentwicklung und »Renovierung« (Schnarch 1991; Clement 2001; Hartmann 2001).

Neurobiologisch betrachtet besteht die klassische Sexualtherapie aus Strategien, die auf Reduzierung und Regulierung der als zentrales pathogenetisches Moment angesehenen **sympathikotonen Überaktivierung** gerichtet sind. Die therapeutischen Interventionen zielen dementsprechend primär auf den **Abbau von Angst**, die Reduzierung von Leistungsdruck, Desensibilisierung, Kommunikation und Entspannung. Seit Mitte der 1980-er Jahre ist immer deutlicher geworden, dass dieser Ansatz theoretisch wie praktisch zu kurz greift und dass Angst und sexuelle Erregung bzw. sexuelle Funktion nicht per se in einer sich gegenseitig ausschließenden, sondern in einer sehr viel komplexeren Beziehung stehen (Barlow 1986; Bancroft 1999; Hartmann 2001). Hinzu kommt, dass bei vielen sexuellen Funktionsstörungen der **Abbau** von Angst oder anderen inhibitorischen Faktoren nicht ausreicht, sondern es um den **Aufbau** sexueller Erregung und Motivation geht.

Eine »Sexualtherapie der zweiten Generation« muss die aktuellen neurowissenschaftlichen Erkenntnisse im Blick haben und sich gleichzeitig an der Frontlinie von Theorie und Praxis psychologischer Therapieverfahren bewegen; neurobiologisch muss sie vor allem die komplexen Regulationsprozesse sexueller Vorgänge im ZNS berücksichtigen (Pfaff 1999).

Wie bereits eingangs erwähnt wurde, gibt es eine neurobiologisch fundierte psychologische Sexualtherapie noch nicht. Mit den beiden theoretischen Ansätzen, die ihr am nächsten kommen bzw. auf dem Weg sind, einen adäquaten konzeptuellen Rahmen dafür zur Verfügung zu stellen, findet dieses Kapitel seinen Abschluss.
Der erste Ansatz ist das bereits unter ▶ 17.4.1 in seinen Grundzügen dargestellte **Modell der dualen Kontrolle** (*Dual Control Model*) von Bancroft u. Janssen aus dem amerikanischen Kinsey-Institut (◘ Abb. 17.12). Sexualtherapeutisch interessant sind in diesem Modell vor allem die beiden (faktorenanalytisch) herausgearbeiteten Hemmungsdimensionen der Sexualität:
- Die eine Hemmungsdimension (SIS1) wurde von den Autoren als »Hemmung aufgrund drohenden Performance-Versagens« bezeichnet und
- die zweite Hemmungsdimension (SIS2) als »Hemmung aufgrund drohender Performance-Konsequenzen«.

Diese zweite Hemmungsdimension ist konzeptuell recht klar zu fassen und besteht in einer Inhibition sexueller Reaktionen aufgrund **externer** Bedrohungsfaktoren wie einer möglichen ungewollten Schwangerschaft, dem Risiko, »erwischt« oder beobachtet zu werden, körperlichen Schmerz zu erleiden oder auch eine feindselige oder abwertende Reaktion durch den Partner zu erfahren. SIS2 reflektiert somit den **Grad der Reaktionsbereitschaft des zentralen Hemmungssystems auf externe Bedrohungen** und ist eine wichtige individuelle Größe, da die Neigung, auf ungünstige externe Bedingungen mit einer deutlichen Erhöhung der zentralen Hemmung zu reagieren, eine erhöhte **Vulnerabilität** bedingt, während das sexuelle System von Personen, die auf dieser Dimension niedrige Scores haben, gegenüber äußeren Bedingungen eher robust ist.

Im Vergleich zu SIS2 stellt sich die erste Hemmungsdimension SIS1 als komplexer dar, da hier eine Versagensdisposition besteht, die eher **intrinsisch** ist und weniger an bestimmte externe Bedingungen als an ein **persönliches Merkmal** gebunden ist, das die Antizipation einer unzuverlässigen sexuellen Reaktion widerspiegelt. Bancroft und Janssen postulieren, dass diese Dimension dem **individuellen »Hemmungs-Tonus« entspricht, auf den das »sexuelle System« eines Individuums eingestellt ist**, wobei das Niveau dieses Tonus sowohl von konstitutionellen als auch von Lern- und Erfahrungsfaktoren abhängig sein dürfte. Die persönliche Erfahrung eines hohen Hemmungstonus führt in der für sexuelle Dysfunktionen so typischen Manier zur Versagensangst und Versagenserwartung, welche ihrerseits den Tonus weiter erhöhen und so den Circulus vitiosus schließen. Aus der Annahme von zwei Arten sexueller Inhibition und von zwei Kategorien von Bedro-

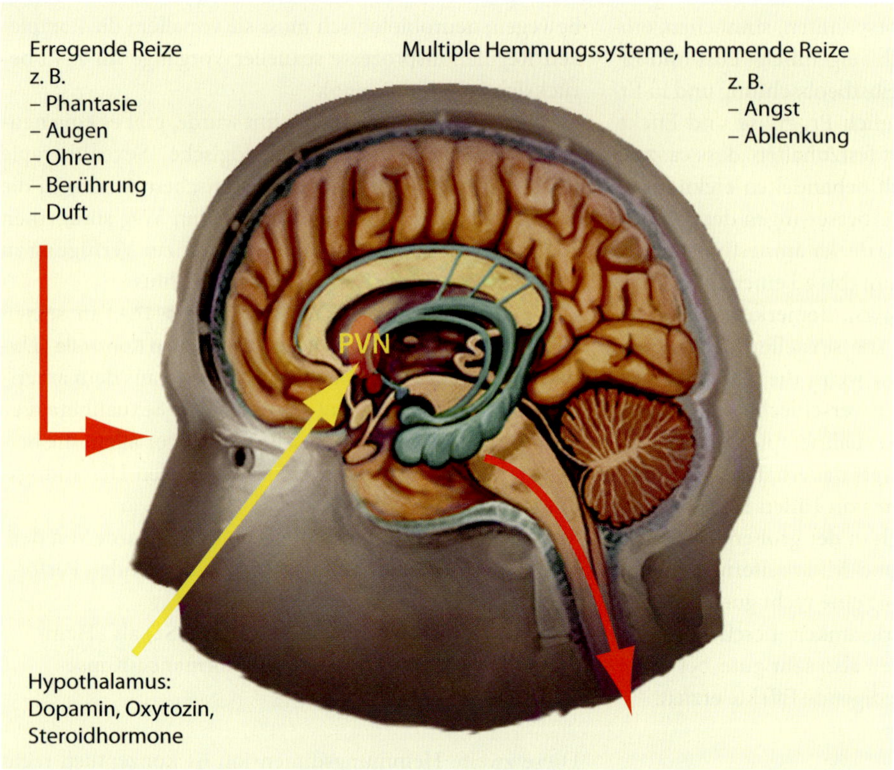

Abb. 17.12. Erregungs- und Hemmungssysteme (s. Text)

hungsfaktoren ergeben sich zahlreiche Implikationen zur Verursachung, Therapie und Prognose psychogener sexueller Dysfunktionen.

Die zweite Gruppe von Ansätzen beschäftigt sich primär mit Motivationstheorien und der **Informationsverarbeitung sexueller Reize** (*information processing approaches*) und deren Konsequenzen für die Verursachung und Therapie sexueller Dysfunktionen (Janssen et al. 2002a,b; Both et al. 2003). Für die häufigen Appetenzprobleme folgt etwa aus diesen Überlegungen, geringes sexuelles Verlangen sei nicht eine Manifestation einer schlecht funktionierenden appetitiven Steuerung der Sexualität, sondern Anzeichen dafür, dass der Emotions-/Motivationsmechanismus nicht aktiviert wurde. In einigen Fällen von hypoaktivem Sexualverlangen kann dies verursacht sein durch einen Mangel an bestimmten Überträgerstoffen im Gehirn, aber in den meisten Fällen wird nach Both et al. (2003) die Abwesenheit eines attraktiven Stimulus oder, in anderer Terminologie, einer fehlenden Gewinnerwartung der Grund sein. Ferner hebt eine derartige Incentive-Motivations-Theorie die Bedeutung der **Bewertung** (*appraisal*) eines Reizes hervor, die wiederum durch die individuelle Geschichte sexueller Belohnung und sexueller Erfahrung determiniert wird. Wenn ein Individuum wenig oder keine Erfahrung mit sexuellen Belohnungen hat oder überwiegend negative sexuelle oder Beziehungserfahrungen gemacht hat, wird die pharmakologische Verstärkung der Sensitivität seines Sexualsystems, z.B. mit Androgen, Dopamin oder anderen prosexuellen Substanzen, sein sexuelles Verlangen nicht erhöhen.

17

Box

Perspektiven

Ein besseres Verständnis der Neurobiologie gestörter und nichtgestörter sexueller Funktionen wird weitreichende Auswirkungen auf die Behandlung sexueller Dysfunktionen haben und das Spektrum der Therapieoptionen mittelfristig wohl entscheidend erweitern. Bei zunehmendem Wissen über die Bedeutung und den Beitrag zentralnervöser Prozesse und Dysfunktionen für die Sexualstörungen werden **ZNS-basierte Therapien** so selbstverständlich werden wie es PDE5-Hemmer heute für die peripher verursachten Erektionsstörungen sind (Heaton u. Adams 2003). Alle wirksamen Therapien sexueller Dysfunktionen werden in Zukunft psychosomatisch in einer neuen bzw. erweiterten Bedeutung des Begriffs sein. Lediglich der **Fokus der Behandlung** wird sich noch aufteilen lassen in Strategien, deren primärer Veränderungsvektor sich auf somatisch-biologische Prozesse richtet, und Strategien, deren Wirkung sich durch psychologische Mechanismen entfaltet bzw. durch sie induziert wird.

▼

Bei allem Elan, der hier von vielen Forschern und Klinikern an den Tag gelegt wird, und bei aller Faszination, die die Verbindung von Neurowissenschaft und Psychotherapie auszuüben in der Lage ist, sollten die Erwartungen aber nicht vorzeitig zu hoch gesteckt werden. Dazu sei an die Einsicht des britischen Neurobiologen J. Herbert (1996) erinnert, dass ein vollständiges Verständnis der Rolle des Gehirns in der Sexualität, mit all ihrer Komplexität und Diversifizierung, praktisch gleichbedeutend wäre mit einem Verständnis der Funktion des Gehirns insgesamt.

Literatur

Arletti R, Benelli A, Bertolini A (1990) Sexual behaviour of aging male rats is stimulated by oxytocin. Eur J Pharmacol 179: 377–381

Ayta IA, McKinlay JB, Krane RJ (1999) The likely worldwide increase in erectile dysfunction between 1995 and 2025 and some possible policy consequences. Br J Urol Int 84: 50–56

Baljet B, Drukker J (1980) The extrinsic innervation of the pelvic organs in the female rat. Acta Anat 107: 241–267

Bancroft J (1989) Human sexuality and its problems, 2nd edn. Churchill Livingstone, Edinburgh

Bancroft J (2002) The medicalization of female sexual dysfunction: the need for caution. Arch Sex Behav 31: 451–455

Bancroft J (1999) Central inhibition of sexual response in the male: a theoretical perspective. Neurosci Biobehav Rev 23: 763–784

Bancroft J (2002) Biological factors in human sexuality. J Sex Res 39: 15–21

Bancroft J, Janssen E (2000) The dual control model of male sexual response: a theoretical approach to centrally mediated erectile dysfunction. Neurosci Biobehav Rev 24: 571–579

Barlow D (1986) Causes of sexual dysfunction: the role of anxiety and cognitive interference. J Consult Clin Psychol 54: 140–148

Basson R (2002) A model of women's sexual arousal. J Sex Marital Res 28: 1–10

Basson R et al (2003) Definitions of women's sexual dysfunction reconsidered: advocating expansion and revision. J Psychosom Obstet-Gynecol 24: 221–229

Beach FA (1950) Sexual behaviour in animals and humans. Harvey Lect 43: 259–279

Beach FA (1956) Characteristics of masculine »sex drive«. Nebr Symp Motiv 4: 1–32

Becher EF, Bechara A, Casabe A (2001) Clitoral hemodynamic changes after topical application of alprostadil. J Sex Marital Ther 27: 405–410

Becker AJ, Stief CG, Machtens SA et al (1998) Oral phentolamine as treatment for erectile dysfunction. J Urol 159: 1214–1216

Becker AJ, Ückert S, Stief CG et al (2000) Plasma levels of cavernous and systemic norepinephrine and epinephrine in men during different phases of human penile erection. J Urol 164: 573–577

Becker AJ, Ückert S, Stief CG, Truss MC, Hartmann U, Jonas U (2001a) Systemic and cavernous plasma levels of endothelin (1–21) during different penile conditions in healthy males and patients with erectile dysfunction. World J Urol 19: 267–271

Becker AJ, Ückert S, Stief CG et al (2001b) Cavernous and systemic testosterone plasma levels during different penile conditions in healthy males and patients with erectile dysfunction. Urology 58: 435–440

Becker AJ, Ückert S, Stief CG, Scheller F, Knapp WH (2001c) Plasma levels of angiotensin II during different penile conditions in the cavernous and systemic blood of healthy men and patients with erectile dysfunction. Urology 58(5): 805–810

Becker AJ, Ückert S, Stief CG et al (2002) Serum levels of human growth hormone during different penile conditions in the cavernous and systemic blood of healthy men and patients with erectile dysfunction. Urology 59: 609–614

Beier KM, Bosinski H, Hartmann U, Loewit K (2001) Sexualmedizin. Grundlagen und Praxis. Urban & Fischer, München

Berman JR, Goldstein I (2001) Female sexual dysfunction. Urol Clin N Am 28: 405–416

Berman JR, Berman LA, Lin H et al (2001) Effect of sildenafil on subjective and physiologic parameters of the female sexual response in women with sexual arousal disorder. J Sex Marital Ther 27: 411–420

Bohus B (1980) Effects of neuropeptides on adaptive autonomic processes. In: de Wied D, van Keep PA (eds) Hormones and the brain. MTP Press, Lancaster

Both S, Everaerd W, Laan E (2003) Desire emerges from excitement. A psychophysiological perspective on sexual motivation. Paper presented at the 29th Annual Meeting of the International Academy of Sex Research, Bloomington, USA

Braun PM, Jünemann P (1998) Physiologie der Ejakulation. In: Krause W, Weidner W (Hrsg) Andrologie, 3. Aufl. Enke, Stuttgart

Burnett AL, Calvin DC, Silver RI, Peppas DS, Docimo SG (1997) Immunohistochemical description of nitric oxide synthase isoforms in human clitoris. J Urol 158: 75–78

Caldwell JD (1991) Central oxytocin and female sexual receptivity. Paper presented at: Oxytocin in Maternal, Sexual and Social Behaviors. NY Academy of Sciences, Arlington, USA

Carlson KJ (1997) Outcomes of hysterectomy. Clin Obstet Gynecol 40: 939–946

Carmichael MS, Warburton VL, Dixen J, Davidson JM (1994) Relationships among cardiovascular, muscular, and oxytocin responses during human sexual activity. Arch Sex Behav 23: 59–79

Cellek S, Moncada S (1998) Nitrergic neurotransmision mediates the non-adrenergic, non-cholinerigc responses in the clitoral corpus cavernosum of the rabbit. Br J Pharmacol 125: 1627–1629

Chen KK, Chan JY, Chang LS (1999) Dopaminergic neurotransmission at the paraventricular nucleus of hypothalamus in central regulation of penile erection in the rat. J Urol 162: 237–242

Clement U (2001) Systemische Sexualtherapie. Z Sexualforsch 14: 95–112

Cruz-Casallas PE, Nasello AG, Hucke EETS, Felicio LF (1999) Dual modulation of male sexual behavior in rats by central prolactin: relationship with in vivo striatal dopaminergic activity. Psychoneuroendocrinology 24: 181–193

D'Amati G, Di Giola CR, Bologna M et al (2002) Type-5 phosphodiesterase expression in the human vagina. Urology 60: 191–195

Davis S (2000) Androgens and female sexuality. J Gend Specif Med 3: 36–40

De Groat WC, Booth AM (1993) Neuronal control of penile erection. In: Maggi CA (ed) The autonomic nervous system. Nervous control of the urogenital system. Harwood, London, pp 465–513

DeMaria JE, Lerant AA, Freeman ME (1999) Prolactin activates all three populations of hypothalamic neuroendocrine dopaminergic neurons in ovariectomized rats. Brain Res 837: 236–241

Exton MS, Bindert A, Krüger T, Scheller F, Hartmann U, Schedlowski M (1999) Cardiovascular and endocrine alterations after masturbation-induced orgasm in women. Psychosom Med 61: 280–289

Exton MS, Krüger TH, Koch M et al (2001) Coitus stimulates prolactin secretion in healthy subjects. Psychoneuroendocrinology 26: 287–294

Exton NG, Truong TC, Exton MS et al (2000) Neuroendocrine response to film-induced sexual arousal in men and women. Psychoneuroendocrinology 25: 187–199

Fenichel O (1945) Psychoanalytische Neurosenlehre. Psychosozial-Verlag, Gießen (deutsche Ausgabe 1997)

Fisher HE, Aron A, Mashek D, Haifang L, Brown LL (2002) Defining the brain systems of lust, romantic attraction, and attachment. Arch Sex Behav 31: 413–419

Freud S (1912) Über die allgemeinste Erniedrigung des Liebeslebens. Gesammelte Werke VIII. Fischer, Frankfurt (Studienausgabe 1999)

Frohlich PF, Meston CM (2000) Evidence that serotonin affects female sexual functioning via peripheral mechanisms. Physiol Behav 71: 383–393

Ganong WF (2000) Circumventricular organs: definition and role in the regulation of endocrine and anatomic function. Clin Exp Pharmacol Physiol 27: 422–427

Grawe K et al (1994) Psychotherapie im Wandel. Hogrefe, Göttingen

Guay AT, Davis SR (2002) Testosterone insufficiency in women: fact or fiction? World J Urol 20: 106–110

Guay AT, Jacobsen J (2002) Decreased free testosterone and dehydroepiandrosterone-sulfate (DHEA-S) levels in women with decreased libido. J Sex Marital Ther 28: 129–142

Guiliano F, Rampin O, Allard J (2002) Neurophysiology and pharmacology of female genital sexual response. J Sex Marital Ther 28 (Suppl 1): 101–121

Hannan JL, Lee J, Hale TM, Heaton JPW, Adams MA (2003) Characterization of apomorphine-induced sexual responses in female rats. Int J Impot Res 15 (Suppl 5): S167

Hartmann U (2001) Gegenwart und Zukunft der Lust. Ein Beitrag zu biopsychologischen und klinischen Aspekten sexueller Motivation. Sexuologie 8: 191–204

Hartmann U, Uhlemann H (1995) Phänomenologische und psychophysiologische Merkmale der Ejaculatio praecox: Ergebnisse einer empirischen Vergleichsstudie. Sexuologie 3: 131–147

Heaton JPW, Adams MA (2003) Update on central function relevant to sex: remodelling the basis of drug treatment for sex and the brain. Int J Impot Res 15 (Suppl 5): S25–32

Herbert J (1996) Sexuality, stress, and the chemical architecture of the brain. In: Rosen RC (ed) Ann Rev Sex Res VII, pp 1–43. Society for the Scientific Study of Sexuality, Mount Vernon

Holstege G, Georgiadis JR, Paans AMJ, Meiners LC, van der Graaf FHCE (2003) Brain activation during human male ejaculation. J Neurosci 23: 9185–9193

Hoyle CH, Stones RW, Robson T, Whitley K, Burnstock G (1996) Innervation of vasculature and microvasculature of the human vagina by NOS and neuropeptide-containing nerves. J Anat 188: 633–644

Hull EM, Lorrain DS, Du J et al (1999) Hormone-neurotransmitter interactions in the control of sexual behavior. Behav Brain Res 105: 105–116

Islam A, Mitchel JT, Hays J, Rosen RC, D'Agostino Jr R (2001) Challenges in conducting multicenter trials in female sexual dysfunction: baseline differences between study populations. J Sex Marital Ther 27: 525–530

Janssen E (2000) Automatic processes and the appraisal of sexual stimuli: Toward an information processing model of sexual arousal. J Sex Res 37(1): 8–23

Janssen E, Vorst H, Finn P, Bancroft J (2002a) The sexual inhibition (SIS) and sexual excitation (SES) scales: I. Measuring sexual inhibition and excitation proneness in men. J Sex Res 39: 114–126

Janssen E, Vorst H, Finn P, Bancroft J (2002b) The sexual inhibition (SIS) and sexual excitation (SES) scales: II. Predicting psychophysiological response patterns. J Sex Res 39: 127–132

Kaplan HS (1974) The new sex therapy. Brunner/Mazel, New York

Kaplan HS (1979) Disorders of sexual desire and other new concepts and techniques in sex therapy. Brunner/Mazel, New York (Deutsch: Hemmungen der Lust: neue Konzepte der Psychosexualtherapie. Enke, Stuttgart 1981)

Kaplan HS (1995) The sexual desire disorders. Brunner/Mazel, New York

Kaplan SA, Rodolfo RB, Kohn IJ et al (1999) Safety and efficacy of sildenafil in postmenopausal women with sexual dysfunction. Urology 53: 481–486

Kinsey AC (1948) Sexual behavior in the human male. Saunders, Philadelphia

Kinsey AC (1953) Sexual behavior in the human female. Saunders, Philadelphia

Kirkerby HJ, Svane D, Poulsen J, Tottrup A, Forman A, Andersson KE (1993) Role of the L-arginine/nitric oxide pathway in relaxation of isolated human penile cavernous tissue and circumflex veins. Acta Physiol Scand 149: 385–392

Kow LM, Pfaff DW (1973) Effects of estrogen treatment on the size of receptive field and response threshold of pudendal nerve in the female rat. Neuroendocrinology 13: 299–313

Krantz EK (1958) Innervation of the human vulva and vagina. Obstet Gynecol 12: 296–382

Krüger T, Exton MS, Pawlak C, von zur Mühlen A, Hartmann U, Schedlowski M (1998) Neuroendocrine and cardiovascular response to sexual arousal and orgasm in men. Psychoneuroendocrinology 23: 401–411

Krüger T, Haake P, Hartmann U, Schedlowski M, Exton MS (2002) Orgasm-induced prolactin secretion: feedback control of sexual drive? Neurosci Biobehav Rev 26: 31–44

Krüger T, Haake P, Haverkamp J et al (2003) Effects of acute prolactin manipulation on sexual drive and function in males. J Endocrinol 179: 357–365

Langer D, Hartmann U (1992) Psychosomatik der Impotenz. Enke, Stuttgart

Langworthy OR (1965) Innervation of the pelvic organs of the rat. Invest Urol 2: 491–511

Laumann EO, Gagnon JH, Michael RT, Michaels S (1994) The social organization of sexuality. Sexual practices in the United States. The University of Chicago Press, London

Leonhard MP, Nickel CJ, Morales A (1989) Hyperprolactinemia and impotence: why, wen and how to investigate. J Urol 142: 992–994

Levin RJ (1980) The physiology of sexual function in women. Clin Obstet Gynecol 7: 213–252

Levin RJ (1991) VIP, vagina, clitoral and periurethral glans – an update on human female genital arousal. Exp Clin Endocrinol 98: 61–69

Levin RJ (1998) Sex and the human female reproductive tract – what really happens during and after coitus. Int J Impot Res 10 (Suppl 1): S14–S21

Lorrain DS, Riolo JV, Matuszewich L, Hull EM (1999) Lateral hypothalamic serotonin inhibits nucleus accumbens dopamine: implications for sexual satiety. J Neurosci 19: 7648–7652

Lue TF, Tanagho EA (1987) Physiology of erection and pharmacologial management of impotence. J Urol 137: 829–836

Lue TF, Zeineh S, Schmidt RA, Tanagho EA (1984) Neuroanatomy of penile erection: its relevance to iatrogenic impotence. J Urol 131: 273–280

Masters WH, Johnson VE (1966) Human sexual response. Little/Brown, Boston (Deutsch: Die sexuelle Reaktion. Rowohlt, Reinbek 1970)

Masters WH, Johnson VE (1970) Human sexual inadequacy. Little/Brown, Boston (Deutsch: Impotenz und Anorgasmie. Goverts, Frankfurt 1973)

McKenna KE (2001) Neural circuity involved in sexual function. J Spinal Cord Med 24: 148–154

McKenna KE (2002) The neurophysiology of female sexual function. World J Urol 20: 93–100

Meston CM, Gorzalka BB, Wright JM (1997) Inhibition of subjective and physiological sexual arousal in women by clonidine. Psychosom Med 59: 399–407

Min K, O'Connell L, Munarriz R et al (2001) Experimental models for the investigation of female sexual function and dysfunction. Int J Impot Res 13: 151–156

Mohr DC, Beutler LE (1990) Erectile dysfunction: A review of diagnostic and treatment procedures. Clin Psychol Rev 10: 123–150

Montastruc JL, Tran LD, Montastruc P (1983) Peptides neuro-hypophysaires et contrôle central cardiovasculaire. Arch Mal Cœur 76 : 9–12

Moinyhan R (2003) The making of a disease: female sexual dysfunction. Br Med J 326: 45–47

Munarriz R, Talakoub L, Flaherty E et al (2002) Androgen replacement therapy with dehydroepiandrosterone for androgen insufficiency and female sexual dysfunction: androgen and questionnaire results. J Sex Marital Ther 28 (Suppl 1): 165–173

Murphy MR, Checkley SA, Seckl JR, Lightman SL (1990) Naloxone inhibits oxytocin release at orgasm in man. J Clin Endocrinol Metab 71(4): 1056–1058

Niccolosi A, Villa M, Moreira ED, Glasser DB (2001) Erectile dysfunction among healthy men: a population-based study. Int J Impot Res 13 (Suppl 4): S28

O'Connell HE, Hutson FM, Anderson CR, Plenter RJ (1998) Anatomical relationship between urethra and clitoris. J Urol 159: 1892–1897

Oelke M, Albrecht K, Tröger HD et al (2003) Immunohistochemical distribution of cyclic AMP phosphodiesterase isoenzymes in the human vagina. Urologe [A] 42 (Suppl 1): S33

Ottesen B, Pedersen B, Nielsen J, Dalgaard D, Wagner G, Fahrenkrug J (1987) Vasoactive intestinal polypetide (VIP) provokes vaginal lubrication in normal women. Peptides 8: 797–800

Outhit A, Morel G, Kelly PA (1993) Visualization of gene expression of short and long forms of prolactin receptor in the rat reproductive tissues. Biol Reprod 49: 528–536

Padma-Nathan N, Fromm-Freeck S, Ruff D, McMurray J, Rosen R (1998) Efficacy and safety of apomorphine SL vs. placebo for male erectile dysfunction. J Urol 159: A 920

Papka RE, Newton BW, McNeil DL (1991) Origin of galanin-immunoreactive nerve fibers in the rat paracervical autonomic ganglia and uterine cervix. J Auton Nerv Syst 33: 25–34

Park JK, Kim SZ, Kim SH, Kim YG, Cho KW (2000) Renin-angiotensin system of rabbit clitoral cavernosum: interaction with nitric oxide. J Urol 164: 556–561

Park K, Goldstein I, Andry C, Siroky MB, Krane RJ, Azadzoi KM (1997) Vasculogenic female sexual dysfunction: the hemodynamic basis for vaginal engorgement insufficiency and clitoral erectile insufficiency. Int J Impot Res 9: 27–37

Park K, Moreland RB, Goldstein I, Atala A, Traish A (1998) Sildenafil inhibits phosphodiesterase type 5 in human clitoral corpus cavernosum smooth muscle. Biochem Biophys Res Commun 49: 612–617

Pfaff DW (1999) Drive. Neurobiological and molecular mechanisms of sexual motivation. MIT-Press, Cambridge, MA

Pfaus JG (1996) Homologies of animal and human behaviours. Horm Behav 30: 187–200

Pinnock CB, Stapelton AM, Marshall VR (1999) Erectile dysfunction in the community: A prevalence study. Med J Austral 171: 353–357

Popken G, Wetterauer U (1997) Pathophysiologie von Erektionsstörungen. In: Stief CG, Hartmann U, Höfner K, Jonas U (Hrsg) Erektile Dysfunktion. Springer, Berlin Heidelberg New York

Purinton PT, Fletcher TF, Bradley WE (1976) Innervation of pelvic viscera in the rat. Invest Urol 14: 28–32

Rako S (2000) Testosterone supplemental therapy after hysterectomy with or without concomitant oophorectomy: estrogen alone is not enough. J Womens Health Gender-Based Med 9: 917–923

Rampin O (2001) Mode of action of a new oral treatment for erectile dysfunction: apomorphine SL. BJU Int 88 (Suppl 3): 22–24

Redouté J, Stoléru S, Grégoire MC et al (2000) Brain processing of visual sexual stimuli in human males. Hum Brain Mapping 11: 162–177

Robinson ICAF (1986) The magnocellular and parvicellular OT and AVP systems. In: Lightman SL, Everitt BJ (eds) Neuroendocrinology. Blackwell Scientific, Oxford

Rolls ET (1999) The brain and emotion. Oxford University Press, New York

Rosen RC, Phillips NA, Gendrano NC, Ferguson DM (1999) Oral phentolamine and female sexual arousal disorder: a pilot study. J Sex Marital Ther 25: 137–144

Roth G (2003) Wie das Gehirn die Seele macht. In: Schiepek G (Hrsg) Neurobiologie der Psychotherapie. Schattauer, Stuttgart

Saenz de Tejada I, Kim N, Lagan I, Krane RJ, Goldstein I (1989) Regulation of adrenergic activity in penile corpus cavernosum. J Urol 142: 1117–1121

Saenz de Tejada I, Moroukian P, Tessier J, Kim JJ, Goldstein I, Frohrib D (1991) Trabecular smooth muscle modulates the capacitor function of thepenis. Studies on a rabbit model. Am J Physiol 260: 1590–1595

Sarrel PM (1998) Ovarian hormones and vaginal blood flow: using laser Doppler velocimetry to measure effects in a clinical trial of postmenopausal women. Int J Impot Res 10 (Suppl 2): S91–S93

Sauder SE, Frager M, Case GD, Kelch RP, Marshall JC (1984) Abnormal patterns of pulsatile luteinizing hormone secretion in women with hyperprolactinemia an amenorrhea: responses to bromocriptine. J Clin Endocrinol Metab 59: 941–948

Schiepek G, Lambertz M, Perlitz V, Vogeley K, Schubert C (2003) Neurobiologie der Psychotherapie – Ansatzpunkte für das Verständnis und die methodische Erfassung komplexer biopsychischer Veränderungsprozesse. In: Schiepek G (Hrsg) Neurobiologie der Psychotherapie. Schattauer, Stuttgart

Schmidt G (1996) Paartherapie bei sexuellen Funktionsstörungen. In: Sigusch V (Hrsg) Sexuelle Störungen und ihre Behandlung. Thieme, Stuttgart

Schnarch DM (1991) Constructing the sexual crucible: an integration of sexual and and marital therapy. Norton, New York

Shabsigh R (1997) The effects of testosterone on the cavernous tissue and erectile function. World J Urol 15: 21–26

Shifren J, Braunstein GD, Simon JA et al (2000) Transdermal testosterone treatment in women with impaired sexual function after oophorectomy. N Engl J Med 343: 682–688

Sipski ML, Alexander CJ, Rosen RC (1999) Sexual response in women with spinal cord injuries: implications for our understanding of the able-bodied. J Sex Marital Ther 25: 11–22

Smith ER, Bodner DR (1993) Sexual dysfunction after spinal cord injury. Urol Clin N Am 20: 53–542

Sobrinho LG (1993) The psychogenic effects of prolactin. Acta Endocrinol 129: 38–40

Sofroniew MV (1983) Morphology of vasopressin and oxytocin neurones and their central and vascular projections. Prog Brain Res 60: 104–114

Spies HG, Niswender GD (1971) Levels of prolactin, LH, and FSH in the serum of intact and pelvic neurectomized rats. Endocrinology 88: 937–943

Spiess WF, Geer JH, O'Donhue WT (1984) Premature ejaculation: Investigation of factors in ejaculatory latency. J Abnorm Psychol 93(2): 242–245

Steers WD (2000) Neural pathways and central sites involved in penile erection: neuroanatomy and clinical implications. Neurosci Biobehav Rev 24: 507–516

Stief CG, Hartmann U, Höfner K, Jonas U (Hrsg) (1997) Erektile Dysfunktion: Diagnostik und Therapie. Springer, Berlin Heidelberg New York

Stoléru S, Mouras H (2003) Brain functional imaging studies of sexual desire and arousal in human males. Paper presented at the 29th Annual Meeting of the International Academy of Sex Research, Bloomington, USA

Stoléru S, Grégoire M-C, Gérard D et al (1999) Neuroanatomical correlates of visually evoked sexual arousal in human males. Arch Sex Behav 28: 1–21

Stoléru S, Redouté J, Costes N et al (2003) Brain processing of sexual stimuli in men with hypoactive sexual desire disorder. Psychiatry Res 124(2): 67–86

Strassberg DS, Kelly MP, Carroll C, Kircher YC (1987) The psychophysiological nature of premature ejaculation. Arch Sex Behav 16(4): 327–336

Takane KK, Husmann DA, McPhaul MJ, Wilson JD (1991) Androgen receptor levels in the rat penis are controlled differently in distinctive cell types. Endocrinology 128: 2234–2238

Tiefer L (2001) The selling of female sexual dysfunction. J Sex Marital Ther 27: 625–628

Tiihonen J, Kuikka J, Kupila J et al (1994) Increase in cerebral blood flow of right prefrontal cortex in man during orgasm. Neurosci Lett 170: 241–243

Traish A, Moreland RB, Huang YH, Kim NN, Berman J, Goldstein I (1999) Development of human and rabbit vaginal smooth muscle cell cultures: effects of vasoactive agents on intracellular levels of cyclic nucleotides. Mol Cell Biol Res Commun 2: 131–137

Traish AM, Kim NN, Munarriz R, Moreland R, Goldstein I (2002) Biochemical and physiological mechanisms of female genital sexual arousal. Arch Sex Behav 31: 393–400

Traurig HH, Papka RE, Rush ME (1988) Effects of capsaicin on reproductive function in the female rat: role of peptide-containing primary afferent nerves innervating the uterine cervix in the neuroendocrine response. Cell Tissue Res 253: 573–581

Ückert S, Fuhlenriede MH, Becker AJ et al (2003a) Is serotonin significant for the control of penile flaccidity and detumescence in the human male? Urol Res 31: 55–60

Ückert S, Fuhlenriede MH, Becker AJ et al (2003b) Is there an inhibitory role of cortisol in the mechanism of male sexual arousal and penile erection? Urol Res 31(6): 402–406

Ückert S, Hedlund P, Bogun Y et al (2003c) Immunohistochemical presence of cyclic AMP- and cyclic GMP-phosphodiesterase isoenzymes in the human clitoris. Eur Urol 1 (Suppl 2): 118

Ückert S, Oelke M, Hedlund P, Stief CG, Jonas U, Andersson KE (2003d) Immunohistochemical distribution of cyclic AMP- and cyclic GMP-phosphodiesterase isoenzymes in the human vagina. Int J Impot Res 15 (Suppl 5): S166

Uvnäs-Moberg K (1997) Physiological and endocrine effects of social contact. Ann NY Acad Sci 807: 146–163

Uvnäs-Moberg K (1998) Oxytocin may mediate the benefits of positive social interaction and emotions. Psychoneuroendocrinology 23(8): 819–835

Uvnäs-Moberg K et al (1999) Oxytocin as a possible mediator of SSRI-induced antidepressant effects. Psychopharmacology 142: 95–101

Vaitl D, Schienle A, Stark R (2003) Emotionen in der Psychotherapie: Beiträge des Neuroimaging. In: Schiepek G (Hrsg) Neurobiologie der Psychotherapie. Schattauer, Stuttgart

Vardi Y, Gruenwald I, Sprecher E, Gertman I, Yartnitsky D (2000) Normative values for female genital sensation. Urology 56: 1035–1040

Veening JG, Coolen LM (1998) Neural activation following sexual behavior in the male and female rat brain. Behav Brain Res 92: 181–193

Vemulapalli S, Kurowski S (2000) Sildenafil relaxes rabbit clitoral corpus cavernosum. Life Sci 67: 23–29

Wagner G (1981) Erection. Physiology and endocrinology. In: Wagner G, Green R (eds) Impotence, physiological, psychological, surgical diagnosis and treatment. Plenum, New York

Wagner G (1992) Aspects of genital physiology and pathology. Semin Neurol 12: 87–97

Waldinger MD (2003) Towards evidence-based drug treatment research on premature ejaculation: a critical evaluation of methodology. Int J Impot Res 15: 309–313

Waldinger MD, Hengeveld MW, Zwinderman AH, Olivier B (1998) Effect of SSRI antidepressants on ejaculation: A double-blind, randomized, placebo-controlled study with fluoextine, fluvoxamine, paroxetine, and sertraline. J Clin Psychopharmacol 18: 274–281

Walsh RJ, Slaby FJ, Posner BI (1987) A receptor-mediated mechanism for the transport of prolactin from blood to cerebrospinal fluid. Endocrinology 120: 1864–1850

Sexualstörungen – Geschlechtsidentitätsstörungen

Hartmut A. G. Bosinski

17.8 Klassifikation

Die Internationale Klassifikation Psychischer Störungen ICD-10 beinhaltet im Kapitel Persönlichkeitsstörungen (F6) einen eigenen Abschnitt »Störungen der Geschlechtsidentität« (F64). Unter der Nummer F64.0 wird »Transsexualismus« gesondert aufgeführt (▶ Box »Transsexualismus«).

Box

ICD-10, F64.0 – Transsexualismus

»Es besteht der Wunsch, als Angehöriger des anderen anatomischen Geschlechtes zu leben und anerkannt zu werden. Dieser geht meist mit dem Gefühl des Unbehagens oder der Nichtzugehörigkeit zum eigenen Geschlecht einher. Es besteht der Wunsch nach hormoneller und chirurgischer Behandlung, um den eigenen Körper dem bevorzugten Geschlecht soweit wie möglich anzugleichen.«

Diagnostische Leitlinien

»Die transsexuelle Identität muss mindestens zwei Jahre durchgehend bestanden haben und darf nicht Symptom einer anderen psychischen Störung, wie z.B. einer Schizophrenie, sein. Ein Zusammenhang mit intersexuellen, genetischen oder geschlechtschromosomalen Anomalien muss ausgeschlossen sein.«

Der Wunsch nach »Umwandlungsoperation« ist somit obligat für die Diagnose. Fehlt er, so soll die Diagnose »Transvestismus unter Beibehaltung beider Geschlechtsrollen« (F64.1) gegeben werden. Die Abgrenzung dieser Form der Geschlechtsidentitätsstörung (GIS) zum fetischistischen Transvestitismus (F65.1) wird durch das Fehlen sexueller Erregung beim Cross-Dressing angegeben. Die Kategorien »Sonstige« (F64.8) und »nicht näher bezeichnete Störungen der Geschlechtsidentität« (F64.9) werden nicht weiter erläutert. Unter F64.2 wird die »Störung der Geschlechtsidentität im Kindesalter« gesondert aufgeführt.

17

Diese Auffassung von einer monolithischen Krankheitsentität des »Transsexualismus« hat sich als nicht haltbar erwiesen (Bosinski 1996), weshalb das diesbezüglich aktuellere und empirisch fundierte Diagnostische und Statistische Manual Psychischer Störungen DSM IV gänzlich auf diesen Begriff verzichtet und nur noch von »Geschlechtsidentitätsstörung« (*gender identity disorder*) spricht (▶ Box »Diagnostische Merkmale«). Der Operationswunsch ist nicht mehr obligates, sondern eines von verschiedenen möglichen diagnostischen Kriterien. Auch wird wegen des teilweise kausalen Zusammenhangs (s. unten) »Geschlechtsidentitätsstörung« (GIS) für Kinder, Jugendliche und Erwachsene zusammen rubriziert, allerdings verschieden verschlüsselt (GIS bei Kindern: 302.6; GIS bei Jugendlichen oder Erwachsenen: 302.85).

Box

DSM IV-TR: 302.85 – Diagnostische Merkmale für Geschlechtsidentitätsstörung (bei Jugendlichen oder Erwachsenen)

»A. Ein starkes und andauerndes Zugehörigkeitsgefühl zum anderen Geschlecht (d.h. nicht lediglich das Verlangen nach irgendwelchen kulturellen Vorteilen, die als mit der Zugehörigkeit zum anderen Geschlecht verbunden empfunden werden).
(...)
Bei Adoleszenten und Erwachsenen manifestiert sich das Störungsbild durch Symptome wie geäußertes Verlangen nach Zugehörigkeit zum anderen Geschlecht, häufiges Auftreten als Angehöriger des anderen Geschlechts, das Verlangen, wie ein Angehöriger des anderen Geschlechts zu leben oder behandelt zu werden oder die Überzeugung, die typischen Gefühle und Reaktionsweisen des anderen Geschlechtes aufzuweisen.
B. Anhaltendes Unbehagen im Geburtsgeschlecht oder Gefühl der Person, dass die Geschlechtsrolle dieses Geschlechts für ihn nicht die richtige ist.
(...)
Bei Adoleszenten und Erwachsenen manifestiert sich das Störungsbild durch Symptome wie die Vereinnahmung durch Gedanken darüber, die primären und sekundären Geschlechtsmerkmale loszuwerden (z.B. Nachsuchen um Hormone, Operation oder andere Maßnahmen, welche körperlich die Geschlechtsmerkmale so verändern, dass das Aussehen des anderen Geschlechts simuliert wird) oder der Glaube, im falschen Geschlecht geboren zu sein.
C. Das Störungsbild ist nicht begleitet von einem somatischen Intersex-Syndrom.
D. Das Störungsbild verursacht in klinisch bedeutsamer Weise Leiden oder Beeinträchtigung in sozialen, beruflichen oder anderen wichtigen Funktionsbereichen.
(...)
Bestimme (für Personen nach Abschluss der sexuellen Entwicklung) ob:

- Sexuell orientiert auf Männer
- Sexuell orientiert auf Frauen
- Sexuell orientiert auf beide Geschlechter
- Sexuell orientiert weder auf Männer noch auf Frauen«

»Auffangkategorie« für Patienten mit Intersex-Syndrom und begleitender Geschlechtsdysphorie, vorübergehender, belastungsbedingter Neigung zum Tragen der Kleidung des anderen Geschlechts oder mit andauerndem Wunsch nach Kastration oder Penektomie ohne Wunsch nach »Geschlechtsumwandlung« ist in DSM IV-TR die Nummer 302.6 (nicht näher bezeichnete GIS).

17.9 Epidemiologie, Terminologie, Symptomatik und Verlauf

17.9.1 Epidemiologie

Die Geschlechtsidentität als »die überdauernde Erfahrung der eigenen Individualität, des eigenen Verhaltens und der eigenen Erlebnisweisen als eindeutig und uneingeschränkt männlich, als eindeutig und uneingeschränkt weiblich oder als in größerem bzw. kleinerem Grad ambivalent« (Money u. Ehrhardt 1975, S. 16) ist – sieht man von kulturell-rituellen Sonderformen mit mehreren oder Übergangs-Geschlechtern ab (in Indien die *Hijras*, bei den nordamerikanischen Indianern und bei den Inuit die *Berdache* oder *two-spirit people*; Bosinski 2000a, S. 114f) – bei der überwiegenden Mehrzahl der Menschen eindeutig und in Übereinstimmung mit der geschlechtsspezifischen somatosexuellen Entwicklung entweder männlich oder weiblich. Transsexuelle GIS sind selten; wie verbreitet Unsicherheiten und partielle Inkonsistenzen sind, ist unbekannt.

In Abhängigkeit von den zugrunde gelegten definitorischen Begrenzungen des Störungsbildes, den verwendeten Erhebungskriterien und dem Untersuchungsland variieren die Angaben über die **Häufigkeit von transsexuellen Geschlechtsidentitätsstörungen** außerordentlich stark, nämlich zwischen 1:12.000 und 1:100.000. Sie werden umso höher sein, je niedriger die diagnostische Schwelle ist. Als problematisch erweist sich überdies die Tatsache, dass »Transsexualismus« heute zu allermeist eine selbst gestellte Diagnose der Patienten ist, von denen viele in der »Geschlechtsumwandlung« eine Lösungsschablone für weiter reichende, allgemeine Identitätskonflikte sehen (Langer 1995; Becker et al. 1999).

Für Deutschland liegen Angaben zur 10-Jahres-Prävalenz nach den gerichtlichen Entscheidungen zur Vornamens- bzw. Personenstandsänderung gemäß dem Transsexuellengesetz vor (Osburg u. Weitze 1993). Demnach betrug für die Jahre 1981–1991 die Prävalenz von transsexuellen Geschlechtsidentitätsstörungen in der Bundesrepublik ca. 2,1 auf 100.000 der erwachsenen Wohnbevölkerung. Bei biologischen Männern war sie mehr als doppelt so häufig wie bei biologischen Frauen. Diese Zahlen stellen sicherlich Mindestangaben dar, da nicht eindeutig festgestellt werden kann, dass alle Transsexuellen die gesetzlich vorgesehenen Möglichkeiten zum sozialen Rollenwechsel in Anspruch nehmen. Hinsichtlich der Verbreitung von GIS im Kindesalter, die partiell als Vorläufer erwachsener transsexueller GIS gelten können, ergibt sich aus eigenen Untersuchungen (Bosinski et al. 1996; Bosinski 2001a) in grober Schätzung die Annahme von ca. 3–5 betroffenen Kindern pro 10.000, wobei im Kindesalter Jungen deutlich häufiger als Mädchen vorgestellt werden (aufgrund der geringeren Toleranz von effeminiertem Verhalten bei Knaben im Vergleich zum »Wildfang-/Tomboy-Verhalten« bei Mädchen), während in der Pubertät das Geschlechterverhältnis der ärztlich/psychologisch Vorgestellten ausgeglichen ist.

17.9.2 Terminologie, Symptomatik und Verlauf

Die wesentlichen und sehr wahrscheinlich auch ätiologisch bedeutsamen Unterschiede im **Verlauf** ergeben sich aus dem biologischen Herkunftsgeschlecht und der sexuellen Orientierung. Sie sind zur Übersicht in ◻ Tab. 17.3 summarisch aufgelistet.

Personen mit transsexueller GIS definieren ihre sexuelle Orientierung nach ihrem Identitätsgeschlecht, d.h. biologische Frauen mit transsexueller GIS (im folgenden: **FMT**), die sexuell auf Frauen orientiert (somit vom biologischen Geschlecht her »homosexuell«) sind, sehen sich selbst als »heterosexuelle Männer«, biologische Männer mit transsexueller GIS (im folgenden: **MFT**), die auf Männer orientiert, nach dem biologischen Geschlecht mithin »homosexuell« sind, als »heterosexuelle Frauen, während auf Frauen orientierte (also biologisch »heterosexuelle«) MFT sich als »lesbisch« definieren. Um Verwirrung zu vermeiden, wird im Weiteren bei der Bezeichnung auf das präferierte Geschlecht abgestellt: »Androphil« heißt dann, sexuell auf Männer orientiert, »gynäphil« auf Frauen orientiert. Beispiel: Ein biologischer Mann mit transsexueller GIS (MFT) und sexueller Orientierung auf Männer wäre somit »androphil«, ebenso wie ein homosexueller Mann oder eine heterosexuelle Frau ohne GIS.

Es zeigt sich, dass bei beiden Geschlechtern (MFT und FMT) aufgrund der sexuellen Orientierung jeweils zwei Gruppen unterschieden werden können:

- Bei biologischen Männern mit transsexueller GIS (MFT):
  1. Bei MFT ist zunächst diejenige Gruppe zu nennen, die schon in der Kindheit extrem effeminiertes (sog. Sissy-)Verhalten zeigen, gelegentlich offen als Mädchen verkleidet auftreten, regelhaft bereits im Kindesalter eine Geschlechtsdysphorie bis hin zum Vollbild der GIS im Kindesalter (ICD-10: F64.2; DSM IV-TR: 302.6) bieten und in der Pubertät zunächst in der Phantasie, dann aber auch realiter, eine auf Männer gerichtete (androphile) sexuelle Attraktion zeigen, wobei sie sich selbst jedoch als »heterosexuelle« (d.h. weibliche) Partner eines »ganz normalen Mannes« phantasieren. Diese biologischen Männer kommen gelegentlich noch in der Spätadoleszenz, meist aber bis Mitte ihrer zwanziger Jahre mit Wunsch nach hormoneller und chirurgischer »Geschlechtsumwandlung« zur Vorstellung.
  2. Demgegenüber findet sich eine zweite und in der klinischen Praxis zunehmende Gruppe von MFT,

Tab. 17.3. Transsexuelle Verlaufsformen und sexuelle Orientierung

	FMT		MFT	
Sexuelle Orientierung	Gynäphil (homosexuell)	Androphil (heterosexuell)	Androphil (homosexuell)	Gynäphil (heterosexuell)
Relation im jeweiligen Patientenkollektiv	Überwiegend	Selten	70–50%	30–50%
Kindheit				
Spielverhalten Peergrouping	Tomboy-Verhalten Jungenspiel in Jungengruppen	Unbekannt	Sissy-Verhalten Mädchenspiel in Mädchengruppen/Einzelgänger	Unauffällig Jungenspiel in Jungengruppen/gelegentlich Einzelgänger
Kleidungsverhalten	Ablehnung Mädchenbekleidung	Unbekannt	Offenes Cross-Dressing	Heimliches (fetischistisches) Cross-Dressing
Geschlechtsdysphorie	Gelegentlich bis häufig, mitunter bis zu GIS im Kindesalter	Unbekannt	Häufig, bis zu GIS im Kindesalter	Keine objektiven Hinweise
Pubertät				
	Thelarche und Menarche als traumatisches Erlebnis abgelehnt	Somatosexuelle Entwicklung ohne besondere Probleme	Somatosexuelle Entwicklung als »unstimmig« erlebt	Somatosexuelle Entwicklung ohne besondere Probleme
Masturbationsphantasien	Gynäphil	Unbekannt	Androphil	Gynäphil, fetischistisch-transvestitische Besetzung
Soziosexuelle Erfahrungen	Gelegentlich zunächst heterosexuelle Versuche, dann sexuelle Kontakte mit Frauen, nicht selten dabei als »Mann« auftretend	Oft heterosexuelle Vorerfahrungen, kaum/nie homosexuelle Vorerfahrungen	Passive homosexuelle Kontakte, gelegentlich in sexuellen Kontakten zu Männern als »Frau« auftretend, seltenst heterosexuelle Versuche	Heterosexuelle Vorerfahrungen (Eheschließungen, Vaterschaft), daneben heimliches transvestitisches Cross-Dressing; gelegentlich Sexualität auch darauf beschränkt
»Transsexuelles Coming-out«	~ 18–25 Jahre	> 35 Jahre	~ 18–25 Jahre	> 40 Jahre

FMT biologische Frauen mit transsexueller GIS, *MFT* biologische Männer mit transsexueller GIS

die nach einer in geschlechtlicher Hinsicht insgesamt unauffälligen Kindheit und einer längeren heterosexuellen Vorgeschichte mit begleitendem (heimlichem) transvestitischem Fetischismus (zunächst sexuell besetztes Cross-Dressing) in deutlich höherem Alter den Konflikt zwischen heterosexueller Paarbeziehung und paraphiler Praxis in einem sekundären (*late-onset*) transsexuellen Umwandlungsbegehren zu lösen versuchen (Bosinski 1994).

- Bei biologischen Frauen mit transsexueller GIS (FMT):
  1. Bei FMT überwiegen bei Weitem diejenigen, die bereits in der Kindheit ein ausgeprägtes Tomboy-Verhalten (Bevorzugung von Jungenspielzeug und Rauf- und Tobespielen mit Jungen, Ablehnung von Mädchenbekleidung und -frisuren) und gelegentlich auch eine voll entwickelte GIS im Kindesalter aufweisen. Die körperliche Pubertät wird von ihnen als traumatischer Prozess, als ein im Wortsinne »blutiges Erwachen« aus der häufig vorhandenen Vorstellung, »doch noch ein Junge zu werden«, empfunden. Die sich zunächst in erotischen oder Masturbationsphantasien äußernde sexuelle Orientierung ist auf Frauen gerichtet (gynäphil), wobei die ersten soziosexuellen Kontakte – dem Zwang oder der Konvention der heterosexuellen Norm folgend – oft mit Jungen bzw. Männern, je-

doch immer unbefriedigend erlebt werden. Auch gelegentliche lesbischen Beziehungen bleiben letztlich unbefriedigend: Die betreffenden Frauen lehnen eine Berührung ihrer Genital- und Brustregion vehement ab, da diese ihrem Selbstbild als Mann, der »ganz normale« heterosexuelle Frauen liebt, widerspricht. Sie können somit die eigene Körperlichkeit nicht lustvoll in diese Beziehungen einbringen. Camouflage-Affären, in denen sie sich in Beziehung zu Frauen als »echte Männer« ausgeben, sind nicht ganz selten. Die Vorstellung mit Wunsch nach »Geschlechtsumwandlung« erfolgt gelegentlich schon in der Adoleszenz, meist aber durchschnittlich um das 25. Lebensjahr.

2. Eine klinisch bislang äußerst kleine, Literaturberichten zufolge (Chivers u. Bailey 2000) jedoch zunehmende Gruppe sind FMT, die nach einer oft heterosexuellen, jedoch nicht selten belasteten Vorgeschichte (z.B. unbewältigter Alkoholismus, sexuelle Traumatisierung, selbstbeschädigendes Verhalten, aber auch unerfüllter Kinderwunsch) in deutlich höherem Alter (d.h. jenseits des 35. Lebensjahres) mit transsexuellem Umwandlungsbegehren vorstellig werden. Verlaufsdaten zu dieser Gruppe biologischer Frauen mit »sekundärer« transsexueller GIS liegen bislang nicht vor.

Katamnestische Untersuchungen zum **postoperativen Verlauf** bei Patienten mit transsexueller Geschlechtsidentitätsstörung (Pfäfflin u. Junge 1992) haben gezeigt, dass sich bei der überwiegenden Mehrheit (> 75%) der Patienten nach hormoneller und chirurgischer »Geschlechtsumwandlungsbehandlung« positive Effekte nachweisen lassen, und zwar sowohl bezüglich der subjektiven Zufriedenheit als auch bezüglich der psychosozialen Adaptation und der psychischen Stabilität. Dies hing entscheidend von der präoperativen Betreuung, insbesondere von der Absolvierung des – differenzialdiagnostisch essenziellen – sog. **Alltagstests** ab: Da es kein einzelnes »objektives« Kriterium, keinen Laborwert und keinen psychometrischen Test für die Irreversibilität einer fixierten Geschlechtsidentitätstransposition im Sinne eines »Transsexualismus« gibt, diese jedoch Voraussetzung für die Einleitung letztlich irreversibler hormoneller und operativer Umwandlungsmaßnahmen ist, bedarf es zur Diagnosesicherung eines länger währenden diagnostisch-therapeutischen Prozesses. Im Alltagstest lebt der Patient kontinuierlich und in allen sozialen Bereichen im gewünschten Geschlecht, um notwendige Erfahrungen zu sammeln und diese gemeinsam mit seinem Therapeuten auszuwerten und zu bearbeiten. Nur so wird es möglich sein, die tatsächlich stimmige Lösung für den konkreten Einzelfall herauszufinden. Deshalb ist der »Alltagstest« sowohl in den international (HBIGDA 2001) als auch in den national (Becker et al. 1997) entwickelten *Standards of Care* eine conditio sine qua non für die Diagnostik und Differenzialdiagnostik der transsexuellen GIS.

17.10 Ätiologische Befunde und Hypothesen

Die Ätiologie der transsexuellen GIS ist nach wie vor nicht ausreichend aufgeklärt; es können bislang aufgrund der Befundlage nur (testbare) Hypothesen formuliert werden. Dies liegt zum einen daran, dass bislang stets nur kleine Stichproben untersucht wurden und notwendige Multicenterstudien mit gleicher Fragestellung und Methodik fehlen. Zum zweiten wird bei ätiologischen Untersuchungen zumeist nicht nach dem – ätiologisch wahrscheinlich bedeutsamen – Kriterium der sexuellen Orientierung getrennt, weshalb erklärende Effekte nicht gefunden werden.

Beim Versuch, die verschiedenen und zum Teil widersprüchlichen Befunde zu ordnen, erweist sich die sexuelle Orientierung der Personen mit transsexueller GIS als hilfreich:

Androphile MFT weisen in der Entwicklung zumindest bis zur Pubertät eine Vielzahl von Gemeinsamkeiten mit androphilen (homosexuell orientierten) Männern ohne GIS auf: In beiden Fällen wird eine effeminierte Kindheit mit geschlechtsatypischem Rollenverhalten berichtet (Bailey u. Zucker 1995). Umgekehrt haben prospektive Studien gezeigt, dass von denjenigen Knaben, die im Kindesalter eine GIS zeigen, im Erwachsenenalter ca. 75% homosexuell, 20% heterosexuell (jeweils ohne Persistenz der GIS) und nur ca. 5% transsexuell (bei androphiler sexueller Orientierung) werden (Zucker u. Bradley 1995).

Gynäphile FMT teilen mit gynäphilen (lesbisch orientierten) Frauen ein überdurchschnittlich hohes Maß an kindlichem geschlechtsatypischem Tomboy-Verhalten (Ehrhardt et al. 1979), allerdings fehlen vergleichbare prospektive Studien zur Erwachsenenentwicklung kindlicher Tomboy-Mädchen (Bailey et al. 2002).

Es scheint also so, als sei die transsexuelle Entwicklung bei androphilen MFT und gynäphilen FMT eine »Zuspitzung« der geschlechtsatypischen psychosexuellen Entwicklung in den Bereich der Geschlechtsidentität hinein. Unter der Annahme, dass partiell gleiche Entwicklungswege gemeinsame Ursachen haben dürften, erscheint es deshalb sinnvoll, in die Befunddiskussion zur Genese transsexueller GIS auch die entsprechenden Daten über die Entwicklung der sexuellen Orientierung mit einzubeziehen.

Demgegenüber hat die GIS bei **gynäphilen MFT** ihre Wurzeln primär in einer zunächst paraphilen, nämlich transvestitisch-fetischistischen Entwicklung, die erst sekundär und deutlich später in einem transsexuellen Umwandlungsbegehren als »Lösungsversuch« für den Konflikt zwischen partnerschaftlicher Heterosexualität und heimlich gelebter, exazerbierender Paraphilie kulminiert (Beier et al. 2001). Entsprechend müssen die neurobiologischen Modelle denen für die Paraphilieentwicklung zugeordnet werden (▶ Unterkapitel »Störungen der Sexualpräferenz, Paraphilien« von Briken et al.).

17.10.1 Entwicklungspsychologie

Während die **psychoanalytisch begründete Entwicklungspsychologie** keine empirisch nachprüfbaren Erklärungsmodelle für die Entstehung der Geschlechtsidentität oder der sexuellen Orientierung anbietet, hat die **empirische Entwicklungspsychologie** eine Fülle von Daten zur Ausbildung einer mit der somatosexuellen Entwicklung kohärenten Geschlechtsidentität und eines geschlechtstypischen Rollenverhaltens zusammengetragen. Dabei wird eine äußerst komplexe Interaktion von sozialisatorischen Erwartungen, Einstellungen und Interventionen und kognitiven und behavioralen Strukturierungen dieser Sozialisationsprozesse durch das sich entwickelnde Kind selbst beschrieben (Ruble u. Martin 1997; Eckes u. Trautner 2000). Zusammengefasst lässt sich diese Entwicklung wie folgt darstellen:

Mit der Geburt eines Kindes und seiner am Genitalstatus orientierten Geschlechtszuschreibung werden bei den unmittelbaren und mittelbaren sozialen Bezugspersonen Vorstellungen und Erwartungen darüber, wie ein Junge/ ein Mädchen »ist« (sich verhält, fühlt, denkt), aktualisiert. Diese fließen via Namenswahl, Handling, Stimmführung und Wortwahl, Kleidung, Spielzeuggeschenke, Zimmereinrichtung etc. ein, mit zunehmendem Alter des Kindes aber auch durch Belehrung und Unterweisung in eine geschlechtsdifferente Behandlung. Geschlechtstypische Verhaltensweisen werden bestärkt, geschlechtsatypische nicht belohnt, wobei dies für Väter mehr zu gelten scheint als für Mütter. Ruble und Martin (1997) berichten über Untersuchungen, die gezeigt haben, dass Mädchen mit fehlendem Vater in der Pubertät deutlich größere Schwierigkeiten in ihrer Geschlechtsrollenakzeptanz aufweisen, während Jungen in dieser Konstellation tendenziell »hypermaskuline« (dominante und aggressive) Züge entwickeln.

Dabei sind jedoch dem formenden Einfluss der sozialisierenden Umwelt erkennbar Grenzen gesetzt: Schon vor der Ausbildung von geschlechtstypischen Verhaltensweisen scheinen Kinder ein rudimentäres »inneres Konzept« von Geschlecht zu haben: Eine erste Kategorisierung der Bezugspersonen nach dem Geschlecht (gemessen an der längeren Zuwendung zu gleichgeschlechtlichen Personen) konnte bereits bei unter einjährigen Kindern gezeigt werden. Die Befundlage zeigt, dass das Kind nicht passives Objekt einer von außen herangetragenen Geschlechtersozialisation ist, sondern vielmehr bereits von Anfang an durch sein tatsächliches So-Sein und Verhalten differente Erziehungsreaktionen mit beeinflusst und eigene Sozialisationserfahrungen aktiv strukturiert. Die Eltern **reagieren** somit öfter auf kindliche Verhaltensweisen, als sie diese selbst **produzieren**. Hierbei scheinen motorische Aktivität, Vigilanz, Temperament und Emotionalität, zunehmend aber auch eigene Spielaktivität und Wünsche (z.B. nach Spielzeug – unabhängig vom zuvor gemachten Angebot) eine wesentliche Rolle zu spielen. Bei der Auswahl sozialer Schlüsselreize für die geschlechtliche Selbstsozialisation durch das Kind kommt es zu einem steten Abgleich zwischen ihrer Stimmigkeit mit dem eigenen Gender-Schema und ihrer weitergehenden »Attraktion« für das Kind, welche sich wiederum aus ihrer Übereinstimmung mit eigenen intrinsischen, eher unreflektierten denn gefühlten Motiv-, Anmutungs- und Stimmungslagen mitbestimmt, was wiederum Rückwirkung auf die Konfigurierung des Gender-Schemas hat.

Mit dem Alter von 5–6 Jahren verfügt das Kind normalerweise über die Gewissheit der eigenen Geschlechtszugehörigkeit und deren unwandelbare Konstanz (*gender constancy*) (Trautner et al 2003). Diese entwickelt sich in einem Wechselspiel von sozialer Bekräftigung und kindlicher Selbstzuordnung zur eigenen **Geschlechtergruppe**, deren Aktivität im steten Abgleich mit der eigenen Gestimmtheit das Zugehörigkeitsgefühl zum eigenen Geschlecht (und damit implizit die Abgrenzung vom anderen Geschlecht) wiederum verstärkt. Das Kind eignet sich in dieser Geschlechtersegregation (Maccoby 1998) aktiv Geschlechterstereotype als inneren Anker für die Orientierung in der Welt an, die sukzessive wiederum Verhaltensweisen, kognitive, emotionale und vegetative Prozesse beeinflussen.

In Anbetracht dieser komplexen Befundlage wird innerhalb der entwicklungspsychologischen Forschung inzwischen die Interaktion zwischen biologischen und psychosozialen Entwicklungsfaktoren zur Erklärung sowohl der normalen als auch der gestörten Geschlechtsidentitätsentwicklung favorisiert (im Überblick für die normale Entwicklung: Ruble u. Martin 1997; für die GIS-Entwicklung im Kindesalter: Zucker u. Bradley 1995).

Entwicklungspsychologische Befunde zur homosexuellen Orientierung und GIS

Homosexuelle Orientierung und transsexuelle Geschlechtsidentität können rein phänomenologisch als geschlechtsatypische (d.h. von der biologischen Geschlechtszugehörigkeit abweichende) Verhaltensweisen eingeordnet werden. Für sich genommen gibt es keine psychologischen Befunde oder Modelle, die ihre Ausbildung ausreichend erklären.

Bei Personen mit exklusiv homosexueller Orientierung fanden sich keine von der Normalpopulation abweichenden Sozialisationsbedingungen oder -strategien (Bell u. Weinberg 1980; Bell et al. 1981).

Bei **Kindern mit GIS** bzw. bei **Erwachsenen mit transsexueller GIS** fanden sich lediglich einzelne, nicht systematisierbare abweichende Befunde.

1. Zucker und Bradley (1995) beschrieben bei Kindern mit GIS Hinweise auf eine gewisse Verstärkung dieser geschlechtsatypischen Verhaltensweisen durch elterliche Toleranz oder gar Unterstützung. Dies steht in Übereinstimmung mit eigenen Befunden bei (zumal androphilen) MFT: Es bestand bei Eltern (und nicht selten bei Großeltern) von Kindern mit Geschlechtsidentitätsstörung oft eine wohlwollende Toleranz gegenüber geschlechtsatypischen Verhaltensweisen:
   - Bei **Jungen** mit GIS wurden effeminierte Verhaltensweisen häufiger als in der nichtbetroffenen Vergleichsgruppe als »niedlich« oder »liebenswert« bezeichnet und nicht selten in Photos dieser Knaben in Mädchenverkleidung festgehalten (was an sich ja schon Ausdruck einer wohlwollenden Toleranz ist); hierbei scheinen Mütter/Großmütter aktiver zu sein als Väter. Auch finden sich häufiger Hinweise auf eine größere Nähe und Interaktion zwischen Mutter und Sohn und eine häufigere (mentale oder reale) Abwesenheit des Vaters, der somit weniger als männliches Rollenmodell zur Verfügung steht. Außerdem fanden Zucker et al. (1993) bei Jungen mit GIS häufiger den vorgeburtlichen elterlichen Wunsch nach einer Tochter sowie eine verzögerte Namensgebung.
   - Bei **Mädchen** mit Geschlechtsidentitätsstörung fanden sich hingegen nicht selten Hinweise auf eine Bekräftigung des »sportlichen«, »aktiven«, »selbstbewussten«, »handwerklich geschickten« »Wildfang-Verhaltens« durch Väter und andere männliche Verwandte oder Freunde, die dann erst zur Pubertät hin – relativ plötzlich – feminine Verhaltensweisen erwarteten; ein Befund, der durch eigene Untersuchungen bestätigt wird (Bosinski 2000b). Weiterhin wurden gehäuft Hinweise auf **psychiatrisch relevante Störungen bei den Müttern** von Kindern mit GIS und auf häufiges Erleben von Aggressionen durch Väter oder Brüder (die nicht immer auf das betroffene Kind selbst gerichtet waren) gefunden.
2. Cosentino und Mitarbeiter (1993) berichteten über **sexuell missbrauchte Mädchen** einer hispanischen Population in den USA, die in höherem Maße geschlechtsatypisches Verhalten zeigten, ohne dass dies allerdings die Diagnose einer Geschlechtsidentitätsstörung im Kindesalter gerechtfertigt hätte. Auch bei Devor (1994) finden sich Hinweise für das gehäufte Erleben sexuellen Kindesmissbrauchs in der Anamnese von FMT. Da aber Kontrollgruppen fehlten, kann nicht gesagt werden, inwiefern diese Erlebnisse in Zeitpunkt, Dauer und Intensität von denen nichttranssexueller Frauen abwichen. Eigene Untersuchungen (Bosinski 2000b) fanden diesbezüglich keine signifikanten Unterschiede zwischen Personen mit und ohne transsexuelle GIS.
3. Benjamin (1966) wies auf den möglichen Einfluss von »Fehlprägungsvorgängen« bei Transsexuellen hin und beschrieb sie bei ca. 20% seiner Patienten. Er meinte damit asymmetrische Vater-Mutter-Kind-Strukturen, die es dem Kind unmöglich machten, die adäquaten Geschlechtsrollenschemata zu verinnerlichen, was dazu führe, dass diese Kinder »am falschen Modell« lernten. Er beschrieb erhöhte Scheidungsraten bei den Eltern bzw. den überdurchschnittlich häufigen Verlust eines Elternteils bei diesen Patienten. Über derart asymmetrische Strukturen in der Familiengeschichte von 53% der von ihm behandelten Transsexuellen berichtete auch Eicher (1992). Beide Autoren machen jedoch nur pauschale und keine weiter differenzierenden Angaben und trennen auch diesbezüglich nicht zwischen FMT und MFT. In eigenen Untersuchungen (Bosinski 1996, 2000b) einer Jahreskohorte von 16 FMT und 12 MFT, die mit 19 Frauen ohne GIS (KF) und 21 Männern ohne GIS (KM) verglichen wurde, wurden ebenfalls signifikante Unterschiede in der elterlichen Symmetrie gefunden: Während alle KF und 18 der 21 KM innerhalb ihrer ersten sechs Lebensjahre in einer vollständigen Familie (d.h. mit Mutter und leiblichem Vater) heranwuchsen, war dies nur bei 8 der 16 FMT der Fall. Vier FMT wuchsen in dieser Zeit bei ihrer alleinstehenden (geschiedenen oder verwitweten) Mutter, 4 bei Mutter und Stiefvater heran. Dass dieser Befund im Hinblick auf transsexuelle GIS nicht kausal sein kann, dürfte in Anbetracht der hohen Scheidungsraten in allen modernen Industriegesellschaften jedoch evident sein.

17.10.2 Neurobiologie – Das Androgenisierungsmodell der Gehirndifferenzierung

Zum Verständnis des Folgenden dient die in ◻ Abb. 17.13 skizzierte Kaskade der pränatalen somatosexuellen Differenzierung, bestehend aus

1. Gonadendifferenzierung
2. Gonoduktendifferenzierung
3. äußerer Genitaldifferenzierung und
4. Differenzierung zerebraler Sex- und Mating-Zentren.

Gonadendifferenzierung. Bis zur 5. Schwangerschaftswoche (SSW) ist die aus Urnierenzellen und Zölomepithel entstehende Gonadenanlage sexuell undifferenziert. Bei Vorhandensein und ungestörter Funktion des auf dem Y-Chromosom gelegenen SRY-Gens (also im Regelfall beim genetisch männlichen Keimling mit Chromosomensatz

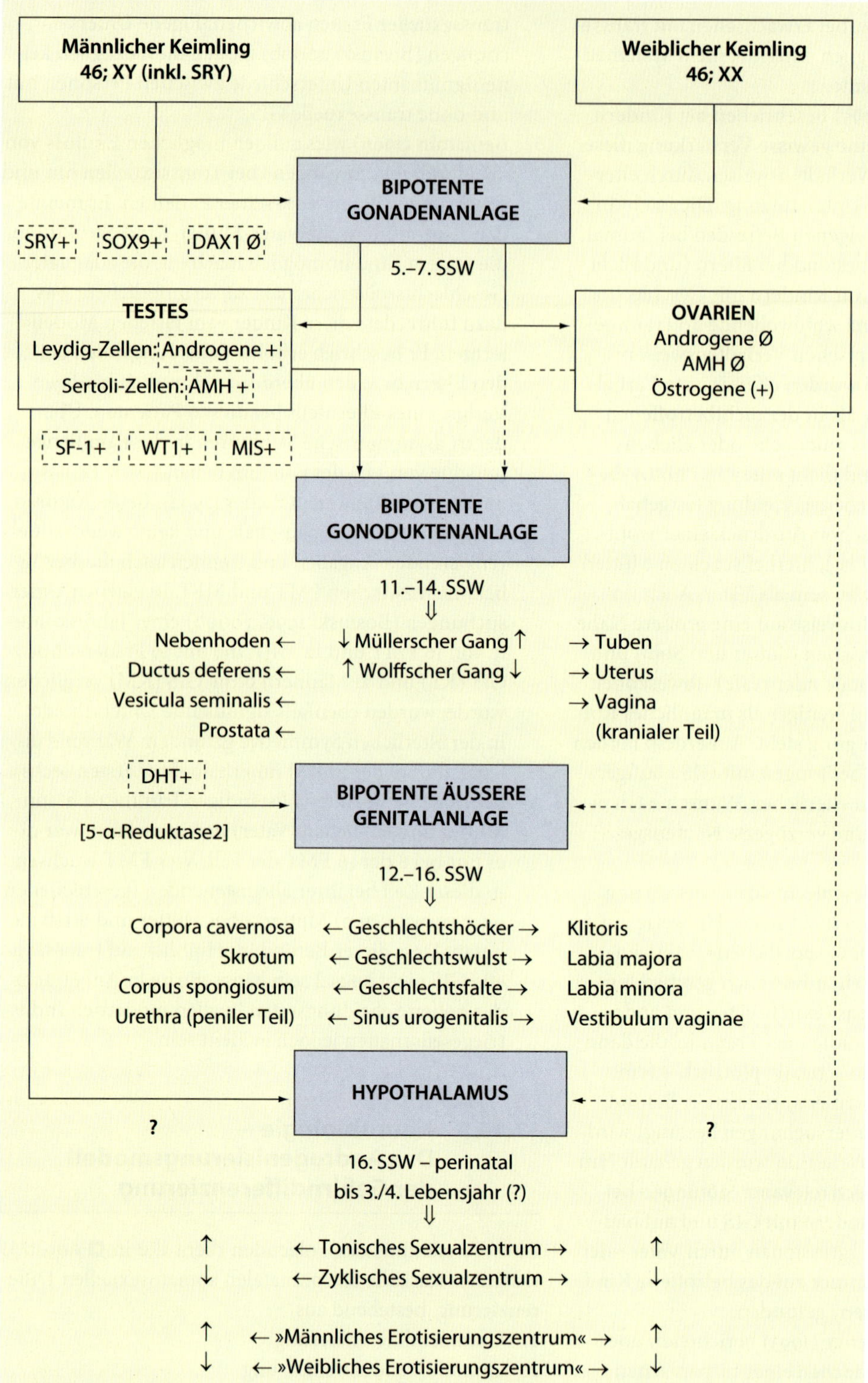

Abb. 17.13. Schema der pränatalen somatosexuellen Differenzierung. *SRY* Sex-determining-Region des Y-Chromosoms, *AMH* Anti-Müller-Hormon, *SSW* Schwangerschaftswoche, *DHT* Dihydrotestosteron, ø Substanz fehlt/ist inaktiv bzw. hemmt, + Substanz vorhanden bzw. aktiviert, ↑ Substrat entwickelt sich/wird differenziert, ↓ Substrat entwickelt sich nicht/geht unter, ? Ablauf hypothetisch

46, XY) sowie des davon induzierten SOX9-Gens differenzieren sich aus dem Mark dieser Anlage die Testes. Die Testesbildung kann durch Überexpression des DAX-Gens verhindert werden. Bei Fehlen von SRY (also im Regelfall beim genetisch weiblichen Keimling mit Chromosomensatz 46, XX) differenziert sich die Rinde dieser bipotenten Gonadenanlage zu Ovarien, ohne dass dafür weitere Substanzen erforderlich zu sein scheinen.

Gonoduktendifferenzierung. Beim männlichen Keimling kommt es unter dem Einfluss des in den Leydig-Zellen der Testes bereits ab der 9. SSW gebildeten Testosterons und des SF-1-Gens zur Entwicklung männlicher innerer Genitalstrukturen aus dem Wolffschen Gangsystem (Maskulinisierung), während das Müllersche Gangsystem unter dem Einfluss des in den Sertoli-Zellen gebildeten Anti-Müller-Hormons (AMH) und unter Mitwirkung der teilweise autosomal gelegenen Gene WT-1, SF-1 und MIS regrediert (Defemininisierung). Beim weiblichen Keimling produzieren die Ovarien keine nennenswerten Hormonmengen, und es kommt ohne Mitwirkung bekannter Substanzen zur spontanen Regression des Wolffschen Gangsystems (Demaskulinisierung), während sich das Müllersche Gangsystem zu internen weiblichen Genitalstrukturen differenziert (Feminisierung).

Äußere Genitaldifferenzierung. Ausgangsbedingung ist auch hier eine bipotenzielle Genitalanlage, die aus Geschlechtshöcker, Geschlechtswulst und Geschlechtsfalten besteht. Suffiziente testikuläre Testosteronproduktion, Wirkung des Enzyms 5-α-Reduktase (Typ 2), welches Testosteron in die für diesen Entwicklungsschritt essenzielle androgene Wirkform Dihydrotestosteron (DHT) überführt, sowie ausreichende Quantität und Qualität von zellulären Androgenrezeptoren vorausgesetzt, kommt es beim männlichen Keimling zu einer Streckung des Geschlechtshöckers, der dann die Corpora cavernosa des Penis bildet. An dessen Unterseite befindet sich im durch die Verschmelzung und Streckung der Geschlechtsfalten gebildeten Corpus spongiosum die penile Pars der Urethra. Die Geschlechtswulst wird nach kaudal zum Skrotum ausgesackt, in welches um die Geburt herum die Hoden aus der Leibeshöhle deszendieren. Beim weiblichen Feten kommt es zur Differenzierung des Geschlechtshöckers zur Klitoris, der Geschlechtsfalten zu den Labiae minora, der Geschlechtswulst zu den Labiae majora und des Sinus urogenitalis zum Vestibulum vaginae, ohne dass hierfür bislang spezifische Wirksubstanzen bekannt sind.

Differenzierung zerebraler Sex- und Mating-Zentren. *Sex centres* regulieren die geschlechtsdifferente postpuberale Gonadotropinsekretion – tonisch beim Mann, zyklisch bei der Frau – und sollen beim männlichen Keimling pränatal androgenabhängig maskulinisiert (Differenzierung des tonischen Zentrums) und defeminisiert (Regression des zyklischen Zentrums) werden, während beim weiblichen Keimling beide Zentren fortbestehen. *Mating centres* würden die männliche oder weibliche sexuelle Orientierung »determinieren« und pränatal durch hohe Androgendosen maskulinisiert und defeminisiert werden, bei niedrigen Androgenspiegeln oder verminderter Rezeptoransprechbarkeit würden sich diese Zentren weiblich entwickeln.

In der neurobiologischen Forschung wurde eine Vielzahl von Befunden zusammengetragen, die für eine partiell geschlechtsatypische Gehirndifferenzierung bei androphilen biologischen Männern ohne und mit GIS (als Schwule und MFT) sowie gynäphilen FMT sprechen.

Nach dem bislang vorherrschenden **Androgenisierungsmodell** (Woodson u. Gorski 1999; Hines 2003) geht man davon aus, dass sich das Gehirn nach der Gonadendifferenzierung in Abhängigkeit von den pränatalen Androgenspiegeln in bestimmten, kritischen Phasen partiell geschlechtstypisch **organisiert**: Bei hohem Androgen und ansprechbaren Rezeptoren (also normalerweise beim männlichen Geschlecht) kommt es zu Maskulinisierung und Defeminisierung bestimmter Gehirnstrukturen und/oder -funktionen. Postnatal kommt es zu einer **Aktivierung** dieser zerebralen Strukturen, was zu geschlechtstypisch männlichen Verhaltensweisen und kognitiven Leistungen führt. Bei niedrigen Androgenspiegeln (also normalerweise beim weiblichen Geschlecht) bzw. bei fehlenden/unansprechbaren Androgenrezeptoren (beim Androgeninsuffizienz-Syndrom AIS, s. unten) kommt es zur partiellen Demaskulinisierung/Feminisierung bestimmter Hirnstrukturen und -funktionen. Östrogene scheinen zumindest für die somato- und psychosexuelle Differenzierung beim Menschen kaum Bedeutung zu haben, wie die Berichte über die in dieser Hinsicht unauffällig entwickelten Männer mit genetisch bedingtem Östrogenaromatasemangel zeigen (Carani et al. 1999; Rochira et al. 2001).

Nach dem Androgenisierungsmodell wäre also zu vermuten, dass Männer mit androphiler sexueller Orientierung (ohne oder mit transsexueller GIS) pränatal in einer kritischen Phase der Gehirndifferenzierung **erniedrigten**, hingegen Frauen mit gynäphiler sexueller Orientierung (ohne oder mit transsexueller GIS) **erhöhten** Spiegeln wirksamer Androgene ausgesetzt waren.

Allerdings deuten in jüngster Zeit tierexperimentelle Befunde darauf hin, dass die pränatale geschlechtsdimorphe Gehirnentwicklung partiell schon **vor** der Gonadendifferenzierung, also unabhängig von der Wirkung gonadaler Hormone, durch die zelluläre Wirkung diverser geschlechtsdeterminierender Gene vonstatten zu gehen scheint (Dewing et al. 2003; Arnold et al. 2003; Agate et al. 2003). Inwiefern dies nur eine Ergänzung vorfindlicher Modelle oder deren vollständige Umstellung verlangt, muss zurzeit noch offen bleiben.

Das Androgenisierungsmodell wurde zunächst anhand tierexperimenteller Untersuchungen entwickelt (Adkins-Reagan 1988). Dabei zeigte sich bereits auf diesem Untersuchungsniveau eine hohe Komplexität der Interaktion von biologischen Manipulationen der Hormonverhältnisse und biosozialen Aufzuchtbedingungen (Wallen 1996, 2001). Bei Tierversuchen mit Manipulation des pränatalen Androgenspiegels und nachfolgender Veränderung des geschlechtstypischen Paarungsverhaltens kam es auch zu morphologischen Veränderungen bestimmter hypothalamischer Kernregionen, insbesondere im Bereich des *sexually dimorphic nucleus of the preoptic area* (SDN-POA), die bei männlichen und auch bei pränatal androgenisierten weiblichen Tieren deutlich größer war als bei weiblichen bzw. pränatal demaskulinisierten Tieren (Woodson u. Gorski 1999). Untersuchungen über den etwaigen Zusammenhang von biologischen Gegebenheiten und spontanem Auftreten lebenslanger gleichgeschlechtlicher Sexualpräferenz sind im Tierreich lediglich bei Schafböcken durchgeführt worden, bei denen eine solche (den Zuchterfolg vermindernde) »homosexuelle Objektwahl« nicht selten ist (Resko et al. 1996; Perkins u. Fitzgerald 1997; Roselli et al. 2004). Dabei fand sich bei denjenigen Schafböcken, die ausschließlich auf männliche Sexualpartner reagierten, eine signifikant herabgesetzte Aktivität der Androgen-Aromatase (welche die Überführung von Testosteron in die intrazelluläre Wirkform Östrogen katalysiert) in der Area praeoptica des Hypothalamus sowie eine verminderte Fähigkeit der Testes zur Biosynthese von Testosteron.

Beim Menschen wurden folgende Untersuchungswege beschritten (Meyer-Bahlburg 1992):

Prospektive Erhebungen. Ende der 80-er Jahre des vergangenen Jahrhunderts gab es Bestrebungen, prospektiv die organisierenden Wirkungen pränataler Hormonkonzentrationen auf Gehirndifferenzierung und Verhaltensentwicklung zu erfassen: Zum einen, indem man die Entwicklung von Kindern verfolgte, bei deren Müttern in der Schwangerschaft per Amniozentese Fruchtwasser entnommen worden war, in dem Testosteron und Gonadotropine gemessen werden konnten (Finegan et al. 1989, 1990, 1996; Grimshaw et al. 1991, 1995). Zum zweiten hatte die Arbeitsgruppe um Maccoby (Maccoby et al. 1979; Jacklin et al. 1983, 1984, 1988) aus Nabelschnurblut die Konzentrationen diverser Hormone (Testosteron, Androstendion, Progesteron, Östrogen, Östradiol) bestimmt und die Entwicklung der Kinder verfolgt. Für die Kindheit dieser Stichproben liegen einige Daten vor, die trotz ihres Alters berichtet werden sollen (s. unten). Leider wurden die Nachuntersuchungen der heute über 20jährigen Probanden nicht fortgesetzt (J. Finegan bzw. E. Maccoby, persönliche Mitteilung).

Beobachtungen bei Menschen mit pränatal abweichenden Sexualhormonspiegeln. Sie bestehen aufgrund eines **Intersex-Syndroms** oder aufgrund **iatrogener Hormonimbalancen** (Meyer-Bahlburg 1993, 1998; Zucker 2002; Bosinski 2001b, 2005). Bedeutsam sind hier vor allem die Befunde bei Patienten mit

- **adrenogenitalem Syndrom** (AGS), das gekennzeichnet ist durch eine erhöhte Produktion adrenaler Androgene aufgrund eines genetischen Defekts der adrenalen Steroidbiosynthese mit intrauteriner Genitalvirilisierung verschiedenen Ausmaßes bei betroffenen Mädchen (Dörr u. Sippell 1993). Die Androgenüberproduktion kann bei postnataler Diagnosestellung effektiv durch Glukokortikoidbehandlung unterbunden werden. Die Aufzucht der Kinder erfolgt zu allermeist als Mädchen, in Abhängigkeit von der Genitalvirilisierung werden feminisierende Korrekturoperationen in Kindheit und/oder Jugend durchgeführt.
- **Androgenresistenz-Syndrom** (AIS), bei dem aufgrund eines genetischen Androgenrezeptordefekts ausreichend produziertes Androgen nicht seine zelluläre Wirksamkeit entfalten kann, was bei betroffenen genotypisch männlichen Individuen zum Ausbleiben der intrauterinen genitalen Maskulinisierung und der postnatalen Körpervirilisierung bei normal-männlichen gonadalen und gonoduktalen Strukturen führt (Hiort et al. 1999). Beim kompletten AIS erfolgt die Aufzucht stets als Mädchen, bei partiellen Defekten in Abhängigkeit von der Virilisierung.
- **5-α-Reduktase-2-Mangel**, der zu einem Ausbleiben der Umwandlung von Testosteron zu Dihydrotestosteron und damit bei betroffenen genetisch männlichen Individuen lediglich zu einem Ausbleiben der intrauterinen genitalen Maskulinisierung führt, alle übrigen Strukturen werden männlich differenziert. Aufgrund der hohen Testosteronproduktion besteht puberal eine Körpervirilisierung (Imperato-McGinley et al. 1984). Die Aufzucht erfolgt wegen Verkennen des Störungsbildes überwiegend als Mädchen.
- **iatrogenen pränatalen Hormonimbalancen**: Das synthetische Östrogen Diethylstilbestrol (DES) wurde von 1938–1971 zur Behandlung von Schwangeren mit drohendem Abort eingesetzt. Bei deren Töchtern kam es in der Folgezeit zu Strukturveränderungen an Zervix- und Vaginalepithel mit einer erhöhten Rate adenokarzinomatöser Entartungen. Bei Söhnen dieser Mütter fanden sich in erhöhtem Maße Malformationen des Genitales (Nebenhodenzysten, hypoplastische Testes, verminderte Spermienqualität), die entweder als Ausdruck der pränatalen Testosterondepression durch die östrogenähnliche Substanz oder durch toxische Effekte der Substanz selbst erklärt werden (Wilcox et al. 1995). Es gibt einige Untersuchungen zur psychosexuellen und kognitiven Entwicklung dieser Kinder.

Untersuchungen von primär unauffälligen Jungen mit früher Penisamputation. Weiterhin stützt sich das Androgenisierungsmodell auf Befunde bei genetisch, gonadal, gonoduktal und – bis zur Operation – hormonell unauffälligen Jungen (mit somit unauffälligen pränatalen Androgenspiegeln), bei denen es in der frühen Kindheit zu einer akzidentellen oder – bei Kloakenexstrophie – kurativ gemeinten Penisamputation kam, weshalb man sie fortan als Mädchen aufzog (Reiner et al 2000; Reiner u. Gearhart 2004; im Überblick: Bosinski 2000a).

In Untersuchungen an Probanden mit geschlechtsatypischer sexueller Orientierung und/oder Geschlechtsidentität wurde sodann versucht, bei diesen Korrelate für eine abweichende pränatale Androgenisierung des Gehirns nachzuweisen.

Neurobiologische Befundlage zum Androgenisierungsmodell

Box

Definition: Geschlechtsspezifische Unterschiede
Diese finden sich einzig bei den Funktionen und/oder Strukturen, die unmittelbar und direkt verbunden sind mit den spezifischen Funktionen der Geschlechter im Prozess der biologischen Reproduktion, also mit der Tatsache, dass nur biologische Frauen menstruieren, Kinder empfangen, gebären und stillen können, während biologische Männer die hierfür notwendigen Strukturen bzw. Funktionen nicht haben, dafür aber diejenigen, die es ihnen ermöglichen, Kinder zu zeugen. Geschlechtsspezifische Unterschiede sind bipolar-dichotom geteilt, d.h. im Normalfall nur als männlich oder weiblich möglich. Die Untersuchung eines einzelnen Menschen erlaubt bezüglich der Geschlechtsspezifik seine Zuordnung als entweder weiblich oder männlich. Übergänge kommen zwar vor, haben dann aber – als Intersex-Syndrome, die zu mehr oder weniger gravierenden Beeinträchtigungen der definitorisch benutzten Reproduktionsfunktion führen – den Charakter einer Störung bzw. Krankheit.

Definition: Geschlechtstypische Unterschiede
Sie sind statistisch-deskriptiver Natur und ergeben sich nur im Geschlechtergruppenvergleich. Sie können körperliche, psychische oder soziale Eigenschaften, Funktionen und Verhaltensweisen betreffen, die innerhalb der einen Geschlechtergruppe häufiger und/oder intensiver auftreten als innerhalb der anderen, und/oder bei denen die Differenzen der Mittelwerte innerhalb der Geschlechtergruppe kleiner sind als zwischen den beiden Gruppen. Die Abweichung vom Mittelwert und die Überlappung mit der Verteilung der Funktion, Eigenschaft etc. innerhalb der anderen Geschlechtergruppe ist konstituierend für diese Art von Unterschieden, somit nicht krankhaft, sondern die Regel.

Wenn man homosexuelle Orientierung und transsexuelle Geschlechtsidentität rein phänomenologisch als **geschlechtsatypische Verhaltensweisen** einordnet, so könnte nach dem Androgenisierungsmodell erwartet werden, dass homosexuelle Männer und Frauen (mit und ohne transsexueller GIS) in mehr oder minder starkem Maße den Angehörigen des anderen biologischen Geschlechts in der Verteilung jener kognitiven Leistungen und Verhaltensweisen entsprechen, deren geschlechtstypische Verteilung bekannt ist (▶ Box zu Definitionen).

Dabei ist jedoch einschränkend Folgendes zu bedenken:
- Schon die Verursachung geschlechtstypischer Leistungs- und Verhaltensunterschiede durch pränatale Androgenunterschiede kann nur indirekt (durch Beobachtungen an Intersex-Patienten) belegt werden.
- Sehr wahrscheinlich kommt es in Abhängigkeit von zellulär verschiedener Genexpression der Androgenrezeptoren, wie sie mittlerweile bei der Genitaldifferenzierung beschrieben wurde (Holterhus et al. 2003), zu regional verschiedenen geschlechtstypischen Gehirndifferenzierungen, d.h. es gibt nicht ein insgesamt »männliches« bzw. »weibliches« Gehirn, sondern verschiedene Hirnareale werden in verschiedenen kritischen Phasen u.U. unterschiedlich differenziert. Deshalb werden nicht alle geschlechtstypischen Verhaltens- und kognitiven Unterschiede beim Einzelnen gleichsinnig ausgebildet.
- Struktur- und/oder Funktionsunterschiede in der geschlechtsdifferenten zerebralen Organisation sind keinesfalls statisch, sondern durch geschlechtsdifferente zentralnervöse Auf-, Um- und Abbauprozesse über die Lebensspanne jeweils altersabhängig verschieden ausgeprägt (De Bellis et al. 2001; De Vries 2003).

Im Folgenden sollen die metaanalytisch gesicherten **geschlechtstypisch verteilten kognitiven und Verhaltensmerkmale** aufgelistet werden, bei denen Belege für ihre Abhängigkeit von der pränatalen Androgenisierung des Gehirns gefunden wurden, um sodann nach ihrer Ausprägung bei homosexuellen Männern und Frauen (mit und ohne transsexuelle GIS) zu fragen.

Räumliche Orientierung (*spatial abilities*)
Männer weisen durchschnittlich bessere Leistungen in einigen Aspekten des räumlichen Vorstellungs- und Orientierungsvermögens auf (Voyer et al. 1995). Die Ergebnisse des Geschlechtervergleichs sind stark von den verwendeten Tests (und damit von den untersuchten Teilleistungen) abhängig; der klarste Unterschied findet sich beim sog. *Mental Rotation Test* (MRT).

Aus Sicht der **Entwicklungspsychologie** hat Liss (1983) demonstriert, dass die Förderung von Konstruktionsspielen (die häufiger Jungen als Mädchen gegeben werden) die räumlichen Fähigkeiten verbessern kann. Andererseits haben Benbow und Lubinski (1993) gezeigt, dass trotz vielfältiger Förderprogramme im – damit eng zusammenhängenden – Bereich des *mathematical reasoning* zwar gewisse Effekte, aber keinesfalls ein Ausgleich oder gar eine Umkehr dieses Geschlechtsunterschiedes erreichbar war. Aus Sicht der **Neurobiologie** haben Grön et al. (2000) bei Gesunden erste Hinweise auf das zugrundeliegende morphologische Korrelat gefunden: Sie konnten mittels fMRI-Untersuchungen (funktionelle Magnetresonanztomographie) zeigen, dass bei männlichen Probanden in einem virtuellen Labyrinth-Orientierungsversuch linkslaterale hippokampale Strukturen, bei weiblichen Probanden hingegen der rechte parietale und präfrontale Kortex aktiviert wird. Gur et al. (2000) fanden im fMRI bei der Lösung räumlicher Aufgaben bei beiden Geschlechtern rechtslaterale, bei Männern zusätzlich aber auch linkslaterale Hirnstrukturen involviert.

Für den kausalen Einfluss der **pränatalen Androgenwirkung** auf den Leistungsvorsprung der Männer in den *spatial abilities* spricht die von mehreren Forschergruppen (Berenbaum 2001; Hines et al. 2003) demonstrierte Tatsache, dass Mädchen und Frauen mit AGS deutlich bessere (eher maskuline) Leistungen in den *spatial abilities* aufweisen als nichtbetroffene Mädchen. Auch Mädchen, deren Mütter in der Zeit der Schwangerschaft mit dem synthetischen Östrogen Diethylstilbestrol (DES) behandelt wurden, das partiell androgenisierende Effekte hat, zeigten im Kindesalter eine bessere räumliche Orientierung (Hines u. Sandberg 1996). Aus den prospektiven Amniozenteseuntersuchungen wurde, als die Kinder sieben Jahre alt waren, eine positive Korrelation zwischen kognitiven Leistungen im MRT und pränatalen Androgenspiegeln bei Mädchen, aber nicht bei Jungen berichtet (Grimshaw et al. 1995). Auch Jacklin et al. (1988) fanden bei sechsjährigen Jungen keine Beziehung zwischen Androgenspiegeln im Nabelschnurblut und räumlichen Fähigkeiten (die allerdings mit einem anderen Verfahren gemessen wurden), bei Mädchen fanden sie hingegen eine negative Korrelation.

Die Befunde zu **homosexuellen Männern und Frauen** ohne GIS sind inkonsistent: McCormick u. Witelson (1991), Sanders u. Wright (1997), Wegesin (1998), Neave et al. (1999) und jüngst Rahman u. Wilson (2003) sowie Rahman et al. (2003) fanden bei homosexuellen Männern räumliche Orientierungsleistungen, die eher dem weiblichen Verteilungsmuster entsprechen, während Gladue et al. (1990), Gladue u. Bailey (1995a) sowie Tuttle u. Pillard (1991) keinen Zusammenhang zwischen sexueller Orientierung und *spatial abilities* feststellten. Bei lesbischen Frauen allerdings erbrachten Rahman et al. (2003) in einer neuen und umfangreichen Studie deutliche Belege für eher dem maskulinen Verteilungstyp entsprechende Leistungen. Bei hormonell unbehandelten FMT fanden Cohen-Kettenis et al. (1998) sowie Slabbekoorn et al. (1999) eher »maskulinisierte« *spatial abilities*, während die (allerdings nicht nach sexueller Orientierung getrennten) MFT im Wesentlichen den Leistungen ihrer biologischen Geschlechtergruppe entsprechen. La Torre et al. (1976) berichteten anhand einer homogeneren Stichprobe von eher geschlechtsatypischen Leistungen von MFT im *Embedded Figure Test*.

Aggression und prosoziales (Nurturing-)Verhalten

Männer zeigen durchschnittlich mehr unprovoziertes fremdverletzendes Verhalten als Frauen (Knight et al. 1996; Bettencourt u. Miller 1996). Frauen und Männer scheinen zudem andere Entwicklungsstile hinsichtlich aggressiven Verhaltens zu haben (Zumkley 1994). Die Unterschiede zeigen sich vor allem im »High-end-Bereich«: Gewaltstraftaten werden von Männern um ein Vielfaches häufiger begangen als von Frauen. Vorläufer geschlechtstypischer Aggressionsunterschiede finden sich bereits in der Kindheit: Jungen nehmen signifikant häufiger an Rauf- und Tobespielen teil als Mädchen und zeigen häufiger Disziplinschwierigkeiten. Demgegenüber weisen Frauen in Gruppenkooperationstests durchschnittlich ein stärker gruppenzentriertes und »demokratisches«, Männer hingegen ein stärker aufgabenzentriertes und »autokratisches« Verhalten auf (Eagly 1993). Darüber hinaus sind Frauen durchschnittlich stärker auf soziale Interaktionen, die dem Wohlbefinden anderer (zumal ihrer und anderer Kinder) dienen, orientiert (sog. *nurturing activities*), was sich bereits im Kindesalter im geschlechtstypischen Spielverhalten von Mädchen (Puppen, Vater-Mutter-Kind-Spiele) ausdrückt. Männer zeigen hingegen häufiger Strategien, die der Leistungs- und Ansehensmaximierung dienen, was sich im Kindesalter in jungentypischen Gruppenspielen (Räuber und Gendarm etc.) demonstrieren lässt.

Kausale entwicklungspsychologische Erklärungen für die geschlechtstypischen Unterschiede im Aggressions- und Sozialverhalten gibt es nicht: Zwar belegen eine Fülle von Untersuchungen, dass Subordination bei Mädchen stärker belohnt, Dominanzgebaren bei ihnen nicht, wohl aber häufiger bei Jungen toleriert wird. Wie aber schon Maccoby und Jacklin (1980) zeigen konnten, gibt es keine Kultur, die aggressives Verhalten von Jungen unterstützt und bekräftigt. Überall sind den Jungen bei Wutausbrüchen oder anderen Disziplinverstößen teilweise drastische Sanktionen entgegen gestellt. Trotzdem ist ein solches Verhalten bei ihnen häufiger als bei Mädchen. Auch ließen sich gravierend stereotypisierte Verhaltensmuster von Jungen und Mädchen durch Interventionen **moderieren**. Es fehlt aber jeglicher Beleg, dass ein solches Verhalten allein durch sozialisatorische Maßnahmen dauerhaft **umgekehrt** (d.h. Jungen im Verhalten friedfertiger, submissiver und mehr an Nurturing-Spielen interessiert, Mädchen aggressiver, dominanter und nicht an Nurturing-Spielen interessiert) werden konnte.

Gur et al. (2002) vermuten, dass das von ihnen mittels Volumen-MRI gefundene relativ größere **orbitofrontale Volumen** grauer Rindensubstanz bei Frauen (bei ansonsten gleich großen Volumina in den hippokampalen und Amygdalastrukturen) das hirnanatomische Korrelat für das durchschnittlich aggressivere Verhalten beim männlichen Geschlecht sein könnte, und verweisen auf die bekannte Korrelation zwischen gesteigerter Aggressivität und Frontalhirnschäden. Für den kausalen Einfluss der pränatalen Androgenwirkung auf die Ausprägung des geschlechtstypisch verschiedenen Aggressions- und Nurturing-Verhaltens spricht, dass die größere Beteiligung von Mädchen mit AGS an jungentypischen Rauf- und Tobespielen, ihr stärkeres Engagement in Outdoor-Aktivitäten (Räuber-und-Gendarm-Spiele etc.) und ihre Vermeidung von Nurturing-Aktivitäten (Puppenspiel, Vater-Mutter-Kind-Spiele, Phantasie über Heirat und Kinderwunsch) zu den feststehenden Befunden der Biopsychologie somatosexueller Differenzierungsstörungen gehört (Dittmann et al. 1990a,b; Hines u. Kaufmann 1994). Hall et al. (2004) konnten einen Zusammenhang zwischen Größe des Gendefekts, Ausmaß der Genitalvirilisierung (beides Indikatoren für die Höhe des pränatal wirksamen Androgenspiegels) und des sog. Tomboy-Verhaltens bei AGS-Mädchen belegen. Jacklin et al. (1983) konnten schon bei 6–18 Monate alten Säuglingen eine höhere Ängstlichkeit bei Mädchen als bei Jungen feststellen, die nur bei den Letztgenannten mit den Nabelschnurwerten von Progesteron, Testosteron und Östradiol korrelierten. Aus der gleichen Arbeitsgruppe berichteten Marcus et al. (1985) über Geschlechtsunterschiede in der Stimmung (*mood*) bei Säuglingen vom 6.–22. Lebensmonat (Jungen eher fröhlich-erregt, Mädchen eher freundlich-ruhig), die nur bei den Jungen positiv mit den Nabelschnurblutwerten von Androstendion, Östrogen und Progesteron korrelierten, während zu den geringen (aber signifikanten), die Jungen favorisierenden Geschlechtsunterschieden in der Stärke (Greifen und Kopfhalten) nur vage Beziehungen zum Progesteron, nicht aber zu den Androgenen bestand (Jacklin et al. 1984).

Das geschlechtsatypische Aggressions- und Nurturingverhalten (mit »femininen Werten« bei Jungen und »maskulinen Werten« bei Mädchen) in den retrospektiven Angaben von MFT bzw. FMT ist pathognomonisch, das geschlechtsatypische (»Sissy«) Rollenverhalten (wozu auch das Meiden körperlicher Auseinandersetzungen und die Bevorzugung von Mädchenspielen gehört) in der kindlichen Vorgeschichte homosexueller Männer zählt zu den am besten, sowohl pro- als auch retrospektiv und auch cross-kulturell gesicherten Befunden der Forschungen zur sexuellen Orientierung (Bailey u. Zucker 1995). Ebenso gehört Tomboy-Verhalten in der Vorgeschichte von lesbischen Frauen zu einem gesicherten Befund (Phillips u. Over 1995). Während jedoch ausgeprägt geschlechtsatypisches Rollenverhalten mittlerweile aufgrund prospektiver Studien als Prädiktor späteren homosexuellen Outcomes bei Jungen betrachtet werden kann, gilt dies nicht für das Tomboy-Verhalten bei Mädchen (Bailey et al. 2002). Bei erwachsenen Männern mit homosexueller Orientierung (ohne GIS) fanden Gladue u. Bailey (1995b) eine geringere physische Aggressivität im Vergleich zu heterosexuellen Männern, während es zwischen homosexuellen und heterosexuellen Frauen diesbezüglich keinen Unterschied gab. Zwar gibt es eine Reihe von Belegen dafür, dass geschlechtsatypisches Verhalten von später transsexuellen Jungen und Mädchen stärker als sonst üblich toleriert wurde. Es wird jedoch stets berichtet, dass dies kindliche atypische Verhalten der **Reaktion** der Eltern voranging.

Sexuelle Orientierung und Geschlechtsidentität bei Intersex-Syndromen und traumatischem Penisverlust in der Kindheit

Während als Mädchen aufgezogene genotypische »Männer« mit komplettem Androgenresistenzsyndrom (cAIS), deren Gehirn also trotz normaler Androgenspiegel nicht androgenisiert wurde, eine androphile sexuelle Orientierung und eine ungestörte weibliche Geschlechtsidentität aufweisen, findet man bei als Mädchen aufgezogenen Personen mit erhöhter pränataler Androgenwirkung (infolge AGS, 5-α-Reduktase[2]-Mangel, partiellem AIS oder gemischter Gonadendysgenesie) überdurchschnittlich häufig eine gynäphile (d.h. für das weibliche Aufzuchtgeschlecht atypische) sexuelle Orientierung. So zeigen beispielsweise 30% der Frauen mit AGS bi- oder homosexuelle Neigungen (Zucker et al. 1996).

Selbstinduzierte, erziehungskonträre, quasi »transsexuelle« Wechsel vom Aufzuchtgeschlecht in das jeweils andere Geschlecht (zumeist vom weiblichen in das männliche Geschlecht) finden sich bei Patienten mit Intersex-Syndromen häufiger als in der Normalpopulation. Allerdings hängen diese zumeist puberal oder postpuberal vollzogenen Geschlechtswechsel in erster Linie nicht von der Höhe der pränatalen Androgene, sondern darüber hinaus auch vom Vorhandensein einer Restaktivität der Androgenrezeptoren, eines intakten SRY-Gens, vom Auftreten des postnatalen Testosteronpeaks, von Timing und Qualität der Erstdiagnostik und etwaiger genitalkorrigierender Eingriffe sowie im Zusammenhang damit von elterlichen Erwartungshaltungen und Erziehungsstilen und anderen, teilweise noch unbekannten Faktoren ab (Bosinski 2005).

Gerade die Verläufe der psychosexuellen Entwicklung bei Patienten mit Intersex-Syndromen belegen eindrucksvoll, dass die sexuelle Orientierung als evolutionsbiologisch älteres Merkmal deutlich stärker von biologischen Prädispositionen beeinflusst wird als die evolutionär junge »Geschlechtsidentität«, die nur dem Menschen eigen ist und wesentlich offener für psychosoziale Einflussfaktoren.

Noch deutlicher sind die Befunde bei bis dato hormonell unauffälligen Jungen, bei denen es in der frühen Kindheit im Gefolge einer Penisamputation zur Umwidmung der Geschlechtszugehörigkeit und Aufzucht als Mädchen kam: Die Mehrzahl von ihnen wechselte später in das männliche Geschlecht zurück (Bosinski 2000a; Reiner u. Gearhart 2004).

Hirnorganische Befunde bei Personen mit homosexueller Orientierung (mit und ohne transsexueller GIS)

Auf der Suche nach einem Analogon in der menschlichen Hirnanatomie konnten Byne et al. (2001) jüngst (und unter Ausschluss eines etwaigen zentralnervösen Effekts einer AIDS-Erkrankung) bestätigen, dass der schon von Le Vay (1991) beschriebene dritte Zwischenkern des vorderen Hypothalamus INAH3 der Kern mit den stärksten Geschlechtsunterschieden (signifikant höheres Volumen und größere Neuronenzahl beim männlichen Geschlecht) ist und bei homosexuellen Männern dem weiblichen Kern gleicht, somit nicht maskulinisiert ist. Bei lesbischen Frauen liegen derartige Befunde nicht vor. Die Funktion und Wirkung dieses gelegentlich als *mating-center* angesprochenen Kerns für die Sexualpartnerwahl ist indes völlig unbekannt.

Zhou et al. (1995) fanden, dass der zentrale Teil des zum limbischen System gehörenden *bed nucleus of the stria terminalis* (BNSTc) bei Männern zirka doppelt so groß ist wie bei Frauen, und zwar unabhängig von der sexuellen Orientierung. Bei Männern und Frauen mit transsexueller GIS entsprachen die Größenverhältnisse dem Identitätsgeschlecht, und zwar unabhängig von der sexuellen Orientierung und auch von der hormonellen Vorbehandlung der Betreffenden. Kruijver et al. (2000) fanden, dass für diese geschlechtsdimorphen Unterschiede die Neuronenanzahl verantwortlich ist. Es handelt sich hierbei um viel beachtete, jedoch bislang nicht erklärbare (und nicht replizierte) Befunde, die dem Androgenisierungsmodell partiell widersprechen (da sie von der Hormonbehandlung ebenso unabhängig sind wie von der sexuellen Orientierung) und vielleicht vor dem Hintergrund der oben angeführten jüngsten Befunde über die prägonadale Expression geschlechtsdeterminierender Gene im Gehirn erklärbar werden. Savic et al. (2005) konnten jüngst in PET-Untersuchungen zeigen, dass homosexuelle Männer bei der Präsentation des Geruchs männlichen Schweißes mit hypothalamischen Aktivierungen reagierten – ähnlich wie heterosexuelle Frauen oder wie heterosexuelle Männer bei der olfaktorischen Präsentation östrogenhaltigen Frauenurins.

17

Auditorisches System

McFadden fand in mehreren Untersuchungen (McFadden 1998), dass sich heterosexuelle Männer in der Produktion sowohl spontaner als auch click-evozierter otoakustischer Emissionen (OAE) signifikant von heterosexuellen Frauen unterscheiden. Der Autor führt dies (auch aufgrund von Zwillingsuntersuchungen) auf die pränatal geschlechtsdifferente Wirkung von Androgenen zurück (McFadden 2002; McFadden u. Loehlin 1995). Seine Arbeitsgruppe belegte in mehreren Studien (im Überblick: Loehlin u. McFadden 2003), dass die entsprechenden Verhältnisse bei homosexuellen Männern und Frauen genau umgekehrt (bei homosexuellen Männern also demaskulinisiert, bei homosexuellen Frauen maskulinisiert) sind.

Körperbaumerkmale

Die Arbeitsgruppe um Manning hat in umfangreichen, auch cross-kulturell angelegten Studien zeigen können, dass bei Männern der Zeigefinger kürzer als der Ringfinger, bei Frauen dieser Unterschied kleiner oder nicht vorhanden ist, die *2nd-digit-to-4th-digit-ratio* (**2D:4D-Ratio**) – zumal an der rechten Hand – bei Frauen also nahe 1, bei Männern kleiner als 1 ist (Manning 2002). Der Autor führt dies auf die pränatal maskulinisierende Wirkung von höheren Androgenspiegeln beim männlichen Geschlecht zurück, was durch Befunde bei AGS-Frauen jedoch nur partiell gestützt wird: Zwar fanden Brown et al. (2002) bei ihnen eine signifikant kleinere 2D:4D-Ratio im Vergleich zu Nicht-AGS-Frauen. Buck et al. (2003) konnten diesen Befund jedoch anhand von Röntgenaufnahmen (allerdings der linken Hand) nicht bestätigen, was möglicherweise aber auch darauf hindeutet, dass dieser Befund weichteilbedingt ist. Mehrere Autoren haben nun homosexuelle Männer und Frauen (ohne GIS) hinsichtlich dieses Merkmals untersucht, allerdings ebenfalls mit widersprüchlichen Ergebnissen: Während Williams et al. (2000) bei lesbischen Frauen im Vergleich zu heterosexuellen Frauen eine »maskulinisierte« (kleinere) 2D:4D-Ratio, bei homosexuellen Männern jedoch – entgegen der Erwartung – eine »hypermaskulinisierte« (d.h. kleinere!) 2D:4D-Ratio im Vergleich zu heterosexuellen Männern fand, beschreibt Lippa (2003) an einer wesentlich größeren Stichprobe genau umgekehrte Verhältnisse (hypomaskulinisierte 2D:4D-Ratio bei Schwulen, keine Unterschiede zwischen Lesben und heterosexuellen Frauen). Loehlin und McFadden (2003) fanden zwar den 2D:4D-Unterschied bei heterosexuellen Männern und Frauen bestätigt, fanden aber (auch unter Einbeziehung von homosexuellen Probanden) keine Korrelation zwischen den (oben beschriebenen) OAE und diesem anthropometrischen Merkmal.

Während Daten zur 2D:4D-Ratio bei Personen mit transsexuellen GIS noch nicht vorliegen, konnten Bosinski et al. (1997a) zeigen, dass die durch verschiedene Weichteil- und Knochenmaßindizes gekennzeichnete Körpersilhouette unbehandelter FMT auf einem anthropometrischen gynäkoandromorphen Verteilungskontinuum eher eine intermediane bis tendenziell andromorphe Position einnimmt und mit den ebenfalls von Bosinski und Mitarbeitern gefundenen erhöhten Werten an biologisch aktivem, freien Testosteron positiv korreliert (s. unten). Hinsichtlich der Körpermaße wurden diese Ergebnisse inzwischen von Antoszewski et al. (1998) bestätigt. Dem entspricht in gewisser Weise der von Perkins (1981) berichtete Befund, dass sich zwar lesbische Frauen insgesamt in ihrem Körperbau nicht von heterosexuellen Frauen unterschieden, wenn man jedoch die sich eher maskulin gebenden (*butches*) getrennt betrachtete, diese ebenfalls eine maskulinisierte Körpersilhouette aufwiesen – ein Befund, der von Singh et al. (1999) repliziert und ebenfalls in Zusammenhang mit den aktuell erhöhten Testosteronwerten dieser Frauen in Verbindung gebracht werden konnte. Körpermaßuntersuchungen bei homosexuellen Männern fehlen. Bei MFT wurden diesbezüglich weder von der eigenen Arbeitsgruppe noch von anderen Autoren bedeutsame Unterschiede zu männlichen Vergleichsgruppen gefunden.

Aktuelle Hormonspiegel

Diese weisen in der Gesamtheit der Untersuchungen bei androphil orientierten Männern (mit oder ohne GIS) weder basal noch in Stimulationstests Abweichungen von heterosexuellen männlichen Kontrollgruppen auf. Der von der Arbeitsgruppe um G. Dörner (Dörner et al. 1976; Götz et al. 1991) berichtete positive LH-Feedback auf einmalige Östrogengabe bei homosexuell orientierten Männern und MFT (der ein femininisiertes/demaskulinisiertes *sex centre* belegen sollte) konnte bislang nicht repliziert werden.

Hingegen fanden sich bei gynäphilen (homosexuell orientierten) Frauen andere Befunde: Wurden sich als *butches* definierende Lesben im Vergleich mit heterosexuellen Frauen untersucht, so konnten (bis auf Dancey 1990) erhöhte Androgenspiegel gefunden werden (Pearcey et al. 1996; Singh et al. 1999). Bei biologischen Frauen mit transsexueller GIS fanden mehrere Untersucher erhöhte Androgenwerte (über den weiblichen, aber deutlich unter den männlichen Normalwerten), die nicht selten mit weiteren Symptomen eines polyzystischen Ovarialsyndroms (PCOS) einhergingen (s. Futterweit et al. 1986; Balen et al. 1993; Bosinski et al. 1997b). Dörner et al. (1991) fand bei lesbischen Frauen und FMT erhöhte Raten nichtklassischer AGS-Formen, ein Befund, der von Bosinski et al. (1997b) bestätigt werden konnte.

Stammbaum- und Zwillingsuntersuchungen

Zwillings- und Geschwisteruntersuchungen erbrachten Hinweise auf die familiäre Häufung von Homosexualität (im Überblick: Puterbaugh 1990; Zucker u. Bradley 1995; Bailey et al. 2000; Mustanski et al. 2005). Danach wiesen eineiige, gemeinsam oder getrennt aufgezogene Zwillinge mit 20–40% eine überdurchschnittliche Konkordanz hinsichtlich der (homo)sexuellen Orientierung auf, d.h. diese wurde in nicht unerheblichem Maße (statistisch) durch die genetische Gemeinsamkeit erklärt. Die Arbeitsgruppe um Blanchard (Blanchard 2004) hat an verschiedenen Stichproben mehrerer Länder mit insgesamt über 10.000 Probanden sichern können, dass homosexuelle Männer signifikant mehr ältere Brüder haben als nichthomosexuelle Männer. Für Frauen konnte ein analoges Phänomen nicht festgestellt werden. Statistisch erklärt dieser *fraternal birth order effect* 15–29% der männlichen Homosexualität (Cantor et al. 2002; Blanchard u. Bogaert 2004). Eine endgültige Erklärung hierfür liegt bislang nicht vor. Von den (psychologischen) Autoren wird – auch aufgrund des Befundes, dass homosexuelle Männer mit älteren Brüdern ein niedrigeres Geburtsgewicht aufweisen als heterosexuelle Männer mit gleicher Bruderzahl, die selbst wiederum leichter sind als Männer mit gleich großer Zahl älterer Schwestern (Ellis u. Blanchard 2001; Blanchard et al. 2002; Cote et al. 2003) – vermutet, dass es sich hierbei um das Ergebnis einer zunehmenden Sensibilisierung einiger Mütter gegen das HY-Antigen männlicher Feten mit begleitender maternaler Antikörperbildung handelt (Blanchard 2001, 2004), wobei unklar bleibt, wo diese Antikörper wie wirken sollen. Erziehungseffekte durch die größere Zahl gleichgeschlechtlicher Geschwister meinen die Autoren dabei ausschließen zu können (Bogaert 2003, 2005). Auch bei androphilen Männern mit transsexueller GIS wurde ein derartiger Zusammenhang gefunden (Green 2002; Zucker u. Blanchard 2003). Inzwischen konnte dieser Befund der größeren Zahl älterer Brüder bei homosexuellen Männern durch Camperio-Ciani und Mitarbeiter (2004) bestätigt werden. Diese fanden außerdem eine höhere Geburtenrate bei mütterlichen Verwandten schwuler Männer und interpretieren dies dahingehend, dass der evolutionäre Wert jener Gene, die bei Männern in homozygoter Ausprägung möglicherweise Homosexualität »bedingen«, bei Frauen eine größere Fruchtbarkeit zur Folge haben – womit der »evolutionäre Verlust« durch niedrige Kinderzahlen homosexueller Männer mehr als ausgeglichen würde.

17.11 Biopsychosoziales Bedingungsmodell transsexueller GIS bei biologischen Frauen

In der Zusammenschau der Datenlage in der Literatur und eigener Befunde haben Bosinski und Mitarbeiter den Versuch unternommen, für die Entstehung des Frau-zu-Mann-Transsexualismus ein hypothetisches Bedingungsmodell zu entwickeln (ausführlich in Bosinski 2000b), das in ◘ Abb. 17.14 schematisch dargestellt ist.

Das Modell geht von einem phasenweisen Prozess aus, dessen Ausgangsvoraussetzung die prä-/perinatale Androgenisierung ist, die sich postnatal in Hyperandrogenämie mit PCOS, maskulinisiertem Körperbau und eher jungentypischem Sozialverhalten (Tomboy-Verhalten) manifestiert. In der Kindheit kommt es zunächst zur Grundlegung der Geschlechtsidentitätstransposition durch tendenzielle Fehlidentifikation mit der Gruppe der Angehörigen des männlichen Geschlechts, die im Abgleich mit der eigenen (androgengeprägten?) Vigilanz und Gestimmtheit im Zuge der Selbstsozialisation zu relevanten Bezugsmodellen werden – ein Prozess, der durch Fremdbestärkung und (in unbekannter Weise) mutmaßlich auch durch asymmetrische Familienverhältnisse (signifikante

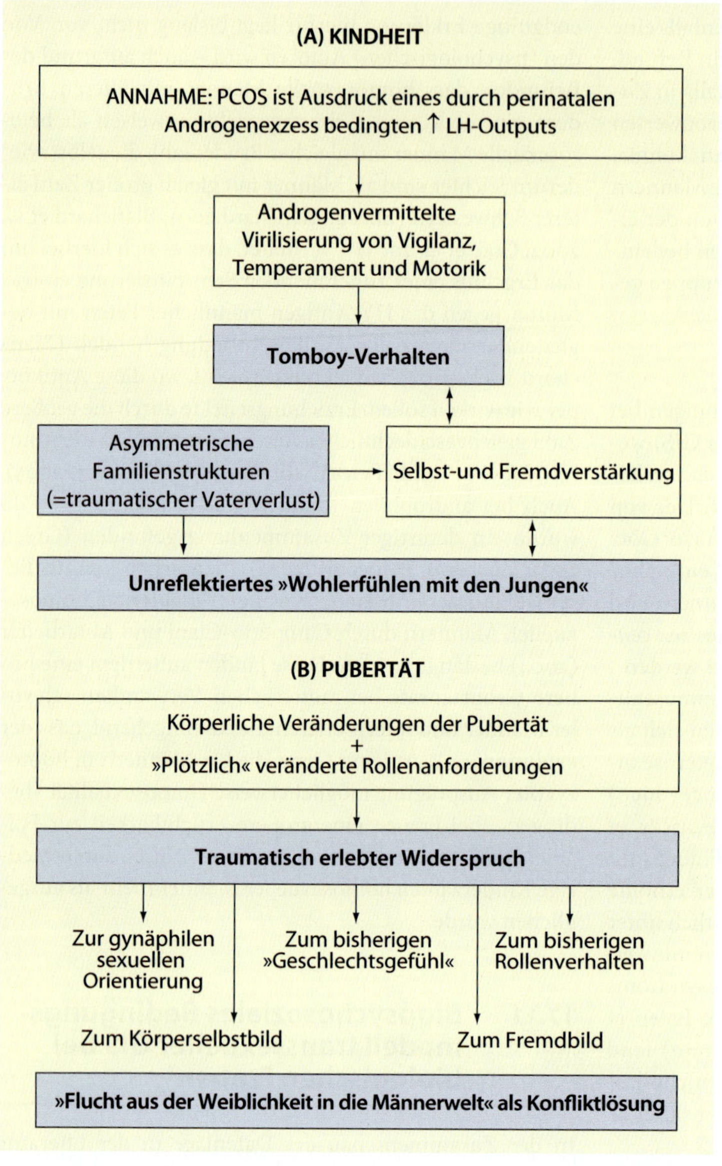

Abb. 17.14. Biopsychosoziales Bedingungsmodell transsexueller Geschlechtsidentitätsstörungen bei gynäphil orientierten biologischen Frauen. *PCOS* polyzystisches Ovarialsyndrom, *LH* luteinisierendes Hormon

Rolle des überdurchschnittlich oft fehlenden Vaters) verstärkt wird.

Erst in der Pubertät kommt es dann zu einer Fixierung der Geschlechtsidentitätstransposition. Hierzu dürften folgende Faktoren wesentlich beitragen:

1. Bewusstwerdung der gynäphilen sexuellen Orientierung, die sehr wahrscheinlich selbst das Ergebnis prä-/perinataler Androgenisierung hypothalamischer *mating centres* und der »inversen« Geschlechtersegregation in der Kindheit ist (Bem 1996) und die mit dem Selbstbild als »Nicht-Frau« konkordant ist.
2. Dezidierte Ablehnung von als »rollendyston« empfundenen Aspekten der körperlichen Weiblichkeit, die eventuell durch hormonell getriggerte Dysphoriezustände verstärkt wird.
3. Ablehnung der damit einhergehenden, als »plötzlich und unpassend« erlebten weiblichen Rollenanforderungen durch die soziale Umwelt.

17.12 Zusammenfassung und Ausblick

Bezüglich der psychosexuellen Entwicklung von **biologischen Männern mit androphiler sexueller Orientierung** (mit oder ohne transsexuelle GIS) gibt es einige wenige indirekte Hinweise auf eine pränatale Hypoandrogenisierung, die jedoch insgesamt inkonsistent und teilweise widersprüchlich sind. Es ist somit gegenwärtig nicht möglich, hierzu kohärente Hypothesen zu formulieren. Während die erhöhte Konkordanz der androphilen Orientierung bei monozygoten männlichen Zwillingen auf noch unbekannte genetische Faktoren verweist, die möglicherweise schon vor der Gonadendifferenzierung wirksam werden, lässt die nachgewiesene erhöhte androphile Entwicklungschance bei Männern mit älteren Brüdern psychoimmunologische Mechanismen vermuten, die noch gänzlich unverstanden sind. In Anbetracht der Tatsache, dass viel mehr Männer ältere Brüder haben als homosexuell oder sogar transsexuell werdende, können diese Mechanismen jedoch für sich genommen ebenso wenig die psychosexuelle Entwicklung erklären wie etwaige (und bislang nicht empirisch fassbare) psychosoziale Faktoren für sich allein.

Demgegenüber ist die transsexuelle Entwicklung von **biologischen Männern mit gynäphiler sexueller Orientierung** sehr wahrscheinlich nur aus ihrer paraphilen Wurzel im transvestitischen Fetischismus und dessen Dekompensation im (wesentlich später auftretenden) transsexuellen Umwandlungsbegehren als »Lösungsversuch« zu verstehen. Die neurobiologischen Mechanismen hierfür dürften gänzlich andere sein und sind bislang noch unbekannt.

Bei **biologischen Frauen mit gynäphiler sexueller Orientierung** (mit und ohne transsexueller GIS) finden sich hingegen eine Vielzahl von Hinweisen auf eine prä-/perinatal stattgehabte Hyperandrogenisierung, die sich dann auch in kognitiven, außersexuellen Verhaltensparametern und nicht zuletzt im Körperbau niederschlägt. Dies wird auch durch die Befunde zur psychosexuellen Entwicklung von Frauen mit bekannter pränataler Hyperandrogenämie sowie durch die oft geschlechtserziehungskonträren Verläufe von pränatal normal androgenisierten Jungen, die in der frühen Kindheit operativ feminisiert und als Mädchen erzogen wurden, nahe gelegt. Allerdings verbietet die Tatsache, dass hyperandrogenämische Zustandsbilder in der weiblichen Normalbevölkerung wesentlich häufiger als transsexuelle GIS sind – bis zu 5% aller Frauen leiden an einem PCOS – ebenso wie die Tatsache, dass viele nachweislich pränatal hyperandrogenämische Frauen nicht homosexuell und auch nicht transsexuell wurden, die Annahme eines monokausalen Zusammenhangs zwischen Gehirnandrogenisierung und psychosexuellem Outcome. Vielmehr dürften hierzu weitere psychosoziale Bedingungsfaktoren erforderlich sein, deren Qualität und Wirkungsweise bislang nur ansatzweise zu vermuten ist. Diese Faktoren würden dann mutmaßlich auch das Phänomen erklären, warum Frauen mit gleichermaßen maskulinisiertem Körperbau, Sozialverhalten, kognitiven Leistungsmerkmalen und gynäphiler sexueller Orientierung entweder (allerdings in der Sexualrolle eher maskulin agierende) Lesben oder aber eben transsexuell werden. Während für die Entwicklung in eine »maskuline Sexualrolle« (*butch*) in Anbetracht des evolutionär tief verankerten Merkmals »sexuelle Orientierung« sehr wahrscheinlich stärker neurobiologische Faktoren verantwortlich sind, dürfte der »letzte Schritt« der transsexuell werdenden biologischen Frauen mit gynäphiler sexueller Orientierung, hinein in eine nur dem Menschen mögliche, evolutionär mithin sehr junge »maskuline Geschlechtsidentität« wohl am ehesten durch besondere psychosoziale Zusatzfaktoren erklärt werden. Allerdings eröffnen die jüngsten Befunde zur genetischen Determination der Gehirnentwicklung **vor** der Gonadendifferenzierung gänzlich neue Erklärungsmöglichkeiten.

Literatur

Adkins-Regan E (1988) Sex hormones and sexual orientation in animals. Psychobiology 16: 335–347

Agate RA, Grisham W, Wade J et al (2003) Neural, not gonadal, origin of brain sex differences in a gynandromorphic finch. Proc Natl Acad Sci USA 100: 4873–4878

Antoszewski B, Kruk-Jeronim J, Malinowski A (1998) Body structure of female-to-male transsexuals. Acta Chir Plast 40: 54–58

Arnold AP, Xu J, Grisham W, Chen X, Kim YH, Itoh Y (2004) Sex chromosomes and brain sexual differentiation. Endocrinology 145(3): 1057–1062

Bailey JM, Bechtold KT, Berenbaum SA (2002) Who are tomboys and why should we study them? Arch Sex Behav 31: 333–341

Bailey JM, Dunne MP, Martin NG (2000) Genetic and environmental influences on sexual orientation and its correlates in an Australian twin sample. J Pers Soc Psychol 78: 524–536

Bailey JM, Zucker KJ (1995) Childhood sex-typed behavior and sexual orientation: A conceptual analysis and quantitative review. Dev Psychol 31: 43–55

Balen AH, Schachter ME, Montgomery D, Reid RW, Jacobs HS (1993) Polycystic ovaries are a common finding in untreated female to male transsexauls. Clin Endocrinol 38: 325–329

Becker H, Gast U, Hartmann U, Weiß-Plumeyer M (1999) Zum Zusammenhang von transsexuellem Empfinden und dissoziativer Identitätsstörung. Diagnostische Überlegungen anhand eines Fallberichts. Sexuologie 6: 129–145

Becker S, Bosinski HAG, Clement U et al (1997) Standards der Behandlung und Begutachtung von Transsexuellen der Deutschen Gesellschaft für Sexualforschung, der Akademie für Sexualmedizin und der Gesellschaft für Sexualwissenschaft. Sexuologie 4: 130–138

Beier KM, Bosinski HAG, Hartmann U, Loewit K (2001) Sexualmedizin – Grundlagen und Praxis. Urban & Fischer, München

Bell AP, Weinberg MS (1980) Der Kinsey-Institut-Report über weibliche und männliche Homosexualität. Bertelsmann, München

Bell AP, Weinberg MS, Hammersmith SK (1981) Der Kinsey-Institut-Report über sexuelle Orientierung und Partnerwahl. Bertelsmann, München

Bem DJ (1996) Exotic becomes erotic: A developmental theory of sexual orientation. Psychol Rev 103: 320–335

Benbow CP, Lubinski D (1993) Consequences of gender differences in mathematical reasoning ability and some biological linkages. In: Haug M, Whalen RE, Aron C, Olsen KL (eds) The development of sex differences and similarities in behavior. Kluwer Academic, Dordrecht

Benjamin H (1966) The transsexual phenomenon. Julian Press, New York

Berenbaum SA (2001) Cognitive function in congenital adrenal hyperplasia (CAH). Endocrinol Metab Clin N Am 30: 173–192

Bettencourt BA, Miller N (1996) Gender differences in aggression as a function of provocation: A meta-analysis. Psychol Bull 119: 422–447

Blanchard R (2001) Fraternal birth order and the maternal immune hypothesis of male homosexuality. Horm Behav 40: 105–114

Blanchard R (2004) Quantitative and theoretical analyses of the relation between older brothers and homosexuality in men. J Theoret Biol 230: 173–187

Blanchard R, Bogaert AF (2004) Proportion of homosexual men who owe their sexual orientation to fraternal birth order: An estimate based on two national probability samples. Am J Hum Biol 16: 151–157

Blanchard R, Zucker KJ, Cavacas A, Allin S, Bradley SJ, Schachter DC (2002) Fraternal birth order and birth weight in probably prehomosexual feminine boys. Horm Behav 41: 321–327

Bogaert AF (2003) Interaction of older brothers and sex-typing in the prediction of sexual orientation in men. Arch Sex Behav 32: 129–134

Bogaert AF (2005) Gender role/identity and sibling sex ratio in homosexual men. J Sex Marital Ther 31: 217–227

Bosinski HAG (1994) Zur Klassifikation von Geschlechtsidentitätsstörungen bei Männern. Sexuologie 1: 195–212

Bosinski HAG (1996) Nosologie der Geschlechtsidentitätsstörungen – Historischer Hintergrund und aktuelle Klassifikationssysteme. Sexuologie 3: 92–105

Bosinski HAG (2000a) Determinanten der Geschlechtsidentität – Neue Befunde zu einem alten Streit. Sexuologie 7: 96–140

Bosinski HAG (2000b) Frau-zu-Mann-Transsexualismus: Ein biopsychosozialer Erklärungsansatz. Humanontogenetik 2: 69–86

Bosinski HAG (2001a) Geschlechtsidentitätsstörungen im Kindesalter. In: Lauth GW, Brack U, Linderkamp F (Hrsg) Praxishandbuch: Verhaltenstherapie bei Kindern und Jugendlichen. Beltz-PVU, Weinheim, S 265–274

Bosinski HAG (2001b) Psychosexuelle Probleme bei Störungen der somatosexuellen Entwicklung. Med Genet 13: 42–45

Bosinski HAG (2005) Psychosexuelle Probleme bei Intersex-Syndromen. Sexuologie 12: 31–59

Bosinski HAG, Schröder I, Peter M, Arndt R, Wille R, Sippell WG (1997a) Anthropometrical measurements and androgen levels in males, females, and hormonally untreated female-to-male transsexuals. Arch Sex Behav 26: 143–157

Bosinski HAG, Peter M, Bonatz G et al (1997b) A higher rate of hyperandrogenic disorders in female-to-male transsexuals. Psychoneuroendocrinology 22: 361–380

Brown WM, Hines M, Fane BA, Breedlove SM (2002) Masculinized finger length patterns in human males and females with congenital adrenal hyperplasia (CAH). Horm Behav 42: 380–386

Buck JJ, Williams RM, Hughes IA, Acerini CL (2003) In-utero androgen exposure and 2nd-to-4th digit length ratio-comparisons between healthy controls and females with classical congenital adrenal hyperplasia. Hum Reprod 18: 976–979

Byne W, Tobet S, Mattiace LA et al (2001) The interstitial nuclei of the human anterior hypothalamus: An investigation of variation with sex, sexual orientation, and HIV status. Horm Behav 40: 86–92

Camperio-Ciani A, Corna F, Capiluppi C (2004) Evidence for maternally inherited factors favouring male homosexuality and promoting female fecundity. Proc R Soc Lond B Biol Sci 271: 2217–2221

Cantor JM, Blanchard R, Paterson AD, Bogaert AF (2002) How many gay men owe their sexual orientation to fraternal birth order? Arch Sex Behav 31: 63–71

Carani C, Rochira V, Faustini-Fustini M, Balestrieri A, Granata AR (1999) Role of oestrogen in male sexual behaviour: Insights from the natural model of aromatase deficiency. Clin Endocrinol 51: 517–524

Chivers ML, Bailey JM (2000) Sexual orientation of female-to-male transsexuals: A comparison of homosexual and nonhomosexual types. Arch Sex Behav 29: 259–278

Cohen-Kettenis PT, van Goozen SH, Doorn CD, Gooren LJ (1998) Cognitive ability and cerebral lateralisation in transsexuals. Psychoneuroendocrinology 23: 631–641

Cosentino CE, Meyer-Bahlburg HFL, Alpert JL, Gaines R (1993) Cross-gender behavior and gender conflict in sexually abused girls. J Am Acad Child Adolesc Psychiatry 32: 940–947

Cote K, Blanchard R, Lalumiere ML (2003) The influence of birth order on birth weight: does the sex of preceding siblings matter? J Biosoc Sci 35:455–462

Dancey CP (1990) Sexual orientation in women: an investigation of hormonal and personality variables. Bioo Psychol 30: 251–264Bosinski HAG, Arndt R, Sippell WG, Wille R (1996) Geschlechtsidentitätsstörungen bei Kindern und Jugendlichen: Nosologie und Epidemiologie. Monatsschr Kinderheilkd 144: 1235–1241

De Bellis MD, Keshavan MS, Beers SR et al (2001) Sex differences in brain maturation during childhood and adolescence. Cerebr Cortex 11: 552–557

De Vries GJ (2004) Sex differences in adult and developing brains; compensation, compensation, compensation. Endocrinology 145(3): 1063–1068

Devor H (1994) Transsexualism, dissociation, and child abuse: An initial discussion based on nonclinical data. J Psychol Hum Sex 6: 49–72

Dewing P, Shi T, Horvath S, Vilain E (2003) Sexually dimorphic gene expression in mouse brain precedes gonadal differentiation. Brain Res Mol Brain Res 21: 82–90

Dittmann RW, Kappes MH, Kappes ME et al (1990a) Congenital adrenal hyperplasia I: Gender-related behavior and attitudes in female patients and sisters. Psychoneuroendocrinology 15: 401–420

Dittmann RW, Kappes MH, Kappes ME et al (1990b) Congenital adrenal hyperplasia II: Gender-related behavior and attitudes in female salt-wasting and simple-virilizing patients. Psychoneuroendocrinology 15: 421–434

Dörner G, Rohde W, Seidel K, Haas W, Schott G (1976) On the evocability of positive estrogen feedback action on LH secretion in transsexual men and women. Endokrinologie 67: 20–25

Dörner G, Poppe I, Stahl F, Kölzsch J, Uebelhack R (1991) Gene- and environment-dependent neuroendocrine etiogenesis of homosexuality and transsexualism. Exp Clin Endocrinol 98: 141–150

Dörr HG, Sippell WG (1993) Adrenogenitales Syndrom (AGS) mit 21-Hydroxylase-Defekt. Monatsschr Kinderheilkd 141: 609–621

Eagly AH (1993) Sex differences in human social behavior: Meta-analytic studies of social psychological research. In: Haug M, Whalen RE, Aron C, Olsen KL (eds) The development of sex differences and similarities in behavior. Kluwer Academic, Dordrecht, pp 421–436

Eckes T, Trautner HM (2000) Developmental social psychology of gender: An integrative framework. In: Eckes T, Trautner HM (eds) The developmental social psychology of gender. Erlbaum, Mahwah, NJ, pp 3–32

Ehrhardt AA, Grisanti G, McCauley EA (1979) Female-to-male transsexuals compared to lesbians: Behavioral patterns of childhood and adolescent development. Arch Sex Behav 8: 481–490

Eicher W (1992) Transsexualismus. Möglichkeiten und Grenzen der Geschlechtsumwandlung, 2. Aufl. Fischer, Stuttgart

Ellis L, Blanchard R (2001) Birth order, sibling sex ratio, and maternal miscarriages in homosexual and heterosexual men and women. Pers Ind Diff 30: 543–552

Finegan JA, Bartleman B, Wong PY (1989) A window for the study of prenatal sex hormone influences on postnatal development. J Genet Psychol 150: 101–112

Finegan JA, Quarrington BJ, Hughes HE, Mervyn JM, Hood JE, Zacher JE, Boyden M (1990) Child outcome following mid-trimester amniocentesis: development, behaviour, and physical status at age 4 years. Br J Obstet Gynaecol 97: 32–40

Finegan JA, Sitarenios G, Bolan PL, Sarabura AD (1996) Children whose mothers had second trimester amniocentesis: follow up at school age. Br J Obstet Gynaecol 103:214–218

Futterweit W, Weiss RA, Fagerstrom RM (1986) Endocrine evaluation of 40 female-to-male transsexuals: Increased frequency of polycystic ovarian disease in female transsexualism. Arch Sex Behav 15: 69–78

Gladue BA, Bailey JM (1995a) Spatial ability, handedness, and human sexual orientation. Psychoneuroendocrinology 20: 487–497

Gladue BA, Bailey JM (1995b) Aggressiveness, competitiveness, and human sexual orientation. Psychoneuroendocrinology 20: 475–485

Gladue BA, Beatty WW, Larson J, Staton RD (1990) Sexual orientation and spatial ability in men and women. Psychobiology 18: 101–108

Götz F, Rohde W, Dörner G (1991) Neuroendocrine differentiation of sex-specific gonadotropin secretion, sexual orientation and gender role behaviour. In: Haug M; Brain PF, Aron C (eds) Heterotypical behaviour in man and animals. Chapman & Hall, London, pp 167–195

Green R (2000) Birth order and ratios of brothers to sisters in transsexuals. Psychol Med 30: 789–795

Grimshaw G, Zucker KJ, Bradley SJ, Lowry CB, Mitchell JN (1991) Verbal and spatial ability in boys with gender identity disorder. Poster presented at the International Academy of Sex Research, Barrie, Ontario

Grimshaw GM, Sitarenios G, Finegan JA (1995) Mental rotation at 7 years: relations with prenatal testosterone levels and spatial play experiences. Brain Cogn 29: 85–100

Grön G, Wunderlich AP, Spitzer M, Tomczak R, Riepe MW (2000) Brain activation during human navigation: Gender-different neural networks as substrate of performance. Nature Neurosci 3: 404–408

Gur RC, Alsop D, Glahn D et al (2000) An fMRI study of sex differences in regional activation to a verbal and a spatial task. Brain Lang 74: 157–170

Gur RC, Gunning-Dixon F, Bilker WB, Gur RE (2002) Sex differences in temporo-limbic and frontal brain volumes of healthy adults. Cerebr Cortex 12: 998–1003

Hall CM, Jones JA, Meyer-Bahlburg HFL et al (2004) Behavioral and physical masculinization are related to genotype in girls with congenital adrenal hyperplasia (CAH). J Clin Endocrinol Metab 89: 419–424

HBIGDA (Harry Benjamin International Gender Dysphoria Association) (2001) Standards of Care for Gender Identity Disorders, 6th Version. Int J Transgend 5, online. http://www.symposion.com/ijt/soc_2001/index.htm

Hines M (2003) Brain gender. Oxford University Press, New York

Hines M, Kaufman FR (1994) Androgen and the development of human sex-typical behavior: Rough-and-tumble play and sex of preferred playmates in children with congenital adrenal hyperplasia (CAH). Child Dev 65: 1042–1053

Hines M, Sandberg EC (1996) Sexual differentiation of cognitive abilities in women exposed to diethylstilbestrol (DES) prenatally. Horm Behav 30: 354–363

Hines M, Fane BA, Pasterski VL, Mathews GA, Conway GS, Brook C (2003) Spatial abilities following prenatal androgen abnormality: targeting and mental rotations performance in individuals with congenital adrenal hyperplasia. Psychoneuroendocrinology 28(8): 1010–1026

Hiort O, Holterhus PM, Sinnecker GHG, Krus K (1999) Androgenresistenzsyndrome – klinische und molekulare Grundlagen. Dtsch Ärztebl 96(11): A-686–692

Holterhus PM, Hiort O, Demeter J, Brown PO, Brooks JD (2003) Differential gene-expression patterns in genital fibroblasts of normal males and 46, XY females with androgen insensitivity syndrome: evidence for early programming involving the androgen receptor. Genome Biol 4: R37

Imperato-McGinley J, Peterson RE, Gautier T (1984) Primary and secondary 5α-reductase deficiency. In: Serio M, Motta M, Zanissi M, Martini L (eds) Sexual differentiation. Basic and clinical aspects. Raven, New York

Jacklin CN, Maccoby EE, Doering CH (1983) Neonatal sex-steroid hormones and timidity in 6–18-month-old boys and girls. Dev Psychobiol 16: 163–168

Jacklin CN, Maccoby EE, Doering CH, King DR (1984) Neonatal sex-steroid hormones and muscular strength of boys and girls in the first three years. Dev Psychobiol 17: 301–310

Jacklin CN, Wilcox KT, Maccoby EE (1988) Neonatal sex-steroid hormones and cognitive abilities at six years. Dev Psychobiol 21: 567–574

Knight GP, Fabes RA, Higgins DA (1996) Concerns about drawing causal inferences from meta-analyses: An example in the study of gender differences in aggression. Psychol Bull 119: 410–421

Kruijver FPM, Zhou J-N, Pool CW, Hofman MA, Gooren LJG, Swaab DF (2000) Male-to-female transsexuals have female neuron numbers in a limbic nucleus. J Clin Endocrinol Metab 85: 2034–2041

La Torre RA, Gossmann I, Piper WE (1976) Cognitive style, hemispheric specialization, and tested abilities of transsexuals and nontranssexuals. Percept Mot Skills 43: 719–722

Langer D (1995) Psychiatrische Gedanken zur Verselbständigung des Prozesses der Geschlechtsumwandlung und zur Rolle der Begutachtung. Sexuologie 2: 263–275

Le Vay S (1991) A difference in hypothalamic structure between heterosexual and homosexual men. Science 253: 1034–1037

Lippa RA (2003) Are 2D:4D finger-length ratios related to sexual orientation? Yes for men, no for women. J Pers Soc Psychol 85: 179–188

Liss MB (1983) Learning gender-related skills through play. In: Liss MB (ed) Social and cognitive skills: Sex roles and children's play. Academic Press, New York, pp 147–167

Loehlin JC, McFadden D (2003) Otoacoustic emissions, auditory evoked potentials, and traits related to sex and sexual orientation. Arch Sex Behav 32: 115–127

Maccoby EE (1998) The two sexes. Growing up apart, coming together. Havard University Press, Cambridge, MA

Maccoby EE, Jacklin CN (1980) Sex differences in aggression. A rejoinder and reprise. Child Dev 51: 964–980

Maccoby EE, Doering CH, Jacklin CN, Kraemer H (1979) Concentrations of sex hormones in umbilical-cord blood: Their relation to sex and birth order of infants. Child Devel 50: 632–642

Manning JT (2002) Digit ratio. A pointer to fertility, behavior, and health. Rutgers University Press, New Brunswick

Marcus J, Maccoby EE, Jacklin CN, Doering CH (1985) Individual differences in mood in early childhood: their relation to gender and neonatal sex steroids. Dev Psychobiol 18(4): 327–340

McCormick C, Witelson SF (1991) A cognitive profile of homosexual men compared to heterosexual men and women. Psychoneuroendocrinology 16: 459–473

McFadden D (1998) Sex differences in the auditory system. Dev Neuropsychol 14: 261–298

McFadden D (2002) Masculinization effects in the auditory system. Arch Sex Behav 31: 99–111

McFadden D, Loehlin JC (1995) On the heritability of spontaneous otoacoustic emissions: A twins study. Hear Res 85: 181-98

Meyer-Bahlburg HFL (1992) Möglichkeiten und Grenzen psychoendokrinologischer Erklärungsansätze für die menschliche Geschlechtertypik. In: Wessel KF, Bosinski HAG (Hrsg) Interdisziplinäre Aspekte der Geschlechterverhältnisse in einer sich wandelnden Zeit. Kleine, Bielefeld, S 103–120

Meyer-Bahlburg HFL (1993) Gender identity development in intersex patients. Child Adolesc Psychiatr Clin N Am 2: 501–512

Meyer-Bahlburg HFL (1998) Gender assignment in intersexuality. J Psychol Hum Sex 10: 1–21

Money J, Ehrhardt AA (1975) Männlich – Weiblich: Die Entstehung der Geschlechtsunterschiede. Rowohlt, Reinbek

Mustanski BS, Dupree MG, Nievergelt CM, Bocklandt S, Schork NJ, Hamer DH (2005) A genomewide scan of male sexual orientation. Hum Genet 116: 272–278

Neave N, Menaged M, Weightman DR (1999) Sex differences in cognition: the role of testosterone and sexual orientation. Brain Cogn 41: 245–262

Osburg S, Weitze C (1993) Betrachtungen über zehn Jahre Transsexuellengesetz. Recht Psychiatrie 11: 2–26
Pearcey SM, Docherty KJ, Dabbs JM Jr (1996) Testosterone and sex role identification in lesbian couples. Physiol Behav 60: 1033–1035
Perkins MW (1981) Female homosexuality and body build. Arch Sex Behav 10: 337–345
Pfäfflin F, Junge A (1992) Nachuntersuchungen nach Geschlechtsumwandlung. Eine kommentierte Literaturübersicht 1961–1991. In: Pfäfflin F; Junge A (Hrsg) Geschlechtsumwandlung. Abhandlungen zur Transsexualität. Schattauer, Stuttgart, S 149–457
Phillips G, Over R (1995) Differences between heterosexual, bisexual, and lesbian women in recalled childhood experiences. Arch Sex Behav 24: 1–20
Puterbaugh G (ed) (1990) Twins and homosexuality. A casebook. Garland, New York
Rahman Q, Wilson GD (2003) Large sexual-orientation-related differences in performance on mental rotation and judgment of line orientation tasks. Neuropsychology 17: 25–31
Rahman Q, Wilson GD, Abrahams S (2003) Sexual orientation related differences in spatial memory. J Int Neuropsychol Soc 9: 376–383
Reiner WG, Gearhart JP (2004) Discordant sexual identity in some genetic males with cloacal exstrophy assigned to female sex at birth. N Engl J Med 350: 333–341
Reiner WG, Gearhart JP, Jeffs R (2000) Psychosexual dysfunction in males with genital anomalies: Late adolescence, Tanner stages IV to VI. Comment in: J Am Acad Child Adolesc Psychiatry 39: 11
Resko JA, Perkins A, Roselli CE, Fitzgerald JA, Choate JV, Stormshak F (1996) Endocrine correlates of partner preference behavior in rams. Biol Reprod 55: 120–126
Rochira V, Balestrieri A, Madeo B, Baraldi E, Faustini-Fustini M, Granata AR, Carani C (2001) Congenital estrogen deficiency: in search of the estrogen role in human male reproduction. Mol Cell Endocrinol 178: 107–115
Roselli CE, Larkin K, Resko JA, Stellflug JN, Stormshak F (2004) The volume of a sexually dimorphic nucleus in the ovine medial preoptic area/anterior hypothalamus varies with sexual partner preference. Endocrinology 145: 478–483
Ruble DN, Martin CL (1997) Gender development. In: Damon W (ed) Handbook of child psychology, 5th edn, vol 3: Social, emotional, and personality development. Wiley, New York, pp 933–1016
Sanders G, Wright M (1997) Sexual orientation differences in cerebral asymmetry and in the performance of sexually dimorphic cognitive and motor tasks. Arch Sex Behav 26: 463–480
Savic I, Berglund H, Lindström P (2005) Brain response to putative pheromones in homosexual men. Proc Natl Acad Sci USA 102: 7356–7361
Singh D, Vidaurri M, Zambarano RJ, Dabbs JM Jr (1999) Lesbian erotic role identification: behavioral, morphological, and hormonal correlates. J Pers Soc Psychol 76: 1035–1049
Slabbekoorn D, van Goozen SH, Megens J, Gooren LJ, Cohen-Kettenis PT (1999) Activating effects of cross-sex hormones on cognitive functioning: a study of short-term and long-term hormone effects in transsexuals. Psychoneuroendocrinology 24: 423–447
Trautner HM, Gervai J, Németh R (2003) Appearance-reality distinction and development of gender constancy understanding in children. Int J Behav Dev 27: 275–283
Tuttle GE, Pillard RC (1991) Sexual orientation and cognitive abilities. Arch Sex Behav 20: 307–318
Voyer D, Voyer S, Bryden MP (1995) Magnitude of sex differences in spatial abilities: A meta-analysis and consideration of critical variables. Psychol Bull 117: 250–270
Wallen K (1996) Nature needs nurture: The interaction of hormonal and social influences on the development of behavioral sex differences in rhesus monkeys. Horm Behav 30: 364–378
Wallen K (2001) Sex and context: Hormones and primate sexual motivation. Horm Behav 40: 339–357
Wegesin DJ (1998) A neuropsychologic profile of homosexual and heterosexual men and women. Arch Sex Behav 27: 91–108
Williams JT, Pepitone ME, Christensen SE et al (2000) Finger-length ratios and sexual orientation. Nature 404: 455–456
Woodson JC, Gorski RA (1999) Structural sex differences in the mammalian brain: Reconsidering the male/female dichotomy. In: Matsumoto A (ed) Sexual differentiation of the brain. CRC Press, Boca Raton, FL, pp 229–255
Zhou JN, Hofman MA, Gooren LJ, Swaab DF (1995) A sex difference in the human brain and its relation to transsexuality. Nature 378: 68–70
Zucker KJ (2002) Intersexuality and gender differentiation. J Pediatr Adolesc Gyencol 15: 3–13
Zucker KJ, Blanchard R (2003) Birth order in the *Fakafefine*. J Sex Marital Ther 29: 251–253
Zucker KJ, Bradley SJ (1995) Gender identity disorders and psychosexual problems in children and adolescents. Guilford, New York
Zucker KJ, Bradley SJ, Ipp M (1993) Delayed naming of a newborn boy: Relationship to the mother's wish for a girl and subsequent cross-gender identity in the child by the age of two. J Psychol Hum Sex 6: 57–68
Zucker KJ, Bradley SJ, Oliver G, Blake J, Fleming S, Hood J (1996) Psychosexual development of women with congenital adrenal hyperplasia [CAH]. Horm Behav 30: 300–318
Zumkley H (1994) The stability of aggressive behavior: A meta-analysis. Ger J Psychol 18: 273–281

Sexualstörungen – Störungen der Sexualpräferenz, Paraphilien

Peer Briken, Andreas Hill und Wolfgang Berner

17.13 Diagnosegruppen

Bei Paraphilien bzw. Störungen der Sexualpräferenz handelt es sich um Diagnosegruppen gemäß der internationalen Klassifikationssysteme DSM IV bzw. ICD-10 (◘ Tab. 17.4 und 17.5). Der größte Teil der bisher durchgeführten wissenschaftlichen Untersuchungen bezieht sich aber auf unterschiedliche Sexualstraftätergruppen (z.B. Kinder Missbrauchende oder Vergewaltiger). Das liegt möglicherweise daran, dass diese Klientel leichter zu untersuchen ist als Paraphile aus dem sogenannten Dunkelfeld und dass ein größeres öffentliches Interesse an der Untersuchung von Sexualstraftätergruppen besteht. Die dabei im Vordergrund stehende juristische Terminologie darf nicht mit der medizinisch-diagnostischen gleichgesetzt werden. Die untersuchten Stichproben werden oft nicht anhand gängiger diagnostischer Kriterien beschrieben. Dieses methodische Problem bedingt einen Bias der Untersuchungsergebnisse, der nicht immer Rückschlüsse auf die Gesamtgruppe der Paraphilen zulässt. Die im Folgenden dargestellten Ergebnisse sollten vor diesem Hintergrund relativiert werden.

17.14 Anatomie, Imaging, Neurophysiologie

17.14.1 Anatomie

Man ist heute überwiegend der Meinung, dass es eine einzelne Hirnlokalisation für »Begehren« nicht gibt (Rowland 1995). Begehren dürfte eher einen Zustand hoher Sensitivität in den Bahnen darstellen, die für sexuelle Erregung verantwortlich sind. Diese kann hormonell, durch Wahrnehmung äußerer Stimuli, aber auch durch Wahrnehmung eigener Stimuliertheit in einer sich aufschaukelnden Rückkopplungsschleife in Gang kommen. Viele Teile dieses Prozesses laufen unbewusst ab, wie Priming-Experimente zeigen konnten (Everaerd et al. 2001).

Eine Hauptkomponente männlichen Sexualverhaltens scheint die **mediale päoptische Region des Hypothalamus** zu sein, von der besonders der zentrale, sexuell dimorphe und beim Mann größere Kern, der viele Testosteronrezeptoren besitzt, von Bedeutung ist. Diese Region hat wahrscheinlich weniger mit sexueller Motivation und Begeh-

◘ **Tab. 17.4.** Definition nach ICD-10 und DSM IV

ICD-10 (F65) Störungen der Sexualpräferenz	DSM IV (302) Paraphilie
G1: Wiederholt auftretende intensive sexuelle Impulse und Phantasien, die sich auf ungewöhnliche Gegenstände oder Aktivitäten beziehen G2: Handelt entsprechend diesen Impulsen und Phantasien, oder fühlt sich durch sie deutlich beeinträchtigt	Wiederkehrende, intensive sexuell erregende Phantasien, sexuell dranghafte Bedürfnisse oder Verhaltensweisen, die sich im Allgemeinen beziehen auf 1. nichtmenschliche Objekte, 2. das Leiden oder die Demütigung – der eigenen Person oder eines Partners, oder – von Kindern oder anderen nicht einwilligenden oder nicht einwilligungsfähigen Personen
G3: Diese Präferenz besteht seit mindestens sechs Monaten	und die über einen Zeitraum von mindestens 6 Monaten auftreten
	Obligat oder episodisch
Leiden oder Beeinträchtigung in sozialen, beruflichen oder anderen Lebensbereichen	Leiden oder Beeinträchtigung in sozialen, beruflichen oder anderen Lebensbereichen

◘ **Tab. 17.5.** Spezielle Klassifikation

ICD-10/Präferenzstörung	DSM IV Paraphilie
Exhibitionismus (F65.2)	Exhibitionismus (302.4)
Fetischismus (F65.0)	Fetischismus (302.81)
	Frotteurismus (302.89)
Pädophilie (F65.4)	Pädophilie (302.2)
Sadomasochismus (F65.5)	Sexueller Masochismus (302.83)
	Sexueller Sadismus (302.84)
Fetischistischer Transvestitismus (F65.1)	Transvestitischer Fetischismus (302.3)
Voyeurismus (F65.3)	Voyeurismus (302.82)
Multiple, sonstige und nicht näher bezeichnete Störungen der Sexualpräferenz (F65.6, F65.8 und F65.9)	Nicht näher bezeichnete Paraphilie (302.9)

ren als mit der Koordination von Bewegungen und körperlichen Prozessen zu tun. An der Vermittlung von Begehren und Lust dürfte nach bisherigen Befunden eher der **Nucleus accumbens** und die **Amygdala** beteiligt sein.

Eine Stimulierung der Amygdala führt im Tierexperiment zu einer verstärkten dopaminergen Aktivierung der medialen präoptischen Region mit gesteigertem sexuellem Interesse. Dopaminerge Projektionen vom Nucleus accumbens zur medialen präoptischen Region sind Teil des mesolimbischen sogenannten Belohnungssystems. Die gleichen Bahnen spielen auch für das Craving bei der Einnahme von Suchtmitteln eine Rolle. Der Nucleus accumbens wiederum erhält Projektionen aus dem ventralen tegmentalen Areal des Mittelhirns und projiziert seinerseits z.T. über Zwischenstationen in weite Teile des (Frontal-)Kortex. So ist es nicht verwunderlich, dass die dopaminergen Projektionen aus der Amygdalaregion und dem Nucleus accumbens zur medialen präoptischen Region zu dem beitragen, was wir Motivation nennen. Daneben ist Dopamin an der Steuerung des generellen Erregungsniveaus (Arousal) beteiligt, das auch im Falle sexueller Stimulierung ansteigt. Im Tierversuch erleichtert Stimulierung der Dopaminrezeptoren in der medialen präoptischen Region die Kopulation, durch Anstieg der sexuellen Motivation und der genitalen Reflexbereitschaft. Die dopaminerge Aktivität wird wiederum durch Testosteron reguliert (Meston u. Fröhlich 2000).

Es gibt bisher wenige Arbeiten, die die bei sexueller Erregung involvierten kortikalen Strukturen untersucht haben. Von Bedeutung ist möglicherweise das Claustrum, das an Prozessen der visuellen Vorstellung beteiligt sein und Verbindungen zum limbischen System haben könnte. Außerdem finden sich bei sexueller Erregung verstärkte Aktivierungen im Gyrus cinguli, im orbitofrontalen Kortex, im Neostriatum und im Hypothalamus, also in Hirnbereichen, die mit Emotionalität in Verbindung stehen. Eine reduzierte Aktivität wurde in Temporalhirnregionen gemessen. Nach Redoute et al. (2000) beinhaltet sexuelles »Arousal« (Erregung) neben den physiologischen Vorgängen in den Geschlechtsorganen und ihren zentralen Repräsentanten eine kognitive, emotionale und »motivationale« Komponente. Dabei könnten der orbitofrontale Kortex mit der kognitiven und emotionalen Komponente und die Aktivierung im Gyrus cinguli mit den motivationalen Komponenten und autonomen Reaktionen in Zusammenhang stehen.

17.14.2 Imaging

Frontalhirn

Das Frontalhirn ist für die Exekutivfunktionen, Planung und Verhaltensregulation zuständig. Insgesamt weisen bisherige Studien darauf hin, dass besonders die orbitomediale Area an inhibitorischen Kontrollfunktionen beteiligt ist. Patienten mit Läsionen, Verletzungen oder Tumoren in diesem Gebiet können feindselig und impulsiv reagieren. Allerdings ist gewalttätiges, kriminelles Verhalten bei Personen, die zuvor nicht zu Gewalttätigkeit neigten, nach Läsionen eher selten. Viele neuere, methodisch z.T. anspruchsvolle Studien weisen allerdings auf einen **deutlichen Zusammenhang zwischen Frontalhirnstörungen und Antisozialität** (Hirnvolumenminderung, Hypoperfusion, spezifisch linksfrontale oder orbitofrontale Störungen) hin (Brower u. Price 2001).

Einige Befunde im Kontext von Frontalhirnläsionen betreffen auch sexuelle Impulsivität (paraphile oder allgemein gesteigerte Sexualität). Sie lassen sich am ehesten als **allgemeine Enthemmung und nicht als gesteigertes sexuelles Verlangen** im eigentlichen Sinne interpretieren (frontale und periventrikuläre Läsionen bei multipler Sklerose, Frontalhirnläsionen nach Meningiomen oder Aneurysmata, demenzielle Erkrankungen).

Ältere Studien erbrachten Hinweise auf Frontalhirnauffälligkeiten bei Männern, die Kinder missbraucht hatten. Pädosexuell Auffällige zeigten auch einen erniedrigten globalen zerebralen Blutfluss im Vergleich zu Vergewaltigern bzw. Normalpersonen (Überblick bei Cohen et al. 2002), ein vermindertes linksfrontales Hirnvolumen im Computertomogramm (CT) gegenüber anderen Sexualstraftätern und einer Straftätergruppe ohne sexuelle Delikte.

Temporalhirn

Verbindungen zwischen Gewalttätigkeit und Temporallappenauffälligkeiten sind vielfach beschrieben worden und legen insgesamt nahe, dass Läsionen in diesem Gebiet zu einer Steigerung aggressiven Verhaltens beitragen können, es in vielen Fällen aber auch nicht tun. Positronenemissionstomographie(PET)-Studien an gewalttätigen Stichproben weisen auf einen Hypometabolismus in diesem Bereich hin (Volavka 2002).

Tierexperimentelle Studien zeigen den Einfluss des **temporolimbischen Systems** auf hypersexuelle Symptome. Erektionen können bei Primaten durch direkte Stimulation in Regionen des limbischen Systems hervorgerufen werden. Läsionen im limbischen System (z.B. im Septum) können zu gesteigertem sexuellem Verlangen führen. Bilaterale Läsionen der Temporallappen wie beim Klüver-Bucy-Syndrom sind u.a. durch hypersexuelles Verhalten gekennzeichnet und nach heutiger Ansicht auf den Wegfall hemmender Einflüsse der Nuclei amygdalae auf die mediale präoptische Region zurückzuführen (Le Doux 2002). Einige Studien fanden eine Verbindung zwischen Temporallappenepilepsie und Hyposexualität. Vereinzelt werden auch sexuelle Präferenzänderungen (Pädophilie) bei Störungen im Temporallappen (auch als Epilepsiemanifestation) berichtet (Mendez et al. 2000).

Erste CCT-Untersuchungen (kraniale Computertomographie) der Arbeitsgruppe um Hucker und Langevin (Langevin 1992) fanden bei pädophilen Patienten (N = 41) häufiger linkstemporale Auffälligkeiten. Bei Patienten mit sadistischen Tendenzen (verglichen wurden 51 Sexualstraftäter mit 36 nichtgewalttätigen nichtsexuellen Straftätern) fanden sich im CCT vermehrt rechtsseitige Erweiterungen des Temporalhorns, aber auch bilaterale Veränderungen. Wright et al. (1990) fanden im CCT bei Pädophilen im Vergleich zu anderen Sexualstraftätern eine Volumenminderung in der Temporallappenregion. Cohen et al. (2002) verglichen in einer PET-Untersuchung 7 Pädophile mit 7 Kontrollpersonen in drei durch auditive Stimuli hervorgerufenen sexuellen Aktivierungsstadien (neutrale Geschichten sowie Erzählungen über den erotischen Kontakt mit einem kleinen Mädchen und einer erwachsenen Frau). Die sexuelle Erregung wurde von den Untersuchten selbst eingeschätzt und mit Phallometrie gemessen. Unter neutralen Bedingungen zeigten die pädophilen Patienten einen verminderten Glukosemetabolismus im rechtsinferioren temporalen Kortex und im superioren ventralen frontalen Gyrus, wobei dieses Ergebnis nach Korrektur gegenüber den Kontrollprobanden nicht mehr statistisch signifikant war. Einen Überblick über die bisherigen Publikationen zur Bildgebung gibt ◘ Tab. 17.6.

Hirnverletzungen und unspezifische Auffälligkeiten

Simpson et al. (1999) haben in einem Kollektiv von 445 Personen mit Hirnverletzungen 29 Personen (6,5% aller bzw. 7,9% der Männer) beschrieben, die wegen sexueller Übergriffe aufgefallen waren. Es handelte sich ausschließlich um Männer, fast immer wurde eine Impulskontrollstörung diagnostiziert, nur bei wenigen bestand der Verdacht einer Präferenzstörung im eigentlichen Sinn; gesichert wurde die Diagnose in vier Fällen. Am häufigsten war die Tendenz zu impulsiven Berührungen, Exhibitionismus und dem Erzwingen eines sexuellen Kontakts. Das »Ausweichen auf kindliche Sexualobjekte« (nie das Vollbild einer Pädophilie) trat bei 7 der 29 Betroffenen auf. Die Patienten mit sexuellen Übergriffen (meist auf das Pflegepersonal, das am meisten mit ihnen beschäftigt war), hatten durchschnittlich schwerere Traumen als die anderen Patienten des Kollektivs, und überwiegend waren Frontal-, Temporal- und Parietalhirn manchmal unter Einschluss von Hirnstamm und der Thalamus-Hypothalamus-Region betroffen. Dem müssen die Befunde von Aigner et al. (2000) gegenübergestellt werden, die bei MRT-Untersuchungen signifikant häufiger »unspezifische Gehirnabnormitäten« an besonders gewalttätigen Sexualstraftätern gegenüber weniger gewalttätigen feststellten (59,4% vs. 22,2%). Briken et al. (2005) fanden in einer Nachuntersuchung von Gutachten über Männer, die ein sexuell motiviertes Tötungsdelikt begangen hatten, bei 31% (50 von 166 Personen) Hinweise auf eine hirnorganische Auffälligkeit. Die Männer mit Auffälligkeiten hatten u.a. eine höhere Anzahl von Paraphiliediagnosen.

Blanchard et al. (2002) untersuchten, inwieweit **Hirnverletzungen in der Kindheit** das Risiko für die Entwicklung einer Pädophilie erhöhen. Dazu wurden 1206 Patienten anhand phallometrisch bestimmter sexueller Präferenz als Pädophile (n = 413) oder Nichtpädophile (N = 793) dichotomisiert. Die Informationen über Schädel-Hirn-Traumata wurden mittels eines Selbstratings (keine Bildgebung) erhoben. Die Ergebnisse zeigten, dass Unfälle in der Kindheit, die Bewusstlosigkeit verursacht hatten, mit niedrigerem Intelligenzniveau, schlechterem Bildungsstand und Pädophilie assoziiert waren (bei 10,2% der Pädophilien hatte es Unfälle gegeben, die Bewusstlosigkeit von mindestens 30 min zur Folge hatten). Signifikant waren diese Ergebnisse für Verletzungen vor dem 6. Lebensjahr.

Nach Meinung der Autoren sind diese Ergebnisse nach zwei Richtungen interpretierbar:

1. Traumatische zentralnervöse Beeinträchtigungen in der Kindheit könnten direkt zum Auftreten einer Pädophilie führen.
2. Eine vorbestehende Entwicklungsstörung könnte sowohl die Neigung zu Unfällen als auch zur Pädophilie begünstigen.

Ein mögliches Bindeglied zwischen Entwicklungsstörung, Unfallneigung und Pädophilie könnte auch das **hyperkinetische Syndrom** (ADHS) sein, bei dem einerseits eine Neigung zu Unfällen nachgewiesen wurde und das andererseits auch in der Vorgeschichte von Pädophilen überdurchschnittlich häufig angenommen wird (Kafka u. Hennen 2002). In einer weiteren Arbeit fanden Blanchard et al. (2003) Ergebnisse, die in diese Richtung weisen. Schädel-Hirn-Traumata vor dem 13. Lebensjahr waren bei Pädophilien mit Linkshändigkeit und Aufmerksamkeitsdefiziten assoziiert.

Kortikostriatales System

Es gibt Überschneidungen in der Komorbidität zwischen zwanghaftem Sexualverhalten (mit und ohne Präferenzstörung) und OCS (*obsessive-compulsive spectrum*) sowie eine hohe Komorbidität mit Depressionen und Angststörungen. Das kortikostriatale System soll nicht nur bei der OCS, sondern auch beim Tourette-Syndrom betroffen sein, bei dem neben der Koprolalie (inadäquater Gebrauch von vulgären Ausdrücken) und Kopropraxie (Ausführung obszöner Gesten) auch eine Reihe von Paraphilien – wie z.B. Exhibitionismus und nichtparaphile »Hypersexualität« auftreten (Bradford 1999).

! Die in bisherigen Untersuchungen gefundenen Auffälligkeiten ergeben bei Paraphilien bzw. bestimmten Sexualstraftätergruppen mögliche Hinweise auf eine frontale Dysfunktion, die mit einer allgemeinen Enthemmung und Antisozialität assoziiert sein könnte, während temporale Auffälligkeiten möglicherweise eher mit devianter sexu-

Tab. 17.6. Untersuchungen mit bildgebenden Verfahren. (Modifiziert und erweitert nach Aigner et al. 2000 und Cohen et al. 2002)

Autoren	Methode	Stichprobe	Ergebnisse
Hucker et al. 1986	CCT	Pädophile (N = 41) vs. nichtgewalttätige, nichtsexuelle Straftäter	Bei 52% der sexuellen Missbrauchstäter Auffälligkeiten, bei 17% der Kontrollgruppe: – Erhöhte Inzidenz links- und bilateraler Temporallappenabnormitäten (Erweiterung des anterioren Temporalhorns und der lateralen Ventrikel)
Hucker et al. 1988	CCT	Sadistische Sexualstraftäter (N = 22) vs. nichtsadistische Sexualstraftäter (N = 21) vs. nichtgewalttätige, nichtsexuelle Straftäter (N = 36)	– Bei Sadisten in 41% rechtsseitige Temporalhornabnomitäten – Bei nichtsadistischen Sexualstraftätern in 11% rechtsseitige Temporalhornabnormitäten – Bei Kontrollen in 13% Temporalhornabnormitäten
Langevin et al. 1988	CCT	Inzesttäter (N = 91) vs. nichtgewalttätige Straftäter mit Eigentumsdelikten	Generalisierte CCT-Auffälligkeiten: – Bei Inzesttätern in 24% – Bei Kontrollen in 30% – Keine Differenzen hinsichtlich der Temporallappenauffälligkeiten – Bei gewalttätigen Inzesttätern in 35% Temporallappenabnormitäten – Bei nichtgewalttätigen Inzesttätern in 13% Temporallappenabnormitäten
Langevin et al. 1989a	CCT	Pädophile (N = 84) vs. Eigentumsdelinquenten (N = 32)	Keine signifikanten Unterschiede
Langevin et al. 1989b	CCT	Exhibitionisten (N = 15) vs. nichtgewalttätige Eigentumsdelinquenten	Keine signifikanten Unterschiede
Eher et al. 2000	MRT	Sexualstraftäter mit strukturellen Hirnveränderungen (N = 17) vs. Sexualstraftäter ohne Veränderungen (N = 21)	Strukturelle Hirnveränderungen: – Kortikale Atrophie (N = 4) – Tiefe Läsionen der weißen Substanz (N = 6) – Periventrikuläre Läsionen (N = 1) – Ventrikelerweiterung (N = 1) – Multiple Läsionen (N = 5) 76,5% der Gruppe mit Hirnveränderungen hatten sexuell gewalttätige Delikte begangen vs. 47,6% aus der Gruppe ohne Veränderungen; schlechtere Wahrnehmung eigener Aggressivität in der Gruppe mit Hirnveränderungen
Aigner et al. 2000	MRT	Hoch gewalttätige Sexualstraftäter vs. niedrig gewalttätige Sexualstraftäter	– Hoch gewalttäige Sexualstraftäter in 59,4% MRT-Auffälligkeiten vs. niedrig gewalttätige Sexualstraftäter in 22,2% (p = 0,011) – Keine Unterschiede zwischen Sexualstraftätern und Nichtsexualstraftätergruppe bzgl. MRT-Auffälligkeiten – Temporallappenabnormitäten (N = 3) nur bei sexuellem Sadismus – Frontalhirnatrophien bei Gewalttätergruppe
Mendez et al. 2000	PET	Pädophilie (N = 2)	– Rechtstemporaler Hypometabolismus
Dressing et al. 2001	fMRT	Homosexuelle Pädophilie (N = 1)	– Bei »Jungenbildern« Aktivierung des visuellen Kortex, der Basalganglien, im Hirnstamm, den Gyri cinguli und fusiformes und im orbitofrontalen Kortex
Cohen et al. 2002	PET	Pädophilie (N = 7)	– Verminderter Glukosemetabolismus im rechtsinferioren temporalen Kortex und im superioren ventralen frontalen Gyrus

CCT kraniale Computertomographie, *(f)MRT* (funktionelle) Magnetresonanztomographie, *PET* Positronenemissionstomographie

eller Erregung in Verbindung stehen, die kortikostriatalen Schleifen wiederum am ehesten mit motorischen Programmen und wiederkehrenden, eventuell auch zwanghaft anmutenden Verhaltensmustern. Bei der Interpretation der Befunde zu neurologischen Erkrankungen und sexuellen Auffälligkeiten ist Vorsicht geboten, da es sich in vielen Fällen eher um Anzeichen allgemeiner Enthemmung als um spezifisch sexuell gestörtes Verhalten handelt.

Ein Problem aller Studien zur Bildgebung sind sehr kleine Fallzahlen und in vielen Fällen ungenaue Beschreibungen der Stichproben. Kindesmissbrauch wird manchmal mit Pädophilie, Gewalttätigkeit mit Sadismus gleichgesetzt, Komorbiditäten nicht ausreichend berücksichtigt, Faktoren wie Händigkeit, Intelligenz, sexuelle Orientierung bleiben teilweise unberücksichtigt. Die Einordnung bisheriger Ergebnisse in hypothetische Modelle darf sicher nur mit Vorsicht geschehen.

17.14.3 Neurophysiologie

EEG

Flor-Henry et al. (1991) untersuchten 96 pädophile Patienten mittels Phallometrie und quantitativem EEG und verglichen sie mit einer gesunden Kontrollgruppe. Die EEG-Analysen zeigten eine vermehrte frontale delta-, theta- und alpha-Aktivität, speziell während verbaler Reizverarbeitung, sowie eine reduzierte interhemisphärische und eine vermehrte intrahemisphärisch-interhemisphärische Kohärenz sowohl rechts- als auch linksseitig – allerdings nur bei Pädophilen, die sich durch 6- bis 12-jährige Sexualpartner angezogen fühlten und während verbaler Verarbeitung (nicht bei Raumverarbeitungsprozessen). Flor-Henry stellte die Überlegung an, die rechte Hemisphäre initiiere Emotionalität, Aggressivität und sexuelle Erregung, und dies geschehe unter der regulierenden Kontrolle der dominanten (linken) Hemisphäre, die auf Triggerreize wie Rituale, verbale Schlüsselreize etc. reagiere. Seine Ergebnisse veranlassten ihn zu der Annahme, sexuell deviante Männer könnten eine **Instabilität ihrer dominanten Hemisphärenfunktion** mit Störungen der frontalen interhemisphärischen Beziehung haben.

Waismann et al. (2003) verglichen 28 Probanden mit paraphilen (82% mit fetischistischen, 79% mit sadomasochistischen und 50% mit fetischistisch-transvestitischen) Interessen, die sie überwiegend aus Szeneclubs rekrutierten, mit 34 Kontrollpersonen. Die Probanden waren alle Rechtshänder ohne gesundheitliche Probleme (Hirnverletzungen, Epilepsie etc.). Das visuelle Stimulusmaterial bestand aus jeweils einer gleichen Anzahl (57) Dias mit paraphilen, nichtparaphilen heterosexuellen bzw. neutralen Inhalten. Die P600-Antwort (späte Komponente ereigniskorrelierter Potenziale) bildete den besten Indikator für die sexuelle Präferenz, allerdings unterschied sich der Ort der maximalen Erregung für heterosexuelle Stimuli von dem paraphiler Stimuli. Während die maximale Erregung für heterosexuelle Stimuli rechtsparietal lag und hier die Kontrollgruppe eine stärkere Antwort zeigte (phantasiekonkordante Stimuli), lag sie für paraphile Stimuli linksfrontal (hier zeigten paraphile Personen die stärkste Antwort). Während nach eigener Einschätzung paraphile Personen gleichermaßen durch paraphile und nichtparaphile heterosexuelle Stimuli erregbar waren, waren Männer der Kontrollgruppe nicht an paraphilen Stimuli interessiert.

Penisplethysmographie

Die Versuche, sexuelle Präferenzen und damit paraphile bzw. deviante Symptome zu objektivieren, um nicht nur auf die subjektiven Angaben der Betroffenen angewiesen zu sein, konzentrieren sich bisher vorwiegend auf die Penisplethysmographie (synonym: Phallometrie). Dabei werden bestimmte visuelle oder akustische sexuelle Stimuli vorgegeben und die Zunahme des Penisumfangs (durch einen mit Quecksilber oder Indium-Gallium gefüllten Gummiring) oder des Penisvolumens (mittels Druckmessung in einem Glaszylinder) als Maß der sexuellen Erregung bestimmt. Beide Maße korrelieren stark miteinander. Die volumetrische Messung gilt als geeigneter, um nur geringe Größenveränderungen bei sog. *low-responders* (< 10% einer vollen Erektion) abzubilden, ist aber umständlicher in der Handhabung und wird nur in sehr wenigen Labors durchgeführt (Kuban et al. 1999; Howes 1995).

Kritisiert wird die **fehlende Standardisierung** des Stimulusmaterials bezüglich Inhalt und Art (feststehende Bilder, Filme, gesprochene Texte; erotische Intensität, Anzahl, Dauer der Stimuli), der Messmethoden und der Datenauswertung (Rohwerte, prozentuale Zunahme im Vergleich zu einer vollen Erektion, z-Scores mit Berücksichtigung von Mittelwert und Standardabweichung; mittlere oder maximale Werte, *area under curve*) (Howes 1995; Launay 1999; Seto 2001). In der Regel werden **Indizes als relative Maße der Erregbarkeit** angegeben, z.B. der Quotient aus der maximale Erregung auf deviante Stimuli und der maximalen Erregung auf nichtdeviante Stimuli (= Pädophilie-Index, Vergewaltigungs-Index), um inter- wie intraindividuelle Unterschiede in der Erregbarkeit zu berücksichtigen. Diese ist u.a. abhängig von Alter, Gesundheit, Penisgröße und Zeitraum seit der letzten Ejakulation. Es fehlen weiterhin Normwerte, z.B. für gesunde Kontrollprobanden.

Besonders im forensischen Kontext ist mit bewusster Manipulation der Ergebnisse durch den Probanden zu rechnen, d.h. Unterdrückung der Erregung auf deviante und Steigerung der Erregung auf nichtdeviante Stimuli, wobei Letzteres schwieriger erscheint (Howes 1995; Launay 1994). Mit zusätzlichen Aufmerksamkeits-Reaktions-Anweisungen (*semantic tracking tasks*), Kontrolle der Augenbewegungen u.a. wird versucht, solche Täuschungsmanöver zu verhindern bzw. zu kontrollieren.

Die Test-Retest-Reliabilität wird als befriedigend angesehen (0,53–0,88; Launay 1994).

Mittels Penisplethysmographie lassen sich Gruppen nach ihrer sexuellen Präferenz für Geschlecht und Alter des Sexualpartners differenzieren (Diskriminanz-Validität; Launay 1999). Personen, die Kinder missbrauchen, lassen sich von unauffälligen Kontrollprobanden unterscheiden. Nach früheren Kontroversen bei intrafamiliärem Kindesmissbrauch können in neuere Studien Personen, die intra- und außerfamiläre Kinder missbrauchen, von Kontrollpersonen unterschieden werden (Launay 1999). Bei intrafamiliärem Kindesmissbrauch scheinen auditive Stimuli geeigneter, eine sexuelle Erregung auszulösen, als visuelle (Launay 1994). Schwierig ist allerdings gerade die klinisch wichtige Differenzierung zwischen Personen, die ihre Tat leugnen, und Kontrollprobanden (O'Donohue u. Letourneau 1992). Jedenfalls gelang es gerade bei Leugnung nicht, eine Überlegenheit der Penisplethysmographie gegenüber Selbstbeurteilungsinstrumenten wie dem *Multiphasic Sex Inventory* (Deegener 1996) eindeutig zu belegen (Haywood et al. 1990; Day et al. 1989; O'Donohue u. Letourneau 1992).

Noch widersprüchlicher ist die Datenlage bei der Beurteilung von **Gewaltstimuli**. Bei unausgelesenen Stichproben (Studenten) wird durch Gewaltstimuli (Zeichen von Angst oder Schmerz beim »Sexualobjekt«) in der Penisplethysmographie die sexuelle Erregung gedämpft. Bei Studenten, die schon einmal Zwang bei sexuellen Kontakten angewendet hatten, wurde in der phallometrischen Versuchsanordnung die sexuelle Erregung durch solche Stimuli allerdings nicht gehemmt (Lohr et al. 1997). Bei sanktionierten Vergewaltigern sind die Ergebnisse widersprüchlich (Launay 1994, 1999). In zwei Metaanalysen zu dieser Straftätergruppe ergaben sich Effektstärken von 0,71 (Hall et al. 1993) bzw. 0,82 (Lalumière u. Quinsey 1994), wenn zur Differenzierung der Vergewaltigungs-Index benutzt wurde. Die Unterschiede waren umso eindeutiger, je mehr und brutalere und explizit gewalttätige Stimuli zur Präsentation verwendet wurden (Launay 1999). In der Metaanalyse von Lalumière und Quinsey (1994) ließen sich in 12 von 17 Studien die Vergewaltiger von Kontrollgruppen anhand des Vergewaltigungs-Index unterscheiden, ohne dass man aus einem individuellen Wert auf die Gruppenzugehörigkeit schließen könnte.

Die **Validität** eines diagnostischen Verfahrens wird u.a. anhand seiner Sensitivität und Spezifität beurteilt. Für die Penisplethysmographie wurde für Vergewaltiger bei einer Spezifität von 90% eine Sensitivität von 44% erreicht (Lalumière u. Quinsey 1993). Werden brutalere Gewaltdarstellungen als Stimuli benutzt, dann ist mit größerer Sensitivität (69–77%) zu rechnen, bei weniger gewalttätigem Material mit geringerer Sensivität (20%) (Lalumière u. Quinsey 1994). Für Kindesmissbrauch ergab sich bei einer Spezifität von 97,5% eine Sensitivität von 50% (Seto 2001) bzw. bei einer Spezifität von 95% eine Sensitivität von 68% für intrafamiliären und von 65% für extrafamiliären Kindesmissbrauch (Barsetti et al. 1998; Launay 1999).

Hinsichtlich der **prognostischen Validität** zeigte sich in der Metaanalyse von Hanson und Bussière (1998) die phallometrisch gemessene sexuelle Präferenz für Kinder als der beste einzelne Prädiktor für zukünftige sexuelle Gewalt (r = 0,32). Sexuelle Präferenz für Vergewaltigung in der Penisplethysmographie war hingegen kein Prädiktor für Rückfälligkeit (r = 0,05). Als prädiktiv haben sich nur initiale Messungen vor einer Therapie erwiesen, Wiederholungsmessungen korrelierten wahrscheinlich aufgrund eines Gewöhnungs- und Manipulationseffekts nicht mit Rückfälligkeit (O'Donohue u. Letourneau 1992; Launay 1999).

Die Penisplethysmographie wird auch zu therapeutischen Zwecken eingesetzt, um Verleugnungs- und Bagatellisierungstendenzen bei Sexualstraftätern aufzudecken und bearbeitbar zu machen (O'Donohue u. Letourneau 1992). Allerdings kann ein falsch negatives Testergebnis Täter in der verleugnenden Abwehr noch bestärken.

! Bei der Bewertung penisplethysmographischer Daten sollte immer im Auge behalten werden, dass eine deviante sexuelle Präferenz weder eine notwendige noch eine hinreichende Voraussetzung ist, um eine Sexualstraftat zu begehen.
Die *Association for the Treatment of Sexual Abusers* (ATSA 1997) weist in ihren Richtlinien für die Anwendung der Penisplethysmographie darauf hin, dass ein unauffälliger Befund nicht als Indiz für die Unschuld eines Angeklagten gewertet werden kann, ebensowenig wie ein deviantes Erregungsmuster als Indiz für eine Täterschaft. Prognostische Aussagen über zukünftiges sexuell deviantes Verhalten sollten sich – wenn überhaupt (Prentky u. Burgess 2000) – **nie alleine** auf phallometrische Ergebnisse stützen, sondern immer umfassende Informationen aus anderen Quellen heranziehen.

Visuelle Reaktionszeit

Die visuelle Reaktionszeit (visuelle Fixationszeit) wird ebenfalls als Maß des sexuellen Interesses angesehen. Dabei wird gemessen, wie lange die Versuchsperson einen bestimmten Stimulus fixiert bzw. wie lange es dauert, bis eine Reaktion erfolgt, z.B. Bewertung der subjektiven Erregung durch den Stimulus und Wechsel zum nächsten Stimulus durch Drücken eines Knopfes (synonym: *Abel Assessment for Interest in Paraphilias* nach Gene Abel, der Anfang der 1990-er Jahre damit erstmals sexuelle Präferenzen zu objektivieren versuchte). Diese Methodik ist weniger invasiv, zeit- und kostengünstiger als die Phallometrie. Abel et al. (1994) fanden in einer Vergleichsuntersuchung zwischen Kinder Missbrauchenden, die alle ihre sexuellen Übergriffe eingeräumt hatten, und unauffälligen Kontrollprobanden eine Effizienz (*overall efficiency* = korrekte Zuordnung der Probanden) von 97% für Kinder Missbrauchende mit männlichen Opfern und von 78% für solche mit weiblichen. Am besten waren die Werte für Männer, die pubertierende/adoleszente Jungen bevorzugten (90% Sensitivität, 98% Spezifität).

Bei einem Vergleich von visueller Reaktionszeit und Penisplethysmographie bei Kinder Missbrauchenden – wiederum ohne sog. *non-admitters* – fanden sich keine signifikanten Unterschiede bei der korrekten Klassifizierung von verschiedenen Untergruppen (Abel et al. 1998). Für die visuelle Reaktionszeit ergaben sich die meisten korrekten Klassifizierungen bei den Präferenzen für männliche Adoleszente (91,2%) und Jungen (90,7%), niedrigere Werte für weibliche Adoleszente (76,7%) und Mädchen (65,6%). Bei den weiblichen Stimuli gab es deutlich mehr falsch positive Ergebnisse als bei den männlichen. Als Kontrollgruppe fungierten in dieser Studie andere Sexualstraftäter, jedoch keine unauffälligen Probanden. Es liegen allerdings nur wenige Studien mit dieser Methodik aus anderen Arbeitsgruppen vor (Harris et al. 1996; Smith u. Fischer 1999; Letourneau 2002).

17.15 Genetik, Biochemie, Endokrinologie

17.15.1 Kongenitale Effekte

Kongenitale Effekte können als Interaktion genetischer, prä- und perinataler Faktoren verstanden werden. Bei Kriminalität, allgemeiner Gewalttätigkeit und Impulsivität weisen Zwillings- und Adoptionsstudien auf kongenitale und genetische Effekte hin. Soweit es sich bei Paraphilien um antisoziales Verhalten handelt (Nichtberücksichtigen von Partnerinteressen), ist daher Kriminalitäts- und Gewaltneigung als Voraussetzung auch zu untersuchen. Eine Metaanalyse von 24 **Zwillingsstudien** (Volavka 2002) kam zu dem Schluss, dass genetische Einflüsse bis zu 50% der Varianz von gewalttätigem Verhalten erklären können. Generelle Interpretationsbeschränkungen von Zwillingsstudien müssen allerdings berücksichtigt werden:

- monozygote Zwillinge haben ähnlichere Umgebungsbedingungen,
- Zwillinge beeinflussen sich gegenseitig stärker als andere Geschwister,
- es gibt bei Zwillingsgeburten mehr Komplikationen etc.

Skandinavische **Adoptionsstudien** fanden eine höhere Korrelation zwischen den Verurteilungen der biologischen Eltern und ihren Söhnen als zwischen Adoptiveltern und adoptierten Söhnen (Volavka 2002). Später wurde für die gleiche Population ein Einfluss elterlicher **Alkoholprobleme** und Persönlichkeitsstörungen auf Kriminalität festgestellt. Es könnte sich bei den kongenitalen Effekten also um Effekte von Alkoholkonsum während der Schwangerschaft oder die genetische Prädisposition zur Alkoholabhängigkeit und eines damit verbundenen erhöhten Risikos für Gewalttätigkeit handeln. Auch Adoptionsstudien weisen methodische Probleme auf, z.B. sind Separations- und Selektionseffekte zu beachten.

Die Prädisposition für allgemeine Gewalttätigkeit könnte phänotypisch durch perinatale Hirnschäden aktiviert werden, die dann wiederum zu Syndromen wie Hyperaktivität, späterer Impulsivität und Gewalttätigkeit führen. Prä- und perinatale Hirnschäden interagieren aber auch mit mütterlich zurückweisendem Verhalten oder psychisch traumatisierenden Ereignissen wie Misshandlung oder Missbrauch. Prä- und perinatale Effekte, die für spätere Gewalttätigkeit von Bedeutung sein könnten, betreffen z.B. mütterlichen Nikotin- und Alkoholkonsum während der Schwangerschaft.

Die konstitutionellen Elemente bei Paraphilien sind keineswegs nur im Sinne sexueller Vorlieben oder Orientierung zu verstehen. Die Annahme, dass z.B. bei der Pädophilie eine angeborene Neigung, auf den besonders jungen bis kindlichen Körper als Stimulus zu reagieren, den Ausschlag gäbe, ist besonders bei der viel häufigeren »nicht ausschließlichen« Form sehr umstritten. Nur eine Studie legt eine familiäre Häufung nahe; sie beruhte jedoch auf sehr kleinen Fallzahlen. Gaffney et al. (1984) verglichen 33 pädophile mit 21 Patienten mit anderen Paraphilien und einer Kontrollgruppe depressiver Patienten (N = 33). Eine Pädophilie fand sich bei fünf erstgradigen Angehörigen der 33 Pädophilen und einem der 21 anderen Paraphilen. Bei den Angehörigen der Paraphiliegruppen insgesamt fanden sich weitere vier Fälle sogenannter nichtpädophiler Paraphilien. Das relative Morbiditätsrisiko der Angehörigen war für beide Störungen gegenüber der Kontrollgruppe erhöht. Da bei erstgradigen Familienangehörigen von paraphilen Patienten (anhand der Krankenakte) in 18,5% ebenfalls eine Paraphilie festgestellt wurde, kann der Vermutung der Autoren, Pädophilie habe eine spezifische und von anderen Paraphilien unabhängige familiäre Komponente, nicht gefolgt werden.

Dass bei manchen Männern eine besondere konstitutionelle Tendenz zu impulsiv-unkontrollierter oder sogar feindseliger sexueller Annäherung bestehe, die unabhängig von einer allgemeinen Impulsivität wäre, konnte bis jetzt nicht belegt werden

Eine weitere Möglichkeit einer genetisch bedingten Konstitutionsvariante, die zur Präferenzbildung beitragen könnte, wäre die Tendenz zur Vermeidung intimer Beziehung und erschwerter Bindung (*attachment*) in der Kindheit. Sie könnte zur Fetischentwicklung beitragen. Diese Hypothese kann durch die Häufigkeit eines gestörten *attachments* oder schizoider Persönlichkeitsstörungen bei Sexualstraftätern (Marshall et al. 1999) nahe gelegt werden.

Genetik

Männer mit XYY- und XXY-Chromosomensyndrom haben nach bisherigen Ergebnissen allenfalls ein erhöhtes Risiko für nichtgewalttätige Kriminalität, **XYY-Männer** sind häufiger physisch aggressiv gegenüber ihren Partnerinnen, wobei dieser Befund unabhängig vom Testosteronspiegel war. Wurden XYY-, XXY-Männer und eine Normalgruppe verglichen, fanden sich bei den XYY-Männern häufiger unkonventionelle sexuelle Aktivitäten und Phantasien als bei den XXY-Männern (Übersicht bei Krueger u. Kaplan 2001). Da man bei etwa gleicher Häufigkeit von XYY- und XXY-Syndromen in der Bevölkerung XYY-Syndrome etwas häufiger in Gefängnissen und XXY-Syndrome etwas häufiger in psychiatrischen Institutionen findet (Hook 1975), ist eine Begünstigung von aggressiv-impulsivem Sexualverhalten bei XYY-Syndromen nicht auszuschließen; jedenfalls dürften die häufig bei XYY-Syndromen erniedrigte Intelligenz und soziale Stigmata (Akne, Hochwuchs) weitere vermittelnde Variablen sein. Bei diesen Chromosomenaberrationen zeigen sich auch unspezifische EEG-Veränderungen, die mit allgemein gewalttätigem Verhalten assoziiert sein sollen. Insgesamt ist aber die Prävalenz für diese genetischen Aberrationen zu niedrig, um praktische Bedeutung für größere Populationen zu haben. Klinisch sollten sie dennoch berücksichtigt werden.

Nach Untersuchungen von Comings (1994) fanden sich bei Patienten mit Tourette-Syndrom und deren erstgradigen Verwandten unterschiedliche Paraphilieformen. In dieser Untersuchung ergab sich eine signifikante Korrelation zwischen dem Auftreten der Paraphilie und der genetisch bedingten Wahrscheinlichkeit zur Entwicklung eines Tourette-Syndroms. Dieser Befund unterstützt die Hypothese, dass Paraphilien zumindest teilweise zu den **Zwangsspektrumserkrankungen** (OCD) gehören und eine genetisch vermittelte Veränderung des Serotonin(5-HT)- und Dopaminmetabolismus als mögliche Ursache haben könnten. Auch andere Autoren vermuten, dass Dopaminrezeptorgene, die für Craving bei Substanzabhängigkeit und Spielsucht von Bedeutung sind, bei Paraphilien bzw. Sexualstraftätern gestört sein könnten. Es fehlt allerdings an empirischen Belegen.

17.15.2 Biochemie und Endokrinologie

Androgene

Androgene (Testosteron und Dihydrotestosteron) spielen eine zentrale Rolle in der hormonellen Regulation der männlichen Sexualität (Rubinow u. Schmidt 1996) und sind notwendig für sexuelles Verlangen und Erregbarkeit. In Untersuchungen an hypogonadalen oder kastrierten Männern konnte nachgewiesen werden, dass Testosteronmangel eine deutliche Reduktion sexuellen Interesses und sexueller Aktivität verursacht, die durch **Testosteronsubstitution** kompensierbar ist (Meston u. Fröhlich 2000). Bei gesunden Probanden zeigte sich die Erektionsfähigkeit bei akustischen erotischen Stimuli androgenabhängig (nicht jedoch bei visuellen Stimuli), z.T. auch bei Berührungs- oder phantasierten sexuellen Reizen. Andererseits besteht eine große individuelle Variabilität der Testosteronspiegel, die wenig mit den individuellen Differenzen von erlebter Libido und sexuellem Verhalten zu tun zu haben scheint.

Testosteron steht mit verschiedenen Neurotransmittersystemen in Verbindung und

- fördert die Sensitivität dopaminerger Rezeptoren,
- reduziert die Sensitivität der serotonergen Rezeptoren,
- steigert die Erregbarkeit der Hypothalamus-Hypophysen-Nebennieren-Achse (HPA-Achse) und kann darüber möglicherweise zu einer überschießenden Stressantwort führen.

Zwar fanden sich bei Paraphilen und Sexualstraftätern i.d.R. keine erhöhten Testosteronwerte, allerdings scheint Testosteron einen Einfluss auf Aggressivität insgesamt zu haben (Volavka 2002). So wurden bei Gefängnisinsassen mit Gewaltdelikten schon in der Adoleszenz oder bei chronisch gewalttätigem Verhalten **höhere Testosteronwerte** festgestellt als bei Strafgefangenen, die wegen nichtgewalttätiger Delikte verurteilt worden waren. Gewalttätige alkoholkranke Straftäter hatten höhere Testosteronspiegel im Liquor als alkoholkranke Straftäter ohne Gewalttaten (Volavka 2002).

In älteren Studien an inhaftierten Vergewaltigern konnte nachgewiesen werden, dass die Täter mit den gewalttätigsten Delikten die höchsten Testosteronspiegel hatten (Krueger u. Kaplan 2001). Diese Ergebnisse konnten allerdings in vielen späteren Studien nicht repliziert werden. Eine Vergleichsstudie zwischen Pädophilen und nichtgewalttätigen nichtsexuellen Straftätern zeigte bei Pädophilen eher niedrigere Testosteronwerte (Bain et al. 1988). In einer großen Studie fanden Dabbs et al. (1995), dass hohe Testosteronspiegel mit erhöhter Prävalenz von sexuellen und Gewaltdelikten assoziiert waren (bei Vergewaltigung höhere Werte als bei Kindesmissbrauch). Auromäki et al. (2002) untersuchten Speichelproben inhaftierter Vergewaltiger (N = 10) und Kinder Missbrauchender (N = 10) hinsichtlich ihres Testosteronspiegels und fanden keine Unterschiede im Vergleich zu einer Kontrollgruppe. Allerdings war bei antisozialen Probanden (N = 7) das Ausmaß an Antisozialität positiv mit dem Testosteronspiegel korreliert. Selbstberichtete sexuelle Aktivität (Geschlechtsverkehr und Masturbation) standen in einer statistisch signifikanten Verbindung zum Testosteronspiegel bei Vergewaltigern und Kindesmissbrauchern, nicht aber bei Kontrollen. Obwohl Giotakis et al. (2003) in einer neuen Untersuchung an 57 inhaftierten Vergewaltigern gegenüber einer Vergleichsgruppe erhöhte Testosteronspiegel (auch freies Testosteron) nachweisen konnten, standen diese nicht im Zusammenhang mit psychometrisch gemessenen Aggressions- (Buss-Aggressionsfragebogen) und Impulsivitätsskalen (Barratt-Impulsivitätsskala). Diese Skalen waren allerdings mit erhöhten LH-Spiegeln (luteotropes Hormon) assoziiert (s. unten).

Bradford (1999, 2001) schlägt vor, Therapieeffekte bei Präferenzstörungen (und das jeweils dahinter stehende therapeutische Prinzip) als Hinweise für wichtige Faktoren der Aufrechterhaltung der Störung und damit vielleicht sogar als indirekte Hinweise für eine Teilursache der Störung anzusehen. Er argumentiert, dass die heute nur mehr in Ausnahmefällen durchgeführte chirurgische Kastration eindeutig und signifikant zur Reduktion von Rückfälligkeit bei chronischer Sexualdelinquenz beigetragen habe. Methodische und ethische Einwände gegen diese Arbeiten könnten die Eindeutigkeit der Ergebnisse nicht in Frage stellen.

Aus den Befunden von kastrierten Männern, aber auch von Patienten, die mit Cyproteronacetat und LHRH-Agonisten (s. unten) behandelt wurden, ist zu entnehmen, dass Testosteron nicht nur Voraussetzung für sexuelle Impulsivität, sondern auch – zumindest zum Teil – für Phantasiebildung ist. Interessanterweise nahmen in einem Doppelblindversuch mit Cyproteronacetat bei Testosteronreduktion die Anzahl der nächtlichen Erektionen, die ein Hinweis für sexuelle Spontanaktivität sein könnten, sowie die angegebene Masturbations- und Phantasietätigkeit signifikant ab, obwohl die grundsätzliche Ansprechbarkeit auf sexuelle Stimuli sich viel weniger (nicht signifikant) absenkte (Cooper u. Cernovovsky 1992; Bradford u. Pawlak 1993). Wenn aber das Testosteron zumindest bei einem Teil der Fälle wichtige Voraussetzung für die Entstehung einer Präferenz – einer Kopplung der sexuellen Erregung an bestimmte Bedingungen in Beziehungen oder in der Vorstellung – ist, dann bekommen auch die Pubertät und erste sexuelle Erfahrungen (z.B. Missbrauch) besondere Bedeutung. Natürlich bleibt der Inhalt von Phantasien, die unter sexueller Erregung entstanden sind, in Erinnerung und kann auch wiederbelebt werden; allerdings dürften diese Phantasien ohne Testosteron viel von ihrem drängenden Charakter verlieren.

GnRH bzw. LHRH

Im Hypothalamus wird Gonadotropin-Releasing-Hormon (GnRH, Synonym: Luteinisierendes-Hormon-Releasing-Hormon, LHRH) produziert, das im Hypophysenvorderlappen die Ausschüttung der beiden Gonadotropine FSH (follikelstimulierendes Hormon) und LH (luteinisierendes Hormon) stimuliert. LH fördert im Hoden u.a. die **Produktion und Ausschüttung von Testosteron** und dessen Abkömmling Dihydrotestosteron. Diese Androgene beeinflussen u.a.

- die Sexualität physisch und psychisch,
- die Spermienproduktion (zusammen mit FSH),
- den Knochen- und Fettstoffwechsel,
- Muskel- und Haarwachstum.

LHRH ist ein Dekapeptid, das von Zellen des Hypothalamus gebildet und pulsatil über die Hypophyse ausgeschüttet wird. Die zuständigen Neurone projizieren u.a. zu den Nuclei amygdalae.

In einer frühen, kleinen Pilotstudie wurde bei Pädophilen (N = 7) nach Infusion eines kurz wirksamen LHRH-Analogons eine signifikant erhöhte LH-Ausschüttung gegenüber einer Gruppe nichtpädophiler paraphiler Patienten (N = 5) beschrieben. Dieses Ergebnis wurde in einer späteren Untersuchung mit ähnlicher Methodik an 26 Pädophilen im Vergleich zu nichtgewalttätigen Straftätern bestätigt und als mögliche **hypothalamisch-hypophysär-gonadale Dysregulation bei Pädophilen** interpretiert (Briken et al. 2003). Auch der Befund erhöhter LH-Spiegel bei Vergewaltigern (N = 57), verbunden mit erhöhter Aggressivität und Impulsivität, von Giotakis et al. (2003) weist in eine ähnliche Richtung.

Östrogene, Progesteron, Oxytozin, Pheromone, Prolaktin

Insgesamt ist der Einfluss dieser Hormone auf paraphile Störungen und Sexualdelinquenz praktisch nicht untersucht. Erste Versuche aus den 70-er Jahren des vergangenen Jahrhunderts zur Behandlung von Sexualstraftätern sprechen für Effekte von Östrogen und Progesteron auf die Kontrolle sexueller Drangzustände im Sinne einer antiandrogenen Wirkung. Therapeutisch bediente man sich aber wegen der massiven Nebenwirkungen bald anderer Substanzen (Cyproteron).

Oxytozinspiegel steigen bei sexueller Erregung und während des Orgasmus bei Männern und Frauen an. Möglicherweise kommt dem **Oxytozin** auch eine Rolle für die **affektive** Beteiligung (im Sinne eines Bindungsgefühls) bei sexueller Stimuliertheit zu (Meston u. Fröhlich 2000). Aus Tierversuchen ist bekannt, das Oxytozin mit mütterlichen Verhaltensweisen und Bindung in Beziehung steht. Untersuchungen an paraphilen Probanden fehlen, Gleiches gilt für Pheromone. Da die Monogamie der männlichen Präriemäuse von der Verfügbarkeit ihres Vasopressinrezeptors abhängt, ist das Vasopressin beim Mann neben dem Oxytozin ein weiterer Kandidat für die Steuerung des Bindungsgefühls im Zusammenhang mit Sexualität (Insel 1997).

Hyperprolaktinämien verursachen unabhängig von ihrer Ursache in den meisten Fällen Libidominderungen und können zu Erektionsstörungen führen. Über Sexualstraftäter existieren Einzelfallberichte von Hyperprolaktinämie in Kombination mit Pädophilie bzw. der Fall eines sexuell motivierten Tötungsdelikts bei einem Patienten mit Prolaktinom (Briken et al. 1999). Neuere Studien weisen darauf hin, dass es als **Folge des Orgasmus im Sinne eines Feedbackmechanismus zu einer Prolaktinerhöhung** kommt. Haake et al. (2003) verglichen 10 forensische Sexualstraftäter mit einer Kontrollgruppe hinsichtlich neu-

17

roendokrinologischer Parameter bei sexueller Erregung und Masturbation mit Ejakulation nach visuellem Stimulusmaterial (Film). Obwohl es sich um eine Sexualstraftätergruppe mit hoher sexueller Libido und Aktivität sowie kurzer berichteter Refraktärzeit handelte, fanden sich keine Unterschiede in der peripher gemessenen neuroendokrinologischen Antwort auf sexuelle Stimulation und Orgasmus (gemessen wurden bei kontinuierlicher Blutentnahme über einen Zeitraum von 70 min: Prolaktin, Testosteron, LH, FSH).

Serotonin, Dopamin, Adrenalin, Noradrenalin, Kortisol

Es gibt eine Reihe von Studien, die die Hypothese stützen, dass **Dysfunktionen des serotonergen Systems** mit

- Impulsivität,
- Aggressivität und
- Gewalttätigkeit

zusammenhängen. Niedrige Liquorspiegel von Serotoninmetaboliten (5-Hydroxyindolessigsäure, 5-HIES) wurden beispielsweise bei Männern mit impulsiven Gewaltausbrüchen gefunden (Volavka 2002). Bisher wurden in einer Studie erniedrigte 5-HIES-Spiegel im Liquor von Sexualstraftätern (mit Tötungsdelikten) festgestellt (Lidberg et al. 1985).

Veränderungen des Serotoninstoffwechsels werden aber auch eine Bedeutung in der Ätiologie von Paraphilien allgemein zugesprochen. Dabei wird von unterschiedlichen Argumentationslinien ausgegangen: Erste Hinweise erbrachte die therapeutische Wirksamkeit der selektiven Serotoninwiederaufnahmehemmer (SSRI, s. unten). Nach Autoren wie Bradford oder Kafka könnten paraphile sexuelle Phantasien und Impulse dem Spektrum von Zwangsstörungen in einem weiteren Sinn (*obsessive-compulsive spectrum*, OCS) angehören. Kafka formulierte dabei 1997 als erster die **Hypothese, Paraphilien könnten mit einer Dysregulation des Monoaminstoffwechsels zusammenhängen**. Kogan et al. (1995, zit. nach Kafka 2003) ermittelten erhöhte Spiegel von Katecholaminmetaboliten (Noradrenalin und Dopamin) in einer gemischten Sexualstraftätergruppe.

Giotakos et al. (2003) fanden in ihrer Untersuchung an Vergewaltigern erniedrigte 5-HIES-Spiegel im Urin als Hinweis auf eine verminderte serotonerge Aktivität. Diese waren signifikant positiv mit Aggressivität und suizidalem Verhalten der Gruppe verbunden. Maes et al. (2001a,b) untersuchten 8 Pädophile (ohne komorbide Achse-I- oder Achse-II-Störungen) und verglichen sie mit 11 Kontrollprobanden. Sie fanden

- erniedrigte Basalwerte für Kortisol und Prolaktin,
- eine erhöhte Körpertemperatur,
- erhöhte Adrenalinwerte und
- ein verstärktes Ansprechen des Kortisols und Adrenalins auf einen Provokationstest mit *meta*-Chlorophenylpiperazin (*m*CPP), einem postsynaptischen 5-HT2-Rezeptoragonisten.

Die Autoren zogen den Schluss, Pädophilie könnte mit einer verminderten präsynaptischen serotonergen Aktivität einhergehen, die eine kompensatorische Hochregulation postsynaptischer 5-HT2A- und 5-HT2C-Rezeptoren zur Folge hat.

! Für die Erfassung biochemischer und endokrinologischer Faktoren sind die unterschiedlichen Messmethoden (z.B. Serum- oder Liquoruntersuchungen), die Beschreibung der Stichproben und Komorbiditäten problematisch und lassen eindeutige Schlüsse nicht zu. Erhöhte Testosteronwerte mögen gelegentlich bedeutsam erscheinen, unklar ist aber, ob sie als Ursache oder Folge von gewalttätigem Verhalten auftreten und inwieweit intraindividuelle Schwankungen von Bedeutung sind. Jedenfalls gibt es auch einzelne Täter mit niedrigem Testosteron bzw. erhöhtem Prolaktin. Vielleicht handelt es sich dabei um einen »reaktiven« Typ, der die Frustration der Funktionsbeeinträchtigung mit Aggression beantwortet. Eine Dysregulation der Hypothalamus-Hypophysen-Gonaden-Achse erscheint nach bisherigen Befunden möglich. Bisher gibt es wenige spezifische Untersuchungen zu Paraphilien bzw. Sexualstraftätern und dem Serotoninstoffwechsel. Von einem spezifischen Befund, der sich von den bisher bei allgemeiner Gewalttätigkeit und Impulsivität bzw. Kriminalität erhobenen Befunden unterscheidet, ist die Datenlage weit entfernt.

17.16 Pharmakologie

Schon früh wurde nachgewiesen, dass **chirurgische Kastration** von Sexualstraftätern deren Rückfälligkeit deutlich reduziert (z.B. Wille u. Beier 1989). Neben den sehr niedrigen Rückfallraten (3% in der Untersuchung von Wille u. Beier 1989) ist bemerkenswert, dass in der Studie von Hansen in Dänemark (1997) die zwei (von 21) kastrierten Sexualstraftätern, die rückfällig geworden waren (im Vergleich: 8 Rückfällige unter 22 Straftätern, die eine Kastration abgelehnt hatten), erneut Sexualstraftaten begingen, nachdem sie wieder Testosteron erhalten hatten. Aufgrund der Irreversibilität der chirurgischen Kastration und aus ethischen Gründen wurde diese Behandlungsmethode weitgehend verlassen (bzw. auf Einzelfälle beschränkt), und in den 70-er Jahren des vergangenen Jahrhunderts durch die leichter handhabbare medikamentöse antihormonelle Behandlung ersetzt.

17.16.1 Antihormonelle Behandlung

Cyproteronacetat

In Europa erfolgte die antihormonelle Behandlung bis in die 1990-er Jahre fast ausschließlich mit Cyproteronacetat (CPA), in Nordamerika meist mit Medroxyprogesteron, weil dort CPA nicht zugelassen wurde. CPA blockiert zum einen die Androgenrezeptoren an den Zielorganen (z.B. den Hoden), indem es kompetitiv Testosteron und Dihydrotestosteron von den Rezeptoren verdrängt; zum anderen reduziert es die Sekretion von Gonadotropin-Releasing-Hormon (GnRH bzw. LHRH) im Hypothalamus und führt dadurch zu einer Senkung des Plasmatestosteronspiegels. Dies resultiert – dosisabhängig – in einer Abnahme von sexuellen Phantasien und sexuellem Verlangen, Erregbarkeit, Erektions- und Ejakulationsfähigkeit und damit auch einer Verminderung der Masturbations- und Koitushäufigkeit. Bei Patienten mit Paraphilien und bei Sexualdelinquenten konnte eine Reduktion des sexuellen Interesses, der sexuellen Aktivität und der Erregbarkeit (auch mittels Penisplethysmographie) in kontrollierten Doppelblindstudien nachgewiesen werden (z.B. Bradford u. Pawlak 1993), wenngleich dabei keine Nachuntersuchungen über einen längeren Zeitraum erfolgten. Auch in längeren Katamnesestudien über die Rückfälligkeit von Sexualstraftätern konnte gezeigt werden, dass sich in unterschiedlichen Populationen (z.B. 54–100% Wiederholungstäter als Ausgangslage der Behandlung) unter ausreichender Behandlung mit CPA die Rezidivrate deutlich senken ließ. Allerdings gab es bei diesen Studien mit Sexualstraftätern – aus nahe liegenden ethischen Gründen – keine Kontrollgruppen.

Zu achten ist bei der Behandlung mit CPA auf **unerwünschte Nebenwirkungen**, die zum größten Teil den Symptomen eines Testosteronmangels entsprechen und nach Absetzen der Medikation i.d.R. reversibel sind. Es treten neben der Beeinträchtigung auch der nichtparaphilen Sexualität und Spermatogenese auf:

- äußerliche Veränderungen (Gynäkomastie, Abnahme der Körper- und Gesichtsbehaarung, trockene Haut),
- Gewichtszunahme und Verschlechterung einer diabetischen Stoffwechsellage,
- Leberfunktionsstörungen,
- Thromboembolien (selten),
- Osteoporose,
- sowie Müdigkeit, Antriebsminderung und depressive Verstimmungen.

In Tierversuchen entwickelten sich unter CPA bei hoher Dosierung vereinzelt Leberkarzinome, was wahrscheinlich zu größerer Zurückhaltung bei der Verordnung dieses Medikaments geführt hat. Als **Kontraindikationen** gelten daher

- schwere Lebererkrankungen und Lebertumore sowie
- Thromboembolien in der Vorgeschichte,
- auch schwere chronische Depressionen und
- ein schwerer Diabetes mellitus mit Gefäßveränderungen.

Eine Anwendung im Jugendalter ist wegen der noch nicht abgeschlossenen sexuellen Entwicklung und wegen der Beeinträchtigung des Knochenwachstums höchst problematisch und scheint allenfalls für extreme Einzelfälle denkbar. CPA kann sowohl oral (50–200 mg/Tag) als auch als Depot (300–600 mg i.m. alle 10–14 Tage) verabreicht werden. Die erwünschte Verminderung der Sexualität setzt frühestens nach einer Woche, in der Regel jedoch erst nach 2–4 Monaten ein. Es sind auch Fälle beschrieben worden, bei denen nach Absetzen von CPA die sexuell devianten Phantasien oder Verhaltensweisen nicht mehr auftraten. Vor Beginn und im Verlauf einer Behandlung mit CPA sind neben einer Beurteilung der Sexualität (Phantasien, Verhalten) somatische Parameter regelmäßig zu untersuchen, insbesondere

- Hormonspiegel,
- Gewicht,
- Leberwerte,
- Blutzucker und
- Knochenstoffwechsel; eine Knochendichtemessung sollte zumindest bei Verdacht auf Osteoporose erfolgen.

GnRH- bzw. LHRH-Agonisten

Die neueren Analoga des Gonadotropin-Releasing-Hormons (**GnRH- bzw. LHRH-Analoga**) greifen direkt auf der obersten Ebene des endokrinen Regelkreises, in Hypothalamus und Hypophyse, ein. Zur Behandlung von Paraphilien bzw. Sexualstraftätern wurden bisher meist Leuprorelin und Triptorelin verwendet. Diese dem körpereigenen GnRH (LHRH) ähnlichen Substanzen, die primär zur Behandlung des Prostatakarzinoms entwickelt wurden, führen über die kontinuierliche Wirkung (im Gegensatz zu der physiologischen pulsatilen Ausschüttung alle 1–3 Stunden) zu einer Down-Regulation der GnRH-Rezeptoren in der Hypophyse, was eine verminderte Ausschüttung der Gonadotropine (LH und FSH) zur Folge hat. Dadurch und durch eine zusätzliche Down-Regulation der LH- und FSH-Rezeptoren in den Hoden kommt es nach einem initialen Testosteronanstieg in den ersten zwei Wochen (sog. Flare-up-Effekt, Latenzzeit bis zur Down-Regulation der Rezeptoren) zu einer **Reduktion des Plasmatestosterons auf Kastratationsniveau** sowie zu einer Senkung von LH und FSH. Daraus resultiert die Hemmung der paraphilen wie nichtparaphilen Sexualität (sexuelle Phantasien, sexuelles Verlangen, Erektions- und Ejakulationsfähigkeit, Masturbations- und Koitushäufigkeit, Spermatogenese). Diskutiert wird darüber hinaus ein direkter neuromodulatorischer Effekt der LHRH-Analoga im Zentralnervensystem.

Auch bei Sexualstraftätern konnte eine deutliche Reduktion der devianten – wie nichtdevianten – Sexualität unter LHRH-Analoga nachgewiesen werden (Briken et al. 2003), obgleich auch hier wieder aus nahe liegenden ethischen Gründen keine kontrollierten bzw. randomisierten Studien vorliegen. In Einzelfällen verschwand »selektiv« die paraphile Sexualität, während die Erektions- und Orgasmusfähigkeit erhalten blieb, wobei dies v.a. jüngere und sexuell sehr aktive Männer betraf (Rösler u. Witztum 1998). Forensisch relevant ist aber – neben dem indirekten Indikator der Reduktion der Sexualität – v.a. die Senkung der Rate erneuter Sexualdelikte unter der Behandlung mit LHRH-Analoga.

Die bisher größte und methodisch aufwändigste Studie dazu stammt von Rösler und Witztum (1998) aus Israel. Die untersuchten 30 paraphilen Männer (davon 25 mit Pädophilie, Durchschnittsalter 32 Jahre) waren gekennzeichnet durch

- eine hohe psychiatrische Komorbidität:
  Persönlichkeitsstörungen (9),
  Schizophrenie (5),
  affektive Störungen (3),
  schizoaffektive Störung (1),
  Zwangsstörungen (2),
  grenzwertige Intelligenz (2),
- einschlägige Vorstrafen bei gut der Hälfte der Patienten,
- spezifische medikamentöse Vorbehandlungen:
  mit CPA (9),
  mit SSRI (7)
- bzw. psychotherapeutische (alle Patienten) Vorbehandlungen.

Im Rahmen der Studie wurden die Patienten mit Triptorelin (3,75 mg i.m. alle 4 Wochen, Therapiedauer 8–42 Monate) und einer supportiven Psychotherapie (alle 1–4 Wochen) behandelt. Soweit notwendig, erfolgte eine zusätzliche psychopharmakologische Behandlung, aber ohne SSRI oder CPA. Darunter kam es zu einer signifikanten Abnahme sexuell devianter Phantasien und Wünsche (von 48 ± 10 pro Woche auf 0) und Verhaltensweisen (von 5 ± 2 pro Woche auf 0) – gemessen anhand standardisierter Selbstbeurteilungsinstrumente – bei einer Reduktion des Testosteronspiegels auf Kastrationsniveau (von 18,9 auf 0,8 nmol/l). Bei keinem der durchgängig behandelten Patienten kam es im Untersuchungszeitraum zu einer erneuten Sexualstraftat. Bei den sechs Männern, die aus unterschiedlichen Gründen (Nebenwirkungen, Kinderwunsch, Emigration) die Therapie nach 6–10 Monaten unterbrachen, kehrte die paraphile Symptomatik zurück. Drei dieser Patienten waren aufgrund von Nebenwirkungen auf CPA (200 mg/Tag) umgestellt worden, allerdings ohne Besserung der Paraphilie. Zwei dieser Patienten verübten erneut ein Sexualdelikt.

An **unerwünschten Nebenwirkungen** traten auf:

- Knochendemineralisationen (bei zwei Patienten deswegen Therapie mit Kalzium und Vitamin D3),
- Schmerzen an der Injektionsstelle,
- Erektionsstörungen (bei zwei Dritteln der Patienten und bei allen Patienten über 35 Jahre),
- Verminderung des Hodenvolumens,
- Abnahme der Körper- und Gesichtsbehaarung,
- Hitzewallungen,
- Müdigkeit und
- Muskelschmerzen.

An unserer Ambulanz wurden retrospektiv 11 Patienten (Alter: 19–57 Jahre) mit unterschiedlichen Diagnosen

- Pädophilie (7),
- Sadismus (4),
- Störung der Impulskontrolle (3),
- Borderline-Persönlichkeitsstörung (4),
- andere Persönlichkeitsstörungen (5),
- Intelligenzminderung (5),
- organische wahnhafte Störung (1)

untersucht, die aufgrund ihres chronischen sexuell devianten Verhaltens schon strafrechtlich in Erscheinung getreten waren bzw. bei denen solche Sanktionen in Aussicht standen (Briken et al. 2000). Die Patienten wurden mit 11,25 mg Leuprorelinacetat (alle 3 Monate s.c.) und initial überlappend mit CPA behandelt, erhielten z.T. zusätzlich bzw. überlappend andere Psychopharmaka und eine supportive Psychotherapie. Im Beobachtungszeitraum von 12 Monaten zeigte sich eine deutliche Abnahme sowohl des Testosteronspiegels als auch von Erektionen, Ejakulationen, Masturbation und devianten Phantasien, wobei letztere am langsamsten und weniger stark zurückgingen als die anderen sexuellen Parameter. Neue Delikte waren während der Behandlung nicht bekannt geworden. An unerwünschten Nebenwirkungen traten auf:

- vorübergehende depressive Verstimmungen,
- Gewichtszunahme,
- Müdigkeit und
- Schmerzen an der Injektionsstelle.

Vier Patienten, die wegen Nebenwirkungen bei CPA-Behandlung umgestellt worden waren, zeigten sich mit der Medikamentenumstellung sehr zufrieden.

In ◘ Tab. 17.7 werden Nebenwirkungen und Monitoring bei LHRH-Analoga und CPA gegenübergestellt. Die LHRH-Analoga scheinen insgesamt etwas besser verträglich zu sein, bergen aber möglicherweise ein höheres Osteoporoserisiko. Unter LHRH-Analoga sind regelmäßige Kontrollen von

- Blutdruck,
- Hormonwerten,
- Blutzucker,
- Nierenretentions- und Leberwerten,
- EKG
- und eine jährliche Knochendichtemessung

Tab. 17.7. Behandlungsprotokoll für Cyproteronacetat und Leuprorelinacetat. (Mod. nach Reilly et al. 2000)

	Cyproteronacetat	Leuprorelinacetat
Einwilligungserklärung	Sollte alle möglichen Nebenwirkungen, einschließlich der Möglichkeit eines bleibenden Hypogonadismus bei jahrelanger Anwendung enthalten	
Nebenwirkungen	Blutdruckveränderungen, Ischämie, Verschlechterung von Herzfehlern, erhöhtes Risiko von Phlebitis, Thrombosen und Embolie, Anämie, Senkung des Hämatokrit Osteoporose besonders bei gleichzeitiger Kortikoidmedikation, Antikonvulsiva, Mangel an Bewegung, exzessivem Alkohol- und Tabakgebrauch (möglicherweise bei Leuprorelin stärker!) Hitzewallungen, Gewichtszunahme und Vergrößerung der Mammae (möglicherweise bei CPA stärker!) Trockene Haut, Haarverlust Müdigkeit, Kopfschmerzen, Schlafstörungen Schwindel, Brechreiz, Obstipation Temporäre renale Dysfunktion (bei LHRH)	
Kontraindikationen (gemeinsam)	Allergie gegen die Substanz Aktive Hypophysenpathologie Thromboembolien in der Vorgeschichte	
Kontraindikationen (getrennt)	Schwere Leberschäden, -tumoren	Mögliche Allergie (besonders bei Benzylallergie bekannt)
Voruntersuchungen	FSH, LH, Testosteron Prolaktin Gewicht, RR, EKG Serumkalzium und -phosphat Blutzucker und Leberenzyme Harnstoff, Kreatinin Osteodensitometrie	
Verlaufsuntersuchung	Testosteron zuerst monatlich, dann alle vier Monate Kardiovaskulärer Status alle drei Monate LH und Prolaktin alle sechs Monate Regelmäßige Gewichtskontrolle	
	Leberfunktion Blutzucker Kalzium und Phosphat	Harnstoff, Kreatinin halbjährlich, Osteodensitometrie jährlich

notwendig. Diese Untersuchungen sollten erstmalig – als Ausgangswerte – schon vor Beginn einer Behandlung durchgeführt werden. Eine schwere Osteoporose gilt als Kontraindikation. Die Injektionsintervalle sind von der Galenik der einzelnen Präparate abhängig. Manche Autoren empfehlen zu Beginn eine kleine Testdosis (1 mg Leuprorelin s.c.), um einer anaphylaktischen Reaktion vorzubeugen (Reilly et al. 2000). Da es zu Beginn der Behandlung mit einem LHRH-Agonisten zu einem Anstieg des Testosterons kommt (s. oben), ist eine gleichzeitige Gabe von CPA für die ersten 2–4 Wochen indiziert (ggf. Kontrolle der Hormonspiegel). Die Zeit bis zum Eintritt der maximalen Reduktion der paraphilen und nichtparaphilen Sexualität liegt zwischen 3 und 12 Monaten.

Nach einer Umfrage an forensischen Kliniken in Deutschland erhält dort mittlerweile (Stichtag 20.1.2001) die Hälfte aller antihormonell behandelten Sexualstraftäter einen LHRH-Agonisten (die andere Hälfte CPA; Czerny et al. 2002). Die Behandlung erfolgt derzeit in Deutschland im Rahmen eines individuellen Heilversuchs, ein schriftliches Einverständnis nach Aufklärung des Patienten muss vorliegen. Dieses sollte jedoch auch bei einer Behandlung mit CPA eingeholt werden.

! Nach dem derzeitigen Kenntnisstand stellen die LHRH-Analoga eine möglicherweise nebenwirkungsärmere Alternative zu CPA dar und haben den Vorteil eines längeren Injektionsintervalls (alle 3 Monate bei Leuprorelinacetat-Depot).

Selektive Serotoninwiederaufnahmehemmer (SSRI)

Selektive Serotoninwiederaufnahmehemmer (SSRI), die sich bei der Therapie von Depressionen, Angst- und Zwangsstörungen bewährt haben, werden seit Anfang der 1990-er Jahre auch zur Behandlung von Paraphilien und sexueller Impulsivität eingesetzt. Zuerst handelte es sich nur um Einzelfallberichte, dann auch um prospektiv offene klinische Studien und retrospektive Analysen von Behandlungsakten (Bradford 2000). Angewendet werden

- Fluoxetin,
- Fluvoxamin,
- Paroxetin,
- Sertralin oder
- Citalopram.

Sie erhöhen das Serotoninangebot an den Synapsen und sollen dadurch modulierend in die Affektentwicklung und -steuerung eingreifen. Auch eine Neurotransmittermodulation im Hypothalamus (u.a. mit Reduktion der dopaminergen Aktivität) wird diskutiert. Möglicherweise ist auch der Einfluss der SSRI auf **komorbide depressive bzw. zwangsähnliche Symptome** bei Patienten mit Paraphilien bzw. bei Sexualstraftätern von Bedeutung.

Nicht klar ist, wie sehr die bei allen Antidepressiva und besonders bei Fluoxetin beschriebene Nebenwirkung der verminderten sexuellen Appetenz hier die beabsichtigte Hauptwirkung ist. Da sich Nefazodon, ein Serontoninwiederaufnahmehemmer (mit gleichzeitig geringer Hemmung auch der Noradrenalinwiederaufnahme) mit den geringsten Nebenwirkungen auf die sexuelle Appetenz, bei 14 Patienten günstig auf sexuelle Obsessionen und Zwänge auswirkte, dürfte es nicht nur die allgemein sexuell hemmende Wirkung des Serotonins sein, die zu den angegebenen Veränderungen führt (Coleman et al. 2000). Zudem ist unter SSRI i.d.R. weniger die Erektionsfähigkeit gestört, sondern es findet sich eher eine Verzögerung der Ejakulation und des Orgasmus bzw. des sexuellen Verlangens.

In verschiedenen Studien konnte mittlerweile eine Reduktion von sexueller Phantasietätigkeit, sexuellem Verlangen, Masturbation und sexuell deviantem Verhalten nachgewiesen werden, teilweise auch mittels Penisplethysmographie (Bradford 2001). In einer kontrollierten Untersuchung mit paraphilen Patienten zeigte sich eine Überlegenheit der mit SSRI behandelten Gruppe im Vergleich zu einer Kontrollgruppe, die nur Psychotherapie erhielt (Bradford 2001). Leider haben diese Studien neben kleinen Fallzahlen nur kurze Beobachtungszeiträume (i.d.R. 12 Wochen) und keine längeren Katamnesen. Eine gleichzeitige Gabe von Psychostimulanzien, die man bei Patienten mit Paraphilie verwandten Störungen (*paraphilic-related disorders*, PRD) und gleichzeitig bestehendem Aufmersamkeits-Hyperaktivitäts-Syndrom (ADHS) verordnete und die die sexuell hemmende Wirkung der SSRI aufheben sollte, begünstigten sogar den Effekt auf zwanghafte Phantasiebildung (Kafka u. Hennen 2000).

Bisher liegen keine doppelblinden oder plazebokontrollierten Studien vor. Rösler und Witztum (2000) warnen in ihrer Übersicht vor einer Überschätzung der SSRI und fordern randomisierte Studien zur Klärung der Effekte.

SSRI sind insgesamt nebenwirkungsarm und gut verträglich. An typischen **unerwünschten Wirkungen** ist neben der genannten möglichen Beeinträchtigung der Sexualität v.a. zu rechnen mit
- anfänglicher Nervosität,
- Schlafstörungen,
- Zittern,
- Benommenheit,
- Müdigkeit,
- Kopfschmerzen,
- gastrointestinalen Symptomen (Übelkeit, Appetitmangel, Diarrhö),
- verstärktem Schwitzen,
- Leberfunktionsstörungen
- und (selten) einer gesteigerten Sekretion des Antidiuretischen Hormons (SIADH) mit Oligurie und Hyponatriämie.

Entsprechend sollten in den üblichen Intervallen Leber- und Nierenwerte, Elektrolyte, Blutbild und Kreislaufparameter gemessen und initial auch ein EKG durchgeführt werden. Die Dosierungen entsprechen denen bei der Behandlung von Depressionen, können aber auch bis zu Dosen wie bei Zwangsstörungen gesteigert werden. Falls es zu einer starken Verzögerung der Ejakulation kommt, ist ggf. eine Dosisreduktion zu erwägen, da sonst z.T. wieder paraphile Phantasien eingesetzt werden, um schneller zum Orgasmus zu kommen.

17.16.2 Gesamtbehandlungsplan

Eine **psychotherapeutische Behandlung** der zugrundeliegenden Störung und der Sexualstraftaten sollte immer versucht werden, sei es nun als Einzel- oder Gruppentherapie, tiefenpsychologisch oder kognitiv-behavioral orientiert. Selbstverständlich verändert die Gabe eines Medikaments – mit eventuell gravierenden Auswirkungen auf die Sexualität – das Setting einer Psychotherapie.
- Zum einen sind manche Patienten zunächst entlastet und erst nach Beginn einer Pharmakotherapie in der Lage, offen von ihren früheren dranghaften und z.T. quälenden devianten sexuellen Phantasien und Verhaltensweisen zu berichten, die damit erstmals psychotherapeutisch bearbeitbar werden.
- Zum anderen sind spezifische Folgen der medikamentösen Behandlung zu beachten und therapeutisch zu bearbeiten.

Es kann zu massiven Krisen kommen, wenn die tröstende, selbstwertstabilisierende und lustvolle (paraphile oder nichtparaphile) Sexualität wegfällt bzw. nicht mehr ausreicht. Folge können depressive Reaktionen, aber auch Wut und aggressives Verhalten sein. Möglicherweise versucht der Patient, sich und anderen seine schon vorher fragile und durch das Medikament zusätzlich bedrohte männliche Identität durch eine Kompensation (z.B. betont machohaftes Verhalten, aber auch Impulshandlungen) zu beweisen. Leider werden diese »unerwünschten Wirkungen« der medikamentösen Behandlungen (abgesehen von depressiven Verstimmungen und Straftaten) in den zitierten Studien i.d.R. nicht erfasst. Es ist Aufgabe der begleitenden Psychotherapie, die unterschiedlichen affektiven Reaktionen mit dem Patienten zu bearbeiten, nicht nur um ein gefährliches Ausagieren von aggressiven Impulsen zu verhindern, sondern auch um einen Ersatz für die wegfallende Plombenfunktion der paraphilen Sexualität zu finden bzw. andere Coping-Mechanismen zu entwickeln. Nur so kann der vielfach beklagten mangelnden Compliance dieser Patienten vorgebeugt werden.

In einer Übersichtsarbeit empfehlen McElroy et al. (1999a),
- bei hauptsächlich zwanghafter Symptomatik Fluoxetin und Sertralin zu verordnen,
- bei gemischt impulsiver und zwanghafter Symptomatik eine Kombination zwischen Phasenprophylaktika (Lithium, Valproat oder Carbamazepin) und den oben genannten SSRI oder eine Kombination von SSRI und Antiandrogenen,
- bei hoher Impulsivität auf dem Hintergrund einer bipolaren Störung mit vorwiegender Manie ein Neuroleptikum gemeinsam mit einem Antiandrogen und zusätzlich ein Phasenprophylaktikum.

Diese Therapievorschläge erscheinen uns aber problematisch, da sich bisher weder Neuroleptika noch Phasenprophylaktika allein als effektiv erwiesen haben (Gijs u. Gooren 1996). Sie müssten zunächst in Einzelstudien erprobt werden.

Ein **verbindlicher Algorithmus für die medikamentöse Behandlung** von Sexualstraftätern bzw. Paraphilien kann aufgrund der bisherigen Datenlage zwar noch nicht formuliert werden, allerdings hat Bradford in einer jüngeren Veröffentlichung (2001) einen solchen Algorithmus vorgeschlagen, der sechs verschiedene Behandlungsstufen beschreibt, die von einer Reduktion der paraphilen Sexualität mit nur geringer Beeinträchtigung der normalen Sexualität (Stufe 1 und 2) bis zu einer vollständigen Unterdrückung der gesamten Sexualität (Stufe 6) fortschreitet. Nach der bisherigen Datenlage ist jedoch auch folgendes, etwas weniger schematisches Vorgehen gerechtfertigt (Briken et al. 2003, ◘ Abb. 17.15): Bei **leichteren Paraphilien** (z.B. Exhibitionismus, leichterer Pädophilie, Hands-off-Delikten) kann außer einer (evtl. auch alleinigen) Psychotherapie zunächst eine Behandlung mit einem SSRI versucht werden, ggf. ist die Dosis zu steigern oder auf einen anderen SSRI zu wechseln. Bei ausbleibendem Erfolg ist alternativ oder zusätzlich eine antihormonelle Therapie zu erwägen (CPA oder LHRH-Analoga).

Bei **schwereren Paraphilien** (v.a. progedienter Pädophilie, Sadismus) mit aggressiven Delikten kommt als erster medikamentöser Behandlungsschritt eine antihormonelle Behandlung mit CPA oder einem LHRH-Analogon in Frage; bei CPA kann ggf. noch die Dosis gesteigert oder auf ein LHRH-Analogon gewechselt werden. Falls unter der antihormonellen Therapie alleine kein ausreichender Erfolg eintritt, kann zusätzlich ein SSRI gegeben werden. Bei einer Behandlung mit einem LHRH-Analogon ist ggf.

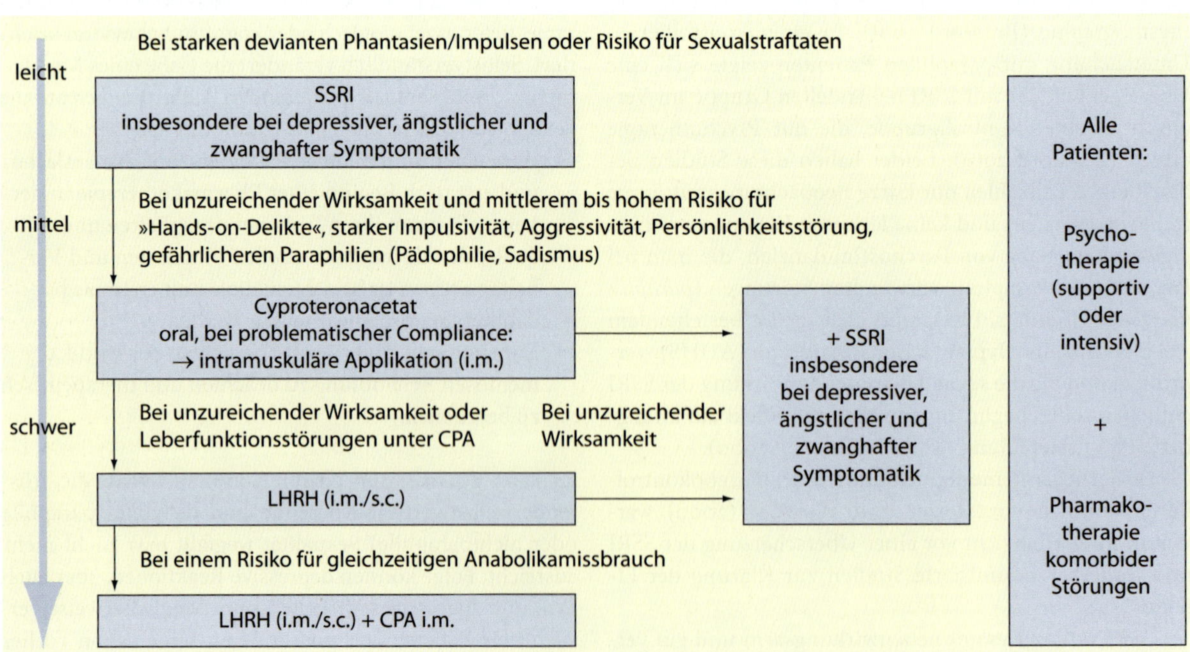

◘ **Abb. 17.15.** Algorithmus der kombinierten Psycho- und medikamentösen Therapie. (Nach Briken et al. 2003)

eine zusätzliche, dauerhafte Gabe von CPA zu erwägen, insbesondere wenn der Verdacht auf zusätzliche Einnahme von Androgenen besteht (s. Hansen u. Lykke-Olesen 1997).

17.17 Neuropsychologische Charakteristika

In vielen Untersuchungen an kriminellen Populationen wurde ein niedriges **Intelligenzniveau**, insbesondere erniedrigte **verbale** Intelligenz, als Risikofaktor beschrieben. Hier wird das Problem der Interpretation entsprechender Befunde besonders deutlich. Handelt es sich um bloße Korrelationen oder liegen auch bestimmte Kausalitäten zugrunde und, wenn ja, welche?

Die Arbeitsgruppen um Hucker und Langevin (Langevin 1992) untersuchten Ende der 80-er Jahre des vorigen Jahrhunderts in verschiedenen Studien Sexualstraftäter mit der Halstead-Reitan-Testbatterie, eine bereits in den 40-er Jahren zum Vergleich von Hirnverletzten mit Unverletzten entwickelte neuropsychologische Untersuchungsmethode. Bei ca. 40% der von ihnen untersuchten Sexualstraftäter fanden sie Auffälligkeiten. Während Inzesttäter und Exhibitionisten weniger Auffälligkeiten zeigten, waren die deutlichsten Befunde (v.a. in sprachgebundenen Tests) bei Kinder Missbrauchenden und gewalttätigen Sexualdelinquenten zu erheben (**linkshemisphärische Störungen**). Im räumlichen Denken fanden sie keine Unterschiede zwischen allgemein pädosexuellen, Inzest- und aggressiven Sexualstraftätern.

In einer neueren Untersuchung fanden Ponseti et al. (2001) mittels des *Mental Rotation Test* eine schwächere Raumverarbeitung und niedrigere Impulskontrolle (computergestützte, experimentelle Verhaltensbeobachtung zum tolerierten Belohnungsaufschub) bei einer gemischten Gruppe von Sexualstraftätern (N = 44). Ein Bezug zu ADHS ergab sich dabei nicht. In der von Cohen et al. (2002) untersuchten Gruppe von 22 heterosexuellen, nicht ausschließlich Pädophilen fanden sich neuropsychologische Auffälligkeiten gegenüber der Kontrollgruppe lediglich im WAIS-R, einem Test zur Erfassung von verbalen Funktionen und Intelligenz. Diese Unterschiede waren allerdings nach Kontrolle des Bildungsniveaus nicht mehr signifikant. In einer Reihe anderer Tests zur Exekutivfunktion (insbesondere des Frontalhirns) zeigten sich keine Gruppenunterschiede.

Die differierenden Ergebnisse haben wahrscheinlich vor allem mit der Heterogenität der Stichproben zu tun.

Händigkeit und Intelligenz

Linkshändigkeit (per se natürlich nicht pathologisch) findet sich verstärkt in klinischen Populationen und bei kriminellen Stichproben und wird als mögliches Anzeichen einer zerebralen Entwicklungsstörung gewertet. Andere intervenierende Variablen wie Bildung, Erziehung, Intelligenzniveau müssen allerdings berücksichtigt werden. Bogaert (2001) hat eine große Stichprobe des Kinsey-Instituts untersucht und gefunden, dass Männer mit einer kriminellen Vorgeschichte (N = 2086) und/oder Sexualdelikten signifikant häufiger als Kontrollpersonen (N = 4706) linkshändig waren. Bei pädophilen Patienten (N = 286) waren 15,7%, bei Kontrollen 11,5% Linkshänder. Während für generelle Kriminalität ein niedrigeres Bildungsniveau mit Linkshändigkeit in Zusammenhang stand, ließ sich diese Beziehung bei pädophilen Patienten nicht feststellen. Diese Ergebnisse konnten durch eine Untersuchung von Cantor et al. (2004) bestätigt werden, die ebenfalls nachweisen konnten, dass die Unterschiede signifikant blieben, wenn sie hinsichtlich des allgemeinen Intelligenzniveaus kontrolliert wurden. Insgesamt waren die Effekte allerdings klein und sollten nicht (etwa im Sinne eines Markers) überinterpretiert werden.

Intelligenz, Geschwisterreihe, mütterliches Alter und sexuelle Orientierung bei Pädophilen bzw. Kinder Missbrauchenden

Homosexuelle Pädophile machen etwa 30% der gesamten pädophilen Männer aus, was deutlich über dem Anteil von Homosexualität im allgemeinen Sexualverhalten liegt (2–4% homosexuelle Männer in der Normalbevölkerung; Blanchard et al. 1999). Ein niedrigeres Intelligenzniveau ist bei Pädophilen mit einem größeren Interesse an jüngeren, männlichen Kindern verbunden. Von Einfluss scheint außerdem das Alter der Mütter bei der Geburt Pädophiler zu sein: Höheres Alter ist assoziiert mit einer eher homosexuellen Orientierung und einem niedrigeren Intelligenzniveau. Daneben korreliert die Anzahl männlicher älterer Geschwister mit einer homosexuellen Orientierung bei Kinder Missbrauchenden (Blanchard et al. 2000). Homosexuell orientierte Männer der Allgemeinbevölkerung haben allerdings im Vergleich zu heterosexuell orientierten Männern ebenfalls mehr ältere Geschwister und ältere Mütter als Vergleichsgruppen (bezüglich der Schwestern besteht kein Unterschied). Blanchard et al. (2000) erwägen hypothetisch, dass eine **mögliche Ursache in der Entwicklung mütterlicher Antikörper gegen das auf dem Y-Chromosomen liegende Histokompatibilitätsantigen** liegen könnte, das sich nach jeder Geburt eines männlichen Nachkommen vermehrt und stärkere Effekte auf die sexuelle Differenzierung des Gehirns ausübt. Es gibt allerdings auch eine Reihe anderer (weniger biologisch) orientierter Hypothesen (z.B. Rivalität zwischen Brüdern), auf die in diesem Zusammenhang nicht näher eingegangen werden kann.

17.18 Diagnostik und Testpsychologie

17.18.1 Diagnostik

Nach Erfahrungen der Autoren ist das folgende klinisch-diagnostische Vorgehen, das neben den bekannten Klassifikationssystemen auch andere Aspekte einbezieht, sinnvoll, wie ◻ Abb. 17.16 zeigt: Liegt ein Symptom vor, das der Beschreibung einer der Präferenzstörungen entspricht, ist zunächst zu prüfen, ob dieses Symptom einmalig oder wiederholt aufgetreten ist, um die Präferenzstörung von einer **situativ aufgetretenen sog. »Perversität«** (bewusste und kontrolliert intendierte Variation sexuellen Verhaltens) bzw. einem Einzelsymptom (sexuelles Agieren wie es z.B. im Rahmen einer Impulskontrollstörung oder bei einer Borderline-Persönlichkeitsstörung auftreten kann) zu unterscheiden. Allerdings hat das Auftreten mehrerer Symptome aus der Liste der Präferenzstörungen im Zeitraum von zumindest sechs Monaten den gleichen Stellenwert wie das gehäufte Auftreten einer einzelnen Präferenzstörung und berechtigt dann, die Diagnose **multiple Störung der Sexualpräferenz** (F65.6) zu stellen.

Im nächsten Schritt ist zu prüfen, ob der bzw. die Betreffende die **Interessen seiner Sexualpartner nicht mehr berücksichtigen** kann oder sich selbst massiv schädigen muss. Nach Beschreibung des abweichenden Interesses, das sich gegen die eigene Person (masochistische Selbstverletzungen, Asphyxophilie, d.h. sexuelle Erregung durch Selbststrangulation), aber auch gegen Partner bzw. »Liebesobjekte« richten kann (nur gewaltsame Kohabitation ist lustvoll – Sadismus, oder Reiben gegen Fremde im Bus – Frotteurismus), muss zunächst die Intensität, Dauer und Ausschließlichkeit des Symptoms bestimmt werden.

Als erschwerend gilt, wenn die Kriterien der sogenannten **Progredienz** vorliegen:
- periodische Akzentuierung eines dranghaft gesteigerten sexuellen Verlangens mit innerer Unruhe,
- starke sexuelle Phantasiebesetzung,
- Progression im Längsschnitt,
- kürzere Abstände zwischen den sexuellen Manifestationen,
- signalhafte Auslöser der sexuellen Handlungen,

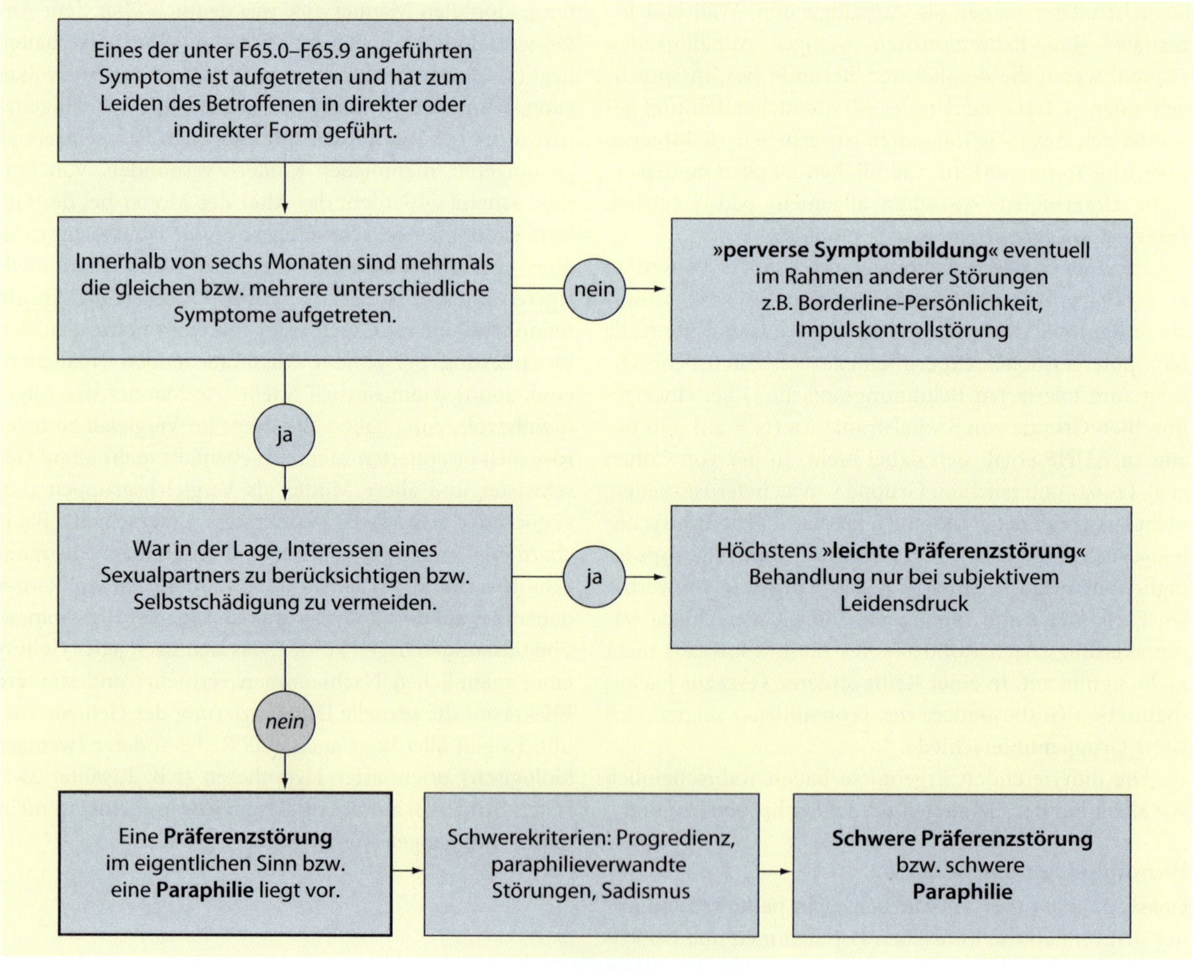

◻ **Abb. 17.16.** Algorithmus zur Differenzierung der »Störung der Sexualpräferenz«

17

- autoerotische Fixierung mit hoher Masturbationsfrequenz,
- Wunsch nach Behandlung.

Der Progredienz verwandte Konzepte sind die **paraphilieverwandten Störungen** (PRD) bzw. die **nichtparaphile sexuelle Süchtigkeit** (*non-paraphilic sexual addiction*, NPSA), die vorwiegend autoerotisch strukturierte sexuelle Betätigungen bezeichnen, **die an sich nicht als Präferenzstörungen gelten würden, wenn sie nicht durch den ausufernden Charakter den Betroffenen in weiten Lebensbereichen extrem störten**. Durch diesen ausufernden, oft als Suchtäquivalent erlebten Charakter der Störung können schließlich Partnerinteressen nicht mehr wahrgenommen werden. Diese beiden Störungen werden unter »nicht näher bezeichnete Präferenzstörung« diagnostiziert. Sie kommen oft kombiniert mit den eigentlichen Präferenzstörungen vor und tragen dann dazu bei, dass die Betroffenen sozial, beruflich und beziehungsmäßig noch weitere Behinderungen erleben.

Ist die Präferenzstörung diagnostiziert, muss zur Vorbereitung späterer Therapieentscheidungen auch die **Komorbidität** diagnostiziert werden.

Da es keine größeren Kollektive von Präferenzstörungen außerhalb eines forensischen Kontexts gibt, die mit moderner psychiatrischer Diagnostik untersucht worden wären, haben alle Angaben zur Komorbidität die Schwäche dieses Selektionseffekts und beziehen sich daher hauptsächlich auf Präferenzstörungen aus dem forensischen Bereich. Die Frage, wie häufig Präferenzstörungen als isolierte Störung ohne Komorbidität auftreten, ist heute nicht beantwortbar.

17.18.2 Komorbidität

Schizophrenie

Smith und Taylor (1999) untersuchten schizophrene Männer, die Frauen in schwer wiegender Weise sexuell attackiert hatten. In ganz England und Wales waren im Mai 1997 insgesamt nur 84 Männer wegen eines solchen Delikts gesetzlich untergebracht, was wohl nur eine Minderheit der im gleichen Zeitraum schizophren Erkrankten und ein deutlich unter 1% liegender Anteil der gleichzeitig wegen eines Sexualdelikts Verurteilter sein dürfte. 80 hatten das Vollbild einer Schizophrenie, aber nur bei etwa 20% standen Inhalte von Halluzinationen oder Wahn in einem direkten Zusammenhang mit ihren sexuellen Angriffen, sodass bei dieser Erkrankung eher – wie bei den psychoorganischen Störungen – davon auszugehen ist, dass sie hauptsächlich über den Effekt der »Enthemmung« zur Präferenzstörung beitragen und kaum direkt ursächlich wirksam sind.

Affektive Störungen

Hier werden besonders bei Patienten mit Präferenzstörungen, die sich einer ambulanten Behandlung unterziehen, hohe Raten gefunden (60% sowohl bei McElroy et al. 1999b als auch Raymond et al. 1999). Allerdings handelt es sich dabei meist um die Gesamtgruppe affektiver Störungen, die mit Screening-Methoden ermittelt wurden. Bipolare oder rezidivierende Störungen sind seltener (z.B. 42% bei paraphilen Sexualstraftätern; Dunsieht et al. 2004). Bei Kafka und Hennen (2002) hatten 71,6% von 120 *paraphilias and paraphilia-related disorders*, die sie ambulant in Therapie nahmen, affektive Störungen ganz allgemein und 39% eine *major depression*.

Sucht, Angst und Zwangsstörungen

In vielen neueren Untersuchungen wird die hohe Komorbidität von Suchterkrankungen mit Präferenzstörungen und besonders paraphilieverwandten Störungen (PRD) hervorgehoben (nach McElroy et al. 1999b: bis zu 83%). Abracen et al. (2000) geben an, dass Kinder Missbrauchende und Männer mit Vergewaltigungsdelikten in kanadischen Gefängnissen deutlich höhere Werte für Alkoholmissbrauch (40–45%) erreichten als andere Straftäter. Im Kollektiv von Kafka und Hennen (2002) kommt Substanzmissbrauch in 40% und Alkoholismus in 30% vor. Gleichzeitig hatten 38% Angststörungen (soziale Phobie 21%). Raymond et al. (1999) diagnostizierten bei Pädophilen bis zu 60% Angststörungen. Zwangsstörungen kommen in viel geringerem Maße vor (etwa 10% nach McElroy et al. 1999b, 11% bei den von Raymond et al. 1999 untersuchten Pädophilen, 7% bei paraphilien Sexualstraftätern; Dunsieht et al. 2004).

Impulskontrollstörungen

Sie stellen die wichtigste Differenzialdiagnose zur Präferenzstörung dar, da es im Rahmen allgemeiner Impulsivität leicht zu einer »Perversität« kommen kann. So wurde z.B. in einer ambulanten Einrichtung in Cincinnati, die auf Bewährung in Freiheit belassenen Sexualstraftätern ein 18-monatiges Therapieprogramm anbot, bei den Behandelten nur in 58% die Diagnose »Paraphilie« gestellt und in 39% die Diagnose Impulskontrollstörung unterschiedlicher Ursache (McElroy et al. 1999b). Neben allgemeiner Impulskontrollstörung traten besonders zwanghaftes Stehlen und Spielen (5% und 14%) gleichzeitig mit Paraphilie auf.

Aufmerksamkeitsdefizit-Hyperaktivitäts-Syndrom (ADHS)

Bei Kindern und Jugendlichen mit einem Aufmerksamkeitsdezifit-Hyperaktivitäts-Syndrom finden sich im späteren Verlauf gehäuft Paraphilien bzw. Sexualstraftaten. Dies trifft nicht nur auf die Gruppe der ADHS-Patienten zu, die gleichzeitig eine Störung des Sozialverhaltens (als Vorläufer einer antisozialen Persönlichkeitsstörung) zeigen (Blocher et al. 2001; Vaih-Koch et al. 2001). Bei Kafka und Hennen (2002) wurde retrospektiv in 35,8% ihrer 120 Fälle (s. oben) ein ADHS diagnostiziert. Die Korrelation mit »Störungen des Sozialverhaltens« war hoch.

Persönlichkeitsstörungen

Die Häufigkeit der Komorbidität von Persönlichkeitsstörungen hängt stark davon ab, unter welchen Selektionsbedingungen die Präferenzstörungen angetroffen werden. Im forensischen Bereich ist mit Häufigkeiten um 80% zu rechnen, wobei die extravertierten Persönlichkeitsstörungen (dissozial, impulsiv, Borderline, narzisstisch) am häufigsten angetroffen werden (Kraus et al. 1999; Berger et al. 1999); aber auch im ambulanten Bereich berichten z.B. McElroy et al. (1999b) von Raten um 90%. Bei sexuellen Präferenzstörungen, die nie mit dem Gericht in Kontakt gekommen sind, liegen aus klinischer Erfahrung viel seltener komorbide Persönlichkeitsstörungen vor; darüber gibt es aber bisher keine Untersuchungen.

17.18.3 Testpsychologie

Zur **standardisierten Erfassung** paraphiler sexueller Verhaltensweisen sind im englischsprachigen Raum eine Reihe von Tests entwickelt worden (Krueger u. Kaplan 2002). In einer deutschen Übersetzung liegt z.B. das *Multiphasic Sex Inventory* (MSI) vor (Deegener 1996), ein Selbsteinschätzungsfragebogen, der hauptsächlich dazu dienen soll, verschiedene Sexualstraftätergruppen zu differenzieren. Er ähnelt in der Struktur dem MMPI (*Minnesota Multiphasic Personality Inventory*), hat 300 Items und setzt sich aus 20 Skalen zusammen, von denen 14 verschiedene Formen sexueller Devianz, sexuelle Dysfunktionen und sexuelles Wissen erfragen.

Kafka hat eine Skala zur Erfassung des sogenannten *Total Sexual Outlet* (TSO) beschrieben, womit er die generelle sexuelle Aktivität (Geschlechtsverkehr und Masturbation) messen will. Carnes beurteilt »sexuelle Süchtigkeit« nach einem Screening-Test mit 25 Fragen, der auch in deutscher Übersetzung vorliegt. Coleman stellte vor kurzem die vorläufige Version einer Skala zur Erfassung kompulsiven sexuellen Verhaltens vor (Krueger u. Kaplan 2002). Außer dem MSI wurden die genannten Instrumente allerdings nicht hinsichtlich ihrer Validität und Reliabilität an größeren und verschiedenen Populationen untersucht.

Risikoerfassung

Verlaufsdaten und Instrumente für die Beurteilung der Prognose vor oder nach Therapie wurden hauptsächlich für Sexualstraftäter erhoben und entwickelt. Dabei ist die Diagnose einer Störung der Sexualpräferenz nur eines der prognostischen Kriterien.

> Es wird zwischen zwei Kategorien von **prognostisch relevanten Faktoren** unterschieden:
> 1. statische, d.h. nicht veränderbare Risikofaktoren, die sich aus der Vergangenheit des Patienten bzw. Straftäters ergeben, und
> 2. dynamische, variable Risikofaktoren, die sich z.B. durch therapeutische Interventionen im Lauf der Zeit wandeln können.

Zu den **statischen** Faktoren gehören z.B. Charakteristika der kriminellen Entwicklung (Vorstrafen, Art und Schwere der Delikte), Charakteristika der sexuellen Entwicklung gelten als weichere Kriterien. Auch soziodemographische Merkmale (wie Alter und Geschlecht) und Probleme der früheren psychosozialen Entwicklung wurden prognostisch untersucht.

Dynamische Faktoren beziehen sich z.B. auf veränderbare Persönlichkeitsmerkmale (wie z.B. Impulsivität), psychopathologische Auffälligkeiten (z.B. psychotische Symptome), die aktuelle psychosoziale Situation, Compliance und kriminogene Einstellungen (z.B. über Sex mit Kindern oder frauenverachtende Ansichten). Prinzipiell gilt früheres Verhalten als der beste Prädiktor für zukünftiges Verhalten, d.h. der Zahl und Art von früheren (sexuellen) Übergriffen und Delikten kommt ein großes Gewicht für die Prognose zukünftiger (Sexual-)Straftaten zu.

In den letzten Jahren hat sich die **Anti- bzw. Dissozialität** als ein nur schwer modifizierbares Persönlichkeitsmerkmal mit einem hohen Risiko einer kriminellen und gewalttätigen Entwicklung bzw. erneuter Straftaten überhaupt (also auch sexuellen) erwiesen. Ausschlagebend dafür waren Untersuchungen mit der *Psychopathy Checklist Revised* (PCL-R, Hare 1991; deutsche Fassung: Freese 1998). Sie ist ein gut validiertes Fremdbeurteilungsinstrument zur operationalisierten Messung von Antisozialität. Die damit zu diagnostizierende *psychopathy* entspricht einer schweren anti- bzw. dissozialen Persönlichkeitsstörung mit emotional instabilen, narzisstischen und histrionischen Anteilen. Der prädiktive Wert der PCL-R hinsichtlich erneuter Straftaten und Gewaltdelikte ist durch zahlreiche Studien gut belegt. In einer Metaanalyse ergaben sich mittlere Effektstärken von 0,79 für die Vorhersage von Gewalttätigkeit (13 Studien) und von 0,61 für die Prädiktion von sexuellem Sadismus und devianter sexueller Erregbarkeit (3 Studien) (Salekin et al. 1996). Die beiden Faktoren Antisozialität und Präferenzstörung werden aber in der bisher umfangreichsten Studie an 23.393 Sexualstraftätern (Hanson u. Bussière 1998) nicht nur benannt, sondern differenziert in ihrer Effektstärke erfasst: Daraus wird deutlich, dass für die Wiederholung eines Sexualdelikts das Vorliegen einer Präferenzstörung (Effektstärken von 0,22–0,33) von noch größerer prognostischer Relevanz ist als die Antisozialität (Effektstärke von 0,14) (Tab. 17.8).

Tab. 17.8. Prognosekriterien bei Sexualstraftätern. (Mod. nach Hanson u. Bussière 1998)

Kriterium	Effektstärke (r)
Bevorzugung von Kindern als Sexualobjekte (phallometrisch untersucht)	0,32
Jede Art von Störung der Sexualpräferenz	0,22
Sexualdelikte in der Vorgeschichte	0,19
Hat eine vorgeschlagene Therapie nicht zu Ende geführt	0,17
Antisoziale Persönlichkeit	0,14
Jede Art von Vordelikt	0,13
Jugendliches Alter	0,13
War nie verheiratet	0,11
Die Opfer waren Fremde bzw. männlich	0,11

Spezifischere Prognoseinstrumente mit **deliktspezifischen Risikofaktoren** berücksichtigen neben der Zahl von einschlägigen wie anderen Vordelikten

- die Art des Delikts,
- den Bekanntheitsgrad zwischen Täter und Opfer,
- Alter und Geschlecht des Opfers und
- Ausmaß der Gewaltanwendung

(z.B. *Rapid Risk Assessment for Sexual Offence Recidivism* RRASOR, Hanson 1997; *Sex Offender Risk Appraisal Guide* SORAG, Quinsey et al. 1998; *Static 99*, Hanson u. Thornton 2000). Eine höhere Rückfälligkeit wird einerseits bei weniger gravierenden, sog. Hands-off-Delikten (Exhibitionismus, Voyeurismus) gefunden, aber auch bei extrafamiliärem sexuellem Missbrauch von Kindern (im Vergleich zu intrafamiliärem) und fremden bzw. wenig bekannten Opfern, in manchen Studien auch bei männlichen Opfern (Prentky u. Burgess 2000).

Die reguläre Teilnahme an einer psychotherapeutischen oder medikamentösen Behandlung hingegen geht mit einem niedrigeren Rückfallsrisiko einher; so waren in der Metaanalyse von Hall (1995, N = 1313) 27% der unbehandelten, aber »nur« 19% der behandelten Sexualstraftäter in einem Zeitraum von knapp 7 Jahren rückfällig geworden, die Effektstärke (0,12) war klein, aber robust. Auch in der Untersuchung von Hanson und Bussière (1998) war die Beendigung einer vorgeschlagenen Therapie ein risikomindernder Faktor (Effektstärke 0,17).

Der SVR-20 (Boer et al. 1997; deutsche Fassung: Müller-Isberner et al. 2000) wurde in Anlehnung an ein ähnliches Instrument zur Prognose von allgemeiner Gewaltdelinquenz (*Assessing Risk for Violence* HCR-20, Webster et al. 1997; deutsche Fassung: Müller-Isberner et al. 1998) entwickelt. Beim SVR-20 gelten als prognostisch ungünstige Faktoren aus der allgemeinen kriminellen und psychosozialen **Vorgeschichte**

- frühere Gewalt- wie auch Nichtgewaltdelikte,
- früheres Bewährungsversagen,
- eigene Misshandlungs- und Missbrauchserfahrungen in der Kindheit,
- Beziehungs- und Beschäftigungsprobleme,
- Substanzmissbrauch,
- gravierende seelische Störung,
- suizidale oder homizidale Gedanken und
- ein hoher PCL-R-Wert.

Hinsichtlich der **sexuellen Entwicklung** sind prognostisch ungünstige Faktoren

- das Vorliegen einer sexuellen Deviation,
- multiple Formen und hohe Frequenz von Sexualdelikten,
- physische Verletzung des Opfers,
- Waffengebrauch oder Todesdrohung,
- Progredienz der Sexualdelikte,
- extremes Bagatellisieren oder Leugnen sowie
- deliktfördernde Ansichten.

Zusätzlich werden **auf die Zukunft gerichtete Faktoren** berücksichtigt (Ablehnung therapeutischer oder anderer Interventionen, Fehlen realistischer Zukunftspläne).

17.19 Kognition, Verhalten, Informationsverarbeitung, Emotion

17.19.1 Kognitive Verzerrungen

Aus der kognitiven Verhaltenstherapie stammende Konzepte haben neben der klassischen Konditionierung als Paarung von sexuellem Stimulus (unkonditionierter Stimulus) mit ungewöhnlichen Reizen (konditionierter Stimulus) und der operanten Konditionierung vor allem kognitive Verzerrungen im Sinne einer **Selbsttäuschung** für die Aufrechterhaltung devianter sexueller Bedürfnisse verantwortlich gemacht. Besonders nach Enttäuschungen und Niederlagen wird bei erhöhter Bedürfnisspannung (*state-dependent*) immer wieder der gleiche besonders »kurze« Weg zu einer entspannenden »Lustprämie« gesucht, wenn einmal eine »positive Verstärkung« unmittelbar zur Befriedigung geführt hat (operante Konditionierung). Selbsttäuschung (kognitive Verzerrung) dient dazu, die gleichzeitig zu befürchtenden Nachteile dieses »kurzen Weges« ausblenden zu können. Diesem Ausblenden entspricht auch die Tendenz vieler paraphiler Patienten, zu verleugnen oder die Rücksichtslosigkeit ihres Handelns herunterzuspielen (besonders nach Straftaten).

17.19.2 Verhalten, Emotion und Bindung

Die Bedeutung früher Bindungserfahrungen besonders für Paraphilien, die zu Sexualstraftaten führen, haben Ward et al. (1996) und Marshall (2001) unter Anwendung von operationalisierten Attachment-Interviews und Fragebögen nahe legen können. Ähnlich wie bei den meisten psychischen Störungen findet man auch bei Sexualstraftätern besonders hohe Anteile von »**unsicher gebundenen**« Personen, wobei ein »**vermeidender« Bindungsstil** für besondere Aggressivität im Umgang mit Partnern sprechen soll. Rathbone (2001) gelang es in einer randomisierten Vergleichsstudie, zwischen Sadomasochisten (die sich nach Annoncen in einschlägigen Zeitschriften meldeten, nicht im klinischen Kontext) und Lesern von Wirtschaftszeitungen mit Hilfe des Adult-attachment-Interviews zu zeigen, dass alle Sadomasochisten unsicher gebunden waren, jedoch nur etwa die Hälfte der Wirtschaftszeitungsleser (54,2%).

Ein damit zusammenhängender Faktor ist das **Vermeiden von zärtlicher Intimität** in Erwachsenenbeziehungen aus unterschiedlichen Ursachen, z.B. wegen Vertrauen gefährdenden **frühen Gewalterfahrungen** oder **Missbrauchserlebnissen**. Über deren Häufigkeit in der Lebensgeschichte von Patienten mit paraphilen Störungen besteht allerdings keine Einigkeit, was mit methodischen Problemen in der Definition des Kollektivs und der retrospektiven Erhebung von Ereignissen zusammenhängt, deren Erinnerung – wie die Debatte um das sogenannte False-memory-Syndrom zeigt – äußerst schwierig ist. Am ehesten gelingt es bei sexuellem Missbrauch von Kindern, einen solchen »Umkehrmechanismus« darzustellen: So konnten z.B. Salter et al. (2003) in einer prospektiven Untersuchung von 224 sexuell missbrauchten Jungen nachweisen, dass 12% von ihnen im frühen Erwachsenenalter selbst zu Missbrauchstätern geworden waren.

17.20 Psychotherapeutische Konsequenzen

Von der Psychoanalyse abgeleitete **psychodynamische Konzepte** stellten die oft unbewusst bleibende Angst vor der genitalen Vereinigung mit dem gegengeschlechtlichen Partner in den Vordergrund ihrer psychogenetischen Überlegungen und sahen in allen Präferenzstörungen zunächst Ausweichmanöver und Ersatzbildungen. Die ursprünglich als »Kastrationsdrohung« bezeichnete Befürchtung scheint besonders bei Fällen, die zumindest mit einer Erektionsstörung oder einem Vermeiden der Kohabitation einhergehen, plausibel, bedarf aber komplizierter Zusatzerklärungen in Fällen, in denen gleichzeitig oder zumindest alternativ auch lustvolle Kohabitation möglich ist. Die neuen Ansichten über Paraphilien stellen (im Gegensatz zum alten Kastrationsthema) besonders das »Identitätsthema« in den Vordergrund und damit Aspekte der »frühen Störung«, des »Mutterkonflikts« und der »Borderline-Problematik«.

Was Psychoanalytiker Erotisierung nennen, entspricht dem starken Beschäftigtsein mit sexuellen Themen und der Benutzung von Sexualität als Coping-Strategie in der **kognitiven Verhaltenstherapie** (Marshall et al.1999; Cortoni u. Marshall 2001). Die Betonung und Bearbeitung des *core-conflict* mit der Mutter in der Psychoanalyse erinnert an die auch von den kognitiven Verhaltenstherapeuten angesprochene Bedeutung des gestörten *attachment* für die Entstehung der Perversion und die daraus folgende Konzentration auf Themen wie »Intimität«, »Einsamkeit« und »Empathie«.

Auslöser für Phasen von paraphilen Aktivitäten, sogenannte »**proximale Ursachen**«, sind oft aktuelle Lebens- und Selbstwertkrisen wie Verlust von Arbeit, Partnerschaftsprobleme, Geburt eines Kindes etc.

Was die zur Anwendung kommenden therapeutischen Verfahren betrifft, so ist entsprechend der Ursachenforschung, die ja von mehreren unterschiedlichen Wegen ausgeht, die zu einer kontextentkoppelten impulsiven oder zwanghaft ritualisiert-devianten Sexualität führen können, der »**multimodale Weg**«, der mehrere Behandlungsziele im Auge hat, die Behandlung der Wahl.

Besonders durchgesetzt haben sich in den letzten Jahren **kognitiv-behaviorale** Spezialverfahren, die meist in Gruppen durchgeführt werden. Behandlungseffekte sind besonders bei Straftätern immer noch umstritten, können aber nach den Metaanalysen von Hall (1995) sowie Hanson und Bussière (1998) zumindest dann als erfolgversprechend beurteilt werden, wenn die Therapie ordnungsgemäß abgeschlossen und nicht vorzeitig abgebrochen wird. Die eindeutige Überlegenheit einzelner Therapiestrategien über andere ließ sich bisher nicht belegen (z.B. auch nicht die antihormonelle Medikation über die kognitiv-behaviorale Therapie, Hall 1995). Strukturierte Programme mit formulierten Behandlungszielen waren bei der Behandlung von Straftätern erfolgreicher als unstrukturierte mit großem Reflexionsangebot und passivem Therapeuten (Lösel 1995). Meist steht dabei das sogenannte **Deliktszenario**, der **Deliktzyklus** oder die **Delikt-Entscheidungs-Kette** im Mittelpunkt. Es handelt sich dabei um Rekonstruktionen der jeweiligen Delikte, wobei die Rolle von **kognitiven Verzerrungen, Verleugnung, Minimierung** (»es war ja nur eine Berührung«) besondere Beachtung finden, und Haltungen, die sexuelle Aggression billigen, bearbeitet werden. Solche Techniken werden z.B. in England in breiter Form im Gefängnis in Gruppen angewendet, die von umschrieben trainierten »Tutoren« geleitet werden (*Sex Offender Treatment Programme* **SOTP** in England; Mann u. Thornton 1998). Die Programme mit dem »Deliktszenario« bzw. dem »Deliktzyklus« bilden meist auch den Kern der sogenannten und heute viel zitierten »**Rückfallverhütungsprogramme**« (*relapse-prevention-programs* RPP), wo mit den Betroffenen an speziellen Haltepunkten gearbeitet wird, an denen sie die Handlungskette unterbrechen könnten. Es wird dabei auch das sogenannte »innere Management« – die mit sich selbst verhandelten Haltepunkte – vom »äußeren Management« unterschieden, bei dem andere, mit dem Problem Vertraute in besonderen Krisensituationen kontaktiert werden können, um durch solche Kontakte den Handlungsimpuls zu unterdrücken. Allerdings hat sich Marshall kritisch über den Enthusiasmus geäußert, der heute dem Rückfallsverhütungsgedanken entgegengebracht wird. Er argumentiert, dass es bei psychotherapeutischer Behandlung auch darum gehe, dem Betroffenen zu besserem Selbstbewusstsein und besserer Selbststeuerung zu verhelfen. Bei zu starker weiterer Abhängigkeit von anderen könnten sich auch negative therapeutische Effekte ergeben (Marshall et al. 1999, S. 160), die dann oft erst nach Abschluss aller Programme – in der neuen Einsamkeit – auftreten.

! Positive Effekte der kognitiv-verhaltenstherapeutischen Programme gelten heute als gesichert. Nach Ausschluss einiger »altmodischer Programme«, die heutigen Therapiestandards nicht mehr entsprechen, können Marshall et al. (1999) sieben methodisch saubere Studien mit positiven Therapieeffekten einer ebenso sauber durchgeführten Studie mit negativem Effekt gegenüberstellen und kommen damit zu einer insgesamt ähnlich positiven Einschätzung wie vier Jahre vorher Hall (1995), der eine Metaanalyse über 12 Studien mit 1313 Patienten durchführte und deutliche Effekte besonders bei ambulant durchgeführter Therapie nachweisen konnte.

Literatur

Abel GG, Lary SS, Karlstrom EM, Osborn CA, Gillespie CF (1994) Screening tests for pedophilia. Crim Just Behav 21: 115-131

Abel GG, Huffman J, Warberg B, Holland CL (1998) Visual reaction time and plethysmography as measures of sexual interest in child molesters. Sex Abuse 10: 81-95

Abracen J, Looman J, Anderson D (2000) Alcohol and drug abuse in sexual and nonsexual violent offenders. Sex Abuse 12: 263-274

Aigner M, Eher R, Fruewald S, Frottier P, Gutierrez-Lobos K, Dwayer SM (2000) Brain abnormalities in violent behavior. J Psychol Hum Sexuality 11: 57–64

Association for the Treatment of Sexual Abusers (ATSA) (1997) Ethical standards and principles for the management of sexual abusers. Beaverton, OR

Auromäki AS, Lindman RE, Eriksson CJP (2002) Testosterone, sexuality and antisocial personality in rapists and child molesters: a pilot study. Psychiatr Res 110: 239-247

Bain J, Langevin R, Hucker S, Dickey R, Wright P, Schonberg C (1988) Sex hormones in pedophiles: I. baseline values of six hormones. II. the gonadotropin releasing hormone test. Ann Sex Res 1: 443-445

Barsetti I, Earls CM, Lalumière ML, Berenger N (1998) The differentiation of intrafamilial and extrafamilial heterosexual child molesters. J Interpers Violence 13: 275-286

Berger P, Berner W, Bolterauer J, Gutierrez K, Berger K (1999) Sadistic personality disorder in sex-offenders. J Personal Disord 13: 175-186

Blanchard R, Watson MS, Choy A, Dickey R, Klassen P, Kuban ME, Ferren D (1999) Pedophiles: mental retardation, maternal age, and sexual orientation. Arch Sex Behav 28: 111-127

Blanchard R, Barbaree HE, Bogaert AF, Dickey R, Klassen P, Kuban ME, Zucker KJ (2000) Fraternal birth order and sexual orientation in pedophiles. Arch Sex Behav 29: 463-478

Blanchard R, Christensen BK, Stron SM et al (2002) Retrospective self-reports of childhood accidents causing unconciousness in phallometrically diagnosed pedophiles. Arch Sex Behav 31: 511-526

Blanchard R, Kuban ME, Klassen P, Dickey R, Christensen BK, Cantor JM, Blak T (2003) Self-reporteded head injuries before and after agre 13 in pedophilic and nonpedophilic men referred for clinical assessment. Arch Sex Behav 32: 573-581

Blocher D, Henkel K, Retz W, Retz-Junginger P, Thome J, Rösler M (2001) Symptome aus dem Spektrum des hyperkinetischen Syndroms bei Sexualdelinquenten. Fortschr Neurol Psychiatr 69: 453-459

Boer DP, Hart SD, Kropp PR, Webster CD (1997) Manual for the sexual violence risk – 20. Mental Health, Law and Policy Institute, Simon Fraser University, Burnaby, B.C., Canada, V5A 1S6. Deutsch: Müller-Isberner R.,Gonzales-Cabeza S,Eucker S. Die Vorhersage sexueller Gewalttaten mit dem SVR-20. Institut für Forensische Psychiatrie, Haina, 2000

Bogaert AF (2001) Handeness, criminality, and sex offending. Neuropsychologia 39: 465-469

Bradford JMW (1999)The paraphilias, obsessive compulsive spectrum disorder, and the treatment of sexual deviant behaviour. Psychiatr Quart 70: 209-219

Bradford JMW (2001) The neurobiology, neuropharmacology and pharmacological treatment of paraphilias and compulsive sexual behaviour. Can J Psychiatry 46: 26-34

Bradford JMW, Pawlak A (1993) Double-bind placebo-crossover-study of cyproterone-acetate in the treatment of paraphilias. Arch Sex Behav 22: 383-402

Briken P, Nika E, Berner W (1999) Sexualdelikte mit Todesfolge. Eine Erhebung aus Gutachten. Fortschr Neurol Psychiatr 67: 189-199

Briken P, Berner W, Noldus J, Nika E, Michl U (2000) Therapie mit dem LHRH-Agonisten Leuprorelinacetat bei Paraphilien und sexuell aggressiven Impulshandlungen. Nervenarzt 71: 380-385

Briken P, Hill A, Berner W (2003) Pharmacotherapy of paraphilias with long-acting agonists of luteinizing hormone-releasing hormone: a systematic review. J Clin Psychiatry (2003) 64: 890-897

Briken P, Habermann N, Berner W, Hill A (2005) The influence of brain abnormalities on psychosocial development, criminal history and paraphilias in sexual murderers. J Forens Sci 50 (in press)

Brower MC, Price BH (2001) Neuropsychiatry of frontal lobe dysfunction in violent and criminal behaviour: a critical review. J Neurol Neurosurg Psychiatry 71: 720-726

Cantor JM, Blanchard R, Christensen BK et al (2004) Intelligence, memory, and handedness in pedophilia. Neuropsychology 18: 3–14

Cohen LJ, Nikiforov K, Gans S, et al (2002) Heterosexual male perpetrators of childhood sexual abuse: a preliminary neurospsychiatric model. Psychiatr Quart 73: 313-336

Coleman E, Gratzer T, Nesvacil L, Raymond NC (2000) Nefazodone and the treatment of nonparaphilic compulsive sexual behavior: a retrospective study. J Clin Psychiatry 61: 282-284

Comings DE (1994) Role of genetic factors in human sexual behaviour based on studies of Tourette's syndrome and ADHD probands and their relatives. Am J Med Genet 54: 227-241

Cooper AJ, Cernowsky Z (1992) The effects of cyproterone acetate on sleeping and waking penile erections in pedophiles: possible implications for treatment. Can J Psychiatry 37: 33-39

Cortoni F, Marshall WL (2001) Sex as a coping strategy and its relationship to juvenile sexual history and intimacy in sexual offenders. Sex Abuse 13: 27-43

Czerny JP, Briken P, Berner W (2001) Antihormonal treatment of paraphilic patients in German forensic psychiatric clinics. Eur Psychiatry 17: 104-106

Dabbs JM, Carr TS, Frady RL, Riad JK (1995) Testosterone, crime, and misbehaviour among 692 male prison inmates. Pers Ind Diff 18: 627-633

Day D, Miner M, Sturgeon V, Murphy J (1989) Assessment of sexual arousal by means of physiological and self-report measures. In: Laws DR (ed) Relapse prevention with sex offenders. Guilford, New York, pp 115-123

Deegener G (1996) Multiphasic Sex Inventory (MSI): Fragebogen zur Erfassung psychosexueller Merkmale bei Sexualtätern. Hogrefe, Göttingen

Dressing H, Obergriesser T, Tost H, Kaumeier S, Ruf M, Braus DF (2001) Homosexuelle Pädophilie und funktionelle Netzwerke – fMRI-Fallstudie. Fortschr Neurol Psychiatr 69: 539-544

Dunsieth NW, Nelson EB, Brusman-Lovins LA et al (2004) Psychiatric and legal features of 113 men convicted of sexual offenses. J Clin Psychiatry 65: 293–300

Eher R, Aigner M, Fruehwald S, Frottier P, Gruenhut C (2000) Social information processed self-persieved aggression in relation to brain abnormalities in a sample of incarcerated sexual offenders. J Psychol Hum Sex 11: 37–47

Everaerd W, Laan E, Both S, Spiering M (2001) Sexual motivation and desire. In: Everaerd W, Laan E, Both S (ed) Sexual appetite, desire and motivation: Energetics of sexual systems. R Neth Acad Arts Sci: S 95–111

Flor-Henry P, Lang RA, Koles ZJ, Frenzel RR (1991) Quantitative EEG studies of pedophilia. Int J Psychophysiol 10: 253-258

Freese R (1998) Die »Psychopathy Checklist« (PCL-R und PCL-SV) von R. D. Hare und Mitarbeitern in der Praxis. In: Müller-Isberner R, Gonzalez Cabeza S (Hrsg) Forensische Psychiatrie. Schuldfähigkeit, Kriminaltherapie, Kriminalprognose. Forum Verlag Godesberg, Mönchengladbach, S 81-98

Gaffney GR, Lurie FS, Berlin FS (1984) Is there familial transmission of pedophilia? J Nerv Ment Dis 172: 546-548

Gijs L, Gooren L (1996) Hormonal and psychopharmacological interventions in the treatment of paraphilias: an update. J Sex Res 39: 273-290

Giotakos O, Markianos M, Vaidakis N, Christodoulou GN (2003) Aggression, impuslivity, plasma sex hormones and biogenic amine turnover in a forensic population of rapists. J Sex Marital Ther 29: 215-225

Haake P, Schedlowski M, Exton MS et al (2003) Acute neuroendocrine response to sexual stimulation in sexual offenders. Can J Psychiatry 48: 265-271

Hall GCN (1995) Sexual offender recidivism revisited. A meta-analysis of recent treatment studies. J Consult Clin Psychol 63: 802-809

Hall GCN, Shondrick DD, Hirshman R (1993) The role of sexual arousal in sexually aggressive behaviour: a meta-analysis. J Consult Clin Psychol 61: 1091-1095

Hansen H, Lykke-Olesen L (1997) Treatment of dangerous sexual offenders in Denmark. J Forens Psychiatry 8: 195-199

Hanson RK (1997) The development of a brief actuarial risk scale for sexual offence recidivism (User Report 97-04). Department of the Solicitor General of Canada, Ottawa

Hanson RK, Bussiere MT (1998) Predicting relapse: a meta-analysis of sex offender recidivism studies. J Consult Clin Psychol 66: 348-362

Hanson RK, Thornton D (2000) Static 99: Improving actuarial risk assessments for sex offenders (User Report 99-02). Department of the Solicitor General of Canada, Ottawa

Hare RD (1991) Manual for the Hare psychopathy checklist – revised. Multi Health Systems, Toronto

Harris GT, Rice ME, Quinsey VL, Chaplin TC (1996) Viewing time as a measure of sexual interest among child molesters and normal heterosexual men. Behav Res Ther 34: 389-394

Haywood TW, Grossman LS, Cavanaugh JL (1990) Subjective versus objective measurements of deviant sexual arousal in clinical evaluations of alleged child molesters. Psychol Assess 2: 269-275

Hook EB (1975) Rates of XYY-genotype in penal and mental settings. Lancet 11: 98

Howes RJ (1995) A survey of plethysmographic assessment in North America. Sex Abuse 7: 9-24

Hucker S, Langevin R, Wortzmann G et al (1986) Neuropsychological impairment in pedophilies. Can J Behav Science 18: 440–448

Hucker S, Langevin R, Wortzmann G et al (1988) Cerebral damage and dysfunction in sexuallly aggressive men. Ann Sex Res 1:33–47

Insel TR (1997) The neurobiological basis of social attachment. Am J Psychiatry 154: 726-735

Kafka MP (2003) The monoamine hypothesis for the pathophysiology of paraphilic disorders: an update. Ann NY Acad Sci 989: 86–94

Kafka MP, Hennen J (2000) Psychostimulant augmentation during treatment with selective serotonin reuptake inhibitors in men with paraphilias and paraphilia-related disorders: a case series. J Clin Psychiatry 61: 664-670

Kafka MP, Hennen J (2002) A DSM-IV axis I comorbidity study of males (N = 120) with paraphilias and paraphilia-related disorders. Sex Abuse 14: 349-366

Kraus C, Berner W, Nigbur A (1999) Bezüge der Psychopathy Checklist-Revised (PCL-R) zu den DSM-III-R und ICD-10-Klassifikationen bei Sexualstraftätern. Monatsschr Kriminol 82: 36-46

Krueger RB, Kaplan MS (2001) The paraphilic and hypersexual disorders: an overview. J Psychiatr Pract 7: 391–403

Krueger RB, Kaplan M.S (2002) Behavioral and psycho-pharmacological treatment of the paraphilic and hypersexual disorders. J Psychiatr Pract 8: 21-32

Kuban M, Barbaree H, Blanchard R (1999) A comparison of volume and circumference phallometry: response magnitude and method agreement. Arch Sex Behav 28: 345-359

Lalumière ML, Quinsey VL (1993) The sensitivity of phallometric measures with rapists. Ann Sex Res 6: 123-138

Lalumière ML, Quinsey VL (1994) The discriminability of rapists from non-sex offenders using phallometric measures: a meta-analysis. Crim Just Behav 21: 150-175

Langevin R (1992) Biological factors contributing to paraphilic behaviour. Psychiatr Ann 22: 307-314

Langevin R, Wortzmann G, Dickey R, Wright P, Handy L (1988) Neuropsychological impairment in incest offenders. Ann Sex Res 1: 401–415

Langevin R, Wortzmann G, Wright P, Handy L (1989a) Studies of brain damage and dysfunctions in sex offenders. Ann Sex Res 2: 163–179

Langevin R, Lang, RA, Wortzmann G, Frenzel RR, Wright P(1989b) An examination of brain damage and dysfunction in genital exhibitionists. Ann Sex Res 2: 77–94

Launay G (1994) The phallometric assessment of sex offenders: some professional and research issues. Crim Behav Ment Health 4: 48-70

Launay G (1999) The phallometric assessment of sex offenders. Crim Behav Ment Health 9: 254-274

Letourneau EJ (2002) A comparison of objective measures of sexual arousal and interest: visual reaction time and penile plethysmography. Sex Abuse 14: 207-223

Lidberg L, Tuck JR, Asberg M, Scalia-Tomba GP, Bertilsson L (1985) Homicide, suicide and CSF 5-HIAA. Acta Physiol Scand 71: 230-236

Lohr BA, Adams HE, Davis JM (1997) Sexual arousal to erotic and aggressive stimuli in sexually coercive and noncoercive men. J Abnorm Psychol 106: 230-242

Lösel F (1995) The efficacy of correctional treatment: A review and synthesis of meta-evaluations. In: McGuire J (ed) What works. Reducing reoffending. Wiley, Chichester, pp 79–111

Maes M, De Vos N, Van Hunsel F, Van West D, Westenberg H., Cosyns P, Neels H (2001a) Pedophilia is accompanied by increased plasma-concentrations of catecholamines in particular epinephrine. Psychiatry Res 103: 43-49
Maes M, Van West D, Westenberg H, Van Hunsel F, Hendriks D, Cosyns P, Scharpe S (2001b) Lower baseline plasma cortisol and prolactin together with increased body temperature and higher mCPP-induced cortisol responses in men with pedophilia. Neuropsychopharmacology 24: 37-46
Mann RE, Thornton D (1998) The evolution of a multisite sexual offender treatment program. In: Marshall WL, Fernandez YM, Hudson SM, Ward T (eds) Sourcebook of treatment programs for sexual offenders. Plenum, New York
Marshall WL (2001) Attachment problems in the etiology and treatment of sexual offenders. In: EveraerdW,Laan E, Both S (eds) Sexual appetite, desire and motivation: Energetics of sexual systems. R Neth Acad Arts Sci: S 135-145
Marshall W L, Anderson D, Fernandez Y (1999) Cognitive behavioural treatment of sexual offenders. Wiley, Chichester
McElroy SL, Soutullo CA, Keck PE (1999a) Pharmacological management of abnormal sexual behavior. In: Buckley PF (ed) Sexuality and serious mental illness. Harwood, Amsterdam
McElroy SL, Soutullo CA, Taylor P et al (1999b) Psychiatric features of 36 men convicted of sexual offenses. J Clin Psychiatry 60: 414-420
Mendez MF, Chow D, Ringman J, Twitchell G, Hinkin C (2000) Pedophilia and temporal lobe disturbances. J Neuropsychiatry Clin Neurosci 12: 71-76
Meston CM, Frohlich PF (2000) The neurobiology of sexual function. Arch Gen Psychiatry 57: 1012-1030
O'Donohue W, Letourneau E (1992) The psychometric properties of the penile tumescence assessment of child molesters. J Psychopathol Behav Assess 14: 123-174
Ponseti J, Vaih-Koch SR, Bosinski HAG (2001) Zur Ätiologie von Sexualstraftaten: Neuropsychologische Parameter und Komorbidität. Sexuologie 8: 65-77
Prentky RA, Burgess AW (2000) Forensic management of sexual offenders. Kluwer Academic, Plenum, New York
Quinsey VL, Harris GT, Rice ME, Cormier CA (1998) Violent offenders: appraising and managing risk. American Psychological Association. Washington, DC
Rathbone J (2001) Anatomy of masochism. Kluwer Academic, Plenum, New York
Raymond NC, Coleman E, Ohlerking F, Christenson GA, Miner M (1999) Psychiatric comorbidity in pedophilic sex offenders. Am J Psychiatry 156: 786-788
Redoute J, Stoleru S, Gregoire MC et al (2000) Brain processing of visual sexual stimuli in human males. Hum Brain Mapping 11: 162-177
Reilly DR, Delva NJ, Hudson RW (2000) Protocols for the use of cyproterone, medroxyprogesterone and leuprolide in the treatment of paraphilia. Can J Psychiatry 45: 559–56
Rösler A, Witztum E (1998) Treatment of men with paraphilia with a long acting analogue of gonadotropin-releasing-hormone. N Engl J Med 338: 416-422
Rösler A, Witztum E (2000) Pharmacotherapy of paraphilias in the next millenium. Behav Sci Law 18: 43-56
Rowland DA (1995) The psychobiology of sexual arousal and behaviour. In: Diamant L, McAnulty RD (eds) The psychology of sexual orientation, behaviour and identity. Greenwood, Westport, CT, pp 19–42
Rubinow DR, Schmidt PJ (1996) Androgens, brain, and behaviour. Am J Psychiatry 153: 974-984
Salekin RT, Rogers R, Sewell KW (1996) A review and meta-analysis of the psychopathic checklist-revised: predictive validity of dangerousness. Clin Psychol: Sci Pract 3: 203-215
Salter D, McMillan D, Richards M et al (2003) Development of sexual abusive behaviour in sexually victimised males: a longitudinal study. Lancet 361: 471–476
Seto MC (2001) The value of phallometry in the assessment of male sex offenders. J Forens Psychol Pract 1: 65-75
Simpson G, Blaszczynski A, Hodgkinson A (1999) Sex offending as a psychosocial sequela of traumatic brain injury. J Head Trauma Rehab 14: 567-580
Smith G, Fischer L (1999) Assessment of juvenile sexual offenders: reliability and validity of the Abel assessment for interest in paraphilias. Sex Abuse 11: 207-216
Smith AD, Taylor PJ (1999) Serious sex offending against women by men with schizophrenia. Relationship of illness and psychotic symptoms to offending. Br J Psychiatry 174: 233-237
Vaih-Koch SR, Ponseti J, Bosinski HAG (2001) ADHD und Störung des Sozialverhaltens im Kindesalter als Prädiktoren aggressiver Sexualdelinquenz? Sexuologie 8: 1-18
Volavka J (2002) Neurobiology of violence, 2nd edn. American Psychiatric Publishing, Washington, DC
Waismann R, Fenwick PBC, Wilson GD, Hewett TD Lumsden J (2003) EEG responses to visual erotic stimuli in men with normal and paraphilic interests. Arch Sex Behav 32: 135-144
Ward T, Hudson SM, Marshall WL (1996) Attachment-style in sex offenders: a preliminary study. J Sex Res 33: 17-26
Webster CD, Douglas KV, Eaves D, Hart SD (1997) HCR-20 – Assessing risk for violence. Mental Health, Law, and Policy Institute, Simon Fraser University, Burnaby, Canada. Deutsche Fassung: Müller-Isberner R, Jöckel D, Gonzalez Cabeza S (1998) Die Vorhersage von Gewalttaten mit dem HCR 20. Haina, Institut für Forensische Psychiatrie
Wille R, Beier KM (1989) Castration in Germany. Ann Sex Res 2: 103-133
Wright P, Nobrega J, Langevin R, Wortzmann G (1990) Brain density and symmetry in pedophilic and sexual aggressive men. Ann Sex Res 3: 319-328

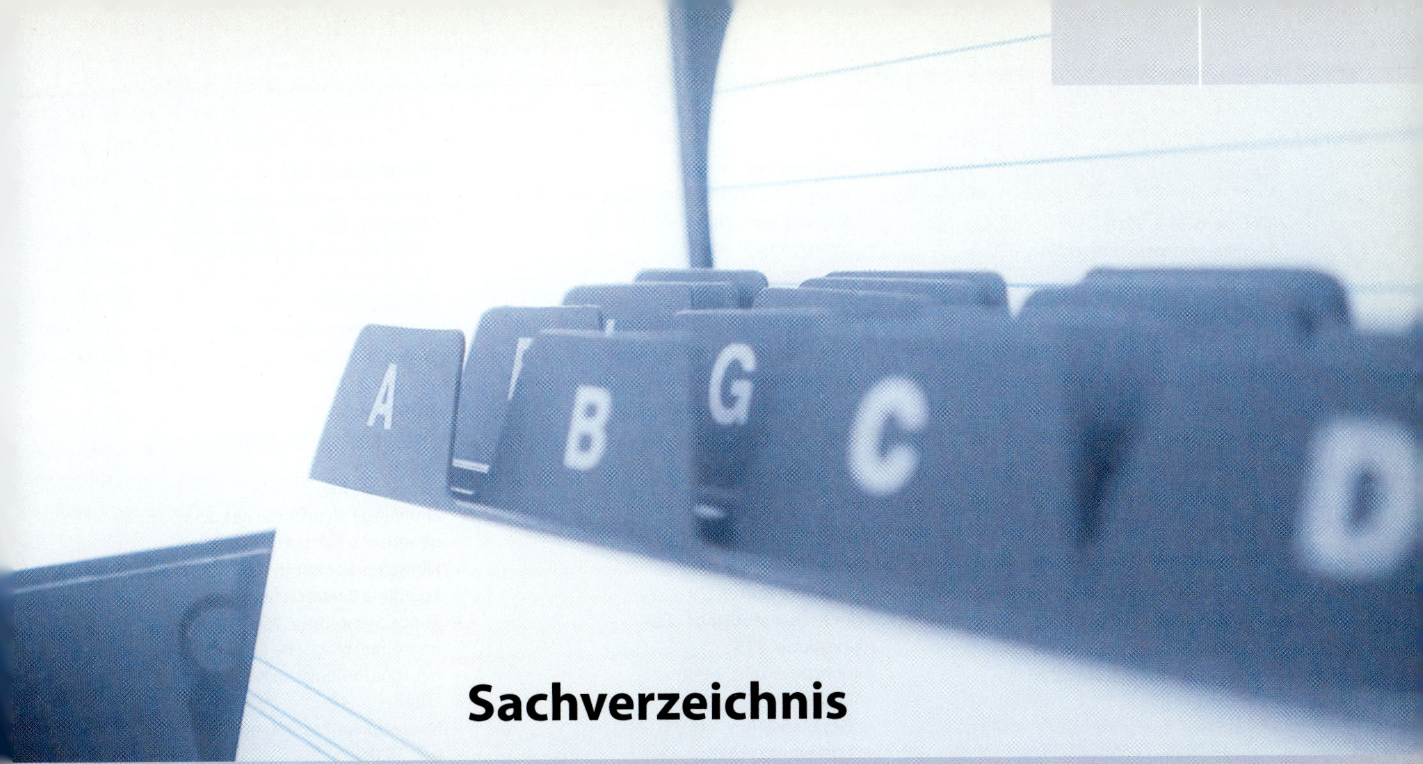

Sachverzeichnis

A

B

C

D

E

F

I

J

K

L

M

N

O

P

R

S

W

X

Y

Z

Druck- und Bindearbeiten: Stürtz GmbH, Würzburg

Arbeiten zur Neurobiologie psychischer Störungen von der Renaissance bis 1950

1563	J. Weyer: *De Praestigiis Daemonum*
1575	J. de Dios Huarte y Navarra: *Examen de Ingenios para las Ciencias* (deutsch von G. E. Lessing: Prüfung der Köpfe zu den Wissenschaften)
1632	R. Descartes: *L'Homme* (Über den Menschen)
1671	T. Willis: *Affectionum quae dicuntur hystericae et hypochondriae pathologia spasmodica vindicata*
1672	T. Willis: *De anima brutorum*
1690	J. Locke: *An Essay Concerning Human Understanding*
1733	G. Cheyne: *The English Malady: or, a Treatise of Nervous Diseases of all Kinds*
1747	J. O. de La Mettrie: *L'Homme Machine*
1779	F. A. Mesmer: *Mémoire sur la Découverte du Magnetisme Animal*
1783	K. P. Moritz: *GNOTHI SAUTON oder Magazin zur Erfahrungsseelenkunde*
1793	V. Chiarugi: *Della Pazzia in Genere, e in Specie*
1796	S .T. Soemmering: *Über das Organ der Seele*
1798	I. Kant: *Anthropologie in pragmatischer Hinsicht*
1798	J. Haslam: *Observations on Insanity*
1801	P. Pinel: *Traité Médico-Philosophique sur l'Aliénation Mentale ou la Manie*
1803	J. C. Reil: *Rhapsodieen über die Anwendungen der psychischen Curmethode auf Geisteszerrüttungen*
1810	F. J. Gall, J. G. Spurzheim: *Anatomie et Physiologie du Système Nerveux en Général, et du Cerveau en Particulier*
1812	B. Rush: *Medical Inquiries and Observations upon the Diseases of the Mind*
1826	J. Müller: *Über die phantastischen Gesichterscheinungen, eine physiologische Untersuchung*
1833	J. G. Spurzheim: *Observations on the Deranged Manifestations of the Mind, or Insanity*
1836	J. B. Friedrich: *Historisch-kritische Darstellung der Theorien über den Sitz und das Wesen der psychischen Krankheiten*
1836	J. Abercrombie: *Pathological and Practical Researches on Diseases of the Brain and the Spinal Cord*
1838	J. E. D. Esquirol: *Des Maladies Mentales*
1845	W. Griesinger: *Die Pathologie und Therapie der psychischen Krankheiten*
1852	R. H. Lotze: *Medicinische Psychologie, oder Psychologie der Seele*
1859	C. R. Darwin: *Über den Ursprung der Arten durch natürliche Zuchtwahl*
1859	P. Briquet: *Traité Clinique et Thérapeutique de l'Hystérie*
1860	F. B. Winslow: *On Obscure Diseases of the Brain, and Disorders of the Mind*
1860	G. T. Fechner: *Elemente der Psychophysik*
1867	H. Maudsley: *On the Physiology and Pathology of the Mind*
1870	G. Fritsch, E. Hitzig: *Über die elektrische Erregbarkeit des Grosshirns*
1872	C. R. Darwin: *The Expression of the Emotions in Man and Animals*
1872	J. M. Charcot: *Leçons sur les Maladies du Système Nerveux faites à La Salpêtrière*
1873	W. Wundt: *Grundzüge der physiologischen Psychologie*
1874	K. Kahlbaum: *Die Katatonie*
1876	D. Ferrier: *The Functions of the Brain*
1878	J. Crichton-Browne: *On the Weight of the Brain and its Component Parts in the Insane*
1881	C. Wernicke: *Lehrbuch der Gehirnkrankheiten*
1883	E. Kraepelin: *Compendium der Psychiatrie*
1884	J. L. W. Thudichum: *A Treatise on the Chemical Constitution of the Brain Based Throughout on Original Researches*
1884	T. Meynert: *Psychiatrie, Klinik der Erkrankungen des Vorderhirns*
1885	H. Ebbinghaus: *Über das Gedächtnis*